U0224186

消化病学

主　　审	樊代明			
顾　　问	游苏宁			
主　　编	陈旻湖	杨云生	唐承薇	
副 主 编	吴开春	房静远	李延青	周丽雅
主编助理	韩　英	肖英莲		
分篇主编				
	第一篇	房静远	刘玉兰	
	第二篇	邹多武	吕　宾	陈卫昌
	第三篇	周丽雅	吕农华	庹必光
	第四篇	吴开春	白文元	任建林
	第五篇	谢渭芬	陆　伟	王江滨
	第六篇	陈东风	李　鹏	
	第七篇	郭晓钟	王兴鹏	陈其奎
	第八篇	侯晓华	张　军	
	第九篇	李延青	李景南	田德安
学术秘书	左秀丽	时永全	陈蒽暄	

人民卫生出版社

图书在版编目（CIP）数据

消化病学 / 陈旻湖, 杨云生, 唐承薇主编. —北京：
人民卫生出版社, 2019
ISBN 978-7-117-28772-2

Ⅰ. ①消… Ⅱ. ①陈…②杨…③唐… Ⅲ. ①消化系
统疾病－诊疗 Ⅳ. ①R57

中国版本图书馆 CIP 数据核字（2019）第 164561 号

人卫智网	www.ipmph.com	医学教育、学术、考试、健康， 购书智慧智能综合服务平台
人卫官网	www.pmph.com	人卫官方资讯发布平台

消 化 病 学

主 　编：陈旻湖　杨云生　唐承薇
出版发行：人民卫生出版社（中继线 010-59780011）
地 　　址：北京市朝阳区潘家园南里 19 号
邮 　　编：100021
E - mail：pmph @ pmph.com
购书热线：010-59787592　010-59787584　010-65264830
印 　　刷：北京盛通印刷股份有限公司
经 　　销：新华书店
开 　　本：889 × 1194　1/16　印张：62
字 　　数：1921 千字
版 　　次：2019 年 9 月第 1 版　2023 年 11 月第 1 版第 5 次印刷
标准书号：ISBN 978-7-117-28772-2
定 　　价：399.00 元

打击盗版举报电话：010-59787491　E-mail：WQ @ pmph.com
（凡属印装质量问题请与本社市场营销中心联系退换）

编委会名单

3

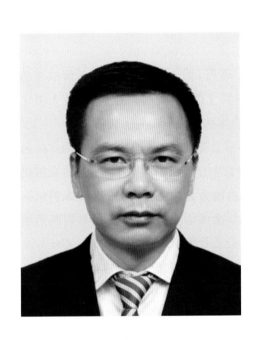

陈旻湖

中山大学附属第一医院副院长、消化内科学科带头人、首席专家、教授、博士生导师，国务院特殊津贴专家。

现任中华医学会消化病学分会主任委员，中国医师协会消化医师分会副会长，世界胃肠病组织指南委员会委员，亚太胃肠病学会常务理事，亚洲炎症性肠病协会（AOCC）候任主席，亚洲神经胃肠病及动力障碍性疾病协会（ANMA）常务理事。任胃肠病与肝病杂志、*Journal of Digestive Disease* 共同主编，消化药物治疗学（APT）中文版主编，中华消化杂志、中华炎性肠病杂志副主编，*Gut*、*Journal of Esophageal*、*Journal of Chinese Medicine*、《中华医学杂志》《中华全科医学》杂志编委，曾任 *Journal of Gastroenterology and Hepatology* 副主编。

从事消化内科的临床、教学、科研工作 35 年，临床经验丰富。主持包括国家自然科学基金重点项目及国家重大科技专项新药创制等研究项目多项，牵头国际及全国新药多中心注册研究 10 多项。发表研究文章近 500 篇，其中 SCI 收录文章 200 余篇。主编出版学术著作 10 多部。曾获教育部自然科学奖一等奖及教育部科技进步奖二等奖等多项科研成果奖。

主编简介

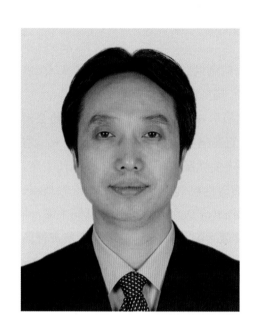

杨云生

医学博士，主任医师、教授、博士生导师，先后任解放军总医院第一医学中心消化内科主任、消化病中心主任、亚太消化内镜学会培训中心主任、全军消化内科研究所长等。

先后任中华消化病学分会第十届主任委员，海峡两岸医药卫生交流协会消化病学分会主任委员，中国医学装备协会消化病学分会会长，中华消化内镜分会副主任委员等；亚太消化病学会常务理事，美国消化学会国际委员会委员，世界胃肠病组织科学委员会和任命委员会委员等；*Gastroenterology*、*Gut* 等知名期刊编委，《中华消化杂志》《中华消化内镜杂志》副总编等。

从事内科、消化内科临床与科研工作 30 余年；侧重消化系复杂疑难危重病诊治，一些疾病世界范围少见或罕见；对胰腺、胆道、胃食管反流病、复杂消化病的内镜微创手术治疗有较丰富经验，先后开展十余项内镜诊治新技术。主持发明首款软镜机器人，完成人体机器人胃镜操作、远程异地胃镜操作。探索建立肠道微生态移植技术，发现对溃疡性结肠炎、自闭症、抽动症等疾病有效，进行了开创性的临床和研究工作。第一负责人先后承担国家 863 项目、国家科技支撑计划课题、卫生部行业重大专项课题、北京市重大专项课题、军队保健专项重点项目等。发表论文 300 余篇，其中 SCI 收录论文 100 余篇。

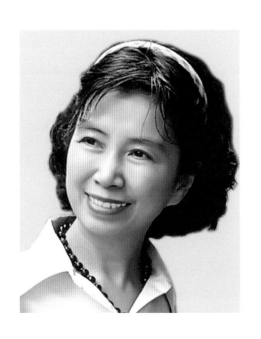

唐承薇

四川大学华西医院消化内科教授、主任医师、博士生导师、学科主任，中国共产党第十六次代表大会代表，国家百千万人才工程一层次专家、国家有突出贡献中青年专家，四川省学术和技术带头人、四川省天府名医、四川省消化内科首席专家，曾获得国家杰出青年基金、全国先进医疗工作者、国之名医-卓越建树及教育部宝钢优秀教师等荣誉。1983年毕业于华西医科大学，1996年获荷兰莱顿大学医学博士学位。

现任中华医学会消化分会候任主委，亚太消化病学会常务委员，全国规划教材《内科学》副主编，《中华消化杂志》副主编，四川省消化内科质控中心主任，成都市消化专委会主任委员。

在医疗、教学、科研、学科发展等方面不断进取，将在胃肠多肽、消化道免疫及微生态、消化系统肿瘤等基础研究的成果转化至临床实践，使肝硬化、急性重症胰腺炎、消化道出血、炎症性肠病及肿瘤患者大量获益。以第一或通讯作者在 *Gastroenterology*、*GUT*、*British Journal of Cancer*、*Carcinogenesis*、*International Journal of Cancer*、*Pancreas*、《中华内科杂志》《中华消化杂志》《中华肝脏病杂志》等国内外学术刊物上发表200余篇论文，作为主编出版消化疾病专著及教材6部。所带领的华西消化内科学科在国内学科排名多年稳居第一方阵，其团队曾获得中华医学科学技术进步奖二等奖、四川省科学技术进步奖一等奖、云南省科学技术进步奖特等奖。

十多年前，我任中华医学会消化病学分会主委时，曾想编写一部消化病学专著，只因那时中国消化学界在世界还未攀至重要地位，编撰这样的书多数是借鉴国外的学术成果。这些年来，随着我国经济社会的飞速发展，医学领域特别是消化病学的发展突飞猛进，越来越多来自中国的基础和临床研究成果在国际顶级专业期刊上发表，越来越多的中国消化病学者在国际盛会上崭露头角，并逐渐进入世界性和国际性学术组织，中国消化病学事业得到了长足发展。陈旻湖教授作为中华医学会消化病学分会现任主任委员，带领全国同道编写出这本《消化病学》，可谓正逢其时，正赴其事。我给陈教授建议写成一本整合消化病学（holistic integrative gastroenterology）专著，因为消化病学不是孤立的，一定要与人体整体相联系，一定要与其他学科相关联。整体整合医学是由中国学者提出并在短时间内得到广泛认可的医学发展新理念，准确地讲最初它起源于消化病学的探索和实践。

尽管这本书的书名未见"整合"二字，但从全书的内容框架和组织形式来看，整合的理念已经贯穿其中。首先，本书整合了中华医学会消化病学分会全体委员的力量，包括了所有专业学组的智慧，不像过去的书多某一两个单位为骨干编写而成。第二，全书的内容全面且新颖，实现了学术上的整合，既有经典的消化病学理论和知识，又纳入了最新的研究热点，如肠道微生态、消化免疫、内镜新技术和人工智能等领域的新进展。第三，本书在编写形式上实现了线下线上的整合，让读者不仅能看到文字和插图，还能通过增值服务阅读到线上的视频、动画、音频和PPT课件等资源。

当然，整合不可能一蹴而就、一劳永逸，整合永远在路上。消化病学界同仁们作为整合医学时代的先行者，必将成为整合医学时代的大成者。我强烈推荐本书作为消化学者和医生案头的参考工具，也建议医学院校的本科生和研究生将其作为学习的教材或辅导书。

是为序。

中国工程院院士
美国医学科学院外籍院士
亚太消化学会主席
世界消化学会常务理事

2019 年 6 月

序 二

消化系疾病是世界范围内的常见疾病,我国消化系疾病的发病率一直居高不下。伴随着中国的经济水平快速提高、生活方式和饮食习惯的逐渐西化,以往一些高发的消化系统疾患,如乙型病毒性肝炎的发病率有所下降;但随之而来的是,现在我国的消化系统疾病谱和以前有了很大差别,原来一些发病率较低的疾病,如胃食管反流病、肠易激综合征、功能性消化不良、脂肪肝、结肠癌等却呈现发病率逐年上升的趋势;另一方面,随着消化内镜技术的飞速发展,以往很多依赖外科手术治疗的消化系统疾病可以安全、有效的在内镜下得到彻底的治疗,特别是消化道早癌的诊疗,更是最近几年内消化领域的热点。更为可喜的是,国内消化领域的高质量研究越来越多的在国际著名期刊上发表,中国的消化界已经慢慢的从国际消化界的"跟跑者"向"并行者"转变。

中华医学会消化病学分会主任委员陈旻湖教授组织国内消化领域的多位专家共同编纂这部体现中国特色、重点关注国内消化学科发展成绩的鸿篇巨著——《消化病学》,我非常有幸在正式出版发行前先拜读了此书。从书中我真切地感受到各位编者为之所付出的努力。此书全面详尽而又系统地介绍了近年来消化系统疾病及相关学科的发展,涉及消化病学的基础理论与临床实践,兼顾了各种消化系疾病的诊断治疗技术,既有权威性的国内外规范和共识,又有各位编者自己宝贵的实践经验,在总结国内外消化病学领域所取得成绩的同时,对今后消化病学的发展前景进行了展望,有着极高的参考价值。更为可贵的是,对于诊疗常规及内镜操作技巧也有阐述,并配以视频演示,可以说代表了当前消化疾病临床诊疗的最高水平。

在此,我向广大的消化专业同道推荐此书,希望这本凝聚了国内消化领域众多专家的心血之作能够为各位在临床一线奋战的消化科医生助上一臂之力!更希望各位同道为中国消化病学事业发展共同努力,力争成为国际消化界的"领跑者"!

中国工程院院士
中国医师协会内镜医师分会会长
海军军医大学长海医院内科学教研室主任
消化内科及消化内镜中心 主任医师、教授

李兆申

2019年6月

序 三

当今科学发展日新月异,特别是互联网的发展使人们对知识的获取以及更新变得更为快速和便捷,因此人们对书籍的依赖程度有所减轻,特别是对某一专题的深入解读,反倒需花费更多的精力去辨识和查证,因此人们仍需要好的专业权威著作,以助力知识的深入理解,促进学术沿着正确的方向发展。

《消化病学》的出版正是在这一背景下完成的,作者陈旻湖教授有很强的探索精神、能刻苦学习,与时俱进,积极开展多项临床研究,很快占据了学术前沿,成为本领域的领军人物。作者组织了全国知名专家学者共同参加编写,将他们的最新学术思想及丰富的临床经验贡献给本书,使本书具有极高的学术水平,具有极高的权威性、科学性及临床实用性。本书学术思想先进,内容全面、重点突出,对本领域最新学术成就进行了最详尽的描述,也对各系统疾病的临床基础及临床诊治的各个方面进行了深入剖析,也对未来的发展趋势进行了客观评价。

因此,本书对我国消化病学的发展、学术及临床诊治水平的提高具有重要意义,将成为我国专业工作者的重要参考用书。

中华医学会消化病学分会第七届主任委员
北京大学第三医院消化病中心名誉主任

2019 年 7 月

前　言

医学是一个在科技发展的推动下不断发展的领域，而医生是一种需要终生学习的职业。当我们在临床实践中遇到诊断或治疗的疑惑时，往往需要请教临床经验丰富的高年资医生，从前辈的临床实践中获得经验或汲取教训；或通过博览全书、尤其是查阅教科书，以启迪临床思路。进入21世纪的信息时代，与临床医学相关的基础理论、诊断方法及治疗手段日新月异，更要求临床医生不断学习新理论、新知识、新技术。虽然我们可以从包括互联网在内的各种渠道上查到有关的信息，但往往不够系统、难以全面、无法很好地指导我们的临床实践。消化系统疾病涵盖了胃肠道、肝胆、胰腺等脏器的众多疾病，发病与感染、免疫、代谢、肿瘤等密切相关。近年来，消化内镜新技术、影像新技术、人工智能等广泛应用于消化系统疾病的诊断与治疗。消化内科逐渐细分出胃肠、肝胆、胰腺、内镜等多个亚专科，在临床工作中我们感到迫切需要一本全面、系统地介绍消化系统疾病诊治的案头参考书，该书既能满足日常临床工作查阅的需要，也能让读者了解当今本领域国际及国内的最新研究进展。近年来，在全国同道和衷共济的努力下，我国消化病学领域取得了长足进步，逐渐向国际先进水平靠拢，形成具有中国特色的诊疗体系，产出了不少高水平的研究成果，具备了总结经验、撰写高水平专业著作的客观条件。

2018年初，中华医学会消化病学分会第十一届委员会成立以后，我们决定广集全国消化病学专家的智慧与力量，编撰此本《消化病学》。2020年，将喜迎中华医学会消化病学分会成立40周年，我们也希望通过本书的出版纪念这一中国消化病学史上的盛事。本书的编委会由本届委员会委员组成，同时邀请各个领域的知名专家作为特邀编委，负责相关章节的撰写。本书的作者都是各自领域的学界翘楚，代表了我国消化病学的最高水平。本书全面介绍了消化系统常见疾病的流行病学、病因及发病机制、诊断与治疗。既注重临床实用性，也兼顾最新的研究进展，使读者在阅读时能够比较全面掌握消化系统疾病的基本理论与诊疗常规，也可以了解本领域的新进展、新技术。本书适合消化专科医生作为日常临床工作的参考书，也适合消化科研究生、专科培训医生及进修医生阅读，希望对大家的日常工作及学习有所帮助。

尽管我们的初衷是遍邀群贤、广集众智为读者呈现一本能够代表本专业最高水平的学术著作，但拘于作者人数较多，且来自不同单位，写作风格各有特点，加上编撰时间较紧，挂一漏万的疏忽之处在所难免，恳请广大读者在阅读过程中能够不吝指正，以便本书及时勘误。

中华医学会消化病学分会主任委员
中山大学附属第一医院消化内科教授
陈旻湖
2019年6月15日

目　录

第 一 篇

消化系疾病学术前沿与进展

第一章

肠道微生态与消化系疾病

第一节　肠稳态 - 微生态 - 肠菌

一、肠稳态

肠稳态大致系指宿主肠黏膜屏障和肠微生态相互作用所构成的动态平衡状态；而肠微生态则包括肠微生物及其代谢产物。肠微生物群包括细菌、古细菌、病毒（含噬菌体）、真菌等，主要作用是维持机体机能平衡。肠微生物中研究的最早和最多的无疑是肠道细菌即通常所说的肠道菌群，因此本章节将主要阐述肠道菌群与消化系疾病的关系。肠正常微生物与黏膜结合形成的机械屏障、免疫屏障与生物屏障可维护机体内环境稳定并有效阻止有害物质的入侵。人类肠道中含有菌属 800 种以上，而菌株多达 7 000 多种，数目更是达到惊人的 100 万亿个（人体细胞总数的 10 倍），总重为 1.0～1.5kg，形成了复杂的肠道微生物组。在正常的机体内，共生菌（指与生物体共同生存的细菌）主要分布于肠腔内、黏膜表面以及潜在的肠道相关的淋巴组织内（黏膜固有层、集合淋巴结以及肠系膜淋巴结）。

二、肠微生态与肠黏膜屏障

一般认为，抵抗外袭致病菌的入侵、定居的生物屏障，包含有共生于肠道的菌群。缺乏肠菌的所谓"无菌动物"极易受病原菌的感染。当然，肠道中也存在机会性致病菌（opportunistic pathogens），但其在正常状态下生长受到抑制。

肠菌的屏障保护功能机制包括营养竞争、上皮细胞黏附位点竞争和产生抗菌物质等。肠共生菌可通过与宿主的信号通路而调节肠内用于代谢营养物质，而在较大程度上降低利用同一种营养物质的病原菌的入侵和定植。肠菌还可通过产生细菌素的抗菌物质抑制其竞争对手的生长。

肠道同时也是人体中最大的免疫器官。肠黏膜中聚集着丰富的淋巴组织，肠菌与其相互作用，从而促进肠黏膜免疫系统的发育与成熟、在诱导肠道免疫耐受与免疫应答中发挥重要作用。正常肠菌可调节一系列广泛的、功能各异的免疫相关基因的激活与失活，活化 T 细胞和 B 细胞功能，协助宿主抵御外来病原菌侵害。同时，可通过菌本身及其代谢物刺激宿主免疫系统使免疫细胞活化，增强免疫功能。

肠道生理状态下，共生菌群与宿主的免疫系统具有良好的互作关系。某些细菌可抑制炎症的发生，而另一些共生菌在某些条件下可能引发炎症。因此，肠菌同时具有抑制和促进炎症反应的潜能，其组成与构成及数量与免疫系统的运作密切相关。完整、平衡的肠道菌群可维持人体肠道内的免疫应答，并使宿主免于疾病。

当肠道共生菌群与肠道免疫反应之间的平衡被打破，肠道黏膜组织对肠道菌群免疫反应异常时，人体内失控的 $CD4^+T$ 细胞等免疫细胞针对肠道菌群异常反应，引发长期的、缓解与复发交替为表型的慢性肠道炎症。一方面，肠道菌群及其代谢产物影响宿主的黏膜免疫功能的发挥；而另一方面，各种免疫因子的积极参与，也影响肠道菌群的分布、种类和数量的变化（图 1-1-1）。

三、肠微生态的生理作用

在人体的长期进化过程中，正常菌群、宿主与环境之间形成一个互相依存、相互制约的系统。生理情况下，正常菌群对宿主不具有致病性。人类肠道菌群中厌氧菌占主导地位，其数量为需氧菌的 100～1 000 倍。个体的优势菌群因宿主不同而异，尽管个体间存在显著差异性，但研究表明常见的 57 种细菌在 90% 以上的受试者胃肠道中都普遍存在。成人的优势肠菌主要包括以下 5 个菌门：厚壁菌门、拟杆菌、放线菌门、变形菌门和梭杆菌门。其中，兼性厌氧菌包括乳酸杆菌、肠球菌、链球菌和肠杆菌；

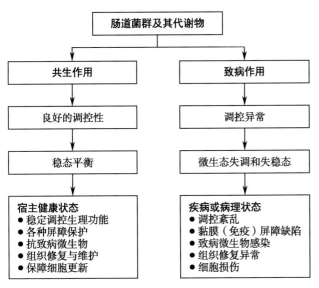

图 1-1-1　肠道菌群的共生效应与致病作用

专性厌氧菌包括杆菌、真杆菌、双歧杆菌、梭杆菌、消化链球菌和阿托波菌属。有趣的是，老年人群与年轻人群相比，存在主要菌门的失衡，表现在厚壁菌门数量的减少。不过，正常人群中短期内微生物的比例是稳定的。

　　肠道菌群与宿主本身并非简单的共存，而是与其真核宿主互利共生，影响诸多生命现象和生理活动。它可帮助机体吸收膳食中的营养物质，有利于胃肠上皮细胞的更新和发挥屏障功能。这主要是由于厌氧菌可发酵难消化的膳食纤维，并产生短链脂肪酸（short chain fatty acids，SCFA），包括丁酸、丙酸和乙酸。丁酸为肠道上皮组织细胞的再生与修复起重要的供能作用，而乙酸和丙酸则可调节宿主脂代谢。此外，肠道菌群（尤其是拟杆菌），可能抑制禁食诱导的脂肪细胞因子，该因子为一种抑制脂蛋白脂酶和脂肪蓄积的蛋白质。另外，共生菌群在阻止致病性病原体（如啮齿类柠檬酸杆菌和沙门菌）入侵也发挥了一定作用，即所谓的"定植抵抗"过程。由病原体或抗生素干预导致定植抵抗力的减少，都可影响胃肠道免疫而使感染的风险增加，进而引起肠稳态失衡。

　　肠道菌群在维生素的合成及钙、镁、铁等重要物质的吸收中也发挥了一定作用。著名学者 Nicolson 教授 2005 年即提出了宿主与肠道菌群的共代谢理论，也强调了其在药物代谢中的作用。

四、影响肠微生态的因素

　　肠菌在胃肠道的定植与否及其稳定性取决于肠道的 pH、蠕动、组织中的氧化还原能力、菌黏附与协作、黏膜分泌型抗体、营养利用率以及细菌拮抗等。虽然在不同肠道部位，菌群的种类和构成是较稳定的，但菌群的绝对数量变化很大。胃和小肠因腔内的酸、胆汁及胰腺分泌液等可杀灭多数肠微生物，仅定植少量细菌；而大肠是菌群极其复杂的寄居场所，其菌分布密度高，甚至可达 $10^{11} \sim 10^{12}$/g 肠腔内容物。

　　肠道菌群多种因素的影响。从婴儿开始菌群多样性增加，直至老年菌群多样性减少，在此过程中肠道微生物可能受包括婴幼儿时期的母乳喂养和早年的抗生素使用及成年后环境、生活方式、饮食习惯、药物和手术等的影响。尽管学者们报道饮食影响肠菌变化可能是迅速的，但大多数学者认为由饮食诱发的菌群改变是缓慢而相对稳定的。除饮食外，其他因素如抗生素治疗可引起菌群改变，并形成菌群的新稳态。总体而言，个体的肠道菌群保持着稳定性。同时，每个个体都有一个独特的微生物模式，个体间存在着特征性的变异，正如机体的指纹一样。

（陈萦晅　房静远）

第二节　肠微生态异常与消化系疾病

　　生理状况下，肠菌保持相对稳定，但该平衡状态可因抗生素的应用、饮食干预、感染、外科手术、肿瘤、免疫功能低下等因素而被打破，表现为菌构成种类、数量、比例、共生部位和代谢特征发生改变。菌群改变与大肠肿瘤、炎症性肠病（inflammatory bowel disease，IBD）、肠易激综合征（irritable bowel syndrome，IBS），甚至某些代谢性疾病如肥胖、糖尿病的发生及发展具有密切的联系。

一、肠微生态异常与消化系疾病的发生及发展

（一）肠菌等微生物及其代谢物紊乱参与大肠肿瘤的发生及其可能机制

　　愈来愈多的证据表明，复杂的肠菌在大肠肿瘤的发生及发展中起着重要作用。大规模流行病学调查显示，大肠癌高发地区与低发地区人群的肠菌组成差异显著，其菌群的结构和特性在大肠癌及其癌前疾病和高危人群中也明显不同。中国香港中文大学 Wong 等分别将大肠癌患者和健康人的粪便移植至化学致癌剂小鼠和无菌小鼠模型，发现大肠癌患

者粪便可促进小鼠肠道肿瘤和肠上皮的异型增生，从而为大肠癌患者的肠菌具有促肿瘤作用提供了直接的证据。目前已经发现的与大肠癌相关的肠菌包括解没食子酸链球菌、粪肠球菌、产colibactin的大肠埃希菌、产肠毒素的脆弱拟杆菌、具核梭杆菌，以及口炎消化链球菌等。

具核梭杆菌是一种革兰氏阴性口腔共生菌。2011年10月，来自美国和加拿大的2个研究小组同时公布了相似的研究发现，即具核梭杆菌主要存在于大肠癌的癌区黏膜内而很少在正常肠黏膜被检出，这是科学家第1次发现具核梭杆菌与大肠癌存在联系。此后多项研究证实，具核梭杆菌与大肠癌的预后和生存期、转移、化疗耐药相关。

具核梭杆菌的潜在致癌作用可能通过诱导促炎性反应和激活致癌信号通路以及调节肿瘤免疫环境介导。具核梭杆菌的Fap2蛋白和免疫细胞的细胞免疫受体相互作用，抑制NK细胞和T细胞活性；通过黏附因子FadA结合至肠上皮细胞的E-钙黏蛋白（E-cadherin）并定植于肠上皮，激活β-catenin信号通途；p38的活化导致基质金属蛋白酶（matrix metalloproteinase，MMP）-9和MMP-13的分泌，促进侵袭。有关具核梭杆菌导致大肠癌细胞化学治疗抵抗的分子机制，是通过TLR4和髓样分化因子（myeloid differentiation factor 88，MYD88），选择性下调miRNA-18a和miRNA-4802的表达，继而激活自噬，最终产生大肠癌细胞对奥沙利铂和氟尿嘧啶的耐药。

近年来，肠菌代谢产物SCFA主要包括乙酸、丙酸和丁酸，其中丁酸由于在免疫反应中的调节作用而日益受到关注。有关肠菌代谢产物与大肠癌的关系主要见图1-1-2。

至于其他微生物与大肠肿瘤的关系，研究甚少。有报道称大肠癌组织内病毒的检出率增高；小样本研究显示人乳头瘤病毒（human papillomavirus，HPV）感染、JC病毒（JC病毒是一种多瘤病毒，其表达的T抗原和agnoprotein是目前较多检测的病毒蛋白指标）与大肠癌发生相关。另外，大肠癌患者粪便中噬菌体多样性增高，且与肠菌多样性降低有相关关系。

（二）肠菌紊乱与炎症性肠病

1. 肠道细菌　炎症性肠病（inflammatory bowel disease，IBD）是发生在肠道的疾病，菌群的变化非常常见。多项肠黏膜菌群或粪便菌群研究提示，IBD患者的肠菌构成及代谢产物与正常人明显不同，表现为乳杆菌和双歧杆菌等的减少，而放线菌、拟杆菌及变形菌等增加，特别是菌群多样性减少，稳定性降低。IBD患者和健康人群相比，有益菌和有害菌的稳态失衡，可能促使某些特定菌群通过释放炎性因子或者直接作用于肠上皮细胞与免疫细胞而调节黏膜免疫（图1-1-3）。但目前为止都只阐述了相关性，并未证明因果关系。尤其是特定病原体，即在特定环境或遗传影响下可能导致IBD的共生微生物并未阐明。肠杆菌科，特别是黏附侵袭性大肠埃希菌（adhesive invasive *Escherichia coli*，AIEC）的

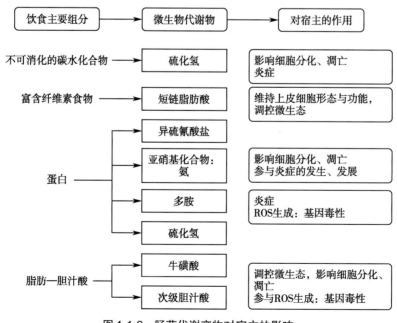

图1-1-2　肠菌代谢产物对宿主的影响

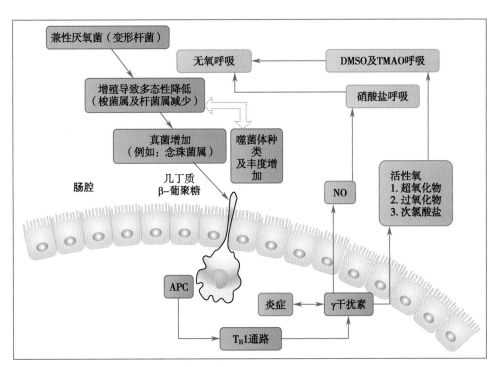

图 1-1-3　肠道菌群与 IBD 慢性炎症相关

某些菌株与克罗恩病患者的回肠黏膜相关，并且因其在体外上皮细胞的复制能力而被认为是潜在的病原体。

2. 非细菌性微生物和 IBD　迄今为止，大多数研究炎症和微生物群相关性的研究都集中在细菌上。然而，微生物组还包括真菌和病毒，这些微生物在健康和疾病中的作用日益受到重视。

（1）病毒体和 IBD：肠道病毒体主要由噬菌体组成。研究发现，IBD 相关的噬菌体组成改变，其中克罗恩病小儿患者的回肠活检样品和肠洗液中的 *Caudovirales* 噬菌体增加最为显著，而 *Caudovirales* 噬菌体的扩增与细菌多样性的减少有关。噬菌体对细菌具有多种影响，如细胞裂解和编码毒素或抗生素抗性的遗传物质转移。噬菌体在 IBD 发病机制中是否具有直接作用，或仅仅反映了潜在的生态失调仍有待确定。同样，真核病毒在 IBD 中的明确作用尚未确定。

（2）真核真菌组和 IBD：酿酒酵母细胞壁成分的特异性抗体与克罗恩病相关，但其临床相关性仍不清楚。粪便真菌组研究显示，与健康者相比，克罗恩病小儿患者的真菌总数增加。成人 IBD 患者和健康者之间特定真菌的相对丰度存在差异，即发现真菌性生态失调：担子菌（*Basidiomycota*）、子囊菌（*Ascomycota*）比例增加；酿酒酵母丰度降低以及白念珠菌丰度增加。上述提示克罗恩病的炎症环境有利于真菌而不是细菌扩增。

酿酒酵母促进小鼠的嘌呤代谢，导致尿酸水平升高，具有直接的促炎作用。而正常肠道真菌组（包括马拉色菌属和白念珠菌）具有保护作用。真菌可能通过抑制潜在的病原菌生长，促进免疫调节途径和调节宿主代谢来影响肠道健康和疾病。然而，特定真菌与疾病之间的因果关系仍然有待阐明。

3. 微生物代谢产物和 IBD　肠道微生物群组成的变化导致代谢物改变，可能在 IBD 发病过程中起作用。微生物产生的代谢物可能以参与 IBD 发病的方式影响宿主。例如，核法尼醇激活的 X 受体（X-receptor activated by nuclear farnesol，FXR，也称为胆汁酸受体）的胆汁酸信号可通过抑制 NF-κB 信号，在葡聚糖硫酸钠（dextran sulfate sodium，DSS）和 2，4，6- 三硝基苯磺酸诱导的结肠炎模型中发挥保护作用。与健康对照相比，IBD 患者肠道微生物群中胆盐水解酶（bile salt hydrolase，BSH）的相对丰度显著降低，克罗恩病患者的厚壁菌门降低最为明显。此外，IBD 患者的次级胆汁酸水平降低。由于肠道细菌的 BSII 在胆汁酸修饰中起关键作用，因此肠菌失调可能对 FXR 信号转导有直接影响。

与 IBD 相关的另一种细菌代谢途产物是短链脂肪酸（SCFA）。SCFA 通过激活 G 蛋白偶联受体以及通过表观遗传效应抑制组蛋白去乙酰化酶，增加肠黏膜中调节性 T（regulatory T，Treg）细胞功能，可以促进免疫耐受的恢复并减少结肠炎小鼠模型中的炎症。

（三）肠菌与慢性肝病

1998 年 Marshall 博士提出了"肠-肝轴"假说，认为机体在遭受严重创伤、休克时，肠黏膜屏障受损，肠菌和内毒素侵入循环系统导致肠源性感染；进入肝脏的内毒素激活肝巨噬细胞（Kupffer cell），后者释放一系列炎症介质，进而引发器官组织损伤。肠免疫反应释放的大量促炎因子可由门静脉进入肝脏，肠道的淋巴细胞会因为其黏附分子表达异常而迁移至肝脏；同时，肝脏自身对肠道来源的淋巴细胞亦具有一定的调节功能。因此，肠、肝共同筑起机体的防御系统。肠微生态不但直接影响其所在器官肠道的疾病，而且通过"肠肝对话"调控和作用于肝脏，引起多种肝病的发生发展。

1. 脂肪性肝病　酒精导致人类和小鼠的肠道菌群失衡，降低了肠道菌群合成饱和长链脂肪酸的能力，显著减少乳酸菌属的比例；饮食补充饱和长链脂肪酸可减轻酒精性肝病患者的肝损伤。非酒精性脂肪性肝病（nonalcoholic fatty liver disease，NAFLD）是代谢综合征在肝脏的表现。近来，肠道菌群和能量代谢、炎症的关系及其在 NAFLD 中的作用越来越受到重视。首先，高脂饮食和肠内脂肪酸可改变宿主胆汁酸成分影响肠菌的生存环境，致肠稳态失衡和影响免疫平衡。其次，肠菌直接影响机体的能量代谢，诱发脂肪性肝病和其他代谢综合征的发生。再次，肠菌释放包括 LPS 等免疫活性物质通过门静脉血流而入肝脏，进而激活巨噬细胞等天然免疫细胞以诱发肝脏炎症。另外，肠黏膜通透性改变也在"肠-肝轴"相互作用过程中发挥关键作用。大量的厚壁菌门和拟杆菌等肠菌与脂肪性肝病的发生相关。

2. 病毒性肝病　慢性乙型病毒性肝炎（简称慢性乙肝）和肝硬化患者的肠道菌群失衡。研究者通过 16S rRNA 测序发现，与健康对照相比，慢性乙肝患者拟杆菌属水平下降，且肠道菌群结构发生改变。肠道菌群的病原相关分子模式（pathogen-associated molecular patterns，PAMPs）通过门静脉移位至肝脏，被免疫细胞的 TLR 识别，引起一系列的免疫反应，释放多种细胞因子如白细胞介素、TNF 和 IFN 等，从而进一步导致肝细胞的损伤。

3. 自身免疫性肝病　2018 年 *Science* 杂志上发表的一项研究发现，一种肠道细菌——鹑鸡肠球菌（*Enterococcus gallinarum*）可迁移至肝脏、肠系膜等组织器官，造成自身免疫性疾病；采用抗生素或者针对该菌的疫苗干预后，能有效控制自身免疫性疾病。研究者进一步在自身免疫性肝炎患者的肝脏组织中也检测到鹑鸡肠球菌，而正常人及非自身免疫性肝炎患者的肝脏组织中则未检出该菌。

在原发性硬化性胆管炎（primary sclerosing cholangitis，PSC）的研究中，发现 PSC 伴或者不伴有溃疡性结肠炎（ulcerative colitis，UC）的患者，其肠道菌群的多样性较正常对照和溃疡性结肠炎患者明显减少，但韦荣球菌（*Veillonellaceae*）明显增多，其异常可能是 PSC 发病的独立危险因素。

4. 肝硬化肠道菌群与终末期肝病的发病机制亦相关　16S rRNA 的 454 焦磷酸测序发现，肝硬化患者中拟杆菌门的比例显著下降，而变形菌和梭杆菌显著富集；潜在致病性细菌如肠杆菌、*Veillonellaceae* 和链球菌在肝硬化患者中普遍存在。Child-Turcotte-Pugh 分级评分与链球菌比例呈正相关，而与 *Lachnospiraceae* 呈负相关。

二、肠微生态在消化系疾病预警防治中的作用

（一）肠微生态在大肠癌的临床应用

近年来肠道菌群作为大肠肿瘤预警和早诊标志物的研究方兴未艾。有研究以宏基因组关联分析（Metagenome-Wide Association Study，MGWAS）调查了进展性腺瘤和大肠癌患者的粪便菌群基因、菌株和功能，发现粪便微生态组学可用于早期诊断大肠腺瘤以及腺癌。粪便具核梭杆菌的检测可以提高粪便隐血试验的对大肠癌和进展性大肠腺瘤的诊断效率。另有研究分别通过探索队列和验证队列的验证，发现粪便共生梭菌较具核梭杆菌在预警进展性大肠腺瘤以及早癌方面更具优势；而联合检测共生梭菌和具核梭杆菌以及粪便免疫化学检测（fecal immunochemical test，FIT）和 CEA 将改善对各期大肠肿瘤的诊断效率。

我们团队在三个队列研究中证实，手术标本中富含具核梭杆菌的大肠癌患者术后氟尿嘧啶（5-FU）和奥沙利铂常规化疗耐药而复发致 3 年和 5 年生存期缩短，为今后临床上以肠菌作为预测化疗耐药与预后的标志物，甚至清除有害肠菌而改善预后等提供了重要的实验依据。近期一项人源肿瘤异种移植（patient-derived tumor xenograft，PDX）小鼠试验证明，与具核梭杆菌阴性的大肠癌相比，阳性者在应用甲硝唑清除具核梭杆菌后肿瘤体积减小。

（二）IBD 诊治中肠菌的应用

大量体内外试验已经证实，服用益生菌可以改善肠道屏障，而肠上皮屏障功能障碍对于 IBD 的进展至关重要。

目前研究较多的益生菌主要是乳酸杆菌、双歧杆菌、非致病性大肠埃希菌 Nissle 1917 和酵母菌等；当然，还有复合益生菌如 VSL#3 含有 4 种乳杆菌、3 种双歧杆菌和 1 种唾液链球菌等。

有小样本研究发现，益生菌有助于诱导和维持 UC 患者的缓解，以及防止术后复发。Venturi 等对 20 例 5-氨基水杨酸（5-amino salicylic acid，5-ASA）不耐受的 UC 患者服用 VSL#3 效果进行观察，结果显示乳酸杆菌、双歧杆菌和唾液链球菌量明显增加，拟杆菌和梭状芽孢杆菌等浓度无明显变化，特别是其中 15 例患者在服用益生菌 VSL#3 期间可维持缓解。布拉酵母菌 750mg/d 联合 5-ASA 干预甚至可诱导轻中度复发型 UC 患者维持缓解率达 71%。但 Bourreille 等对 165 例缓解期 CD 患者的干预研究发现，布拉酵母菌 1g/d 组与安慰剂组相比，其复发率、复发时间无明显差异，并不能有效维持 CD 患者缓解。

总之，虽然有一些证据显示益生菌可以增加常规治疗诱导缓解的疗效，但仍需要进一步大规模前瞻随机对照研究明确。另外诸如粪菌移植，虽然一些新的研究提示对于 UC 的治疗有效，但至今为止尚无证据显示可以使 CD 患者获益。

（三）慢性肝病诊治与肠菌

口服益生菌 VSL#3 能显著改善高脂饮食诱导的肝内自然杀伤 T 细胞（natural killer T cell，NKT）减少，减轻胰岛素抵抗和肝脂肪变性。另外，高脂饮食也增加促炎性细胞因子 TNF-α 的表达，后者激活 IKK-β 和 NF-γB 细胞途径，抑制胰岛素信号途径，而益生菌可逆转该异常。因此，益生菌改善高脂饮食诱导的脂肪肝和胰岛素抵抗，这些效应很可能依赖于益生菌对肝内 NKT 细胞功能的调节，进而抑制了肝内促炎症性信号途径。

虽然上述研究提示益生菌可以改善肠道菌群以及肝脏的慢性炎症，但是短期的益生菌治疗对于肠道通透性和肝脏功能无明显作用。近年来也有研究者尝试应用粪菌移植治疗慢性肝病。有研究对正在进行恩替卡韦/替诺福韦抗病毒治疗的 HBeAg 阳性的慢性乙肝患者进行粪菌移植，发现粪菌移植能诱导那些长期抗病毒治疗后仍持续 HBeAg 阳性的慢性乙肝患者 HBeAg 的清除。

（陈萦晅　房静远）

推荐阅读

[1] OWYANG C，WU G D. The gut microbiome in health and disease[J]. Gastroenterology，2014，146（6）：1433-1436.

[2] GENTILE C L，WEIR T L. The gut microbiota at the intersection of diet and human health[J]. Science，2018，362（6416）：776-780.

[3] TILG H，ADOLPH T E，GERNER R R，et al. The intestinal microbiota in colorectal cancer[J]. Cancer Cell，2018，33（6）：954-964.

[4] LOUIS P，HOLD G L，FLINT H J. The gut microbiota, bacterial metabolites and colorectal cancer[J]. Nat Rev Microbiol，2014，12（10）：661-672.

[5] YU T，GUO F，YU Y，et al. Fusobacterium nucleatum promotes chemoresistance to colorectal cancer by modulating autophagy[J]. Cell，2017，170（3）：548-563.

第二章

肠-肝轴的概念与临床意义

第一节　肠-肝轴的概念与内涵

一、肠-肝轴的概念

马歇尔（Marshall）于 1998 年提出了"肠-肝轴"（gut-liver axis）的概念，阐述了肝脏与肠道之间物质、细胞、细胞因子等可通过门静脉系统等相互调节、相互影响。同时，肝脏与肠道除了具有解剖的同源性外，更被证实具有代谢的互动性、免疫的关联性，因此肠-肝轴的概念逐渐被接受，并日渐成为学界的讨论热点。

二、肠-肝轴的内涵

从胚胎发育方面来讲，肠道和肝脏的胚芽均起源于内胚层，部分肠道及肝脏均由前肠发育而来。从解剖学方面来讲，肠道和肝脏通过门静脉血流循环、肝肠淋巴系统以及胆道系统的胆汁循环等多条途径相互联系。

肠黏膜屏障是由机械屏障、化学屏障、免疫屏障及微生物屏障等构成的一个庞大而又精密的立体防御体系，可阻挡肠道内多种细菌、内毒素及有害代谢产物向肠腔外移位，是人体接触外源性物质的第一道防线。正常状况下，由胃酸、溶菌酶、胆汁、小肠液等构成的化学屏障及肠上皮细胞、细胞间紧密连接等构成的机械屏障可抵御绝大部分细菌及毒素。肠道相关淋巴组织（gut-associated lymphoid tissue，GALT）及分泌型 IgA（secreted-IgA，sIgA）通过固有免疫及适应性免疫的复杂调控，对食物抗原产生免疫耐受、对病原菌进行免疫监视和清除。肠道内数量庞大的微生物（细菌、真菌、病毒等）构成了肠黏膜生物屏障，既可阻止外源性致病微生物的黏附、定植，又可调节机械屏障的完整性及促进免疫屏障的分化发育。一旦肠黏膜屏障受损，如出现萎缩、损伤、肠道菌群失调等，则可导致细菌和内毒素移位入血，进而损伤肝脏及加重全身炎症反应和多器官功能障碍等。

近年来，在针对肠-肝轴的研究中，肝肠免疫间的密切关系成为热点中的焦点。肝肠免疫的基础是肝肠间淋巴细胞归巢/再循环，肠道来源淋巴细胞可在肝、肠两脏器间迁移。当肝肠间淋巴细胞归巢出现紊乱时，可引起肝、肠病变及其相关并发症的发生。Bliss 等的研究发现，给予白细胞介素-10（interleukin-10，IL-10）基因敲除小鼠肠道移植旋毛虫新生幼虫可以引起严重的肝脏炎症，在肝脏病理学检查中可以发现肝脏中大量肠道来源的 CD4+T 细胞聚集、浸润，而给予野生型小鼠同样的肠道移植旋毛虫新生幼虫则不会出现这些损伤，提示在不同细胞因子的调控下，肠肝之间存在着免疫分子和免疫细胞的相互影响，肠道源的免疫细胞参与或部分参与了肝脏疾病的发生。研究显示，通过细胞示踪技术证实来自非酒精性脂肪性肝病（non-alcoholic fatty liver disease，NAFLD）小鼠肠系膜淋巴结的淋巴细胞可以向肝脏迁移，具有明显的肝脏聚集现象，这些聚集在肝脏的免疫细胞存在明显的活化，干扰素等促炎细胞因子的分泌也明显增加，以上现象在已经发生了脂肪变的肝脏中更加明显，而来自其他外周淋巴组织或野生型非脂肪肝小鼠的免疫细胞却不具有这现象。这一过程可能与肝脏趋化因子的分泌及肠道来源淋巴细胞受体表达改变相关。在人类疾病中，原发性硬化性胆管炎（primary sclerosing cholangitis，PSC）与炎症性肠病（inflammatory bowel disease，IBD），尤其是溃疡性结肠炎（ulcerative colitis，UC）的伴发最能代表肠肝之间免疫的相互调节情况。越来越多的临床研究显示，PSC 患者罹患 UC 的概率远高于正常人群，当肝脏病变严重时，肠道损伤趋于缓解，而肠道炎症加重时，肝脏病变则处于静止状态。有研究发现，PSC 合并 UC 患者肠道和肝脏特异表达的黏附素出现交叉表达，导致患者肠黏膜中被肠道抗原活化的淋巴细胞迁移至肝脏,进而引起肝脏炎症和胆管炎症,引起肠肝共病的发生。

肠道菌群是目前的研究热点之一,多个独立中心的研究表明多种代谢性疾病中均存在的具有疾病特点的肠道菌群结构,不同优势菌肠型结构不仅影响机体的能量吸收,也可以影响肠道局部乃至整个机体的免疫状态,由于门静脉系统和肠道淋巴组织与肝脏之间的密切交互联系,肠道菌群参与了与肝脏代谢和肝脏免疫相关疾病的发生发展。非酒精性脂肪性肝病、酒精性肝病、肝硬化、肝癌等疾病状态下,这个巨大的"肠道细菌器官"通过影响营养吸收、物质代谢、自身分泌大量的无机物(如丁酸、乙醇)和有机物(如多种细菌降解产物肽段等)影响着肠道局部的黏膜完整性、免疫激活水平,从而参与疾病的发生。

由此观之,对"肠-肝轴"的概念的理解及深入的研究有助于我们重新认识疾病的治疗理念,在临床工作中将肝肠这两大器官作为整体施治,这将有利于肠道及肝脏疾病的治疗水平的提高。

（张　凤　刘玉兰）

第二节　肠-肝轴的临床意义

一、肠-肝轴与肝病

目前有关肝病中肠-肝轴的研究主要集中于肠道菌群、菌群代谢产物及免疫相关机制等方面,具体如下:

1. **非酒精性脂肪性肝病（NAFLD）**　NAFLD 的发病机制涉及多种因素,近年来 NAFLD 中肠道菌群及肠道来源免疫细胞的研究为肠-肝轴学说提供了有力证据。Tilg 和 Moschen 于 2010 年提出了"多重打击学说",表明多种因素同时作用导致了NAFLD 的发生,其中肠源性和脂肪组织源性的因素不可忽视。研究显示,NAFLD 发生时肠黏膜通透性升高,小肠细菌过度生长（small intestine bacteria overgrowth, SIBO）及肠道菌群失调等造成脂多糖(内毒素, lipopolysaccharide, LPS)、细菌代谢产物等入血增多,通过门静脉到达肝脏,激活 Toll 样受体,诱发炎性细胞因子、趋化因子的释放。研究也表明,NAFLD 患者肠道大肠埃希菌的相对丰度明显增高,将靶菌群灌胃给 NAFLD 小鼠后可加速其进展至脂肪性肝炎（non-alcoholic steatohepatitis, NASH）。此外,如前所述,研究提示 NAFLD 小鼠的肠系膜淋巴

结细胞具有向脂肪样变的肝脏迁移、聚齐的潜能,这些聚集在肝脏的免疫细胞活化明显,并可分泌干扰素等促炎细胞因子。以上提示肠道菌群及肠道来源免疫因素均参与了 NAFLD 的发生。

2. **酒精性肝病（alcoholic liver disease, ALD）**　在 ALD 发病过程中,肠道微生态改变与肝细胞脂肪变性、炎症、纤维化的发生密切相关。多项独立研究提示,乙醇灌胃后小鼠肠黏膜屏障通透性升高、肠道氧化应激水平加重、门静脉内毒素水平升高,早在 2～4 周即可发生且随时间延长而不断恶化,而 8 周后才发生病理学的肝细胞损伤和炎症,这表明肠道损伤的发生早于酒精性脂肪性肝炎,与乙醇及其代谢产物破坏肠上皮细胞间紧密连接的完整性相关。此外,给予多黏菌素 B 和新霉素治疗后 ALD大鼠 AST、内毒素及肝脏病理评分均有改善也提示肠道菌群参与了 ALD 发生。

3. **自身免疫性肝病（autoimmune liver disease, AILD）**　目前 AILD 的发病机制未明,但如前所述,PSC 与 IBD 的发生密切相关,尤其是 UC 的伴发,临床上 2.4%～7.5% 的 IBD 患者合并自身免疫性肝炎（autoimmune hepatitis, AIH）或 PSC,70%～85%的 PSC 患者合并 UC,这提示了肠肝之间密切的免疫学联系。Grant 等研究发现,MAdCAM-1 在免疫相关肝病患者的门静脉和肝窦内皮细胞中异常高表达,可募集肠道来源的活化型 $CCR9^+\alpha 4\beta 7^+$ T 细胞至肝脏,同时血管黏附蛋白 1（VAP1）在炎症肝脏中表达上调也促进了肠道来源淋巴细胞的黏附和跨内皮迁移。因此,肠道来源致敏型免疫细胞的迁移可能促进了 AILD 的发生发展。除此之外,PSC 患者的ALP、胆红素、Mayo PSC 危险评分和皮肤瘙痒症状在抗生素治疗后有所改善,也提示以肠道菌群为靶点的治疗可能补充 PSC 的治疗方案。

4. **病毒性肝炎**　最近研究发现病毒性肝炎亦与肠道通透性和肠道菌群组成改变有关。动物实验提示内毒素可诱发小鼠肝炎发生,而给予抗生素(多黏菌素 B)治疗后可破坏内毒素生物活性,减轻肝损伤并降低病死率。故而以药物改善肠道微生态失衡、破坏内毒素活性可辅助病毒性肝炎的治疗。对HBV、HCV 患者的研究也提示其存在肠道微菌群失衡、肠黏膜通透性增加。尽管微生物与肝炎病毒相互影响的方式尚不明确,但诸多研究提示了肠道微生物或其产物可能参与 HBV、HCV 肝损伤过程。

5. **肝纤维化与肝硬化**　临床上,肝硬化患者自发性腹膜炎的发生也是肠道菌群失调、肠道菌群移

位的有力证明。抗生素、益生菌治疗可改善肝硬化的进展及减少肝性脑病的发生。近年多项独立的动物研究支持肠源性毒素和 LPS-TLR4 信号通路在肝纤维化中发挥关键作用，高内毒素水平、肝巨噬细胞活化与肝纤维化进展密切相关。

6. 肝细胞癌（hepatocellular carcinoma，HCC）
HCC 在慢性肝损伤、炎症和纤维化基础上进展而来。如前所述，肠道菌群失调在慢性肝病中可能促进了炎症和纤维化的进展。Dapito 等研究提示，肝病终末期进行肠道灭菌可有效减少其进展为 HCC，提示肠道菌群和 TLR4 可能成为阻断终末期肝病向 HCC 进展的有效靶点。

7. 肝病中的肠黏膜屏障的治疗　在肝病中，已有研究证实针对肠黏膜屏障的治疗对肝脏疾病可能有效。益生菌和抗生素通过调节炎性细胞因子分泌以及增强肠黏膜屏障而改善肝硬化患者的肝功能；ALD 患者中补充表皮生长因子、L- 谷胺酰胺、燕麦和锌都可以通过增强肠黏膜屏障功能改善肝功能；同时，给予 NFALD 患者益生菌治疗可改善其转氨酶和胆红素水平，降低促炎细胞因子水平。

综上所述，越来越多的研究提示肠 - 肝轴在肝病发生、发展中发挥着重要作用，针对不同肝病中肠肝对话的研究有利于我们重新认识疾病和探索新的治疗方案。

二、肠 - 肝轴与 IBD

肝胆系统症状是 IBD 最常见的肠外表现。如前所述，2.4%～7.5% 的 IBD 患者合并自身免疫性肝炎（autoimmune hepatitis，AIH）或 PSC，70%～85% 的 PSC 患者在病程中出现 UC。前述研究提示，肠道来源的免疫细胞可能迁移至肝脏参与 PSC 的发生；而近期研究提示，胆汁酸肠肝循环异常、肠道细菌移位及淋巴细胞归巢紊乱也通过肠 - 肝轴参与 IBD 的发病。

1. 胆汁酸与 IBD　胆汁酸循环是肠 - 肝轴的组成部分之一，胆汁酸除促进脂质消化的功能外，还可作为一种信号分子调节肝肠免疫应答。G 蛋白偶联胆汁酸受体 5（G protein-coupled bile acid receptor 5，TGR5）和法尼酯衍生物 X 受体（farnesoid X receptor，FXR）是最为重要的两种胆汁酸受体。TGR5 在肠道中的表达较高，胆汁酸通过激活 TGR5-cAMP 通路，诱导巨噬细胞向分泌低水平 IL-12 的树突细胞分化，提示 TGR5 可能在 CD 中发挥保护作用，同时 TGR5 选择性激动剂能维持肠上皮屏障的完整性，

减轻肠道异常免疫反应。与 TGR5 不同，FXR 在肠道和肝脏中的表达水平均较高。FXR 的激活可改善实验动物的肠道炎症、抑制肠道通透性增高、减少杯状细胞消亡。同时，激活 FXR 可抑制 IBD 患者黏膜固有层细胞分泌干扰素 -γ、IL-17、TNF-α 等炎性细胞因子。因而，胆汁酸循环中 FXR 和 TGR5 受抑或过度活化可影响 IBD 患者的病情进展。

2. 肠道菌群与 IBD　IBD 患者存在肠黏膜屏障受损，为肠道菌群及其产物移位通过门静脉系统到达肝脏提供了可能性。肝细胞和肝巨噬细胞等多种非实质细胞均表 TLR4，LPS-TLR4 通路清除肠源性 LPS。对 NASH 小鼠以葡聚糖硫酸钠（dextran sulfate sodium，DSS）诱发肠道炎症会促进 LPS 移位、抑制肠道抗菌肽，促进肝脏炎症增强、肝纤维化程度等。结肠炎小鼠的闭合蛋白表达减少导致肠黏膜通透性增加，引起细菌和 LPS 移位至肝脏而加重肝损害，肝损害又可增加肝脏和肠道中微血管的通透性，反过来进一步促进肠道细菌和 LPS 移位，形成恶性循环。

3. 淋巴细胞归巢与 IBD　IBD 患者中，肠道和肝脏的黏附素出现交叉表达，这是淋巴细胞通过肠 - 肝轴迁移的基础。有研究发现，IBD 患者的肝脏内皮细胞 CCL25 和 MAdCAM-1 表达上调，募集肠道中致敏的记忆型辅助 T 细胞至肝脏，引起 IBD 的肝脏并发症。既往认为可调控 T 细胞表面归巢受体表达的全反式视黄酸（all-trans retinoic acid，ATRA）仅有 GALT 表达，但近期研究发现肝脏也具有产生 ATRA 并诱导循环淋巴细胞向肠道迁移的能力。因此，IBD 发病过程可能涉及更为复杂的肠肝之间的相互免疫调节。

综上所述，胆汁酸稳态的维持、肠道菌群的调节及归巢受体和黏附素的新型抗体和拮抗剂是否对 IBD 具有治疗价值需要进一步研究。

（张　凤　刘玉兰）

推 荐 阅 读

[1] WIEST R，ALBILLOS A，TRAUNER M，et al. Targeting the gut-liver axis in liver disease[J]. J Hepatol，2017，67（5）：1084-1103.

[2] LEUNG C，RIVERA L，FURNESS J B，et al. The role of the gut microbiota in NAFLD[J]. Nat Rev Gastroenterol Hepatol，2016，13（7）：412-425.

[3] SZABO G. Gut-liver axis in alcoholic liver disease[J]. Gastroenterology，2015，148（1）：30-36.

[4] CHASSAING B，ETIENNE-MESMIN L，GEWIRTZ A T. Microbiota-liver axis in hepatic disease[J]. Hepatology，2014，59（1）：328-339.

[5] ADAMS D H，EKSTEEN B. Aberrant homing of mucosal T cells and extra-intestinal manifestations of inflammatory bowel disease[J]. Nat Rev Immunol，2006，6（3）：244-251.

第三章

肥胖-代谢与消化系疾病

第一节　肥胖-代谢综合征

一、代谢综合征的概念

代谢综合征（metabolic syndrome，MS）是由于胰岛素抵抗（insulin resistance，IR）引起的一系列代谢紊乱综合征，包括肥胖、血脂代谢异常、高血糖、高血压等。IR 是指机体对胰岛素敏感性下降，引起胰岛素降血糖的能力降低，身体组织对葡萄糖的利用障碍。IR 是 MS 的中心环节。世界卫生组织（World Health Organization，WHO）、美国国家胆固醇教育计划成人治疗组第三次指南（NCEP ATP Ⅲ）、美国内分泌学会（American College of Endocrinology，ACE）和美国临床内分泌医师协会（American Association of Clinical Endocrinologists，AACE）、中华医学会糖尿病学分会（Chinese Diabetes Society，CDS）、国际糖尿病联盟（International Diabetes Federation，IDF）、《中国成人血脂异常防治指南》以及 IDF、美国心脏协会（American Heart Association，AHA）联合美国国立心肺和血液研究所（National Heart，Lung，and Blood Institute，NHLBI）等分别就 MS 的定义做了明确阐述（表 1-3-1）。

MS 目前认为是多基因和多种环境相互作用的结果，与遗传、免疫等均有密切关系。本病受多种环境因素的影响，集中表现于高脂、高碳水化合物的膳食结构，增加胰岛素抵抗发生，劳动强度低，运动量少造成代谢综合征的发生和发展。MS 患者存在多种代谢紊乱，与消化系疾病包括非酒精性脂肪性肝病（non-alcoholic fatty liver disease，NAFLD）、其他慢性肝病、结直肠腺瘤及腺癌等疾病的发生及发展密切相关。

二、代谢综合征与慢性肝病

（一）代谢综合征与 NAFLD

NAFLD 是一种与胰岛素抵抗和遗传易感密切相关的慢性代谢应激性肝病，疾病谱包括非酒精性肝脂肪变、非酒精性脂肪性肝炎（nonalcoholic steatohepatitis，NASH）及其相关肝硬化和肝细胞癌（hepatocellular carcinoma，HCC）。随着肥胖、糖尿病等发病率的不断增高，NAFLD 已成为包括我国在内的全球第一大慢性肝脏疾病，并且是普通成人健康体检肝功能酶学异常的首要原因。普通成人 NAFLD 患病率高达 15%～30%，其中 20%～30% 为 NASH。

IR 及慢性炎症是 MS 及 NAFLD 的共同发病机

表 1-3-1　代谢综合征的定义

指南/共识来源	项目	诊断要求
1998 年 WHO	1. 高血压：血压≥140/90mmHg	5 项中符合 2 项
	2. 高甘油三酯：甘油三酯≥1.7mmol/L	
	3. 低高密度脂蛋白血症（HDL-C）：HDL-C<0.9mmol/L（男性）或<1.0mmol/L（女性）	
	4. 中心性肥胖：腰臀比（WHR）>0.9（男性）或>0.85（女性）和/或体重指数（BMI）>30kg/m²	
	5. 微量白蛋白尿：尿蛋白排泄率≥20μg/min 或白蛋白/肌酐≥30mg/g	
2001 年 NCEP ATPⅢ	1. 中心性肥胖：腰围>102cm（男性）或>88cm（女性）	5 项中符合 3 项
	2. 高甘油三酯：甘油三酯≥1.7mmol/L	
	3. 低 HDL-C：HDL-C<1.0mmol/L（男性）或<1.3mmol/L（女性）	
	4. 高血压：血压≥130/85mmHg	
	5. 空腹血糖≥6.1mmol/L	

续表

指南/共识来源	项目	诊断要求
2002 年 ACE 和 AACE	1. 超重或肥胖：BMI≥25kg/m^2 2. 高甘油三酯：甘油三酯≥1.69mmol/L 3. 低 HDL-C：HDL-C＜1.04mmol/L（男性）或＜1.29mmol/L（女性） 4. 葡萄糖激发 2 小时后血糖＞7.8mmol/L 或空腹血糖＞6.1～7.8mmol/L 5. 其他危险因素：包括 2 型糖尿病、高血压或心血管疾病家族史、多囊卵巢综合征、久坐的生活方式等	5 项符合 3 项
2004 年 CDS	1. 超重和/或肥胖：BMI≥25kg/m^2 2. 高血糖：空腹血糖≥6.1mmol/L、餐后 2 小时血糖≥7.8mmol/L 和/或已确认为糖尿病并治疗者 3. 高血压：血压≥140/90mmHg 和/或已确认为高血压并治疗者 4. 血脂异常：空腹血 TG≥1.7mmol/L 和/或空腹血 HDL-C＜0.9mmol/L（男性）或＜1.0mmol/L（女性）	4 项中符合 3 项
2005 年 IDF	1. 中心性肥胖：在中国，腰围＞90cm（男性）或＞80cm（女性） 2. 高甘油三酯：甘油三酯≥1.7mmol/L 或已接受相应治疗 3. 低 HDL-C：HDL-C＜0.9mmol/L（男性）或＜1.3mmol/L（女性） 4. 血压升高：收缩压≥130mmHg、舒张压≥85mmHg、已接受相应治疗或此前已诊断高血压 5. 空腹血糖≥5.6mmol/L、已接受相应治疗或此前已诊断 2 型糖尿病	1 是必备条件，其余的条件满足 2 条
2007 年《中国成人血脂异常防治指南》	1. 腹型肥胖：腰围＞90cm（男性）或＞85cm（女性） 2. 高甘油三酯：甘油三酯≥1.7mmol/L 或已接受相应治疗 3. 低 HDL-C：HDL-C＜1.04mmol/L 4. 血压升高：血压≥130/85mmHg、已接受相应治疗或此前已诊断高血压 5. 空腹血糖≥6.1mmol/L、糖负荷后 2 小时血糖≥7.8mmol/L 或有糖尿病史	符合 3 项即可明确诊断
2009 年 IDF、AHA 和 NHLBI	1. 中心性肥胖：在中国，腰围＞90cm（男性）或＞80cm（女性） 2. 高甘油三酯：甘油三酯≥1.7mmol/L 或已接受相应治疗 3. 低 HDL-C：HDL-C＜1.0mmol/L（男性）或＜1.3mmol/L（女性） 4. 血压升高：收缩压≥130mmHg、舒张压≥85mmHg、已接受相应治疗或此前已诊断高血压 5. 空腹血糖≥5.6mmol/L、已接受相应治疗或此前已诊断 2 型糖尿病	5 项中符合 3 项

制。流行病学的研究表明，MS 与 NAFLD 常常合并存在，互为危险因素。首先，MS 及其组分是 NAFLD 的重要危险因素。肥胖、高脂血症、2 型糖尿病（T2DM）患者 NAFLD 患病率分别高达 60%～90%、27%～92% 和 28%～70%。NAFLD 会增加糖尿病的发病风险，是 T2DM 的独立危险因素。2017 亚太 NAFDL 指南建议对于肥胖症、T2DM 等高危人群应该筛查 NAFLD。其次，NAFLD 和 MS 常常同时存在，NAFLD 患者通常合并肥胖症（51.3%，95%CI：41.4%～61.2%）、高脂血症（69.2%，95%CI：49.9%～83.5%）、高血压病（39.3%，95%CI：33.2%～45.9%）、T2DM（22.5%，95%CI：17.9%～27.9%）以及 MetS（42.5%，95%CI：30.1%～56.1%）。再者，NAFLD 增加 MS 的发病率。无论是肝酶增高，还是超声诊断的 NAFLD，都显著增加 MS 和糖尿病的发病率。20 篇文献累计 117 020 名患者平均随访 5 年（3.0～14.7

岁）的 Meta 分析显示，与相应指标下 1/4 象限人群相比，血清 ALT 水平处于上 1/4 象限的人群糖尿病发病率增加 1.97 倍（95%CI：1.80～2.15），上 1/4 象限的谷草转氨酶（AST）和谷氨酰转肽酶（GGT）则分别使糖尿病风险增加 1.58 倍（95%CI：1.43～1.74）和 1.86 倍（95%CI：1.71～2.03）；超声诊断的 NAFLD 使糖尿病发病风险增加 1.86 倍（95%CI：1.76～1.95）。8 篇文献累计 81 411 名队列人群平均随访 4.5 年（3～11 年）的 Meta 分析显示，与相应的对照组相比，血清谷丙转氨酶（ALT）增高、GGT 增高以及超声诊断的 NAFLD 分别使 MS 发病率增加 1.80 倍（95%CI：1.72～1.89）、1.98 倍（95%CI：1.89～2.07）和 3.22 倍（95%CI：3.05～3.41）。另外，合并 MS 的 NAFLD 患者中 NASH 发病率更高，IR 促进单纯性脂肪肝向 NASH 和肝纤维化进展。NAFLD 患者并存代谢紊乱的组分越多，其并发

NASH 和肝硬化的可能性更大。NAFLD 患者中有糖尿病的发生，是中到重度纤维化的独立预测因素。因此，建议每个糖尿病患者均筛查 NAFLD，至少需要检测 ALT 水平及腹部超声。

NAFLD 也是一个多系统累及疾病表现。在 NAFLD 患者中需要筛查 MS，反之亦然。NAFLD 是代谢综合征在肝脏的表现，两者患病率快速增长，且与多种疾病相关，均是公认的世界性公共卫生问题。2017 年美国和亚太指南建议疑似 NAFLD 患者的初评应该仔细考虑常见的相关并发症的存在，例如肥胖、血脂异常、胰岛素抵抗或糖尿病、甲状腺功能减退、多囊卵巢综合征和睡眠呼吸暂停综合征。对于 NAFLD 患者，代谢综合征提示脂肪性肝炎的存在。存在代谢综合征的患者需要进行肝活检。

合并重度肥胖和 MS 的 NAFLD 患者在各种肝脏外科手术前，需要全面评估心血管风险和脂肪肝的严重程度，以采取相关措施减少手术并发症和病死率。针对肥胖的强化生活方式干预、应用抗血小板聚集、降低血压、调整血脂以及改善 IR 的药物是防治 MS 和 NAFLD 及其并发症的重要措施。需重视 MS 患者脂肪性肝损伤的防治，强化脂肪肝患者体重管理和代谢紊乱的控制，并定期监测脂肪肝患者肝脏、糖尿病和动脉硬化相关并发症，及时采取相关措施有效干预，从而提高患者的预后。

（二）代谢综合征与其他肝病

慢性乙肝病毒（hepatitis B virus，HBV）感染并不增加 MS 的风险，但是随着肥胖人群的迅速扩大，HBV 感染合并 MS 的患者也随之增加。MS 会增加 HBV 感染者肝纤维化及肝硬化发病风险，且这种发生的风险与 MS 组分的含量呈正相关。来自中国台湾的随访研究显示，伴有新发糖尿病的 HBV 感染者肝硬化发生率更高，表明对于 HBV 感染者而言，糖尿病的出现往往提示出现肝纤维化或者肝硬化，而持续存在的高血糖反之也会促进肝病的进展。其发生机制是 MS 通过高血糖和高胰岛素血症直接刺激肝星状细胞活化，导致结缔组织生长因子增加，细胞外基质沉积，进而促进肝纤维化或者肝硬化的发生发展。

慢性丙肝病毒（hepatitis C virus，HCV）感染相关代谢异常综合征是慢性丙肝患者的临床特征，表现为 IR、糖调节受损、脂肪肝伴低胆固醇血症。基因 3 型的慢性丙肝患者脂肪肝患病率高达 78%，HCV 相关脂肪肝的存在并不影响"干扰素联合利巴韦林"治疗的病毒学应答率，并且代谢异常和脂肪肝可随 HCV

的根治而缓解，除非同时合并肥胖症。其他基因类型的 HCV 感染本身通常并不诱发脂肪肝，并存的肥胖、IR 和脂肪肝可以影响这些丙肝患者抗病毒治疗的效果，并且即使成功获得病毒学应答也难以逆转脂肪肝，代谢性和心血管并发症亦不会因为丙肝的治愈而减少。因此，需重视丙肝患者 MS 的防治。

三、代谢综合征与其他消化系疾病

MS 与幽门螺杆菌感染、胆石症、急性胰腺炎、反流性食管炎、慢性便秘、结直肠腺瘤（colorectal adenoma，CRA）/ 腺癌、胆囊癌、胰腺癌等的高发密切相关。其中，MS 与 CRA 的研究最多。CRA 是起源于结直肠黏膜上皮、突出于肠道黏膜的赘生物，属于结直肠癌（colorectal cancer，CRC）的癌前病变。肥胖、高脂血症、糖尿病都可以导致患 CRA 的风险增加。目前研究认为，MS 通过促进 CRA 发病的可能机制包括，胰岛素分泌增加，导致高胰岛素血症、胰岛素抵抗，进一步促进细胞增殖、抗细胞凋亡途径促进癌变过程；内脏脂肪组织具有内分泌功能，能分泌一系列炎性因子及激素，影响细胞的凋亡及增殖；高血糖和血脂紊乱可促进活性氧类形成，通过调节基因表达、突变、重排的方式损伤 DNA，促进肿瘤形成。

研究发现，MS 患者患 CRC 的风险要明显高于非 MS 患者。MS 的相关组分如肥胖、血脂异常、糖尿病等均是 CRC 发病的独立危险因素。CRC 与糖脂代谢紊乱具有显著的相关性。亚太 NAFLD 指南提出，NAFLD 患者结直肠肿瘤的发病风险增高，并与睡眠呼吸暂停综合征和骨质疏松症有关。然而至今没有足够的前瞻性研究数据支持对这些患者进行筛查，对此类患者的相关风险评估应个体化。CRC 在全球恶性肿瘤中有很高的发病率和病死率，及早发现并采取相应治疗措施对提高患者生活质量及预后极其重要。因此，CRC 高危患者需注意均衡饮食、限制饮酒和戒烟，积极参加体育活动，提高身体素质和免疫功能外，同时积极控制体重防止肥胖、控制血糖、改善血脂、早期干预。

（曹海霞 范建高）

推 荐 阅 读

[1] ALBERTI K G，ZIMMET P，SHAW J，et al. The metabolic syndrome--a new worldwide definition[J]. Lancet, 2005, 366（9491）：1059-1062.

[2] 中华医学会肝病学分会脂肪肝和酒精性肝病学组，中国

医师协会脂肪性肝病专家委员会. 非酒精性脂肪性肝病防治指南（2018 更新版）[J]. 实用肝脏病杂志，2018，21（2）：177-186.

[3] CHALASANI N, YOUNOSSI Z, LAVINE J E, et al. The diagnosis and management of nonalcoholic fatty liver disease: Practice guidance from the American Association for the Study of Liver Diseases[J]. Hepatology, 2018, 67（1）：328-357.

[4] European Association for the Study of the Liver（EASL），European Association for the Study of Diabetes（EASD），European Association for the Study of Obesity（EASO）. EASL-EASD-EASO Clinical Practice Guidelines for the management of non-alcoholic fatty liver disease[J]. J Hepatol, 2016, 64（6）：1388-1402.

[5] FAN J G, KIM S U, WONG V W. New trends on obesity and NAFLD in Asia[J]. J Hepatol, 2017, 67（4）：862-873.

第二节　代谢与消化系疾病

一、广义代谢的概念

新陈代谢（metabolism）是机体与环境之间不断进行物质交换以及体内物质不断分解、利用和更新的过程，是维持机体生命活动的基本形式。新陈代谢包括合成代谢和分解代谢两大范畴、物质代谢和能量代谢两个方面。新陈代谢的过程十分复杂，其中某一个或几个环节出现障碍会引起代谢性疾病；按照代谢物质的不同，可以分为碳水化合物、脂质、蛋白质与氨基酸等产能物质代谢病和核酸、维生素、矿物质等非产能物质代谢病。

高热量饮食和缺乏运动是导致营养过剩并引发肥胖、糖尿病、高尿酸血症、血脂异常等代谢性疾病的主要原因。消化系统是食物摄取、转运、消化、吸收及代谢的重要场所，代谢性疾病的发生受到消化系统结构与功能的影响，同时也反过来影响消化系疾病的发生与发展。

近年来，代谢性疾病与慢性肝病的相互关系及其机制研究备受关注。糖脂代谢紊乱、尿酸代谢紊乱、维生素代谢紊乱等均与脂肪性肝病关系密切，也影响病毒性肝炎、药物性肝病、自身免疫性肝病等慢性肝病的临床疗效与转归，还显著增加肝脏肿瘤的发病风险。其中，代谢紊乱与 NAFLD 的关系是近年来的研究热点，以下就该方向的临床和基础研究进展作一简要概述。

二、代谢与 NAFLD

1. **糖代谢与 NAFLD**　NAFLD 曾经被认为是伴随或继发于糖代谢紊乱的肝脏代谢性疾病，糖尿病等糖代谢紊乱人群的 NAFLD 患病率显著高于普通人群。随着研究的深入，目前逐渐被广泛接受的观点是——NAFLD 与糖代谢紊乱互为因果关系。肝脏作为机体糖代谢的核心器官之一，NAFLD 的存在会加剧糖代谢紊乱，加速糖尿病的发生、发展。临床研究反复证实，NAFLD 患者糖尿病发病风险显著升高，伴随 NAFLD 的糖尿病患者慢性肾病发病率、全因死亡率均显著升高，而改善 NAFLD 能有效降低 2 型糖尿病发病风险。因此在临床上，需关注糖代谢紊乱与 NAFLD 的共同防治。

2. **脂质代谢与 NAFLD**　脂质代谢紊乱也与 NAFLD 互为因果关系。流行病学研究结果显示，脂质代谢紊乱是 NAFLD 的重要危险因素，脂质代谢紊乱人群 NAFLD 患病率显著升高。肝脏是脂质代谢的核心器官，参与甘油三酯和胆固醇的代谢，也是载脂蛋白合成的主要器官。笔者所在课题组研究发现，载脂蛋白 B（apolipoprotein B, ApoB）水平与 NAFLD 患病及发病风险相关。我们还发现，脂质代谢紊乱引发 NAFLD 的机制与游离脂肪酸上调肝细胞 3- 巯基丙酮酸硫基转移酶（3-mercaptopyruvate sulfurtransferase, MPST）表达并影响硫化氢代谢有关。有研究报道，不同脂肪酸对 NAFLD 的影响不尽相同，饱和脂肪酸摄入过多，会引起线粒体损伤和肝细胞凋亡，引发并加重 NAFLD；而 Ω-3 不饱和脂肪酸可通过自噬途径减轻脂毒性，减轻脂变肝脏损伤程度。

3. **尿酸代谢与 NAFLD**　尿酸是机体嘌呤代谢的终末产物，主要在肝脏中合成并主要经肾脏排泄。近年来越来越多的证据表明，高尿酸血症与 NAFLD 密切相关。笔者所在课题组通过横断面研究发现，NAFLD 患者血尿酸水平显著高于对照人群，并且血尿酸水平与 NAFLD 患病率呈正相关；临床病理学分析发现，血尿酸水平与 NAFLD 患者肝脏组织学改变呈正相关。本团队继而开展的前瞻性研究发现，NAFLD 发病率随基线血尿酸水平上升而增高，血尿酸水平是 NAFLD 发病的独立预测因素。降低血尿酸可显著改善高脂饮食建立的 NAFLD 沙鼠血清胆固醇水平并改善肝脏脂变程度。进一步的机制研究发现，高尿酸引发 NAFLD 的机制与胰岛素抵抗、内质网应激、线粒体损伤等有关，并且其上游机制与尿酸合成限速酶——黄嘌呤氧化酶表达及活性升高有关。至于降尿酸干预能否改善 NAFLD 患者的肝脏组织学改变，尚有待于更多的临床研究。

4. 维生素 D 代谢与 NAFLD　维生素 D 是一种脂溶性维生素，具有调节钙磷代谢、维持骨稳态、免疫调节、抗炎症、抗纤维化、抗肿瘤等生物学功能。肝脏是维生素 D 合成、代谢以及发挥生物学效应的重要器官。国内外临床研究发现，NAFLD 患者血清维生素 D 水平降低，血清维生素 D 水平与 NAFLD 患病率、NAFLD 患者肝纤维化和炎症程度呈负相关。动物实验发现，维生素 D 缺乏饮食显著加重高脂高果糖饮食诱导的 NAFLD 大鼠肝脏脂变、炎症、纤维化程度。维生素 D 通过调节肝脏 IL-4、IL-6、IL-1β 等影响 NAFLD 相关炎症。本团队研究发现，维生素 D 影响 NAFLD 的机制与维生素 D 受体（vitamin D receptor，VDR）有关。VDR 在 NAFLD 模型中表达上调，肝脏特异性敲除 VDR 显著加重高脂饮食诱导的小鼠肝脏脂变。尽管目前临床研究结果尚不确定，细胞及动物实验发现，补充维生素 D 显著改善脂肪酸诱导的肝细胞脂变程度并改善高脂饮食诱导的大鼠肝脏脂变程度；补充维生素 D 还显著抑制原代肝星状细胞的增殖，下调 α-SMA 的表达，减缓肝纤维化。上述提示，改善维生素 D 代谢或许对 NAFLD 防治有积极作用。

5. 甲状腺素代谢与 NAFLD　甲状腺素是调节机体能量代谢的重要激素，甲状腺素水平变化与 NAFLD 患病风险有关。笔者所在课题组发现，NAFLD 患者血清游离甲状腺素水平显著低于对照人群，并且游离甲状腺素水平与 NAFLD 患病风险呈负相关。也有研究报道，血清促甲状腺激素水平升高是超重和肥胖儿童患 NAFLD 的独立危险因素。韩国的一项病例对照研究结果显示，亚临床甲状腺功能减低（简称甲减）显著增加 NAFLD 患病风险。为了揭示亚临床甲减与 NAFLD 的因果联系，笔者所在课题组开展的为期 5 年的随访研究，结果显示亚临床甲减患者 NAFLD 发病率显著高于对照人群。以上结果均提示，甲状腺功能减低与 NAFLD 患病危险因素有关；深入认识两者联系的具体机制，有望为 NAFLD 防治提供新的思路。

6. 生长激素代谢与 NAFLD　生长激素是由腺垂体分泌的调节物质代谢的多肽激素，生长激素水平减低也与 NAFLD 有一定联系。国外学者报道，生长激素缺乏症患者和垂体功能减退症患者 NAFLD 患病率分别高达 53.8% 和 70.6%，并且生长激素水平与 NAFLD 患者肝脏脂变程度呈负相关。笔者所在课题组对 7 146 例健康体检者分析结果显示，在普通人群中，NAFLD 患者组血清生长激素水平低于对照人群，生长激素水平与 NAFLD 患病率呈负相关，并且血清生长激素水平减低显著增加 NAFLD 患病风险。以上研究结果表明，生长激素水平减低与 NAFLD 患病风险密切相关，同时也间接提示生长激素替代治疗或许有益于 NAFLD 的防治。

（徐承富　厉有名）

推 荐 阅 读

[1] FAN J G, WEI L, ZHUANG H, et al. Guideline of prevention and treatment of nonalcoholic fatty liver disease（2018, China）[J]. J Dig Dis, 2019, 20（4）: 163-173.

[2] LI M, XU C, SHI J, et al. Fatty acids promote fatty liver disease via the dysregulation of 3-mercaptopyruvate sulfurtransferase/hydrogen sulfide pathway[J]. Gut, 2018, 67（12）: 2169-2180.

[3] LI Y, XU C, YU C, et al. Association of serum uric acid level with non-alcoholic fatty liver disease: a cross-sectional study[J]. J Hepatol, 2009, 50（5）: 1029-1034.

[4] XU C, WAN X, XU L, et al. Xanthine oxidase in non-alcoholic fatty liver disease and hyperuricemia: One stone hits two birds[J]. J Hepatol, 2015, 62（6）: 1412-1419.

[5] BOZIC M, GUZMÁN C, BENET M, et al. Hepatocyte vitamin D receptor regulates lipid metabolism and mediates experimental diet-induced steatosis[J]. J Hepatol, 2016, 65（4）: 748-757.

第四章

应激 - 神经 - 内分泌调控消化系疾病的发生与发展

第一节　应激 - 神经 - 内分泌调控的概述

一、应激 - 神经 - 内分泌调控的基本概念

应激反应是机体遭遇内、外环境改变，社会心理创伤等物理、化学、生理及心理因素刺激后为达到新的内环境稳态产生的适应性反应，主要通过交感 - 肾上腺髓质系统及下丘脑 - 垂体 - 肾上腺皮质轴（hypothalamic- pituitary- adrenal axis，HPA 轴）调节实现。当应激源刺激时，两大系统激活，大量儿茶酚胺（肾上腺素、去甲肾上腺素）和糖皮质激素分泌释放进入循环系统，在靶器官产生效应。在消化系统的应激反应中，自主神经系统同样发挥重要作用，通过交感及副交感神经传导刺激外周组织脏器神经元（肠神经系统）释放神经递质，从而影响胃肠道动力、胃肠内分泌激素分泌、肠黏膜屏障功能及肠道菌群。同时，肠道菌群、胃肠内分泌激素还可通过内分泌及肠 - 迷走神经等机制反馈性调节机体应激反应，避免过度活化。目前认为，应激状态下胃肠神经 - 内分泌功能紊乱在包括功能性胃肠病等一系列消化道及心理疾病中发挥重要作用。尤其是功能性胃肠病，过去认为是一类无器质性改变的临床综合征，但近来的研究发现，应激反应异常所致的内脏高敏感性及肠道动力异常在功能性胃肠病的起病和进展过程中起到重要作用，具体机制涉及神经内分泌、肠道微生态调节及黏膜屏障功能等多个环节。最新的罗马Ⅳ标准也强调了脑 - 肠互动异常在功能性胃肠病中的重要作用。

由于肠神经系统与中枢神经系统间的双向联系共同维持内环境稳态，20 世纪 80 年代"脑 - 肠轴"的概念应运而生。脑 - 肠间的相互作用以自主神经及内分泌功能为基础。消化道的部分信息通过胃肠内分泌激素穿过血 - 脑屏障可以直接作用于中枢神经系统核团，或激活局部的迷走传入神经传递至脑干孤束核；部分信息通过脊髓传入神经传递至脑干核团及中脑结构最终投射至大脑皮质。激活的自主神经系统将来自中枢的信息传递至胃肠内分泌细胞，调节激素的分泌及特定脏器的激素敏感性。因此在脑 - 肠轴的基础上，逐渐形成了"应激 - 神经 - 内分泌调控"的整体概念，并且这一观念涉及多个领域，包括胃肠道各种肽类激素、肠道菌群及其代谢产物、心理病理的各种生理变化等多个领域。

二、参与应激 - 神经 - 内分泌调控的主要胃肠内分泌激素

近年来，应激 - 神经 - 内分泌的调控作用受到广泛关注。越来越多的证据表明，胃肠内分泌激素在其中发挥重要作用。

YY 肽是一种广泛分布于脑 - 肠轴的内分泌激素，在消化道主要由末段回肠及结肠 L 细胞分泌。YY 肽既可以通过血 - 脑屏障，也可以激活周围迷走传入神经的受体将信号传递至中枢。应激反应时，YY 肽的合成分泌显著上调，反馈性抑制 HPA 轴过度活化，从而增强机体应激时的顺应性。此外，大量证据表明，YY 肽的功能、分布异常与焦虑及抑郁状态等应激相关障碍明确相关。

胰高血糖素样肽（glucagon-like peptide 1，GLP-1）也是一种由消化道 L 细胞分泌的胃肠内分泌激素，其受体广泛分布于十二指肠 - 结肠的迷走神经传入神经元，中枢延髓腹外侧及孤束核。具有免疫活性的 GLP-1 神经纤维可以直接刺激下丘脑室旁核分泌促肾上腺皮质激素释放因子（corticotropinreleasing factor，CRF），活化 HPA 轴上调应激反应。

胃生长激素释放激素（ghrelin）由胃壁 A 细胞分泌，可以通过血 - 脑屏障作用于中枢，使作用于室旁核 CRF 神经元周围 γ- 氨基丁酸（GABA）能神经末梢的 YY 肽解离，从而解除抑制促进 CRF 释放上调

HPA 轴。研究发现，应激反应时外周生长激素释放激素显著升高，缺乏内源性生长激素释放激素的小鼠在急性应激时 HPA 轴活化障碍，糖皮质激素生成不足。

胆囊收缩素（cholecystokinin，CCK）是最早发现的胃肠内分泌激素之一，广泛分布于小肠及中枢边缘系统。在应激反应时，CCK 能系统活化，边缘系统表达上调，然而下丘脑区 CCK 表达水平下降。在下丘脑室旁核 CCK8 与 CRF 神经元内共同分布，外源性 CCK8 可能通过迷走传入神经活化上调皮质醇表达，并不依赖于 HPA 轴的活化。

CRF 除广泛分布于下丘脑室旁核及边缘系统，也是一种胃肠内分泌激素，主要由结肠嗜铬样细胞分泌。虽然中枢 CRF 对胃肠运动及黏膜屏障功能的影响不受外周 CRF 及 HPA 轴其他激素影响，但急性应激反应促使肠道 CRF 分泌，且不依赖于 HPA 轴的调控。综上所述，多种胃肠内分泌激素通过脑 - 肠轴复杂机制调控应激反应强度，增强机体在应激源刺激下的顺应性。

5- 羟色胺（5-hydroxytryptamine，5-HT）是与内脏高敏感性关系最为密切的胃肠内分泌信号因子，中枢 5-HT 异常与焦虑、抑郁的发病机制已相对明确。肠道的 5-HT 来自于肠嗜铬细胞和肠神经元，甚至部分肠道微生物。5-HT 参与肠黏膜免疫调控，包括淋巴细胞、单核细胞、巨噬细胞及树突状细胞在内的免疫细胞均与 5-HT 调控有关，肠道 5-HT 表达异常可能影响到肠黏膜的炎症水平，参与炎症性肠病、肠易激综合征的发病，但 5-HT 参与肠黏膜免疫调控的具体机制仍有待进一步探索。

三、肠道菌群与应激 - 神经 - 内分泌调控

中枢神经系统通过自主神经交感、副交感以及 HPA 轴调节胃肠道及肠神经系统。来自中枢神经系统的信号可以通过调节肠道微生态间接影响肠道菌群，如改变局部胃肠动力，胃酸、碳酸氢根及黏液分泌，影响黏膜通透性及黏膜免疫调节等。这些信号也可以通过胃肠神经内分泌调节直接作用于肠道菌群。研究发现，去甲肾上腺素可以促进多种肠道病原体的增殖，同时增强空肠弯曲菌的毒性。但目前我们在儿茶酚胺对其他非病原微生物的影响，神经内分泌激素对健康人群肠道菌群的调节作用领域仍知之甚少。

肠道菌群对应激反应调节的作用最早发现于无菌小鼠，在同等应激强度刺激下，无菌小鼠 HPA 轴活化过度。研究发现，通过 SPF 小鼠粪菌移植可部分改善应激反应异常，婴儿芽孢杆菌植入可以逆转应激源刺激下无菌小鼠的异常应激。因此，肠道菌群的构成对建立适当的应激反应及 HPA 轴活化至关重要。

大量证据表明，肠道菌群代谢产物可以通过调节胃肠内分泌激素影响 HPA 轴活化。SPF 小鼠胃肠内分泌激素（YY 肽、GLP-1、ghrelin、CRF）基线水平明显低于无菌小鼠，短链脂肪酸通过游离脂肪酸受体促进 YY 肽、GLP-1 分泌，同时抑制生长激素释放激素表达，从而调整应激反应强度。外源双歧杆菌、乳酸杆菌以及部分益生元同样可以通过影响胃肠内分泌激素调整 HPA 轴活性，但具体的机制仍有待进一步探索。

（李景南）

第二节　应激 - 神经 - 内分泌调控与消化系疾病

应激是严重干扰机体内环境稳态的反应，对胃肠道功能影响显著。应激源作用于脑 - 肠轴，打破自主神经功能及 HPA 轴调节的稳态，进而影响消化道动力、增加内脏敏感性；同时调节黏膜免疫细胞分化、募集，进而改变黏膜免疫功能及黏膜屏障通透性，此外应激反应还可以重塑胃肠内分泌及肠道菌群，最终导致一系列消化道疾病谱系，如肠易激综合征及其他功能性胃肠病、炎症性肠病、消化道溃疡及胃食管反流等。以下我们针对肠易激综合征（irritable bowel syndrome，IBS）、炎症性肠病（inflammatory bowel disease，IBD）及肿瘤的发生和进展详细讨论。

一、应激状态下胃肠内分泌激素与肠易激综合征的病理生理基础

IBS 是多因素相关的脑 - 肠轴功能异常所致的疾病，不同心理和生理应激（尤其是慢性应激）在疾病的起病和进展中起重要作用。

应激诱导多种胃肠动力异常，包括胃排空延迟，肠动力、分泌增加，主要由自主神经功能及肾上腺素能系统调节。CRF 是应激调节中重要的内分泌激素，在中枢及消化道存在两种受体亚型：CRF1 和 CRF2。应激源刺激时胃 CRF2 受体激活导致胃排空延迟，而肠 CRF1 受体激活使得肠动力及分泌增加。此外，应激增加内脏敏感性，而 CRF 信号通

路在其中也扮演重要作用。在胃肠道，CRF 通过调节组胺、前列腺素 E2 和神经生长因子释放致敏内脏感觉传入神经。IBS 患者表现为应激反应调节障碍，HPA 轴对应激源反应过度。给 IBS 患者静脉注射外源性 CRF，可观察到结肠运动及内脏疼痛敏感性明显增加，ACTH 增加的幅度也高于正常对照人群。目前有假说认为，肠道菌群可以通过直接影响胃肠动力、内脏敏感性、黏膜炎症或过度增殖、种群改变导致 IBS 发病。肠腔内局部菌群改变可能加剧局灶炎症，进而导致炎症因子和神经内分泌因子释放，从而诱导疼痛过敏和动力异常。在抑郁、焦虑患者中，由于自主神经功能及 HPA 轴调节障碍，微小的改变可能扩大化。此外，肠道菌群是体内最大的"内分泌器官"，约 95% 的 5-HT 与肠道菌群相关，而 5-HT 作为神经递质在胃肠动力及情绪调节中起重要作用。研究表明，IBS-D 和 IBS-C 分别与肠黏膜 5-HT 含量升高和降低相关，长期小剂量的益生菌补充治疗对此类患者存在临床获益。

二、应激相关胃肠内分泌激素与炎症性肠病发病机制的探讨

IBD 的病因目前尚不完全明确，但有证据表明应激在 IBD 起病和复发过程中起到重要作用。在炎症性肠病患者中，多数在发病前存在应激状态，且炎症性肠病患者更容易出现焦虑、抑郁等慢性应激反应异常。

应激对免疫系统及炎症的作用机制较为复杂，取决于应激的强度及持续时间。慢性持续性应激状态诱导 HPA 轴活化，循环肾上腺皮质激素水平升高，机体处于免疫抑制状态，外周血 CD8 阳性淋巴细胞、NK 细胞和巨噬细胞数量减低。然而，慢性应激状态下，自主神经功能激活肠黏膜，去甲肾上腺素表达上升，同时胆碱能抗炎途径下调，从而导致肠黏膜免疫细胞功能抑制，机体处于轻度活化的亚临床炎症水平。综上所述，应激重塑免疫系统对炎症的调节，进而参与 IBD 的起病和进展。此外，应激影响肠黏膜通透性，进一步加重局部炎症。大量研究发现，心理应激（避水应激、束缚应激及拥挤胁迫）下肠黏膜 CRF 水平升高增加小鼠结肠黏膜通透性。部分研究指出，肠黏膜的通透性呈 CRF 剂量依赖，且与黏膜肥大细胞功能密切相关。心理和生理应激均可活化肾上腺素能系统，活化肥大细胞从而诱导肠黏膜屏障功能破坏、通透性增加，致使肠腔内菌群移位浸润黏膜固有层，继而激活黏膜免疫反

应和固有免疫系统。应激状态下肠道菌群紊乱也是 IBD 发病的潜在危险因素。研究发现，应激相关肠黏膜去甲肾上腺素高表达能促进幽门螺杆菌、空肠弯曲菌等致病菌生长，但同时也增加非致病性大肠埃希菌和其他革兰氏阴性菌的丰度。

三、应激 - 神经 - 内分泌调控与肿瘤发生

近年来，越来越多的证据表明慢性应激下神经内分泌调节的紊乱与肿瘤密切相关，神经内分泌激素参与肿瘤增殖、黏附、转移及血管新生等多个环节。

动物模型指出，心理应激与肿瘤增殖存在一定关联。应激状态下 HPA 轴及交感神经系统激活，主要的应激相关激素如儿茶酚胺、皮质醇和催产素表达增加。其中，儿茶酚胺是影响肿瘤增殖的主要因素，通过肾上腺素能受体（adrenergic receptor，ADR）调控多种细胞信号转导途径。ADR 在多种肿瘤细胞表达，ADR 激活可增强肿瘤细胞的增殖和侵袭能力，改变肿瘤微环境中细胞活性，调节肿瘤细胞与其微环境的相互作用，进而促进肿瘤的进展，其中 β 肾上腺素能受体对能量代谢和免疫系统的调节与肿瘤转移风险的关联更为密切。部分流行病学证据指出，因高血压、焦虑服用 β 受体阻滞剂的患者多种肿瘤患病风险明显下降。β-ADR 激活在结直肠癌细胞增殖中发挥重要作用。研究发现，β 受体阻滞剂可以逆转肾上腺素、异丙肾上腺素促进 HT-29 肿瘤细胞增殖的作用。选择阻滞 β2-ADR 可以通过诱导内、外源性凋亡，降低肿瘤细胞存活能力。然而，β2-ADR 表达水平与结直肠癌肿瘤临床进展情况不相匹配，但 β2-ADR 仍有望成为结直肠癌治疗的潜在靶点。

应激相关激素可能与部分肿瘤细胞转移和黏附功能相关。研究发现，异丙肾上腺素通过上调整合素促进卵巢癌细胞的腹腔播散和黏附。大量证据表明，包括 P 物质、多巴胺、去甲肾上腺素在内的多种神经内分泌激素可以促进乳腺癌的转移，在结肠癌、前列腺癌、卵巢癌中也有类似现象发现。研究发现，去甲肾上腺素可以促进肿瘤转移相关基质金属蛋白酶的表达，从而使肿瘤细胞获得细胞外基质浸润的能力。

血管新生是实体肿瘤生长、转移的重要因素。研究发现，去甲肾上腺素可以上调肿瘤细胞血管内皮生长因子（vascular endothelial growth factor，VEGF）表达。动物实验也发现，慢性应激状态下肿瘤内部微血管密度较前也明显增加，并且肿瘤 VEGF 表达显

著上调，持续使用 β 受体阻滞剂可以明显抑制肿瘤血管新生。

其他神经内分泌激素，如糖皮质激素也与肿瘤细胞增殖、浸润、转移密切相关，然而胃肠肽与肿瘤的关联尚不明确。有研究发现，结肠 YY 肽受体缺失与结直肠腺瘤 - 癌变存在关联。ghrelin 可以抑制巨噬细胞相关炎症因子的分泌和 COX-2 表达，可能参与肿瘤微环境炎症调节。但这些胃肠肽在应激状态下改变与肿瘤发生和进展仍有待研究进一步揭示。

（李景南）

推 荐 阅 读

[1] SCHELLEKENS H, FINGER B C, DINAN T G, et al. Ghrelin signalling and obesity: at the interface of stress, mood and food reward[J]. Pharmacol Ther, 2012, 135（3）: 316-326.

[2] GHOSAL S, MYERS B, HERMAN J P. Role of central glucagon-like peptide-1 in stress regulation[J]. Physiol Behav, 2013, 122: 201-207.

[3] BERNSTEIN C N. The brain-gut axis and stress in inflammatory bowel disease[J]. Gastroenterol Clin North Am, 2017, 46（4）: 839-846.

[4] BERMON S, PETRIZ B, KAJĖNIENĖ A, et al. The microbiota: an exercise immunology perspective[J]. Exerc Immunol Rev, 2015, 21: 70-79.

[5] VANUYTSEL T, VAN WANROOY S, VANHEEL H, et al. Psychological stress and corticotropin-releasing hormone increase intestinal permeability in humans by a mast cell-dependent mechanism[J]. Gut, 2014, 63（8）: 1293-1299.

[6] WASEEM T, DUXBURY M, ITO H, et al. Exogenous ghrelin modulates release of pro-inflammatory and anti-inflammatory cytokines in LPS-stimulated macrophages through distinct signaling pathways[J]. Surgery, 2008, 143（3）: 334-342.

第五章

免疫与消化系疾病

第一节　概念和内涵

一、肠道先天性和获得性免疫

天然免疫（innate immunity）又称固有免疫，是机体在长期进化过程中逐渐建立起来的一套先天性的防御系统，可针对体外或体内抗原刺激下迅速或数小时内做出的防御反应。适应性免疫（adaptive immunity）是机体后天形成的一套抗原特异性防御机制，机体经特定抗原刺激后免疫应答清除该抗原并留"记忆"，并且可根据"记忆"迅速做出防御反应，应对该抗原的再次刺激。肠道的先天性免疫由肠道生理性屏障（黏液、上皮屏障等）、各种细胞（肥大细胞、中性粒细胞、单核巨噬细胞、树突状细胞、NK 细胞等），以及细胞因子和趋化因子组成。近年来，固有淋巴样细胞（innate lymphoid cells，ILCs）被认为在肠道固有免疫中起重要作用。尽管 ILCs 仅代表极少数肠道造血淋巴细胞，但也可产生大量细胞因子参与调节肠道稳态。T 细胞是适应性免疫应答中的重要参与者。适应性免疫与天然免疫相辅相成，构成机体强大、有效的免疫系统。

肠上皮表面的黏液层分布在肠腔微生物、食物抗原和上皮细胞之间，形成非特异性物理屏障，与上皮细胞构成肠黏膜屏障，共同抵挡病菌的侵犯。黏膜固有层（lamina propria，LP）聚集各种先天性细胞（如巨噬细胞、树突状细胞、肥大细胞、中性粒细胞、嗜酸性粒细胞等），同时有大量 T、B 淋巴细胞等适应性免疫细胞。树突细胞（dendritic cells，DC）可跨上皮捕获黏液层的 MUC2，维持肠黏膜免疫耐受。当肠道出现炎症时，中性粒细胞通过趋化作用到达肠黏膜固有层的感染或炎症部位，诱导释放活性氧（reactive oxygen species，ROS）、抗菌肽以及形成胞外诱捕网，参与清除病原微生物感染、免疫应答反应、组织修复或炎症损伤。同时，选择性释放单核细胞趋化因子，使巨噬细胞随后趋化聚集于感染或炎症部位再次发挥免疫应答。趋化聚集的巨噬细胞（macrophages，Mφ）受到不同细胞因子和信号肽刺激，可转化为 M1 和 M2 型，分别可进行抗原递呈和抑制 T 细胞活化从而提高肠黏膜免疫耐受，维持肠道稳态平衡。同样地，CD103⁺CX3R1⁻ DC 递呈抗原促进 Treg 细胞分化；而 CD103⁻CX3CR1⁺ DC 分泌炎症相关性细胞因子如 IL-23、IL-6 和 IL-12 等，促进 Th17 和 Th1 细胞免疫反应。Treg 细胞可抑制 Th0 细胞增殖分化，亦可通过 CTLA-4 或细胞因子（如 IL-10、TGF-β）介导炎症抑制。Th0 细胞激活后可分化为 Th1、Th2 和 Th17 细胞，其中 Th1 细胞在消除细胞内病原体中必不可少，Th2 细胞具有抵御寄生虫及调节过敏反应的作用，Th17 细胞主要清除细胞外细菌及真菌中发挥作用。人肠黏膜层内 B 细胞主要包括促炎性和免疫调节性 B 细胞亚群。适应性免疫系统与先天性免疫系统中细胞及因子之间的相互作用，形成有效的免疫应答反应，维持肠黏膜内环境稳定。

二、自身免疫

自身免疫（autoimmunity）是机体免疫系统产生针对宿主自身抗原的自身抗体和致敏淋巴细胞的现象。正常机体的免疫系统具有区别"自己"和"非己"的能力，对"非己"抗原能够发生免疫应答，对自身抗原则处于无应答或微弱应答状态，称为免疫耐受（immunological tolerance）。在免疫耐受状态下，一定量的自身反应性 T 细胞和自身抗体普遍存在于所有个体的外周免疫系统中，从而有助于协助清除衰老变性的自身成分，对维持免疫自稳具有重要的生理意义。但是，当免疫系统对自身抗原的应答强度超越了免疫调控的限制，造成自身组织或者器官的炎症性损伤并影响其生理功能，导致自身免疫病（autoimmune disease）。

自身免疫病通常是指在某些遗传因素和环境因素等内因和外因诱发下，自身免疫耐受状态被打破或自身免疫性细胞调节异常，免疫系统对自身抗原产生持续迁延的免疫应答，造成了自身组织细胞损伤或功能异常而导致的临床病症。与其他疾病相比，自身免疫性疾病可能有如下特点：①患者体内可检测到针对自身抗原的自身抗体和／或自身反应性T淋巴细胞；②自身抗体和／或自身反应性T淋巴细胞对机体发生了损伤性攻击；③病情的转归与自身免疫反应强度密切相关；④易反复发作，慢性迁延。

（刘占举　李　尤　马　雄）

推 荐 阅 读

[1] SHAN M, GENTILE M, YEISER J R, et al. Mucus enhances gut homeostasis and oral tolerance by delivering immunoregulatory signals[J]. Science, 2013, 342(6157): 447-453.

[2] PINEGIN B, VOROBJEVA N, PINEGIN V. Neutrophil extracellular traps and their role in the development of chronic inflammation and autoimmunity[J]. Autoimmun Rev, 2015, 14(7): 633-640.

[3] ZHOU G, YU L, FANG L, et al. CD177[+] neutrophils as functionally activated neutrophils negatively regulate IBD[J]. Gut, 2018, 67(6): 1052-1063.

[4] FANG L L, YU H Q, WU R J, et al. Thrombospondin 1 modulates monocyte properties to suppress intestinal mucosal inflammation[J]. J Innate Immun, 2015, 7(6): 601-611.

第二节　与疾病临床的关系

一、肠道免疫调节异常参与肠黏膜炎症发生

天然性和适应性免疫应答均依赖着丰富多样的细胞因子来维持细胞间的"通信"，以达到整个机体内环境稳定。然而，肠黏膜组织内各种免疫细胞异常激活，可释放大量的促炎性细胞因子和趋化因子等，引起肠黏膜炎症发生，如炎症性肠病（inflammatory bowel disease，IBD）。生理状况下，肠黏膜固有层内 DC 和 Mφ 是肠道适应性免疫应答的主要抗原递呈细胞，经肠道微生物抗原和 Toll 样受体（Toll-like receptor，TLR）共刺激激活后分泌大量促炎性细胞因子（如 IL-1β、IL-6、IL-18、TNF-α），亦可产生 IFN-α 和 IFN-β，进一步促进上皮细胞的再生或

促进 Treg 细胞分泌更多抑炎因子 IL-10。在 IBD 患者炎症肠黏膜组织中，Mφ 和效应 T 细胞的激活以及通过激活肌球蛋白轻链激酶（myosin light chain kinase，MLCK）直接诱导肠上皮细胞损伤。另外，肠黏膜组织内的 Mφ、脂肪细胞、成纤维细胞和 T 细胞产生大量 TNF-α，在肠黏膜炎症发生、发展中起到重要促炎效应。Th1 细胞由 IL-12 刺激产生大量的促炎性细胞因子（如 IFN-γ、TNF-α、IL-12 等）；而 Th2 细胞分泌 IL-4、IL-5 和 IL-13。Th17 细胞是由 IL-6 和 TGF-β 共同诱导产生，且由 IL-23 促进增殖。Th1 细胞来源的 IL-21，以及抗原递呈细胞来源的 IL-23 均可诱导 Th17 细胞激活。研究发现，Th17 相关细胞因子可刺激 TNF-α、IL-1β、IL-6 和 IL-8 分泌，引起肠黏膜中性粒细胞聚集和肠黏膜成纤维细胞分泌更多基质金属蛋白酶，从而加重肠道黏膜炎症损伤。Th17 细胞亦可以激活上皮细胞、内皮细胞、单核巨噬细胞、成纤维细胞和中性粒细胞，诱导产生 TNF-α、IL-1β、趋化因子（CXCL8、CXCL9、CXCL10）、GM-CSF、G-CSF、IL-6 和金属蛋白酶等，进一步放大肠黏膜炎症发生。Th17 细胞产生的 IL-21 可诱导其 IL-23R 表达，通过正向调节反馈环路增强 Th17 细胞的增殖效应。

研究发现，TCRα 基因突变可引起 Th2 介导的自发性慢性结肠炎发生，然而实验性清除体内成熟 B 细胞，小鼠结肠炎加重，表明了肠黏膜组织内 B 细胞能够抑制肠黏膜炎症的作用。Treg 细胞是一种可以抑制 Th0 细胞增殖的 T 细胞，主要产生抑制性细胞因子 IL-10 和 TGF-β，通过控制 CD4[+]T 细胞和抗原递呈细胞的激活来抑制肠黏膜局部免疫反应。

IBD 发生时，肠上皮细胞在肠黏膜防御、增强肠黏膜屏障、修复黏膜损伤等方面扮演了重要的角色，尤其是可分泌细胞因子（如 IL-25），在炎症修复中起到重要的保护作用。在葡聚糖硫酸钠（dextran sulfate sodium，DSS）诱导的小鼠急性结肠炎模型中，IL-33 可通过其受体 ST2（也称为 IL-1RL1）信号通路来减轻肠黏膜炎症发生，同时亦可抑制 Th1 细胞相关细胞因子的产生。在慢性肠黏膜炎症发生时，IL-33 可诱导中性粒细胞聚集于肠黏膜来清除穿过肠上皮细胞层的病原微生物的感染。另外，IL-37 是最近发现的具有抑制天然免疫作用的细胞因子。近期研究发现，溃疡性结肠炎患者肠上皮细胞产生的 IL-37 比健康者明显增加。转基因诱导小鼠体内 IL-37 表达，可显著降低 IL-1β 和 TNF-α 产生，从而保护小鼠实验性肠黏膜炎症发生。

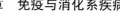

二、免疫与肝病

（一）非酒精性脂肪性肝病

近年来，越来越多的研究证实肝脏是一个重要的免疫器官。从肝脏的解剖位置来看，肝脏有超过2/3的血液来自肠道，这种解剖学连接使得肝脏暴露于来自胃肠的多种抗原，包括食物抗原、病原体和毒素等。研究表明，肝淋巴细胞主要位于门静脉周围，肝脏中淋巴细胞的这种分布有助于肝脏快速清除来自胃肠道的有害物质。肝脏的细胞是由实质细胞和非实质细胞组成，其中的实质细胞即肝细胞，占肝脏内细胞总数的80%，其余20%为非实质细胞，主要包括肝窦内皮细胞、星状细胞、肝巨噬细胞、树突状细胞和淋巴细胞。这些细胞具有不同的结构功能以及分化来源，连同肝细胞一起共同调节着局部和全身的免疫功能。肝脏中，先天免疫细胞的比例要远远高于其他器官（如脾脏），这一特征构成了肝脏先天免疫反应的细胞基础。

近年来，固有免疫在非酒精性脂肪性肝病（nonalcoholic fatty liver disease，NAFLD）中的作用一直是激烈研究的焦点。固有免疫系统激活是触发NAFLD中肝脏炎症的关键因素。肝细胞的脂肪超负荷促进损伤相关分子模式（DAMP）的释放，并且激活肝巨噬细胞和肝星状细胞，分别促进炎症和纤维化。活化的肝巨噬细胞产生炎性细胞因子和趋化因子，如肿瘤坏死因子-α（TNFα）、白细胞介素-1β（IL-1β）、白细胞介素-6（IL-6）和C-C基序配体2和5（CCL2和CCL5），这造成了肝细胞的损伤和炎症性坏死。肝巨噬细胞还可以分泌肿瘤生长因子-β（TGF-β）和血小板衍生生长因子（PDGF），并通过刺激肝星状细胞的有丝分裂从而促进纤维化发展。

同时，NAFLD中肠道通透性增加，易位的肠道微生物产物可能通过多种机制促进NAFLD的发生、发展。其中一个重要途径是通过Toll样受体（Toll-like receptor，TLR）识别肠道衍生的细菌产物，特别是内毒素来实现的。有证据表明，肠道微生态改变诱导的肠黏膜通透性变化上调了门静脉系统TLR配体的水平，并激活了肝巨噬细胞和星状细胞上的TLR4；而TLR信号通路的激活，可以促使细胞核中NF-κB易位，最终诱导多种细胞因子的产生。这些细胞因子包括IL-1、IL-6和TNF等，主要参与了NAFLD中促炎和促纤维化途径。细胞因子IL-1β可以促进甘油二酯转化为甘油三酯，以此增加肝细胞中的甘油三酯积累。细胞因子TNF-α抑制

了胰岛素受体以及胰岛素受体底物-1，造成循环中胰岛素水平升高，从而导致胰岛素抵抗。

（二）自身免疫性肝炎

自身免疫性肝炎（autoimmune hepatitis，AIH）患者典型的组织学特征为中度以上的界面性肝炎，淋巴细胞、浆细胞和巨噬细胞的浸润提示活跃的免疫细胞攻击自身组织是AIH的发病基础。AIH的发病机制主要是由错综复杂的固有免疫和适应性免疫共同参与的。抗原递呈细胞表达的MHC-Ⅱ类分子递呈自身抗原肽，供T细胞受体特异性识别，在合适的共刺激信号下，CD4$^+$T淋巴细胞上表达的CD28分子与APC表达的CD80/86分子结合后，初始辅助T细胞（Th0）激活，根据微环境中细胞因子和抗原性质的不同，逐渐分化为不同的细胞亚型，包括Th1细胞、Th2细胞和Th17细胞。这些效应细胞再进一步通过分泌相应的细胞因子，启动级联反应，最终引起肝脏损伤。

此外，免疫耐受平衡受到破坏也在AIH的发病机制中起到重要作用。其中发挥关键免疫负向调控作用的免疫细胞，包括调节性T细胞（Treg）、自然杀伤性T细胞（NKT）、髓系源性抑制细胞（MDSC）引起了学者们的密切关注。MDSC由髓系祖细胞和未成熟髓系细胞组成。正常情况下，未成熟髓系细胞可快速分化为成熟的巨噬细胞、树突状细胞或中性粒细胞。但在某些病理情况下，如自身免疫性疾病时，未成熟髓系细胞分化成熟的过程被部分阻断，从而导致MDSC的集聚和扩增。有研究发现，HLA-DR-/low CD33$^+$ CD11b$^+$ CD14$^+$单核细胞型MDSC在AIH患者外周血明显增多。与外周情况一致，AIH患者肝内MDSC出现明显积聚，且主要集中在发生炎症的汇管区，其数量与肝组织病理学炎症程度和纤维化分级呈正相关。在刀豆蛋白或α-GaCer诱导的肝内炎症反应中，过继性输CD11b$^+$Ly6Chi单核细胞型MDSC可有效缓解小鼠肝脏的炎症进展。上述提示，MDSC在AIH的发病过程中可作为维持肝内免疫稳态的重要负反馈机制，抑制过度活化的T细胞免疫反应。

（三）原发性胆汁性胆管炎

原发性胆汁性胆管炎（primary biliary cholangitis，PBC）的发病机制至今尚未完全阐明，普遍认为本病是由于环境因素作用于遗传易感个体，从而引起肝内小胆管特异性损伤。血清抗线粒体抗体（AMA）阳性，自身反应性T细胞、B细胞增多，PBC胆管细胞特异性凋亡等多种免疫反应参与了PBC的发病过程。

胆管上皮细胞是 PBC 免疫破坏的靶细胞。研究发现，PBC 患者肝内胆管上皮细胞通常高表达 HLA 分子（MHC-Ⅱ）、黏附分子（ICAM-1、LFA-3）、细胞因子（IL-6、TNF-α）和趋化因子（CCL2/MCP-1、CX3CL1/fractalkine）。有学者认为，PBC 胆管上皮细胞独特的凋亡特点使其特有的细胞内自身抗原暴露，并通过招募各种炎性细胞到胆管周围，诱导天然免疫和适应性免疫共同作用，造成了 PBC 肝组织及胆管的特异性损伤。

AMA 是诊断 PBC 的特异性指标，可在 90% 的 PBC 患者中呈阳性，是迄今为止特异性和敏感性最高的自身抗体之一。AMA 靶抗原主要成分为丙酮酸脱氢酶复合体（PDC）E2 亚基的特定表位。研究表明，PBC 患者肝组织中，存在针对 PDC-E2 亚单位的特异性应答 CD4[+] 和 CD8[+] 淋巴细胞，介导胆管上皮细胞的免疫损伤。但机体如何打破免疫耐受，产生针对 PDC-E2 亚基的免疫反应机制仍未阐明。美国加州大学 Davis 分校 Gershwin 教授小组的研究发现，对乙酰氨基酚等化学物质通过电子修饰 PDC-E2 亚单位的硫辛酸，可以打破机体免疫耐受，诱发机体自身免疫反应，并最终导致胆管上皮的免疫损伤。由于 PDC-E2 抗原表位硫辛酸结合域在物种进化过程中高度保守，研究人员推测病原微生物可能通过"分子模拟"（molecular mimicry）的机制诱发针对胆管上皮的自身免疫反应，如大肠埃希菌、德氏乳杆菌、分枝杆菌存在与 PDC-E2 表位高度相似的抗原序列；而大肠埃希菌代谢物与 PBC 患者特异性抗体存在交叉反应，并且可诱导遗传易感性小鼠产生 PDC-E2 特异的 AMA 抗体。上述这些研究均提示，微生物可能通过释放分子模拟靶抗原，与胆管上皮细胞发生交叉免疫反应而导致其病理损害。

（刘占举　李　尤　马　雄）

推 荐 阅 读

[1] HE C, SHI Y, WU R, et al. miR-301a promotes intestinal mucosal inflammation through induction of IL-17A and TNF-α in IBD[J]. Gut, 2016, 65(12): 1938-1950.

[2] SIAKAVELLAS S I, BAMIAS G. Role of the IL-23/IL-17 axis in Crohn's disease[J]. Discov Med, 2012, 14(77): 253-262.

[3] GROB P, DOSER K, FALK W, et al. IL-33 attenuates development and perpetuation of chronic intestinal inflammation[J]. Inflamm Bowel Dis, 2012, 18(10): 1900-1909.

[4] MCNAMEE E N, MASTERSON J C, JEDLICKA P, et al. Interleukin 37 expression protects mice from colitis[J]. Proc Nat Acad Sci U S A, 2011, 108(40): 16711-16716.

[5] THEOFILOPOULOS A N, KONO D H, BACCALA R. The multiple pathways to autoimmunity[J]. Nat Immunol, 2017, 18(7): 716-724.

[6] DOHERTY D G. Immunity, tolerance and autoimmunity in the liver: a comprehensive review[J]. J Autoimmun, 2016, 66: 60-75.

[7] HEYMANN F, TACKE F. Immunology in the liver--from homeostasis to disease. Nat Rev Gastroenterol Hepatol, 2016, 13(2): 88-110.

[8] HENEGHAN M A, YEOMAN A D, VERMA S, et al. Autoimmune hepatitis[J]. Lancet, 2013, 382(9902): 1433-1444.

[9] Zhang H, Lian M, Zhang J, et al. A functional characteristic of cysteine-rich protein 61: modulation of myeloid-derived suppressor cells in liver inflammation[J]. Hepatology, 2018, 67(1): 232-246.

第六章

内镜新技术及其发展前景

第一节　消化内镜诊疗新理念

一、消化道肿瘤的早诊早治理念

我国是消化系统恶性肿瘤高发国家，流行病学调查结果显示，消化系统恶性肿瘤占总恶性肿瘤发病数的一半以上，其中胃癌、结直肠癌、食管癌分别居肿瘤发病的第3、4、6位。依恶性肿瘤病死率排序，在病死率最高的前6位恶性肿瘤中，消化系统恶性肿瘤占据4席，包括肝癌、胃癌、食管癌以及结直肠癌。消化系统肿瘤的预后与诊治时机密切相关，虽然近年来消化系统恶性肿瘤的诊治水平有了显著提高，但大多数病例发现时已处于进展期。进展期消化系统肿瘤即使接受规范治疗，患者的预后生活质量与5年生存率仍然很低。例如，进展期胃癌接受以外科手术为主的综合治疗后，5年生存率仍低于30%，且生活质量低，给家庭及国家带来沉重的负担；而大部分早期胃癌（early gastric cancer）在内镜下即可获得根治性治疗，5年生存率超过90%，但是目前我国早期消化道肿瘤的确诊率低于15%，远远低于日本（70%）和韩国（50%）。因此，消化道肿瘤防治的重心，应该从中晚期肿瘤患者的治疗，逐步转移到预防干预和早诊早治上来。

（一）消化道早癌及癌前病变的定义

1. 食管鳞癌癌前病变及早期食管鳞癌的定义　癌前病变是指可以发展为癌的一种病理变化。食管鳞癌的癌前病变主要指食管鳞状上皮细胞的异型增生，WHO现称上皮内瘤变（intraepithelial neoplasia），被定义为细胞形态、大小、结构异常，包括多形细胞以及深染的核分裂象，细胞幼稚并出现异型有丝分裂、细胞正常极性消失。

早期食管鳞癌是指局限于食管黏膜层的鳞状细胞癌，不论有无淋巴结转移。

2. 胃癌癌前病变及早期胃癌的定义　胃癌癌前病变的定义为已证实与胃癌发生密切相关的病理变化，主要包括胃黏膜上皮内瘤变、肠上皮化生。上皮内瘤变分为两级，即低级别上皮内瘤变（low-grade intraepithelial neoplasia，LGIN）和高级别上皮内瘤变（high-grade intraepithelial neoplasia，HGIN）。LGIN相当于轻度和中度异型增生，HGIN相当于重度异型增生和原位癌。早期胃癌的定义为早期胃癌的癌组织仅局限于胃黏膜层或黏膜下层，不论有无淋巴结转移。早期胃癌的特殊类型：微小胃癌为病灶最大径≤5mm的早期胃癌；小胃癌为病灶最大径为5～10mm的早期胃癌。

3. 结直肠癌前病变及早期结直肠癌的定义　结直肠癌前病变的定义为已证实与结直肠癌发生密切相关的病理变化，包括腺瘤（包括锯齿状腺瘤）、腺瘤病（家族性腺瘤性息肉病、非家族性腺瘤性息肉病）以及炎症性肠病相关的异型增生。畸变隐窝灶，尤其伴有异型增生者，皆视为癌前病变。早期结直肠癌指浸润深度局限于黏膜及黏膜下层的任意大小的结直肠上皮性肿瘤，无论有无淋巴结转移。肿瘤浸润局限于黏膜层者称为黏膜内癌（M期癌），浸润至黏膜下层但未侵犯固有肌层者称为黏膜下癌（SM期癌）。

（二）消化道早癌及癌前病变的筛查方法

筛查有助于消化道肿瘤的早发现、早诊断和早治疗，这是预防消化道肿瘤和降低其累积死亡率的重中之重。西方发达国家的消化道肿瘤死亡率近年已呈下降趋势，其原因也归结于通过筛查及早发现并治疗早期消化道肿瘤及其癌前病变。内镜及内镜下活组织检查是目前诊断消化道肿瘤的"金标准"，可以早期发现和治疗消化道肿瘤。胃镜检查对病变的检出率受多方面因素的影响，主要包括被检查者合作配合情况、内镜医师的内镜操作技术及对病变的识别能力、检查时间等。近年来，各种消化内镜技术与配套设备发展迅速，色素内镜、电子染色内镜、放大内镜、激光共聚焦显微内镜等新技术的推

25

广应用，能够强化消化道早癌及癌前病变的内镜下表现，不但可以提高肿瘤的检出率，而且还能提供病变深度、范围及组织病理学等信息。

胃镜检查是食管鳞癌及癌前病变精检筛查的常规手段，有条件者予以色素内镜检查、电子染色内镜检查，不建议使用上消化道钡餐检查进行早期食管鳞癌及癌前病变的筛查；病理组织标记物、肿瘤蛋白质组学等检查目前仅作为研究，暂不建议应用于人群筛查。上消化道内镜检查结合组织病理学是食管鳞癌诊断的"金标准"。对于难以发现的病变，则要依靠色素内镜以及电子染色内镜发现，然后靶向活检，通过组织病理学予以诊断。食管鳞癌的诊断还应对恶性程度、浸润深度以及有无淋巴结转移做出诊断。恶性程度可以根据病理组织学类型进行判断，浸润深度则需结合色素放大内镜、超声内镜等检查甚至诊断性内镜下切除来予以诊断，并据此来评估淋巴结转移的情况，以指导临床治疗方案的选择。

内镜及其活检是目前诊断早期胃癌的"金标准"，尤其是对平坦型和非溃疡性胃癌的检出率高于 X 线钡餐等方法。电子染色内镜在诊断胃早期癌及癌前病变应用广泛，窄带成像内镜（narrow band imaging, NBI）使内镜检查对黏膜表层的血管显示更清楚，一般多在普通白光内镜下发现疑似胃黏膜病变时，再用 NBI 结合放大内镜对病灶进行鉴别，提高早期胃癌的诊断率。智能电子分光技术（flexible spectral imaging color enhancement, FICE）可更方便地提供清晰的血管图像，有助于早期胃癌的诊断，提高活检准确率。电子染色内镜结合放大内镜检查，不仅可鉴别胃黏膜病变的良恶性，还可判断恶性病变的边界和范围。I-Scan 技术具有色调增强功能，通过比白光更高的对比度清楚地显示血管、腺管和黏膜表面结构，有助于更好地显示早期胃癌黏膜表面微细结构及其与正常黏膜分界。共聚焦激光显微内镜（confocal laser endoscopy, CLE）是对形态学和组织病理学同时诊断的技术，研究证实其对早期胃癌具有较好的诊断价值，可实时模拟组织学检查，清晰地显示目标部位胃小凹细胞以及亚细胞水平的显微结构，易于检出黏膜内早期癌变。

现代结直肠癌检查手段可大致分为两类：结肠镜检查和粪便检查。与结构性检查相比，粪便检查不具有侵袭性，也无需肠道准备，但粪便检查发现息肉的概率很低，敏感性也较差。目前粪便 DNA 监测、CT 模拟肠镜等检查仅作为研究，暂不建议应

用于人群筛查。结肠镜是最完整的检查手段，可以检查全部大肠、去除发现的息肉，其他检查有阳性发现后需要经结肠镜进一步确认，结肠镜还是评估其他检查手段有效性的"金标准"。对于结直肠病变，宜应用全结肠喷洒 0.4% 靛胭脂加 0.2% 醋酸和 / 或电子染色内镜或结合放大内镜对可疑病变进一步观察，通过对病变黏膜腺管开口以及毛细血管的观察，初步判断病变的良恶性和浸润深度；随着内镜设备的不断发展，目前出现了分光内镜，在没有染色剂的情况下，内镜能显示出不同的颜色。电子染色内镜结合放大内镜可以更为清晰地显示病变黏膜表面的腺管开口以及黏膜的微血管结构，从而判断病变的肿瘤性与非肿瘤性，对早期黏膜病变、消化道肿瘤表面微血管形态模式及炎症性胃肠黏膜损伤等病灶的显示有较好的评价。

二、消化道早癌及癌前病变的微创治疗理念

外科手术曾被认为是治疗消化道早期癌的标准方法。外科手术虽然可以完全切除病灶，但存在创伤大、恢复慢、并发症发生率高等缺点。近年来，对消化道早期癌的内镜诊疗逐渐受到重视，以内镜下黏膜切除术（endoscopic mucosal resection, EMR）和内镜黏膜下剥离术（endoscopic submucosal dissection, ESD）为代表的内镜下切除技术应运而生，对消化道癌前病变及早期癌的治疗产生了深远影响。内镜治疗创伤较小，既能保证肿瘤完整切除，又能最大限度地保留正常组织及其功能，并发症发生率低，患者术后生活质量明显提高。研究显示，消化道早期内镜微创治疗的 5 年生存率可达 85%～95%。因此，内镜治疗逐渐成为消化道早癌及癌前病变治疗的主要手段。

（一）消化道早期癌内镜治疗方法

消化道早期癌内镜治疗方法包括两大类：病变毁损方法和病变切除方法。病变毁损方法采用各种方法破坏肿瘤，但不能得到病理标本，对浸润深度等做出评估。这些方法包括激光、热探头或微波、高频电凝、氩气刀凝固、局部注射抗癌药物等，一般用于不适宜手术或拒绝手术治疗的消化道早期癌，而 EMR 或 ESD 不能切除或切除不完全时的补充治疗。病变切除方法可以切除病灶，获得病理标本，对浸润深度、切除完整性等做出进一步评估，进而决定是否需要补充治疗，包括 EMR 和 ESD。

EMR 指在内镜下将黏膜病灶整块或分块切除，

用于胃肠道表浅肿瘤诊断和治疗的方法。EMR 技术源于 20 世纪 80 年代的内镜下大块黏膜活检术，强调一次切除大块黏膜的概念。目前采用的 EMR 技术已日趋多样化，如：标准 EMR（黏膜下注射法黏膜切除术）、透明帽辅助法黏膜切除术、结扎式 EMR、分片黏膜切除术（endoscopic piecemeal mucosal resection，EPMR）、多环套扎黏膜切除术（multi-band mucosectomy，MBM）等。各种 EMR 操作步骤虽略有不同，但基本原则与操作技巧基本一致。EMR 过程中黏膜下注射是关键的步骤，充分的黏膜下注射使病变完全抬举，可避免穿孔的发生。具体 EMR 术式应根据病灶具体情况进行选择，以获得最佳疗效。有些直径略大的病变也可以通过 EPMR、MBM 等方式治疗，但不作为首选，因为 EPMR、MBM 为分片切除病灶，切下的小片组织由于受电凝等作用常影响进一步的病理评估。若术后残留部分较大，应再次追加内镜下局部治疗，对于小的残余病灶可用热活检钳或氩离子凝固术处理。切除的标本要回收，进行病理组织学检查。

ESD 是在 EMR 基础上发展起来的新技术，根据不同部位、大小、浸润深度的病变，选择适用的特殊电切刀，如 IT 刀、Dual 刀、Hook 刀等，内镜下逐渐分离黏膜层与固有肌层之间的组织，最后将病变黏膜及黏膜下层完整剥离的方法。ESD 强调在内镜直视下逐步分离黏膜层与固有肌层之间的组织，最终将病变黏膜完整切除。ESD 的操作大致分为 5 步：①病灶周围标记；②黏膜下注射，使病灶明显抬起；③环形切开黏膜；④黏膜下剥离，使黏膜与固有肌层完全分离开，一次完整的切除病灶；⑤创面处理，包括创面血管处理与边缘检查。

（二）适应证及禁忌证

内镜治疗的原则是以根治为目的，所以对于早期消化道肿瘤内镜下治疗适应证的原则是没有淋巴结转移的可能，并且根据肿瘤的大小以及部位判定能够一次性切除，故在进行内镜下治疗时，有关肿瘤大小、预测肿瘤浸润深度、组织类型的信息是不可或缺的。目前国内较为公认的早期消化道肿瘤内镜下切除适应证及禁忌证如下：

1. 早期食管鳞癌及癌前病变内镜下治疗的适应证

（1）绝对适应证：内镜下治疗前评估为食管 HGIN、M_1 期癌、M_2 期癌。

（2）相对适应证：M_3 期癌、累及食管 3/4 周以上的上述病变。

2. 早期胃癌及癌前病变内镜下治疗的适应证

（1）绝对适应证：①病灶最大径≤2cm，无合并溃疡的分化型黏膜内癌；②胃黏膜 HGIN。

（2）相对适应证：①病灶最大径 >2cm，无溃疡的分化型黏膜内癌；②病灶最大径≤3cm，有溃疡的分化型黏膜内癌；③病灶最大径≤2cm，无溃疡的未分化型黏膜内癌；④病灶最大径≤3cm，无溃疡的分化型浅层黏膜下癌；⑤除以上条件外的早期胃癌，伴有一般情况差、外科手术禁忌证或拒绝外科手术者可视为 ESD 的相对适应证。

3. 早期结直肠癌及癌前病变内镜治疗的适应证

（1）绝对适应证：结直肠腺瘤、黏膜内癌。

（2）相对适应证：向黏膜下层轻度浸润的 SM_1 期癌。

4. ESD 的禁忌证

（1）绝对禁忌证：有严重的心肺疾病、血液病、凝血功能障碍以及服用抗凝药物的患者，在凝血功能未纠正前严禁行 ESD。

（2）相对禁忌证：病变浸润深度超过 SM_1 期癌。

EMR 和 ESD 治疗早期消化道肿瘤及癌前病变，尽管属于微创手术，但受设备器械、操作者经验、技术方法、患者全身情况等因素的影响，仍存在较高的并发症发生率，以 ESD 更为常见，主要包括出血、穿孔、狭窄、腹痛、感染等。

总之，消化道肿瘤的早期诊断和早期治疗，是降低其发病率、减少病死率、提高患者生活质量的主要策略。内镜筛查与内镜微创治疗是"消灭"中晚期癌症的必由之路。

（李　鹏　白飞虎　张澍田）

推 荐 阅 读

[1] TORRE L A, BRAY F, SIEGEL R L, et al. Global cancer statistics, 2012[J]. CA Cancer J Clin, 2015, 65(2): 87-108.

[2] CHEN W, ZHENG R, BAADE P D, et al. Cancer statistics in China, 2015[J]. CA Cancer J Clin, 2016, 66(2): 115-132.

[3] 中华医学会消化内镜学分会消化系早癌内镜诊断与治疗协作组，中华医学会消化病学分会消化道肿瘤协作组，中华医学会消化病学分会消化病理学组. 中国早期食管鳞状细胞癌及癌前病变筛查与诊治共识（2015 年，北京）[J]. 中华消化内镜杂志, 2016, 33(1): 3-18.

[4] 中华医学会消化内镜学分会，中国抗癌协会肿瘤内镜专业委员会. 中国早期胃癌筛查及内镜诊治共识意见（2014 年，长沙）[J]. 中华消化内镜杂志, 2014, 31(7): 361-377.

[5] 中华医学会消化内镜学分会消化系早癌内镜诊断与治疗协会，中华医学会消化病学分会消化道肿瘤协作组，中华医学会消化内镜学分会肠道学组，等. 中国早期结直肠癌及癌前病变筛查与诊治共识意见（2014 年 11 月·重庆）[J]. 中华内科杂志，2015，54（4）：375-389.

第二节　消化内镜诊疗新技术

一、胃肠道诊疗新技术

（一）放大内镜

放大内镜（magnification endoscopy）是将电子内镜与显微镜组合而成，能够对黏膜表层结构进行放大观察的内镜系统。其能将微小病灶放大化，从而有助于观察黏膜的早期微小形态改变及毛细血管的形态改变，可相当于实体显微镜观察到的黏膜像。目前临床应用的放大内镜的放大倍数超过 100 倍，与实体显微镜所见相当，可以清晰地显示胃肠黏膜的腺管开口和微血管等微细结构的变化。另外，放大内镜可以与 NBI、蓝激光成像（blue laser imaging，BLI）、化学染色等技术相结合，提高消化道病变的早期诊断率。

放大内镜用于消化道诊断的目的主要是判断病变的良恶性、区分其组织学类型以及判断恶性病变的浸润深度和范围。正常食管黏膜表浅血管由分支状血管构成，紧贴黏膜肌层，向水平方向延伸，这是黏膜肌层以上最为常见的血管网。将食管鳞状上皮放大 100 倍，可观察到食管鳞状上皮内乳头状微血管袢（intra-epithelial papillary capillary loop，IPCL），可以通过放大内镜观察 IPCL 状态，诊断食管鳞状上皮病变，包括上皮内瘤变及浅表癌，并可反映肿瘤的浸润深度。在放大内镜下，胃黏膜出现条纹状网络状的小凹及肿瘤血管的出现和集合静脉、真毛细血管网的消失是早期胃癌比较有特征性的改变。结肠黏膜表面存在大量的腺管开口，在实体显微镜下观察，这些腺管开口呈凹窝状，而这些凹窝的形态是存在一定规律的，当黏膜发生病变时，则呈现不同的形态。通过放大及染色，内镜下可更加清楚地展现腺管开口的形态，从而判断病变的组织学类型，有望在不取活检而仅通过观察腺管开口的形态判断其可能的病理组织学诊断，促进早期结直肠癌的诊断。

（二）染色内镜

染色内镜（chromoendoscopy）是指内镜下对要观察的黏膜或病变组织喷洒、注射导入色素（染料），增加正常组织与病变对比度，增强黏膜表面细小凹凸改变的立体感，使病灶的范围、形态更为清晰，从而提高肉眼识别能力，有助于内镜医师诊断和精确定位活检，以便有针对性地取材，提高病变的检出率。根据原理，将色素分为吸收和不吸收两类，前者是能与某些细胞特异性结合而使其着色，如卢戈碘染色、亚甲蓝染色等；后者则主要是起增强对比的作用，如旋靛胭脂等。

1. 卢戈碘染色（Lugol）　卢戈碘染色为目前较普遍使用的一种食管染色法，特别对早期食管癌的诊断是不可缺少的方法。其染色机制是成熟的非角化食管鳞状上皮内含非常多的糖原，遇碘后呈棕黄色。当食管炎症或癌变时，细胞内糖原含量少甚至消失，因而碘染后浅染或不染，呈淡染区或非染色区。食管卢戈碘染色判断标准：①深染，多见于食管上皮增生性病变，比正常食管黏膜染色深，如糖原棘皮症；②棕褐色，见于正常食管黏膜染色；③淡染，多见于轻中度不典型增生或急慢性炎症；④不着色，多见于原位癌、浸润癌和重度不典型增生。该染色法具有病理活检与染色结果一致性较高，操作简单、价廉，以及可初步确定病变范围等优点。

2. 亚甲蓝染色　亚甲蓝又称次甲基蓝、美蓝，是一类的可吸收染料，主要通过吸收活跃的细胞染色，其深蓝色与胃黏膜的红色形成对比。胃的肠型化生上皮和食管的特异性肠化生上皮均可被染色，呈淡蓝色，即使用水冲洗 1～2 分钟也不褪色，常呈多发性弥漫状，但也有单个或较小病变，而食管上皮、胃上皮则不被染色，因此，在临床上主要用于肠上皮化生的诊断及追踪观察。因其分子量较小、较为安全且代谢较快，在临床广泛应用，但检出不典型增生和癌的敏感性和特异性较低是其缺陷。

3. 靛胭脂染色　靛胭脂是最常用的对比性染色剂，其喷洒在胃、肠黏膜上并沉积于胃小凹和黏膜皱襞沟纹之间以及肠黏膜的沟纹与辨别息肉的腺窝开口，黏膜上皮不能吸收，在内镜下为青蓝色，由于色素潴留在凹陷部，使得病灶凹凸明显，从而显示隆起、凹陷、平坦的微小病灶的边界，病灶的立体结构也可显示出来，使原来普通内镜下不能显示出的病变显示出来，特别是在结直肠病变中结合放大肠镜和腺窝开口分型，可判断结肠息肉的恶性程度。

（三）电子染色内镜

与染色内镜相比，电子染色内镜具有不需要内镜下喷洒对比染料，操作简单、快捷的优点，可以部分替代染色内镜的作用。目前应用于临床的是内镜窄带成像技术及智能电子分光技术。

1. 窄带成像技术 光子渗透到黏膜组织的深度取决于光源的波长，即波长越短，黏膜渗透深度越浅。普通内镜光源采用的是宽波光，能够展现黏膜的自然原色，而窄带成像采用的是符合黏膜组织及血红蛋白光谱特性的窄波光，在 NBI 系统中通过滤光器将宽带光波进行过滤，仅留下 415nm、540nm 和 600nm 波长的蓝、绿、红色窄带光波。由于黏膜内血液的光学特性对蓝、绿光吸收较强，因此使用难以扩散并能被血液吸收的光波，能够增加黏膜上皮和黏膜下血管模式的对比度和清晰度，从而提高内镜诊断的精确性。它大大改善了图像的对比度，与染色内镜相比，具有不需要内镜下喷洒对比染料、操作简单、快捷的优势，可以部分替代染色内镜的作用。NBI 作为一种新兴的内镜技术，已初步显示出它对消化道疾病的诊断价值，其窄带光谱有利于增强消化道黏膜血管的图像，在一些伴有微血管改变的病变，NBI 系统较普通内镜有着明显的优势。由于其可清晰地显示腺管开口及毛细血管，可指导对病变的精确活检，有利于减少活检次数，目前已广泛应用于中上咽部早期癌、食管上皮内癌、Barrett 食管、胃结肠早期癌的诊断。

2. 智能电子分光技术 FICE 又称计算机虚拟染色内镜，指将普通的电子胃镜彩色图像经计算机数据处理、分析产生特定波长的分光图像，采用电子分光技术选用任意波长的红、绿、蓝三色光组合，根据观察的病变不同设定波长，选定不同的分光图像，再将分光图像还原为 FICE 图像。FICE 主要着眼于观察消化道黏膜表面的微细腺管形态及微血管形态，更易发现扁平病变并观察其黏膜细微结构，并可分别突出显示黏膜或血管的状态，通过观察黏膜及黏膜下血管纹理，推测病变的良恶性及浸润深度，获得与内镜下染色相同的视觉效果，从而进行靶向活检提高早癌的检出率。目前所应用的领域包括两个方面：其一是替代色素内镜用于发现扁平或浅凹陷病变并观察其黏膜小凹分型；其二是充分利用 FICE 技术相对于色素喷洒的优势，通过观察黏膜及黏膜下血管纹理，推测病变的组织类型及浸润深度。这项技术主要着眼于发现一些在普通内镜下难以发现的病灶，如观察消化道黏膜表面的微血管形态及微细腺管形态，从而引导活检更加精确，使消化道肿瘤的早期病变、消化道黏膜的组织学改变及异型增生的诊断率大大提高。

（四）共聚焦纤维内镜

激光扫描共聚焦显微镜是 20 世纪 80 年代发展起来的一项具有划时代的高科技产品，它是在荧光显微镜成像基础上加装了激光扫描装置，利用计算机进行图像处理，提高光学成像的分辨率。使用紫外或可见光激发荧光探针，从而得到细胞或组织内部微细结构的荧光图像，适合在整块组织中对显微结构进行观察，可产生来自标本内的连续焦平面的高分辨率荧光图像，能够亚细胞水平上观察诸如 Ca^{2+}、pH、膜电位等生理信号及细胞形态的变化，成为形态学、分子生物学、神经科学、药理学、遗传学等领域中新一代强有力的研究工具。

共聚焦激光显微内镜是将激光扫描共聚焦显微镜整合于传统电子内镜远端而成，除具有常规电子内镜检查功能外，还可行共聚焦显微镜检查。传统的光学显微镜使用的是场光源，标本上每一点的图像都会受到邻近点的衍射或散射光的干扰，激光扫描共聚焦显微镜利用激光束经照明针孔形成点光源对标本内焦平面的每一点扫描，标本上的被照射点，在探测针孔处成像，由探测针孔后的光点倍增管或冷电耦器件逐点或逐线接收，迅速在计算机监视器屏幕上形成荧光图像。照明针孔与探测针孔相对于物镜焦平面是共轭的，焦平面上的点同时聚焦于照明针孔和发射针孔，焦平面以外的点不会在探测针孔处成像，这样得到的共聚焦图像是标本的光学横断面，克服了普通显微镜图像模糊的缺点。

共聚焦激光显微内镜生成的图像具有高质量、高分辨率的特点，其 250μm 的扫描深度可涵盖整个黏膜层，可分辨并显示胃肠黏膜上皮细胞、固有层的连接组织基质、血管和红细胞等结构，进行虚拟活体组织学检查。目前共聚焦激光显微内镜的应用范围已从结肠瘤性病变和癌症的筛选检测，延伸至 Barrett 食管、慢性炎症、早期胃癌、幽门螺杆菌感染等诸多领域。

（五）小肠镜

小肠镜检查包括胶囊内镜和气囊辅助小肠镜，是诊断小肠病变的有力手段。胶囊内镜和气囊辅助小肠镜的相继诞生可以使人类第一次通过开腹以外的方式直视下观察小肠黏膜，从而开创了小肠疾病精准诊治的新时代。胶囊内镜具有无创、方便、患者易接受等优势。气囊辅助小肠镜能够注气、吸引、冲洗，因此不易漏诊，此外还可以进行活检、标记及更为广泛的内镜治疗。胶囊内镜和气囊辅助小肠镜结合其他辅助检查建立小肠疾病综合诊治平台，发挥不同辅助检查的优势,同时弥补不同辅助检查的不足,设计合理组合是诊治小肠疾病的最优选择。

1. 胶囊内镜　小肠疾病的传统检查方法敏感性和特异性较低,无法满足临床诊断的要求,临床上迫切需要较为直观的新型诊断方法。以色列于1999年1月成功推出了符合临床应用要求的胶囊内镜,并于2001年初步临床试验完成,8月获得美国FDA批准用于小肠疾病诊断。从此,一种全新、可靠、操作简易的内镜设备在全世界推广使用,而其对小肠全程、实景的观察,使小肠不再是内镜检查的盲区。

(1)设备组成及工作原理:整个胶囊内镜检查系统由三个主要部分组成,包括内镜胶囊、信号记录器和图像处理工作站。胶囊内镜进入人体后依靠消化道蠕动波向前移行,并在移动中以每秒2帧的速度完成拍摄,由连接在受检者腰腹间的接收器将信号接收并储存记录。胶囊电池能量耗尽后拍摄和传输过程自然终止,数据存储器内照片由专业软件合成连贯动态图像后供内镜医师阅片和诊断。

(2)适应证:①不明原因消化道出血;②不明原因缺铁性贫血;③疑似克罗恩病或监测并指导克罗恩病的治疗;④疑似小肠肿瘤;⑤监控小肠息肉病综合征的发展;⑥疑似或难以控制的吸收不良综合征(如乳糜泻等);⑦检测非甾体类抗炎药相关性小肠黏膜损害;⑧临床上需要排除小肠疾病者。

(3)禁忌证

1)绝对禁忌证:无手术条件或拒绝接受任何腹部手术者(一旦胶囊滞留将无法通过手术取出)。

2)相对禁忌证:①已知或可疑消化道梗阻狭窄或瘘管形成;②装有心脏起搏器或其他植入性电子医学设备;③吞咽障碍;④妊娠妇女。

2. 气囊辅助小肠镜(balloon-assisted enteroscopy,BAE)　2001年,双气囊小肠镜(double balloon enteroscope,DBE)由日本山本博德首次报道;2007年,单气囊小肠镜(single balloon enteroscope,SBE)在日本及欧美开始应用,2009年2月在我国开始使用。由于均需要气囊辅助使用,DBE和SBE统称为BAE。

(1)设备组成及工作原理:以全球第一款气囊辅助小肠镜——双气囊小肠镜为例,整个内镜操作系统由主机部分、内镜、外套管和气泵部分组成,双气囊小肠镜是在2m长的小肠镜外加一个长145cm外套管,内镜头端多一气孔;内镜视角120°,长2.0m,外径8.5mm,外套管外径12.2mm,通过2.2mm的工作钳道,可向肠腔内充气、注水、吸引、黏膜染色、黏膜下注射、钳取活组织行病理学检查。双气囊内镜

分为经口和经肛途径。经口腔进镜时,内镜可抵达回肠中下段或末段回肠;从肛门进镜后内镜可越过回盲瓣上行至空肠中段。当内镜抵达相应部位后,可将墨汁等染色剂注入黏膜内作为下次检查区域标记。当第二次内镜抵达标记部位后,即证明已完成对整段小肠的检查。SBE的操作方法与DBE大致相似,由于少了一个气囊,所以内镜前进到达远端时,需要依靠弯曲内镜先端角度固定肠壁。

(2)适应证:①原因不明的消化道出血;②小肠造影有异常;③慢性腹痛、腹泻,怀疑有小肠疾病;④多发性家族性腺息肉病;⑤疑有小肠癌、黏膜下肿物;⑥克罗恩病。

(3)禁忌证:①严重心肺功能不全;②镇静麻醉药物禁忌证;③已知肠穿孔;④完全性肠梗阻无法完成肠道准备;⑤近期盆腹部手术史;⑥妊娠妇女;⑦女性经期患者;⑧正使用抗凝药物患者;⑨无法耐受或配合检查者;⑩张口严重受限患者或食管严重狭窄患者。

与气囊辅助小肠镜相比,胶囊内镜存在以下不足:照片的质量不高;肠道积液对观察的影响;移动不可控性;大多胶囊内镜并非360°视野,不能对病灶进行反复、多方位观察;不能取标本行病理检查;不能进行内镜下止血、病灶切除等治疗。与胶囊内镜相比,气囊辅助小肠镜的缺陷在于:费用较胶囊内镜高;需麻醉,耗时长;对内镜医师的要求高;患者依从性比胶囊内镜小;初检未明确病因的患者因费用增加或不良反应不愿接受第二次检查,导致不能完成整个小肠的检查。

胶囊内镜是一项无创性检查,安全性高,耐受性好,一般无严重危及生命的并发症,其最常见的并发症是胶囊滞留。胶囊滞留的定义为胶囊内镜在消化道内停留至少2周。其发生率约1.5%。胶囊内镜滞留主要发生在长期服用NSAID、腹部放射性损伤、克罗恩病伴狭窄、手术吻合口狭窄等患者的身上。因此,在进行胶囊内镜检查前,需筛除高危因素患者。气囊辅助小肠镜并发症为麻醉意外、肠穿孔、消化道出血、肠系膜撕裂、急性胰腺炎、继发感染等,主要是出血和穿孔,可能与肠壁较薄、进镜时外套管与肠壁反复摩擦有关。

(六)超声内镜

超声内镜(endoscopic ultrasonography,EUS)指将内镜和超声结合在一起的检查手段,通过内镜将超声探头引入体内进行超声扫描,由于超声探头离病变部位近、无腹壁衰减和消化道气体的影响,可

采用较高频率的超声波,从而获得较清晰的图像。内镜超声检查始于20世纪70年代末,1980年汉堡欧洲第四次消化内镜学会上,西德的Strohm和美国的Dimagno等首次报道了将超声内镜应用于消化疾病的诊断。几十年来超声内镜有了很大的改进和发展,不仅广泛用于黏膜下肿瘤的诊断与鉴别诊断、胃肠道肿瘤的浸润深度的判断、肿瘤术前分期、胰胆疾病的诊断与鉴别诊断等,同时还可以通过对病变进行超声引导下穿刺,以获得细胞、组织学诊断或囊液的检查等,为一些胰腺疾病的诊断提供更多的资料,在治疗方面可以通过超声内镜对胰腺假性囊肿进行穿刺和引流,阻滞腹腔神经丛治疗胰腺相关疾病引起的疼痛等。

超声内镜频率范围为7.5~30.0MHz。由于其频率较高,故其分辨率较普通体外超声为高,而穿透力则较体外超声弱。目前常用的超声内镜根据其扫描的方式分为环形扫描和扇形扫描。前者扫描的方向探头的轴向呈垂直方向,通常制成360°环形扫描,扫描范围广,通常用于诊断;图像的阅读与分析同CT类似,因此相对容易掌握;而扇形扫描的方向与探头轴向一致,因此可以显示通过工作通道插入的器械,用于超声引导下穿刺和各种介入治疗。

超声内镜的探查方式有3种:①直接接触法:将内镜顶端超声探头外水囊的空气抽尽后,直接接触消化道黏膜进行扫描。②水囊法:水囊注水3~5ml,使其接触消化道壁,以显示壁的层次及其外侧相应器官。③水囊法+水充盈法:超声内镜插至检查部位后,先抽尽腔内空气,再注入无气水300~500ml,使已充水的水囊浸泡在水中。适用于胃底、胃体中上部及周围邻近脏器的检查,持续注水时也可用于食管、十二指肠、大肠病变的检查。

超声内镜使用高频率探头,显著提高分辨率,可以清楚地显示胃肠道腔壁的结构,结合内镜及超声的优势提高内镜和超声的诊断能力,已广泛应用于消化道疾病的诊断与鉴别诊断。

1. 消化道恶性瘤术前分期　应用EUS对食管癌进行临床分期具有重要意义。分期目的在于研究治疗方案和判断预后。在无淋巴结转移和远处转移的食管癌患者中,病变侵犯的深度将直接影响预后。在术后随访的食管癌患者中,原位癌(上皮内癌)和黏膜内癌的5年生存率是相似的,高达80%~85%,而T_1SM癌(黏膜下层癌)和T_2癌的5年生存率明显下降,为40%~50%。当肿瘤突破固有层达T_3时,5年生存率小于25%。当出现区域性淋巴结时,T分

期已不十分重要,预后比$T_3N_0M_0$差很多。

进行EUS确定肿瘤范围,以帮助判断能否进行内镜治疗、手术治疗或选择放化疗、姑息治疗(如放置支架)等。对于无转移的浅表病变,如原位癌和黏膜内癌,经EMR或ESD治疗的5年生存率与手术切除无显著差别,但生活质量前者明显优于后者。若肿瘤侵犯了大血管或远处器官转移(T_4或M_1)时,则手术治疗意义不大,可以考虑植入支架等治疗。EUS对食管癌分期的准确率较高,优于CT检查,但EUS不能替代CT检查,由于EUS有穿透深度限制,对远处转移(M)无法得出结论性判断,所以对食管癌要做出一个完善的临床分期,EUS应与CT联合应用。

胃癌和食管癌的分期方案类似,根据肿瘤侵犯深度和范围来判断肿瘤原发灶进展程度。多年研究表明,EUS对胃癌浸润深度(T)判断的总体准确率高达84%,EUS诊断淋巴结转移的敏感性为81%,特异性为50%。对于经胃镜及活检证实的胃癌病例,EUS的主要应用价值在于胃癌的TNM分期,而对于浸润型胃癌(皮革状胃)患者,尤其是内镜多次活检为阴性结果的患者,行EUS是首选的检查方法。在EUS下,浸润型胃癌与良性疾病一般有明显的区别。有些病例肿瘤可能已侵犯黏膜下层和固有肌层,但多次取活检均为阴性结果,EUS不仅可以显示病变范围和淋巴结转移情况,还可以根据胃壁的厚度,安全性地进行挖掘式活检(即一点多钳法,于病变同一位置多次钳取,以获得深层活组织的方法)、圈套活检(即内镜黏膜切除术)、针吸活检等,使诊断率更高。

2. 黏膜下肿瘤诊断与鉴别诊断　超声内镜能显示病变所在的层次,通过病变的层次、各种病变的超声特点,对病变性质的判断有一定的帮助,同时超声内镜能准确地鉴别黏膜下肿瘤和腔外压迫。在这里黏膜下肿瘤是一个大的概念,是内镜下或消化道造影显示胃肠道隆起样改变,而黏膜表面光滑从而疑为黏膜下病变的一种表现,包括表面正常的来自黏膜层、黏膜下层、固有肌层甚至正常器官或周围器官病变引起的向腔内隆起的改变。

当内镜超声显示消化道腔壁各层结构完整,而隆起可能由正常器官如脾脏、左肝、脾门血管、主动脉弓、胸主动脉、脊柱、胆囊等压迫所造成;也可由周围脏器异常增大或局限性隆起所致,如肝囊肿、脾脏占位、纵隔肿大淋巴结等压迫引起。当超声显示隆起处局部腔壁各层结构完整,对腔外压迫鉴别

比较容易。临床常见的黏膜下占位性病变，主要有异位胰腺、脂肪瘤、间质瘤、平滑肌瘤、血管瘤、曲张静脉等。各种病变内镜超声表现不一，异位胰腺通常位于胃窦、十二指肠球部，超声显示病变位于黏膜下层，可以同时影响到黏膜层或固有肌层，超声特点为中等回声、部分低回声、强回声和无回声，其所在层次和超声具有不确定性，这也是它的特点。脂肪瘤则较有特征性，病变位于黏膜下层，呈高回声，边界清楚，因此临床比较容易诊断。间质瘤多位于固有肌层或黏膜肌层，呈低回声，边界清楚，病变较大时，回声往往不均匀。间质瘤可以是良性、潜在恶性或恶性，有研究试图通过超声的表现、病变的大小等来区分，但其判断的准确率在40%～70%，由于单纯EUS对良恶性判断的准确率欠满意，因此还可以通过超声引导下穿刺来获取组织病理学证据。

3. 胃淋巴瘤、浸润型胃癌和Menetrier病的鉴别　一般的胃癌在EUS下显示为正常超声层次结构连续性破坏；而浸润型为超声层次结构增厚，胃壁可以无层次结构的破损，但有回声强度的变化，病变处回声强度明显低于胃壁超声三层结构，而近似于或略高于胃壁超声第二层或第四层结构。

胃淋巴瘤倾向于弥漫生长，并且较早地破坏胃壁深层结构，在胃壁深层中潜行的淋巴瘤比突出于黏膜表面的淋巴瘤更易蔓延。早期的胃淋巴瘤表现为超声第二层结构或者第三层结构增厚，而进展期淋巴瘤多表现为团块，胃壁层次结构破坏、消失，病理改变不仅能在隆起及其周边组织内观察到，也可以在胃镜显示为正常的黏膜处发现问题。

Menetrier病特点是增厚结构一般限于第二层至第三层，有时可在增厚的黏膜层内见到潴留性囊肿。如果出现第四层结构增厚，不考虑此病，胃壁多与正常胃壁各层的回声特点相似或回声略强，增厚的结构一般回声不减低，不会见到有胃外淋巴结转移。

当鉴别出现困难时，活组织检查虽有助于确诊，但假阴性较多。在EUS监视下观察病变的厚度并选择部位行挖掘式活检，诊断价值较高。对胃外有病变的则可行细针穿刺活检，对区别淋巴结的性质很有意义。

二、胆胰诊疗新技术

（一）内镜下逆行胰胆管造影术（endoscopic retrograde cholangiopancreatography，ERCP）

ERCP诞生于20世纪60年代后期，1968年首次报道了经口内镜逆行胰胆管造影，1974年Kawai、Classen等相继报道了经内镜十二指肠乳头括约肌切开术（EST）治疗胆总管残余结石和复发结石，1975年川井和永井首先经内镜下十二指肠鼻胆引流（endoscopic biliary drainage，ENRD）获得成功。内镜下胆管塑料支架引流术（endoscopicretrograde biliary drainage，ERBD）首先由德国Soehendra于1979年报道，很快为世界各地的医师所采纳。国内开展ERCP始于20世纪70年代初，内镜下乳头括约肌切开术开展于20世纪70年代末，20世纪80年代起内镜下胆管引流技术也开始用于临床。目前国内大的内镜中心ERCP的插管成功率、并发症发生率等主要技术指标及所开展的技术种类和数量并不逊于国际水平，国内大多数三级医院及部分二级医院都可进行ERCP操作，越来越多的医师掌握了ERCP技术。随着影像技术的进步，MRCP因其无创、无X线照射、不需造影剂等优点已逐步取代诊断性ERCP，成为胰胆疾病首选的诊断方法，ERCP逐渐转向胰胆疾病的治疗，ERCP目前主要应用在胆总管结石、良恶性胆道狭窄、Oddi括约肌功能障碍等疾病的治疗。在短短几十年中，ERCP取得了巨大的成就，成为当今胰胆疾病重要的治疗手段。

1. ERCP在胆道疾病中的应用

（1）胆总管结石：胆总管结石是胆道梗阻最常见的原因，临床表现为胆绞痛、梗阻性黄疸、胆管炎或胰腺炎。ERCP诊断胆总管结石的敏感度及特异性超过95%，小结石有时会漏掉，缓慢注入造影剂及时摄片，可避免过度充盈胆管及将胆总管结石冲入肝内胆管，偶尔注入造影剂时混入的气泡会误为结石。腹腔镜胆囊切除时发现胆总管结石，无法处理，可术后行ERCP取石，如术前存在持续性黄疸、肝酶异常、胰腺炎或胆管炎，应术前行ERCP。急性胆管炎也是ERCP胆道引流的适应证，严重胆源性胰腺炎及怀疑肝门梗阻者，应行急症ERCP胆道引流。目前，由专家行ERCP乳头括约肌切开取石成功率大于90%，总并发症发生率为5%，病死率小于1%，均优于手术治疗。在选择性胆管插管失败时，可行预切开或会师术，但其并发症发生率要高于常规方法。除乳头括约肌切开外，另外可选胆道括约肌气囊扩张。一些特殊病例如凝血异常、ERCP术后胰腺炎高危人群等，可选择气囊扩张。取出结石通常选择气囊或网篮，若为大结石或嵌顿结石，取石较困难。大的结石或网篮取石时，嵌顿结石可以选择机械碎石。取石不成功，应植入胆道支架或鼻胆引流管引流。如存在基础疾病手术危险性大者，推荐仅行内镜下乳头括约肌切开取石而不做胆囊切除，但目前尚存在不同意见。

（2）良恶性胆道狭窄：ERCP 已用于恶性胆道梗阻的诊断和治疗，胆管造影横断型改变通常提示胆道恶性狭窄（尽管正常的 Oddi 括约肌也可出现横断型改变），活检、刷检和 FNA 均可提供组织学诊断，但总的敏感度不高于 62%。ERCP 也用于胆道良性梗阻、胆道先天性异常及手术后并发症的诊断治疗，包括肝移植后胆系并发症。内镜下括约肌切开可成功治疗胆总管囊肿、胆总管扩张及胆肠吻合后 Sump 综合征引起的胰腺炎。

狭窄扩张：通常在导丝引导下采用扩张气囊或扩张探条，适应证包括术后狭窄、硬化性胆管炎造成的重度狭窄、慢性胰腺炎及胆肠吻合术后吻合口狭窄。扩张后植入胆道支架可有助于维持扩张效果，内镜下多次扩张及支架植入可使慢性胰腺炎继发的胆道狭窄及术后胆道狭窄较长时间保持通畅。

尽管慢性胰腺炎继发胆道狭窄扩张治疗的近期效果令人满意，但远期效果并不理想，成功率报道不一。同时，对于慢性胰腺炎胰头钙化者，在一大样本研究中 1 年有效率仅 7.7%。

单独气囊扩张或扩张 + 支架治疗原发性硬化性胆管炎造成的胆道狭窄均有满意的治疗效果。有限的资料表明，单独气囊扩张已足以治疗这种狭窄，扩张后植入胆道支架反而增加发生并发症的危险。内镜治疗原发性硬化性胆管炎胆道狭窄已显示其有效作用。一项究证明，内镜治疗能改善原发性硬化性胆管炎预后。尽管并未证明内镜治疗延缓肝移植的时间及早期发现胆管癌的作用，但 ERCP 胆管造影结合其他资料有一定的诊断价值。对于原发性硬化性胆管炎重度胆道狭窄者，ERCP 须行刷检或活检以除外恶变。术后胆管狭窄气囊扩张或支架治疗效果报道的有效率在 55%～88%。肝移植术后胆系并发症的内镜治疗效果也是报道不一。

胆道支架：胆道支架在治疗良恶性胆道狭窄、术后胆道损伤及胆瘘有重要作用。植入胆道支架可为良恶性胆道梗阻提供有效引流，无论术前减黄或姑息治疗，有时恶性狭窄植入支架前需扩张。

胰腺癌胆道梗阻术前减黄仅限于发生急性胰腺炎、严重瘙痒及近期不能手术的患者，大口径的塑料支架使用较普遍。对于胰腺癌、壶腹癌及胆总管下端癌造成远端胆道梗阻的患者，由专家进行的支架引流有效率达 90%；而对近端恶性梗阻（Klastin 肿瘤）有效率较低，引流常不充分，早期胆管炎发生率高。肝门部恶性梗阻左、右肝管均需植入支架引流，才能获得满意的效果，少注入造影剂及术前影像学检查指导的单侧引流，可减少胆管炎的发生。在随机临床试验中，金属支架畅通时间是塑料支架的 2 倍，而且成本效益比更好。金属支架适用于预期生存时间较长、无远处转移及塑料支架开通时间短的患者。胆道支架也有助于术后胆道狭窄及胆瘘的治疗。对于继发于慢性胰腺炎及硬化性胆管炎的胆道狭窄，有选择地应用其中一些病例，扩张 + 支架治疗术后胆道狭窄有效率达 80%～90%。

胆囊管、胆总管或副胆管发生胆瘘，胆道支架或鼻胆引流管引流括约肌切开或不切开均可获得满意效果。支架通常放置 4～6 周，大管道损伤须放置更长时间，对于肝移植后胆瘘也是如此。困难病例可考虑经皮穿刺引流。内镜治疗胆瘘闭合率取决于胆瘘的位置、大小，闭合率为 80%～100%。

（3）Oddi 括约肌功能障碍：Oddi 括约肌功能障碍表现与胆道疾病或胰腺疾病类似。Ⅰ型（Hogan/Geenen 标准）表现为胆管扩张、肝酶异常、典型胆绞痛，应行括约肌切开，无需测压，90% 以上患者括约肌切开后疼痛消失；括约肌切开后大部分有测压异常的Ⅱ型患者（胆管扩张 /LFTs 异常）疼痛减轻；对于Ⅲ型（胆绞痛、影像学检查及生化检查正常），一些研究认为括约肌切开有益，但尚未得到公认，应进一步研究。对于 Oddi 括约肌运动功能障碍的患者，ERCP 后并发症发生率高。

2. ERCP 在胰腺疾病中的应用　ERCP 不仅在胆道疾病中应用广泛，同样在胰腺疾病的诊断和治疗中有着重要作用，目前 ERCP 已用于复发性急性胰腺炎、慢性胰腺炎、胰瘘和胰腺周围液体聚集等许多胰腺疾病的诊断和治疗。

（1）复发性急性胰腺炎：理想的情况应是 ERCP 用于治疗，而创伤更小的影像学手段用于疾病的诊断，EUS 和 MRCP 可清楚地显示胰胆结构，而没有胰腺炎及放射线暴露的危险，可以诊断微结石、胆总管结石、慢性胰腺炎及胰腺分裂、环状胰腺等先天性异常。但在胆道测压、副胰管插管、胰管括约肌切开及胰管支架植入前，仍需行 ERCP 已获得管道结构的影像学资料。

ERCP 获得的胆汁可用来化验，以检出胆道微结石。在一些特定的病例，推荐胆道括约肌切开、不做胆囊切除，预防胆道微结石引起的复发性急性胰腺炎，但目前国内此方法临床应用较少。胰腺分离的人群发生率为 7% 左右，尽管 NH 认为内镜治疗是有根据的治疗方法，但胰腺分离是否是复发性急性胰腺炎的病因尚有不同意见。在一些适当选择的病例，副胰管括约肌切开可预防复发性急性胰腺炎。一项回顾性研究，包括 53 例行副胰管括约肌切开的患者，60% 术后症状缓解，但一半的患者平均 6 个月后再次出现急性胰腺炎发作。一项 Meta 分析评价了胰腺分离患者副胰管支架、副乳头切开及两者联合治疗的结果，显示的趋势是，与胰腺分离造成的慢性胰腺炎及胰腺型腹痛相比，胰腺分离急性胰腺炎患者内镜治疗总的效果是好的（疼痛减轻、住院时间缩短、接受急诊治疗的次数减少）。有限的资料显示，延长支架植入时间而不做副胰管切开，可获得与括约肌切开同样的效果。副胰管内镜治疗术后，胰腺炎发生率增加。

Oddi 括约肌基础压增高的复发性急性胰腺炎患者应接受适当的内镜治疗（括约肌切开或支架植入），有效率报道在 28%～90% 不等。Oddi 括约肌测压术后胰腺炎发生危险性较高，应由经验丰富的医师操作，病例应谨慎选择。单独一次病因不明的急性胰腺炎不需行 ERCP 检查；自身免疫性胰腺炎的 ERCP 有特殊表现，免疫球蛋白 IgG4 水平增高，激素治疗效果好。

（2）慢性胰腺炎：ERCP 时，可以直接进入慢性胰腺炎患者的胰管，对有症状的胰管结石、胰管狭窄和假性囊肿进行诊断治疗。胰管狭窄通过扩张和支架可得到有效的治疗，研究显示胰管支架治疗疼痛缓解率报道差别很大，由于内镜治疗相对外科手术的微创性，仍首选内镜治疗，只有内镜治疗无效或复发的病例才采用手术治疗。

慢性胰腺炎患者嵌顿的胰管结石可诱发腹痛和急性胰腺炎，因为胰管狭窄，胰管括约肌切开取石较困难，因此需 ESWL 碎石后取石；而一些病例，内镜下取石甚至是不可能的。胰管结石内镜治疗减轻腹痛的报道结果大相径庭，一些报道短期有效率为 77%～100%，长期有效率为 54%～86%。另一些大样本试验结果则令人沮丧，包括 1 000 例慢性胰腺炎患者的长期随访的研究表明 65% 的狭窄、结石或两者均有的患者，内镜治疗疼痛有所减轻，但胰腺功能并未改善；另外，在这项研究中，24% 的患者最后接受了手术治疗。

（3）胰瘘：胰管破裂或胰瘘多由急性胰腺炎、慢性胰腺炎、胰腺外伤及手术损伤造成。胰瘘可出现胰源性腹水、假性囊肿形成或两者同时存在。胰管

支架已成为胰瘘的常用的治疗方法。大部分严重的胰管损伤可植入桥样支架，以重建正常的胰管引流。

（4）胰腺液体积聚：ERCP 可用于诊断治疗胰腺液体积聚，包括急性假性囊肿、慢性假性囊肿及胰腺坏死。与胰管相通的液体积聚可经十二指肠乳头治疗，不通者可经胃或十二指肠引流。EUS 可用来穿刺前定位，以避开血管。与胰管相通的液体积聚包括尾部的囊肿，可经乳头途径处理。胰管支架、胰管括约肌切开或两者联合治疗可成功地使积聚的液体消失。大样本研究中，经乳头途径假性囊肿引流有效率超过 90%。经胃或十二指肠假性囊肿引流，虽然技术要求较高，但技术熟练的医师成功率仍 >80%。假性囊肿引流的并发症包括胰腺炎、出血、穿孔及感染。

（5）胰腺癌及其他胰腺恶性肿瘤：胰腺恶性肿瘤通常造成胰管和胆管的梗阻（双管征），高分辨强化 CT、MRCP 及 EUS 常用于胰腺肿瘤的诊断。组织学诊断可由 ERCP 活检或细胞刷检获得，阳性率在 30%～50%。提高刷检细胞学检查阳性率的方法如胰液分子生物学检查、快速现场病理评估（rapid on site evaluation，ROSE）等正逐渐应用于临床实践。

（二）超声内镜

1. 超声内镜在胆胰疾病诊断中的应用　胰腺由于位于后腹腔，位置较深，并受到周围脂肪、肠道气体和人体骨骼的影响，因此常规影像学检查对胰腺显示常常不满意。由于超声内镜的特点，对于胰胆疾病的诊断敏感性高，已广泛应用于胰腺炎、胰腺癌、胰腺内分泌肿瘤和胰腺囊性疾病的诊断中。

（1）急性胰腺炎：各种病因引起胰腺炎，表现为胰腺炎症、渗出、假性囊肿的形成等，超声内镜可以显示胰腺腺体增大、回声减低、假性囊肿的形成，但由于缺乏前后对比且为侵入性检查，因此不作为诊断急性胰腺炎的一线方法。但是，EUS 对胆总管结石的阴性预测值为 95.4%，可对胆源性胰腺炎进行准确的病因诊断，其准确率明显高于体表超声和 CT，尤其对胆总管微小结石的诊断有其明显的优势。

（2）慢性胰腺炎：影像学检查在慢性胰腺炎诊断中占据重要的地位，超声内镜的应用为慢性胰腺炎的诊断提供了一种新的有价值的方法。慢性胰腺炎的超声内镜表现主要是胰腺实质和胰管系统的改变，如胰腺实质点状强回声、灶性纤维化、线状强回声、小叶化、囊性病变、钙化、回声不均或灶性回声减低；胰管系统出现主胰管扩张，分支胰管扩张，管腔不规则，管壁回声增强，可见结石。

（3）胰腺癌：由于体表超声、CT等对胰腺疾病尤其是微小病变诊断的敏感性低，超声内镜在十二指肠和胃底、体后壁对胰腺进行超声检查，使用高频探头，因此能清楚地显示胰腺实质和胰管的形态，能发现至小于3mm的病变，使胰腺肿瘤诊断的敏感性明显提高。内镜超声可以全面、清楚地显示胰腺，显示胰腺的病变，发现胰腺占位，尤其是发现一些小的病变，通过显示胰腺病变对胰腺及胰腺周围器官浸润为胰腺癌进行术前分期；通过EUS判断肿瘤对血管是否侵犯等来判断其外科的可切除性，为胰腺癌治疗方案的选择提供依据；还通过EUS-FNA获得组织病理学诊断，为新辅助化疗、不能手术者进行化疗提供依据。胰腺癌的内镜下超声为胰腺内占位为低回声，边界不规则、内部回声欠均匀。超声内镜对胰腺癌的诊断敏感性明显高于CT、体表超声和ERCP。

（4）胰腺神经内分泌肿瘤：胰腺神经内分泌肿瘤的临床诊断和生化诊断已经逐步成熟，但由于大多数内分泌肿瘤病变多较小，普通影像学诊断有时比较困难。胰腺神经内分泌肿瘤的诊断包括临床诊断、生化诊断、定位诊断和病理诊断。定位诊断是决定治疗方案的关键，通常是通过CT、体表超声、MRI、内镜超声、血管造影等方法得到的。病理学诊断是通过穿刺或手术切除后得到的。一些功能性内分泌肿瘤如胰岛素瘤、胃泌素瘤，由于分泌激素而出现症状早，在患者就诊时病变大多比较小，一般的影像学检查很难发现病变，腹部超声、常规CT诊断阳性率甚至低于30%，而超声内镜对一些病灶小的胰腺内分泌肿瘤的定位诊断具有明显的优势。胰腺内分泌肿瘤内镜超声下的主要表现为在肿瘤边缘与正常胰腺之间的界限明显，通常有"晕"样改变，边界多比较完整。回声特点多呈低回声，少部分可以呈中等回声或强回声，大一点病变可以回声不均匀，可以有囊性变，甚至有钙化。大量的文献报道表明，超声内镜对胰腺内分泌肿瘤诊断的敏感性多在80%～90%，甚至高于90%。同时，超声内镜可以在超声引导下进行穿刺，进行细胞学检查和病理学检查，进一步明确胰腺内分泌肿瘤的诊断。

（5）胰腺囊性肿瘤：临床上胰腺的囊性病变是形态学表现，根据病理分类，目前主要包括浆液性囊腺瘤（serous cystadenoma，SCA）、黏液性囊腺瘤（mucinous cystic neoplasms，MCN）、导管内乳头状黏液瘤（intraductal papillary mucinous neoplasms，IPMN）和一些胰腺内分泌肿瘤，此外还包括真性囊肿和假性囊肿等。黏液性囊腺瘤包括良性和恶性，即黏液性囊腺瘤（mucinous cystadenoma，MCA）和黏液性囊腺（mucinous cystadenocarcinoma，MCCA）。导管内乳头状黏液肿瘤（IPMN）是指病变来源于胰管主干或分支，肿瘤呈乳头状，分泌黏液。根据病变来源，分为主胰管型、分支胰管型和混合型。内镜超声可以对胰腺进行近距离的超声检查，对胰腺囊性病变的诊断与鉴别诊断具有一定的作用。胰腺囊性病变的超声内镜检查需关注以下特征，如囊腔的大小、囊腔为单一或多个、囊壁的厚度、腔内和基底有无隆起性病变、分隔壁的厚度、微小囊肿、有无钙化、囊肿远处声影的增强与否。需要指出的是，单靠内镜超声下的特点可以对囊性病变的分类作一定的区分，但是要明确病变的性质，还需要靠穿刺活检等技术来帮助。

2. 超声内镜介入技术 超声内镜引导下穿刺最早报道于1991年，从此超声内镜由影像诊断时代进入组织学诊断时代，并逐渐进入治疗超声内镜时代。

（1）内镜超声引导下细针吸取细胞学检查（ultrasonography guided fine needle aspiration，EUS-FNA）：内镜超声检查可发现消化道周围几毫米大小的病变，通过对病变穿刺取得细胞和组织进行细胞学/病理学的研究，帮助确定病变的性质、组织学来源和病理学特征。当肿瘤的性质已经确定时，EUS-FNA有助于鉴别淋巴结和其他器官的转移病灶，分期的准确性对治疗方案的选择至关重要。

EUS-FNA的适应证主要包括：①黏膜下肿瘤（上皮下肿物）；②弥漫性的食管或胃壁增厚；③胰腺囊实性病变；④与肺和食管癌无关的纵隔病变；⑤胃、食管及直肠癌分期诊断；⑥来源不清的淋巴结；⑦肾上腺肿物；⑧肝脏实性肿块；⑨胆管恶性肿瘤等。

禁忌证分为绝对禁忌证和相对禁忌证。绝对禁忌证：①严重心肺疾患，如重度心肺功能不全、重度高血压、严重肺功能不全、急性肺炎；②食管化学性、腐蚀性损伤的急性期，极易造成穿孔；③严重的精神疾病患者，患者往往不能很好地合作；④有出血倾向者。相对禁忌证：①一般心肺疾病；②急性上呼吸道感染；③严重的食管静脉曲张；④透壁性溃疡；⑤食管畸形、脊柱及胸廓畸形。

总体而言，EUS-FNA是一种相对安全的检查，并发症的发生率较低，约1%，主要是感染和出血。其他一些较少见的并发症包括食管或十二指肠穿孔、胆囊或胆管穿刺造成的胆汁性腹膜炎、针道的种植转移。

（2）内镜超声引导下胰腺假性囊肿的穿刺和引流：传统的外科假性囊肿胃或空肠吻合术，CT 引导下经腹腔囊肿穿刺引流术等手术存在并发症高、成功率不理想、容易复发等问题。内镜超声引导下胰腺囊肿内引流由 Grimm 等在 1992 年首次报道。内镜超声引导下穿刺引流术在超声实时监控下进行，通过超声可以实现距离最近、避开血管、避免穿刺路径对周围组织或器官的损伤，同时直接行胃或十二指肠囊肿间支架植入，这一手术近年来报道较多，目前研究认为其疗效显著，成功率高、复发率低。

（3）内镜超声引导下腹腔神经丛阻滞（EUS-guided celiac plexus neurolysis，EUS-CPN）：EUS-CPN 是应用内镜超声引导下通过穿刺针将药物注射于腹腔神经节或神经丛，用于治疗由于胰腺癌慢性胰腺炎等上腹部疾病引起的剧烈疼痛。传统采用在 CT、X 线引导下经背侧穿刺和体表超声引导下经腹侧穿刺来进行腹腔神经丛阻滞，EUS-CPN 与这些方法相比，由于腹腔神经节与胃腔仅一壁相隔，穿刺距离近，定位更为准确，并发症大为减少，其操作简单。另外，对胰腺癌患者应用 EUS 分期和 FNA 取材的同时就可顺便完成此操作，因而 EUS-CPN 大大提高了 EUS 对胰腺癌应用价值。

（4）内镜超声引导下胆管引流（EUS-guided biliary drainage，EUS-BD）：ERCP 是胆管梗阻引流的首选方法，对于插管困难、ERCP 操作失败的患者，可以选择一种新的治疗方案——EUS-BD。在 2001 年，Giovannini 首次提出 EUS-BD 的概念，EUS-BD 可以让患者免于经皮穿刺引流的不便，并且可以在 ERCP 失败后立刻进行操作，减少了患者获得有效治疗的等待时间。目前的临床研究结果显示，EUS-BD 的成功率波动在 93%～100%，术后并发症发生率波动在 9%～19%。目前，EUS-BD 的有效性和安全性基本已经得到了广大临床医师的认可。但需要注意的是，EUS-BD 的高成功率主要是针对胆总管远端梗阻，即肝外胆管引流，肝内胆管穿刺引流并发症较高且成功率较低。

（5）放射粒子的植入：通过超声引导，将放射粒子植入肿瘤瘤体对肿瘤进行局部的放射治疗，用于不能切除的肿瘤的姑息治疗，目前主要用于晚期胰腺癌的治疗，结果对延长生存期有一定帮助。有报道用于胰腺癌晚期疼痛者，通过腹腔神经节植入放射粒子进行局部放射治疗，结果显示可以缓解腹部疼痛。与外科植入术相比，通过 EUS 的引导可避开胰管、血管等结构，显著降低并发症的发生风险。

（6）内镜超声引导下射频消融术（EUS-guided radio frequency ablation，EUS-RFA）：EUS-RFA 是在 EUS 引导下将电极针插入到瘤体内，通过高频交变电磁能量对局部癌灶产生热损伤，最终杀死肿瘤组织，使肿瘤组织消失。以往的 RFA 主要通过经皮途径实施，难以将电极插入到胰腺肿瘤内，而 EUS-RFA 通过 EUS 的引导，穿刺距离短，定位更加精确，安全性更高。对于胰腺肿瘤而言，EUS-RFA 的主要并发症是胰腺炎及胃壁、肠管等胰腺周围组织的热损伤。

三、其他内镜新技术

（一）经口内镜下肌切开术（peroral endoscopic myotomy，POEM）

POEM 是一种通过隧道内镜技术进行肌切开的内镜微创新技术，2008 年首次应用于贲门失弛缓症临床治疗。经过近 10 年的发展，POEM 已逐渐成为治疗贲门失弛缓症的一种重要方法。

适应证：确诊为贲门失弛缓症并影响生活质量者均可进行 POEM 手术；食管明显扩张，甚至呈"S"形或"U"形的患者，既往外科 Heller 和 POEM 手术失败或症状复发者，术前曾接受过其他治疗者（如球囊扩张、肉毒素注射和支架治疗等），可进行 POEM 手术，但手术难度可能较高。

禁忌证：合并严重凝血功能障碍、严重心肺等器质性疾病等无法耐受手术者，以及食管黏膜下层严重纤维化而无法成功建立黏膜下隧道者为 POEM 手术的禁忌证。食管下段或食管胃交界部明显炎症或巨大溃疡者，作为 POEM 手术的相对禁忌证。

操作步骤：①黏膜下注射，食管黏膜层切开；②分离黏膜下层，建立黏膜下"隧道"：③沿食管黏膜下层自上而下分离，建立黏膜下"隧道"直至 EGJ 下方 2～3cm；④肌切开：完全、有效、足够长度的肌切开是保证 POEM 疗效的关键，胃镜直视下从"隧道"入口下方 2cm 开始，从上而下、由浅而深纵行切开环形肌束至食管胃交界部下方 2cm 以上，为保证手术疗效，肌切开长度常规为 8～10cm，尤其是食管胃交界部下方至少应超过 2cm；⑤金属夹关闭黏膜层切口：将黏膜下"隧道"内和食管胃腔内气液体吸尽，冲洗创面并电凝创面出血点和小血管，多枚金属夹对缝黏膜层切口。POEM 手术的主要术中并发症包括黏膜层损伤、术中气肿、气胸和气腹；术后并发症包括气胸和气腹、胸腔积液、出血、感染和消化道瘘。

POEM 作为一种治疗贲门失弛缓的新技术,其短中期疗效肯定,能明显缓解患者临床症状,降低食管下括约肌压力,改善食管蠕动功能;但 POEM 的术后长期疗效仍有待于大样本、前瞻性随机对照临床研究的进一步验证。

(二)经自然腔道内镜手术(natural orifice translumenal endoscopic surgery,NOTES)

NOTES 是指不经皮肤切口,内镜经过胃、结肠或者阴道等人体自然腔道进入胸腔或腹腔内进行诊断和治疗的手术。随着内镜技术及内镜配套设备的发展,NOTES 作为新兴的具有革命性意义的内镜介入操作逐渐进入内镜及外科专家的视野。

传统观念认为,胃肠道等穿孔是严重的并发症,但 NOTES 手术经口腔、胃、结(直)肠、阴道、食管等自然通道进入腹腔、纵隔、胸腔等部位,进行各种内镜下操作,再封闭人工造口,实现腹腔探查、活检、肝脏活检、阑尾切除、胆囊切除等手术,是一种颠覆传统的新事物。目前较常用的经皮胃造瘘(PEG)和经口内镜下肌切开术(POEM)就属于 NOTES 的一种形式。与传统腹腔镜手术相比,NOTES 手术具有腹部无瘢痕、避免切口感染和切口疝、减轻疼痛、生理应急反应轻、术后恢复快等优点。NOTES 虽然有很多优势,但也面临着许多困难和挑战,尚有许多关键的问题需要解决:进入腹腔的最佳手术路径、切口的闭合技术、防止感染、缝合及吻合技术和器械、空间定位、腹腔内并发症控制、操作平台、多学科合作等。

NOTES 体现的核心是微创和高效的诊疗,也是介入手术始终追求的目标。和腹腔镜问世的情况一样,NOTES 开始将内镜由消化道引入腹腔时,引起了一些质疑。但我们相信,这一技术将会得到越来越多消化科医师、外科医师和内镜医师的认可,并将促进内镜治疗学和微创手术发展,更好地为患者提供安全、有效的诊疗手段。

结语:消化内镜经过近百余年的发展,已成为消化道疾病诊断和治疗的重要手段,随着内镜新理念的提出,内镜技术的发展,术式和器械的大量丰富,逐步补充和部分替代了传统外科手术,尤其是 ERCP、ESD 等技术,已变成全球性的共识和指南推荐的一线治疗方案,而近年来大热的 POEM 治疗贲门失弛缓、对 NOTES 新术式的不断探索完全具备了融合内外科精髓、颠覆传统的潜能。我们相信,随着内镜研究的不断深入和现有内镜诊疗技术的完善,消化内镜必将在消化系疾病的诊疗中发挥更加重要的作用。

(李 鹏 白飞虎 张澍田)

推 荐 阅 读

[1] BECHARA R,INOUE H. Magnifying endoscopic diagnosis of tissue atypia and cancer invasion depth in the area of pharyngoesophageal squamous epithelium by NBI enhanced magnification image:IPCL pattern classification[M]//Cohen J. Comprehensive atlas of high-resolution endoscopy and narrowband imaging. 2nd ed. Chichester,United Kingdom:John Wiley & Sons,2017.

[2] EL ABIAD R,GERKE H. Gastric cancer:endoscopic diagnosis and staging[J]. Surg Oncol Clin N Am,2012,21(1):1-19.

[3] KATO M,KAISE M,YONEZAWA J,et al. Magnifying endoscopy with narrow-band imaging achieves superior accuracy in the differential diagnosis of superficial gastric lesions identified with white-light endoscopy:a prospective study[J]. Gastrointest Endosc,2010,72(3):523-529.

[4] GUPTA A,ATTAR B M,KODURU P,et al. Utility of confocal laser endomicroscopy in identifying high-grade dysplasia and adenocarcinoma in Barrett's esophagus:a systematic review and meta-analysis[J]. Eur J Gastroenterol Hepatol,2014,26(4):369-377.

[5] 中华医学会消化内镜分会 ERCP 学组. ERCP 诊治指南(2010 版)(一)[J]. 中华消化内镜杂志,2010,27(3):113-118.

第七章

人工智能在消化系疾病诊治中的初步设想

第一节　消化内镜诊疗中的人工智能

一、人工智能的概念和内涵

人工智能（artificial intelligence，AI）是应用计算机模拟人的某些思维过程和智能行为的学科，其领域包含图像识别、语音识别、机器人、自然语言处理等。随着 AI 技术不断革新，其在消化疾病诊疗领域中应用日益广泛。通过借鉴大脑生物学结构，构建深层神经网络，AI 对内镜影像等数据的学习效率与识别准确度显著提高。目前，AI 技术已在消化道病变的识别和诊断、疾病预测及消化道部位识别方面展现出了良好的效果。

二、人工智能在消化内镜中的新进展

（一）辅助诊断

1. 食管疾病　可应用于诊断 Barrett 食管早期瘤变及食管癌。2017 年 Swager 等在 *Gastrointestinal Endoscopy* 上建立了立体激光显微内镜（VLE）识别 Barrett 食管瘤变的 AI 模型，其 AUC 为 0.95，敏感性为 90%，特异性为 93%，优于临床 VLE 预测评分。2018 年 Horie 等在 *GIE* 上使用卷积神经网络（CNN）开发了识别食管癌的 AI 模型。其基于 WLI 和 NBI 图像的诊断敏感性分别为 81% 和 89%，而综合诊断食管癌的敏感性为 98%，可在短时间内对食管癌内镜图像进行高敏感性的识别。

2. 胃部疾病　可应用于诊断胃癌及幽门螺杆菌感染。2017 年 Hirasawa 等在 *Gastric Cancer* 上构建了胃癌的 CNN 诊断系统，在测试中能够识别 77 例胃癌病变中的 71 例，敏感性为 92.2%，PPV 为 30.6%。2017 年 Shichijo 等在 *EBioMedicine* 上构建了诊断内镜下幽门螺杆菌胃炎的 CNN 模型，对胃内不同解剖位置的分类内镜图像识别有无 HP 感染，其敏感性、特异性、准确性和诊断时间分别为 88.9%、87.4%、

87.7% 和 194 秒。与内镜医师的人工诊断相比，具有较高的准确性和较短的诊断时间。此外，2018 年 Nakashima 等在 *Annals of Gastroenterology* 上发表了用蓝激光成像（BLI）和联动成像（LCI）诊断 HP 感染的 AI 模型，也具有良好的应用价值。

3. 小肠疾病　可用于识别胶囊内镜图像。2018 年 Aoki 等在 *GIE* 上展示了自动检测胶囊内镜图像中糜烂和溃疡的 AI 模型。该模型可在 233 秒内评估 10 440 张测试图像（包含 440 例糜烂和溃疡），其 AUC 为 0.958，敏感性、特异性和准确性分别为 88.2%、90.9% 和 90.8%。该模型可用于胶囊内镜的辅助诊断，减少医师的疏忽和负担。

4. 结直肠疾病　可应用于识别结直肠息肉及评估溃疡性结肠炎内镜下炎症活动性。2017 年 Byrne 等在 *GUT* 上提出了通过 NBI 内镜视频鉴别结直肠息肉的 CNN 模型。在测试的 106 个息肉视频中，其鉴别腺瘤和增生性息肉的准确性为 94%，鉴别腺瘤的敏感性为 98%，特异性为 83%，NPV 为 97%，PPV 为 90%。能够准确、实时地鉴别结直肠腺瘤和增生性息肉。2018 年 Urban 等在 *Gastroenterology* 上展示了检测结肠息肉的 CNN 模型，其识别息肉的准确性为 96.4%，AUC 为 0.991，可以协助内镜医师提高结直肠息肉的检出。2018 年 Ozawa 等在 *GIE* 上构建了一个计算机辅助诊断系统，以评估 UC 患者的内镜下炎症活动性。该模型可识别正常黏膜（Mayo 0）和黏膜愈合状态（Mayo 0～1），其 AUC 分别为 0.86 和 0.98，可为经验不足的内镜医师提供帮助。

（二）疾病预测

2014 年 Jacot 等在 *Gastroenterology* 上设计了一个结直肠癌风险计算器。由此产生的决策树识别了 7 个单独的患者队列，其未来风险不断增加。定义这些队列的特征包括当前风险，CRC 或胃肠道疾病的个人病史，以及发现息肉的性质。该模型可能对行结肠镜检查的患者进行风险分层，以改进 CRC

的筛查策略。2017 年 Ichimasa 等在 *Endoscopy* 上通过人工智能预测 T_1 结直肠癌患者内镜治疗术后淋巴转移的风险。AI 模型分析了 45 个临床病理因素，预测有无 LNM。将手术标本作为 LNM 存在的"金标准"。将 LNM 预测的敏感性（100%）、特异性（66%）、准确性（69%）及误诊为 LNM 的不必要的额外手术率（阳性预测值 77%）与欧美、日本指南中的数据进行比较，验证了人工智能模型的有效性。

（三）部位识别

2018 年 Takiyama 等在 *Scientific reports* 上构建了能够识别食管胃十二指肠内镜（EGD）图像解剖位置的 CNN 模型，其识别喉、食管、胃、十二指肠图像的 AUC 分别为 1.00、1.00、0.99、0.99。此外，该模型可以识别胃内的解剖位置，识别胃上部、中部和下部图像的 AUC 均为 0.99。该模型在识别内镜解剖位置方面表现出了良好的性能，在计算机辅助胃镜诊断系统中具备应用潜力。

综上所述，在世界范围内人工智能已在消化内镜领域展现出勃勃生机；而在我国，智能质控、智能内镜诊断等研究也已初见成效。我们应抓住机遇，积极推动 AI 在消化内镜领域的应用，为消化内镜的发展和人民健康水平的提高保驾护航。

（李延青）

第二节　消化病理诊断中的人工智能

一、概念和内涵

AI 是计算机科学的一个分支，它利用不同的算法模拟人类意识和思维过程。其研究领域包括机器人、语言识别、图像分析和自然语言处理等。当前，人们对医疗相关 AI 的研究和探索进行得如火如荼，对 AI 在医疗领域的应用和作为也充满好奇和期待。

传统的病理诊断是病理医师在显微镜下观察病理切片上组织或细胞的形态，根据不同的形态学特征或蛋白表达情况等，对疾病做出诊断。随着数字化病理的出现，常规的病理切片信息可以被转化成高分辨率的数字病理图像。这些数字化的图像信息可以被计算机以各种参数的形式进行提取和分析，比如核的面积、核浆比例、细胞数量、染色深浅等，这为 AI 在病理诊断中的广泛应用提供了基础。在训练 AI 学习病理诊断时，首先要对数字图像进行预处理，全切片会被分成许多碎片化图像，然后进行碎片化图像特征的分类和提取。经过大量已知样本

的训练，再回到已有的样本中验证，最后应用 AI 进行未知样本的检测。

二、新进展

目前 AI 在病理组织学诊断方面的研究已经取得了不菲的成绩。

（一）辅助诊断能力

Jia 等的研究显示，逐步微调神经网络可以通过胃黏膜的上皮、背景和间质等特点对胃的病理图片进行分类。基于随机森林方法的人工智能可以区分肿瘤组织和正常组织，其准确率可达 85%；而基于 Inception V3 算法的 AI 在判断非小细胞肺癌和非癌组织时准确性达到了 99%，这种诊断水平可以和人类病理学家相媲美。

AI 还可以对肿瘤进行分类。在非小细胞肺癌的分型中，AI 诊断鳞癌和腺癌的准确率达到了 96.8%。在日常病理工作中，未经训练的病理医师甚至经验丰富的病理专家在一些肿瘤分化方向不明确的情况下，仅凭常规 HE 染色的切片，也很难达到 100% 的诊断正确，而 AI 在这方面的表现令人刮目相看。研究显示，在 AI 分类错误的切片中，有 50% 的病例专家也同样出现错误；而在专家看错的切片中，83% 的病例人工智能都给予了正确分类。乳腺癌的 AI 肿瘤分类的能力与肺癌类似，AI 区别高 / 低级别乳腺癌的准确性可达 82%；区分乳腺小叶癌和导管癌可达 94%。

AI 在识别肿瘤的淋巴结转移时也表现突出，研究显示人工智能可以识别和圈出高度怀疑淋巴结肿瘤转移的区域。病理学家在人工智能的辅助下，可以更准确和高效地做出判断。在乳腺癌淋巴结转移的研究中，有了人工智能的帮助，病理学家诊断淋巴结微转移的敏感性可以达到 91%，每张图片的平均阅片时间缩短半分钟左右。另外，AI 还可识别肿瘤中的坏死组织，其识别准确性可以达到 81.4%。

（二）预测能力

如果通过 HE 染色切片的病理组织学形态就能预估或判断疾病蛋白或基因水平的改变，就可以选择性地对患者进行相应靶基因检测。更理想的状态，甚至不需要进一步的基因检测。这将为那些对基因检测获益不大的患者节省不必要医疗费用，同时给能够获益的患者更快捷的医疗服务，无论对患者还是对于医疗资源的合理利用都有重要意义。

在肿瘤患者进行靶向治疗时，首先要确定该肿瘤中是否存在某靶基因的突变、扩增或靶蛋白的异

常表达等情况。目前常用的检测基因状态的手段主要包括免疫组化、以 DNA 或 RNA 为靶标的测序或原位杂交。比如 *HER-2* 基因，它是判断胃癌预后的一个分子标志，也是进行靶向治疗的一个重要分子靶点。HER-2 蛋白阳性和阴性表达的胃癌患者分别对应不同的预后风险和治疗策略。基于 AI 无限的潜能，若不通过免疫组化方法，只看 HE 切片，是否能判断靶蛋白的表达？对此人们进行了大量的研究。Sharma 等将基于卷积神经网络方法的人工智能用于 HER-2 蛋白阳性和阴性胃癌的识别，其总体准确性可以达到 69.9%。Couture 等研究发现，AI 可以通过乳腺癌 HE 染色切片预判其 ER（雌激素受体）的表达情况，其准确性 >75%。

人们研究了通过观察 HE 切片可以预测疾病基因水平改变的可能性，取得火眼金睛的效果。Coudray 等研究发现，深度卷积神经网（inception V3）能从病理切片上"看出"6 个基因（*STK11*、*EGFR*、*FAT1*、*SETBP1*、*KRAS* 和 *TP53*）的突变情况，其准确性可达 73.0%～85.6%。

AI 对于组织学细微结构的把握和对色差及灰度的辨别度都优于人类，这使得 AI 在对常规病理切片进行判断时，能获得比人类更多的信息，也赋予 AI 在诊断病理学方面更大的潜能。以上研究结果使人们初步见识了 AI 的超能力，但还需要大样本真实病例进行验证。AI 的某些能力是人类病理学家目前所不能及的，也是 AI 有可能超越人类的潜能所在。

三、局限性

当今，人们对 AI 在医疗领域的应用寄予厚望，但要认识到 AI 毕竟是不同于人类的机器，其也有自身的局限性。

病理诊断是"金标准"，很大程度上指的是肿瘤的诊断。对于很多非肿瘤性病变，比如自身免疫性肝病和炎症性肠病等，其病理组织学改变虽有相应特点，但并不特异。不同病因造成的病理改变可能很相似或重叠存在，同一病因不同疾病阶段病理表现也不尽相同。病理学家在诊断这类病变的时候往往需要紧密结合患者的病史、临床表现、影像学改变和内镜表现等，才能做出正确判断。即便如此，对有些非肿瘤性病变仍然难以做出确切诊断。可能基于这些原因，目前 AI 在非肿瘤性疾病的病理诊断中的研究还较少，其作为能有多大，我们将拭目以待。

WHO 一般每 10 年会再版，对各系统肿瘤的分类均会有不同程度的修改，包括增加疾病病种、对肿瘤重新分类或对疾病名称进行修改等。病理医师在日常工作中不断发现问题，然后进行总结分析及其深入的机制研究，这些研究成果也是推动 WHO 肿瘤分类和医学科学不断发展和完善的基础。AI 是对现有医学知识的学习和运用，怎样让 AI 进行对人类健康有益的思考，从而推动人类医学科学的发展，这可能也是 AI 最终取代人类医师的关键所在。

当今，虽然 AI 在医疗领域取得了突飞猛进的进展，然而基于当前的研究成果，将 AI 即刻用于真实环境给患者看病（片）似乎略显仓促。IBM 研发的医疗 AI Waston 由于给肿瘤患者诊断错误并开出不安全的药物而被一些医师诟病。究其原因，Waston 没有在医院进行过长期的双盲测试，缺乏对 Waston 进行诊疗的患者长期随访；研发 Waston 时应用的病例来自特定的医疗结构，其医疗经验也来自于一部分医疗专家，相应的这种 AI 看病的模式势必就有了该医院或者部分专家的特征，而不是建立在共识或指南之上，这也是被医学界质疑的。这方面的欠缺也是今后研发医疗 AI 亟待解决的问题。

AI 在医疗领域取得成就是客观存在和不容忽视的。在辅助疾病诊断时，增加了对细微变化识别的敏感性，提高诊断效率，AI 可以成为人类医师的好帮手。要使 AI 真正成为独立的、有资格的医师，投入到医疗机构为患者服务，还需要长时间的探索和反复验证。AI 在某些医疗领域的能力确实超越了人类，但其是否能完全替代人类尚未可知。利用好 AI 的某些长处，帮助人类医师共同战胜疾病，AI 将大有可为。

（崔　云　陈晓宇）

推 荐 阅 读

[1] QU J, HIRUTA N, TERAI K, et al. Gastric pathology image classification using stepwise fine-tuning for deep neutral networks[J]. J Healthc Eng, 2018, 2018: 8961781.

[2] YU K H, ZHANG C, BERRY G J, et al. Predicting non-small cell lung cancer prognosis by fully automated microscopic pathology image features[J]. Nat Commun, 2016, 7: 12474-12483.

[3] COUDRAY N, OCAMPO P S, SAKELLAROPOULOS T, et al. Classification and mutation prediction from non-small cell lung cancer histopathology images using deep learning[J]. Nat Med, 2018, 24(10): 1559-1567.

[4] STEINER D F, MACDONALD R, LIU Y, et al. Impact

of deep learning assistance on the histopathologic review of lymph nodes for metastatic breast cancer[J]. Am J Surg Pathol，2018，42（12）：1636-1646.

[5]　SHARMA H，ZERBE N，KLEMPERT I，et al. Deep convolutional neural networks for automatic classification of gastric carcinoma using whole slide images in digital histopathology[J]. Comput Med Imaging Graph，2017，61：2-13.

第 二 篇

食 管 疾 病

第一章

食管炎症和感染性疾病

第一节 嗜酸细胞性食管炎

嗜酸细胞性食管炎（eosinophilic esophagitis, EoE）是一种以食管壁全层嗜酸性粒细胞浸润为特征的炎症性疾病。在 1995 年由 Kelly 等首次报道。临床表现主要有吞咽困难、上腹痛、食管狭窄、食物嵌顿及反流样症状等。EoE 与变态反应关系密切，病理可见特征性的食管黏膜嗜酸性粒细胞浸润。

【流行病学】

EoE 是全球性疾病，不同年龄段均可发病，儿童及青壮年好发，男性多于女性，男女比例为（3～4）∶1，白种人及发达国家的发病率较高。流行病学资料显示，美国患病率为 3.95/1 万，男性患病率是女性的 2 倍，患病高峰在 35～39 岁，45 岁之后呈下降趋势。国内目前尚缺乏大规模临床研究，暂无完善的流行病学资料。超过 50% 的患者合并有其他变态反应性疾病，比如哮喘、湿疹或过敏性鼻炎。

【发病机制】

EoE 的确切病因目前尚不清楚。一般认为，EoE 是由 Th2 细胞介导、IgE 及非 IgE 联合介导的免疫反应，其中以非 IgE 反应占主导地位，过敏、免疫应答失调、遗传变异等在 EoE 的发病机制中起着重要作用。

（一）过敏原诱发疾病

过敏性疾病（食物过敏、哮喘、过敏性鼻炎、特应性皮炎等）是成人 EoE 常见的并发疾病，20%～80% 的 EoE 患者具有致敏因素。食管黏膜暴露于摄入性过敏原可能导致 EoE 的发生，多项研究表明严格避免接触食物过敏原是缓解 EoE 的有效途径。此外，吸入性过敏原也可以诱发 EoE。

（二）食管黏膜屏障功能受损

摄入性过敏原可以破坏食管上皮细胞、干扰黏膜完整性，从而激活黏膜免疫系统、诱发炎症反应。EoE 患者食管黏膜黏附分子桥粒芯糖蛋白 -1（DSG1）、细胞间连接蛋白（E-cadherin）、紧密连接蛋白 -1（cadherin-1）等表达下降，使黏膜完整性破坏。此外，胃食管反流物中的胃酸和胃蛋白酶可以损伤食管上皮间的紧密连接，使食管屏障功能受损，导致机体对过敏原反应加剧，同时胃酸进入食管组织，加重炎症反应，进而出现上皮下纤维化及食管运动功能紊乱。

（三）免疫因素

一般认为 EoE 是由 Th2 细胞介导的免疫反应。Th2 细胞被激活并迁移至食管局部组织，通过分泌其特有的一系列细胞因子，引起过敏性炎症反应。其中，IL-4 和 IL-13 能诱导 Th2 的分化；IL-5、IL-13 能促进 B 细胞活化，诱导 IgE 产生；IL-5 是嗜酸性粒细胞成熟和存活的关键性调节因子。嗜酸性粒细胞分泌的主要碱性蛋白 1、2（MBP-1、2）、嗜酸性粒细胞阳离子蛋白（ECP）、嗜酸性粒细胞衍生神经毒素（EDN）、嗜酸性粒细胞过氧化物（EPO）对上皮细胞有细胞毒效应，MBP 可激活肥大细胞及嗜碱性粒细胞脱颗粒，刺激平滑肌收缩、血管通透性增加及黏液分泌，并释放白三烯类物质刺激炎症因子聚集，参与 EoE 的发生。此外，前列腺素 D2（PGD2）和胸腺基质淋巴细胞生成素（TSLP）也参与了 EoE 的发生。

（四）遗传因素

EoE 患者有家族聚集倾向，是一种多基因疾病。EoE 患者体内嗜酸性粒细胞活化趋化因子 3（eotaxin-3）基因的表达明显高于正常人。CCL26 基因单核苷酸多态性（SNPs）以及包括 TSLP 在内的 5q22 染色体的变异，与 EoE 的遗传易感性密切相关。

【病理】

EoE 内镜下表现为：食管黏膜水肿、皱纸样黏膜（黏膜质脆，轻微接触即可出现撕裂）、横向及纵向的线状裂隙、白色物附着（呈点状、颗粒样或隆起于表面黏膜）、横向的黏膜环（可呈一过性或持续性)、食管狭窄,也有部分患者内镜下表现为正常的食管黏膜。

EoE 组织病理学表现为:上皮内嗜酸性粒细胞浸润(≥15 个嗜酸性粒细胞 /HPF)、基底层增生和上皮下纤维化。此外,可见嗜酸性微脓肿形成、乳头状隆起、嗜酸性粒细胞脱颗粒及炎症反应。

【临床表现】

EoE 临床表现多样,主要取决于患者年龄、食管受累部位和组织层的深度。成人临床表现为吞咽困难、食物嵌顿、上腹痛、烧心、反酸等症状。儿童主要表现为反流样症状、呕吐、上腹痛、食物嵌顿及营养不良。婴儿主要表现为拒绝喂养、发育迟缓等。EoE 可引起食管穿孔、食管狭窄、食物嵌顿等并发症。超过 50% 的患者伴有其他过敏性疾病,比如哮喘、湿疹或鼻炎。50% 的患者父母有过敏病史。

【自然病程】

有关 EoE 的自然病程的知识非常有限。由于 EoE 的慢性特征,许多成人患者在确诊前,已有症状数年,时间长者从发病至确诊可达 20 年。上腹痛是 EoE 最常见的临床表现,其次是反酸、烧心、吞咽困难和食物嵌顿。本病自然病程较长,多数难以自愈,需要医学干预治疗。吞咽困难是患者就医及进行内镜检查的主要原因,出现吞咽困难时患者常伴有食管狭窄,需要多种方式联合治疗(饮食调节 + 激素治疗 + 食管扩张术)。多数患者经治疗后可有效缓解,但是停止治疗后症状复发的可能性很大,需维持治疗。

【辅助检查】

(一)过敏原检查

怀疑有 EoE 的患者应积极寻找过敏原。皮肤点刺试验(SPT)及特应性斑贴试验(APT)已分别用于基于 IgE 或非 IgE 介导的食物过敏原的确定。SPT 常显示 EoE 患者对蛋、奶、大豆呈阳性反应。因 EoE 的食物过敏机制主要为非 IgE 介导,故 APT 在明确食物过敏原中作用更显著。大多数患者外周血嗜酸性粒细胞数(AEC)及 IgE 水平并不上升。外周血 AEC、EDN 以及 eotaxin-3 等非侵袭性生物标记联合检测的作用正在研究中,尚不能广泛应用于临床。

(二)内镜检查

食管内镜及活检术是诊断 EoE 的主要手段,可判断 EoE 的严重程度及有无并发症,并与其他原因引起的食管炎及食管病变作鉴别。由于 EoE 是一种局灶性疾病,故活检时应从食管近端、中段及远端多部位取材。EoE 需在确认胃肠道正常的情况下方

可诊断,故胃窦部及十二指肠亦需行活检术以排除其他疾病。

(三)食管吞钡 X 线检查

EoE 无特异性 X 线表现,对表现为吞咽困难的患者,常可发现存在食管狭窄,对儿童患者可排除由解剖因素如旋转不良引起的呕吐。此外,该项检查还有助于提示在进行内镜检查时选择不同口径的内镜以及判断是否需进行食管扩张术。

(四)24 小时食管 pH 监测

24 小时食管 pH 监测可作为一种排除手段,其对明确有无酸反流原因引起的嗜酸性粒细胞增多具有重要的诊断价值。

【诊断与鉴别诊断】

(一)诊断

EoE 的诊断必须经食管活检;所有疑诊患者均应在食管近端、中段和远端各取 2～4 块活检标本。目前公认的 EoE 诊断标准为:①食管功能紊乱相关的临床表现;②病理镜检显示食管以嗜酸性粒细胞为主的炎症,其特征是嗜酸性粒细胞≥15/HPF;③黏膜嗜酸性粒细胞增多局限于食管,质子泵抑制剂(PPI)治疗后持续存在;④除外食管嗜酸性粒细胞增多的继发原因;⑤治疗(饮食剔除、局部皮质激素)有效支持诊断,但非必需。

(二)鉴别诊断

1. **胃食管反流病(GERD)** 其症状与 EoE 类似,均可出现烧心和胸骨后疼痛,然而 GERD 患者在服用 PPI 后可出现症状缓解,或内镜检查时发现食管黏膜损伤。24 小时食管 pH 监测可鉴别。

2. **对 PPI 敏感的食管嗜酸性粒细胞炎症(PPI-REE)** PPI-REE 不同于"典型"EoE(对 PPI 无反应),其具有如下特性:典型 EoE 症状;排除胃食管反流性疾病;病检有食管嗜酸性粒细胞增多,且对 PPI 治疗有效。可疑 EoE 应予 2 个月 PPI 治疗,并内镜活检随访。

【治疗】

EoE 的治疗包括临床症状和食管嗜酸性炎症的改善。

(一)饮食治疗

通过饮食调节,从饮食中剔除过敏原可显著改善 EoE 的症状和组织学变化,是 EoE 的初始治疗。治疗的成功率取决于饮食剔除的准确度,方法主要有:①靶向食物剔除疗法:根据皮肤点刺试验及斑贴试验结果进行;②经验性食物剔除疗法:剔除常见的食物致敏源(包括牛奶、小麦、蛋类、大豆、坚

果类以及海鲜类食物），也称六类食物消除饮食法（SFED）；③要素饮食：仅给予氨基酸为基础的营养处方。临床改善和内镜活检是评价饮食治疗反应的指标，饮食剔除疗法开始后6～8周行内镜检查以评估黏膜诱导缓解情况。

（二）激素治疗

对于饮食限制治疗效果不佳的患者，尤其是伴有严重吞咽困难或食物嵌塞症状，以及初始治疗后症状/组织学迅速复发的患者，建议使用口服的局部类固醇治疗。局部类固醇是治疗EoE的一线药物，通过多剂量吸入器（MDI）或混悬液制剂将类固醇输送到食管局部发挥作用。氟替卡松（儿童：88～440mcg/d，分次；成人：880～1 760mcg/d，分次）或布地奈德（儿童：1mg/d；成人：2mg/d，分次）吞咽而非吸入，初始疗程为8周，可使症状及组织学缓解率达到50%以上。激素治疗开始后6～8周应行内镜检查，评估黏膜诱导缓解情况。迄今为止，尚未发现局部类固醇的远期不良反应。

局部类固醇治疗后没有症状缓解或组织学改善的患者，可延长类固醇疗程、加大局部类固醇剂量或全身应用类固醇。如需要快速改善症状，也可使用全身应用类固醇治疗。关于全身应用类固醇治疗EoE的临床资料目前较少，尚无明确的治疗剂量、疗程相关共识，大多数用药经验来自于儿童。有研究显示，儿童EoE患者口服泼尼松治疗（1mg/kg，1天2次，每天最大剂量为60mg），4周后症状可得到明显改善，但是40%患儿出现全身的不良反应，包括食量增加、体重增加、库欣样特征，停药后，复发率高达45%。由于对此类药物长期不良反应的担心，目前仅将其保留应用于因症状严重或发育迟缓而需要得到快速改善的患者。

（三）食管扩张术

对有食管狭窄症状、药物和饮食治疗后症状持续存在的患者是一种有效治疗，而且对于症状严重的食管狭窄患者可作为初始治疗。扩张术的目的是黏膜撕裂，其界定标准为狭窄区域食管黏膜的破坏。但该手术并不减轻食管炎症反应，不改善组织学变化，且治疗后3～8个月可能复发，建议联合药物治疗。应充分告知患者术后的风险，包括扩张后胸痛（发生率可达75%）、出血和食管穿孔。推荐使用小口径扩张器扩张，尽可能减少广泛的机械性损伤。

【预后】

EoE是一种慢性疾病，停止治疗后症状复发的可能性很大。所有患者应考虑用吞咽的局部皮质类固醇和/或饮食限制维持治疗，尤其是伴有严重吞咽困难或食物嵌塞，以及初始治疗后症状或组织学迅速复发的患者。维持治疗的总体目标是减轻症状和防止EoE的并发症，改善生活质量，减少长期治疗的不良反应。

（张 军 吴 菁 高 峰）

推荐阅读

[1] DELLON E S, GONSALVES N, HIRANO I, et al. ACG clinical guideline: Evidenced based approach to the diagnosis and management of esophageal eosinophilia and eosinophilic esophagitis（EoE）[J]. Am J Gastroenterol, 2013, 108（5）: 679-692.

[2] LUCENDO A J, MOLINAINFANTE J, ARIAS Á, et al. Guidelines on eosinophilic esophagitis: evidence-based statements and recommendations for diagnosis and management in children and adults[J]. United European Gastroenterol J, 2017, 5（3）: 335-358.

[3] CIANFERONI A, SPERGEL J. Eosinophilic Esophagitis: A Comprehensive Review[J]. Clin Rev Allergy Immunol, 2016, 50（2）: 159-174.

[4] 李建生. 嗜酸性食管炎的诊断和治疗：2013 ACG临床指南介绍[J]. 胃肠病学和肝病学杂志, 2014, 23（7）: 721-722.

[5] DELLON E S, JENSEN E T, MARTIN C F, et al. Prevalence of eosinophilic esophagitis in the United States[J]. Clin Gastroenterol Hepatol, 2014, 12（4）: 589-596.

[6] FURUTA G T. Eosinophilic esophagitis in children and adults[J]. Gastroenterol Hepatol（N Y）, 2008, 4（11）: 775-777.

[7] KAGALWALLA A F, SENTONGO T A, RITZ S, et al. Effect of six-food elimination diet on clinical and histologic outcomes in eosinophilic esophagitis[J]. Clin Gastroenterol Hepatol, 2006, 4（9）: 1097-1102.

[8] LIACOURAS C A, RUCHELLI E, VERMA R, et al. Eosinophilic esophagitis: a 10-year experience in 381 children[J]. Clin Gastroenterol Hepatol, 2005, 3（12）: 1198-1206.

[9] CHEHADE M, ACEVES S S. Food allergy and eosinophilic esophagitis: what do we do?[J]. J Allergy Clin Immunol Pract, 2015, 3（1）: 25-32.

[10] FURUTA G T, LIACOURAS C A, COLLINS M H, et al. Eosinophilic esophagitis in children and adults: a systematic review and consensus recommendations for diagnosis and treatment[J]. Gastroenterology, 2007, 133（4）: 1342-1363.

[11] 范颖楠，马洪升. 嗜酸细胞性食管炎研究进展 [J]. 国际消化病杂志，2011，31（2）：89-91.

[12] ROTHENBERG M，CIANFERONI A，ANNAIAH K，et al. Common variants at 5q22 associate with pediatric eosinophilic esophagitis[J]. Nat Genet，2010，42（4）：289-291.

[13] STRAUMANN A，BAUER M，FISCHER B，et al. Idiopathic eosinophilic esophagitis is associated with a T（H）2-type allergic inflammatory response[J]. J Allergy Clin Immunol，2001，108（6）：954-961.

第二节　食　管　梅　毒

食管梅毒（syphilis of the esophagus）由梅毒螺旋体感染引起，主要见于Ⅲ期梅毒，极为罕见。

梅毒的主要病理改变是血管病变，还可出现树胶样肿。晚期梅毒是由终末小动脉和小动脉的闭塞性动脉内膜炎所致的炎性改变和坏死。

【临床表现】

（一）症状

吞咽困难是食管梅毒最常见的症状，多为无痛性，病程长、进展缓慢是其特点，可因摄入不足致体重下降、脱水、贫血乃至恶病质。当树胶样肿导致气管或支气管食管瘘，则每于进食时发生呛咳。此外，还可表现为食管炎和梗阻的其他症状。

（二）并发症

食管梅毒最主要的并发症是食管自发性穿孔、食管梗阻。食管穿孔是因为梅毒造成食管壁动脉周围炎，致滋养血管闭塞所致。而食管壁纤维化性狭窄引起食管狭窄。

（三）食管梅毒可表现为各种类型

1. 由梅毒性动脉周围炎导致食管滋养血管闭塞，引起食管黏膜坏死，发生黏膜糜烂、瘢痕形成、继发感染等，表现为食管炎症性变化。

2. 由于梅毒感染累及食管较大的滋养血管，发生血管闭塞后，形成食管深溃疡。

3. 梅毒导致食管黏膜下层广泛性纤维组织增生，发生食管腔狭窄。

4. 少数患者可发生食管树胶样肿，类似于食管肿瘤的症状。

5. 任何阶段的梅毒均可产生食管功能紊乱，少数可因食管肌间神经丛炎症浸润而导致食管扩张。

【辅助检查】

（一）血清学检测

血清学检测已成为诊断梅毒的最常见手段，无论是对有梅毒症状的人，还是对没有症状但通过筛查发现的人。

（二）食管吞钡 X 线造影检查

可表现为食管管壁僵硬、管腔狭窄，甚至梗阻，但较难与食管癌区分。

（三）胃镜

镜下表现多种多样，病程和病情严重程度不同，表现亦不同。如食管黏膜充血、水肿、糜烂、溃疡，有时可见白色斑块，部分黏膜呈颗粒状、质脆，管腔有不同程度狭窄，严重者内镜无法通过。有报道称食管炎症多集中于中段。胃镜可行活检，并辅以病理学检查。活检应注意在不同的食管部位取标本。

（四）病理

发现血管周围的圆形细胞浸润、动脉内膜炎，即提示梅毒的诊断。

【诊断与鉴别诊断】

（一）诊断

本病的诊断主要依据病史、血清学检查、内镜检查及病理，以及对梅毒治疗反应等进行综合判断。

（二）鉴别诊断

诊断时应与化脓性食管炎、食管结核、真菌性食管炎、病毒性食管炎、食管癌相鉴别。

【治疗】

食管梅毒治疗参照梅毒的治疗原则。食管梅毒对梅毒治疗反应良好，青霉素为首选，对青霉素过敏者可选用红霉素或四环素。治疗前已经存在的食管狭窄，也需要食管扩张术或外科治疗。

（张　玲　郜恒骏）

推　荐　阅　读

PEELING R W，MABEY D，KAMB M L，et al. Syphilis[J]. Nat Rev Dis Primers，2017，3：17073.

第三节　放射性食管炎

放射性食管炎（radioactive esophagitis，radiation-induced esophageal toxicity）是胸部肿瘤接受放射治疗时，由于食管暴露于照射野下而发生的一种非特异性炎症。常见于肺癌、乳腺癌、食管癌的治疗过程中，虽然放射性食管炎在很大程度上是一种自限性疾病，但严重的放射性食管炎需要住院治疗和肠外营养，而不得不中断肿瘤的放射治疗。因此，了解放射性食管炎的表现、诊断、鉴别、治疗是非常必要的。

【病因】

放射性食管炎是因为放疗射线辐射损伤食管黏膜上皮和黏膜下组织所致。放射治疗剂量、放射治疗方案、食管受照射范围、是否合并化疗等，均有可能影响放射性食管炎的发生率和严重程度。近来人们越来越重视不同个体之间所表现的生物遗传差异性对放射性食管炎的影响。Hildebrandt 等研究认为，炎症相关性基因的遗传变异与患者放射性食管炎的发生有关。

【发病机制】

急性放射性食管炎的发生机制目前尚未完全明确，比较被认可的观点是由于放射线将食管组织中的水分子大量分解成氧自由基所引起食管黏膜损伤，体内过多的氧自由基在攻击细胞器导致细胞坏死的同时，产生大量炎性因子，这些细胞因子成为促进细胞凋亡的诱导因素，诱导细胞凋亡并加剧炎性反应。这是一个由多细胞、多种细胞因子参与的复杂过程。

【病理】

（一）急性期病理改变

食管受放射线照射后，组织学病变早期主要累及鳞状上皮的基底细胞。食管的基底层出现凋亡小体，有丝分裂象几乎消失。上皮细胞再生减少，后逐渐出现变性坏死、上皮脱落、黏膜下水肿、血管扩张，之后，黏膜下层组织内的上皮细胞再生，黏膜层的腺体或腺泡的数量减少，出现上皮角化不全和黏膜萎缩，食管上皮细胞和间质细胞出现异型性。

（二）晚期病理改变

放疗数月后基底层残存的细胞开始再生，逐渐向上延伸、移行，表层重新覆盖新生的上皮细胞。此期，由于放射引起的血管和组织损害，成纤维细胞和炎性细胞浸润到食管肌层，黏膜下层增厚、胶原蛋白沉积和食管壁纤维化也会相继出现。

因放射性食管炎的病理改变并不特异，所以当病理学医师在患者食管活检中发现疑似放射性病变时，应查询病史，以明确诊断。

【临床表现】

患者常常会出现吞咽困难和吞咽时疼痛等食管急性反应，尤其在进食硬、温度高或刺激性食物时明显，随之可能导致患者体重下降、营养不良。虽然放射性食管炎是一种自限性疾病，但有时也会出现溃疡、穿孔和气管食管瘘等并发症，甚至危及生命。这些并发症在合并使用化疗药物后更容易出现。高强度的放射剂量也是患者出现并发症的重要

因素之一，许多患者在接受高剂量放射治疗后出现长期的溃疡，难以完全修复，从而出现组织纤维化，导致食管狭窄，进而出现持续吞咽困难。此外，研究显示，放疗可能导致食管癌患病率增加。

【辅助检查】

（一）内镜检查

放射性食管炎的内镜下表现通常与临床表现不相符，一些只有轻微症状或者根本没有症状的患者，内镜检查时却发现食管溃疡和黏膜脱落。念珠菌的机会感染会加重患者的内镜下表现。放射性食管炎常累及整个食管，内镜根据 Kuwaht 评分系统评分，食管的急性放射损伤与 RTOG 分级相符：1 级为出现红斑或浅表溃疡；2 级为深环状或浅环状溃疡；3 级为深环状溃疡或出血；4 级为出现放射性溃疡、穿孔或瘘管。对放射性食管炎的患者经常进行内镜检查，可能会增加食管穿孔的风险，所以，临床对放射性食管炎治疗疗效的判定一般根据临床症状缓解来判定。

（二）食管造影 X 线检查

患者早期的食管造影 X 线检查可发现食管浅表性溃疡。在一些严重的病例中，可看到水肿和溃疡导致的食管管腔形状不规则，褶皱增厚和黏膜呈颗粒状。在原先放疗区域内出现平滑锥状同心环状的狭窄。在晚期的病例中，可看到狭窄形成。

【诊断与鉴别诊断】

（一）诊断

放射性食管炎的诊断主要根据患者有接受放射治疗的病史及症状。最新的放射性食管炎分级标准为美国国立癌症研究所（NCI）与肿瘤放射治疗协助组（RTOG）共同参与修订的常用毒性标准（CTC 2.0 版），其根据临床症状轻重分为 0～4 级：0 级为无食管炎症状；1 级为轻度吞咽困难，但可进食；2 级为吞咽困难，主要进软食、半流或流食；3 级为吞咽困难，需鼻饲管，静脉补液或静脉高养；4 级为完全阻塞（不能咽下唾液）。食管的急性反应出现在放疗开始后的 90 天内，而晚期反应出现在 90 天后。后期损伤可为食管狭窄。

（二）鉴别诊断

1. 巨细胞病毒感染 巨细胞病毒感染后可以出现与放射性食管炎相似的消化内镜下改变和组织学变化。因为接受放疗后，患者免疫力低下，可能更易感染巨细胞病毒。在内镜下观察，受巨细胞病毒感染的组织局部出现红斑、破溃和典型溃疡，有时伴有炎性分泌物。在组织学方面，巨细胞病毒感染引起的食管炎症通常不累及鳞状上皮细胞，活检组

织里发现细胞核内 CMV 包涵体，在诊断有困难时可以采用免疫染色法，巨细胞病毒感染食管炎 CMV 染色呈阳性，有助于鉴别诊断。

2. 食管癌 放射线照射后的食管鳞状上皮出现的一些变异常，被误认为鳞状细胞结构发育异常或者癌变，但放射线照射后的细胞和细胞核体积都增大，所以核质比并没有明显增加。放射性食管炎诊断不明时，补做组织活检可能会有助于诊断。

【治疗】

（一）一般治疗及预防

在整个放疗期间发现，对患者施以一定的预防措施可减轻损伤，如加强营养、预防给药；改进照射方式也可减轻损伤，如缩短总治疗时间的后程加速超分割放疗、采用三维适形放疗（3D-CRT）或调强适形放疗（IM RT）等。鼻饲或者肠外营养可以纠正患者体重下降、营养不良等症状。患者一旦出现吞咽困难，则应当暂时停止放射治疗。

（二）西医治疗

药物治疗以对症为主，原则为：收敛、消炎、止痛、保护黏膜。根据药物作用机制的不同，多联合应用。如盐水或者碳酸氢钠口腔盥洗液、口服黏稠的利多卡因、制霉菌素混悬液、硫糖铝混悬液等对症治疗，但仅能缓解症状，并不能达到治愈的效果。近年来国外报道，局部应用人类重组粒巨噬细胞集落刺激因子或者氨磷汀（一种巯醇类潜在自由基清除药物）治疗放射性食管炎疗效良好，但尚未见到基础性研究结果客观地支持其疗效的报道。鉴于放射性食管炎患者的食管下段括约肌压力减低，常用质子泵抑制剂和限制饮食来治疗胃食管反流。碳酸氢钠呈碱性，不仅可以减少反流，而且可以预防白念珠菌的二重感染。消化道黏膜保护剂蒙脱石散可应用于放射性食管炎的治疗。胃肠蠕动不良的患者可服用促胃肠动力药物。弥漫性食管痉挛患者可以应用硝酸盐、钙通道阻滞剂和抗胆碱药物治疗。非甾体抗炎药可以作为预防药物使用，如吲哚美辛可以减少前列腺素介导的急性炎症反应的发生。

如发生严重的不可逆的食管狭窄，可考虑内镜下扩张术、支架植入或内镜经皮胃造口术。如为中晚期食管癌合并狭窄，可植入食管放疗支架（NITI 支架）。如发生穿孔、瘘管等并发症，则根据不同病情给予内镜下支架植入、修补术或相应外科手术的处理。

（三）中医治疗

从中药对放射性食管炎的治疗的不同方案来看，起到了综合性调理作用。其不仅可缓解食管炎本身

的疼痛，而且可不同程度地治疗其他辐射并发症，调节机体的整体状态。

（四）其他治疗

干细胞移植治疗放射性食管损伤是目前的研究热点。在食管基底细胞的特定区域存在具有自我更新和分化能力的基底上层细胞，在食管受到损伤时起到与干细胞相似的增殖修复作用，而通过在受到放射性损伤部位静脉输注全骨髓细胞的方式可以减低损伤的程度、加快食管修复进程。这些发现提示干细胞移植将在放射性食管炎的治疗中起到重要作用。

（蓝 宇 张月霞 张凌云）

推 荐 阅 读

[1] LV W, ZHANG M, ZHANG Z, et al. Amifostine acts upon mitochondria to stimulate growth of bone marrow and regulate cytokines[J]. Adv Exp Med Biol, 2013, 789: 195-201.

[2] FERNET M, HALL J. Genetic biomarkers of therapeutic radiation sensitivity[J]. DNA Repair（Amst）, 2004, 3（8-9）: 1237-1243.

[3] 张春伟，金世柱，李全晓，等，放射性食管炎的临床研究现状 [J]. 现代生物医学进展，2017，17（23）: 6589-6592.

[4] HILDEBRANDT M A, KOMAKI R, LIAO Z, et al. Genetic variants in inflammation-related genes are associated with radiation-induced toxicity following treatment for non-small cell lung cancer[J]. PLoS One, 2010, 5（8）: e12402.

[5] MOVSAS B, SCOTT C, LANGER C, et al. Randomized trial of amifostine in locally advanced non-small-cell lung cancer patients receiving chemotherapy and hyperfractionated radiation: radiation therapy oncology group trial 98-01[J]. J Clin Oncol, 2005, 23（10）: 2145-2154.

[6] GUL K, MUGE A, TANER A, et al. Oral glutamine supplementation reduces radiotherapy- induced esophagitis in lung cancer patients[J]. Asian Pac J Cancer Prev, 2015, 16（1）: 53-58.

[7] BAKER S, FAIRCHILD A. Radiation-induced esophagitis in lung cancer[J]. Lung Cancer（Auckl）, 2016, 7: 119-127.

第四节 腐蚀性食管炎

腐蚀性食管炎（corrosive esophagitis）常见于 5 岁以下尤其是 2 岁左右的儿童。因误服腐蚀性物质而导致食管腐蚀性损伤并不罕见，服用腐蚀性物质作

为自杀手段也常有报道。与发达国家相比，由于发展中国家食物及药物标签法相对不健全，误服腐蚀性物质较为常见。

【病因】

急性腐蚀性食管炎多由误服或以自杀为目的而自服强酸、强碱等腐蚀性物质所引起。各种药剂，无论是氧化、还原、腐蚀性或干燥剂，都可能导致腐蚀性损伤。

由于碱性腐蚀物通常无味且外形似奶制品，因此误食碱性制剂往往比酸性制剂发生率更高。酸性物质往往因味道较苦，一旦误食易呕出或吐出，因此发生率较碱性制剂为低。

【发病机制】

1. 强碱能与脂肪起皂化作用，使蛋白质溶解而产生液化性坏死，引起黏膜肿胀、坏死和溃疡，导致食管壁深层甚至食管周围组织和器官的损害。

2. 强酸引起食管黏膜的凝固性坏死，形成硬痂，易形成食管狭窄，强酸易造成食管浅层损害，不易损害食管壁深层，但较易引起胃、十二指肠的损害。

除了药剂的 pH，黏膜损伤的程度受 3 个因素的影响：①摄入腐蚀剂的浓度；②摄入腐蚀剂的剂量；③腐蚀剂与黏膜接触的时间。损害往往发生在自然停滞或汇集的部位，最常见在 3 个收缩区：食管环咽区（上部）、食管中段主动脉弓与左侧主支气管交点处（中部）及胃食管交接处（下部）。

【病理】

酸性物质因渗透性较低，会引起黏膜的凝固性坏死，继而形成硬痂；碱性物质相对于酸性物质的渗透性高，易使上皮组织及黏膜下层受损，甚至整个肌层受影响。

在吞服腐蚀性物质后出现的食管损伤可分为 3 期：

1. 急性坏死期（第 1~4 天） 食管上皮组织出现液化、坏死，周围有明显炎症反应，大量血管内血栓形成，黏膜充血、水肿。

2. 亚急性期（第 5~14 天） 食管表面坏死凝固组织脱落，形成溃疡及新鲜肉芽组织，可观察到食管的修复过程，开始出现成纤维细胞、胶原沉积以填补坏死脱落区域的缺陷，此阶段食管壁最薄，极易穿孔。

3. 瘢痕形成期（第 15 天至 3 个月） 食管坏死区纤维组织形成，胶原进一步沉积。第 3 周胶原结缔组织开始收缩，造成食管狭窄和食管缩短，从而引起吞咽困难和食管运动障碍。该期可观察到肌肉

和神经组织的退化，急性炎症反应消退后，黏膜下层和肌层组织被大量纤维组织替代。若损伤导致食管穿孔，则炎症累及周围组织，引起纵隔炎。如果损伤继续进展，可能会发生食管 - 气管瘘甚至主动脉 - 食管瘘。食管蠕动障碍可持续数周，食管黏膜的再生在吞服腐蚀性物质后第 4 周至 3 个月内完成。此阶段需高度警惕食管狭窄的发生。

【临床表现】

当腐蚀性物质的 pH > 12 或 < 1.5 时，可造成严重损害。腐蚀性食管炎的损伤程度以及临床症状与摄入腐蚀剂的性质、食管损伤的程度相关。在吞食腐蚀性物质后，患者可表现为无症状，也可表现出各种症状和体征，包括流涎、食欲缺乏、吞咽困难、口咽部烧伤、胸骨后或腹痛、呕血、呕吐、发热、胃绞痛、心动过速、呼吸困难等，若诊断延迟，甚至可能出现休克、昏迷直至死亡。研究表明，食管损伤程度越严重，越可能出现狭窄。幽门梗阻或幽门狭窄是儿童误食腐蚀性物质后最常见的并发症，胃穿孔罕见。当吸气时出现明显的哮鸣音、嘶哑、鼻翼扩张或肋骨回缩，往往提示气道受累。

【辅助检查】

仅仅依靠患者的临床表现，并不能准确预测食管损伤的程度。因此，必要的辅助检查有助于疾病的准确诊断。

1. 影像学检查 腐蚀性食管炎的 X 线特征较为典型，表现为广泛的食管狭窄。食管造影检查宜选用浓度较低、颗粒较细的钡剂，并且造影前应详细询问病史，如有明显吞咽困难、呛咳或吞咽功能紊乱等症状的患者，可选用泛影葡胺作为造影剂。对于年龄较小、呕吐严重的患者，可通过胃管注入造影剂进行检查。对于腐蚀性食管炎患者，如情况允许，应尽可能行上消化道造影检查，以观察胃及十二指肠损伤的情况，以免漏诊。

2. 内镜检查 可在损伤后 24~48 小时内进行，以观察损伤的部位及程度情况，内镜检查无明显消化道损伤者无需进行后续的扩张治疗，但需要注意对黏膜表面损伤的判断无法准确预测深层是否有损伤，且食管上段狭窄内镜无法通过时难以评估中下段食管情况。内镜检查结果对治疗方案的确定有重要临床价值，但应避免在损伤后 5~14 天内进行，该段时间内局部食管黏膜组织坏死脱落，内镜检查将增加食管穿孔风险。

3. CT 检查 若怀疑合并消化道穿孔，建议 CT 检查。

【诊断与鉴别诊断】

对于怀疑摄入腐蚀性物质的患者，应详细询问病史及仔细体检；结合病史及 X 线、内镜检查，诊断本病并不难。其 X 线表现具有较强特异性，食管损伤程度重、范围广是其主要特点。

腐蚀性食管炎的主要鉴别诊断为：

1. **反流性食管炎** 反流性食管炎的典型症状是烧心、反酸、胸骨后灼痛等。24 小时食管酸测定阳性、内镜下典型的反流样食管损伤及抑酸剂治疗有效可以鉴别。

2. **食管癌** 食管癌表现为进行性吞咽困难、异物感、胸骨后疼痛等。内镜检查是食管癌诊断中最重要的手段，结合病理组织学检查可确诊。

3. **贲门痉挛** 无腐蚀性物质服用史，主要症状为吞咽困难，病程长，间歇性发作，患者平均年龄较小，食管造影有典型的改变，可见钡剂长时间滞留于贲门部，食管下端呈边缘光滑的鸟嘴状改变。

4. **食管结核** 无腐蚀性物质服用史，可有吞咽困难，X 线可发现肺内结核病灶，颈、胸椎结核引起的椎体破坏及冷脓肿形成，纵隔及肺门淋巴结肿大及钙化等征象。内镜下表现多种多样，以溃疡性病变和隆起型病变最为常见，内镜下活检标本培养若能找到结核分枝杆菌，即可诊断食管结核。

【治疗】

应尽量了解所误服腐蚀剂的性质、剂量，暂时禁食，给予胃肠外营养，监测生命体征，不可立即予以诱导呕吐以防止造成二次损伤。

若患者出现持续呕吐，应及时放置鼻胃管进行胃肠减压，清洗或稀释腐蚀剂，引流胃液，也可防止食管完全狭窄及梗阻。吞服强酸可用弱碱进行中和，但不宜用碳酸氢钠；吞服强碱，可用弱酸溶液进行中和，如醋酸、柠檬酸等。若腐蚀剂性质不明确，可饮用牛奶或蛋清进行稀释。

当患者出现急腹症、纵隔炎、气道阻塞或穿孔时，需要在重症监护条件下进行治疗，必要时进行外科手术干预。

发生腐蚀性食管炎后，建议使用抗生素 2～4 周，直到新的上皮组织形成。抗生素虽不能预防狭窄形成，但可为食管炎症愈合创造有利条件。治疗食管狭窄可进行多次逐级探条扩张或放置食管支架。如果扩张失败，应考虑手术治疗。对于食管狭窄时间较长的患者，仅逐级探条扩张的效果可能并不理想，可在逐级扩张的基础上联合糖皮质激素治疗。研究表明，糖皮质激素可以减轻炎症程度、减

少肉芽组织以及纤维组织的形成。

对恢复良好、无食管狭窄的患者，可逐渐恢复正常饮食。在恢复饮食过程中严密观察，若患者出现进食呛咳、发热、胸骨疼痛加重等症状时，应警惕食管 - 纵隔瘘的发生。抑酸剂对减少或预防胃酸反流引起的继发性损伤有一定帮助。

【预后】

很大程度上取决于腐蚀剂的性质、摄入量和与黏膜接触的时间。重度腐蚀性食管炎可导致穿孔甚至食管 - 气管瘘、食管 - 主动脉瘘而危及生命，及时发现和救治对改善预后尤为重要。

（顾 伦 柏 愚）

推 荐 阅 读

[1] HUANG Y C, NI Y H, LAI H S, et al. Corrosive esophagitis in children[J]. Pediatr Surg Int, 2004, 20（3）: 207-210.

[2] UYGUN I. Caustic esophagitis in children: prevalence, the corrosive agents involved, and management from primary care through to surgery[J]. Curr Opin Otolaryngol Head Neck Surg, 2015, 23（6）: 423-432.

[3] SHUB M D. Therapy of caustic ingestion: new treatment considerations[J]. Curr Opin Pediatr, 2015, 27（5）: 609-613.

[4] MAS E, BRETON A, LACHAUX A. Management of caustic esophagitis in children[J]. Arch Pediatr, 2012, 19（12）: 1362-1368.

[5] ORMEÑO JULCA A J. Use of corticosteroids in esophagitis caustic ingestion. Report of two cases[J]. Rev Gastroenterol Peru, 2016, 36（3）: 256-259.

[6] CHIRICA M, BONAVINA L, KELLY M D, et al. Caustic ingestion[J]. Lancet, 2017, 389（10083）: 2041-2052.

[7] ARNOLD M, NUMANOGLU A. Caustic ingestion in children-A review[J]. Semin Pediatr Surg, 2017, 26（2）: 95-104.

第五节 霉菌性食管炎

霉菌性食管炎又称真菌性食管炎（fungal esophagitis），是真菌侵入食管黏膜造成的一种溃疡性假膜性感染，是食管炎中的一种特殊类型，病原菌以念珠菌最为多见，最常见的是白念珠菌，属消化道念珠菌病之一。各年龄段均可发病，确切发病率尚不清楚，近年发病率有增加趋势。

【病因】

正常人体内广泛存在真菌，真菌与人体保持一

种平衡关系，属于条件致病菌，以白念珠菌属多见。健康人体胃肠道和上呼吸道、泌尿生殖道以及口腔、咽喉部白念珠菌均有定植，在黏膜处带菌率最高。当机体免疫功能低下或正常机体微生物丛间的拮抗作用失衡时，真菌便乘虚侵犯多系统，引起深部真菌感染，食管是较常被感染的器官。

【发病机制】

真菌性食管炎的发生取决于真菌的侵袭能力和机体的防御力。当有以下情况导致机体免疫功能低下时，容易引起本病。

1. 患者有基础疾病，如恶性肿瘤、结核病、糖尿病、烧伤、溃疡性结肠炎、器官移植、艾滋病等都能使免疫系统受到抑制，增加食管真菌感染的易感性。

2. 长期应用大量广谱抗生素、免疫抑制剂、抑制胃酸的药物等致使其他微生物的生长受到抑制而使念珠菌大量生长而致病。食管真菌的医源性感染在临床上并不罕见。

3. 食管梗阻、食管黏膜屏障受损和运动功能减弱等与真菌性食管炎发病有关。

【病理】

主要表现为食管黏膜表面及固有层内有真菌菌丝和芽孢、炎性肉芽肿，偶见真菌性肉芽肿；也可见食管上皮增厚，上皮细胞内含有丰富的糖原，可见到糖原性棘皮症样改变。

【临床表现】

临床表现可轻可重，与发病缓急及炎症程度有关，少部分患者无任何症状，临床症状与内镜下病变严重程度不一致。主要有吞咽疼痛、胸骨后疼痛，也可出现恶心和呕吐、畏食、呕血、反酸、嗳气、营养不良等。

【辅助检查】

1. **血常规** 常可见中性粒细胞减少。

2. **血清学检查** 血清念珠菌凝集素滴度>1:160；在已感染者血清中，抗原及抗体滴度有1/3迅速升高，低滴度者可除外本病。

3. **食管钡餐检查** 食管黏膜纹理减少、消失、粗乱，有时呈颗粒状或结节状、锯齿状充盈缺损、表浅的龛影和食管腔狭窄。部分患者可见食管节段性狭窄。

4. **内镜检查** 是目前唯一具有确诊价值的方法。典型征象是食管黏膜弥漫性充血水肿，表面有散在的白色或黄色厚假膜附着，不易剥脱，大小及程度不等，其下黏膜糜烂、质脆、易出血。严重者黏膜大片豆腐渣样污秽斑块、息肉样增生、也可完全剥脱

呈光滑样，偶见真菌性肉芽肿。Kodsi等把内镜下表现分为4级：①Ⅰ级：少数隆起白斑，长径<2mm，伴充血，无水肿或溃疡；②Ⅱ级：多个隆起白斑，长径>2mm，伴充血，无水肿或溃疡；③Ⅲ级：融合的线状或结节样隆起斑块，伴充血和溃疡；④Ⅳ级：Ⅲ级表现加黏膜易脆，有时伴管腔狭窄，病变在中段或远端食管更为明显，但较少累及齿状线。

5. **病原菌检查** 多需在内镜下取材进行。内镜刷检涂片见真菌菌丝，真菌培养证实为白念珠菌，但培养阳性不能单独作为确诊依据。

【诊断与鉴别诊断】

诊断主要依靠内镜检查配合真菌检查。本病需与以下疾病如胃食管反流病、食管癌、食管良性肿瘤、其他类型食管炎等相鉴别。

1. **反流性食管炎** 主要表现为反酸、烧心等反流症状，伴有咳嗽、哮喘等食管外症状，行内镜可明确诊断。

2. **贲门失弛缓症** 为食管括约肌功能障碍所致的食管功能性梗阻，临床表现为非进行性吞咽困难、反食、胸部不适、胸痛，行食管钡餐X线造影、食管压力测定可明确诊断。

3. **食管癌** 早期无明显表现，后期出现进行性吞咽困难，行内镜及病理可明确诊断。

4. **食管裂孔疝** 主要表现为胸痛、吞咽困难、胸骨后烧灼感，行X线、内镜检查可明确诊断。

5. **食管良性肿瘤** 早期无症状，肿瘤增大后可出现吞咽困难、疼痛及压迫感，内镜检查可明确诊断。

6. **其他** 与食管白斑、食管异物等相鉴别。

【治疗】

1. 积极治疗原发病。

2. 支持与对症治疗。

3. **抗真菌治疗** 抗真菌治疗是真菌性食管炎治疗的核心。临床常用药物有：制霉菌素50万～100万单位溶于4ml蒸馏水中，4次/天，含漱后缓慢咽下，疗程为1～2周；酮康唑200mg/d，1次/天，疗程为2周；氟康唑100mg，1次/天，疗程为2周；伊曲康唑200mg/d，1次/天，疗程为2周；而泊沙康唑、两性霉素B、卡泊芬净、阿尼芬净等可作为替代药物在难治性病例中使用。选择药物时需考虑疾病的严重程度、患者的免疫功能情况、药物的不良反应，特别是对肝功能的影响。

【预后】

早诊断，积极治疗原发病，及时、正规的抗真菌治疗，患者一般预后良好；但对抗生素治疗原发感

染的同时继发真菌感染，临床处理颇难，治疗效果也常不佳。如不能早期诊断和治疗，可引起各种并发症如食管狭窄、食管 - 支气管瘘形成等。

（王学红　李　岩）

推 荐 阅 读

[1] UNDERWOOD J A, WILLIAMS J W, KEATE R F. Clinical findings and risk factors for candida esophagitis in outpatients[J]. Dis Esophagus, 2003, 16（2）: 66-69.

[2] NISHIMURA S, NAGATA N, SHIMBO T, et al. Factors associated with esophageal candidiasis and its endoscopic severity in the era of antiretroviral therapy[J]. PLoS One, 2013, 8（3）: e58217.

[3] TAKAHASHI Y, NAGATA N, SHIMBO T, et al. Long-Term trends in esophageal candidiasis prevalence and associated risk factors with or without HIV infection: lessons from an endoscopic study of 80, 219 patients[J]. PLoS One, 2015, 10（7）: e0133589.

[4] 董丽丽，柯美云，杨爱明. 24 例霉菌性食管炎的临床分析 [J]. 中华消化内镜杂志, 2003, 20（4）: 273-274.

[5] PAPPAS P G, KAUFFMAN C A, ANDES D R, et al. Executive summary: clinical practice guideline for the management of candidiasis: 2016 Update by the Infectious Diseases Society of America[J]. Clin Infect Dis, 2016, 62（4）: 409-417.

[6] 林三仁. 消化内科学高级教程 [M]. 北京：中华医学电子音像出版社, 2016.

第六节　食管结核病

食管结核病（tuberculosis of esophagus）为少见疾病，发病率仅占所有消化道结核的 2.8%。食管结核可发生于任何年龄，但多见于中年以后，男性多于女性。多累及食管中段和上段，且多在气管分叉水平以上。最常见的临床表现为吞咽困难。

【病因与发病机制】

食管黏膜对结核菌有较强的抵御能力。因正常的食管黏膜由复层鳞状上皮组成，食管呈垂直走向，通过迅速，又有食物、唾液等不断冲刷，包括结核菌在内的外来物质不容易在食管内停留。

无食管外结核病灶的原发性食管结核病比较罕见。最常见的是由食管周围纵隔淋巴结结核直接或间接侵入食管壁而致。

结核病是人体与结核菌相互作用的结果。食管结核病多数是在患者原有疾病的基础上感染结核分枝杆菌而致病的。免疫力低下（如肺结核、糖尿病、恶性肿瘤、艾滋病、长期使用糖皮质激素或免疫抑制剂等）和原有食管疾病（如反流性食管炎、食管溃疡、食管狭窄等）为本病的易感因素。

结核分枝杆菌感染食管的途径包括经口吞入，食管邻近组织或器官结核直接蔓延，咽喉部结核向下蔓延及血性播散。

【病理】

干酪样坏死是诊断结核的重要依据。食管结核病病理类型包括溃疡型、增殖型、颗粒型。其中溃疡型最为多见，颗粒型最少见。

【临床表现】

（一）症状

食管结核病的临床表现多种多样，取决于病变类型、侵犯程度和范围。个别已有瘘管形成的患者无症状，是在胃镜检查或 X 线钡餐检查时意外发现的。溃疡型食管结核病多表现为吞咽疼痛、进食哽咽感等。增生型食管结核病则多为吞咽困难、体重下降。颗粒型食管结核病可无症状，病情较重的患者亦可有吞咽困难、吞咽痛等。食管结核病还可伴有结核毒血症状，如盗汗、低热。此外，有并发症出现时可表现为相应的临床表现，如食管 - 气管瘘可出现反复咳嗽、进食呛咳等；消化道出血可出现呕血、黑便等。

（二）并发症

未治疗的食管结核，可出现瘘管形成、出血、穿孔、吸入性肺炎、致死性呕血、牵引性憩室和食管狭窄。其中瘘管形成是最常见的并发症，主要是食管与支气管、胸腔之间形成瘘管。当溃疡型食管结核病形成结核性动脉食管瘘时，可出现上消化道大出血。增殖型食管结核病如果纤维化明显，可引起食管狭窄。

【辅助检查】

X 线钡餐可显示食管溃疡或狭窄、窦道或瘘管等。胃镜下可呈现为溃疡性病变、增生型病变、瘘口等。胸部 CT 可出现特发性结核性淋巴腺炎，发现食管 - 气管瘘等。超声胃镜可发现食管壁增厚或肿块形成，浸润外膜时可发现外膜破坏，还可有纵隔淋巴结肿大等。另外，可在超声胃镜引导下进行穿刺活检。活检组织抗酸染色和结核 PCR 的阳性率均不高。γ 干扰素释放试验阳性，提示存在结核菌感染。

【诊断与鉴别诊断】

（一）诊断

有食管外症状（如肺、骨、喉结核）的患者出现吞咽痛或吞咽困难时，应怀疑食管结核病的可能。组织病理学干酪样肉芽肿有助于确诊。疑似本病，但又无法立即明确诊断的，也可以进行试验性抗结核治疗，治疗后临床表现、内镜表现等均明显改善者，支持本病诊断。

（二）鉴别诊断

1. **食管癌** 食管结核病可出现吞咽困难，进食胸骨后局限性刺痛等症状，应注意与食管癌相鉴别。食管结核以管腔狭窄为主，充盈缺损无食管癌明显，病变与正常管壁分界不明显。

2. **食管平滑肌瘤** 食管平滑肌瘤有光滑的包膜，在食管肌层内分界清楚，周围无炎性渗出和粘连。单凭食管黏膜像较难鉴别，超声胃镜有助于鉴别。

3. **食管外压性病变** 单凭 X 线很难鉴别食管旁淋巴结肿大的原因，可辅以结核菌素试验等有助于诊断。

【治疗】

按照规范的抗结核治疗，可使食管结核病灶和瘘管愈合，但近年来多种耐药结核菌株逐渐增多，给治疗带来不少困难。如内科药物治疗不能使瘘管闭合，则需手术治疗或内镜下介入治疗，如覆膜食管支架植入术等。食管狭窄患者可行气囊扩张或食管支架等内镜治疗。动脉食管瘘出血者需急诊手术治疗。

（张 玲 李良平）

推 荐 阅 读

[1] 莫剑忠，江石湖，萧树东. 江绍基胃肠病学 [M]. 2 版. 上海：上海科学技术出版社，2014.

[2] TANG Y，SHI W，SUN X，et al. Endoscopic ultrasound in diagnosis of esophageal tuberculosis: 10-year experience at a tertiary care center[J]. Dis Esophagus，2017，30（8）：1-6.

[3] JAIN S S，SOMANI P O，MAHEY R C，et al. Esophageal tuberculosis presenting with hematemesis[J]. World J Gastrointest Endosc，2013，5（11）：581-583.

第一节　胃食管反流病

胃食管反流病（gastroesophageal reflux disease，GERD）是胃内容物反流入食管引起的症状和/或并发症，常见的典型症状包括烧心和反流，亦可引起包括耳、鼻、喉等的相关症状，称为食管外症状。胃食管反流病根据其内镜下的表现，分为非糜烂性反流病（non-erosive reflux disease，NERD）、糜烂性食管炎（reflux esophagitis，RE）及巴雷特食管（Barrett's esophagus，BE）。根据 2006 年蒙特利尔全球 GERD 共识，则可将其分为食管综合征及食管外综合征。前者包括各种食管内症状综合征（典型反流综合征、反流胸痛综合征）及食管损伤综合征（反流性食管炎、反流性食管狭窄、巴雷特食管及食管腺癌）。食管外综合征则包括确认与反流相关的反流性咳嗽综合征、反流性喉炎综合征、反流性哮喘综合征和反流性牙侵蚀症，以及可能与反流相关的咽炎、鼻窦炎、特发性肺纤维化及复发性中耳炎。

【流行病学】

流行病学研究提示，GERD 在西方国家属于常见病。Locke 等在美国明尼苏达州的一个县通过调查问卷分别在 1997 年和 1999 年做了两次 GERD 的流行病学调查，结果提示，1997 年该县约 19.8% 的人群每周至少有 1 次烧心或反酸症状，而 1999 年该比例增加至 20%。据 Gallup 组织 2002 年的报道，44% 的美国人每月至少出现 1 次烧心症状，14% 为每周 1 次，7% 为每天 1 次。欧洲、中东及北美洲的流行病学数据与美国类似。GERD 在亚太地区的患病率相对低，但是近年来 GERD 的发病率有升高的趋势，故越来越受到人们的关注，这可能与饮食结构的改变、社会老龄化、不良生活方式以及医师对GERD 认识的不断深入等有关。在某些经济发达的亚洲地区，如日本和中国台湾，已经接近西方国家的水平。新加坡的一个研究提示，GERD 的发病率

从 1994 年的 5.5% 增加至 1999 年的 10.5%。中国北京、上海两地流行病学调查提示，基于症状诊断的患病率为 8.97%，其中 GERD 患病率为 5.77%，EE 为 1.92%。中国广东省在社区人群中调查的结果提示，烧心和/或反流症状的患病率为 17.8%（每月有）及 5.8%（每周有）。近年来，GERD 患病率逐年增加，欧美地区调查显示 2006—2009 年与 1995—1997 年相比，其 GERD 患病率（每周至少 1 次反流症状）增加了 47%。2009 年美国地区消化系疾病处方的前五位均为治疗 GERD 的用药。

随着年龄的增长，GERD 的发病率增加，发病高峰年龄为 40～60 岁。GERD 的危险因素包括吸烟、肥胖、年龄、饮酒、非甾体抗炎药、阿司匹林、抗胆碱能药物、社会因素、心身疾病、遗传因素等。此外，大样本流行病学调查已经证实 GERD 为食管腺癌的危险因素。

【发病机制】

GERD 是一种多因素参与的疾病，主要病理生理机制包括：①胃食管交界处功能与结构障碍；②食管清除功能障碍和上皮防御功能减弱；③肥胖和饮食等生活相关因素削弱食管抗反流功能；④食管敏感性增高。

（一）抗反流屏障减弱

胃食管交界处位于横膈膜水平，该处的高压带相当于阀门作用，能有效阻止胃内容物的反流，其结构包括下食管括约肌（LES）、膈肌脚、膈食管韧带、His 角等，其抗反流屏障功能主要依赖于 LES 和膈肌脚的功能。LES 由一段略增厚的环形平滑肌组成，长约 4cm，借助膈食管韧带固定于横膈，可在横膈的食管裂孔中上、下移动；膈肌脚由骨骼肌组成，长约 2cm，环绕在近端 LES 外，在深吸气和腹内压升高时，膈肌脚收缩与 LES 的压力叠加，进一步起到抗反流的作用。正常人静息时 LES 压为 10～30mmHg，比胃内压高 5～10mmHg，成为阻止胃内

容物逆流入食管的一道屏障，起到生理性括约肌的作用。LES压力受食物影响，高脂食物、吸烟、饮酒、巧克力和咖啡可降低LES压力。某些激素和药物亦影响LES压力，如胆碱能刺激、胃泌素、胃动素、P物质、胰岛素引起的低血糖可增加LES压力，而胆囊收缩素、胰高糖素、血管活性肠肽等降低LESP，妊娠妇女的黄体酮水平升高，可引起LESP降低。甲氧氯普胺、多潘立酮等增加LES压力，钙通道阻滞剂、吗啡、地西泮等药物则降低LES压力。

胃食管交界处抗反流屏障结构异常常见于食管裂孔疝。食管裂孔疝是指胃食管交界处（EGJ）近端移位导致深筋膜进入膈食管裂孔，或由于膈食管韧带薄弱、断裂所致。食管裂孔疝可以是先天性的，也可因年龄增加以及长期腹内压增高如肥胖、妊娠、慢性便秘所致。有食管裂孔疝的GERD患者较没有食管裂孔疝的患者更易发生反流事件且食管酸暴露比例更高；有食管裂孔疝的患者有更严重的食管炎。食管裂孔疝导致GERD的机制主要与LES功能减弱有关。LES和膈肌脚产生的压力是LES压力的主要来源，用力增加腹部压力和吸气时，膈肌脚收缩增加LES压力来补偿胃和食管之间越来越大的压力梯度；在静息状态下，膈肌脚还可以影响LES压力。食管压力检测结果表明，食管裂孔疝的患者胃食管交界处存在两个高压带，一个位于LES水平，一个位于膈肌脚水平。这种压力带的分离提示患者的LES和膈肌脚分离，膈肌脚不再对LES区域高压带有辅助作用，导致食管抗反流屏障功能减弱，增加反流机会。其次，食管裂孔疝囊（在LES的近端和膈脚的远端之间）对酸性物质有容纳器作用，可以截留食管酸清除期间清除入胃的酸性物质，在反流发生时，随着吞咽引起食管下括约肌的松弛，疝囊内截留的酸性物质可再次反入食管，加重反流症状。

GERD患者的大多数反流事件发生在一过性下食管括约肌松弛（transient lower esophageal sphincter relax，TLESR）期间，后者定义为无吞咽诱发的LES压力突然下降，至少持续10秒，可伴随胃食管反流事件。研究表明，餐后患者TLESR的频率增加4～5倍，且伴有反流的TLESR从空腹状态时的47%增至68%，这可能是GERD患者餐后症状增多的原因；不易消化的食物、吸烟和饮酒可增加TLESR的频率，前者可能与进食富含不易消化的碳水化合物时，过度的结肠发酵导致胰高血糖素样肽-1释放有关。

（二）食管防御机制减弱

食管防御机制包括黏膜的防御功能及食管的清除能力。正常食管黏膜具有防御功能。上皮表面黏液层、不移动水层和表面碳酸氢盐浓度可维持食管腔至上皮表面的pH梯度，使pH能维持在2～3。食管上皮是有分泌能力的复层鳞状上皮，其表面的细胞角质层和细胞间的紧密连接构成其结构基础，能防止H⁺的逆弥散，并阻挡腔内有毒物质弥散到细胞和细胞间隙；细胞内的蛋白质、磷酸盐及碳酸氢盐对上皮细胞酸暴露具有缓冲作用；黏膜血管对损伤组织的血液供应，调节组织的酸碱平衡，为细胞修复提供营养，排除有毒代谢产物，给细胞间质提供碳酸氢盐以缓冲H⁺。用光镜和电镜观察GERD患者的食管上皮，可发现上皮细胞间隙扩大。1996年有学者首次定量比较了非糜烂性反流病（non-erosive reflux disease，NERD）、反流性食管炎（reflux esophagitis，RE）患者与正常人的上皮间隙宽度的差异，结果表明NERD、RE患者上皮间隙宽度显著大于健康正常人，且与患者烧心症状相关。扩大的细胞间隙可作为食管上皮防御功能受损的标志。食管上皮防御功能受损后，胃酸弥散入组织，酸化细胞间隙，进一步酸化细胞质，最后造成细胞肿胀和坏死。

正常情况下，食管通过以下机制对酸进行清除：食管蠕动；大量分泌的唾液；黏膜表面碳酸氢根离子；重力作用。正常人当酸性内容物反流时只需1～2次食管继发性蠕动即可排空几乎所有的反流物。约50%GERD患者食管酸清除能力下降，主要与食管运动障碍有关。GERD患者均存在不同程度的原发性蠕动障碍。

（三）攻击因素增强

大量研究表明，GERD患者存在异常反流，进入食管的胃内容物能通过盐酸、胃蛋白酶、胆盐和胰酶（胰蛋白酶、胰脂肪酶）造成上皮损伤。胃酸/胃蛋白酶是导致食管黏膜损伤的主要攻击因子，胃大部切除、食管小肠吻合或其他导致过度十二指肠胃反流时，十二指肠胃反流可因胃容积增加而致胃食管反流的危险性增加，大量研究表明胆汁可增加食管黏膜对H⁺的通透性，胆汁中卵磷脂被胰液中的卵磷脂A转变为溶血卵磷脂，可损伤食管黏膜引起食管炎。

（四）食管敏感性增高

部分GERD患者在没有过多食管酸暴露的情况下，也出现烧心、疼痛等症状。对GERD患者和健康人进行食管气囊扩张研究，发现GERD患者较健康人对食管扩张的感觉阈值明显下降，提示患者存在内脏高敏感。因此除了反流物的刺激外，GERD症状还可以是食管受到各种刺激后高敏感化的结果。其机制与中枢和外周致敏相关。研究发现，反流可导致食管感觉神经末梢香草酸受体1(TRPV1)、嘌呤(P2X)受体磷酸化或数量上调。使用功能性磁共振显像检测负性情绪和中性情绪对食管无痛性扩张认知的影响，发现相同的刺激强度下负性情绪背景下产生的感觉较中性情绪背景更为强烈，受试者前脑和背侧前扣带回的皮质神经元活动显著增加。

（五）免疫反应介导的食管黏膜炎症

传统观点认为，食管炎症反应是由于反流物的化学性腐蚀所致，亦即炎症是由黏膜层向黏膜下层方向发展的，但近期研究发现，反流物刺激食管黏膜后，淋巴细胞数量从上皮层向黏膜下层逐步增高，呈现炎症从黏膜下层向黏膜层发展的现象。因此，目前有新的观点认为，免疫因素参与介导反流所致食管黏膜损伤及食管功能的改变。研究发现，GERD患者食管黏膜中炎症介质较正常人明显升高亦支持这一观点。

（六）酸袋理论

研究发现，食管下括约肌下方胃食管连接部存在一段特殊区域，在餐后15~90分钟，其平均pH低于餐后胃内缓冲区。该部位的胃液可逃逸食物缓冲作用，向近端延伸，使远端食管黏膜暴露于高酸胃液。这一区域称为"酸袋"。GERD患者和食管裂孔疝患者的酸袋范围显著增大，且酸袋的异常与GERD和食管裂孔疝的严重程度呈正相关。

（七）胃、十二指肠功能失常

胃排空功能低下使胃内容物和压力增加，当胃内压增高超过LES压力时可诱发LES开放；胃容量增加又导致胃扩张，致使贲门食管段收缩，使抗反流屏障功能降低。缓慢的近端（而非全胃）排空与反流发病次数增加和餐后酸暴露之间显著相关。十二指肠病变时，十二指肠胃反流可增加胃容量，贲门括约肌关闭不全导致十二指肠胃反流。

（八）其他

婴儿、妊娠、肥胖易发生胃食管反流，硬皮病、糖尿病、腹水、高胃酸分泌状态也常有胃食管反流。心理因素：对只有烧心症状患者的问卷调查表明，60%的患者认为应激是致病的主要因素，因此推测心理因素在本病中起着一定的作用。对胃食管反流病的患者进行放松训练，不但反酸的症状明显减少，而且食管酸暴露的时间也缩短；而患者的焦虑、抑郁、强迫症等发病率，与健康对照组比较显著升高。

目前推测本病和心理因素之间的关系可能存在两种机制，即内源性心身因素的影响，心理因素导致胃肠道的敏感性增加，食管内感觉神经末梢对酸的敏感性增加；以及免疫和内分泌系统异常激活的机制。

【病理】

GERD的组织学异常包括一系列提示上皮损害和修复的特征。这些改变经广泛的研究证实，虽然不具有特异性，但足以表现出GERD的特征。上皮增生表现为基底层增厚超过整个上皮厚度的15%（增生超过3层）和固有膜乳头状隆起延长大于上皮厚度的2/3。这些改变提示上皮增生和更新加快，可见于正常个体食管远端2~3cm，可以是健康人所患的短暂反流的表现。上皮损害的另一个指征是气球状细胞，即肿胀的胞质浅染的圆形鳞状细胞的存在。GERD黏膜固有膜的反应包括毛细血管的明显扩张和充血，在浅表乳头处形成血管湖或出血。上皮内嗜酸性粒细胞是GERD的另外一个指征，但仅见于30%~50%的GERD患者。上皮内淋巴细胞室食管黏膜的一个正常指征，但作为GERD炎症反应的一个部分，淋巴细胞数量可能增加，有时显著增加。通常，正常标本每个高倍视野大约少于10个淋巴细胞，而GERD可以超过20个。中性粒细胞浸润是一个不敏感的诊断指标，仅见于15%~30%的病例。黏膜糜烂和溃疡是食管黏膜有破损的表现。

研究表明，NERD虽然在内镜下食管黏膜未见损伤，但可能存在超微结构方面的变化。食管细胞间隙扩大很可能是食管内酸、胆汁、胃蛋白酶损伤，造成细胞的钠泵功能障碍，通透性降低，水钠潴留所导致。细胞间隙增宽（DIS）是反流病发生的形态学上的早期表现。具有反流症状的患者较无反流症状的正常人，其鳞状细胞间隙扩大2~3倍，并且差异极其显著。这种改变在NERD患者中也有表现，但其程度与RE无差异。经PPI治疗3个月后DIS可以明显减小，它与反流症状的改善相关。PPI治疗延长到6个月，患者症状完全缓解，DIS可恢复正常。这表明食管黏膜在酸和胃蛋白酶暴露下，黏膜屏障受到损害，细胞间隙扩大，H^+可以渗透到上皮内及上皮下，从而刺激黏膜感觉神经末梢，产生症状；而且这一改变在黏膜产生破损前已经出现。随着酸刺激的减少和控制，这种改变逐渐减轻，症状消失，细胞间隙恢复正常。

【临床表现】

胃食管反流病的临床表现多样，包括食管症状及食管外症状。

（一）食管症状

烧心和反酸是 GERD 最常见的典型症状，烧心是指胸骨后烧灼感，可从胸骨下段向上延伸。此外，胸痛、反食等也是 GERD 的常见症状。部分患者反流症状不典型，可表现为上腹痛、上腹烧灼感、反食、反胃、嗳气、吞咽困难等。

（二）食管外症状

如咽喉不适、咽部异物感、咳嗽、哮喘和龋齿等。少部分患者以咳嗽与哮喘为首发或主要表现，反流引起的哮喘无季节性，常有阵发性、夜间咳嗽与气喘的特点。个别患者可发生吸入性肺炎，甚至出现肺间质纤维化。这是由于反流物吸入气道，刺激支气管黏膜引起炎症和痉挛所致。反流物刺激咽喉部可引起咽喉炎、声嘶。反流物侵蚀牙齿可引起龋齿。反流还可能导致鼻窦炎和反复发作的中耳炎，并引起相关症状。

（三）并发症

GERD 可导致许多严重的并发症，胃肠道的并发症主要包括溃疡、出血、狭窄、Barrett 食管及食管腺癌（EAC）。

1. 出血　反流性食管炎患者，因食管黏膜炎症、糜烂及溃疡可以导致出血，临床表现可有呕血和黑粪以及不同程度的缺铁性贫血。

2. 食管狭窄　食管炎反复发作致使纤维组织增生，最终导致瘢痕狭窄，这是严重食管炎表现。

3. Barrett 食管　在食管黏膜的修复过程中，食管贲门交界处的齿状线以上的食管鳞状上皮被特殊的柱状上皮取代，称为 Barrett 食管。Barrett 食管尤其伴有特殊肠上皮化生者是食管腺癌的主要癌前病变。

【辅助检查】

（一）钡剂检查

食管吞钡检查能发现部分食管病变，如食管溃疡或狭窄，但亦可能会遗漏一些浅表溃疡或糜烂。气钡双重造影对反流性食管炎的诊断特异性很高，但敏感性较差，但因其方法简单、易行，设备及技术要求均不高，很多基层医院仍在广泛开展。钡剂还可以排除食管恶性疾病。

（二）内镜检查

内镜可对食管黏膜进行直视检查，是判断酸产生的食管黏膜损伤及其并发症的有效方法，并可评估疗效及预后。美国国家 GERD 共识中未将上消化道内镜列入常规检查，仅作为治疗无效或者出现报警症状的患者中的检查。我国存在与西方国家不同的特点，上消化道肿瘤发病率和幽门螺杆菌感染率较高，单纯症状诊断可能导致上消化道肿瘤的漏诊。广州的一个研究提示，在 469 名典型反流症状为主诉进行内镜检查的患者中，发现 4 例无报警症状的肿瘤患者（1 例食管癌，3 例胃癌）；且我国上消化道内镜检查普及率高、检查成本较低，因此我国 2014 年 GERD 专家共识提出，在具有典型的烧心和反酸症状的患者中，需及时进行内镜学检查以排除上消化道肿瘤。上消化道内镜除了排除上消化道肿瘤及引起反流症状的其他器质性疾病外，尚可对 BE 及 RE 患者做出内镜下诊断，是 GERD 诊断及分类的重要手段。反流性食管炎内镜分型采用洛杉矶标准（图 2-2-1）：① A 级：食管可见 1 个或 1 个以上黏膜破损，长度 <5mm（局限于 1 个黏膜皱襞内）；② B 级：食管可见 1 个或 1 个以上黏膜破损，长度 >5mm（局限于 1 个黏膜皱襞内），且病变没有融合；③ C 级：食管黏膜破损病变有融合，但小于食管管周的 75%；④ D 级：食管黏膜破损病变有融合，且大于食管管周的 75%。

（三）功能检查

1. 食管 24 小时 pH 监测及 pH- 阻抗监测　食管 24 小时 pH 监测可为反流提供客观证据，可用于监测食管是否存在酸反流、酸反流的程度（频率及时间）及反流症状与酸反流之间的关系。食管 24 小时 pH- 阻抗监测不仅可以检测酸反流，还可检测非酸反流；此外，还可鉴别反流的内容物，如液体反流、气体反流或混合反流等。进行 24 小时反流监测时，还可分析患者的症状与客观反流之间的关系，应用症状指数（SI）、症状敏感指数（SSI）和症状相关概率（SAP）等参数。此外，在治疗无效的患者中行客观反流监测，还有利于寻找患者治疗失败的原因。24 小时反流监测根据其导管放置位置的不同，尚可用来进行咽喉反流的检测。24 小时食管 pH 监测以 Demeester 评分作为判断标准，这一指标包括立位食管 pH<4 的时间百分比、卧位食管 pH<4 的时间百分比、全天食管 pH < 4 的时间百分比、最长反流时间、长反流次数 5 个参数的综合评分，Demeester 评分 >14.7 分时判断为阳性。因该指标涉及参数较多，临床研究一般以全天食管 pH<4 的时间百分比 >4.2% 作为阳性判断标准。24 小时阻抗 -pH 监测目前临床上一般采用其总反流次数这一指标，全天总反流次数超过 80 次作为阳性判断标准。此外，24 小时阻抗 -pH 监测过程中患者的阻抗基线高低亦有助于判断患者是否存在反流。

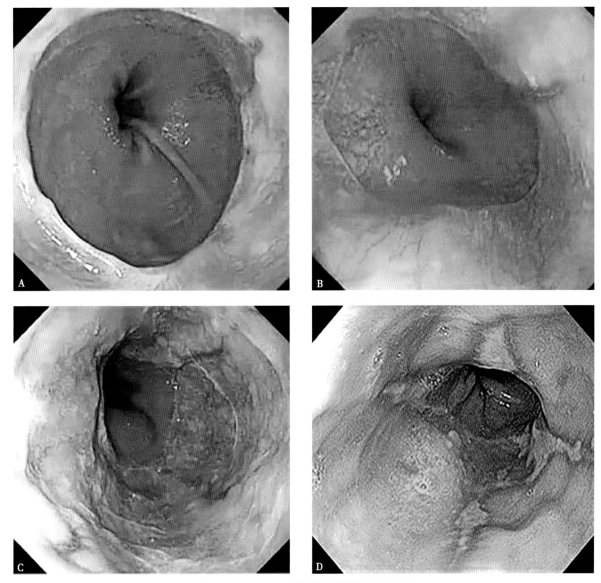

图 2-2-1　内镜下反流性食管炎洛杉矶分级

A. A 级，食管可见 1 个或 1 个以上黏膜破损，长度 <5mm（局限于 1 个黏膜皱襞内）；B. B 级，食管可见 1 个或 1 个以上黏膜破损，长度 >5mm（局限于 1 个黏膜皱襞内），且病变没有融合；C. C 级，食管黏膜破损病变有融合，但是小于食管管周的 75%；D. D 级，食管黏膜破损病变有融合，且大于食管管周的 75%

2. **食管无线 pH 监测**　食管无线 pH 监测的功能与食管 pH 监测类似，但其无需将监测导管从鼻腔插入食管，只需在内镜下将无线胶囊固定在食管下段，且其监测时间可延长至 96 小时，可避免监测过程中可能出现的日间变异等对结果的影响。无线 pH 监测酸暴露中位值为 2.0%，第 95 个百分位数为 5.3%。

3. **食管胆汁动态监测**　监测食管内胆汁含量可得到十二指肠胃食管反流（DGER）的频率和量。现有的 24 小时胆汁监测仪可得到胆汁反流次数、长时间反流次数、最长反流时间和吸收值≥0.14 的总时间及其百分比，从而对胃食管反流病做出正确的评价。胆红素吸收值 >0.14 时间百分比时，中位值为

0.4，第 95 个百分位数为 1.8%。

4. **食管测压**　食管动力学检测的重要手段。食管压力测定、食管传输功能检查可以帮助了解食管体部的动力功能状态、LES 的压力、TLESR 的频率，不但有助于了解 GERD 发生的病理生理机制，也有助于治疗方案的选择；同时还是 GERD 患者评估手术治疗和预测手术疗效和术后并发症的指标之一。对临床症状不典型的患者，食管动力学检查可与其他动力学疾病如贲门失弛缓症、胡桃夹食管等加以鉴别。食管高分辨率测压下可对胃食管交界处（EGJ）的形态进行评估，分为 3 种类型：Ⅰ型 LES 与膈肌脚相对位置基本重叠，两者之间距离 <1cm；Ⅱ型

LES与膈肌脚分离，两者之间距离>1cm，但<2cm；Ⅲ型LES与膈肌脚分离>2cm。但是食管测压本身并不能检测胃食管反流，不能为GERD提供客观的反流证据。

5. 核素胃食管反流测定 放射性核素显像能对反流发作次数定量并计算LES以上放射性的百分比。利用特殊示踪剂还可用来观察胆汁反流；如乙氨基乙酰乙酸（IDA）示踪扫描可发现十二指肠内容物的反流。目前双核实法已成为测定胃排空的最佳方法，对疑有胃排空障碍者，用该法明确其部分反流机制，指导治疗。但因反流症状常间歇发作，短时间的扫描难以了解全面的反流情况，从而限制了胃食管闪烁扫描检查的价值。

6. 激发试验 最常用的食管激发试验为Bernstein试验（酸灌注试验），对于确定食管反流与非典型胸痛之间的关系具有一定价值。但是，检查阴性不能排除反流的存在，亦不能区别不同程度的反流。由于其观察时间较短，故敏感性较低，且该检查操作难度大，目前仅用于科研。

7. 质子泵抑制剂（PPI）试验 在缺乏诊断GERD的客观检查手段时，临床常常采用PPI试验确定患者是否存在GERD，其敏感性可超过70%，特异性在50%左右，是临床尤其是初级医疗机构常常采用的方法。临床可用各种质子泵抑制剂，包括奥美拉唑（20mg，2次/日）、兰索拉唑（30mg，2次/日）、泮托拉唑（40mg，2次/日）、艾司奥美拉唑（20mg，2次/日）、雷贝拉唑（10mg，2次/日）治疗2周，以第二周无反流症状或仅有一次轻度的反流症状作为质子泵抑制剂试验的阳性判断标准。

8. 唾液蛋白酶检测 胃蛋白酶是由胃主细胞分泌的胃蛋白酶原转变而来，其在食管或者更近端部位如咽喉、气道的出现提示了胃食管反流的存在。Sifrim等通过检测100例无症状志愿者及111例以烧心为主诉的患者的唾液蛋白酶，建立了唾液蛋白酶在志愿者中的正常值，并且借助联合阻抗-pH监测，发现GERD和食管高敏感患者的唾液蛋白酶的浓度明显高于功能性烧心患者，其阳性结果诊断GERD和食管高敏感的敏感性和特异性分别为78.6%和64.9%。该方法简便、快捷、无创，是GERD诊断中的一项非常有前景的方法。高胃蛋白酶浓度（>210ng/ml）的阳性样本表明症状可能是由于反流引起的，特异性为98.2%。

9. 食管黏膜阻抗 食管黏膜阻抗值是一个反映长期慢性反流的客观指标，其检测方法具有微创、廉价、方便的优势。Ates等纳入食管炎、NERD等患者，检测他们的食管不同部位黏膜阻抗值，发现GERD患者的食管黏膜阻抗值明显低于非GERD患者，食管黏膜阻抗值随着检测部位的升高而增加，且食管黏膜阻抗值对于诊断食管炎具有较高的特异性及阳性预测价值。

10. 咽喉反流检测技术——Restech 传统咽喉反流监测技术具有局限性，比如导管pH电极定位不准确、咽喉酸反流pH尚未有统一标准等。为了克服传统咽喉反流检测的局限性，DeMeester团队研发了一项新型咽喉反流检测技术——Restech，它是一个含微型pH电极及参考电极的直径为1mm的水滴状pH检测仪，定位于腭垂下5~10mm处可同时检测液状及气雾状成分反流物。直立位置的Ryan评分异常为>9.4分，而仰卧位Ryan评分>6.8分则异常。

11. Endoflip技术 是通过管腔内放置逐渐充盈的球囊导管，检测管腔的可扩张性。球囊内含有阻抗感应器，可检测所在平面的横截面积，同时球囊中的压力感应器可以检测球囊内的实时压力，等容状态下最小横截面与压力的比值为可扩张性指数。这一技术可用来检测GERD患者的抗反流屏障功能，并用于指导胃底折叠术的角度。

【诊断与鉴别诊断】

对多数GERD患者，根据典型的临床表现（如轻度烧心、反流，每周出现≥2日；或中重度症状，每周出现≥1日）即可做出初步诊断。这种简单的判断方法也常用于流行病学调查。对拟诊为GERD的患者，可通过症状量表（如GerdQ）筛查、PPI治疗试验进一步诊断GERD。对反流性食管炎的诊断和分型，有赖于胃镜检查。胃镜，必要时结合钡餐造影是GERD患者与食管其他器质性疾病鉴别诊断的主要检查方法。对胃食管反流的检查和食管压力测定可明确患者是否存在反流，了解反流物的性质和严重程度，了解反流事件与症状的关系；与食管其他的动力性疾病（如贲门失弛缓症、弥漫性食管痉挛、胡桃夹食管）和功能性疾病（如功能性烧心、食管源性功能性胸痛）相鉴别。

临床上常常使用GerdQ量表对GERD的症状进行评估（表2-2-1）。GerdQ通过患者对过去1周内烧心、反流、上腹痛、恶心、反流引起睡眠障碍、因反流症状使用非处方用药情况6个方面的评分，判断是否可诊断GERD。当GerdQ≥8分，对GERD诊断的敏感性为64.4%，特异性为71.4%；评分越高，

表 2-2-1 GerdQ 量表（选择过去 1 周内症状频率）

症状	症状频率分值			
	0天	1天	2～3天	4～7天
1. 您的胸骨后烧灼感（即烧心）的频率？	0	1	2	3
2. 您感到有胃内容物（液体或食物）向上反流至咽喉或口腔（即反流）的频率？	0	1	2	3
3. 您感到中上腹部疼痛的频率？	3	2	1	0
4. 您感到恶心的频率？	3	2	1	0
5. 您因为烧心和/或反流而影响睡眠的频率？	0	1	2	3
6. 除医师建议服用的药物外，您为缓解烧心和/或反酸而额外服用药物（如碳酸钙、氢氧化铝等抗酸剂）的频率？	0	1	2	3

诊断精确性越高。GerdQ 可作为 GERD 的初筛诊断，尤其适合基层医疗机构使用（即在没有内镜检查条件、没有消化专科医师时）；量表分值还可作为预测是否存在反流性食管炎的指标，评估患者是否需要 PPI 治疗，PPI 治疗中是否需要加用抗酸药缓解症状的参考；该量表也可以作为 GERD 患者治疗后疗效的监测指标之一。

虽然胃食管反流病的症状有其特点，临床上仍应与其他病因的食管炎、消化性溃疡、各种原因的消化不良、胆道疾病以及食管动力疾病等相鉴别。胸痛为主时，应与心源性、非心源性胸痛的各种病因进行鉴别，如怀疑心绞痛，应做心电图和运动试验，在除外心源性胸痛后，再行有关食管性胸痛的检查。两种疾病的鉴别要点是：食管炎性胸痛表现为胸骨后或胸骨下烧灼痛、刺痛，也可以为钝痛；其发作与进食、体力劳动、体位如卧位和弯腰等有关，进食牛乳、饮水、制酸药可缓解。而心绞痛多在夜间发病，劳累后加重，进食后不能缓解，体位对病情影响小，服用扩血管药物，如硝酸异山梨醇、硝酸甘油等明显有效。对有吞咽困难者，应与食管癌、食管贲门失迟缓症相鉴别。对有吞咽疼痛，同时内镜显示有食管炎的患者，应与感染性食管炎（如真菌性食管炎）、药物性食管炎等鉴别。临床上胃食管反流病尚需与功能性烧心鉴别，根据最新的罗马Ⅳ标准，功能性烧心定义为胸骨后的烧灼样不适，缺乏胃食管反流及嗜酸性食管炎的客观证据，食管测压排除包括贲门失弛缓、Jackhammer 食管、食管失蠕动等重度动力障碍性疾病，功能性烧心患者质子泵抑制剂治疗无效。

【治疗】

GERD 的治疗主要针对其发病机制，包括减少胃酸分泌的质子泵抑制剂（pump proton inhibitor，PPI）、促胃肠动力药物及抗反流手术等。GERD 的治疗分为以下几大部分：一般治疗包括生活方式的改变、药物治疗、内镜下治疗及手术治疗等。

（一）改变生活方式

一些日常生活习惯可能是引起 GERD 症状的诱发因素，如咖啡、酒精、碳酸饮料、吸烟及睡眠体位等。GERD 患者应注意避免诱发症状发作的不良生活方式。

1. 避免摄入可引起下食管括约肌松弛而造成反流的食物，如咖啡、酒精、巧克力、高脂食物等。

2. 避免服用酸性食物，如柑橘、碳酸饮料、酸辣食物，这些食物可通过直接刺激食管黏膜而加重烧心症状。

3. 控制体重，养成良好的生活习惯，如戒烟、睡眠时抬高床头和避免餐后 2～3 小时内睡卧等，这些措施有助于减少反流、加强食管酸清除，从而减少食管酸暴露。

（二）药物治疗

1. **抑酸药物** 抑制胃酸分泌的抑酸药是 GERD 治疗史上的里程碑，其中质子泵抑制剂（proton pump inhibitor，PPI）的疗效最为显著。PPI 通过与 H^+-K^+-ATP 酶共价结合而阻断了胃酸分泌的最后共同途径。H_2 受体拮抗剂（histamine-2 receptor antagonists，H_2RA）竞争性地阻断组胺刺激引起的胃酸分泌，血浆半衰期短，抑酸强度不如 PPI。抗酸剂仅起到中和胃酸或酸性食物的作用，对胃酸分泌无影响。

PPI 是 GERD 治疗的首选药物。多个荟萃分析显示，在食管炎愈合率、愈合速度和反流症状缓解率方面，PPI 均优于 H_2 受体拮抗剂，是治疗 GERD 的首选药物。对于标准剂量 PPI 治疗未完全缓解的患者，两项随机对照研究发现换用另一种 PPI 或将原有 PPI 剂量加倍均可改善症状。在使用双倍剂量 PPI 时，应分两次分别在早餐前和晚餐前服用。研究显示，这种给药方式比早餐前 1 次服用双倍剂量

PPI 能更好地控制胃内 pH。因此，单剂量 PPI 治疗无效可改用双倍剂量，一种 PPI 无效可尝试换用另一种 PPI。另外，为了达到更理想的症状控制和食管炎愈合状态，PPI 治疗的疗程至少应为 8 周。发表于 2006 年的一篇荟萃分析比较了埃索美拉唑与奥美拉唑、泮托拉唑、兰索拉唑治疗反流性食管炎的效果，研究显示，无论使用哪一种 PPI，治疗 8 周的食管炎愈合率（77.5%～94.1%）均高于治疗 4 周（47.5%～81.7%）。

RE 及 NERD 治疗均首选质子泵抑制剂，其剂量和疗程根据疾病严重程度有所不同。洛杉矶分级为 C 级和 D 级的 RE 推荐双倍剂量的质子泵抑制剂，疗程至少为 8 周，8 周后复查消化道内镜，黏膜愈合者可进入维持治疗阶段；若治疗 8 周后黏膜未愈合，则需要加大剂量及延长质子泵抑制剂使用时间至黏膜愈合，随后进入维持治疗阶段。洛杉矶分级为 A 级和 B 级的 RE 患者与 NERD 患者的治疗方法类似，可使用标准剂量的质子泵抑制剂，疗程为 8 周，以症状缓解作为治疗的主要目标。

GERD 往往需要维持治疗。研究显示，NERD 及轻度食管炎（LA-A 和 LA-B 级）患者可采用按需治疗或间歇治疗。按需治疗指患者根据自身症状出现的情况自行服用药物，以症状的满意控制为目的，用药剂量及频次可参考初始治疗。间歇治疗指当患者症状出现时给予规律服药一段时间，通常为 2 周，以达到症状的缓解。PPI 为首选药物，抗酸剂也是可选药物。对于停用 PPI 后症状持续存在的 GERD 患者，以及重度食管炎（洛杉矶分级 C 和 D 级）和 Barrett 食管患者需要 PPI 长期维持治疗。最近日本的前瞻性随机研究比较了 PPI 长期维持治疗与按需治疗在 EE 中的疗效，发现维持治疗 EE 患者，8 周症状缓解率为 76.3%，明显高于按需治疗的 51.3%，24 周的黏膜愈合率为 85.0%，明显高于按需治疗的 44.4%。

长期使用 PPI 可产生潜在不良反应。关于其不良反应，我国 2014 年胃食管反流病专家共识及 2013 年美国胃肠病学院的指南均作了详细的阐述。PPI 的潜在不良事件包括头痛、腹泻和消化不良等，发生率 < 2%。虽无临床资料支持，但出现这些不良事件时，可尝试更换另一种 PPI。已知有骨质疏松的患者仍可应用 PPI。对髋骨骨折和骨质疏松的担忧应不影响长期使用 PPI 的决定，除非有其他髋骨骨折的危险因素。PPI 治疗是难辨梭状芽孢杆菌感染的危险因素，在易感患者中应用需谨慎。胃酸

有杀灭或抑制细菌的作用，长期应用 PPI 通过提高胃内 pH，可能促进肠道菌群增生，从而增加难辨梭状芽孢杆菌感染的概率。有研究提示短期应用 PPI 者，社区获得性肺炎的风险增加；但未发现长期应用 PPI 者社区获得性肺炎的风险增加的证据，因而如果需要用长期使用 PPI 治疗，不必考虑社区获得性肺炎风险增加这个因素。在同时应用氯吡格雷的患者中，不需要改变 PPI 治疗，因不增加心血管不良事件的风险。早期 PPI 与抗血小板药物联用对心血管事件发生率的影响有争议，西方国家早期研究认为两者合用会增加心血管事件的发生率，近期前瞻性对比研究认为两药合用对心血管事件发生率的影响无显著性差异，我国尚无高质量的大宗随机对照研究。

H_2RA 治疗 GERD 的疗效显著不如 PPI，目前仅推荐用于下列情况：① NERD 患者症状缓解后的维持治疗；② PPI 治疗期间存在夜间反流客观证据者。夜间酸突破的定义是 PPI 每日 2 次饭前服用，夜间（22：00～6：00）胃内 pH < 4.0 的连续时间 > 60 分钟。超过 75% 双倍剂量 PPI 治疗患者存在夜间酸突破，临睡前加用 H_2 受体拮抗剂可减少其夜间酸突破，改善症状。一项回顾性非对照临床试验提示双倍剂量 PPI 睡前加用 H_2RA 后，72% 患者症状改善。有研究提示长期使用 H_2RA 易发生耐药，建议间歇性使用或按需睡前加用。

抗酸药起效快，作用时间短，常用于 NERD 及轻度食管炎缓解症状的按需治疗。有研究比较埃索美拉唑与铝碳酸镁按需维持治疗 NERD 的疗效，结果显示铝碳酸镁与埃索美拉唑疗效相似，提示抗酸药在 NERD 及轻度食管炎症状的控制有一定的作用。

2. 抗反流药物 研究表明，一过性下食管括约肌松弛（TLESRs）是 GERD 患者发生反流的主要机制。GERD 患者中往往可见 EGJ 的顺应性提高，LES 一过性松弛增加，从而使近端反流更易发生。因此，使用药物抑制 TLESRs 是一个具有前景的 GERD 治疗方法。

巴氯芬（baclofen）是一种 $GABA_\beta$ 激动剂，可在中枢和外周抑制控制 TLESRs 的迷走神经通路。不仅可以减少 TLESRs 和反流事件，还可以降低餐后酸性和非酸性反流时间、夜间反流和嗳气。目前仍没有关于 GERD 患者长期使用巴氯芬的疗效及安全性的临床研究。由于巴氯芬可通过血 - 脑屏障，产生困倦、头晕、嗜睡、恶心、呕吐等神经系统不良反应。

3. **促动力药**　GERD 患者的胃食管反流量增多、食管酸清除时间延长，可能与食管蠕动功能减弱或食管裂孔疝等因素引起的下食管括约肌功能障碍有关。通过缩短反流物与食管黏膜的接触时间，也许可以减少症状的发生。除了避免饱餐后平卧、睡眠时抬高床头等改变生活方式外，促胃肠动力药物理论上可以增强食管蠕动而加强食管酸清除作用。在 PPI 治疗基础上加用促动力药可以加强胃排空，减少 TLESRs 的发生从而减少食管酸暴露。研究显示，甲氧氯普胺可提高下食管括约肌静息压力，加强食管蠕动和改善胃排空，因此可以用于伴有胃排空延迟的 GERD 患者中，但目前仍无高质量证据支持甲氧氯普胺单独或联合用药治疗 GERD 的有效性。

甲氧氯普胺的中枢神经系统不良反应表现为困倦、躁动、易激动、抑郁、肌张力障碍和迟发性不自主运动等，虽然发生率不到 1%，但由于疗效不确切，用于 GERD 治疗时可能弊大于利，目前不建议其用于 GERD 治疗。

多潘立酮是外周多巴胺受体激动剂，可促进胃排空，但未有明确证据证实其在治疗 GERD 的疗效。近期有报道表明，多潘立酮有使心脏 QT 间期延长的不良反应，女性长期使用有泌乳的不良反应，使用时应加以注意。

目前临床使用的促动力药还有莫沙必利及伊托必利，前者为选择性 5- 羟色胺 4 受体激动药，能促进乙酰胆碱的释放，刺激胃肠道而发挥促动力作用，从而改善功能性消化不良患者的胃肠道症状。后者具有多巴胺 D2 受体阻滞和乙酰胆碱酯酶抑制的双重作用，通过刺激内源性乙酰胆碱释放并抑制其水解而增强胃与十二指肠运动，促进胃排空。目前国内一些小样本的研究提示，这两种促动力药有利于增强质子泵抑制剂对 GERD 的症状缓解作用，但缺乏高质量的对照研究证实其疗效。

4. **黏膜保护剂**　通过降低食管黏膜对腔内物质的通透性，可减少胃反流物对食管黏膜的毒性作用。瑞巴匹特可以提高胃黏膜上皮屏障作用，可能对食管黏膜起一定保护作用。有研究显示，联合使用瑞巴匹特和兰索拉唑 15mg 比单用兰索拉唑 15mg 能更好地使 LA-A 级和 B 级 EE 患者维持症状的长期缓解。铝碳酸镁具有黏膜保护和中和胃酸的作用，在 GERD 患者中可快速改善其症状，但其作用时间短，且无胃酸分泌的抑制作用，仅用于轻度反流病患者。

5. **低剂量抗抑郁药**　一些 GERD，尤其是 NERD 患者存在对食管刺激的高敏感性。食管球囊扩张试验或食管酸灌注试验（Bernstein test）已经证实，部分 GERD 患者存在食管高敏感现象。相对于正常志愿者，食管高敏感患者对刺激的感受阈值减低，对疼痛的感知阈值也降低。相对于症状与酸反流事件密切相关者，症状与酸反流事件不相关的患者更容易发生焦虑症和癔症。人群调查也显示焦虑症和抑郁症均可提高反流症状的发生率。由此可见，PPI 治疗效果欠佳者有可能合并精神心理障碍。Nojkov 等学者的研究也证实了 PPI 疗效欠佳者同时合并抑郁症的可能性大。

GERD 患者常诉生活不良事件会诱发或加重其烧心症状。精神心理应激与食管对刺激的感知提高密切相关，可能是通过周围和中枢的机制加重了食管痛觉高敏感性。最近一个研究显示，机体处于焦虑状态后，酸诱导的食管高敏感性会增加。因此，精神心理应激可导致食管高敏感状态，这种改变可能通过中枢神经系统介导或同时受到应激所致的食管黏膜完整性受损影响。

抗抑郁药物可从中枢神经系统和 / 或感觉传入神经调控食管敏感性，可能对这些患者有效。既往研究显示，低剂量三环类抗抑郁药物对 PPI 治疗反应差的胸痛患者治疗有效。曲唑酮——一种 5- 羟色胺再摄取抑制剂（selective serotonin reuptake inhibitors, SSRIs），与安慰剂比较能更有效地治疗与食管收缩异常相关的食管症状，如胸痛、吞咽困难、烧心和 / 或反流等。西酞普兰为选择性的 SSRIs，可明显提高正常志愿者的食管球囊扩张的感知阈值和痛觉阈值，还可以延长食管酸暴露引起烧心不适所需的时间。一个随机对照试验显示，西酞普兰 20mg 每日 1 次，使用 6 个月后食管酸敏感患者的难治性反流症状得到明显改善。综上所述，抗抑郁药也许能有效地缓解具有食管高敏感 GERD 患者的食管不适和烧心症状。

6. **复方海藻酸钠**　胃内酸袋（gastric acid pocket, GAP）是指食管下括约肌下方胃食管连接部一段很短的特殊区域，GAP 的存在被视为导致 GERD 发生的机制之一。GAP 常出现于餐后 15 分钟，持续至餐后约 90 分钟，平均 pH 为 1.6，明显低于餐后胃内缓冲区平均 pH。GAP 的形成因素与胃液逃逸了食物缓冲作用、食管裂孔疝以及所进食的食物种类有关。健康人中也可存在 GAP，但 GERD 患者的 GAP 更长。除外 PPI，还可以使用海藻酸盐、胃底折叠术等针对酸袋进行 GERD 治疗。海藻酸可在近端胃内形成物理屏障，可有效减少远端食管的餐后酸暴露时间，提高反流物的 pH。小样本的临床研究提示，尽管该药不能减少反流事件数量，但能置换或中和餐后酸袋。

（三）针灸治疗

中国传统医药对 GERD 亦有治疗作用，如针灸治疗。有研究以 30 例单剂量 PPI 治疗无效的 GERD 患者为研究对象，显示加用针灸治疗比 PPI 加量至双倍剂量能更有效地控制酸反流和烧心。目前尚缺乏大样本对照研究证实针灸可作为 PPI 治疗无效患者的替代治疗方法。

（四）催眠疗法

患者的心理状态可影响其对 PPI 治疗的反应。对 PPI 治疗效果不佳的患者，减轻其心理负担可能有利于提高疗效。催眠疗法可用于对此类患者的辅助治疗，尤其对于 GERD 不典型症状可能有效。一个纳入 28 名非心源性胸痛患者的随机临床试验，结果显示相对于对照组，催眠疗法组患者对疼痛的感受明显改善。另一个以癔球症患者为研究对象的研究也发现催眠疗法是一种有效的治疗方法。催眠疗法对 GERD 辅助治疗的确切疗效仍有待于更大规模的临床研究中验证。

（五）抗反流外科手术治疗

腹腔镜下胃底折叠术可有效地控制与酸反流相关的 GERD。当 PPI 治疗有效且需要维持治疗而患者不愿长期服药时，可以考虑外科手术治疗。也有研究认为，非酸反流相关的 GERD 症状能够在抗反流手术后得到改善。不建议对与症状无关的非酸反流者、PPI 治疗无效的食管外症状者行手术治疗。目前最常用的抗反流手术术式是腹腔镜下胃底折叠术（Nissen fundoplication）。2010 年发表的一篇荟萃分析比较了外科治疗与药物治疗的疗效，结果显示，在随访 3 个月和 1 年时，外科治疗组的健康相关生活质量评分和反流相关生活质量评分均优于药物治疗组，术后并发症的发生率为 0.9%～14.0%，包括腹胀（14.0%）、食管狭窄（0.9%）和呼吸道感染（1.8%），均未发生与手术相关的死亡。关于抗反流手术的长期疗效，有 4 项随机临床对照研究分别对 EE 患者术后随访 5～12 年，均显示外科治疗组疗效优于药物治疗组。

此外，PPI 治疗失败也是抗反流手术的适应证之一。有研究表明，腹腔镜下胃底折叠术能有效改善酸和弱酸反流，术后有较高的症状缓解率。通常认为，PPI 疗效欠佳的 GERD 患者手术治疗效果不

如 PPI 治疗有效者。但也有小样本的研究显示，难治性 GERD 患者抗反流手术后随访 3 年，症状缓解率及停药后食管阻抗 -pH 监测结果仍较为理想。

不建议对与症状无关的非酸反流者行手术治疗。小样本研究发现，弱碱反流在术后反而有所增加。GERD 相关的食管外症状的外科手术疗效尚未明了，有研究发现 PPI 治疗无效的慢性咽部症状患者并不能从胃底折叠术中获益，因此也不建议对 PPI 治疗无效的食管外症状者行手术治疗。2013 年美国胃肠病学院颁布的 GERD 指南指出，需谨慎选择抗反流手术患者，且手术前需进行评估如食管测压等排除动力障碍性疾病。

（六）内镜治疗

目前用于 GERD 内镜治疗方法主要有射频治疗（Stretta procedure）、注射或植入技术以及内镜腔内胃食管成形术 3 类。其中，射频治疗和经口内镜下胃底折叠术（transoral incisionless fundoplication，TIF）是近年来研究的热点。

Stretta 射频治疗是一种针对胃食管反流病的内镜下微创治疗方法，在胃镜的引导下将一根射频治疗导管插入食管，将射频治疗仪电极刺入食管下括约肌和贲门肌层，多层面多点对胃食管结合部位进行烧灼。通过热能引起组织破坏、再生，诱导胶原组织收缩、重构，并阻断神经通路，从而增加食管下括约肌厚度和压力，减少一过性下食管括约肌松弛，以达到改善反流症状的目的。目前已有 4 篇关于射频治疗的随机临床对照研究发表，其中 3 项随机临床对照研究与假手术组对照，随访 3～6 个月，结果显示手术组症状改善及生活质量评分均优于假手术组。另一项随机临床对照研究比较射频治疗与 PPI 治疗的疗效，发现射频治疗可减少 PPI 的用量。但上述研究均缺乏长期随访的结果。此外，大部分患者术后虽然症状改善，但仍有反流症状，仍需使用 PPI 治疗，而 pH 监测参数和食管炎愈合率等客观指标改善不明显。因此，射频治疗的长期有效性仍需进一步的研究证实。

TIF 是近年来新兴的内镜下抗反流手术，该术在内镜下将齿状线附近胃食管交接处的全层组织通过牵引器旋转下牵拉 4～5cm 并加固固定，形成一个胃腔内全层抗反流阀瓣，达到治疗食管裂孔疝、增加下食管括约肌压力（LESP）的目的。相对于腹腔镜下胃底折叠术，创伤更小。近期发表的一篇随机、多中心、交叉对照研究纳入 63 例 GERD 患者，结果显示在术后 6 个月，手术组症状缓解率和

食管炎愈合率均优于高剂量 PPI 组。TIF 术可在短期内改善患者症状，减少 PPI 使用，目前已成为治疗 GERD 的热门技术，但其远期疗效尚需验证。

内镜下注射治疗是在内镜下用注射针于食管下段 - 贲门局部黏膜下注射生物相容性物质或硬化剂，以增加 LES 压力，达到抗反流的目的。根据不同注射材料，包括 Enteryx 法、Gatekeeper 法、Durasphere 法。前两者由于安全性问题已被停用。Durasphere 是由悬浮于含 3% β- 葡聚糖水基载体凝胶热解碳衣锆珠组成的生物相容可注射的填充无菌新型材料。该疗法在内镜下于食管齿状线附近 4 个象限黏膜下层注射 Durasphere 材料，以增加 LES 压力。美国一项单中心研究对 10 例 GERD 患者行 Durasphere 注射，随访 12 个月显示，7 例患者完全停用 PPI，9 例患者 PPI 用量减少 50% 以上。DeMeester 评分由治疗前的 44.5 分降至 26.5 分，4 例患者食管 pH 检测恢复正常。全部患者耐受良好；除少数患者有不适感外，无不良事件发生。无糜烂、溃疡等食管炎发生，注射部位亦未出现材料脱落或迁移，说明 Durasphere 法可有效改善 GERD 症状、减少 PPI 用量且不良反应小。尽管 Durasphere 法已获得 FDA 批准，但目前治疗 GERD 的研究较少，多为小样本、短期试验，有待进一步行大样本对照研究及长期随访，观察其确切疗效及安全性。

（七）治疗新进展

GERD 治疗新进展包括 LinX 抗反流磁环及 LES 电刺激疗法（Endostim）等。LinX 抗反流磁环是由一串含磁力的钛珠构成的圆环，可经腹腔镜置于患者胃食管交界的 LES 处。静息状态下，该系统主要靠钛珠间的弱磁力吸引关闭 LES，增强抗反流屏障。研究结果提示，LinX 抗反流磁环能长期改善 GERD 症状，降低患者对 PPI 的依赖性，提高生活质量，且 LinX 抗反流磁环植入操作简单、不改变正常胃食管解剖结构、可重复性强，是一种值得进一步研究的抗反流治疗手段。其主要并发症为术后吞咽困难。迄今为止，该技术最长随访时间为 5 年，更长期的疗效及并发症包括植入物对胃食管交界处的长期异物刺激等，仍需进一步通过随访研究进行观察。

Endostim（LES-EST）是一种通过电刺激 LES 治疗 CERD 的方法，作用原理是经腹腔镜将双电极脉冲式刺激器置于患者 LES 处，通过间歇电脉冲刺激方式使 LES 收缩，增强 LES 压力，维持正常的 LES 功能，但不影响松弛。LES-EST 治疗 GERD 的短期疗效显著，现有的时间最长的疗效观察为 1 年。目前欧洲地区正在进行该技术的多中心临床对照研究，试图通过该长期研究探讨该技术治疗 GERD 的疗效。

【GERD 食管外症状】

GERD 可出现与耳、鼻、咽喉或呼吸道相关的症状，称为 GERD 的食管外症状。总体来说，GERD 食管外症状的确认首先有赖于患者是否合并典型的反流症状，若存在典型的反流症状如烧心和反酸，其食管外症状与反流的相关程度增强，进一步 PPI 治疗的有效率也较高。若未合并典型的 GERD 症状，其与 GERD 的相关存在不确定性，需通过进一步的客观检查明确。

GERD 是慢性咳嗽包括哮喘和鼻后滴漏在内的三大病因之一，其发病的可能机制包括微吸入、食管支气管反射及咳嗽反射。咳嗽和反流的关系确定存在难度，如咳嗽本身可导致胸腔压力的变化，为反流提供机会。尽管联合阻抗 -pH 监测可与咳嗽监测同步，有利于客观监测反流及咳嗽之间的关系；但是反流引起咳嗽的时间窗无法确定，与典型症状如烧心与客观反流监测中出现的酸反流之间的 2 分钟时间窗不同，目前暂无对这一时间窗的统一定义，所以无法准确诊断反流与咳嗽的相关关系。为进一步确定咳嗽与反流的关系，临床往往采用经验性 PPI 治疗进一步确定。但是 PPI 治疗的应答率较低，其原因与部分咳嗽与反流的关系无法确定外，慢性咳嗽中重要的发病机制食管支气管反射的活化也扮演重要角色。研究显示，当食管支气管反射被激活后，反流物的酸化作用有限。抗反流手术在一些小样本非对照研究中提示治疗反流性咳嗽有效，但仍需要前瞻性对照研究进一步证实其疗效。

反流性哮喘发病机制与反流性咳嗽类似，但夜间反流在其发病中有重要作用。其评估还需行支气管激发试验等。PPI 亦为反流性哮喘最常用的治疗方法，但往往不能使症状完全缓解。抗反流手术的作用未得到证实。

耳鼻喉科就诊的患者中，4%～10% 的症状与 GERD 相关；其中慢性喉炎的症状约 60% 与 GERD 相关，作为耳鼻喉科及消化内科交叉的疾病，越来越引起临床的重视。与慢性咳嗽类似，GERD 与咽喉症状的关系往往也难以明确。反流监测如单纯 pH 监测或者联合阻抗 -pH 监测，有助于为疑诊 GERD 相关喉炎的患者提供客观证据。但是食管下段的客观反流证据并不能作为咽喉反流的证据，而咽喉反流的监测阳性率极低，因此应用反流监测来寻找咽喉反流的证据也存在难度。此外，疑诊咽喉反流的患者还可以应用 PPI 进行诊断性治疗，与典型食管反流症状的 2 周 PPI 诊断性试验不同，咽喉症状的患者需要更长疗程的观察，据本中心的研究提示，观察疗程为 4 周时其诊断的敏感性和特异性最高。睡眠呼吸暂停综合征与 GERD 关系密切，前者存在客观胃食管反流的比例明显高于健康对照组；但多因素回归分析却无法确立睡眠呼吸暂停综合征与 GERD 之间的关系，两者的关系可能来源于共同的危险因素如肥胖。

对 GERD 非典型症状或食管外症状的抑酸治疗仍存在争议。支持 PPI 用于这些症状治疗的研究大多数为小样本非对照研究。以慢性咳嗽为例，近期一个荟萃分析纳入了 9 个对比 PPI 与安慰剂治疗慢性咳嗽的研究，结果显示尽管患者的咳嗽评分在 PPI 治疗 2～3 个月后有所下降，但两者间治疗慢性咳嗽的缓解率无明显统计学意义（OR = 0.46，95%CI：0.19～1.15）。总体来说，对于合并典型烧心和 / 或反流症状的食管外症状患者，可使用标准剂量或双倍剂量的 PPI 治疗，但其疗程往往较食管内症状患者更长，推荐至少 12 周。不合并典型烧心和 / 或反流症状的患者，其食管外症状源于胃食管反流的可能性较小，建议先行客观反流监测，确定食管外症状源于反流后方进行抗反流治疗，其剂量及疗程同合并典型反流症状者。

【难治性 GERD】

尽管抑酸治疗对多数 GERD 患者有效，仍有 30%～40% 患者经过 PPI 治疗后症状无改善，这部分患者被称为难治性 GERD。难治性 GERD 尚无统一定义，对其治疗疗程及剂量各国未有统一共识。目前我国专家共识意见确定难治性 GERD 的概念统一为：采用双倍剂量 PPI 治疗 8～12 周后，烧心和 / 或反流等症状无明显改善。对于难治性 GERD，首先应检查其依从性，研究发现 GERD 患者的依从性差是造成其治疗失败的重要原因，需要临床医师仔细询问患者的服药时间、剂量及疗程。此外，难治性 GERD 的原因还包括抑酸不足、非酸反流、功能性烧心、质子泵抑制剂代谢的基因差异、自身免疫性疾病及食管裂孔疝等。对于难治性 GERD 患者，需进一步行包括上消化道内镜（必要时进行食管活检排除其他类型的食管炎）、食管测压及 24 小时阻抗 -pH 监测等检查评估其持续存在症状的原因。

24 小时食管阻抗 -pH 监测在难治性 GERD 患者的评估中具有极其重要的作用。为寻找难治性

GERD 的原因，需根据患者 GERD 的诊断可能性决定其是否在服用 PPI 的情况下进行。若推测 GERD 的诊断可能性高，则无需停服 PPI，此时性该项检查可检测患者的抑酸程度是否足够，是否存在非酸反流导致其症状持续，其客观反流与症状的关联程度。但若推测患者 GERD 的诊断可能性低，则需停用 PPI，以通过该检查确定患者的诊断，排除功能性烧心。

胃食管反流病尽管为消化门诊的常见病，其诊断仍缺乏公认的"金标准"。2018 年西方国家提出的最新的诊断标准认为 24 小时食管 pH < 4 的时间百分比超过 6%，内镜下食管炎等级为洛杉矶分级 C 或 D 级，长度超过 1cm 的 Barrett 食管，溃疡性食管狭窄等方能更准确的诊断 GERD。但是中国人群中食管 pH < 4 的时间百分比超过 6% 的比例较低，食管炎为 C 级或 D 级的检出率低，因此该标准是否适合中国人群仍有待于进一步观察。胃食管反流病的治疗尽管仍然以质子泵抑制剂为主要的治疗方法，新的抑酸药物如 P-Cab 等的研发为抑酸治疗提供了更多的选择空间。现有内镜下治疗的长期疗效目前并不确定，但新的内镜下治疗方法如 MUSE 不断涌现，亦可为 GERD 的治疗增加方案。食管外症状与 GERD 关系的确立是 GERD 诊治中的难点，除了强调需合并典型的食管症状外，更需要联合多种客观检查手段明确反流与食管外症状之间的关系。更多的难治性 GERD 表现为非反流相关的病因如功能性疾病，因此对于 GERD 与其他功能性食管疾病的鉴别在临床上需尤其重视。

（肖英莲 陈旻湖）

推 荐 阅 读

[1] VAKIL N, VAN ZANTEN S V, KAHRILAS P, et al. The Montreal definition and classification of gastroesophageal reflux disease: a global evidence-based consensus[J]. Am J Gastroenterol, 2006, 101（8）: 1900-1920, 1943.

[2] NESS-JENSEN E, LINDAM A, LAGERGREN J, et al. Tobacco smoking cessation and improved gastroesopha-geal reflux: a prospective population-based cohort study: the HUNT study[J]. Am J Gastroenterol, 2014, 109（2）: 171-177.

[3] KAHRILAS P J, SHAHEEN N J, VAEZI M F, et al. American Gastroenterological Association Medical Position Statement on the management of gastroesophageal reflux disease[J]. Gastroenterology, 2008, 135（4）: 1383-1391.

[4] 许国铭，方裕强，程能能，等. 质子泵抑制剂（奥美拉唑）试验在胃食管反流病中的诊断价值 [J]. 中华消化杂志，2002，22（1）：7-10.

[5] 中华医学会消化病学分会. 2014 年中国胃食管反流病专家共识意见 [J]. 中华消化杂志，2014，34（10）：649-661.

[6] NUMANS M E，LAU J，DE WIT N J，et al. Short-term treatment with proton-pump inhibitors as a test for gastro-esophageal reflux disease：a meta-analysis of diagnostic test characteristics[J]. Ann Intern Med，2004，140（7）：518-527.

[7] NICODÈME F，PIPA-MUNIZ M，KHANNA K，et al. Quantify esophagogastric junction contractility with a novel HRM topographic metric，the EGJ contractile integral：normative value and preliminary evaluation in PPI non-responders[J]. Neurogastroenterol Motil，2014，26（3）：353-360.

[8] VAN HERWAARDEN M A，SAMSOM M，SMOUT A J. Excess gastroesophageal reflux in patients with hiatus hernia is caused by mechanisms other than transient LES relaxations[J]. Gastroenterology，2000，119（6）：1439-1446.

[9] KWIATEK M A，PANDOLFINO J E，HIRANO I，et al. Esophagogastric junction distensibility assessed with an endo-scopic functional luminal imaging probe（EndoFLIP）[J]. Gastrointest Endosc，2010，72（2）：272-278.

[10] CORLEY D A，KATZ P，WO J M，et al. Improvement of gastroesophageal reflux symptoms after radiofrequency energy：a randomized，sham-controlled trial[J]. Gastroen-terology，2003，125（3）：668-676.

[11] BELL R C，BARNES W E，CARTER B J，et al. Transoral incisionless fundoplication：2-year results from the prospec-tive multicenter U.S. study[J]. Am Surg，2014，80（11）：1093-1105.

[12] BROEDERS J A，RIJNHART-DE JONG H G，DRAA-ISMA W A，et al. Ten-year outcome of laparoscopic and conventional nissen fundoplication：randomized clinical trial[J]. Ann Surg，2009，250（5）：698-706.

[13] BENINI L，FERRARI M，TALAMINI G，et al. Reflux associated cough is usually not associated with reflux：role of reduced cough threshold[J]. GUT，2006，55（4）：583-584.

[14] SIFRIM D，DUPONT L，BLONDEAU K，et al. Weakly acidic reflux in patients with chronic unexplained cough during 24 hour pressure，pH，and impedance monitoring[J].

GUT，2005，54（4）：449-454.

[15] PRITCHETT J M，ASLAM M，SLAUGHTER J C，et al. Efficacy of esophageal impedance/pH monitoring in patients with refractory gastroesophageal reflux disease，on and off therapy[J]. Clin Gastroenterol Hepatol，2009，7（7）：743-748.

[16] GERSON L B，FASS R. A systematic review of the defini-tions，prevalence，and response to treatment of nocturnal gastroesophageal reflux disease[J]. Clin Gastroenterol Hepatol，2009，7（4）：372-378，367.

[17] SHAKER R，BRUNTON S，ELFANT A，et al. Review arti-cle：impact of night-time reflux on lifestyle - unrecognized issues in reflux disease[J]. Aliment Pharmacol Ther，2004，20 Suppl 9：3-13.

第二节 Barrett 食管

Barrett 食管（Barrett's esophagus，BE，巴雷特食管）由英国心胸外科医师 Norman Barrett 于 1950 年首次报道。我国最新的 Barrett 食管共识意见将其定义为胃食管反流病（GERD）的并发症，内镜下可见食管鳞状上皮与胃柱状上皮的交界线（齿状线，又称 Z 线）相对于胃食管结合部上移≥1cm，病理证实食管下段的正常复层鳞状上皮被化生的柱状上皮所取代，其化生可为胃底上皮样化生、贲门上皮样化生以及特殊肠型化生，其中伴有肠上皮化生的 BE 发生癌变的风险较大。巴雷特食管腺癌的癌前病变是指可以发展为癌的一种病理变化，主要指 BE 黏膜从无异型增生到低级别异型增生，到高级别异型增生，最后到食管腺癌。

【流行病学】

目前没有确切的人群 BE 患病率。瑞典的一项研究通过对 1 000 名普通成人进行内镜检查，共发现 103 名患者有柱状上皮，其中 16 名确诊为 BE（1.6%）。一项美国 733 例连续病例尸检研究中，BE 的发现率为 0.95%。

近年来，GERD 发病率呈上升趋势，BE 是 GERD 的并发症，其发病率随着 GERD 发病率的升高而升高。BE 最多见于白种人，黑种人和亚洲人相对少见。欧美等西方国家发病率高于亚洲地区。2002 年一项依据荷兰初级保健数据库进行的纳入了 50 万例患者的大型研究中，上消化道内镜检查时首次被诊断为 BE 的比例为 40.5/1 000。在西方国家，内镜下 BE 的检出率为 1.6%~10.3%，而在亚太地区，其检出率为 0.17%～3.70%。多项针对欧洲人群的研究显示,BE 的发病率为 1%～2%。我国一项纳入 1 030 名受试者的胃肠道疾病的研究,BE 的检出率为 1.8%。

【病因与危险因素】

BE 的常见病因及危险因素主要有:遗传、年龄 > 50 岁、男性、白种人、肥胖、吸烟、GERD 以及蔬菜和水果摄入较少等。近期的一项研究旨在根据人口统计学和生活方式数据,并结合个人的遗传特征预测 BE 和食管腺癌的风险。研究者共收集了 3 288 例 BE 病例、2 511 例食管腺癌患者和 2 177 例对照,分析评估受试者的 GERD 症状、年龄、性别、吸烟习惯以及肥胖。与以往研究结果相似,上述因素为 BE 的危险因素。

1. **遗传因素** BE 的发病存在一定的遗传易感性。流行病学研究提示,GERD 和 BE 具有家族聚集性。一项队列研究显示,与对照组相比,BE 患者的一级或二级亲属更易发生 BE(24% vs. 5%,$P < 0.005$)。在校正年龄、性别和体重指数后,家族史的存在与 BE 密切相关(OR = 12,95%CI: 3.3～44.8)。有研究在家族性 BE 患者的 2 号、12 号和 19 号染色体上发现了共同的遗传区域,但没有筛选出特异的候选基因,也没有确定单个致病基因。Fecteau 等发现了非特异性基因 FBE-1 的变体,可作为家族性 BE 的潜在遗传易感因素。此外,研究还发现了与 BE 发病相关的多种潜在致病基因,如 Cyclin D1、谷胱甘肽 S- 转移酶等。也有报道,VSIG10L 与家族性 BE 易感性有关。全基因组关联分析发现 Hedgehog 通路在 BE 发病机制中起重要作用。

2. **年龄和种族** BE 多见于中年人。美国的一项研究发现年龄 64 岁以上人群胃镜筛查 BE 检出率为 16.7%,382 例荷兰人群研究发现 BE 的平均年龄为 53 岁。英国一项 20～59 岁男性群体研究发现,年龄每增加 1 岁,BE 检出率增加 7.4%。不同种族 BE 的发病率有较大的差异。BE 和食管腺癌均在高加索男性中高发,男性非洲裔美国人中发病率较低。BE 在亚洲人群中如日本和新加坡并不多见。

3. **性别** 男性比女性多见,可能是受性类固醇激素的影响。性类固醇激素参与炎症过程,其受体蛋白在食管组织中有表达支持上述观点。一项研究分析了美国男性 BE 患者的性类固醇激素水平,发现 BE 的发生与体内游离睾酮及游离二氢睾酮(DHT)浓度呈强正相关。因此推测,雄激素可能促进了 BE 的发展,而雌激素对 BE 具有保护作用。

4. **肥胖** 肥胖增加患 BE 的风险。Corley 等采用病例对照研究发现,腰围是 BE 形成的独立危险因素,支持腹部肥胖增加胃食管反流,增加发生 BE 的风险。

5. **吸烟与饮酒** Cook 等的研究发现,吸烟与 BE 的发生有关。未有证据表明饮酒与 BE 的发生有关。

【发病机制】

BE 是指食管下段的正常复层鳞状上皮被化生的柱状上皮所取代,但为何鳞状上皮会转变成柱状上皮,以及如何转变的,具体机制尚未完全阐明。有人提出可能与下面机制有关,包括鳞状干细胞从食管黏膜下腺体增殖,或从食管旁的胃细胞延伸而来。一项用 p63 基因敲除小鼠进行的研究发现,化生的前体细胞存在于鳞柱上皮交界处。食管远端损伤中,这些连接细胞在没有突变的情况下迅速扩展并替代鳞状黏膜。BE 动物模型中,IL-1β 过度表达,SCJ 逐渐出现炎症,化生甚至异型增生。还有研究提示,脂肪细胞释放的细胞因子 IL-6 和 IL-8 在肠化过程中起着重要作用。

BE 中所特有的肠化生到底起源于何种细胞备受关注。如前所述,食管、近端胃或骨髓细胞被认为是 BE 潜在的细胞来源。然而,食管、胃或骨髓通常并不存在肠道细胞。因此,BE 的化生似乎是一种细胞重编程的过程,转录因子在此过程中发挥关键作用。目前有研究显示,许多信号通路和转录因子在 BE 发生过程中发挥重要作用,如 Hedgehog、NF-κB 和 Akt 信号通路,以及 SOX9、FOXA2、CDX2 和 SOX2 等转录因子。

此外,近年来越来越多的证据表明,氧化应激诱导的 DNA 损伤在 BE 的发病过程中诱导食管上皮细胞凋亡。有学者发现在食管上皮细胞中内源性 PARP1 呈现高表达,其高表达影响氧化性 DNA 损伤修复,从而在 BE 形成过程中诱导食管上皮细胞死亡。还有研究发现,基因缺失、变异及染色体异常在 BE 的发生、发展中发挥重要作用。

BE 的发生还与胃食管解剖结构异常、食管胃动力异常、酸反流等关系密切。BE 节段的长度与酸暴露的程度相关,与 pH < 4 的时间百分比、酸反流的次数、卧位时食管近端酸暴露程度呈正相关。还有研究提示,胆红素反流测定值越高时 BE 的发病率越高。

【病理】

病理检查可以确立 BE 诊断、评估异型增生和癌变风险(图 2-2-2)。不同国家对 BE 的定义不同,病理诊断标准也不同，主要区别在于是否需要病理确认存在肠上皮化生。我国最新的专家共识意见把 BE 定义为食管下段的正常复层鳞状上皮被化生的柱状上皮所取代，长度≥1cm，可伴或不伴有肠化生。其中伴有肠化生者属于食管腺癌的癌前病变。化生是指一种发育成熟的组织转变为另一种形态结构组织的过程，化生并非由已分化的细胞直接转变为另一种细胞，而是由该处具有多向分化功能的未分化细胞分化而成，并且只能转化为性质相似的而不能转化为性质不同的细胞。

　　BE 在组织病理学上可分为无异型增生 BE、不确定异型增生 BE、低级别异型增生 BE、高级别异型增生 BE、黏膜内癌。化生上皮的组织学类型包括胃底型、贲门型和肠化型。胃底型与胃底上皮相似，可见主细胞和壁细胞；贲门型与贲门腺相似，有胃小凹和黏液腺，无主细胞和壁细胞；肠化型为化生肠型黏膜，表面有微绒毛和隐窝，杯状细胞是特征性细胞。从组织学类型上，Barrett 食管异型增生可以分为腺瘤样异型增生和小凹型异型增生两种主要类型。

【临床表现】

　　BE 本身不会引起症状，患者可因烧心、反流、胸痛等反流症状就诊。近来发现，不少 BE 患者以咽喉炎、咳嗽、哮喘、声音嘶哑、鼻窦炎、中耳炎、牙侵蚀症，甚至睡眠呼吸暂停综合征等作为首发症状就诊。

【辅助检查】

（一）一般内镜检查

　　一般内镜检查具有直观、准确、可靠的优点，还可进行活组织检查结合病理组织学检查。正常食管黏膜呈均匀的粉红偏灰白色，而 BE 黏膜则是远端食管中出现类似胃黏膜的橘红色柱状上皮，一般情况下黏膜光滑，与食管正常黏膜分界清楚，病变严重者可有黏膜充血水肿糜烂，甚至溃疡（图 2-2-3）。

（二）其他内镜技术

　　色素内镜可以显示普通内镜检查时不易发现的病灶，还可进行靶向活检。推荐对于可疑 BE 和食管腺癌宜采用靛胭脂或冰醋酸（浓度为 1.5%～2.0%）喷洒染色，使病变显露，从而进行靶向活检，提高诊断率。对比染色剂，喷洒后可使黏膜表面结构更加清晰，靶向活检可增加巴雷特食管高级别上

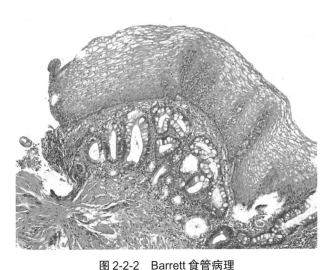

图 2-2-2　Barrett 食管病理

HE 染色：表面被覆鳞状上皮，黏膜下层内见胃黏膜腺体，大部分腺体肠上皮化生

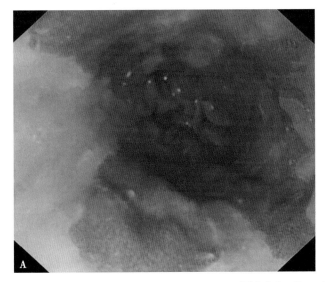

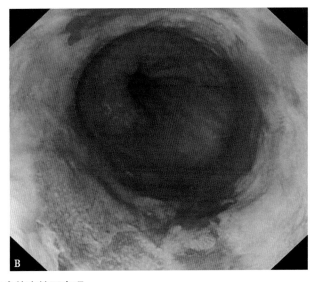

图 2-2-3　Barrett 食管内镜下表现

A. 距门齿 35cm 食管四壁见舌状红斑，周围黏膜正常；布拉格分级 C0M4；B. Barrett 食管伴发反流性食管炎 B 级

皮内瘤变以及早期癌的检出率。根据染色后的不同形态表现，可将黏膜表面形态分为脊状 / 绒毛型、环形、不规则形 / 扭曲型。窄带成像技术结合放大内镜观察 BE 上皮，有助于提高肠化生和异型增生的检出率，提高对 BE 的诊断准确率。超声内镜检查对于 BE 癌变，尤其是早癌患者有利于评估肿瘤浸润的深度及周围淋巴结转移的情况。内镜智能分光比色技术（FICE）、高清智能电子染色内镜等电子染色内镜可以清晰显示贲门柱状上皮结构以及小肠化生上皮的绒毛结构。

（三）影像学检查

CT、PET-CT 可用来判断 BE 腺癌的 N 分期，但其敏感性及特异性不高。美国综合癌症网络（National Comprehensive Cancer Network, NCCN）食管癌指南建议，在诊断食管癌过程中做 EUS 检查前行 CT 和 / 或 PET-CT，以此来判定对肿大的淋巴结是否需要行超声引导下的细针穿刺（EUS-FNA）活检。

【诊断与鉴别诊断】

（一）诊断

主要是依据内镜检查结合食管黏膜活检，当内镜检查发现食管远端有明显柱状上皮化生并得到病理证实被化生的柱状上皮替代。

1. 诊断标准　我国最新的 BE 共识认为：BE 指病理证实食管下段的正常复层鳞状上皮被化生的柱状上皮所取代，长度≥1cm，可伴或不伴有肠化生，其中伴有肠化生者属于食管腺癌的癌前病变。表 2-2-2 列举了 2011—2017 年不同学术组织对 BE 的诊断标准。

2. 布拉格 C&M（Prague CM）分级标准　C 指全周型化生黏膜的长度，M 指代表非全周的化生黏膜的最大长度。如 C3-M5 表示食管全周柱状上皮长度为 3cm，非全周的柱状上皮最大长度为 5cm；C0-M3 表示无全周型柱状上皮化生，化生柱状上皮黏膜呈舌状伸展，长度为 3cm。

3. 内镜下分型

（1）按化生的柱状上皮长度可分为长段 BE 和短段 BE。长段 BE 指化生的柱状上皮累及食管全周

且长度≥3cm。短段 BE 指化生的柱状上皮未累及全周或虽累及全周但长度为 1～3cm。

（2）按内镜下形态分为全周型、舌型及岛型。

4. 组织活检　组织活检是确诊 BE 的重要手段，活检应在所有观察摄影完毕后进行，以免影响观察和摄影。目前国际上提倡采用四象限活检法，即常规从胃食管连接处开始向上以 1～2cm 的间隔分别在 4 个象限取活检，对有溃疡、糜烂、小结节及其他异常病变时，均要进行活检检查；还可通过染色、电子内镜下等进行靶向活检。

（二）鉴别诊断

1. 食管裂孔疝　内镜下主要是观察齿状线有无上移，以及齿状线下方是否有橘红色胃黏膜形成的疝囊并注意观察鳞柱交界处与胃食管连接处的关系。此外，还可观察到贲门口扩大、松弛，胃底 U 形倒镜观察时可见到裂孔压迹环和贲门环。

2. 胃黏膜异位症　内镜下表现与岛状 BE 黏膜类似，直径常 <1cm，位置较往常高，位于食管中上段。少数发生于食管下段的异位胃黏膜与鳞柱交界处不相连，与周围黏膜分界清楚，活检为正常胃底或胃窦黏膜。而 BE 常与鳞柱交界处相连，周围黏膜可伴炎症。

【治疗】

BE 的治疗原则是控制胃食管反流、消除症状，以及预防或治愈高级别异型增生（高级别上皮内瘤变）、早期食管腺癌。治疗方法主要从改变生活方式、药物控制胃食管反流症状、抗炎治疗与内镜下治疗，必要时行抗反流手术、食管切除术等外科治疗。

（一）一般治疗

改变生活方式多被认为对 BE 是有益的，如抬高床头、睡前 3 小时不进食、减轻体重、戒烟酒等。我国最新的 BE 共识指出：咖啡、浓茶等可使食管下括约肌松弛，增加患者的反流症状，所以生活中应尽量避免此类饮食。

（二）药物治疗

1. 抑酸治疗　抑酸药物是 BE 最主要的治疗药物，但只能缓解症状不能阻止反流。目前尚无证据

表 2-2-2　不同学术组织对 BE 的诊断标准

指南	AGA	BSG	澳大利亚	ACG	ESGE
长度标准（cm）	任何长度	≥1	任何长度	≥1	≥1
组织学标准	肠上皮化生	柱状上皮	肠上皮化生	肠上皮化生	肠上皮化生

注：AGA: American Gastroenterological Association；BSG: British Society of Gastroenterology，ACG: American College of Gastroenterology；ESGE: the European Society for Gastrointestinal Endoscopy

显示哪一类药物可以使化生的柱状上皮逆转或者有确切的证据证明可以预防其癌变，因此不推荐预防性使用质子泵抑制剂（PPI）来预防食管异型增生和食管腺癌。除了 PPI 外，抑酸药物还包括 H_2 受体拮抗剂，可通过阻断壁细胞上的 H_2 受体，抑制基础胃酸和夜间胃酸的分泌，从而减少酸暴露；但持续作用比较短暂，且在使用 2 周后可出现受体耐受现象，抑酸作用降低。

2. 其他药物　可以辅以黏膜保护剂、促动力药、抗酸药物等。黏膜保护剂主要是可减少反流物对消化道黏膜的刺激，减轻症状并保护黏膜的目的。促动力药可促进胃排空，防止胃及十二指肠内容物反流至食管，从而减轻食管炎症。抗酸药物为弱碱性物质，口服后在胃内直接中和胃酸，使胃蛋白酶活性降低，减轻胃液对黏膜的侵袭作用。

3. 药物预防　流行病学研究表明，阿司匹林、非甾体抗炎药、他汀类药物与降低食管腺癌风险有关，但目前尚无高质量的随机对照试验证实上述药物的作用，且服用这些药物存在一定的相关风险。一些间接证据提示，阿司匹林可作为 BE 的化学预防剂。流行病学研究发现，服用阿司匹林的患者食管癌发病率较低。此外，阿司匹林和非甾体抗炎药可能对多条肿瘤发病机制中的信号通路具有抑制作用。然而阿司匹林的不良反应较大，可出现脑出血和消化道出血，甚至危及生命。因此，目前不推荐使用这些药物预防 Barrett 食管癌变。

（三）内镜治疗

现阶段内镜下治疗是逆转 BE 的主要措施，也是大多数指南推荐的方法。目前我国最新的 BE 诊治共识指出，内镜治疗的适应证包括异型增生（上皮内瘤变）的 BE、早期巴雷特食管腺癌。治疗方法包括内镜下根治切除、内镜下毁损。

1. 内镜下根治切除治疗　内镜下根治切除治疗包括内镜下高频电圈套切除术、内镜下黏膜切除术（EMR）和内镜黏膜下剥离术（ESD）。胃食管结合部的 0～Ⅰp 型腺瘤性病变和息肉等可应用高频电圈套器切除术。

（1）EMR：EMR 对治疗伴有异型增生的 BE 及其早期腺癌是安全、有效的，应作为临床一线治疗的方法。EMR 技术也多种多样，包括标准 EMR、透明帽辅助法黏膜切除术、结扎式 EMR 术以及分块黏膜切除术等。各种 EMR 操作步骤虽然略有不同，但基本原则与操作技巧基本一致，主要依据病灶具体情况而选取。EMR 可准确判断病变的类型、浸润

的深度，并可以根据这些判断有无转移的可能性，其病理结果有助于指导制订患者未来的治疗方案。但 EMR 对较大病变无法整片切除，逐片切除所获得的标本不能对切缘情况做出准确评价。亦有研究显示，EMR 局部复发率较高。

（2）ESD：ESD 是在 EMR 基础上发展而来的，最早在日本用于治疗表浅的胃肿瘤。ESD 可对直径 ≥2cm 的病灶进行完整切除，有利于术后的病理评估，更好地确定治疗的疗效以及是否需要进一步治疗。但食管的操作空间比较小、食管黏膜层较薄、黏膜下层血管丰富等，食管 ESD 治疗难度较大。其主要并发症包括出血、穿孔及狭窄。随着器械及技术的发展，还出现了隧道式黏膜剥离术，一般用于长度在 4cm 以上的环周型病变，可克服经典 ESD 切除后无法对切缘进行精确评估的缺点，但术后容易出现食管狭窄。

2. 内镜下毁损治疗　消融技术主要包括光动力疗法、射频消融、冷冻消融、氩离子束凝固。

（1）光动力疗法（PDT）：是利用光敏剂选择性存留在恶变组织中，通过选择合适波长的光促进细胞活性氧物质的生成，进而杀死靶细胞。由于成本较高和相关的不良反应，PDT 目前很少使用，但 PDT 在伴有高级别上皮内瘤变的 BE 中预防癌症的有效性较好。在一项多中心研究中，77% 的 BE 病例通过 PDT 根除了高级别上皮内瘤变，在 5 年随访期内 85% 的病例维持缓解。有报道称 PDT 治疗后发生食管狭窄的比例高达 36%，因此限制了其应用。

（2）射频消融（RFA）：主要是通过高频振荡、离子振动、传导电流和欧姆耗损转变为热能，使细胞破坏，组织凝固（图 2-2-4）。有报道称 RFA 对伴有或不伴有高级别异型增生的 BE 有较好的疗效。也有观点认为，对于可见的高级别异型增生和黏膜内肿瘤病变患者，应首先接受黏膜切除术或黏膜剥离术，然后再进行射频消融。与 PDT 相比，RFA 的耐受性更高、费用更低、不良事件发生率更低。除胸痛是 RFA 术后比较常见的症状外，还可能出现食管狭窄、呕吐等。

（3）冷冻消融（CSA）：是治疗 BE 的另一种有效消融方式，主要通过在 BE 黏膜表面喷洒液氮或液态二氧化碳，使黏膜冷冻坏死，消除靶组织。其中液氮或二氧化碳以非接触方式喷洒，以通过反复冷冻和解冻诱导细胞凋亡。一项随访 24 个月的回顾性研究中，绝大多数 BE 患者通过冷冻消融治疗达到高级别上皮内瘤变的完全根除。前瞻性研究中，

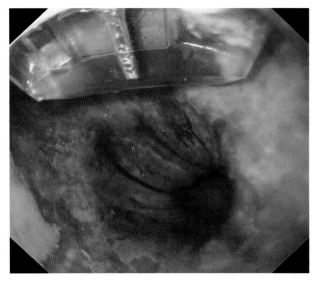

图 2-2-4　RFA 治疗 Barrett 食管

冷冻消融治疗根除高级别上皮内瘤变的成功率为81%～94%。目前认为,以下情况冷冻消融优于 RFA 疗法:食管腔过小或过大,RFA 球囊无法与食管壁充分接触;迂曲食管;治疗后 BE 远端食管狭窄。RFA 治疗后予以冷冻治疗是一种安全的治疗方法。

（4）氩离子束凝固（APC）:是一种非接触性单极电装置,当氩气探头与组织达到合适的距离,氩气即被高频电活化、离子化,将电离子通过电极传输到组织表面,产生热效应。研究显示,APC 的疗效优于 PDT,且其并发症较少。

（四）外科手术

常用的治疗 BE 的外科手术包括抗反流术和食管切除术。但值得注意的是,抗反流手术虽然能在一定程度上改善 BE 患者的反流症状,但不能影响其自然病程,远期疗效有待证实。因此,BE 本身并不能作为抗反流手术的指征。

对已证实有癌变的 BE 患者,原则上应进行手术切除。此外,如果内镜治疗后切除标本的侧切缘阳性者,应追加内镜或外科手术。有以下任意 1 条者均建议追加外科食管癌根治手术:

1．切除标本基底切缘阳性。
2．浸润至黏膜下层 500μm 以上（SM$_2$ 期及更深）。
3．脉管侵袭阳性。
4．低分化及未分化癌。

【监测与随访】

对 BE 患者进行监测随访的目的是尽早发现异型增生和食管腺癌,针对不同阶段采取不同的治疗策略,以期达到提高患者生存期,降低食管腺癌死亡率的目的。国际上不同指南对于 BE 随访监测的策略也有所差异。我国最新的共识意见建议用高分辨率内镜监测;对于 BE < 3cm 且不伴有肠上皮化生或异型增生(上皮内瘤变)者,经重复 4 个象限内镜下黏膜活检证实无肠上皮化生,建议退出监测;巴雷特食管 < 3cm 伴有肠上皮化生者,建议每 3～5 年行 1 次内镜检查;对于 BE > 3cm 者,建议每 2～3 年行 1 次内镜检查。

（张　玲　邹多武）

推 荐 阅 读

[1] 张军. Barrett 食管与腺癌 [M]. 北京:人民卫生出版社,2011.

[2] 国家消化系统疾病临床医学研究中心,中华医学会消化内镜学分会,中国医师协会消化医师分会. 中国巴雷特食管及其早期腺癌筛查与诊治共识(2017,万宁)[J]. 中华内科杂志,2017,56(9):701-711.

[3] SHAHEEN N J, FALK G W, IYER P G, et al. ACG Clinical Guideline: Diagnosis and Management of Barrett's Esophagus[J]. Am J Gastroenterol, 2016, 111(1): 30-50.

[4] MICHOPOULOS S. Critical appraisal of guidelines for screening and surveillance of Barrett's esophagus[J]. Ann Transl Med, 2018, 6(13): 259.

[5] CLERMONT M, FALK G W. Clinical Guidelines Update on the Diagnosis and Management of Barrett's Esophagus[J]. Dis Sci, 2018, 63(8): 2122-2128.

[6] TAN W K, DI PIETRO M, FITZGERALD R C. Past, present and future of Barrett's oesophagus[J]. Eur J Surg Oncol, 2017, 43(7): 1148-1160.

[7] THRIFT A P. Determination of risk for Barrett's esophagus and esophageal adenocarcinoma[J]. Curr Opin Gastroenterol, 2016, 32(4): 319-324.

第三节　贲门失弛缓症

贲门失弛缓症是一种很少见的原发性食管动力障碍性疾病,病因尚未完全明确,以下食管括约肌(lower esophageal sphincter, LES)松弛障碍、食管蠕动缺乏,从而导致食管排空受损、食管逐渐扩张为特征;临床上以吞咽困难为最主要症状,可伴随不同程度的反流、误吸、体重减轻和胸痛等表现;病理方面表现为食管肌间神经丛抑制性非肾上腺能、非胆碱能神经节细胞减少或缺失,甚至出现肌间炎症、神经节细胞进行性耗竭、神经纤维化,而一氧化氮(nitric oxide, NO)、血管活性肠肽(vasoactive intestinal polypeptide，VIP）等下食管括约肌松弛最重要的介质则显著减少。

【流行病学】

贲门失弛缓症较为少见，发病率约每年1/10万，虽可以发生于各年龄段，但主要发病年龄为20～40岁，男女比例大致相等。16岁以下的青少年中发病率约为每年0.18/10万，随年龄增长有逐渐升高趋势，成年人为每年0.30/10万～1.63/10万。但文献报道贲门失弛缓症的发病率、患病率差异很大，分别每年0.03/10万～1.63/10万、每年1.8/10万～12.6/10万不等。美国报道发病率为每年0.5/10万～1/10万，北美的调查显示发病率和患病率分别为每年1.63/10万和10.82/10万。近年来此病的发病率似乎有所增加，可能与对该病认识的不断加深、诊断技术的不断进步有关。例如美国芝加哥地区，采用最先进的技术和诊断标准，预计发病率、患病率增加2～3倍。在2007—2017年的10年间，印度与韩国的发病率分别约为每年7.0/10万及每年6.3/10万。我国现在缺乏贲门失弛缓症的流行病学资料，从复旦大学附属中山医院的资料分析，发病平均年龄40岁左右，男女比例大致相等。

【病因】

贲门失弛缓症的病因尚不十分清楚，可能与遗传、感染、自身免疫等因素有关。

1. 遗传　有一些贲门失弛缓症病例具有家族性，这些病例常发病于儿童，见于兄弟姐妹之间，一些病例为单卵双胞胎；也有父母及子女同时发病的病例报道。虽然这些证据提示贲门失弛缓症存在常染色体隐性遗传，但家族性病例仍属罕见，因此，遗传并不是大多数贲门失弛缓症病例的发病因素。然而，遗传倾向性可增加这些个体暴露于普通的环境因素下发生贲门失弛缓症的可能性。

2. 感染　病毒感染在贲门失弛缓症发病中的作用存在较大争议。贲门失弛缓症患者血清麻疹和水痘-带状疱疹病毒抗体水平高于正常对照，提示贲门失弛缓症可能与感染相关。有研究显示，贲门失弛缓症患者LES有单纯疱疹病毒（herpes simplex virus，HSV）-1反应性免疫细胞，推测HSV-1可能涉及肌间神经丛的神经损伤，从而导致贲门失弛缓症。外周血免疫细胞的研究显示，贲门失弛缓症患者对HSV-1抗原的反应性增强，提示存在由HSV-1或HSV-1样抗原引起的持续的免疫细胞刺激。贲门失弛缓症患者LES有寡克隆淋巴细胞浸润，意味着有HSV-1抗原触发的免疫-炎症反应，而淋巴细胞活化产生的Th1型细胞因子可能损伤神经细胞。

但是，临床中并非所有麻疹、水痘患者均发展为贲门失弛缓症，有研究采用PCR方法并没有发现食管组织中有任何病毒产物存在，且即使有病毒感染的依据也不能证明其因果关系。总之，现有关于感染性病原体的证据仍然存在矛盾，尚不能建立感染与贲门失弛缓症之间的确切病因关系。

3. 自身免疫　研究显示，贲门失弛缓症患者罹患自身免疫性疾病的机会是普通人群的3.6倍，干燥综合征、系统性红斑狼疮、葡萄膜炎等在贲门失弛缓症患者中更为多见；贲门失弛缓症患者中循环抗肌间神经丛抗体阳性比例较高，提示自身免疫在发病中可能起重要作用。但也有研究认为，这些循环抗体是对疾病的非特异性反应，而不是疾病的原因，在一些非贲门失弛缓症患者中也可检测到类似抗体。

贲门失弛缓症患者食管组织的超微结构显示，在肌间神经丛周围有炎性细胞浸润；多项病例对照研究显示，HLA-Ⅱ类抗原与贲门失弛缓症显著相关；具有相关IILA等位基因的贲门失弛缓症患者有较高的循环抗肌间神经丛抗体阳性率，这些研究结果均支持自身免疫病因学。但是，并非所有贲门失弛缓症患者均具有相关HLA抗原。

因此，贲门失弛缓症的病因为多因素，起初因环境因素或病毒感染导致肌间神经丛炎症，对于具有遗传倾向的易感群体，这种炎症反应可触发自身免疫反应，从而导致抑制性神经元的损伤。

【发病机制】

食管抑制性神经受内在、外在因素影响而缺失是贲门失弛缓症发病的主要机制，外在因素包括中枢神经系统病变影响运动背核或迷走神经纤维，内在因素可由于肌间神经丛抑制性神经元细胞缺失。

1. 外在性神经元缺失　Kimura于1929年在3名贲门失弛缓症患者尸检组织学标本中发现运动背核迷走神经细胞退化，首次提出中枢神经系统病变可以解释贲门失弛缓症的临床现象和食管压力改变。有研究显示，贲门失弛缓症患者两侧运动背核神经元数量减少34%～43%。用直流电诱导猫两侧运动背核病变的研究显示，69%出现贲门失弛缓症样的压力和影像学变化。这些研究均提示，中枢神经系统病变可导致贲门失弛缓症。

中枢神经系统外的迷走神经纤维异常也与贲门失弛缓症相关，有研究显示贲门失弛缓症患者迷走神经异常与瓦氏变性（Wallerian变性）相似。但上述异常也可能是疾病的继发现象。实际上，在贲门失弛缓症患者中外在性神经分布异常非常少见，可能不是主要的发病机制。

2. 内在性神经元缺失 研究显示，贲门失弛缓症的神经元异常是肌间神经丛兴奋性神经元和抑制性神经元之间的失衡。贲门失弛缓症患者具有完整的胆碱能兴奋性神经元，胆碱能、抗胆碱能药物可分别增加、降低 LES 压力，而肉毒杆菌毒素则可降低 LES 压力，对贲门失弛缓症治疗有效。但是，贲门失弛缓症患者中抑制性神经元的分布则缺失或异常。病例对照研究显示，静脉注射胆囊收缩素（cholecystokinin，CCK）后，非贲门失弛缓症者食管抑制性神经元和 LES 平滑肌均被激活，但由于抑制性神经元优先于对 LES 平滑肌的直接刺激，结果导致 LES 松弛；但贲门失弛缓症患者则出现 LES 压力增高，这是由于抑制性神经元的缺失导致 CCK 对 LES 平滑肌直接激活。因此，临床上可将 CCK 用于诊断贲门失弛缓症，如 CCK 注射后 LES 压力增高，应高度怀疑贲门失弛缓症。

抑制性神经递质在贲门失弛缓症发病中也起重要作用，VIP 是食管肌间神经丛中的一种抑制性神经递质，可引起平滑肌松弛，而贲门失弛缓症患者食管肌间神经丛中 VIP 减少或缺失。抑制性递质一氧化氮（NO）控制食管神经肌肉功能，包括 LES 松弛、食管正常蠕动，如给予 NO 合酶抑制剂 - N- 硝基 -L- 精氨酸甲酯，可显著减少 LES 松弛。此外，缺乏 NO 合酶的小鼠，其 LES 松弛能力受损，可出现贲门失弛缓症样表现。

氮能神经元、VIP 神经元通常共同存在于食管肌间神经丛中，贲门失弛缓症患者 LES 中的 NO 神经元显著减少；对健康志愿者采用重组人血红蛋白阻止 NO 激活，可出现类似于贲门失弛缓症样的压力变化。

贲门失弛缓症的不同阶段，其组织病理学变化也是逐渐演化的，在早期阶段，表现为肌间炎症伴有神经节炎，但没有神经节细胞缺失或神经纤维化；高分辨测压分型中的Ⅲ型贲门失弛缓症是早期阶段的主要类型，随着病情的进展，抑制性神经元进行性损害、神经纤维化，发展为经典的贲门失弛缓症（Ⅰ、Ⅱ型）。但也有观点认为，Ⅲ型贲门失弛缓症的发病机制与Ⅰ、Ⅱ型贲门失弛缓症不同。

【临床表现】

贲门失弛缓症最常见的症状是吞咽困难，发生在 90% 以上的患者，进食固体食物重于流质饮食，患者常常会通过改变饮食或调整进食习惯而适应或缓解症状，如细嚼慢咽、喝汤饮水或采用弓背、抬高手臂等动作。大部分患者的吞咽困难症状逐渐加重，从而导致体重减轻。未消化食物的反流是第二常见的症状，见于 75% 以上的患者，常发生在仰卧位，并可能导致误吸，从而引起呼吸道症状，如咳嗽、声音嘶哑、吸入性肺炎等。约 50% 的患者有前胸、上腹部灼热感，可能被误诊为胃食管反流病，特别是在疾病的早期。近 40% 的患者可出现胸痛或前胸部不适，症状可与心绞痛相似，但常因进食而加剧，不会因运动而加重。虽然常伴有体重减轻，但该病也可见于肥胖者。

【辅助检查】

1. 食管造影 食管造影显示食管扩张、食管下端变窄呈"鸟嘴样"改变、食管失蠕动、食管排空障碍等，均支持贲门失弛缓症的诊断；当食管测压结果模棱两可时，食管造影有助于诊断；而且，食管造影可用于评价贲门失弛缓症的后期或终末期改变，如食管扭曲、成角、巨食管等（图 2-2-5）。

除了诊断外，食管造影还可用于贲门失弛缓症治疗后食管排空功能的客观评价，通过直立位吞咽大口钡剂后测量 1 分钟、5 分钟钡柱的高度，即"定时食管造影"（timed barium esophagram，TBE），可比较客观反映贲门失弛缓症治疗后的食管排空功能，有助于区分哪些患者尽管症状改善但治疗效果并不佳。

2. 上消化道内镜 贲门失弛缓症在上消化道内镜下可表现为大量唾液及食物潴留，食管扩张、扭曲，甚至乙状结肠样，胃食管连接部呈皱褶样，贲门部紧缩、内镜通过稍有阻力，由于贲门部肌肉环增厚而呈现倒镜下玫瑰花结样形态等（图 2-2-6）。此外，食管也可出现因食物潴留而继发炎症改变。轻者可无明显异常发现。值得注意的是，如果内镜通过贲门部阻力较大，一定要排除机械性梗阻。超声内镜有助于排除肿瘤浸润，也可显示 LES 处环形肌增厚。

3. 食管测压 食管测压是诊断贲门失弛缓症的"金标准"，其能从病理生理角度准确地反映食管的运动功能。临床使用的食管测压技术和设备包括传统的食管测压（压力传感器、水灌注式测压）和高分辨食管测压（high-resolution manometry，HRM）等。贲门失弛缓症在传统测压中，一方面，表现为吞咽时出现 LES 松弛障碍，伴有 LES 压力增高，食管腔内压力显著高于胃内压；另一方面，吞咽后食管体部无正常的推进性蠕动收缩，而出现各种蠕动

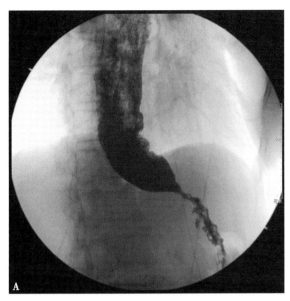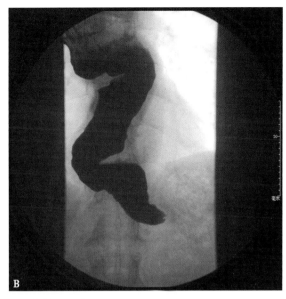

图 2-2-5 贲门失弛缓症的食管造影表现
A. 食管下端"鸟嘴样"、食管扩张；B. 食管扩张呈乙状结肠样

异常，如低幅蠕动、同步收缩等。根据食管体部蠕动波幅大小，传统测压进一步将贲门失弛缓症分为低平型、中间型及强力型。

尽管传统测压已可以较为准确地显示 LES 松弛障碍及食管体部蠕动异常，但由于测压通道数目少，不能全面显示食管及胃内压力，尤其对 LES 压力的判断易有误差，部分患者吞咽后 LES 收缩上抬，在传统测压图上易造成"LES"压力下降的假象。而 HRM 可以提供更详细的食管动力信息，其压力通道多，可以覆盖食管的全长，能详尽地记录从咽喉到胃的压力变化，测压孔间隔小，可辨别微小病变部位，即使 LES 存在上抬，也能捕捉到 LES 的压力，真实地体现 LES 松弛障碍的情况。同时，HRM 联合阻抗技术可进一步展示贲门失弛缓症患者吞咽时食团清空的情况，更精准、直观地体现 LES 松弛障碍引起食团排空受阻的机制。综合松弛压（integrated relaxation pressure，IRP）是一种新的量化 LES 松弛的参数，目前认为 IRP > 15mmHg 为异常（该参考值适用于美敦力设备，正常值依据所使用的设备而有所变动），这一分界值被用于区别贲门失弛缓症与其他动力障碍性疾病。

芝加哥食管动力障碍分类标准 3.0 版根据 HRM 结果，按 LES 松弛程度及体部异常蠕动情况将贲门失弛缓症分成三型（图 2-2-7），三型均表现为 IRP 中位数值 >15mmHg，同时食管体部无正常蠕动，其中 I 型食管体部 100% 蠕动为失蠕动（DCI<100mmHg•s•cm）；II 型食管体部 ≥20% 蠕动表现为全食管增压；III 型

食管体部 ≥20% 蠕动表现为早熟型吞咽（DCI > 450mmHg•s•cm）。

【诊断与鉴别诊断】

根据病史、影像学、上消化道内镜和食管测压，贲门失弛缓症的诊断并不困难。

在疾病的早期阶段，吞咽障碍症状不明显，易被误诊为消化不良、胃排空不良等。随着病情的进展，吞咽困难逐渐加重，成为最主要的表现，由于食物停滞于食管而产生烧心、反流等症状，易被误诊为胃食管反流病，应详细询问是否有吞咽不畅、吞咽不适等吞咽障碍的症状。对于初诊怀疑胃食管反流病而质子泵抑制剂治疗效果不佳者，应注意排除贲门失弛缓症可能。由于贲门失弛缓症的症状并不特异，常使得诊断延迟（可长达 5 年）。

食管测压是诊断贲门失弛缓症的关键，上消化道内镜和食管造影则是补充。上消化道内镜和食管造影单独一项诊断的敏感性都不高，上消化道内镜仅能诊断大约 1/3 的患者，而 1/3 的患者通过食管造影未能明确诊断，因此，如临床怀疑贲门失弛缓症，而上消化道内镜或食管造影"没有异常发现"，应进一步行食管测压。即使上消化道内镜或食管造影有典型的贲门失弛缓症表现，食管测压对确定诊断依然非常重要。食管测压发现食管失蠕动、LES 松弛不全，而没有机械性梗阻的证据，可确定贲门失弛缓症的诊断，LES 基础压增高、食管体部压升高、同步非传导性收缩等有助于贲门失弛缓症的诊断，但并非必需。食管造影发现食管扩张、胃食管连接部

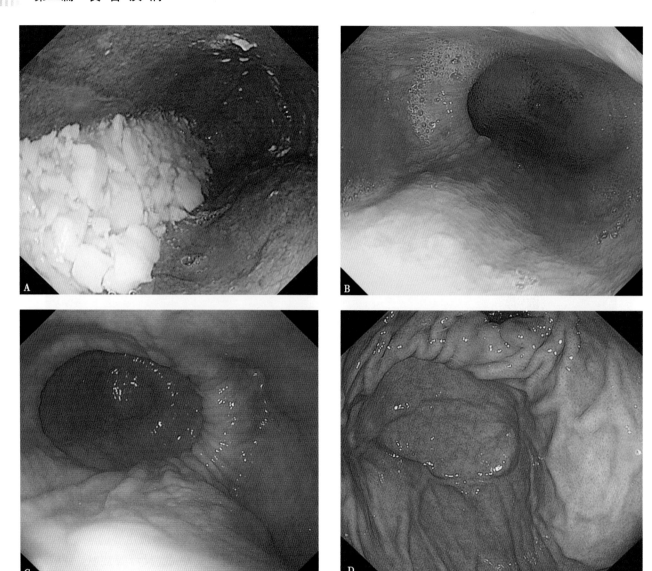

图 2-2-6 贲门失弛缓症的上消化道内镜表现
A. 食管内食物残留、食管扩张；B. 食管明显扩张、分泌物潴留；C. 食管扭曲、食管下端皱褶样，贲门部紧缩；D. 倒镜下贲门紧缩呈玫瑰花结样

狭窄呈"鸟嘴样"改变、蠕动消失、钡剂排空障碍等表现，支持贲门失弛缓症的诊断。

诊断需排除肿瘤、解剖异常、假性贲门失弛缓症。对于病情进展迅速、体重显著减轻和老年患者，尤其需重视除外上述问题。上消化道内镜的主要作用在于排除机械性梗阻或假性贲门失弛缓症，这些疾病在临床表现和食管测压方面均与贲门失弛缓症相像，表现为固体甚至液体食物吞咽困难、体重减轻等，但病程较短；食管测压也可出现 LES 松弛障碍、食管体部功能异常（食管失蠕动、痉挛性收缩等），上消化道内镜检查应仔细观察胃食管连接部、胃底部，以排除浸润性肿瘤。超声内镜、CT 等可显示食管壁异常增厚、肿块、肿瘤浸润等。

【治疗】

贲门失弛缓症是一种慢性、非治愈性疾病，其治疗目标是缓解症状、改善食管排空、预防食管进一步扩张。现行的治疗措施，包括药物、内镜、外科手术均主要以降低 LES 高张力为目的，尚没有治疗方法可改善食管蠕动。具体的治疗应根据患者的症状、年龄、合并疾病等选择个体化方案。

1. **气囊扩张** 气囊扩张是治疗贲门失弛缓症的一线方法，最常使用的为不透 X 线的聚乙烯扩张气囊，扩张直径分别为 3.0cm、3.5cm 及 4.0cm，通过扩张而撕裂内环肌层，降低 LES 压力，从而缓解症状，但是探条或标准气囊扩张起不到有效撕裂肌层、减轻症状的作用。扩张治疗可在 X 线引导下，也可在上消化道内镜直视下进行。气囊扩张的部位（跨越LES）和直径是疗效的重要保证。

　　临床研究显示，逐级气囊扩张后症状的有效缓解率为50%～93%，平均随访1.6年，3.0cm、3.5cm和4.0cm扩张气囊的累积有效缓解率分别为74%、86%、90%。大部分患者起始扩张可采用3.0cm扩张气囊，4～6周评估症状和客观指标，如症状依然存在，可逐级增加气囊直径再次扩张。一项比较

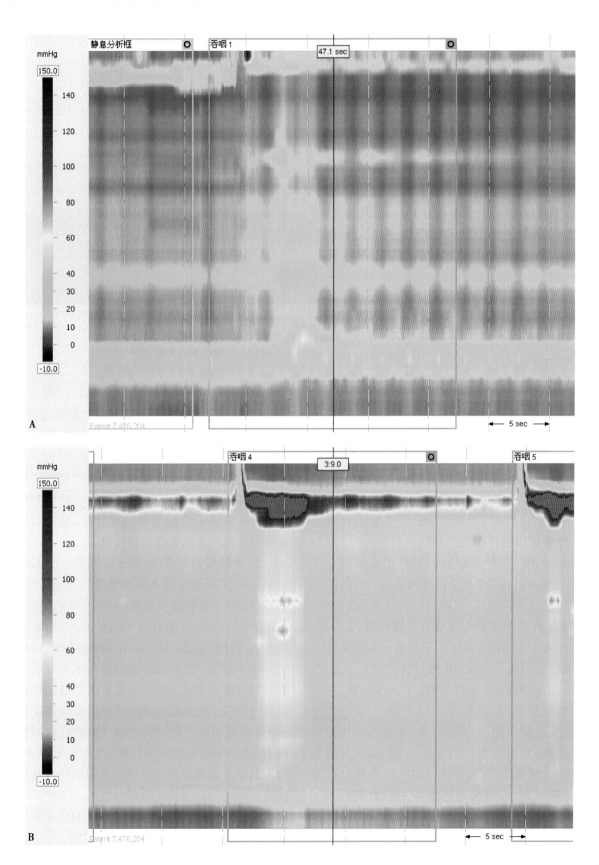

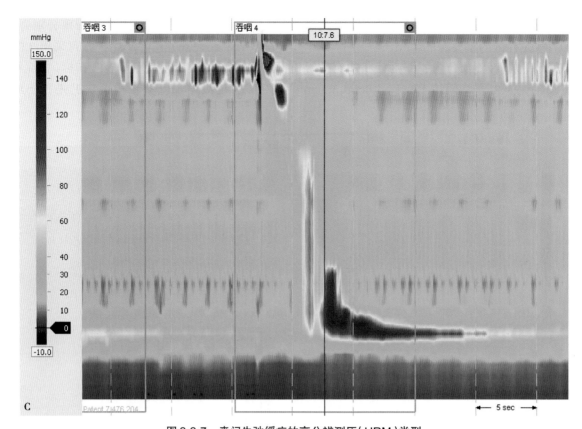

图2-2-7　贲门失弛缓症的高分辨测压（HRM）类型
A. I型贲门失弛缓症；B. II型贲门失弛缓症；C. III型贲门失弛缓症

3.0cm 和 3.5cm 扩张气囊、扩张时间 15～60 秒的随机对照临床研究显示，3.0cm 扩张气囊、持续扩张 15 秒的症状缓解率与直径更大、持续时间更长的扩张相似。多次连续扩张的缓解率高于单次扩张，两者 0.5 年及 6 年的缓解率分别为 90%、44% 和 62%、28%。但是，在扩张术后 4～6 年，1/3 的患者症状复发。气囊扩张治疗有效的预测因素有：年龄较大（45 岁以上）、女性、扩张前食管较窄、扩张后 LES 压力低于 15mmHg 以及 II 型贲门失弛缓症。气囊扩张对于年轻男性效果欠佳，可能与其 LES 肌层较厚有关，这类患者可选择更大直径的气囊扩张（3.5cm）或肌切开术。气囊扩张也可用于肌切开术后失败的病例，但应采用较大直径的扩张气囊。

大约 1/3 的患者可出现气囊扩张相关的并发症，但大多数较轻微，包括胸痛、吸入性肺炎、出血、一过性发热、食管血肿、黏膜撕裂等；最重要的并发症为食管穿孔，发生率约 1.9%。每一个气囊扩张的患者都要有食管穿孔的风险意识和外科干预的心理准备，早期发现、及时处理是获得良好结局的关键。扩张术后应行食管造影以排除穿孔，如出现胸痛或伴发热要引起警惕。对于小的穿孔，可采用抗生素、

肠外营养、内镜下修补、放置支架等保守治疗；但较大的穿孔、严重纵隔污染者，应外科手术修补。尚没有术前预测穿孔的因素可供参考，但大部分穿孔发生于首次扩张。气囊扩张术后胃食管反流病的发生率为 15%～35%，可通过使用质子泵抑制剂加以控制。扩张术后出现吞咽困难复发，要注意排除胃食管反流病相关的食管远端狭窄。

2. 外科肌切开术（Heller 肌切开术）　最初的外科肌切开术是通过切开胸廓将食管远端和 LES 的内环肌切开、保留黏膜完整，1～36 年的随访，有效率达 60%～94%。随着技术的进步，开胸手术逐渐被腔镜等微创技术所替代。因随访时间、治疗成功的标准不同等，文献报道的肌切开术治疗贲门失弛缓症的疗效有较大差异，且都为前瞻或回顾性队列或对照研究，没有随机对照研究。多项临床研究显示，开胸肌切开术和开腹肌切开术的症状缓解率分别为 83%（64%～97%）和 85%（48%～100%）；经胸腔镜肌切开术和经腹腔镜肌切开术的症状缓解率分别为 78%（31%～94%）和 89%（77%～100%）。与气囊扩张治疗一样，随着时间的延长，Heller 肌切开术的疗效逐渐下降，一项随访研究显示，肌切开术后

0.5 年和 6 年的有效率分别是 89% 和 57%。

肌切开术后胃食管反流病是常见的临床问题，是否需要增加抗反流手术一直存在争议，因为抗反流的胃底折叠术后会增加吞咽困难的发生率。各种途径的肌切开术后胃食管反流病发生率相似（开胸、开腹、经胸腔镜、经腹腔镜分别为 29%、28%、28% 和 31%），而增加胃底折叠术后胃食管反流病发生率降低（开胸、开腹和经腹腔镜分别为 14%、8% 和 9%）。一项双盲对照研究显示是否增加抗反流手术，食管异常酸暴露分别为 9% 和 47%。目前，大多数意见推荐应增加抗反流术以防止胃食管反流病发生。

肌切开术与气囊扩张术的疗效比较，结果不完全一致，有系统回顾研究显示，术后 1 年和 3 年，腹腔镜肌切开术与气囊扩张术的疗效分别是 89.3%、68.2% 和 89.3%、56.3%，腹腔镜下肌切开术更优。而另一项随访 2 年的多中心随机前瞻性研究则显示，腹腔镜下肌切开术加胃底折叠术、连续气囊扩张术的有效率分别是 87%、92%。总体来说，两种治疗方法的有效率相似。

腹腔镜下肌切开术疗效的预测因素有：40 岁以下的年轻人、LES 静息压 > 30mmHg、食管没有扭曲或乙状结肠样扩张、Ⅱ型贲门失弛缓症。对于Ⅰ型和Ⅱ型贲门失弛缓症，外科肌切开术与气囊扩张的疗效没有明显差异，但对于Ⅲ型，外科肌切开术疗效更优。吞咽困难复发大多发生于肌切开术后 1.0~1.5 年，主要与肌切开不完全，尤其是胃侧肌切开不全、后期瘢痕形成、抗反流瓣过紧等有关，可采取气囊扩张或重复肌切开术等缓解症状。

3. 经口内镜下肌切开术（peroral endoscopic myotomy，POEM） POEM 是近十年发展起来的治疗贲门失弛缓症的内镜技术，通过上消化道内镜在食管建立黏膜下隧道、切开食管及 LES 内环肌，达到与 Heller 肌切开术一样的目的，具有创伤更小、恢复快、效果好的特点，在临床上迅速应用、普及，已逐渐成为治疗贲门失弛缓症的一线方法。前瞻性队列临床观察显示，POEM 可使症状改善率超过 90%，且是否有过内镜、外科治疗，疗效没有明显差异。一项单中心研究显示，术后半年 POEM 与 Heller 肌切开术的疗效相似，术后胃食管反流的发生率 POEM 稍高（39% *vs.* 32%）。来自全球 16 个中心的国际 POEM 调查（International POEM Survey，IPOEMS）显示，POEM 术后患者的症状明显改善、LES 压力显著降低。由于应用于临床的时间尚短，远期疗效有待长期随访观察，但现有资料显示 POEM 术后 2 年、3 年的有效率分别为 91.0%、88.5%。我们的随访研究结果显示，POEM 术后 1 年、2 年、3 年、4 年的有效率分别为 91.3%、90.3%、89.0%、83.7%。复旦大学附属中山医院的资料显示，POEM 术后 5 年的有效率为 87.1%。与其他治疗方法不同的是，POEM 对三种亚型的贲门失弛缓症均有较好疗效。

POEM 的肌切开长度一般为 10cm，包括贲门下方胃侧 2cm，但较 Heller 肌切开更为灵活，可根据病情需要扩大切开长度，如对于Ⅲ型贲门失弛缓症，可依据 HRM 图像所显示的食管痉挛长度确定是否需要延长切开长度。

4. 食管切除术 如果贲门失弛缓症长期没有得到有效的治疗，可发展为终末期，表现为巨食管或乙状结肠样食管，气囊扩张往往效果不佳，部分患者需要食管切除手术，主要适合于气囊扩张或肌切开术治疗失败的患者，有报道症状缓解率可超过 80%，病死率为 0~5.4%。

尽管目前有气囊扩张、外科或内镜肌切开术等比较有效的治疗手段，仍有 20%~50% 的患者可发展至终末阶段，需要食管切除以改善患者的生活质量、避免食管癌的发生风险。所谓"终末阶段"主要指食管显著扩张伴有食物潴留、食管癌前病变形成等。如果在首次治疗前食管已有明显扩张（直径 > 4cm），则需食管切除的风险较高。

5. 肉毒杆菌毒素注射 肉毒杆菌毒素可抑制神经末梢的乙酰胆碱释放，从而抑制肌肉收缩。1993 年首次报道通过上消化道内镜于 LES 处注射肉毒杆菌毒素治疗贲门失弛缓症，多项研究显示其对贲门失弛缓症治疗有效、安全，1 个月的症状改善或缓解率为 78%~90%，但 1 年后仅 35%~41%。气囊扩张联合肉毒杆菌毒素注射治疗后随访 5 年，75% 的患者维持症状缓解或仅有轻微症状。这种联合使用的方案具有较好的效果，但并不显著优于单独气囊扩张治疗。所以，肉毒杆菌毒素注射主要用于接受更有效治疗措施前的临时缓解症状、高危患者或有气囊扩张、肌切开术等治疗禁忌证的患者，但有较高复发率。

6. 药物治疗 治疗贲门失弛缓症的药物主要作用在于促使 LES 松弛，硝酸酯类药物、钙通道阻滞剂是最常用的药物，可分别通过增加环磷酸鸟苷浓度、减少细胞钙摄取从而减少平滑肌收缩，均具有诱导 LES 松弛、减少食管蠕动性收缩幅度的作用。

一项随机双盲安慰剂对照的临床研究显示，钙通道阻滞剂维拉帕米和硝苯地平可降低 LES 静息压，但 LES 松弛没有变化，一些患者的症状如烧心得到改善。其他研究也有类似测压结果，但不能解决总体症状且有较高的症状复发率。数量有限的临床研究并没有证实硝酸酯类药物对贲门失弛缓症有效。药物的不良反应较多且明显，常见的有头疼、水肿、低血压等，患者耐受性较差。总体而言，硝酸酯类药物和钙通道阻滞剂虽可减轻部分患者的症状，但疗效有限、长期效果较差，仅被推荐作为采用其他确定性治疗手段之前的一种临时性方案以及用于疾病的早期阶段、患者不愿或不能接受其他治疗措施时的一种备选。

贲门失弛缓症的不同亚型对治疗的反应性不一，Ⅱ型的治疗反应最好，而Ⅲ型治疗效果最差。因此，贲门失弛缓症的治疗应在 HRM 指导下，根据亚型进行方案选择，Ⅰ型、Ⅱ型对气囊扩张、POEM 和外科肌切开术均有较好的疗效，尤其是Ⅱ型，疗效可达 90%～100%；Ⅲ型对 POEM 的治疗反应较好。

【预后】

采用目前的治疗方法，90% 的患者可以恢复到接近正常的进食，具有良好的生活质量，但由于该病是一种慢性食管动力障碍性疾病，大部分患者随时间延长因症状复发而需要重复治疗。Heller 肌切开术后、平均随访 5～6 年的研究表明，18%～21% 的患者需要追加治疗；气囊扩张治疗成功、平均随访 5～7 年的研究显示，23%～35% 的患者因症状复发而重复治疗，其中一些患者需要手术。2%～5% 的贲门失弛缓症可进展为终末期，表现为食管显著扩张、乙状结肠样食管，而需要食管切除手术。

因此，应对贲门失弛缓症患者治疗后进行定期的症状和生理学评价，Eckardt 评分是对临床症状进行定量评估的一个评分系统（表 2-2-3），如评分 > 3 分表明症状复发。

临床研究显示，治疗后 2 年，LES 压力低于

10mmHg 的患者，全部维持症状缓解，而 LES 压力在 10～20mmHg 和 > 20mmHg 的患者，缓解率分别为 71% 和 23%。另有研究显示，术后压力低于 15mmHg 的患者，66% 在 6 年内维持症状缓解。

贲门失弛缓症患者的症状改善并不与食管排空的改善相一致，因此，症状并不能准确预测治疗结局。食管造影是评价治疗前后食管功能的主要工具，术后定时食管造影可预测治疗效果和是否需要进一步干预，是一种易行、非侵入性、比 LES 压力测定更好的疗效预测方法。有报道，治疗后 3 年症状缓解伴食管排空显著改善的患者效果明显优于虽症状缓解但食管排空较差者（82% vs. 10%）。欧洲的临床试验证实了这一结果，并显示预测治疗成功的敏感性明显高于术后 LES 压力（88% vs. 20%）。

治疗后 1～3 个月进行症状评估和直立位定时食管造影，症状缓解、食管排空良好的患者长期疗效较好，可每 2～3 年评估 1 次；症状持续或食管排空较差者则应进一步治疗或密切随访。

（吕 宾）

推 荐 阅 读

[1] ZANINOTTO G, BENNETT C, BOECKXSTAENS G, et al. The 2018 ISDE achalasia guidelines[J]. Dis Esophagus, 2018, 31(9): 1-29.

[2] BOECKXSTAENS G E, ZANINOTTO G, RICHTER J E. Achalasia[J]. Lancet, 2014, 383(9911): 83-93.

[3] ATES F, VAEZI M F. The pathogenesis and management of achalasia: current status and future directions[J]. Gut Liver, 2015, 9(4): 449-463.

[4] KAHRILAS P J, PANDOLFINO J E. Treatments for achalasia in 2017: how to choose among them[J]. Curr Opin Gastroenterol, 2017, 33(4): 270-276.

[5] MOONEN A, BOECKXSTAENS G. Current diagnosis and management of achalasia[J]. J Clin Gastroenterol, 2014, 48(6): 484-490.

[6] VAEZI M F, PANDOLFINO J E, VELA M F. ACG clinical guideline: diagnosis and management of achalasia[J]. Am J Gastroenterol, 2013, 108(8): 1238-1249.

[7] GHOSHAL U C, DAS CHAKRABORTY S B, SINGH R. Pathogenesis of achalasia cardia[J]. World J Gastroenterol, 2012, 18(24): 3050-3057.

[8] PANDOLFINO J E, KAHRILAS P J. Presentation, diagnosis, and management of achalasia[J]. Clin Gastroenterol Hepatol, 2013, 11(8): 887-897.

表 2-2-3 贲门失弛缓症临床症状评分系统（Eckardt 评分）

评分	症状			
	体重减轻（kg）	吞咽困难	胸骨后疼痛	反流
0	无	无	无	无
1	< 5	偶尔	偶尔	偶尔
2	5～10	每天	每天	每天
3	> 10	每餐	每餐	每餐

[9] KAHRILAS P J, BREDENOORD A J, FOX M, et al. Expert consensus document: Advances in the management of oesophageal motility disorders in the era of high-resolution manometry: a focus on achalasia syndromes[J]. Nat Rev Gastroenterol Hepatol, 2017, 14(11): 677-688.

[10] KAHRILAS P J, KATZKA D, RICHTER J E. Clinical Practice Update: The Use of Per-Oral Endoscopic Myotomy in Achalasia: Expert Review and Best Practice Advice From the AGA Institute[J]. Gastroenterology, 2017, 153(5): 1205-1211.

第四节　弥漫性食管痉挛

弥漫性食管痉挛（diffuse esophageal spasm，DES）是以食管蠕动协调性异常为动力特征的食管运动障碍疾病。病变主要在食管中下段，现在也称为远段食管痉挛（distal esophageal spasm，DES），表现为非推进性的收缩，致使食管呈串珠状或螺旋状狭窄，而近端食管及食管下括约肌（lower esophageal sphincter，LES）多不受累。该病常以慢性间歇性胸痛和吞咽困难为主要症状，病因尚不明确，临床误诊率较高。

【病因】

病因尚不十分清楚。目前认为可能与以下因素有关：①食管的神经和肌肉变性，部分患者迷走神经食管支可见退行性变和纤维断裂；②精神因素，本病患者常有精神创伤史，且常于情绪激动后发病。

【流行病学】

DES 是一种少见的食管动力障碍性疾病，可发生于任何年龄，以 50 岁以上的中老年为多见。本病发病无明显性别差异。有研究显示，在非心源性胸痛患者中，DES 发病率仅为 0.6%~2.8%；在吞咽困难患者中，DES 发病率为 3.3%~5.3%；在同时合并胸痛和吞咽困难的患者中，DES 发病率为 4.0%~4.5%。胸骨后疼痛是本病的主要症状，发生率为80%~90%。吞咽困难是本病另一主要症状，发生率为 30%~60%。

【发病机制】

DES 发病机制尚未阐明。既往的研究认为，弥漫性食管痉挛是食管肌肉抑制性和兴奋性失衡所致。DES 时，食管内环、外纵两层肌肉和食管体部、LES 等不协调运动，可使食管中下段发生强烈的非推进性、持续性或重复性收缩。药理和生理学研究显示弥漫性食管痉挛患者有支配食管肌肉抑制性神经减少或过度的神经兴奋性，尸体解剖显示弥漫性食管痉挛患者食管肌有过度肥厚。

【临床表现】

DES 的两个主要的症状是胸痛和吞咽困难，两者可同时存在。

（一）食管症状

1. **胸骨后疼痛**　胸骨后疼痛是本病主要症状。疼痛程度因人而异，表现轻重不一，可放射至颈部、肩胛、上肢，与心绞痛症状相似，但发作时查心电图及心肌酶谱无异常改变，而含服硝酸甘油（glyceryl trinitrate）或用镇静剂后疼痛可缓解。疼痛特点有：①发作时间可长达 1~2 小时或半天，与体力活动无关；②除主诉外，一般无特殊的阳性体征；③与情绪波动有关，有时被诊断为神经痛；④症状能持续多年，可自动发生或在餐间发作，缓慢或突然发生，或呈间歇性发作，亦可在夜间发作而使患者惊醒；⑤异常食管收缩时伴有胸痛，但有无胸痛并不影响本病的诊断。

2. **吞咽困难**　吞咽困难是本病另一主要症状。典型的吞咽困难表现为吞咽任何食物均有困难，包括液体及固体食物，而且易受情绪影响。吞咽困难的另一个特点是症状可缓慢或突然发生，或间歇性发作，无进行性加重，症状发生时不一定伴有胸痛。其临床表现轻重程度不一，部分患者可无此症状或症状甚轻微，仅感觉到食物停留在胸骨后某部或有往返感觉，而有的患者则在进食时表现为严重的吞咽困难，并有明显的吞咽痛。冷食、冷饮可能加重症状；有时一个食团可阻塞于食管达数分钟至数小时，食物似停滞于食管中段，需于餐后饮水才能缓解症状。

3. **其他**　部分患者可有反食、烧心等症状。食管内滞留的大量食物及唾液可反流口中（不呈酸性），甚至引起吸入性肺炎。食管痉挛性疼痛症状可因反食而缓解。

（二）食管外表现

1. **神经精神表现**　精神因素在本病的发生和发展中起重要作用，如过度劳累、情绪紧张等，均可干扰大脑皮质高级神经的正常活动，影响自主神经功能，进而引起本病。一般来说，患者多有精神症状，常有神经质性格。

2. **心脏表现**　DES 患者除心绞痛样胸痛外，可在吞咽时发生晕厥，称为吞咽性晕厥或食管性晕厥，是食物性团块扩张痉挛的食管，引起血管迷走神经反射，产生窦性心动过缓或结性心律所致，使用阿托品(atropine)治疗可使其缓解。

3. 呼吸道表现 少见，个别严重吞咽困难者亦可发生呛咳和吸入性肺炎。

4. 全身表现 有些患者因惧怕吞咽困难和疼痛而有畏食情绪，可导致营养不良及体重下降。一般无呕吐症状。

【辅助检查】

（一）食管X线钡剂检查

DES时钡餐可见食管蠕动波仅达主动脉弓水平，食管下段2/3出现一种异常强烈的、不协调的、非推进性收缩，致使食管腔出现一系列同轴性狭窄，食管呈串珠样或螺旋状改变。但患者症状的严重程度与X线异常的程度和范围没有平行关系，患者可毫无症状，仅在检查其他疾病时意外地被发现。

（二）食管测压

高分辨食管测压（HRM）是诊断食管动力障碍性疾病的重要手段，它是一种固态测压方法，相对于常规测压技术，其可采集从咽到胃部的全部连续高保真的压力数据，能实现对整段食管的收缩功能实时同步监测。HRM重点包括以下几组重要的参数：

1. 4秒完整松弛压力（integrated relaxation pressure，IRP） 指食管下括约肌（LES）松弛窗中压力最低的连续或不连续时间达4秒内电子袖套的平均压力，反映胃食管连接处（EGJ）吞咽时的松弛功能。通常4秒IRP>15mmHg被认为LES松弛功能障碍。第3版芝加哥分型建议使用中位值代替平均值。

2. 远端收缩积分（distal contractile integral，DCI） 用于描述远段食管收缩强度，指食管平滑肌中收缩的压力×持续时间×长度，单位为mmHg·s·cm，用于判断收缩力度。其计算区域是指从压力移行带至LES上端边缘、收缩压超过20mmHg的区域，但若出现包含LES区域的高幅收缩，则计算框范围要包含LES区。

3. 远端潜伏期（distal latency，DL） 指食管上括约肌开始松弛处至收缩减速点（contractile deceleration point，CDP）的传送时间，正常值≥4.5秒，DL在4.5秒以内的收缩被称为早熟收缩（premature contraction），代表食管收缩协调性异常。

弥漫性食管痉挛的测压特点为：完整松弛压力（IRP）正常，≥20%的吞咽过程存在早熟收缩，并DCI>450mmHg·s·cm，其中存在早熟收缩是核心特征（图2-2-8）。

24小时动态测压能获得大量食管运动的资料，

更好地研究睡眠、清醒状态及进餐等各种生理情况下食管运动的改变。

（三）内镜检查

DES患者普通内镜检查无特征性变化。国人上消化道的肿瘤发生率比较高，某些食管器质性病变如肿瘤浸润食管壁时，其X线钡餐检查也可呈现食管痉挛样表现。因此，弥漫性食管痉挛诊断前行内镜检查，主要是排除其他器质性因素导致的吞咽困难或胸痛。内镜检查有时可检出食管痉挛。

对于食管测压提示痉挛性改变的患者可行超声内镜检查，超声内镜检查可能提示食管壁增厚，更重要的是排除食管壁内或食管壁周围病变引起的食管痉挛。

【诊断与鉴别诊断】

（一）诊断

对于反复发作性胸骨后或剑突下疼痛的患者，首先应进行心血管方面的检查，以排除心脏疾病，然后进行食管钡餐检查、内镜检查，以明确食管是否有功能性或结构的异常，必要时进行食管动力学监测。

高分辨率食管测压被认为是诊断食管运动障碍的"金标准"。2014年第3版芝加哥标准中，弥漫性食管痉挛的诊断标准为：中位4秒完整松弛压力（IRP）正常，≥20%的吞咽过程存在早熟收缩且DCI>450mmHg·s·cm，早熟收缩的存在是核心特征。

（二）鉴别诊断

原发性弥漫性食管痉挛应与心脏疾病、食管器质性疾病以及贲门失弛缓症、胡桃夹食管等食管运动障碍性疾病相鉴别。原发性弥漫性食管痉挛与贲门失弛缓症、胡桃夹食管的鉴别主要依据食管测压检查。

1. 心脏疾病 以胸痛为主要表现者需首先与心脏疾病相鉴别，通过心血管专科方面检查不难鉴别。

2. 贲门失弛缓症 亦可表现为咽下困难、胸骨后疼痛痛。食管钡剂造影见食管体部，尤其是远端极度扩张、延长和迂曲，扩张下段呈鸟嘴样狭窄；食管测压见食管下2/3段蠕动波消失，高LES压力伴松弛不良或完全失松弛表现。

3. 胡桃夹食管 胡桃夹食管的食管测压特点为高振幅（可达150~200mmHg）、长时间（>60秒）的蠕动性收缩，但食管LES功能正常，进餐时可松弛。

4. 其他继发性食管痉挛 胃食管反流病、食管炎和肿瘤浸润等因素可导致食管下段痉挛，虽然测压时可发现宽大、畸形的收缩波，但患者常有原发病的表现，易与DES鉴别。

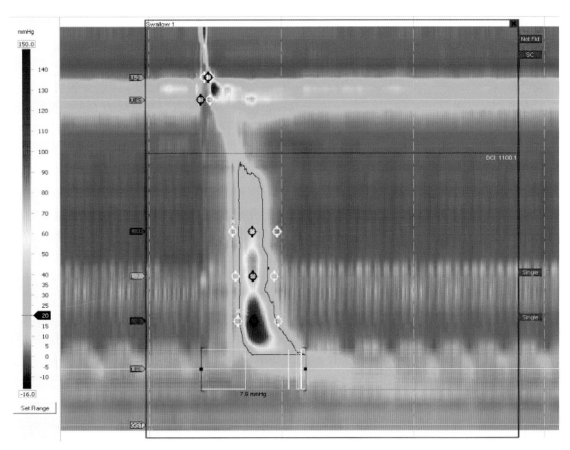

图 2-2-8　弥漫性食管痉挛患者高分辨率测压图

患者行 1 次 5ml 水吞咽后，可见下食管括约肌处松弛正常（4 秒 IRP 在 15mmHg 以内，为 7.9mmHg），食管体部收缩力度正常（DCI 为 1101.1mmHg•s•cm），但是本次吞咽的 DL 为 3.13 秒，提示为早熟型吞咽。由于本例患者 10 次 5ml 水吞咽后，有 8 次（80%）均出现早熟型吞咽，按照芝加哥标准诊断为弥漫性食管痉挛

【治疗】

目前对本病尚无有效的治疗方法，原则上无症状者不需要治疗，症状轻微者可调整饮食习惯，并辅以药物治疗。吞咽困难严重者可行食管扩张术或食管肌切开术。

（一）一般性治疗

1. **心理治疗**　患者常有心理障碍，应予以治疗。需向患者讲明疾病的良性性质，使患者解除心理包袱、保持良好心态、避免进食时情绪激动等。适当的镇静剂有时对防止发作有效。

2. **饮食治疗**　避免诱发症状发作的饮食，如冷、酸性或碱性食物等，放慢进餐速度也可减少痉挛的发作。

3. **生物反馈疗法**　有研究报道，少数患者应用生物反馈（biofeedback）治疗有效。方法是使患者进行双重吞咽，用第 2 次吞咽对 I 期食管蠕动波的抑制作用来减少可能的食管痉挛。

（二）药物治疗

1. **抗胆碱能药物**　静脉注射抗胆碱能药物可缓解痉挛症状，但口服几乎毫无疗效。常用的药物有阿托品、东莨菪碱（hyoscine）、山莨菪碱（anisodamine）等。

2. **钙离子通道阻断药**　舌下含服或口服钙离子通道阻断药能明显地抑制食管壁的收缩压力，减少食管收缩频率而不影响收缩振幅，也可减轻症状，中止胸痛发作。常用的药物有维拉帕米（verapamil）、硝苯地平（nifedipine）、地尔硫䓬（dihiazem）等。

3. **亚硝酸盐**　亚硝酸盐可松弛食管平滑肌，对解除食管痉挛有效，但其临床应用效果尚有争议。方法为舌下含服硝酸甘油或硝酸异山梨酯（isosorbide dinitrate）等。可间断或规则用药，一般餐前应用效果好。

4. **抗焦虑药**　有时应用镇静剂或安眠药可以缓解由于食管异常收缩产生的胸痛，但不降低食管压力，对精神紧张引起的食管源性胸痛有明显疗效。

5. 其他药物　肼屈嗪(hydralazine,又称肼酞嗪)能制止氯贝胆碱(bethanechol chloride)引起的食管痉挛和疼痛;普萘洛尔(propranolol)能减少肌肉收缩频率,或可有益。

(三)食管扩张疗法

有学者主张对于症状严重而内科药物治疗效果不明显者,可采用器械和气囊扩张食管。食管气囊扩张或探条扩张治疗可以改善食管的通过功能、缓解吞咽困难症状而减轻食管源性胸痛,少数患者可以恢复正常食管蠕动。有时需要反复扩张多次才能获得或维持疗效。

(四)食管肌切开术

可通过经口内镜下肌切开术(peroral endoscopic myotomy,POEM)、腹腔镜Heller肌切开术(LHM)肌层切开术或外科手术实现。

【预后】

弥漫性食管痉挛预后良好,部分患者治疗缓解后可能复发,复发的因素可能与患者年龄、发病时食管状态及治疗开始时间有一定关系。

(蔺　蓉)

推 荐 阅 读

[1] PANDOLFINO J E, ROMAN S, CARLSON D, et al. Distal esophageal spasm in high-resolution esophageal pressure topography: defining clinical phenotypes[J]. Gastroenterology, 2011, 141(2): 469-475.

[2] ROMAN S, KAHRILAS P J. Distal esophageal spasm[J]. Curr Opin Gastroenterol, 2015, 31(4): 328-333.

[3] AZIZ Q, FASS R, GYAWALI C P, et al. Functional Esophageal Disorders[J]. Gastroenterology, 2016, 150(6): 1368-1379.

[4] KHASHAB M A, SAXENA P, KUMBHARI V, et al. Peroral endoscopic myotomy as a platform for the treatment of spastic esophageal disorders refractory to medical therapy (with video)[J]. Gastrointest Endosc, 2014, 79(1): 136-139.

[5] 侯晓华. 消化道高分辨率测压图谱[M]. 北京:科学出版社, 2014: 60-64.

第五节　食管其他动力障碍性疾病

根据高分辨食管率测压(high resolution manometry,HRM)的结果制定的芝加哥食管动力障碍性疾病分类目前已得到全世界的认可和接受。最新的芝加哥分类标准(V3.0)中,食管动力障碍性疾病主要包括:食管胃连接处(esophagogastric junction,EGJ)出口动力障碍(贲门失弛缓症Ⅰ～Ⅲ亚型和EGJ出口梗阻);主要的蠕动障碍(食管失收缩、远端食管痉挛、高收缩食管又被称为Jackhammer食管);以食团通过异常为特征的轻微蠕动障碍(无效食管动力、片段蠕动)。

食管动力障碍性疾病中的贲门失弛缓症Ⅰ～Ⅲ亚型和远端食管痉挛在本书之前的章节中已有详细的介绍,本节就其他食管动力障碍疾病的病因、发病机制、临床及食管动力特点、其他相关检查结果、诊断及鉴别诊断、治疗措施等进行详细阐述。

一、EGJ出口梗阻

EGJ出口梗阻是HRM技术出现后新定义的一种食管动力障碍类型,表现为下食管括约肌(lower esophageal sphincter, LES)的综合松弛压(integrated relaxation pressure, IRP)升高,但未达到贲门失弛缓症任一亚型的诊断标准。

【病因与发病机制】

EGJ出口梗阻主要分为两种类型:器质性疾病所致机械性梗阻和无器质性疾病的功能性梗阻。导致EGJ出口梗阻的常见器质性疾病包括食管裂孔疝、食管炎、浸润性疾病或肿瘤引起的食管壁僵硬、曲张静脉致食管远端梗阻、胃食管连接处狭窄等。而功能性EGJ出口梗阻可能是一种渐进性疾病或贲门失弛缓症的前奏。临床随访发现,部分EGJ出口梗阻患者最终发展为贲门失弛缓症,提示两者在发病机制上可能存在某种关联。贲门失弛缓症的靶组织为食管肌间神经丛,包括兴奋性胆碱能神经和抑制性神经。迷走神经对LES的支配与其对食管体部的作用类似,LES的压力反映了兴奋和抑制性神经冲动传入之间的平衡。贲门失弛缓症Ⅱ型至少保留了一部分兴奋性和抑制性节后神经,且两者之间存在着较弱的平衡,使得残余的、微弱的平滑肌收缩努力维持食团推送。相比而言,EGJ出口梗阻食管远端支配环形肌的兴奋性和抑制性节后神经存在尚存在较强的平衡。由此推测,功能性EGJ出口梗阻可能为贲门失弛缓症的早期病变。

【临床表现】

与贲门失弛缓症类似,EGJ出口梗阻患者可表现为吞咽困难、胸痛、反流,但也可能是偶然发现病变而没有任何临床症状。与功能性EGJ出口梗阻患者相比,机械性EGJ出口梗阻患者更易出现吞咽困难，而较少出现反流。部分功能性 EGJ 出口梗阻患者的症状可自发消退。

【辅助检查】

（一）食管高分辨率测压（high resolution manometry，HRM）

诊断食管动力障碍的"金标准"，可鉴别贲门失弛缓症与 EGJ 出口梗阻。HRM 同时还是贲门失弛缓症及 EGJ 出口梗阻患者评估手术治疗和预测手术疗效和术后并发症的指标之一。

（二）定时吞钡（timed barium swallow，TBS）

是区分未经治疗的贲门失弛缓症、EGJ 出口梗阻和非贲门失弛缓性吞咽困难简单且有用的试验。TBS 也可评估食管排空、评价手术效果、预测手术的远期疗效。

（三）胃镜及活检

可观察食管形态并进行食管黏膜活检，以排除糜烂性食管炎、食管癌和解剖结构性病变等。

（四）超声胃镜

评估 EGJ 出口梗阻是否伴有器质性疾病，排除食管黏膜下层、肌层或壁外肿瘤、食管环、大血管扩张等。

（五）计算机断层扫描

排除食管壁、纵隔或胸腔的占位性病变，有助于鉴别机械性和功能性 EGJ 出口梗阻。

【诊断与鉴别诊断】

EGJ 出口梗阻的诊断主要基于食管测压，在芝加哥分类标准 V3.0 中，EGJ 出口梗阻诊断为：IRP 中值 >15mmHg，有食管蠕动的证据，不符合贲门失弛缓症诊断标准（图 2-2-9）。当存在 EGJ 流出道梗阻时，应仔细评估可能存在的器质性病因。

患者的吞咽困难症状需要与口咽性吞咽困难（主要由神经系统疾病，如脑缺血、帕金森病、痴呆或局部恶性肿瘤压迫等引起）和其他食管性吞咽困难（恶性肿瘤及其他原因导致的食管狭窄）等相鉴别。同时需排除影响食管动力的系统性疾病，如硬皮病、Chagas 病等。

【治疗】

目前尚无针对 EGJ 出口梗阻的治疗方法。功能性 EGJ 出口梗阻患者，若症状为非梗阻性症状，半数以上患者未经治疗症状可自发消退或改善，因此监测症状自发消退是一种选择。

（一）药物治疗

与贲门失弛缓症类似，目前报道最多的为钙离子通道阻滞剂和硝酸酯类药物，然而只有 50% 的 EGJ 出口梗阻患者对药物治疗有反应。近期，Muta 等发现 83.3% 的 EGJ 出口梗阻患者使用盐酸阿托品（抑制 AChE、拮抗 M1 和 M2 毒蕈碱受体）治疗后不仅症状改善，而且 IRP 水平也正常化，具有良好的应用前景。

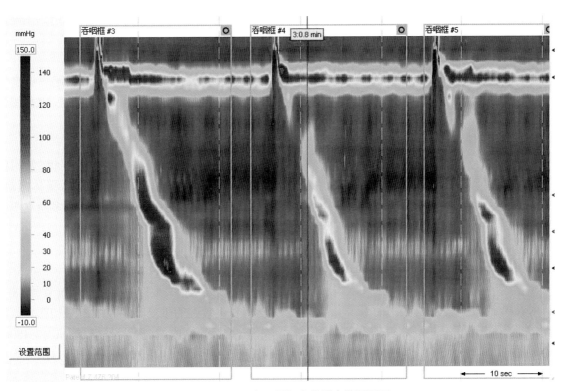

图 2-2-9　EGJ 出口梗阻高分辨食管测压图

（二）侵入性治疗

包括内镜下球囊扩张术、肉毒杆菌毒素注射、腹腔镜 Heller 肌切开术（LHM）、POEM 等，这些治疗常用于贲门失弛缓症患者，因 EGJ 出口梗阻可能是贲门失弛缓症的早期病变，也被用于治疗 EGJ 出口梗阻。在一项研究中，5 名 EGJ 出口梗阻患者接受肉毒杆菌毒素注射后，所有患者的吞咽困难均获得缓解但维持时间较短；3 名接受球囊扩张的患者中有 1 名缓解。Scherer 等报道，9 名 EGJ 出口梗阻患者中 3 名接受 LHM 治疗而获得症状改善，总体成功率为 33%。Teitelbaum 等对 5 名接受 POEM 术后 5 年的 EGJ 出口梗阻患者进行随访，患者 Eckardt 评分均≤3 分，但有 2 名因持续性或复发性症状需要再次行手术治疗。在合并存在诸如裂孔疝等解剖学异常的情况下，手术修补可显著改善 EGJ 出口梗阻患者症状。尽管侵入性治疗可能获得有利的结果，但考虑到部分患者症状可自发消退，应特别谨慎地考虑使用侵入性治疗。

二、食管失收缩

食管失收缩系食管体部蠕动缺失，在 HRM 检查中，所有吞咽活动均表现为食管无效吞咽，IRP 多为正常。

【病因与发病机制】

目前其病因仍不十分清楚，可与 GERD、结缔组织病、内分泌代谢性疾病等多种疾病相关。有研究表明，部分 GERD 患者食管体部动力异常表现为失收缩，食管体部蠕动缺失所致食管廓清能力下降是导致反流发生的重要原因之一。多种结缔组织疾病如食管硬化症、多发性肌炎及重症肌无力的患者，由于病变累及食管神经、肌层致食管体部蠕动缺失或低幅蠕动，进而致食管排空迟缓，会逐渐出现吞咽困难的症状，当同时伴有 LES 功能障碍时，可出现烧心、反酸、反胃等 GERD 类似症状。糖尿病食管系周围神经病变累及食管致运动异常的典型表现，尤以 I 型糖尿病多见。研究发现，50% 的糖尿病患者伴有食管蠕动异常，其中部分患者表现为失收缩。

【临床表现】

食管失收缩患者可有不同程度的吞咽困难、反酸、烧心、胸痛、咳嗽等症状，但这些症状缺乏特异性。且食管失收缩与吞咽困难、烧心等症状的关系尚未明确。

【辅助检查】

目前诊断食管失收缩的"金标准"是食管测压技术。传统食管测压法检测时，易将食管失收缩误诊为贲门失弛缓症，因为食管失收缩易导致假性 LES 松弛不完全。HRM 可鉴别假性 LES 松弛不完全，从而有效地区分贲门失弛缓症与食管失收缩。

【诊断与鉴别诊断】

目前食管失收缩主要通过 HRM 进行诊断并与其他食管动力障碍进行鉴别诊断，在芝加哥分类标准 V3.0 中，食管失收缩诊断为：IRP 中值正常，100% 食管体部无蠕动[IRP 处于临界值且全食管增压时应考虑贲门失弛缓症；早熟型吞咽且远端收缩积分 E（distal contraction integral, DCI）<450mmHg•s•cm 也符合无蠕动诊断标准]（图 2-2-10）。

食管失收缩与 I 型贲门失弛缓症的主要区别在于 IRP 值。然而，芝加哥分类标准 V3.0 认为应灵活运用 IRP 界值，回归树模型发现，当 Sierra 测压系统中测得的 IRP>10mmHg 时应考虑 I 型贲门失弛缓症的诊断，或存在全食管增压时也应考虑贲门失弛缓症的可能。

食管失收缩也应与无效食管动力进行鉴别。无效食管动力系食管远段平滑肌的收缩蠕动不同程度减弱而引起食团排空障碍，占食管动力障碍疾病的 20%~30%，食管测压检查表现为 100% 的无效吞咽（包括无效蠕动和弱蠕动，DCI<100mmHg•s•cm 为无效蠕动；DCI 100~450mmHg•s•cm 为弱蠕动）。

【治疗】

（一）治疗原发病

完善相关检查，进一步明确引起患者食管失收缩病因，针对 GERD、结缔组织病、内分泌代谢性疾病等原发病进行治疗。

（二）促动力药

可部分缓解食管失收缩患者症状，常用的促动力药为多巴胺受体拮抗剂和 5-HT4 受体激动剂（包括莫沙必利、伊托必利、西尼必利、多潘立酮和甲氧氯普胺等）。

三、高收缩食管

高收缩食管又被称为 Jackhammer 食管，主要是指食管发生较强的重复高幅收缩。最初在传统测压技术下，食管高幅收缩（食管体部收缩压力>180mmHg）被标记为胡桃夹食管。2008 年左右，HRM 在临床开始被广泛应用，远端收缩积分 DCI（食管体部收缩的压力、时间、长度的乘积）被用于评估食管收缩功能。

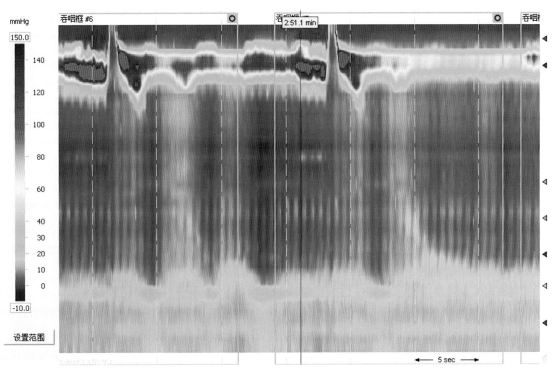

图 2-2-10　食管失收缩高分辨食管测压图

2012 年, 芝加哥分类 V2.0 将 DCI > 5 000mmHg•s•cm（但 DCI < 8 000mmHg•s•cm）的食管高强度收缩定义为胡桃夹食管 / 高压蠕动, 而当 1 次以上吞咽时 DCI > 8 000mmHg•s•cm 称为高收缩食管。近年来, 临床广泛验证, 发现在无症状人群亦可以出现 DCI > 5 000mmHg•s•cm, 因而在芝加哥分类 V3.0 中, 考虑胡桃夹食管缺乏临床意义, 此概念被去除。高收缩食管定义更新为: 至少 2 次吞咽 DCI > 8 000mmHg•s•cm, 高收缩部位可包含食管下括约肌（lower esophageal sphincter, LES）区域, 甚至仅限于 LES 区域。

【流行病学】

具体人群患病率不详, 既往调查发现 1 070 名因各种原因进行食管压力测定的患者中, 有 44 名诊断为高收缩食管（4.1%）。近年来随着 HRM 技术的广泛开展, 以及临床医师对食管动力障碍疾病的重视提高, 越来越多的高收缩食管病例被发现。

【病因与发病机制】

高收缩食管的病因不明, 目前仅能根据一些个例报道或少量病例的研究来推测出以下几种高收缩食管的可能病因, 且需要大型前瞻性的研究来进一步证实。

（一）异常酸暴露

高收缩食管患者中, GERD 的发生率（54.3%）高于一般人群（31%）。酸可引起食管痉挛, 因此, 有学者猜测 GERD 可能是食管高收缩的病因之一。在一项纳入了 221 名食管痉挛性动力障碍患者（77 例胡桃夹食管, 2 例高收缩食管, 30 例远端食管痉挛, 112 例食管下括约肌高压症）的研究中, 共 192 名接受了 24 小时 pH 监测, 103 名被发现远端食管酸暴露异常; 其中 66 名患者接受腹腔镜下胃底折叠术, 术后有 38 名进行了至少 6 个月的随访, 所有随访患者的远端食管酸暴露均恢复正常; 有 6 名患者接受食管测压复查, 其中 5 名显示食管动力正常（包括 2 例高收缩食管）。胃底折叠术使这些患者酸暴露恢复正常后, 测压异常似乎有所改善, 提示食管酸暴露可能在食管痉挛性疾病的发展中起诱发或加重作用。

（二）食管解剖异常

高收缩食管可能与食管憩室相关。Vicentine 等发现, 9 名膈上憩室患者中有 1 例食管存在节段性高幅收缩区。另一项关于远端食管憩室和食管动力障碍关系的研究发现, 19 名远端食管憩室患者中有 2 名患者诊断为高收缩食管, 其他患者中有 4 名有 1 次食管痉挛性收缩（DCI > 8 000mmHg•s•cm）, 由此可见, 在远端食管憩室患者中食管高压蠕动 / 收缩较为常见。此外, 食管壁内假性憩室患者和食管中部搏动性憩室患者中也有食管高收缩的报道。食管憩室患者手术期间获得的肌肉组织经分析显示, 存在食管肌炎症、纤维化以及肌间神经丛的异常, 食管壁的顺应性改变和神经支配受损可能与食管内压异常相关。

（三）嗜酸细胞性食管炎和嗜酸细胞性食管肌炎

迄今为止，有少数病例报道描述了高收缩食管患者活检时发现食管黏膜嗜酸性粒细胞浸润，即患者同时伴有嗜酸细胞性食管炎（eosinophilic esophagitis，EoE）。高收缩食管可能与 EoE 相关的炎症性变化导致的食管纤维化和生物力学改变有关。2015 年 Sato 等首先报道了一例高收缩食管患者，经 POEM 治疗时取得的病理证实食管肌层嗜酸性粒细胞浸润，诊断为嗜酸细胞性食管肌炎（eosinophilic esophageal myositis，EOEM）；同年 9 月汤玉蓉等也发现了一例高收缩食管，该患者经检测排除了食管异常酸暴露，黏膜活检排除 EoE，食管超声提示食管中远段肌层增厚，应用 PPI 等药物治疗症状不缓解，于 2015 年 10 月接受了 POEM 术，术中经肌活检证实为 EOEM。上述提示，EOEM 可能是高收缩食管的病理基础之一。

（四）迷走神经兴奋性异常

食管受到交感神经和副交感神经系统的双重支配，其中副交感神经均来自迷走神经。Khan 等报道了一位 19 岁女孩在双侧肺移植术后出现吞咽困难、胸痛和反流等症状。患者的术前评估未显示任何食管动力异常，而在术后 8 周出现高收缩食管和胃轻瘫，猜测可能为手术时迷走神经在肺门附近受损所致。Tolone 等发现一位房颤患者射频消融术后 2 个月出现高收缩食管，可能与射频消融诱导食管中段周围迷走神经纤维（与心脏相邻）热损伤有关。由此可见，迷走神经兴奋性异常是高收缩食管的可能病因之一。

（五）抑制性神经元受损

Abdallah 等报道了一例高收缩食管的患者，在 2 年后进展为Ⅱ型贲门失弛缓症。Huang 等在 2005—2015 年间随访了 12 名高收缩食管患者，其中有 3 例转变为Ⅲ型贲门失弛缓症，贲门失弛缓症是一种未知病因的原发性食管运动障碍，其特征在于食管壁中的氮能神经元等抑制性神经元受损，导致下食管括约肌松弛不足和食管蠕动丧失。高收缩食管可进展为贲门失弛缓症，提示高收缩食管和贲门失弛缓症亦可能是食管抑制性神经元受损的病程中不同阶段动力表现。

（六）脊髓损伤

支配食管的交感神经起源于 $C_1 \sim T_{10}$ 脊神经，Radulovic 等发现 84% 的脊髓损伤患者至少存在一种食管动力异常，并在 1 名四肢瘫痪者中检测到高收缩食管，作者猜测可能是由于交感神经受损导致副交感神经（迷走神经）张力相对升高，兴奋性增强而引起食管的超常收缩。

（七）阿片类药物

胃肠功能障碍是阿片类药物使用的主要不良反应之一，但关于该药对食管功能影响的研究很有限。Al-Qaisi 等观察到 26% 的高收缩食管患者有阿片类药物服用史。一项关于阿片类药物对食管动力影响的研究显示，与停用阿片类药物超过 24 小时者相比，在 24 小时内曾服用该药的受试者中高收缩食管更为常见（12% *vs.* 5%），提示阿片类药物可能导致食管痉挛性收缩。

（八）系统性疾病和肿瘤

Mallet 等发现在 44 例高收缩食管患者中，有 11 名（25%）伴有系统性疾病（3 例多发性肌炎，1 例淀粉样变，2 例类风湿关节炎，2 例系统性硬化症，1 例白塞病，1 例周围神经病变，1 例不确定性结缔组织病），有 6 名有肿瘤病史。另有文献报道了一名 52 岁女性高收缩食管患者合并存在"皮革胃"。这些报道提示高收缩食管可能与系统性疾病或肿瘤相关，因此当临床诊断高收缩食管时，建议同时对患者进行肿瘤和全身性疾病的仔细评估。

【临床表现】

高收缩食管是一种罕见的食管运动障碍，患者主要表现为吞咽困难和非心源性胸痛，部分患者也可出现烧心、嗳气、反流、吞咽困难、呕吐、癔球症、上腹痛、呼吸困难、咳嗽等症状，严重影响患者的生活质量。

【辅助检查】

1. **高分辨率食管测压**　是检测食管运动功能的"金标准"。

2. **胃镜**　可观察食管形态并进行食管黏膜活检，以检测和确认嗜酸性粒细胞、病毒性或真菌性食管炎，有助于探讨病理生理机制和鉴别诊断。

3. **计算机断层扫描**　有助于识别食管及食管外器质性病变。

4. **心电图**　有助于鉴别心源性胸痛。

【诊断与鉴别诊断】

高收缩食管的诊断通常仅基于食管测压，在芝加哥分类标准 V3.0 中，高收缩食管定义为：至少 2 次吞咽 DCI＞8 000mmHg•s•cm，高收缩部位可包含 LES 区域，甚至仅限于 LES 区域（图 2-2-11）。

高收缩食管患者的胸痛症状需与心源性胸痛以

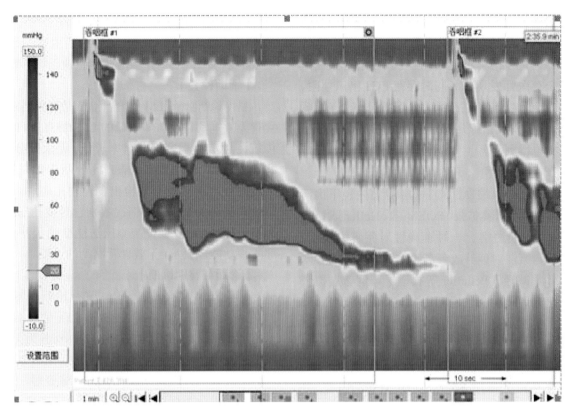

图 2-2-11 高收缩食管高分辨食管测压图

及其他胃肠道、肌肉骨骼、肺或纵隔疾病、精神病等引起的非心源性胸痛相鉴别，如急性冠状动脉综合征、心包心肌炎、GERD、贲门失弛缓症、弥漫性食管痉挛以及其他食管改变（如感染性食管炎、药物引起的溃疡、嗜酸性食管炎）等。吞咽困难症状需要与口咽性吞咽困难［主要由神经系统疾病（如脑缺血、帕金森病、阿尔茨海默病）或局部恶性肿瘤压迫等引起］和其他食管性吞咽困难（如消化性狭窄、憩室、恶性肿瘤、感染、贲门失弛缓症）等相鉴别。

【治疗】

治疗方面，目前多是学者们凭借经验提出的观点，如存在原发病时首先处理原发病：在合并酸反流的高收缩食管，PPI、胃底折叠术等抑制胃酸、抗反流治疗措施可能有效，但仍然存在争议。合并食管憩室存在时，治疗推荐通常为憩室切除术和包括 LES 的长食管肌切开术。也有学者建议，在静息 LES 压力正常的患者中，LES 的破坏可能会导致明显的反流，肌切开术时可保留 LES。有 EoE 病理基础的高收缩食管，口服激素治疗改善黏膜炎症后可能对患者的症状和食管动力异常都有改善作用。迷走神经受损导致的高收缩食管部分患者可自行恢复，因此是否需要治疗，还需要更多的数据证实。

进展为Ⅱ型贲门失弛缓症的 HE 患者接受了 Heller 肌切开术和胃底折叠术，术后随访表明患者的吞咽困难得到改善。POEM 术是贲门失弛缓症的一种有效治疗方法，有学者建议对高收缩食管的 POEM 术可跨越 LES，预防向贲门失弛缓症的进一步发展。服用阿片类药物患者，可先尝试停用阿片类药物。

临床部分情况下，高收缩食管患者无特殊相关病史，且相关检查无以上可能病因或相关疾病提示，我们在此暂且称之为原发性高收缩食管。目前关于高收缩食管的治疗无共识意见，当病因未明时主要以缓解患者的症状为主，主要有以下治疗方式：

（一）药物治疗

1. **平滑肌松弛剂** 高收缩食管的特点是平滑肌过度收缩，因此平滑肌松弛剂包括硝酸盐、钙通道阻滞剂、磷酸二酯酶抑制剂、抗胆碱能药物等经常被用于治疗。Goel 等报道了一例高收缩食管伴酸反流的患者，在服用 PPI 和硝酸甘油后胸痛症状消失。Hong 等发现平滑肌松弛剂（包括抗胆碱能药物溴化倍他米松、丁溴东莨菪碱和磷酸二酯酶 -5 抑制剂西地那非）可改善高收缩食管患者的测压结果。

2. **疼痛调节剂** 高收缩食管多伴有胸痛，三环类抗抑郁药、曲唑酮、选择性 5- 羟色胺再摄取抑制

剂和血清素 / 去甲肾上腺素再摄取抑制剂等能够缓解患者的胸痛症状，因而被用于高收缩食管等食管高动力障碍性疾病。最近，广西壮族自治区人民医院的李金英医师发现一名同时存在 EGJ 出口梗阻、高收缩食管和抑郁症的患者，使用抗抑郁药（氟哌噻吨 / 美利曲辛）治疗后患者临床症状缓解、HRM检测指标也得到显著改善。

（二）手术治疗

目前关于高收缩食管的手术治疗有内镜下肉毒杆菌毒素注射、球囊扩张、POEM 术、Heller 肌切开术、部分胃底折叠等。一项前瞻性对照研究显示，肉毒杆菌毒素注射能够改善高收缩食管患者的吞咽困难和体重减轻。Pelletier 等报道了一例球囊扩张成功治疗高收缩食管的案例。Nomura 等发现胸腔镜下食管扩大肌切开术对高收缩食管也是有益的。POEM 是目前在贲门失弛缓等食管高动力性疾病中广泛应用的一种治疗方法，Estremera-Arevalo 等归纳了多篇 POEM 治疗原发性高收缩食管的研究，发现 POEM 在高收缩食管中的总体有效率在 70% 以上。POEM 可允许几乎全部食管长度的肌切开术，较腹腔镜或胸腔镜食管肌切开术延长，治疗效果有望超过其技术手段，但缺乏更多的研究证明。同时，肌切开术的长度、是否保留 LES 仍有待商榷，术后反流也是一个主要问题，这些都有待进一步解决。

四、无效食管动力

无效食管动力（ineffective esophageal motility，IEM）是指食管远段平滑肌的收缩蠕动不同程度减弱而引起食团排空障碍，占食管动力障碍疾病的20%～30%。

【病因与发病机制】

目前其病因仍不十分清楚，可与 GERD、结缔组织病、内分泌代谢性疾病等多种疾病相关。其中，GERD 与 IEM 密切相关，GERD 患者食管体部动力异常主要为 IEM。对于是 IEM 引起反流，还是由于酸反流导致的食管损害继发 IEM 尚不清楚。多种结缔组织疾病如食管硬化症、多发性肌炎及重症肌无力等，由于缺乏蠕动性收缩以及食管的低幅蠕动，食管排空迟缓，将逐渐出现吞咽困难，当 LES 功能障碍时，可出现烧心、反酸、反胃等 GERD 症状。IEM 也是糖尿病食管系周围神经病变累及食管致运动异常的典型表现，尤以 1 型糖尿病多见。研究发现，50% 的糖尿病患者伴有食管蠕动功能异常。

【临床表现】

IEM 患者可有不同程度的吞咽困难、反酸、烧心、胸痛、咳嗽等症状，但这些症状缺乏特异性。

【辅助检查】

目前诊断食管 IEM 的"金标准"是食管测压技术。食管无效蠕动往往伴随较低的 LES 静息压（LESP）。传统测压法由于空间分辨率较低，无法区分 LESP 和隔膜压力，但 HRM 可清晰区分两个独立的高压区。此外，HRM 能有效检出食管裂孔疝，并可根据 LES 和膈脚的空间重叠情况鉴别食管裂孔疝的 3 种类型。HRM 相较于传统测压法能准确预测食管体部清除功能，有助于无效食管蠕动的诊断。

【诊断与鉴别诊断】

目前 IEM 主要通过 HRM 进行诊断及鉴别，芝加哥分类标准 V3.0 诊断为 ≥50% 的无效吞咽（包括无蠕动和弱蠕动，DCI < 100mmHg·s·cm 为无蠕动，DCI 100～450mmHg·s·cm 为弱蠕动，见图 2-2-12）。

IEM 需与片段蠕动及食管失收缩鉴别。片段蠕动在芝加哥分类标准 V3.0 中定义为轻度蠕动异常，诊断标准为 ≥50% 节段吞咽，DCI > 450mmHg·s·cm。食管失收缩的临床表现无特异性，类似 IEM 患者，诊断标准见前文。

【治疗】

1. 治疗原发病 完善相关检查，进一步明确引起患者 IEM 病因，针对 GERD、结缔组织疾病、内分泌代谢性疾病等原发病治疗。

2. 促动力药 可部分缓解 IEM 患者症状，常用的促动力药见前文。

五、片段蠕动

片段蠕动（fragmented peristalsis，FP）是指 IRP 正常，50% 以上的吞咽无效，但不符合无效食管蠕动的诊断标准（即食管体部持续蠕动）。

【病因与发病机制】

目前片段蠕动的病因报道多见为胃食管反流：间段蠕动在 GERD 中相对常见，杨佳等研究发现间段蠕动占难治性 GERD 中食管动力障碍的 38.1%，仅次于 IEM；李萍等的研究中同时指出在存在食管动力障碍的难治性 GERD 中片段蠕动占 14.29%。此外，功能性烧心、反流高敏感、食管裂孔疝、慢性假性肠梗阻、帕金森病、Chagas 病等均被报道与食管片段蠕动相关。

现有的关于片段蠕动的独立研究甚少，因此其发病机制不甚清楚，就其相关性疾病看来，可能与

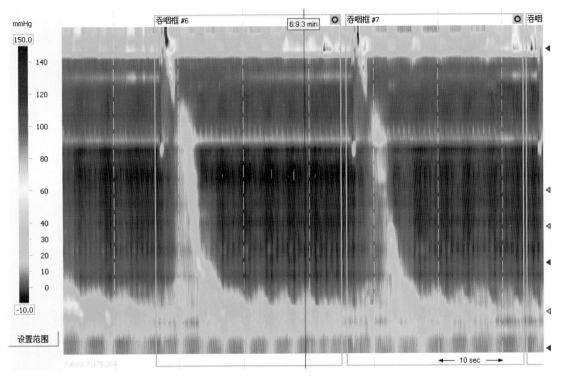

图 2-2-12 IEM 高分辨食管测压图

病理性酸暴露相关，Almansa 研究指出病理性酸暴露与慢性咳嗽患者食管大缺损弱蠕动存在相关性，Ribolsi 的研究也提示大缺损弱蠕动患者食管廓清功能下降，酸暴露增加，而片段蠕动在 GERD 患者中常见，因此异常的酸暴露可能诱发片段蠕动。此外，食管手术对食管壁层次结构的损害可能导致食管舒缩功能减退，神经性疾病如帕金森病等可能影响神经功能而导致肌肉支配障碍诱使片段蠕动。但是，片段蠕动具体的发病机制仍需要进一步研究。

【临床表现】

食管片段蠕动的临床表现多样，但缺乏特异性表现，主要与相关性疾病的表现有关，有研究指出片段蠕动更易发生吞咽困难。除此之外，还可表现为反酸、烧心、反流等症状。

【辅助检查】

根据芝加哥分类标准 V3.0，食管测压是唯一可诊断片段蠕动的检查方法。HRM 可观测整个食管收缩活动，能清晰地显示检测区域较低振幅的蠕动波，即"压力缺损"。目前压力缺损的临床意义尚未明确，亦可发生于正常人群。大的压力缺损与 GERD 相关。GERD 患者常表现为大的压力缺损、LESP 降低、片段蠕动，但这些测压表现对 GERD 的诊断意义有限。联合 HRM 与管腔内阻抗监测的研究显示，部分正常人群和食管动力障碍疾病患者均能测及片段蠕动缺损。目前，片段蠕动与患者症状的临床意义仍不明确。

【诊断与鉴别诊断】

片段蠕动的临床表现无特异性，因此对于诊断的参考价值有限。芝加哥分类标准 V3.0 中将片段蠕动定义为：高分辨食管测压结果，≥50% 片段收缩并且 DCI > 450mmHg·s·cm，而片段收缩是指 20mmHg 等压线上的大缺损（长度 > 5cm）且 DCI > 450mmHg·s·cm（图 2-2-13）。

片段蠕动主要应与芝加哥分类标准 V3.0 中的其他食管弱蠕动疾病，如 IEM、食管失收缩等相鉴别。鉴别主要依据高分辨率食管测压，根据芝加哥分类标准 V3.0 的诊断标准并结合测压结果可做出鉴别及诊断。

【治疗】

目前暂无关于片段蠕动的治疗的相关研究，因此针对片段蠕动这一疾病的治疗尚不清楚。但片段蠕动一般不会独立存在，常常合并存在诸如 GERD、功能性烧心、反流高敏感等疾病，或许针对这些合并疾病的治疗有利于改善片段蠕动的食管运动障碍，但缺乏相关研究证实治疗后食管运动模式的转变，因此，关于片段蠕动的治疗还有待进一步研究。

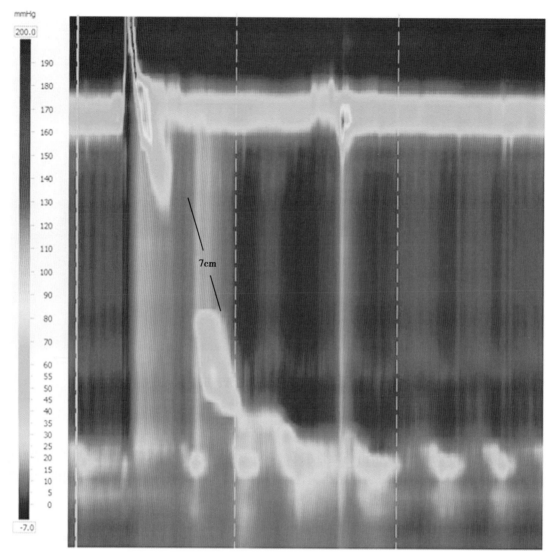

图 2-2-13　片段蠕动高分辨食管测压图

（汤玉蓉　林　琳　姜海行）

推 荐 阅 读

[1] KAHRILAS P J, BREDENOORD A J, FOX M, et al. The Chicago Classification of esophageal motility disorders, v3.0[J]. Neurogastroenterol Motil, 2015, 27（2）: 160-174.

[2] TANG Y, XIONG W, YU T, et al. Eosinophilic Esophageal Myositis a Plausible Cause of Histological Changes of Primary Jackhammer Esophagus: A Case Report[J]. Am J Gastroenterol, 2018, 113（1）: 150-152.

[3] BASILISCO G, BHARUCHA A E. High-resolution anorectal manometry: An expensive hobby or worth every penny?[J].

Neurogastroenterol Motil, 2017, 29（8）: e13125.

[4] KAHRILAS P J, BREDENOORD A J, FOX M, et al. Expert consensus document: Advances in the management of oesophageal motility disorders in the era of high-resolution manometry: a focus on achalasia syndromes[J]. Nat Rev Gastroenterol Hepatol, 2017, 14（11）: 677-688.

[5] SINGENDONK M J, LIN Z, SCHEERENS C, et al. High-resolution impedance manometry parameters in the evaluation of esophageal function of non-obstructive dysphagia patients[J]. Neurogastroenterol Motil, 2019, 31（2）: e13505.

第三章

食管肿瘤及其他疾病

第一节 食 管 癌

食管癌（esophageal cancer）是起源于食管的恶性肿瘤，2018 年最新的全球癌症数据显示食管癌的发病率和死亡率在所有恶性肿瘤中居第 7 位及第 6 位。根据组织来源，主要将食管癌分为食管鳞状细胞癌（esophageal squamous cell carcinoma，ESCC，以下简称食管鳞癌）和食管腺癌（esophageal adeno-carcinoma，EAC）。食管鳞癌是食管癌最主要的组织学类型，主要发生在发展中国家，我国是食管鳞癌的高发区；食管腺癌好发于欧美，我国近年来有增多的趋势。

【流行病学】

（一）发病率及病死率

2018 年公布的世界癌症数据显示，全球食管癌预测新发病例 57.2 万例，按照全世界 74 亿人口计算，发病率为 7.7/10 万；死亡 50.9 万例，病死率为 6.9/10 万，发病率及病死率较 2008 年皆有所增长。2018 年世界卫生组织公布的数据显示，在我国食管癌的发病率为 13.9/10 万，居我国所有恶性肿瘤的第 6 位；病死率约为 12.7/10 万，居第 4 位。

（二）性别与年龄

70% 食管癌发生于男性，世界范围内男性食管癌患者的发病率及病死率为女性患者的 2～3 倍。在我国，男性食管癌的发病率和病死率分别为 19.7/10 万和 18.2/10 万；女性的发病率和病死率分别为 8.2/10 万和 7.4/10 万。

（三）地域差别

食管癌的发生与地域有明显的关系，全球范围内食管鳞癌好发于发展中国家和地区，比如东非、南非以及东亚、东南亚地区。近年随着生活水平的提高、饮食方式的改变等，食管腺癌的比例有所提升。在食管癌高发地的不同地域发病率也不同，我国是食管癌大国，高发地区有河南、河北、山西三省

交界的太行山南侧地区，其发病率可达 100/10 万；另外如江苏北部、浙江沿海地区、广东部分地区也是我国食管癌相对高发的地域。

【病因】

食管癌的确切病因及发病机制目前尚不清楚。食管癌的发生该地区的生活条件、饮食习惯、存在强致癌物、缺乏抗癌因素以及遗传易感性有关。食管癌的高危因素包括：①大量饮酒与吸烟；②长期亚硝酸盐及真菌霉素饮食；③长期进食槟榔以及热咖啡；④食管腺癌的发生与超重、胃食管反流病（GERD）、Barrett 食管密切相关；⑤遗传因素：食管癌有遗传倾向，有阳性家族史的食管癌发病率为正常人群的 8 倍，同时食管癌中存在大量基因突变，比如 CCND1、MYC 以及 p53 基因；⑥感染因素：人乳头瘤病毒感染者罹患食管鳞癌的风险比普通人群升高近 3 倍。

【病理】

食管癌主要发生在食管中段（50%～60%），下段次之（30%），上段最少（10%～15%）。对于临床上部分胃底贲门癌延伸至食管下段，2017 年第 8 版食管癌 TNM 分期标准规定：食管胃交界区被重新定义，肿瘤中心距离贲门≤2cm 按照食管腺癌进行分期；超过 2cm 应按照胃癌进行分期。

（一）食管癌的大体分型

1. **早期食管癌** 是指病灶局限于黏膜层及黏膜下层，且无淋巴结转移的食管癌，包括原位癌、黏膜内癌和黏膜下癌，相当于 TNM 分期中 $T_1N_0M_0$ 期。

2. **进展期食管癌** 是指病灶突破黏膜下层侵及肌层或外膜，或者同时出现淋巴结转移与远处转移的食管癌，相当于 TNM 分期除 $T_1N_0M_0$ 之外的分期。

3. **食管癌前疾病（precancerous diseases）和癌前病变（precancerous lesions）** 癌前疾病是指与食管癌相关并有一定癌变率的良性病变，包括慢性食管炎、Barrett 食管、反流性食管炎、食管憩室、

贲门失弛缓症、食管白斑症以及各种原因导致的食管良性狭窄等；癌前病变是指已证实的与食管癌发生密切相关的病理变化，食管鳞状上皮异型增生是食管鳞癌的癌前病变，Barrett 食管相关异型增生是食管腺癌的癌前病变。

（二）食管癌的病理形态分型

1. **早期食管癌** 按其形态可分为隐伏型、糜烂型、斑块型和乳头型。

2. **进展期食管癌** 可分为髓质型、蕈伞型、溃疡型、缩窄型、腔内型和未定型。

（三）食管癌的病理组织学分型

我国常见的食管癌病理组织学类型为食管鳞状细胞癌（squamous cell carcinoma of the esophagus）是食管鳞状细胞分化的恶性上皮性肿瘤；食管腺癌（adenocarcinoma of the esophagus）是主要起源于食管下 1/3 的 Barrett 黏膜的腺管状分化的恶性上皮性肿瘤，偶尔起源于上段食管的异位胃黏膜或黏膜和黏膜下腺体。其中鳞癌包括基底细胞样鳞癌、疣状癌、梭形细胞鳞癌等；其他还有腺鳞癌、黏液表皮样癌、腺样囊性癌、小细胞癌、未分化癌以及非上皮性恶性肿瘤等（表 2-3-1）。鳞癌和腺癌根据其分化程度分为高分化、中分化和低分化。

（四）食管癌的临床病理分期

2017 年美国癌症联合会（AJCC）与国际抗癌联盟（UICC）第 8 次更新了其联合制定了恶性肿瘤的 TNM 分期系统（表 2-3-2～表 2-3-4），该系统是目前世界上应用最广泛的肿瘤分期标准，其对了解疾病所处病程，治疗方案的选择及制订，以及判断患者预后、评估疗效有重要意义。根据手术标本确定的病理分期 pTNM 是肿瘤分期的"金标准"，而根据临床分期 cTNM 是在治疗前通过有创或无创的方法获取疾病的临床信息进行的分期。

现有的第 8 版 TNM 分期标准包含了 5 个关键指标：T 指原发肿瘤的大小，N 指区域淋巴结的受累情况，M 指远处转移情况，G 指癌细胞分化程度，L 指癌变位于食管的位置。第 8 版 TNM 分期分别对临床、病理及新辅助治疗后进行分期，不再使用共同的分期系统。

1. **T 分期**

（1）T_X：肿瘤无法评估。

（2）T_0：无原发肿瘤的证据。

（3）Tis：重度不典型增生，定义为局限于基底膜的恶性细胞。

（4）T_1：肿瘤侵犯黏膜固有层、黏膜肌层或黏膜下层（T_{1a}：侵犯黏膜固有层或黏膜肌层；T_{1b}：侵犯黏膜下层）。

（5）T_2：肿瘤侵犯食管肌层。

（6）T_3：肿瘤侵犯食管外膜（纤维膜）。

（7）T_4：肿瘤侵犯食管周围结构（T_{4a}：侵犯胸膜、心包、奇静脉、膈肌或覆膜；T_{4b}：侵犯其他结构如主动脉、椎体、气管）。

表 2-3-1 WHO 食管癌组织学分类（2000 年）

上皮性肿瘤（epithelial tumors）	形态学代码
鳞状细胞乳头状瘤（squamous cell papilloma）	8052/0
上皮内瘤变（intraepithelial neoplasia）	
鳞状上皮（squamous）	
腺上皮（腺瘤）［glandular（adenoma）］	
癌（carcinoma）	
鳞状细胞癌（squamous cell carcinoma）	8070/3
疣状（鳞状细胞）癌［verrucous（squamous）carcinoma］	8051/3
基底鳞状细胞癌（basaloid squamous cell carcinoma）	8083/3
梭形细胞（鳞状细胞）癌［spindle cell（squamous）carcinoma］	8074/3
腺癌（adenocarcinoma）	8140/3
腺鳞癌（adenosquamous carcinoma）	8560/3
黏液表皮样癌（mucoepidermoid carcinoma）	8430/3
腺样囊性癌（adenoid cystic carcinoma）	8200/3
小细胞癌（small cell carcinoma）	8041/3
未分化癌（undifferentiated carcinoma）	8020/3
其他（others）	
类癌（carcinoid tumor）	8240/3
非上皮性肿瘤腺癌（non-epithelial tumors）	
平滑肌瘤（leiomyoma）	8890/0
脂肪瘤（lipoma）	8850/0
颗粒细胞瘤（granular cell tumor）	9580/0
胃肠间质瘤（gastrointestinal stromal tumor）	8936/1
良性（benign）	8936/0
不确定，恶性倾向（uncertain malignant potential）	8936/1
恶性（malignant）	8936/3
平滑肌肉瘤（leiomyosarcoma）	8890/3
横纹肌肉瘤（rhabdomyosarcoma）	8900/3
Kaposi 肉瘤（Kaposi sarcoma）	0140/3
恶性黑色素瘤（malignant melanoma）	
其他（others）	
继发性肿瘤（secondary tumors）	

2. N 分期

（1）N_X：区域淋巴结无法评估。

（2）N_0：无淋巴结转移。

（3）N_1：1～2 枚区域淋巴结转移。

（4）N_2：3～6 枚区域淋巴结转移。

（5）N3：≥7 枚区域淋巴结转移。

3. M 分期

（1）M_0：无远处转移。

（2）M_1：远处转移。

4. G 分期

（1）食管鳞癌

1）G_X：分化程度无法评估。

表 2-3-2　食管腺癌 pTNM 分期

			N_0	N_1	N_2	N_3	M_1
	Tis	0					
T_{1a}	G_1		Ⅰ A	ⅡB	ⅢA	ⅣA	ⅣB
	G_2		Ⅰ B				
	G_3		Ⅰ C				
T_{1b}	G_1		Ⅰ B	ⅡB	ⅢA	ⅣA	ⅣB
	G_2						
	G_3		Ⅰ C				
T_2	G_1		Ⅰ C	ⅢA	ⅡB	ⅣA	ⅣB
	G_2						
	G_3		ⅡA				
T_3			ⅡB	ⅢB	ⅢB	ⅣA	ⅣB
T_{4a}			ⅢB	ⅢB	ⅣA	ⅣA	ⅣB
T_{4b}			ⅣA	ⅣA	ⅣA	ⅣA	ⅣB

表 2-3-3　食管鳞状细胞癌 pTNM 分期

			N_0		N_1	N_2	N_3	M_1
			L	U/M				
	Tis	0						
T_{1a}	G_1		Ⅰ A	Ⅰ A	ⅡB	ⅢA	ⅣA	ⅣB
	G_2～G_3		Ⅰ B	Ⅰ B				
T_{1b}			Ⅰ B		ⅡB	ⅢA	ⅣA	ⅣB
T_2	G_1		Ⅰ B	Ⅰ B	ⅢA	ⅢB	ⅣA	ⅣB
	G_2～G_3		ⅡA	ⅡA				
T_2	G_1		ⅡA	ⅡA	ⅢB	ⅢB	ⅣA	ⅣB
	G_2～G_3		ⅡA	ⅡB				
T_{4a}			ⅢB		ⅢB	ⅣA	ⅣA	ⅣB
T_{4b}			ⅣA		ⅣA	ⅣA	ⅣA	ⅣB

表 2-3-4　食管癌接受新辅助治疗 TNM 分期（第 8 版新增）

	N_0	N_1	N_2	N_3	M_1
T_0	Ⅰ	ⅢA	ⅢB	ⅣA	ⅣB
Tis	Ⅰ	ⅢA	ⅢB	ⅣA	ⅣB
T_1	Ⅰ	ⅢA	ⅢB	ⅣA	ⅣB
T_2	Ⅰ	ⅢA	ⅢB	ⅣA	ⅣB
T_3	Ⅱ	ⅢB	ⅢB	ⅣA	ⅣB
T_{4a}	ⅡB	ⅣA	ⅣA	ⅣA	ⅣB
T_{4b}	ⅣA	ⅣA	ⅣA	ⅣA	ⅣB

2）G_1：高分化癌，>95% 肿瘤为分化较好的腺体组织。

3）G_2：中分化癌，50%～95% 肿瘤为分化较好的腺体组织。

4）G_3：低分化癌，肿瘤呈巢状或片状，<50% 有腺体组织。

5）G_3 腺癌：未分化癌，癌组织进一步检测为腺体组织时。

（2）食管腺癌

1）G_x：分化程度无法评估。

2）G_1：高分化癌，伴角质化，及伴颗粒层形成和少量非角质化基底样细胞成分，肿瘤细胞排列成片状、有丝分裂数少。

3）G_2：中分化癌，组织学特征多变，从角化不全到低度角化，通常无颗粒形成。

4）G_3：低分化癌，通常伴有中心坏死，形成大小不等的巢样结构，巢主要由肿瘤细胞片状或铺路样分布组成，偶可见角化不全或角质化细胞。

5）G_3 鳞癌：未分化癌，癌组织进一步检测为鳞状细胞组分或仍为未分化癌时。

5. L 分期（以肿瘤中心为参考）

（1）Lx：位置无法评估。

（2）U：颈段食管至奇静脉弓下缘。

（3）M：奇静脉弓下缘到肺下静脉下缘。

（4）L：肺下静脉下缘到胃，包括食管胃交界处。

（五）食管癌的转移方式

1. 直接浸润 早、中期的食管癌主要为壁内扩散，晚期食管上段癌可侵入喉部、气管及颈部软组织，甚至侵入甲状腺；中段癌可侵入支气管，形成支气管 - 食管瘘，也可以侵入胸导管、奇静脉、肺门及肺组织，部分可侵入肺动脉，引起大出血致死；下段癌可累及心包。受累频度最高者为肺和胸膜。食管壁因缺少浆膜层，因此食管癌的直接浸润方式很重要。

2. 淋巴转移 淋巴转移是食管癌转移的最主要方式，淋巴转移是判断食管癌患者预后的重要因素，好发的淋巴结转移部位依次为纵隔、腹部、气管及气管旁、肺门及支气管等。

3. 血行转移 多见于晚期患者，常见的转移部位依次为肝、肺、骨、肾、肾上腺、胸膜、网膜、胰腺、甲状腺和脑等。

【临床表现】

（一）早期症状

食管癌早期多无明显特异性症状，可因炎症刺激表现为吞咽时胸骨后不适感、烧灼感或针刺感，尤以进食粗糙食物时为著。食物通过缓慢或有滞留感。下段食管癌可表现为剑突下不适感。

（二）中晚期症状

1. 吞咽困难 进行性吞咽困难是中晚期食管癌患者的典型症状，是由于瘤体突入管腔导致食管管腔狭窄，或者瘤体周围组织炎症水肿导致食管腔狭窄，随着疾病的进展而逐渐加重。但也有 10% 的患者进食时没有吞咽困难的表现。

2. 反流或呕吐 晚期食管癌患者由于食管癌堵塞食管管腔，食管癌浸润及炎症反应进一步加重了食管腔狭窄，同时炎症诱导食管内腺体分泌增多，最终使得食管内黏液及食物团块积聚，导致食管的反流甚至呕吐。患者表现为频繁吐黏液，其内可混有食物血液等。

3. 胸骨后疼痛 食管癌患者疼痛的部位及表现形式往往能反应瘤体的位置及进展。中上段食管侵及纵隔时表现为胸骨后的疼痛并可向背部肩胛区放射；下段食管癌或食管交界处肿瘤可引起剑突下及上腹部疼痛。

4. 其他 消瘦是食管癌患者常见表现，由于食管癌本身进展导致的高消耗状态（恶病质）及食管癌进展导致进食困难，患者常常出现体重下降。另外，食管肿瘤压迫气管可引起刺激性干咳或呼吸困难；肿瘤侵入气管形成食管 - 气管瘘，可引起呛咳及误吸；压迫喉返神经引起声嘶；侵及膈神经导致呃逆；肿瘤破溃或侵犯大血管可导致大出血；肿瘤远处转移引起肝大、黄疸、腹块、腹腔积液、骨骼疼痛等。

【辅助检查】

（一）实验室检查

食管癌患者无特异实验室检查改变，疾病的隐匿发展可能导致贫血和低蛋白血症。贫血和低蛋白血症多由于营养不良及出血导致。肝功能检查异常多由于癌变转移至肝脏导致。血清肿瘤标志物包括：癌胚抗原（CEA）、鳞癌相关抗原（SCC）、组织多肽抗原（TPA）、细胞角质素片段 19 等，可用于食管癌的辅助诊断及疗效检测，但不能用于食管癌的早期诊断。

（二）影像学检查

1. 上消化道造影 早期食管癌 X 线钡剂造影的征象有：①黏膜皱襞增粗、迂曲及中断；②食管边缘毛刺状；③小充盈缺损或小龛影；④局限性管壁僵硬及钡剂滞留。晚期食管癌患者可见病变处管腔不规则狭窄、病变以上食管扩张，不规则充盈缺损、管壁蠕动消失、食管黏膜紊乱、中断和破坏，有时伴有食管-气管瘘时可见造影剂外溢。

2. CT 扫描 有助于明确食管癌浸润程度,与周围邻近组织的关系,显示病灶大小、有无淋巴结转移及远处转移等,有助于术前评估以及手术方式、放疗靶区、放疗计划的选择。

(三)内镜检查

内镜检查是食管癌诊断的首选,可直接观察病灶的形态,通过活检获取组织进行病理学检查。进展期食管癌的内镜下表现为:①髓质型;②蕈伞型;③溃疡型;④缩窄型;⑤腔内型。对于早期食管癌的诊断及筛查,内镜检查有其独有的优势。

1. 白光内镜 主要表现为:①红区:即边界清楚的红色灶区,底部平坦;②糜烂灶:多为边界清楚的红色糜烂灶;③斑块:多为边界清楚的类白色稍隆起的斑块样病灶;④结节:长径在 1cm 以内结节样病灶,其隆起的表面黏膜粗糙或糜烂;⑤黏膜粗糙:指病变不规则,漫无边界;⑥局部黏膜下血管网紊乱,缺失或阻断。

2. 色素内镜 利用染料使病灶与正常黏膜在颜色上形成鲜明对比,可清晰显示病灶范围,并指导指示性活检。最常用染料为碘液,可选染料还包括甲苯胺蓝等,也可以联合使用碘液与甲苯胺蓝,碘液与醋酸等组合。碘液通常选用卢戈碘液,其染色的原理是:早期食管癌及食管的不典型增生由于其内的高消耗状态导致糖原含量减少或消失,遇碘后染色较浅或消失,从而与正常食管黏膜染色后显示的棕色明显区分开。碘染色对筛查人群早期食管癌的检出率可达 1.6%~4.6%。

3. 电子染色内镜 通过特殊的光学处理实现食管黏膜的电子染色,突出病变特征,可弥补色素内镜碘液过敏及耗时长等不足,同时联合放大内镜可对食管早期病变进行细微结构的观察及评估。不同波长的光对消化道黏膜或黏膜内成分、黏膜内结构的穿透能力不同是电子染色技术的基本原理,常用的电子染色技术包括:①窄带成像技术(narrow band imaging,NBI),应用滤光器将内镜光源的宽带光谱过滤掉,留下绿光和蓝光的窄带光谱,将上皮乳头内毛细血管(intrapapillary capillary loop,IPCL)和黏膜的细微变化显现出来,NBI 下病变黏膜呈褐色;②蓝激光成像技术(blue laser imaging,BLI)可得到更大的景深并保证亮度;③联动成像技术(linked color imaging,LCI),LCI 下病变黏膜发红;④智能电子染色内镜技术(I-Scan)在表面增强、对比度、色调处理方面有了很大提升。

4. 放大内镜(magnifying endoscopy,ME) 可将食管黏膜放大几十倍甚至上百倍,进而观察黏膜的微结构和微血管形态的细微变化,与电子染色内镜结合可使病变细微结构显示得更清楚,便于早期食管癌分化及浸润深度的评价及诊断。2012 年日本食管学会公布了放大内镜与电子染色技术联合应用下早期食管癌的分类标准(简称 AB 分类,表 2-3-5)。

5. 超声内镜 能精确地测定病变在食管壁内浸润的深度,可以发现壁外异常肿大的淋巴结,能区别病变位于食管壁内还是壁外。早期食管癌的超声内镜表现为管壁增厚、层次紊乱、中断及分界消失的低回声病灶。

6. 共聚焦激光显微内镜 可将组织放大 1 000 倍,从微观角度显示细胞及亚细胞结构,实时提供早期食管癌的组织学成像且精确度较高,实现"光学活检"的效果。

(四)早期食管癌及癌前病变的内镜下分型及病变层次

1. 早期食管癌及癌前病变的内镜下分型 一般采用巴黎分型(表 2-3-6):0~I 型与 0~II 型的高度

表 2-3-5 早期食管癌 ME + NBI 下 AB 分类

分型	IPCL	浸润深度
Typle A	正常或轻微异常改变	正常鳞状上皮或炎症改变
Typle B	血管形态变化较明显	鳞状细胞癌
B1	全部血管扩张、迂曲、粗细不均、形态不一	侵犯 M_1/M_2
B2	有缺少血管袢的异常血管	侵犯 M_3/SM_1
B3	高度扩张的不规则血管	侵犯 $SM_2/$ 更深
AVA(乏血管区)		
小 AVA	AVA 直径≤0.5mm	侵犯 M_1/M_2
中 AVA	AVA 直径 0.5mm~3.0mm	侵犯 M_3/SM_1
大 AVA	AVA 直径≥3.0mm	侵犯 $SM_2/$ 更深

表 2-3-6 早期食管癌内镜下巴黎分型

隆起性病变	带蒂型	0~I p
	扁平型	0~I s
浅表性病变	浅表隆起型	0~II a
	浅表平坦型	0~II b
	浅表凹陷型	0~II c
	浅表隆起 + 凹陷型	0~II a+II c
	浅表凹陷 + 隆起型	0~II c+II a
凹陷型	溃疡型	0~III
	溃疡 + 浅表凹陷型	0~III+II c

差界限，在鳞状上皮（食管）为1.2mm；0～Ⅱ型与0～Ⅲ型的高度差界限，在鳞状上皮（食管）为0.5mm。

2. 病变层次分类 病变局限于上皮内，未突破基底膜，为 M_1（原位癌/重度异型增生）。黏膜内癌分为 M_2 和 M_3，M_2 指病变突破基底膜，浸润黏膜固有层；M_3 指病变浸润黏膜肌层。黏膜下癌根据其浸润深度可分为 SM_1、SM_2、SM_3，即病变分别浸润黏膜下层上1/3、中1/3及下1/3。对于内镜下切除的食管鳞癌标本，以200μm作为区分黏膜下浅层和深层浸润的临界值。

【诊断与鉴别诊断】

（一）诊断

依据临床表现和辅助检查，典型的食管癌诊断并不困难，但早期食管癌的诊断常因缺乏明显的症状而延误。对食管癌的高危人群进行筛查，是发现早期食管癌、降低食管癌病死率的关键。食管癌的筛查对象应符合：①年龄超过40岁；②来自食管癌高发区；③有上消化道症状；④有食管癌家族史；⑤患有食管癌前疾病或癌前病变者；⑥具有食管癌的其他高危因素（吸烟、重度饮酒、头颈部或呼吸道鳞癌等）。

（二）鉴别诊断

应与贲门失弛缓症、食管良性肿瘤、食管良性狭窄、胃食管反流病以及食管结核等感染性疾病导致的吞咽困难等相鉴别。一般来说，通过内镜检查、食管钡餐检查等手段可确诊。

【治疗】

（一）手术治疗

对于食管癌TNM分期Ⅰ、Ⅱ期的患者可行手术切除肿瘤，手术切除率为80%～90%。对于可切除病变来说，外科手术是标准的处理方法，患者术前应充分评估身体状况。食管癌的手术方式有多种，主要依据食管原发肿瘤的大小、部位以及外科医师的经验。对于Ⅲ期的患者可先行放化疗，随后根据治疗效果评估能否进行手术治疗；对于颈段的食管癌患者不宜进行手术，以放化疗为主。手术治疗的禁忌证包括：①恶病质者；②若肿瘤明显外侵，有多个淋巴结转移（N_3）有侵入邻近脏器和远处转移征象；③有严重心肺功能不全，不能耐受手术者。

（二）放射治疗

鳞癌和未分化癌对放疗敏感，而腺癌对放疗不敏感。放疗主要适用于Ⅲ期及Ⅳ期的肿瘤患者；手术难度大和不符合适应证的食管癌患者。术前放疗可使肿瘤体积缩小，提高切除率以及术后存活率。

对于 $T_2N_0M_0$ 以及 $T_3N_0M_0$ 食管癌患者，R0切除肿瘤后行放射治疗可降低患者术后淋巴结转移率。对于食管鳞癌患者推荐术后放疗，对于食管腺癌患者推荐术后化疗。

（三）化学治疗

食管癌化疗分为姑息性化疗、新辅助化疗（术前）、辅助化疗（术后）。常用的方案包括：对于食管鳞癌，DDP + 5-Fu（顺铂 + 氟尿嘧啶）是最常用的化疗方案，其他可选择的有DDP + TXT（顺铂 + 多西他赛）、DDP + PTX（顺铂 + 紫杉醇）、Oxaliplatin + 5-Fu（奥沙利铂 + 氟尿嘧啶）。对于食管腺癌，常用的方案是ECF方案（表柔比星 + 顺铂 + 氟尿嘧啶）。

（四）内镜治疗

随着内镜的发展，内镜介入治疗早期肿瘤病变的手段及应用越来越多。常用的早期食管癌内镜下切除技术包括：内镜下黏膜切除术（endoscopic mucosal resection，EMR）、多环套扎黏膜切除术（multi-band mucosectomy，MBM）、内镜黏膜下剥离术（endoscopic submucosal dissection，ESD）等。

早期食管癌和癌前病变内镜下切除的绝对适应证：病变局限在上皮层或黏膜固有层（M_1、M_2）；食管黏膜重度异型增生。相对适应证：病变浸润黏膜肌层或黏膜下浅层（M_3、SM_1），未发现淋巴结转移的临床证据；> 3/4 环周的病变可视为相对适应证，应向患者充分告知术后狭窄等风险。禁忌证：明确发生淋巴结转移的病变，病变浸润至黏膜下深层，一般情况差、无法耐受内镜手术者。相对禁忌证：抬举征阴性；伴发凝血功能障碍及服用抗凝剂的患者，在凝血功能纠正前不宜手术；术前判断病变浸润至黏膜下深层，患者拒绝。

晚期食管癌患者无法进行手术治疗时，可采用内镜下治疗手段缓解患者食管梗阻症状，改善生活质量。常用的治疗方法包括单纯扩张、食管内支架植入、化学药物注射以及射频治疗等。

【预后】

食管癌总体预后较差。分期较早的肿瘤患者生存期较长，T_1 或 T_2 的患者和无淋巴结转移的患者5年生存率超过40%，T_3 和 T_4 的患者5年生存率小于15%。因此，术前分期有助于指导治疗以及提示预后。0期、Ⅰ期、Ⅱ期的食管癌是可以治愈性切除的，其5年生存率可达85%、50%、40%。Ⅲ期及Ⅳ期患者即使行手术治疗，其预后也不佳。

【预防】

预防食管癌措施：①改变不良饮食及生活习惯；

②高发区进行食管癌宣传教育及人群筛查；③积极治疗反流性食管炎、贲门失弛缓症、Barrett 食管等与食管癌相关的疾病；④易感人群监测。

（李 鹏）

推 荐 阅 读

[1] BRAY F, FERLAY J, SOERJOMATARAM I, et al. Global cancer statistics 2018: GLOBOCAN estimates of incidence and mortality worldwide for 36 cancers in 185 countries[J]. CA Cancer J Clin, 2018, 68（6）: 394-424.

[2] RICE T W, ISHWARAN H, FERGUSON M K, et al. Cancer of the Esophagus and Esophagogastric Junction: An Eighth Edition Staging Primer[J]. J Thorac Oncol, 2017, 12（1）: 36-42.

[3] 中华医学会消化内镜学分会, 中国抗癌协会肿瘤内镜专业委员会. 中国早期食管癌筛查及内镜诊治专家共识意见精简版（2014 年, 北京）[J]. 中华消化杂志, 2015, 35（5）: 294-299.

[4] 中国抗癌协会食管癌专业委员会. 食管癌规范化诊治指南 [M]. 北京: 中国协和医科大学出版社, 2011.

[5] 英国和爱尔兰上胃肠道外科医师学会, 英国胃肠病学会和英国肿瘤外科学会. 食管癌和胃癌治疗指南 [J]. 胃肠病学, 2012, 17（3）: 173-175.

[6] 郝晓雯, 李鹏, 张澍田. 消化内镜技术的发展与创新 [J]. 首都医科大学学报, 2013, 34（5）: 693-697.

[7] KITAGAWA Y, UNO T, OYAMA T, et al. Esophageal cancer practice guidelines 2017 edited by the Japan Esophageal Society: part 1[J]. Esophagus, 2019, 16（1）: 1-24.

第二节 食管其他肿瘤

除食管癌以外的食管肿瘤包括上皮性肿瘤以及非上皮性肿瘤。上皮性肿瘤又可分为良性和恶性，良性上皮性肿瘤除息肉以外主要包括乳头状瘤。非上皮性肿瘤主要表现为黏膜下层肿瘤，良性肿瘤主要包括平滑肌瘤、脂肪瘤等，恶性肿瘤主要有黑色素瘤、肉瘤等。除此以外，食管间质瘤以及神经内分泌肿瘤可根据具体病理表现来判断其危险度。下面将分别予以介绍。

一、食管良性肿瘤

【流行病学】

食管良性肿瘤临床上十分少见，据一项相对大样本研究报道，249 246 例食管肿瘤中良性肿瘤为 1 058 例，主要包括平滑肌瘤、乳头状瘤、间质瘤、脂肪瘤、颗粒细胞瘤、神经鞘瘤、神经纤维瘤、血管瘤和腺瘤等。

【病因与发病机制】

肿瘤的发生是一种多因素、多基因参与的过程。比如对于食管乳头状瘤，多数学者认为发病原因在于受多因素共同作用的结果，有害物质和慢性刺激的存在，附加激活了人类乳头瘤病毒感染，多因素协同作用而致病，但确切机制还有待进一步研究。

【病理】

食管良性肿瘤中平滑肌瘤最常见（约 84.5%），其次为乳头状瘤（6.9%），腺瘤最少（0.4%）。平滑肌瘤、间质瘤和神经纤维瘤以男性发病为主，而脂肪瘤、颗粒细胞瘤、神经鞘瘤、血管瘤和乳头状瘤女性发病为主。食管良性肿瘤亦有性别及发病年龄分布的特点，其中青年男性以平滑肌瘤、间质瘤为主，青年女性以颗粒细胞瘤、脂肪瘤为主；老年男性以乳头状瘤、间质瘤、平滑肌瘤为主，老年女性则以神经鞘瘤、乳头状瘤、平滑肌瘤为主。平滑肌瘤、乳头状瘤、间质瘤、神经鞘瘤以食管中段多发，脂肪瘤以食管下段为主，颗粒细胞瘤、血管瘤和神经纤维瘤均以中下段为主，错构瘤上段多见，腺瘤下段多见。

【临床表现】

食管良性肿瘤大多无临床症状，体检时发现。此外，还有上腹痛或不适、反酸烧心、胸骨后疼痛等症状，肿瘤较大时可出现进食梗阻。

【辅助检查】

胃镜检查相对直观，可以直接观察病变表面特点，包括病变的部位、大小、表面黏膜情况以及软硬度和活动性。对于上皮性病变如乳头状瘤、腺瘤，可以胃镜下活检行病理学检查明确诊断。对于非上皮性肿瘤，如平滑肌瘤、间质瘤、颗粒细胞瘤、脂肪瘤等可以行胃镜超声检查，有研究显示通过超声内镜可以根据黏膜下肿物的部位、起源层次、大小、回声强度、回声均匀程度、边界、与周围脏器关系等因素对病变性质做出诊断，其特异性为 80%～88%。另外，超声内镜还可以辅助判断上皮性肿瘤等浸润深度，指导治疗。近年来发展的超声内镜引导的细针穿刺活检（EUS-FNA）更是进一步提高了疾病的诊断率。其他的辅助检查还包括上消化道钡餐检查、CT 等，一般不作为首选，胸部 CT 可以帮助我们了解病变周边的情况，进一步指导治疗。

【诊断与鉴别诊断】

可以通过各种疾病的胃镜、超声胃镜下的特点进行诊断与鉴别诊断,EUS-FNA 可以获取组织进行病理诊断,为诊断的"金标准"。

【治疗】

对于腺瘤、乳头状瘤等上皮性肿瘤,我们可以采用氩气(APC)、热活检钳等予以消融治疗;基底部较大者,可采用内镜下黏膜切除术(EMR,图 2-3-1)或内镜黏膜下层剥离术(ESD)予以完整切除。对于黏膜下的肿瘤,我们需要先行超声内镜评估病变的起源层次、病变的大小,然后再制订治疗方案。有些病变进展缓慢,可以定期随访观察,不需要手术或内镜切除;但有时会成为患者的一种心理负担,并且肿瘤长大后会有一定的压迫症状,所以可以选择切除。一般情况下,对于上皮下、黏膜肌层以及黏膜下层起源的病变,可根据病变的大小选择橡皮圈套扎、EMR 或 ESD 予以完整切除;对起源于固有肌层的病变,由于食管位于胸腔,周围有较多的重要脏器,故应慎重选择治疗方案,可选择的治疗方法有胸腔镜切除、内镜切除等。消化内镜下切除食管固有肌层肿瘤的方法可选择内镜下肿瘤挖除术(ESE)和经隧道肿瘤切除术(STER,图 2-3-2)。其中 STER 方法由于保留食管黏膜的完整性,所以相对安全,可以避免或减轻食管穿孔所致的纵隔感染、气肿等并发症。目前消化内镜治疗技术已经广泛普及,并且具有创伤小的特点,患者术后恢复快,所以消化内镜治疗是目前食管良性肿瘤疾病的首选治疗方案。

但有些治疗除有一些近期并发症以外,还有一定的远期并发症,主要为食管狭窄,多见于大面积 ESD 术后或橡皮圈套扎术后。对于此种良性狭窄,可选择扩张后注射类固醇激素或短期植入食管金属支架治疗。

【预后】

食管良性肿瘤经治疗后,预后均较好。

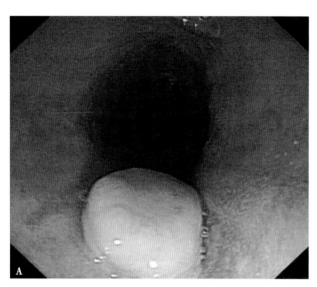

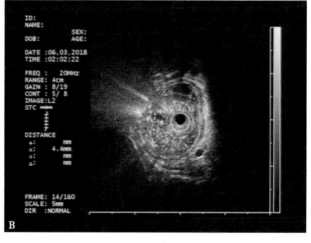

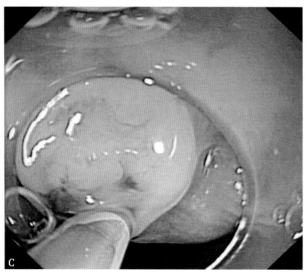

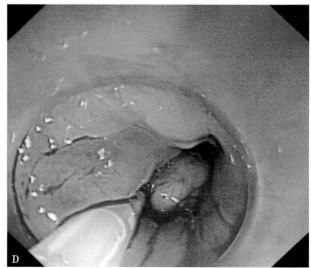

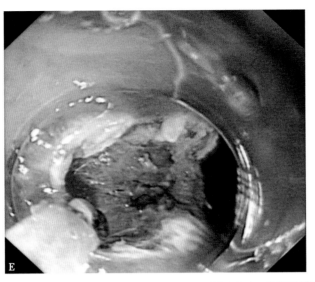
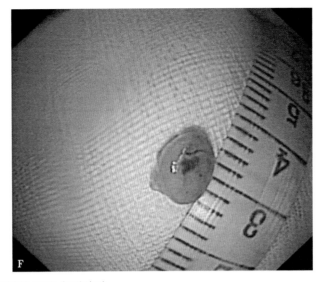

图 2-3-1　食管黏膜下肿瘤 EMR 切除方法

A. 食管黏膜下肿瘤白光内镜表现；B. 超声内镜下见肿瘤起源于黏膜肌层；C. 在病变周围行黏膜下层注射；D. 应用圈套器将病变套住电切；E. EMR 切下后的创面；F. 切除下的标本

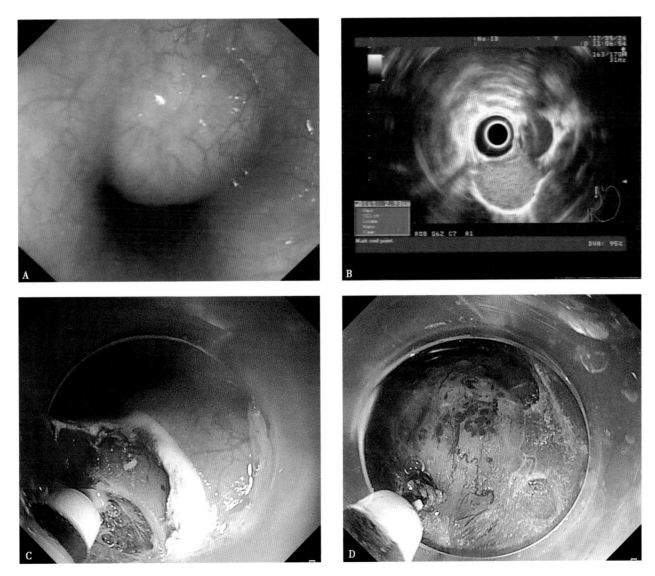

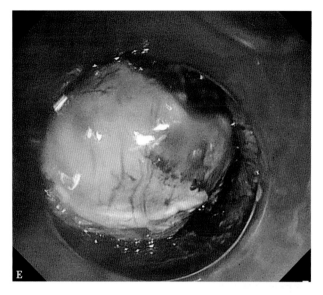

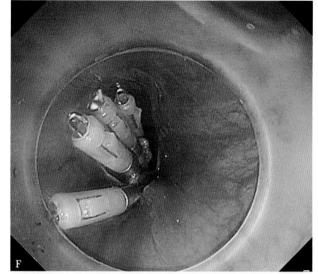

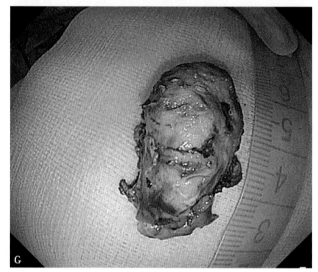

图 2-3-2 食管黏膜下肿瘤 STER 切除方法

A. 食管黏膜下肿瘤白光内镜下表现；B. 食管黏膜下肿瘤超声内镜下显示肿瘤起源于固有肌层，呈低回声；C. 于病变上方 5cm 处行黏膜下注射打开黏膜下层；D. 建立黏膜下层隧道至病变部位；E. 切开肿瘤表面肌层组织，暴露肿瘤组织，并将其剥离；F. 取出肿瘤组织后应用和谐夹封闭黏膜层切口；G. 切下的肿瘤组织送检

二、食管类癌

【流行病学】

类癌是一种古老而比较少见的疾病，起源于消化道嗜铬细胞的神经内分泌肿瘤，1808 年 Merling 对本病做了首次描述，1907 年 Oberndorfer 正式将其命名为类癌并沿用至今。类癌在体内分布较广而少见，在胃肠道肿瘤中占 1.5%，超过 70% 的类癌发生在消化道内，以小肠、阑尾、直肠较多见，而原发于食管的类癌则较为罕见。食管类癌多见男性，发病年龄为 26～77 岁。

【病因与发病机制】

食管类癌病因尚未明确，有报道称，类癌的发生与同源染色体 18、11q 和 16q 的缺失存在一定关系，而对于有肿瘤病史，尤其是一级血缘关系中患肿瘤者，这种同源染色体的缺失是发生类癌一个重要危险因素。食管类癌可能来源于食管黏膜上皮基底层内的神经内分泌细胞和 / 或食管黏膜下层黏液腺或化生腺体中的干细胞，可以向上皮或内分泌细胞分化，并形成相应的肿瘤。

【病理】

显微镜下观察，类癌细胞常排列成条索状或实性巢状，也可形成腺泡样、菊花团样、弥漫性分布或以上混合构型。瘤细胞巢之间常为富含血管的平滑肌组织或纤维结缔组织。类癌细胞内含有大量神经内分泌颗粒，能够分泌多种激素和多肽类具有生物活性的物质。神经元特异性烯醇化酶（NSE）属烯醇化酶同工酶，广泛存在于神经内分泌细胞的胞质中，主要用于神经内分泌肿瘤的辅助诊断。嗜铬蛋白 A（CgA）在神经内分泌细胞和肿瘤细胞中的存在具有广泛性、特异性，在典型类癌中 CgA 表达呈强阳性。如果两种神经内分泌标记物同时应用，可提高对类癌的诊断。

【临床表现】

食管类癌主要症状为吞咽时胸骨后不适或进食后哽咽感，病程较早时，也可以无任何症状，仅在查体时发现。可合并类癌综合征，尤其合并肝转移时，患者可有颜面潮红、腹泻、气喘、水肿等类癌综合征表现。

【辅助检查】

1. **X线钡餐检查** 食管类癌可表现为不规则充盈缺损，可有食管狭窄、管壁僵硬等，上消化道钡餐造影显示食管内有类似息肉样充盈缺损阴影，阴影中央伴有凹陷，与食管癌表现极其相似。

2. **计算机体层成像（CT）检查** CT检查可显示消化道类癌病变所在部位，与周围组织关系，淋巴结、肝、肺等脏器是否出现转移，还可显示肿瘤与周围血管的关系，协助医师术前对患者进行肿瘤分期，以利于手术方案的制订。

3. **生长抑素受体闪烁扫描** 采用生长抑素闪烁扫描有助于类癌诊断，用放射性核素标记生长抑素类似物奥曲肽可对80%～90%的类癌病灶做出定位诊断，还可显示肝脏及腹腔外转移灶。

4. **胃镜检查及活组织病理检查** 胃镜下可直接观察病变所在部位和范围，活检病变组织做病理学检查，是目前诊断类癌的最有效方法。

【诊断与鉴别诊断】

患者有吞咽时哽咽感或胸骨后不适等，应想到该病的可能。部分患者有颜面潮红、腹泻、气喘、水肿等类癌综合征表现。胃镜检查和组织病理学检查可明确诊断。

食管类癌主要应与食管癌、食管平滑肌瘤、食管平滑肌肉瘤、食管间质瘤及食管颗粒细胞瘤等相鉴别。

【治疗与预后】

食管类癌对放化疗均不敏感，治疗应以手术切除为主，手术治疗方式的选择关系到患者的生活质量和生存期，切除原发瘤与转移肿瘤，患者可获长期生存。类癌综合征可选用5-HT3抑制剂（α-甲基多巴）和5-HT3阻断剂（二甲基麦角新碱）等药物进行有效控制。对于部分较小且病变较局限的病变，可以尝试通过内镜下切除来治疗。进展期食管类癌的预后通常不佳，5年生存率较低。

三、食管间质瘤（esophageal stromal tumor，EST）

【流行病学】

食管间质瘤尚缺乏流行病学的相应资料，国内外报道差异较大，国外有学者报道食管间质瘤约占全部胃肠间质瘤的0.7%，国内有学者报道占胃肠道间质瘤的7%～8%；但总体来说，食管间质瘤仍是临床少见的食管肿瘤。食管间质瘤可发生于任何年龄，常在成年人群中被发现，尤其是50～60岁的中老年居多，男性多于女性，有资料显示男女之比约为3∶1。

【病因与发病机制】

食管间质瘤的发病机制与胃肠道间质瘤相同，受体酪氨酸激酶C-KIT和血小板源性生长因子受体PDGFRA的突变被认为是GIST的主要发病因素和推动因素，现在的临床研究表明有80%～85%的GIST患者存在C-KIT基因的突变，5%～10%的患者存在PDGFRA基因的突变，较少同时存在两种突变。在GISTs患者中，C-KIT基因的突变主要发生于第9号、11号、13号和17号外显子，而PDGFRA基因的突变则主要发生于第12号和第18号外显子。对具有GIST形态学特征，免疫组化CDl17阳性，同时未能检测到C-KIT和PDGFRA基因突变的一类GIST的统称为野生型GIST，占5%～10%，野生型GIST的发病机制包括琥珀酸脱氢酶B（SDHB）基因缺失、原癌基因BRAF突变、Ⅰ型神经纤维瘤病（NF1）等。

【病理】

食管间质瘤大体形态各异，可表现为圆形、结节状或分叶状，位于肌壁间，大小不一；镜下细胞形态呈现多样化，以梭形细胞型为主，少数为上皮样细胞型和混合细胞型（梭形细胞与上皮样细胞型混合存在）。胞质丰富红染，核小，长梭形。偶见核仁，瘤细胞成束状、编织状，交错排列。

手术切片免疫组化是诊断食管GIST最有效的手段。免疫组织化学检测推荐采用酪氨激酶受体CD117（90%以上）、造血干细胞抗原CD34、功能未知蛋白DOG1（80%～90%）、琥珀酸脱氢酶SDHB和Ki-67五个标志物；食管GIST中SMA和Desmin有较高的表达率，提示部分肿瘤平滑肌化生率较高；而多缺乏神经分化，S-100表达率较低。另外，C-KIT或PDGFRADE突变分析，有助于一些疑难病例的诊断、指导临床治疗和预测分子靶向治疗药物的疗效。

危险度评估：Ki-67临界值的设定与GIST危险度相关性尚有待进一步研究。对于食管GIST肿瘤≤2cm，核分裂象≤5/50HF，危险度：极低；食管GIST肿瘤＞2～5cm，核分裂象≤5/50HF，危险度：

低；食管 GIST 肿瘤≤2cm，核分裂象 6～0/50HF，危险度：中等；食管 GIST 肿瘤 > 5cm，或核分裂象 > 10/50HF，或肿瘤 > 2cm 且核分裂象 > 5/50HF，或无论大小出现肿瘤破裂，危险度：高。

【临床表现】

好发于食管中下段，可表现为腔内生长，也可表现为腔外生长；临床症状与肿瘤大小、部位、侵袭性有关；小的肿瘤（长径 < 2cm）常无临床症状，常因其他原因行内镜检查时偶然发现；常见的临床症状包括吞咽困难、进食不适、胸骨后隐痛、胸闷不适、胸骨后烧灼感、呕血或黑便，临床表现无特异性。

【辅助检查】

1. **钡餐**　显示肿瘤呈外压性或内肿块影，钡剂有分流或涂抹征象，伴不同程度的管腔狭窄；恶性肿瘤表现为管壁僵硬，黏膜中断或溃疡形成。

2. **CT/MRI**　食管腔内或外膜下类圆形软组织肿块影，边界清楚，密度均匀，增强后均匀强化，管腔受压呈弧形，狭窄，与邻近气管、大血管、心房脂肪间隙清晰；当影像显示实质性肿块较大（≥5cm），形态不规则，有分叶，边界欠清，黏膜破坏，密度不均，不均匀强化，常提示中高度危险性。

3. **胃镜或超声内镜**　是发现和诊断食管黏膜下肿瘤 EST 的主要方法，超声内镜检查能提高 < 2cm 肿瘤的检出率，显示起源于食管不同层次的黏膜下肿块，呈半球形隆起，外压性改变，少数息肉样隆起，黏膜表面光整，色泽正常，呈低回声肿块影，境界较清，边缘较光滑，内部回声均匀；如黏膜表面有糜烂或溃疡形成，肿块较大境界不清，回声不均匀，出现液性暗区等，多提示侵袭度增高可能。

【诊断与鉴别诊断】

食管 GIST 术前明确诊断困难，通常经内镜或超声内镜和影像学检查，检出具有一定特征性的黏膜下肿块，再根据特定组织学表现和免疫组织化学结果做出诊断。免疫组化是食管 GIST 确诊和鉴别诊断的主要手段和依据，在判断起源和分化方向上具有重要意义，其中 CD117 和 CD34 最具特异性，联合阳性可诊断为 GIST。

食管 GIST 通常位于黏膜下，其临床表现、影像学和内镜检查缺乏特异性；需要与食管平滑肌瘤、食管平滑肌肉瘤、食管自主神经瘤、食管癌等进行鉴别。

【治疗】

目前，普遍认为食管间质瘤生物学行为较胃肠道间质瘤差，治疗方式以手术治疗为主，完全切除、切缘阴性（R0）是原发局限无转移食管 GIST 治疗的基本原则。食管 GIST 很少有淋巴结转移，常规不做淋巴结清扫，使得治疗方法更趋于多样性，包括内镜下治疗（包括内镜黏膜下剥离术 ESD、内镜黏膜下隧道肿瘤切除术 STER）、肿瘤摘除术（包括传统开胸术、胸腔镜手术和胸腔镜辅助小切口手术）以及食管部分切除术等。但对食管 GIST 手术治疗方式的选择仍有争议，尚未取得共识和规范。有研究建议食管 GIST 长径 < 2cm、无临床症状者，可密切随访或内镜摘除；对瘤体较大或与肌层、黏膜、周围组织粘连或浸润的肿瘤，应行食管部分切除，其他多行肿瘤摘除术。

随着基因分型检测和分子靶向治疗的进展，伊马替尼和舒尼替尼等靶向药物成为术后辅助治疗、复发转移性、晚期不可切除 GIST 的主要治疗模式；根据危险度分级，中、高危复发风险的患者建议使用伊马替尼辅助治疗。

【预后】

肿瘤大小、核分裂象和肿瘤是否破裂是判断预后的关键性指标；早期、局限的肿瘤，完整的手术切除可以获得较好预后。不可切除或复发转移者，辅以靶向药物治疗可提高肿瘤控制率。晚期患者预后极差。

四、食管肉瘤样癌

【流行病学】

食管肉瘤样癌是食管罕见的恶性肿瘤，占食管恶性肿瘤 0.5%～2.8%。

【病因与发病机制】

食管肉瘤样癌病因及发病机制尚不清楚。

【病理】

食管肉瘤样癌主要为腔内息肉样生长，其次可表现为溃疡型。同时含有肉瘤及癌的成分，是一种由癌和梭形细胞两种成分双向分化生长的肿瘤，癌与肉瘤样成分掺杂在一起，并存在彼此过度及移行，肉瘤成分可以表现为多种形式甚至骨、软骨及骨骼肌肉瘤、平滑肌肉瘤、脂肪肉瘤等，而癌成分多数为鳞状细胞癌，少数表现为腺癌、腺鳞癌等。

【临床表现】

患者主要临床表现为进行性吞咽困难，部分患者可表现为消瘦、吞咽疼痛、胸背部疼痛等。

【辅助检查】

最重要辅助检查为电子内镜检查，并在内镜下行病理组织学检查。其他检查包括钡餐检查、超声内镜、CT、MR 检查可用于辅助诊断及术前评估。

【诊断与鉴别诊断】

根据典型临床表现及电子内镜检查诊断该病，鉴别诊断主要与引起吞咽困难的其他疾病进行鉴别，包括食管癌、食管黏膜下肿瘤等。

【治疗】

目前，治疗食管肉瘤样癌的方法为手术结合放化疗的综合治疗，手术切除是首选及主要治疗手段，应进行区域淋巴结清扫，以减少肿瘤的局部复发和远处转移机会。

【预后】

食管肉瘤样癌患者因出现症状较早而就诊较早，手术远期效果好，5 年生存率 50% 以上。

五、食管恶性黑色素瘤

【流行病学】

食管恶性黑色素瘤是非常罕见的食管恶性肿瘤，其发病率为每年 36/100 万，占食管癌 0.1%～0.2%。

【病因与发病机制】

食管恶性黑色素瘤病因及发病机制尚不清楚。

【病理】

食管恶性黑色素瘤多发生于食管中下段，常见类型为单个或多个息肉状，有蒂或广基无蒂，多有色素沉着，也可无色素沉着。显微镜下见肿瘤细胞大小不一，呈圆形、多角形或不规则形，细胞质内可见黑色素颗粒。肿瘤细胞呈弥散形生长，可侵入黏膜下层甚至深肌层。免疫组化 S-100、HMB-45 是诊断黑色素瘤较特异指标，其中 HMB-45 较 S-100 更具特异性。

【临床表现】

食管恶性黑色素瘤临床表现与食管其他恶性肿瘤类似，早期无明显症状，随着病情的进展，患者通常表现为吞咽苦难、胸痛、反流、嗳气等消化道症状。

【辅助检查】

钡餐透视、胸部 CT、PET/CT 检查可用于辅助诊断，明确病变的范围及局部全身有无转移，最关键检查为电子内镜检查。

【诊断与鉴别诊断】

食管恶性黑色素瘤诊断依靠临床表现、消化道造影、CT 及电子内镜检查，确诊需电子内镜取得病理诊断。需与食管低分化癌、食管肉瘤样癌、食管淋巴瘤、食管神经内分泌癌等疾病进行鉴别诊断。

【治疗】

食管恶性黑色素瘤治疗主要包括手术、放疗、化疗及免疫治疗。手术是首选治疗方法，可以防止疾病进展并减少远处转移机会，同时可以缓解肿物引起的梗阻、胸痛症状及消化道出血症状。

【预后】

食管恶性黑色素瘤恶性程度较高，极易发生血液和淋巴结转移，预后较差，5 年生存率约 4.5%。

（许洪伟　陈　烨）

推 荐 阅 读

[1] 韩渭丽，汤萨，姬玲粉，等. 1058 例食管良性肿瘤临床病理特征 [J]. 中国肿瘤临床，2016，43（10）：424-428.

[2] 廖嘉忠. 319 例食管乳头状瘤临床内镜诊治分析 [J]. 微创医学，2012，7（4）：417-419.

[3] CARR N J，MONIHAN J M，SOBIN L H. Squamous cell papilloma of the esophagus: a clinicopathologic and follow-up study of 25 cases[J]. Am J Gastroenterol，1994，89（2）：245-248.

[4] 黄开云. 实用消化系肿瘤学 [M]. 北京：科学出版社，2009：355-356.

[5] 杜国莲，唐学清，朱相贵. 食管乳头状瘤研究分析 [J]. 中国内镜杂志，2005，11（2）：116-118.

[6] RSCH T，KAPFER B，WILL U，et al. Accuracy of endoscopic ultrasonography in upper gastrointestinal submucosal lesions: a prospective multicenter study[J]. Scand J Gastroenterol，2002，37（7）：856-862.

[7] WILL U，FUELDNER F，MUELLER A K，et al. A prospective study on endoscopic ultrasonography criteria to guide management in upper GI submucosal tumors[J]. Pol Przegl Chir，2011，83（2）：63-69.

[8] HASSAN M M，PHAN A，LI D，et al. Family history of cancer and associated risk of developing neuroendocrine tumors: a case-control study[J]. Cancer Epidemiol Biomarkers Prev，2008，17（4）：959-965.

[9] MAGGARD M A，O'CONNELL J B，KO C Y. Updated population-based review of carcinoid tumors[J]. Ann Surg，2004，240（1）：117-122.

第三节　食管裂孔疝

食管裂孔疝（hiatal hernia，HH）是指除食管以外的任何腹腔组织结构通过扩大的膈肌食管裂孔进入胸腔形成的疝。食管裂孔疝是膈疝中最常见者，超过 90%。食管裂孔疝最典型的症状是胃食管反流，其他表现还包括吞咽困难、上腹部或胸部疼痛和慢性缺铁性贫血等。根据解剖学特点，食管裂孔疝共分为4型：Ⅰ型为滑动型食管裂孔疝；Ⅱ型为单纯型食管裂孔旁疝，即经典食管旁疝；Ⅲ型为混合型食管裂孔旁疝，即Ⅰ、Ⅱ型食管裂孔疝共同存在；Ⅳ型为多器官型食管裂孔旁疝，除胃以外还伴有腹腔其他脏器进入胸腔，如大网膜、小肠等。Ⅰ型食管裂孔疝最常见，约占95%，Ⅱ、Ⅲ、Ⅳ型食管裂孔疝同属于食管旁疝，约占5%。由于食管裂孔疝发病症状的内在主观性，其确切发病率很难确定，诊断标准尚未统一，在治疗选择方面亦存在一定的争议。

【流行病学】

该病是一种常见的良性疾病，在全世界的发病率为10%～50%，国内报道发病率仅为4.7%或3.3%。该病高发年龄在40～70岁，女性多于男性。腹内压增高是食管裂孔疝最常见的致病因素，同时其发病率与年龄及肥胖呈正相关。

食管裂孔疝按解剖学特征一般可分为以下4类：

1. **滑动型裂孔疝** 是食管的膈下段及胃底的一部分经过食管裂孔突入胸腔所造成。滑动型裂孔疝占整个食管裂孔疝的95%左右，一般疝囊比较小，且可复原，故半数以上患者可无任何临床症状。部分患者可出现胃食管反流病，长期的胃食管反流病可致食管瘢痕收缩而出现短食管状态。

2. **食管旁疝** 又称滚动型裂孔疝。食管旁疝是由于膈食管裂孔的左前缘薄弱或缺损，胃底的一部分（主要是大弯侧）从食管的左前方突入胸腔，随着病程进展，缺损也可加重，而导致全胃通过缺损部位疝入胸腔，形成巨大裂孔疝。食管旁疝较少见，也极少发生胃食管反流，但约1/3的巨大裂孔疝易发生嵌顿，故临床上有重要意义。

3. **混合型裂孔疝** 指滑动型和食管旁疝同时存在的裂孔疝，此型最少见，其发生与膈食管裂孔过大有关，兼有滑动型和食管旁疝的特点。

4. **多器官型食管裂孔旁疝** 除胃外伴有腹腔其他脏器进入胸腔，如大网膜、结肠、小肠等。另外，"巨大食管裂孔疝"在文献中常见，但其定义不明确，大多定义为疝囊长度超6cm或30%以上腹腔脏器疝入胸腔。

【病因】

本病病因知之甚少，一般认为，与某些先天性和后天性因素有关，归纳如下：

1. 食管发育不全的先天因素。

2. 食管裂孔部位的结构异常如肌肉有萎缩或肌肉张力减弱。

3. 长期腹腔压力增高的后天因素如妊娠、腹水、慢性咳嗽、习惯性便秘等可使胃体疝入膈肌之上而形成食管裂孔疝。

4. 手术后裂孔疝如胃上部或贲门部手术，破坏了正常的结构亦可引起疝。

5. 创伤性裂孔疝。

【发病机制】

胃食管连接部（gastroesophageal junction，GEJ）是一个复杂的解剖区域，同时包含有食管下括约肌、膈肌脚、腹内段食管、膈食管韧带/膜、His角等结构。食管下括约肌（lower esophageal sphincter，LES）为食管远端和胃近端之间的内在环形肌束，长约4cm，其中2cm位于腹腔内，在正常情况下保持张力性收缩，防止胃内容物逆流。膈肌脚在GEJ形成吊索，在腹内压突然升高时（如咳嗽、排便），增加LES压力，加强抗反流功能。膈食管韧带/膜由膈胸膜筋膜和膈下筋膜融合而成，将食管远端固定于膈肌。总之，GEJ结构的改变是出现食管裂孔疝的解剖基础；正常抗反流屏障的破坏，导致GERD的发生；食管裂孔疝与GERD密切相关，而食管裂孔疝也往往是严重GERD的标志。

食管裂孔疝的病理生理机制仍未被完全揭示。目前主要存在3种观点：①腹腔内压力增加，裂孔增宽导致GEJ凸入胸腔，如咳嗽、便秘、妊娠、肥胖等是引起腹内压增高的常见因素；②纤维化或过度迷走神经刺激引起食管短缩使得GFJ移位；③先天性或获得性分子及细胞改变，如胶原分子代谢异常、老化，导致膈食管膜萎缩、食管周围韧带松弛，从而产生食管裂孔疝。然而到目前为止，没有一个单一理论可以完全阐明食管裂孔疝的形成过程，因此其发病机制可能是多因素的。

【临床表现】

食管裂孔疝患者可以无症状或症状轻微，症状轻重与疝囊大小、食管炎症的严重程度无关。滑动型裂孔疝患者常常没有症状；若有症状，往往是由于胃食管反流造成的，小部分是由于疝的机械性压迫所致。食管旁裂孔疝的临床表现主要是由于机械性影响，患者可以耐受多年；混合型裂孔疝在两个方面都可以发生症状。

（一）食管裂孔疝症状

胃食管反流症状表现为胸骨后或剑突下烧灼感、胃内容物上反感、上腹饱胀、嗳气、疼痛等。疼痛性质多为烧灼感或针刺样痛，可放射至背部、肩部、颈部等处。平卧、进食甜食、酸性食物，均可能诱发并可加重症状。此症状尤以滑动型裂孔疝多见。

（二）并发症症状

1. 出血　裂孔疝有时可出血，主要是食管炎和疝囊炎所致，多为慢性少量渗血，可到贫血。

2. 食管狭窄　在有反流症状患者中，少数发生器质性狭窄，以致出现吞咽困难、吞咽疼痛、食后呕吐等症状。在此类患者要警惕食管炎并发 Barrett 食管以及食管癌的可能。

3. 疝囊嵌顿　一般见于食管旁疝。裂孔疝患者如突然剧烈上腹痛伴呕吐，完全不能吞咽或同时发生大出血提示发生急性嵌顿。

4. 疝囊压迫症状　当疝囊较大压迫心肺、纵隔，可以产生气急、心悸、咳嗽、发绀等症状。压迫食管时可感觉在胸骨后有食管停滞或吞咽困难。

【辅助检查】

根据患者的临床表现结合适当的辅助检查，本病的诊断不难。对于有胃食管反流症状、年龄较大、肥胖且症状与体位明显相关的可疑患者应行以下辅助检查：

（一）影像学检查

1. X 线检查　X 线检查是目前诊断食管裂孔疝的主要方法。对于可复性裂孔疝（特别是轻度者），一次检查阴性也不能排除本病，临床上高度可疑者应重复检查，并取特殊体位如仰卧头低足高位等，其钡餐造影可显示直接征象及间接征象。

直接征象包括：①膈上疝囊；②食管下括约肌环（A 环）升高和收缩；③疝囊内有粗大迂曲的胃黏膜皱襞影；④食管胃环（B 环）的出现；⑤食管旁裂孔疝可见食管一侧有疝囊（胃囊），而食管 - 胃连接部仍在横膈裂孔下；⑥混合型可有巨大疝囊或胃轴扭转。

间接征象包括：①横膈食管裂孔增宽（>4cm）；②钡剂反流入膈上疝囊；③横膈上至少 3cm 外有凹环，食管缩短。

2. 上消化道造影　上消化道造影能够有效诊断食管裂孔疝并评估疝的大小和可复性，同时还能反映因长期胃食管反流导致的食管蠕动功能障碍及食管狭窄。B 环是位于食管与胃的鳞状柱状上皮交界位置的黏膜环，当 B 环与膈肌齿状线距离 >2cm 时，可诊断为食管裂孔疝。由于只有约 15% 的患者在检查中会出现标志性 B 环，在缺少 B 环的患者中，如果膈肌裂孔上出现胃黏膜的显影，亦可诊断食管裂孔疝。目前，尚无上消化道造影的标准体位要求，加之吞咽动作本身对造影检查的影响，较小食管裂孔疝的确诊仍存在一定难度。

3. CT 检查　当高度怀疑患者为食管裂孔疝发生器官扭转时，宜首选 CT 检查，CT 影像上可清晰显示疝的位置及疝入胸腔的器官。在 CT 影像上，食管裂孔疝表现为膈肌脚间距增宽，食管裂孔增宽扩大（直径 > 2cm）和形态异常，在食管下端后纵隔内发现疝囊是其直接征象。除疝囊外，食管裂孔疝的特异性表现有"胸腔胃黏膜征""束腰征""阳性血管征"和"电缆线征"。当采用 CT 增强扫描时，胃壁与疝囊囊壁成像均匀一致。CT 检查简便、可靠，能够清晰地显示解剖层次并确定疝囊成分，可作为上消化道造影的补充检查。

（二）内镜检查

内镜检查对食管裂孔疝的诊断率较前提高，可与影像学检查相互补充，协助诊断。镜下可有如下表现：①食管下段齿状线升高；②食管腔内有潴留液；③贲门口扩大和 / 或松弛；④ His 角变钝；⑤胃底变浅；⑥膈食管裂孔宽大而松弛。

（三）食管测压及 pH 测定

食管裂孔疝不仅涉及胃食管解剖学上的病变，同时会出现动力功能上的异常。食管裂孔疝伴有胃食管反流症状的患者术前评估均应行食管测压和 24 小时 pH 监测。食管测压主要有以下表现：① LES 测压时出现双压力带；②食管下括约肌压力（LESP）下降，低于正常值。24 小时 pH 监测能够反映患者全天内反流时间与反流次数，明确反流与胸痛、咳嗽等相关症状及体位的关系。pH 监测对于食管裂孔疝患者食管胃酸反流程度的判断至关重要，进而对手术干预及预后进行评估，但 pH 监测不能单独作为食管裂孔疝的诊断方法。

（四）其他诊断

食管裂孔疝除以上常规检查诊断外，还有其他诊断方法。如核医学检查，对者行放射性核素胃排空试验，可出现放射性核素在疝入胸腔内的胃中积聚并延迟排空。经食管超声以及超声内镜检查均可在超声影像图上发现并诊断食管裂孔疝，尤其是对食管旁疝的诊断。但鉴于上述检查的低效价，并未作为临床上的常规诊断方法。

【诊断与鉴别诊断】

通常食管裂孔疝症状是非典型、间歇性的，易受主观因素影响，导致现有的检查手段很难将该病从广大人群中诊断出来，尤其当疝很小时，诊断难度更大。相关检查的目的是确诊该病和尽早发现食管裂孔疝的潜在并发症，并与其他疾病相鉴别。

1. 心绞痛　食管裂孔疝的发病年龄也是冠心病的好发年龄，伴有胃食管反流病患者的胸痛可与心绞痛相似,可放射至左肩和左臂,含服硝酸甘油亦可缓解症状。此时,心电图改变对两者的诊断最有帮助。

2. 下食管和贲门癌 易发生于老年人。癌组织浸润食管下端可破坏 LES 引起胃食管反流和吞咽困难,应警惕此病。

3. 慢性胃炎 可有上腹不适、反酸、烧心等症状,内镜及上消化道钡餐检查有助于鉴别。

4. 消化性溃疡 抑酸治疗效果明显,与有症状的食管裂孔疝治疗后反应相似,上腹不适、反酸、烧心等症状通常于空腹时发生,与体位变化无关。内镜检查可明确诊断。

5. 胆道疾病 除上腹不适外,一般可有炎症性疾病的表现,如发热、血白细胞增高、胆管结石伴胆管炎的患者多有黄疸,体检右上腹可有局限性压痛,生化检查转氨酶和胆系酶可有不同程度的增高,B 超及 CT 扫描有助于诊断。

【治疗】

无症状、无并发症的滑动型裂孔疝患者无需治疗,大多数有症状的裂孔疝患者仅内科治疗就可控制;有严重并发症的滑动型裂孔疝患者和食管旁疝患者均应考虑手术治疗。

(一)内科治疗

主要目的是降低腹腔压力,防止或减少反流,缓解症状,减少并发症。治疗原则是消除疝形成的因素,控制胃食管反流,促进食管排空以及减少胃酸的分泌。控制胃食管反流症状是药物治疗食管裂孔疝的基础,患者通过服用抑酸药减少胃酸的食管反流以达到控制症状并预防相关并发症的目的。抑酸药能够减轻烧心、胸骨后疼痛等症状,但对增加 LES 压力、改善食管蠕动功能并无效果。因此,对症状严重的食管裂孔疝应合用促胃肠动力药物,提高食管动力,促进胃排空以减少胃内容物反流对食管的刺激。另一方面,生活习惯的改善如减轻体重、少食多餐、避免食用特定食物、头高脚低位睡眠等,都利于 GERD 症状的减轻。

(二)外科治疗

2%~4% 的患者需要手术。手术指征包括:症状明显、经内科长期治疗无效;有重度胃食管反流病、食管狭窄、上消化道大出血、食管癌等严重并发症;长期消化道出血合并贫血;裂孔疝发生急性嵌顿或绞窄;食管旁疝,尤其是疝囊较大。

手术方式及原则包括:胃还纳复位、多余疝囊的切除、食管裂孔的有效闭合、提高 LES 压力、胃固定术和胃底折叠术。

常用的术式有:①贲门前固定术;②后方胃固定术(Hill 修复法);③经腹胃底折叠术(Nissen 手术);④ Belsey 四点手术(或可称 Mark Ⅳ)。同时近年来由于微创手术的迅速发展,上述部分手术可通过胸腔镜或腹腔镜完成。

文献报道,术后早期症状完全缓解率可高达80%~90%,少数为 47%,仅 5% 完全失败,约 10%复发反流。

(王邦茂　陈正义)

推 荐 阅 读

[1] MORAES-FILHO J P, NAVARRO-RODRIGUEZ T, BARBUTI R, el al. Guidelines for the diagnosis and management of gastroesophageal reflux disease: an evidence-based consensus[J]. Arq Gastroenterol, 2010, 47(1): 99-115.

[2] RATHORE M A, ANDRABI S I, BHATTI M I, et al. Metaanalysis of recurrence after laparoscopic repair of paraesophageal hernia[J]. JSLS, 2007, 11(4): 456-460.

[3] GOCKEL I, HEINTZ A, TRINH T T, et al. Laparoscopic anterior semifundoplication in patients with intrathoracic stomach[J]. Am Surg, 2008, 74(1): 15-19.

[4] KOHN G P, PRICE R R, DEMEESTER S R, et al. Guidelines for the management of hiatal hernia[J]. Surg Endosc, 2013, 27(12): 4409-4428.

[5] DEAN C, ETIENNE D, CARPENTIER B, et al. Hiatal hernias[J]. Surg Radiol Anat, 2012, 34(4): 291-299.

第四节 食 管 憩 室

食管憩室是食管壁向管腔外膨出形成的囊袋状结构,是一种比较少见的疾病,患病率为 0.06%~4%。根据部位不同分为 Zenker 憩室(位于食管上段)、食管中段憩室、膈上憩室。不同部位的食管憩室发病机制和组织结构不同。Zenker 憩室和膈上憩室属于膨出性憩室,是管腔内压力过高导致食管壁向外膨出,憩室壁结构仅有食管黏膜层和黏膜下层,无固有肌层,又称为假性憩室;食管中段憩室往往由于外来牵拉引起,憩室壁包括食管壁所有结构,即为真性憩室。Zenker 憩室多见于中老年人,尤其是 70~80 岁以上的人群,有报道其年发病率约 2/10万。膈上憩室更为少见,约为 Zenker 憩室的 1/5。

【发病机制】

不同部位的食管憩室发病机制不同。Zenker 憩室位于咽食管交界处,是食管壁在斜行的下咽缩肌和横行的环咽肌肌纤维之间的薄弱部位全层或部分向食管腔外呈囊袋样的膨出。其发生机制为在食管发育过程，食管与下咽连接部位下咽缩肌和环咽肌之间的后壁缺少肌纤维，形成一个薄弱的三角区域，称为 Killian 三角。当吞咽的时候，口咽部腔内压力增高，而环咽肌不能松弛，上食管括约肌不能完全开放，从而导致食管黏膜从 Killian 三角膨出，形成憩室。而膈上憩室的发病机制类似 Zenker 憩室。35%～100% 的膈上憩室合并食管动力障碍性疾病，最常见的是贲门失弛缓症和弥漫性食管痉挛，甚至有学者认为膈上憩室可能是一种食管动力性疾病的继发表现。食管中段憩室属于真性憩室，多位于气管隆嵴上下 4～5cm 范围内，一般认为是继发于纵隔的炎症，特别是纵隔淋巴结结核导致的炎症反应，牵拉食管壁形成憩室。

【临床表现】

多数食管憩室患者无任何临床表现，可能是消化道造影检查无意中发现的，Zenker 憩室由于位于食管上段入口处，相对其他部位的憩室临床表现更多见。疾病早期症状轻微，比如喉部不适感、哽咽感等，间断性吞咽困难；随着憩室变大，症状可能逐渐加重，尤其见于 50 岁以上人群，出现明显吞咽困难、宿食反流、胸痛，吞咽时咽喉部声响等，甚至出现体重下降。也有报道出现口臭、声嘶、呼吸道梗阻等表现。膈上憩室的临床表现与 Zenker 憩室类似，但是有 40% 的患者无症状。由于膈上憩室多合并食管动力性疾病，其反流、烧心、吞咽困难等症状可能是合并疾病的临床表现，而不是憩室本身的表现。

【辅助检查】

食管憩室的辅助检查包括食管造影、胃镜检查以及食管动力功能检查。食管造影是首选检查方法，不但可以诊断食管憩室，还可以确定憩室的位置、距离食管裂孔的距离、憩室的大小、憩室颈部的长度和宽度，为后续治疗提供参考。对于膈上憩室的患者，食管造影还可以发现食管动力异常的一些征象，如贲门失弛缓症患者贲门部呈鸟嘴样狭窄、弥漫性食管痉挛患者食管螺旋形改变等。胃镜检查可以评估食管憩室内的黏膜改变，排除其他引起相关症状的消化道疾病，如食管炎、溃疡、肿瘤等。食管压力测定主要用于膈上憩室的患者，了解是否合并有食管动力障碍性疾病。但是某些食管动力障碍性疾病（如弥漫性食管痉挛）的动力异常可以表现为间断出现，所以一次食管压力测定正常并不能完全排除这些疾病的诊断。

【诊断与鉴别诊断】

食管憩室的诊断主要通过食管造影和胃镜检查。有吞咽困难的患者，需要与食管癌、贲门失弛缓症等疾病鉴别。胃镜检查和食管造影，必要时结合食管压力测定对排除这些疾病有帮助。有反流、烧心等症状的患者，需要与反流性食管炎鉴别。

【治疗】

有症状的食管憩室需要治疗。Zenker 憩室是一种膨出性憩室，其治疗原则是先解除引起食管腔内压升高的神经动力异常，再处理憩室。刚开始治疗该病的时候仅切除憩室而不进行环咽肌切开，术后瘘和复发率均较高，来自 Mayo Clinic 的大宗数据显示 Zenker 憩室手术病死率达 1.2%，神经麻痹为 3.2%，伤口感染率为 3.0%，瘘为 1.8%。目前常用的 Zenker 憩室治疗的方法有内镜下憩室切开术、环咽肌切开 + 憩室切除术、环咽肌切开 + 憩室成形术、单纯环咽肌切开术。内镜下憩室切开术具有微创、术后并发症少、疗效好的优势。内镜下可以采用电刀、吻合器、激光等方法切开食管与憩室的隔膜。最新有报道，为了减少穿孔的可能，可以在黏膜隧道内进行环咽肌切开，这种方法更加安全可靠。

有症状的中段憩室需要治疗。一般认为，如果不存在食管动力异常，仅行憩室切除或成形术即可。也有外科医师为了防止术后瘘的发生，在憩室切除后同时行贲门肌切开（Heller 肌切开）。膈上憩室的治疗也根据是否有症状决定，有症状的患者可以考虑进行治疗。治疗方法多数需要从憩室颈部到贲门部进行肌切开 + 憩室切除 + 胃底折叠术或者食管裂孔疝修补。最近有文献报道，在内镜下行黏膜隧道内肌切开术治疗膈上憩室，短期随访提示其不错的疗效。

（刘　枫　董卫国）

推 荐 阅 读

[1] COSTANTINI M, ZANINOTTO G, RIZZETTO C, et al. Oesophageal diverticula[J]. Best Pract Res Clin Gastroenterol, 2004, 18(1): 3-17.

[2] BAKER M E, ZUCCARO G Jr, ACHKAR E, et al. Esophageal diverticula: patient assessment[J]. Semin Thorac Cardiovasc Surg, 1999, 11(4): 326-336.

[3] FERREIRA L E, SIMMONS D T, BARON T H. Zenker's diverticula: pathophysiology, clinical presentation, and flexible endoscopic management[J]. Dis Esophagus, 2008, 21(1): 1-8.

第五节 食管贲门黏膜撕裂综合征

食管贲门黏膜撕裂综合征（Mallory-Weiss syndrome，MWS）是由于频繁的剧烈呕吐或腹内压骤然升高导致食管下段和／或食管胃连接处或胃黏膜撕裂而引起的以上消化道出血为主的综合征。MWS是急性上消化道出血的原因之一，一般出血为自限性，但如果波及小动脉出血可危及生命。食管贲门黏膜撕裂综合征是由 Mallory 于 1929 年首次描述的，国外报道食管贲门黏膜撕裂综合征占上消化道出血原因的 3%～15%。其主要患病群体为 30～50 岁男性，女性发病率低于男性。干呕、呕吐、呕血是患者的主要临床症状。近年来，由于胃镜检查的普及以及急诊内镜的发展，该病的诊断率逐渐提高，其在上消化道出血病因中所占的比例也逐年上升。

【病因与发病机制】

食管贲门黏膜撕裂综合征常见诱因为各种原因引起的剧烈呕吐如饮酒后呕吐、妊娠呕吐等，许多其他疾病如溃疡病、消化道恶性肿瘤引起的肠梗阻、尿毒症、剧烈运动、偏头痛、用力排便、合并食管裂孔疝等亦与 MWS 有关。此外，剧烈咳嗽、麻醉期间的严重呃逆、癫痫发作、服用非甾体抗炎药等任何引起腹内压及胃内压升高的情况都可诱发本病。少数发生在内镜检查时剧烈的恶心、呕吐或进镜、退镜时未松开固定角度旋钮所致，重者可致穿孔，应予重视。

发生贲门黏膜撕裂的机制尚不完全清楚。在组织结构上由于贲门附近黏膜较薄弱，黏膜肌层伸展性较差，周围缺乏支持组织，因而在腹内压或胃内压骤然升高时可引起食管远端、贲门黏膜撕裂导致出血。一般认为是因为呕吐时，胃内容物进入痉挛的食管，加之膈肌收缩，使末端食管内压力急剧增高而引起贲门部的黏膜撕裂。有学者研究发现，当胃内压持续至 150mmHg，同时阻塞食管时，可以引起食管胃连接部的撕裂，并发现正常健康成年人恶心时胃内压可达 200mmHg。不少人认为发生贲门黏膜撕裂综合征的机制与自发性食管破裂相似，可以是食管全层破裂并引起食管穿孔，也可仅为食管壁内血肿或仅有黏膜撕裂。

【临床表现】

大部分患者临床表现为恶心、频繁剧烈呕吐，可伴有阵发性咳嗽、呕血（常为咖啡色或暗红色）、黑便，当出血严重者可出现上消化道大出血的其他临床表现；少数患者可无明显临床症状，由内镜检查等检查所发现。

1. **干呕或呕吐** 该病大部分患者起初表现为干呕或者频繁剧烈呕吐，呕吐胃内容物。

2. **呕血或者黑便** 是消化道出血的典型表现。频繁剧烈呕吐者可先呕吐胃内容物，部分呕吐物可混杂血块，常为咖啡色或暗红色，严重者出现呕血，呈鲜红色，出血多为无痛性，出血量为 200～2 500ml，同时伴有黑便。

3. **血便和暗红色大便** 出血量较大者，可表现为暗红色大便甚至鲜红色。

4. **失血性周围循环衰竭** 少数急性大量失血者由于循环血容量迅速减少而导致周围循环衰竭。表现为头昏、心慌、乏力，突然起立发生晕厥、肢体冷感、心率加快、血压偏低等，严重者呈休克状态。

【辅助检查】

（一）内镜检查

确诊首选内镜，按消化道出血进行处理，对疑似 MWS 患者，在出血 24 小时内，血流动力学情况稳定情况下，无严重并发症的患者应尽快行急诊内镜检查，可确定出血的部位和范围。大多数为胃贲门部黏膜的纵行撕裂，而食管远端较少。

内镜下可分为 4 期：①出血期：撕裂口可见活动性出血或新鲜血痂；②开放期：撕裂口呈纺锤形，上尖下宽，边缘稍隆起；③线状期：撕裂口呈线状，需与线状溃疡相鉴别；④瘢痕期：撕裂口愈合呈线状瘢痕。

（二）选择性腹腔动脉造影

在出血时造影所见为造影剂自食管和胃交界处外溢并沿食管向上流，显示食管黏膜的轮廓或流向胃底部，可与其他胃、十二指肠疾病所致出血相鉴别，如出血性胃炎、胃溃疡出血、食管静脉曲张破裂出血等。

（三）实验室检查

急性大量失血后均有失血性贫血，但在出血早期，血红蛋白浓度、红细胞计数与血细胞比容可无明显变化，在出血后，组织液渗入血管内，使血液稀释，一般经 3～4 小时以上才出现贫血，出血后 24～72 小时血液稀释到最大限度。贫血程度取决于失血量外，还与出血前有无贫血基础、出血后液体平衡有关。

急性出血者为正细胞正色素性贫血，在出血后骨髓有明显代偿增生，可暂时出现大细胞性贫血。贲门黏膜撕裂多为自限性疾病，较少转为慢性失血。

【诊断与鉴别诊断】

（一）临床诊断

1. **初步诊断**　通过询问病史和体格检查可初步诊断。就诊的 MWS 患者中 50% 以上有大量酗酒、消化道疾病史等；大部分患者临床表现为恶心、频繁剧烈呕吐呕血、黑便，严重出血者可出现周围循环衰竭；少数患者可无明显临床症状，由内镜检查发现。体征上可有皮肤、黏膜苍白，脉搏细数等。近年来研究表明，人体体形分析可提高诊断率，MWS 可分为单纯性撕裂和复合性撕裂：前者常见于矮胖型，身高低于平均身高，体重超过标准体重或肥胖，身长腿短，胸背较宽；后者常见于瘦高型，身高高于平均身高 5cm 以上，体重低于标准体重，身短腿长，肩胸较窄。

2. **明确诊断**　确诊首选内镜检查，可确定出血的部位和范围。多数患者内镜下可见一条或数条纵行线性伤口，长 3～18mm，少数为横行或不规则形；呕血患者可见活动性出血，周边黏膜充血、水肿；无症状患者可见黄白色坏死组织，或有散在出血点及陈旧血痂附着。MWS 撕裂部位常位于食管下段、贲门后壁和右侧壁，原因可能是随着年龄增长高，胶原纤维抗压能力减弱，黏膜与黏膜下层活动受限，腹内压骤然升高使老化的黏膜组织发生撕裂。

3. **鉴别诊断**　若呕血、黑便前有明显恶心、呕吐者应考虑本病，特别是患者在发病前有大量饮酒、过饱食及其他腹内压增高的病史者。其特点是出血较急，多为无痛性呕血或伴有黑便。若既往有食管裂孔疝、反流性食管炎、萎缩性胃炎等可增加本病诊断的依据。表现不典型者，需通过病史及胃镜检查与其他原因所致上消化道出血进行鉴别。

本病应与原发性食管破裂相鉴别，后者是指因食管腔内压力骤增所致的紧邻于横膈之上的食管左侧壁全解剖层的纵行撕裂，主要见于酗酒或其他原因致剧烈呕吐时，特别是下食管有病变者（如食管癌）；临床主要表现为食管破裂三联症，即呼吸急促、腹部压痛、颈部皮下气肿；X 线检查为最重要的诊断手段，典型 X 线表现是 V 字特征，即空气沿主动脉左侧及横膈上面分布，形成 V 字形；多见于男性，50～60 岁容易发病；一旦明确诊断，尽早手术，本病预后差，病死率随手术的延迟而升高。而食管贲门黏膜撕裂症多数为黏膜撕裂，一般经保守治疗可愈。

（二）危险评估

当食管贲门黏膜撕裂综合征出现消化道出血时，可按消化道出血进行处理，使用经过临床验证的预后评分体系如 GB 评分系统（Glasgow Blatchford score）、Rockall 评分系统分级、AIMS65 评分系统，来评估患者出血的病情严重度，以指导后续治疗。

【治疗】

（一）内科综合治疗

对于出血量较小，GB 评分≤6 分的 MWS 患者可采取保守治疗，在一些特殊情况下，如失血性休克昏迷、已无法进行急诊内镜诊治的患者，应先保守治疗，待病情稳定后再行内镜检查或手术。MWS 患者入院后予禁食、胃肠减压、及时补充血容量，根据相应病情需要维持酸碱平衡、应用抑酸药及止血药，如质子泵抑制剂奥美拉唑、H_2 受体拮抗剂法莫替丁等。有研究报道，在基础治疗基础上使用奥曲肽注射液可缩短总住院时间，降低再出血率，具体操作时应注意剂量、给药途径及速率、治疗周期以保证良好的效果。

（二）内镜治疗

内镜下止血是 MWS 的重要治疗手段，疗效确切。

1. **机械止血**　近年来研究显示内镜下钛夹止血治疗黏膜撕裂出血的止血效果好，再出血率低，推荐首选使用（图 2-3-3，图 2-3-4）。

2. **局部药物喷洒**　对于活动性出血患者可应用去甲肾上腺素（8mg/100ml）、肾上腺素（1:10 000）、凝血酶喷洒治疗直至出血停止，此方法治愈率为 80.5%～90.0%，再出血率为 14.2%～24.1%。

3. **局部注射**　对喷洒治疗后仍有活动性出血的患者，可在出血点周围黏膜注射 1:100 000 肾上腺素、聚桂醇等。

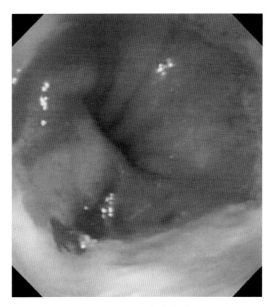

图 2-3-3　钛夹治疗前

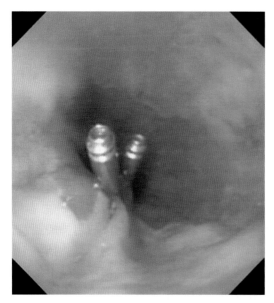

图 2-3-4 钛夹治疗后

4．热凝止血 高频电凝、氩离子凝固术（APC）、热探头、微波等方法，止血效果可靠，但需要一定的设备与技术经验。

5．套扎治疗 部分出血患者可用橡胶圈套扎治疗进行止血。

6．对于常规止血方法难以控制出血者，近年来有使用喷剂 Hemospray 或 Overy-The-Scope-Clip（OTSC）系统进行止血。但目前尚缺乏 Hemospray 或 OTSC 与传统止血方法的高质量对照研究。

（三）外科手术或介入治疗

MWS 患者如年龄 >45 岁，诊断不明确，合并心血管疾病、肝硬化、凝血机制障碍，多出血迅猛，保守和急诊内镜治疗效果常不理想，可考虑急诊外科手术治疗。可在术中结合内镜检查，明确出血部位后进行治疗。外科手术探查对于不能控制的活动性上消化道出血患者可作为一种补救措施。对病情严重不适合外科手术者，可选择动脉栓塞治疗。

内镜治疗 MWS 已成为一种趋势，但并不适用于所有 MWS 患者。Chung 等认为对无活动性出血患者行保守治疗即可，对有活动性出血患者在内镜下用金属夹及套扎比注射高渗盐水和肾上腺素更有效，再出血率明显降低。

对于 MWS 的流行病学及预后研究，国外有相关文献报道，如 Laursen 的随访研究发现，MWS 出血患者与上消化道出血患者的再出血率及 30 天病死率相近，差异无统计学意义；国内相关研究较少，有待对MWS 患者的流行病学、预后等方面进行深入研究。

（王 雯 徐桂林）

推 荐 阅 读

[1] FEMSTÖRM I, JOHANSSON B. Percutaneous pyelo-lithotomy: A new ertraction technique[J]. Scand J Urol Nephrol, 1976, 10（3）: 257-259.

[2] CHURCH N I, PALMER K R. Ulcers and nonvariceal bleeding[J]. Endoscopy, 2003, 35（1）: 22-26.

[3] 郭世斌，郝艳香，马菁. Mallory-Weiss 综合征的内镜下诊治 [J]. 中华消化内镜杂志, 2004, 21（2）: 140-141.

[4] 李益农，陆星华. 消化内镜学 [M]. 2 版. 北京：科学出版社, 2004: 296-297.

[5] 葛均波，徐永健，王辰. 内科学 [M]. 9 版. 北京：人民卫生出版社, 2018: 450-454.

[6] 中华内科杂志，中华医学杂志，中华消化杂志，等. 急性非静脉曲张性上消化道出血诊治指南（2015 年，南昌）[J]. 中华医学杂志, 2016, 96（4）: 254-259.

[7] KONO T, WATARI J, HARA K, et al. Asymptomatic free air caused by Mallory-Weiss tears during endoscopy[J]. Intern Med, 2015, 54（15）: 1865-1868.

[8] CHEREDNIKOV E F, KUNIN A A, CHEREDNIKOV E E, et al. The role of etiopathogenetic aspects in prediction and prevention of discontinuous-hemorrhagic（Mallory-Weiss）syndrome[J]. EPMA J, 2016, 7: 7.

[9] HYETT B H, ABOUGEGI M S, CHARPENTEAR J P, et al. The AIMS65 score compared with the Glasgow-Blatch-ford score in predicting outcomes in upper GI bleeding[J]. Gastrointest Endosc, 2013, 77（4）: 551-557.

[10] 娄重阳，李德宇，王连才，等. 食管贲门黏膜撕裂综合征诊断与治疗 [J]. 中华实用诊断与治疗杂志, 2016, 30（6）: 604-605.

[11] PONTE A, PINHO R, SILVA J, et al. Tulip-bundle technique as rescue hemosatic therapy in a deep Mallory-Weiss tear[J]. Endoscopy, 2016, 48 Suppl 1 UCTN: E42-E43.

[12] 李阳，刘梅，汲书生. 钛夹治疗食管贲门黏膜撕裂综合征的临床疗效 [J]. 世界华人消化杂志, 2016, 24（11）: 1714-1717.

[13] 武霞霞，保志军. 食管 - 贲门黏膜撕裂综合征的诊治进展 [J]. 国际消化病杂志, 2017, 37（4）: 221-223.

[14] CYBULKA B. Mallory-Weiss syndrome based on own experience - diagnostics and modern principles of manage-ment[J]. Pol Przegl Chir, 2016, 88（2）: 77-86.

[15] CHUNK I K, KIM E J, HWANG K Y, et al. Evaluation of endoscopic hemostasis in upper gastrointestinal bleeding related to Mallory-Weiss syndrome[J]. Endoscopy, 2012, 34（6）: 474-479.

第六节 食 管 异 物

食管异物是指在食管不能被消化且未及时排出而滞留的各种物体，是临床常见急症之一。食管异物常导致出血、梗阻、穿孔、感染等并发症，其所致并发症发生率与滞留时间呈正相关，滞留≥24小时、72小时的并发症发生率分别上升2倍和7倍。若处理不及时，可能造成严重并发症，甚至导致死亡。

【病因与发病机制】

食管有3个生理性狭窄区：第一个狭窄位于食管入口部，即环状软骨下缘，相当第6颈椎下缘平面，距门齿15cm，是上食管括约肌所在处；第二个狭窄位于左主支气管级主动脉弓压迹处，即第4～5胸椎高度的气管分叉水平，距门齿约25cm；第三个狭窄是食管穿过膈食管裂孔和贲门交接处，距门齿约40cm。前2个狭窄处是食管异物容易嵌顿处，以第一狭窄最为常见。局部炎症、动力障碍、化学性灼伤或手术后瘢痕性狭窄也是导致异物停留的常见原因。食管异物种类繁多，如硬币、铁钉、义齿、玻璃、纽扣、鱼刺、动物骨和枣核等。异物吞入方式有2种：第一为无意吞服，多为高龄老人及儿童，老年人因为咀嚼功能退化及脑血管疾病、咽部敏感性降低、牙齿缺失或者假牙松动等原因所导致，而儿童主要是监护人看管不力，因好奇心强喜欢将各种日常物品放入口内或被其他年幼儿放入口内误吞后而导致食管异物；第二为故意吞服，多见于罪犯和有精神障碍者。

【临床表现】

食管异物患者症状较明显，常表现为阻塞感、恶心、呕吐、疼痛、吞咽困难等。不能主诉病史的儿童，若表现为拒食、流涎与易激惹等，应考虑异物可能。异物造成食管周围软组织肿胀并压迫气管者，可表现为咳嗽、气促等呼吸系统症状，此时仍需警惕消化道异物可能。

特异性的临床表现常提示存在相应并发症：发热提示感染；血性唾液、呕血预示有黏膜损伤；吞咽唾液困难、流涎者常伴随食管完全梗阻；颈部肿胀、红斑、压痛高度怀疑食管穿孔；致命性大出血警惕食管-主动脉瘘。

【辅助检查】

（一）影像学检查

虽然影像学检查是诊断食管异物的重要辅助手段，但其存在一定的漏诊率，结果阴性者尚无法排除诊断。临床实践中，影像学检查并非必需，可根据具体病情酌情选择，但临床中对于脓腔、瘘形成，特别是异物嵌顿在第二狭窄处，了解异物与主动脉的关系，胸部CT有重要的价值。

（二）胃镜

拟诊食管异物而喉镜或影像学检查结果阴性的患者，需进一步行胃镜以明确诊断，发现潜在基础疾病，并给予相应的治疗。

【诊断与鉴别诊断】

病史对诊断最有帮助，若无并发症体检难以发现阳性体征，口咽部血肿、擦痕可有一定帮助。因此，根据病史及临床表现可初步判断异物所在部位和病情严重程度，对辅助检查具有指导意义。

食管异物所致危害的大小和严重程度与多种因素相关，一经确诊，应结合病史、临床表现、异物自身性质及所在部位评估其危险性，根据危险性高低，分为高危异物与普通异物。临近重要器官与大血管的异物、易损伤黏膜或血管而导致穿孔等并发症的尖锐异物、腐蚀性异物、磁性异物等属于高危异物，应引起足够重视，酌情拟定最佳治疗。

【治疗】

食管异物通常可以经内镜下取出，特殊情况下需要考虑外科手术。

（一）内镜处理原则

与传统外科手术相比，内镜处理具有创伤小、并发症少、恢复快、费用低等优点，兼具诊断和治疗的双重价值。原则上，耐受内镜操作且无并发症的普通食管异物均适合内镜处理。

（二）内镜处理适应证及禁忌证

1. **适应证**

（1）绝对适应证：耐受并配合内镜操作、预计难以自然排除且无并发症的普通异物患者。

（2）相对适应证：①胃内容物未完全排空的急诊内镜患者，应气管内插管，防止误吸；②不配合内镜操作者，应在气管内插管全身麻醉下操作；③无并发症的高危异物患者，宜在气管内插管全身麻醉下操作。

2. **禁忌证**

（1）绝对禁忌证：①合并有心、脑、肺等重要器官疾病，不能耐受内镜诊疗者；②异物导致大量出血者；③异物导致严重全身感染者；④异物为毒品袋者。符合内镜处理绝对禁忌证的患者，由外科医师评估病情后拟定手术治疗方案。

（2）相对禁忌证：①异物导致瘘管形成者；②异

物导致局部脓肿、积气者；③异物导致可疑或明确穿孔者；④异物邻近重要器官与大血管，内镜下取出后可能导致器官损伤、大量出血等严重并发症者。符合内镜处理相对禁忌证的患者，经各相关科室医师会诊后拟定多学科协作治疗方案：不宜内镜干预的患者应通过外科手术处理；如需内镜干预，应以外科处理为主，按照外科手术标准做术前准备，在外科医师的协助下，内镜医师于手术室试取异物，内镜处理失败者转为外科手术。

（三）内镜处理时机

内镜处理时机取决于临床表现、异物种类、部位、滞留时间等，主要包括急诊内镜和择期内镜。原则上，食管异物以急诊内镜处理为主。

（四）内镜处理食管异物方式

食管异物以尖锐异物为主，如鱼刺、骨头、义齿、枣核等尖锐异物应引起足够重视，对于此类易损伤黏膜、血管而导致穿孔等并发症的尖锐异物，应急诊内镜处理。内镜下使用异物钳、圈套器等器械取出尖锐异物时易划伤消化道黏膜，推荐使用保护器材（外套管或者透明帽）以降低黏膜损伤风险。食管异物导致瘘管形成、局部脓肿、积气或穿孔者，取出后应保持引流通畅。对于无明显脓肿形成的瘘口或者明确脓肿形成但已存在外引流且引流充分者可酌情闭合创面；无外引流者不宜过早闭合创面，禁食、补液或者留置鼻肠管行肠内营养、充分引流后多可自行愈合。

（五）手术治疗

内镜无法取出异物；若病情未改善，持续高热；胸部 CT 明确异物完全穿出食管腔或发现异物刺入大血管等情况建议外科手术治疗。

（六）预防

儿童、精神异常者的监护人应提高防范意识，远离异物；对蓄意吞服异物者应加强宣教；存在基础疾病的患者，积极治疗原发疾病；正常人进食时，养成良好的进食习惯。

（汪芳裕）

推 荐 阅 读

[1] 林金欢，徐晖，李兆申. 上消化道异物内镜处理进展 [J]. 中华消化内镜杂志，2015，32（12）：864-866.

[2] MACPHERSON R I，HILL J G，OTHERSEN H B，et al. Esophageal foreign bodies in children：diagnosis，treatment，and complications[J]. AJR Am J Roentgenol，1996，166（4）：919-924.

[3] VIDARSDOTTIR H，BLONDAL S，ALFREDSSON H，et al. Oesophageal perforations in Iceland：a whole population study on incidence，aetiology and surgical outcome[J]. Thorac Cardiovasc Surg，2010，58（8）：476-480.

[4] CHIRICA M，CHAMPAULT A，DRAY X，et al. Esophageal perforations[J]. J Visc Surg，2010，147（3）：e117-e128.

[5] JAYACHANDRA S，ESLICK G D. A systematic review of paediatric foreign body ingestion：presentation，complications，and management[J]. Int J Pediatr Otorhinolaryngol，2013，77（3）：311-317.

[6] 朱泱蓓，柏愚，邹多武，等. 中国上消化道异物内镜取出失败的系统评价 [J]. 中华消化内镜杂志，2012，29（6）：332-335.

[7] ASGE Standards of Practice Committee，IKENBERRY S O，JUE T L，et al. Management of ingested foreign bodies and food impactions[J]. Gastrointest Endosc，2011，73（6）：1085-1091.

[8] GUREVICH Y，SAHN B，WEINSTEIN T. Foreign body ingestion in pediatric patients[J]. Curr Opin Pediatr，2018，30（5）：677-682.

[9] MOSCA S，MANES G，MARTINO R，et al. Endoscopic management of foreign bodies in the upper gastrointestinal tract：report on a series of 414 adult patients[J]. Endoscopy，2001，33（8）：692-696.

[10] KRAMER R E，LERNER D G，LIN T，et al. Management of ingested foreign bodies in children：a clinical report of the NASPGHAN Endoscopy Committee[J]. J Pediatr Gastroenterol Nutr，2015，60（4）：562-574.

[11] 中华医学会消化内镜学分会. 中国上消化道异物内镜处理专家共识意见（2015 年，上海）[J]. 中华消化内镜杂志，2016，33（1）：19-28.

[12] BIRK M，BAUERFEIND P，DEPREZ P H，et al. Removal of foreign bodies in the upper gastrointestinal tract in adults：European Society of Gastrointestinal Endoscopy（ESGE）Clinical Guideline[J]. Endoscopy，2016，48（5）：489-496.

第七节　食管的先天异常和遗传性疾病

先天性食管畸形病因尚不清楚，可以分为两大类：一类为食管本身异常，包括食管缺如、食管重复畸形、食管狭窄、食管闭锁、食管蹼和食管环、食管憩室、食管异位组织等；另一类为周围组织畸形对食管功能的影响，如先天性血管畸形压迫食管。

一、食管缺如和短食管

食管缺如是指食管全无，只见于畸胎，常合并其他严重畸形，故早夭亡。先天性短食管是一种极少见的先天性畸形，占食管先天性畸形的 1.2%，出生时食管与胃连接处或甚至胃的一部分位于膈肌之上。短食管伴有进行性纤维性变，可导致食管内腔狭窄，出现吞咽困难、胸骨后疼痛等症状。

【诊断】

依靠 X 线或内镜检查。X 线诊断要点：

1. 贲门在横膈以上，不因患者体位而改变。

2. 食管短，食管胃交界在第 7 和第 8 胸椎部位，未达横膈平面。食管镜检查可见食管上段轻度扩张，狭窄上方有食管炎表现，狭窄部较硬，内镜不易通过；若通过，在横膈上方可见胃黏膜皱襞。

【治疗】

餐后或睡眠时采取右侧卧位，防止胃食管反流。注意饮食，以防止反流和刺激酸分泌，必要时餐后服用制酸剂中和胃酸。食管轻度狭窄者可扩张治疗。狭窄较重需考虑手术，行胃 - 食管吻合；如食管过短，可行结肠代食管术。

二、先天性食管重复畸形（双食管）

胚胎时期发育异常可导致双食管，是胃肠道重复畸形的一部分，但比较少见。多呈球形或腊肠形囊肿，位于后纵隔，突出一侧或两侧胸腔内，多位于右侧。囊肿一部分为食管源性，大部分为胃肠源性移位至此，因起源不同，囊液所含成分也有所不同。

【临床表现】

临床表现与后纵隔肿物类似，多发生呼吸道压迫症状，如呼吸急促、呼吸困难、青紫等。有时也出现吞咽困难、呕吐。若为胃源性，可致溃疡，出现胸痛、呕血等症状。

【诊断】

侧位或斜位 X 线检查可见囊肿圆形边界；钡剂检查可见食管移位。内镜检查可见食管外压性改变及囊肿表现。超声内镜可明确囊肿大小及其与周围组织器官关系。

【治疗】

诊断确定后应尽早手术治疗。

三、先天性食管狭窄

先天性食管狭窄较少见，常位于食管中段或中下段，可单一或多发，长度不一，介于 1～10cm，管径为 0.2～0.8cm。

【临床表现】

症状与狭窄程度有关，轻者可终生无症状，重者不能进固体食物。一般在 6 个月添加辅食后出现吞咽困难、呕吐。有些较大患儿狭窄上方食管扩张成囊状，压迫气管，出现憋气、发绀或喘鸣。因误吸可反复发作气管炎或肺炎。

【诊断】

结合症状、食管造影和内镜检查可诊断。

食管造影：多在食管中段或中下段出现 1～10cm 狭窄区，狭窄上方食管轻度扩张。若狭窄部位较低，与贲门痉挛类似。

胃镜检查：狭窄上方管腔正常或轻度扩张，狭窄部为中等硬度苍白色组织，亦可为红色而无黏膜覆盖，中心部有环形狭窄孔。

【治疗】

扩张疗法效果良好，一般采用经口探条扩张。个别不易扩张患儿需行胃造瘘术。狭窄段长且较重者需行狭窄段切除并吻合术。

四、先天性食管闭锁

先天性食管闭锁在新生儿期并不罕见，占消化道发育畸形的第 3 位，仅次于肛门直肠畸形和先天性巨结肠。其常与食管 - 气管瘘同时存在（占90%），也可合并其他畸形如先天性心脏病、肠闭锁、肛门闭锁或泌尿生殖系统、肌肉骨骼系统、颜面、中枢神经系统等畸形。由于口腔分泌液或乳汁误吸进入气道，可引起吸入性肺炎。

【临床表现】

因患有本病的胎儿不能吞咽羊水，母亲常有羊水过多病史。出生后出现唾液增多，频繁吐白沫，呼吸不畅。每次喂养时均出现呕吐，若反流入气管可引起呛咳，甚至吸入性肺炎、窒息。初生前几天排胎便，但此后仅有肠分泌液排出，很快发生脱水、消瘦。若不及早诊治，多数在 3～5 天内死亡。

【诊断】

凡新生儿有上述临床表现，均需考虑先天性食管闭锁可能。检查可从鼻孔插入 8 号导尿管，在正常新生儿导尿管可顺利进入胃内，在患儿导尿管插入 8～12cm 时受阻折回。检查有无食管 - 气管瘘管的方法是：可将导尿管外端置于水盆内，将导管在食管内上下移动，当尖端达到瘘管位置，盆内可见气泡涌出。若有条件可拍 X 线片，观察尿管受阻情况，了解盲端高度，一般在胸椎 4～5 水平。也可用气管镜或食管镜直接观察，尽量在未继发肺炎前明确诊断。

【治疗】

先天性食管闭锁是危及生命的严重畸形，应争取在发生肺炎或脱水前尽早手术治疗。应让患儿采取 45°坐位，防止胃内容物流入气管。随着诊治及护理技术提高，目前手术治愈率逐渐提高。

五、先天性食管蹼和食管环

食管蹼（esophageal web）是在管腔内一层薄而脆的蹼状隔膜，食管环（esophageal ring）是一层厚而韧的狭窄环，两者 X 线表现常难以区分。根据所在部位可以分为：①上食管蹼：位于咽下部或食管上部，常合并食管狭窄，一般见于中年妇女。②中食管蹼：由正常上皮或炎性上皮形成的黏膜隔膜，男女均可发病，多为在成人 X 线检查发现一薄的钡剂缺损，厚度 1～2mm；内镜下可见无明显炎症的黏膜隔膜。此型患者多无症状，不需要治疗。③下食管蹼：位于鳞柱状上皮交界上方 2cm 处，也是一种黏膜隔膜，表面覆盖一层鳞状上皮，可有表皮角化，厚度 1～2mm。X 线表现为蹼的近端（头端）呈对称性食管膨大，远端（食管前庭区）呈现双凹面。④下食管环：是食管胃交界处的同心环，也是一种黏膜或肌肉隔膜所构成的收缩环，其中 Schatzki 环为黏膜性结构，正好位于鳞柱上皮接合处，在成人当腔径<13mm 时可出现咽下困难，称为症状性下食管环。

【临床表现】

主要症状为间歇性吞咽困难。进食匆忙或进硬食时哽咽明显，患者会设法吐出食物或通过饮水试图将其冲下，细嚼慢咽可不再出现症状。下食管环具有防止胃酸反流作用，患者无烧心，但反复扩张后可有烧心感。食管梗阻是其并发症之一。少数患者反复发作可引起食管扩张，甚至自发性食管破裂。

【诊断】

主要依靠 X 线消化道造影及内镜检查诊断，食管蹼的相关表现如上述。下食管环的诊断依靠 X 线检查，患者侧卧位做 Valsalva 动作时摄片，可使环上的食管下段管腔扩张，据此定位并测量管腔直径。它的特征与下食管蹼相反，环的近侧呈现双凹面，远侧与胃相邻。食管镜检查先充气把食管下段完全膨胀起来，食管环才清晰可见。

【治疗】

（一）食管环的治疗

嘱患者进食时细嚼慢咽，避免激动、紧张。如

出现急性食管梗阻，需紧急内镜下取出食团或将其推下。必要时采取扩张疗法。若形成纤维轮状狭窄可考虑外科手术。

（二）食管蹼的治疗

通常内镜检查时可使蹼膜穿破，部分患者需有目的地进行扩张治疗。有报道用内镜下激光切割术治疗食管蹼。

六、先天性食管憩室

食管憩室（esophageal diverticulum）指与食管腔相通的囊状突起，好发于成年人，多数大于 50 岁。根据发病部位，分为咽食管憩室、食管中段憩室和膈上食管憩室。根据机制，分为牵引性、内压性和牵引内压性憩室。根据憩室壁的构成，分为真性憩室（含食管壁全层）和假性憩室（缺少食管壁的肌层）。在国外以咽食管憩室居多，我国以中段食管憩室居多。咽食管憩室由咽食管连接区的黏膜和黏膜下层在环状软骨近侧的咽后壁肌肉缺陷处膨出形成，又称 Zenker 憩室或咽囊，是吞咽时下咽部和上食管括约肌功能不协调形成的内压性憩室。食管中段憩室多发于气管分叉面的食管前壁和前侧壁，为周围炎性瘢痕收缩形成的牵引性真性憩室。食管下段憩室位于膈上，常因贲门括约肌失弛缓，食管蠕动不协调，导致腔内压力升高形成。

【临床表现】

Zenker 憩室出现后其大小、症状、程度常进行性加重。早期表现为吞咽时咽部异物感或阻塞感，并产生气过水声。随憩室增大可出现咽下困难和食物反流，引起肺炎、压迫喉返神经；继续增大可导致食管完全梗阻，发生憩室炎、溃疡、出血、穿孔，极少数并发憩室内鳞癌。食管中段憩室口大底小，多数无症状，少数有咽下困难，憩室过大可出现反流；偶有穿孔、纵隔炎。膈上食管憩室可有胸骨后疼痛、咽下困难、食物反流。

【诊断】

主要依据 X 线吞钡检查，可见食管旁膨出物。

膈上食管憩室小且无症状者无需治疗，出现咽下困难、疼痛或癌变则需手术处理。

七、食管异位组织

食管异位组织主要为胃黏膜。目前认为是胚胎时期食管鳞状上皮替代柱状上皮不完全所致。异位胃黏膜具有分泌功能，可引起烧灼感、疼痛、吞咽困难、咽喉不适、癔球症和呼吸道症状。局部若形成

溃疡，可导致狭窄、穿孔或瘘管。本病主要通过胃镜检查确诊，可见长径＜2cm 的圆形或椭圆形橘红色黏膜斑块。本病极少发生癌变，无症状者无需特殊处理。有症状者以抑酸对症治疗和随访为主，症状难以控制者可考虑行内镜下氩离子凝固术或射频消融术。一旦出现并发症或异型增生、癌变等，应积极处理，必要时手术。

八、周围组织畸形对食管的影响

1. 先天性血管畸形压迫食管　上纵隔血管先天性畸形包括主动脉弓及其分支或肺动脉分支围绕气管和食管形成血管环，引起不同程度压迫症状，包括双主动脉弓、右主动脉弓左主动脉韧带（主动脉弓及动脉导管位置变异）、锁骨下动脉畸形、无名动脉畸形、左颈总动脉畸形和左肺动脉畸形。临床表现因畸形性质和梗阻程度不同而不同，一般表现为喘鸣、呼吸困难和吞咽困难，食管梗阻多不严重，症状较轻。患儿可表现为发育不良、肋间隙凹陷，头后仰时喘鸣音减轻。通过 X 线检查、食管钡剂造影、内镜检查等明确诊断。症状较轻者可保守治疗，血管环压迫症状重者需手术治疗。

2. 先天性右支气管异位　肺和食管在胚胎时由共同的组织发展而成，但肺和食管相连则极罕见。文献曾报道先天性肺芽由食管长出。

（陈 洋　方秀才）

推 荐 阅 读

[1] TRAPPEY A F 3rd, HIROSE S. Esophageal duplication and congenital esophageal stenosis[J]. Semin Pediatr Surg, 2017, 26（2）: 78-86.

[2] SIDDIQ M A, SOOD S, STRACHAN D. Pharyngeal pouch（Zenker's diverticulum）[J]. Postgrad Med J, 2001, 77（910）: 506-511.

[3] 厉有名，向荣成. 食管病学 [M]. 北京：人民卫生出版社，2010.

[4] 任建林，焦兴元. 现代消化病诊疗学 [M]. 北京：人民军医出版社，2007.

第 三 篇

胃 部 疾 病

第一章

急性胃炎

胃炎（gastritis）是一种病理状态，指胃黏膜对各种损伤的炎症反应过程，通常包括上皮损伤、黏膜炎症反应和上皮细胞再生三个过程。仅有上皮损伤和上皮细胞再生过程的称为胃病（gastropathy）。根据临床发病的缓急和病程的长短、内镜与组织学标准，胃炎可以分为急性胃炎及慢性胃炎；其中急性胃炎以粒细胞浸润为主，慢性胃炎以单核细胞浸润为主。根据病变累及部位，胃炎可分为胃窦胃炎、胃体胃炎和全胃炎。根据不同病因，胃炎可分为幽门螺杆菌相关性胃炎、自身免疫性胃炎、应激性胃炎及特殊类型胃炎等。根据病理改变，胃炎可分为非萎缩性胃炎、萎缩性胃炎。

急性胃炎（acute gastritis）是各种病因引起的广泛性或局限性胃黏膜的急性炎症。内镜检查以一过性胃黏膜充血、水肿、出血、糜烂或浅表溃疡为特点。病理学以胃黏膜固有层见中性粒细胞为主的炎性细胞浸润为特点。按照病理改变不同急性胃炎通常分为急性糜烂性胃炎、特殊病因引起的急性胃炎如急性腐蚀性胃炎、急性化脓性胃炎、急性感染性胃炎等。

第一节 急性糜烂性胃炎

急性糜烂性胃炎（acute erosive gastritis）又称急性糜烂出血性胃炎、急性胃黏膜病变（acute gastric mucosal lesion，AGML），是指由各种病因引起的，以胃黏膜糜烂、出血为特征的急性胃黏膜病变，是上消化道出血的重要病因之一，约占上消化道出血的20%。

【病因与发病机制】

引起急性糜烂性胃炎的常见病因有：

1. 药物 常见的药物有非甾体类抗炎药（NSAID）如阿司匹林、吲哚美辛、保泰松，肾上腺皮质激素，一些抗肿瘤化疗药物等。可能的机制有：非甾体类抗炎药呈弱酸性，可直接损伤胃黏膜。同时，NASID类药物还可通过抑制环氧合酶 -1（COX-1）的合成，阻断花生四烯酸代谢为内源性前列腺素的产生，而前列腺素在维持胃黏膜血流和黏膜屏障完整性方面有重要作用，从而削弱胃黏膜的屏障功能。国内外动物研究发现，NASID 药物能够抑制氧自由基清除，氧自由基增加使膜脂质过氧化，造成胃黏膜的应激性损害。肾上腺皮质激素可使盐酸和胃蛋白酶分泌增加，胃黏液分泌减少、胃黏膜上皮细胞的更新速度减慢而导致本病。某些抗肿瘤药如氟尿嘧啶对快速分裂的细胞如胃肠道黏膜细胞产生明显的细胞毒作用。还有一些铁剂、抗肿瘤化疗药物及某些抗生素等均有可能造成黏膜刺激性损伤。

2. 乙醇 乙醇能在胃内被很快吸收，对胃黏膜的损伤作用较强，其致病机制主要有以下几个方面：①对胃黏膜上皮细胞的直接损伤：乙醇有亲脂性和溶脂性能，能够破坏胃黏膜屏障功能及上皮细胞的完整，导致上皮细胞损害脱落；②对黏膜下血管损伤：主要引起血管内皮细胞损伤、血管扩张、血浆外渗、小血管破裂、黏膜下出血等改变，造成胃黏膜屏障功能破坏，引起胃黏膜损伤；③黏膜上皮及血管内皮损伤引起局部大量炎症介质产生，中性粒细胞浸润，局部细胞损伤进一步加重；④部分患者由于黏膜下血管扩张，出现一过性胃酸分泌升高，加重局部损伤。

3. 应激 引起应激的主要因素有：严重感染、严重创伤、大手术、大面积烧伤、休克、颅内病变、败血症和其他严重脏器病变或多器官功能衰竭等。由上述应激源引起的急性胃黏膜损害被称为应激性溃疡（stress ulcer），其中由烧伤引起的称 Curling 溃疡，中枢神经系统病变引起的称 Cushing 溃疡。引起的机制可能有：严重应激可使交感神经兴奋性增强，外周及内脏血管收缩，胃黏膜血流减少，引起胃黏膜缺血、缺氧，对各种有害物质的敏感性增加；胃黏膜缺血时，不能清除逆向弥散的氢离子，氢离子损害胃黏膜并刺激肥大细胞释放组胺，使血管扩张，通透性增加；应激状态下可使 HCO_3^- 分泌减少，黏液分泌不足，前列腺素合成减少，削弱胃黏膜屏障功能。同时，儿茶酚胺分泌增加，胃酸分泌增加，导致胃黏膜损伤、糜烂、出血，严重者可发生急性溃疡。

4. 胆汁反流　幽门关闭不全、胃切除（主要是Billroth Ⅱ式）术后可引起十二指肠-胃反流，反流液中的胆汁和胰液等组成的碱性肠液中的胆盐、溶血卵磷脂、磷脂酶 A 和其他胰酶可破坏胃黏膜屏障，导致 H^+ 弥散，损伤胃黏膜。同时胰酶能催化卵磷脂形成溶血卵磷脂，从而加强胆盐的损害，引起急性炎症。

【病理】

本病典型表现为广泛的糜烂、浅表性溃疡和出血，常有簇状出血病灶，病变多见于胃底及胃体部，有时也累及胃窦。组织学检查见胃黏膜上皮失去正常柱状形态而呈立方形或四方形，并有脱落，黏膜层出血伴急性炎性细胞浸润。

【临床表现】

急性糜烂性胃炎是上消化道出血的常见病因之一，呕血和黑便是本病的主要表现。出血常为间歇性，大量出血可引起晕厥或休克。不同病因所致的临床表现不一，轻重不一，可无症状或为原发病症状掩盖。

患者发病前多有服用 NSAID、酗酒、烧伤、大手术、颅脑外伤、重要器官功能衰竭等应激状态病史。短期内服用 NSAID 药造成的急性糜烂性胃炎大多数症状不明显，少数出现上腹部疼痛、腹胀等消化不良的表现，上消化道出血较常见，但一般出血量较少，以黑便为主，呈间歇性，可自行停止。乙醇引起的急性糜烂性胃炎常在饮酒后 0.5～8.0 小时突发上腹部疼痛，恶心、呕吐，剧烈呕吐可导致食管贲门黏膜撕裂综合征，可出现呕血、黑便。应激性溃疡主要临床表现为上消化道出血（呕血或黑便），严重者可出现失血性休克，多发生在原发疾病的 2～5 天内，少数可延至 2 周。原发病越重应激性溃疡发生率越高，病死率病死率越高。应激性溃疡穿孔时可出现急腹症症状及体征。胆汁反流易引起上腹饱胀，食欲减退，严重者可呕吐黄绿色胆汁，伴烧心感。

【辅助检查】

1. 血液检查　血常规一般正常。若短时间内大量出血可出现血红蛋白、红细胞计数及红细胞比容降低。

2. 大便常规及潜血试验　上消化道出血量大于 5～10ml 时大便潜血试验阳性。

3. 胃镜检查　尤其是 24～48 小时内行急诊胃镜检查可见胃黏膜糜烂、出血或浅表溃疡，多为弥漫性，也可局限性。应激所致病变多位于胃体和胃底，而 NSAID 或酒精所致病变以胃窦为主。超过 48 小时病变可能已不复存在。

【诊断与鉴别诊断】

有近期服药史、严重疾病、大量饮酒史等，短期内出现上腹部疼痛不适，甚至呕血黑便者需考虑本病，结合急诊胃镜检查有助于诊断。必须指出的是急诊胃镜检查须在 24～48 小时内进行。消化性溃疡可以上消化道出血为首发症状，需与本病鉴别，急诊胃镜检查有助于鉴别诊断。对于有肝炎病史，并有肝功能减退和门静脉高压表现如低蛋白血症、腹水、侧支循环建立等，结合胃镜检查可与本病鉴别。

【治疗】

1. 防治原则　注意高危人群，消除病因，积极治疗原发病，缓解症状，促进胃黏膜再生修复，防止发病及复发，避免并发症。

2. 一般治疗　去除病因，治疗原发病。患者应卧床休息，禁食或流质饮食，保持安静，烦躁不安时给予适量的镇静剂，如地西泮。出血明显者应保持呼吸道通畅防止误吸，必要时吸氧。密切观察生命体征等。

3. 黏膜保护剂　可应用黏膜保护剂硫糖铝，铝碳酸镁，替普瑞酮或米索前列醇等药物。

4. 抑酸治疗　轻症者可口服 H_2RA 及 PPI，较重者建议使用 PPI，如奥美拉唑，兰索拉唑，泮托拉唑，雷贝拉唑，埃索美拉唑等。

5. 对于大出血者积极按照上消化道大出血处理原则处理。

【预防】

对于必须服用 NSAID 的患者，应减小剂量或减少服用次数，加服抑制胃酸或前列腺素类似物，可以有效预防急性糜烂性胃炎。对严重感染、严重创伤、大手术、大面积烧伤、休克、颅内病变、败血症和其他严重脏器病变或多器官功能衰竭等应激状态患者应该给予抑酸或制酸药物治疗，以维持胃内 pH 在 3.5～4.0，可以有效预防急性胃黏膜病变的发生。

（朱振华　舒　徐）

第二节 急性腐蚀性胃炎

急性腐蚀性胃炎（acute corrosive gastritis）是由于自服或误服强酸（如硫酸、盐酸、硝酸、醋酸、来苏）或强碱（如氢氧化钠、氢氧化钾）等腐蚀剂后引起胃黏膜发生变性、糜烂、溃疡或坏死性病变。早期临床表现为口腔、咽喉、胸骨后及上腹部的剧痛、烧灼感，恶心、呕吐血性胃内容物，吞咽困难及呼吸困难，重者可因食管、胃广泛的腐蚀性坏死而导致穿孔、休克，晚期可导致食管狭窄。

【病因与发病机制】

本病是由于误服或有意吞服腐蚀剂（强碱或强酸）而引起的急性胃壁损伤。损伤的范围和深度与腐蚀剂的性质、浓度和数量剂量，腐蚀剂与胃肠道接触的时间及胃内所含食物量有关。强酸可使与其接触的蛋白质和角质溶解、凝固，引起口腔、食管至胃所有与强酸接触部位的组织呈界限明显的灼伤或凝固性坏死伴有焦痂，坏死组织脱落可造成继发性胃穿孔、腹膜炎。强碱与组织接触后，迅速吸收组织内的水分，并与组织蛋白质结合成胶冻样的碱性蛋白质，与脂肪酸结合成皂盐，造成严重的组织坏死，常产生食管壁和胃壁全层灼伤，甚至引起出血或穿孔，强碱所致的病变范围多大于与其接触的面积。两者后期都可引起瘢痕形成和狭窄。

【病理】

累及部位主要为食管和胃窦。主要的病理变化为黏膜充血、水肿和黏液增多。严重者可发生糜烂、溃疡、坏死，甚至穿孔，晚期病变愈合后可能出现消化道狭窄。

【临床表现】

急性腐蚀性胃炎病变程度及临床表现与腐蚀剂种类、浓度、吞服量、胃内有无食物贮存、与黏膜接触时间长短等因素有关。吞服腐蚀剂后，最早出现的症状为口腔、咽喉、胸骨后及中上腹部剧烈疼痛，常伴有吞咽疼痛、咽下困难、频繁的恶心呕吐。严重者可呕血、呼吸困难、发热、血压下降。食管穿孔可引起食管气管瘘及纵隔炎，胃穿孔可引起腹膜炎。与腐蚀剂接触后的消化道可出现灼痂。在急性期过后，后期的主要症状为梗阻，患者可逐渐形成食管、贲门或幽门瘢痕性狭窄，也可形成萎缩性胃炎。

【诊断与鉴别诊断】

根据病史和临床表现，诊断并不困难。由于各种腐蚀剂中毒的处理不同，因此在诊断上重要的是一定

要明确腐蚀剂的种类、吞服量与吞服时间；检查唇与口腔黏膜痂的色泽（如黑色痂提示硫酸、灰棕色痂提示盐酸、深黄色痂提示硝酸、醋酸呈白色痂，而强碱可使黏膜呈透明水肿）；同时要注意呕吐物的色、味及酸碱反应；必要时收集剩余的腐蚀剂作化学分析，对于鉴定其性质最为可靠。在急性期内，避免 X 线钡餐及胃镜检查，以防出现食管或胃穿孔。急性期过后，钡剂造影检查可以了解食管、胃窦狭窄或幽门梗阻情况，如患者只能吞咽流质时，可吞服碘水造影检查。晚期如患者可进流质或半流质，则可谨慎考虑胃镜检查，以了解食管、胃窦及幽门有无狭窄或梗阻。

【治疗】

腐蚀性胃炎是一种严重的急性中毒，必须积极抢救。治疗的主要目的：①抢救生命（治疗呼吸困难、休克、纵隔炎和腹膜炎等）；②控制后期的食管狭窄和幽门梗阻。

（一）一般处理

1. 保持镇静，避免诱导患者呕吐，因为呕吐会引起食管、器官和口咽部黏膜再次接触腐蚀剂加重损伤，因而禁用催吐剂。

2. 保持呼吸道通畅，误吞腐蚀剂后几秒至 24 小时内可发生危及生命的气道损伤，此时不宜气管插管，需行气管切开。

3. 抗休克治疗，如有低血压则需积极补液等抗休克治疗。

4. 适当使用抗生素，对有继发感染者需使用抗生素。

5. 手术治疗，如证实有食管穿孔、胃穿孔、纵隔炎和腹膜炎，则需行手术治疗。

（二）减轻腐蚀剂继发的损害及对症治疗

服毒后除解毒剂外不进其他食物，严禁洗胃，以避免穿孔。为减少毒物的吸收，减轻黏膜灼伤的程度，对误服强酸者可给予牛奶、蛋清或植物油100～200ml 口服，但不宜用碳酸氢钠中和强酸，以产生二氧化碳导致腹胀，甚至胃穿孔。若服用强碱，可给食醋 300～500ml 加温水 300～500ml，一般不宜服用浓食醋，避免产生热量加重损害。剧痛者给予止痛剂如吗啡 10mg 肌内注射。呼吸困难者给予氧气吸入，已有喉头水肿、呼吸严重阻塞者及早气管切开，同时常给予抗菌药物以防感染。抑酸药物应该静脉足量给予，维持到口服治疗，以减少胃酸对胃黏膜病灶的损伤。发生食管狭窄时可用探条扩张或内镜下球囊扩张。

（朱振华 舒 徐）

第三节　急性化脓性胃炎

急性化脓性胃炎（acute purulent gastritis）是由化脓性细菌感染所致的以胃黏膜下层为主的胃壁急性化脓性炎症，又称急性蜂窝织炎性胃炎（acute phlegmonous gastritis），是一种少见的重症胃炎，病死率高，男性多见，发病年龄多在 30～60 岁，免疫力低下、高龄、酗酒为高危因素，行内镜下黏膜切除和胃息肉切除术为医源性高危因素。

【病因与发病机制】

急性化脓性胃炎是由化脓性细菌感染侵犯胃壁所致，常见的致病菌为溶血性链球菌，约占 70%，其次为金黄色葡萄球菌、肺炎球菌及大肠埃希菌等。细菌主要通过血液循环或淋巴播散侵入胃壁，常继发于其他部位的感染病灶，如败血症、感染性心内膜炎、骨髓炎等疾病；细菌也可通过受损害的胃黏膜直接侵入胃壁，常见于胃溃疡、胃内异物创伤或手术、慢性胃炎、胃憩室、胃癌等可致胃黏膜损伤，吞下的致病菌可通过受损的黏膜侵犯胃壁。胃酸分泌低下致胃内杀菌能力减弱和胃黏膜防御再生能力下降是本病的诱因。

【病理】

化脓性细菌侵入胃壁后，经黏膜下层扩散，引起急性化脓性炎症，可遍及全胃，但很少超过贲门或幽门，最常见于胃远端的 1/2。病变在黏膜下层，胃黏膜表面发红，可有溃疡、坏死、糜烂及出血，胃壁由于炎症肿胀而增厚变硬。胃壁可呈弥漫脓性蜂窝织炎或形成局限的胃壁脓肿，切开胃壁可见有脓液流出。严重化脓性炎症时，可穿透固有肌层波及浆膜层，发展至穿孔。显微镜下可见黏膜下层大量中性粒细胞浸润、有出血、坏死及血栓形成。

【临床表现】

本病常以急腹症形式发病，突然出现上腹部疼痛，可进行性加重，前倾坐位时有所缓解，卧位时加重。伴寒战、高热、恶心、呕吐、上腹部肌紧张和明显压痛。严重者早期即可出现周围循环衰竭。随着病情的发展，可见呕吐脓性物和坏死的胃黏膜组织，出现呕血、黑便、腹膜炎体征和休克，可并发胃穿孔、弥漫性腹膜炎、血栓性门静脉炎及肝脓肿。

【辅助检查】

1. **实验室检查**　外周血白细胞计数升高，多在 $10 \times 10^9/L$ 以上，以中性粒细胞为主，并出现核左移现象，白细胞内可出现中毒颗粒。胃内容物涂片或培养多可找到致病菌。呕吐物检查有坏死黏膜混合脓性呕吐物。腹水、血液细菌培养可发现致病菌。胃液分析胃酸减少或消失。

2. **X 线检查**　部分患者腹部 X 线片可显示胃扩张或局限性肠胀气，胃壁内有气泡存在。由于 X 线钡餐检查可导致患者胃穿孔，一般应列为禁忌。

3. **胃镜检查**　胃镜可明确胃黏膜病变范围及程度。胃镜下见胃黏膜糜烂，充血及溃疡性病变，由于黏膜明显肿胀，可形成肿瘤样外观，但超声胃镜检查无明显胃黏膜物影像。

4. **B 超检查**　显示胃壁明显增厚。

【诊断与鉴别诊断】

本病缺乏特异性的症状和体征，早期诊断较困难，重要的是提高对本病的警惕性。患者出现上腹部剧痛、发热、恶心、呕吐、存在其他部位感染灶且并发急性腹膜炎，有血白细胞升高、腹部 X 线片见胃腔大量积气、B 超或 CT 检查见胃壁增厚等表现，应怀疑本病。如呕吐物有脓性物或坏死的胃黏膜组织、胃液培养见致病菌，在排除胰胆疾病后，可诊断本病，有转移性右下腹痛者需注意是否为急性阑尾炎。上腹压痛明显经腹部立位 X 线片排除胃肠道穿孔后，可慎重考虑进行胃镜检查，明确为胃黏膜病变者可考虑本病的存在，病理组织学上以中性粒细胞浸润为主，显微镜下可见中性粒细胞聚集并可形成小脓肿，尤其以黏膜下层及固有肌层白细胞浸润为甚，故大块深取活检组织有助于发现这些特征性病变。本病需与消化性溃疡穿孔、急性胰腺炎、急性胆囊炎等鉴别。

消化性溃疡并穿孔多有消化性溃疡病史，起病急，突发上腹部痛很快波及全腹，早期体温不高，腹肌紧张及全腹压痛，反跳痛显著，腹部立位 X 线片多可发现膈下游离气体。

急性胆囊炎亦有发热、上腹部痛，但腹肌紧张及压痛多局限于右上腹部，常放射到右肩部，Murphy 征阳性，并且常伴有黄疸，B 超及 X 线胆道造影可明确诊断，而与本病有别。

急性胰腺炎患者有突然发作的上腹部剧烈疼痛，放射至背部及腰部，早期呕吐物为胃内容物，以后为胆汁，血尿淀粉酶增高，结合腹部 B 超及 CT 等检查可确诊。

【治疗】

急性化脓性胃炎治疗成功的关键在于早期诊断，及早给予积极治疗，静脉使用大剂量抗生素控制感染，纠正休克，行全胃肠外营养和维持水电解质酸碱平衡，可选用胃黏膜保护剂。如经抗生素等药物治疗无效或并发胃穿孔、腹膜炎者应及时行手术治疗。

【预后】

本病由于诊断困难而导致治疗不及时，因而预后差，病死率高，提高对本病的重视及早期诊治是降低病死率的关键。

（朱振华　舒　徐）

第四节　急性感染性胃炎

急性感染性胃炎是由细菌、病毒及其毒素引起的急性胃黏膜非特异性炎症。

【病因与发病机制】

由细菌及其毒素引起的急性胃黏膜非特异性炎症。常见致病菌为沙门菌、嗜盐菌、致病性大肠埃希菌等，常见毒素为金黄色葡萄球菌或毒素杆菌毒素，尤其是前者较为常见。进食污染细菌或毒素的食物数小时后即可发生胃炎或同时合并肠炎此即急性胃肠炎。葡萄球菌及其毒素摄入后亦可合并肠炎，且发病更快。近年因病毒感染而引起本病者渐多。急性病毒性胃肠炎大多由轮状病毒（rotavirus）及诺沃克病毒（Norwalk virus）引起。轮状病毒在外界环境中比较稳定，在室温中可存活 7 个月，耐酸，粪 - 口传播为主要传播途径，诺沃克病毒对各种理化因子有较强抵抗力，感染者的吐泻物有传染性，污染食物常引起暴发流行，吐泻物污染环境则可形成气溶胶，经空气传播。

【病理】

病变多为弥漫性，也可为局限性，仅限于胃窦部黏膜。显微镜下表现为黏膜固有层炎性细胞浸润，以中性粒细胞为主，也有淋巴细胞、浆细胞浸润。黏膜水肿、充血以及局限性出血点、小糜烂坏死灶在显微镜下清晰可见。

【临床表现】

临床上以感染或进食细菌毒素污染食物后所致的急性单纯性胃炎为多见。一般起病较急，在进食污染食物后数小时至 24 小时发病，症状轻重不一，表现为中上腹不适、疼痛，甚至剧烈的腹部绞痛，畏食、恶心、呕吐，因常伴有肠炎而有腹泻，大便呈水样，严重者可有发热、呕血和 / 或便血、脱水、休克和酸中毒等症状。伴肠炎者可出现发热、中下腹绞痛、腹泻等症状。体检有上腹部或脐周压痛，肠鸣音亢进。实验室检查可见外周血白细胞总数增加，中性粒细胞比例增多。伴有肠炎者大便常规可见黏液及红、白细胞，部分患者大便培养可检出病原菌。内镜检查可见胃黏膜明显充血、水肿，有时见糜烂及出血点，黏膜表面覆盖黏稠的炎性渗出物和黏液。但内镜不必作为常规检查。轮状病毒引起的胃肠炎多见于 5 岁以下儿童，冬季为发病高峰，有水样腹泻、呕吐、腹痛、发热等症状，并常伴脱水，病程约 1 周。诺沃克毒性胃肠炎症状较轻，潜伏期为 1～2 天，病程平均 2 天，无季节性，症状有腹痛、恶性、呕吐、腹泻、发热、咽痛等。

【诊断与鉴别诊断】

根据病史、临床表现，诊断并不困难。需注意与早期急性阑尾炎、急性胆囊炎、急性胰腺炎等鉴别。

【治疗】

1. **一般治疗**　应去除病因，卧床休息，停止一切对胃有刺激的食物或药物，给予清淡饮食，必要时禁食，多饮水，腹泻较重时可饮糖盐水。

2. **对症治疗**　①腹痛者可行局部热敷，疼痛剧烈者给予解痉止痛药，如阿托品、复方颠茄片、山莨菪碱等。②剧烈呕吐时可注射甲氧氯普胺（胃复安）。③必要时给予口服 PPI，如奥美拉唑、泮托拉唑、兰索拉唑等，减少胃酸分泌，以减轻黏膜炎症；也可应用铝碳酸镁或硫糖铝等抗酸药或黏膜保护药。

3. **抗感染治疗**　一般不需要抗感染治疗，严重或伴有腹泻时可选用小檗碱（黄连素）、呋喃唑酮（痢特灵）、磺胺类制剂、诺氟沙星（氟哌酸）等喹诺酮制剂、庆大霉素等抗菌药物，但需注意药物的不良反应。

4. **维持水、电解质及酸碱平衡**　因呕吐、腹泻导致水、电解质紊乱时，轻者可给予口服补液，重者应予静脉补液，可选用平衡盐液或 5% 葡萄糖盐水，并注意补钾；对于有酸中毒者可用 5% 碳酸氢钠注射液予以纠正。

【预后】

本病为自限性疾病，病程较短，去除病因后可自愈，预后较好。

（朱振华　舒　徐）

推荐阅读

[1] 于皆平，沈志祥，罗和生. 实用消化病学 [M]. 3 版. 北京：科学出版社，2017.

[2] 郑芝田. 胃肠病学 [M]. 3 版. 北京：人民卫生出版社，2006.

[3] 林三仁. 消化内科学高级教程 [M]. 北京：中华医学电子音像出版社, 2016.

[4] 姜泊. 胃肠病学 [M]. 北京：人民卫生出版社, 2015.

[5] 林果为, 王吉耀, 葛均波. 实用内科学 [M]. 15 版. 北京：人民卫生出版社, 2017.

第二章

慢性胃炎

1728年，德国医师 Georg Ernst Stahl 首次提出"胃炎"概念。目前认为，慢性胃炎（chronic gastritis）是多种病因引起的胃黏膜慢性炎性病变，病理上以淋巴细胞和浆细胞浸润为主要特点。临床工作中十分常见，发病率在各种胃病中居首位，占消化内科门诊40%~60%的就诊人次。大多数慢性胃炎患者缺乏临床表现，因此难以获得准确的患病率，但总体是随着年龄增长而呈上升趋势，特别是中年以上人群中更为常见。幽门螺杆菌（Helicobacter pylori，H.pylori）感染是最主要病因，H.pylori 现症感染者几乎均存在慢性活动性胃炎，无论是现症还是既往感染者，绝大多数存在慢性胃炎。除 H.pylori 感染外，不健康的生活饮食习惯、药物、胆汁反流、自身免疫等因素也可引起慢性胃炎。因此，人群中慢性胃炎的患病率高于 H.pylori 感染率，我国基于内镜诊断的慢性胃炎患病率接近90%。目前，根据病因可将慢性胃炎分为 H.pylori 胃炎和非 H.pylori 胃炎两大类。根据内镜和病理诊断，可将慢性胃炎分为慢性非萎缩性胃炎和慢性萎缩性胃炎两大类，其中，慢性萎缩性胃炎又可分为自身免疫性胃炎和多灶性萎缩性胃炎。如同时存在平坦或隆起糜烂、出血、黏膜皱襞粗大或胆汁反流等征象，则可依次诊断为慢性非萎缩性胃炎或慢性萎缩性胃炎伴糜烂、胆汁反流等。根据病变分布，可将慢性胃炎分为胃窦炎、胃体炎和全胃炎三大类。事实上，多数胃炎并不仅局限于胃窦或胃体，因此，此后全胃炎衍生出胃窦为主胃炎和胃体为主胃炎。

第一节　慢性非萎缩性胃炎

【流行病学】

慢性非萎缩性胃炎（chronic non-atrophic gastritis）是慢性胃炎的一种类型，指在致病因素作用下胃黏膜发生的不伴有胃黏膜萎缩性改变，以淋巴细胞和浆细胞浸润为主并可能伴有糜烂、胆汁反流的慢性炎症。慢性非萎缩性胃炎在全球均为消化系统常见病，由于多数慢性非萎缩性胃炎患者无任何症状，因此难以获得确切的患病率。目前认为，H.pylori 感染是慢性胃炎最主要的病因，慢性胃炎可分为非萎缩和萎缩性胃炎，而萎缩性胃炎绝大多数由持续存在的非萎缩性胃炎演变而来，因此，H.pylori 感染也是慢性非萎缩性胃炎的最常见病因。此外，还有其他一些感染和非感染因素也可引起胃黏膜损伤。慢性非萎缩性胃炎的临床表现缺乏特异性，诊断主要靠胃镜及镜下病理活检，以及 H.pylori 检测。目前我国基于内镜诊断的慢性胃炎患病率接近90%，其中慢性非萎缩性胃炎最常见，约占49.4%。随着年龄的增长，慢性非萎缩性胃炎的比例也呈上升趋势，其中原因主要与 H.pylori 感染率随年龄增长而上升有关。此外，慢性非萎缩性胃炎的患病率在不同国家和地区间存在较大差异，这可能与 H.pylori 感染率及遗传背景差异有关。

【发病机制】

（一）感染性因素

1. 幽门螺杆菌　H.pylori 感染是慢性胃炎的最主要病因，大量研究证实，H.pylori 感染者几乎都存在胃黏膜活动性炎症反应，同样慢性非萎缩性胃炎也与 H.pylori 感染密切相关。H.pylori 毒力致病因子主要是 CagA、VacA、BabA、SabA、OipA、DupA 等，其中以 CagA 致病作用最强，这些毒力致病因子具有显著的基因多态性有助于适应宿主的定植环境并且有利于菌株持续感染。H.pylori 感染早期多表现为非萎缩性胃炎，感染后一般难以自发清除而导致终身感染（极少数患者可出现自然除菌），除非进行根除治疗，长期感染部分患者可发生胃黏膜萎缩和肠化，甚至是异型增生和胃癌，而 H.pylori 根除后胃黏膜炎症反应可减轻。H.pylori 的感染呈世界范围分布，我国属于 H.pylori 感染高发地区，感染率仍高达50%。

2. 海尔曼螺杆菌 已知的胃内不同于 *H.pylori* 的另 1 株革兰氏阴性杆菌,同为螺杆菌属,人类感染率文献报道较少,多为胃镜检出结果,感染率明显低于 *H.pylori*(<1%),约有 5% 的患者会同时感染 *H.pylori*。海尔曼螺杆菌可在人类胃黏膜定植引起胃黏膜损伤,但与 *H.pylori* 相比,胃黏膜急性和慢性炎症程度相对轻,可能与胃黏膜螺杆菌的定植量有关。

3. 其他病菌 细菌(如分枝杆菌)、病毒(如巨细胞病毒、疱疹病毒)、寄生虫(如类圆线虫属、血吸虫或裂头绦虫)、真菌(如组织胞质菌)等感染亦可引起急慢性炎症反应,导致胃黏膜损伤。

(二)非感染性因素

1. 物理因素 不良饮食习惯,如进食过冷、过热、过于粗糙或刺激的食物,长期作用可导致胃黏膜的损伤。

2. 化学因素 非甾体类抗炎药(non-steroidal anti-inflammatory drugs,NSAID,如阿司匹林、吲哚美辛)等药物和酒精可引起胃黏膜损伤。各种原因引起的幽门括约肌功能不全,可导致含有胆汁和胰液的十二指肠液反流入胃,削弱或破坏胃黏膜屏障功能,使胃黏膜遭到消化液所用,导致胃黏膜损伤。

3. 放射因素 一般发生于首次放射治疗后的 2~9 个月内,小剂量放射引起的胃黏膜损伤可以恢复,但高剂量放射导致的黏膜损伤往往是不可逆转的,甚至会引起萎缩以及缺血相关性溃疡。

4. 其他 嗜酸性粒细胞性、淋巴细胞性、肉芽肿性胃炎和 Menetrier 病相对少见。但随着克罗恩病在我国发病率的上升,肉芽肿性胃炎的诊断率可能会有所增加。此外,其他系统的疾病,如尿毒症、心力衰竭、门静脉高压症和糖尿病、甲状腺病、干燥综合征等也与慢性非萎缩性胃炎的发病有关。

【病理】

慢性胃炎的过程是胃黏膜损伤与修复的慢性过程,其主要组织病理学特征是炎症、萎缩与肠化。然而,慢性非萎缩性胃炎的主要组织病理学特征是以淋巴细胞和浆细胞浸润为主的慢性炎症,同时黏膜内无固有腺体减少。

慢性胃炎观察内容包括 5 项组织学变化和 4 个分级。5 项组织学变化分别为 *H.pylori*、慢性炎性反应(单个核细胞浸润)、活动性(中性粒细胞浸润)、萎缩(固有腺体减少)、肠化(肠上皮化生)。慢性非萎缩性胃炎的组织病理学特点中无腺体萎缩和肠上皮化生,因此,主要观察 *H.pylori*、慢性炎性反应、活动性 3 项组织学变化。4 个分级分别为 0 提示无,+ 提示轻度,++ 提示中度,+++ 提示重度。诊断标准采用我国慢性胃炎的病理诊断标准和新悉尼系统的直观模拟评分法(visual analogue scale,图 3-2-1)。直观模拟评分法是新悉尼系统为提高慢性胃炎国际交流一致率而提出的。我国慢性胃炎的病理诊断标准较具体,易操作,与新悉尼系统基本类似。但我国标准仅有文字叙述,可因理解不同而造成诊断上的差异。与新悉尼系统评分图结合,可提高与国际诊断标准的一致性。

1. 幽门螺杆菌 观察胃黏膜黏液层、表面上皮、小凹上皮和腺管上皮表面的 *H.pylori*。无,特殊染色片上未见 *H.pylori*;轻度,偶见或小于标本全长 1/3 有少数 *H.pylori*;中度,*H.pylori* 分布超过标本全长 1/3 而未达 2/3 或连续性、薄而稀疏地存在于上皮表面;重度,*H.pylori* 成堆存在,基本分布于标本全长。

2. 慢性炎性反应 表现为黏膜层以淋巴细胞和浆细胞为主的慢性炎性细胞浸润,*H.pylori* 感染引起的慢性胃炎常见淋巴滤泡形成。根据黏膜层慢性炎性细胞的密集程度和浸润深度分级,两者不一致时以前者为主。正常,单个核细胞(淋巴细胞、浆细胞和单核细胞)每高倍视野不超过 5 个,如数量略超过正常而内镜下无明显异常,病理可诊断为基本正常;轻度,慢性炎性细胞浸润较少,局限于黏膜浅层,不超过黏膜层的 1/3;中度,慢性炎性细胞浸润较密集,浸润深度超过 1/3 而不及 2/3;重度,慢性炎性细胞浸润密集,浸润深度达黏膜全层。

3. 活动性 慢性炎性病变背景上有中性粒细胞浸润时提示有活动性炎症,称为慢性活动性炎症,多提示存在 *H.pylori* 感染。轻度,黏膜固有层有少数中性粒细胞浸润;中度,中性粒细胞较多存在于黏膜层,可见于表面上皮细胞、小凹上皮细胞或腺管上皮内;重度,中性粒细胞较密集或除中度所见外还可见小凹脓肿。

【临床表现】

1. 症状 大多数患者无明显自觉症状,部分有症状患者临床表现也缺乏特异性,常见表现为中上腹不适、饱胀、钝痛、烧灼痛等,也伴有食欲缺乏、嗳气、反酸、恶心等消化不良症状。症状一般无明显规律性,且严重程度与内镜下表现、胃黏膜病理组织学分级均无明显相关性。如病程时间久,少数患者可伴乏力、体重减轻等全身症状。

2. 体征 大多数患者无明显临床体征,部分可有上腹部轻压痛。

127

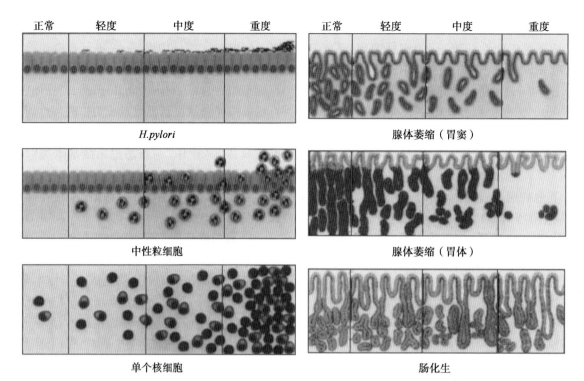

图 3-2-1 直观模拟评分法示意图

引自 TYTGAT G N. The Sydney System: endoscopic division. Endoscopic appearances in gastritis/duodenitis[J]. J Gastroenterol Hepatol，1991，6（3）：223-234

【辅助检查】

由于慢性非萎缩性胃炎临床症状无特异性，体征也很少，因此，慢性非萎缩性胃炎的确诊主要依赖于内镜检查和胃黏膜活检，尤其是胃黏膜活检的诊断价值更大。

（一）实验室检查

1. 血清胃蛋白酶原检测 胃蛋白酶原（pepsinogen，PG）是胃部分泌的胃蛋白酶无活性前体，通常约 1% 的 PG 可通过胃黏膜进入血液循环，可分为胃蛋白酶原Ⅰ（pepsinogen Ⅰ，PG Ⅰ）和胃蛋白酶原Ⅱ（pepsinogen Ⅱ，PG Ⅱ）两种亚型，是反映胃体黏膜泌酸功能的良好指标，可提示胃底腺黏膜萎缩情况，具体可详见多灶萎缩性胃炎章节。

2. 血清胃泌素检测 胃泌素 -17（gastrin-17，G-17）是由胃窦 G 细胞合成和分泌的酰胺化胃泌素，是反映胃窦分泌功能的敏感指标之一，可提示胃窦黏膜萎缩状况，具体可详见多灶萎缩性胃炎章节。

（二）幽门螺杆菌检测

H.pylori 感染是慢性非萎缩性胃炎的最常见病因，因此，需要常规检测 *H.pylori*。*H.pylori* 检测方法分为侵入性和非侵入性两大类。侵入性指需要通过胃镜检查获取胃黏膜标本的相关检查，主要包括快速尿素酶试验、组织学检查（HE、Warthin-Starry 或 Giemsa 染色）、*H.pylori* 培养和组织 PCR 技术。非侵入性检查指不需要通过胃镜检查获得标本，包括血清抗体检测、^{13}C 或 ^{14}C 尿素呼气试验、粪便 *H.pylori* 抗原检测。不同检测方法具有各自优势和局限，需要根据实际情况选择最优方法，目前临床最常用的是 ^{13}C 或 ^{14}C 尿素呼气试验、快速尿素酶试验和组织学检查。

（三）胃镜检查

慢性非萎缩性胃炎的诊断包括内镜诊断和病理诊断，确诊应以病理诊断为依据。电子染色放大内镜和共聚焦激光显微内镜对慢性非萎缩性胃炎的诊断和鉴别诊断有一定价值。

1. 普通白光内镜 白光内镜诊断是指内镜下肉眼成像方法所见的黏膜炎性变化，需与病理检查结果结合做出最终判断。内镜下将慢性胃炎分为慢性非萎缩性胃炎和慢性萎缩性胃炎两大基本类型。慢性非萎缩性胃炎内镜下可见黏膜红斑、黏膜出血点或斑块、黏膜粗糙伴或不伴水肿、充血渗出等基本表现，同时可存在糜烂、出血或胆汁反流等征象，这些在内镜检查中可获得可靠的证据。其中糜烂可分为 2 种类型，即平坦型和隆起型，前者表现为胃黏膜有单个或多个糜烂灶，其大小从针尖样到直径数厘米不等；后者可见单个或多个疣状、膨大皱襞状或丘疹样隆起，直径 5～10mm，顶端可见黏膜缺损或脐样凹陷，中央有糜烂。糜烂的发生可与 *H.pylori* 感染和服用黏膜损伤药物等有关。此外，通过白光内镜的特征性表现，也可以判断是否存在 *H.pylori* 感染。如 *H.pylori* 感染胃黏膜可见胃体 - 胃底部的点状发红、弥漫性发红、伴随的集合细静脉的规律排列（regular arrangement of collecting venules，RAC）消失、皱襞异常（肿大、蛇形、消失）、黏膜肿胀、增生性息肉、黄斑瘤、鸡皮样以及黏稠的白色混浊黏液等表现。

2. **电子染色放大内镜** 能清楚地显示胃黏膜微结构和微血管，尽管慢性胃炎的放大像丰富多彩，但随着胃炎的进展，变化还是具有一定的规律。从正常胃底腺黏膜的放大像，到萎缩黏膜、肠上皮化生，胃黏膜的变化会具有相应的改变。如观察肠化区域时，NBI（narrow band imaging，内镜窄带成像术）模式下可见来自上皮细胞边缘亮蓝色的细线样反光，称之为亮蓝嵴（light blue crest，LBC）。研究发现 LBC 对于肠化诊断有较好的敏感性和特异性。

3. **共聚焦激光显微内镜** 共聚焦激光显微内镜光学活检技术对胃黏膜的观察可达到细胞水平，能够辨认胃柱状上皮细胞、胃小凹、上皮下间质、间质内细胞和组织、血管以及胃上皮表面的 *H.pylori*，凭借这些变量，对慢性胃炎的诊断和组织学变化分级（慢性炎性反应、活动性、萎缩和肠化生）具有一定的参考价值。同时，光学活检可选择性对可疑部位进行靶向活检，有助于提高活检取材的准确性。慢性非萎缩性胃炎在共聚焦激光显微内镜下观察，主要表现为水肿、*H.pylori* 的感染、上皮细胞轮廓不清，胃小凹形态与数目改变，胃小凹间质的增宽等。

4. **血红蛋白指数测定** 血红蛋白指数（index of hemoglobin，IHB）测定是一种内镜下光学技术，主要原理是将胃黏膜表层镜下区域内血红蛋白含量通过二维分布近似度以图像显示出来。胃黏膜有丰富微血管分布，IHB 的色调变化可以反映微血管中所含血红蛋白含量，通过以正常的胃黏膜 IHB 值设定标准区间，对 IHB 值的高、低部分相应地进行色彩强调处理，从而获取内镜图像中的红色、绿色、蓝色等成分，进而推导出血红蛋白的浓度指数。慢性胃炎患者黏膜色调的改变与炎症程度有一定的关系，设定 IHB 标准数值区间后正常的胃黏膜组织呈绿色；在慢性非萎缩性胃炎的胃黏膜组织中，因为炎症反应的存在，使局部血流量增多导致 IHB 值高造成黏膜颜色增高而呈现偏暖色调，如黄色、红色；而

慢性萎缩性胃炎由于黏膜及腺体发生萎缩，微血管减少，血流亦减少故而呈现为蓝色等偏冷色调。已有研究显示，IHB 测定对诊断慢性胃炎的类型，严重程度，以及是否存在 *H.pylori* 感染具有意义，因此可提高对慢性非萎缩性胃炎诊断的准确性。

【诊断与鉴别诊断】

鉴于多数慢性非萎缩性胃炎患者无任何症状，即使有症状也缺乏特异性，而且体征也很少，因此根据症状和体征难以做出慢性非萎缩性胃炎的正确诊断。慢性非萎缩性胃炎的确诊主要依赖内镜检查和胃黏膜活检组织学检查，尤其是后者的诊断价值更大。慢性非萎缩性胃炎的诊断应力求明确病因，考虑 *H.pylori* 是最常见病因，因此建议常规检测 *H.pylori*。同时，慢性非萎缩性胃炎诊断中需要排除萎缩性胃炎、特殊类型胃炎，以及是否有其他消化系疾病并存等。慢性萎缩性胃炎内镜下可见黏膜变薄、红白相间、血管纹理透见等表现，病理学检测提示胃黏膜萎缩，伴不同程度肠上皮化生等，同时胃泌素、胃蛋白酶原检测也有助于判断胃黏膜有无萎缩。若怀疑自身免疫所致者建议检测血清维生素 B_{12} 以及壁细胞抗体、内因子抗体等。在排除萎缩性胃炎基础上，需进一步排除包括感染性胃炎、化学性胃炎、Menetrier 病、嗜酸细胞性胃炎、淋巴细胞性胃炎、非感染性肉芽肿性胃炎、放射性胃炎、充血性胃病等特殊类型胃炎。临床上部分慢性非萎缩性患者可能同时存在其他消化系疾病，如合并反流性食管炎、功能性消化不良、慢性胆囊炎、胆石症、慢性胰腺炎、胰腺肿瘤等。在有报警症状时，应检测相关肿瘤标志物、B 超及 CT 等，并定期复查胃镜；对于合并中重度焦虑抑郁患者，应注意诊断和进行专科治疗。

【治疗】

慢性非萎缩性胃炎的治疗应尽可能针对病因，遵循个体化原则。治疗目的包括去除病因、保护胃黏膜、缓解症状，从而改善患者的生活质量，同时要改善胃黏膜炎症，以阻止非萎缩性胃炎进展，减少或防止萎缩性胃炎、肠上皮化生、上皮内瘤变及胃癌的发生。然而，对于无症状、*H.pylori* 阴性的慢性非萎缩性胃炎无需特殊治疗。

目前，某些食物摄入与慢性胃炎症状之间的关系尚无明确临床证据，同也缺乏饮食干预疗效的相关大型临床研究，但饮食习惯和生活方式的调整一直是慢性胃炎治疗不可或缺的一部分。因此，常规建议患者改善饮食与生活习惯，如避免过多饮用咖

啡、大量饮酒和长期大量吸烟，同时尽量避免长期大量服用引起胃黏膜损伤的药物，如 NSAID 等。

H.pylori 感染是慢性非萎缩性胃炎的主要病因，既往 *H.pylori* 胃炎是否均需要根除尚缺乏统一意见。随着 *H.pylori* 研究深入，目前国内最新 *H.pylori* 感染处理共识推荐 *H.pylori* 阳性的慢性胃炎，无论有无症状和并发症，均应进行根除治疗，除非有抗衡因素存在（包括患者伴存某些疾病、社区高再感染率、卫生资源优先度安排等）。大量研究证实，及时根除 *H.pylori* 后，部分患者消化道症状能得到控制，同时胃黏膜的炎症能明显好转。*H.pylori* 根除治疗采用我国第 5 次 *H.pylori* 共识推荐的铋剂四联根除方案：PPI + 铋剂 + 2 种抗菌药物，疗程为 10 天或 14 天，推荐抗生素有阿莫西林、呋喃唑酮、四环素、甲硝唑、克拉霉素、左氧氟沙星。同时，根除治疗后所有患者都应常规进行 *H.pylori* 复查，评估根除疗效；评估最佳的非侵入性方法是尿素呼气试验，应在治疗完成后至少 4 周进行。

服用 NSAID 等药物引起胃黏膜损伤患者，首先应根据患者使用药物的治疗目的评估是否可以停用该药物；对于必须长期服用者，应进行 *H.pylori* 筛查并根除，并根据病情或症状的严重程度选用质子泵抑制剂（proton pump inhibitor，PPI）、H₂ 受体拮抗剂（histamine-receptor antagonists，H₂RA）或胃黏膜保护剂。已有多项高质量临床试验研究显示，PPI 是预防和治疗 NSAID 相关消化道损伤的首选药物，疗效优于 H2RA 和胃黏膜保护剂。

胆汁反流也是慢性非萎缩性胃炎的病因之一。胆汁反流入胃可削弱或破坏胃黏膜屏障功能，遭到消化液作用，从而产生炎性反应、糜烂、出血和上皮化生等病变。促动力药如盐酸伊托必利、莫沙必利和多潘立酮等可防止或减少胆汁反流，铝碳酸镁制剂有结合胆酸作用增强胃黏膜屏障功能，从而减轻或消除胃黏膜损伤。此外，有条件者可短期服用熊去氧胆酸制剂。

对于有胃黏膜糜烂和 / 或以上腹痛和上腹烧灼感等症状为主者，考虑胃酸、胃蛋白酶在其中所起的重要作用，可根据病情或症状严重程度选用胃黏膜保护剂、H₂RA 或 PPI。以上腹饱胀、恶心或呕吐等为主要症状者，考虑可能与胃排空迟缓相关，结合胃动力异常是慢性胃炎不可忽视的因素，因此，促动力药可改善上述症状。在促动力药物选择中需要注意，多潘立酮是选择性外周多巴胺 D2 受体拮抗剂，能增加胃和十二指肠动力，促进胃排空。有报道显示多潘立酮在每日剂量超过 30mg 和 / 或伴有心脏病患者、接受化学疗法的肿瘤患者、电解质紊乱等严重器质性疾病的患者、年龄 > 60 岁的患者中，发生严重室性心律失常，甚至心源性猝死的风险可能升高。因此，2016 年 9 月多潘立酮说明书有关药物安全性方面进行了修订，建议上述患者应用时要慎重或在医师指导下使用。莫沙必利是选择性 5- 羟色胺 4 受体激动剂，能促进食管动力、胃排空和小肠传输，临床上治疗剂量未见心律失常活性，对 QT 间期亦无临床有意义的影响。伊托必利为多巴胺 D2 受体拮抗剂和乙酰胆碱酯酶抑制剂，2016 年"罗马功能性胃肠病"提出，盐酸伊托必利可有效缓解早饱、腹胀等症状，而且安全性好，不良反应发生率低。具有明显的进食相关的腹胀、食欲缺乏等消化不良症状者，可考虑应用消化酶制剂。推荐餐中服用，效果优于餐前和餐后服用，以便在进食同时提供充足的消化酶，帮助营养物质消化，缓解相应症状。我国常用的消化酶制剂包括复方阿嗪米特肠溶片、米曲菌胰酶片、胰酶肠溶胶囊、复方消化酶胶囊等。

中医药治疗可拓宽慢性胃炎治疗途径，在治疗慢性胃炎伴消化不良方面有其独特的理论和经验。根据我国慢性胃炎中医诊疗共识意见，慢性非萎缩性胃炎的基本病机为胃膜受伤，胃失和降；以餐后饱胀不适为主症者，属于中医"胃痞"的范围，以上腹痛为主症者，属于中医"胃痛"范畴。中医药治疗主要采用辨证治疗、随症加减、中成药治疗和针灸治疗等方法，可改善部分患者消化不良症状，甚至可能有助于改善胃黏膜病理状况，但目前尚缺乏多中心、安慰剂对照、大样本、长期随访的临床研究证据。对于常规西医治疗效果不佳的患者，可以采用中医药治疗或者中西医结合治疗。

精神心理因素与消化不良症状发生相关，尤其是焦虑症和抑郁症患者。抗抑郁药物或抗焦虑药物可作为伴有明显精神心理因素者，以及常规治疗无效和疗效差者的补救治疗，包括三环类抗抑郁药或选择性 5- 羟色胺再摄取抑制剂等。在服用抗焦虑或抑郁药期间，要遵从医嘱坚持规律服用药物，定期复诊，调整用药方案，监测药物的不良反应。

【预后】

慢性非萎缩性胃炎的转归包括逆转、持续稳定和病变加重等情况。多数慢性非萎缩性胃炎患者经积极治疗可好转或痊愈，绝大多数预后良好，特别是不伴有 *H.pylori* 持续感染者。但少数患者可能随着疾病发展出现胃黏膜萎缩和 / 或肠上皮化生、上皮内瘤变,严重者甚至可发展为胃癌,故应予以高度重视,同时进行早期胃癌筛查及内镜诊治。

【预防】

针对可引起慢性非萎缩性胃炎的常见病因,健康的饮食习惯和生活方式也是预防的重要一步。建议日常饮食要有节制,宜淡、衡、软、温、缓、细,同时要避免吸烟、酗酒、咖啡、浓茶等不良生活方式。尽量避免长期大量服用引起胃黏膜损伤的药物(如NSAID),若因特殊原因需服用此类药物,则应同时适当使用抑酸剂或胃黏膜保护剂以避免胃黏膜的进一步损伤。*H.pylori*感染是慢性非萎缩性胃炎的最常见病因,《幽门螺杆菌胃炎京都全球共识》提出*H.pylori*胃炎实际上是一种传染病,具有明确的传染途径,可以在人 - 人之间传播,感染者和可能包括被污染水源是最主要的传染源。口 - 口和粪 - 口是其主要传播途径,以口 - 口传播为主,此外医源性传播也是途径之一。口 - 口传播主要通过唾液在母亲至儿童和夫妻之间传播,粪 - 口传播主要通过感染者粪便污染水源传播。儿童和成人均为易感人群,有家庭聚集性。因此,针对*H.pylori*的传染源、易感人群以及传播途径采用措施,预防*H.pylori*感染是预防慢性非萎缩性胃炎最有效和经济的手段。

(潘晓林 祝 荫)

推 荐 阅 读

[1] 中华医学会消化病学分会. 中国慢性胃炎共识意见(2017年,上海)[J]. 中华消化杂志,2017,37(11):721-738.

[2] 中国中西医结合学会消化系统疾病专业委员会. 慢性非萎缩性胃炎中西医结合诊疗共识意见 [J]. 中国中西医结合消化杂志,2018,26(1):1-8.

[3] SUGANO K, TACK J, KUIPERS E J, et al. Kyoto global consensus report on *Helicobacter pylori* gastritis[J]. Gut, 2015,64(9):1353-1367.

[4] 中华医学会消化病学分会幽门螺杆菌和消化性溃疡学组,全国幽门螺杆菌研究协作组,刘文忠,等. 第五次全国幽门螺杆菌感染处理共识报告 [J]. 中华消化杂志, 2017,37(6):364-378.

[5] SIPPONEN P, MAAROOS H I. Chronic gastritis[J]. Scand J Gastroenterol, 2015,50(6):657-667.

[6] 中华医学会病理分会消化病理学组筹备组. 慢性胃炎及上皮性肿瘤胃黏膜活检病理诊断共识 [J]. 中华病理学杂志,2017,46(5):289-293.

[7] 林果为,王吉耀,葛均波. 实用内科学 [M].15 版. 北京:人民卫生出版社,2017.

[8] YAO K, KATO M, FUJISAKI J. Techniques using the hemoglobin index of the gastric mucosa[J]. Endoscopy, 2015,37(5):479-486.

第二节 多灶萎缩性胃炎

【流行病学】

1992 年 Correa 提出肠型胃癌的发生、发展模式,即正常胃黏膜 - 慢性浅表性胃炎 - 慢性萎缩性胃炎 - 肠上皮化生 - 异型增生 - 肠型胃癌这一演变过程,因此,萎缩是肠型胃癌发展中的重要一环,有证据表明胃癌发生的危险性与胃黏膜萎缩的范围和程度相关,萎缩是胃癌发生的癌化区域。由于大多数萎缩性胃炎患者并无任何临床症状,很多患者不能被及时诊断,因此,多灶萎缩性胃炎(multifocal atrophic gastritis)患者的患病率并不清楚,同时,许多国家也缺乏这方面的临床数据。然而,肯定的是多灶萎缩性胃炎在人群中相当普遍,同时不同人群中患病率差别很大,尤其是在中国和日本,明显高于世界其他国家。部分中国和日本研究提示,萎缩性胃炎检出率在检查人群中高达 60%~90%,而其他国家一般低于 50%。此外,萎缩的发生与年龄密切相关,随着年龄的增长,萎缩检出率也增加,70~80 岁人群高达 60%~70%,可以说老年人发生不同程度的胃黏膜的萎缩,是一种生理性的自然老化过程,应该坦然地面对。胃癌高发的亚洲国家,中青年群中萎缩性胃炎的比例明显高于其他国家,然而,中青年出现的萎缩需要引起重视,需要检查病因,并积极干预和治疗。

【发病机制】

1. 幽门螺杆菌 目前认为 *H.pylori* 感染是多灶萎缩性胃炎的最主要病因。*H.pylori* 胃炎主要有 2 种不同模式和临床结局。其中一种表现为全胃炎,可引起多灶萎缩,萎缩可同时累及胃窦、胃体、胃底等部位。这种模式的胃炎容易发展成胃溃疡和胃癌,在发展中及亚洲国家多见。同时,已有大量研究证实,根除 *H.pylori* 可显著改善胃黏膜炎性反应,阻止或延缓胃黏膜萎缩、肠化生发生和发展,部分逆转萎缩。

2. 宿主和环境因素 目前认为,*H.pylori* 感染是否发展成多灶萎缩性胃炎与患者基因易感性(如白细胞介素 -1β 等细胞因子基因多态性)、环境因素(吸烟、高盐饮食等)以及菌株毒力(毒力因子)有关。

3. 年龄 年龄与慢性胃炎发病有关,慢性胃炎特别是萎缩性胃炎的患病率随年龄增加而上升。

4. 其他　如物理因素(不良饮食习惯)、化学因素(如 NSAID 药物、酒精、胆汁等)也可导致胃黏膜损伤,如损伤持续存在,最终引起萎缩发生。

【病理】

2005 年国际萎缩研究小组提出胃黏膜萎缩程度及范围的分期标准,即慢性胃炎 OLGA(Operative Link on Gastritis Assessment)分期评估系统,基于胃炎新悉尼系统对萎缩程度的半定量评分方法,采用胃炎分期代表胃黏膜萎缩范围及程度,将慢性胃炎的组织病理学与癌变危险性联系起来,高危等级 OLGA 分期(Ⅲ或Ⅳ期)与胃癌高风险密切相关,为临床医师预测病变进展和制订疾病管理措施提供更为直观的信息。已有多项研究表明,慢性胃炎 OLGA 分期能够有效将患者按照胃癌发生的危险性进行分层并指导临床治疗与随访。考虑 OLGA 分期在医师间判断的一致率相对低,2010 年又提出根据胃黏膜肠化的 OLGIM(Operative Link for Gastric Intestinal Metaplasia Assessment)分期标准,与 OLGA 相比,OLGIM 分期系统有较高的医师间诊断一致率,但是一些潜在的胃癌高危个体可能被遗漏。有研究显示,与 OLGA 相比,OLGIM 可使约 1/3 的病例分期下调;按 OLGA 分期定为高危的病例中,小于 1/10 的病例则被 OLGIM 定为低危,因此,OLGIM 低危等级不可等同于胃癌发生低危。同样国内研究显示,胃癌组与非胃癌组 OLGA Ⅲ～Ⅳ期的比例分别是 52.1% 和 22.4%,OLGIM Ⅲ～Ⅳ期的比例分别是 42.3% 和 19.9%($P<0.01$)。因此,相比较而言,OLGA 分期更能有效地根据胃癌风险程度将胃炎患者进行风险分层。目前临床实践中,推荐 OLGA 和 OLGIM 分期结合使用,可更精确地预测胃癌风险。

结合我国实际情况和国际相关指南共识,我国中华医学会病理分会消化病理学组于 2017 年制定了《慢性胃炎及上皮性肿瘤胃黏膜活检病理诊断共识》,旨在进一步提高胃黏膜活检标本病理诊断的重复性和准确性,为临床进一步诊疗提供可靠、合理的病理依据。

1. 萎缩　萎缩指胃固有腺减少,分为两种类型:①化生性萎缩:胃固有腺被肠上皮化生腺体或被假幽门化生腺体替代;②非化生性萎缩:胃固有腺被纤维、纤维肌性组织替代或炎性细胞浸润引起固有腺数量减少。萎缩程度以胃固有腺减少各 1/3 来计算。轻度,固有腺体数减少不超过原有腺体的 1/3;

中度,同有腺体数减少介于原有腺体的 1/3～2/3;重度,固有腺体数减少超过 2/3,仅残留少数腺体,甚至完全消失。

2. OLGA 分期　按照胃炎新悉尼系统标准对每块活检组织进行萎缩程度 4 级评分:0 分,无萎缩;1分,轻度萎缩;2 分,中度萎缩;3 分,重度萎缩。然后综合胃窦(包括胃角切迹)和胃体黏膜的萎缩程度评分结果,根据慢性胃炎 OLGA 评估系统分期标准及方法进行分期(表 3-2-1)。

表 3-2-1　OLGA 分期

萎缩		胃体			
		无	轻度	中度	重度
胃窦	无	0	Ⅰ	Ⅱ	Ⅱ
	轻度	Ⅰ	Ⅰ	Ⅱ	Ⅲ
	中度	Ⅱ	Ⅱ	Ⅲ	Ⅳ
	重度	Ⅲ	Ⅲ	Ⅳ	Ⅳ

3. 肠上皮化生　轻度,肠上皮化生区占腺体和表面上皮总面积 1/3 以下;中度,肠上皮化生区占腺体和表面上皮总面积的 1/3～2/3;重度,肠上皮化生区占腺体和表面上皮总面积的 2/3 以上。

4. OLGIM 分期　按照胃炎新悉尼系统标准对每块活检组织进行肠化生程度 4 级评分:0 分,无肠化生;1 分,轻度肠化生;2 分,中度肠化生;3 分,重度肠化生。然后综合胃窦(包括胃角切迹)和胃体黏膜的肠化生程度评分结果,根据胃黏膜肠化生的 OLGIM 评估系统分期标准及方法进行分期(表 3-2-2)。

表 3-2-2　OLGIM 分期

肠化生		胃体			
		无	轻度	中度	重度
胃窦	无	0	Ⅰ	Ⅱ	Ⅱ
	轻度	Ⅰ	Ⅰ	Ⅱ	Ⅲ
	中度	Ⅱ	Ⅱ	Ⅲ	Ⅳ
	重度	Ⅲ	Ⅲ	Ⅳ	Ⅳ

【临床表现】

1. 症状　临床表现缺乏特异性,亦可无明显症状,有症状者可表现为中上腹不适、饱胀、钝痛、烧灼痛等,也可伴有食欲缺乏、嗳气、反酸、恶心等消化不良症状。症状的严重程度与内镜下表现、胃黏膜病理组织学分级均无明显相关。

2. 体征　大多数无明显临床体征,有时可有上腹部轻压痛。

【辅助检查】

（一）内镜检查

1. 普通白光胃镜检查　可见胃黏膜红白相间，以白相为主，皱襞变平甚至消失，部分黏膜血管显露，可伴有颗粒或结节改变。虽然胃黏膜萎缩白光内镜下有相应的特征性改变，但对临床的诊断意义不大，萎缩的确诊需要靠病理活检。内镜病理取材方面建议 5 块活检：2 块取自距幽门 2～3cm 的胃窦处（1 块取自胃小弯远端，另 1 块取自胃大弯远端），2 块取自距贲门 8cm 处的胃体（1 块取自胃小弯，1 块取自胃大弯），1 块取自胃角。此外，早期或多灶慢性萎缩性胃炎胃黏膜萎缩呈灶状分布。需注意的是取材于糜烂或溃疡边缘的黏膜常存在腺体破坏，其导致的腺体数量减少不能被视为慢性萎缩性胃炎。此外，活检组织太浅、组织包埋方向不当等因素均可影响萎缩的判断，没看到固有膜全层是不能判断有无萎缩的。此外，内镜下根据萎缩的部位和范围，可采用 Kimura-Takemoto 进行分型，分为闭合型（C-Ⅰ～C-Ⅲ）和开放型（O-Ⅰ～O-Ⅲ），见图3-2-2。

2. 电子染色放大内镜　能清楚地显示胃黏膜微结构和微血管，尽管慢性胃炎的放大像丰富多彩，但随着胃炎的进展，变化还是具有一定的规律。从正常胃底腺黏膜的放大像，到萎缩黏膜、肠上皮化生，胃黏膜的变化会具有相应的改变。Sakaki 分型标准将胃小凹分为六大基本类型，分别为 A～F 型，其中萎缩性胃炎胃黏膜胃小凹呈 C 型，即稀疏而粗大的线状小凹，主要存在于轻度或中度萎缩性胃炎的胃黏膜以及部分伴有轻度肠上皮化生的胃黏膜；重度萎缩性胃炎胃黏膜胃小凹呈 D 型，即斑块状小凹，主要分布于中重度萎缩性胃炎以及伴有中重度肠上皮化生的胃黏膜，表现为较为粗大的小凹所围成的斑块状或网格状形态。此外，观察肠化区域时，内镜窄带成像术（narrow band imaging，NBI）模式下可见来自上皮细胞边缘亮蓝色的细线样反光，称为亮蓝嵴（light blue crest，LBC）。研究发现，LBC 对于肠化诊断有较好的敏感性和特异性。

3. 共聚焦激光显微内镜　对胃黏膜的观察可达到细胞水平，能够辨认胃柱状上皮细胞、胃小凹、上皮下间质、间质内细胞和组织、血管以及胃上皮表面的 *H.pylori*，凭借这些变量，对慢性胃炎的诊断和组织学变化分级（慢性炎性反应、活动性、萎缩和肠化生）具有一定的参考价值。固有腺体萎缩在共聚焦激光显微内镜下观察，可表现为胃小凹稀疏、间质增宽、排列不规则，严重时胃小凹数目显著减少、开口扩张、上皮下毛细血管数目减少。小凹数目减少和开口扩张诊断固有腺体萎缩的敏感性和特异性分别为 83.6% 和 99.6%。肠上皮化生在共聚焦激光显微内镜表现为胃黏膜中可见杯状细胞、柱状吸收

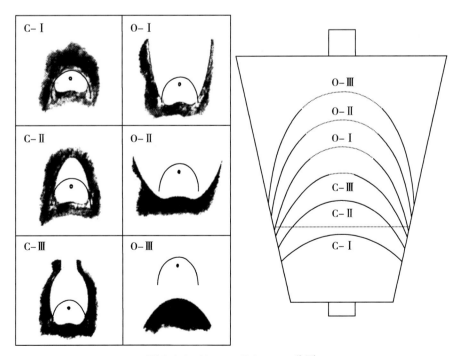

图3-2-2　Kimura-Takemoto 分型

引自 KIMURA K，TAKEMOTO T. An Endoscopic Recognition of the Atrophic Border and its Significance in Chronic Gastritis[J]. Endoscopy，1969，1（3）：87-97

细胞、刷状缘和绒毛状上皮结构，诊断敏感性、特异性分别为 98.1% 和 95.3%。

（二）胃功能检测

1. 血清胃泌素检测　胃泌素 -17（gastrin-17，G-17）是由胃窦 G 细胞合成和分泌的酰胺化胃泌素，主要生理功能为促进胃液，特别是胃酸分泌，同时可促进胃黏膜细胞增殖与分化，其分泌主要受胃内 pH、G 细胞数量和进食（蛋白质是最佳刺激物）的影响。它是反映胃窦分泌功能的敏感指标之一，可以提示胃窦黏膜萎缩状况或是否存在异常增殖。因此，G-17 测定有助于判断萎缩是否存在及其分布部位和程度。胃体萎缩者，泌酸腺减少，胃内呈现低胃酸状态，导致血清胃泌素 G-17 水平升高；胃窦萎缩者，G 细胞的数量减少，血清胃泌素 G-17 水平下降；全胃萎缩者（多灶萎缩）则 G-17 降低。

2. 血清胃蛋白酶原检测　胃蛋白酶原（pepsinogen，PG）可分为胃蛋白酶原Ⅰ（pepsinogen Ⅰ，PGⅠ）和胃蛋白酶原Ⅱ（pepsinogen Ⅱ，PGⅡ）两种亚型。PGⅠ主要由胃底腺的主细胞和颈黏液细胞分泌；而 PGⅡ除了胃底腺分泌外，胃窦幽门腺和近端十二指肠 Brunner 腺也能分泌。PG 是反映胃体黏膜泌酸功能的良好指标，被称为"血清学活检"。当胃底腺萎缩时，主细胞减少，PGⅠ含量下降；当萎缩性胃炎伴有肠化及胃窦幽门腺向胃体延伸，出现胃底腺假幽门腺化生，PGⅡ含量也随之升高，萎缩性胃炎组 PGⅠ和 PGR（PGⅠ/PGⅡ比值）降低，且与萎缩部位及程度有显著相关性，随萎缩程度的加重呈进行性下降趋势。以胃体部为主的萎缩性胃炎，PGⅠ和 PGR 比胃窦为主的萎缩性胃炎下降明显。

（三）幽门螺杆菌检查

H.pylori 感染是多灶萎缩性胃炎的最主要病因，研究显示，根除 *H.pylori* 可以改善，甚至逆转萎缩，因此，*H.pylori* 检查尤为重要。目前 *H.pylori* 检查分为侵入性检查和非侵入性，主要有快速尿素酶试验、组织学检查、细菌培养、组织 PCR 技术、血清抗体检测、^{13}C 或 ^{14}C 尿素呼气试验、粪便抗原检测等。

【诊断与鉴别诊断】

多灶萎缩性胃炎患者多无临床症状，即使有症状也缺乏特异性，而且缺乏特异性体征，因此根据症状和体征难以做出慢性胃炎的正确诊断。多灶萎缩性胃炎的确诊主要依赖内镜检查和胃黏膜活检组织学检查，尤其是后者的诊断价值更大。萎缩性胃炎的诊断应力求明确病因，考虑 *H.pylori* 是最常见病因，因此建议常规检测 *H.pylori*。此外，胃泌素、胃蛋

白酶原可间接评估胃萎缩部位和程度，结合 *H.pylori* 检测，以被广泛用于早期胃癌筛查，但其诊断界限值因地区胃癌发病率、胃癌类型以及检测方法等因素而异。多灶萎缩性胃炎首先需要与自身免疫性胃炎相鉴别，如果怀疑自身免疫所致者建议检测血清维生素 B$_{12}$ 以及壁细胞抗体、内因子抗体等。临床上部分多灶萎缩性胃炎与慢性非萎缩性胃炎患者一样可能同时存在其他消化系疾病，需要注意鉴别。

【治疗】

多灶萎缩性胃炎的治疗应尽可能针对病因。治疗目的包括去除病因、缓解症状、改善胃黏膜萎缩和预防癌变。

1. 饮食和生活方式调整　清淡饮食，避免刺激、粗糙食物，避免过多饮用咖啡、大量饮酒和长期大量吸，同时尽量避免长期大量服用引起胃黏膜损伤的药物（如 NSAID）。

2. 根除 *H.pylori* 治疗　*H.pylori* 感染是多灶萎缩性胃炎的主要病因，根据目前国内最新 *H.pylori* 感染处理共识推荐证实 *H.pylori* 阳性的萎缩性胃炎，均应进行 *H.pylori* 根除治疗。根除方案及疗效评估可详见慢性非萎缩性胃炎章节。目前，大量研究也证实，根除 *H.pylori* 可显著改善胃黏膜炎性反应，阻止或延缓胃黏膜萎缩、肠化生发生和发展，部分逆转萎缩，但难以逆转肠化生。

3. 对症治疗　上腹饱胀、恶心或呕吐等为主要临床症状者可应用促动力药，如莫沙必利、盐酸伊托必利等；伴胆汁反流者则可应用促动力药和 / 或有结合胆酸作用的胃黏膜保护剂，如铝碳酸镁制剂；具有明显改善进食相关的腹胀、食欲减退等消化不良临床症状者，可考虑应用消化酶制剂，如复方阿嗪米特、米曲菌胰酶、各种胰酶制剂等。

4. 癌变预防　除了根除 *H.pylori* 有较好的预防作用外，还有其他一些化学预防手段，比如阿司匹林和环氧合酶 -2 抑制剂也不失为潜在的有效化学预防药物，但其可能的胃肠黏膜损伤和心血管事件的不良作用限制了其应用。关于维生素的预防作用，数十年来有某些争论，但持肯定观点者较多。对于部分体内低叶酸水平者，适量补充叶酸可改善慢性萎缩性胃炎组织病理状态而减少胃癌的发生。此外，某些中药（如摩罗丹等）具有一定的预防癌变作用。

【预后】

H.pylori 长期感染并与其他因素相互作用下，胃黏膜会经历胃炎 - 萎缩 - 肠化生 - 异型增生 - 胃癌这

一演变过程，因此，多灶萎缩性胃炎被认为是胃癌最常见的癌前疾病。然而，这个演变过程可能需要数十年的时间，正因为演变过程漫长才给我们提供了早期发现、诊断与干预的时机，从而有效地控制胃癌的发生。

【预防】

目前认为 H.pylori 感染是多灶萎缩性胃炎的最主要病因和始动因素，因此，早期根除 H.pylori 是可预防和逆转多灶萎缩性胃炎发生、发展。目前研究认为 H.pylori 属于感染性疾病，可经过消化道粪 - 口在人与人之间传播，因此，针对 H.pylori 的传播途径，做好感染预防是最经济和有效的方法。

（潘晓林　祝　荫）

推 荐 阅 读

[1] 中华医学会消化病学分会. 中国慢性胃炎共识意见（2017年，上海）[J]. 中华消化杂志，2017，37（11）：721-738.

[2] RUGGE M, MEGGIO A, PRAVADELLI C, et al. Gastritis staging in the endoscopic follow-up for the secondary prevention of gastric cancer: a 5-year prospective study of 1755 patients[J]. Gut, 2019, 68（1）: 11-17.

[3] ADAMU M A, WECK M N, GAO L, et al. Incidence of chronic atrophic gastritis: systematic review and meta-analysis of follow-up studies[J]. Eur J Epidemiol, 2010, 25（7）: 439-448.

[4] 中国中西医结合学会消化系统疾病专业委员会. 慢性萎缩性胃炎中西医结合诊疗共识意见（2017 年）[J]. 中国中西医结合消化杂志，2018，26（2）：121-131.

[5] 房静远，陈萦旴，高琴琰. 重视慢性萎缩性胃炎癌变的预警、早诊与预防[J]. 中华消化杂志，2018，38（3）：145-148.

[6] 张贺军，金珠，崔荣丽，等. OLGA 分期、分级评估系统在胃镜活检组织病理学评价中的应用 [J]. 中华消化内镜杂志，2014，31（3）：121-125.

[7] RUGGE M, GENTA R M. Staging and grading of chronic gastritis[J]. Hum Pathol, 2005, 36（3）: 228-233.

[8] CAPETLE L G, DE VRIES A C, HARINGSMA J, et al. The staging of gastritis with the OLGA system by using intestinal metaplasia as an accurate alternative for atrophic gastritis[J]. Gastrointest Endosc, 2010, 71（7）: 1150-1158.

第三节　幽门螺杆菌胃炎

幽门螺杆菌（Helicobacter pylori，H.pylori）感染了全球近一半的人群，未经治疗将终生感染。H.pylori 感染与慢性胃炎、消化性溃疡、胃黏膜相关淋巴组织（mucosa-associated lymphoid tissue，MALT）淋巴瘤及胃癌等疾病密切相关。既往将 H.pylori 感染引起的胃炎称为 H.pylori 相关胃炎，现已简称为 H.pylori 胃炎。最新的基于病因学的胃炎分类中，ICD-11（草拟阶段）已将 H.pylori 胃炎定义为一种特异性疾病。组织学上，H.pylori 胃炎的本质是慢性活动性胃炎（淋巴细胞、浆细胞及中性粒细胞浸润）。H.pylori 感染与慢性活动性胃炎的关系符合 Koch 法则：① 80%～95% 的慢性活动性胃炎患者胃黏膜中有 H.pylori 感染，5%～20% 的阴性率可能反映了慢性胃炎病因的多样性（其他病因包括自身免疫、胆汁反流等）；② H.pylori 胃炎者中，H.pylori 分布（胃窦、胃体、全胃）与胃内炎症分布一致；③ 根除 H.pylori 可使胃黏膜炎症消退，一般中性粒细胞消退较快，淋巴细胞、浆细胞消退需较长时间；④志愿者和动物模型中证实 H.pylori 感染可引起胃炎，世界上先后有 3 位志愿者（包括 Marshall 本人）吞服细菌证实可引起胃炎，在易感动物 H.pylori 感染可轻易产生胃炎。

无论是否存在消化道症状或者并发症，H.pylori 胃炎应该定义为一种感染性（传染性）疾病。70% 的 H.pylori 胃炎患者表现为无症状的慢性活动性胃炎，10% 的患者存在消化不良症状，15%～20% 的患者出现消化性溃疡，1%～3% 的患者将发展为胃癌。因此，H.pylori 胃炎患者的结局无法预测。根除 H.pylori 可降低胃内炎症水平，改善消化不良症状，治愈消化性溃疡，阻止黏膜病变的进一步发展等。一旦 H.pylori 胃炎进展为萎缩性胃炎、严重的胃体胃炎，胃癌的发生风险将增加，此类患者根除 H.pylori 后应定期随访。

【流行病学】

新近纳入 184 项研究（257 768 名患者）的循证医学证据显示，全球 H.pylori 的感染率为 48.5%。发展中国家的 H.pylori 感染率明显高于发达国家。例如，尼日利亚、葡萄牙、爱沙尼亚、哈萨克斯坦、巴基斯坦的 H.pylori 感染率分别高达 87.7%、86.4%、82.5%、79.5% 及 81.0%，而瑞士、丹麦、新西兰、澳大利亚、瑞典的 H.pylori 感染率分别为 18.9%、22.1%、24.0%、24.6% 及 26.2%，提示 H.pylori 感染率与社会经济条件及当地的卫生状况密切相关。此外，随着经济条件的改善及 H.pylori 根除策略的实施，H.pylori 感染率呈现下降的趋势。1970—1999 年欧洲、北美洲及大洋洲地区的 H.pylori 感染率分别为 48.8%、42.7% 及 26.6%，而 2000—2016 年三个地区的

H.pylori 感染率分别下降至 39.8%、26.6% 及 18.7%。

中国为 *H.pylori* 高感染地区，循证医学证据显示 *H.pylori* 感染率高达 55.8%。其中，农村地区的 *H.pylori* 感染率（66%）显著高于城市地区的 *H.pylori* 感染率（44%）。随着年龄的递增，*H.pylori* 感染率呈现上升的趋势。18～30 岁年龄段及 50～60 岁年龄段的 *H.pylori* 感染率分别为 48% 及 59%。而整体的 *H.pylori* 感染率随着时间呈现下降的趋势。中国 *H.pylori* 科研协作组于 2002 年 1 月至 2004 年 6 月对全国 19 个省、市、自治区一般人群 26 341 人 *H.pylori* 感染的危险因素、地理差异与 *H.pylori* 感染率进行了调查。不同省、市、自治区的 *H.pylori* 检出率结果为：广东省的 *H.pylori* 感染率最低，约为 42%；西藏自治区最高，约为 84%；北京市和上海市位于两者之间，约为 57% 和 59%。由此可见，我国各地区 *H.pylori* 感染率存在一定的差异和趋势，不同地理环境 *H.pylori* 的感染率存在一些差异。*H.pylori* 感染率的高低与民族或人种关系并非密切，而与地理环境有一定的关系，主要与生活环境及生活习惯有关，显示明显的人群或家庭的集聚性。通过分析与 *H.pylori* 感染关系较密切的因素，发现一般年龄越大、家庭人口越多、卫生习惯越差、医护人员及工作条件越差，*H.pylori* 感染率越高；受教育程度越高、经济条件越好，*H.pylori* 感染率越低；而与 *H.pylori* 感染关系不明确的因素包括性别、婚姻、吸烟、饲养动物等。

【发病机制】

H.pylori 成功定植于胃部后几乎无例外地引起组织学胃炎，诱发胃黏膜炎症的主要机制如下。

（一）*H.pylori* 感染介导细胞信号转导和炎症因子的释放，诱导胃黏膜炎症的发生

H.pylori 定植于胃黏膜上皮细胞后释放相关毒素，如细胞毒素相关蛋白（CagA）及空泡细胞毒素（VacA）等。CagA 蛋白是 *H.pylori* 最重要的毒力因子，由 Cag 毒力岛（Cag PAI）编码。Cag PAI 是由 27～31 个基因组成、约 40kb 基因座，若干个基因都会编码 CagA 蛋白和Ⅳ型分泌物系统（T4SS），*cagA* 基因位于其 C 末端，T4SS 形成类似注射器结构，从而将 CagA "注入" 靶细胞，一旦进入胃上皮细胞，CagA 可以与细胞内多种蛋白发生相互作用并扰乱细胞正常的信号转导通路，使胃上皮细胞发生一系列功能紊乱，导致细胞病变甚至转化。进入宿主细胞的 CagA 蛋白主要以两种形式发挥作用，即磷酸化依赖性和非依赖性方式。CagA 蛋白发生磷酸化

以及激活下游的信号通路是 CagA 蛋白发挥致病作用的主要方式，而发生磷酸化的位点正是 CagA 蛋白 EPIYA 基序的酪氨酸残基。一旦 CagA 进入宿主细胞，就会立刻被非受体酪氨酸激酶 Src 作用发生磷酸化（感染 0～2 小时），感染 2～4 小时后，Src 激酶可以被与之结合的磷酸化 CagA 蛋白反馈抑制而失活，此时另一个非受体酪氨酸激酶 Abl 被激活，继续磷酸化 CagA。磷酸化的 CagA 蛋白能够与 SHP-2 的 SH2 结构域结合而引起 SHP-2 的异常激活，激活的 SHP-2 能够使 FAK 和肌动蛋白结合蛋白发生去磷酸化，从而降低细胞的黏附，导致细胞伸长和迁移，同时还能激活细胞外信号调节激酶 / 有丝分裂原激活蛋白激酶活性，引起胃上皮细胞异常的增殖和移动。磷酸化的 CagA 可以协同羧基末端 Src 激酶使 Src 激酶失活，Src 激酶的失活将导致细胞骨架重排和细胞伸长。另外，磷酸化的 CagA 蛋白可以与接头蛋白 CrkⅡ、Abl 形成的复合物调节下游信号，其中 CrkⅡ是 Abl 作用的主要靶点，磷酸化的 CrkⅡ可能通过引起肌动蛋白 - 细胞骨架重排以及糖皮质激素的去磷酸化导致细胞形态发生改变。CagA 蛋白除了依赖于其羧基端 EPIYA 的磷酸化而发挥作用之外，还可以不依赖于磷酸化而与胞内多种蛋白发生作用引起致病性。CagA 蛋白可以通过 CM 基序与 PAR1/MARK 激酶结合并抑制激酶活性，进而影响微管蛋白的磷酸化，导致细胞紧密结合和极性的缺失，同时 CagA 蛋白与 PAR1 的结合也可以稳定 CagA 与 SHP-2 的作用以及激活 NF-κB 的活性。CagA 可以与 ZO-1 和连接黏附分子相互作用，诱发紧密连接复合物发生移位，从而破坏上皮细胞的紧密连接。另外，CagA 蛋白还可以与跨膜连接蛋白相互作用从而破坏细胞的黏附连接。CagA 通过上述过程可最终导致胃上皮组织的破坏，从而增加细胞的迁移、增殖和转化的风险。此外，非磷酸化的 CagA 蛋白还可以与 Grb2 结合并激发 Ras-ERK 信号通路，最终增强促炎症转录因子 NF-κB 的活性，导致炎症反应。

另一个较为重要的毒力因子是 VacA，CagA 并不是所有菌株中都含有，而 VacA 几乎在所有的 *H.pylori* 菌株中都存在，但只有 40%～50% 的 *H.pylori* 表达有空泡毒性的 VacA 蛋白。*vacA* 基因定位于 *H.pylori* 0887，基因序列上存在多态性位点，其中两个重要的变异区为信号区（s 区）和中间区（m 区）。前者编码信号肽的一部分及成熟蛋白的 N 末端，包括 s1 和 s2 型；后者编码 p58 结构域的一部分，包括 m1 和

m2 型。大多数 VacA s1 型在体外可检测到活性，而 s2 型几乎没有可检测到的活性。m1 型与 m2 型相比，体外的毒力活性更高。VacA 在酸性环境下能形成环状、花瓣状六或七聚体，可使胃上皮细胞离子转运蛋白的功能发生紊乱，通过影响离子的转运，诱发靶细胞溶酶体及内质网损伤，破坏细胞的正常功能，导致靶细胞发生空泡变性。VacA 有多种生物活性，其结合到宿主细胞，内在化生成严重"空泡状态"，以大囊泡为特征，是调控晚期内涵体和早期溶酶体的标志。VacA 也可转移到线粒体中，引起线粒体跨膜电位的损耗、细胞色素 C 的释放、促凋亡因子 Bcl-2 结合 X 蛋白的活化，从而诱导凋亡。此外，VacA 破坏固有层中上皮细胞的紧密结合，妨碍 T 淋巴细胞的活化和增殖，扰乱自噬，这可能是另外一种机制，其通过诱导胃部炎性反应，促成胃部癌症的发生。

H.pylori 感染诱导的胃黏膜炎症应答包含中性粒细胞、淋巴细胞（T 细胞及 B 细胞）、浆细胞、巨噬细胞以及不同程度的胃表皮细胞的损伤。其中可能机制之一为 H.pylori 通过分泌不同的物质刺激黏膜炎症的产生。例如，H.pylori 的尿素酶可刺激单核细胞及中性粒细胞产生趋化因子；H.pylori 的孔蛋白及低分子物质血小板激活因子 - 乙酰乙酯也具有趋化活性；H.pylori 的尿素酶可以分解尿素产生氨，氨和其产生的毒素（如空泡毒素等）、酶等，直接损伤胃黏膜上皮细胞，诱发炎症。H.pylori 介导胃黏膜炎症产生的另一可能机制为直接与胃表皮细胞相互作用从而促进炎症因子的释放。与 H.pylori 阴性患者相比，H.pylori 阳性患者的胃表皮中 IL-1β、IL-2、IL-6、IL-8 及 TNF-α 的表达水平明显更高。

IL-8 作为 H.pylori 致病机制过程中的重要参与者，是胃肠表皮细胞分泌的趋化因子。研究表明，IL-8 的表达水平与胃炎的严重程度明显相关。H.pylori 的不同毒力因子可与胃表皮细胞相互作用，促进 IL-8 的表达上调及释放。随后，IL-8 的释放可进一步促进中性粒细胞在胃黏膜浸润，介导胃黏膜炎症的发生。

（二）H.pylori 诱导的机体应答加重胃黏膜的损伤

尽管 H.pylori 的定植可诱导机体产生黏膜体液免疫，但机体产生的抗体无法成功的根除 H.pylori。而针对 H.pylori 的非有效的体液免疫可进一步促进 H.pylori 的致病过程。例如，H.pylori 的 Lewis 抗原的表达可加重胃黏膜的炎症及损伤；H.pylori 诱导的自身抗体能直接损伤胃壁细胞；H.pylori 成功定植的胃黏膜中的永生化 B 细胞产生的 IgM 抗体同样能识别胃表皮细胞。因此，这些结果提示 H.pylori 诱导的体液免疫可导致不同胃黏膜病变的发展。例如，针对壁细胞的自身免疫将导致壁细胞的减少、胃黏膜的萎缩及胃酸分泌的降低；相反，免疫球蛋白介导的胃表皮细胞的破坏将促进黏膜炎症和胃黏膜表皮细胞的损伤。

H.pylori 诱导的获得性免疫应答包含 Th1 及 Th2 免疫应答，其中以 Th1 免疫应答为主。H.pylori 感染的胃黏膜中 IFN-γ（Th1 免疫应答产生）的表达水平明显高于 IL-4（Th2 免疫应答产生）。与这个结果类似的是，H.pylori 在体外可刺激 IL-12 的表达，促进 Th1 的分化。因此，尽管 H.pylori 感染主要为非侵入性且可刺激机体的体液应答，但当前更多的证据提示 Th1 免疫应答在 H.pylori 致病机制中扮演着重要的作用。与野生型老鼠相比，H.pylori 感染 IFN-γ 缺陷老鼠（Th1 免疫应答的缺陷）后将导致胃黏膜炎症的水平降低及萎缩发生减少，而成功导入 IFN-γ 后可介导胃黏膜炎症及萎缩的发生。将 H.pylori 感染的 Th1 型细胞移植至受体老鼠中可明显促进胃炎的严重程度，而 Th2 型细胞的移植未观察到胃炎的严重程度加重，与此同时，H.pylori 细菌在胃内的定植密度降低。

Treg 细胞可调控 H.pylori 诱导的免疫应答。最新的研究显示，CD4+CD25+Treg 细胞可通过降低炎症黏膜中 CD4+ 阳性细胞的激活从而抑制胃内炎症应答。与 H.pylori 阴性患者相比，H.pylori 阳性患者中的 CD4+CD25+ 高表达 Treg 细胞的表达水平明显增高。此外，H.pylori 相关胃癌组织中的 CD4+CD25+ 高表达 Treg 细胞数量高于毗邻正常组织。这些结果提示 T- 细胞应答的失衡将影响 H.pylori 相关疾病的发展及 H.pylori 的定植。

树突状细胞可连接固有免疫及获得性免疫，并作为抗原呈递细胞。树突状细胞可识别 H.pylori 的外膜蛋白 HapA 及 Omp18，进一步促进树突状细胞的成熟及抗原递呈，且此过程不依赖于 H.pylori 的毒力因子 CagA 及 vacA。树突状细胞的表面受体（例如 C 型血凝素）可识别并结合碳水化合物并将抗原递呈给 T 细胞。H.pylori 感染可在体外促进树突状细胞释放 Th1 型炎症因子（例如 IL-12），提示了 H.pylori 与树突状细胞之间的相互作用不仅可影响抗原的递呈，也能影响炎症因子的分泌，从而参与 H.pylori 诱导持续性炎症应答的这一过程。因此，

不适当的宿主抗 *H.pylori* 的 T 细胞免疫应答可加速胃黏膜炎症及损伤的进展。

（三）其他

环氧合酶（cyclooxygenase，COX）可促进花生四烯酸至前列腺素的转化。后者参与监管众多的生理过程中（例如免疫、血管紧张和完整性的维持、神经发育及骨头代谢）。COX 存在 3 种亚型（即 COX-1、2、3），COX-1 和 COX-3 在众多细胞及组织中表达；相反，COX-2 主要在病理状态下由生长因子或促炎因子（例如 TNF-α、IFN-γ 及 IL-1）诱导产生。*H.pylori* 感染胃黏膜表皮细胞可增加 COX-2 的表达，*H.pylori* 感染个体的胃黏膜中也存在 COX-2 的高表达。在 *H.pylori* 感染诱导的癌前病变（萎缩性胃炎和肠上皮化生）和胃癌阶段的 COX-2 的表达明显增高，应用 COX-2 抑制剂如阿司匹林或其他 NSAID 可降低远端胃癌的发生风险。*H.pylori* 诱导的免疫应答可产生一些突变物质，如诱生型一氧化氮合酶可加速胃黏膜癌变过程。一氧化氮合酶介导一氧化氮及活性氧的产生，活性氧可加重胃黏膜损害或诱导 DNA 损伤。抗氧化剂如维生素 C 或维生素 E 可抑制活性氧的产生，从而抑制胃黏膜癌变过程。*H.pylori* 阳性患者的维生素 C 和维生素 E 表达下降，而根除后其表达水平增加。因此，*H.pylori* 感染可通过影响胃黏膜抗氧化防御，从而促进胃黏膜炎症的发生及加重胃黏膜的损害。

【病理】

H.pylori 感染引起的急性胃炎很难诊断，感染后难以自发清除，因此 *H.pylori* 胃炎的本质是慢性活动性胃炎。组织学上，慢性胃炎的定义为胃黏膜有淋巴细胞、浆细胞浸润，慢性活动性胃炎指除淋巴细胞、浆细胞浸润外，还有中性粒细胞浸润。因此中性粒细胞浸润是"活动性"胃炎的指标。

【临床表现】

（一）*H.pylori* 胃炎的症状

H.pylori 胃炎缺乏特异性症状，并且症状的轻重程度与胃黏膜的病变程度并不一致。部分患者可出现程度不等的消化不良症状且反复发作，如上腹痛、反酸、烧灼感、腹胀、早饱、嗳气、打嗝、恶心及呕吐等。当胃黏膜发生萎缩、肠上皮化生及异型增生癌前病变时，可以出现贫血、消瘦、腹泻。研究发现，根除 *H.pylori* 对消化不良症状的改善程度较安慰剂提高 10%，且部分患者的症状可以得到长期缓解。

（二）*H.pylori* 胃炎的内镜表现

H.pylori 为胃炎的主要病因，*H.pylori* 感染的慢性经过包括胃黏膜固有腺体萎缩、肠上皮化生、异型增生等癌前病变。在内镜下，*H.pylori* 胃炎可表现为胃黏膜点状及弥漫性红斑、黏膜肿胀、糜烂、增生成息肉、结节样（鸡皮样胃炎）、黄色瘤、黏膜萎缩及肠上皮化生。胃黏膜萎缩和肠上皮化生是胃癌发生重要转折点，因此，内镜检查过程中，鉴别胃黏膜癌前病变对于预防胃癌的发生发展意义重大。

白光内镜难以准确诊断胃黏膜萎缩和化生，需要进行组织活检，并依据悉尼分类标准评估胃黏膜组织学改变。2014 年中华医学会消化内镜学分会组织开展了一项多中心横断面调查，纳入 8 892 例有上消化道消化不良症状且经胃镜检查证实的慢性胃炎患者。研究发现，内镜诊断慢性非萎缩性胃炎、慢性非萎缩性胃炎伴糜烂及慢性萎缩性胃炎的比例分别为 49.4%、42.3% 及 17.7%。同时，病理诊断萎缩、肠上皮化生及上皮内瘤变分别为 25.8%、23.6% 及 7.3%；以病理诊断为"金标准"，内镜诊断萎缩的敏感度仅为 42%，特异度为 91%。由此可见，中国人群胃黏膜癌前病变发生率高，内镜和病理诊断的符合率有待进一步提高。

影像增强内镜检查在诊断胃黏膜萎缩/肠上皮化生方面具有较高的准确性和可重复性。影像增强内镜包括色素内镜、高分辨放大内镜和结合放大技术的影像增强内镜，如窄带成像（narrow bind imaging，NBI）及蓝激光成像（blue laser imaging，BLI）。如用影像增强内镜检查指导黏膜活检，则可进一步提高黏膜萎缩、肠上皮化生及异型增生检查准确率。

1. 白光内镜下表现　*H.pylori* 感染可诱发急性胃炎，持续时间较为短暂，机体难以自发清除，往往造成慢性感染。非萎缩性胃炎在白光内镜下可见黏膜红斑、出血点、糜烂、粗糙伴或不伴水肿、充血渗出等基本表现。萎缩性胃炎在白光内镜下可见黏膜红白相间，以白相为主，皱襞变平甚至消失，部分黏膜血管显露，可伴有黏膜颗粒或结节状等表现。胃黏膜糜烂常见，内镜下糜烂长径一般小于 5mm，分为平坦型及隆起型，单个、多个或弥漫分布于胃腔，以胃窦、胃角及胃体多见（图 3-2-3）。

2. 染色放大内镜下表现　染色放大内镜是指通过化学试剂（如亚甲基蓝、苏木精、靛胭脂、醋酸等）对消化道黏膜进行染色或通过电子染色，直接对胃黏膜进行观察和诊断的内镜检查技术。放大内镜结合染色能清楚地显示胃黏膜微小结构，指导靶标活检，提高胃黏膜癌前病变的发现率（图 3-2-4）。

3. 共聚焦激光显微内镜下表现　共聚焦激光显

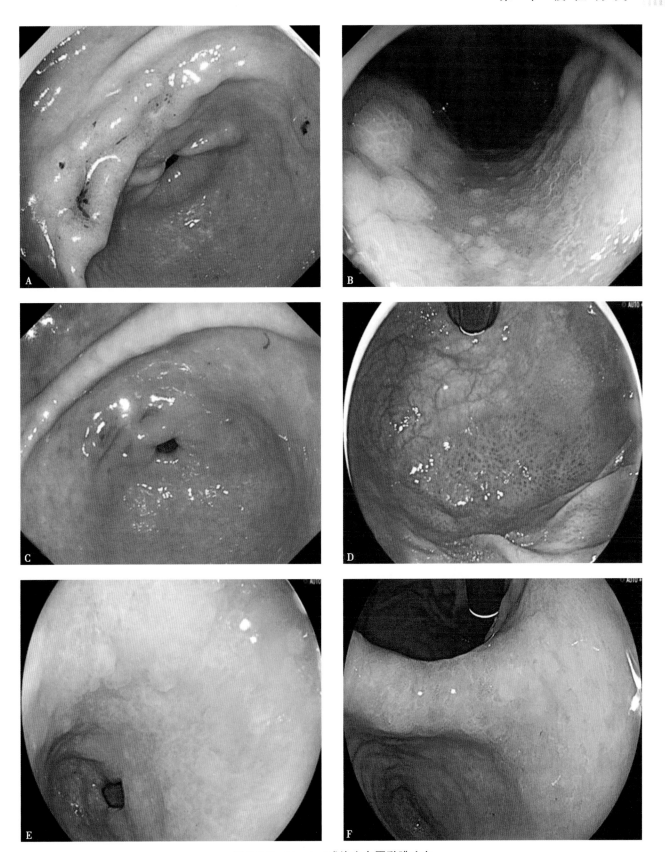

图 3-2-3　*H.pylori* 感染患者胃黏膜改变

A. 胃窦黏膜肿胀、糜烂、粗糙；病理提示中度慢性非萎缩性炎，急性活动。B. 胃体小弯侧黏膜大片平坦型粗糙、糜烂；病理提示胃体萎缩性炎，急性活动，轻度肠上皮化生。C. 胃窦黏膜隆起型糜烂；病理提示中度慢性非萎缩性炎，急性活动。D. 胃底黏膜弥漫性发红；病理提示慢性非萎缩性炎，急性活动。E、F. 胃窦及胃角见散在片状灰白色黏膜；病理提示胃窦中度肠上皮化生，胃角轻度肠上皮化生，伴急性活动。资料来源于南昌大学第一附属医院消化内镜中心

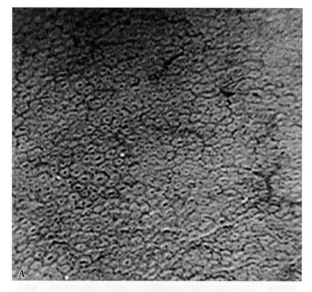

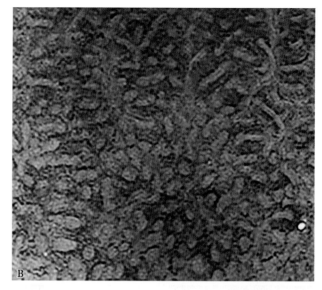

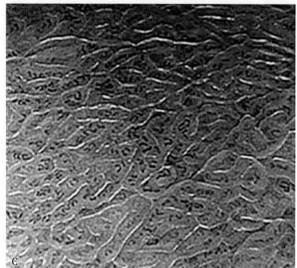

图 3-2-4　胃黏膜 NBI 成像

A. 胃小凹圆形，大小一致，周围环以规则排列微血管网，高度提示 H.pylori 阴性；B. H.pylori 感染胃黏膜，胃小凹延长，大小、形态及胃小凹间距各异；微血管网模糊不清；C. 胃黏膜肠上皮化生，胃小凹进一步延长，在小凹边缘出现淡蓝色光线衬托。引自 SUGANO K, TACK J, KUIPERS E J, et al. Kyoto global consensus report on *Helicobacter pylori* gastritis[J]. Gut，2015，64（9）：1353-1367

微内镜光学活检技术对胃黏膜的观察可达到细胞水平，能辨认胃小凹、杯状细胞、上皮细胞等显微结构变化及血管结构，并能准确评估 *H.pylori* 相关胃炎组织学严重程度（图 3-2-5）。

【辅助检查】

H.pylori 感染的检测方法包括侵入性及非侵入性两类。侵入性方法包括快速尿素酶试验（RUT）、胃黏膜直接涂片染色镜检、胃黏膜组织切片染色（如 HE 染色、Warthin-Starry 银染、改良 Giemsa 染色、甲苯胺蓝染色等）镜检、细菌培养、基因检测方法（如 PCR、基因芯片等）。非侵入性检测方法包括 13C- 或 14C-UBT、*H.pylori* 粪便抗原（stool antigen，SA）检测（依检测抗体分为单克隆和多克隆抗体检测两类）、血清 *H.pylori* 抗体检测等。具体各检测方法的特点如下：

1. RUT　此方法依赖于胃镜活检，常规需取 2

块组织进行检测（胃窦和胃体各 1 块），可提高检测敏感性。检测结果的影响因素包括试剂 pH、取材部位、组织大小、细菌量、观察时间、环境温度等。本方法检测快速、方便；存在一定的假阳性率和假阴性率。如应用良好的试剂进行检测，则准确性高。

2. 组织学检测　不同染色方法的检测结果存在一定差异。有经验的病理科医师可通过 HE 染色对胃炎及 *H.pylori* 感染进行诊断；免疫组化染色特异性高，但费用较高；荧光原位杂交检测 *H.pylori* 感染具有较高的敏感性，亦可用于 *H.pylori* 对克拉霉素耐药的检测，但费用较高。

3. 细菌培养　本方法特异性较高，可进行药敏试验和细菌学研究，但存在一定的假阴性率。此外，该方法复杂、耗时，需要一定的实验室条件，标本转送培养需专门的转送液并保持低温。

4. UBT　该方法准确性高，易于操作；可反映全

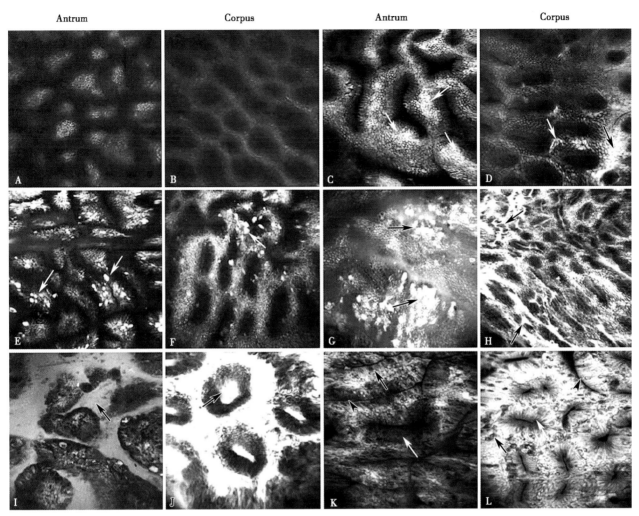

Antrum	Corpus	Antrum	Corpus

图 3-2-5　共聚焦显微内镜显示 *H.pylori* 相关胃炎的严重程度

A、B. 正常胃窦及胃体黏膜，腺管开口正常，无荧光素渗漏；C、D. 轻度活动性炎症，腺管轻度扭曲，上皮完整，散在荧光素渗漏（箭头）；E、F. 中度活动性炎症，更多腺管扭曲及上皮损害（箭头），更多荧光素渗漏；G、H. 明显的活动性炎症，腺管明显扭曲、扩大、开放及上皮损害（箭头），广泛的荧光素渗漏；I、J. 腺体萎缩，腺管减少及显著扩大、开放（箭头）；K、L. 肠上皮化生，绒毛样腺管及杯状细胞（黑色箭头），吸收细胞（白色箭头）以及刷状缘（箭头）。引自 LI Z, ZUO X L, LI C Q, et al. New Classification of Gastric Pit Patterns and Vessel Architecture Using Probe-based Confocal Laser Endomicroscopy[J]. J Clin Gastroenterol，2016，50（1）：23-32

胃 *H.pylori* 感染状况，克服因细菌呈"灶性"分布而造成的 RUT 假阴性。但当 UBT 检测值处于临界值附近时，结果不可靠，可间隔一段时间后再次检测或改用其他方法检测。

5. *H.pylori* SA 检测　经验证的单克隆抗体法检测具有较高的敏感性和特异性。可用于 *H.pylori* 治疗前诊断和治疗后复查；操作安全、简便；不需口服任何试剂，适用于所有年龄和类型的患者。国际共识认为该方法的准确性可与 UBT 媲美，但国内目前尚缺乏相应试剂。

6. 血清 *H.pylori* 抗体检测　检测的抗体是 IgG，反应一段时间内的 *H.pylori* 感染状况，部分试剂盒可同时检测 CagA 和 VacA 抗体。不同试剂盒检测的准确性差异较大；与其他细菌抗原有一定交叉反应。本方法主要适用于流行病学调查，对于消化性溃疡出血或胃 MALT 淋巴瘤等可作为现症感染的诊断手段。

7. 内镜　若干研究表明，常规内镜观察到的一些指标可以用于胃黏膜 *H.pylori* 感染诊断，这些指标包括汇集小静脉不规则排列和结节状胃炎。但这些指标诊断 *H.pylori* 感染的敏感性和特异性不够理想，难以常规应用。用高分辨率内镜或放大内镜检查观察 IRAC 可提高诊断 *H.pylori* 感染的敏感性和特异性。需要指出的是，即使常规胃镜检查观察到的正常外观胃黏膜上，也可能存在 *H.pylori* 感染。为此美国消化病学院指南（2015 年）推荐在外观正常的胃黏膜也应活检检测 *H.pylori*。

【诊断与鉴别诊断】

H.pylori 胃炎患者可出现或不出现消化道症状或并发症，根据 *H.pylori* 感染检测的结果即可做出诊断。*H.pylori* 感染的诊断符合下述三项之一者可判断胃 *H.pylori* 现症感染：①胃黏膜组织 RUT、组织切片染色或细菌培养三项中任一项阳性；② ^{13}C- 或 ^{14}C-UBT 阳性；③ *H.pylori* SA 检测（经临床验证的单克隆抗体法）阳性。血清 *H.pylori* 抗体检测（经临床验证、准确性高的试剂）阳性提示曾经感染，从未治疗者可视为现症感染。在 *H.pylori* 诊断过程中需要注意如下问题：①不同检测试剂的准确性存在差异，应用的试剂和方法需经过验证；②检测结果的准确性受操作人员和操作方法差异的影响；③避免某些药物对检测的影响：应用抗菌药物、铋剂和某些有抗菌作用的中药者，应在至少停药 4 周后进行检测，应用抑酸剂者应在至少停药 2 周后检测；④不同疾病状态对检测结果会产生影响，消化性溃疡活动性出血、严重萎缩性胃炎、胃恶性肿瘤会导致尿素酶依赖性试验呈假阴性，不同时间、采用多种方法或采用非尿素酶依赖性试验方法可取得更可靠的结果；⑤残胃者采用 UBT 检测 *H.pylori* 不可靠，推荐采用 RUT、组织切片染色或 *H.pylori* SA 检测；⑥胃黏膜肠上皮化生组织中 *H.pylori* 检出率低。存在活动性炎症时高度提示有 *H.pylori* 感染；活动性消化性溃疡患者排除 NSAID 或阿司匹林因素后，*H.pylori* 感染的可能性＞95%。因此，在上述情况下，如 *H.pylori* 检测阴性，应高度怀疑假阴性。不同时间或采用多种方法检测可取得更可靠的结果。

H.pylori 胃炎应与临床上其他病因的胃炎（海尔曼螺杆菌胃炎、肠球菌胃炎、继发性梅毒性胃炎、病毒性胃炎、真菌性胃炎、寄生虫性胃炎等）、消化性溃疡、功能性消化不良、反流性食管炎等疾病相鉴别。通过相应的病因学检测可鉴别不同类型的胃炎。消化性溃疡的特点胃周期性上腹疼痛呈反复周期性发作，尤以十二指肠溃疡更为突出。中上腹疼痛发作可持续几天、几周或更长，继以较长时间的缓解。全年都可发作，但以春、秋季节发作者多见。节律性溃疡疼痛与饮食之间的关系具有明显的相关性和节律性。疼痛部位十二指肠溃疡的疼痛多出现于中上腹部、脐上方或脐上方偏右处；疼痛性质多呈钝痛、灼痛或饥饿样痛，一般较轻而能耐受，持续性剧痛提示溃疡穿透或穿孔。影响因素疼痛常因精神刺激、过度疲劳、饮食不慎、药物影响、气候变化等因素诱发或加重；可因休息、进食、服制酸药、以手按压疼痛部位、呕吐等方法而减轻或缓解。通过胃镜检查可鉴别 *H.pylori* 胃炎和消化性溃疡。10% 的 *H.pylori* 胃炎患者可出现消化不良症状，而 *H.pylori* 胃炎相关消化不良与功能性消化不良的鉴别主要依据根除 *H.pylori* 后消化不良症状是否好转。上消化道内镜检查明确 *H.pylori* 阳性消化不良的患者给予 *H.pylori* 根除治疗，如根除细菌后消化不良症状持续缓解达 6～12 个月者为 *H.pylori* 相关消化不良，症状无改善或短暂改善者为功能性消化不良。反流性食管炎患者表现有胃食管反流的典型症状，但也可无任何反流症状，仅表现为上腹疼痛、不适等消化不良的表现。严重的食管炎患者临床表现并不一定很严重。典型症状表现为胸骨后烧灼感（烧心）、反流和胸痛。疾病后期食管瘢痕形成狭窄，烧灼感和烧灼痛逐渐减轻，但出现永久性咽下困难，进食固体食物时可引起堵塞感或疼痛。严重食管炎者可出现食管黏膜糜烂而致出血，多为慢性少量出血。通过胃镜检查可鉴别 *H.pylori* 胃炎和反流性食管炎。

【治疗】

（一）*H.pylori* 根除指征

最新的京都共识意见已经明确指出 *H.pylori* 胃炎为感染性疾病，更确切地说应该是传染性疾病。*H.pylori* 感染导致慢性胃炎，在此基础上，可能进展为消化性溃疡，甚至为胃癌、胃 MALT 淋巴瘤，且最终的结局难以预测。根除 *H.pylori* 可有效预防和治疗 *H.pylori* 相关消化不良、消化性溃疡，在较大程度上预防胃癌发生。另外，*H.pylori* 感染始终具有传染性，*H.pylori* 根除可减少传染源。尽管 *H.pylori* 根除可能带来一些不确定的不良事件（如反流性食管炎、哮喘、肥胖，以及一过性的胃肠道菌群失调等），但其获益远大于可能的负面影响。因此，京都共识建议 *H.pylori* 胃炎均需要得到有效根除，除非存在抗衡因素，包括患者高龄、伴存疾病、社区中高再感染率、卫生资源优先安排等。

Graham 教授 2015 年于 *Gastroenterology* 杂志上刊文指出发展中国家 *H.pylori* 感染人口众多，根除经济成本高，卫生条件差，再感染风险高，难以完全根除。国际癌症研究机构发布的《抗击胃癌共识报告》中也指出，干预应根据当地条件，在评估可行性、效果及不良后果后再考虑。大规模根除 *H.pylori* 涉及 50% 以上的人口，应考虑抗生素的耐药及肠道菌群失调的影响。

我国是 *H.pylori* 高感染区，新近荟萃分析显示

我国 *H.pylori* 感染率高达 55.82%，感染人口接近 8 亿人。同时，我国的 *H.pylori* 耐药形势严峻，克拉霉素、甲硝唑及左氧氟沙星的耐药率均超警戒线。尽管荟萃分析显示我国 *H.pylori* 再感染率为 2.2%，但纳入的研究均来源于发达地区，不能完全反映现阶段我国的 *H.pylori* 再感染风险。此外，卫生资源相对缺乏。基于此，在我国主动、全面筛查 *H.pylori* 阳性者并给予治疗并不现实，现阶段仍需根除指征以便主动对获益较大的人群进行 *H.pylori* 检测和治疗。第五次 *H.pylori* 共识的根除指征在第四次 *H.pylori* 共识的基础上仅修改了一条，即将原来"个人要求治疗"改为"证实有 *H.pylori* 感染"。这一条修改遵循的是世界胃肠病组织指南推荐的"被动治疗"策略："治疗所有 *H.pylori* 阳性者，如无意治疗就不要检测"。即已经检测为 *H.pylori* 阳性者，如无抗衡因素，也应给予 *H.pylori* 根除治疗。第五次全国幽门螺杆菌感染处理共识提及的根除指征见表 3-2-3。

（二）*H.pylori* 根除时机

大量研究认为肠型胃癌的发生是 *H.pylori* 感染、环境因素及遗传因素共同作用的结局，*H.pylori* 感染是预防胃癌最重要可控的因素，根除 *H.pylori* 为胃癌的一级预防措施。研究发现，Correa 模式肠型胃癌演变过程中，胃黏膜萎缩、肠上皮化生、轻中度异型增生、重度异型增生的胃癌年发生率分别为 0.1%、0.25%、0.6% 及 6.0%，提示阻止胃黏膜萎缩在胃癌预防中至关重要。研究发现，胃癌风险的降低取决于根除治疗时胃黏膜萎缩的程度和范围。根除 *H.pylori* 能改善胃黏膜炎症反应，阻止或延缓胃黏膜萎缩、肠上皮化生的发生发展，能部分逆转胃黏膜萎缩，且越来越多的研究表明根除 *H.pylori* 可能逆转胃黏膜肠上皮化生。另外，在胃黏膜萎缩和/或肠上皮化生发生前根除 *H.pylori* 能消除炎症反应，阻止胃黏膜向萎缩及肠上皮化生进展，几乎可完全消除肠型胃癌的发生风险。最新研究亦证实，在胃黏膜处于非萎缩阶段，根除 *H.pylori* 获益最大。因此，*H.pylori* 根除的最佳时机为胃黏膜萎缩发生前。

（三）*H.pylori* 根除方案

1. *H.pylori* 根除方案的选择　首次成功根除 *H.pylori* 尤为重要，如首次根除不成功，由于抗生素耐药等原因，再次根除的成功率将大大降低。所以，根除 *H.pylori* 的治疗目标就是尽可能确保首次根除成功率，选择最有效的根除方案。*H.pylori* 常用根除方案一般由质子泵抑制剂（PPI）和/或铋剂＋两种/三种抗生素组成，包括含 PPI 三联方案、含铋剂四联方案、不含铋剂四联方案（伴同方案、序贯方案及杂合方案）。因克拉霉素及甲硝唑耐药率高，经典三联方案（PPI＋阿莫西林＋克拉霉素/甲硝唑）的根除率远低于 80%。相比较不含铋剂四联方案，含铋剂四联方案具有如下优势：①铋剂提高 *H.pylori* 根除率，对于耐药菌株可以提高 30%～40% 根除率；②铋剂不耐药；③铋剂短期应用安全性高，根除失败后抗生素选择余地大。与国际 *H.pylori* 共识治疗（一线、二线及三线治疗）相比，第五次国内共识为了更方便临床医师进行根除方案的选择，和第四次共识一样，仍然将治疗分为初次及补救治疗。在第四次全国 *H.pylori* 感染处理共识报告中已推荐了包括经典铋剂四联方案在内的 5 种方案。此后，我国的研究又拓展了 2 种铋剂四联方案（PPI＋铋剂＋阿莫西林＋甲硝唑，PPI＋铋剂＋阿莫西林＋四环素）。这些方案安全性好，根除率可达 85%～95%。具体根除方案见表 3-2-4。

补救方案的选择：左氧氟沙星的方案不作为初次治疗方案，可作为补救治疗的备选方案。因此，初次治疗可选择 6 种方案（不选含左氧氟沙星方案），补救治疗应参考之前的用过的方案，避免重复原方案，补救治疗仍有 6 种方案可供选择。克拉霉素和左氧氟沙星应避免重复使用。第五次共识推荐的含克拉霉素和左氧氟沙星方案无重复；但含甲硝唑的方案有 2 种，会有重复应用可能。重复应用甲硝唑需优化剂量（甲硝唑增加至 1600mg/d），如初次

表 3-2-3　幽门螺杆菌根除指征

幽门螺杆菌阳性	强烈推荐	推荐
消化性溃疡（不论是否活动和有无并发症史）	✓	
胃黏膜相关淋巴组织淋巴瘤	✓	
慢性胃炎伴消化不良症状		✓
慢性胃炎伴胃黏膜萎缩、糜烂		✓
早期胃肿瘤已行内镜下切除或胃次全切除术		✓
长期使用质子泵抑制剂		✓
胃癌家族史		✓
计划长期服用非甾体类抗炎药		✓
不明原因缺铁性贫血		✓
特发性血小板减少性紫癜		✓
其他幽门螺杆菌相关性疾病（如淋巴细胞性胃炎、增生性胃息肉等）		✓
证实有幽门螺杆菌感染		✓

表 3-2-4 第五次国内共识推荐的 *H.pylori* 根除方案中抗生素组合、剂量及用法

	抗生素 1	抗生素 2
1	阿莫西林 1 000mg，2 次 / 天	克拉霉素 500mg，2 次 / 天
2	阿莫西林 1 000mg，2 次 / 天	左氧氟沙星 500mg，1 次 / 天或 200mg，2 次 / 天
3	阿莫西林 1 000mg，2 次 / 天	呋喃唑酮 100mg，2 次 / 天
4	四环素 500mg，3 次 / 天或 4 次 / 天	甲硝唑 400mg，3 次 / 天或 4 次 / 天
5	四环素 500mg，3 次 / 天或 4 次 / 天	呋喃唑酮 100mg，2 次 / 天
6	阿莫西林 1 000mg，2 次 / 天	甲硝唑 400mg，3 次 / 天或 4 次 / 天
7	阿莫西林 1 000mg，2 次 / 天	四环素 500mg，3 次 / 天或 4 次 / 天

注：标准剂量（质子泵抑制剂 + 铋剂；2 次 / 天，餐前 0.5 小时口服）+2 种抗生素（餐后口服）。标准剂量质子泵抑制剂为艾司奥美拉唑 20mg、雷贝拉唑 10mg（或 20mg）、奥美拉唑 20mg、兰索拉唑 30mg、潘托拉唑 40mg、艾普拉唑 5mg，以上选一；标准剂量铋剂为柠檬酸铋钾 220mg（果胶铋标准剂量待确定）

治疗已用了优化剂量，则不应再次使用。上述方案选择原则也适用于第二次补救治疗。

2. 根除药物的选择

（1）合理选择敏感抗生素：*H.pylori* 抗生素耐药是根除失败最关键的影响因素，包括原发性耐药及继发性耐药，后者指治疗失败后耐药。*H.pylori* 对左氧氟沙星、克拉霉素及甲硝唑的耐药率高，分别为 20%～50%、20%～50% 及 40%～70%，并可能对这些抗生素产生多重耐药。因此，对于克拉霉素和甲硝唑双重耐药 >15% 的地区，含上述抗生素的非铋剂四联方案实际上仅为含 PPI 和阿莫西林的两联方案，根除率将明显降低，故第五次国内共识并不推荐该方案用于经验性治疗。而且，共识进一步指出，不论初次治疗还是补救治疗，如果需要选择含克拉霉素、甲硝唑或左氧氟沙星三联方案，需要进行药物敏感试验。不同于克拉霉素及左氧氟沙星，增加甲硝唑剂量及疗程，可部分克服其耐药性。

H.pylori 对阿莫西林、呋喃唑酮及四环素的耐药率低（0～5%、0～1% 及 0～5%）。因此，需要选择耐药率低的抗生素，且治疗失败后不易产生耐药（可重复使用）。对于青霉素过敏的患者，可选择耐药率低的四环素替代阿莫西林。四环素与甲硝唑或呋喃唑酮方案已得到推荐；难以获得四环素时，可选择克拉霉素 + 呋喃唑酮、克拉霉素 + 甲硝唑、克拉霉素 + 左氧氟沙星。

呋喃唑酮被归为三类致癌原，并没有充分证据显示其对人类的致癌作用。而且，呋喃唑酮耐药率低，价格便宜，故广泛被用于 *H.pylori* 根除，替代克拉霉素。含呋喃唑酮方案的根除率因不同剂量和疗程存在差异。大剂量呋喃唑酮（400mg，1 次 / 天或 200mg，2 次 / 天）优于低剂量方案（200mg，1 次 /

天或 50mg，2 次 / 天），但不良反应发生率增加。另外，国内学者探讨了 14 天含呋喃唑酮四联（100mg，2 次 / 天或 3 次 / 天）补救方案，发现其根除率分别超过 90%（ITT）及 95%（PP）。我国幽门螺杆菌学组于 2011 年 4 月至 2012 年 9 月开展了一项全国多中心研究（纳入 13 个省共 16 家三甲医院），探讨含呋喃唑酮三联（艾司奥美拉唑 20mg、阿莫西林 1 000mg 及呋喃唑酮 100mg，7 天或 10 天）及四联方案（艾司奥美拉唑 20mg、柠檬酸铋钾 220mg、阿莫西林 1 000mg 及呋喃唑酮 100mg，7 天或 10 天）对 *H.pylori* 感染初治患者的有效性及安全性。根据 ITT 分析，7 天、10 天含呋喃唑酮三联方案的根除率分别为 77.6% 及 82.4%，四联方案的根除率分别为 83.6% 及 86.6%。根据 PP 分析，7 天、10 天含呋喃唑酮三联方案的根除率分别为 85.1% 及 90.6%，四联方案的根除率分别为 90.8% 及 94.7%，总体不良事件发生率为 8.1%，且均较为轻微，停药后可自行缓解，进一步证实了呋喃唑酮方案令人满意的有效性及安全性。

（2）选择受 CYP2C19 影响小的 PPI：PPI 在根除方案中扮演着重要的角色，通过抑制胃酸分泌提高胃内 pH，增加抗生素的化学稳定性和胃液内抗生素浓度，从而增强抗生素作用。另外，随着胃内 pH 升高，*H.pylori* 处于增殖状态，更容易被根除，从而提高根除率。PPI 代谢受 CYP2C19 基因多态性的影响，胃内 pH 及 *H.pylori* 根除率在快代谢型、中间代谢型及慢代谢型患者中逐渐升高。因此，选择受 CYP2C19 基因多态性影响小的 PPI 至关重要，且根除失败后可加大 PPI 剂量以提高根除率。

研究表明，*H.pylori* 根除时胃内 pH 需要达到 6 以上。标准剂量奥美拉唑并不能有效维持 24 小时

的抑酸效果，特别对于 CYP2C19 快代谢的患者，然而，艾司奥美拉唑（20mg，2 次／天）抑酸效果显著优于奥美拉唑（20mg，2 次／天）。国外学者进一步比较了不同剂量各种类型 PPI 间的抑酸效果（艾司奥美拉唑 40mg、兰索拉唑 30mg、奥美拉唑 20mg、泮托拉唑 40mg 及雷贝拉唑 20mg），结果表明，胃内 pH＞4 的时间比例以及第 5 天平均胃内 pH 在艾司奥美拉唑 40mg 组均是最高的。国内学者研究发现，10 天含艾司奥美拉唑伴同方案的根除率显著优于含奥美拉唑伴同方案，且含奥美拉唑方案及 CYP2C19 快代谢型为根除失败的独立风险因素，相比奥美拉唑，艾司奥美拉唑能有效克服 CYP2C19 基因多态性。另外，一项 Meta 分析比较了含新一代 PPI（艾司奥美拉唑及雷贝拉唑）根除方案与第一代 PPI（奥美拉唑、泮托拉唑及兰索拉唑）方案的差异，结果表明前者的根除率显著优于后者，而艾司奥美拉唑及雷贝拉唑方案间无显著性差异。

（3）新型抑酸剂富马酸沃诺拉赞（TAK-438）：新型钾离子通道竞争性拮抗剂富马酸沃诺拉赞（TAK-438）能够在胃壁细胞胃酸分泌的最后一步中，通过抑制 K^+ 对 H^+-K^+-ATP 酶的结合作用，提前终止胃酸分泌，具有强劲、持久的抑制胃酸分泌作用。TAK-438 能快速吸收，并以浓度依赖的形式抑制胃酸分泌，半衰期达到 9 小时，健康男性口服 TAK-438（10mg、20mg、30mg 以及 40mg）7 天是安全的，抑酸作用快速、持久。

TAK-438 能有效克服传统 PPI 的缺陷，如半衰期短、抑酸作用较短暂、胃内酸性环境下不稳定、仅对有活性质子泵产生抑制、受 CYP2C19 的影响。研究表明，TAK-438（20mg/d）口服后第 1 天和第 7 天 pH＞4 的时间比例分别为 63% 及 84%。TAK-438（10mg，1 次／天）的抑酸作用等同于奥美拉唑（60mg，1 次／天）；TAK-438（20mg，1 次／天）等同于奥美拉唑（60mg，2 次／天）及艾司奥美拉唑（40mg，2 次／天）。

日本于 2012 年 2 月至 2013 年 6 月进行了一项随机对照研究，比较含 TAK-438（20mg）及兰索拉唑（30mg）一线三联方案（阿莫西林 750mg 及克拉霉素 200mg 或 400mg）的根除率；对于根除失败的患者均采用 TAK-438（20mg）、阿莫西林（750mg）及甲硝唑（250mg）二线方案进行补救。结果表明，TAK-438 一线方案的根除率显著高于兰索拉唑方案，92.6% vs. 75.9%；二线方案的根除率达到了 98%。鉴于上述优点，日本于 2014 年将 TAK-438 用于一

线及二线 H.pylori 根除方案。另有研究发现，对于克拉霉素敏感菌株，含 PPI 或者 TAK-438 三联方案均取得了很高的根除率，而且根除效果类似。然而，对于克拉霉素耐药菌株，TAK-438 方案根除率显著高于 PPI 方案（80% vs. 40%），进一步证实 TAK-438 强大的抑酸作用，并能显著提高 H.pylori 根除率。

（4）益生菌：目前益生菌在 H.pylori 根除中的辅助作用尚存在争议。2007 年国内学者开展了一项 Meta 分析评价了益生菌对根除方案有效性及安全性的影响，总体上，益生菌组根除率显著高于对照组（ITT：84.1% vs. 70.5%），而不良事件的发生率显著低于对照组（14.4% vs. 30.1%）。因此，一般来说，益生菌辅助治疗能提高 H.pylori 根除率，降低不良事件发生率。另外，对于三联根除方案，各种益生菌的辅助作用总体类似，对于 7 天和 14 天三联方案，乳酸杆菌可能是更好的选择，而对于 10 天三联方案，布拉酵母菌可能更合适。然而，两项 RCT 研究并未证实益生菌对根除率的辅助作用。相对于安慰剂，益生菌并不能提高非铋剂序贯方案的根除效果，但能改善不良反应，并提高依从性。同样，益生菌合剂并不能提高铋剂四联方案的根除效果，能减少腹泻的发生，但增加了腹痛的发生风险。因此，2016 年多伦多共识意见并不推荐益生菌用于提高根除率。Maastricht V 共识指出仅有特定的益生菌可降低根除方案导致的胃肠道不良反应，对根除率的提高可能具有辅助作用。第五次我国幽门螺杆菌感染处理共识同样指出，益生菌并不能提高根除率，但可能减轻或消除 H.pylori 根除治疗导致的胃肠道微生态失衡，减轻不良反应，提高依从性。总之，益生菌在根除治疗中的作用争议较大，原因可归纳为：①纳入的研究不同且质量参差不齐；②益生菌的种类、剂量及加入时机不同；③益生菌的疗程不同；④益生菌联合根除方案不同；⑤其他生活方式（如吸烟、饮酒等）对结果的影响。

3. **根除疗程** H.pylori 根除方案中的铋剂的疗程为 7～14 天。一项纳入 35 项研究（共 4 763 名患者）的荟萃分析显示，铋剂单独使用或者联合抗生素使用安全性高且可耐受。而另一项关于铋剂四联不同疗程的疗效的荟萃分析显示，1～3 天、4 天或者 7 天疗程的 H.pylori 根除率显著低于 10～14 天疗程。即使在甲硝唑高耐药地区，PPI、铋剂、甲硝唑与四环素的 10～14 天组合依旧可以获得≥85% 的根除率。而权威的 Cochrane 上面发表的一项荟萃分析共纳入了 75 项研究，旨在评价 H.pylori 根除

方案的理想疗程。其中，6项研究使用了铋剂四联方案，抗生素的组合包括四环素＋甲硝唑、呋喃唑酮＋阿莫西林、克拉霉素＋阿莫西林。不同疗程的*H.pylori*根除率比较包括14天疗程与7天疗程的比较、10天疗程与7天疗程的比较，以及14天疗程与10天疗程的比较。尽管三组间的比较都没有统计学意义，其主要原因为样本量较小。而一项单中心的大样本临床研究比较了10天与14天铋剂四联的疗效与耐受性，结果显示10天与14天的铋剂四联疗法的根除率分别高达91.6%及92.6%，两者间无统计学差异。此外，10～14天的铋剂四联疗法安全性高、可耐受。

新近研究均显示，不同地区采用铋剂四联14天均可获得较好的疗效（根除率≥85%）。两项随机对照研究报道了10天的铋剂四联方案（铋剂＋甲硝唑＋四环素＋奥美拉唑）根除率超过90%。补救治疗中10天的铋剂四联方案也可获得很好的疗效（ITT：93%）。

因此，当前的研究显示当疗程至少为10天，铋剂四联方案可获得较高的根除率。在甲硝唑耐药地区，可将疗程延长至14天以克服甲硝唑耐药对根除率的影响。2016年多伦多共识强烈推荐14天疗程；Maastricht Ⅴ共识中推荐疗程为14天，但如当地能证实10天疗程有效，亦可采用。我国共识推荐的7种经验治疗方案的临床试验均采用了14天疗程，根除率＞90%，尽可能将疗程延长至14天应该是合适的选择。但鉴于我国*H.pylori*耐药率有可能存在显著的地区差异，如果能够证实当地某些方案10天疗程的根除率接近或达到90%，则仍可选择10天疗程。

4. 药物敏感试验　*H.pylori*胃炎是一种感染（传染）性疾病，理论上任何感染性疾病的治疗应依据药敏试验的结果选择抗生素。最近的一项Meta分析纳入了多项比较经验性治疗与个体化治疗根除*H.pylori*的疗效的RCT研究，结果表明个体化治疗组的根除率明显高于经验性治疗。根据药敏试验结果选择两种敏感抗生素组合，根除*H.pylori*可获得较高的根除率，减少不良反应发生率，并可降低继发耐药率，是应对当前*H.pylori*高耐药情况下的一种有效策略。

然而，考虑到药敏试验的可获得性、费用和可靠性的问题，一般不常规应用。Maastricht Ⅴ共识提出当二线治疗失败后可选择基于药敏试验的治疗，多伦多共识在一线、二线、三线及四线治疗方案时均未推荐药敏试验。药敏试验在*H.pylori*根除治疗

中的成本-效益比尚需进一步评估及应用时机如何仍有争议。在我国，尚可通过采取以下策略提高经验治疗的根除率：①选择低耐药率抗菌药物（阿莫西林、呋喃唑酮、四环素）组成的方案；②联合铋剂提高耐药菌株的抗生素；③优化甲硝唑剂量；④延长疗程。因此，不常规推荐基于药敏试验结果根除*H.pylori*。

（四）儿童及老年患者的*H.pylori*根除

特殊人群（儿童及老年患者）*H.pylori*感染的治疗同样是临床医师重点关注的问题，而国际*H.pylori*共识均未对此进行论述。作为亮点，第五次国内共识针对此部分的困惑进行了相应的解读及陈述，基于以下原因考虑明确提出不推荐对14岁以下儿童常规监测*H.pylori*：①儿童*H.pylori*抗菌药物选择余地小（阿莫西林、克拉霉素和甲硝唑）；②不良反应发生率高；③具有一定的自发清除率；④根除后再感染率高。此策略也与当前日本针对12岁以下儿童不采取"搜寻与筛查"策略相一致。但有消化性溃疡及因消化不良性内镜检查的儿童推荐行*H.pylori*检测和治疗。老年患者伴存疾病较多，耐受性及依从性降低、不良反应高，获益各异。对老年患者进行根除*H.pylori*治疗前应进行获益-风险评估，个体化处理，从而使老年人根除*H.pylori*获得更大的获益。

（五）*H.pylori*根除失败后的处理

对于根除失败的患者，首先应详细评估根除失败的原因：

1. 患者因素

（1）患者的依从性差，服药过程中出现某些消化道或其他不适症状时，不能坚持按时、按医嘱服药，导致整个用药疗程不能完成。

（2）患者坚持用药后没有按时复查，导致医师不能及时评估治疗效果。

（3）患者CYP2C19基因多态性影响PPI使用效果，特别对于CYP2C19快代谢类型，PPI往往需要加倍剂量，或者选择受基因多态性影响小的PPI。

（4）患者感染的细菌负荷过大，增加治疗失败的概率。

2. 医师因素　医师所选择的治疗方案不合理和/或治疗过程中缺乏规范的检测。中国*H.pylori*感染的患者多，医师是否根据当地情况选择敏感抗生素、受CYP2C19影响小的PPI等药物，优化根除方案，是根除*H.pylori*感染的关键。另一方面，根除治疗结束后，医师没有对患者进行规范的检测，则无法评估根除效果。

3. 细菌因素 这是导致 *H.pylori* 根除率失败最关键的原因，包括两种情况：① *H.pylori* 对抗生素产生耐药性；②同一患者感染一株/种以上的 *H.pylori* 菌株，它们对抗生素敏感及耐药情况不一，根除方案对敏感菌有效，但对于耐药菌无效。

因此，对于根除失败的患者，需要从以下方面进行处理：①让患者充分认识到 *H.pylori* 感染可能导致的不良结局，增强 *H.pylori* 根除意愿，提高依从性。②详细了解患者既往服药史，避免药物重复使。③选择敏感的抗生素组合，第五次全国共识报告推荐了 7 种治疗方案，均为两种抗生素 + PPI + 铋剂，补救方案应选择敏感抗生素（阿莫西林、呋喃唑酮及四环素），以及含左氧氟沙星方案。④使用含铋剂四联方案。第五次全国共识报告推荐含铋剂的四联方案，原因在于铋剂本身具有抗 *H.pylori* 作用，可提高 *H.pylori* 根除率。含铋剂的四联方案，在治疗 *H.pylori* 感染方面，不仅是当今我国的主流，也被国际共识所推荐。⑤选择作用稳定、疗效高、受 CYP2C19 影响小的 PPI，或者选择新型抑酸剂 TAK-438，增强抑酸效果，提高根除率。⑥有条件的地区，开展细菌培养及药敏试验，根据药敏试验选择敏感抗生素。⑦疗程足够或适当延长疗程（10～14 天），不但可提高 *H.pylori* 根除率，而且能减少 *H.pylori* 对抗菌药物耐药的产生。⑧治疗过程中，给予规范检测，评估根除效果。

（六）消化不良症状的治疗

H.pylori 感染是部分患者消化不良症状（上腹痛/上腹不适）的病因，*H.pylori* 根除能显著改善上述症状，甚至达到持久消失，故为 *H.pylori* 相关消化不良的一线治疗方案。然而，部分患者的症状并未得到改善，这部分患者往往被纳入功能性消化不良的范畴，需要进行额外的药物治疗，如可以选择 PPI、抗酸剂、胃动力药、促消化药物等。

（七）*H.pylori* 根除后的复查

所有患者根除治疗后停药 4 周以上均需要进行复查，以防治 *H.pylori* 根除失败可能导致的不良后果。复查最好采用非侵入性方法，包括 $^{13/14}$C 呼气试验、粪便 *H.pylori* 抗原，首选前者。对于根除失败的患者，需要分析原因，如药物选择、患者依从性等，以指导再次根除方案的制订，提高根除率。

【预后、评估与 *H.pylori* 根除后随访】

H.pylori 胃炎可分为三种表型：①十二指肠溃疡表型：占 *H.pylori* 胃炎患者的 15%，胃窦为主胃炎、高酸分泌；②单纯胃炎表型：占 *H.pylori* 胃炎患者的大多数，轻度全胃炎，无萎缩，胃酸分泌正常；③胃癌表型：占 *H.pylori* 胃炎患者的 1%，胃体为主胃炎、显著萎缩、低酸分泌。*H.pylori* 胃炎的发展与胃炎、萎缩和肠上皮化生分布部位及严重程度密切相关。胃体为主的萎缩性胃炎，尤其是程度严重时，胃癌发生的风险显著增加；而胃窦为主的胃炎患者中十二指肠溃疡的风险增加。

胃黏膜萎缩程度和范围评估包括内镜观察、OLGA 和 OLGIM 胃癌风险分期方法及非侵入性 ABC 法。常规内镜检查观察无法准确诊断胃黏膜萎缩和化生，必须进行组织活检，并依据悉尼分类标准对胃黏膜行组织形态学评估。然而，影像增强内镜检查在诊断胃黏膜萎缩/肠上皮化生方面具有较高的准确性和可重复性。OLGA 和 OLGIM 是继慢性胃炎分类新悉尼系统发展而来的胃癌风险分期方法。根据慢性胃炎新悉尼系统要求行胃黏膜活检，每块活检观察 10 个腺体，计数观察腺体中萎缩、肠上皮化生腺体个数（有肠上皮化生属化生性萎缩）。其中，萎缩腺体 <30% 为轻度萎缩，30%～60% 为中度萎缩，>60% 重度萎缩。将胃窦和胃体的萎缩评分填入表格，即可获得 OLGA 分期。OLGA 分期Ⅲ或Ⅳ者，属于胃癌高风险患者。OIGIM 评估的重复性和与胃癌发生风险的关联性优于 OLGA（萎缩判定有主观性，肠上皮化生容易识别）。这是目前评估胃黏膜萎缩/肠上皮化生相对准确性较高的方法。ABC 法是一种非侵入性筛查方法，通过测定血 *H.pylori* 抗体和血胃蛋白酶原（PG）Ⅰ、Ⅱ水平将受检者分成 A、B、C、D 四组。血 PG Ⅰ和 PG Ⅰ/Ⅱ水平降低提示存在胃黏膜萎缩。如果能以经过当地验证的临界值作为标准，可以发现胃癌发生风险增加的个体，主要用于筛查。

根除 *H.pylori* 时已有胃黏膜萎缩/肠上皮化生，尤其是程度较重、范围较广的患者，根除 *H.pylori* 后仍属胃癌高风险患者，需要定期内镜随访。这些患者包括 OLGA 分期Ⅲ或Ⅳ期，或胃蛋白酶原≤70ng/ml 和胃蛋白酶原Ⅰ∶Ⅱ≤3。此外，早期胃癌内镜下切除术后或有异型增生（上皮内瘤变）者亦需密切随访。ABC 法与 OLGA 法结合筛查和随访的相关流程见图 3-2-6。

【预防】

H.pylori 胃炎是一种传染性疾病，通过口 - 口、粪 - 口及胃 - 口途径传播。可通过控制传染源，切断传播途径的方法预防 *H.pylori* 感染。如养成良好的卫生习惯，做到饭前便后洗手，就餐使用公筷或采

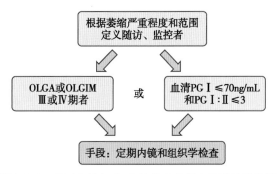

图 3-2-6　OLGA 法与 ABC 法结合的筛查和随访流程图

参考 RUGGE M, MEGGIO A, PENNELLI G, et al. Gastritis staging in clinical practice: the OLGA staging system[J]. Gut, 2007, 56(5): 631-636; YAMAGUCHI Y, NAGATA Y, HIRATSUKA R, et al. Gastric Cancer Screening by Combined Assay for Serum Anti-Helicobacter pylori IgG Antibody and Serum Pepsinogen Levels--The ABC Method[J]. Digestion, 2016, 93(1): 13-18.

取分餐制, 餐具高温消毒, 喝开水不喝生水、吃熟食不吃生食等。

（洪军波　吕农华）

推 荐 阅 读

[1] SUGANO K, TACK J, KUIPERS E J, et al. Kyoto global consensus report on Helicobacter pylori gastritis[J]. Gut, 2015, 64(9): 1353-1367.

[2] HOOI J, LAI W Y, NG W K, et al. Global prevalence of Helicobacter pylori infection: systematic review and meta-analysis[J]. Gastroenterology, 2017, 153(2): 420-429.

[3] NAGY P, JOHANSSON S, MOLLOY-BLAND M. Systematic review of time trends in the prevalence of Helicobacter pylori infection in China and the USA[J]. Gut Pathog, 2016, 8: 8.

[4] 中华医学会消化病学分会幽门螺杆菌和消化性溃疡学组, 全国幽门螺杆菌研究协作组, 刘文忠, 等. 第五次全国幽门螺杆菌感染处理共识报告 [J]. 中华消化杂志, 2017, 37(6): 364-378.

[5] CAPELLE L G, DE VRIES A C, HARINGSMA J, et al. The staging of gastritis with the OLGA system by using intestinal metaplasia as an accurate alternative for atrophic gastritis[J]. Gastrointest Endosc, 2010, 71(7): 1150-1158.

[6] 中华医学会消化病学分会. 中国慢性胃炎共识意见(2017年, 上海)[J]. 中华消化杂志, 2017, 37(11): 721-738.

[7] HERRERO R, PARK J Y, FORMAN D. The fight against gastric cancer - the IARC Working Group report[J]. Best Pract Res Clin Gastroenterol, 2014, 28(6): 1107-1114.

[8] DE VRIES A C, VAN GRIEKEN N C, LOOMAN C W, et al. Gastric cancer risk in patients with premalignant gastric lesions: a nationwide cohort study in the Netherlands[J]. Gastroenterology, 2008, 134(4): 945-952.

[9] FALLONE C A, CHIBA N, VAN ZANTEN S V, et al. The Toronto Consensus for the Treatment of Helicobacter pylori Infection in Adults[J]. Gastroenterology, 2016, 151(1): 51-69.

[10] Malfertheiner P, Megraud F, O'Morain C A, et al. Management of Helicobacter pylori infection-the Maastricht V/Florence Consensus Report[J]. Gut, 2017, 66(1): 6-30.

第四节　自身免疫性胃炎

【流行病学】

1973 年, Strickland 和 Mackay 将慢性萎缩性胃炎根据病变部位分为 A、B 两型。A 型主要表现为胃体部弥漫性萎缩, 壁细胞抗体(parietal cell antibody, PCA)阳性, 血清胃泌素水平升高, 可引起恶性贫血, 但胃窦部黏膜基本正常。B 型则以胃窦部病变为主, 血清胃泌素水平多正常。1990 年世界胃肠病学大会上提出的"胃炎新分类——悉尼系统"将 A 型慢性萎缩性胃炎称为自身免疫性胃炎(autoimmune gastritis, AIG), 其免疫学特点为患者体内产生针对胃组织不同组分的自身抗体, 包括内因子抗体、壁细胞抗体等, 分别造成维生素 B_{12} 吸收障碍和胃酸分泌减少, 导致恶性贫血或缺铁性贫血。AIG 早期阶段往往无任何临床表现, 即使部分患者出现的临床症状也缺乏特异性, 部分缺铁性贫血也许是 AIG 的早期表现, 但因没有深入探究病因, 最终导致诊断延误, 因此, 目前认为 AIG 的患病率存在诊断不足的情况。流行病学资料显示, AIG 在女性和老年患者多见, 一般人群中, 患者比例从 1.1%～4.3% 不等, 但是合并有其他自身免疫性疾病的患者, AIG 的患病率较一般人群增加 3～5 倍, 而亚洲患病率明显低于欧美。过去认为 AIG 在我国罕见, 但事实并非如此, AIG 在我国并不少见, 国内一个 320 例 AIG 的临床研究显示, 高龄患者多见, 其中 >50 岁者占 80.6%, 同时女性比例明显高于男性, 约 1.8∶1, 但目前仍缺乏大规模临床流行病学资料。

【发病机制】

目前研究认为, AIG 是内因(遗传易感性)和外因(环境因素)共同作用的结果, 导致 T 淋巴细胞异常激活, 以及产生针对壁细胞和内因子的抗体, 但关于 AIG 的发病机制尚未完全阐明。

1. **免疫因素**　AIG 是一种由 $CD4^+T$ 淋巴细胞介导的自身免疫性疾病，伴有血清、胃液中存在壁细胞抗体和 / 或内因子抗体。壁细胞抗体通过识别 H^+-K^+-ATP 酶的 α 和 β 亚基，造成壁细胞破坏，破坏的壁细胞逐步被黏液细胞和化生的腺体所取代。疾病后期，胃体黏膜完全被萎缩和肠化的腺体取代，没有泌酸腺残留，导致胃酸缺乏和内因子减少，同时内因子抗体影响维生素 B_{12} 吸收，进而导致出现恶性贫血。

2. **幽门螺杆菌**　研究提示，幽门螺杆菌（Helico-bacter pylori，H.pylori）感染与 AIG 发病相关，已有明确证据支持 H.pylori 抗原可分子模拟胃 H^+-K^+-ATP 酶，诱导自身反应性 T 细胞，激活胃的 $CD4^+T$ 细胞，这些激活的 $CD4^+T$ 细胞可交叉识别胃内 H^+-K^+-ATP 酶的 α 和 β 亚单位和 H.pylori 的各种蛋白共享的表位，即通过分子模拟机制，参与胃的自身免疫。研究显示，20%～30% 的 H.pylori 感染患者中存在针对 H^+-K^+-ATP 酶的自身抗体，同时 H.pylori 感染导致的严重胃体炎症、萎缩、凋亡及临床特征与 AIG 相似。目前虽然很多研究证实了 H.pylori 与 AIG 之间的相关性，但缺乏直接证据。因此，H.pylori 是否为 AIG 的直接病因尚存争议，但多数学者肯定其在 AIG 的早期阶段起着重要作用。

【**病理**】

自身免疫性胃炎的病理特点是胃体、胃底萎缩而胃窦不受累，但胃体、胃底黏膜的萎缩是渐进的过程，在未完全萎缩阶段，缺乏典型表现，不易诊断。

恶性贫血患者胃镜和黏膜活检显示，胃体黏膜萎缩，胃底腺的壁细胞和主细胞消失，代之以肠腺化生或假幽门腺化生。固有层内可见大量淋巴细胞和浆细胞浸润，以后慢性炎性细胞消退，黏膜肌肥厚。胃窦黏膜则免于萎缩的，但常有黏膜浅表性炎症。由于维生素 B_{12} 缺乏，胃黏膜上皮细胞亦可出现巨幼样变，上皮细胞核变大，并有成熟障碍。

胃黏膜萎缩主要表现为胃黏膜固有腺体数量减少甚至消失。胃黏膜萎缩组织学上有 2 种类型：化生性萎缩和非化生性萎缩，具体详见多灶萎缩性胃炎章节。

【**临床表现**】

自身免疫性胃炎早期可长时间缺乏典型临床症状或体征，然而部分患者可出现恶心、呕吐、餐后上腹饱胀或腹痛等非特异性症状。后期可因维生素 B_{12} 吸收障碍和胃酸分泌减少，导致恶性贫血或缺铁性贫血和维生素 B_{12} 缺乏引起的神经系统症状。此外，AIG 患者因合并其他自身免疫性疾病而出现相应临床表现。

1. **缺铁性贫血**　由胃底、胃体黏膜萎缩，引起的胃酸缺乏可影响铁的吸收，导致缺铁性贫血，从而出现相应的临床表现（如乏力、心悸、贫血貌等）。文献报道，缺铁性贫血但无消化道出血表现的患者中，约 30% 最后诊断为 AIG。

2. **恶性贫血**　部分患者体内可检出内因子抗体，内因子缺乏影响维生素 B_{12} 的吸收，从而导致恶性贫血，出现神经系统症状（如神经系统症状如肢体感觉异常、下肢深感觉缺失、共济失调和痉挛性瘫痪等）和萎缩性舌炎等。

3. **其他**　AIG 常伴发其他自身免疫性疾病，常见的有 1 型糖尿病和自身免疫性甲状腺病。同时还报道与白癜风、秃头症、乳糜泻、重症肌无力和自身免疫性肝炎等相关。

【**辅助检查**】

（一）实验室检查

1. **红细胞分析**　显示小细胞低色素性贫血或巨幼细胞性贫血。

2. **血清铁测定**　缺铁性贫血时显示血清铁减少。

3. **血清自身抗体检测**　壁细胞抗体和内因子抗体阳性，壁细胞抗体不仅是 AIG 的诊断指标，同时也可以预测胃体萎缩和血液学表现。

4. **胃酸分泌功能检测**　显示无胃酸分泌，皮下注射五肽胃泌素后，胃液 pH 测定仍为 7.0 或接近 7.0。

5. **血清胃泌素检测**　胃泌素 -17（gastrin-17，G-17）是反映胃窦分泌功能的敏感指标之一，在诊断和筛查萎缩方面有重要地位。萎缩性胃体炎合并恶性贫血患者的胃窦黏膜没有萎缩，分泌胃泌素的 G 细胞常有显著增生，而胃体黏膜萎缩者由于缺乏壁细胞而无酸分泌，胃窦腔中没有足够的酸度来抑制 G 细胞分泌胃泌素，因此空腹血清胃泌素一般很高，常在 500pg/ml 以上（正常 <100pg/ml）。

6. **血清胃蛋白酶原检测**　胃蛋白酶原（pepsi-nogen，PG）可分为胃蛋白酶原Ⅰ（pepsinogen Ⅰ，PGⅠ）和胃蛋白酶原Ⅱ（pepsinogen Ⅱ，PGⅡ）两种亚型。当胃底腺萎缩时，主细胞数量减少，PGⅠ水平下降；而由于分泌 PGⅡ细胞较多，此时 PGⅡ仍然可以维持高水平状态，此时 PGⅠ/PGⅡ显著下降；当萎缩性胃炎伴有肠化生以及胃窦腺向胃体延伸，出现胃底腺假幽门腺化生时，PGⅡ水平随之升高，PGⅠ/PGⅡ进一步下降。因此 PGⅠ水平降低是胃底腺黏膜萎缩的可靠标志，PG Ⅰ/PG Ⅱ侧面反映了胃底腺黏膜萎缩程度。其诊断界限值因地区胃癌发病率、胃癌类型以及检测方法等因素而异。

7. 血清维生素 B_{12} 含量测定　低于 200pg/ml 者（正常值 300～900pg/ml），确定为维生素 B_{12} 缺乏。

8. Schilling 试验　原理是检测维生素 B_{12} 在末端回肠吸收的情况。如果吸收不良则在口服维生素 B_{12} 的同时，加服内因子。如果加服内因子后，维生素 B_{12} 的吸收恢复正常，就说明缺乏内因子；如仍吸收不良，则很可能是末端回肠病变（或末端回肠已手术切除）或胃液中存在内因子抗体。

（二）内镜检查

1. 普通白光胃镜检查　AIG 的特点是胃底腺区域黏膜萎缩，而幽门腺不累及，因白光胃镜下可见胃底、胃体可见黏膜红白相间，以白相为主，皱襞变平甚至消失，部分黏膜血管显露，而胃窦黏膜无上述表现。活检病理提示胃底、胃体黏膜萎缩，而胃窦黏膜基本正常。

2. 电子染色放大内镜检查　可显示胃黏膜微结构和微血管，从正常胃底腺黏膜的放大像，到萎缩黏膜、肠上皮化生，胃黏膜的变化会具有相应的改变，具体可详见多灶萎缩性胃炎章节。

3. 共聚焦激光显微内镜检查　可从细胞水平观察胃黏膜，能够辨认胃柱状上皮细胞、胃小凹、上皮下间质、间质内细胞和组织、血管以及胃上皮表面的 *H.pylori*，凭借这些变量，对萎缩的诊断具有一定参考价值，具体可详见多灶萎缩性胃炎章节。

【诊断与鉴别诊断】

AIG 早期可长时间缺乏典型临床症状或体征，然而部分患者可出现恶心、呕吐、餐后上腹饱胀或腹痛等非特异性症状。后期可因维生素 B_{12} 吸收障碍和胃酸分泌减少，导致恶性贫血或缺铁性贫血和维生素 B_{12} 缺乏引起的神经系统症状。因此，单凭临床表现很难诊断 AIG，诊断需要结合相关血清学指标、内镜和胃黏膜活检组织学检查综合判断，其中"金标准"还是胃镜及病理符合典型的 AIG 组织学改变，即胃底腺黏膜高度萎缩改变，而幽门腺黏膜呈非萎缩。常用血清学指标有壁细胞抗体、内因子抗体、胃泌素、胃蛋白酶原、维生素 B_{12} 等。介于 *H.pylori* 感染与 AIG 之间的关系，建议常规检测 *H.pylori* 感染情况。其中壁细胞抗体敏感性高，内因子抗体特异性高于壁细胞抗体，但敏感性低，因此目前临床推荐两者联合诊断，而胃泌素、胃蛋白酶原主要用于预测萎缩情况，不是 AIG 的特异性指标。AIG 首先需要与多灶性萎缩性胃炎相鉴别；其次，出现贫血症状，包括缺铁性贫血和恶性贫血，需警惕恶性肿瘤和血液系统疾病；出现神经、精神症状需要与神经系统疾病和精神病相鉴别。此外，AIG 容易合并其他自身免疫性疾病，尤其是 1 型糖尿病和自身免疫性甲状腺病，建议 AIG 患者根据情况必要时完善自身免疫性疾病相关检查，以免漏诊，同时 1 型糖尿病和自身免疫性甲状腺病患者亦应筛查壁细胞抗体和内因子抗体，以免漏诊 AIG。

【治疗】

作为一种自身免疫性疾病，目前对自身免疫性胃炎本身缺乏有效的根治方法，治疗主要是针对其带来的临床问题和并发症。维生素 B_{12} 替代疗法仅可纠正巨幼细胞性贫血，如治疗及时可改善神经症状的，但对于本质的自身免疫性损害进程无任何作用。各国维生素 B_{12} 替代治疗的剂量不同，但方案大同小异，均为先较大剂量补充，再给予维持治疗。我国方案为：开始 2 周每天肌内注射维生素 B_{12} 100μg，以补充体内储存量，以后每周注射 2 次。贫血纠正后，改为每月肌内注射 1 次，维持终身。对于隐性恶性贫血患者也定期给予维生素 B_{12} 替代治疗，以预防恶性贫血和神经系统病变的发生。考虑到 *H.pylori* 感染与 AIG 发病之间的关系，对于 *H.pylori* 感染者，建议接受正规的根除治疗。

有研究显示，通过口服激素抑制机体的免疫反应可以促进胃黏膜再生，但停止使用后却会很快出现复发。此外，通过骨髓移植重建免疫系统是治疗自身免疫性疾病的一种方案，基于自身免疫性胃炎发病机制中胃 H^+-K^+-ATP 酶作为明确的致病性抗原，骨髓移植也是潜在可尝试的治疗方法，而挑战在于设计无毒性的骨髓移植方法，将编码自身抗原的基因整合入骨髓中。

对 AIG 患者应长期随访，每年复查胃泌素、维生素 B_{12}、血清铁和血常规等。自身免疫性胃炎合并恶性贫血患者的胃癌（包括胃类癌和腺癌）患病率高于一般人群，因而要定期复查胃镜，但目前对于接受胃镜监测和活检病理检查的时间间隔仍存在争议，有研究显示对于广泛萎缩和 / 或肠化的 AIG 患者，每 2 年 1 次的复查意义不大，建议采用每 3 年 1 次的复查方案，但是否为真正的最合适时间间隔，需更多相关研究进一步探究。

【预后】

AIG 认为是一种自身免疫性疾病，具体发病机制尚未完全阐明，治疗方面目前主要是针对其带来的临床问题和并发症（恶性贫血、恶变等），并不能彻底治愈。随者病情进展，除出现胃底、胃窦黏膜萎缩、贫血和神经系统病变外，还容易并发神经内分泌瘤、增生性息肉、幽门腺腺瘤，甚至胃腺癌等病变，因此，病程中需要长期随访，密切监测病情变化，必要时及时干预。

【预防】

AIG 作为一种自身免疫性疾病，具体发病机制尚未完全阐明，因此，目前暂无明确有效的预防措施。考虑到 *H.pylori* 感染与 AIG 发病之间的可能关系，建议接受正规的根除 *H.pylori* 感染，但是否有效，还需更多临床研究进一步探讨。

（潘晓林　舒　徐）

推 荐 阅 读

[1] 中华医学会消化病学分会. 中国慢性胃炎共识意见（2017年，上海）[J]. 中华消化杂志，2017，37（11）：721-738.

[2] MINALYAN A，BENHAMMOU J N，ARTASHESYAN A，et al. Autoimmune atrophic gastritis: current perspectives[J]. Clin Exp Gastroenterol, 2017, 10: 19-27.

[3] KULNIGG-DABSCH S. Autoimmune gastritis[J]. Wien Med Wochenschr, 2016, 166（13-14）: 424-430.

[4] TOH B H. Diagnosis and classification of autoimmune gastritis[J]. Autoimmun Rev, 2014, 13（4-5）: 459-462.

[5] NEUMANN W L，COSS E，RUGGE M，et al. Autoimmune atrophic gastritis--pathogenesis, pathology and management[J]. Nat Rev Gastroenterol Hepatol, 2013, 10（9）: 529-541.

[6] ZHANG H，JIN Z，CUI R，et al. Autoimmune metaplastic atrophic gastritis in Chinese: a study of 320 patients at a large tertiary medical center[J]. Scand J Gastroenterol, 2017, 52（2）: 150-156.

[7] COATI I，FASSAN M，FARINATI F，et al. Autoimmune gastritis: Pathologist's viewpoint[J]. World J Gastroenterol, 2015, 21（42）: 12179-12189.

第三章

特殊类型胃炎

第一节　化学性胃炎

化学性胃炎（chemical gastritis）是指胆汁反流、长期服用 NSAID 或其他对胃黏膜损害的物质，可引起以胃小凹增生为主且炎性细胞浸润很少为特征的反应性胃黏膜病变。胃大部切除术后失去了幽门的功能，含胆汁、胰酶的十二指肠液长期大量反流入胃，由此而引起的残胃炎和吻合口炎是典型的化学性胃炎，治疗上可予促胃肠动力药和吸附胆汁的药物（如硫糖铝、铝碳酸镁或考来烯胺），严重者需作 Roux-en-Y 转流术。

（朱振华　舒　徐）

第二节　放射性胃炎

放射性胃炎（radiation gastritis）是上腹部接受放射治疗后引起的严重并发症。因胃很少在放射区域内，放射性胃炎发病率较低，是引起胃肠道出血的少见原因。其发生发展受许多因素影响。随着放射治疗在食管癌术后、胆管癌、原发性和转移性肝癌、胰腺癌中的应用，胃不可避免接受一定剂量的照射。虽然放疗技术不断发展，三维适形放疗成为发展的趋势，允许临床医师减少受照射胃的体积和剂量，但胃仍经常不能被完全排除在照射野之外。

既往认为胃壁具有较厚的黏膜层和肌层，能够耐受放射性损伤。研究认为，胃肠道可耐受的放射线剂量为 45Gy，直肠为 55Gy。但是用于治疗恶性肿瘤的放射线剂量常高于耐受剂量，放射性胃损伤不可避免。放射性胃炎最开始的损伤表现为胃黏膜的急性炎症，黏膜充血、水肿伴片状渗血，病变常为弥漫性。随着损伤的进一步加剧，黏膜下血管性病变逐渐开始发生，最终进展为闭塞性动脉内膜炎、血管炎、内皮增殖，导致黏膜缺血、溃疡、毛细血管扩张和纤维化。

目前临床报道的放射性胃炎常见于肝癌肝门淋巴结转移、食管癌切除术后、食管癌术后腹腔淋巴结转移、胆管癌、肝癌、胰腺癌等放疗后。患者首次出现症状多在放疗后 2 个月，最长报道有发生于放疗后 9 个月。接受放射治疗的患者出现上腹部症状时需考虑放射性胃炎可能。临床表现为剑突下疼痛、吞咽困难、消化不良、烧心感和黑便。严重者反复黑便、便血。放射性胃炎的症状是非特异的，接受放疗的患者也有患急性单纯性胃炎的可能，两者在临床症状上很难区分。因此，对于接受过放疗且出现上述症状患者需要进行胃镜检查。放射性胃炎在内镜下表现包括黏膜弥漫充血水肿、质脆，多发毛细血管扩张，弥漫黏膜出血，浅或深溃疡，瘢痕形成。糖尿病被认为是发生严重的放射性胃炎的高危因素。系统性疾病如高血压和糖尿病不利于维持血管系统的稳定，可加重放射线对正常组织的损伤。

（朱振华　舒　徐）

第三节　淋巴细胞性胃炎

淋巴细胞性胃炎（lymphocytic gastritis，LG）亦称胃假性淋巴瘤或胃良性淋巴异常增生，是一种原因不明的特殊类型胃炎，其病理特征是胃黏膜的表面上皮及胃小凹上皮中有大量上皮内淋巴细胞（intraepithelial lymphocyte，IEL）浸润。由 Smith 及 Helwing 在 1958 年首先报道，本病病因尚不明确，一项多中心研究表明，幽门螺杆菌（*Helicobacter pylori*，*H.pylori*）阳性的淋巴细胞性胃炎在根除 *H.pylori* 后绝大多数患者（95.8%）的胃炎显著改善，而服用安慰剂或 PPI 的对照组仅 53.8% 得到改善，因此，目前认为其与 *H.pylori* 之间可能有相关性。本病还见于乳糜样腹泻患者，有研究显示乳糜样腹泻时淋巴细胞浸润可能影响胃黏膜，给予无麦胶饮食 2 年，淋巴细胞性胃炎可消退。

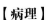

【病理】

LG 的组织学特点为胃表面及小凹上皮细胞内有大量的淋巴细胞浸润。在大多数病例黏膜下层也有淋巴细胞浸润，但数目较少，并与黏膜上皮细胞内的浸润无平行关系。诊断标准为高倍镜下连续数 200 个上皮细胞，平均每 100 个上皮细胞内有 30 个或 30 个以上的淋巴细胞浸润，即诊断为淋巴细胞性胃炎。

【临床表现】

LG 的临床表现无特异性，常见症状有上腹痛、恶心呕吐、食欲缺乏及体重减轻，部分患者可出现上消化道出血，病程长，症状可反复发作，症状又与消化性溃疡相吻合，内镜表现黏膜皱襞粗大可呈斑块隆起、隆起小结节和糜烂。

【治疗】

多数学者认为常规治疗胃病的药物如抗酸药、H_2 受体拮抗剂等治疗效果不佳，可愈合溃疡及糜烂，但停药后易复发。应用色甘酸钠和激素类药物泼尼松龙等取得较好的效果。色甘酸钠的作用为阻止含 IgE 的细胞在适当抗原激发下释放炎性介质，这些炎性介质主要有组胺、血清素和慢反应物质（SRS-A）等。组胺与其他炎症介质的高敏感性引起胃黏膜对大分子物质（抗原）的通透性增加，如此反复形成恶性循环。而色甘酸钠可将此恶性循环阻断，缓解发作。严重患者可以应用激素类药物。由于本病可伴有淋巴瘤，随病程进展部分患者也可能发展为恶性淋巴瘤，因此诊断本病后如未做外科手术切除应定期内镜随访。

（朱振华 舒 徐）

第四节 非感染性肉芽肿性胃炎

肉芽肿是由组织细胞、淋巴细胞和浆细胞浸润、聚集而成（肉芽肿性炎症）。如果在胃中发现肉芽肿结构则称为肉芽肿性胃炎（granulomatous gastritis）。肉芽肿性胃炎较少见，病变不仅局限于胃黏膜层，也可累及黏膜下层，甚至肌层及全层，常有明显炎症性纤维化。肉芽肿病变可累及胃窦及胃体，但主要分布于胃窦，故肉芽肿性胃炎常有幽门狭窄。肉芽肿性胃炎是慢性胃炎的一个亚型，可根据病因分为感染性、非感染性和特发性肉芽肿性胃炎（idiopathic granulomatous gastritis，IGG）。大多数诊断为肉芽肿性胃炎的患者都可找到特定病因。最可能的病因随地理区域和种族而异。在发达国家，大多数肉芽肿性胃炎病例的病因都为非感染性，成人及儿童中最常见的病因分别为克罗恩病和结节病。在发展中国家则相反，感染性疾病尤其是结核病，是肉芽肿性胃炎最常见的病因。

非感染性肉芽肿性胃炎分为异物肉芽肿和原因不明肉芽肿，异物肉芽肿如由淀粉、滑石粉、手术缝线等所致。原因不明肉芽肿性胃炎常见的有胃结节病、胃克罗恩病、胃嗜酸性粒细胞性肉芽肿、过敏性肉芽肿病以及孤立性肉芽肿性胃炎等。胃结节病是全身性结节病的胃部表现，常可经胃镜病理活检发现无症状的胃肉芽肿。胃克罗恩病主要累及肠道，涉及胃者少见。肉芽肿性胃炎很容易误诊为胃癌，对于胃壁，黏膜失去正常结构和色泽，有溃疡形成或局部隆起的患者，建议多次活检，对于多次病理不支持胃癌的病变要考虑肉芽肿性病变可能，建议行超声内镜检查，必要时行超声内镜引导下细针穿刺活检术（EUS-FNA），对于活检组织中发现肉芽肿要进一步进行全身检查，以排除全身性疾病。国外有研究发现 *H.pylori* 根治后的随访活检显示胃孤立性肉芽肿病变消失，认为 *H.pylori* 感染可能在孤立性肉芽肿性胃炎的发病机制中起着重要作用，*H.pylori* 感染与孤立性肉芽肿性胃炎可能存在某种相关性。对于肉芽肿性胃炎引起的梗阻，建议在内科治疗效果不佳的情况下再考虑手术治疗。

（朱振华 舒 徐）

第五节 嗜酸细胞性胃炎

嗜酸细胞性胃炎（eosinophilic gastritis）是一种罕见的、表现多样的、以胃黏膜层或胃壁全层嗜酸性粒细胞浸润为特征的疾病，同时伴有外周血嗜酸性粒细胞增多。因嗜酸性粒细胞的浸润常以胃、十二指肠和小肠为中心，本病常称为嗜酸细胞性胃肠炎。

【发病机制】

本病病因尚不清楚，多数认为是外源性或内源性变应原导致的全身或局部变态反应所致。部分患者有家族史或个人的食物或药物过敏史、荨麻疹、哮喘等病史，特别是幼儿。有报道本病与食物蛋白抗原过敏有关，如牛奶、大豆、小麦、鱼肉、鸡蛋等，或者药物和菌体毒素、食物添加剂等亦为诱发因素。具有以下特征的患者可诊断为组织学嗜酸细胞性胃炎：①胃活检显示 >30 个嗜酸性粒细胞 / 高倍视野，至少 5 个独立高倍视野；②没有已知原因的嗜酸性粒细胞增多症（例如幽门螺杆菌感染、克罗恩病、寄生虫感染、血液或淋巴系统疾病）。

【临床表现】

本病临床表现没有特异性且多种多样，其中腹痛、恶心、呕吐是最常见的临床表现。根据临床表现以及嗜酸性粒细胞的浸润胃肠壁的深度，Klein 等将其分为 3 型：①黏膜为主型：最常见，以黏膜及黏膜下浸润为主，主要表现为腹痛、恶心、呕吐、腹泻、出血、贫血、蛋白丢失性肠病、吸收不良以及体重减轻；②肌层为主型：较常见，以浸润肌层为主，主要表现为肠壁增厚、肠道或幽门梗阻，胃和十二指肠是最易受累的部位；③浆膜为主型：最少见，富嗜酸性粒细胞的炎性浸润遍及消化道壁全层，到达浆膜层。嗜酸性粒细胞性腹水为此型的特征性表现，糖皮质激素治疗有效。浆膜为主型预后相对好，没有持续的慢性病程，相反，黏膜为主型主要表现为慢性病程，肌层为主型则较易复发。

【辅助检查】

80% 嗜酸细胞性胃炎患者血常规提示嗜酸性粒细胞计数升高，其绝对值在以黏膜病变及肌层病变为主的患者平均为（1～2）× 10^9/L，而以浆膜层病变为主时平均达 8 × 10^9/L，且随疾病病程波动，对疾病诊断提供了线索，但对于诊断及评估疾病活动性并不可靠。因为部分患者的嗜酸性粒细胞计数始终保持正常水平。粪便检查主要意义在于排除肠道寄生虫感染所致的继发性嗜酸性细胞性胃肠炎，大便隐血可为阳性，部分患者有轻度脂肪泻。腹水检查可见大量嗜酸性粒细胞。2/3 的患者影像学表现多变且无特异性。黏膜为主型主要表现为非特异性的弥漫或局部黏膜增厚，还包括息肉、溃疡以及胃肠腔狭窄。胃肠腔的狭窄、梗阻或动力障碍等多见于肌层为主型。而腹水多见于浆膜为主型。由于嗜酸性粒细胞往往浸润多层，以上影像学表现常常共存。内镜检查在半数患者表现正常，最常见的胃十二指肠异常表现是黏膜红斑，其他表现还包括黏膜充血、增厚、质脆、粗糙、白斑、表浅溃疡或小结节等。有研究报道内镜下相对正常或者影像学表现正常的黏膜，病理检查结果可提示嗜酸性粒细胞浸润，而部分有黏膜病变的患者并没有嗜酸性粒细胞浸润。因此，强烈建议对异常及相对正常的黏膜进行多点活检，特别是在十二指肠降部。如果浸润集中于肌层或者浆膜层，活检往往为阴性。若临床表现或影像学高度怀疑本病者，可行深挖或全层活检。

【诊断与鉴别诊断】

嗜酸细胞性胃炎的诊断主要根据临床表现、外周血象、放射学和内镜下活检病理结果。内镜下黏膜活检证实胃肠道黏膜组织有嗜酸性粒细胞浸润，是诊断的关键，但胃肠道嗜酸性粒细胞浸润常呈局灶性分布，因此多点活检可有效提高诊断率。此外，胃肠 X 线、CT、超声检查等亦有辅助诊断价值。

由于寄生虫感染、胃肠道肿瘤与恶性淋巴瘤、嗜酸性肉芽肿、嗜酸性粒细胞增多症等疾病均可引起嗜酸性粒细胞增多，故应注意鉴别诊断。

【治疗】

目前的治疗主要包括饮食治疗、激素治疗或其他药物治疗。如果存在穿孔或梗阻，需要转至外科行手术治疗。有研究推荐首先避免接触过敏原，无效则采用糖皮质激素治疗（包括局部用药和系统性用药）。

1. 饮食疗法　患者应避免可能诱发症状的食物或其他过敏原，如奶类、肉类及麦胶等，但饮食治疗对儿童效果较好，而对成年患者疗效欠佳。对于过敏因子明确的患者，做脱敏治疗。

2. 药物治疗　对于浆膜为主型，糖皮质激素的治疗效果最佳。常用药物是泼尼松、布地奈德。泼尼松（0.5～1.0mg/kg）应用在 2～14 天内可获得显著的症状缓解，一旦症状得到控制，泼尼松用量可在 2 周后逐步减量至停用。然而激素依赖型患者在激素减量或停止后复发，需要恢复初始剂量，并以最小需要量长期维持，同时布地奈德可以作为替代疗法用于维持治疗。许多患者使用布地奈德（9mg/d）可达到症状缓解，但更推荐 3～6mg/d 长期维持治疗。与泼尼松相比，布地奈德有相似的疗效和更好的安全性。尽管激素治疗效果良好，但应重视长期应用引起的不良反应。

3. 其他药物治疗　对激素治疗效果不佳时或激素依赖时可加用免疫抑制剂，如硫唑嘌呤，每日 50～100mg，服药期间应注意白细胞减少和骨髓抑制等不良反应。

4. 手术治疗　肌层为主型可因嗜酸性粒细胞浸润造成肠壁增厚及肠腔狭窄而表现为肠梗阻。大部分患者应用糖皮质激素治疗后可缓解，部分患者内科治疗无效时可考虑手术治疗。对于穿孔患者，常需手术修补。

（朱振华　舒　徐）

第六节　其他感染性胃炎

一般人很少患除幽门螺杆菌之外的感染性胃炎，但当机体免疫力下降时，如艾滋病患者、长期大量使用免疫抑制剂者、严重疾病晚期等，可发生各种细菌（非特异性细菌和特异性细菌如结核、梅毒）、真菌和病毒（如巨细胞病毒）所引起的感染性胃炎。

一、胃结核

胃结核（gastric tuberculosis）是人体各器官结核感染中最罕见的一种。

【发病机制】

原发性胃结核罕见，绝大部分胃结核是继发性的，其原发病灶在半数以上患者为肺结核，其余则为肠结核、骨结核及附件结核等。感染侵入胃壁的途径可能为：①直接侵入黏膜；②经血液和淋巴管传播；③直接从邻近浸润蔓延；④在胃壁的其他病变如良性溃疡或恶性肿瘤上有结核菌的附加感染。

【临床表现】

胃结核的临床表现很不一致，有些无症状或很轻微，有些类似慢性胃炎、胃癌、多数似溃疡病，患者有上腹部不适或疼痛，常伴有反酸嗳气，腹痛与进食无关。幽门梗阻所表现的呕吐多以午后、晚间为重，呕吐物为所进之食物，不含胆汁，潜血可为阴性，呕吐后腹胀减轻。除胃症状外还可伴全身结核症状，如乏力、体重减轻、午后发热、夜间盗汗等。体格检查上腹时可触及不规则的包块，有幽门梗阻时，在上腹部可见胃型及胃蠕动，且有胃振水音。

【辅助检查】

实验室检查血常规常提示轻度贫血，血沉可增快，血清中可查出结核抗体。大便隐血检查可呈阳性反应。结核菌素皮肤试验多呈阳性或强阳性反应。肺部 CT 常提示肺结核。胃镜检查为诊断胃结核的主要方法。

【诊断与鉴别诊断】

胃镜下肉眼观察胃结核病变，仍不易与胃溃疡或胃癌等鉴别，但活组织检查发现下列情况则有助于结核的诊断：①干酪样肉芽肿；②切片抗酸染色或活检组织培养发现结核分枝杆菌；③聚合酶链反应检测，结核分枝杆菌 DNA 呈阳性。若病变位于肌层而未破坏黏膜，胃镜检查时易误诊为平滑肌肿瘤。对黏膜下层病变，如活检时取材过浅亦可呈阴性。胃结核无特征性临床表现，胃镜检查又无特异征象，因而临床诊断相当困难。目前认为组织学和细菌学检查是胃结核唯一的确诊方法。临床上，如胃病变发生在年轻人，对正规抗溃疡药物治疗无效，且伴有下列情况时应考虑到胃结核：①同时存在其他部位的结核病变；②结核菌素试验强阳性而无其他脏器结核；③触及腹部包块；④X 线显示瘘管或窦道；⑤胃和十二指肠同时受累且病变相连续。

【治疗】

诊断明确的胃结核患者应首选抗结核药物治疗，发生并发症或诊断困难时可考虑手术治疗。

二、梅毒

梅毒（syphilis）是由梅毒螺旋体引起的，通过接触传染，临床上可分为初期、二期、三期（晚期）3 个阶段。胃梅毒（syphilis of stomach）是由于梅毒螺旋体侵犯胃壁所致，是一种罕见的胃疾病，为二期、三期梅毒，以男性多见，大多数发病年龄为 30～50 岁。

【临床表现】

患者症状发展较缓慢，但进行性加重，随着胃容积缩小和并发溃疡而明显。开始多表现为饭后上腹部疼痛或不适，伴有上腹胀、恶心、呕吐、消瘦和乏力等。因胃瘢痕形成及幽门通过受阻，腹痛和呕吐加重。有些患者症状类似消化性溃疡。少数病例腹部体检可触及肿块。

【辅助检查】

胃梅毒初期胃镜检查可见胃炎性改变，包括胃黏膜充血、糜烂、散在出血点，胃窦部可见浅表溃疡。晚期梅毒出现胃窦狭窄、胃壁蠕动减弱以及树胶肿破溃后形成较大不规则的溃疡，外观难与癌性溃疡区别。

【诊断】

胃梅毒无特异症状，诊断较困难，依据既往病史、初期梅毒下疳病史及血清抗原反应，有助于确诊。胃镜所见及活组织检查符合梅毒的病理改变可确定诊断。

【治疗】

经抗梅毒治疗后，胃镜检查显示病变好转或消失，对诊断亦有帮助。治疗可采用青霉素 200 万～400 万 U，静脉点滴，4 小时 1 次，连续 10 天，如对青霉素过敏可用红霉素或四环素 2g/d，分 2 次静脉滴注，连续 30 天。若病变广泛，幽门不全梗阻，疼痛持续不好转，营养状况很差者，可手术治疗。

（朱振华　舒　徐　陈红梅）

第七节　巨大肥厚性胃炎

巨大肥厚性胃炎为 1888 年 Ménétrier 首先提出，是指由胃黏膜的过度增生而使胃壁广泛增厚的疾病，以胃体底巨大黏膜皱襞、低蛋白血症和水肿为特征，又称 Ménétrier 病，属特殊类型的慢性胃炎或胃病。国内外发病率均较低。Balfer 在 8 000 具尸解病例中只发现 1 例。对此病的命名不统一，如巨大肥厚性胃炎、巨大皱襞肥厚、胃黏膜息肉样肿胀、肥厚增生性胃炎等。

【发病机制】

目前该病病因尚不明确。是否与巨细胞病毒感染有关尚无定论。病变可以是局限的，也可以是广泛的。一般常累及的部位为胃的泌酸区即胃底胃体的泌酸黏膜，但也可累及胃窦，甚至十二指肠近端。

【病理】

胃镜下常可见胃底、胃体部黏膜皱襞巨大，呈脑回状，巨大皱襞多在大弯，肥大的皱襞可达 1.5cm 宽，3～4cm 高。有的呈结节状或融合性息肉状隆起，皱襞肿胀无弹性。皱襞上可有多发性糜烂或溃疡。病理组织学特征为表层上皮增生，胃小凹增生延长，伴明显的囊性扩张，囊可穿透黏膜，炎性细胞浸润不明显。黏膜面上发生叠褶状黏膜肌，同时血管伸入。两皱襞之间的基底黏膜可以正常也可能变厚。胃底腺变细长，主细胞、壁细胞相对少，代之为黏液细胞化生，可占整个黏膜中 1/3，造成低胃酸分泌，但无酸并不多见。超声胃镜能清晰显示黏膜第二层明显增厚改变，超声图像为低回声间以无回声改变，广泛黏膜皱襞增厚时在超声内镜下可显示轮状改变，黏膜第一层、黏膜下层显示清晰。实验室检查可发现因血浆蛋白经增生的胃黏膜漏入胃腔后造成的低蛋白血症。高峰酸排量（PAO）低于 10mmol/h，但无酸并不多见。

【临床表现】

本病常见于 50 岁以上男性。临床表现有上腹痛、腹泻、贫血，便潜血常阳性。息肉样皱襞阻塞幽门则可发生呕吐。由于血浆蛋白从增生的胃黏膜漏到胃腔内，造成低蛋白血症和水肿，以及体重下降、乏力，甚至恶病质。

【诊断与鉴别诊断】

根据上述的典型临床表现和实验室检查可诊断本病，但由于胃恶性淋巴瘤、浸润性胃癌、卓 - 艾综合征、胃淀粉样变性等均可出现胃黏膜皱襞粗大，因此需与此病鉴别。Cronkhite-Canada 综合征的胃黏膜组织学虽也类似本病，但临床鉴别较易。前者临床表现有秃发、指（趾）甲萎缩、皮肤色素沉着和消化道多发息肉。另外，*H.pylori* 感染也可以引起反应性胃黏膜肥厚，但黏膜增厚和小凹增生较轻，炎症却较明显。

【治疗】

虽本病预后良好，但目前尚无有效药物，主要是对症治疗。本病轻症者无需特殊治疗，定期随访。既往有报道，*H.pylori* 阳性的 Ménétrier 病在根除 *H.pylori* 后得到缓解和痊愈，因此，对于 *H.pylori* 阳性的 Ménétrier 病患者应根除 *H.pylori*。有蛋白丢失者应给高蛋白饮食。有上腹痛及溃疡者，可给予抑酸药治疗。长期顽固出血导致贫血，内科治疗无效时可考虑胃切除术。因本病可以癌变，应密切观察，必要时可行外科手术治疗。

（朱振华　舒　徐　王俊平）

推 荐 阅 读

[1] 于皆平，沈志祥，罗和生. 实用消化病学 [M]. 3 版. 北京：科学出版社，2017.

[2] 郑芝田. 胃肠病学 [M]. 3 版. 北京：人民卫生出版社，2006.

[3] 林三仁. 消化内科学高级教程 [M]. 北京：中华医学电子音像出版社，2016.

[4] 姜泊. 胃肠病学 [M]. 北京：人民卫生出版社，2015.

[5] 林果为，王吉耀，葛均波. 实用内科学 [M]. 15 版. 北京：人民卫生出版社，2017.

第一节　胃十二指肠溃疡病

消化性溃疡病（peptic ulcer disease，PUD）是指黏膜层的缺损，深度超过黏膜肌层，达黏膜下层。消化性溃疡最常累及胃十二指肠黏膜，分为胃溃疡（gastric ulcer，GU）和十二指肠溃疡（duodenal ulcer，DU）。溃疡也可以发生在其他部位，包括胃食管交界处、胃肠吻合处和异位胃黏膜等。以往的研究集中在胃酸分泌以及压力、性格类型和遗传在 PUD 发病机制中的作用。组胺 -2 受体拮抗剂（histamine-2 receptor antagonists，H_2RA）和质子泵抑制剂（proton-pump inhibitors，PPI）的出现使得 PUD 的治疗发生了重大进步。幽门螺杆菌（Helicobacter pylori，H.pylori）的发现及其在 PUD 中的作用使 PUD 从一种慢性、反复发作的疾病转变为一种可治愈的疾病。在发达国家中，非甾体抗炎药（nonsteroidal anti-inflammatory drugs，NSAID）的应用已经成为引起老年人发生 PUD 的主要原因。

【流行病学】

PUD 及其并发症易于在秋冬季节发生或复发，而较少见于夏季。在不同地理位置的国家与地区，PUD 的患病率和发病率也存在差异。据报道，发达国家每年的 PUD 发病率在 0.14%～0.19%。PUD 在北格林兰的爱斯基摩人及西南美的印第安人中较少见，在斐济人、印度尼西亚人及土著澳大利亚人中也较低。在我国，消化性溃疡的地理分布呈现由南向北发病率逐渐降低的特点。其中，银川地区18.12%、北京地区 16.04%、天津地区 17.03%。

PUD 最常见的并发症是出血，患病率为 48/10万～160/10 万，而消化性溃疡穿孔则相对少，其发病率为 4/10 万～14/10 万。近年来，消化性溃疡并发症的发病率有所下降。Laine 等对 2001—2009 年胃肠道并发症的年发病率和病死率进行研究后发现，消化性溃疡出血的发病率从 4.87% 下降到 3.21%。在同一时期，矫正年龄和性别后，上消化道出血的病死率从 3.8% 下降到 2.7%。

【病因与发病机制】

消化性溃疡的发生源自胃黏膜攻击因子与防御因子的失衡。正常的胃产生酸和胃蛋白酶以促进消化，同时胃和十二指肠也有多层黏膜防御系统以保护自身。黏膜防御的损伤使酸进入已经受损的黏膜，从而导致溃疡的发生。破坏这些防御系统最主要的两种因素即 H.pylori 感染和 NSAID。此外，PUD 患者也可能没有这些危险因素，即非 H.pylori 非 NSAID 溃疡，这些患者中部分人会有其他导致溃疡的原因，例如胃泌素瘤等，而另一部分人的溃疡则为特发性。

（一）H.pylori 感染

H.pylori 感染率在世界各国差别很大。由于诊断方法和抽样人群的不同，H.pylori 感染率在 7%～87%。美国和欧洲国家的感染率最低（7%～33%），而日本和中国的感染率在 56%～72%。总的来说，H.pylori 感染率呈下降趋势。

10%～20% 感染 H.pylori 患者会发生以胃窦为主的胃炎，从而引起胃酸分泌过多，增加 DU 的风险。胃酸分泌的增加导致十二指肠的胃酸负载增加，引起十二指肠球部的胃化生。一些学者认为，十二指肠球部的胃化生上皮随后从胃部感染 H.pylori，导致局灶性十二指肠炎，有时也会有糜烂和溃疡随之形成。H.pylori 感染的患者多为胃窦和胃底的全胃炎，其胃酸分泌降低，易诱发 GU 形成。在这些个体中，胃黏膜防御机制的削弱是导致 GU 的主要原因。图 3-4-1 示胃黏膜组织 Warthin-Starry 染色后可见幽门螺杆菌。

（二）阿司匹林及其他非甾体抗炎药

阿司匹林对于预防心血管事件发挥着重要的作用，已经广泛应用于临床中。另据报道，大约 11%的美国人经常使用 NSAID。长期使用非甾体抗炎药

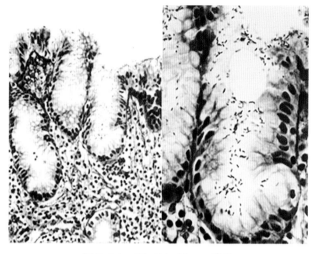

图 3-4-1　Warthin-Starry 染色

使胃肠道出血的概率增加 5～6 倍。其中，1%～4% 的 NSAID 使用者可出现严重的溃疡相关并发症。一项来自丹麦的研究显示，服用低剂量阿司匹林的人群胃肠道出血的比值比为 2.6，服用 NSAID 的人群胃肠道出血的比值比为 5.6。在西班牙，使用阿司匹林和／或其他 NSAID 导致的病死率为 15.3/10 万，在与阿司匹林和／或其他 NSAID 相关的所有死亡中，多达 1/3 可归因于低剂量阿司匹林的使用。

NSAID 的局部损伤曾被认为是胃和十二指肠黏膜损伤的重要因素，但大多数证据表明 NSAID 可通过抑制前列腺素的合成而损害黏膜屏障。COX 异构体 COX-1 和 COX-2 负责前列腺素的合成。COX-1 在胃中表达，可以促进前列腺素合成，有助于维持胃上皮和黏膜屏障的完整性。COX-2 在正常的胃内不表达，而是在炎症过程中表达。传统的 NSAID 如布洛芬会抑制 COX-1 和 COX-2，而 COX-1 的抑制可以减少前列腺素的合成，从而减少黏膜的防御。动物实验发现，在胃微循环内 NSAID 可促进中性粒细胞的黏附，释放氧自由基和蛋白酶，阻碍毛细血管的血流，这一过程在引起 NSAID 损伤中起着关键的作用。抑制中性粒细胞的黏附已被证明可以减少 NSAID 引起的损害。

H.pylori 感染可能会影响使用 NSAID 患者发生 PUD 的风险。一项 Meta 分析显示，在长期使用 NSAID 的患者中，*H.pylori* 感染使消化性溃疡出血的风险增加了 6 倍以上。另一项 Meta 分析也显示了类似的发现，在即将开始 NSAID 治疗的患者中，根除 *H.pylori* 可以降低随后发生溃疡的风险。此外，对近期出现溃疡出血的 *H.pylori* 感染患者而言，继续服用低剂量阿司匹林的患者在成功根除 *H.pylori* 感染之后，发生复发性溃疡出血的风险较低。

（三）特发性溃疡和其他引起溃疡的原因

随着发达国家 *H.pylori* 感染率的下降，非 *H.pylori*、非 NSAID 的特发性溃疡患者比例正在上升。在美国，这些患者的比例为 20%～30%。但是，其真正发病率是否真的上升或者只是相对上升，目前仍然有争议。

可卡因和甲基苯丙胺可能引起黏膜缺血，而双膦酸盐的使用也与胃十二指肠溃疡有关。服用糖皮质激素的患者发生 PUD 的风险很小，然而，当与 NSAID 联合使用时，糖皮质激素会增加 PUD 的风险。选择性 5- 羟色胺再摄取抑制剂的使用与 PUD 之间也可能有轻度的相关性。

引起 PUD 的罕见原因是胃泌素瘤。系统性肥大细胞增多症是另一种少见的情况，可引起胃或十二指肠发生多处溃疡。肥大细胞分泌组胺通过组胺受体过度刺激胃酸的产生。PUD 与 α_1- 抗胰蛋白酶缺乏症、慢性阻塞性肺疾病和慢性肾脏疾病也相关。少见的消化性溃疡的原因还包括嗜酸性胃肠炎、免疫功能低下患者的病毒感染、梅克尔憩室内异位胃黏膜发生溃疡等。

【病理】

（一）好发部位

PUD 只发生于与胃酸及胃蛋白酶接触的部位，可发生于食管下端、胃、十二指肠、胃肠吻合口及 Meckel 憩室，最多见的是胃及十二指肠溃疡。胃溃疡多发生于胃小弯，尤其是胃角。也可见于胃窦或高位胃体，胃大弯和胃底较少见。在组织学上，胃溃疡常发生于胃窦幽门腺和胃体胃底腺移行交界处的幽门腺区侧，随着年龄的增大，幽门腺区沿胃小弯向胃的近端上移扩大。十二指肠溃疡主要见于十二指肠起始部 2cm 以内，即十二指肠球部，前壁最多（占 50%），其次为后壁（占 23%），再次为下壁（占 22%），上壁最少（占 5%）。

（二）溃疡数目

大多数患者只发生单个胃溃疡或单个十二指肠溃疡。单个溃疡可以保持很久的时间，不因病程的延长而增多。多发性溃疡只见于小部分患者，可表现为一个较大的溃疡并发一个或多个小溃疡。15% 的十二指肠溃疡和 5% 的胃溃疡为多发性溃疡。若十二指肠前壁及后壁同时发生溃疡，则称为吻合溃疡。复合溃疡是指胃十二指肠同时存在溃疡。多发于男性吸烟、服用 NSAID、患有胃部肿瘤的人群。

此类患者愈合时间长,病程更加复杂。在多发性溃疡中,各溃疡的活动度不同,一般胃溃疡是活动性溃疡,十二指肠溃疡常是不活动性或愈合的。

(三)溃疡大小

溃疡有一定的大小,一般不因病程的延长而增大。胃溃疡的病灶长径50%小于2cm,75%小于3cm,10%大于4cm。十二指肠溃疡的病灶长径大多小于1cm。大于4cm的巨大胃溃疡多见于老年患者,大于2cm的十二指肠巨大溃疡也多见于老年人。溃疡的大小不是区别良性与恶性溃疡的决定性因素,小的胃溃疡可发生恶变,大的溃疡可长期保持良性。

(四)溃疡形状

大多呈圆形或卵圆形,偶见不规则的长形溃疡。立体看呈钻孔状,边缘壁直;或呈漏斗形,边缘锐利。边缘黏膜与溃疡等平或因充血水肿而略高起,发生于胃小弯上的巨大溃疡可呈马鞍形。时间较久的溃疡呈斜漏斗形,溃疡的贲门侧较深、陡峭、边缘悬垂,呈潜掘状。溃疡的幽门侧较浅、倾斜,呈梯田状。这种形状是由于胃壁蠕动造成的,当胃壁由近端向远程不断蠕动时,胃壁各层发生移动。黏膜层比环肌层移动较多,环肌层又比纵肌层移动较大,因此,在幽门侧形成梯田状,而贲门侧呈潜掘状,贲门侧由于胃液的滞留,组织被侵蚀而深陷。

(五)溃疡底部结构

在溃疡的底部由表面向深部依次分为4层:①第一层为急性炎性渗出物,系由坏死的细胞、组织碎片和纤维蛋白样物质组成;②第二层为以中性粒细胞为主的非特异性细胞浸润所组成;③第三层为肉芽组织层,含有增生的毛细血管、炎性细胞和结缔组织的各种成分;④最底层为纤维样或瘢痕组织层,呈扇形,可扩展到肌层,甚至可达浆膜层(图3-4-2)。

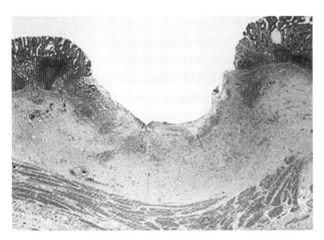

图3-4-2 溃疡的黏膜缺损超过黏膜肌层,愈合后遗留瘢痕

【临床表现】

消化性溃疡的疼痛特点如下:

1. **长期性** 由于溃疡发生后可自行愈合,但每次愈合后又易复发,故常有上腹疼痛长期反复发作的特点。整个病程平均6～7年,有的可长达10～20年,甚至更长。

2. **周期性** 上腹疼痛呈反复周期性发作,尤以十二指肠溃疡更为突出。中上腹疼痛发作可持续几天、几周或更长,继以较长时间的缓解。全年都可发作,但以春、秋季节发作者多见。

3. **节律性** 溃疡疼痛与饮食之间具有明显的相关性。在一天中,凌晨3点至早餐的一段时间,胃酸分泌最低,故在此时间内很少发生疼痛。十二指肠溃疡的疼痛易在两餐之间发生,持续不减直至下餐进食或服制酸药物后缓解。一部分十二指肠溃疡患者,由于夜间的胃酸较高,尤其在睡前曾进餐者,可在半夜发生腹痛。胃溃疡疼痛的发生较不规则,常在餐后1小时内发生,经1～2小时后逐渐缓解,直至下餐进食后再重复出现上述节律。

4. **疼痛部位** 十二指肠溃疡的疼痛多出现于中上腹部、脐上方或脐上方偏右处;胃溃疡疼痛的位置也多在中上腹,但稍偏高处,或在剑突下和剑突下偏左处。疼痛范围约数厘米直径大小。因为空腔内脏的疼痛在体表上的定位一般不确切,所以疼痛的部位也不一定准确反映溃疡所在解剖位置。

5. **疼痛性质** 多呈钝痛、灼痛或饥饿样痛,一般较轻而能耐受,持续性剧痛提示溃疡穿孔。

6. **影响因素** 疼痛常因精神刺激、过度疲劳、饮食不慎、药物影响、气候变化等因素诱发或加重,可因休息、进食、服制酸药、以手按压疼痛部位、呕吐等而减轻或缓解。

7. **其他症状** 包括烧心、反酸、嗳气、恶心、呕吐等其他胃肠道症状。食欲多保持正常,但偶可因进食后疼痛发作而畏食,以致体重减轻。全身症状可有失眠等神经官能症表现,或有脉搏缓慢、多汗等自主神经系统紊乱的症状。在体格检查方面,溃疡发作期患者中上腹部可有局限性压痛,程度不重,其压痛部位多与溃疡的位置基本相符。

【并发症】

消化性溃疡出血是PUD最常见的并发症,其在我国的发病率为16%～33%。罗哲等对2015年1月1日—12月31日在中国人民解放军海军总医院住院的435例消化性溃疡患者的临床资料进行研究后发现,女性、有腹痛症状是PUD出血的保护因素，心血管疾病、上消化道出血史、进食减少是 PUD 出血的危险因素。NSAID 的使用是 PUD 出血的重要原因之一，其主要见于合并心脑血管疾病的高龄患者，具有发病隐匿、症状不明显的特点，往往出血量较大。

急性胃穿孔是 PUD 最严重的并发症。上消化道溃疡穿孔临床特点包括：①有多年上消化道溃疡或上腹部隐痛病史，约 15% 的患者无明显症状；②发病年龄较大，男性较多，吸烟，饮食不规律或喜食刺激性食物，生活精神压力大；③典型症状表现急骤上腹部剧痛，呈进行性加重，被动弯腰体位，体检时腹肌紧张，腹部压痛及反跳痛明显，甚至表现为败血症及休克。对于部分穿孔病灶小、腹腔漏出液局限的患者，其临床表现不典型。对于经确诊且年龄大、病史长、穿孔不易闭合或保守治疗病情加重的患者，主张行手术治疗。

胃和十二指肠溃疡瘢痕性幽门梗阻是 PUD 的少见并发症之一。其主要的发病原因是由于胃、十二指肠溃疡长期对黏膜进行反复的侵蚀，在修复的过程中纤维组织大量的增生，从而形成了瘢痕狭窄。幽门溃疡以及十二指肠溃疡所引发的局部痉挛水肿也会导致患者发生梗阻的症状。其临床症状除腹胀、腹痛以外，还可表现为自发性的剧烈呕吐症状，呕吐量较大。对于梗阻较为严重的患者，还可伴有少尿、低钾、贫血以及低氯性碱中毒等症状。对于胃出口梗阻的患者，临床医师需要警惕有无恶性肿瘤。

少数胃溃疡可以发生癌变，发生率 <1%，十二指肠溃疡一般不会发生癌变。对于长期慢性消化性溃疡年龄 >45 岁的患者，如果出现腹痛加重，失去或改变原有腹痛规律，食欲或者体重明显下降，大便隐血试验持续阳性，持续低热，胃镜检查溃疡顽固不愈，边缘不整齐或者呈结节状，溃疡周边糜烂、出血、溃疡底部不平、污秽或是黏膜皱襞中断。应该警惕溃疡癌变的可能。判断是否癌变的"金标准"是内镜下，多点活检病理诊断。活检时应注意在溃疡边缘偏内侧多点取材，不能过浅过小。如果未取到癌变组织，应反复胃镜检查，直到溃疡愈合。对于癌变溃疡，根据其浸润深度，癌变范围，有无转移，采取 ESD 或外科手术治疗。

【辅助检查】

患者是否有 H.pylori 感染决定了后续的治疗。对 PUD 患者应常规做尿素酶试验、组织学检测或核素标记 [13]C 或 [14]C 呼气试验等，以明确是否存在 H.pylori

感染。细菌培养可用于药物敏感试验和细菌学研究。血清抗体检测只适用于人群普查，因其不能分辨是否为现症感染，故不能用于判断 H.pylori 根除治疗是否有效。呼气试验比血清学检查更具特异性。

内镜检查是单纯消化性溃疡病的首选检查，其比上消化道钡餐造影具有更高的特异性和敏感性。对于怀疑消化性溃疡的患者是否需要内镜检查取决于许多因素。对于上腹痛患者怀疑有消化性溃疡的患者，如果伴有警戒症状（体重下降、反复呕吐等），则要怀疑存在恶变的可能，需要及时进行内镜检查。一项 1996—2006 年的研究显示，在中国 H.pylori 高感染背景下，警戒症状对于预测消化性溃疡恶变的价值有限，在该研究中 52% 的恶变溃疡患者有警戒症状，出现警戒症状的溃疡患者中 14.8% 被检查出上消化道恶性肿瘤。警戒症状对于预测溃疡恶变的敏感性和特异性分别为 13.4% 和 96.6%。消化不良对于 36 岁和 74 岁消化性溃疡患者溃疡恶变的阳性预测率（PLR）>10。其余症状则没有明显预测价值。

在内镜下，如果存在溃疡，应在溃疡的边缘取活检，因为癌变更易发生于溃疡边缘。病理学诊断和 H.pylori 检测可以明确溃疡病因，指导后续的治疗。如果活检明确为良性病变，应在 8 周后再次行内镜活检，研究发现 4% 的患者可能在后续检查中发生恶变，这可能与之前检查病理活检部位没有取到恶变组织有关。在内镜下，溃疡病灶的分期包括：①活动期——A；②愈合过程期——H；③瘢痕期——S。每一个病期又可以被分为两个阶段（图 3-4-3）。

对于消化性溃疡出血，临床常采用 Forrest 分级。其具体的诊断标准如下：Ⅰa 级，动脉喷血性出血；Ⅰb 级，活动性渗血；Ⅱa 级，见裸露血管；Ⅱb 级，可见凝血块附着；Ⅱc 级，黑色基底；Ⅲ级，有溃疡无出血。其中，内镜检查消化性溃疡病为 Forrest 分级Ⅱb 级及以上患者是再次出血的高风险人群。Forrest 分级对消化性溃疡的内镜下诊治具有重要的指导意义。对于不同 Forrest 分级的病灶，国际指南指出：①低危征象者（溃疡面有非凸起性红斑或基底洁净，对应 Forrest Ⅱc 和Ⅲ级）不推荐行内镜止血；②溃疡面附着凝血块者（对应 Forrest Ⅱb 级），须进行冲洗，尽量使其脱落，并对病灶行适当治疗；③对溃疡面附着凝血块者是否须行内镜治疗尚存在争议，虽然单独 PPI 治疗可有效止血，但仍可考虑行内镜治疗；④高危征象者（活动性出血或有血管裸露，对应 Forrest Ⅰa、Ⅰb、Ⅱa 级）建议行内镜止血（表 3-4-1，图 3-4-4）。

X 线钡餐也是目前诊断消化性溃疡的常用方法,但其禁用于消化道穿孔、有活动性出血、幽门梗阻的患者。胃溃疡的 X 线征象分为直接和间接两种,龛影是直接征象,呈乳头状、锥状或其他形状,边缘光滑整齐,密度均匀底部平整或稍不正,对溃疡有确诊价值,良性溃疡周围水肿呈现黏膜线、项圈征、狭颈征的表现。间接征象包括胃大弯侧痉挛性压迹、胃潴留、张力、蠕动紊乱等。十二指肠溃疡

表 3-4-1　消化性溃疡病出血的 Forrest 分级

Forrest 分级	溃疡内镜下表现	再出血概率(%)	推荐治疗方法
Ⅰa 级	动脉喷血性出血	55	建议行内镜止血
Ⅰb 级	渗血	55	
Ⅱa 级	见裸露血管	43	
Ⅱb 级	可见凝血块附着	22	可考虑行内镜治疗
Ⅱc 级	黑色基底	10	不推荐内镜止血
Ⅲ 级	有溃疡无出血	5	

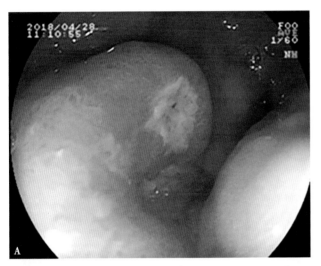

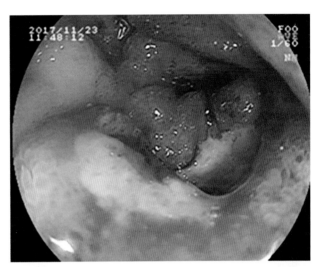

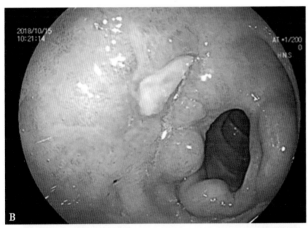

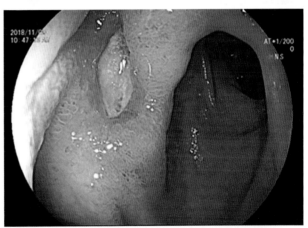

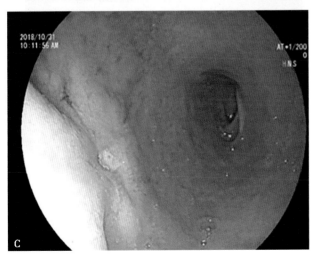

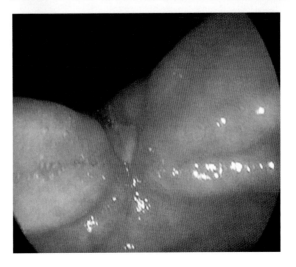

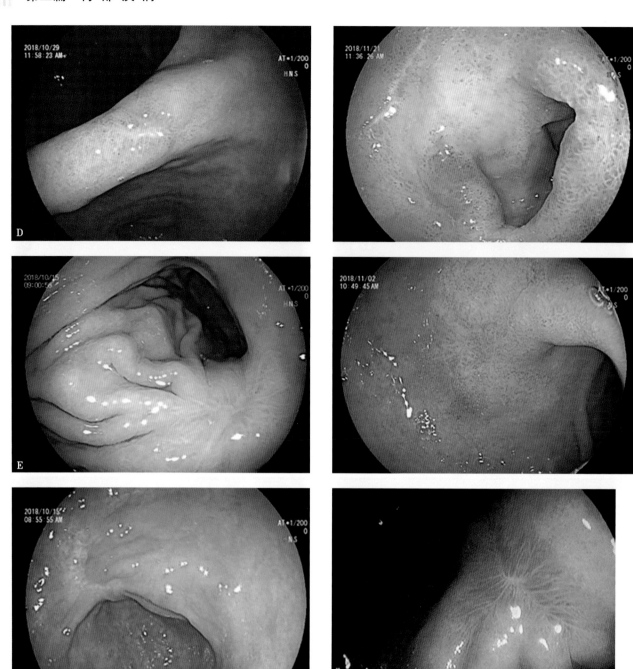

图 3-4-3　消化性溃疡病分期
A. 十二指肠溃疡 A1 期；B. 胃和十二指肠溃疡 A2 期；C. 胃溃疡 H1 期；D. 胃和十二指肠溃疡 H2 期；E. 胃和十二指肠溃疡 S1 期；F. 胃溃疡 S2 期

时，直接征象表现为持续的球部激惹和球部畸形等，呈现山字形、三叶形或葫芦形。间接征象表现为激惹征、幽门痉挛、分泌增加、张力增高或降低、局部压痛。X 线钡餐的直接征象具有确诊价值，间接征象仅提示有溃疡（图 3-4-5）。

【诊断与鉴别诊断】

（一）胃溃疡的诊断

1. **胃溃疡的症状和体征**　规律性的上腹痛与饮食有密切关系，伴有上腹压痛等，提示胃溃疡的可能性。但这些症状和体征并不是胃溃疡的特异表现，需要进行 X 线钡餐造影或胃镜检查才能确诊。

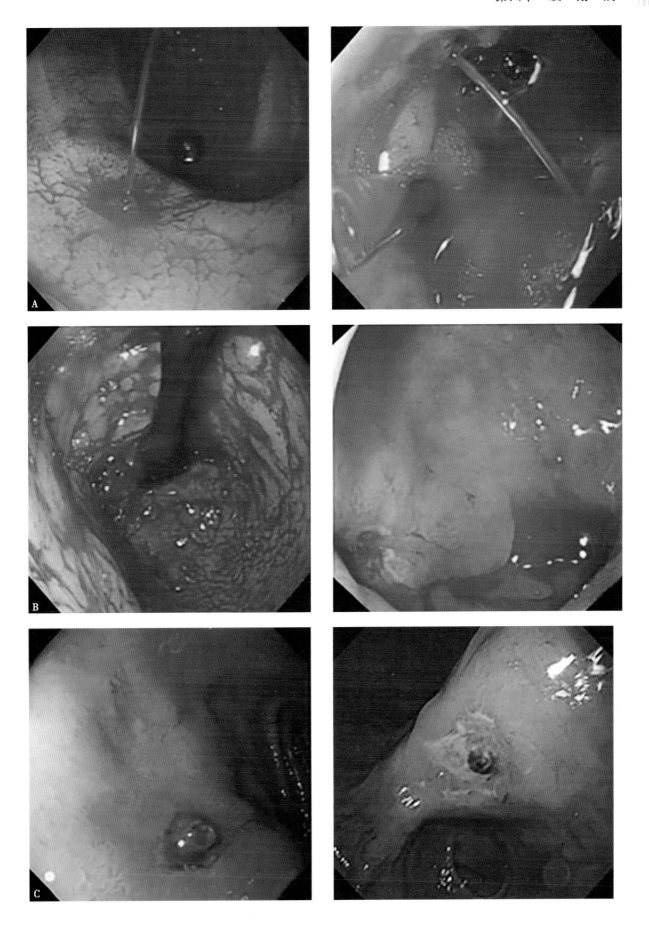

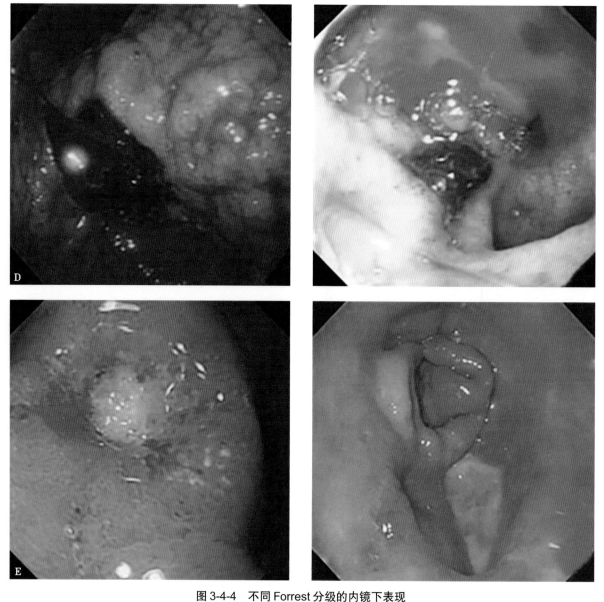

图 3-4-4　不同 Forrest 分级的内镜下表现

A. Ⅰa 级,动脉喷血性出血;B. Ⅰb 级,活动性渗血;C. Ⅱa 级,见裸露血管;D. Ⅱb 级,可见凝血块附着;E. Ⅲ级,有溃疡无出血

2. **X 线钡餐造影**　钡餐造影中,钡剂在胃溃疡的病变处充填,呈现龛影。据此可诊断为胃溃疡。对于是否有继发的变形、狭窄等并发症也可得以显示。目前多采用气钡双重对比造影技术,可以将浅小的病变显示清楚。有时,由于溃疡病灶中有黏液或血液,钡剂不能存留而使龛影不能显示,则需胃镜检查加以确诊。

3. **胃镜检查**　为诊断胃溃疡最可靠的方法,能直接观察到胃黏膜上的溃疡病变,并可根据胃镜下病变的形态对病变进行分期,并发现狭窄、变形等并

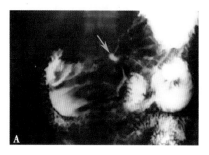
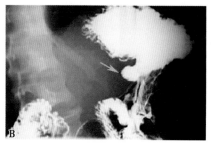
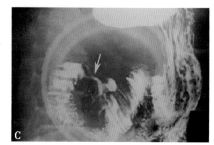

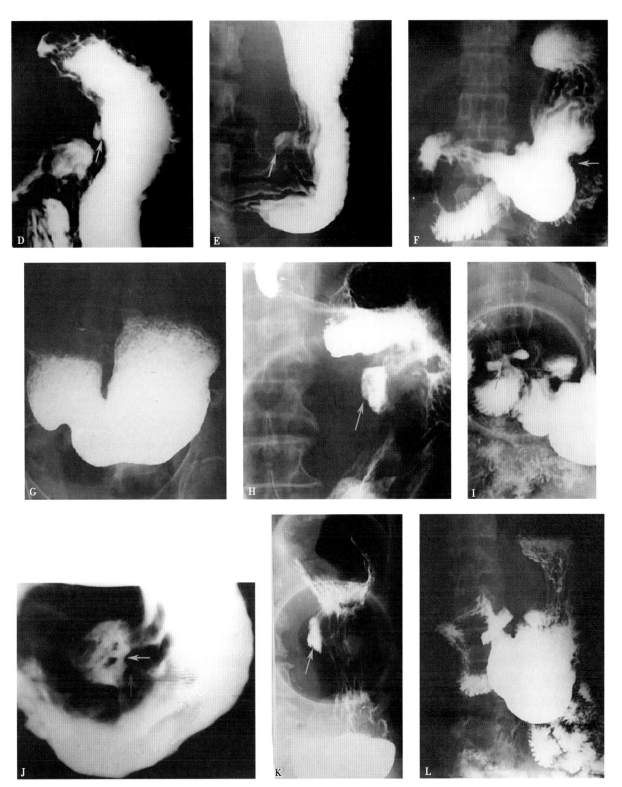

图 3-4-5 消化性溃疡病的钡餐造影表现

A. 黏膜纠集：正位观察，龛影周围黏膜纠集，嘴尖逐渐变细；B. 穿透性溃疡：溃疡深大，均＞1cm，周围较大水肿带；C. 十二指肠球部溃疡：龛影、球部变形；D. 黏膜线：透亮带 1～2mm；E. 项圈征：透亮带 5～10mm；F. 指样切迹：小弯侧溃疡相对大弯侧呈现指压形切迹；G. 幽门梗阻；H. 穿孔性溃疡：溃疡大如袋装，液面，气液钡分离；I. 十二指肠溃疡：三叶形；J. 胃溃疡恶变：充盈缺损、尖角征、指压切迹、黏膜中断、纠集；K. 胼胝性溃疡：溃疡深大，长径为 1.5～2.0cm，深度＜1cm，较宽透明带，黏膜纠集，与恶性溃疡难分辨；L. 十二指肠球部溃疡：山字形

发症。通过胃镜，可采取黏膜活检作病理组织学检查，对鉴别良恶性病变有重要作用。活检标本通过Warthin-Starry银染色的方法可以发现幽门螺杆菌。

（二）十二指肠球溃疡的诊断

1. 十二指肠球溃疡的症状和体征　本病具有慢性病程、周期性发作、节律性上腹痛以及食物和抗溃疡药物能缓解疼痛等典型症状。十二指肠球溃疡无并发症时，可以无阳性体征或仅有上腹部轻压痛，合并出血、穿孔、幽门梗阻时可有相应体征，对诊断有帮助。

2. X线钡餐诊断　由钡剂充填溃疡凹陷部分而显示的明显阴影即龛影，为十二指肠球溃疡诊断的直接征象，其龛影一般较小，常为绿豆或黄豆大，直径很少超过1cm。新鲜溃疡时，龛影周围因伴有炎症、水肿，可见黏膜皱襞增粗、变平及模糊，以致消失于水肿透明区之中，修复期因纤维组织增生、收缩，形成以龛影为中心的黏膜皱襞纠集现象，呈现"车辐状"皱襞形态。球变形是十二指肠球溃疡的重要表现。其他征象还包括激惹征、幽门痉挛、胃窦痉挛、局部压痛等。

3. 胃镜诊断　胃镜检查是十二指肠球溃疡形态学诊断最可靠的方法，可以对溃疡的部位、大小、深浅、形态、数目及活动性等做出明确的诊断。十二指肠球溃疡最多见于前壁，其次为大弯，再次为后壁和小弯。一般较小，且多发性、线状、霜斑样及对吻性溃疡较多见，常引起幽门及球部变形或狭窄。

（三）鉴别诊断

1. 胃癌　胃溃疡与胃癌的鉴别很重要，容易误诊。胃癌患者的症状多为持续性，呈进行性加重，部分患者可触及腹部包块。化验可见便潜血阳性及胃酸缺乏。单独依靠症状、体征和化验检查很难确诊。主要依靠X线钡餐造影和胃镜，且以胃镜及活检病理最可靠（表3-4-2，表3-4-3）。

2. Zollinger-Ellison综合征　该病为胃泌素瘤引起，溃疡常多发、反复发生，为顽固性溃疡，可伴有腹泻、消瘦。血清胃泌素明显升高（>200pg/ml），胃酸分泌明显增加，基础胃酸分泌量>15mmol/L，最大胃酸分泌量>60mmol/L，两者之比>60%。内镜下病灶表现为不典型部位的多发性溃疡。

3. 功能性消化不良　功能性消化不良患者有消化不良的症候而无溃疡及其他的器质性疾病。临床症状包括反复发作的上腹部不适、腹痛、腹胀、反酸、烧心等，明确诊断需要进行内镜检查或消化道造影。

表3-4-2　X线气钡双重对比造影良、恶性胃溃疡的鉴别要点

	良性溃疡	恶性溃疡
形态	正面多为圆形或椭圆形	多不规则
长径	多小于2cm	多大于2cm
边缘	光滑整齐	不整齐
溃疡口	花瓣形、凸面向外	凹凸不平、凸面向内
半月征	可出现，边缘透明带光滑	也可以出现
龛影	多凸出于胃壁之外	多在胃壁之内
溃疡底	多平坦	多不规则，常有小结节

表3-4-3　胃镜下良、恶性胃溃疡的鉴别要点

	良性溃疡	恶性溃疡
形态	圆形、椭圆或线性	不规则
基底	有灰白或黄白苔覆盖	底不平，有坏死组织和出血，呈污秽苔
周边	多有充血红晕，略肿胀，柔软，光滑，无结节状改变	多呈结节状隆起，僵硬，可有糜烂
边界	平滑，光整，界线清楚	不规则，锯齿状，界线不清楚，白苔可溢出边界
皱襞	平缓向溃疡集中，逐渐变细	中断，虫噬状，笔尖状变细或互相融合

4. 胆囊炎及胆石症　该病患者可有上腹部疼痛、发热、恶心、呕吐、黄疸等临床表现，查体可有胆囊肿大、Murphy征阳性、肝区叩痛。B超检查可提示胆囊壁增厚，胆囊内可随体位移动的强回声病灶伴后方声影。

（四）特殊类型的溃疡

1. 食管溃疡　食管溃疡的主要症状为胸骨后疼痛或高位上腹部疼痛，常发生于进食或饮水时，卧位时加重。疼痛可放射到肩胛间区、右侧胸部或向上放射至肩部和颈部。其他症状还包括吞咽困难、恶心、呕吐、嗳气、体重下降、反酸、烧心等。常见并发症为上消化道出血，还可以因食管狭窄而引起梗阻以及穿孔。

2. 巨大溃疡　巨大溃疡一般是指胃溃疡的长径>2.5～3.0cm或十二指肠溃疡的长径在2.0cm以上。通常与非甾体抗炎药的应用有关，但也见于终末期肾衰竭、克罗恩病、移植和滥用苯丙胺（安非他命）的患者。临床上常认为巨大胃溃疡恶性的可能性较大。巨大溃疡愈合缓慢，更容易发生并发症，包括严重的出血、穿孔和频繁复发。

3. 十二指肠球后溃疡 十二指肠溃疡通常位于距幽门数厘米的十二指肠球部。十二指肠球后溃疡较少见，可能提示存在激素介导的胃酸高分泌。十二指肠球后溃疡主要见于男性，2/3 患者临床表现类似球部溃疡，有时溃疡影响到十二指肠乳头可以出现黄疸。因其解剖位置特殊，出现并发症的机会非常高，发生大出血的概率约 3 倍于球部溃疡，2 倍于胃溃疡。球后溃疡较少发生急性穿孔。

4. 吻合口溃疡 吻合口溃疡有与溃疡病手术前相似的症状，腹痛为其主要的症状，多呈发作性中上腹痛或左上腹痛，疼痛性质多为隐痛、烧灼样、钝痛等，常出现夜间痛，可放射至背部，疼痛程度多较原来加剧。进食或制酸药能缓解。可伴有食欲缺乏、恶心、呕吐或体重减轻。并发症的出现以上消化道出血多见，程度轻重不等。

5. Meckel 憩室溃疡 Meckel 憩室溃疡是发生在 Meckel 憩室的异位胃黏膜上的溃疡。常发生于 3 岁以内的幼儿，成人较少见，常无症状，也可以有腹痛、腹部不适等。其最常见的并发症是消化道出血。对于有症状的 Meckel 憩室溃疡尤其是伴有出血等并发症时，手术切除 Meckel 憩室是最有效的手段。

6. 无症状型溃疡病 无症状型溃疡病是指无上腹部疼痛等临床表现，因其他疾病做胃镜或 X 线钡餐检查时偶然发现，或当发生出血或穿孔等并发症时甚至于尸解时才被发现有溃疡的存在。其确切的发病率不详。无症状型溃疡在老年人明显多见，与服用 NSAID 有关，也可因合并感染、肺气肿、肝硬化等疾病掩盖溃疡病的表现。以十二指肠球溃疡为多，一般病灶长径在 1cm 以内。由于不能及早发现进行及时和有效的治疗，发生大出血和穿孔的风险明显增高，因此，其手术机会和病死率也相应升高。

7. 难治性溃疡 难治性溃疡是指 PPI 治疗后 8 周不愈合的十二指肠溃疡和 12 周不愈合的胃溃疡。确诊该病前，需注意患者的治疗是否充分，患者是否吸烟，患者是否使用 NSAID，是否存在胃酸分泌过高，是否存在慢性活动性胃炎或合并胃癌。此外，慢性应激和 / 或慢性全身疾病也会影响溃疡的愈合。

8. 小儿消化性溃疡 小儿消化性溃疡的诊断较成人困难得多，主要是症状不典型，X 线钡餐造影检出率低，胃镜检查不易被接受。不同年龄段的小儿的临床表现不同。临床特点包括反复的上腹或脐周痛，反复呕吐伴食欲减退及体重不增，不明原因呕血、便血或黑便，不明原因的贫血，有溃疡病家族史、有服用糖皮质激素或阿司匹林用药史等。

9. 老年消化性溃疡 老年消化性溃疡病是人群中的常见病及多发病。患者常缺乏典型的上腹痛症状，以溃疡病的并发症为首发症状而就诊。临床症状的缺乏与服用一些止痛药物相关，也与老年人感觉及反应迟钝有关。由于高位溃疡较多，部分患者的疼痛可放射到背部、肩部。溃疡发生的部位以胃溃疡居多，且有由胃的远端向近端移位的趋势。较中青年人而言，老年溃疡出血的发生率增高，而幽门梗阻的发生率无明显差异。上消化道穿孔是老年溃疡病的第二位并发症。

【治疗】

消化性溃疡一旦确诊后，要采取正确有效的治疗方法。包括内科药物治疗、外科治疗和并发症的治疗等。治疗目的在于：①缓解临床症状；②促进溃疡愈合；③防止溃疡复发；④减少并发症。

（一）药物治疗

1. 制酸药物 制酸药与胃内盐酸作用形成盐和水，使胃酸降低。种类繁多，有碳酸氢钠、碳酸钙、氧化镁、氢氧化铝、三硅酸镁等。其治疗作用在于：①结合和中和 H^+，从而减少 H^+ 向胃黏膜的反弥散，同时也可减少进入十二指肠的胃酸；②提高胃液的 pH，降低胃蛋白酶的活性。制酸药分为可溶性和不溶性两大类，碳酸氢钠属于可溶性，其他属于不溶性。前者起效快，但长期和大量应用时，不良反应较大。含钙、铋、铝的制酸剂可致便秘，镁制剂可致腹泻，常将两种或多种制酸药制成复合剂，以抵消其不良反应。目前制酸药物主要用来改善患者消化不良症状，并非治疗溃疡病的一线药物。

2. 抑酸药物 H_2RA 可以竞争性抑制组胺，抑制其促进胃酸分泌的作用，降低基础、夜间、进食后胃酸分泌。口服容易吸收，不会被食物影响，口服 1~3 小时后可达到峰浓度，且可透过血 - 脑屏障和胎盘。H_2RA 通过肾脏排出和肝脏代谢，因此，当肌酐清除率低于 50ml/min 时需要减量。透析不能清除 H_2RA，所以透析的患者不用调整其用量，除非伴有慢性肾病。H_2RA 易发生耐受，机制尚不明确。

PPI 主要发挥作用于胃酸分泌的最后一步，壁细胞分泌膜内质子泵驱动细胞 H^+ 与小管内 K^+ 交换，质子泵即 H^+-K^+-ATP 酶。PPI 药物需要胃酸的启动才能发挥对质子泵的抑制作用，但是该药物同时也是酸依赖化合物，要通过肠衣或者制酸药物防止被胃酸降解。口服肠衣保护的 PPI 需要 2~5 小时达到血液峰浓度。PPI 主要通过肝微粒体中代谢酶 CYP2C19 完成代谢，不同 PPI 与 CYP2C19 的结合力不同，兰索拉唑最强，泮托拉唑及雷贝拉唑较弱。所以雷贝拉唑受 CYP2C19 基因的影响小，而兰索拉唑明显受 CYP2C19 基因多态性的影响大。沃诺拉赞作为钾离子竞争性酸阻断剂，可以离子键的形式与 H^+-K^+-ATP 酶可逆性结合。其在酸环境中的稳定性优于 PPI，不需要制成肠溶制剂，能在胃分泌小管的酸性环境中持续抑制胃酸分泌。其半衰期最长可达 9 小时，且不受 CYP2C19 的影响。因为 CYP2C19 其具有遗传多样性，所以不同患者对于对质子泵抑制剂的治疗反应不同。PPI 很少发生耐受，且具有良好的安全性。但是，现有证据表明 PPI 也有极低的风险引起骨质疏松、骨折、低镁血症、胃息肉、肠感染等。此外，PPI 通过改变胃内 pH 可以影响少数药物的吸收。抗真菌感染时，最好换用酮康唑以外的其他药物。使用地高辛时，最好检测血药浓度。当前的共识认为，接受氯吡格雷＋阿司匹林治疗的患者应该服用 PPI 预防消化道出血，氯吡格雷主要通过肝微粒体 CYP450 代谢后才能发挥抑制血小板聚集的作用，CYP2C19 作为 CYP450 的同工酶对氯吡格雷生物的活性转化过程起决定性作用。PPI 在与氯吡格雷合用时，竞争 CYP2C19 结合位点，故而影响了氯吡格雷的活化，最终导致其对于血小板聚集的抑制作用下降。所以，在氯吡格雷与 PPI 类药物合用时，应尽可能选择对 CYP2C19 影响小的 PPI。

3. **黏膜保护剂**　胃黏膜保护剂可分为外源覆盖型胃黏膜保护剂和内源修复型胃黏膜，也可分为铋剂、铝剂、萜衍生物、抗氧自由基类和前列腺素类。具体药物包括胶体果胶铋、硫糖铝类、铝碳酸镁、依卡倍特钠、瑞巴帕特、米索前列醇等。黏膜保护剂种类繁多，需根据患者的个体差异，也可选择不同的黏膜保护剂。

硫糖铝是硫酸化蔗糖和铝盐组成的复杂化合物，当暴露于胃酸时，硫酸盐通过静电与损伤组织的带电蛋白结合。硫糖铝和 H_2RA 在治疗十二指肠溃疡时同样有效。由于其可溶性差，少于 5% 的硫糖铝会被吸收，大多数药物通过粪便排出。

铋剂可以与黏膜形成化合物，增加前列腺素合成，促进碳酸氢盐的分泌，从而起到保护黏膜的作用。铋剂不易被吸收，会通过粪便排出，由于肠道细菌将铋盐转换为铋剂硫化物，所以粪便呈现黑色，需要 3 个月或者更长时间才能排泄干净。铋剂虽然安全，但长期大量使用铋剂可能有潜在的神经毒性，尤其是对于慢性肾病患者。

米索前列醇是前列腺素 E_1 的类似物，被用于治疗非甾体抗炎药物引起的消化性溃疡。该药物可以加强黏膜的防御屏障，同时可以抑制胃酸分泌。服用 30 分钟后即可达到峰浓度，半衰期为 1.5 小时。主要不良反应是与剂量相关的腹泻，见于高达 30% 的使用者。此外，由于可以舒张子宫平滑肌，所以该药禁用于妊娠妇女。

（二）内镜治疗

内镜治疗主要用于消化性溃疡出血。2015 年日本胃肠病学会（Japanese Society of Gastroenterology, JSGE）发布的消化性溃疡循证临床实践指南修订版中：在初步止血和再出血方面，内镜治疗优于单纯药物治疗，可减少手术次数以及病死率；内镜下止血主要适用于活动性出血和溃疡面可见裸露血管的患者；对于出血风险高的患者，应再次行内镜检查明确止血是否成功；对于消化性溃疡出血内镜治疗后强烈推荐抑酸药物治疗。目前常用的胃镜下止血方式有局部喷洒去甲肾上腺素、局部注射肾上腺素及卡络磺钠、电凝灼烧止血、放置金属钛夹等。

（三）外科手术治疗

当出现内镜下止血失败、复发出血、严重穿孔、幽门或者十二指肠梗阻时，应及时外科手术治疗。

（四）*H.pylori* 相关溃疡的治疗

根除 *H.pylori* 不仅有助于治疗消化性溃疡，也对溃疡复发和并发症起预防作用。80%～90% 十二指肠溃疡患者伴有 *H.pylori* 感染，因此，消化性溃疡患者有必要检查是否伴有 *H.pylori* 感染。胃镜下确诊为十二指肠溃疡的患者，应活检进行 *H.pylori* 检查。2 周根除 *H.pylori* 治疗对于治愈十二指肠溃疡有效，不需要额外抑制胃酸分泌的治疗。单纯十二指肠溃疡患者，在根除 *H.pylori* 治疗后不推荐进行胃镜复查。可以通过呼气实验和粪便抗原检测来确定 *H.pylori* 是否根除。

《第五次全国幽门螺杆菌感染处理共识报告》指出，目前我国患者对克拉霉素、甲硝唑、左氧氟沙星耐药率呈上升趋势，而对阿莫西林、四环素、呋喃唑酮的耐药率仍很低。目前推荐铋剂四联（PPI＋铋剂＋2 种抗生素）作为主要的经验性根除 *H.pylori* 治疗方案，疗程推荐为 14 天。除含左氧氟沙星的方案不作为初次治疗方案外，根除方案不分一线、二线，应尽可能将疗效高的方案用于初次治疗。初次治疗失败后，再次根除时避免应用相同的抗生素，可在其余方案中选择一种方案进行补救治疗（表 3-4-4）。

表 3-4-4　推荐的幽门螺杆菌根除四联方案中抗生素组合、剂量和用法

方案	抗生素 1	抗生素 2
1	阿莫西林 1 000mg，2 次 / 天	克拉霉素 500mg，2 次 / 天
2	阿莫西林 1 000mg，2 次 / 天	左氧氟沙星 500mg，1 次 / 天或 200mg，2 次 / 天
3	阿莫西林 1 000mg，2 次 / 天	呋喃唑酮 100mg，2 次 / 天
4	四环素 500mg，3 次 / 天或 4 次 / 天	甲硝唑 400mg，3 次 / 天或 4 次 / 天
5	四环素 500mg，3 次 / 天或 4 次 / 天	呋喃唑酮 100mg，2 次 / 天
6	阿莫西林 1 000mg，2 次 / 天	甲硝唑 400mg，3 次 / 天或 4 次 / 天
7	阿莫西林 1 000mg，2 次 / 天	四环素 500mg，3 次 / 天或 4 次 / 天

（五）NSAID 相关溃疡（NSAID-related ulcer）的治疗

对于可以停止使用 NSAID 的患者，停药后使用 H_2RA 或者 PPI 进行治疗。对于必须长期服用 NSAID 的溃疡患者，PPI 比 H_2RA 和米索前列醇更加有效。Maastricht V 共识指出，NSAID 的使用可增加 H.pylori 患者溃疡病的风险，但 H.pylori 感染对服用低剂量阿司匹林患者发生消化性溃疡及出血的作用尚有争议。

（六）复发性溃疡的治疗

大多数消化性溃疡可以在 8 周抑酸治疗后治愈，但有一小部分患者还会在常规治疗后出现复发。症状持续或者加重提示可能存在溃疡复发，一部分患者无症状只是在内镜检查时发现溃疡复发。若患者的溃疡无法治愈应该思考以下问题：

1. 患者依从性。

2. 溃疡是否累及胰腺、肝脏或者其他器官？

3. 是否存在 H.pylori 感染？如果存在 H.pylori 感染，应该进行根除治疗。如果已经完成根除 H.pylori 治疗，应该进行检查确定 H.pylori 是否被清除。H.pylori 感染检查的错误结果也应该被考虑。

4. 患者是否仍在服用 NSAID？仔细询问患者病史，是否有隐匿用药情况。如果可能尽量停止使用 NSAID。

5. 患者是否吸烟？尽量劝患者戒烟。

6. 溃疡治疗持续时间是否足够？大溃疡较小溃疡需要更长的治疗时间。巨大溃疡不应该被考虑为复发，除非持续治疗 12 周后，溃疡依然存在。

7. 是否有证据表明存在胃酸高分泌的情况？胃肿瘤家族史、慢性腹泻、甲状腺功能亢进引起的高钙血症、十二指肠球后溃疡或者空肠近段溃疡均提示卓 - 艾综合征的存在。

8. 是否为消化性溃疡？消化性溃疡还需与胃癌、淋巴瘤、克罗恩病、结核病、巨细胞病毒感染等继发的上消化道溃疡相鉴别。

【预后】

消化性溃疡的复发与溃疡愈合质量有关。评价溃疡愈合质量主要通过内镜下成熟度、组织学成熟度和功能成熟度。普通内镜检查难以分辨其愈合质量，但应用色素内镜和超声内镜检查可鉴别。在色素内镜下，高愈合质量表现为平坦型，低愈合质量表现为结节型（图 3-4-6）。在超声内镜下，高愈合质量表现为黏膜肌层深部无低回声区，低愈合质量表现为黏膜肌层深部有低回声区。对于组织学成熟度，通过黏膜层厚度、上皮细胞 / 结缔组织比值、上皮细胞 / 腺体宽度比值、腺体密度与形态及新生血管数量等几个方面进行评价。若溃疡愈合处的愈合瘢痕较厚、黏膜腺体多、结构佳、血管网丰富、结缔组织少，为愈合质量高；反之，则溃疡愈合品质差（图 3-4-7）。对于功能性成熟度，通过测定黏膜的微循环状况、糖蛋白含量、黏液分泌情况、前列腺素水平、生长因子及其受体的表达情况等，评价溃疡愈合后的黏膜功能成熟度。目前溃疡愈合质量主要通过内镜下大体表面肉眼观察来评估，但有研究发现溃疡愈合后主要的区别在于上皮下层的愈合，溃疡愈合后常伴有该区域黏膜变薄、结缔组织增多、胃腺细胞退化、微血管减少，影响局部的氧气及营养供应，进而影响溃疡的愈合，所以溃疡愈合质量取决于上皮下层的愈合而不是愈合速度。另外，平坦型溃疡比非平坦型溃疡的复发率低。若溃疡愈合质量高，其溃疡边缘黏膜表皮生长因子、血管内皮生长因子表达量高。

有效的药物治疗溃疡愈合率可达 95%。消化性溃疡死亡患者中，老年人占了绝大多数，主要原因是大出血和急性穿孔，其病死率 <1%。对于发生消化性溃疡大出血的患者，老龄、合并其他疾病、男性、严重贫血和吸烟将使病死率升高。有研究发现，对于消化性溃疡出血后由于心血管疾病等原因仍需服用抗凝药物的患者，消化性溃疡再出血风险增

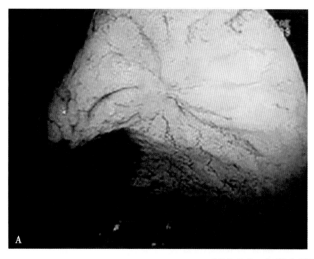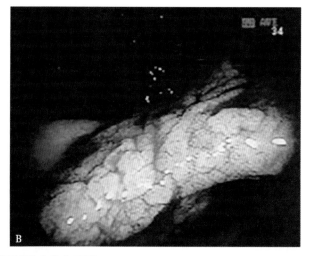

图 3-4-6　色素内镜下不同溃疡愈合品质

A. 高愈合品质,色素内镜下示平坦型; B. 低愈合品质,色素内镜下示结节型

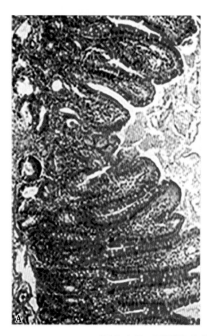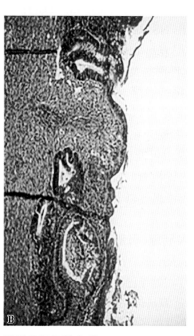

图 3-4-7　不同溃疡愈合质量的组织学表现

A. 高愈合品质:溃疡瘢痕厚,黏膜腺体少、结构佳,腺体间结缔组织少; B. 低愈合品质:溃疡瘢痕薄且结构紊乱,腺体间大量结缔组织

高 2 倍多,死亡或者发生急性心血管疾病的患者风险增高 5 倍多。另外,氯吡格雷被广泛用于预防和治疗卒中和心肌梗死,有研究发现氯吡格雷会抑制溃疡愈合过程中血管的生成。所以,临床医师应该全面谨慎地评估患者病情,给出合理建议使用抗凝、抗血小板药物。此外,对患者进行疾病认知教育,让患者充分认识消化性溃疡,可以有效提高疾病的治愈率,降低复发率。

10%～20% 消化性溃疡病患者会出现并发症。其中,2%～14% 的患者会发生溃疡穿孔,消化性溃疡穿孔有着高发病率和病死率,穿孔患者的终生患病率为 5%。消化性溃疡穿孔的病死率为 1.3%～20.0%,其 30 天和 90 天病死率分别为 20% 和 30%。消化性溃疡出血也是患者住院治疗的常见原因,其 30 天病死率为 11%。一项来自韩国的研究对胃溃疡患者进行内镜随访后发现,2.5% 的患者仅活检标本提示存在癌变,而 1.5% 的患者内镜下发现恶性溃疡且活检后证实存在异型增生。

【预防】

对合并 *H.pylori* 感染者,应行根除治疗。对不能停用 NSAID 和阿司匹林药物者，长期使用 PPI 预防溃疡复发的效果显著优于 H₂RA。从药理机制上讲，选择性 COX-2 抑制剂可避免 NSAID 和阿司匹林对 COX 非选择性抑制，减少消化道黏膜损伤的发生，但研究表明仍有 1%～3% 高危人群使用选择性 COX-2 抑制剂发生溃疡，因此，对此类患者仍建议同时使用 PPI 维持治疗。

文化程度较低、饮食不规律、吸烟、饮酒、使用非甾体抗炎药、合并抑郁症等的老年患者消化性溃疡的发生率较高。关于老年人消化性溃疡的预防，应做到以下几点：①应对老年人进行相关知识的宣传教育，使了解病因及诱发因素，了解该病的主要临床表现及并发症等；②对于有烟酒等不良嗜好的老年患者，应积极说明其对健康的危害，劝导戒烟、限酒；③加强饮食指导：使患者了解饮食不规律对胃肠黏膜的损伤，指导少食辛辣、酸冷等刺激性食物，避免暴饮暴食；④指导用药：尽量避免使用非甾体抗炎药物，如需使用，则应选择不良反应较轻微的 COX-2 特异抑制剂，并同时给予胃黏膜保护剂，且于餐后服用；⑤防治 *H.pylori* 感染：使患者了解 *H.pylori* 传播途径，养成良好的卫生习惯，在根治 *H.pylori* 感染的治疗中，选用抗菌药物与制酸剂联合应用，遵医嘱坚持疗程，及时随诊，以防复发。

（丁士刚　陈　平）

推 荐 阅 读

[1] FELDMAN M, FRIEDMAN L S, BRANDT L J. Sleisenger and Fordtran's gastrointestinal and liver disease[M]. 10th ed. Philadelphia: Saunders Elsevier, 2016.

[2] EL-OMAR E M. Mechanisms of increased acid secretion after eradication of *Helicobacter pylori* infection[J]. Gut, 2006, 55（2）: 144-146.

[3] 林果为, 王吉耀, 葛均波. 实用内科学 [M]. 15 版. 北京: 人民卫生出版社, 2017.

[4] 中华医学会消化病学分会幽门螺杆菌和消化性溃疡学组, 全国幽门螺杆菌研究协作组, 刘文忠, 等. 第五次全国幽门螺杆菌感染处理共识报告 [J]. 中华消化杂志, 2017, 37（6）: 364-378.

[5] LAURSEN S B. Treatment and prognosis in peptic ulcer bleeding[J]. Dan Med J, 2014, 61（2）: B4797.

[6] LEE Y B, HAN J, CHO J H, et al. Clinical outcomes of endoscopic surveillance for gastric ulcers in populations with a high prevalence of gastric cancer[J]. Turk J Gastroenterol, 2016, 27（5）: 421-427.

第二节　特殊类型的消化性溃疡

一、幽门管溃疡

解剖学上通常把中间沟与幽门之间的腔内通道称为幽门管，相当于幽门括约肌环绕所形成的长 2～4cm 的管状通道，位于胃远端，与十二指肠交界，在组织学上幽门管近端的边缘是胃黏膜，远端是十二指肠黏膜，发生在此处的溃疡称为幽门管溃疡，由于内镜下检查幽门管并不呈管状，故又称幽门前区溃疡。幽门管溃疡并不少见，发生率可达溃疡病的 8%～10%，男性多于女性，以青壮年多见。

【临床表现】

由于幽门管位置的特殊性，幽门管溃疡的临床表现与其他位置的胃溃疡不尽相同。主要特点为：①幽门管溃疡上腹痛的节律性不明显：幽门管溃疡缺乏溃疡病典型的周期性和节律性疼痛，既可表现为进食后疼痛，也可出现饥饿痛，部分患者可没有症状。②幽门管溃疡并发症多见：由于幽门管连接胃窦和十二指肠球部，当出现溃疡或糜烂等病变时，容易引起幽门水肿、痉挛及幽门管变形，甚至瘢痕形成，导致幽门狭窄，造成完全或不完全梗阻，引起胃潴留及刺激性呕吐等症状。幽门管溃疡出血风险高且有反复发作倾向，可能与幽门括约肌反复收缩、止血效果不佳、溃疡不易愈合有关。部分研究报道，幽门管溃疡呕血、黑便发生率高达 50%。③疗效差，易复发：由于幽门管直径较小，又是食物的必经之路，且胆汁的反流也常累及幽门部，故幽门管溃疡对抑酸治疗的疗效相对差且容易复发。

【内镜下表现】

幽门管溃疡多发生在幽门小弯侧，其次是大弯侧及前壁，后壁少见。大多呈圆形或椭圆形小溃疡，多为浅凹状、表面有苔，单发多见，少数为 2～3 个溃疡，溃疡周围黏膜常有充血、水肿、糜烂、出血表现。由于幽门口变形和移位，使幽门瓣失去了阀门作用，加之幽门括约肌收缩功能障碍，胆汁反流发生率高。部分患者内镜下可观察到幽门变形、瘢痕形成及胃潴留表现（图 3-4-8）。

【诊断】

幽门管溃疡无特异性临床表现，对于出现反复消化道出血、呕吐的上腹部慢性疼痛患者，需考虑该病可能。幽门管溃疡的诊断依赖于消化道影像学检查及内镜检查。由于幽门括约肌频繁收缩，幽门

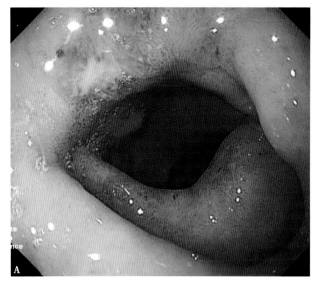

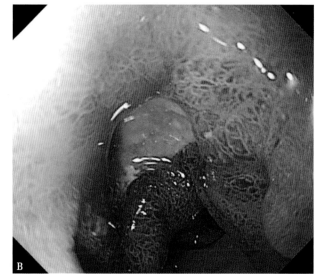

图 3-4-8　幽门管溃疡

管形态易变,钡剂难以附着在溃疡表面。其次,幽门管溃疡易于与十二指肠溃疡混淆,故 X 线钡餐检查难以确定部位,易漏诊。目前认为内镜检查是确诊本病最有价值的手段,胃镜下可直接观察到溃疡的位置,溃疡面的大小、形态,幽门有无梗阻、水肿等情况。内镜下常见幽门管管腔形态异常,伴有胃窦或十二指肠球部畸形时易漏诊或误诊,检查时应适量注气注水使管腔充分扩张,待蠕动度消失后再仔细观察充血、水肿、变形或有粗大皱襞的黏膜,以发现隐藏在其中的溃疡。此外,部分幽门管溃疡患者胃窦部持续性收缩或变形,进而狭窄形成小孔,内镜下像"幽门",其远端幽门管易被看作"十二指肠",被称作"假幽门",这种情况易把幽门管的溃疡误认为"十二指肠溃疡",造成误诊。

幽门管溃疡需与幽门管癌相鉴别。内镜发现幽门附近溃疡无论其大小、深浅、形态规则与否,均应常规行活检,组织病理学检查可提供确诊依据。

【治疗】

幽门管溃疡的治疗原则与消化性溃疡相似。治疗措施如下:①抑酸、保护胃黏膜治疗:可应用质子泵抑制剂及胃黏膜保护剂治疗,当患者伴发胃食管反流、胆汁反流时可加用胃促动力药;②根治幽门螺杆菌(Helicobacter pylori, H.pylori):幽门管溃疡患者 H.pylori 感染率高,部分研究发现幽门管溃疡合并 H.pylori 感染率高达 90%,对于 H.pylori 阳性患者必须行 H.pylori 根除治疗;③积极处理并发症:对出现幽门梗阻的患者,如果是局部炎症、水肿、幽门痉挛所致,经过积极内科治疗,局部炎症水肿缓

解,梗阻可逐渐解除。对于已经形成瘢痕、幽门口变形狭窄的患者,则需要内镜或外科干预。此外,对于内科治疗失败,临床症状顽固或出现严重并发症,如大出血、瘢痕性幽门梗阻、癌变的患者,也应考虑手术治疗。

二、十二指肠球后溃疡

十二指肠球部黏膜皱襞与长轴平行,球部以后,黏膜皱襞变成环行,发生在环行皱襞移行处及远端的溃疡,称为十二指肠球后溃疡。大多数十二指肠球后溃疡发生在十二指肠乳头近端的后内侧壁,占消化性溃疡的 5%～10%,是消化性溃疡中比较少见的一种类型。

【临床表现】

本病主要见于男性,中青年多见,可能与雄激素水平、不良饮食习惯、工作生活压力及生活方式等有关。症状类似十二指肠球溃疡,但疼痛多数较剧烈,表现为顽固性疼痛,可向肩部、背部等部位放射,尤以夜间疼痛明显,缓解期时间短,并伴有呕吐、嗳气、反酸等症状。

十二指肠球后溃疡出现大出血、梗阻或穿孔等并发症风险较高。可能原因如下:①由于十二指肠血供来源于胰十二指肠上动脉,血管大而径路短,易致大出血,球后溃疡出血发生率可高达 40%～70%,为球部溃疡的 2～4 倍,同时溃疡面不断受酸性食糜刺激,不易凝成血痂,容易反复出血,出血难止,需要内镜下治疗,甚至外科急诊手术处理;②由于十二指肠肠壁薄弱,易累及周围组织,形成炎症瘘

挛、瘢痕组织收缩而造成不全梗阻，导致反复呕吐及胃潴留的表现；③十二指肠管壁薄，球后溃疡易发生穿孔，常因粘连而形成慢性穿孔，穿孔可向胰头或后壁破溃，造成复杂症状。

1/3～1/2 的患者可合并球部溃疡。少数溃疡影响到十二指肠乳头、胆总管等，可引起梗阻性黄疸表现。也可累及门静脉引起门静脉狭窄，造成门静脉高压。球后溃疡治疗疗程长，且内科治疗效果差，常常需要手术等干预措施。

【内镜下表现】

十二指肠球后溃疡的内镜特点如下：①球后溃疡绝大部分发生在降段，乳头以上部位；②特点为多发性溃疡，浅小溃疡，而单发性溃疡大且深，愈合慢，可合并球部溃疡；③由于单发溃疡具有大且深的特点，溃疡周围肠黏膜明显充血水肿，可导致梗阻或不完全梗阻，镜下可见到食物残留或肠腔变形狭窄，影响镜身通过；④由于十二指肠血供来源于胰十二指肠上动脉，血管大而径路短，易致大出血，出血量大和反复多次出血是球后溃疡的重要特点。

【诊断】

十二指肠球后溃疡的诊断依赖于消化道影像学检查及内镜检查。由于球后部弯曲，可被球部或胃窦壁遮挡，且局部常有痉挛、激惹，钡剂通过十分迅速，造成钡剂不能理想充盈。所以 X 线钡餐检查效果受到限制，易漏诊。典型 X 线钡餐检查可呈现龛影，由于球后部 X 线检查方法上的限制或溃疡浅小，有时不易发现，龛影周围有黏膜集中现象，但不像胃溃疡明显。常伴有局部肠管痉挛，偏心性狭窄，狭窄段激惹现象较明显。

内镜检查可直视溃疡，必要时可以取活检行病理检查除外其他疾病，同时可以行内镜下止血等操作达到治疗效果。由于解剖位置的影响，胃镜也可造成漏诊，检查时应注意以下方面：①加强对球后溃疡的认识，注意十二指肠降部的观察。特别是对具有典型球部溃疡症状且上腹疼痛顽固剧烈者或球部溃疡经治疗已愈合而症状不减者。球后溃疡常合并球后水肿、痉挛，使管腔狭窄，造成插镜困难而漏诊。②对于球部有变形、黏膜水肿而未发现病灶者，应耐心操作，球后水肿梗阻者往往病灶就在球后，应仔细观察。

X 线钡餐检查与胃镜均可漏诊，两者联合应用能提高球后溃疡的诊断率。十二指肠球后溃疡应与十二指肠恶性肿瘤相鉴别。十二指肠恶性肿瘤亦好发于球部及降部，约占十二指肠全部肿瘤的

90%，以腺癌为主。X 线造影主要表现为息肉样充盈缺损、肿瘤溃疡形成的龛影、环形狭窄及肠壁僵硬，内镜下可见溃疡底污秽，周边堤样隆起，内镜下活检病理检查可协助诊断。十二指肠球后溃疡还应与十二指肠良性肿瘤、克罗恩病、肠结核等相鉴别。发现球后溃疡，要进行相应检查，除外胃泌素瘤。

【治疗】

十二指肠球后溃疡的治疗同十二指肠溃疡。通常药物治疗可使溃疡愈合。当出现大出血、梗阻、穿孔等并发症时，单纯药物治疗效果并不理想时，则需要外科手术治疗。随着内镜技术的广泛应用和不断创新，内镜下治疗出血在临床上得到广泛认可，通过钛夹钳夹对出血部位止血，见效快，可以防止组织黏膜的凝固、坏死，药物联合内镜下金属钛夹治疗十二指肠球后溃疡出血，是一种创伤低、止血效果明显、并发症少的治疗方法。

三、老年消化性溃疡

老年消化性溃疡（peptic ulcer in the elderly）是指年龄≥60 岁的老年人患有胃溃疡或十二指肠溃疡，抑或同时患有两种溃疡。随着人口老龄化的到来，老年消化性溃疡的发病率有逐年升高趋势，但由于老年人自身独特的生理特点，其临床症状并不明显，所以临床上容易漏诊或误诊。

老年消化性溃疡病因尚未完全明确，一般认为是多种因素作用的结果。H.pylori 感染和非甾体类抗炎药的长期应用是老年消化性溃疡的主要病因。老年消化性溃疡患者 H.pylori 感染率明显高于中青年患者，提示 H.pylori 感染在老年消化性溃疡中的重要作用。非甾体类抗炎药主要通过抑制前列腺素合成，削弱胃黏膜保护作用，已经成为消化性溃疡的主要发病原因之一，并且非甾体类抗炎药使溃疡出血、穿孔等并发症发生的危险性增加。此外，老年患者胃黏膜防御能力减弱、黏膜血运差、合并多种慢病及精神心理因素也是造成老年消化性溃疡的原因。

【临床表现】

老年消化性溃疡病的症状不典型，与中青年相比，老年消化性溃疡患者腹痛尤其是节律性腹痛的发生率低，以非节律性腹痛为主，伴反酸嗳气、食欲缺乏、头晕乏力、体重减轻等非特异性症状。此外，随着老年人全身器官的退行性改变，其对疼痛刺激的敏感度下降，老年消化性溃疡无症状患者增多，可达老年消化性溃疡患者的1/4。

老年消化性溃疡以胃溃疡为主,复合性溃疡的发生率高于中青年患者。高位溃疡和巨大溃疡在老年人较常见。随着年龄增长,*H.pylori* 向胃体移行,胃体 *H.pylori* 检出率明显增加且幽门腺区黏膜因假幽门腺化生和 / 或肠化生而扩大,使其与胃体的泌酸腺区的交界线上移,导致老年患者高位溃疡发生率增加,患者可伴有胸痛、胸闷、胸部压迫感等症状,容易误诊为冠心病。此外,随着年龄的增长,胃黏膜发生萎缩,黏膜上皮更新率降低,从而导致抗溃疡愈合能力下降。同时,老年患者胃蠕动功能减退,容易造成食物淤积,刺激幽门管,导致胃泌素分泌增加,故巨大溃疡较为常见。

老年消化性溃疡的并发症多,病死率高。上消化道出血是老年消化性溃疡最常见的并发症,可达 43%,由于溃疡常常为无痛性溃疡,上消化道出血可成为首发表现。老年消化性溃疡患者出血量相对大,病程持续时间长,易反复出血,病死率高。其次是消化道穿孔,随着年龄增长,消化道穿孔发生率逐渐升高,老年患者穿孔发生率是青年人的 10 倍。老年患者穿孔时症状较轻,体征不明显,容易延误诊治。研究显示,年龄 >60 岁是消化性溃疡穿孔术后远期病死率的独立危险因素。老年患者溃疡癌变率也显著增加,可达 5.36%,认为与胃黏膜上皮反复破坏,导致异型增生向癌细胞转化相关,因此对老年胃溃疡患者应定期随访(图 3-4-9)。

【诊断】

老年消化性溃疡具有其自身特点,临床表现多不典型,上腹痛尤其是规律痛较少见,在诊断中不能过于依赖症状和主诉,而应该以胃镜检查等客观指标为主。对疑似消化性溃疡并可耐受内镜检查的患者,应及时行胃镜检查,在检查时除了观察胃窦、胃角等溃疡的常见部位外,对胃体及以上部位也要仔细检查,并行活检组织病理学检查,减少漏诊、误诊的发生。

【治疗】

对无严重并发症的老年消化性溃疡患者宜采用内科治疗,以缓解症状、促进愈合、预防复发、防止并发症为目的。应用抑酸药维持治疗以预防溃疡复发尚存在较多争议,但老年人胃黏膜细胞代谢更新速度下降,黏膜血液灌注不足,上皮修复功能差,且常常服用非甾体类抗炎药等损伤消化道黏膜的药物,至少一半的老年消化性溃疡患者在停药后复发。因此,对于老年患者,尤其是有长期溃疡病史、服用非甾体类抗炎药的患者,溃疡愈合后的维持治疗有助于减少溃疡的复发及并发症的发生。其次,*H.pylori* 感染是老年消化性溃疡发生和复发的主要原因,治疗消化性溃疡需注意根除 *H.pylori*。对并发大出血、穿孔、幽门梗阻、癌变的患者,在患者身体状况允许的条件下,给予外科手术治疗。治疗过程中,应兼顾治疗并发症及伴随疾病,全面评估患者病情及预后。

(薛　倩　王晶桐　王兴鹏)

推荐阅读

[1] FERZOCO S J, SOYBEL D I. Gastric outlet obstruction, perforation and other complications of gastroduodenal ulcer[M]// WOLFE H M. Therapy of Digestive Disorders. 2nd ed. New Delhi: Elsevier, 2007: 357-375.

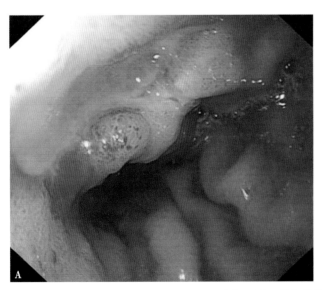
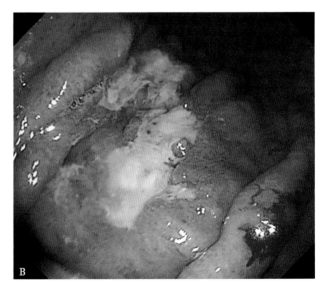

图 3-4-9　老年消化性溃疡(胃体溃疡)

[2] GISBERT J P, CALVET X, COSME A, et al. Long-term follow-up of 1,000 patients cured of Helicobacter pylori infection following an episode of peptic ulcer bleeding[J]. Am J Gastroenterol, 2012, 107(8): 1197-1204.

[3] LEE Y Y, NORIDAH N, SYED H S, et al. Absence of *Helicobacter pylori* is not protective against peptic ulcer bleeding in elderly on offending agents: lessons from an exceptionally low prevalence population[J]. Peer J, 2014, 2: e257.

[4] MIRANDE M D, MIRANDE R A. Management of a post-bulbar duodenal ulcer and stricture causing gastric outlet obstruction: a case report[J]. Ann Med Surg(Lond), 2018, 29: 10-13.

[5] SU Y H, YEH C C, LEE C Y, et al. Acute surgical treatment of perforated peptic ulcer in the elderly patients[J]. Hepatogastroenterology, 2010, 57(104): 1608-1613.

[6] APPASANI S, KOCHHAR S, NAGI B, et al. Benign gastric outlet obstruction--spectrum and management[J]. Trop Gastroenterol, 2011, 32(4): 259-266.

[7] CHIBA T. Treatment for peptic ulcer disease in the elderly patients--from new guideline for treatment of gastric ulcer based on EBM[J]. Nihon Ronen Igakkai Zasshi, 2004, 41(5): 489-491.

[8] ZULLO A, HASSAN C, CAMPO S M, et al. Bleeding peptic ulcer in the elderly: risk factors and prevention strategies[J]. Drugs Aging, 2007, 24(10): 815-828.

[9] MIZOKAMI Y, IWAMOTO J. Epidemiology of peptic ulcer in the elderly[J]. Nihon Rinsho, 2010, 68(11): 1973-1977.

第三节 应激性溃疡

应激性溃疡(stress ulcer, SU)是指机体在各类严重创伤、危重疾病或严重心理疾病等应激状态下，发生的急性胃肠道黏膜糜烂、溃疡等病变，严重者可并发消化道出血、甚至穿孔，可使原有疾病的程度加重及恶化，增加病死率。因而，预防 SU 是救治危重症患者不可忽视的环节。SU 在内镜下可表现为急性胃黏膜病变、急性糜烂性胃炎、急性出血性胃炎、消化道溃疡等。重症监护病房(intensive care unit, ICU)中的危重症患者在发病后的 24 小时内即可发生应激相关的胃肠道黏膜损伤，发病后的 1～3 天内胃镜检查发现 75%～100% 的危重症患者出现胃黏膜损伤，SU 并发出血的发生率为 1%～17%，平均为 8%，SU 并发穿孔的发生率约为 1%，但出血、穿孔

一旦发生，病死率将明显升高，可达 50%～80%，为 ICU 患者常见死亡原因之一。

【病因与发病机制】

(一)应激源和危险因素

1. 诱发 SU 的基础疾病称为应激源，以下为最常见的应激源。

(1)严重颅脑、颈脊髓外伤(又称 Cushing 溃疡)。

(2)严重烧伤，烧伤面积 > 30%(又称 Curling 溃疡)。

(3)严重创伤、多发伤。

(4)各种困难、复杂的手术。

(5)脓毒症。

(6)多脏器功能障碍综合征(multiple organ dysfunction syndrome, MODS)。

(7)休克；心、肺、脑复苏后。

(8)严重心理应激，如精神创伤等。

(9)心脑血管意外等，脑出血量大，出血部位在脑室、丘脑或脑干，收缩压高者发生 SU 的风险更高。

2. 在上述应激源存在的情况下，以下危险因素会增加 SU 并发出血的风险。

(1)机械通气超过 48 小时或接受体外生命支持。

(2)凝血机制障碍或使用抗凝或抗血小板药。

(3)原有消化道溃疡或出血病史。

(4)大剂量使用糖皮质激素或合并使用非甾体类抗炎药。

(5)急性肾衰竭或肾脏替代治疗。

(6)急性肝功能衰竭或慢性肝病。

(7)急性呼吸窘迫综合征(acute respiratory distress syndrome, ARDS)。

(8)器官移植等。

(9)存在 3 种及以上危险因素者出血风险更高。

其中，机械通气超过 48 小时和凝血机制障碍是最重要的两个独立危险因素。

(二)发病机制

在原发病早期发生的应激性溃疡，常位于胃的近端(胃底、胃体部)，而在原发病的后期，应激性溃疡常位于胃的远端和十二指肠。尚不清楚两者的病理生理机制是否有区别，但目前认为胃黏膜防御功能降低与胃黏膜损伤因子作用相对增强是 SU 发病的主要机制。

1. **胃黏膜防御功能降低**

(1)胃黏膜缺血、缺氧：胃黏膜血流量是黏膜防御的重要机制，可为黏膜提供氧、营养物质及胃肠肽类激素等以维持其正常功能，还可及时清除代谢

产物和反向弥散至黏膜内的氢离子（H^+），以维持局部微环境的相对稳定。在应激状态下，胃黏膜局部发生微循环障碍，胃黏膜缺血、缺氧致使上皮细胞不能产生足够的碳酸氢盐和黏液，反流入黏膜内的H^+总量不断增加，由于黏膜血流量减少，不能将其带走，使黏膜内 pH 显著下降，从而导致 SU 的形成。

（2）碳酸氢盐和黏液的屏障功能障碍：正常情况下，胃黏膜表面上皮细胞分泌的黏液和碳酸氢盐形成一层保护膜，对胃黏膜屏障起着重要的保护作用。在应激状态下，机体处于高代谢状态，其分解代谢明显高于合成代谢，特别是低蛋白血症时，胃黏膜的表面上皮细胞不能获得足够的营养物质，导致黏膜损伤后难以修复，且较长时间的禁食状态使黏膜结构出现萎缩性改变，也削弱了黏膜的屏障功能。

（3）前列腺素（prostaglandin，PG）分泌减少：正常胃黏膜上存在着大量的 PG，具有抑制胃酸 - 胃蛋白酶原分泌、调节碳酸氢盐和黏液分泌和增加胃黏膜血流量等作用。在应激状态下，PG 分泌量明显减少，这促进了 SU 的发生及发展。

2. 胃黏膜损伤因子作用相对增强

（1）胃酸的存在：是 SU 发生的必要条件。在胃黏膜血流灌注良好的情况下，反向弥散至黏膜内的H^+可被碳酸氢盐中和，从而防止H^+对细胞造成损害。危重症患者在应激状态下，胃肠血流量减少，黏液层及蛋白合成量减少，碳酸氢盐和 PG 的分泌量减少，胃黏膜屏障遭到破坏，胃腔内的H^+顺浓度梯度差进入黏膜。

（2）胆盐的作用：除阿司匹林和酒精以外，胆盐也是造成胃黏膜损害的常见物质。胆盐可降低胃黏膜的电位差，增加胃黏膜的通透性，对黏膜上皮细胞膜的脂质有溶解作用。SU 发生时出现胆汁反流可能有以下原因：①肝脏在应激过程中胆汁分泌量增加；②应激过程中由于神经内分泌系统紊乱，造成各种激素的异常分泌；③幽门括约肌松弛。

（3）胃黏膜内脂质过氧化物含量的升高和氧自由基产生量的增加：当机体遭遇严重应激事件时，氧自由基生成增加和清除减弱，导致胃黏膜内氧自由基的大量产生，还原型谷胱甘肽水平明显下降，而脂质过氧化反应增强，对黏膜造成损害。

3. 神经内分泌失调　下丘脑、室旁核和边缘系统是应对应激的整合中枢，神经中枢及神经肽主要通过自主神经系统及垂体 - 肾上腺素轴作用于胃肠道，引起胃肠道病理生理改变，从而导致 SU 的发生。应激状态下，中枢促甲状腺激素释放激素（thyrotropin

releasing hormone，TRH）释放量增加，促进胃酸与胃蛋白酶分泌，增强了胃平滑肌的收缩能力，进而参与了 SU 的发生。5- 羟色胺、儿茶酚胺等中枢介质也可能参与并介导了 SU 的发生。近期研究认为，心理应激诱导的糖皮质激素释放在 SU 的发病过程中也起一定作用。

【临床表现】

应激性溃疡的临床表现特点如下：

1. 原发病的程度越重，并发症越多，SU 的发生率也越高，病情越加凶险，病死率越高。

2. 患者常无明显的前驱症状（如上腹痛、反酸等），主要临床表现为上消化道出血（呕血或黑粪）与失血性休克的症状。对无显性出血的患者，若出现胃液或粪便潜血试验阳性、不明原因血红蛋白浓度降低≥20g/L，应考虑有 SU 伴出血的可能。

3. SU 发生穿孔时，可出现急腹症的症状与体征。

4. SU 的发生大多集中在原发疾病发生的 3～5 天内，少数可发生在 2 周左右。

【辅助检查】

（一）实验室检查

常用项目包括胃液、呕吐物或粪便隐血试验、外周血 RBC 计数、Hb 浓度、红细胞比容等。

（二）内镜检查

内镜检查是确诊应激性溃疡的主要方法。其内镜下特征包括：

1. 病变以胃底、胃体部最多，也可见于胃窦、食管、十二指肠及空肠。

2. 病变形态以多发性糜烂、溃疡为主，前者表现为多发性出血点、出血斑或斑片状血痂，溃疡深度可至黏膜下层、固有肌层，甚至达浆膜层。

【诊断】

有应激源相关病史及相关危险因素、在原发病后 2 周内出现上消化道出血症状、体征及实验室检查异常，即可拟诊 SU；如内镜检查发现糜烂、溃疡等病变存在，即可确诊 SU。

【治疗】

一旦发现呕血或黑便等消化道出血症状及体征，提示 SU 已发生，此时除继续治疗原发病外，还必须立即采取各种止血措施治疗 SU。

1. 立即补液，维持正常的血液循环；必要时输血。

2. 迅速提高胃内 pH，使之≥6，以促进血小板聚集和防止血栓溶解，创造胃内止血必要的条件。可选用质子泵抑制剂（proton-pump inhibitor，PPI）或 H_2 受体拮抗剂（histamine-2 receptor antagonist，H_2RA）

抑酸治疗，但首选 PPI 针剂，建议大剂量 PPI。

3. 对合并有凝血机制障碍的患者，可输注血小板悬液、凝血酶原复合物等，以及其他纠正凝血机制障碍的药物。

4. 药物治疗后，仍不能控制病情者，若条件许可，应立即进行紧急内镜检查，以明确诊断，并进行内镜下止血治疗。

5. 经药物、内镜治疗、放射介入等治疗措施仍不能有效止血者，在条件许可的情况下，可考虑外科手术治疗。

6. 在出血停止后，应继续使用抗溃疡药物，直至溃疡愈合。推荐使用 PPI，疗程为 4～6 周。

【预防】

应激性溃疡诊疗关键在于预防应激性溃疡相关出血等并发症，应对合并有危险因素的危重症患者进行重点预防。

（一）应激性溃疡预防（stress ulcer prophylaxis，SUP）的策略和措施

1. **积极处理基础疾病和危险因素，消除应激源** 抗感染、抗休克，纠正低蛋白血症、电解质和酸碱平衡紊乱，防治颅内高压，保护心、脑、肾等重要器官功能。对原有溃疡病史者，在非急诊重大手术前可进行胃镜检查，以明确是否合并溃疡。

2. **加强胃肠道监护** 可插入胃管，定期定时监测胃液 pH，必要时进行 24 小时胃内 pH 监测，并定期监测血红蛋白水平及粪便隐血试验。

3. **肠内营养** 数项观察性临床研究发现，早期肠内营养对于危重症患者不仅具有营养支持作用，持续的食物刺激有助于维持胃肠黏膜的完整性、增强黏膜屏障功能；可能对预防 SU 有重要作用，因此，当患者病情许可时，应尽快恢复肠内营养。

（二）SUP 的药物使用指征

1. 对于危重症患者，具有以下一项高危情况者应使用预防药物：

（1）机械通气超过 48 小时或接受体外生命支持。

（2）凝血机制障碍［国际标准化比值（INR）>1.5，血小板 $<50×10^9/L$ 或部分凝血酶原时间 > 正常值 2 倍］或服用抗凝或抗血小板药物。

（3）原有消化道溃疡或出血病史。

（4）严重颅脑、颈脊髓外伤。

（5）严重烧伤（烧伤面积 >30%）。

（6）严重创伤、多发伤。

（7）各种困难、复杂的手术。

（8）急性肾衰竭或接受肾脏替代治疗。

（9）慢性肝脏疾病或急性肝功能衰竭。

（10）ARDS。

（11）休克或持续低血压。

（12）脓毒症。

（13）心脑血管意外。

（14）严重心理应激，如精神创伤等。

2. 若同时具有以下任意两项危险因素时也应考虑使用预防药物：

（1）ICU 住院时间 >1 周。

（2）粪便隐血持续时间 >3 天。

（3）大剂量使用糖皮质激素（剂量 > 氢化可的松 250mg/d）。

（4）合并使用非甾体类抗炎药。

（三）SUP 药物的选择

临床常用的预防 SU 的药物包括：PPI、H$_2$RA、胃黏膜保护剂、抗酸药等。

1. **抑酸药** SU 发病早期胃酸及胃蛋白酶原等分泌增加，抑制胃酸并提高胃内 pH 对预防 SU 具有重要作用，运用抑酸药预防 SU 后消化道出血率明显下降。抑酸药主要包括 PPI 和 H$_2$RA，PPI 比 H$_2$RA 更能持续稳定的升高胃内 pH，降低 SU 相关出血风险的效果明显优于 H$_2$RA。因此，PPI 是预防 SU 的首选药物，推荐在原发病发生后以标准剂量 PPI 静脉滴注，12 小时 1 次，至少连续 3 天。

2. **胃黏膜保护剂** 可增加胃黏膜的防御功能，但是不能中和胃酸和提高胃内 pH。其降低 SU 相关出血风险的效果可能不及 PPI。但一项纳入 21 项随机对照研究的荟萃分析显示，与 H$_2$RA 相比，硫糖铝能够明显降低 ICU 患者发生获得性肺炎的风险，并且对出血和死亡风险的影响无明显差异。

3. **抗酸药** 氢氧化铝、铝碳酸镁、5% 碳酸氢钠溶液等，可从胃管内注入，使胃内 pH 升高，但其降低 SU 相关出血风险的效果不及 PPI 和 H$_2$RA 针剂。

4. **药物的成本效益比** 基于成本效益的决策分析显示，与 PPI 相比，ICU 患者使用 H$_2$RA 预防应激性溃疡可能降低患者的整体诊疗费用，但研究的结果受统计模型及 SU 出血率等因素的影响较大。

（四）SUP 药物停药指征

当患者病情稳定可耐受肠内营养或已进食、临床症状开始好转或转入普通病房后应将静脉用药改为口服用药并逐渐停药，以尽量减少 SUP 不良反应。一项纳入 889 名肠内营养患者的荟萃分析显示，对于已经耐受肠内营养的患者继续使用药物预防应激性溃疡并不能降低出血和总体病死率，且可能会增加感染医院获得性肺炎的风险。

（五）SUP 药物不良反应

SUP 药物是否会增加机会性感染的发生率，目前并无明确结论。有研究证据表明，PPI 等 SUP 药物可能会增加危重患者出现医院获得性肺炎和艰难梭菌感染等不良事件的风险，但发生机会性感染者多为同时接受长期抗生素治疗或合并免疫力低下的患者。近期也有研究认为，SUP 药物并不会增加危重患者发生医院获得性感染的风险。

因此，SUP 药物使用应严格把握用药和停药指征。用药应限于有高危因素的危重患者，对无指征患者应避免使用 SUP 药物；一旦危重症患者病情好转或进食，应及时停用 SUP 药物；严格按照药品说明书选择具有应激性溃疡适应证的药物。实际运用时，临床医师应综合考虑患者出血与不良事件的风险，避免 PPI 等 SUP 药物的过度使用。

（六）SUP 药物的规范化使用

国际多中心调查显示，超过 30% 的 ICU 没有明确的 SUP 用药规范，高达 19%~80% 的 ICU 患者接受了不当的 SUP 治疗，超过 50%~90% 的非重症患者也接受了 SUP 药物治疗。

为进一步规范 SUP 药物运用，医院可通过建立院内用药指南及计算机辅助决策系统、对处方医师进行定期培训和临床药师审核监督处方等多种机制有效地规范 SUP 药物的使用。

（柏 愚 吴小平）

推 荐 阅 读

[1] 柏愚，李延青，任旭，等. 应激性溃疡防治专家建议（2018版）[J]. 中华医学杂志，2018，98（42）：3392-3395.

[2] BARDOU M，QUENOT J P，BARKUN A. Stress-related mucosal disease in the critically ill patient[J]. Nat Rev Gastroenterol Hepatol，2015，12：98-107.

[3] 江荣林，吕宾. 危重症急性胃肠损伤学 [M]. 杭州：浙江大学出版社，2017.

[4] 中华内科杂志，中华医学杂志，中华消化杂志，等. 急性非静脉曲张性上消化道出血诊治指南（2015 年，南昌）[J]. 中华内科杂志，2016，55（2）：164-168.

[5] SUNG J J，CHIU P C，CHAN F K L，et al. Asia-Pacific working group consensus on non-variceal upper gastrointestinal bleeding：an update 2018[J]. Gut，2018，67（10）：1757-1768.

[6] COOK D，GUYATT G. Prophylaxis against upper gastrointestinal bleeding in hospitalized patients[J]. N Engl J Med，2018，378（26）：2506-2516.

[7] KRAG M，PERNER A，WETTERSLEV J，et al. Stress ulcer prophylaxis versus placebo or no prophylaxis in critically ill patients. A systematic review of randomised clinical trials with meta-analysis and trial sequential analysis[J]. Intensive Care Med，2014，40（1）：11-22.

[8] ALHAZZANI W，ALSHAMSI F，BELLEY-COTE E，et al. Efficacy and safety of stress ulcer prophylaxis in critically ill patients：a network meta-analysis of randomized trials[J]. Intensive Care Med，2018，44（1）：1-11.

[9] LIU B，LIU S，YIN A，et al. Risks and benefits of stress ulcer prophylaxis in adult neurocritical care patients：a systematic review and meta-analysis of randomized controlled trials[J]. Crit Care，2015，19：409.

第四节　吻合口溃疡

吻合口溃疡（marginal ulcer，MU）大多为消化性溃疡，是指胃切除术后在吻合口及其邻近空肠黏膜出现的溃疡。常见的胃切除术包括毕 I 式胃大部切除术、毕 II 式胃大部切除术、Roux-en-Y 胃旁路术、胰十二指肠切除术等。根据溃疡发生的不同部位，吻合口溃疡可以分为以下几种：如发生在吻合口胃侧称为吻合口胃溃疡；发生在吻合口缝合部位称为边缘性溃疡；发生在吻合口十二指肠侧称为吻合口后十二指肠溃疡；发生在吻合口空肠侧称为吻合口后空肠溃疡。吻合口溃疡中以边缘性溃疡最多见，约占 75%，空肠溃疡约占 15%。

【流行病学】

吻合口溃疡可在胃切除术后 10 余天至 10 余年出现，多发生于术后 2~3 年。因消化性溃疡行胃切除术后，吻合口溃疡的发生率平均为 1%~10%。95% 见于十二指肠球溃疡术后，3%~5% 见于胃溃疡术后。十二指肠球溃疡术后吻合口溃疡的发生率为 3%~10%，胃溃疡术后吻合口溃疡的发生率约为 2%。因为有些吻合口溃疡患者没有症状，并且术后不进行常规胃镜检查，所以吻合口溃疡的真实发生率可能会高于临床统计的数值。溃疡多发生在吻合口附近的肠侧，在毕 I 式术后多位于肠侧的前后壁，毕 II 式术后多见于鞍部和输出袢。吻合口溃疡的发病年龄，以 41~50 岁居多，男性多于女性。其发生率因手术方式不同而差异明显，单纯胃空肠吻合术后最高，胃部分切除术较低。其中毕 I 式较毕 II 式术高，选择性迷走神经切断加胃窦切除术最低。

Roux-en-Y 胃旁路术后吻合口溃疡的发生率因术后时间不同而不同。最近的一项研究显示，Roux-en-Y 胃旁路术后吻合口溃疡的发生率因随访时间的不同而不同。吻合口溃疡的发生率随着术后时间的延长而增加，总体发生率在 0.6%～25.0%，平均发生率为 4.6%。

关于胰十二指肠术后吻合口溃疡发生率的研究较少，可能与患者的原发病预后差有关。JM 等的研究中，纳入 371 名患者，平均随访 20 个月后，标准胰十二指肠切除术后，吻合口溃疡的发生率为 9.5%，保留幽门的胰十二指肠切除术吻合口溃疡发生率为 9.4%，两组间差异无显著性。多因素分析显示，性别、年龄、消化性溃疡病史、胰十二指肠切除术的方式及慢性胰腺炎的病理类型等因素与吻合口溃疡的发生无显著相关性。

【发病机制】

吻合口溃疡的发生是多种因素共同参与的结果。其根本原因仍然是黏膜的攻击因子强于防御因子。其发病机制主要有以下几方面。

（一）手术方式不当

1. **单纯胃肠吻合术** 此种术式并不能减少迷走神经兴奋，也不能减少胃泌素的释放和胃壁细胞量，所以吻合口溃疡发生率高。术后吻合口溃疡发生率可达 34%。

2. **胃切除量不足** 是吻合口溃疡发生的最主要原因。胃切除不充分时，有功能的壁细胞残留过多，术后容易出现吻合口溃疡。国外报道，十二指肠溃疡患者胃切除范围 30%～50% 者吻合口溃疡发生率为 36%，而切除胃 70% 者发生率仅为 12%。如单从吻合口溃疡的发生率考虑，胃切除部分越多，术后发生率越低。胃切除 75% 则能有效地预防吻合口溃疡的发生。

3. **输入袢过长** 离十二指肠越远的空肠段，其抗酸能力越差，越容易发生溃疡。尤其是毕Ⅱ式吻合时，如果输入袢过长、空肠输入袢、输出袢之间的侧 - 侧吻合或者错误的将回肠与胃吻合，由于没有足够的碱性液接触吻合口，可使局部黏膜抵抗力减弱而引起溃疡。但是此种情况较为少见，仅占吻合口溃疡的 3% 以下。

4. **迷走神经切断不完全或术后神经再生** 是迷走神经切断术后吻合口溃疡发生的主要原因。残存的迷走神经仍可直接导致胃酸分泌和胃泌素释放，从而引起吻合口溃疡。在迷走神经切断术后复发病例再次手术治疗时发现，迷走神经切断不全者达 30%，而迷走神经右干切除不全的发生率比左干高 1～2 倍。

5. **缝线残留** 用不可吸收缝线缝合吻合口，因其不易吸收和脱落，可导致吻合口炎甚至吻合口溃疡。内镜检查发现在胃切除术后患者，发现 30%～70% 有缝线残存；术后 1～12 个月见缝线外露者最高，达 70%，13～14 个月后减至 30%。内镜下可见残留线头处均有不同程度的炎性改变，如充血水肿、糜烂、溃疡、假性息肉形成等。线头上有较多黏液附着。此种异物刺激显然是上述病变形成的重要因素。

6. **胃窦残留** 胃断端幽门黏膜残留后，由于残留的胃窦与酸隔离，失去正常的抑制胃泌素释放的负反馈调节机制，且 G 细胞又受反流的十二指肠的碱性肠液刺激而分泌胃泌素。胃泌素转而刺激残胃过度分泌胃酸，导致残胃内或吻合口处溃疡发生。

（二）胃酸分泌过多

胃泌素瘤、胃窦 G 细胞增生，多发性内分泌瘤等疾病可使胃酸分泌增加。导致吻合口溃疡的发生。

（三）其他因素

甲状旁腺功能亢进症、门 - 腔分流术、吸烟、残胃内细菌过度生长，特别是幽门螺杆菌感染等亦是吻合口溃疡发生的原因。

【临床表现】

（一）症状

80%～90% 的患者有腹痛，多呈发作性中上腹或左上腹痛，偶有两侧季肋部痛。夜间痛常见，并常可放射至背部，偶可达左前下胸部和左肩胛部。腹痛发作期较长而缓解期较短。患者腹痛的程度多比原有溃疡痛重，进食或抑酸治疗后腹痛可缓解。其他症状包括食欲缺乏、恶心、呕吐、体重减轻等。发生梗阻、穿孔或消化道出血等并发症时，可有相应症状。

（二）体征

腹部压痛位置常与腹痛部位相符，位于脐部偏左处。腹痛处可有肌紧张表现。

【诊断】

1. **胃镜检查** 胃镜检查是发现吻合口溃疡的最重要的检查方法。通过胃镜可以直视胃黏膜和小肠黏膜的变化，发现吻合口溃疡。另外，可以判断溃疡的大小、形态及部位。同时胃镜下可以进行病理组织学检查，对于吻合口溃疡的诊断与鉴别诊断有重要的价值。

2. **X 线检查** 上消化道钡餐诊断的阳性率为

50%～60%。因胃肠吻合处钡餐通过迅速，溃疡龛影不易显出，且溃疡多位于肋弓下，不易推按，故对溃疡的发现有一定困难，但钡餐对穿透性溃疡和瘘有更高的诊断价值。Maingot 对此概括了 6 条以助于诊断：①吻合口显著变形；②吻合口有固定压痛；③吻合口狭窄；④吻合口区有残留钡影；⑤胃排空延迟；⑥近吻合口输出祥畸形。符合 2 条标准者即可诊断为吻合口溃疡。

【治疗】

吻合口溃疡无并发症者及有手术禁忌证者，可采用非手术治疗。其治疗方法与十二指肠球溃疡相似。但停药后易复发，故多主张给予较长时间的维持治疗。

药物治疗无效、疑为恶性溃疡或有大出血、梗阻、穿孔等并发症时应予手术治疗。

（薛　艳　周丽雅）

推 荐 阅 读

[1] 林果为，王吉耀，葛均波. 实用内科学 [M]. 15 版. 北京：人民卫生出版社，2017.

[2] 郑芝田. 消化性溃疡病 [M]. 北京：人民卫生出版社，1998.

[3] 秦新裕，刘凤林. 胃大部切除术后吻合口溃疡的预防 [J]. 中国实用外科杂志，2004，24（9）：532-534.

[4] COBLIJN U K, GOUCHAM A B, LAGARDE S M, et al. Development of ulcer disease after Roux-en-Y gastric bypass, incidence, risk factors, and patient presentation: a systematic review[J]. Obes Surg, 2014, 24（2）: 299-309.

[5] NATARAJAN S K, CHUA D, ANBALAKAN K, et al. Marginal ulcer perforation: a single center experience[J]. Eur J Trauma Emerg Surg, 2017, 43（5）: 717-722.

[6] WU J M, TSAI M K, HU R H, et al. Reflux esophagitis and marginal ulcer after pancreaticoduodenectomy[J]. J Gastrointest Surg, 2011, 15（5）: 824-828.

第五章

胃 癌

【流行病学】

胃癌的发病率在过去半个世纪中有明显下降，但全球范围内目前仍位于肿瘤发病的第 5 位，肿瘤相关死亡位于第 3 位。尤其在东亚、拉丁美洲和东欧地区，胃癌仍处于高发病率地区。胃癌发病率的下降与卫生条件的改善、食物贮存条件的改善以及一些高危因素如幽门螺杆菌（Helicobacter pylori，H.pylori）的预防和根除有明确关系。在 20 世纪 70 年代前，胃癌位于肿瘤发病率和相关病死率之首，1975 年后，胃癌的发病率较前有所下降，低于肺癌。从 1980—2011 年，胃癌在全球范围内的病死率明显下降，尤其以日本、韩国、欧盟国家和俄罗斯下降最为明显。2012 年，全球胃癌发病率为 12.1/10 万，60 岁以上人群中男性是女性的 2 倍。尽管胃癌发病率有明显下降，但全球范围内胃癌的 5 年生存率仍较低。我国疾病预防控制中心数据显示，胃癌在 1992 年前位居恶性肿瘤病死率之首，2004 年之后位于第 3 位，病死率由原先的 25.16/10 万下降至 24.71/10 万，但 2012 年世界卫生组织数据显示我国胃癌新发病例和死亡病例分别约占全球总数的 42.6% 和 45.0%。据国家癌症中心报告，2015 年我国新发胃癌 67.91 万例，死亡 49.80 万例，其发病率和病死率均高居恶性肿瘤的第 2 位，可见目前胃癌的诊治和预防仍是我国肿瘤诊治和预防的重点。

1962 年日本学者首次提出早期胃癌（early gastric cancer，EGC）的概念，目前 EGC 定义为局限于黏膜及黏膜下层的癌，无论是否有淋巴结转移。早期胃癌相比进展期胃癌，其预后良好，5 年生存率可达 90%。胃癌的早诊早治对于改善患者预后，提高患者生活质量，节约国家卫生资源意义重大。近年来，随着内镜技术突飞猛进的发展和进步，早期胃癌在诊断和治疗方面也取得了令人长足的进步。肠型胃腺癌是 EGC 主要类型，其进展经过一系列的病理组织学阶段，从正常黏膜到慢性胃炎、多灶性萎缩性胃炎、肠上皮化生，直至最终的异型增生和腺癌。基础病因是 H.pylori 感染，同时受宿主反应性、饮食和其他环境因素的调节。在日本，由于筛查项目的引入，EGC 的发现率明显上升，占胃腺癌的 57%，韩国占 25%～30%，而西方国家则占 15%～21%。EGC 的人口学资料日本和西方之间无明显差异，均为男性较为多见，诊断时平均年龄为 60 岁。

【病因与危险因素】

胃癌按照 Lauren 分型分为肠型胃癌和弥漫性胃癌。肠型胃癌与慢性萎缩性胃炎、肠化生的发生有关，此型胃癌的发生与环境、饮食及某些高危因素有一定的关系，是胃癌高发地区最常见的类型，近年来随着对其高危因素认识的增加以及有效的控制，此型胃癌的发生率有一定的下降趋势。弥漫性胃癌则无胃黏膜萎缩的背景，与基因改变有一定关系，低分化腺癌和印戒细胞癌属于此型；多见于年轻女性，易出现淋巴结转移和远处转移，预后较差。提高对胃癌病因及危险因素的认识，有助于预防胃癌的发生。常见的危险因素包括：

（一）饮食因素

饮食结构中经常食用高盐、腌制、辛辣、烟熏肉类、热茶、剩饭菜、缺乏维生素 C、缺乏足够的新鲜蔬菜和水果、高油脂饮食、加工食品等均可增加胃癌的发生率。以上饮食因素可能会导致胃黏膜出现 DNA 合成、细胞增殖的异常。在英国 24% 的胃癌每日摄入食盐量超过 6g，韩国的研究显示高食盐摄入量使得胃癌的风险增加 22%。烟熏食物、加工食品等增加胃癌发生的风险，可能与在食物加工过程中，产生杂环胺、N- 亚硝基化合物和多环芳烃等致癌物有关。

（二）吸烟和饮酒

吸烟人群与不吸烟者相比，胃癌发生的风险为 1.39 倍。每日大量饮酒则可能导致机体对酒精代谢产物的慢性炎症反应，胃黏膜屏障出现问题，则可能导致亚硝酸盐的摄入增加,从而增加胃癌的发生率。

(三)幽门螺杆菌(Helicobacter pylori, H.pylori)

1982年Marshal和Warren发现幽门螺杆菌,之后 H.pylori 与胃癌之间的关系一直是研究的热点。1994年 H.pylori 被世界卫生组织认定为 I 类致癌因子,感染者中1%～3%可能发展为胃癌。Correa教授提出的肠型胃癌发生模式(从正常胃黏膜、非萎缩性胃炎、萎缩性胃炎、肠化生、异型增生逐步发展至胃癌)与 H.pylori 感染有密切关系。从大规模临床人群研究已证实,H.pylori 感染在胃黏膜萎缩、肠化生和异型增生的发生和发展中也起重要作用;根除 H.pylori 可改善胃黏膜炎症,阻止或延缓胃黏膜萎缩、肠化生的发生和发展,并能部分逆转萎缩。2015年法国 Plummer 等研究,通过更新归因分数(AF)评估 H.pylori 对全球癌症造成的负担,发现 H.pylori 感染形成的非贲门胃癌从所有癌症总数的5.2%上升到6.2%。韩国 Kwak 等在近期的一项研究中筛选出1833例充分评估的胃腺癌患者,其过去感染 H.pylori 和近期感染 H.pylori 患者分别占75.2%、22.5%,而没有 H.pylori 感染的患者仅占2.3%。以上结果充分表明,大多数胃癌均与 H.pylori 感染有关,并具有潜伏性,应引起重视。

根除 H.pylori 可改变胃黏膜上皮细胞增殖失衡和凋亡的近状,根除 H.pylori 能够有效预防溃疡及胃癌发生,至今多项研究及相关的 Meta 分析均支持了这一观点。北京大学第三医院消化科林三仁和周丽雅教授通过山东胃癌高发区开展1006例大规模幽门螺杆菌与胃癌的人群干预试验,分别在干预后第1年、5年、8年和10年进行人群追踪及内镜随访,结果显示 H.pylori 感染与胃癌有高度相关性,10年追踪结果证实根除 H.pylori 可以使绝大多数胃黏膜的炎症减轻,以活动性炎症减轻最为明显($P<0.001$),胃体部萎缩的增长显著减慢($P=0.001$),明显延缓体部萎缩的发生,提示根除 H.pylori 在预防胃癌的发生中的重要作用,且与胃癌发生前的根除时间无关。综上所述,根除 H.pylori 应作为肠型胃癌的一级预防措施。

2003年 Wong 等报道的在我国进行的一项前瞻性、随机、安慰剂对照研究表明,对于一组胃癌高危人群进行 H.pylori 进行根除治疗并不能使患者受益(即不能降低胃癌的发生率),但是对于在研究开始时并没有癌前疾病的这一亚组患者,进行 H.pylori 根除治疗后,胃癌的发生率明显降低。Susumu 等

对1342名消化性溃疡的患者进行根除 H.pylori 治疗的前瞻性研究显示,在根除 H.pylori 之前用内镜进行溃疡、黏膜情况以及 H.pylori 感染的评估,随访9.5年(平均随访时间3.9年),在根除组有9名患者发展成胃癌(9/953,0.94%),未根除组有4名患者(4/178,2.2%,$P=0.04$),并且胃癌发生与黏膜萎缩情况相关,随着黏膜萎缩程度的加重,胃癌发生率增加($P=0.01$),因此,建议在形成严重的萎缩之前进行根除 H.pylori 能更好地预防胃癌的发生。

早期胃癌行内镜治疗后,对 H.pylori 阳性患者进行根除,也可以有效预防胃癌的复发。Uemura 等1997年的一项非随机对照研究,对132例胃早癌患者行内镜下黏膜切除术,进行2年的随访,复查胃镜时发现,65例根除 H.pylori 治疗组中无一例发生胃癌,但是在未根除治疗组的67例中,有6例发生了胃癌。Fukase 等2008年发表在 Lancet 上的一项多中心、开放对列、随机对照研究,共纳入544例胃早癌患者,所有人均接受内镜胃癌黏膜切除治疗,术后随机分为两组,每组均为272人,其中 组接受根除 H.pylori 治疗,另一组作为对照,并于研究开始后6个月、12个月、24个月及36个月分别进行内镜检查,在胃的其他部位发现新生肿瘤后即中止观察,3年随访结束时,在根除治疗组共有9例出现胃癌,而对照组(非根除治疗组)有24例发生了胃癌。这两项较大规模的研究均提示,在行胃早癌内镜下治疗后,予以根除 H.pylori 治疗可以减少胃癌的再次发生。

(四)其他

体重过重与胃癌患病风险增加有关。体重过重(BMI≥25kg/m²)与胃癌的患病风险增加相关。随BMI的数值增加,患癌风险增加。EB病毒(Epstein-Barr virus, EBV)感染与许多恶性肿瘤(尤其是鼻咽癌)有关。后来有研究发现,EBV 在胃癌肿瘤细胞中存在 EBV 感染的证据。目前据估计全世界5%～10%的胃癌与 EBV 感染相关。EBV 相关性胃癌多见于男性,好发于贲门部或术后残风险增加,在手术后10年风险明显增加,15～20年达到最高。胃癌不同的手术方式,术后患癌风险不同,与 Billroth I 术式(胃十二指肠吻合术)相比,Billroth II 术式(胃空肠吻合术)后胃癌的风险更高。风险增加的确切原因尚不明确,可能与碱性胆汁和胰液的反流有关。另外,A型血的人胃癌危险度高于其他血型20%～30%,患肠化生和异型增生的比例也高于其他血型。某些职业暴露如煤矿、石棉、橡胶行业工人中胃癌相对高发。

（五）慢性胃疾病

与胃癌相关的慢性胃疾病主要包括慢性萎缩性胃炎和胃溃疡两大类。肠型胃癌的发生发展遵循 Correa 模型，即从慢性胃炎进展到慢性萎缩性胃炎，然后进展到肠上皮化生，再到异型增生，最终发展为腺癌。腺上皮进行性萎缩，伴壁细胞和主细胞的缺失。胃黏膜正常外分泌腺的减少会导致胃酸过少，胃内微生物定植增加，其中一些微生物含有硝酸还原酶，能进行具有基因毒性的亚硝化作用，从而增加了胃癌的发生率。肠上皮化生则是指泌酸腺或胃窦黏膜的表面上皮、小凹上皮和腺上皮被肠上皮取代，与局灶或胃窦分布为主的肠化生患者相比，累及从贲门至幽门的胃小弯或整个胃的广泛肠化生患者发生胃癌的风险最高。而另一类自身免疫性慢性萎缩性胃炎，则与血清中壁细胞和内因子的抗体水平升高紧密相关。免疫介导的壁细胞数量减少可导致严重胃酸过少和内因子生成不足，从而导致维生素 B_{12} 吸收不良和恶性贫血。良性胃溃疡和胃癌之间的相关性则可能与共同的危险因素 H.pylori 感染有关。进展为胃癌的胃溃疡患者更可能存在持续性 H.pylori 感染（HR = 3.4）。消化性溃疡病患者若存在持续性 H.pylori 感染、基线胃黏膜萎缩分级较高和年龄较大，则胃癌的患病风险显著增加。

（六）宿主基因因素

人白细胞介素 1β（interleukin 1 beta，IL-1β）基因是可影响 H.pylori 感染临床结局的最重要的宿主基因，该基因具有很强的促炎性，且 H.pylori 感染可上调该基因，而且该基因具有极强的促炎性。IL-1β基因（IL-1β-511*T 的携带者）和 IL-1 受体拮抗剂基因（IL-1RN*2/*2）的多态性与胃癌患病风险的增加有关。亚甲基四氢叶酸（methylenetetrahydrofolate，MTHF）还原酶的多态性与胃癌相关。IFNGR1 基因编码干扰素 -γ（interferon-gamma，IFN-γ）受体链 1 与胃癌的发生有关。IFNGR1 基因测序显示，56C > T、H318P 和 L450P 变异与 H.pylori 抗体浓度高有关。该变异在非洲裔中比在白人中更普遍。这些结果表明，IFN-γ 信号传递在人类 H.pylori 感染中的重要作用，并可能部分解释了为什么 H.pylori 感染在非洲非常普遍，但致病性较低。

【发病机制与假说】

（一）肠型胃癌

正如危险因素中所述，H.pylori 与肠型胃癌的相关性以及在肠型胃癌中的致病作用已经广泛证实，但患者在感染 H.pylori 后，推动病变沿癌前病变

级联反应进展并最终发展为浸润癌的分子学事件仍处于未知状态。可能存在以下假说或机制：

1. 基因变异的序贯累积　多阶段癌前病变级联反应代表了一种癌变模型，该模型与用于描述结直肠癌（colorectal cancer，CRC）的腺瘤 - 癌顺序相似。关于结直肠癌发生机制的"Vogelstein"模型已非常成熟，该模型将病变从腺瘤至癌的进展与序贯发生的特定的分子遗传学改变和表观遗传学改变相结合。但在肠型胃癌的发生、发展过程中，则不能完全复制结直肠癌腺瘤 - 癌的顺序模型。文献中描述在癌前 / 癌变级联反应的不同阶段存在很多基因改变，但这些改变通常并不按照一定的顺序出现。某些改变发生于早期癌前病变，但在级别更高的病变中却不存在。上述提示肠型胃癌的发病机制更为复杂，所参与的基因网络错综交错，可能涉及细胞癌变的各个阶段和各种参与癌变的基因，如癌基因、抑癌基因、表观遗传学、细胞周期调控、生长因子等，而这些异常与 H.pylori 感染之间的关系尚不清楚。癌基因参与了胃癌发生的不同阶段，存在几种癌基因的过度表达，但没有任何一种癌基因已被研究一致证实出现于任何一个特定阶段。例如：K-ras 突变存在于浸润癌、异型增生和肠上皮化生中。19% 的肠型胃癌和 39% 的弥漫型胃癌中，编码干细胞生长因子受体的 c-met 癌基因的表达增多，表明该癌基因参与了胃癌的发生。体外实验发现，产生 CagA 的强毒力 H.pylori 菌株可调节 c-Met 受体信号转导通路。约 50% 的肠型胃癌存在抑癌基因的变化，包括 TP53、TP73、结肠腺瘤性息肉病基因（adenomatous polyposis coli，APC）、三叶因子家族基因（trefoil factor family，TFF）、结肠癌缺失基因（deleted in colon cancer，DCC），以及脆性组氨酸三联体基因（fragile histidine triad，FHIT）。P53 基因是胃癌中最常见的遗传改变，发生于超过 60% 的浸润癌中，但这些异常还可见于 H.pylori 感染相关的慢性胃炎、肠上皮化生和异型增生，但 H.pylori 感染后如何导致 P53 基因出现变化，以及后续的分子生物学机制尚不明确。表观遗传学的改变（如基因启动子的 DNA 甲基化）可使某些基因的表达沉默，包括肠型胃癌中的 E 钙黏着蛋白基因 CDH1。启动子甲基化的异常可能与 H.pylori 感染密切相关，甲基化程度越高，发展为浸润癌的风险越大。另外，甲基化的异常随正常老龄化而增加，也可见于某些非恶性疾病（如慢性感染）。患多种癌的患者中，甲基化的异常也更常见。这些结果提示甲基化异常可能是

肿瘤发生的先兆。遗传学异常的序贯累积可能最终导致胃癌的肿瘤表型。

2. **β- 连环蛋白 /Wnt 信号** 另一种肿瘤形成的假说是认为肿瘤的发展和侵袭是通过肿瘤的微环境进行调节的。肿瘤进展均以肿瘤侵袭性前沿细胞暂时丧失细胞分化（上皮 - 间质转化）为特点。一旦完成上述过程，侵袭性细胞会从间质细胞再分化为上皮细胞表型。在侵袭性前缘细胞和肿瘤中心细胞中发现了 β- 连环蛋白的表达方式不同。β- 连环蛋白是 Wnt 信号通路中的一个重要成分，后者在胚胎发育过程中调节形态发生。β- 连环蛋白突变，Wnt 通路激活。当 Wnt 通路中的某种成分存在激活突变，将导致 β- 连环蛋白失去调控。最终结果是 β- 连环蛋白在胞质内堆积、核移位以及靶基因的转录被 β-连环蛋白 /T 细胞因子（T-cell factor, TCF）复合体组成性激活。可被 β- 连环蛋白 /TCF 复合体激活转录的靶基因，包括可刺激细胞增殖、血管生成、肿瘤侵袭及转移的基因。因此，有人提出胃癌的发生过程涉及一个初始的去分化期（胃萎缩），之后是异常再分化（肠上皮化生），该过程是由 *H.pylori*（尤其是携带 CagA 的菌株）感染对 β- 连环蛋白的效应介导的。

3. **骨髓来源的迁徙性细胞** 如前所述，胃上皮细胞可获得类似肠上皮的异常表型。有人推测，这些异常细胞来源于位于胃腺体峡部的胃干细胞，胃腺体峡部是在正常胃黏膜内唯一发生复制的区域。这些异常细胞可能并非来源于胃上皮本身，而是来源于骨髓来源的细胞（bone marrow derived cell, BMDC），当存在 *H.pylori* 时，这些细胞被引导至胃黏膜并分化为胃上皮细胞。这种假说可能为胃癌的发病机制研究提供了新的思路。

（二）弥漫型胃癌

在组织学上，弥漫型胃癌可见相互分离的肿瘤细胞侵入周围组织，无腺体形成。当细胞内存在大量黏蛋白时，可将单个细胞的细胞核挤向一侧，形成所谓的"印戒细胞癌"。与其他类型的胃癌相比，印戒细胞癌的组织学类型似乎是预后更差的一个独立预测因素。但某些研究表明，印戒细胞癌的组织学类型与起病时病情分期更晚有关，但在校正了分期之后，印戒细胞癌并不意味着预后更差。弥漫型胃癌的分子学异常很明显，即缺乏细胞间黏附。多数是由于细胞黏附蛋白 E- 钙黏着蛋白的表达缺失导致的。E- 钙黏着蛋白基因（CDH1）编码一个跨膜的同源二聚体细胞黏附蛋白。其胞质侧的末端与连环蛋白结合，类似于细胞与细胞间的黏附复合体。CDH1 基因位于染色体 16q22.1，该基因的生殖系截短突变最早是从新西兰的 3 个易患弥漫型胃癌的毛利人家族中发现的。随后在世界范围内的很多其他家系中，均发现了该基因的生殖系突变。这些突变并不集中在某个热点上，而是均匀分布于该基因的几个不同的外显子中。导致 E- 钙黏着蛋白基因的第二个等位基因失活的诱因及分子机制多种多样，包括启动子高甲基化、突变以及杂合性丢失。遗传性弥漫型胃癌（hereditary diffuse gastric cancer, HDGC）的遗传模式为常染色体显性遗传，多在早年发病，且多为多灶性，位于完整的黏膜层之下。由于很难早期发现，发现时为时已晚，因此对于有 HDGC 家族史且证实携带 CDH1 生殖系突变的患者，适合进行预防性胃切除术。

CDH1 基因的异常也与散发性弥漫型（以及肠型）胃癌有关。在散发性弥漫型胃癌中，CDH1 基因体细胞突变的检出率为 40%～83%，也有启动子高甲基化的报道。一项分析纳入了 174 例散发性胃癌，结果发现在 34% 的弥漫型胃癌和 26% 的肠型胃癌中存在 CDH1 基因的改变，既包括结构性改变（如突变或杂合性缺失），也包括表观遗传学改变。该分析发现，在 19 例 HDGC 患者中不存在该基因的结构性改变，但 53% 存在表观遗传学甲基化异常。

【病理】

（一）Lauren 分类

1965 年 Lauren 根据 1344 例外科手术标本的组织结构和组织化学的研究，提出把胃癌分为"肠型"和"弥漫型"两大类。肠型胃癌多见于老年人，男性更多，手术预后佳，常伴有广泛萎缩性胃炎，组织结构上表现为有纹状缘的柱状细胞，杯状细胞。弥漫型胃癌则多见于青壮年、女性，预后较差，多数无萎缩性胃炎，组织学上表现为黏附力差的小圆形细胞单个分散在胃壁内，如果含有黏液则呈印戒细胞样。胃癌高发区肠型胃癌高于弥漫型胃癌，而低发区两者则比例类似。近年来胃癌发病率下降的国家，主要是肠型胃癌发生率下降。

（二）WHO 分类

将胃癌的组织学分为腺癌、肠型、弥漫型、乳头状腺癌、管状腺癌、黏液腺癌、印戒细胞癌、腺鳞癌、鳞状细胞癌、小细胞癌、未分化癌。临床最常见的病理类型为腺癌，胃的腺癌可分为两种不同的类型，即肠型（分化良好）与弥漫型（未分化），两者在形态学表现、流行病学、发病机制及遗传学特征等方面均不同。形态学差异主要在于细胞间黏附分子,在肠型胃癌中保留完好,而在弥漫型胃癌中存在缺陷。在肠型胃腺癌中,肿瘤细胞彼此黏附,往往排列成管状或腺体状,与发生于肠道其他部位的腺癌类似(因此被命名为"肠型")。相反,在弥漫型胃癌中缺乏黏附分子,因此相互分离的肿瘤细胞生长并侵犯邻近结构,而不形成小管或腺体。流行病学上,肠型胃癌主要与 H.pylori 感染有关,近年来随着 H.pylori 感染率的下降,尤其是在胃癌高发地区,肠型胃癌的发生率逐年下降,但在低危地区,肠型胃腺癌与弥漫型胃腺癌的发病率趋于一致。E- 钙黏着蛋白(E-cadherin)是一种在建立细胞间连接及维持上皮组织细胞排列中的关键性细胞表面蛋白,其表达缺失是弥漫型胃癌中的主要致癌事件。编码 E- 钙黏着蛋白的基因 CDH1 可因生殖系或体细胞突变、等位基因失衡事件或通过 CDH1 启动子甲基化异常导致在表观遗传学上基因转录沉默而发生双等位基因失活。基因表达研究已经确定了两种分子学表现不同的胃癌类型:肠型(G-INT)和弥漫型(G-DIF)。这两种亚型与根据 Lauren 组织病理学分型所划分的经典肠型和弥漫型之间存在部分相关性。然而,基因组分型与组织病理学分型之间的一致性只有 64%。基因组学变异型对治疗也有一定的指导意义。G-INT 型肿瘤细胞可能对氟尿嘧啶(5-fluorouracil, 5-FU)和奥沙利铂更敏感,而 G-DIF 型细胞似乎对顺铂更敏感。肠型胃癌的发病机制尚未很好明确。然而,肠型胃癌似乎遵循多步骤进展的模式,通常始于 H.pylori 感染。某些肿瘤同时存在肠型和弥漫型两种表型的区域。在这些病例中,CDH1 突变与 E- 钙黏着蛋白表达缺失仅见于肿瘤的弥漫型成分,这提示 E- 钙黏着蛋白缺失可能是使弥漫型克隆从肠型胃癌中分离出来的遗传学基础。

【临床病理分期】

2016 年 10 月美国癌症联合委员会(American Joint Committee on Cancer, AJCC)和国际抗癌联盟(Union for International Cancer Control, UICC)共同制定了第 8 版胃癌 TNM 分期,第 8 版 TNM 分期较前更加精准,可更加精准地评判预后情况,变化最大的是在前版单一病理分期(pTNM)基础之上,更加精细地分支出 2 个新系统:临床分期(cTNM)和新辅助治疗后分期(ypTNM),而且对其适用范围、规范均进行了相应的初步界定,对胃癌个体化精准医疗和多学科诊疗协作组(multidisciplinary team, MDT)在临床上的推广具有重大意义。

胃癌 TNM 分期 AJCC UICC 2017 见表 3-5-1～表 3-5-4。

2017 年版与 2010 年早期分类中最重要的变化之一是重新定义食管癌和胃癌之间的界限。涉及食管胃交界(esophageal gastric junction, EGJ)与肿瘤中心进入近端胃不超过 2cm 的肿瘤分为食管癌而不是胃癌。相比之下,EGJ 肿瘤的中心距离近端胃超过 2cm,被分为胃癌。尽管通过手术病理学确定分期是最准确的,但应用临床分期(表 3-5-2)可以

表 3-5-1　TNM 分类及标准

原发肿瘤(T)	
T 分类	T 标准
T_X	原发肿瘤无法评估
T_0	没有原发肿瘤的证据
原位癌	原位癌:肿瘤局限于上皮内,没有浸润固有层,重度异型增生(Tis)
T_1	肿瘤侵入固有层,黏膜肌层或黏膜下层
T_{1A}	肿瘤侵入固有层或黏膜肌层
T_{1B}	肿瘤侵入黏膜下层
T_2	肿瘤侵犯固有肌层 *
T_3	肿瘤穿透浆膜下结缔组织,无内脏腹膜或邻近结构的浸润¶△
T_4	肿瘤侵及浆膜(内脏腹膜)或邻近结构¶△
T_{4A}	肿瘤侵犯浆膜(内脏腹膜)
T_{4B}	肿瘤侵入邻近的结构 / 器官
区域淋巴结(N)	
N 分类	N 标准
N_X	区域淋巴结无法评估
N_0	无区域淋巴结转移
N_1	在 1 个或 2 个区域淋巴结转移
N_2	3～6 个区域淋巴结转移
N_3	在 7 个或更多区域淋巴结转移
N_{3A}	在 7～15 个区域淋巴结转移
N_{3B}	在 16 个或更多区域淋巴结转移
远处转移(M)	
M 分类	M 标准
M_0	没有远处转移
M_1	远处转移

　* 肿瘤可穿透固有肌层,延伸至胃结肠或胃肠韧带,或进入大网膜或大网膜,而不会穿透覆盖这些结构的内脏腹膜。在这种情况下,肿瘤被分类为 T_3。如果内脏腹膜穿孔覆盖胃韧带或网膜,则肿瘤应归类为 T_4。¶胃的相邻结构包括脾、横结肠、肝、膈肌、胰腺、腹壁、肾上腺、肾、小肠和腹膜后。△ 十二指肠或食管的壁内延伸不被认为是邻近结构的侵入,而是使用任何这些部位中最大侵入的深度进行分类

表 3-5-2　胃癌的临床分期（clinical TNM，cTNM）

	cT	cN	M
0 期	Tis	N_0	M_0
I 期	T_1	N_0	M_0
	T_2	N_0	M_0
II A 期	T_1	N_1、N_2 或 N_3	M_0
	T_2	N_1、N_2 或 N_3	M_0
II B 期	T_3	N_0	M_0
	T_{4a}	N_0	M_0
III 期	T_3	N_1、N_2 或 N_3	M_0
	T_{4a}	N_1、N_2 或 N_3	M_0
IV A 期	T_{4b}	任何 N	M_0
IV B 期	任何 T	任何 N	M_1

注：根据胃癌的 TNM 分期（AJCC UICC 2017）编译

表 3-5-3　胃癌的病理分期（pathological TNM，pTNM）

	pT	pN	pM
0 期	Tis	N_0	M_0
I A 期	T_1	N_0	M_0
I B 期	T_1	N_1	M_0
	T_2	N_0	M_0
II A 期	T_1	N_2	M_0
	T_2	N_1	M_0
	T_3	N_0	M_0
II B 期	T_1	N_{3a}	M_0
	T_2	N_2	M_0
	T_3	N_1	M_0
	T_{4a}	N_0	M_0
III A 期	T_2	N_{3a}	M_0
	T_3	N_2	M_0
	T_{4a}	N_1 或 N_2	M_0
	T_{4b}	N_0	M_0
III B 期	T_1	N_{3b}	M_0
	T_2	N_{3b}	M_0
	T_3	N_{3a}	M_0
	T_{4a}	N_{3a}	M_0
	T_{4b}	N_1 或 N_2	M_0
III C 期	T_3	N_{3b}	M_0
	T_{4a}	N_{3b}	M_0
	T_{4b}	N_{3a} 或 N_{3b}	M_0
IV 期	任何 T	任何 N	M_1

注：根据胃癌的 TNM 分期（AJCC UICC 2017）编译

指导初始治疗方法。术前检测后若仅有局部区域受累（I～III 期）的胃癌患者可以治愈；所有原发性胃癌的患者，如果通过评估后认为已侵入黏膜下层（T_2 或更深）或者高度怀疑淋巴结受累，应进行多学科评估，以确定最佳治疗策略。IV 期的患者通常根据其症状和身体状态进行姑息治疗。多项研究表明，全身治疗可延长生存期，提高生活质量。术前评估的目的是首先将患者分为两个临床组：局部区域可能可切除的（I～III 期）疾病和全身（IV 期）受累的患者。无法切除的指标：唯一被广泛接受的胃癌无法切除的标准是存在远处转移和主要血管结构的侵入，例如主动脉、肝动脉或腹腔轴／近端脾动脉的疾病包裹或闭塞。远端脾动脉受累不是不可切除的指标；可以整块切除血管，左上腹部切除，包括胃、脾和远端胰腺。胃周围的淋巴管很丰富，并且在解剖上远离肿瘤的局部淋巴结转移（例如，在胃的较大曲率上具有原发性肿瘤的腹腔淋巴结）不一定是不可切除的指标。在大约 5% 的原发性胃癌中，胃壁

表 3-5-4　胃癌的新辅助治疗后分期
（post-neoadjuvant，ypTNM）

	ypT	ypN	M
I 期	T_1	N_0	M_0
	T_2	N_0	M_0
	T_1	N_1	M_0
II 期	T_3	N_0	M_0
	T_2	N_1	M_0
	T_1	N_2	M_0
	T_{4a}	N_0	M_0
	T_3	N_1	M_0
	T_2	N_2	M_0
	T_1	N_3	M_0
III 期	T_{4a}	N_1	M_0
	T_3	N_2	M_0
	T_2	N_3	M_0
	T_{4b}	N_0	M_0
	T_{4b}	N_1	M_0
	T_{4a}	N_2	M_0
	T_3	N_3	M_0
	T_{4b}	N_2	M_0
	T_{4b}	N_3	M_0
	T_{4a}	N_3	M_0
IV 期	任何 T	任何 N	M_1

注：根据胃癌的 TNM 分期（AJCC UICC 2017）编译

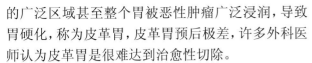

的广泛区域甚至整个胃被恶性肿瘤广泛浸润，导致胃硬化，称为皮革胃，皮革胃预后极差，许多外科医师认为皮革胃是很难达到治愈性切除。

【临床表现】

(一)症状及体征

早期胃癌的主诉症状多数是非特异性的。患者可能没有症状或表现为消化不良、轻微的上腹痛、恶心或畏食。患者一旦出现贫血、体重减轻等报警症状，则提示更可能为进展期胃癌，因此早期胃癌仅仅从临床症状上难以发现。日本开展早期胃癌筛查后，使得很多早期胃癌在无症状阶段即可被发现。我国近年来内镜技术的广泛普及和开展，以及放大内镜、色素内镜等高端内镜检查手段的开展，使得早期胃癌的发现有所增加，但由于我国人口基数庞大，对于 EGC 的发现仍任重而道远。目前早期胃癌的发现仍有赖于内镜的开展和对早期胃癌内镜表现认识的提高。早期胃癌患者常常无症状，或仅有轻微上腹不适，腹胀等非特异性症状。有些患者表现为持续性上腹痛、畏食、恶心、早饱，若肿瘤发生于贲门和幽门部，则可能会出现吞咽困难以及幽门梗阻的表现。腹痛的程度自轻微隐匿至明显疼痛不等，因人而异。"皮革胃"则由于胃壁僵硬，胃腔扩张性变差，患者可出现恶心或早饱，进食量明显下降。也有患者无临床症状，仅表现为便潜血阳性伴或不伴有缺铁性贫血。明显的消化道出血（即黑便或呕血）见于不到20%的患者。

体格检查可发现贫血貌，上腹部轻压痛，晚期胃癌患者可触及腹部肿块。由于癌肿局部进展或者胃食管交界处附近的恶性梗阻累及局部神经丛则可出现假性贲门失弛缓（即临床症状和上消化道造影的表现类似于贲门失弛缓）。因此，对于出现贲门失弛缓表现的老年患者，首先应除外胃癌。上腹部肿块、脐部肿块、锁骨上淋巴结肿大等均是胃癌晚期出现转移灶的体征。

(二)胃癌的转移和扩散

胃癌发生时癌细胞仅局限于上皮层，未突破基底膜。当癌细胞突破基底膜后就可发生转移扩散。胃癌的扩散以直接浸润蔓延及淋巴转移为主，晚期也可发生血行和种植转移。

1. **直接蔓延** 癌细胞突破固有膜后，即可沿胃壁向纵深蔓延，待穿透黏膜肌层后，癌组织可在黏膜下层广泛浸润，当浸润胃壁全层并穿透浆膜后即可与邻近组织粘连，而直接蔓延至横结肠肠系膜、胰腺、腹膜、大网膜及肝，也可经圆韧带蔓延至肝。

2. **淋巴转移** 当癌组织侵入黏膜下层时，就可在黏膜下沿淋巴网扩散，浸润越深，发生淋巴转移的概率越大。淋巴结转移一般是先转移到肿瘤邻近的局部淋巴结，之后发生深组淋巴结转移。胃的淋巴结大致分为三组，第一组为邻近肿瘤的胃壁旁浅组淋巴结，如贲门旁、胃大小弯及幽门上下等；第二组是引流浅组淋巴结的深组淋巴结，如脾门、脾动脉、肝总动脉、胃左动脉及胰十二指肠后淋巴结；第三组包括腹腔动脉旁、腹主动脉、肠系膜根部和结肠中动脉周围的淋巴结。少数情况下也有跳跃式淋巴转移，如沿胸导管转移至左锁骨上淋巴结；通过肝圆韧带淋巴管转移至脐周。

3. **血行转移** 胃癌的晚期可发生血行转移，可转移至肝、肺、骨、肾及中枢神经系统。

4. **种植转移** 当肿瘤侵及浆膜面后，可脱落发生腹膜种植转移，形成多个转移的肿瘤结节。另一具有意义的转移部位是直肠前陷窝的腹膜，可经直肠指诊触及。另当胃癌转移至卵巢时，临床上可以卵巢肿瘤为首发表现，甚至在临床上出现胃壁肿瘤尚小，无明显症状而出现盆腔转移癌的症状。

5. 对于早期胃癌淋巴结转移风险的判断，有助于界定是否可以进行内镜下治疗。与淋巴结转移相关的因素包括肿瘤大小、有无溃疡形成、组织学表现呈弥漫型（未分化型）或混合型（肠型/未分化型）、浸润深度，以及黏膜下层或淋巴血管浸润。一项意大利的研究评估了 652 例切除 EGC 的病例，淋巴结转移的总体发生率是 14%，并且黏膜下层癌的淋巴结转移发生率高于黏膜层癌（24% *vs.* 5%）。较小的癌发生淋巴结转移的可能性明显更小（肿瘤长径 <2cm、2～4cm、>4cm 时，发生率分别为9%、20% 和30%）。日本一项纳入 5 265 例组织学上呈未分化型 EGC 患者的回顾性研究显示，在高分化的黏膜层肿瘤患者中，肿瘤长径 <3cm（不管有无溃疡形成）的患者和非溃疡型肿瘤（不考虑肿瘤大小）患者均没有发生淋巴结转移。在黏膜下层肿瘤患者中，长径 <3cm 且没有淋巴血管浸润的高分化肿瘤（前提是肿瘤浸润黏膜下层的深度不足 0.5mm）患者没有发生淋巴结转移。韩国的一项回顾性病例系列研究观察了 1 308 例临床 EGC 患者，他们接受了胃切除术且至少进行了 D2 淋巴结清扫术（切除沿肝动脉、胃左动脉、腹腔动脉和脾动脉的淋巴结及脾门的淋巴结）。126 例（10%）患者检出淋巴结转移。多变量分析显示，肿瘤较大、淋巴浸润、神经周围浸润和肿瘤浸润深度均与淋巴结转移有关。以上研究说

明，最适合进行内镜切除的 EGC 患者是肿瘤小（长径＜2cm）、非溃疡型、黏膜层癌患者，也可能包括肿瘤小（长径＜2～3cm）、高分化型且无淋巴血管浸润的黏膜下层肿瘤患者。

【辅助检查】

（一）生化、免疫检查

目前胃癌的诊断尚无特异性的血清学标志物，胃癌患者血清癌胚抗原（carcinoembryonic antigen，CEA）、糖蛋白肿瘤相关抗原 12-5（CA12-5）、CA19-9（糖蛋白肿瘤相关抗原 19-9，也称为肿瘤抗原 19-9）以及肿瘤抗原 72-4（CA72-4）水平可能会升高。然而这些血清标志物的敏感性和特异性都较低，均不能作为胃癌的诊断性检查。对于少数患者，较高的 CEA和 / 或 CA12-5 水平降低可能与术前治疗反应对应，但临床决策几乎从来不会仅基于肿瘤标志物水平。NCCN 针对胃癌的术前评估和分期推荐中不包括任何肿瘤标志物检测。胃蛋白酶原Ⅰ（pepsinogen Ⅰ，PG Ⅰ）仅由胃底和胃体的泌酸腺分泌，而胃蛋白酶原Ⅱ（pepsinogen Ⅱ，PG Ⅱ）可由所有胃腺（泌酸腺、贲门腺和幽门腺）及十二指肠（Brunner）腺分泌。因此，在与胃底胃炎相关的疾病（如恶性贫血）中，PG Ⅰ浓度相对于 PG Ⅱ减少。血清 PG Ⅱ升高或 PG Ⅰ与 PG Ⅱ之比降低已被用于人群筛检项目，以发现那些胃癌风险增高的患者，但对个体患者确立诊断方面敏感性和特异性不足。在无症状人群或胃癌患者的一级亲属中，血清 PG 的测量值及其比值并不能准确地区分非萎缩性胃炎与限于胃窦 / 以胃窦为主的萎缩性胃炎。

（二）上消化道造影气钡双重对比造影检查

可以发现恶性胃溃疡及浸润性病变，有时亦可发现早期胃癌。然而，上消化道造影假阴性可高达50%，且与技术人员的经验有很大关系。对于早期胃癌的敏感性仅为 14%。因此在大多数情况下对于怀疑胃癌的患者，上消化道内镜是首选的初始诊断性检查。对于皮革胃，上消造影有其特异的影像表现，胃腔明显缩小，胃壁僵硬，蠕动消失，外形似"革囊烧瓶"。

（三）内镜

对于有上消化道症状的患者，或者有报警症状、胃癌家族史的患者及时进行胃镜检查，有助于发现早期和进展期胃癌。在内镜检查过程中，应做到充分的消泡和去除黏液，进行规范化的胃镜操作，要尽可能地看到全部的胃黏膜区域，不留有视野上的"盲区"，方有可能发现可疑病灶，从而进一步对可疑

病灶进行放大内镜、染色内镜的精查，并对可疑病灶进行针对性的活检。早期胃癌的内镜表现将在早期胃癌部分进行详述。

1. 进展期胃癌的内镜形态　常采用 Borrmann分型，根据肿瘤在黏膜面的形态和胃壁内浸润方式进行分型。

（1）Borrmann Ⅰ型（结节蕈伞型）：肿瘤呈结节、息肉状，表面可有溃疡，溃疡较浅，主要向腔内生长，切面界限较清楚（图 3-5-1）。

（2）Borrmann Ⅱ型（局部溃疡型）：溃疡较深，边缘隆起，肿瘤较局限，周围浸润不明显，切面界限较清楚（图 3-5-2）。

（3）Borrmann Ⅲ型（浸润溃疡型）：溃疡底盘较大，边缘不清楚，周围及深部浸润明显，切面界限不清（图 3-5-3）。

（4）Borrmann Ⅳ型（弥漫浸润型）：癌组织在胃壁内弥漫浸润性生长，浸润部胃壁增厚变硬，皱襞消失，黏膜变平，有时伴浅溃疡，若累及全胃，则形成所谓革袋样胃（图 3-5-4）。

2. 早期胃癌的分类　对于早期胃癌宏观分型多采用 2002 年的 Paris 分类（图 3-5-5～图 3-5-9）。

内镜检查以及靶向活检仍是早期胃癌的主要检出手段。其敏感性和特异性均远远高于上消化道气钡双重对比造影。EGC 内镜下可能表现为轻微的息肉样隆起、浅表斑块、黏膜颜色改变、凹陷或小溃疡。对于微小病变的检出较为困难，即使是有经验的内镜医师也有可能漏诊。因此，仔细观察全部胃黏膜并对任何可疑病变进行活检。日本的经验强调进行仔细的上消化道内镜检查，检查时，需要充分吸引和消除黏液，并在充分注气的状态下仔细、系

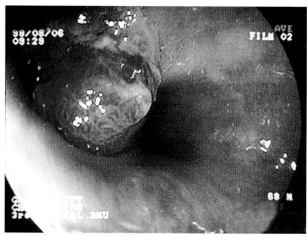

图 3-5-1　Borrmann Ⅰ型胃癌
资料来源于北京大学第三医院

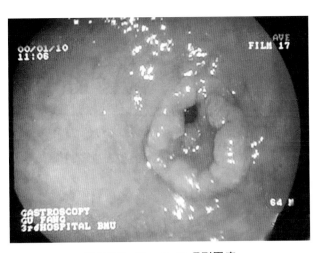

图 3-5-2　Borrmann Ⅱ型胃癌
资料来源于北京大学第三医院

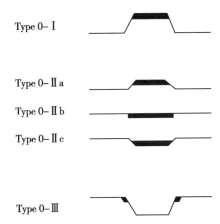

图 3-5-5　早期胃癌内镜分型（引自 2002 年巴黎分型）
0-Ⅰ型病变为息肉样病变，细分如下：0-Ⅰp 型，隆起、有蒂；0-Ⅰs 型，隆起、无蒂。0-Ⅱ型病变为非息肉样病变，细分如下：0-Ⅱa 型，轻微隆起；0-Ⅱb 型，平坦；0-Ⅱc 型，轻微凹陷。0-Ⅲ型病变为凹陷型病变

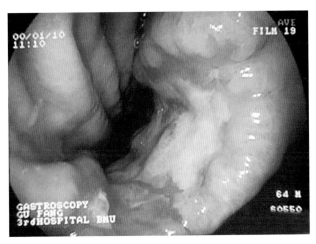

图 3-5-3　Borrmann Ⅲ型胃癌
资料来源于北京大学第三医院

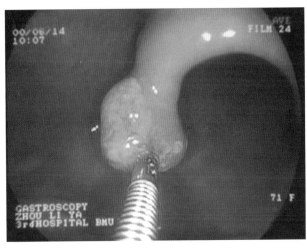

图 3-5-6　0-Ⅰp 型早期胃癌
0-Ⅰ型病变突于黏膜之上超过 2.5mm（活检钳关闭的钳杯宽度）。从病理学上讲，病变的高度是附近黏膜厚度的 2 倍以上。资料来源于北京大学第三医院

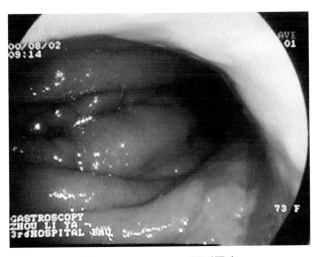

图 3-5-4　Borrmann Ⅳ型胃癌
资料来源于北京大学第三医院

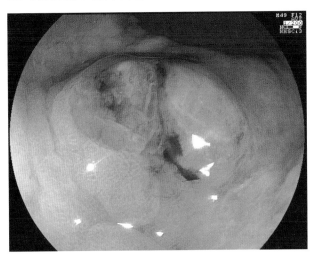

图 3-5-7　0-Ⅱa 型早期胃癌
0-Ⅱa 型病变呈轻微隆起，高度不足 2.5mm。资料来源于北京大学第三医院

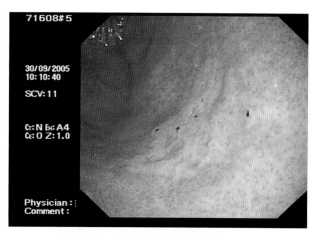

图 3-5-8　0-Ⅱb 型早期胃癌

0-Ⅱb 型病变则完全与周围黏膜相平,仅仅表现为黏膜色泽的改变。资料来源于北京大学第三医院

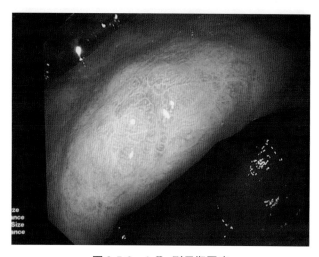

图 3-5-9　0-Ⅱc 型早期胃癌

0-Ⅱc 型和Ⅲ型病变表现可能也相似。0-Ⅱc 型病变轻微凹陷,上皮层正常或浅表部位糜烂;0-Ⅲ型病变的特征是溃疡形成,伴黏膜层缺失,也可能有黏膜下层缺失。有些病变可能存在两种表现类型,比如凹陷病变内有隆起区域,则称为Ⅱc+Ⅱa 病变,隆起病变内有凹陷区域称为Ⅱa+Ⅱc 病变。资料来源于北京大学第三医院

统性地观察胃黏膜,有些病变需要注气和吸气交替观察方可显示清楚。对于容易漏诊的部位如胃体部后壁侧、贲门后壁和小弯侧更应反复仔细观察。对于可疑萎缩性胃炎或复查的患者,建议多部位活检,最少包括窦小弯、窦大弯、角切迹、体小弯的活检。针对可疑病变处需进行靶向活检。近年来高清晰放大内镜、电子色素内镜的开展大大提高了早期胃癌的诊断率。

　　白光内镜下,早期胃癌仅表现为黏膜色泽的改变和形态的轻微改变,病灶表面黏膜色调的变化常

比形态的改变更为显著,早期胃癌多数发红,少数呈发白或红白混杂。普通白光内镜下,早期胃癌最显著的特征是具有清晰的边界和不规则的表面。肿瘤与周围的非肿瘤组织之间界限清晰;表面不规则,表现为形态上的凹凸不平、结构不对称,以及黏膜色调的不均一。因此,胃镜检查时,见到具有这 2 种表现的病灶,特别是周边伴有萎缩和／或肠上皮化生的背景时,要高度怀疑早期胃癌。随着内镜技术的不断进步,已由原先的色素喷洒内镜发展为电子染色内镜,同时加以放大观察,更有利于发现病变。染色内镜检查是一种能提高胃黏膜病变检出率的方法。根据不同染色剂的作用机制,可以分为吸收性染色剂(如亚甲基蓝)、对比性染色剂(如靛胭脂)和反应性染色剂(如醋酸)。亚甲基蓝可以被肠上皮细胞吸收,因此喷洒后的着色黏膜区域提示肠化生。靛胭脂染色常用来突出显示病灶的形态和边界,即当病灶的边界和表面结构在普通白光内镜下难以判断的时候,以靛胭脂染色来观察病灶是否具有清晰的边界和不规则的表面,如果染色后观察到这 2 种改变,则高度怀疑为早期胃癌。

　　窄带光成像(narrow band imaging,NBI)是最常使用的图像增强电子染色内镜技术。第一代的 NBI 内镜由于光线较暗,难以用于直接观察胃腔发现病灶,但是可以用于白光内镜发现可疑区域后的精细检查,特别是与放大内镜联合使用时。新一代的NBI 内镜显著提高了亮度,因此,有可能用于直接观察胃腔。电子分光色彩增强技术(flexible spectral imaging color enhancement,FICE)和蓝激光成像(blue-laser imaging,BLI)是新近出现的一种图像增强内镜技术,前者通过后期电子处理来获取不同光谱下的内镜图像,后者则采用特殊波段的激光光源,对于黏膜浅层的微血管和微结构则显示更为清晰,达到了和新一代NBI相同的观察效果。相比于发现病灶,图像增强内镜技术在早期胃癌诊断领域研究更多的是在对病灶的鉴别诊断上,即通过内镜图像辨析,准确地分辨病灶性质是肿瘤、炎性反应还是正常黏膜。其中使用最广泛的是放大 NBI 内镜的"VS 分类系统",即根据放大 NBI 内镜下所见微小血管结构(microvascular pattern,V)和表面微细结构(microsurface pattern,S)进行诊断,如可见到不规则微小血管结构和／或不规则表面微细结构并伴有明显界线,则可以诊断早期胃癌。蓝激光由于应用时间较短,对早期胃癌检出率尚待进一步的总结和研究。

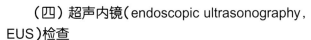

（四）超声内镜（endoscopic ultrasonography，EUS）检查

目前是用于评估胃癌原发灶（特别是早期胃癌）侵犯深度的最可靠的非手术方法。超声内镜区分 T_1 期和 T_2 期胃癌的总体敏感性和特异性分别为 85% 和 90%。超声内镜区分 T_1、T_2 期和 T_3、T_4 期肿瘤的敏感性和特异性分别为 86% 和 90%。对于淋巴结转移的诊断，其总的敏感性和特异性分别为 83% 和 67%。此外，阳性和阴性似然比分析发现，超声内镜对排除或确定淋巴结阳性的诊断性能均没有优势。因此，超声内镜并非区分淋巴结阳性和阴性状态的最佳方法。对于术前分期，超声内镜对 T 分期的预测普遍比 CT 更准确，但目前新的 CT 技术（例如三维多排 CT）以及 MRI 对于 T 分期可以达到与超声内镜相似的准确性。对淋巴结分期判断的准确性略好于 CT。对可疑淋巴结或局部区域进行超声内镜引导下细针抽吸活检，可增加淋巴结分期的准确性。常规应用超声内镜分期有时能发现未诊断出的远处转移灶（例如肝左叶转移、腹水），从而改变治疗方案。然而，由于超声内镜视野有限以及术者经验的不同，使用超声内镜作为肿瘤转移的筛查手段目前尚存争议。准确评估肿瘤的 T 和 N 分期对于选择治疗方案至关重要，对于术前分级评估发现原发肿瘤侵犯固有肌层（T_2 期或更高）或是高度怀疑淋巴结转移的患者，推荐采用新辅助化疗或放化疗。对于早期胃癌，则选择在内镜下黏膜切除术前准确评估黏膜下层侵犯情况。

（五）腹盆腔增强 CT

CT 对于评估肿瘤广泛转移病变，特别是肝脏或者附件转移、腹水或远处淋巴结转移，具有优势。但对于较小的转移灶，如 <5mm 的腹膜及血行性转移病灶。在 CT 结果为阴性的患者中，20%～30% 其腹膜内播散将会在分期腹腔镜检查或开腹探查时被发现。CT 检查的另一个局限性在于无法精确评估原发肿瘤的侵犯深度（特别是体积较小的肿瘤）以及淋巴结受累情况。CT 判断原发肿瘤 T 分期准确性仅为 50%～70%。

（六）PET-CT 检查

氟 -18- 脱氧葡萄糖（^{18}F-fluorodeoxyglucose，^{18}F-FDG）正电子发射计算机断层扫描（positron emission tomography，PET）是近年来广泛开展的影像技术。全身 PET/CT 成像有助于确定 CT 发现的淋巴结肿大是否为恶性转移。但印戒细胞癌和肿瘤细胞代谢活跃性相对低时，则可出现假阴性。PET 的主要优点在于检测肿瘤远处转移时比 CT 更敏感。约有 10% 的局灶晚期胃癌患者（$\geq T_3$ 或 $\geq N_1$ 期）经全身 PET/CT 检查，发现了其他放射学检查没有识别出的远处转移病灶。但 PET 扫描对胃癌腹膜转移的敏感性仅约 50%。

【治疗】

（一）早期胃癌的治疗

早期胃癌的治疗包括：内镜治疗、手术治疗以及 H.pylori 的根除治疗。本节重点介绍前两者，H.pylori 根除治疗见相应章节。内镜下切除术（endoscopic resection）已成为无淋巴结转移风险的早期胃癌患者的首选治疗方式。早期胃癌内镜下切除主要包括内镜下黏膜切除术（endoscopic mucosal resection，EMR）和内镜黏膜下剥离术（endoscopic submucosal dissection，ESD），并已在我国得到了广泛应用。

1. 早期胃癌内镜治疗的适应证 根据日本胃癌学会最新制定的胃癌治疗指南 2018（第 5 版）以及日本临床肿瘤研究小组关于扩大内镜切除适应证的多中心前瞻性研究结果（JCOG0607），早期胃癌内镜治疗的适应证如下：

（1）绝对适应证：①无合并溃疡的分化型黏膜内癌（cT_{1a}）；②病灶大小<3cm、有溃疡的分化型黏膜内癌（cT_{1a}）；③胃黏膜高级别上皮内瘤变（high-grade gastric intraepithelial neoplasia，HGIN）。

（2）扩大适应证：病灶大小≤2cm、无溃疡的未分化型黏膜内癌（cT_{1a}，图 3-5-10）。

2. 内镜下黏膜切除术（EMR） EMR 的原理是胃肠道黏膜层发生于内胚层，而肌层发生于中胚层，中间以疏松结缔组织相连构成黏膜下层，两层之间容易被外力分开。黏膜下层注射生理盐水后，黏膜层和肌层分离，黏膜层向腔内隆起，这样病变容易定位、并利于用圈套器固定，且电凝时不容易累及肌层，避免穿孔和出血。注射时应注意使针斜面对着病灶方向，如果注射后病灶不隆起，则提示病变已侵及肌层，为 EMR 的禁忌证。EMR 的方法包括非吸引法和吸引法，前者包括内镜双圈套息肉切除术、局部注射高渗肾上腺素盐水切除术、剥离活检术，后者包括透明帽置内镜前端内镜下黏膜切除术、内镜下吸引黏膜切除术、内镜下圈套结扎法、套管吸引法等。根据 2018 年日本胃癌协会制定的胃癌治疗原则，EMR 的绝对适应证为隆起型病变长径 <20mm；平坦或凹陷型病变长径 <10mm；无溃疡或溃疡瘢痕；局限于黏膜内长径 <30mm 的肠型腺癌，无淋巴结转移。另外，年老体弱、有手术禁忌证或可疑有

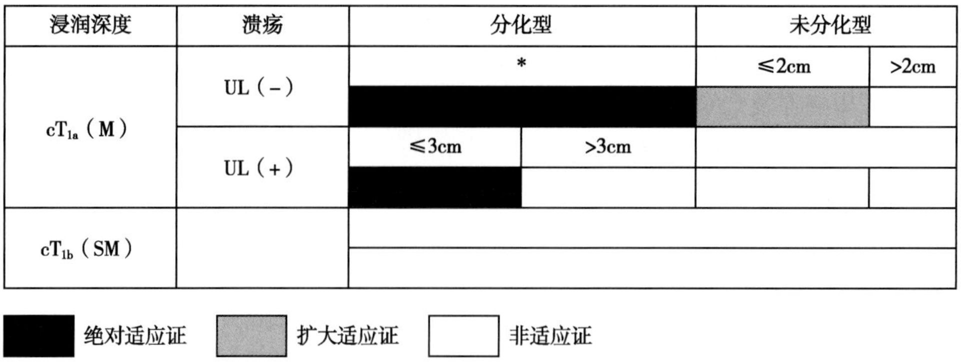

浸润深度	溃疡	分化型		未分化型	
		*		≤2cm	>2cm
cT$_{1a}$（M）	UL（－）	■		▨	
	UL（＋）	≤3cm	>3cm		
		■			
cT$_{1b}$（SM）					

■ 绝对适应证　　　▨ 扩大适应证　　　□ 非适应证

图 3-5-10　早期胃癌内镜治疗适应证

cT$_{1a}$（M）：术前诊断为黏膜内癌；cT$_{1b}$（SM）：术前诊断为黏膜下癌；UL：溃疡形成（瘢痕）；* 不再限定病变大小。引自 2018 年早期胃癌内镜下治疗的专家共识意见

淋巴结转移的黏膜下癌拒绝手术者可作为相对禁忌证。内镜下病变表面合并糜烂或溃疡，则提示肿瘤浸润深度已超过黏膜下层，适宜手术切除。同时可以用超声内镜辅助诊断肿瘤浸润深度。EMR 并发症发生率为 2.24%，其中术中出血发生率为 1.3%～4.0%，穿孔率为 0.8%，术后出血主要发生于术后 5 天结痂脱落时。

EMR 治疗后的复发率：大病灶一次往往难以全部切除，但在 ESD 内镜技术飞速发展后，此类情况已较为少见，多数发生在仅能进行 EMR 治疗的单位。若一次难以切除时，分次切除最好在 1 周内完成，否则第 1 次切除后形成的溃疡瘢痕在下一次切除时不容易将病变与黏膜下层分离，从而造成切除不完全和残留切除。而是否能够一次性完整切除（en-bloc）也决定了内镜治疗后的复发率。长南明道对日本 10 所医疗机构进行统计显示，EMR 的残癌复发率为 11.9%，其中一次性全部切除病例的残癌复发率为 1.3%，分次切除残癌复发率为 29.6%。由于分片切除（piecemeal）后的残癌复发率较高，因此 en-bloc 切除非常重要。日本胃癌协会认为长径 2cm 是一次性完整切除的最大范围。由于 EMR 治疗方法和器械的局限性，无法对于长径 >2cm 的病变做到一次性完整切除，后续逐渐开发出 ESD。

3. 早期胃癌内镜治疗术后病理标本的评估　1992 年日本 Hamada 教授提出病变切除标准的评估方法，内镜下切除标本应常规做组织病理学检查，每隔 2mm 做连续切片，以确定病变是否完全切除及病变浸润深度。内镜切下的标本边缘无癌细胞存在应该符合以下标准：每一切片边缘均未见癌细胞；各切片长度应该大于相邻切片中癌的长度；癌灶边缘距切除标本的断端在高分化管状腺癌应为 1.4mm，中分化管状腺癌则 2.0mm。

我国早期胃癌内镜下切除后的病理评估标准延续日本评估标准，具体如下：

（1）整块切除（en bloc resection）：病灶在内镜下整块切除，并获得单块标本。

（2）完全切除（complete resection/R0 resection）：水平和垂直切缘均为阴性的整块切除。

（3）治愈性切除（curative resection）：病灶整块切除，大小 ≤2cm、垂直切缘与水平切缘阴性、无合并溃疡且无脉管浸润的分化型黏膜内癌。

（4）相对治愈性切除（curative resection for expanded indications）：病灶整块切除、垂直切缘与水平切缘阴性且无脉管浸润的且满足以下条件的早期胃癌：①长径 >2cm，无溃疡的分化型黏膜内癌；②长径 ≤3cm，可伴溃疡的分化型黏膜内癌；③长径 ≤2cm，无溃疡的未分化型黏膜内癌；④长径 ≤3cm，分化型浅层黏膜下癌。

（5）非治愈性切除：指除治愈性切除和相对治愈性切除以外的早期胃癌的内镜下切除。

4. ESD　ESD 是在 EMR 基础上发展起来的技术，已成为内镜下治疗早期胃癌的标准治疗方式。ESD 的优势在于不受病变大小限制，可以实现病变的整块切除，有利于术后的病理评估，其肿瘤治愈性切除率明显提高。Meta 分析显示，ESD 在整块切除率和完全切除率明显高于 EMR（92.4% *vs.* 51.7%，82.1% *vs.* 42.2%），局部复发率也明显降低（0.6% *vs.* 6%）。在治愈性切除率方面，ESD 具有明显优势（79.5% *vs.* 59.0%）。具体操作步骤为：①环周标记：通过染色或放大内镜等，明确病变边界，距离病变边界 3～5mm 处，使用电刀或 APC 等进行电凝标记，两个标记点间隔约 2mm。②黏膜下注射：按先远侧后近侧的顺序，于病变周围分多点行黏膜下注射，使黏膜层与固有肌层分离，病变充分抬举。③环形切开：病变充分抬举后，使用电刀沿标记点外约 3mm 处，环周切开病变黏膜。一般由远端开始切开，过程中一旦出现出血，冲洗以明确出血点，后使用电刀或电凝钳止血。④黏膜下剥离：使用电刀于病变下方行黏膜下剥离，直至完全剥离病变。过程中，及时进行黏膜下注射以保证黏膜下抬举充分，同时电刀或电凝钳及时处理暴露的血管。此外，在剥离过程中，采用钛夹联合丝线等牵引技巧，可有助于改善黏膜下剥离视野，降低 ESD 操作难度，提高手术效率。⑤创面处理：使用电凝钳或 APC 等对创面，尤其是切缘周围暴露血管进行充分电凝处理，必要时可喷洒生物蛋白胶、黏膜保护剂等保护创面。

5. 内镜黏膜下隧道剥离术（endoscopic submucosal tunnel dissection，ESTD） ESTD 是消化内镜隧道技术（digestive endoscopic tunnel technique，DETT）的分支之一，是通过建立黏膜下隧道，完整切除消化道早癌的新方法，主要适用于切除病变横径≥3cm 的大面积早期胃癌，贲门部、胃体小弯侧和胃窦大弯侧是比较合适的操作部位。ESTD 的标准操作步骤：①环周标记。②黏膜下注射。③黏膜切开：按照先肛侧后口侧的顺序，使用电刀沿着标记切开肛侧及口侧黏膜，1.5～2.0cm。④隧道建立：从口侧开口处行黏膜下剥离，边注射、边剥离，建立一条由口侧开口至肛侧开口的黏膜下隧道。建立隧道过程中注意观察两侧标记点，并保证隧道建立方向同病变形态及走行一致，避免黏膜的过多剥离。⑤病变切除：电刀沿边界同步切开两侧黏膜，直至病变完整切除。⑥创面处理。ESTD 相比 ESD 的优势在于，隧道内剥离可减少黏膜下注射次数、两边组织互相牵拉利于操作视野暴露，而且内镜前端透明帽具有一定的钝性分离作用，从而提高了剥离效率、降低并发症发生率。

6. 内镜下治疗的并发症 主要包括出血和穿孔。

（1）急性术中出血指术中活动性渗血或喷射性出血且内镜下止血困难，需中断手术和 / 或需输血治疗。迟发性出血指内镜治疗术后出血且需要再次行内镜下止血的情况，一般具备以下至少 2 项者即可诊断：①有呕血、黑便、头晕等症状；②内镜治疗前后血红蛋白下降 >20g/L；③内镜下治疗前后血压下降 >20mmHg 或心率增加 >20 次 /min；④胃镜检查提示 ESD 术后溃疡出血。出血整体发生率为 0.5%～13.8%。术中进行充分地创面止血是降低迟发性出血的有效方法。病变大小以及是否应用抗凝药是术后出血的高危因素。一旦出现迟发性出血，应尽快行急诊内镜止血处理。如内镜下止血困难或失败，需及时转向外科行手术或介入栓塞治疗。

（2）穿孔的发生率为 0.5%～4.1%。病灶长径超过 20mm、病变位于胃腔上 1/3 和术中过度电凝止血是发生穿孔的危险因素。术中穿孔首先推荐内镜下处置，多可成功封闭。术后迟发性穿孔可能是由于大范围肌肉层剥脱引起，若内镜下封闭失败或合并严重腹膜炎的患者，应及时进行外科干预。另外，对于贲门或幽门区病变，切除范围超过 3/4 环周以上时可能并发狭窄。主要治疗方法是内镜下球囊扩张治疗和激素治疗。

7. 腹腔镜下楔形切除（laparoscopic wedge resection，LWR） LWR 是治疗 EGC 的另一种方法。对胃镜下行 EMR 或 ESD 困难的病例，例如病变位于胃体小弯和体后壁处，或者应用 EMR 或 ESD 无法完整切除可以选择在腹腔镜下完成。LWR 不仅可以进行全腹探查，而且操作灵便，切除充分，病理组织检查全面，同时可对胃前哨淋巴结进行切除或活检，基本上可以保证手术的根治性。最近 Abe 等提出在 ESD 之后进行腹腔镜淋巴结清扫，均进行 ESD 联合腹腔镜淋巴结清扫，根据原发肿瘤的位置和胃的淋巴引流来决定腹腔镜所要切除的淋巴结群。通过术中胃镜在 ESD 后溃疡瘢痕周围黏膜下注射吲哚菁绿来确定淋巴引流，结果显示 ESD 能完整切除病灶，且无任何并发症，腹腔镜下淋巴结清扫平均切除淋巴结 15 枚（16～22 枚），其中 4 例切除的淋巴结中未发现癌细胞，1 例发现癌细胞，但未进行手术治疗，随访发现肿瘤未再复发，因此，认为 ESD 联合腹腔淋巴结清扫能完整切除病灶，并从组织学上了解淋巴结状态。这种联合治疗是一种有潜力的微创方法，可避免不必要的胃切除术，治疗具有淋巴结转移危险的 EGC 患者；而且可以在腹腔镜下行保留幽门的胃切除术、胃分节切除、保存迷走神经的胃切除术等，明显改善患者术后的生活质量。因此，Rosch 等认为，腹腔镜下 LWR 手术既具创伤较小，又有较高的根治性，具有补充和替代胃镜下胃癌切除的潜力，将来有可能成为治疗早期胃癌的常规方法之一。迄今最大型的随机试验纳入了韩国 1416 例临床 I 期胃癌患者，结果显示，腹腔镜远端胃切除术与开腹远端胃切除术相比，切口并发症发生率更低（3.1% *vs.* 7.7%）、腹内并发症发生率更低（7.6% *vs.* 10.3%），总体并发症发生率也更低（13% *vs.* 20%）。

8. 内镜下治疗后的随访 我国早期胃癌治疗规范研究专家组结合日本的早期胃癌指南建议，治愈性切除的监测与随访：治愈性切除和相对治愈性切除患者，建议分别于术后第 3 个月、6 个月、12 个月进行内镜随访，此后每年复查 1 次胃镜，并进行肿瘤标记物和 CT 等相关影像学检查。非治愈性切除的治疗策略：非治愈性切除，由于大多情况下存在较高的复发或淋巴结转移风险，建议追加外科手术治疗。然而，非治愈性切除的患者追加外科手术，仅 5%～10% 的患者发现淋巴结转移。我国专家组建议以下病变再次行内镜下切除或者密切观察随访：①水平切缘阳性且病变长径 <6mm 的分化型癌，但满足其他治愈性切除的标准；②分块切除的分化型癌，但满足其他治愈性切除的标准。

9. 早期胃癌的预后　Hosokawa 等报道 190 例 EGC 行 EMR，21 例在平均术后 2 年左右发现新的癌灶，其中 14 例位于原发癌灶附近。因此，EMR 术后的内镜复查非常重要，术后 1 个月复查胃镜应注意人工溃疡愈合及残留和复发情况，若无上述情况则在 3 个月后再次复查，若仍无复发可半年后再次复查，之后可 1 年复查 1 次，最少追踪 5 年，尤其要注意原发癌灶附近的区域。EGC 内镜治疗的 5 年生存率与胃壁浸润深度、受累淋巴结范围有关。丸山雅一等报道 249 例 EGC 接受内镜治疗中，完全切除者无一例复发，5 年生存率达 88.1%。随着内镜技术的不断成熟。目前，EGC 无淋巴结转移者内镜治疗后 5 年生存率可达 95%，有 1～3 组淋巴结转移者 5 年生存率小于 90%，3 组以上淋巴结转移者 5 年生存率则小于 80%，与手术切除效果相似。然而也存在长径 >2cm 但无淋巴结转移的 EGC。肠型胃癌无论癌灶大小，如果不合并溃疡或不累及淋巴或静脉血管则淋巴结转移很少。

（二）外科治疗

目前有可能治愈进展期胃癌的方法就是进行根治性手术，因此，如果确诊为进展期胃癌，患者可耐受手术且病变周围解剖情况允许，均需行 R0 级根治性切除及一定范围的淋巴结清扫。胃癌手术彻底根除伴邻近淋巴结切除可使患者的长期生存机会最大。除非有明确的肿瘤播散及大血管受累证据、考虑进行新辅助治疗或有手术禁忌证，否则均应行治疗性腹部探查。唯一被广泛接受的不能切除胃癌的标准是存在远处转移、侵犯大血管结构（如主动脉），以及肿瘤包绕或阻塞肝动脉或腹腔干 / 近端脾动脉。远端脾动脉受累并不是不能切除的指征；可在行左上腹脏器清除术（胃、脾和远端胰腺）时将远端脾动脉全部切除。经典的外科治疗为开腹手术，后

续腔镜技术飞跃发展，目前腹腔镜手术治疗进展期胃癌已成为大型医院的主要治疗手段。本节重点介绍腹腔镜手术在进展期胃癌治疗中的作用。

1. 开腹手术　全胃切除术常用于治疗胃近端（上 1/3）的病灶，而胃部分切除术（远端胃切除术、胃大部切除术）伴邻近淋巴结切除用于治疗胃远端（下 2/3）的病灶。前者的吻合方式主要为 Roux-en-Y 吻合，后者的吻合方式包括 Billroth Ⅰ、Billroth Ⅱ 和 Roux-en-Y 吻合。未侵犯胃食管交界的近端胃肿瘤可采用全胃切除术或近端胃大部切除术进行治疗。多数选择全胃切除术，一方面由于全胃切除术中行 Roux-en-Y 重建引起的反流性食管炎发生率极低（2%）。近端胃大部切除术后有 2/3 的患者会发生反流性食管炎。近端胃大部切除术可能会残留沿胃小弯的淋巴结，而该处是淋巴结转移最常见的部位。与全胃切除术相比，近端胃大部切除术的 5 年生存率与之相近（61% *vs.* 64%），但癌症复发率更高（39% *vs.* 24%）。近端胃切除术的并发症也更多，包括吻合口狭窄（27% *vs.* 7%）和反流性食管炎（20% *vs.* 2%）。因此，全胃切除术仍是近端胃癌的首选治疗方法。

2. 腹腔镜治疗　20 世纪 90 年代初，日本 Kitano 等施行首例腹腔镜辅助远端胃大部切除术治疗胃癌，开始初步将腹腔镜应用于胃癌手术治疗领域。我国在 20 世纪 90 年代前期将腹腔镜应用于胃部良性肿瘤切除术，2000 年以后则逐步开始应用于进展期胃癌的治疗。腹腔镜进展期胃癌根治术的优势在于可视化、创伤小、视野广，但由于腹腔镜胃癌手术操作难度大、技术要求高、学习曲线长，临床上又缺乏成熟的质量控制体系等一系列问题，使得腹腔镜胃癌手术仍存在技术开展的地区间差距，甚至在同一地区不同医师之间亦存在较大差异，导致我国腹腔镜胃癌外科发展不均衡，地区之间差距明显。胃癌的根治性原则包括：①整块切除，包括原发灶及罹患的周围组织器官；②广泛的胃切除范围，保证足够的切缘（肿块型 >3cm，浸润性 >5cm）；③系统、彻底的胃周淋巴结清除；④肿瘤的隔离及腹腔内脱落癌细胞的完全消灭。

（1）腹腔镜治疗进展期胃癌的适应证和禁忌证：根据我国腹腔镜胃癌手术操作指南，已被认可并应用于临床实践的手术适应证：①胃癌探查及分期；②胃癌肿瘤浸润深度 <T_{4a} 期并可达到 D2 根治性切除术；③胃癌术前分期为 Ⅰ～Ⅲ 期；④晚期胃癌短路手术。

以下可作为临床探索性手术适应证：①胃癌术

前评估肿瘤浸润深度为 T_{4a} 期并可达到 D2 根治性切除术；②晚期胃癌姑息性胃切除术。

但对于以下情况属于腹腔镜治疗胃癌的禁忌证：①肿瘤广泛浸润周围组织；②胃癌急诊手术（如上消化道大出血）；③有严重心、肺、肝、肾疾病，不能耐受手术；④凝血功能障碍；⑤妊娠期患者；⑥不能耐受 CO_2 气腹。

（2）腹腔镜治疗进展期胃癌的手术方式

1）全腹腔镜胃癌根治术：胃切除、淋巴结清扫、消化道重建均在腹腔镜下完成，技术要求较高。

2）腹腔镜辅助胃癌根治术：又称小切口辅助手术，胃游离、淋巴结清扫在腹腔镜下完成，胃切除或吻合经腹壁小切口辅助完成，是目前应用最多的手术方式。

3）手辅助腹腔镜胃癌根治术：在腹腔镜手术操作过程中，经腹壁小切口将手伸入腹腔，进行辅助操作，完成手术。切除范围包括切除 >2/3 胃和 D2 淋巴结清扫。

不同部位胃癌淋巴结清扫范围参考日本第 14 版胃癌治疗规约：①全胃切除术：D0 根治术淋巴结清扫范围小于 D1 根治术；D1 根治术清扫第 1～7 组淋巴结；D1 + 根治术在 D1 根治术淋巴结清扫范围基础上，清扫第 8a、9、11p 组淋巴结；D2 根治术在 D1 根治术淋巴结清扫范围基础上，清扫第 8a、9、10、11P、11d、12a 组淋巴结；侵犯食管的胃癌 D1 + 根治术淋巴结清扫应增加第 110 组淋巴结，D2 根治术应增加第 19、20、110、111 组淋巴结。②远端胃大部切除术：D0 根治术淋巴结清扫范围小于 D1 根治术；D1 根治术清扫第 1、3、4sb、4d、5、6、7 组淋巴结；D1 + 根治术在 D1 根治术淋巴结清扫范围基础上，清扫第 8a、9 组淋巴结；D2 根治术在 D1 根治术淋巴结清扫范围基础上，清扫第 8a、9、11p、12a 组淋巴结。③保留幽门的胃大部切除术：D0 根治术淋巴结清扫范围小于 D1 根治术；D1 根治术清扫第 1、3、4sb、4d、6、7 组淋巴结；D1 + 根治术在 D1 根治术淋巴结清扫范围基础上，清扫第 8a、9 组淋巴结。④近端胃大部切除术：D0 根治术淋巴结清扫范围小于 D1 根治术；D1 根治术清扫第 1、2、3、4sa、4sb、7 组淋巴结；D1 + 根治术在 D1 根治术淋巴结清扫范围基础上，清扫第 8a、9、11P 组淋巴结；侵犯食管的胃癌 D1 + 根治术淋巴结清扫应增加第 110 组淋巴结。

（3）腹腔镜治疗进展期胃癌的并发症：腹腔镜治疗进展期胃癌的并发症包括两方面，一方面为腹腔镜特有的并发症，包括：①气腹相关并发症，可能出现高碳酸血症或心、肺功能异常。②穿刺相关并发症，建立气腹或 Trocar 穿刺入腹腔时，可能损伤腹腔内血管及肠管。③ Trocar 疝口，好发于老年、腹壁薄弱患者。关闭 >10mm 的 Trocar 孔时，应行全层缝合，不能仅缝合皮肤层，同时去除引起患者腹内压升高的因素。一旦发生 Trocar 疝，应手术修补腹壁缺损。另一方面为胃手术相关的并发症，包括腹腔内出血、术中相邻脏器损伤、术中血管损伤、吻合口出血、吻合口漏、十二指肠残端漏、胰液漏和胰腺炎、淋巴漏、肠梗阻、术后胃轻瘫。

（4）腹腔镜治疗进展期胃癌的疗效：一项在我国进行的多中心试验中，1 056 例临床分期为 T_2～T_{4a}，N_0～N_3，M_0 的胃癌患者被随机分配至腹腔镜远端胃切除术组或开腹远端胃切除术组。腹腔镜手术组与开腹手术组患者的术后死亡率相近（0.4% *vs.* 0），术后并发症发病率相近（15% *vs.* 13%），并发症严重程度相近，而且 D2 淋巴结清扫术的完成率也相近（99.4% *vs.* 99.6%）。一项 Meta 分析主要纳入回顾性研究，这些研究比较了接受腹腔镜胃癌手术与开腹胃癌手术治疗所有分期可切除性胃癌患者的结局，结果显示这两种术式的 5 年总体生存率（OR = 1.07，95%CI：0.90～1.28）、无复发生存率（OR = 0.83，95%CI：0.68～1.02）和疾病特异性生存率（OR = 0.86，95%CI：0.65～1.13）差异无统计学意义。目前很多研究已经证实了腹腔镜切除进展期胃癌的可行性和短期优势，但尚无对于肿瘤预后和结局的远期研究结果。一项研究应用倾向性匹配评分方法，分析了 1 848 例接受开腹胃切除术或腹腔镜胃切除术治疗 I 期胃癌的患者，并针对可能影响手术结局的 30 种变量，在匹配的研究人群中，开腹胃切除术组与腹腔镜胃切除术组的 5 年总体生存率（96.3% *vs.* 97.1%）、3 年无复发生存率（97.4% *vs.* 97.7%）及复发率（2.4% *vs.* 2.3%）均相当。

由此可见，腹腔镜治疗进展期胃癌是一种具有前景的治疗手段，相比开腹手术短期优势显著，是否远期会优于开腹手术，仍需随访数据进行评估。

（三）胃癌的辅助治疗和新辅助化疗

对于存在潜在可切除的非贲门部胃癌患者，随机试验及荟萃分析表明，多种治疗方法较单独手术可获得显著的生存获益，包括辅助放化疗、围术期化疗（术前加术后化疗）以及辅助化疗。胃癌常用的辅助化疗方案包括：多西他赛、顺铂和氟尿嘧啶（DCF 方案）；改良的多西他赛、顺铂和氟尿嘧啶（改良 DCF 方案）；表柔比星、顺铂和氟尿嘧啶（ECF 方案）；表柔比星、顺铂和卡培他滨（ECX方案）；表柔比星、奥沙利铂和卡培他滨（EOX方案）；FOLFIRI（氟尿嘧啶、亚叶酸和伊立替康）方案。对于大多数潜在可切除的临床T_2N_0期或更高期胃癌患者，建议优先选择新辅助治疗而非初始手术。新辅助化疗可用作一种在尝试进行根治性切除前对局部进展期肿瘤进行"降期"的方法。该方案已被用于胃癌可切除的患者，以及看似不可切除但并未转移的胃癌患者。新辅助化疗的另一益处在于，对于远处转移高危患者，例如有较大T_3/T_4期肿瘤、术前影像学检查可见胃周淋巴结受累或有皮革胃外观的患者，如果化疗后出现了远处转移的证据，则可能免于不必要的胃切除术所带来的并发症。多项大型临床试验直接比较了手术联合与不联合新辅助化疗或围术期化疗，其中2项试验表明新辅助化疗可带来生存获益。

（四）胃癌的靶向及免疫治疗

近年来，靶向和免疫治疗成为肿瘤治疗的热点。目前用于胃癌的靶向治疗主要包括HER2靶点和VEGF靶点。HER2靶点 HER2属于酪氨酸激酶受体，具有酪氨酸激酶活性，但缺乏特异性配体，是一种原癌基因，通过17号染色体ERBB2编码。HER2在许多组织中，包括乳腺癌、胃肠道、肾脏和心脏中表达。晚期胃癌的患者经常发现HER2阳性，提示HER2可能与肿瘤进展及不良预后有关。HER2是通过与肿瘤细胞增殖、凋亡、黏附、迁移，从而导致肿瘤发生的关键驱动因素。曲妥珠单抗是第一个研发上市的靶向HER-2通路的单克隆抗体，最初用于HER-2阳性乳腺癌的治疗。2010年第一次将曲妥珠单抗用于HER2阳性晚期胃癌患者的治疗。在标准化疗（顺铂/氟尿嘧啶）的基础上联合曲妥珠单抗，可显著延长总生存期（13.8个月 vs. 11.1个月，$P = 0.0046$）。关于曲妥珠单抗在晚期胃癌的维持治疗及围术期治疗中的应用也在探索中。一项回顾性研究结果显示，应用曲妥珠单抗联合化疗诱导之后，采用曲妥珠单抗单药维持治疗耐受性良好，中位生存期可达16.4个月。

血管内皮生长因子（vascular endothelial growth factor，VEGF）是在生理和病理条件下的多种组织新生血管形成的关键。VEGFR属于酪氨酸激酶受体，包括VEGFR-1、VEGFR-2和VEGFR-3。VEGF在多种肿瘤中高表达，通过与其受体结合，促进上皮细胞的存活、分化、迁移和增加血管通透性。靶向VEGFR2的雷莫芦单抗在晚期胃癌二线治疗中取得了显著疗效，REGARD和RAINBOW两项研究相继证实，无论是单用还是与紫杉醇联合应用，雷莫芦单抗均显示出明显的生存获益。雷莫芦单抗于2014年4月在美国获准用于治疗进展期胃癌和胃食管交接处腺癌患者，是第二个在胃癌治疗中占据一席之地的靶向药物。雷莫芦单抗是完全人源化的IgGl单克隆抗体，针对VEGFR2的胞外结构域，从而阻断VEGFR-2及其配体间的相互作用，抑制新生血管生成，进而阻断肿瘤细胞血液供应，导致肿瘤细胞凋亡。雷莫芦单抗用于二线治疗时可改善患者的无进展生存期和中位总生存期，使用过程中最常见的不良反应为高血压（8%），但均可耐受，且不会导致治疗中断。

免疫检测点抑制剂作为一种新兴的免疫治疗手段，研究热点是针对程序性死亡受体（PD-1）和细胞毒性T淋巴细胞相关抗原（CTLA-4）的抗体。在多种肿瘤治疗方面，免疫治疗均显示出其有效性，其中比较肯定的是黑色素瘤。对于免疫治疗对胃癌的疗效目前正在进行中。相信未来胃癌的治疗会开拓更广的治疗空间。

（闫秀娥　许　乐　周丽雅）

推 荐 阅 读

[1] BALAKRISHNAN M, GEORGE R, SHARMA A, et al. Changing trends in stomach cancer throughout the world[J]. Curr Gastroenterol Rep, 2017, 19(8): 36.

[2] CHEN W, ZHENG R, BAADE P D, et al. Cancer statistics in China, 2015[J]. CA Cancer J Clin, 2016, 66(2): 115-132.

[3] ZHOU L, LIN S, DING S, et al. Relationship of *Helicobacter pylori* eradication with gastric cancer and gastric mucosal histological changes: a 10-year follow-up study[J]. Chin Med J (Engl), 2014, 127(8): 1454-1458.

[4] WONG B C, LAM S K, WONG W M, et al. *Helicobacter pylori* eradication to prevent gastric cancer in a high-risk region of China: a randomized controlled trial[J]. JAMA, 2004, 291(2): 187-194.

[5] IN H, RAVETCH E, LANGDON-EMBRY M, et al. The newly proposed clinical and post-neoadjuvant treatment staging classifications for gastric adenocarcinoma for the American Joint Committee on Cancer (AJCC) staging[J]. Gastric Cancer, 2018, 21(1): 1-9.

[6] AJANI J A, D'AMICO T A, ALMHANNA K, et al. Gastric Cancer, Version 3.2016, NCCN Clinical Practice Guidelines in Oncology[J]. J Natl Compr Canc Netw, 2016, 14(10): 1286-1312.

[7] 郑芝田. 胃肠病学 [M]. 3 版. 北京：人民卫生出版社，2006.

[8] GOTODA T，YANAGISAWA A，SASAKO M，et al. Incidence of lymph node metastasis from early gastric cancer：estimation with a large number of cases at two large centers[J]. Gastric Cancer，2000，3（4）：219-225.

[9] 北京市科委重大项目《早期胃癌治疗规范研究》专家组. 早期胃癌内镜下规范化切除的专家共识意见（2018，北京）[J]. 中华胃肠内镜电子杂志，2018，5（2）：49-60.

[10] Japanese Gastric Cancer Association. Japanese gastric cancer treatment guidelincs 2014（ver. 4）[J]. Gastric Cancer，2017，20（1）：1-19.

第六章

原发性胃淋巴瘤

1961 年 Dawson 首次提出原发性胃淋巴瘤（primary gastric lymphoma，PGL）的定义，即指原发于胃部、起源于胃黏膜下层淋巴组织的恶性肿瘤，有别于全身其他部位起源转移或扩展到胃部的继发性胃淋巴瘤。PGL 可伴有胃引流区域的淋巴结转移，进展期病例可累及肝、脾及远处淋巴结、外周血及骨髓。PGL 占胃部肿瘤的 3%～6%；发病年龄常见于 50 岁以上患者；男性较女性发病率高，儿童罕见。PGL 多呈低度恶性，主要病理类型为弥漫性大 B 细胞淋巴瘤（diffuse large B-cell lymphoma，DLBCL）和黏膜相关淋巴组织淋巴瘤（mucosa associated lymphoid tissue lymphoma，MALT lymphoma）。由于近年研究显示，PGL 发病与幽门螺杆菌（Helicobacter pylori，H.pylori）感染密切相关，该病引起消化科医师高度关注。本病发病率较低，缺乏特异性的临床表现，内镜下形态与胃癌难以鉴别，需要依赖活组织病理学检查才能确诊，临床极易误诊和漏诊。目前 PGL 尚无统一的治疗指导原则，其治疗主要包括根除幽门螺杆菌、局部放疗、全身化疗、免疫学治疗及手术治疗。

【流行病学】

PGL 几乎均为非霍奇金淋巴瘤（non-Hodgkin lymphoma，NHL），而霍奇金淋巴瘤（Hodgkin lymphoma，HL）罕见。根据美国国立癌症研究所（National Cancer Institute，NCI）2018 年发布的基于 2015 年数据的癌症报告，美国 NHL 的发病率为 19.4/10 万，在各种恶性肿瘤中占第 7 位，其中男性发病率为 23.6/10 万，明显高于女性的 15.9/10 万，发病年龄常见于 50 岁以上。不同地区淋巴瘤的发病存在差异，根据我国国家癌症中心 2018 年发布的基于 2014 年数据的癌症报告，淋巴瘤的发病率为 5.9/10 万，在各种恶性肿瘤中据第 11 位，其中男性发病率为 6.8/10 万，明显高于女性的 5.1/10 万，但未具体报告 HL 和 NHL 的发病率。PGL 在人群中的发病率尚缺乏报道。

国外研究显示，意大利 Feltre 地区 PGL 发病率为 13.2/10 万，英国部分地区发病率为 1/10 万。国内尚无 PGL 发病率的统计。

淋巴瘤大部分起源于淋巴结，小部分起源于结外淋巴组织。PGL 占全部 NHL 的 4%～20%，占全部结外淋巴瘤的 30%～40%，占消化道淋巴瘤的 55%～65%，占胃部肿瘤的 3%～6%。2018 年韩国一项 105 194 例胃镜体检患者的研究显示，PGL 占胃部肿瘤的 12%，可能与韩国 H.pylori 高感染有关。PGL 发病年龄常见于 50 岁以上，男性发病率高于女性。2017 年南亚的一项包括 394 例胃部肿瘤患者的回顾性研究显示，在 18～45 岁年龄组及 61～88 岁年龄组中，PGL 占全部胃部肿瘤的构成比相似，分别为 12% 及 15%，提示在 H.pylori 高感染地区，PGL 可能有年轻化趋势。

【病因】

PGL 起源于黏膜下或黏膜固有层的淋巴组织，该处组织不暴露于胃腔，不直接与食物中的致癌物质接触，故其发病原因与胃癌不同，更可能与全身性因素引起的胃部局部淋巴组织的异型增生有关。到目前为止，PGL 的病因学尚未阐明，可能与以下因素有关。

（一）感染因素

1991 年 Parsonet 等首次发现，PGL 患者 H.pylori 的感染率为 90.9%。此后部分研究显示，H.pylori 感染率并未达到 90%，可能胃内淋巴瘤改变导致 H.pylori 负荷量减少，影响 H.pylori 的检出率。Meta 分析结果显示，PGL 患者 H.pylori 感染率为 77.7%，明显高于对照组的 61.0%（OR＝3.91，95%CI：2.19～7.00），提示 PGL 与 H.pylori 感染密切相关。体外研究中，将 MALT 淋巴瘤原代细胞与 H.pylori 共培养后，H.pylori 特异性 T 细胞能刺激 MALT 淋巴瘤细胞增殖。动物实验也显示，螺杆菌属细菌可诱导小鼠胃黏膜发生类 MALT 样病变。日本一项纳入 420 例患者的多中心研究显示，在 *H.pylori* 根除治疗后，77% 低度胃 MALT 淋巴瘤患者达到完全缓解。一项纳入 32 篇文献的系统综述显示，*H.pylori* 根除后，78% 低度胃 MALT 淋巴瘤患者达到完全缓解。以上研究均提示，胃 MALT 淋巴瘤的发生发展与 *H.pylori* 感染密切相关。

除 *H.pylori* 感染以外，人类免疫缺陷病毒（human immunodeficiency virus，HIV）、EB 病毒（Epstein-Barr virus，EB virus）及丙型肝炎病毒（hepatitis C virus，HCV）等感染也可能与 PGL 发生相关。

（二）遗传因素

MALT 淋巴瘤的发生与 3 种染色体易位有关，即 t（11；18）（q21；q21）、t（14；18）（q32；q21）和 t（1；14）（p22；q32）易位。t（11；18）（q21；q21）是胃 MALT 淋巴瘤中最常见的染色体易位，该染色体易位与 *H.pylori* 根除治疗的疗效相关。

（三）免疫因素

机体免疫功能低下可能与淋巴瘤的发病有关。遗传性或获得性免疫缺陷患者易伴发淋巴瘤，器官移植后长期应用免疫抑制剂发生的恶性肿瘤患者中，NHL 约占 1/3。干燥综合征患者淋巴瘤发病率高于一般人群。有研究显示，*H.pylori* 阴性的胃 MALT 淋巴瘤患者可伴有干燥综合征。

（四）环境因素

某些环境因素可能增加淋巴瘤的发病风险，如使用杀虫剂、除草剂、长期接触皮革、染料及放射线等都与 NHL 的发生有关。意大利的一项研究显示，长期接触溶剂和杀虫剂与某些 PGL 发病有关。

【发病机制】

PGL 的发病机制目前尚未明确，已知的可能发病机制主要与 *H.pylori* 感染和分子遗传学异常有关。

（一）*H.pylori* 感染

H.pylori 感染与 MALT 淋巴瘤的发生密切相关。目前认为，可能是 *H.pylori* 感染 - 慢性胃炎 - 黏膜下淋巴细胞浸润 - 淋巴滤泡形成 -MALT 增生 -MALT 淋巴瘤的疾病模型。疾病发生的早期阶段是 *H.pylori* 依赖性的，随着疾病进展，患者出现染色体异常，淋巴瘤增殖不再依赖于 *H.pylori*，也可转化为高度恶性的 DLBCL。值得注意的是，除 MALT 淋巴瘤转化外，部分 DLBCL 可为原发型，表达 CD10 抗原，提示其与 MALT 淋巴瘤无关。

正常的胃黏膜不含或仅有少量淋巴组织，其淋巴滤泡的检出率仅为 0～5.7%，*H.pylori* 感染后胃黏膜内出现淋巴滤泡为 PGL 的发生提供了组织学背景。有研究显示，慢性浅表胃炎患者（*H.pylori* 感染率为 65.5%）淋巴滤泡检出率为 26.4%，慢性萎缩性胃炎患者（*H.pylori* 感染率 81.8%）淋巴滤泡检出率为 63.6%；有淋巴滤泡形成者较无淋巴滤泡形成者 *H.pylori* 感染率高（81.5% *vs.* 65.5%），肠上皮化生检出率高（22.9% *vs.* 11.6%）；淋巴滤泡的检出率与慢性胃炎的活动度及肠上皮化生的检出率呈正相关。因此，长期慢性 *H.pylori* 感染患者胃黏膜出现慢性炎症，在此基础上淋巴滤泡的形成成为 PGL 发生的基础。

近年的研究显示，PGL 发生之前的慢性胃炎组织即可检出单克隆 B 淋巴细胞，PGL 发生后 *H.pylori* 负荷量减低，提示 *H.pylori* 感染主要与胃 MALT 淋巴瘤早期阶段相关。将低度胃 MALT 淋巴瘤原代细胞与 *H.pylori* 共培养后，B 淋巴细胞增殖，IL-2 受体表达增加，且该效应依赖于 *H.pylori* 特异性 T 细胞，提示 *H.pylori* 刺激 B 淋巴细胞增殖依赖 *H.pylori* 特异性 T 淋巴细胞参与。以上结果均支持 *H.pylori* 感染与 B 淋巴细胞增殖密切相关。

（二）分子遗传学异常

H.pylori 感染刺激 B 淋巴细胞增殖，并在 *H.pylori* 特异性 T 淋巴细胞的辅助下持续增殖，在此过程中会产生遗传学异常。同时，*H.pylori* 感染可趋化中性粒细胞浸润，中性粒细胞激活后，释放氧自由基，引起遗传学异常。出现遗传学异常的淋巴细胞不依赖于 *H.pylori* 生长，倾向于向高度恶性的 DLBCL 转化。分子生物学研究发现，许多基因异常与 PGL 发病相关，主要包括 t（11；18）（q21；q21）易位、t（1；14）（p22；q32）易位、t（14；18）（q32；q21）易位及 Bcl-6 基因异常等。

1. t（11；18）（q21；q21）/API2-MALT1 易位　t（11；18）（q21；q21）是胃 MALT 淋巴瘤最常见的染色体易位，在胃 MALT 淋巴瘤中的检出率为 30%～40%。t（11；18）（q21；q21）易位导致位于 18q21 染色体的 MALT1（MALT lymphoma associated translocation gene 1，MALT1）基因易位到 11q21 染色体的 API2（apoptosis inhibitor 2，API2）基因旁，重组为新的融合基因 API2-MALT1。API20-MALT1 融合蛋白可激活 NF-κB 通路，使下游某些凋亡抑制蛋白表达失调控，从而使淋巴瘤细胞发生生存优势及抗原非依赖性生长。发生 t（11；18）（q21；q21）染色体易位的胃 MALT 淋巴瘤对 *H.pylori* 根除治疗不反应。胃 DLBCL 未检出该易位，说明携带 t（11；18）（q21；q21）易位的胃 MALTL 淋巴瘤极少向高度恶性转化。在

H.pylori 阴性的胃 MALT 淋巴瘤中，t（11；18）（q21；q21）染色体易位检出率较高。

2. t（1；14）（p22；q32）/BCL-10-IgH 易位　t（1；14）（p22；q32）易位在 MALT 淋巴瘤的检出率较低，约为 5%。t（1；14）（p22；q32）易位导致位于 1p22 染色体的 BCL-10 基因与 14q32 染色体的免疫球蛋白重链（IgH）基因相邻，使 BCL-10 基因过表达，导致 Bcl-10 蛋白核内及胞质高表达。Bcl-10 蛋白可通过影响 MALT1，进而激活 NF-κB 通路，导致细胞凋亡失调控。Bcl-10 核表达与病程进展相关，与 *H.pylori* 根除治疗不反应相关。t（14；18）（q32；q21）易位可伴有其他染色体易位，如 3 号、12 号、18 号染色体三体等，可发生 DLBCL 转化。

3. t（14；18）（q32；q21）/IgH-MALT1 易位　t（14；18）（q32；q21）易位在胃 MALT 淋巴瘤的检出率低，为 2%～3%。t（14；18）（q32；q21）易位导致位于 18q21 染色体的 MALT1 基因与 14q32 染色体的 IgH 基因相邻，使 MALT1 基因过表达。t（14；18）（q32；q21）易位常伴有其他染色体易位，如 3 号、7 号、12 号、18 号染色体三体等。

4. BCL-6 基因异常　BCL-6 基因位于 3q27 染色体，在 *H.pylori* 阴性的胃 MALT 淋巴瘤、胃 DLBCL 均可发现 BCL-6 蛋白高表达。BCL-6 基因异常可能与 MALT 淋巴瘤向 DLBCL 转化有关。

【病理】

PGL 是起源于胃黏膜下层的淋巴组织，可累及黏膜层，也可向深部累及肌层和浆膜层。PGL 多见于胃窦，其次为胃体，贲门部少见。

PGL 根据大体形态主要分为 4 个类型：①隆起型：肿瘤向胃腔内隆起，可表现胃结节状、肿块状或息肉状；②溃疡型：可表现为巨大的单发溃疡或多发表浅小溃疡，应注意与胃癌及胃溃疡相鉴别；③浸润型：局限性浸润表现为粗大皱襞，弥漫性浸润表现为广泛胃壁增厚；④结节型：表现为多发或弥漫性结节。

淋巴结转移是 PGL 主要的转移途径，也可直接浸润或血行转移。

除少数"器官特异性"淋巴瘤外，2016 年世界卫生组织（World Health Organization，WHO）淋巴瘤分类标准中的大多数淋巴瘤的病理类型均可发生于胃部。PGL 几乎均为 NHL，其中 90% 为 B 细胞淋巴瘤，约 8% 为 T 细胞淋巴瘤。PGL 最常见的病理类型是 DLBCL，约占 55%；MALT 淋巴瘤，约占 40%；其他少见类型有套细胞淋巴瘤、滤泡性淋巴瘤、Burkitt 淋巴瘤等。

2016 年 WHO 淋巴瘤分类中，MALT 淋巴瘤的正式名称为"黏膜相关淋巴组织结外边缘带淋巴瘤"，其对应的正常细胞是边缘带 B 细胞。MALT 淋巴瘤的典型组织学特征是小的、比较成熟的淋巴细胞密集浸润，破坏黏膜层，形成淋巴上皮病变。淋巴上皮病变是指在腺上皮内出现 3 个或 3 个以上的肿瘤性边缘带细胞聚集，并常伴有上皮破坏或坏死。MALT 淋巴瘤的免疫表型是边缘带 B 细胞的特征，CD5 和 CD10 阴性，CD20、CD21 和 CD35 阳性。肿瘤细胞表达免疫球蛋白，通常为 IgM。采用反转录 PCR 检测 t（11；18）（q21；q21）染色体易位，阳性的 MALT 淋巴瘤通常对 *H.pylori* 根除治疗不反应，但极少向 DLBCL 转化，预后较好。

胃 DLBCL 的形态学表现与淋巴结内 DLBCL 相似，为弥漫增生的大淋巴细胞，而淋巴结结构基本被破坏，间质纤维化。MALT 淋巴瘤可向 DLBCL 转化，表现为 MALT 淋巴瘤内有少量的大淋巴细胞，也可表现为 DLBCL 组织中有少量残留 MALT 淋巴瘤。DLBCL 可表达成熟 B 细胞的免疫标志物，如 CD19、CD20、CD79a 等。由 MALT 淋巴瘤转化而来的 DLBCL 常为 Bcl-6、Bcl-2 阳性和 CD10 阴性。目前尚无免疫表型或遗传学特征能区分原发 DLBCL 和 MALT 转化的 DLBCL。

【临床表现】

PGL 早期多无临床症状，随着疾病进展，患者可出现多种消化道症状，但通常并无特异性，与慢性胃炎、消化性溃疡、胰腺疾病、功能性胃肠病等疾病临床表现相似。

腹痛和上腹部不适是最常见的消化系统症状，78%～90% 的患者因此就诊。此外，食欲减退、恶心、呕吐、消化道出血也是常见症状。同时，约 10% 的患者可出现发热、体重减轻、盗汗等全身表现。

55%～60% 的患者体格检查无阳性体征，部分患者可发现上腹部压痛、上腹部肿块等。肝脾转移者可触及肝脾肿大。

PGL 常见的并发症包括消化道出血和恶性淋巴瘤转化。消化道大出血多见于淋巴瘤进展期患者，保守治疗效果差。胃低度 MALT 淋巴瘤可向高度恶性胃 DLBCL 转化。胃穿孔、幽门梗阻等并发症的发生率低。

【辅助检查】

（一）胃镜

胃镜联合胃黏膜活组织病理学检查是确诊 PGL

并进行病理分型的主要手段。PGL 在内镜下的表现多样，无特异性，与胃癌不易鉴别。PGL 在胃镜下的形态（图 3-6-1）可表现为：①溃疡型：可为单发或多发，常较表浅，直径可数厘米至十余厘米，溃疡底部不平整，表面被覆灰黄色坏死物，边缘凸起且较硬，周围皱襞增厚变粗，呈放射状；②浸润型：表现为胃壁局限性或弥漫性增厚，皱襞粗大隆起，黏膜颗粒感；③结节型：胃黏膜多数散在小结节，黏膜表面可伴浅表或较深的溃疡，结节间胃黏膜皱襞粗大；④息肉型：较少见，病变呈息肉样向胃腔突起，或呈扁平盘，病变质地较软，黏膜表面常有溃疡形成；⑤混合型：同时有以上 2～3 种类型的病变表现。胃窦受累多见，其次为胃体和胃底受累，也可呈散在分布或全胃累及。由于 PGL 病变起源于胃黏膜固有层和黏膜下层的淋巴组织，病变可不侵犯胃黏膜层，而胃镜下常规活检的取材部位较表浅，很难取到病变组织而造成漏诊，因此，建议在病变部位深挖多取，欧洲胃肠道淋巴瘤学组（European Gastro-Intestinal Lymphoma Study, EGILS）共识建议在病患处至少取 10 处活检；同时，对可疑病例，在胃镜下显示正常的胃黏膜也需要取活组织行病理检查。

（二）组织病理学检查及免疫表型

胃 MALT 淋巴瘤的典型组织学特征是小的、比较成熟的淋巴细胞，CD5 和 CD10 阴性，CD20、CD21 和 CD35 阳性。观察到细胞异型性及 Dutcher 小体，有助于区分 MALT 淋巴瘤与反应性淋巴细胞浸润。淋巴滤泡向外出现大量成片的肿瘤性大细胞、边界不清，应考虑 DLBCL 的诊断，肿瘤细胞

表达成熟 B 细胞的免疫标志物，如 CD19、CD20、CD79a 等。

（三）影像学检查

1. 超声内镜（endoscopic ultrasound，EUS）
EUS 是目前用于评估胃浸润性病变最准确的影像学方法，它能够准确评价 PGL 的肿块大小、胃壁浸润深度和胃周器官和淋巴结受累情况，有助于疾病分期。同时，EUS 引导下的深层、大块活组织检查可提高 PGL 诊断率（图 3-6-2）。EUS 的缺点是对经化疗或放疗后随访的患者，不易区分肿瘤浸润和治疗后的炎症反应，可能过度评估病情。

2. 电子计算机断层扫描（computed tomography，CT） PGL 的 CT 表现最突出的是胃壁局限或弥漫性增厚，密度多均匀，胃壁的外边界一般光滑，而胃壁内侧轮廓随着增厚的褶皱扭曲变形不规则。检查前饮水 600～800ml 作对比剂有助于准确评估胃壁厚度。螺旋 CT 对胃癌与 PGL 的诊断及鉴别诊断有一定价值。PGL 常侵犯更广泛，更易侵犯全胃，胃窦及胃体胃壁广泛增厚，均匀强化，黏膜连续，可突破浆膜层向胃腔外侵犯，可见肝脏浸润；胃癌侵犯范围相对局限，更易出现胃壁坏死呈不均匀强化，胃腔梗阻性扩张，黏膜破坏不连续等表现（图 3-6-3）。确诊 PGL 的患者，应行胸部、腹部及盆腔 CT 检查，以明确胃周及远处淋巴结浸润受累情况，为 PGL 的分期提供依据，同时排除全身性疾病。

3. 磁共振检查（nuclear magnetic resonance imaging，MRI） 与 CT 类似，MRI 扫描可清楚地显示胃壁厚度，增厚的胃壁 T_1WI 呈较均匀的稍低信

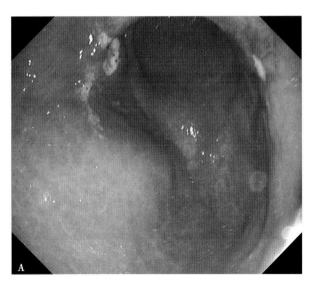
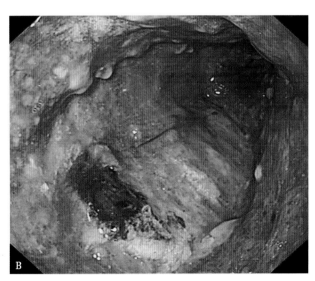

图 3-6-1　胃淋巴瘤胃镜表现

A. 胃窦前壁 1.0cm 溃疡，后壁 0.5cm×0.3cm 溃疡，周边黏膜不平整、红肿、糜烂；病理诊断为胃 MALT 淋巴瘤。B. 胃窦黏膜弥漫隆起，大弯侧溃疡形成，僵硬、胃腔狭窄；病理诊断为胃弥漫大 B 细胞淋巴瘤

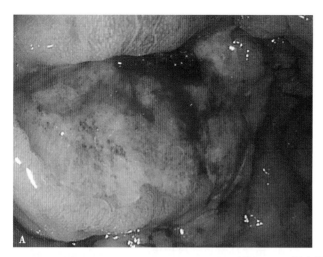
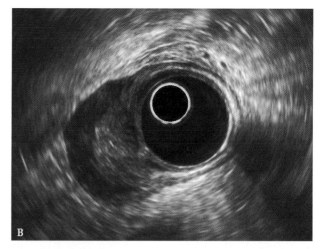

图 3-6-2　超声胃镜诊断胃淋巴瘤

A. 胃镜见胃窦体交界大小约 6.0cm×5.0cm 隆起性肿物，周围黏膜充血，中央糜烂坏死，少量渗血；B. EUS 提示病变部位胃壁增厚，最厚约 2.3cm，胃壁层次尚未完全消失，病变局部深挖活检。病理诊断为胃弥漫大 B 细胞淋巴瘤

号，T_2WI 呈不均匀稍高信号，增强后有轻至中度强化。同时，MRI 可以显示原发病灶对胃周脂肪间隙、肝脾及淋巴结累及情况，为 PGL 分期提供依据。

4. 上消化道 X 线钡剂造影　PGL 的上消化道 X 线钡剂造影表现多种多样，可显示充盈缺损、不典型溃疡龛影等非特异性征象，还可以表现胃腔缩窄或皮革胃等浸润性病变改变，需与胃癌鉴别。

5. 氟 -18- 脱氧葡萄糖（^{18}F-FDG）PET-CT　PET 检查可对胃 ^{18}F-FDG 摄取进行半定量，评价肿瘤细胞的代谢水平。该项检查用于 PGL 临床分期的价值受到关注，其敏感性和特异性均优于 CT。但 ^{18}F-FDG 在 PGL 不同组织学亚型中的摄取程度不同，仅在 DLBCL 中显示出优势（图 3-6-4）；而 MALT 淋巴瘤属惰性肿瘤，肿瘤细胞代谢活性较低，^{18}F-FDG 摄取水平较低，^{18}F-FDG PET-CT 检查的价值有待研究。

（四）实验室检查

1. H.pylori 检测　所有确诊 PGL 的患者均应首先检测 H.pylori 感染。检测 H.pylori 现症感染的方法包括 ^{13}C- 或 ^{14}C- 尿素呼气试验、粪便抗原检测、快速尿素酶试验和组织学染色方法。由于 PGL 病变导致胃内 H.pylori 负荷量降低，影响呼气试验及尿素酶试验的阳性率，因此，对上述检查方法 H.pylori 检测呈阴性的患者，应行血清学 H.pylori 抗体的检测。

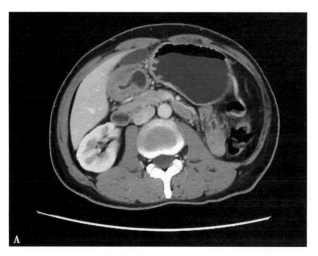
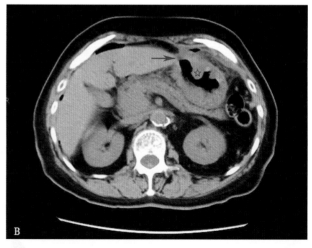

图 3-6-3　胃淋巴瘤的腹部 CT 表现

A. 腹部增强 CT 见胃窦部狭窄，胃窦壁不规则增厚，较厚处 2.0cm，以黏膜下增厚为主，增强扫描呈低强化，局部浆膜面及周围脂肪间隙清晰；病理诊断为胃 MALT 淋巴瘤。B. 腹部 CT 平扫见胃底、胃体壁不规则增厚，较厚处约 1.8cm，胃底小弯侧局部可见一团块状软组织密度（红星），范围约 3.6cm×3.2cm×3.6cm，胃小弯局部胃壁不连续（红色箭头），周围可见气体密度，胃周脂肪密度增高，上腹部胃周、肝周及脾周多发气体密度及少量液体密度，考虑胃穿孔；病理诊断为胃弥漫大 B 细胞淋巴瘤

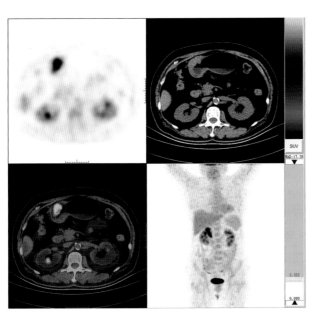

图 3-6-4 PET-CT 诊断胃淋巴瘤

胃窦处胃壁不规则增厚,局部约 21mm,放射性摄取异常增高,SUV 9.8,浓聚范围 57mm×39mm×21mm,累及胃壁全层。病理诊断为胃弥漫大 B 细胞淋巴瘤

2. **染色体易位检测** 发生 t(11;18)染色体易位的 H.pylori 阳性 PGL 患者常对 H.pylori 根除治疗不反应,因此,对 H.pylori 根除治疗无反应的患者,可通过聚合酶链反应(polymerase chain reaction,PCR)或荧光原位杂交技术(fluorescence in situ hybridization,FISH)检测是否存在 t(11;18)染色体易位。

3. **乳酸脱氢酶(LDH)** LDH 检测有助于评估 PGL 预后,LDH 升高的 PGL 患者总体生存率及无病生存率较 LDH 正常的 PGL 的患者降低。

4. **骨髓活检/穿刺** 对 H.pylori 根除治疗无反应的 PGL 患者,骨髓活检有助于确定 PGL 患者的后续治疗方案。对骨髓等远处器官受累的患者,需进行全身化疗,或者可采取针对肿瘤的局部治疗(如局部放疗)。

5. **肝炎病毒检测** PGL 合并乙型肝炎病毒(HBV)和丙型肝炎病毒(HCV)感染的患者在接受化疗联合免疫抑制治疗(利妥昔单抗)时,可能会诱发肝炎病毒再激活。因此,应在化疗前筛查 HBV 和 HCV 感染。

【诊断与鉴别诊断】

(一)诊断

PGL 患者缺乏特异的临床症状和体征,常导致误诊和漏诊。因此,对于消化不良症状患者,特别是 50 岁以上、经验性治疗症状不缓解的患者,应及时做胃镜及活检组织病理学检查。

PGL 胃镜下表现缺乏特异性,对于胃镜下溃疡、结节、息肉样等多形性或多灶性损害、病变高度不规则或浸润型病灶应高度警惕 PGL。由于 PGL 诊断主要依靠病理学诊断,因此,胃镜黏膜活检取到病变组织至关重要。对可疑病灶,应多部位、深层、多点、甚至重复、大块取材,以提高诊断的阳性率。免疫组织化学染色检测 CD20、CD3、CD5、CD10、Bcl-2、CD21、CD23 等表达有助于 PGL 的病理分型。

在明确 PGL 的诊断和病理分型后,还需确定 PGL 的临床分期。目前国内外广泛使用的仍是 1971 年 Musshoff 改良的 Ann Arbor 临床分期标准(表 3-6-1)。但该分期主要针对 NHL 而制定,对于 PGL 的临床分期具有一定的局限性。1994 年针对胃肠道淋巴瘤制定了 Lugano 分期,目前美国国立综合癌症网络(National Comprehensive Cancer Network,NCCN)发布的 B 细胞淋巴瘤指南中,胃 MALT 淋巴瘤采用 Lugano 分期,但我国尚未推广使用。2003 年欧洲胃肠淋巴瘤学组依据超声内镜对病变部位的检测,提出巴黎胃肠道淋巴瘤 TNM 分期系统。TNM 分期系统和 Lugano 系统对 PGL 的生存率均有一定的预测价值,TNM 分期较 Lugano 分期更精细化,综合肿瘤浸润深度、淋巴结累及范围和播散范围等。

(二)鉴别诊断

PGL 发病率较低,临床表现和胃镜下表现缺乏特异性,诊断主要依靠胃镜下活检组织病理学检查。临床上应与胃癌、胃溃疡、慢性胃炎等相鉴别。

1. **胃癌** 较 PGL 发病年龄大,后者病程较长。两者症状上无明显区别,PGL 少见梗阻症状,患者一般状况较好。胃癌的确诊也需胃镜及病理组织学检查,有时还需免疫组织化学染色检测淋巴细胞表面标志物和上皮来源的肿瘤标志物以明确诊断。

2. **胃溃疡** 常见于年轻人,上腹痛具有慢性、周期性、节律性、季节性的特点。上腹痛通常有季节、精神紧张、药物、饮食不当等诱因,常于进食后出

表 3-6-1 结外淋巴瘤 Musshoff 改良 Ann Arbor 分期

ⅠE	肿瘤局限于胃肠道
ⅡE	肿瘤扩展到胃肠道外
Ⅱ1E	肿瘤累及胃肠道局部淋巴结
Ⅱ2E	肿瘤累及胃肠道远处淋巴结
ⅢE	肿瘤累及邻近器官和区域淋巴结,或膈肌两侧淋巴结
Ⅳ	肿瘤累及远处器官伴广泛转移,如肝、骨髓等

现，持续至下一餐前缓解。胃溃疡和 PGL 鉴别诊断仍需依赖胃镜及活检组织病理学检查。

3. 慢性胃炎 与早期 PGL 症状相似，PGL 起源于胃黏膜下层，病变未累及黏膜层时，胃镜下表现常与慢性胃炎难以区分，对于可疑患者，多部位、深层、重复活检取材可提高诊断的阳性率。必要时可做内镜下黏膜切除（endoscopic mucosal resection，EMR）活检以提高诊断率。

【治疗】

PGL 的传统治疗方案首选手术治疗，术后联合放化疗。近年的研究显示，H.pylori 根除治疗可作为低度 MALT 淋巴瘤的一线治疗。对于 H.pylori 根除治疗不反应的 PGL 患者，以放疗、化疗、免疫学治疗、手术治疗等综合治疗为主。

（一）H.pylori 根除治疗

胃 MALT 淋巴瘤与 H.pylori 感染密切相关，是 H.pylori 感染根除治疗的绝对适应证，H.pylori 根除治疗可作为低度胃 MALT 淋巴瘤的一线治疗方案。H.pylori 根除后，78% 的低度胃 MALT 淋巴瘤患者达到完全缓解。

2017 年 NCCN 发布的 B 细胞淋巴瘤诊治指南中，胃 MALT 淋巴瘤治疗方案如下：①对于 H.pylori 阳性的 Lugano I E 期和 II E 期患者，首选 H.pylori 根除治疗，根除治疗后 3 个月应行胃镜检查，并取活检组织行病理学检查。若 H.pylori 及组织学检查均为阴性，患者进入随访阶段，每 3～6 个月行胃镜检查，5 年后可每年复查胃镜 1 次；对 H.pylori 阴性但组织学检查阳性者，患者如无症状，可随访或接受局部放疗，有症状者应接受局部放疗；对 H.pylori 阳性而组织学检查阴性者，应行 H.pylori 二线根除治疗；对 H.pylori 和组织学检查均为阳性，但疾病稳定的患者，可考虑 H.pylori 二线根除治疗，对疾病为进展期的患者，应考虑 H.pylori 二线治疗基础上联合放疗。②对于 H.pylori 阴性的 Lugano I E 期和 II E 期患者，首先推荐放疗，当存在放疗禁忌证时，应考虑利妥昔单抗治疗。放射治疗后 3～6 个月应行胃镜及 H.pylori 检查，并取活检组织行病理学检查。若 H.pylori 阳性，应行 H.pylori 根除治疗，若组织学检查阳性，应考虑化疗。③对于 Lugano III E 期和 IV 期患者，治疗的适应证包括临床试验志愿者、有症状、消化道出血、终末器官功能障碍、肿块较大、疾病进展、患者意愿治疗。对符合治疗适应证者，应行化疗联合免疫治疗，或局部放疗；对无治疗适应证者，患者进入随访阶段，每 3～6 个月行胃镜检查。

需注意的是，部分 H.pylori 阴性的胃 MALT 淋巴瘤患者接受 H.pylori 根除治疗后也可获得疾病缓解。文献报道，36%～57% 的 H.pylori 阴性胃 MALT 淋巴瘤患者 H.pylori 根除治疗可获得完全缓解。来自中国台湾的研究显示，68.8% 的 H.pylori 阴性胃原发 DLBCL 患者和 56.3% 的 H.pylori 阴性胃 MALT 转化的 DLBCL 患者接受 H.pylori 根除治疗后可完全缓解。一项意大利的研究显示，H.pylori 根除治疗对 69% 的胃 DLBCL 患者有效，对 H.pylori 根除治疗无反应的患者行放疗联合化疗后，无患者死于淋巴瘤，5 年生存率为 94%。上述研究提示，除 H.pylori 阳性的轻度胃 MALT 淋巴瘤以外，H.pylori 阴性的胃 MALT 淋巴瘤和胃 DLBCL 患者仍可能从 H.pylori 根除治疗中获益。

H.pylori 根除治疗方案应参考我国第五次幽门螺杆菌感染诊治共识，推荐铋剂加质子泵抑制剂联合两种抗生素的四联方案，疗程 14 天。7 种推荐的抗菌药物组合包括阿莫西林 + 克林霉素、阿莫西林 + 左氧氟沙星、阿莫西林 + 呋喃唑酮、四环素 + 甲硝唑、四环素 + 呋喃唑酮、阿莫西林 + 甲硝唑、阿莫西林 + 四环素。应于 H.pylori 根除方案停药 6 周、PPI 停药 2 周检测 H.pylori，以确认 H.pylori 根除。

部分 PGL 患者对 H.pylori 根除治疗不反应，可能与以下因素有关：① t（11；18）（q21；q21）或 t（1；14）（p22；q32）染色体易位；② Bcl-10 蛋白高表达，尤其是核内过表达；③ NF-κB 核内高表达；④无 H.pylori 感染、病变不局限于黏膜层、累及胃周淋巴结等。

（二）放疗

胃 MALT 淋巴瘤对放射治疗敏感。经低剂量局部放疗后 5 年，胃 MALT 淋巴瘤的无病生存率达 80%，5 年总生存率达 90%。放射治疗常用于 H.pylori 阴性的早期（Lugano I E 期和 II E 期）和有治疗适应证的 Lugano III E 期和 IV 期胃 MALT 淋巴瘤患者。胃 DLBCL 患者的治疗主要参考结内 DLBCL 的治疗原则，放疗通常用于化疗后的辅助治疗。低剂量放疗（30～35Gy）的不良反应包括畏食、恶心、呕吐等。低剂量放射治疗对胃黏膜屏障结构和功能的影响目前尚不明确，暂未发现胃溃疡、消化道出血等延迟毒性报道。

（三）化疗和免疫治疗

化疗或化疗联合放疗能达到与手术治疗相同的效果，而就患者治疗中的并发症来说，化疗似乎优于手术治疗。PGL 患者经化疗后，约 5% 的患者出现胃穿孔或消化道出血；而接受手术治疗的 PGL 患者，38% 体重下降，17% 出现吸收不良综合征，13% 出现倾倒综合征。化疗目前常用于对 *H.pylori* 根除治疗和放射治疗不反应的 Lugano Ⅰ E 期和Ⅱ E 期和有治疗适应证的 Lugano Ⅲ E 期和Ⅳ期胃 MALT 淋巴瘤患者和各期胃 DLBCL 患者。

目前胃 MALT 淋巴瘤的化疗方案尚未达成共识。2017 年 NCCN 发布的 B 细胞淋巴瘤指南推荐参考边缘带淋巴瘤的化疗方案，主要包括苯达莫司汀 + 利妥昔单抗、R-CHOP（利妥昔单抗 + 环磷酰胺 + 多柔比星 + 长春新碱 + 泼尼松）、RCVP（利妥昔单抗 + 环磷酰胺 + 长春新碱 + 泼尼松）、单用利妥昔单抗。

原发性胃 DLBCL 的形态学表现与结内 DLBCL 相近，化疗方案仍参考结内 DLBCL 化疗方案。对于 Lugano Ⅰ E 期和Ⅱ E 期的局限性 DLBCL 患者，选择 R-CHOP 方案化疗 3～4 个周期和受累区域放疗；对于 Lugano Ⅲ E 期和Ⅳ期的 DLBCL 患者，选择 R-CHOP 方案化疗 6～8 个周期。

化疗的常见并发症为胃穿孔、消化道出血等。并发症的原因主要是由于胃淋巴瘤对化疗敏感，瘤体消退较快而组织尚未修复所致。

（四）手术治疗

早期 PGL 手术治疗的 5 年生存率可达 90%。但由于 PGL 起源于胃黏膜下层淋巴组织，浸润范围常较为广泛，胃部手术很难将肿瘤组织切除干净，常需辅助化疗或放疗。此外，胃部手术通常切除范围广泛，并发症常见，严重影响患者的生活质量，而内科治疗常可达到与手术相近的生存率。因此，目前手术治疗仅用于合并胃穿孔、消化道出血、幽门梗阻等严重并发症的 PGL 患者。

【预后】

PGL 的预后优于胃部其他恶性肿瘤及其他结内淋巴瘤，PGL 的 5 年生存率为 75%～80%。预后与 PGL 的临床分期、病理类型、遗传学异常和治疗方案等有关。目前国际上常用的 DLBCL 预后评估系统国际预后指数（international prognosis index，IPI）也常用于 PGL 的预后评估，5 个不良预后因素包括年龄 >60 岁、Ann Arbor Ⅲ～Ⅳ期、结外累及部位数目 >1、美国东部肿瘤协作组（Eastern Cooperative Oncology Group，ECOG）体能状态评分≥2 分、血清 LDH 水平升高。每个不良预后因素为 1 分，IPI 评分 0～1 分，属于低危组；IPI 评分 2 分，属于低中危组；IPI 评分 3 分，属于高中危组；IPI 评分 4～5 分，属于高危组。IPI 主要针对 NHL 制定，对于 PGL 预后的评估具有一定的局限性。2017 年一项欧洲 6 个国家参与的国际结外淋巴瘤学组 19（International Extranodal Lymphoma Study Group 19，IELSG-19）的随机对照临床研究（NCT 00210353），建立了 MALT 淋巴瘤的预后指数（MALT lymphoma-international prognosis index，MALT-IPI）。3 个不良预后因素包括年龄 >70 岁、Ann Arbor Ⅲ～Ⅳ期、LDH 升高，每个不良预后因素为 1 分。MALT-IPI 评分 0 分，属于低危组；MALT-IPI 评分 1 分，属于中危组；MALT-IPI 评分 >2 分，属于高危组。低危、中危和高危组的 5 年无病生存率分别为 70%、56%、29%。MALT-IPI 能有效预测胃 MALT 淋巴瘤患者的预后情况，但仍需大样本量的临床研究进一步验证。

【预防】

H.pylori 感染与 PGL 发病密切相关，根除 *H.pylori* 对部分 PGL 可完全缓解。因此，预防 *H.pylori* 感染在人群中的传播、对符合适应证的感染者行 *H.pylori* 根除治疗是预防和降低 PGL 发病风险的最有效的措施。除此以外，HIV 感染、EB 病毒感染、HCV 感染等也可能与 PGL 发生相关，应注意采取预防措施，避免这些病原体的感染。

（王蔚虹　杨幼林）

推 荐 阅 读

[1] National Comprehensive Cancer Network. NCCN clinical practice guidelines in oncology：B-cell Lymphomas（Version 7. 2017）[EB/OL].（2017-12）[2019-04-22]. https://www.nccn.org/.

[2] RUSKONÉ-FOURMESTRAUX A，FISCHBACH W，ALEMAN B M，et al. EGILS consensus report. Gastric extranodal marginal zone B-cell lymphoma of MALT[J]. Gut，2011，60（6）：747-758.

[3] YANG H J，LEE C，LIM S H，et al. Clinical characteristics of primary gastric lymphoma detected during screening for gastric cancer in Korea[J]. J Gastroenterol Hepatol，2016，31（9）：1572-1583.

[4] NAKAMURA S，SUGIYAMA T，MATSUMOTO T，et al. Long-term clinical outcome of gastric MALT lymphoma after eradication of *Helicobacter pylori*：a multicentre cohort follow-up study of 420 patients in Japan[J]. Gut，2012，61（4）：507-513.

[5] SWERDLOW S H，CAMPO E，PILERI S A，et al. The 2016 revision of the World Health Organization classification of lymphoid neoplasms[J]. Blood，2016，127（20）：2375-2390.

[6] 中国抗癌协会肿瘤临床化疗专业委员会. 中国恶性淋巴瘤诊疗规范(2015 年版)[J]. 中华肿瘤杂志, 2015, 37(2): 148-158.

[7] ROHATINER A, D'AMORE F, COIFFIER B, et al. Report on a workshop convened to discuss the pathological and staging classifications of gastrointestinal tract lymphoma[J]. Ann Oncol, 1994, 5(5): 397-400.

[8] RUSKONÉ-FOURMESTRAUX A, DRAGOSICS B, MORGNER A, et al. Paris staging system for primary gastro-intestinal lymphomas[J]. Gut, 2003, 52(6): 912-916.

[9] THIEBLEMONT C, CASCIONE L, CONCONI A, et al. A MALT lymphoma prognostic index[J]. Blood, 2017, 130(12): 1409-1417.

第七章

胃 间 质 瘤

胃肠道间质瘤（gastrointestinal stromal tumor, GIST）是胃肠道除平滑肌肿瘤、神经鞘瘤及神经纤维瘤以外，富于表达 CD117 的梭形、上皮样或多形性细胞的间叶源性肿瘤，起源于向 Cajal 间质细胞分化的未定形的间充质细胞。最常发生在胃，占 50%～70%，为胃间质瘤（gastric stromal tumor，GST），其生物学特性以及临床表现具有潜在恶性特征。

胃间质瘤可在任何年龄发病，但高龄是其危险因素，发病的中位年龄为 60～65 岁。临床常无特异症状，因而多在体检或检查其他疾病时被发现，也可出现消化道出血（呕血、黑便）、吞咽困难、腹痛、腹胀、反酸、烧心、早饱等症状。

【流行病学】

目前尚无胃间质瘤的确切流行病学资料，主要是基于 GIST，其发病率从 0.66/10 万～2.20/10 万不等。随着近年来临床病理诊断技术的进步、免疫组织化学技术的普及和人们对 GISTs 认知度的提高，临床上新病例越来越多，说明早期的 GISTs 发病率可能被低估。绝大多数研究男女比例接近 1∶1，中老年人多见，一项来自国内山西省的研究显示发病率随年龄的增加而增加。GISTs 除胃为最常见的发生部位，还可发生在胃肠道的任何部位，如小肠、直肠，分别为 20%～30% 和 5%。此外，在网膜、系膜、腹膜后约占 5%（胃肠外 GIST），其余部位（包括结肠和食管）比较少见。

【病因】

胃间质瘤的病因并不十分清楚，现认为基因的突变，主要是 C-KIT 基因的功能获得性突变，少部分是血小板原性生长因子受体外显子 18 点突变或缺失或其他更罕见基因的突变导致的。与环境因素、饮食因素关系不大。遗传倾向亦不明显。

【发病机制】

编码原癌基因受体酪氨酸激酶的 C-KIT 和血小板源性生长因子受体 α 多肽（PDGFRA）基因突变被证实为胃间质瘤的主要发病机制。80%～85% 胃间质瘤为 C-KIT 基因突变，包括外显子 11、外显子 9、外显子 13 和外显子 17 等少见突变位点，这一突变导致 C-KIT 的酪氨酸激酶活性的持续激活和 C-KIT 的自身磷酸化，引起下游信号转导系统的激活和细胞增殖失控，从而导致胃间质瘤的发生。PDGFRA 基因突变占 5%～10%，常见于外显子 18 与外显子 12 突变。未检测到 C-KIT 或 PDGFRA 基因突变的胃间质瘤被定义为野生型胃间质瘤。野生型胃间质瘤的发病机制尚未完全明确，可能发病因素包括与琥珀酸脱氢酶 B（succinate dehydrogenase B，SDHB）缺失相关的胰岛素类似物生长因子 1 受体（insulin-like growth factor 1，IGF-1R）活化、癌基因 BRAF 突变以及 I 型神经纤维瘤病（neurofibromatosis type I，NF1）等。

【病理】

胃间质瘤可以发生于胃的任何部位，以胃体、胃底及贲门部多见，绝大多数单发，也可多发，可有或无包膜，与周围组织界限清楚，切面呈灰红色或灰白色，生长缓慢，大小不等，小至数毫米，大至 10 余厘米，肿瘤内部可发生缺血坏死及钙化，表面可形成糜烂、溃疡。

组织学上，依据瘤细胞的形态可分为 3 大类：梭形细胞型（70%）、上皮样细胞型（20%）和梭形细胞 - 上皮样细胞混合型（10%）。即使为同一亚型，胃间质瘤的形态在各例之间也可有很大的差异，包括瘤细胞密度、瘤细胞异型性、核分裂象计数和生长方式等。除经典形态外，胃间质瘤还可有一些特殊形态，包括少数病例内还可见多形性细胞。间质可呈硬化性，可伴有钙化，特别是小胃间质瘤，偶可呈黏液样等。目前多采用 2002 年由美国国立癌症研究院和国立卫生研究院会同哈佛医学院等 9 所医疗、肿瘤研究中心共同制定的，按肿瘤长径和 50 高倍视野（high power field，HPF）细胞核分裂象计数将 GISTs 的侵袭行为分为 4 类：极低危险度（<2cm 和 <5/50HPF），低危险度（2～5cm 和 <5/50HPF），中等危险度（<5cm 和 6～10/50HPF 或 5～10cm 和 <5/50HPF），高危险度（>5cm 和 >5/50HPF 或 >10cm 或 >10/50HPF）。

胃间质瘤的免疫组织化学检测推荐采用 CD117、DOG1、CD34、SDHB 和 Ki-67 5 个标志物，根据电镜及免疫组化特点可分为：平滑肌分化肿瘤、神经分化肿瘤、平滑肌及神经双向分化的肿瘤、缺乏特殊分化的肿瘤（未定型间质瘤），其中以平滑肌分化肿瘤最为多见。

【临床表现】

胃间质瘤的临床表现与肿瘤的大小、生长的部位和生长方式等有关。肿瘤小可以无症状，较大的向胃腔内生长的肿瘤可引起上腹部压迫感、饱胀或上腹痛。位于贲门附近的胃间质瘤可出现吞咽困难，位于幽门区者可以出现幽门梗阻，间歇性落入十二指肠腔内，可以引起上腹部痉挛性疼痛及呕吐。发生于胃大弯向胃腔外生长的肿瘤，可在上腹部触及包块。肿瘤体积较大时，表面胃黏膜可因供血不足产生糜烂、溃疡，发生上消化道出血、食欲缺乏、上腹不适、上腹疼痛等症状。胃间质瘤所致的上消化道出血常常出血量大，易反复，内科止血效果差，出血量与肿块大小呈正相关。严重者可引起缺铁性贫血。部分患者以呕血为首发症状，且呕血量较大。也有以消化不良或单纯黑便为主要症状者。

【辅助检查】

（一）上消化道 X 造影检查

上消化道造影检查可以显示胃壁局部的突入胃腔的半球形或球形类圆形充盈缺损，该充盈缺损与胃壁的夹角与肿物的大小有关，长径 4cm 以下的肿物多呈钝角，长径 4cm 以上的肿物多呈锐角。轮廓较规则，周围黏膜受压推移，部分出现黏膜破坏、溃疡龛影（图 3-7-1）。

（二）胃镜

胃镜可明确肿瘤部位及大小，少数患者可通过对破溃形成溃疡的局部活检获得病理学诊断。胃镜下胃间质瘤的特点包括：①突入胃腔的丘状、半球形或球形隆起，常单发，大小不一，长径多小于 2cm，偶可大至 10～20cm。根据内镜下表现可分为：息肉型、隆起型、溃疡型或巨块型。②基底多宽大，境界不太明显。③表面黏膜光滑，色泽与周围黏膜相同，质地韧，用钳触之多数可在黏膜下滚动，肿瘤有时呈苍白或灰白色。顶部有时可出现缺血坏死性溃疡，长径一般 0.5～1.0cm，似脐样，覆有白苔或血痂，不易冲洗移除。④可见到桥形皱襞，是内镜诊断胃间质瘤的重要依据之一（图 3-7-2，图 3-7-3）。

（三）超声内镜检查（endoscopic ultrasonography，EUS）

EUS 对于胃黏膜下肿瘤可协助诊断位置、大小、起源、局部浸润状况、转移等，部分术前未明确诊断的患者可通过 EUS 引导下的细针穿刺获得病

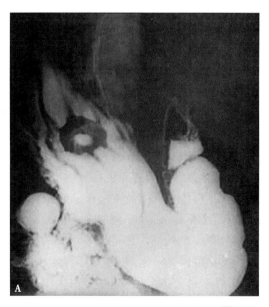
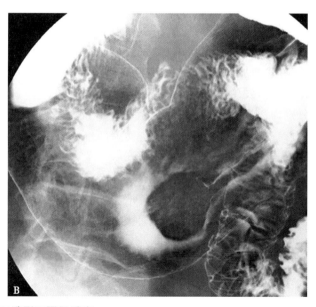

图 3-7-1　X 造影下胃间质瘤

A. 胃体下部约 4cm 的充盈缺损，边缘光滑锐利，见黏膜桥，中心见一类圆形龛影，呈牛眼征；B. 胃体约 5cm 的充盈缺损，边缘光滑锐利，见黏膜桥

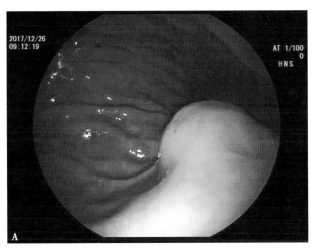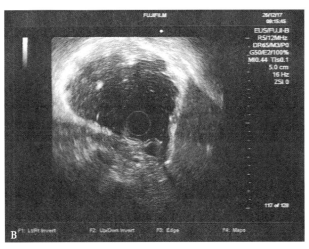

图 3-7-2 内镜下胃间质瘤

A. 胃体上部后壁突向腔内隆起,表面黏膜光滑,色同周围,活检钳触之韧,可黏膜下滑动,见桥形皱襞;B. EUS 示起源于固有肌层,均匀低回声团块,约 0.9cm×0.9cm

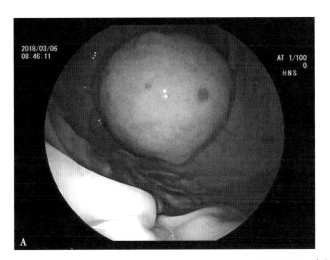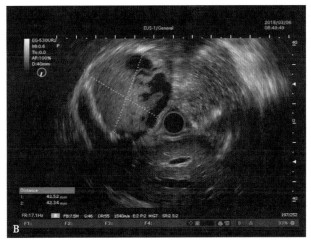

图 3-7-3 内镜下胃间质瘤

A. 胃底大弯侧突向腔内巨大隆起,表面黏膜尚光滑,色同周围,活检钳触之韧,无明显黏膜下滑动;B. EUS 示起源于固有肌层,中等偏低回声团块,内部回声不均匀,约 4.2cm×4.2cm

理学诊断。胃间质瘤大多数起源于固有肌层,少数起源于黏膜肌层,极少数起源于黏膜下层。超声声像图一般均为低回声病灶,有的回声较低近无回声,也有的回声稍高,呈中等偏低回声;内部回声均匀,偶也可以出现不均匀回声或液化区及钙化灶。病灶大小不一,多呈圆形或梭形,也可呈分叶状,边界清晰,有高回声包膜带。恶性胃间质瘤通常病灶较大,呈分叶状,表面不光整或伴有溃疡,病灶内部回声明显不均匀或有液化,病灶边缘与周围组织分界不清,邻近胃壁层次结构破坏,部分胃周邻近部位有转移灶。

(四)CT 检查

增强电子计算机断层扫描(computed tomography,CT)术前定位、定性、诊断与鉴别诊断、范围测量、成分区分、周围脏器侵犯及可切除性评价、危险度分级、播散转移和术前靶向治疗评效等方面具有重要价值。危险程度低的肿瘤多呈圆形或类圆形、体积较小、形态规则、边界清楚、密度多均匀,一般无坏死、出血及周围侵犯或转移。危险程度越高的肿瘤,体积越大、形态越不规则、密度不均匀、边界不清,与邻近器官粘连,中央极易出现坏死、囊变和出血,肿瘤可出现高、低密度混杂,钙化很少见。胃间质瘤多数病灶血供丰富,增强 CT 可见实质部分表现为明显强化,且静脉期强化高于动脉期,部分病灶内见条状、簇状或迂张状肿瘤血管影,在一定程度上有助于鉴别诊断。

（五）MRI 及 PET-CT 检查

磁共振检查（nuclear magnetic resonance imaging，MRI）及正电子发射型计算机断层显像（positron emission tomography-computed tomography，PET-CT）作为 CT 增强扫描禁忌或诊断存疑时的备选，CT 造影剂过敏者或怀疑肝转移者建议行 MRI 检查，MRI 扩散成像（diffusion weighted imaging，DWI）有助于检出转移小病灶及评价靶向治疗疗效。PET-CT 可作为 CT 疑诊远处转移的进一步确诊手段，也可为靶向治疗疗效的早期评价提供敏感指标，但目前不做常规推荐。

【诊断与鉴别诊断】

（一）影像学诊断

借助于胃镜及超声内镜，必要时联合腹部增强 CT 依次判断肿瘤的起源脏器、起源层次及起源组织后，再结合病理诊断胃间质瘤。

（二）病理诊断

必须依据组织学和免疫组织化学检测做出。推荐的免疫组化染色抗体主要有 CD117、CD34、DOG-1 等，必要时联合 desmin 和 HMB45 等。胃间质瘤的病理诊断标准如下：①结合形态学和免疫组化检测组合中 DOG1 和 CD117 弥漫强阳性，大部分胃间质瘤可以得到明确诊断；②形态上呈上皮样但 CD117 阴性、DOG1 阳性或 CD117 弱阳性、DOG1 阳性的病例，须加行分子检测，以确定是否存在 PDGFRA 基因突变（特别是 D842V 突变）；③ CD117 阳性、DOG1 阴性的病例首先需要排除其他 CD117 阳性的肿瘤，如恶性黑色素瘤等，必要时加行分子检测协助鉴别诊断；④ CD117 阴性、DOG1 阴性的病例大多为非胃间质瘤，诊断胃间质瘤须谨慎，在排除其他类型肿瘤后仍考虑为胃间质瘤时，须加行分子检测；⑤组织学形态和免疫组化标记均符合胃间质瘤，但分子检测显示无 C-KIT 或 PDGFRA 基因突变的病例，须考虑是否有野生型胃间质瘤的可能性，应加行 SDHB 标记，表达缺失者应考虑 SDHB 缺陷型胃间质瘤，表达无缺失者应考虑其他野生型胃间质瘤的可能性，有条件者加行相应分子检测。

（三）基因检测

胃间质瘤的基因突变检测：最常见的基因就是 C-KIT（外显子 9、11、13、17），出现耐药可增加检测外显子 14、18 和 PDGFRA（外显子 12、18）突变。C-KIT 和 PDGFRA 基因野生型胃间质瘤中，包含有特殊的亚型，大致可分为两大类：① SDH 缺陷型胃间质瘤，包括 SDHA 突变型、散发性胃间质瘤、Carney 三

联症相关性及 Carney-Stratakis 综合征相关性；②非 SDH 缺陷型胃间质瘤，包括 BRAF 突变、I 型神经纤维瘤病（NF1）相关性、K/N-RAS 突变及四重野生型（quadruple WT-GIST）等。

（四）鉴别诊断

胃间质瘤与胃良性平滑肌瘤、胃平滑肌肉瘤、胃神经鞘瘤、胃自主神经瘤、异位胰腺等疾病鉴别。由于胃间质瘤的 CD117 阳性表达率很高，因此可作为胃间质瘤与消化道中的平滑肌瘤、平滑肌肉瘤、神经鞘瘤等的鉴别依据。最近研究发现，Carney 三联症由胃间质瘤、肺软骨瘤和肾上腺外功能性嗜铬细胞瘤或副节瘤组成，其中以胃间质瘤最为常见。Carney 三联症好发于女性，平均年龄为 16 岁，无家族史。因此当胃间质瘤患者为年轻女性时，应进行胸部 X 线检查及尿或血液中儿茶酚胺代谢产物的检测，以明确有无 Carney 三联症。

【治疗】

（一）手术治疗

1. 手术原则　对于局限性胃间质瘤和潜在可切除胃间质瘤，手术切除是首选治疗方式。

（1）手术目标是尽量争取 R0 切除（切缘阴性）。如果初次手术仅为 R1 切除（切缘显微镜下可见肿瘤细胞残留），目前国内外学者倾向于进行分子靶向药物治疗，一般不主张再次补充手术。

（2）胃间质瘤很少发生淋巴结转移，一般情况下不必行常规清扫，但存在病理性肿大的淋巴结的情况下，需考虑 SDH 缺陷型胃间质瘤的可能，应切除病变淋巴结。

（3）术中应避免肿瘤破裂，注意保护肿瘤假性包膜的完整。肿瘤破溃出血的原因包括术前较少发生的自发性肿瘤破溃出血以及术中触摸肿瘤不当造成的破溃出血。因此，术中探查需注意细心轻柔。

2. 手术适应证

（1）局限性胃间质瘤原则上可直接进行手术切除；不能切除的局限性胃间质瘤，或接近可切除但切除风险较大或可能严重影响脏器功能者，宜先行术前分子靶向药物治疗，待肿瘤缩小后再行手术。

1）位于胃的最大径线≤2cm 的无症状拟诊胃间质瘤，应根据其超声内镜表现确定风险分级，不良因素为边界不规整、溃疡、强回声及异质性。如合并不良因素，应考虑切除；如无不良因素，可定期复查超声内镜，时间间隔通常为 6～12 个月。

2）位于特殊部位的胃间质瘤，如胃食管结合部、保留贲门功能的手术难度相应增加，或增加联

合脏器切除的风险,应积极行手术切除。

(2)不可切除胃间质瘤经术前伊马替尼治疗后明显缓解的病灶,如达到可切除标准,应尽快切除。

(3)对于复发或转移性胃间质瘤,分为下列几种情况,需区别对待:①未经分子靶向药物治疗,但估计能够完全切除且手术风险不大者,可以考虑手术切除并联合药物治疗。②分子靶向药物治疗有效,且肿瘤维持稳定的复发或转移性胃间质瘤,估计所有复发转移病灶均可切除的情况下,建议考虑手术切除全部病灶。③局限性进展的复发转移性胃间质瘤,鉴于分子靶向药物治疗后总体控制满意,仅有单个或少数病灶进展,可以考虑谨慎选择全身情况良好的患者行手术切除。术中将进展病灶切除,并尽可能切除更多的转移灶,完成较满意的减瘤手术。④分子靶向药物治疗过程中仍然广泛性进展的复发转移性胃间质瘤,原则上不考虑手术治疗。⑤姑息减瘤手术仅限于患者能够耐受手术并预计手术能改善患者生活质量的情况。

(4)急诊手术适应证:在胃间质瘤引起完全性肠梗阻、消化道穿孔、保守治疗无效的消化道大出血以及肿瘤自发破裂引起腹腔大出血时,须行急诊手术。

3. 手术方式

(1)开腹手术:目前仍是胃间质瘤最常用的手术方法。区段或楔形切除是最常用的局部切除方法。手术切除应争取最小的手术并发症,涉及器官功能保护的病例,如胃食管结合部胃间质瘤,应该充分考虑肿瘤的大小、位置和肿瘤的生长方式等,尽量行楔形切除或切开胃壁经胃腔切除以保留贲门功能,避免行近端胃切除;对于肿瘤较大无法行肿瘤局部或胃楔形切除且预计残胃容量≥50%的患者,可以考虑行近端胃切除。对于涉及复发手术或器官功能保护的病例,推荐进行多学科专家组讨论决定是否进行术前伊马替尼治疗。

(2)腹腔镜手术:在有经验的医疗中心,可以根据肿瘤部位和大小考虑行腹腔镜切除。推荐位于胃大弯侧及胃底体前壁长径≤5cm的病灶可以考虑腹腔镜手术。由于肿瘤破裂是胃间质瘤独立的不良预后因素,因此术中要遵循"非接触、少挤压"的原则,且必须使用"取物袋",以避免肿瘤破裂播散。

(二)内镜治疗

作为消化道黏膜下肿瘤(submucosal tumors,SMTs)的最常见类型,胃间质瘤的内镜治疗因创伤小、并发症少、恢复快、费用低等优点受到广泛关注与认可。对于极低风险及低风险的小胃间质瘤,可

考虑行内镜下切除。但内镜切除过程中存在瘤体破损后肿瘤细胞进入腹腔播散的风险,以及切除深度和范围无法确保手术后无病灶残留的风险。因此,在选择内镜切除时应该严格掌握适应证且须规范操作,推荐在内镜治疗技术成熟的单位由具丰富经验的内镜医师开展胃间质瘤的内镜下切除。

1. **内镜下切除原则** 对于胃SMTs应常规行内镜、EUS及CT、MRI等影像学检查,以明确病变的层次、特征、边缘、质地均一性、有无完整包膜、囊性变或出血坏死及有无淋巴结转移及远处转移情况等。对于术前评估疑似胃间质瘤且复发转移风险低并可能完整切除的可考虑内镜下切除。内镜下切除胃间质瘤同样应遵循外科手术的无瘤治疗原则,应保持瘤体包膜的完整性,注意避免肿瘤破溃播散,导致腹腔种植等。

2. **内镜下切除的适应证** 对于肿瘤长径<2cm的胃间质瘤,如不能规律随访或随访期内瘤体短时间增大及内镜治疗意愿强烈的患者可选择行内镜下切除。对于肿瘤长径>2cm的低风险胃间质瘤,术前评估除外淋巴结或远处转移者,在保证肿瘤可完整切除的前提下,可考虑在内镜治疗技术成熟的单位由具丰富经验的内镜医师开展内镜下切除。为了准确评估肿瘤复发风险及减少肿瘤播散风险,不建议对切除的肿瘤标本进行切割后取出。因此,内镜治疗不适合应用于较大的胃间质瘤。

3. **内镜下切除方式的选择** 内镜下切除胃间质瘤的方式多种,应根据术前EUS及影像学检查及肿瘤位置、肿瘤大小及其生长方式决定。内镜下直接切除方式主要有内镜圈套切除术(endoscopic band ligation,EBL)、内镜黏膜下挖除术(endoscopic submucosal excavation,ESE)及内镜全层切除术(endoscopic full-thickness resection,EFTR),可针对不同浸润深度的胃间质瘤进行切除;隧道内镜切除技术主要为经黏膜下隧道内镜肿瘤切除术(submucosal tunneling endoscopic resection,STER),可尝试用于贲门、胃体小弯、胃窦等易于建立隧道部位的胃间质瘤治疗。对于困难部位或瘤体较大的胃间质瘤,可考虑内镜和腹腔镜联合技术(laparoscopic and endoscopic cooperative surgery,LECS)。对于胃间质瘤的内镜治疗,ESE及EFTR是最常用的手术方式。ESE是ESD的发展和延伸。一般适用于长径≥2cm,术前EUS和CT检查确定肿瘤突向腔内的SMTs。长径<2cm,但起源较深,内镜圈套切除困难的肿瘤,可行ESE。EFTR一般适用于起源于固有肌层、CT检

查发现肿瘤突向浆膜下或部分腔外生长以及 ESE 术中发现瘤体与浆膜层紧密粘连而无法分离的胃间质瘤。

4. 内镜下切除后补充治疗 对内镜下切除的胃间质瘤患者，应根据病理学检查结果进行肿瘤大小、核分裂象、切除完整性和复发危险度评估，进而决定是否需要补充治疗，如追加外科手术或药物治疗等。另外，由于内镜下切除存在出血、穿孔的风险，如果出现上述情况且内镜下止血或闭合穿孔失败，可能需要急诊外科手术干预。

（三）分子靶向药物治疗

1. 胃间质瘤术前治疗

（1）术前治疗的适应证：①术前估计难以达到 R0 切除；②肿瘤体积巨大（长径 > 10cm），术中易出血、破裂，可能造成医源性播散；③特殊部位的肿瘤，如胃食管结合部，手术易损害重要脏器的功能；④虽然肿瘤可以切除，但是估计手术风险较大，术后复发率和病死率均较高者；⑤估计需要实施多脏器联合切除手术者；⑥复发转移的患者，切除困难者，也可先行药物治疗，待肿瘤缩小后实施减瘤手术。

（2）术前治疗时间、治疗剂量及手术时机的选择：在分子靶向药物治疗期间，应定期（每2~3个月）评估治疗效果，推荐使用 Choi 标准或参考 RECIST（response evaluation criteria in solid tumors）1.1 版标准。对于术前治疗时间，一般认为给予伊马替尼术前治疗 6~12 个月施行手术比较适宜。过度延长术前治疗时间可能会引起继发性耐药。术前治疗时，推荐先进行基因检测，并根据检测结果确定伊马替尼的初始剂量。对于伊马替尼治疗后肿瘤进展的患者，应综合评估病情，有可能切除进展病灶者，可考虑停用药物，及早手术干预；不能实施手术者，可以按照复发/转移患者进行二线治疗。

（3）术前停药时间及术后治疗时间：建议术前 1~2 周停用分子靶向药物，待患者基本情况达到要求，可考虑进行手术。术后，原则上只要患者胃肠道功能恢复且能耐受药物治疗，应尽快进行后续药物治疗。对于 R0 切除者，术后药物维持时间可参考辅助治疗的标准，以药物治疗前的复发风险分级来决定辅助治疗的时间；对于姑息性切除或转移、复发患者（无论是否达到 R0 切除），术后分子靶向药物治疗与复发/转移未手术的胃间质瘤患者相似。

2. 胃间质瘤术后辅助治疗

（1）辅助治疗适应证：①目前推荐依据 NIH 2008 年版（中国共识改良版）危险度评估具有中高危复发风险的患者作为辅助治疗的适应人群；②基因分型：PDGFRA 外显子 18D842V 突变胃间质瘤对伊马替尼原发耐药，辅助治疗未能获益，不推荐给予伊马替尼辅助治疗。

（2）辅助治疗剂量和时限：①治疗剂量：不论何种基因类型，推荐伊马替尼辅助治疗的剂量均为 400mg/d。②治疗时限：中度复发风险的胃间质瘤，伊马替尼辅助治疗 1 年；高度复发风险胃间质瘤，辅助治疗时间至少 3 年；发生肿瘤破裂患者，可以考虑延长辅助治疗时间。伊马替尼辅助治疗期间出现胃间质瘤复发或转移，考虑伊马替尼耐药，建议依据耐药后原则处理。伊马替尼辅助治疗停药后出现胃间质瘤复发或转移，目前尚缺乏高级别的循证医学证据以推荐最佳后续治疗方法。

3. 转移复发/不可切除胃间质瘤的治疗

（1）伊马替尼一线治疗：一般主张初始推荐剂量为 400mg/d；对于 C-KIT 外显子 9 突变的我国胃间质瘤患者，初始治疗可以给予伊马替尼 600mg/d；对于体力评分较好可耐受高强度治疗的 C-KIT 外显子 9 突变患者，也可直接给予伊马替尼 800mg/d。如伊马替尼治疗有效，应持续用药，直至疾病进展或出现不能耐受的毒性。伊马替尼的常见不良反应包括水肿、胃肠道反应、白细胞减少、贫血、皮疹、肌肉痉挛以及腹泻等；大多数不良反应为轻至中度，对症支持治疗即可改善或恢复正常。

（2）伊马替尼标准剂量失败后的治疗选择：如果在伊马替尼治疗期间发生肿瘤进展，在除外患者依从性因素后，应按以下原则处理：①局限性进展：部分病灶出现进展，而其他病灶仍然稳定甚至部分缓解。在手术可以完整切除局部进展病灶的情况下，建议实施手术治疗，术后可依据病情评估与需要，选择继续原剂量伊马替尼治疗、换用舒尼替尼治疗或伊马替尼增加剂量治疗；如未能获得完整切除时，后续治疗应遵从胃间质瘤广泛性进展的处理原则，不建议采取手术。对于部分无法实施手术的胃间质瘤肝转移患者，动脉栓塞与射频消融治疗也可以考虑作为姑息治疗方式；而不宜接受局部治疗的局灶性进展患者，建议换用舒尼替尼治疗或伊马替尼增加剂量治疗。②广泛性进展：不建议采取手术，建议换用舒尼替尼或选择伊马替尼增加剂量治疗。舒尼替尼治疗，37.5mg/d 连续服用与 50mg/d 方案均可作为选择。伊马替尼增加剂量，考虑耐受性问题，推荐我国胃间质瘤患者优先增量为 600mg/d。

（3）伊马替尼与舒尼替尼治疗失败后的治疗：更

换瑞戈非尼治疗，可显著延长患者的总生存期，推荐用于伊马替尼与舒尼替尼治疗失败后的三线治疗。常见不良反应包括乏力、高血压、手足综合征、口腔黏膜炎、贫血与粒细胞减少。

（4）C-KIT/PDGFRA 基因突变与分子靶向治疗疗效的相关性：C-KIT/PDGFRA 基因突变类型可以预测分子靶向药物的疗效。一线治疗中，C-KIT 外显子 11 突变者接受伊马替尼治疗疗效最佳；二线治疗中，原发 C-KIT 外显子 9 突变和野生型胃间质瘤患者接受舒尼替尼治疗的生存获益优于 C-KIT 外显子 11 突变患者，继发性 C-KIT 外显子 13、14 突变患者接受舒尼替尼治疗疗效优于继发性 C-KIT 外显子 17、18 突变患者；三线治疗中，继发性 C-KIT 外显子 17 突变患者接受瑞戈非尼治疗取得了较好的疗效；PDGFRA 基因 D842V 和 D816V 突变可能对伊马替尼、舒尼替尼与瑞戈非尼治疗原发性耐药。

【预后】

胃间质瘤的预后影响因素很多，包括原发部位、肿瘤大小、有丝分裂活性、增殖细胞染色、肿瘤坏死、转移的证据或淋巴结侵犯等。可切除的胃间质瘤患者根据病理结果被判断为术后复发风险极低、低或中等，则预后很好，可以认为被治愈。而肿瘤比较大，核分裂象比较多，术中肿瘤破裂的高复发风险的患者较前者预后差。根据美国和芬兰的一项随机、多中心的临床研究（B2 222）表明晚期间质瘤的平均（中位）生存时间为 57 个月，9 年生存率达到 35%。一项包括欧洲 4 个国家 24 家医院近 400 位接受手术切除的胃肠间质瘤患者的随机多中心临床研究（SSGVXIII/AIO）表明，总体 5 年生存率为 92%（术后服用伊马替尼 3 年）和 81.7%（术后服用伊马替尼 1 年）。

随访原则：

1. 术后随访 胃间质瘤术后最常见的转移部位是腹膜和肝脏，故推荐进行腹、盆腔增强 CT 或 MRI 扫描作为常规随访项目，必要时行 PET-CT 扫描。

2. 转移复发 / 不可切除或术前治疗患者 ①治疗前必须行增强 CT 或 MRI 作为基线和疗效评估的依据；②开始治疗后，至少应每 3 个月随访 1 次，复查增强 CT 或 MRI；如果涉及治疗决策，可以适当增加随访次数；③治疗初期（前 3 个月）的密切监测非常重要，必要时可行 PET-CT 扫描确认肿瘤对治疗的反应；④必要时，应监测血药浓度，指导临床治疗。

（黄永辉　曾维政）

推 荐 阅 读

[1] 王振华，梁晓波. 胃肠道间质瘤流行病学研究进展 [J]. 国际流行病学传染病学杂志，2013，40（3）：211-214.

[2] 李建. 胃肠间质瘤分子机制及药物研究进展 [J]. 中华胃肠外科杂志，2016，19（11）：1316-1320.

[3] 2017 年中国胃肠道间质瘤病理共识意见专家组. 中国胃肠道间质瘤诊断治疗专家共识（2017 年版）病理解读 [J]. 中华病理学杂志，2018，47（1）：2-6.

[4] 金震东，李兆申. 消化超声内镜学 [M]. 3 版. 北京：科学出版社，2017.

[5] 中华医学会消化内镜学分会外科学组，中国医师协会内镜医师分会消化内镜专业委员会，中华医学会外科学分会胃肠外科学组. 中国消化道黏膜下肿瘤内镜诊治专家共识（2018 版）[J]. 中华消化内镜杂志，2018，35（8）：536-546.

[6] 中国医师协会外科医师分会胃肠道间质瘤诊疗专业委员会，中华医学会外科学分会胃肠外科学组. 胃肠间质瘤规范化外科治疗中国专家共识（2018 版）[J]. 中国实用外科杂志，2018，38（9）：965-973.

[7] 中国临床肿瘤学会胃肠间质瘤专家委员会. 中国胃肠间质瘤诊断治疗共识（2017 年版）[J]. 肿瘤综合治疗电子杂志，2018，4（1）：31-43.

[8] EL-MENYAR A，MEKKODATHIL A，AL-THANI H. Diagnosis and management of gastrointestinal stromal tumors：An up-to-date literature review[J]. J Cancer Res Ther，2017，13（6）：889-900.

[9] NISHIDA T，BLAY J Y，HIROTA S. The standard diagnosis, treatment, and follow-up of gastrointestinal stromal tumors based on guidelines[J]. Gastric Cancer，2016，19（1）：3-14.

第八章

其他胃部肿瘤

第一节　胃良性上皮性肿瘤

胃良性肿瘤包括上皮性肿瘤及非上皮性（间质性）肿瘤。上皮性肿瘤起源于黏膜上皮，又称黏膜息肉，主要有胃底腺息肉、增生性息肉、炎性息肉、腺瘤性息肉和错构瘤性息肉；间质性肿瘤起源于间叶组织，多位于黏膜下，主要有平滑肌瘤、异位胰腺、脂肪瘤、纤维瘤以及血管和神经源性肿瘤。胃良性肿瘤中以息肉最多见，平滑肌瘤次之，其他少见。胃良性肿瘤多见于中年人，最常见部位为胃窦和胃体，少数有恶变倾向。

【病理】

（一）胃息肉形态分类常采用山田分类（图3-8-1）

山田Ⅰ型：隆起性病变的基底部平滑，与周围黏膜无明确分界，即广基面无蒂。

山田Ⅱ型：隆起与基底部呈直角，分界明显。

山田Ⅲ型：隆起性病变的基底部较顶部略小，与周围黏膜分界明显，形成亚蒂。

山田Ⅳ型：隆起的基底部明显小于顶部，形成明显的蒂部。

（二）胃部息肉分为不同的组织学类型

1. **胃底腺息肉**　胃底腺息肉是最常见的胃息肉类型，大约70%内镜发现的胃息肉为胃底腺息肉。胃底腺息肉通常多发，位于胃底和胃体部，长径通常<1cm，为山田Ⅰ型或Ⅱ型，表面光滑。组织学上，胃底腺息肉表现为囊性扩张的泌酸腺，内衬有扁平的壁细胞和黏液细胞（图3-8-2）。

2. **增生性息肉**　较常见，以胃窦部及胃体下部居多，好发于慢性萎缩性胃炎及Billroth Ⅱ式术后的残胃背景。组织学上由幽门腺及腺窝上皮的增生而来，由于富含黏液分泌细胞，表面可覆盖黏液条纹及白苔样黏液而酷似糜烂。多为单发且较小（长径<1cm），小者多为广基或半球状，表面多明显发红而光滑，大者可为亚蒂或有蒂，头端可见充血、糜烂等改变。有时可为半球形簇状。通常认为增生性息肉癌变率较低（图3-8-3）。

3. **炎性息肉**　由炎症造成黏膜糜烂或溃疡，上

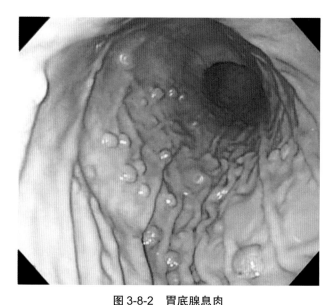

图3-8-2　胃底腺息肉

胃体多发山田Ⅰ型及山田Ⅱ型息肉，0.2～0.8cm，光滑，色同周围，质地柔软

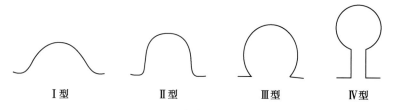

　　Ⅰ型　　　　　Ⅱ型　　　　　Ⅲ型　　　　　Ⅳ型

图3-8-1　胃息肉形态山田分类

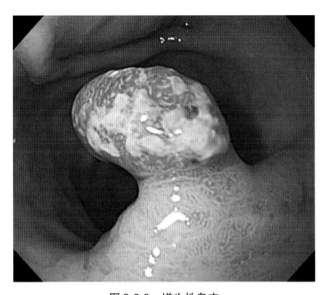

图 3-8-3 增生性息肉
胃窦大弯偏后壁山田Ⅲ型息肉，约0.8cm，色红，表面充血

皮破坏，上皮再生修复时纤维组织增生及残存的岛状黏膜构成息肉，因此又称假息肉。病理学表现为肉芽组织，而未见腺体成分。胃炎性纤维性息肉是少见的胃息肉类型，好发于胃窦，隆起病灶的顶部缺乏上皮黏膜，其本质为伴有明显炎性细胞浸润的纤维组织增生。息肉长径常小于1.0cm，多发，无蒂，表面光滑，色泽与周围黏膜相同或略发红，周围黏膜常有炎症。炎性息肉因不含腺体成分，无癌变风险，临床随诊观察为主（图3-8-4）。

4. **腺瘤性息肉** 是指发生于胃黏膜上皮细胞，大都由增生的胃黏液腺所组成的良性肿瘤，一般均

起始于胃腺体小凹部。腺瘤性息肉约占全部胃息肉的10%，多见于40岁以上男性患者，好发于胃窦或胃体中下部的肠上皮化生区域。病理学可分为管状腺瘤、管状绒毛状和绒毛状腺瘤。可根据病变的细胞及结构异型性将其病理学分为低级别上皮内瘤变和高级别上皮内瘤变。

内镜下观察，腺瘤性息肉多呈广基隆起样，亦可为有蒂、平坦甚至凹陷型。胃管状腺瘤常单发，长径通常<1cm，表面多光滑。胃绒毛状腺瘤直径较大，多为广基，典型者直径2~4cm，头端常充血、分叶，并伴有糜烂及浅溃疡等改变。胃绒毛状腺瘤的恶变率较管状腺瘤为高。胃腺瘤属于癌前病变，尤其当其长径大于2cm时，无蒂息肉比带蒂息肉更易恶变（图3-8-5）。

5. **错构瘤性息肉** 临床中错构瘤性息肉可单独存在，也可与黏膜皮肤色素沉着和胃肠道息肉病（Peutz-Jephers综合征）共同存在。单独存在的胃错构瘤性息肉局限于胃底腺区域，无蒂，长径通常小于0.5cm。组织学上，错构瘤性息肉表现为正常成熟的黏膜成分呈不规则生长，黏液细胞增生，腺窝呈囊性扩张，平滑肌纤维束从黏膜肌层向表层呈放射性分割正常胃腺体。

（三）胃肠道息肉病

胃肠道息肉病是指胃肠道某一部分或大范围的多发性息肉，常多见于结肠。可见于胃的息肉病主要有以下几种：

1. **胃底腺息肉病** 较多见，典型者见于接受激素避孕疗法或家族性腺瘤性息肉病（familial adeno-

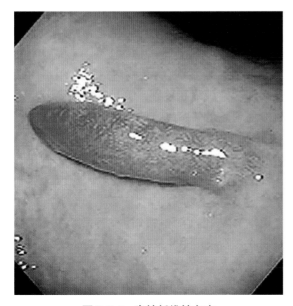

图 3-8-4 炎性纤维性息肉
胃窦小弯指状息肉，长约0.6cm，色红，光滑

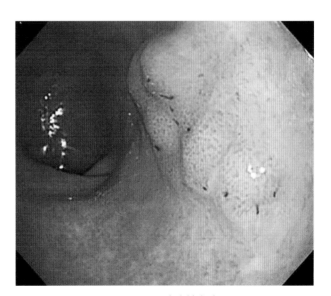

图 3-8-5 腺瘤性息肉
胃窦后壁广基息肉，约1.2cm×0.8cm，表面不平，色同周围

matous polyposis，FAP）的患者，非 FAP 患者亦可发生但数量较少，多见于中年女性，与幽门螺杆菌（Helicobacter pylori，H.pylori）感染无关。内镜下观察息肉散在发生于胃底腺区域大弯侧，为 0.3～0.5cm，呈亚蒂或广基样，色泽与周围黏膜一致。零星存在的胃底腺息肉没有恶变潜能。需注意 FAP 已经弱化的患者，其胃底腺息肉可发展为上皮内瘤变和胃癌。

2. 家族性腺瘤性息肉病（familial adenomatous polyposis，FAP）　为遗传性疾病，大多于青年期即发生，息肉多见于结直肠，55% 患者可见胃 - 十二指肠息肉。90% 的胃息肉发生于胃底，为 0.2～0.8cm，组织学上大多数为错构瘤性，少数为腺瘤性，后者癌变率较高。

3. Peutz-Jephers 综合征　又称黑斑息肉综合征，其特征为：①口唇及颊黏膜、手脚掌面有黑褐色的色素斑沉着；②以错构瘤为主，全胃肠道分布多发性息肉，小肠最多见，大肠次之，胃也常见；③有遗传性，约 40% 有家族史，发病年龄平均 20 岁；④息肉大小不等，可有蒂、亚蒂或无蒂，表面不光滑，有深凹的裂沟，将球形息肉分隔成许多小叶状突起，呈树枝状或脑回样结构，色泽与周围黏膜相同；⑤癌变率为 2%～3%。

4. Cronkhite-Canada 综合征（CCS）　为弥漫性消化道息肉病伴皮肤色素沉着、指甲萎缩、脱毛、蛋白质丢失性肠病等。胃内密集多发直径 0.5～1.5cm无蒂息肉，少数可恶变。激素及营养支持治疗对部分病例有效。

5. 幼年性息肉病（juvenile polyposis，JPS）　为常染色体显性遗传病，多见于儿童，息肉病可见于全消化道，多有蒂，直径 0.5～5.0cm，表面糜烂或浅溃疡，切面呈囊状。本病可合并多种先天畸形。

6. Cowden 病　为全身多脏器的化生性与错构瘤性病变，部分为常染色体显性遗传，全身表现多样、性质各异。诊断主要依靠：全消化道息肉病、皮肤表面丘疹或口腔黏膜乳头状瘤、肢端角化症或掌角化症确立。

【临床表现】

胃息肉可发生于任何年龄，大多数息肉无症状，常由于其他原因行上消化道造影或内镜检查时偶然发现，也可出现上腹不适或疼痛、上腹饱胀、恶心、呕吐等非特异性症状。息肉表面糜烂或溃疡，可出现消化道出血。慢性失血可致贫血。发生在贲门部较大的息肉可引起吞咽困难，幽门处可引起梗阻。体格检查通常无阳性发现。

【辅助检查】

（一）上消化道 X 线造影

可见单个或多个充盈缺损，边界清楚。对长径1cm 以上的息肉诊断阳性率较高，由于该项检查对操作水平要求较高，可因钡剂涂布不佳、体位及时机不当、未服用祛泡剂导致气泡过多等原因导致漏诊误诊。

（二）胃镜检查

可见圆形或柱状隆起肿物，大小可从 0.5cm 至数厘米，有蒂、亚蒂或广基，色泽暗红似杨梅状或同周围黏膜，表面可有糜烂、出血。胃镜直视下可清晰观察息肉的部位、数量、形态、大小、是否带蒂、表面形态及分叶情况、背景黏膜改变等特征。内镜观察后可对病灶行组织病理学检查。活检取材部位应选择息肉头端高低不平、色泽改变、糜烂处。若存在溃疡，宜取溃疡边缘。约半数息肉中，活检标本与整体切除标本的组织病理学不一致，故内镜完整切除有助于最终明确诊断。

（三）超声内镜检查

各种类型的胃息肉在超声内镜下均表现为胃壁黏膜固有层的局限性隆起，轮廓清晰光整，无包膜，黏膜下层以下结构正常。胃增生性息肉表现为来源于第 1 层的中高回声病灶，内部回声均匀或欠均匀。胃腺瘤同样为来源于第 1 层的病变，内部常高、低回声混杂存在，有时可探及腺管样结构。

【诊断】

依靠典型的胃镜和超声内镜表现可做出初步诊断，确诊依靠组织病理学检查。胃息肉的鉴别诊断主要包括：①与黏膜下肿瘤相鉴别。桥形皱襞是胃黏膜皱襞在胃壁肿瘤顶部与周围正常组织之间的牵引改变，呈放射状，走向肿瘤时变细，是黏膜下肿瘤的典型特征。当鉴别存在困难时，宜行超声内镜检查。②与恶性肿瘤相鉴别。见早期胃癌章节。准确的活检病理是最佳鉴别方法。

【治疗】

散发的、<0.5cm 的胃底腺息肉通常认为是无害的。胃息肉大多数可通过内镜切除而痊愈。

（一）内镜下切除

切除方法包括活检钳钳净、热活检钳摘除、热探头灼除、氩离子凝固术（argon plasma coagulation，APC）、激光及微波烧灼、内镜下黏膜切除术（endoscopic mucosal resection，EMR）、内镜黏膜下剥离术（endoscopic submucosal dissection，ESD）等多种。较小的息肉可采用前 3 种方法，较大的息肉常采用

EMR 或 ESD 方法,切除后创面可用 APC 或热探头修整。良性息肉,尤其长径在 3cm 以下的有蒂或亚蒂息肉,内镜下切除安全、有效。广基息肉内镜下切除后创面缺损会形成溃疡甚至出血、穿孔,宜慎重,术后可预防性应用抑酸剂及黏膜保护剂。

(二)外科手术

内镜下高度怀疑恶性肿瘤;内镜下无法安全、彻底的切除病变;息肉数量过多,恶变风险较高且无法扭转者;创面出血不止,内科治疗无效者;创面穿孔者。可行胃部分切除术、胃大部乃至全胃切除术。

【预后】

胃息肉一般多为良性,长径 > 2cm 的胃腺瘤性息肉癌变率可达 40%～50%,活检病理学检查确诊后即宜切除治疗。

(张　静　周丽雅)

推 荐 阅 读

[1] 林三仁. 消化内科学高级教程 [M]. 北京:中华医学电子音像出版社,2016.

[2] YAMADA T, ALPERS D H, KALLOO A N, et al. Textbook of Gastroenterology[M]. 5th ed. Chichester: Wiley-Blackwell, 2009.

[3] FELDMAN M, FRIEDMAN L S, BRANDT L J. Sleisenger and Fordtran's gastrointestinal and liver disease[M]. 10th ed. Philadelphia: Saunders Elsevier, 2016.

[4] WILCOX C M, MUÑOZ-NAVAS M, SUNG J J. Atlas of clinical gastrointestinal endoscopy[M]. 3rd ed. Philadelphia: Saunders Elsevier, 2012.

第二节　胃间质性肿瘤

胃间质性肿瘤起源于间叶组织,多位于黏膜下,也称为黏膜下肿物(submucosal tumor,SMT)。SMT 是起源于消化道黏膜层以下各层(主要包括黏膜肌层、黏膜下层、固有肌层)的隆起性病变,包括一系列良、恶性肿瘤如平滑肌瘤、间质瘤、脂肪瘤、异位胰腺、神经鞘瘤、囊肿、神经内分泌肿瘤、血管瘤、转移癌等。近年来,由于内镜检查的普及和超声内镜检查(endoscopic ultrasonography,EUS)技术的发展与成熟,消化道 SMT 的检出率大幅提高。SMT 的组织病理学类型复杂,但大多为良性病变,仅不足 15% 的 SMT 表现为恶性,且在消化道各部位的患病率也不均衡。胃是消化道 SMT 最好发部位,常规胃镜下 SMT 的检出率为 0.33%～0.76%,且胃 SMT

病理类型较复杂,以胃肠间质瘤(gastrointestinal stromal tumors, GIST)、平滑肌瘤(liomyoma)、异位胰腺(ectopic pancreas)较多见。其中胃间质瘤、神经内分泌肿瘤和转移癌将在相应章节阐述,本节主要介绍其他良性胃间质性肿瘤。

【临床特点】

(一)平滑肌瘤

胃平滑肌瘤为较常见的胃良性肿瘤,起源于平滑肌细胞。长径 < 5cm 的病变常常没有任何症状,仅为偶然发现。胃部平滑肌瘤可见于胃底及胃体上部,大多为单发。平滑肌瘤大多数起源于黏膜肌层(75.7%),少数起源于固有肌层(14.9%)。常规内镜下表现为黏膜表面光滑无溃疡的隆起,呈半球形(图 3-8-6);EUS 下表现为性质均匀的低回声团块,边界清晰。小的肿瘤可以表现为极低回声甚至无回声,而大的肿瘤可以在内部有部分高回声。6.5%～18.0% 的平滑肌瘤内部会发生钙化。对于体积较大、表面有溃疡、内部回声不均的病变,应怀疑间质瘤或平滑肌肉瘤。组织学方面,平滑肌瘤由少量或中等量的梭形细胞构成,分裂象较少,细胞质嗜酸,呈纤维状及丛状。平滑肌瘤免疫组化病理染色为 desmin 和 SMA 强阳性,而 KIT(CD117)和 CD34 为阴性。

(二)异位胰腺

异位胰腺又称为迷走胰腺或副胰腺,是位于正常胰腺之外与其无任何神经、血管、解剖联系的胰腺组织,为一种先天发育异常。1727 年 Schiltz 首先在回肠憩室发现并报道,1859 年 Klob 在组织学上确认本病。异位胰腺产生机制尚不明确,目前较为普遍接受的为原基迷路学说,即胚胎时期背侧和腹

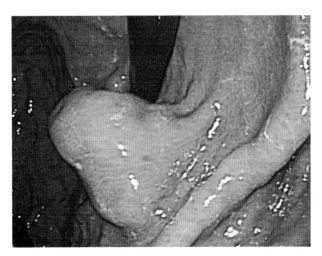

图 3-8-6　胃平滑肌瘤胃镜表现
贲门部隆起,约 1.5cm,形态不规则,色同周围,表面凹陷,可见桥形皱襞

侧胰腺始基随原肠上段旋转过程中，有部分始基残留在肠壁内，随着胃肠道的发育而被带到其他部位，从而演变为异位胰腺组织。多数异位胰腺无特异性表现，少数可有和正常胰腺相似的生理功能，分泌胰液和胰腺酶而引起消化道症状，如腹痛、腹胀、恶心、食欲缺乏等，极少数情况下因病灶较大可引起急性或慢性胰腺炎的症状，也有可能发生恶变。异位胰腺可见于腹腔的任何部位，其最常见部位为胃和十二指肠，约占 50%，空肠占 15%～20%，回肠占 5%～10%，其他可见于肠系膜、大网膜、脾、胆道、结肠、回肠憩室及腹膜后间隙等。在胃部以胃窦常见，占 60% 以上。Heinrich 按病理结果将异位胰腺分为 3 种类型：Ⅰ型异位胰腺包含完整的胰腺组织如导管、腺泡细胞及朗格汉斯细胞岛，体积通常较大，位于胃的中部和上部；Ⅱ型异位胰腺包含不完整的胰腺小叶和少量内分泌组织；Ⅲ型异位胰腺仅由增生的导管组成，无腺泡细胞或内分泌组织。异位胰腺在普通内镜下呈表面光滑的黏膜下隆起（图 3-8-7），EUS 下表现多样，通常表现为不均匀偏高回声团块，多数情况可见病灶后方声影衰减，大多位于黏膜下层，部分位于固有肌层或黏膜肌层。部分病例可见病灶黏膜顶端脐样凹陷（8%）或内部无回声管样结构（12%），为其特征性表现。

（三）脂肪瘤

脂肪瘤属于良性肿瘤，由成熟的脂肪组织构成，可以发生于消化道任意部位，60%～75% 位于结肠，

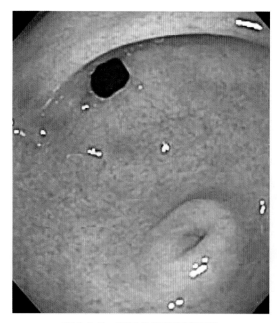

图 3-8-7　胃异位胰腺胃镜表现

胃窦大弯盘状隆起，约 0.8cm，光滑，色同周围，表面可见脐样凹陷

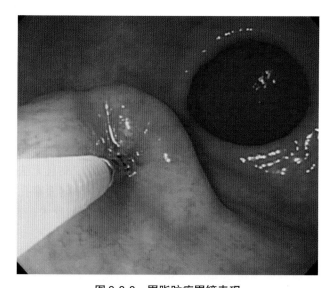

图 3-8-8　胃脂肪瘤胃镜表现

胃窦大弯偏前壁隆起，约 1.5cm，色黄，光滑，触之质地柔软

20%～25% 位于小肠，来源于胃和十二指肠的脂肪瘤相对少见。胃肠道脂肪瘤的病因不明，可能与炎性反应刺激、循环障碍等导致脂肪沉积有关。普通内镜表现为表面黏膜光滑的隆起，通常有黄色外观，活检钳触之质软（图 3-8-8），在表面黏膜活检后有时会露出下方黄色的脂肪组织。EUS 下表现为高回声、性质均匀、边界清晰，绝大多数起源于黏膜下层，多数可见病灶后方声影衰减。

（四）施万细胞瘤

施万细胞瘤（Schwannoma），既往称为神经鞘瘤，是一种罕见的良性间叶性肿瘤，由神经鞘膜增生形成，多来源于外胚层 Schwann 细胞，约 70% 出现在胃中，出现在结直肠约占 15%。女性多见，平均发病年龄为 58 岁，男女比为 1∶1.6。内镜表现和 GIST 或平滑肌瘤相似（图 3-8-9），超声内镜可表现为低回声病变，起源于黏膜下层或固有肌层。大部分施万细胞瘤无症状，少数可表现为轻度腹痛、呕吐、体质量减轻、吞咽困难、梗阻和胃肠道出血。神经鞘瘤免疫组化结果为 S100（+）、KIT（−）及 CD34（−）。

（五）颗粒细胞瘤

颗粒细胞瘤（granulosa cell tumor）是起源于施万细胞的罕见神经鞘瘤，常见于食管。内镜下可见局部黏膜光滑的隆起性病变，呈淡黄色或灰黄色。超声内镜表现为黏膜下层偏高回声灶。虽然一般认为颗粒细胞瘤为良性病变，但有报道其可发生恶性转变。

【临床表现】

通常长径 <2cm 的消化道 SMT 没有明显的临

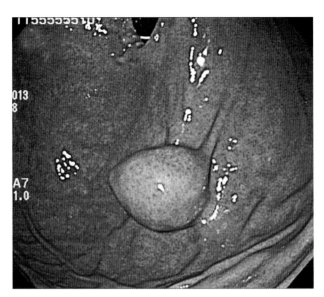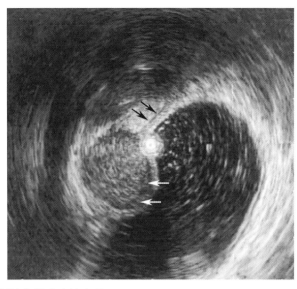

图 3-8-9 胃施万细胞瘤胃镜和超声内镜表现

胃镜见胃底隆起，约 1.2cm，光滑，色同周围，可见桥形皱襞。超声内镜见起源于固有肌层的低回声病变，圆形，内部回声均匀

床症状，多在常规内镜检查时偶然发现，但是随着病变的不断增大，某些部位及特殊组织病理学类型的 SMT 可出现出血、梗阻和转移等症状。如贲门部肿瘤可引起吞咽困难；幽门处肿块可引起梗阻。

胃大、小弯肿瘤若向浆膜方向生长，突出于胃体外面，肿块大时可触及上腹包块。

【辅助检查】

（一）上消化道造影

可显示胃内充盈缺损，表面光滑、规则且整齐。若表面出现溃疡，则有龛影出现。

（二）普通胃镜检查

普通内镜检查可以观察病变隆起部位黏膜的色泽、形态、糜烂、出血情况，但无法判断病变的性质和来源，也无法与腔外压迫性病变进行鉴别，普通内镜检查对 SMT 诊断的灵敏度和特异度分别为87% 和 29%。各类型胃部 SMT 的胃镜表现见上述。

（三）EUS 检查

EUS 是目前评估消化道 SMT 最准确的影像学检查，对于消化道各种类型 SMT 的鉴别诊断以及对肿瘤的定位和治疗方法的选择都有重要作用。有研究显示，EUS 鉴别良恶性肿瘤的灵敏度和特异度分别为64% 和 80%，且对于长径 < 2cm 的 SMT 要优于 CT 和 MRI 等检查。但 EUS 也有它的局限性：① EUS 仅能显示肿物的某一个截面，该截面显示出的起源层次可能与其他截面不符；②分辨率的限制及各种伪像的干扰，使得 EUS 成像不稳定；③操作者主观判断和不正确的操作都可能导致误诊。因

此，必要时需和其他影像学检查相结合，才能正确评估肿瘤与周围血管、脏器的毗邻关系。各类型胃部 SMT 的 EUS 表现见上述。

（四）SMT 的活组织病理检查

SMT 常用的活组织病理检查方法包括钳夹活检和 EUS 引导下细针穿刺术（endoscopic ultrasonography guided fine needle aspiration，EUS-FNA）等。对于一些可通过常规内镜结合 EUS 确诊的 SMT，如脂肪瘤、囊肿和异位胰腺等，无需组织取样。对于来源于黏膜下层和固有肌层的低回声和不均匀病灶，如平滑肌瘤等，在常规内镜结合 EUS 无法对病灶良恶性进行评估时，EUS-FNA 等方法可以作为进一步诊断的工具。SMT 的活检可能会损伤黏膜或造成与黏膜下组织粘连，增加手术难度，还有可能增加出血穿孔、肿瘤播散等风险，因此术前活检不一定必要。

（五）其他影像学评估

包括 CT 和 MRI 在内的影像学手段对 SMT 的诊断也具有重要意义。这些影像学检查能直接显示肿瘤发生的部位、生长方式、瘤灶的大小、形态、有无分叶、密度、均质性、强化程度、边界轮廓等，并能发现胃肠壁是否增厚及增厚的程度。更重要的是，这些检查能发现病灶邻近结构有无侵犯，以及周围腹膜、淋巴结和其他脏器有无转移，是临床对肿瘤分级、治疗和预后评估的主要方法。

【诊断】

通过内镜检查结合 EUS 表现可协助诊断，必要时 SMT 的活组织病理学检查可确诊。

【治疗】

（一）内镜下治疗

1. 治疗原则 没有淋巴结转移或淋巴结转移风险极低、使用内镜技术可以完整切除、残留和复发风险低的病变均适合进行内镜下切除。内镜下切除过程中应遵循无瘤治疗原则，需完整切除肿瘤，且切除时应保证瘤体包膜完整。

2. 适应证和禁忌证 对于转移风险低且可能完整切除的所有SMT都可考虑内镜下切除。

（1）内镜下切除的适应证：

1）对于术前检查怀疑或活检病理证实存在恶性潜能的肿瘤，在内镜切除技术允许的前提下，考虑内镜下切除。

2）对于有症状（出血、梗阻）的SMT，考虑内镜下切除。

3）对于术前检查怀疑或病理证实良性、但不能规律随访、随访期内瘤体短时间增大、内镜治疗意愿强烈的患者可选择行内镜下切除。

（2）内镜下切除的禁忌证：

1）明确发生淋巴结或远处转移的病变，需要获取大块病理组织进行活检视为相对禁忌证。

2）一般情况差、无法耐受内镜手术者。

3. 各种内镜下切除术

（1）内镜圈套切除术：内镜圈套切除术一般适用于较为表浅、术前EUS和CT检查确定突向腔内的且可通过圈套器一次性完整切除的SMT。

（2）内镜黏膜下挖除术（endoscopic submucosal excavation，ESE）：ESE是内镜黏膜下剥离术（endoscopic submucosal dissection，ESD）的发展和延伸，一般适用于最大径≥2cm，以及术前EUS和CT检查确定肿瘤突向腔内的SMT。最大径<2cm，但起源较深，内镜圈套切除困难的肿瘤，也可行ESE。文献报道，ESE治疗SMT的完整切除率均>90%，并发症主要表现为穿孔，发生率为0～14%，且大部分可在内镜下处理，穿孔发生的危险因素包括肿瘤固定和肿瘤位于固有肌层及以下。

（3）经黏膜下隧道内镜肿瘤切除术（submucosal tunneling endoscopic resection，STER）：STER是在经口内镜下食管括约肌切断术（peroral endoscopic myotomy，POEM）基础上发展而来的一项新技术，也是ESD技术的延伸。一般适用于起源于固有肌层、最大径<5cm的食管和胃SMT。STER治疗SMT的整块切除率达78%～100%，并发症主要包括气体相关并发症和胸腔积液，大部分并发症只需保守治疗。肿瘤形态不规则、起源于固有肌层深层、术中空气灌注和手术时间>60分钟是发生术后并发症的独立危险因素。

（4）内镜全层切除术（endoscopic full-thickness resection，EFTR）：EFTR一般适用于起源于固有肌层和CT检查发现肿瘤突向浆膜下或部分腔外生长，以及ESE术中发现瘤体与浆膜层紧密粘连而无法分离的胃、十二指肠、结直肠SMT和长径>5cm不能行STER治疗的食管SMT。EFTR治疗SMT的完整切除率达87.5%～100.0%，且并发症发生率极低，仅有少数报道EFTR术后发生腹腔感染。内镜下成功修补穿孔，避免外科手术修补及术后腹膜炎的发生是EFTR治疗成功的关键。

4. 操作相关并发症及其处理 内镜治疗SMT的主要并发症多为出血、穿孔和气体相关并发症（包括皮下气肿、纵隔气肿、气胸、气腹）等，一般并不严重，多可经保守治疗或内镜治疗后痊愈。少数患者经保守或内镜治疗无效，应立即完善术前准备，尽快行腹腔镜或开放手术探查。SMT经内镜下切除后，消化道狭窄及肿瘤残留、复发较少见。一旦发生消化道狭窄，可通过球囊扩张、回收支架植入等方法予以治疗。

（二）内镜和腹腔镜联合术

当肿瘤较大时，单靠内镜难以切除，并且穿孔、出血发生的可能性较高。此外，如腹腔镜手术时肿瘤较小、难以寻找，病变部位难于准确定位，除患有消化道疾病外还合并其他部位疾病需要联合手术者，都给内镜治疗带来了困难，可行内镜和腹腔镜联合切除术。

【预后】

胃平滑肌瘤为良性肿瘤，恶变率低，消化道神经鞘瘤存在一定的恶变概率，切除后预后佳。

（张 静 周丽雅）

推 荐 阅 读

[1] HAWES R H, FOCKENS P, VARADARAJULU S. Endosonography[M]. 3rd ed. Philadelphia: Saunders Elsevier, 2015.

[2] 中华医学会消化内镜学分会外科学组，中国医师协会内镜医师分会消化内镜专业委员会，中华医学会外科学分会胃肠外科学组. 中国消化道黏膜下肿瘤内镜诊治专家共识（2018版）[J]. 中华消化杂志，2018，38（8）：519-527.

[3] LARGHI A, FUCCIO L, CHIARELLO G, et al. Fine-needle

tissue acquisition from subepithelial lesions using a forward-viewing linear echoendoscope[J]. Endoscopy, 2014, 46（1）: 39-45.

[4] FAULX A L, KOTHARI S, ACOSTA R D, et al. The role of endoscopy in subepithelial lesions of the GI tract[J]. Gastrointest Endosc, 2017, 85（6）: 1117-1132.

[5] 齐志鹏, 钟芸诗, 周平红, 等. 上消化道不同部位黏膜下肿瘤的临床病理学特征 [J]. 中华消化内镜杂志, 2016, 33（6）: 362-366.

第三节　胃部继发性肿瘤

胃转移癌少见, 发病率为 0.2%～5.4%。原发癌最多为乳腺癌、肺癌和黑色素瘤, 其他来自卵巢、睾丸、肝、结肠、腮腺和上呼吸道等器官和组织。胃转移灶多为单发或多发黏膜下肿块或伴溃疡, 多位于胃体上部, 可突出于胃腔伴坏死出血。例如黑色素瘤转移至胃时, X 线检查呈牛眼状黏膜下病变, 内镜可见棕黑色结节。诊断由活检病理确定。患者有原发癌症状, 并出现上腹痛、黑便和贫血等。偶尔以转移性胃癌为首发表现, 组织学检查确定原发癌。少数患者因大出血或穿孔等须手术处理。治疗与原发性肿瘤相似, 以放化疗为主。

（张　静　周丽雅）

第九章

先天性胃疾病

第一节　先天性肥厚性幽门狭窄

先天性肥厚性幽门狭窄（congenital hypertrophic pyloric stenosis，CHPS）是由于幽门肌肥厚和水肿引起的输出道梗阻，是新生儿时期常见疾病，占消化道畸形的第 3 位。发病率因地区、种族和国家而异，欧美国家为 0.25%～0.88%，中国约 0.3%。男女之比为（4～5）：1，甚至高达 9：1。多见于第一胎，占总病例数的 40%～60%。

【病因与发病机制】

病因至今尚无定论。可能与以下 5 个方面相关：①遗传因素：在病因学上起着很重要的作用，发病有明显的家族性；②神经功能：肽能神经的结构改变和功能不全可能是主要病因之一；③胃肠激素的改变：近年研究胃肠道刺激素，测定血清和胃液中前列腺素浓度，提示患儿胃液中含量明显升高，由此提示发病机制是幽门肌层局部激素浓度增高使肌肉处于持续紧张状态而致发病；④肌肉功能性肥厚：机械性刺激可造成黏膜水肿增厚，另一方面也导致大脑皮质对内脏的功能失调，使幽门发生痉挛，两种因素促使幽门狭窄形成严重梗阻而出现症状；⑤环境因素：发病率有明显的季节性高峰，以春、秋季为主。

【病理与病理生理】

主要病理改变是幽门肌层肥厚，尤以环肌为著，但亦同样表现在纵肌和弹力纤维。幽门部呈橄榄形，质硬有弹性。肿块表面覆有腹膜且较光滑。组织学检查可见肌层增生、肥厚，肌纤维排列紊乱，黏膜水肿、充血。因幽门梗阻，近侧胃扩张，胃壁增厚，黏膜皱襞增多且水肿，加之胃内容无滞留，常致黏膜炎症和糜烂、甚至溃疡。

【临床表现】

呕吐、可见胃蠕动波、扪及幽门肿块是先天性肥厚性幽门狭窄的 3 项主要临床表现。

症状出现于生后 2～3 周，极少数发生在 4 个月之后。呕吐是主要症状，最初仅是溢奶，接着为喷射性呕吐。开始时偶有呕吐，随着梗阻加重，几乎每次喂奶后都要呕吐，呕吐物为黏液或乳汁，在胃内潴留时间较长则吐出凝乳，不含胆汁。少数病例由于刺激性胃炎，呕吐物含有新鲜或变性的血液。有报道幽门狭窄病例在新生儿高胃酸期中，发生胃溃疡的大量呕血者。未成熟儿的症状常不典型，喷射性呕吐并不显著。由于奶和水摄入不足，体重起初不增，继之迅速下降，尿量明显减少，数日排便 1 次，量少且质硬，偶有排出棕绿色便，称为饥饿性粪便。随着呕吐加剧和频繁，入量不足，引起慢性脱水、眼眶凹陷、皮肤松弛、皮下脂肪减少、体重下降、消瘦、营养不良、尿量减少、大便干而少。因呕吐致大量胃液丢失，可引起低氯性碱中毒和低钾，不少病例合并胃食管反流。喂奶后腹部检查可见胃型和由左向右的胃蠕动波。空腹时在右上腹肋缘下腹直肌外缘深部可触及橄榄核形、光滑、硬韧、稍可活动的包块。

【诊断与鉴别诊断】

根据喷射性呕吐、见到胃蠕动波、扪及幽门肿块等 3 项典型的临床表现，可以做出临床诊断。其中以幽门包块最可靠，如未能触及肿块，则可进行实时超声检查或 X 线钡餐检查以帮助诊断。典型的超声图像为肥厚的幽门环肌呈实质性中等或低回声团块，轮廓清晰，边界清，幽门管中央黏膜层呈强回声，幽门管腔呈线状强回声。当胃蠕动强烈时可见少量液体通过幽门管。幽门管长径 >16mm，幽门肌厚度≥4mm 可以诊断。有人发现少数病例幽门管开放正常，称为非梗阻性幽门肥厚，随访观察肿块逐渐消失。X 线胃肠造影表现为幽门前区呈"鸟嘴样"突出，胃窦及胃腔扩大（图 3-9-1A）。CT 显示幽门管细长呈"线样征"（图 3-9-1B）。同时，可见胃蠕动现象并增强，有时可见逆蠕动波，胃排空延迟等征象。

应与可引起婴儿呕吐的各种疾病鉴别，如喂养

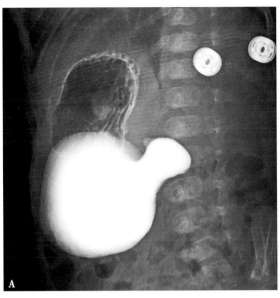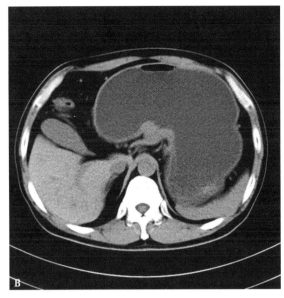

图 3-9-1　胃肠造影及 CT 先天性肥厚性幽门狭窄影像图

A. 碘海醇造影后胃肠 X 线表现为幽门前区呈"鸟嘴样"突出，胃窦及胃腔扩大；B. CT 显示幽门管细长呈"线样征"

不当、全身性或局部感染、先天性心脏病、颅内压升高的中枢神经系统疾病、进展性肾脏疾病、感染性胃肠炎、各种肠梗阻、内分泌疾病以及胃食管反流和食管裂孔疝等。

【治疗】

（一）手术治疗

采用幽门肌切开术是最好且首选的治疗方法，疗程短，效果好；而传统开腹手术行幽门环肌切开术创伤大，瘢痕大，并发症多。目前，运用腹腔镜下幽门环肌切开术不断开展，且疗效确切、术中损伤小、瘢痕小，但需要熟练的腹腔镜操作技术。因本病常合并低渗性脱水，术前必须经过 24～48 小时的准备，纠正脱水和电解质紊乱，补充钾盐。营养不良者给静脉营养，改善全身情况。每日除补充生理需要量以外，再根据脱水的程度用等量 10% 葡萄糖液和生理盐水缓慢静脉滴注补充，切忌突击速补，引发心力衰竭，适当补充钾盐。严重营养不良者可行肠外营养。近年来，经内镜下幽门肌切开术作为一种新术式已经开展，此方法对新生儿损伤小、无手术瘢痕、操作简单、手术并发症少、术后喂养恢复快，但仍需要进一步研究。

（二）内科治疗

国内极少采用，亦仅限于症状轻微者。喂奶前 15 分钟口服阿托品等解痉剂。这种疗法需要长期护理，易合并感染，疗效不肯定。目前多不主张内科治疗。

（刘雪梅　庹必光）

推 荐 阅 读

[1] Parelkar S V，Multani P V，Sanghvi B V，et al. Trocarless laparoscopic pyloromyotomy with conventional instruments：our experience[J]. J Minim Access Surg，2013，9（4）：159-162.

[2] 蔡木龙，张又祥. 先天性肥厚性幽门狭窄手术方式研究进展[J]. 国际儿科学杂志，2016，43（3）：201-203.

[3] BONETI C，MCVAY M R，KOKOSKA E R，et al. Ultrasound as a diagnostic tool used by surgeons in pyloric stenosis[J]. J Pediatr Surg，2008，43（1）：87-91.

第二节　胃内隔膜

胃内隔膜（gastric diaphragm，GD）是一种罕见的消化道畸形，系胚胎发育时期发育异常所致。隔膜多位于幽门前 1～3cm 或接近幽门处，厚 2～3cm，有时同时发生 2 个，另一个位于距幽门数厘米远的十二指肠，将胃和十二指肠分隔开。其发病率约为 1/10 万，约占消化道闭锁的 1%。发病率低，女孩多于男孩。

【病因与发病机制】

本病是先天发育异常。以前认为，胃内隔膜的发生与胚胎期原肠的再通有关，即 Tandler 假说。该假说认为，在胚胎 6 周后消化道上皮发生增殖，使管腔闭塞成实性索状体，后该索状体内出现空泡化，继而空泡融合，管腔再通。如在发育过程中幽门部停止在实性索状体阶段或该部空泡化不全则形成胃隔膜。但现在有人认为，在胃的发育过程中不存在Tandler增殖阶段，幽门隔膜的形成是由于局部内胚层组织过度增生的结果。

【病理与病理生理】

该病在胚胎期的上皮组织未能管状化，而在幽门前区残留膜状隔，将幽门区与幽门管完全分隔开来，致使幽门完全闭锁。根据部位的不同，胃内隔膜分为胃窦型和幽门型。根据隔膜的表现，分为有孔隔膜和无孔隔膜。胃隔膜一般位于幽门以上1～7cm，隔膜由黏膜和黏膜下层组成，隔膜两面均覆有正常黏膜隔膜厚度2～3cm，柔软但有韧性。隔膜中央多有孔，孔的直径为3～10cm，孔多位于中央或稍偏，虽无肌纤维，但保持扩张状态。如无孔，则引起胃内梗阻或闭锁。隔膜由黏膜、黏膜下组织和肌层组成，隔膜两侧均被覆有黏膜，间隙中充满疏松结缔组织。

【临床表现】

（一）有孔隔膜

见于儿童和成年人。根据隔膜孔径大小的不同，其梗阻的程度和发病迟早各异。隔膜孔较大，则无症状，较难发现。隔膜孔较小或继发炎症引起黏膜水肿使隔膜孔狭窄，则出现梗阻症状。患者多自出生后即有呕吐呈间歇性发作，呕吐常发生在进食后，呕吐物多未消化，不含胆汁。患者常在进食后出现上腹部饱胀不适或上腹部疼痛等症状，往往在呕吐后症状缓解。患者常因食欲差而有体重不增或体重下降。如梗阻不严重，体格检查多无特殊发现。但如有2个隔膜，上腹部可触及由于隔离的胃下部和充满蓄积分泌物及膨胀的十二指肠上部所形成的一个囊性肿物。

（二）无孔隔膜

见于新生儿，表现为完全性幽门梗阻，生后不久即出现频繁的呕吐，呕吐物不含胆汁，往往有呼吸困难、发绀和流涎过多等现象。当患儿进食时，立即发生频繁的喷射状呕吐，无胎便及肛门排气，患儿发育差，并出现严重的脱水征。体格检查可发现上腹部膨胀，可见胃中、下腹部平坦或凹陷呈舟状。

【诊断与鉴别诊断】

胃内隔膜的诊断困难，有高位梗阻现象，特别是自幼发病，进餐后胃部不适，频繁呕吐不含胆汁的胃内容物，呕吐后缓解，应当考虑此病。有孔的胃隔膜X线钡餐检查发现于幽门前可见狭窄，钡剂通过隔膜孔，在隔与幽门间的胃窦完全充盈后，可

产生2个十二指肠球部。无孔的胃隔膜钡剂检查可发现幽门完全梗阻。内镜检查隔膜孔持续开放，无幽门的开闭动作及形成双幽门。

该病应与先天性肥厚性幽门狭窄、幽门痉挛、先天性十二指肠闭锁或狭窄、胃或十二指肠囊肿、先天性腹膜带、环形胰腺、先天性肠旋转不良、胃重复畸形等相鉴别。

【治疗】

应积极纠正水和电解质失衡、贫血和营养不良。胃扩张明显者，应置胃管减压，并用温盐水洗胃以便解除胃扩张，恢复胃壁张力和减轻胃黏膜水肿。对有孔的胃内隔膜可先经内镜下球囊扩张，若无效再行外科手术治疗。术中如确诊为胃隔膜，胃窦型可施行简单的黏膜切除，幽门型需附加幽门成形术。对合并有溃疡的病例，也可选择胃部分切除或选择性迷走神经切断术。

（刘雪梅 庹必光）

推 荐 阅 读

[1] 郑芝田. 胃肠病学 [M]. 3 版. 北京：人民卫生出版社，2006.

[2] 赵华，皮执民. 胃肠外科学 [M]. 北京：军事医学科学出版社，2011.

[3] BORGNON J, OUILLON-VILLET C, HUET F, et al. Gastric outlet obstruction by an antral mucosal diaphragm: a case of a congenital anomaly revealed by an acquired disease[J]. Eur J Pediatr Surg, 2003, 13（5）: 327-329.

[4] NAKAJIMA K, WASA M, SOH H, et al. Laparoscopically assisted surgery for congenital gastric or duodenal diaphragm in children[J]. Surg Laparosc Endosc Percutan Tech, 2003, 13（1）: 36-38.

第三节 胃 闭 锁

胃闭锁（gastric atresia, GA）是消化道畸形中极其罕见的一种畸形，可能与胚胎早期胃管分化不全所致。发病率很低，但症状很急。多发生在胃的幽门窦部，大多为黏膜膈所引起，若黏膜膈膜上有孔，则为不全闭锁。若无孔，则为完全闭锁。先天性幽门闭锁是胃闭锁最常见的一种类型。临床常表现为出生即出现频繁呕吐等胃出口梗阻症状，部分病例可合并胃穿孔、胃出血，以及大疱性表皮松解症。该病仅占消化道闭锁病例的1%，在初生婴儿中发病率为1/10万，常合并其他先天性遗传性疾病，具有遗

传倾向性,本病例男女无明显差异,其病死率较高。

【病因与发病机制】

胃闭锁的病因目前尚不明确。国内外一些学者认为本病得发生原因是在胚胎时期的上皮组织未能管状化,在幽门前区残留形成膜状隔膜,将幽门管区与幽门管完全分隔开,形成幽门完全闭锁,导致完全性幽门梗阻。也有报道认为,由于血液循环障碍、缺血坏死或其他原因,引起胚胎期前肠发育过程中腔化障碍所致。但最近国外专家认为胃窦部血供丰富,不易引起缺血坏死,也没有明确证据证明其发育过程中出现腔化障碍所致。目前,新观点认为在胚胎期第 5～12 周,由于幽门管黏膜的机械或化学损伤,导致黏膜剥脱、粘连,随后纤维愈合继发闭锁形成。Touroff 和 Sussman 认为,在幽门处黏膜的发展过程中黏膜皱褶的融合导致隔膜闭塞形成闭锁。也有人认为是血管发育畸形、梗死致胃坏死,引起幽门闭锁。就其胃闭锁的具体病因及其发病机制,仍需进一步深入研究。

【病理与病理生理】

该病较为罕见,目前的报道大多为先天性幽门闭锁。按形态可分为 3 型:①隔膜型闭锁:幽门外形正常,可位于幽门或幽门以上 1～7cm,隔膜通常厚 2～3mm,幽门被环形隔膜阻塞胃腔道。分为完全性和不完全性,隔膜薄而软,由黏膜构成。不全性闭锁,隔膜中央部位有孔,可以通过少量胃内容物,其梗阻程度与闭锁程度呈一定关系。②实质型闭锁:幽门部缺少正常胃壁组织,较少见,可呈实心状、条索状或完全断离。③盲端型闭锁:又称离断型闭锁,较少见,幽门发育不全,缺乏正常胃壁,幽门部连续性中断,两盲端由纤维条束相连接。

【临床表现】

主要表现为幽门梗阻症状,多发生于新生儿,出生后大量呕吐,胃内容物不含胆汁,不能喂养进食,出现上腹部饱满,有时可见胃蠕动波,胃内振水音,中下部平坦。完全性闭锁时患儿出生后立即出现频繁性呕吐,呈喷射性,喂奶后比较明显,呕吐物主要为胃内容物,不含胆汁,无肛门排气及排便或者排出少量胎便。不完性全闭锁,症状可在不同的年龄段出现,以间隙性呕吐为主要表现,多伴患儿发育情况差,并出现体重下降及脱水。而进行性呕吐损失大量胃液后,如不及时处理,很快出现低氯低钾性碱中毒相关临床症状。

【诊断与鉴别诊断】

本病诊断往往比较困难,易误诊为先天性肥厚性幽门狭窄,所以需要结合病史、临床表现、家族史、腹部 X 线等检查方可确立诊断。手术探查是确诊该病最可靠的方法。腹部 X 线是比较常用的有效检查,其表现为胃梗阻近端扩张,蠕动波较深,小肠无气影,可见到典型"单泡征影"及胃部气液平面,下消化道无气体,被隔断则提示完全性闭锁。钡剂造影检查无"鸟嘴征"或其他肥厚性幽门狭窄征象,当完全闭锁时,钡剂造影无幽门管影出现;不全闭锁时,钡剂造影可显示隔膜处钡剂通过延迟。

本病需要与幽门痉挛、先天性幽门肥厚狭窄、胃黏膜脱垂及十二指肠闭锁、狭窄等相鉴别。

【治疗】

手术是最有效的治疗方法,并可明确病变类型,所以手术切除为主。方法有胃空肠吻合、隔膜切除幽门成形术、胃十二指肠吻合术及闭锁段切除后端 - 端吻合和端 - 侧吻合。术中可明确闭锁类型,以便选择不同的手术方法。手术方法可切除隔膜做幽门成形术,有时可因黏膜水肿而引起梗阻。目前多选用切除后行胃空肠吻合及空肠侧 - 侧吻合,效果较好。此外,应检查有无其他胃肠道闭锁。在进行手术前,应完善相关术前检查及术前准备,术前准备应行胃肠减压、禁饮禁食、纠正水电解质紊乱等。

(刘雪梅　庹必光)

推 荐 阅 读

[1] KNOUFF S, KLEIN A, KAMINSKI M. Pyloric atresia in the neonate[J]. Neonatal Netw, 2014, 33(6): 329-335.

[2] USUI N, KAMIYAMA M, KIMURA T, et al. Prenatal diagnosis of isolated congenital pyloric atresia in a sibling[J]. Pediatr Int Surg, 2013, 55(1): 117-119.

[3] ANDRIESSEN M J, MATTHYSSENS L E, HEIJ H A. Pyloric atresia[J]. J Pediatr Surgery, 2010, 45(12): 2470-2472.

[4] PARELKAR S V, KAPADNIS S P, SANGHVI B V, et al. Pyloric atresia-Three cases and review of literature[J]. Afr J Paediatr Surg, 2014, 11(4): 362-365.

第四节　胃重复畸形

胃重复畸形(gastric duplication, GD)是指重复的胃呈囊状或管状空腔状,又称胃重复症或重复胃。胃重复畸形多附着于胃的一侧,与胃有共同的壁,大多不与胃腔相通。内层黏膜为胃黏膜或邻近消化道的黏膜,周围可有异位的胰腺组织。胃重复畸形是一种少见的先天性消化道畸形，占整个消化道畸形的3.8%～5.0%，1岁以内女婴多见。

【病因与发病机制】

病因至今尚无定论，可能与以下3个学说相关。

1. 空泡化不全学说　正常情况下，上皮细胞分泌一种液体，液体积聚于细胞间，形成液泡或称为空泡。这些空泡沿消化道排成纵列，互相融合而最终不与消化道相通，则形成囊性重复畸形。胃重复畸形也是空泡化不全形成的。

2. 脊索与原肠分离障碍及外胚层与内胚层粘连学说　胚胎期脊索形成时，胚胎期与原肠腔分离时发生粘连，这样在外皮与消化管之间穿过脊髓与椎体形成管状物，称神经肠管。在以后的发育过程中，神经肠管可以退化或完全存留或残留，部分形成各种不同的重复畸形。

3. 憩室样外袋残留学说　胚胎早期消化道发生憩室样外袋突起残留而形成囊状空腔器官，仍需进一步研究。

【病理与病理生理】

常见于胃大弯，幽门处罕见。有黏膜层、黏膜下层和肌层，其中肌层发育良好，黏膜与邻近消化道基本相同，黏膜为胃黏膜或胰腺者易引起溃疡、出血、穿孔。至少1处与胃共享胃壁及血液供应，多与胃部相同，常伴其他消化道重复畸形及脊柱畸形。分成3型：①管型：多与胃大弯平行呈长管状，粗细不等，可与主体胃略等。与主体胃一端或两端相通联，可与主体胃有共壁及共同血供，也可各自分开。因胃蠕动及消化能力很强，因此很少有食物滞留，即使是憩室型长管也难长期大量停留。②囊型：重复胃两端均闭死，分泌物滞留形成囊肿，也可独立或附着于胃体。③胃内型：胃壁内形成囊肿，多在胃前壁大弯。黏膜层下重复向胃内突出，肌层囊肿则向胃外突出。

【临床表现】

胃重复畸形多为单发，椭圆、球形囊状畸形，多发生在1岁左右婴儿，以女婴为最常见。主要表现为腹痛、呕吐、呕血。症状的轻重取决于发生的部位、形态、大小、有无并发症及合并其他畸形等。发生于胃大弯者多无症状，近幽门者易引起幽门狭窄，导致间歇性呕吐，呕吐多在出生后2年内出现，呕吐物多为胃内容物及未消化的食物。若囊肿较大或全胃重复畸形，患儿可在生后即出现呕吐，多为囊肿压迫引起梗阻所致。平时一般毫无症状，婴儿偶尔呕吐也很难引起注意。当合并出血、突然肿大、

破裂时，上述症状较明显。此外，还有黑便、食欲减退、上腹不适、钝痛、贫血、体重下降和营养不良等。囊肿黏膜有异位胃黏膜或胰腺者可致溃疡，引起腹痛、呕血、黑便、穿孔及腹膜炎。腹部检查时，上腹部可触及囊性肿物，位置浅表，可移动。若有异位胰腺的导管与重复胃相通，表现为反复发作的胰腺炎。成年人有癌变风险。

【诊断与鉴别诊断】

典型的临床表现为呕吐、体重下降、腹部包块等3项重要症状体征，但典型的临床表现诊断特异性低，不足以明确诊断该病，临床很难想到，多是偶尔影像检查发现。

1. X线钡餐造影　可见肿物向胃腔突出或压迫胃，若与胃腔相通，钡剂可进入畸形囊腔。

2. 腹部B超检查　B型超声检查显示上腹部囊性肿物，重复畸形囊壁内部黏膜层和外部肌层在超声下的回声影像具有一定的特征性，可以与其他囊肿相鉴别。

3. MRI检查　胃周围肿块，一般为T_1WI低信号、T_2WI高信号。

4. CT检查　CT增强扫描见囊肿突入胃腔内或突向浆膜层，囊壁均匀强化，与毗邻胃壁连接紧密呈"共壁"状，胃腔受压改变。

5. 内镜检查　可发现突入胃窦或幽门的囊性肿物，急症发做出血时，内镜有确诊作用。

6. 超声内镜检查　在胃壁的5层结构内可见低回声或无回声病灶，多位于第三层，与胃壁共有平滑肌层（第四层）和浆膜层（第五层）。囊肿内侧的黏膜层呈高回声，外侧相邻的平滑肌层为低回声，构成胃重复囊壁特征性的双层征。

此病应与先天性肥厚性幽门狭窄、肠系膜囊肿、淋巴管瘤、囊性畸胎瘤、胃闭锁、胃内隔膜等相鉴别。

【治疗】

胃重复畸形明确诊断后，由于胃重复畸形有继发出血、梗阻、穿孔等风险，一经发现，应尽快手术治疗。手术原则是完整切除病灶的同时保留胃的正常生理结构，以预防其不良并发症的发生。根据病变大小及生长的部位，可选择不同的手术方式，手术方法包括切除重复胃、胃部分切除及胃内囊肿去盖，较小的囊肿可行单纯囊肿切除。若重复畸形很大，不能完全切除重复胃，可行部分或大部分重复胃切除，再切除胃与重复胃间的共用壁，然后将重复胃壁与胃壁吻合。与消化道有共同肌层及血供者，需要切除畸形病变、局部胃或肠壁，再行相应

的吻合术。对于合并异位胰腺、重复胃与异位胰腺导管，以及与正常胰腺导管相通者，应切除异位胰腺，并在近正常胰腺外切断其通道，防止胰腺炎复发。成年人应同时切除囊肿及周围组织。目前，随着内镜技术的不断发展，已有学者在内镜下运用内镜黏膜下剥离术（endoscopic submucosal dissection，ESD）成功对成人胃重复畸形进行治疗，为该病的治疗提供了一种新的治疗方法，但需常规进行随访。

（刘雪梅　庹必光）

推 荐 阅 读

[1] 张金哲. 张金哲小儿外科学 [M]. 北京：人民卫生出版社，2013.

[2] 刘德培. 中华医学百科全书·临床医学·消化病学 [M]. 北京：中国协和医科大学出版社，2015.

[3] 梅董昱，严志龙，陈盛. 腹腔镜下儿童肠重复畸形的外科治疗 [J]. 临床小儿外科杂志，2017，16（6）：569-573.

[4] KHOURY T，RIVERA L. Foregut duplication cysts: a report of two cases with emphasis on embryogenesis[J]. World J Gastroenterol, 2011, 17（1）: 130-134.

[5] KREMER R M. Duplication of the stomach[J]. J Pediatr Surg, 1970, 5（3）: 360-364.

[6] 陈斌，田德安，冯燕，等. 内镜黏膜下剥离术治疗成人胃重复畸形一例 [J]. 中华消化内镜杂志，2015，32（7）：487-488.

第五节　胃遗传性出血性毛细血管扩张症

遗传性出血性毛细血管扩张症（hereditary hemorrhagic telangiectasia，HHT）是罕见的常染色体显性遗传性疾病，可广泛分布在血管系统，其中在皮肤、肺、胃肠道及脑内多见，累及肝脏者较少见。胃遗传性出血性毛细血管扩张症（gastric hereditary hemorrhagic telangiectasia，GHHT）是全身遗传性出血性毛细血管扩张症的一部分，该病是累及胃壁的一种少见病，系毛细血管壁和小血管壁先天性发育不良、结构异常的常染色体显性遗传性出血性疾病。其特征为胃黏膜上可见扩张的小动脉、小静脉及毛细血管局限性扩张、迂曲及同一部位反复出血。本病可自儿童期开始，但引起明显出血者多在 40 岁以后。无男女性别差异，约 80% 有家族史。

【病因与发病机制】

本病为常染色体显性遗传性出血性疾病，男女均可发病，且机会均等，约 80% 的患者有家族史。遗传的特点包括：①致病显性基因在常染色体上，遗传与性别无关。②患者父母中必有一方受累、发病呈连续性。③患者基因常为杂合子型，如与常人婚配，其子女受累机会为 50%。如配偶也为本病患者，则子女罹患机会为 75%。④若染色体检查未见明显异常，说明本病的遗传基因不在细胞染色体水平，可能位于基因突变的分子水平上。患者在过度疲劳、精神紧张以及感冒发热时易发生出血倾向。其他诱发因素包括外伤、月经来潮、使用扩血管药物、分娩及饮酒等。

【病理与病理生理】

本病的基本病理改变为小动脉、小静脉及毛细血管管壁先天性变薄、变脆，仅由单层内皮细胞组成，周围只有一层缺乏平滑肌与弹力纤维层的疏松结缔组织包裹，缺乏弹力纤维和平滑肌层。由于病变部位的血管对交感神经及血管活性物质的刺激缺乏正常的舒缩反应，因而在血流冲击下该处血管可发生结节状及瘤样扩张，易发生破裂出血，且出血不易自止。这种病变不仅表现在皮肤和黏膜，还可累及肺部、胃肠道、肝、脾、生殖器、视网膜及大脑内血管等，造成自发性出血或轻微外伤出血不止的临床表现。

【临床表现】

主要临床表现为上消化道出血，毛细血管扩张的部位均可发生出血，最主要的临床特征为同一部位反复出血，以慢性、无痛性间歇性小量出血为多见，常导致贫血。出血可在儿童期发生，中年期最为明显。该病少部分患者可自行缓解，部分患者可在内镜下见到活动性出血病灶。约 80% 患者有家族史，并在面部、唇、舌、鼻中隔、手指、甲床、脚趾、颈、胸等皮肤和黏膜找到毛细血管扩张，外观为直径 2～7mm 大小的樱红色小斑，压之褪色。

【诊断与鉴别诊断】

男女均可发病，有明显的家族遗传倾向，依据典型的临床表现、内镜检查及血管造影可明确诊断。临床表现以上消化道出血为主，并无其他特征性临床表现。该病常合并有皮肤黏膜毛细血管扩张、家族史等特点。内镜下主要表现为小的点状、斑片状病变，局限发红病灶内见扩张的血管条纹，直径常在 2～10mm。病变为单个或多发，边缘规则，界限清楚，多数不高出黏膜平面或呈丘状隆起。血造影为诊断胃遗传性出血性毛细血管扩张症的主要手段，表现为动静脉交通、不正常的血管团、静脉扩张、动脉瘤、静脉早期充盈等。切除标本经病理学检查常可确诊。实验室检查缺乏特异性，患者常有小细胞低色素性贫血，其程度与出血严重度有关。本病在临床上常误诊为消化性溃疡出血，须首先进行鉴别。

【治疗】

（一）非手术治疗

本病治疗原则与方法与其他原因引起的上消化道出血治疗原则相同。主要从以下5个方面治疗：

1. **避免诱发因素**　包括避免外伤，防止劳累，预防感冒，避免使用引起血压升高、血容量增加及血管扩张的药物，禁用阿司匹林、非类固醇类抗炎药等其他影响凝血机制的药物。

2. **纠正贫血**　反复出血引起贫血者，可口服铁剂或非肠道给予铁剂纠正贫血，对于严重出血患者，补充铁剂无法纠正，需要输血纠正贫血。

3. **止血药物的应用**　严重出血者，应用垂体后叶素10U加入25%葡萄糖溶液20～40ml中缓慢静脉推注，或加入5%葡萄糖溶液500ml中静脉滴注，常可有效地控制出血，生长抑素及其类似物奥曲肽、卡巴克络、血凝酶、维生素K、氨甲苯酸、氨基己酸等药物也有一定疗效。

4. **雌激素治疗**　雌激素有助于预防消化道出血，作用机制可能是改善病变管内皮细胞及结缔组织连接的完整性。

5. **内镜下治疗**　目前，内镜治疗主要包括金属钛夹钳夹、氩离子凝固术（argon plasma coagulation，APC）、激光、热探针凝固、内镜下注射乙醇及硬化剂等治疗。其中，内镜下金属夹钳夹及APC治疗止血疗效显著。对于年老且合并心肺疾病不能手术者，建议选用内镜下注射硬化剂治疗，此方法简便、安全、并发症少。

（二）手术治疗

胃肠道反复大量出血者，明确出血部位后外科切除病灶或结扎出血血管是抢救患者生命的必要措施。由于本病受累部位广泛，复发出血概率较高，因此手术的价值有限，但对于内科治疗无效的患者可考虑外科手术治疗。

（刘雪梅　庹必光）

推 荐 阅 读

[1] 莫剑忠，江石湖，萧树东. 江绍基胃肠病学 [M]. 2 版. 上海：上海科学技术出版社，2014.

[2] SHOVLIN C L，GUTTMACHER A E，BUSCARINI E，et al. Diagnostic criteria for hereditary hemorrhagic telangiectasia（Rendu-Osler-Weber Syndrome）[J]. Am J Med Genet，2000，91（1）：66-67.

[3] LAY P L，HUANG T Y，HSU C H. HHT and gastric telangiectasia[J]. QJM，2016，109（1）：59.

[4] HA M，KIM Y J，KWON K A，et al. Gastric angiodysplasia in a hereditary hemorrhagic telangiectasia type 2 patient[J]. World J Gastroenterol，2012，18（15）：1840-1844.

第十章

其他胃部疾病

第一节 胃 憩 室

胃憩室（gastric diverticulum，GD）是指由于胃壁局限性袋状扩张或囊样突出引起的一种良性疾病。最早对胃憩室的描述可以追溯到 1661 年 Moebius 医师的报道。与消化道其他部位的憩室（小肠、大肠、食管）相比，胃憩室的发病率较低，内镜检出率仅为 0.01%～0.11%，好发年龄以 50～60 岁的中老年患者居多，且男女分布没有明显差异。胃憩室可发生于胃的任何部位，74%～90% 的憩室发生在贲门附近，特别是食管胃连接处下 2～3cm 以内，有时也可见于胃大弯，但胃窦憩室非常罕见。胃憩室多为单发，也可多发，一般呈椭圆形囊袋，病灶大小从直径 1～5cm 不等。大部分胃憩室患者无明显临床症状，偶有腹胀、腹痛、嗳气、恶心、呕吐等非特异性表现。目前胃憩室按病因可分为先天性和后天性两类，其中先天性胃憩室更为常见，占胃憩室的 70% 左右；按病理分类可分为真性胃憩室和假性胃憩室。

【病因与发病机制】

Schmidt 和 Walters 按病因和发病机制，将胃憩室分为先天性和后天性两类。先天性胃憩室临床较常见，多数为真性憩室，一般位于胃后壁贲门附近小弯侧，其发病机制与胃壁肌肉先天性发育不全或缺损导致胃壁局限性薄弱有关，例如贲门附近的憩室产生原因主要是胃底环形肌缺如，斜行肌薄弱，再加上进食后在胃内压的作用下，使其逐渐向外膨出，可呈圆形或卵圆形，表现为窄颈囊袋样突出，巨大者也可呈长袋状下垂。后天性憩室也称为获得性憩室，多位于胃窦部和胃体部，既有真性胃憩室也有假性胃憩室，其发生的机制主要是腹腔病变引起的胃内压增加和胃自身及周围疾病导致的粘连牵拉。由于胃内压力增加所致者也称为内压性胃憩室，如因胃周围粘连所致者，亦称为牵引性憩室。内压性憩室常继发于慢性咳嗽、肥胖和妊娠等引起腔内压力增加的疾病，而牵拉性憩室则常由胃周炎症、溃疡、肿瘤、手术及周围组织的病变粘连导致。

【病理与病理生理】

胃憩室按照病理可分为真性胃憩室和假性胃憩室（图 3-10-1）。前者为胃壁的全层膨出，即包括胃黏膜层、肌层及浆膜层，主要表现为薄弱处的黏膜及黏膜下肌肉层从肌层间隙呈囊袋状向腔外疝出。真性胃憩室黏膜可伴有充血、糜烂、出血等表现，如炎症反复侵及黏膜层，可使憩室壁增厚或与周围组织发生粘连，但癌变罕见。后者仅有胃黏膜和浆膜层，缺乏肌层，形成的主要原因是溃疡、肉芽肿、肿瘤、手术及周围组织的炎症改变或肿瘤等粘连牵拉、腹腔脏器压迫等。如黏膜层嵌入肌层而胃浆膜表面无异常，则称为胃壁内憩室。术后病理是确诊真性憩室和假性憩室的"金标准"。若憩室开口狭小，食物易在憩室内潴留，加上胃酸和消化酶的作用，可引起憩室黏膜糜烂、溃疡、出血，甚至穿孔、扭转等并发症。

【临床表现】

胃憩室多为意外发现（X 线钡餐或者内镜检查），大部分临床无明显症状，也称为"无症状性憩室"。有症状者多因食物进入憩室内使其膨胀所致，主要表现为剑突下疼痛、上腹饱胀不适或烧灼感，餐后 1～2 小时明显，卧位加重，立位或者仰卧位减轻，但大多数患者临床表现无明显特异性，与其他胃常见疾病不易鉴别。但当有溃疡、出血、穿孔或憩室炎等并发症时，则可产生恶心、呕吐、反酸、嗳气、黑便等相应症状。

【辅助检查】

（一）X 线钡剂造影

X 线钡剂造影检查是发现和诊断胃憩室的主要方法，若憩室过小或阅片时不够仔细则容易漏诊，目前国内外文献报道胃憩室通过 X 线钡剂消化道造

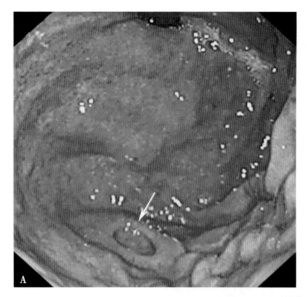 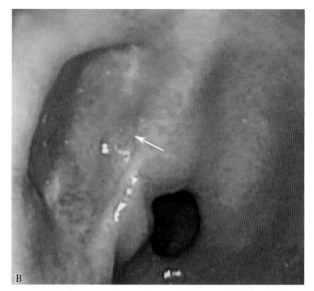

图 3-10-1　胃真性憩室与假性憩室
A. 胃底真性憩室；B. 胃窦溃疡瘢痕并假性憩室

影的检出率约仅为 0.04%。检查时采取立位或卧位轻度右前倾斜位显示最佳，钡剂易集中于胃底，同时可避免憩室阴影与胃底重叠。胃憩室的特征性钡剂造影表现，可见圆形或椭圆形自胃壁向外突出的囊袋状影，大小及形态可随蠕动或触诊而有变化，大多为单发，憩室边缘锐利，轮廓光整，有一窄颈与胃腔相连，黏膜伸入其内。当有憩室炎时轮廓可变成不规则，边缘毛糙，钡剂充盈不均匀。较大的憩室内立位可见气、钡分层或气、液、钡分层现象。憩室的排空取决于憩室颈部狭窄的程度，在胃排空后，可有钡剂残留于憩室内。

（二）CT检查

典型胃憩室的 CT 表现为向胃腔外部的薄壁肿块，囊袋状，轮廓光滑，与胃壁间有狭颈连接，当憩室口狭窄时或较大的憩室，食物易在憩室内潴留，形成含气、液或气液平面不均匀的椭圆形囊袋。增强时，憩室呈不均匀强化的肿块，如憩室内容物存留时间过长，可造成憩室炎、糜烂、出血、恶变等并发症，表现为轮廓不规整及内有小丘状阴影。

（三）上消化道内镜

内镜检查对确诊胃憩室有重要的意义，不仅可以确认憩室的大小，还能明确具体的位置。内镜下憩室入口一般呈圆形，边缘规则、清楚，周围黏膜完整正常而无浸润现象，并可见黏膜皱襞直接进入囊内，憩室口直径可因胃的节律性收缩而改变，有时可将入口完全封闭。憩室内黏膜一般正常、光滑，有时其内可见水肿、溃疡或食糜存留。

（四）超声检查

虽然 X 线钡剂造影和内镜检查是诊断本病最为可靠的方法，但对于口径狭小或已闭合消化道造影不能发现的憩室，超声体现出了它的重要价值。通过观察不同体位及胃腔的不同充盈状态下的位置的变化，结合浅表探头观察结节与周围脏器的关系，对于非典型胃憩室的诊断具有重要的意义。

【诊断与鉴别诊断】

胃憩室多无明显症状，X 线钡剂消化道造影及上消化道内镜检查是诊断本病的主要方法。

胃憩室应与穿透性溃疡、恶性溃疡、食管裂孔疝等疾病相鉴别。鉴别要点：①胃憩室主要表现为圆形或椭圆形突出于胃壁之外的囊袋状影，憩室的基底一般较窄，有长蒂，憩室内和周围的胃黏膜纹正常；②穿透性溃疡，造影下可见不规则的龛影，突出于胃腔轮廓之外，周围黏膜向钡斑内纠集，未见黏膜纹深入龛影内，加压龛影形态无改变，颈部可见"黏膜线""项圈征""狭颈征"；③恶性胃溃疡龛影位于胃轮廓之内，龛影内无黏膜皱襞，外形不规则，并可见指压迹、裂隙征，恶性胃溃疡壁较硬，黏膜中断、破坏；④食管裂孔疝位于横膈以上，内可见粗大胃黏膜，出现"三环征"，可有食管反流及消化性食管炎征象，内镜有助于上述疾病的鉴别诊断。除此之外，由于影像表现的含气低密度成分，憩室的颈部很薄时易误诊为坏死肿块或脓肿，因此胃憩室还需要与左肾或胰尾肿块、胃肠重复畸形、小肠憩室、肾上腺囊肿、胰腺囊肿和肾囊肿等疾病鉴别。

【治疗】

胃憩室一般无症状者或没有出现并发症时，可不予以处理。平素以进食易消化且少刺激性的食物为宜。有明显临床症状者，可服用抗分泌药物、胃黏膜保护剂及抗生素缓解症状；当出现憩室炎和溃疡、出血等并发症经药物及胃镜治疗无效或出血、穿孔甚至癌变者，可考虑手术切除憩室，根据患者病变的情况可选择开腹或腹腔镜手术，手术方式包括胃内单纯缝合术、单纯憩室切除术、部分胃切除术及腹腔镜下 Nissen 胃底折叠术等。

（谢　睿　庹必光）

推荐阅读

[1] RAMAI D, OFOSU A, REDDY M. Gastric diverticula: A review and report of two cases[J]. Gastroenterology Res, 2018, 11（1）: 68-70.

[2] ELLIOTT S, SANDLER A D, MEEHAN J J, et al. Surgical treatment of a gastric diverticulum in an adolescent[J]. J Pediatr Surg, 2006, 41（8）: 1467-1469.

[3] ARAKI A, SHINOHARA M, YAMAKAWA J, et al. Gastric diverticulum preoperatively diagnosed as one of two left adrenal adenomas[J]. Int J Urol, 2006, 13（1）: 64-66.

[4] CHEN J, SU W, CHANG C, et al. Bleeding from gastric diverticulum[J]. J Gastroenterol Hepatol, 2008, 23（2）: 336.

[5] MCKAY R. Laproscopic resection of a gastric diverticulum: a case report[J]. JSLS, 2005, 9（2）: 225-228.

[6] 原雪军, 崔艳华. 胃憩室的超声诊断价值[J]. 中国药物与临床, 2013: 13（1）: 55-56.

[7] 杨启. 胃憩室 X 线诊断临床分析[J]. 中国现代药物应用, 2010, 4（13）: 158-158.

[8] 周晶, 沈志祥, 罗和生. 胃镜诊断上消化道憩室 257 例临床分析[J]. 胃肠病学和肝病学杂志, 2012, 21（11）: 1054-1056.

第二节　胃黏膜脱垂症

胃黏膜脱垂症（gastric mucosal prolapse，GMP）是指异常松弛的胃窦黏膜向前通过幽门管脱入十二指肠球部或胃底黏膜突入食管的一种暂时性、可复性的胃肠道疾病。临床上以前一类型较为常见。本病 1911 年由 Yon Schmieden 首先报道，好发于 30～60 岁的成年人，男性发病率较高，男女比例为（2.5～3）:1，临床诊断率国外报道为 1.3%～14%，国内仅为 1.05%～2.03%。最常见的临床症状为上腹部疼痛，可伴腹胀、恶心、呕吐、体重减轻等其他表现，部分患者也可无任何临床症状，仅 X 线钡剂造影或上消化道内镜检查时偶然发现。

【病因与发病机制】

导致胃黏膜脱垂症发生的病因复杂，且两种类型胃黏膜脱垂症的发生机制也因其解剖结构不同存在差异，如精神紧张、咖啡、烟、酒、茶等一切能引起胃剧烈运动的刺激均可成为该病的诱因。

1. 胃黏膜脱垂入十二指肠的发病机制与幽门前区功能障碍及胃窦黏膜增厚冗长密切相关，具体可归纳为以下原因：

（1）幽门前区功能障碍：幽门前区环肌呈扇形分布，小弯侧短，大弯侧长，左右两侧局部增厚，形成 2 个幽门肌襻，右侧幽门肌襻（即幽门括约肌）包绕幽门孔、分隔胃及十二指肠。正常幽门前区收缩时该区黏膜皱襞增厚、增多，但并不会随收缩波挤向十二指肠，而是向胃近端退缩，但当幽门前驱功能发生障碍时，2 个幽门肌襻收缩的强度、深度不协调，影响了幽门孔的启闭和黏膜皱襞的退缩及胃内容物的运行，因此黏膜皱襞被挤向十二指肠。

（2）黏膜皱襞冗长：生理变异或者慢性胃炎可导致胃窦黏膜炎症、水肿、胃黏膜结缔组织增生，使皱襞延长和过度松弛，正常活动性丧失，肥大的黏膜作为异物，被增强的胃蠕动挤向幽门管，从而形成胃黏膜脱垂。过度增长的胃窦幽门皱襞可从胃窦远端小弯侧进入幽门，甚至通过幽门进入十二指肠壶腹基底部。靠近幽门的溃疡、息肉更易引起胃黏膜脱垂。

（3）年龄：慢性胃炎发病率随年龄而增加，加之老年人胃黏膜生理性退变、黏膜及结缔组织反应性增生、幽门括约肌功能减退，更易发生胃黏膜脱垂。

（4）幽门孔的启闭：幽门孔的启闭状态与幽门前区的张力和舒缩程度有关，而幽门前区神经递质或胃肠激素的平衡失调都会直接影响幽门孔的启闭。各种原因引起的幽门孔变形（手术创伤、溃疡等）也会影响幽门孔的启闭。幽门孔不能正常关闭或关闭不严，冗长的黏膜可不受约束出入。

（5）胃肠吻合口：脱垂的胃黏膜也可经松弛的胃肠吻合口进入肠内，但临床上相当少见。

2. 胃黏膜逆行脱垂入食管的发病机制目前尚不明确，可能与胃食管交界区的黏膜松弛、胃黏膜冗长、胃肠蠕动逆行、反流性食管炎等因素有关，或当患有食管裂孔疝时，食管胃区域的 His 瓣膜功能受损会导致膈肌食管裂隙增宽，进而引起胃黏膜瓣的

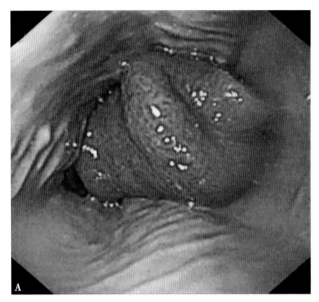
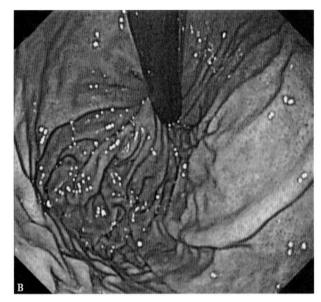

图 3-10-2　胃黏膜脱垂症
A. 贲门处观察胃黏膜逆行脱垂入食管；B. 倒镜观察胃黏膜逆行脱垂入食管

脱垂进入食管腔。除此之外，在普通内镜检查过程中也可发现，这与频发的恶心、剧烈干呕等诱因导致腹内压增高有关（图 3-10-2）。

【病理与病理生理】

胃黏膜脱垂症的胃黏膜表面可有充血水肿、糜烂、出血、溃疡，偶有息肉样增生。黏膜下层特别疏松，黏膜活动度过大，内镜下可见黏膜增厚、腺体增生、黏膜下水肿和程度不一样的胃炎表现，部分患者还可合并有十二指肠壶腹部溃疡或食管裂孔疝。

【临床表现】

胃黏膜脱垂症的症状可轻可重，绝大多数胃黏膜脱垂可以复位，如复位迅速，则症状轻微或无，反之症状较重。

1. 腹痛　胃黏膜脱垂症的临床症状包括上腹部或胸骨后疼痛、可伴嗳气、恶心、贫血、食欲缺乏、吞咽困难等，常于进食后诱发，其中上腹部疼痛是最常见的表现，但通常无明显的节律性和周期性，呈阵发性疼痛，也可为烧灼痛、不规则的胀痛或刺痛等，有时疼痛出现与体位相关，右侧卧位时疼痛易发生，左侧卧位时疼痛减少甚至不发生。胃黏膜逆行脱垂入食管者可表现为上腹部或躺卧或弯腰时胸骨后疼痛，查体部分患者有上腹部或右上腹部深压痛，个别患者可于上腹部触及柔韧的包块。

2. 幽门梗阻　当黏膜脱垂引起幽门痉挛、梗阻时，还可出现持续剧烈的恶心、呕吐症状，可在进食后发生，常有上腹部剧烈疼痛，呕吐后疼痛可减轻或消失。

3. 上消化道出血　是胃黏膜脱垂症较为常见的症状。据统计，胃黏膜脱垂患者中 23% 可发生上消化道出血，其中大出血达 9.4%，出血可由脱垂的胃黏膜糜烂、溃疡引起，也可因脱黏膜嵌顿导致。出血轻者大便隐血阳性，重者可发生出血性休克。

【辅助检查】

（一）上消化道内镜

上消化道内镜检查是确诊本病的重要依据，正常情况下胃收缩时，到达幽门的黏膜呈均匀分布，且胃窦舒张、幽门开圆时，这些纵行的皱襞都会消失。而胃黏膜脱垂症的患者，胃镜下可见脱垂黏膜较其他正常胃黏膜异常粗大，且脱垂黏膜通过幽门口进入十二指肠球部并造成幽门口关闭不全。内镜下胃窦黏膜皱襞脱垂的程度可分为 3 度：①Ⅰ度（轻型）：脱垂的胃窦条索状黏膜皱襞仅进入幽门管，幽门口轻度变形；②Ⅱ度（中度）：脱垂的黏膜皱襞进入球部，该球腔变形或变长；③Ⅲ度（重度）：脱垂的黏膜皱襞雍塞球腔造成梗阻，或当蠕动波消失时，脱垂的黏膜皱襞可返回胃窦部。

胃黏膜逆行脱垂型胃黏膜脱垂症的内镜表现为：当内镜达食管中下段时，患者干呕或做增加腹压的动作过程中，可见橘红色胃黏膜呈半球形突入食管腔，呼吸平稳后突入食管腔的胃黏膜退回胃内。所造成的损伤一般在贲门下 5cm 范围，损伤的部位很容易确认，多伴有炎症的环形区域或出血的胃黏膜。

（二）X 线钡剂造影

X 线钡剂造影检查是诊断胃黏膜脱垂症的重要

依据，对胃黏膜脱垂有肯定的诊断价值。在不同的检查时间或同一次检查的不同体位，胃黏膜脱垂症的 X 线表现可能存在差异，其特异性主要取决于胃黏膜脱垂量的多少和脱垂的轻重程度。

1. **胃黏膜脱垂入十二指肠的 X 线表现**　患者取俯卧位及右侧卧位时，可见十二指肠球底部中心性充盈缺损，典型病例可见幽门管增宽，胃黏膜皱襞通过幽门管进入十二指肠球部，使十二指肠球部呈"蕈状"或"降落伞"状变形。如脱垂到达了十二指肠壶腹部，在球部可形成一个个小的圆形或半圆形的透光区，幽门管常较正常为宽，可看到正常或较肥大的胃黏膜皱襞通过幽门到十二指肠壶腹部，胃蠕动多增强。有时脱入十二指肠的透光区偏于一侧，随着胃蠕动，收缩和检查时的手法推压，脱垂的黏膜皱襞可以时多时少或时有时无。因此，上述表现可时轻时重或时隐时现。

2. **胃黏膜逆行脱垂入食管的 X 线表现**　主要表现为钡剂通过食管时缓慢和滞留，局部管腔变宽，其内可见条状充盈缺损，条纹影与贲门胃底黏膜相连接似"宫灯"征象。

【诊断与鉴别诊断】

胃黏膜脱垂症的诊断主要根据胃镜及上消化道造影检查，如发现成束胃黏膜经增粗的幽门管进入十二指肠壶腹，并于壶腹基底部形成充盈缺损，再结合临床症状和体征即可诊断。胃黏膜脱垂症需与食管裂孔疝、肥厚性幽门狭窄、胃幽门区良性肿瘤脱入球内、原发胃癌脱垂等疾病相鉴别。

【治疗】

胃黏膜脱垂症的治疗原则是以内科治疗为主，因临床无特效药物，久治不愈者较多，有并发症时应予以对症处理，必要时需行手术治疗。

（一）一般治疗

注意饮食，宜软而易于消化的食物，少量多餐，戒烟酒，注意饮食规律，忌刺激性食物，餐后避免右侧卧位。

（二）内科用药

1. 可使用溴丙胺太林，每次 15mg，每日 3 次；复方氢氧化铝片，每次 5～6 片，每日 3 次，饭前嚼碎服；胃酸多者，可给予奥美拉唑（omeprazole）每次 20mg，每日 1 次。

2. 腹痛时可服用解痉止痛剂（如口服阿托品或山莨菪碱片，以缓解幽门痉挛）、碱性药物等；有幽门梗阻症状者，则应禁食、补液、胃肠减压、洗胃、纠正水和电解质紊乱等。

（三）内镜下微创治疗

1. **内镜下微波治疗**　微波治疗原理是在微波场等作用下使水分子高速震荡和摩擦产生高温，使病变组织汽化、凝固、坏死。

2. **内镜下氩离子凝固术**　内镜下氩离子凝固术是一种新的非接触式内镜下电凝技术，主要是用高频电流将电力的氩气无接触的热凝固病变组织，通过氩气的离子化，能量即由探头传导至组织表明，达到组织凝固、清除相应组织及病变的目的。

3. **内镜下射频治疗**　射频治疗的原理是采用 150～10 000Hz 的电磁波，通过电磁波的热效应发挥治疗作用。

4. **经内镜高频电圈套法**　高频电凝、电切被广泛应用于消化道止血、消化道隆起病变或息肉摘除，因此亦可运用高频电切或者圈套法切除病变组织。

（四）外科手术治疗

胃黏膜脱垂症的患者并有幽门梗阻、反复大出血、怀疑癌变或内科疗法腹痛不能缓解者，可考虑外科手术治疗，可单纯将冗长的胃黏膜切除或通过幽门成形术、胃部分切除术改善症状。

（谢　睿　度必光）

推荐阅读

[1] 林果为，王吉耀，葛均波. 实用内科学 [M]. 15 版. 北京：人民卫生出版社，2017.

[2] KEET A D. The pyloric sphincteric cylinder in health and disease[M]. Berlin: Springer-Verlag, 1993.

[3] RUBESIN S E, LEVINE M S, LAUTER I. Double-contrast upper gastrointestinal radiography: a pattern approach for diseases of the stomach[J]. Radiology, 2008, 246（1）: 43-48.

[4] GRYGLEWSKI A, PASTERNAK A, PIECH K, et al. Gastroscopy in patients with hiatal hernia with and without gastroesophageal mucosal prolapse[J]. Folia Med Cracov, 2016, 56（4）: 5-12.

[5] ARAMINI B, MATTIOLI S, LUGARESI M, et al. Prevalence and clinical picture of gastroesophageal prolapse in gastroesophageal reflux disease[J]. Dis Esophagus, 2012, 25（6）: 491-497.

[6] 金爱龙. 内镜下微波治疗胃黏膜脱垂症 178 例临床分析 [J]. 临床研究，2011，18（35）：50-51.

[7] 宋文先，王海军，陈涛，等. 氩离子凝固术治疗胃黏膜脱垂症的临床研究 [J]. 临床消化病杂志，2011，23（4）：205-207.

[8] 代多珍，王志红. 内镜下射频联合药物治疗胃黏膜脱垂

疗效观察 [J]. 安徽医学, 2009, 30 (10): 1191-1193.

[9] 乔传虎, 于皆平, 刘波, 等. 高频电切及热活检灼除治疗胃黏膜脱垂症 [J]. 中国内镜杂志, 2007, 13 (4): 4-6.

第三节　胃　下　垂

胃下垂 (gastroptosis) 是一种消化系统常见的功能性胃肠疾病, 作为以器官形态改变为病名的一种病症, 是指站立时胃的下缘到达盆腔, 胃小弯弧线最低点降至髂嵴连线以下, 常伴有十二指肠球部位置改变, 其形态学改变具有可逆性, 下腹饱餐后呈葫芦样外观是其特异性临床表现。该病多发生于妇女产后腹压突然下降, 或身材瘦长体形, 慢性消耗性疾病及腹部手术后长期从事站立工作者。

【病因与发病机制】

胃下垂的发病机制是固定胃的韧带张力减弱, 内脏平滑肌张力低下, 腹壁脂肪减少, 腹肌弛缓, 无力撑托胃体而导致下垂。在正常情况下, 人体腹腔内脏位置的固定主要依靠 3 个因素: 一是横膈的位置和膈肌的活动能力; 二是腹肌力量, 腹壁脂肪层厚度的作用; 三是邻近脏器或某些相关韧带的固定作用。凡能影响造成膈肌位置下降的因素, 如膈肌活动力降低, 腹腔压力降低, 腹肌收缩力减弱, 胃膈韧带、胃肝韧带、胃脾韧带、胃结肠韧带过于松弛等均可导致胃下垂。除此之外, 胃壁本身肌张力减弱或胃移动度增大也可引起胃下垂。由于病因及患者体质的不同, 其肌力低下的程度、韧带松弛的程度也存在差异, 因此胃下垂的程度也不同, 如无力型患者往往因其悬吊、固定脏器的组织韧带张力全部下降, 常合并全身脏器下垂, 而慢性消耗性疾病或久卧少动者, 往往是腹肌张力下降, 膈肌悬吊力不足和胃肝韧带松弛为主, 全身其他脏器无明显异常。

【病理与病理生理】

有研究表明, 胃平滑肌的慢波起点是在胃大弯侧中上 1/3 外纵环肌交界部位和内层肌黏膜下的 Cajal 细胞, 它可以产生节律并把电节律传给胃平滑肌细胞, 调控正常的胃电活动、机械收缩的耦联和胃窦、幽门、十二指肠的协调运动。胃下垂时胃体形态结构的改变, 可能会导致 Cajal 细胞数量的改变、平滑肌细胞结构的破坏、胃肠道连接处的收缩活动改变, 进而影响了胃电波节律紊乱, 则不能产生有效的机械收缩, 导致胃动力减弱, 胃排空减少。除了上述因素, 神经源性的因素可能也参与了胃下垂的病理生理过程, 胃肠道神经系统 (enteric nervous system, ENS) 是存在于胃肠壁内一个独立于大脑之外的完整神经网络, 由黏膜下神经丛和肌间神经丛组成, 具有高度的自主性, 因此众多胃肠神经激素例如乙酰胆碱、速激肽、5- 羟色胺、三磷腺苷等也可能参与了胃肠平滑肌的运动调节。

【临床表现】

轻度胃下垂者多无症状, 中度以上者常出现胃肠动力差, 消化不良等症状, 患者多自述腹部有胀满感、沉重感、压迫感, 腹痛多为持续性隐痛, 常于餐后或活动后发生, 且与食量有关, 进食量愈大, 疼痛时间愈长, 疼痛程度越重。由于胃下垂症状治疗疗程长且疗效不显著, 患者还可能伴有失眠、头痛、头昏、迟钝、忧郁等神经精神症状, 甚至产生低血压、心悸以及站立性昏厥等表现。查体上腹部常可触及较明显的腹主动脉搏动, 部分患者可有上腹轻压痛, 压痛点不固定, 冲击触诊或快速变换体位可听到脐下振水音。

【辅助检查】

（一）X 线钡剂造影

X 线钡剂造影检查可见立位时胃体明显下降并且向左移位, 严重者几乎完全位于脊柱中线的左侧, 胃小弯角切迹低于髂嵴连线水平, 胃蠕动减弱或见有不规则的微弱蠕动收缩波, 餐后 6 小时仍有 1/4～1/3 的钡剂残留。根据站立位胃角切迹与两侧髂嵴连线的位置, 将胃下垂分为轻、中、重 3 度: 轻度, 胃小弯弧线切迹的位置低于髂嵴连线以下 1～5cm; 中度, 胃小弯弧线切迹的位置位于髂嵴连线下 5～10cm; 重度, 胃小弯弧线切迹的位置低于髂嵴连线以下 10cm 以上 (图 3-10-3)。

（二）上消化道内镜

内镜下诊断胃下垂的依据是门齿 - 幽门间距 / 身高比值。患者取仰卧位以及侧卧位, 采用常规内镜检查, 检查过程中减少注气, 避免误差。内镜先端抵达幽门口后测量门齿至幽门之间的距离, 并动态观察胃黏膜蠕动情况, 内镜检查结束后直立位测量身高, 计算门齿 - 幽门间距 / 身高比值, > 0.52 即可诊断为胃下垂。除此之外, 如果内镜测量门齿 - 齿状线距离 <40cm 时, 门齿 - 幽门距离 >80cm 也提示胃下垂可能。

内镜下依据胃动力可将胃下垂分为 4 型: ①胃窦弛缓型 (Ⅰ型): 胃窦腔扩大, 蠕动波减少 (<2 次 / min), 蠕动幅度减弱或向幽门区传播不全, 幽门口持续开大, 胃底舒张不全; ②胃窦紧张型 (Ⅱ型): 胃窦腔缩窄, 蠕动波增加 (>4 次 /min), 蠕动幅度增

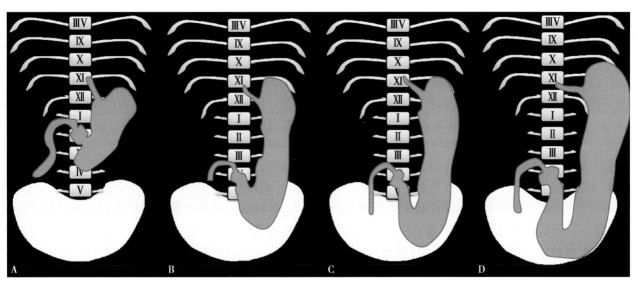

图 3-10-3　不同程度胃下垂的 X 线表现
A. 正常；B. 轻度；C. 中度；D. 重度

大或见假幽门形成，幽门口持续关闭，胃底腔常扩大，空腹胃液量增加；③反流型（Ⅲ型）：患者可见贲门口松弛或食管炎黏膜改变，部分患者同时出现胃十二指肠反流的征象；④正常型（Ⅳ型）：无上述异常改变者为正常型。

（三）胃超声造影

受检者空腹 12 小时后摄入 400～600ml 温水，胃充盈后取坐位或者立位进行检查，超声下显示胃小弯角切迹低于髂脊连线即可诊断该病。

【诊断与鉴别诊断】

胃下垂的诊断不能仅依据胃在腹腔内位置下移，还必须伴有神经肌肉系统功能减弱和肌张力低下。胃下垂的综合诊断依据包括以下几个方面：①胃位置明显低下，即站立位充盈像上胃角切迹位置低于两髂嵴连线以下 / 胃下界位置到达骨盆腔；②胃张力极度低下（内镜或 X 线造影检查提示胃蠕动减弱或有不规则的蠕动波）；③伴有或不伴有并发症 / 临床症状。

胃下垂的临床症状无特异性，因此应与慢性胃炎、功能性消化不良、肠易激综合征、胃神经官能症、神经性嗳气、神经性畏食、餐后不适综合征、上腹痛综合征、功能性便秘等相鉴别。

【治疗】

胃下垂的治疗是一个综合治疗的过程，临床上通常以功能锻炼及饮食调理为主，部分症状明显的患者需采取药物干预以及手术治疗。

（一）一般治疗

1. 加强锻炼，增强腹肌张力，并少吃多餐，纠正不良的习惯性体位。

2. 饮食方面应选择富有营养，易消化吸收而体积较小的食物，少食多餐，细嚼慢咽，减轻胃的负担增加营养，必要时给蛋白合成制剂及胰岛素等以增加腹腔内脂肪，加强腹肌张力。

（二）药物治疗

药物治疗的目的是通过对症用药来缓解症状，例如对无力型胃可给予促胃动力药，胃痛者可适当加用解痉药物，便秘者辅以润滑剂，如症状改善不明显还可尝试口服中药方剂，必要时可放置胃托或腹带辅助治疗。

（三）其他治疗

电兴奋疗法、按摩、推拿疗法、气功疗法以及几种疗法综合治疗均能改善症状。

（四）手术治疗

适用于症状严重，内科治疗无效的重度胃下垂者，可选择胃大部分切除、胃体缩短加悬吊术、胃体悬吊术等手术方案。

（谢　睿　庹必光）

推荐阅读

[1] SKANDALAKIS J E, COLBORN G L, WEIDMAN T A, et al. Skandalakis Surgical Anatomy: The Embryologic and Anatomic Basis of Modern Surgery[M]. Athens: P.M.P., 2004.

[2] 唐志鹏. 胃下垂诊疗指南 [J]. 中国中医药现代远程教育, 2011, 9（10）: 125-126.

第四节　急性胃扩张

急性胃扩张（acute gastric dilatation，AGD）是指由于胃壁的肌肉张力降低或者麻痹，短时间内胃内容物不能排出，导致大量的气体及液体潴留在胃内，进而产生胃及十二指肠上段极度扩张的一种临床综合征。最早在 1833 年由 Duplay 首次报道。本病多在手术后发生，亦可因暴饮暴食所致。儿童和成人均可发病，男性患者多见。临床症状主要表现为上腹部胀满不适、频繁呕吐胃内容物、水电解质紊乱等，如扩张持续加重甚至还会导致胃壁缺血坏死、穿孔、破裂、休克和患者死亡。

【病因与发病机制】

器质性疾病和功能性因素均可引起急性胃扩张，常见原因可归纳为以下三类：

（一）外科手术

创伤、麻醉和外科手术，尤其是腹腔、盆腔手术及迷走神经切断术均可直接刺激躯体或内脏神经，引起胃的自主神经功能失调和胃壁的反射性抑制，造成胃平滑肌弛缓，进而形成扩张。部分患者麻醉时气管插管，术后给氧和胃管鼻饲，亦可导致大量气体进入胃内形成扩张。

（二）饮食过量或饮食不当（尤其是暴饮暴食）

暴饮暴食是急性胃扩张最常见的发病原因，短时间内大量进食使胃突然过度充盈、胃壁肌肉受到过度的牵拉而发生反射性麻痹，食物积聚于胃内，胃持续扩大。慢性消耗性疾病、饥饿和神经性畏食或因肥胖症而节食者突然大量进食后尤易发生。

（三）疾病状态

多种影响胃张力和胃排空能力的疾病均是导致急性胃扩张的病因。

1. 胃扭转、嵌顿性食管裂孔疝以及各种原因所致的十二指肠雍积症、十二指肠肿瘤、异物等。

2. 幽门附近的病变，如脊柱畸形、环状胰腺、胰癌等压迫胃的输出道。

3. 石膏套固定胸背部 1～2 天后可因脊柱伸展过度，十二指肠受肠系膜上动脉压迫导致胃肠张力失调，引起的所谓"石膏套综合征"（cast syndrome）。

4. 情绪紧张、精神抑郁、营养不良均可引起自主神经功能紊乱，使胃的张力减低和排空延迟。

5. 糖尿病神经病变、抗胆碱能药物的应用、水电解质代谢失调、严重感染（如败血症）均可影响胃的张力和胃的排空。

本病主要的发病机制是胃肠壁神经性麻痹和机械性梗阻。急性胃扩张时胃内压的急剧上升导致胃壁血管功能受阻、胃张力下降、胃麻痹和胃顺应性下降，进而影响食管上括约肌的功能，使该处肌肉松弛，空气被大量吞入引起了胃内压的进一步的升高和胃黏膜的分泌增强，使得胃壁的静脉回流受阻，最终导致了胃部大量血液和血浆的渗出使得胃部急剧膨胀。

【病理与病理生理】

各种病因导致胃腔明显扩张后，与食管的角度发生改变，使胃内容物包括气体难以经食管排出，同时胃黏膜的表面积剧增，胃壁受压引起血液循环受阻。胃窦的扩张和胃内容物的刺激使胃窦分泌的胃泌素增多，刺激了胃液的分泌。另一方面，小肠因扩大胃的推移造成肠系膜受到牵拉，影响腹腔神经后加重了胃麻痹，同时十二指肠横部受到肠系膜上动脉的压迫而出现梗阻，加上幽门松弛等因素，使十二指肠液的反流增多。上述所有因素互为因果，形成恶性循环，终使胃腔急剧的、进行性的扩大，最终形成急性胃扩张。如果这种扩张呈持续状态还可能导致胃壁逐渐变薄或者是过度的伸展，造成黏膜炎性水肿，胃壁各层可见出血，胃黏膜充血并有小糜烂，血管可有血栓形成，胃壁可发生坏死而穿孔。

【临床表现】

急性胃扩张因其早期临床表现不典型，极易与其他急腹症混淆。临床上对于高危人群一旦出现腹痛、腹胀、呕吐等消化道症状，均不能排除本病的可能。患者发病初期以上腹饱胀、上腹或脐部疼痛为主要症状，一般为持续性胀痛，可有阵发性加重，但多不剧烈。继之则出现频繁呕吐，呕吐物常为棕褐色酸性液体或胃内容物，每次量不多，且呕吐后腹胀无明显缓解，潜血试验可呈阳性。随着病情加重患者会逐渐出现口渴、精神萎靡、大部分患者排便停止，病情进展迅速者短期内可有休克、低钾低氯碱中毒以及呼吸困难表现，如出现胃壁坏死或穿孔等并发症时还可表现出剧烈腹痛。查体腹部多隆起，有时可见扩大的胃型，腹部闻及震水音，肠鸣音多减弱或消失，若胃窦极度扩张，可出现"巨胃窦征"（即脐右偏上出现局限性包块，外观隆起，触之光滑而有弹性，有轻度压痛，其右下边界较清）。

【辅助检查】

（一）实验室检查

急性胃扩张患者胃部可有少量出血，但因大量体液丧失,所以血红蛋白及红细胞可增加,并可出现低钾血症、低钠血症、低氯血症。另外胃液中含有盐酸而呈酸性,故若以丢失胃液为主,则会发生代谢性碱中毒,若以丢失胰液等消化液为主,则发生代谢性酸中毒。

(二)影像学检查

腹部立位 X 线片可示上腹部有均匀一致的阴影,胃显著扩张(胃影可达盆腔),积气或有巨大气液平面。若采用 X 线钡剂造影,不仅可以看到增大的胃及十二指肠的轮廓,而且还可以发现十二指肠梗阻,钡剂不能进入空肠。如合并穿孔和胃壁坏死可出现膈下游离气体(图 3-10-4)。

【诊断与鉴别诊断】

该病临床上较为少见,因此需结合患者的体征、病史、实验室检查等结果进行综合诊断。主要的诊断依据如下:①存在手术后初期创伤、疾病状态或过分饱食等病因;②出现明显的腹胀症状,伴溢出样呕吐咖啡色恶臭液体,胃部有大量的积气和积液;③实验室检查的结果常提示患者有红细胞和血红蛋白压积升高,非蛋白氮升高,并伴有低钾低氯性碱中毒;④腹部 X 线片见胃影增大,上腹部巨大液气平面,或胃管吸出大量液体,即可确诊。

本病需同肠梗阻和腹膜炎等其他胃肠疾病鉴别。鉴别要点如下:①弥漫性腹膜炎常有胃肠道穿孔或内脏破裂病史,有明显的腹膜刺激征,肠管普遍胀气,肠鸣音消失,体温及白细胞增高;②肠梗阻患者临床症状与急性胃扩张非常类似,腹部 X 线片也可

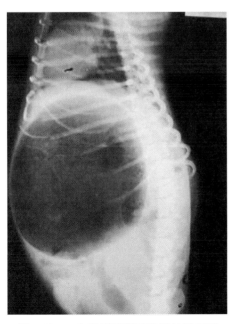

图 3-10-4　急性胃扩张时腹部 X 线表现

见多个气液的平面,但通常情况下肠梗阻的腹痛以腹中部及脐周最为明显,胃内也不会存在过多的气体和积液;③急性胃炎患者腹胀感不会非常显著,且呕吐后腹胀痛感会明显减轻,而急性胃炎合并胃扭转时会出现干呕,通过腹部 X 线检查可以确诊和鉴别。

【治疗】

急性胃扩张患者病情危重、发展快,治疗方案的选择需根据病因及病情的发展酌情制订。发病早期或无法耐受手术者可先予保守治疗,如出现胃壁坏死和穿孔的并发症时则需手术治疗。

(一)非手术治疗

1. **禁食**　治疗期间应禁食,腹胀显著减轻、肠蠕动恢复后方可给予流质饮食。

2. **胃肠减压**　经胃管吸出胃内积液后,可先用温生理盐水洗胃,但量要少,以免造成胃穿孔。当吸出量逐渐减少并逐渐变澄清时,可在饮水后夹住胃管 2 小时,如无不适及饱胀感,可考虑拔除胃管,但一般应至少保留 36 小时。

3. **改变体位**　改变卧位姿势,以解除对十二指肠横部的压迫,促进胃内容物的引流。

4. **支持治疗**　纠正脱水与电解质紊乱、酸碱平衡失调,必要时输血,有休克者予抗休克治疗。

5. **促进胃张力和蠕动的恢复**　可静脉滴注红霉素,口服莫沙必利、多潘立酮等治疗,中医中药也有一定疗效,可经胃管注入大承气汤等中药治疗。

(二)手术疗法

对保守治疗不能奏效或胃壁已坏死穿孔者,应及时进行手术治疗。手术方式以简单、有效为原则,可在胃前壁作 1 个小切口,清除胃内容物,进行胃修补及胃造瘘。胃壁坏死常发生于贲门下及胃底贲门处。范围小的胃壁坏死可行内翻缝合,对较大片坏死的病例,修补或造瘘是徒劳的,宜采用近侧胃部分切除加胃食管吻合术为妥。

(三)预防

腹部手术后患者应常规行胃肠减压,并持续到胃肠道蠕动功能恢复,肛门排气。

(谢　睿　庹必光)

推 荐 阅 读

[1] TODD S R, MARSHALL G T, TYROCH A H. Acute gastric dilatation revisited[J]. Am Surg, 2000, 66(8):709-710.

[2] 裘法祖,吴阶平. 黄家驷外科学[M]. 6 版. 北京:人民卫生出版社,1999.

[3] BARADA K A, AZAR C R, AL-KUTOUBI A O, et al. Massive gastric dilatation after a single binge in an anorectic woman[J]. Int J Eat Disord, 2006, 39(2): 166-169.

[4] SINICINA I, PANKRATZ H, BUTTNER A, et al. Death due to neurogenic shock following gastric rupture in an anorexia nervosa patient[J]. Forensic Sci Int, 2005, 155(1): 7-12.

[5] HOLTKAMP K, MOGHARREBI R, HANISCH C, et al. Gastric dilatation in a girl with former obesity and atypical anorexia nervosa[J]. Int J Eat Disord, 2002, 32(3): 372-376.

[6] QIN H, YAO H J, ZHANG J Z. Gastric rupture caused by acute gastric distention in non-neonatal children: clinical analysis of 3 cases[J]. Chin Med J, 2000, 113(12): 1147-1149.

[7] LEE L S, LIM N L. Severe acute gastric dilatation causing respiratory failure[J]. Singapore Med J, 2006, 47(8): 716-718.

第五节 胃 扭 转

胃扭转（gastric volvulus，GV）是指各种原因使全胃或部分沿不同轴向异常旋转。1866 年由 Berti 等首次报道，可分为急性胃扭转和慢性胃扭转。其临床表现轻重不一，可仅为轻微腹痛，伴或不伴有恶心、呕吐，部分患者可表现为并发症的相关症状。其中急性型发展迅速，可出现严重并发症，如胃绞窄、坏死、穿孔、休克，其死亡率为 15%～20%；而慢性型死亡率为 0～13%。近年来，随着对该病的认识加深和早期诊断治疗，死亡率较前有所下降。由于其发病隐匿、诊断困难，胃扭转的确切发病率尚不清楚，可见于各个年龄段，多见于 <1 岁的婴儿和 >50 岁的中老年人。在人群中没有明显的种族和性别差异。

【病因与发病机制】

胃主要依靠食管下段和幽门部的肌肉和韧带固定，胃周韧带如肝胃韧带、胃脾韧带和胃结肠韧带也起着一定的固定作用。儿童的胃扭转常继发于先天性膈肌缺损。成人胃扭转可分为原发性和继发性，其中 25%～30% 为原发性，主要原因为胃韧带附着的松弛和中断（胃肝、胃结肠、胃脾、胃膈），胃失去正常的解剖位置所致。继发性胃扭转占 70～75%，见于局部解剖学异常，包括食管裂孔疝、膈肌损伤和手术、膈疝、膈神经麻痹和邻近器官的不正常解剖，如胃肿瘤、胃溃疡的推压以及十二指肠降

段外侧腹膜过度松弛，使食管裂孔处的食管下端和幽门部不易固定，其中最多见的是食管裂孔疝。

【疾病分类】

依据起病时间、扭转范围、病因等，可将胃扭转分为不同类型。

1. 按起病的急缓与临床表现分类 急性型、慢性型。

2. 按扭转的范围分类 胃全部扭转、胃部分扭转。

3. 按病因分类 原发性、继发性。

4. 按旋转轴不同分类（图 3-10-5）

（1）系膜轴扭转型：以胃大小弯中点连线为轴扭转，较为少见，占 29%，胃脾韧带松弛是常见诱发因素，可造成器官缺血，需紧急手术，多见于儿童。

（2）器官扭转型：由 Singleton 所描述，以贲门和幽门的连线为轴，胃大小弯互换位置，最为常见，占 59%，容易引起梗阻，常合并食管裂孔疝，多见于中老年患者。

（3）混合扭转型：介于两者之间，占 12%，常表现为慢性、间歇性症状。

【临床表现】

临床表现取决于发病速度、胃扭转的类型。

（一）急性胃扭转

起病突然，发展迅速，可表现为剧烈的腹痛，伴有频繁的干呕。1904 年 Borchardt 描述了胃扭转急性发作的三联症：急性上腹疼痛、频繁干呕和不能将胃管插入胃内。此三联症见于高达 70% 的器官轴扭转型患者。急性系膜扭转时，由于食管下括约肌处于开放状态，故而鼻胃管容易通过。而器官轴扭转型则相反，由于累及邻近结构，如食管下括约肌、胃底、贲门，鼻胃管难以通过。另外由于剧烈的干呕

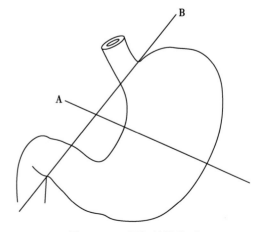

图 3-10-5 胃扭转的分型

A. 系膜轴扭转型；B. 器官轴扭转型

可致黏膜撕裂和脱落，进而可出现呕血。体检可见上腹膨隆而下腹平坦。Cater 等在此基础上又补充了 3 点：①当胃经膈肌缺损处进入胸腔或膈肌膨隆严重时，腹部体征可以不明显；②胸片显示胸腔或上腹部有充气之脏器；③有上消化道梗阻的表现。

（二）慢性胃扭转

可表现为慢性、间歇性腹痛，症状轻重不一，伴恶心、呕吐、上腹胀、呃逆、腹部灼热感等症状，常由进餐而诱发，易被误诊为其他疾病，如消化性溃疡。

（三）并发症

胃扭转可引起绞窄、溃疡、穿孔、出血、胰腺坏死、网膜撕裂，并可引起脾血管破裂，进而出现出血和脾破裂。由于胃血供丰富，故绞窄仅发生于 5%～28% 的患者。

【诊断与鉴别诊断】

胃扭转的诊断主要依靠病史和体格检查，但诊断困难，怀疑该病时应行影像学检查。腹部 X 线片可见充满气体、液体的扩大的胃阴影，可见双液气平面，左侧片可见心影后的气液平高于隔膜。但对于间断型胃扭转患者腹部 X 线片并不敏感，应进行 X 线钡餐、CT 等进一步检查。既往报道，X 线钡餐对胃扭转的诊断率为 84%，可以清楚地判断各胃段之间的关系。CT 有助于判断胃扭转的性质、位置、涉及的腹腔器官和术前判断。其最敏感的直接征象为胃窦幽门移行点在移行区无任何异常，而胃窦位置高过或与胃底同一水平，这两个征象诊断胃扭转的敏感度和特异度达到 100%，但其对缺血的诊断价值不大。上消化道内镜检查在胃扭转的诊断中是不可靠的，表现为胃扭曲和不能进入幽门，失败率约为 68%，但内镜检查可以在排除诊断的同时进行胃肠减压。

需要与胃扭转鉴别的疾病较多，如急性胃扩张、心肌梗死、胃食管反流病、消化性溃疡、食管癌、食管运动障碍、食管憩室、胃癌、幽门梗阻、胃轻瘫等。

【治疗】

（一）胃扭转的治疗

急性胃扭转发病率虽低但非常凶险，延误诊断可能造成绞窄、出血、穿孔、坏死，甚至是休克。对于老年患者，可先行保守治疗。患者应先放置鼻胃管以进行减压，并进行充分的液体复苏和反复的再评估，若病情稳定，可进行急诊手术。手术治疗的目的是复位、固定、消除诱因和预防复发，并可防止发生急性胃扭转绞窄引起的生命危险。根据患者病情的严重程度和患者的手术条件，选择不同的手术方案。手术方法可分为：①膈疝、裂孔疝修补加胃底固定术；②胃大部分切除胃空肠吻合手术；③单纯胃固定术；④胃空肠缝合术。近年来，由于腹腔镜技术和内镜技术的日益发展，也用于胃扭转的治疗。内镜下治疗包括通过内镜进行胃减压、内镜下扭转复位术和经皮胃造瘘术等，多用于孤立性胃扭转、基础病复杂、不能耐受手术的患者或者是术前过渡，如患者存在脓毒血症。近年来，经开腹手术、腹腔镜或内镜下处理后，病死率已下降至 15%～25%。

慢性胃扭转常呈间断性发作，症状不明显，给临床确诊带来一定困难，通常选用内科保守治疗，同时也可以选择腹腔镜和内镜治疗。手术的目的是减轻症状和预防远期并发症。腹腔镜手术相对开腹手术，具有较低的死亡率，可放置补片和缝合修补，但复发率增加。临床医师选择治疗方案时需综合考虑患者的年龄、预期寿命、并发症、基础条件、患者意愿等因素。

（二）病因治疗

检查是否存在引起胃扭转的原因，解决病因即是对胃扭转进行治疗，如膈疝应缩小或关闭、粘连应分离、胃肿瘤应行根治术。

（石梦琳　缪应雷）

推 荐 阅 读

[1] LAWAL D, ADEJUYIGBE S, OLUWOLE S, et al. Gastric volvulus in Nigerian patients: report of four cases[J]. East Afr Med J, 1997, 74（9）: 596-599.

[2] AL DAOUD F, DASWANI G S, PERINJELIL V, et al. Acute organoaxial gastric volvulus: A massive problem with a twist-case report[J]. Int J Surg Case Rep, 2017, 41: 366-369.

[3] BOOPATHY V, BALASUBRAMANIAN P. Chronic gastric volvulus - diagnosed on endoscopy[J]. J Clin Diagn Res, 2017, 11（8）: PJ01.

[4] KAUR A, SINGLA R L, YADAV S, et al. Subacute gastric volvulus: A report of two cases with review of literature[J]. Niger J Surg, 2017, 23（2）: 145-147.

[5] CATER R, BREWER L A, HINSHAW D B. Acute gastric volvulus: A study of 5 cases[J]. AM J Surg, 1989, 140（1）: 99-104.

[6] MILLET I, ORLIAC C, ALILI C, et al. Computed tomography findings of acute gastric volvulus[J]. Eur Radiol, 2014, 24（12）: 3115-3122.

[7] AKHTAR A, SIDDIQUI F S, SHEIKH A A E, et al. Gastric volvulus: A rare entity case report and literature review[J].

Cureus, 2018, 10 (3): e2312.

[8] ETIENNE D, ONA M A, REDDY M. Atypical presentation of gastric volvulus[J]. Gastroenterology Res, 2017, 10 (2): 147-148.

[9] LIGHT D, LINKS D, GRIFFIN M, et al. The threatened stomach: management of the acute gastric volvulus[J]. Surg Endosc, 2016, 30 (5): 1847-1852.

[10] ALTINTOPRAK F, YALKIN O, DIKICIER E, et al. A rare etiology of acute abdominal syndrome in adults: Gastric volvulus - Cases series[J]. Int J Surg Case Rep, 2014, 5 (10): 731-734.

[11] ZUIKI T, HOSOYA Y, LEFOR A K, et al. The management of gastric volvulus in elderly patients[J]. Int J Surg Case Rep, 2016, 29: 88-93.

[12] COSTA M R P, MATOS A S B, ALMEIDA J R, et al. Primary gastric volvulus: a report of two cases[J]. J Surg Case Rep, 2018, 2018 (8): rjy227.

第六节　胃 内 异 物

胃内异物（gastric foreign bodies，GFB）指无意或故意吞服的胃内不能被消化且未及时排出而滞留的各种物体。胃内异物发生率低于食管异物，占上消化道异物的 20% 左右。胃内异物如果不能得到及时、正确的治疗，易导致消化道阻塞、穿孔、出血等病理性损伤，异物造成的损害程度取决于异物的性质、形态、大小及其在胃内存留的时间和有无并发症等。

【病因】

胃内异物多种多样，有外源性和内源性之分。外源性异物通常是将外在异物吞食到胃内，异物分为金属性异物和非金属性异物，前者包括硬币、别针、发夹、缝针、金戒指等；后者有动物骨刺、头发、纽扣、塑料玩具、食物块等，还有手术时不慎遗漏在胃内的异物，如消毒纱布等。内源性异物有肠蛔虫经幽门逆行入胃内形成的蛔虫团，胆管排出的结石及胃石，包括植物性、动物性、药物性和混合性胃石。临床以进食柿子、黑枣、山楂等而致的植物性胃石多见。

【临床表现】

根据异物形状、嵌顿位置和时间的不同，胃内异物的临床表现也不同。异物被吞入后通常在食管受阻而出现滞留现象。小而光滑的异物无明显症状，能够随着消化道运行而自动排出胃腔，从肠道排至体外而不产生任何症状。锐性异物可损伤消化道黏膜或刺破胃肠壁，引起消化道出血、穿孔、腹膜炎、形成局限性小脓肿或肉芽肿，也可能穿透胃肠壁而移行至身体的其他部位。大的异物可并发幽门梗阻，具有腹胀、呕吐等症状。有毒性的重金属异物可引起中毒。胃内结石绝大多数患者有上腹痛、饱胀、嗳气等症状，部分可出现出血、穿孔甚至可癌变。若异物滞留时间较长，形成溃疡灶，可有胃溃疡表现，如慢性、周期性、节律性上腹痛，疼痛部位多在上腹正中剑突下或偏左处，疼痛性质通常为钝痛、灼热痛或饥饿样痛，多数与进食有关。查体可有上腹压痛，大异物可在上腹部触及移动性肿块。

【辅助检查】

（一）实验室检查

部分患者大便潜血阳性，亦可有轻度贫血。

（二）上消化道内镜检查

对有明确异物吞入史，临床疑诊为胃内异物的患者首选胃镜检查。内镜目前是诊断胃内异物的"金标准"，对于异物嵌塞位置、形状及周边黏膜损伤情况都可以直观地观察。

（三）X 线检查

常规的腹部 X 线片虽可显示大多数异物的形态、大小、数量及大致位置，但对细小的穿孔容易漏诊，且不能直观地显示异物的准确位置及是否与周围脏器粘连、包裹等情况。X 线钡餐检查会影响取异物的视野，不宜使用。

（四）超声检查

超声检查作为无创性操作，亦能诊断胃内有无异物及异物大小，并且能确定异物与胃壁的关系，若异物嵌入胃壁，则可确定嵌入深度及毗邻脏器的关系。

（五）腹部 CT 检查

多排螺旋 CT 及其图像后处理技术在消化道异物（包括胃内异物）的诊断中越来越显现出其优势。它可以直观、立体地显示异物形状、大小、位置及邻近结构。

【诊断与鉴别诊断】

通过主诉，有吞食异物、上腹部不适、腹痛、呕血、黑便等情况，进行腹部 X 线、内镜、CT 等检查，大多都能明确诊断。临床上胃内异物引起的上腹痛或胸痛者需要与以下疾病相鉴别：①急腹症：胃内异物伴胃穿孔时可有急腹症表现，易误诊为肠系膜动脉栓塞、急性胆囊炎、急性胰腺炎、急性阑尾炎和异位妊娠等，需要详细询问病史，并结合腹部 B 超、妇科 B 超、CT 等检查以排除。②慢性胃炎、溃疡病、胃癌：慢性胃内异物患者如胃结石，因病程较长，症状常与慢性胃炎、溃疡病或胃癌相似，但通过胃镜检查很容易与之相鉴别。③急性冠状动脉综合征：胃内异物大多有异物吞入史，若合并胃溃疡形成，则可有较典型的饥饿痛，但一般无心电图及心肌坏死标志物异常。胃镜、腹部 X 线片、CT 血管成像和冠状动脉造影等辅助检查有助于两者的鉴别。④变异型心绞痛：该病表现为症状发作时心电图一过性 ST 段动态改变，其发病机制为冠状动脉痉挛。若患者症状发作时多次复查心电图未见 ST 段动态演变，且异物取出后患者不再发作胸痛，可排除变异型心绞痛。⑤肺栓塞：肺栓塞是内源性或外源性栓子阻塞肺动脉或其分支所致，临床表现为胸闷、气短、胸痛、咯血，甚至晕厥。胃内异物一般不会导致咳嗽、咯血和晕厥，疼痛多位于上腹正中剑突下或偏左处，与呼吸无关，发绀不明显。D-二聚体、血气分析、超声心动图、心电图、胃镜等有助于两者的鉴别。

【治疗】

胃内异物处理方式主要包括自然排出、内镜处理和外科手术。在西方国家，绝大多数（80%～90%）消化道异物让其自然排出，10%～20% 须内镜处理，约 1% 的患者借助外科手术。虽然某些胃内异物可等待其自然排出，但存在排出失败、长期滞留于体内而造成并发症的风险，临床实践中，可酌情安排内镜干预，尝试取出。所以，原则上能耐受内镜操作且无并发症的普通上消化道异物均适合内镜处理。

（一）经内镜取异物

上消化道内镜检查取出误吞异物是首选的处理方法，内镜技术作为诊断工具，也可以作为治疗工具。它具有创伤小、手术安全的特点。对于较大而锐利的异物、不规则形硬质异物及有毒的异物一般不易自行排出，而且久留易引起消化道损伤和中毒等严重后果。对于小而光滑的异物，估计能自行排出而对患者不会引起严重后果者，可先让其自行排出或行内镜取出。对于小儿胃内异物而无小儿胃镜的情况下，可选择支气管镜替代上消化道内镜取出异物。

取异物前要做好充分的术前准备，包括患者、医务人员和钳取器械的充分准备，常见的有异物钳、鳄嘴钳、三爪钳、圈套器和异物网等。根据异物的形态不同选择不同的内镜操作方法：①对细长、锐利的异物，如鱼刺、大头针等选用活检钳，抓住其一端，使异物的纵轴与胃及食管腔一致，缓慢随镜退

出；②对嵌顿的鸡骨、鱼刺、果核等尖锐性异物，应先仔细观察嵌顿情况以及黏膜损伤情况，确定可否试取，然后暴露其近侧尖端，再钳挟其尖端，设法使异物尖锐处从刺入组织中解脱出来，调整异物使尖角、锐利端向下，异物长轴与胃镜保持一条直线后随镜退出；③对分量重、体积大的如折叠剪等，可选用鼠齿钳、锷嘴钳等寻找异物孔眼、沟槽等适当抓持点、钳咬异物，尽量靠近内镜头端一同退出。对于胃石等异物，可用胃石切割器、圈套器、网篮等将胃石绞碎，然后经幽门排出。内镜下异物取出术是一项操作技术要求较高，操作细微的手术，需谨慎小心，切忌粗暴强取，否则有可能造成穿孔，大出血等严重并发症。如估计消化管已有大部分穿透者不宜镜下试取。

（二）外科手术取异物

当确定胃内异物引起胃肠穿孔时，应选择腹腔镜或开腹手术。但外科手术存在一些不可避免地创伤和出血，易合并感染，术后恢复时间长等问题。

（三）口服药物促异物排泄

对于钝性、体积小、不易被胃液分解消化的胃内异物，且胃肠道通畅无狭窄，异物易通过的患者，可尝试选择口服泻药（如液体石蜡等）或进食促进排泄的食物（如韭菜等）使异物通过胃肠道、肛门排出。但在临床实践中，可酌情干预，尝试内镜取出。

（石梦琳　缪应雷）

推 荐 阅 读

[1] LIBÂNIO D, GARRIDO M, JÁCOME F, et al. Foreign body ingestion and food impaction in adults: better to scope than to wait[J]. United European Gastroenterol J, 2018, 6(7): 974-980.

[2] GUREVICH Y, SAHN B. Foreign body ingestion in pediatric patients[J]. Curr Opin Pediatr, 2018, 30(5): 677-682.

[3] LEE J H. Foreign body ingestion in children[J]. Clin Endosc, 2018, 51(2): 129-136.

[4] MCKINNEY O W, HEATON P A, GAMBLE J, et al. Recognition and management of foreign body ingestion and aspiration[J]. Nurs Stand, 2017, 31(23): 42-52.

[5] DARWISH H S, QAMAR S R. Pediatric foreign body ingestion and esophageal impaction[J]. Saudi Med J, 2016, 37(11): 1276-1278.

[6] 姜国芳, 李香丽, 张雪艳, 等. 胃内异物误诊为心绞痛一例[J]. 中华心血管病杂志, 2016, 44(8): 722-723.

[7] 梁文青, 龚四堂, 区文玑, 等. 小儿胃内异物取出方法探

讨[J]. 广东医学, 2005, 26(5): 675-676.

[8] 张立军, 蔡向甫, 孟宪明, 等. 无痛胃镜下取出胃内异物3例报告[J]. 中国内镜杂志, 2005, 11(9): 1000.

第七节　胃　石　症

胃石症(gastric bezoar, GB)是一种相对少见的疾病, 国内报道总体发病率约 0.4%, 国外报道胃部手术后发病率高达 5.0%~10.0%。广义的胃石指的是经口摄入的食物、异物或者药物等在胃内环境下形成的不能吸收的聚合物, 属于消化道内源性异物的范畴, 狭义的胃石指的是进食山楂、柿子等所引起的一种较少见的疾病, 以山区秋季多见。胃石主要有植物性和药物性胃石, 最常见的是植物性胃柿石, 柿子含有丰富的鞣酸和果胶, 鞣酸在胃酸作用下容易凝结成石。一旦胃石形成, 一方面会影响食物排空, 另外会引起局部胃黏膜受压迫, 引起黏膜缺血坏死, 严重者发生胃溃疡, 并发出血及穿孔。

【病因与发病机制】

胃石的形成与复杂的胃内环境有关, 既往胃部手术史、慢性胃炎、消化性溃疡、炎症性肠病、甲状腺功能减退、胃肠道脱水和肿瘤等均是其易感因素。另外, 糖尿病合并神经病变患者和老年人常常有胃部动力异常。以上因素可能引起胃泌酸量增加、胃蠕动功能减弱、胃排空延迟, 部分患者可能存在幽门功能异常, 以上均为胃石的形成提供条件。在儿童患者多与智力障碍、精神疾病、乳糜泄和异食癖等相关。

胃石包括植物性结石、毛发石、虫石、乳石和混合性胃石等, 其中以植物性结石最常见, 多由于空腹时进食大量柿子、山楂或黑枣引起, 这些食物中含有鞣酸和果胶等, 在胃酸作用下与食物中的蛋白质结合形成鞣酸蛋白并在胃内沉淀, 和难消化的纤维素类黏合在一起, 形成胃石的核心。另外, 胃蠕动能力下降是形成胃石的另一个原因。

【临床表现】

多数患者无明显临床症状。植物性胃石者早期可伴有恶心、呕吐、腹胀、腹痛、腹泻等。由于胃石在胃内的阻塞作用, 患者可有非喷射性呕吐, 随胃石体积增大后可出现沉重感、食欲缺乏、营养不良、消瘦、口臭、黑便或者血便等症状。胃石体积过大时可形成胃肠道梗阻, 临床上常常合并消化性溃疡和溃疡穿孔、低蛋白血症、贫血、慢性腹泻等。查体可于上腹部触及肿块, 有时候可见蠕动波。

【辅助检查】

部分患者可呈小细胞低色素性贫血, 粪便潜血试验阳性, 胃液分析示胃游离酸较正常人增高。临床上除了以上基本检查外, 还有一些其他的辅助检查项目。

(一)上消化道内镜检查

上消化道内镜检查是最直接的胃石检测方法。内镜检查可见胃内团块, 可呈黑色、黄色、棕色、褐色或绿色, 多为圆形、椭圆形的单个或多个游离团块, 表面光滑或凸凹不平, 质硬, 部分胃石可夹杂食物纤维或者毛发等异物, 可占据胃体大部分或者位于十二指肠, 内镜下与胃肿瘤区分容易。

(二)B超检查

B超检查对胃石诊断有帮助, 检查前嘱患者饮水 500~1 000ml, 患者采取半卧位或者坐位检查, 检查过程中可见胃内有强回声团块影, 浮于水的上层, 胃石较大者上腹部可见到弧形光带, 其后常伴声影。

(三)腹部CT检查

当患者有内镜检查禁忌证或者不能耐受内镜检查时, 行腹部CT检查可作为重要诊断手段, 在胃石进入肠道后CT有明显的定位诊断价值。

(四)X线钡餐检查

可见钡剂在胃内产生分流现象, 其内可有斑片状影或条索状, 并能随体位移动。钡餐检查中可见上层游离性、圆形或椭圆形、团块状充盈缺损区。按压团块阴影无明显压痛, 并随按压程度改变轮廓形态和位置。

【诊断与鉴别诊断】

胃石症临床上诊断并不困难, 一般需结合患者病史和临床表现、上消化道钡餐检查及内镜检查, 必要时行腹部CT检查来帮助定位诊断胃石位置。

有进食山楂、柿子和黑枣等易食物史, 吞服硫酸钡史, 误食大量毛发以及服用中药史。患者可有恶心、呕吐、嗳气、上腹部胀痛, 部分患者病史较长可出现食欲缺乏、腹泻、疲乏、消瘦、贫血等表现。体格检查上腹部可出现压痛, 部分患者上腹部可触及包块。上消化道内镜检查、钡餐检查和腹部CT检查可协助明确诊断。

胃石症需要与胃炎、消化性溃疡、幽门梗阻、上消化道出血等疾病鉴别, 另外还应与胃癌、胆道系统疾病、胰腺和肝脏疾病相鉴别。

【治疗】

随着消化内镜技术的发展和新型器械的研发,

目前大多数胃石可通过内镜下取出或者碎石后通过消化道排出体外。临床上药物治疗、可乐溶解胃石等方法也会被采用。因内镜下碎石技术的进步，当前需要外科手术的病例已经很少。

对胃蠕动功能差的患者，选用甲氧氯普胺、多潘立酮或莫沙必利、依托比例等促胃动力药物。

口服可乐溶石的方法疗效确切，溶石效果明显，所谓"可乐溶石"指的是让胃石患者口服可乐溶解胃石，其原理在于可乐是一种碳酸饮料，能够酸化胃内容物及释放二氧化碳气泡，从而使胃石破裂，对于植物性胃石，溶石作用尤其明显，而对于其他胃石效果甚微。对于内镜下切割困难的胃石是相对安全的方法，问题在于有时候不能完全溶解胃石，有潜在的引发肠梗阻的风险，因此临床上应用可乐溶石常作为内镜下碎石的辅助治疗方法，很少单一使用可乐溶石治疗。

内镜下碎石是目前胃石的主要治疗方法。内镜下治疗常采用专用的碎石器，碎石器内有碎石钢丝，碎石器安装完毕后，内镜下用钢丝套住胃石，然后采用机械切割的方法将胃石碎为数小块，一般将较大胃石碎成直径<1cm的胃石后，大多数可以从肠道排出体外。如胃石过大，可碎成数小块后嘱患者口服可乐后3天再次复查。必要时，再次内镜下碎石治疗，同时可辅以口服胃动力药物。通过上述治疗，大多数胃石可消除。1986年Naveau等首次报道了应用激光进行碎石，疗效确切，但是激光碎石的费用较高，一定程度上限制其广泛开展。

对于少数体积过大、硬度过强的胃石，如内科治疗、可乐溶石、内镜下碎石等治疗效果欠佳者或者出现严重消化道出血、消化道梗阻者，应考虑行腹腔镜取石或者剖腹手术取石的方法。

（石梦琳　缪应雷）

推 荐 阅 读

[1] KUMAR G S, AMAR V, RAMESH B, et al. Bizarre metal bezoar: a case report[J]. Indian J Surg, 2013, 75 (Suppl 1): 356-358.

[2] SANDERS M K. Bezoars: from mystical charms to medical and nutritional management[J]. Pract Gastroenterol, 2004, 28 (1): 37-50.

[3] LAFOUNTAIN J. Could your patient's bowel obstruction be a bezoar[J]. Todays Surg Nurse, 1999, 21 (2): 34-37.

[4] SIMSEK Z, ALTINBAS A, YUKSEL I, et al. Effective treatment with pineapple juice in small bowel obstruction due to phytobezoar in a gastrectomized patient[J]. Dig Endosc, 2011, 23 (2): 197.

[5] ROBLES R, PARRILLA P, ESCAMILLA C, et al. Gastrointestinal bezoars[J]. Br J Surg, 1994, 81 (7): 1000-1001.

[6] VERMA V K. Plastic bezoars-a unique introduction in bezoars family[J]. Indian J Surg, 2013, 75 (Suppl 1): 51-53.

[7] LADASS D, TRIANTAFYLLOU K, TZATHAS C, et al. Gastric phytobezoars may be treated by nasogastric Coca-Cola lavage[J]. Eur J Gastroenterol Hepatol, 2002, 14 (7): 801-803.

[8] YILMAZ B, ALTINBAS A, EKIZ F, et al. Successful treatment with pineapple juice of a gastric bezoar caused by mastic[J]. Endoscopy, 2014, 46 Suppl 1 UCTN: E519.

[9] LEE B J, PARK J J, CHUN H J, et al. How good is cola for dissolution of gastric phytobezoars? [J]. World J Gastroenterol, 2009, 15 (18): 2265-2269.

第八节　胃　潴　留

胃潴留（gastric retention，GR）或称胃排空延迟，又叫做胃轻瘫，是指胃内容物积贮而未及时排空，凡呕吐出4～6小时以前摄入的食物，或空腹8小时以上胃内残留量>200ml者，表示有胃潴留存在。本病可分为器质性与功能性两种。器质性胃潴留主要包括消化性溃疡所致的幽门梗阻，胃窦部及其邻近器官的原发或继发的肿瘤压迫、阻塞或异物嵌顿所致的幽门梗阻，本文不作讨论。功能性胃潴留是指胃窦部蠕动消失或明显减弱，胃、十二指肠未见明显梗阻性病变，且符合胃潴留标准者，其特征在于在没有机械阻塞的情况下胃排空延迟。

据估计，1%～2%的人口在其生命的任何阶段可患有胃潴留。据报道，女性人群患病率约为4/1万，而男性人群患病率约为1/1万。胃潴留患者的平均年龄为41岁。儿童可能会受到胃潴留的影响，与成人相反，男孩比女孩更容易患上胃潴留。

【病因与发病机制】

功能性胃潴留多由于胃张力缺乏所致，与胃动力紊乱有关，即胃内压降低，十二指肠压及幽门阻力增加，胃排空迟缓，出现胃潴留。正常胃内压依赖于胃正常的收缩运动，胃蠕动的节律迟缓或失常均可引起胃的内压降低，导致胃潴留。胃潴留常见病因为糖尿病、手术后和特发性。糖尿病相关胃潴留主要见于1型糖尿病患者，发生率为25%～55%，但在 30% 的 2 型糖尿病患者中也有描述。随着 2 型糖尿病患病率的上升，胃潴留作为并发症也在增加。术后胃潴留是多种外科手术术后并发症之一，可见于迷走神经切断术、胃底折叠术、减肥手术以及心脏和肺移植手术等，其机制多为手术过程中迷走神经损伤。最后，没有原发性异常的患者诊断为特发性胃潴留，这部分患者可能会占到所有胃潴留中的 1/3。

几种内在机制归因于胃潴留的发病机制，胃壁平滑肌细胞的收缩由肠神经系统调节，而肠神经系统又与自主神经系统有关。Cajal 间质细胞充当起搏器，产生慢波电活动，肠神经突触触发后释放神经递质，从而激活上述导致肌肉收缩的级联。最后，通过胃的强直收缩、幽门窦的阶段性收缩和十二指肠蠕动促进食物通过胃。因此，所有可能影响自主神经系统、肠神经系统、Cajal 间质细胞或胃或十二指肠壁中的肌肉层的疾病都可能导致胃潴留。此外，胃运动的内分泌调节似乎是由肠内分泌细胞分泌的胃肠素和 ghrelin 介导的，虽然这些机制尚未完全明确，但它们可能在胃潴留发病机制中发挥作用。

高血糖也被认为是胃潴留的可能触发因素。血糖水平升高会增加胃排空时间，干扰幽门窦的收缩，也会降低促运动化合物的有效性。此外，糖尿病神经病变可能损害自主神经和迷走神经。通常，胃排空可能由于感觉功能障碍而延迟，导致反射迟钝、收缩运动减少以及运动障碍。

【临床表现】

胃潴留患者可表现为早期饱腹感或餐后饱胀、消化不良，严重者出现恶心、呕吐和上腹痛。有的患者以呕吐为主要表现，日夜均可发生，一日 1 至数次，呕吐物常为宿食（有时是几小时前食用的食物），一般不含胆汁。上腹饱胀和疼痛亦多见，腹痛可为钝痛、绞痛或烧灼痛，呕吐后症状可以暂时获得缓解，急性患者可致脱水和电解质代谢紊乱；慢性患者则可有营养不良和体重减轻，严重或长期呕吐者，因胃酸和钾离子的大量丢失，可引起碱中毒，并致手足抽搐。

体格检查可见脱水表现，上腹部膨隆，中上腹压痛并伴振水声，见到胃型，且有自左向右的胃蠕动波增强者，多提示胃出口处阻塞；如只见到胃型而无蠕动波，则提示为胃张力缺乏。

【辅助检查】

（一）血液检查

可见不同程度的贫血、低蛋白血症、低钾血症、低钙血症，血气分析检查提示酸碱平衡紊乱，部分患者可有尿素氮升高。

（二）X 线钡餐检查

钡剂胃排空明显减慢，X 线钡餐下提示钡剂在 4 小时后仍存留 50% 或 6 小时后仍未排空。

（三）超声检查

胃肠超声检查可见上腹或左上腹部可探及囊实性肿块，即胃型，内为无回声区，有漂浮光点及光团，随体位向重力低位移动，下胃管抽吸后，肿块亦随之缩小。

（四）上消化道内镜检查

内镜下可见大量的滞留物。

（五）胃管吸收

胃管可吸出 4 小时前摄入的食物。

（六）胃排空检测

胃排空延迟的诊断主要是通过观察排除其他原因（包括机械性梗阻）后的胃排空延迟和相关症状来完成的。首先，需要通过内镜检查排除机械阻塞。固体餐的胃排空闪烁扫描测试是胃排空延迟诊断的"金标准"。固体胃排空测量优于液体，因为即使重度胃排空延迟患者胃液排空也可能正常。通常，用放射性核素烹饪的低脂蛋白粉用于在 0 小时、1 小时、2 小时和 4 小时进行餐后成像。最近，该方法被美国神经胃肠病学和运动学会与核医学学会联合共识提倡为标准诊断方法。

目前采用不易消化的无线胶囊测量胃排空是最新的诊断技术。无线运动和 pH 胶囊可以作为测量胃排空时间的替代方案。口服摄入后，胶囊将记录并报告运动性和 pH。在胃潴留患者中，运动指数通常会降低。pH 增加 3 倍被认为是从胃到十二指肠成功通过的标志，通过时间不应超过 5 小时。一项关于该胶囊与传统胃排空闪烁扫描测试诊断效果对比的研究发现，来自胶囊的数据有效地将健康受试者与胃排空延迟患者区分开来，其敏感性和特异性类似于 4 小时胃排空闪烁扫描测试。

使用与可消化固体结合的非放射性核素 ^{13}C 进行呼气测试，可能成为诊断胃排空延迟的常用方法。一旦摄入并从胃中排空，含 ^{13}C 的物质就会代谢为 $^{13}CO_2$，通过呼吸从肺部排出。尽管呼气测试目前仅用于临床研究，但其在医院床边和社区中的潜在适用性（可能无法获得闪烁扫描测试设备）使其成为未来有吸引力的替代诊断方法。

【诊断与鉴别诊断】

如有呕吐宿食，空腹时腹部有振水声者，即可诊断为胃潴留,进食 4 小时后,可从胃管自胃腔抽出食物则获证实。应注意器质性和功能性胃潴留的鉴别,前者胃蠕动增加,后者胃张力降低,胃蠕动少。

【治疗】

胃潴留治疗包括饮食调整及药物治疗。药物治疗以促动力和止吐为主。最关键问题在于需要相应地识别和治疗可能的病因。例如,在患有高血糖症的糖尿病患者中应该更好地控制血糖水平;有感染者,应相应地治疗胃肠道和呼吸道感染。

(一)注意饮食

1. 应限制纤维和脂肪、易产气食物的摄入量。

2. 规律饮食,定时定量,可形成条件反射,有助于消化腺的分泌,更利于消化。

3. 危重症患者开始吃饭时,应给少量的米汤、藕粉等清淡流质食物,每次限 30～60ml,如无不适,可逐渐加至 150ml。

(二)对症治疗

1. 纠正水、电解质与酸碱失衡。

2. 补充维生素和微量元素。

3. 给予促进胃动力药物　甲氧氯普胺是最常用的促动力和止吐药物。与甲氧氯普胺相似,多潘立酮通过抑制多巴胺受体和抑制呕吐来刺激胃动力,红霉素亦有促动力作用。然而药物耐受性常常限制其长期使用,多潘立酮以及红霉素会增加心脏性猝死的风险。在某些情况下,副拟交感神经药物溴吡斯的明可用于刺激胃肠动力。单独的促动力疗法可以补充止吐治疗,因此可以开具吩噻嗪类药物氯丙嗪、新型的去甲肾上腺素能和特异性的 5-羟色胺能抗抑郁剂(NaSSA)米氮平。

4. 手术治疗　幽门成形术和胃空肠吻合术被用来治疗难治性胃潴留,但这些技术是否具有临床价值,尚需进一步验证。应慎用部分胃切除术和幽门成形术(仅用于某些经过谨慎选择的患者)。

5. 其他　如果保守治疗不足以缓解症状并改善胃排空,则可能需要植入胃电刺激器。然而,患有特发性胃潴留的患者很少对这种治疗有反应。幽门肉毒杆菌毒素注射可能是一种替代方案,但这种方法的有效性尚未得到证实。针灸可以作为治疗选择之一,可增加胃排空、减轻症状。

(石梦琳　缪应雷)

推 荐 阅 读

[1] QASIM A, RYAN B, BRESLIN N, et al. Gastric retention and wireless capsule endoscopy in adults: a modified technique for direct duodenal deployment[J]. Gut, 2010, 59(7): 1004-1005.

[2] CAMILLERI M, PARKMAN H P, SHAFI M A, et al. Clinical guideline: management of gastroparesis[J]. Am J Gastroenterol, 2013, 108(1): 18-37.

[3] ISLAM S. Gastroparesis in children[J]. Curr Opin Pediatr, 2015, 27(3): 377-382.

[4] SAROSIEK I, DAVIS B, EICHLER E, et al. Surgical approaches to treatment of gastroparesis: gastric electrical stimulation, pyloroplasty, total gastrectomy and enteral feeding tubes[J]. Gastroenterol Clin North Am, 2015, 44(1): 151-167.

[5] COLESKI R, BAKER J R, HASLER W L. Endoscopic gastric food retention in relation to scintigraphic gastric emptying delays and clinical factors[J]. Dig Dis Sci, 2016, 61(9): 2593-2601.

[6] SHADA A L, DUNST C M, PESCARUS R, et al. Laparoscopic pyloroplasty is a safe and effective first-line surgical therapy for refractory gastroparesis[J]. Surg Endosc, 2016, 30(4): 1326-1332.

[7] MORAVEJI S, BASHASHATI M, ELHANAFI S, et al. Depleted interstitial cells of Cajal and fibrosis in the pylorus: Novel features of gastroparesis[J]. Neurogastroenterol Motil, 2016, 28(7): 1048-1054.

[8] SANTHANAM P, MARASHDEH W, SOLNES L. Functional imaging of evaluation of diabetic gastroparesis[J]. Curr Diabetes Rev, 2018, 14(3): 222-226.

第九节　胃部手术后的远期并发症

患者接受胃大部或全胃切除术后可发生各类并发症,依据其发生时间可分为术后近期并发症及远期并发症。术后短期内,由于缝合技术欠佳、手术方案设计不良、迷走神经切断等原因,可发生如术后出血、十二指肠残端破裂、吻合口破裂或吻合口漏、急性输入袢梗或输出袢梗阻、术后胰腺炎、术后胆囊炎和胃排空障碍等并发症,本章不做讨论。

在手术远期,患者胃切除术后,胃容量减小,迷走神经切断导致胃肠道运动功能紊乱,并且失去幽门的协调作用,胃肠排空时间缩短;壁细胞、内因子减少,迷走神经切断后神经内分泌功能受损,胃内呈低酸或无酸状态,可导致患者消化吸收功能障碍;胃内黏膜屏障受损,术后胆汁、胰液和肠液的反流进一步加重胃黏膜损害,并利于胃内细菌繁殖,增加亚硝基化合物等致癌物的合成；除此之外，还可合并精神心理因素等，可导致胃部手术后远期并发症（long-term complication post gastric operation）的发生，包括术后复发溃疡、残窦综合征、胆汁反流性胃炎、消化吸收障碍、胃肠道机械运动异常、人格缺陷综合征、残胃肿瘤等。

一、术后复发溃疡

术后复发溃疡（recurrent peptic ulcer，RPU）是指胃、十二指肠溃疡手术后发生在吻合口及其附近的溃疡，过去又称边缘性溃疡或吻合口溃疡，是术后胃的严重并发症，约95%发生于十二指肠溃疡手术。术后复发溃疡的平均发病率为1%～10%，男性多于女性。它的发病率与首次胃切除术的术式有关，多见于胃空肠吻合术后，其发生以术后2～3年最为多见。单纯胃空肠吻合术后的发病率最高（30%～50%），其次为高选择性迷走神经切断术（10%～20%），迷走神经干切断加胃引流术（10%～15%），胃大部切除术（2%～5%），迷走神经干切除术加胃窦切除术（0～2%）。

【病因与发病机制】

1. 手术方式不当

（1）迷走神经切断不完全：是导致本病发生的重要因素，以高选择性迷走神经切断术最易发生，胃小弯浆肌层切开深度不够，贲门处分离不足遗留由食管处发出至胃底的迷走分支，使术后降酸效果不佳而致复发。

（2）胃切除范围不足：胃切除应达75%，当胃切除面积不足2/3时，溃疡复发率可高出3倍，其原因是因壁细胞残留过多，胃酸术后仍呈高分泌状态。

（3）胃窦黏膜残留：十二指肠残端处理手术过程中切除不够致胃窦黏膜残留，其释放的胃泌素促进胃酸分泌而致溃疡复发。

（4）空肠输入袢过长或碱性肠液转流：空肠输入袢过长或碱性肠液转流易致输出端吻合的空肠侧溃疡。胃空肠吻合的输入、输出袢空肠行侧-侧吻合或Roux-en-y吻合口后，因碱性胆汁转流而发生吻合口空肠侧溃疡。

2. 高胃泌素血症　主要见于卓-艾氏综合征或胃泌素瘤、多发性内分泌肿瘤及甲状旁腺功能亢进等由于过高的胃泌素释放使胃酸大量分泌，导致多发性、严重、顽固的胃部及其他上消化道溃疡。

3. 幽门螺杆菌感染　*H.pylori*阳性者溃疡复发高达74%，而*H.pylori*阴性患者溃疡复发仅为3%，

并且经过*H.pylori*根除者溃疡复发仅占11%。

4. 其他　由于胃术后丧失正常幽门功能，十二指肠液及胆汁反流入胃，胆汁中的胆盐可使胃表面细胞大量溶解，从而破坏胃黏膜屏障，使氢离子逆向扩散进入胃黏膜而产生炎症、糜烂、溃疡。胃术后患者营养障碍及吻合口瘢痕组织血液循环障碍导致溃疡愈合差。缝线残留刺激局部黏膜充血水肿，也可促使本病的发生。另外，术后患者长期服用致溃疡的药物如激素、阿司匹林等也是溃疡发生的原因。

【临床表现】

上腹痛最常见，约为80%，腹痛与溃疡病术前相似，通常比术前严重，疼痛多呈发作性，多在夜间发作明显，常向背部放射，腹痛发作时间较长，缓解期较短，进食或服用抑酸剂常不能使腹痛缓解，腹痛程度与溃疡大小、深度有关，单发或多发深溃疡的腹痛较剧烈。其次，上消化道出血也较常见，占50%～70%，多为慢性出血，常伴有食欲缺乏、恶心、呕吐及体重减轻。少数患者并发穿孔，发生率为1%～5%，多为慢性穿孔或形成胃瘘、空肠瘘、空肠结肠瘘。

腹部可有压痛，且部位与腹痛部位一致，腹痛处有时可有腹肌紧张。

【诊断与鉴别诊断】

结合患者有胃部手术史，具有上腹部疼痛等症状，腹部压痛部位与腹痛部位一致，X线钡餐检查或上消化道内镜检查见吻合口有龛影或溃疡可做出诊断。诊断复发溃疡前应了解首次手术方式，询问患者有无服用致溃疡药物，并排除其他术后并发症和恶性病变。

【治疗】

1. 非手术治疗　术后复发溃疡仍有必要进行系统的内科治疗，包括抗幽门螺杆菌，针对溃疡使用质子泵抑制剂和组胺H_2受体拮抗剂治疗，对于内科治疗效果不佳者应考虑手术治疗。

2. 手术治疗　术后复发溃疡的再次手术治疗应根据首次术式结合病因采取个体化的治疗方案。如首次手术为迷走神经干切断加胃引流术者，可行迷走神经干再切断加胃窦部切除术。首次手术为迷走神经干切断加胃窦部切除术者，若溃疡复发，应高度警惕Zollinger-Ellison综合征，胃窦残留过多也是复发的原因之一，故在排除高胃泌素瘤血症后可行迷走神经再切断并切除残留的胃窦。首次手术为高选择迷走神经切断术者，因手术局部破坏较小解剖改变不大，可行胃大部切除或迷走神经干切断加胃

引流术,可首先迷走神经干切断加胃窦切除术。首次手术为单纯胃空肠吻合术者,选择迷走神经干切断术加胃窦切除术或行毕Ⅰ或毕Ⅱ式手术。

二、残窦综合征

残窦综合征(retained gastric antrum syndrome, RGA)是指胃大部切除、胃空肠吻合(毕Ⅱ式)手术时,胃远端切除不全,仍有部分胃窦黏膜残留于十二指肠盲端,残留胃窦受到碱性十二指肠液刺激,分泌大量胃泌素,作用于残胃壁细胞,释放大量胃酸,从而引起的一系列临床病征。

【病因与发病机制】

正常情况下,胃窦部的 pH 下降至 2.5 以下时,明显抑制 G 细胞分泌胃泌素。毕Ⅱ式术后,残留于十二指肠残端的胃窦黏膜不断受到碱性十二指肠液刺激,胃酸分泌正常反馈抑制功能丧失,残留胃窦的 G 细胞分泌大量胃泌素,吸收入血后作用于残胃壁细胞,促使胃酸分泌过多,反复发生术后吻合口溃疡。

【临床表现】

主要表现为胃酸过多和术后吻合口溃疡所致的一系列临床症状。患者以上腹部疼痛为主,疼痛一般由吻合口溃疡所致,经药物治疗后,溃疡仍然反复发生。严重时可出现出血、穿孔、梗阻等并发症。

【诊断与鉴别诊断】

此病较为罕见,当出现空腹血清胃泌素升高、胃液 pH<2.5、促胰泌素刺激试验阴性时,结合患者毕Ⅱ式手术史以及症状、体征,需考虑此病。使用 ^{99m}Tc 胃肠道显像或者胃镜活检有助于确诊。已有大量文献报道,^{99m}Tc 胃肠道显像可用于探测异位胃黏膜,如果在腹部胃外区出现异常放射性浓聚,且随时间延长其位置固定不变,排外 Meckel 憩室后可考虑为残留胃窦黏膜。另外,胃镜下行十二指肠盲端活检并发现残留胃窦黏膜,可以确诊此病。但是,由于输入袢较长或者瘢痕狭窄等原因,到达十二指肠盲端较为困难,胃镜确诊难度大。上消化道钡餐对诊断残窦综合征价值不大。

此病需与胃泌素瘤(Zollinger-Ellison 综合征)相鉴别。空腹血清胃泌素水平>1 000pg/ml,胃大部切除术后基础胃酸分泌量(BAO)>5mmol/h,静脉注射 2U/kg 促胰泌素后血清胃泌素升高≥120pg/ml(促胰泌素刺激试验)需考虑胃泌素瘤。

【治疗】

手术是根治残窦综合征的基本方法,应彻底切除包括幽门括约肌在内的全部残留胃窦,并恢复胃和十二指肠的生理通道,即将胃空肠吻合术(毕Ⅱ式)改为胃十二指肠吻合术(毕Ⅰ式)。对拒绝手术或有手术禁忌者,采用药物治疗,质子泵抑制剂、H₂ 受体拮抗剂有一定疗效。

三、胆汁反流性胃炎

胆汁反流性胃炎(bile reflux gastritis,BRG)是指一种或多种原因造成的含有胆汁、胰液等的十二指肠肠液反流入胃,导致的胃黏膜炎症、糜烂、出血及溃疡形成,亦称为碱性反流性胃炎。

【病因与发病机制】

常见于胃大部切除术后、胃幽门成形术后、胆囊切除术后、胃轻瘫等。目前确切的发病机制仍不明确,多考虑与以下几方面相关:①幽门解剖结构异常,胃窦、幽门、十二指肠协调运动障碍;② Oddi 括约肌功能障碍;③胃肠激素分泌异常;④胆汁及十二指肠反流液对黏膜的损伤作用。

【临床表现】

胆汁反流性胃炎的临床表现缺乏特异性。以中上腹持续性灼痛、胸骨后痛最为常见,疼痛餐后加重,抑酸剂治疗无效;亦可出现腹胀、恶心、呕吐、腹泻、呕血、黑便等,甚至部分可出现舌炎、贫血、消瘦。

【辅助检查】

目前常用的检查方法有:胃镜检查、放射性核素扫描、胃腔内胆汁酸测定、24 小时胆红素监测等。

1. **胃镜检查** 胃镜静止 1 分钟后仍可见胆汁反流,且黏液池、胃黏膜胆染,考虑存在胆汁反流。根据 Kellosalo 分级,胆汁反流按黏液池颜色从清亮、轻、中至深黄或黄绿色分为 0～4 级。但 BRG 内镜下黏膜炎症无特异性,常见表现包括黏膜红斑、胆染、皱襞增厚、糜烂等,组织病理学特征为小凹增生明显,黏膜炎症不明显。胃镜检查较直观,但其对消化道的刺激可使假阳性率增加。

2. **放射性核素扫描** 静脉注入 ^{99m}TC-EHIDA 由胆汁排泄,通过核素闪烁图可判断胆汁是否反流入胃内,胃内放射性 / 静脉注入总量>1% 为阳性。此方法施行条件最接近生理状态,被认为是胆汁反流定量诊断的"金标准",但不同个体胃解剖位置的差异,可能造成诊断误差,且核素具有放射性,使其临床应用受到限制。

3. **胃腔内容物胆汁酸浓度测定** 空腹状态下抽取胃液 10～20ml 检测胆汁酸浓度,浓度>1mmol/L,

提示存在胆汁反流。

4. 24 小时胃内胆汁监测 利用 24 小时胆红素监测仪进行 24 小时胃内胆汁监测,通过留置含分光光度计探头的导管,检测食管和胃内吸收光波长在 450~470nm(胆红素吸收峰)的物质,可以定量监测胆汁反流情况。胆红素吸收值 >0.14U 为存在胆汁反流,胆汁反流严重程度以胆红素吸收值 >0.14U 时间的百分比表示。该方法的准确性易受番茄、胡萝卜等吸光度值与胆红素相近的食物影响。

【诊断与鉴别诊断】

诊断主要依靠客观检查,诊断需具备病理性胆汁反流和胃黏膜损伤。该病需与慢性梗阻综合征、吻合口炎等疾病鉴别。

【治疗】

1. 一般治疗 避免饮用浓茶、咖啡或进食辛辣、粗糙、高脂食物;戒烟酒,避免精神紧张,停用不必要的 NSAID。

2. 药物治疗

(1)质子泵抑制剂:①减少胰液和胆汁的分泌;②减轻胃酸对黏膜屏障的损伤,促进黏膜修复。

(2)黏膜保护剂:代表药物为铝碳酸镁,因其可抑酸、保护胃黏膜;在酸性环境下可结合胃内胆汁酸,但不影响胆酸的肠肝循环。

(3)促动力药:代表药物有多潘立酮、莫沙必利等,可促进胃排空,促进胃窦、幽门、十二指肠协调运动,减少十二指肠反流,缩短反流物在胃内的停留时间,减轻对黏膜的损伤。

(4)熊去氧胆酸:①与胃黏膜中的黏蛋白进行络合,形成保护膜,有效缓解反流胆汁与胃酸对胃黏膜的刺激;②可抑制肝细胞中胆酸的合成,且对毒性胆汁酸能进行有效替代。

3. 手术治疗 对于药物治疗失败的患者,可行抗胆汁反流手术,常用术式有 Roux-en-Y 吻合术、Braun 吻合术和 Henley 空肠插入术。

四、消化吸收障碍

胃切除术后胃肠的解剖结构和生理功能发生变化,导致消化吸收功能障碍,可引起上腹部饱胀、腹泻、消瘦、维生素缺乏等一系列症状。根据胃部手术的切除范围、消化道重建方式不同,其发生率和严重程度有所差异。

【病因与发病机制】

胃切除术后胃容积减小,自主神经的切除导致胃肠道和胆道运动功能紊乱,胃内容物排出和通过小肠加快,胃内为低酸或无酸状态。胃淀粉酶对淀粉的消化分解和需胃酸激活的胃蛋白酶对蛋白的消化分解均降低。胃切除术后胰腺外分泌功能减退,同样影响蛋白和脂肪的消化。尤其毕 II 式术后食物不经过十二指肠,促进肝胆胰分泌消化酶和胆汁的缩胆囊素 - 肠促胰酶素的分泌减少,更影响消化功能,钙和脂溶性维生素 D 吸收不良。如发生盲袢综合征,小肠黏膜因细菌过度繁殖而损害也导致吸收功能障碍。

胃切除术后的低酸或无酸状态影响食物中铁化合物的氧化分解,加上胃内容物的快速排出使食物在空肠上段停留时间短,导致铁吸收不良。蛋白消化不良影响食物中维生素 B_{12} 的分解,而胃底腺分泌的内因子减少甚至缺乏影响维生素 B_{12} 的吸收。

【临床表现】

胃部手术后消化吸收障碍引起的临床表现主要包括上腹部饱胀、腹泻、消瘦、维生素缺乏等。

餐后尤其进食不易消化饮食后,上腹部饱胀与腹泻常更明显。腹泻在清晨或餐后较多见,可为脂肪泻,通常不伴有腹痛。长期消化吸收障碍引起的营养不良下,体重减轻常见。

铁和维生素 B_{12} 消化吸收不良可导致缺铁性贫血和巨幼细胞性贫血,贫血发生率为 $1/3 \sim 1/2$。钙和维生素 D 吸收不良可能引起手足抽搐,甚至代谢性骨病,出现腰背痛、多发性骨关节痛甚至骨骼畸形和病理性骨折等。维生素 B 族吸收不良还可能导致周围神经炎和口角炎等。

切除范围较小、术后消化道接近生理途径的胃部手术后消化吸收功能障碍较轻,更能维持正常生理需要,因此临床表现可较少。

【辅助检查】

患者可有生化检验异常,如血清铁、维生素 B_{12}、血钙、磷降低,血清碱性磷酸酶、1,25- 二羟基维生素 D_3 升高等。代谢性骨病时骨骼 X 线检查可有骨质疏松、骨皮质变薄等表现。

【诊断】

根据胃部手术病史和临床表现,必要时结合生化检验和骨骼 X 线等检查,不难诊断。

【治疗】

给予高热量、低脂易消化饮食,鼓励患者少吃多餐,注意补充维生素、电解质和微量元素。必要时酌情使用抗胆碱能药减慢小肠蠕动以改善消化吸收,抗生素以控制肠腔内细菌繁殖,以及肠外途径补充缺乏的营养物质。

五、胃肠道机械运动异常

胃部手术包括胃组织的切除和重建胃肠连续性。胃大部切除术切除了远端 2/3～3/4 的胃组织，包括幽门、近胃侧部分的十二指肠球部。可根据术中情况选择毕 I 式、毕 II 式或者胃空肠 Roux-en-Y 术式来重建胃肠连续性。由于手术导致原有正常的胃肠道解剖改变、失去部分迷走神经的支配作用（迷走神经兴奋使胃的慢波及动作电位频率增加，从而胃的收缩频率和强度增加）以及失去胃窦 G 细胞，其分泌的胃泌素可促进胃排空，促进胃肠运动和胃肠上皮生长，所以胃肠道机械运动发生异常，主要包括胃肠道排空过快、过慢及梗阻。临床主要表现为倾倒综合征、胃瘫及梗阻。

（一）倾倒综合征

倾倒综合征（dumping syndrome，DS）：胃切除术后，由于失去了幽门的节制功能，加之残胃容积缩小，胃内容物排空过快，产生一系列临床综合征，多见于毕 II 式术后。根据进食后症状出现的时间早晚，分为早期倾倒综合征和晚期倾倒综合征。

1. 早期倾倒综合征　进食后半小时出现短暂血容量不足的相应表现，如心悸、出冷汗、眩晕、乏力、面色苍白、血压降低等，并伴有恶心、呕吐、腹痛、腹泻等。呕吐物为碱性含胆汁，可能与高渗性胃内容物快速进入肠道导致肠道内分泌细胞大量分泌舒血管活性物质有关。诊断主要根据临床表现。固体相放射核素胃排空扫描若提示正常或慢的胃排空，则排除了早期倾倒的诊断。注入 300～350ml 的 15%～25% 葡萄糖溶液的倾倒激发试验可使症状重现。内科治疗为调整饮食，少食多餐，避免过甜的高渗食品。症状严重者可用奥曲肽或者生长抑素治疗。手术宜慎重。术后 6 个月后症状持续，影响工作能力和生活质量；或患者不能耐受奥曲肽或其高需要量也可考虑手术治疗。

2. 晚期倾倒综合征　又称低血糖综合征：进食 2～4 小时后出现出汗、心悸、震颤、饥饿感、乏力，偶尔有精神错乱、昏厥等。发生机制为是快速进入小肠内的高碳水化合物刺激胰岛素大量分泌，继而导致反应性低血糖。根据典型的临床症状可以做出本病的诊断。治疗包括调整饮食，减缓碳水化合物的吸收。症状严重时可皮下注射生长抑素。

（二）胃瘫综合征

胃瘫综合征（gastroaresis）：是由胃部手术后非机械性梗阻因素引起的，以胃排空障碍为主要征象的胃动力紊乱综合征，属于动力性梗阻。

胃瘫临床表现为持续性上腹饱胀、嗳气、恶心及呕吐。体格检查可见上腹部胀满、有压痛，有胃振水音，而中下腹平软无压痛，无肠鸣亢进及气过水声。胃瘫属于动力性梗阻，诊断首先要排除机械性梗阻的因素以及可能引起胃排空障碍的基础疾病，如糖尿病等。胃镜检查、胃肠道碘水造影及核素 ^{99m}Tc 标记液体胃排空试验可排除流出道机械性梗阻，同时提示残胃扩张、胃蠕动减弱或无蠕动、胃排空延迟。饮食以流质、半流质为主，严重者禁食、持续胃肠减压。可用甲氧氯普胺、多潘立酮、莫沙必利、小剂量红霉素等促胃动力药物。加强营养支持，维持水、电解质及酸碱平衡，纠正低蛋白血症，保证足够的热量、维生素及微量元素。如果治疗超过 3 周，可植入肠内营养管，24 小时持续均匀低流量输注，既能保证足够的营养，又能保证胃动力药品及时有效的使用。

（三）机械性梗阻

机械性梗阻常见于以下类型：

1. 慢性不全性输入袢梗阻　指 Billroth II 式胃切除术、结肠前吻合术后，因胃空肠吻合术时留的输入段过长所致，过长的输入袢易于扭结、扭曲或扭转。胆汁、胰液和十二指肠液不能及时排空，潴留在输入袢，当储存到一定量时，特别在进食后分泌液明显增加，发生剧烈的输入肠段蠕动，将其倾注入胃内。典型临床表现为突发上腹部剧烈疼痛，右上腹可触及囊性包块，继以喷射式呕吐，呕吐物为大量胆汁而不含食物。呕吐后疼痛完全缓解，右上腹包块消失。若呕吐后痛腹不缓解，则考虑碱性反流性胃炎。诊断依据患者有毕 II 式胃切除史及典型的临床表现及相关检查。腹部立位 X 线检查可见上腹部固定的气液平面；上消化道碘水造影或者钡餐检查，可见造影剂或者钡餐能顺利通过吻合口进入输出袢空肠，而不能进入输入袢空肠，或仅有少量造影剂或者钡餐缓慢进入输入袢空肠，并呈现输入袢明显扩张。B 超、CT 发现输入袢因肠内容物而扩张。胃镜可直接观察到梗阻部位。治疗上，一般需要手术以纠正解剖学的紊乱，可缩短输入袢，悬吊和固定于腹膜壁层和/或输出袢侧 - 侧吻合。

2. 慢性输出袢梗阻　多见于毕 II 式胃切除术后肠粘连或结肠后方式系膜压迫肠管、空肠胃套叠等所致。临床表现为小肠梗阻，上腹部饱胀、疼痛不适，伴有恶心、呕吐，呕吐物中既有食物又有胆汁，可间隙性发作。输出袢综合征根据患者曾行毕 II 式胃大部切除，以及临床表现和检查可明确诊断。上消化道碘水造影或者钡餐检查可见造影剂或者钡餐能够通过吻合口进入输入袢，但造影剂进入输出袢后却不能顺利进入远段肠腔，从而导致近端肠腔扩张。胃镜检查可显示输出袢肠腔扩大、梗阻部位环状突起等，尤其是在输出袢肠套叠时胃镜检查具有重要意义。全腹 CT 检查，尤其是重建后 CT 图像可以清晰地显示扩张的肠腔、增厚的肠壁，并且扩张肠管相对固定。症状轻者可禁食、胃肠减压、补液、胃肠外营养支持等。症状缓解不明显且造影检查有器质性狭窄者可进行手术治疗。手术原则与输入袢综合征相似，同样是去除梗阻原因，切除坏死的肠段，消化道重建。术中探查如果发现无法有效解除梗阻，可以考虑旁路手术，即将输出袢梗阻部位的远端肠段和近端肠段做侧 - 侧吻合，进行改道手术。

3. 吻合口梗阻　多见于吻合口过小或者吻合时内翻过多，加上术后吻合口水肿所致。临床表现为进食后上腹饱胀、呕吐，呕吐物为食物，不含胆汁。上消化道钡餐发现梗阻即可诊断。治疗方法是胃肠减压，消除水肿。经非手术治疗后症状通常可以缓解，如非手术治疗失败，需要再次手术。

六、人格缺陷综合征

胃切除术后人格缺陷综合征（postgastrectomy personality defect syndrome，PPDS），又名信天翁综合征（albatross syndrome）。

【病因与发病机制】

该病病因不明确，多考虑与患者既往的精神状态或疾病相关，与手术术式等无明显关系。

【临床表现】

该病主要的临床表现为持续性存在的消化系统症状，如腹痛或无明显诱因出现的恶心、呕吐等，还可伴有营养不良的出现。在 1967 年 Johnstone 等在 *Can Med Assoc J* 杂志中首次提及此综合征，并列举了 7 个病例。这 7 例患者大多因经久不愈的消化性溃疡或相关并发症（出血、梗阻等）做了胃切除术或其他的胃部手术，而这些病例中的患者的共同点是其有反社会行为、有精神疾病史或人格缺陷。这些患者的术后表现与普通患者（精神状态正常）不同，主要表现在持续存在的腹痛、无明显诱因的持续性恶心、不能解释的间隙性呕吐、长期的止痛药依赖和明显的营养不良，而在临床上考虑与手术方式及手术流程无关。

【诊断与治疗】

若患者既往有精神疾病史，行胃相关手术后，存在持续性腹痛、恶心、呕吐等症状，且需要依赖止痛药，需警惕此综合征，可完善内镜检查或上消化钡餐等检查排外器质性病变引起的相关症状。该综合征需要精神科医师进行干预，可能需要长期使用止痛药或其他药物，多篇报道中均提及该综合征难以治愈，且提到唯一预防该综合征的方法就是严格把握手术指征。另外，因营养不良较为常见，故需在一定程度上纠正营养不良。所以，对患者的既往病史需要详细了解，需评估患者的工作经历、生活状态、人格特点，如果存在精神疾病史、人格缺陷等，需谨慎手术。

七、残胃癌

残胃癌（gastric stump cancer，GSC）是具有特殊病因、临床表现和预后的一类疾病，长期以来专指胃术后残胃发生的新发癌。目前对该概念尚存争议，结合现阶段临床工作及国内"残胃癌"的定义，可归纳为：良性疾病行胃切除术后 5 年以上或胃癌行胃切除术后 10 年以上，残胃出现的新发癌。

近年来受日本胃癌学会"残胃上的癌"概念的影响，国内外部分学者将残胃癌的定义延伸至胃术后残胃发生的所有类型癌变，包括残留癌、新发癌、复发癌和多灶癌，这给临诊断造成困惑。期待未来尽快完善基于中国"残胃上的癌"的横断面流行病学研究，通过数据分析进一步完善中国残胃癌的定义。

【流行病学】

残胃癌发生率一般认为在 1%～5%，男性多见，平均年龄为 65 岁。从胃手术至残胃癌发生的间隔时间文献报道不一，平均为 13～19 年，最长间隔为 40 年。胃与十二指肠溃疡术后残胃癌的发生率大致相仿。毕Ⅱ式和单纯胃空肠吻合术者比毕Ⅰ式者更容易发生残胃癌，故应严格掌握胃手术的指征，因溃疡病而必须做手术者应尽可能作毕Ⅰ式手术或者选择性迷走神经切除术。吻合口是残胃癌的好发部位，但亦可发生于整个残胃。

【发病机制】

残胃癌发生机制尚未完全阐明，可能与术后胃内环境改变及碱性十二指肠液反流有一定关系。胃大部切除或迷走神经切断后，胃呈低酸或无酸状态，加以胃泌素分泌下降使保护性黏液减少，胃黏膜逐步萎缩，并有利于细菌在胃内的生长繁殖，细菌毒素及胆汁被细菌分解的代谢产物，可有促癌作用。

而含硝酸盐还原酶的细菌更能促进致癌物亚硝胺的形成；胃手术后的胆汁、胰液和肠液的反流更损害胃黏膜，形成萎缩性胃炎、肠上皮化生和不典型增生；胃手术后的瘢痕甚至不吸收缝线的刺激，亦可能是残胃癌发生的因素之一。

【临床表现、诊断、治疗与预后】

其临床表现与一般胃癌相似，胃切除术后 10 年以上食欲缺乏、消瘦、贫血及中上腹持续性疼痛且不能被抑酸解痉药物缓解等症状，需警惕残胃癌的发生。残胃癌 X 线钡餐造影确诊率约 50%，常遗漏较小的病灶；胃镜检查并作可疑部位黏膜活检是诊断残胃癌的主要方法，其确诊率在 90% 以上；腹部 CT 有利于评估残胃癌的浸润程度。残胃癌一旦确诊，应尽早手术，并尽可能争取根治性切除术。残胃癌行残胃次全胃切除术或残胃全胃切除术后的 5 年生存率和一般胃癌相仿。

（石梦琳　缪应雷）

推 荐 阅 读

[1] 中华医学会消化病学分会. 消化性溃疡诊断与治疗规范 [J]. 中华消化杂志, 2016, 36 (8): 508-513.

[2] 林果为, 王吉耀, 葛均波. 实用内科学 [M]. 15 版. 北京: 人民卫生出版社, 2017.

[3] DI SAVERIO S, BASSI M, SMERIERI N, et al. Diagnosis and treatment of perforated or bleeding peptic ulcer: 2013 WSES position paper[J]. World J Emerg Surg, 2014, 9: 45.

[4] GIBRIL F, LINDEMAN R J, ABOU-SAIF A, et al. Retained gastric antrum syndrome: a forgotten, treatable cause of refractory peptic ulcer disease[J]. Dig Dis Sci, 2001, 46 (3): 610-617.

[5] FELDMAN M, FRIEDMAN L S, BRANDT L J. Sleisenger and Fordtran's gastrointestinal and liver disease[M]. 10th ed. Philadelphia: Saunders Elsevier, 2016.

[6] DAVIS J L, RIPLEY R T. Postgastrectomy syndromes and nutritional considerations following gastric surgery[J]. Surg Clin North Am, 2017, 97 (2): 277-293.

[7] 陈孝平, 汪建平. 外科学 [M]. 8 版. 北京: 人民卫生出版社, 2013.

[8] 陈道达, 张波. 胃术后倾倒综合征 [J]. 中国胃肠外科杂志, 2000, 3 (1): 4-7.

[9] 刘全达, 蔡志民, 余佩武, 等. 腹部术后胃瘫的诊断和治疗 [J]. 中国普通外科杂志, 2001, 10 (6): 524-527.

[10] 中国残胃癌诊治协作组. 中国残胃癌定义的外科专家共识意见 (2018 年版) [J]. 中国胃肠外科杂志, 2018, 21 (5): 483-485.

[11] TANIGAWA N, NOMURA E, LEE S W, et al. Current state of gastric stump carcinoma in Japan: based on the results of a nationwide survey[J]. World J Surg, 2010, 34 (7): 1540-1547.

第四篇

肠道疾病

第一章

肠道炎症性及免疫性疾病

第一节 溃疡性结肠炎

溃疡性结肠炎（ulcerative colitis，UC）是一种病因不明机制不清的结直肠慢性非特异性炎症性疾病。UC 与克罗恩病（Crohn's disease，CD）一起统称为炎症性肠病（inflammatory bowel disease，IBD）。UC 多为年轻起病，病程长、易反复，病变局限于大肠黏膜与黏膜下层。临床表现为腹泻、黏液脓血便，可伴腹痛、里急后重和发热等全身症状，可有关节、皮肤、黏膜、眼和肝胆等肠外表现。治疗困难，无根治方法，严重影响患者生活质量，长程患者有癌变风险，预后不佳。

【流行病学】

以往认为，IBD 是以西方白种人为主要患病人群的疾病，它从 20 世纪中叶起在西方国家发病率逐渐增高，至今仍呈上升趋势，在北美和欧洲常见，但近 30 年来日本发病率呈逐步增高趋势，近十多年我国就诊人数亦明显增加。目前欧美 IBD 发病率在 10/10 万～30/10 万，其中欧洲 UC 发病率为 1.5/10 万～20.3/10 万，北美 UC 发病率为 8.8/10 万～14.6/10 万，北美 UC 患病率为 191/10 万～241/10 万。我国 IBD 发病率还没有统一的数据，南北方有明显差异，黑龙江省大庆市的 IBD 的发病率为 1.77/10 万，其中 UC 为 1.64/10 万，而广东中山市的 IBD 发病率为 3.14/10 万，其中 UC 为 2.05/10 万。我国多中心病例回顾研究也表明，IBD 患者住院率和内镜检出率在 15 年间有明显增多的趋势。

UC 可发生在任何年龄，最常发生于青壮年期，根据我国统计资料，发病高峰年龄为 20～49 岁，男女性别差异不大［男∶女为（1.0～1.3）∶1］。

【病因与发病机制】

IBD 的病因和发病机制尚未完全明确，已知肠道黏膜免疫系统异常反应所导致的炎症反应在 IBD 发病中起重要作用，目前认为这是由多因素相互作用所致，主要包括环境、遗传、感染和免疫因素。

（一）环境因素

近几十年来，全球 IBD 的发病率持续增高，这一现象首先出现在社会经济高度发达的北美、北欧，继而是西欧、南欧，最近才是日本、南美，以往该病在我国少见，现已越来越多。这一现象反映了环境因素微妙但却重要的影响，如饮食、吸烟、卫生条件或暴露于其他尚不明确的因素，都是可能的环境因素。

（二）遗传因素

IBD 发病的另一个重要现象是其遗传倾向。IBD 患者一级亲属发病率显著高于普通人群，而患者配偶的发病率不增加。通过全基因组扫描及候选基因的研究，已经发现了近 200 个可能与 IBD 相关的染色体上的易感区域及易感基因。NOD2/CARD15 基因是第一个被发现和肯定的与 IBD 发病相关的基因，该基因突变通过影响其编码的蛋白的结构和功能而影响 NF-κB 的活化，进而影响免疫反应的信号转导通道。NOD2/CARD15 基因突变见于白种人克罗恩病患者，但在日本、中国等亚洲人并不存在，反映了不同种族、人群遗传背景的不同。与 UC 关系较密切的基因或位点主要包括 TNFSF15、HLA-DR 等。

（三）微生物因素

多种微生物参与了 IBD 疾病的发生发展过程，但至今尚未找到某一特异微生物病原与 IBD 有恒定关系。有研究认为副结核分枝杆菌及麻疹病毒与 CD 有关，但证据缺乏说服力。近年关于微生物致病性的另一种观点正日益受到重视，这一观点认为 IBD 是针对自身正常肠道菌群的异常免疫反应引起的。有两方面的证据支持这一观点：①来自 IBD 的动物模型，用转基因或敲除基因方法造成免疫缺陷的 IBD 动物模型，在肠道无菌环境下不会发生肠道炎症，但如重新恢复肠道正常菌群状态，则出现肠道炎症；②临床上观察到细菌滞留易促发 CD 发生，而粪便转流能防止 CD 复发；抗生素或微生态制剂对某些 IBD 患者有益。

（四）免疫因素

肠道黏膜免疫系统在 IBD 肠道炎症发生、发展、转归过程中始终发挥重要作用。研究证明 CD 患者的 Th1 细胞存在异常激活。除了特异性免疫细胞外，肠道的非特异性免疫细胞及非免疫细胞如上皮细胞、血管内皮细胞等，免疫反应中释放出各种导致肠道炎症反应的免疫因子和介质，包括免疫调节性细胞因子如 IL-2、IL-4、IFN-7，促炎症性细胞因子如 IL-1、IL-6、IL-8 和 TNF-α 等亦参与免疫炎症反应。此外，还有许多参与炎症损害过程的物质，如反应性氧代谢产物和 NO 可以损伤肠上皮。随着对 IBD 免疫炎症过程的信号传递网络研究的深入，近年不少旨在阻断这些反应通道的生物制剂正陆续进入治疗 IBD 的临床应用或研究，如英利昔单抗（一种抗 TNF-α 单抗）对 IBD 的疗效已被证实并在临床推广应用，反证了肠黏膜免疫因素在 IBD 中发挥重要作用。

目前 IBD 的发病机制可概括为：环境因素作用于遗传易感者，在肠道菌群的参与下，启动了肠道特异性免疫及非特异性免疫系统，最终导致免疫反应和炎症过程。可能由于抗原的持续刺激或（及）免疫调节紊乱，这种免疫炎症反应表现为过度亢进和难于自限。一般认为 UC 和 CD 是同一疾病的不同亚类，组织损伤的基本病理过程相似，但可能由于致病因素不同，发病的具体环节不同，最终导致组织损害的表现不同。

【病理】

病变位于大肠，呈连续性弥漫性分布。病变范围多自肛端直肠开始，逆行向近段发展，甚至累及全结肠及回肠末段。

活动期黏膜呈弥漫性炎症反应。固有膜内弥漫性淋巴细胞、浆细胞、单核细胞等细胞浸润是 UC 的基本病变，活动期并有大量中性粒细胞和嗜酸性粒细胞浸润。大量中性粒细胞浸润发生在固有膜、隐窝上皮（隐窝炎）、隐窝内（隐窝脓肿）及表面上皮。当隐窝脓肿融合溃破，黏膜出现广泛的小溃疡，并可逐渐融合成大片溃疡。肉眼见黏膜弥漫性充血、水肿，表面呈细颗粒状，脆性增加、出血、糜烂及溃疡。由于结肠病变一般限于黏膜与黏膜下层，很少深入肌层，所以并发结肠穿孔、瘘管或周围脓肿少见。少数重症患者病变累及结肠全层，可发生中毒性巨结肠，肠壁重度充血、肠腔膨大、肠壁变薄，溃疡累及肌层至浆膜层，常并发急性穿孔。

结肠炎症在反复发作的慢性过程中，黏膜不断破坏和修复，致正常结构破坏。显微镜下见隐窝结构紊乱，表现为腺体变形、排列紊乱、数目减少等萎缩改变，伴杯状细胞减少和潘氏细胞化生，可形成炎性息肉。由于溃疡愈合、瘢痕形成、黏膜肌层及肌层肥厚，使结肠变形缩短、结肠袋消失、甚至肠腔缩窄。少数患者发生结肠癌变。

【临床表现】

起病多数缓慢，少数急性起病，偶见急性暴发起病。病程呈慢性经过，多表现为发作期与缓解期交替，少数症状持续并逐渐加重。部分患者在发作间歇期可因饮食失调、劳累、精神刺激、感染等诱因诱发或加重症状。临床表现与病变范围、疾病分期及疾病活动严重程度等有关。

（一）消化系统表现

1. 腹泻和黏液脓血便　见于绝大多数患者。腹泻主要与炎症导致大肠黏膜对水钠吸收障碍以及结肠运动功能失常有关，粪便中的黏液脓血则为炎症渗出、黏膜糜烂及溃疡所致。黏液脓血便是本病活动期的重要表现。大便次数及便血的程度反映病情轻重，轻者每日排便 2～4 次，便血轻或无；重者每日可达 10 次以上，脓血显见，甚至大量便血。粪质亦与病情轻重有关，多数为糊状，重可至稀水样。病变限于直肠或累及乙状结肠患者，除可有便频、便血外，偶尔反有便秘，这是病变引起直肠排空功能障碍所致。

2. 腹痛　轻型患者可无腹痛或仅有腹部不适。一般诉有轻度至中度腹痛，多为左下腹或下腹的阵痛，亦可涉及全腹。有疼痛时有便意，便后缓解的规律，常有里急后重感。若并发中毒性巨结肠或炎症波及腹膜，有持续性剧烈腹痛。

3. 其他症状　可有腹胀，严重病例有食欲缺乏、恶心、呕吐等症状。

4. 体征　轻、中度患者仅有左下腹轻压痛，有时可触及痉挛的降结肠或乙状结肠。重度患者常有腹部明显压痛和鼓肠。若有腹肌紧张、反跳痛、肠鸣音减弱应注意中毒性巨结肠、肠穿孔等并发症。

（二）全身表现

一般出现在中、重度患者。中、重度患者活动期常有低度至中度发热，高热多提示并发症或见于急性暴发型。重度或病情持续活动可出现衰弱、消瘦、贫血、低蛋白血症、水与电解质平衡紊乱等表现。

（三）肠外表现

本病可伴有多种肠外表现，包括皮肤黏膜表现（如口腔溃疡、结节性红斑和坏疽性脓皮病）、关节损害（如外周关节炎、脊柱关节炎等）、眼部病变（如虹膜炎、巩膜炎、葡萄膜炎等）、肝胆疾病（如脂肪肝、原发性硬化性胆管炎、胆石症等）、血栓栓塞性疾病等。这些肠外表现在结肠炎控制或结肠切除后可以缓解或恢复。有些肠外表现可与溃疡性结肠炎共存，但与溃疡性结肠炎本身的病情变化无关。国内报道肠外表现的发生率低于国外。

（四）临床分型

按本病的病程、程度、范围及病期进行综合分型。

1. 临床类型

（1）初发型：指无既往病史而首次发作。

（2）慢性复发型：指临床缓解期再次出现症状，临床最常见。

2. 病情分期　活动期和缓解期。

3. 疾病活动性的严重程度　UC病情分为活动期和缓解期，活动期的疾病按严重程度分为轻、中、重度。改良的Truelove和Witts严重程度分型标准（表4-1-1）易于掌握，临床上实用。

4. 病变范围　推荐采用蒙特利尔分类（表4-1-2）。该分型特别有助癌变危险度的估计及监测策略的制订，亦有助治疗方案选择。

【并发症】

1. 中毒性巨结肠（toxic megacolon）　多发生在重度溃疡性结肠炎患者。国外报道发生率在重度患者中约有5%。此时结肠病变广泛而严重，累及肌层与肠肌神经丛，肠壁张力减退，结肠蠕动消失，肠内容物与气体大量积聚，引起急性结肠扩张，一般以横结肠最为严重。常因低钾、钡剂灌肠、使用抗胆碱能药物或阿片类制剂而诱发。临床表现为病情急剧恶化，毒血症明显，有脱水与电解质平衡紊乱，出现鼓肠、腹部压痛，肠鸣音消失。血常规示白细胞计数显著升高。腹部X线片可见结肠明显扩张，结肠袋消失。本并发症预后差，易引起急性肠穿孔。

2. 结直肠癌变　多见于广泛性结肠炎、幼年起病而病程漫长者。国外有报道起病20年和30年后

癌变率分别为7.2%和16.5%，在UC诊断8～10年后，CRC的发病风险每年增加0.5%～1.0%。

3. 其他并发症　下消化道大出血在本病发生率约3%。肠穿孔多与中毒性巨结肠有关。肠梗阻少见，发生率远低于克罗恩病。

【辅助检查】

（一）血液检查

血红蛋白在轻度病例多正常或轻度下降，中、重度病例有轻或中度下降，甚至重度下降。白细胞计数在活动期可有增高。红细胞沉降率加快和C反应蛋白增高是活动期的标志。严重病例中血清白蛋白下降。

（二）粪便检查

粪便常规检查肉眼观常有黏液脓血，显微镜检见红细胞和脓细胞，急性发作期可见巨噬细胞。粪便病原学检查的目的是要排除感染性结肠炎，是本病诊断的一个重要步骤，需反复多次进行（至少连续3次），检查内容包括：①常规致病菌培养，排除痢疾杆菌和沙门菌等感染，可根据情况选择特殊细菌培养以排除空肠弯曲菌、艰难梭菌、耶尔森菌、真菌等感染；②取新鲜粪便，注意保温，找溶组织阿米巴滋养体及包囊；③有血吸虫疫水接触史者作粪便集卵和孵化以排除血吸虫病。

（三）自身抗体检测

近年来研究发现，血中外周型抗中性粒细胞胞质抗体（anti-neutrophil cytoplasmic antibody，p-ANCA）和抗酿酒酵母抗体（anti-sacchromycescerevisia antibody，ASCA）分别为UC和CD的相对特异性抗体，同时检测这两种抗体有助于UC和CD的诊断和鉴别诊断，但其诊断的敏感性和特异性尚有待进一步评估。

表4-1-2　溃疡性结肠炎病变范围的蒙特利尔分类

分类	分布	结肠镜下所见炎症病变累及的最大范围
E1	直肠	局限于直肠，未达乙状结肠
E2	左半结肠	累及左半结肠（脾曲以远）
E3	广泛结肠	广泛病变累及脾曲以近乃至全结肠

表4-1-1　改良Truelove和Witts疾病严重程度分型

严重程度分型[a]	排便（次/日）	便血	脉搏（次/min）	体温（℃）	血红蛋白	ESR（mm/h）
轻度	<4	轻或无	正常	正常	正常	<20
重度	≥6	重	>90	>37.8	<75%正常值	>30

[a]注：中度为介于轻、重度之间

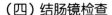

（四）结肠镜检查

结肠镜检查并活检是 UC 诊断的主要依据。应作全结肠及回肠末段检查，直接观察肠黏膜变化，取活组织检查，并确定病变范围。本病病变呈连续性、弥漫性分布，从肛端直肠开始逆行向上扩展，呈倒灌性肠炎表现，内镜下所见重要改变有：①黏膜血管纹理模糊、紊乱或消失，黏膜充血、水肿、质脆、自发或接触出血和脓性分泌物附着，亦常见黏膜粗糙、呈细颗粒状；②病变明显处可见弥漫性、多发性糜烂或溃疡；③慢性病变可见结肠袋变浅、变钝或消失以及假息肉、桥黏膜等。

结肠镜下黏膜活检建议多段多点活检。组织学可见以下改变：

1. 活动期 ①固有膜内弥漫性急慢性炎性细胞浸润，包括中性粒细胞、淋巴细胞、浆细胞和嗜酸性粒细胞等，尤其是上皮细胞间中性粒细胞浸润及隐窝炎，乃至形成隐窝脓肿；②隐窝结构改变：隐窝大小、形态不规则，排列紊乱，杯状细胞减少等；③可见黏膜表面糜烂，浅溃疡形成和肉芽组织增生。

2. 缓解期 ①黏膜糜烂或溃疡愈合；②固有膜内中性粒细胞浸润减少或消失，慢性炎性细胞浸润减少；③隐窝结构改变：隐窝结构改变可加重，如隐窝减少、萎缩，可见潘氏细胞化生（结肠脾曲以远）。

（五）X 线钡剂灌肠检查

所见 X 线征主要有：①黏膜粗乱和 / 或颗粒样改变；②多发性浅溃疡，表现为管壁边缘毛糙呈毛刺状或锯齿状以及见小龛影，亦可有炎症性息肉而表现为多个小的圆或卵圆形充盈缺损；③肠管缩短，结肠袋消失，肠壁变硬，可呈铅管状。结肠镜检查比 X 线钡剂灌肠检查准确，有条件宜作全结肠镜检查，检查有困难时辅以钡剂灌肠检查。重度或暴发型病例不宜做钡剂灌肠检查，以免加重病情或诱发中毒性巨结肠。

【诊断与鉴别诊断】

（一）诊断

在排除其他疾病（如急性感染性肠炎、阿米巴痢疾、慢性血吸虫病、肠结核等感染性结肠炎以及结肠克罗恩病、缺血性肠炎、放射性肠炎等非感染性结肠炎）基础上，可按下列要点诊断：①具有上述典型临床表现者为临床疑诊，安排进一步检查；②同时具备上述结肠镜和 / 或放射影像特征者，可临床拟诊；③如再加上上述黏膜活检和 / 或手术切除标本组织病理学特征者，可以确诊；④初发病例如临床表现、结肠镜及活检组织学改变不典型者，

暂不确诊 UC，应予随访 3～6 个月，观察发作情况。

应强调，本病并无特异性改变，各种病因均可引起类似的肠道炎症改变，故只有在认真排除各种可能有关的病因后才能做出本病诊断。一个完整的诊断应包括其临床类型、病情分期、疾病活动严重程度、病变范围及并发症。

（二）鉴别诊断

1. 急性感染性肠炎 各种细菌感染如志贺菌、空肠弯曲菌、沙门菌、产气单孢菌、大肠埃希菌、耶尔森菌等，均可引起急性感染性肠炎。常有流行病学特点（如不洁食物史或疫区接触史），急性起病常伴发热和腹痛，具有自限性（病程一般数天至 1 周，不超过 6 周）；抗菌药物治疗有效；粪便检出病原体可确诊。

2. 阿米巴肠炎 有流行病学特征，果酱样大便。病变主要侵犯右侧结肠，也可累及左侧结肠，结肠镜下见溃疡较深、边缘潜行，间以外观正常黏膜，确诊有赖于粪便或组织中找到病原体，非流行区患者血清抗阿米巴抗体阳性有助诊断。高度疑诊病例抗阿米巴治疗有效。

3. 血吸虫病 有疫水接触史，常有肝、脾肿大。确诊有赖粪便检查见血吸虫卵或孵化毛蚴阳性；急性期结肠镜下直肠乙状结肠见黏膜黄褐色颗粒，活检黏膜压片或组织病理见血吸虫卵。免疫学检查有助鉴别。

4. 克罗恩病 克罗恩病的腹泻一般无肉眼血便，结肠镜及 X 线检查病变主要在回肠末段和邻近结肠，且病变呈节段性、跳跃性分布并有其特征改变，与溃疡性结肠炎鉴别一般不难。但要注意，克罗恩病可表现为病变单纯累及结肠，此时与溃疡性结肠炎鉴别诊断十分重要（鉴别要点见表 4-1-3）。对结肠 IBD 一时难以区分 UC 与 CD 者，即仅有结肠病变，但内镜及活检缺乏 UC 或 CD 的特征，临床可诊断为 IBD 类型待定（inflammatory bowel disease unclassified，IBDU）；而未定型结肠炎（indeterminate colitis，IC）指结肠切除术后病理检查仍然无法区分 UC 和 CD 者。

5. 大肠癌 多见于中年以后，结肠镜或 X 线钡剂灌肠检查对鉴别诊断有价值，活检可确诊。须注意溃疡性结肠炎也可发生结肠癌变。

6. 肠易激综合征 粪便可有黏液但无脓血，显微镜检查正常，隐血试验阴性。结肠镜检查无器质性病变证据。

7. 其他 肠结核、真菌性肠炎、抗生素相关性肠

表 4-1-3 溃疡性结肠炎和克罗恩病的鉴别

项目	溃疡性结肠炎	克罗恩病
症状	脓血便多见	有腹泻但脓血便较少见
病变分布	病变连续	呈节段性
直肠受累	绝大多数受累	少见
肠腔狭窄	少见,中心性	多见,偏心性
内镜表现	溃疡浅,黏膜弥漫性充血水肿、颗粒状,脆性增加	纵行溃疡、卵石样外观,病变间黏膜外观正常(非弥漫性)
活检特征	固有膜全层弥漫性炎症、隐窝脓肿、隐窝结构明显异常、杯状细胞减少	裂隙状溃疡、非干酪样肉芽肿、黏膜下层淋巴细胞聚集

炎(包括假膜性肠炎)、缺血性结肠炎、放射性肠炎、嗜酸性肠炎、过敏性紫癜、胶原性结肠炎、白塞病、结肠息肉病、结肠憩室炎以及人类免疫缺陷病毒(HIV)感染合并的结肠病变亦应与本病鉴别。还要注意,结肠镜检查发现的直肠轻度炎症改变,如不符合 UC 的其他诊断要点,常为非特异性,应认真寻找病因,观察病情变化。

8. UC 合并艰难梭菌或巨细胞病毒(CMV)感染 重度 UC 或在免疫抑制剂维持治疗病情处于缓解期患者出现难以解释的症状恶化时,应考虑到合并艰难梭菌或 CMV 感染的可能。确诊艰难梭菌感染可行粪便艰难梭菌毒素试验(酶联免疫测定 toxin A/B)。确诊 CMV 感染可行肠镜下活检 HE 染色找巨细胞包涵体及免疫组化染色,以及血 CMV-DNA 定量。

【治疗】

治疗目的是诱导并维持临床缓解及黏膜愈合,防治并发症,改善患者的生活质量。

(一)对症治疗

强调休息、饮食和营养。重度患者应入院治疗,及时纠正水、电解质平衡紊乱,贫血者可输血,低蛋白血症者输注入血清白蛋白。病情严重者应禁食,并予完全胃肠外营养治疗。

对腹痛、腹泻的对症治疗,要权衡利弊,使用抗胆碱能药物或止泻药如地芬诺酯(苯乙哌啶)或洛哌丁胺宜慎重,在重度患者应禁用,因有诱发中毒性巨结肠的危险。

抗生素治疗对一般病例并无指征。但对重度有继发感染者,应积极抗感染治疗,给予广谱抗生素,静脉给药,合用甲硝唑对厌氧菌感染有效。

(二)药物治疗

1. 氨基水杨酸制剂 是治疗轻、中度 UC 的主要药物。包括传统的柳氮磺吡啶(SASP)和其他各种不同类型 5-氨基水杨酸(5-ASA)制剂。

SASP 疗效与其他 5-ASA 制剂相似,但不良反应远较这些 5-ASA 制剂多见。SASP 口服后大部分到达结肠,经肠道微生物分解为 5-ASA 与磺胺吡啶,前者是主要有效成分,其滞留在结肠内与肠上皮接触而发挥抗炎作用。该药适用于轻、中度患者或重度经糖皮质激素治疗已有缓解者。用药方法为 4g/d,分 4 次口服。病情完全缓解后仍要继续用药长期维持治疗(详见后文)。该药不良反应分为两类,一类是剂量相关的不良反应,如恶心、呕吐、食欲减退、头痛、可逆性男性不育等,餐后服药可减轻消化道反应;另一类不良反应属于过敏,如皮疹、粒细胞减少、自身免疫性溶血、再生障碍性贫血等,因此服药期间必须定期复查血象,一旦出现此类不良反应,应改用其他药物。

口服 5-ASA 新型制剂可避免在小肠近段被吸收,而在结肠内发挥药效,这类制剂有各种控释剂型的美沙拉秦(mesalamine)、奥沙拉秦(olsalazine)和巴柳氮(balsalazide)。口服 5-ASA 新型制剂疗效与 SASP 相仿,优点是不良反应明显减少,缺点是价格昂贵,因此对 SASP 不能耐受者尤为适用。5-ASA 的灌肠剂适用于病变局限在直肠乙状结肠者,栓剂适用于病变局限在直肠者。

2. 糖皮质激素 适用于对氨基水杨酸制剂疗效不佳的轻、中度 UC 患者,对重度 UC 患者静脉糖皮质激素为首选治疗药物。按泼尼松 0.75～1mg/(kg·d)(其他类型全身作用激素的剂量按相当于上述泼尼松剂量折算)给药。重度患者先予较大剂量静脉滴注,即甲泼尼龙 40～60mg/d 或氢化可的松 300～400mg/d,5 天(可适当提早至 3 天或延迟至 7 天)后评估病情,若明显好转改为口服泼尼松治疗,若仍然无效,应转换治疗方案(免疫抑制剂、生物制剂、外科手术等)。达到症状完全缓解开始逐步减量,每周减 5mg,减至 20mg/d 时每周减 2.5mg 至停用,快速减量会导致早期复发。注意药物相关不良反应并做相应处理,宜同时补充钙剂和维生素 D。减量期间加用氨基水杨酸制剂或免疫抑制剂逐渐接替激素治疗。

对病变局限在直肠或直肠乙状结肠者,强调局部用药(病变局限在直肠用栓剂、局限在直肠乙状结肠用灌肠剂),口服与局部用药联合应用疗效更佳。局部用药有美沙拉秦栓剂每次 0.5～1g、1～2次/天；布地奈德泡沫剂每次 2mg、1～2 次/天，适用于病变局限在直肠者，该药激素的全身不良反应少；美沙拉秦灌肠剂每次 1～2g、1～2 次/天；琥珀酸钠氢化可的松（禁用酒石酸制剂）100mg 加生理盐水 100ml 保留灌肠，每晚 1 次。

3. 免疫抑制剂（硫唑嘌呤类药物）　硫唑嘌呤（AZA）或巯嘌呤（6-MP）适用于激素无效或依赖患者。AZA 欧美推荐的目标剂量为 1.5～2.5mg/(kg·d)。近年国外报道，对严重溃疡性结肠炎急性发作静脉用糖皮质激素治疗无效的病例，应用环孢素（cyclosporine）2～4mg/(kg·d) 静脉滴注，短期有效率可达 60%～80%，可有效减少急诊手术率。

4. 生物制剂　当激素及上述免疫抑制剂治疗无效或激素依赖或不能耐受上述药物治疗时，可考虑生物制剂治疗。国外研究已肯定英利昔单抗（infliximab，IFX）对 UC 的疗效，我国亦已结束Ⅲ期临床试验。IFX 是一种抗 TNF-α 的人鼠嵌合体单克隆抗体，为促炎性细胞因子的拮抗剂。使用方法为 5mg/kg，静脉滴注，在第 0 周、2 周、6 周给予作为诱导缓解；随后每隔 8 周给予相同剂量作长程维持治疗。在使用 IFX 前正在接受激素治疗时应继续原来治疗，在取得临床完全缓解后将激素逐步减量至停用。对原先已使用免疫抑制剂无效者，无必要继续合用免疫抑制剂；但对 IFX 治疗前未接受过免疫抑制剂治疗者，IFX 与 AZA 合用可提高撤离激素缓解率及黏膜愈合率。

（三）外科手术治疗

绝对手术指征包括大出血、穿孔、癌变及高度疑为癌变。相对手术指征包括：①积极内科治疗无效的重度 UC，合并中毒性巨结肠内科治疗无效者宜更早行外科干预；②内科治疗疗效不佳和/或药物不良反应已严重影响生活质量者，可考虑外科手术。一般采用全结肠切除加回肠造瘘/回肠肛门小袋吻合术。

（四）维持治疗

激素不能作为维持治疗药物。维持治疗药物选择视诱导缓解时用药情况而定。由氨基水杨酸制剂或激素诱导缓解后以氨基水杨酸制剂维持，用原诱导缓解剂量的全量或半量，如用 SASP 维持，剂量一般为 2～3g/d，并应补充叶酸。远段结肠炎以美沙拉秦局部用药为主，加上口服氨基水杨酸制剂更好。硫唑嘌呤类药物用于激素依赖、氨基水杨酸制剂不耐受者的维持治疗，剂量与诱导缓解时相同。以 IFX

诱导缓解后继续 IFX 维持。氨基水杨酸制剂维持治疗的疗程为 3～5 年或更长。对硫嘌呤类药物及 IFX 维持治疗的疗程未有共识，视患者具体情况而定。

（五）患者教育

1. 活动期患者应有充分休息，调节好情绪，避免心理压力过大。

2. 急性活动期可给予流质或半流质饮食，病情好转后改为富营养、易消化的少渣饮食，调味不宜过于辛辣。注重饮食卫生，避免肠道感染性疾病。不宜长期饮酒。

3. 按医嘱服药及定期医疗随访，不要擅自停药。反复病情活动者，应有终生服药的心理准备。

【预后】

本病呈慢性过程，大部分患者反复发作，轻度及长期缓解者预后较好。重度、有并发症及年龄超过 60 岁者预后不良，但近年由于治疗水平提高，病死率已明显下降。慢性持续活动或反复发作频繁，预后较差，但如能合理选择药物治疗，亦可望恢复。病程漫长者癌变危险性增加，应注意随访，推荐对起病 8～10 年的所有 UC 患者均应行 1 次肠镜检查，以确定当前病变的范围。如为 E3 型，则从此隔年肠镜复查，达 20 年后每年肠镜复查；如为 E2 型，则从起病 15 年开始隔年肠镜复查；如为 E1 型，无需肠镜监测。合并原发性硬化性胆管炎者，从该诊断确立开始每年肠镜复查。

（吴开春）

第二节　克罗恩病

克罗恩病（Crohn's disease，CD）属炎症性肠病（inflammatory bowel disease，IBD），是一种累及全消化道的慢性肉芽肿性炎症性疾病。主要累及青少年，病因尚未阐明。病变肠道呈节段性、透壁性炎症。主要表现为腹痛、腹泻及体重下降，常有发热、疲乏等全身表现，肛周脓肿或瘘管等局部表现，以及关节、皮肤、眼、口腔黏膜等肠外损害。目前缺乏特异性治疗手段，病情迁延不愈，并发症发生率高，严重影响患者的生活质量，是消化系统难治性疾病。

【流行病学】

1932 年美国医师 Crohn 首次报道了 CD。自 20 世纪中叶起西方国家 IBD 发病率逐渐增高，至目前为止依然呈上升趋势，年发病率在 10/10 万～30/10 万，社区患病率约为 0.5%。IBD 中各地的 CD 与 UC 比例不同，欧洲的 UC 比 CD 多，澳大利亚的

CD比UC多，北美洲即两者比例相似。我国IBD发病率南北方有明显差异，社区流行病学调查显示，2012—2013年间黑龙江省大庆市的IBD的发病率为1.77/10万，其中UC为1.64/10万，CD为0.13/10万。而同期在广东省中山市的调查结果显示IBD的发病率为3.14/10万，其中UC为2.05/10万，CD为1.09/10万。近年来我国临床实践中IBD患者有明显增多的趋势，反映我国IBD发病率可能处于一个快速上升的阶段。

虽然各个年龄段均可发病，但CD主要累及青少年，发病高峰年龄是15～30岁。多数研究提示男女发病率没有明显差异，也有部分研究提示男性略多于女性。

【病因与发病机制】

病因未明，与环境、遗传及肠道微生态等多因素相互作用导致肠道异常免疫失衡有关。

（一）环境因素

近几十年来，全球IBD的发病率持续增高，这一现象首先出现在经济社会高度发达的北美及欧洲。以往该病在我国少见，近十多年增多明显，已成为消化系统常见病，这一疾病谱的变化，提示环境因素发挥了重要作用。至于哪些环境因素发挥了关键作用，目前尚未明了。

（二）遗传因素

IBD发病具有遗传倾向。IBD患者一级亲属发病率显著高于普通人群，CD发病率单卵双胞胎显著高于双卵双胞胎。虽然在白种人中发现某些基因，如NOD2/CARD15、IL-23R及ATG16L1等突变与IBD发病相关，但目前尚未发现与我国IBD发病相关的基因，反映了不同种族、人群遗传背景不同。

（三）肠道微生态

肠道微生态改变与IBD发病的关系是目前研究的热门课题，IBD患者的肠道微生态与正常人不同。有研究显示，IBD患者的肠道微生物多样性及丰度下降，厚壁菌及拟杆菌丰度减少，肠球菌、大肠埃希菌丰度增多。用转基因或敲除基因方法造成免疫缺陷的IBD动物模型必须在肠道微生物存在的前提下才发生炎症反应，抗生素治疗对某些IBD患者有效等说明肠道微生物在IBD的发生、发展中起重要作用。目前尚不清楚肠道微生态改变是IBD发病的启动因素还是疾病的结果，肠道微生物在IBD发病中的作用远未阐明。

（四）免疫失衡

各种因素引起Th1、Th2及Th17炎症通路激活，

炎症因子（如IL-1、IL-6、IL-8、TNF-α、IL-2、IL-4、IFN-γ等）分泌增多，炎症因子/抗炎因子失衡，导致肠道黏膜持续炎症，屏障功能损伤。

IBD的发病机制可概括为：环境因素作用于遗传易感者，在肠道微生物参与下，引起肠道免疫失衡，损伤肠黏膜屏障，导致肠黏膜持续炎症损伤。

【病理】

1. 大体病理特点　①节段性或者局灶性病变；②融合的纵行线性溃疡；③卵石样外观，瘘管形成；④肠系膜脂肪包绕病灶；⑤肠壁增厚和肠腔狭窄等特征。

2. 光学显微镜下特点　外科手术切除标本诊断CD的光学显微镜下特点为：①透壁性（transmural）炎（图4-1-1）；②聚集性炎症分布，透壁性淋巴细胞增生；③黏膜下层增厚（由于纤维化-纤维肌组织破坏和炎症、水肿造成）；④裂沟（裂隙状溃疡，fissures）（图4-1-2）；⑤非干酪样肉芽肿（包括淋巴结）（图4-1-3）；⑥肠道神经系统的异常（黏膜下神经纤维增生和神经节炎，肌间神经纤维增生）；⑦比较正常的上皮-黏液分泌保存（杯状细胞通常正常）。内镜下黏膜活检的诊断：局灶性的慢性炎症、局灶性隐窝结构异

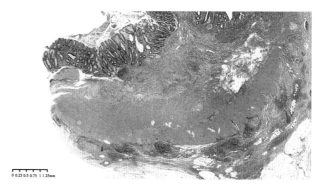

图4-1-1　克罗恩病，黏膜层呈慢性肠炎改变，部分隐窝结构改变，肠壁全层可见炎性细胞浸润，串珠状淋巴滤泡增生，黏膜下层、浆膜层纤维化

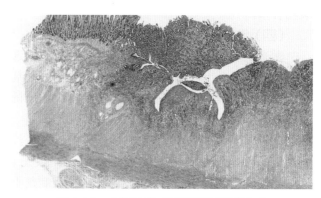

图4-1-2　克罗恩病，肠壁可见裂隙状溃疡

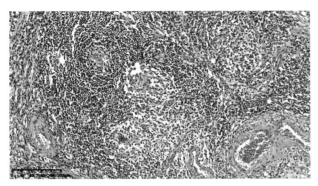

图 4-1-3　克罗恩病,体积较小的上皮样细胞肉芽肿

常和非干酪样肉芽肿是一般公认最重要的在结肠内镜活检标本上诊断 CD 的光学显微镜下特点。

【临床表现】

起病大多隐匿、缓慢,从发病早期症状至确诊有时需数月至数年。病程呈慢性、长短不等的活动期与缓解期交替,迁延不愈。少数急性起病,可表现为急腹症,部分患者可误诊为急性阑尾炎。腹痛、腹泻和体重下降是本病的主要临床表现。但本病的临床表现复杂多变,与临床类型、病变部位、病期及并发症有关。

（一）消化系统表现

1. **腹痛**　为最常见症状。多位于右下腹或脐周,间歇性发作。体检常有腹部压痛,部位多在右下腹。出现持续性腹痛和明显压痛,提示炎症波及腹膜或腹腔内脓肿形成。

2. **腹泻**　粪便多为糊状,可有血便,但次数增多及黏液脓血便通常没有 UC 明显。病变涉及下段结肠或肛门直肠者,可有黏液血便及里急后重。

3. **腹部包块**　见于 10%～20% 患者,由于肠粘连、肠壁增厚、肠系膜淋巴结肿大、内瘘或局部脓肿形成所致。多位于右下腹与脐周。

4. **瘘管形成**　是 CD 较为常见且较为特异的临床表现,因透壁性炎性病变穿透肠壁全层至肠外组织或器官而成。分内瘘和外瘘,前者可通向其他肠段、肠系膜、膀胱、输尿管、阴道、腹膜后等处,后者通向腹壁或肛周皮肤。肠段之间内瘘形成可致腹泻加重及营养不良。肠瘘通向的组织与器官因粪便污染可致继发性感染。外瘘或通向膀胱、阴道的内瘘均可见粪便与气体排出。

5. **肛门周围病变**　包括肛门周围瘘管、脓肿及肛裂等病变。有时肛周病变可为本病的首发症状。

（二）全身表现

本病全身表现较多且较明显,主要有:

1. **发热**　与肠道炎症活动及继发感染有关。间歇性低热或中度热常见,少数患者以发热为主要症状,甚至较长时间不明原因发热之后才出现消化道症状。出现高热时应注意合并感染或脓肿形成。

2. **营养障碍**　由慢性腹泻、食欲减退及慢性消耗等因素所致。主要表现为体重下降,可有贫血、低蛋白血症和维生素缺乏等表现。青春期前发病者常有生长发育迟滞。

（三）肠外表现

本病肠外表现与 UC 的肠外表现相似,但发生率较高,以口腔黏膜溃疡、皮肤结节性红斑、关节炎及眼病为常见。

（四）并发症

肠梗阻最常见,其次是腹腔脓肿,偶可并发急性穿孔或大量便血。炎症迁延不愈者癌变风险增加。

【辅助检查】

（一）实验室检查

1. **血液检查**　贫血、血沉加快、血清白蛋白浓度下降及 C 反应蛋白增高提示 CD 处于活动期。周围血白细胞升高常提示合并感染。怀疑合并巨细胞病毒（cytomegalovirus,CMV）感染时,可行血清 CMV IgM 及 DNA 检测。

抗酿酒酵母菌抗体（antisacchromyces cerevisia antibody,ASCA）在 CD 患者中阳性率较高,且对预测不良预后有一定帮助。而抗中性粒细胞胞质抗体（antineutrophil cytoplasmic antibody,ANCA）则在 UC 患者中阳性率较高,有研究认为联合检测 ASCA 及 ANCA 有助于 CD 与 UC 的鉴别诊断,但由于两者的敏感性与特异性对临床诊断的参考价值有限,我国 2018 年版的 IBD 诊治共识意见建议不作为 CD 诊断的常规检查。

2. **粪便检查**　活动期粪隐血试验可呈阳性。粪钙卫蛋白增高提示肠黏膜炎症处于活动期。应注意通过粪便病原学检查,排除感染性结肠炎。怀疑合并艰难梭状杆菌（Clostridium difficile,C.diff）感染时可通过培养、毒素检测及核苷酸 PCR 等方法证实。

（二）内镜检查

1. **结肠镜检查**　结肠镜检查和黏膜组织活检应列为 CD 诊断的常规首选检查,结肠镜检查应达末段回肠。早期 CD 内镜下表现为阿弗他溃疡,随着疾病进展,溃疡可逐渐增大加深,彼此融合形成纵行溃疡。CD 病变内镜下多为非连续改变,病变间黏膜可完全正常。其他常见内镜下表现为卵石征、肠壁增厚伴不同程度狭窄、团簇样息肉增生等（图 4-1-4）。

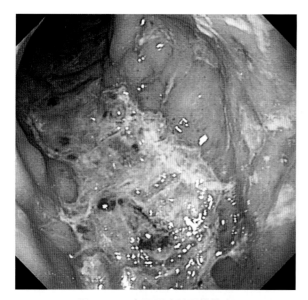

图 4-1-4 克罗恩病结肠镜检查
可见沿降结肠纵轴分布的纵行溃疡，溃疡旁边的黏膜肿胀隆起，呈铺路石样改变

少见直肠受累和 / 或瘘管开口，环周及连续的病变。必须强调，无论结肠镜检查结果如何（确诊 CD 或疑诊 CD），均需选择有关检查明确小肠和上消化道的累及情况，以便为诊断提供更多证据及进行疾病评估。

怀疑 CD 的患者需取组织学活检，在病变部位和非病变部位多点取材。

2. 小肠胶囊内镜检查（small bowel capsule endoscopy，SBCE） 对发现小肠黏膜异常相当敏感，主要适用于疑诊 CD 但结肠镜及小肠放射影像学检查阴性者。多项对照研究提示胶囊内镜对小肠 CD 的诊断价值与 CT 或磁共振肠道显像（CT/MR enterography，CTE/MRE）相似。SBCE 对一些轻微病变的诊断缺乏特异性。SBCE 检查阴性，倾向于排除 CD，阳性结果需综合分析并常需进一步检查证实。肠道狭窄者易发生胶囊滞留，检查前应详细询问有无肠狭窄相关症状，必要时先行有关影像学检查排除肠道狭窄。

3. 小肠镜检查 目前我国常用的是气囊辅助式小肠镜（balloon assisted enteroscopy，BAE）。该检查可在直视下观察病变、取活检和进行内镜下治疗，但为侵入性检查，有一定并发症的风险。主要适用于其他检查（如 SBCE 或放射影像学）发现小肠病变或尽管上述检查阴性而临床高度怀疑小肠病变需进行确认及鉴别者，或已确诊 CD 需要 BAE 检查以指导或进行治疗者。小肠镜下 CD 病变特征与结肠镜所见相同。

4. 胃镜检查 少部分 CD 病变可累及食管、胃和十二指肠，但一般很少单独累及。原则上胃镜检查应列为 CD 的常规检查，尤其是有上消化道症状、儿童和 IBD 类型待定（inflammatory bowel disease unclassified，IBDU）患者。

（三）影像学检查

1. CT 或磁共振肠道显像（CT/MR enterography，CTE/MRE） 可反映肠壁的炎症改变、病变分布的部位和范围、狭窄的存在、肠腔外并发症如瘘管形成、腹腔脓肿或蜂窝织炎等，可作为小肠 CD 的常规检查。活动期 CD 典型的 CTE 表现为肠壁明显增厚、肠黏膜明显强化伴有肠壁分层改变，黏膜内环和浆膜外环明显强化，呈"靶征"或"双晕征"；肠系膜血管增多、扩张、扭曲，呈"木梳征"；相应系膜脂肪密度增高、模糊；肠系膜淋巴结肿大等（图 4-1-5）。

MRE 与 CTE 对评估小肠炎性病变的精确性相似，对判别肠道纤维化程度优于 CTE。MRE 检查较费时，设备和技术要求较高，但无放射线暴露之虑，可用于儿童、妊娠妇女及需要反复检查的患者。盆腔 MR 有助于确定肛周病变的位置和范围、了解瘘管类型及其与周围组织的解剖关系（图 4-1-6）。

2. 钡剂灌肠及小肠钡剂造影 钡剂灌肠已被结肠镜检查所代替，但遇到肠腔狭窄无法继续进镜者仍有诊断价值。小肠钡剂造影敏感性低，已被 CTE 或 MRE 代替，但对无条件行 CTE 检查的单位则仍是小肠病变检查的重要技术。该检查对肠狭窄的动态观察可与 CTE/MRE 互补，必要时可两种检查方法同用。X 线所见为多发性、跳跃性病变，病变处

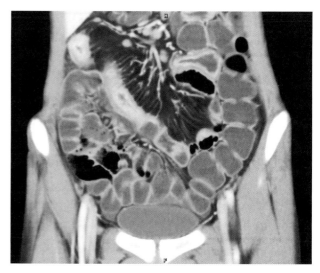

图 4-1-5 CT 小肠造影（CTE）
增强后静脉期冠状位可见回肠近段多节段肠壁增厚，肠壁分层状强化，呈"靶环征"，肠系膜缘血管充血呈"梳样征"

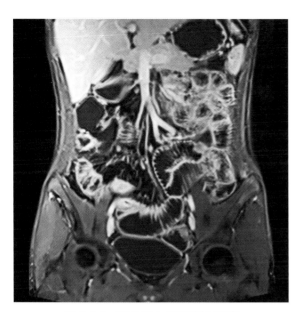

图4-1-6　磁共振小肠造影（MRE）

MRI T_1WI 增强静脉期冠状位可见回肠多节段肠壁增厚（短箭头），肠腔狭窄并近端肠腔轻度扩张（长箭头）

见裂隙状溃疡、卵石样改变、假息肉、肠腔狭窄、僵硬，可见瘘管。

3. 经腹肠道超声检查　可显示肠壁病变的部位和范围、肠腔狭窄、肠瘘及脓肿等。CD 主要超声表现为肠壁增厚（≥4mm）；回声减低，正常肠壁层次结构模糊或消失；受累肠管僵硬，结肠袋消失；透壁炎症时可见周围脂肪层回声增强，即脂肪爬行征；肠壁血流信号较正常增多；内瘘、窦道、脓肿和肠腔狭窄；其他常见表现有炎性息肉、肠系膜淋巴结肿大等。超声造影对于经腹超声判断狭窄部位的炎症活动度有一定价值。由于超声检查方便、无创，患者接纳度好，对 CD 诊断的初筛及治疗后疾病活动度的随访有价值，值得进一步研究。

【诊断与鉴别诊断】

（一）诊断

由于缺乏 CD 的特异性诊断方法，诊断需结合临床表现及辅助检查，在排除其他疾病的基础上做出。我国 IBD 诊治共识意见提出以下诊断要点：①具备上述临床表现者可临床疑诊，安排进一步检查；②同时具备上述结肠镜或小肠镜（病变局限在小肠者）特征以及影像学（CTE 或 MRE，无条件者采用小肠钡剂造影）特征者，可临床拟诊；③如再加上活检提示 CD 的特征性改变且能排除肠结核，可做出临床诊断；④如有手术切除标本（包括切除肠段及病变附近淋巴结），可根据标准做出病理确诊；⑤对无病理确诊的初诊病例，随访 6～12 个月，根据对治疗的反应及病情变化判断，符合 CD 自然病程者，可做出临床确诊。如与肠结核混淆不清但倾向于肠结核者，应按肠结核进行诊断性治疗 8～12 周，再行鉴别。

WHO 提出 6 个诊断要点的 CD 诊断标准（表4-1-4），该标准最近再次被世界胃肠组织（World Gastroenterology Organization，WGO）推荐。

（二）疾病评估

CD 诊断成立后，需要进行全面的疾病病情和预后的评估并制订治疗方案。

1. 临床类型　比较公认的临床类型分类是蒙特利尔 CD 表型分类法（表4-1-5）。

2. 疾病活动性的严重程度　临床上用克罗恩病活动指数（Crohn disease activity indcx，CDAI）评估疾病活动性的严重程度并进行疗效评价，该评分方法比较费时，常用于临床科研或药物试验的疗效评价。Harvey 和 Bradsho 的简化 CDAI 计算法（表4-1-6）较为简便。

内镜下病变的严重程度及炎症标志物如血清 CRP 水平，亦是疾病活动性评估的重要参考指标。内镜下病变的严重程度可以溃疡的深浅、大小、范围和伴随狭窄情况来评估。精确的评估则采用计分法，如克罗恩病内镜严重程度指数（Crohn's disease endoscopic index of severity，CDEIS）或克罗恩病简

表4-1-4　世界卫生组织推荐的克罗恩病诊断标准

项目	临床	放射影像学检查	内镜检查	活组织检查	手术标本
①非连续性或节段性改变		+	+		+
②卵石样外观或纵行溃疡		+	+		+
③全壁性炎性反应改变	+	+		+	+
④非干酪性肉芽肿				+	+
⑤裂沟、瘘管		+			+
⑥肛周病变	+				

注：具有①②③者为疑诊；再加上④⑤⑥三者之一可确诊；具备第④项者，只要加上①②③三者之二亦可确诊，"+"代表有此项表现

263

表4-1-5　克罗恩病的蒙特利尔分型

项目	标准	备注
确诊年龄（A）		
A1	≤16岁	—
A2	17～40岁	—
A3	>40岁	—
病变部位（L）		
L1	回肠末段	L1+L4[b]
L2	结肠	L2+L4[b]
L3	回结肠	L3+L4[b]
L4	上消化道	
疾病行为（B）		
B1[a]	非狭窄非穿透	B1p[c]
B2	狭窄	B2p[c]
B3	穿透	B3p[c]

[a] 随着疾病进展，B1可发展为B2或B3；[b]L4可与L1、L2、L3同时存在；[c]p为肛周病变，可与B1、B2、B3同时存在。"—"为无此项

表4-1-6　简化克罗恩病活动指数计算法

项目	0分	1分	2分	3分	4分
一般情况	良好	稍差	差	不良	极差
腹痛	无	轻	中	重	—
腹块	无	可疑	确定	伴触痛	—
腹泻	稀便每日1次记1分				
伴随疾病[a]	每种症状记1分				

注："—"为无此项。[a] 伴随疾病包括关节痛、虹膜炎、结节性红斑、坏疽性脓皮病、阿弗他溃疡、裂沟、新瘘管和脓肿等。≤4分为缓解期，5～7分为轻度活动期，8～16分为中度活动期，>16分为重度活动期

化内镜评分（simple endoscopic score for Crohn's disease, SES-CD），由于耗时，主要用于科研。

一个完整的诊断应该包括临床分型、病变部位、活动严重程度及并发症等，如克罗恩病（回结肠型、狭窄型+肛瘘、活动期、中度）。

（三）鉴别诊断

需与各种肠道感染性或非感染性炎症疾病及肠道肿瘤鉴别。急性发作时须除外阑尾炎，慢性过程中常需与肠结核、肠淋巴瘤及肠白塞病鉴别，病变仅累及结肠者应与UC进行鉴别。

1. 肠结核　肠结核在我国仍然常见，主要累及回盲部，表现为腹痛、腹泻、发热、腹部包块，需与CD鉴别，鉴别要点见表4-1-7。如果鉴别有困难或不能完全排除肠结核，可先行试验性抗结核治疗3个月，如果是肠结核，临床症状及内镜下肠黏膜溃

表4-1-7　肠结核与克罗恩病的鉴别

	肠结核	克罗恩病
肠外结核	多见	一般无
病程	复发不多	病程长，缓解与复发交替
瘘管、腹腔脓肿、肛周病变	少见	可见
病变节段性分布	常无	有
溃疡形状	常呈环行、浅表而不规则	多呈纵行、裂隙状
结核菌素试验	强阳性	阴性或阳性
γ干扰素释放试验	阳性	阴性
抗结核治疗	症状改善，肠道病变好转	无明显改善，肠道病变无好转
组织病理		
抗酸杆菌	可有	无
干酪性肉芽肿	可有	无

疡多有明显好转。有时CD患者经抗结核治疗后症状也可能有所减轻，但肠黏膜溃疡通常好转不明显。

根据我国多中心临床研究的结果，下列表现倾向CD诊断：肛周病变（尤其是肛瘘、肛周脓肿），并发瘘管、腹腔脓肿，疑为CD的肠外表现如反复发作口腔溃疡、皮肤结节性红斑等；结肠镜下见典型的纵行溃疡、典型的卵石样外观、病变累及≥4个肠段、病变累及直肠肛管。而下列表现则倾向于肠结核诊断：伴活动性肺结核，结核菌素试验强阳性；结肠镜下见典型的环形溃疡，回盲瓣口固定开放；活检见肉芽肿分布在黏膜固有层且数目多、直径大（长径>400μm），特别是有融合，抗酸染色阳性。

2. 肠淋巴瘤　临床表现为非特异性的胃肠道症状，如腹部、腹痛包块、体重下降、肠梗阻、消化道出血等较为多见，发热少见，与CD鉴别有一定困难。如X线检查见一肠段内广泛侵蚀、呈较大的指压痕或充盈缺损，超声或CT检查肠壁明显增厚、腹腔淋巴结肿大，有利于淋巴瘤的诊断。淋巴瘤一般进展较快。小肠镜下活检或必要时手术探查可获病理确诊。

3. 肠白塞病（Behcet disease）　常表现为右下腹痛，可有右下腹包块及消化道出血表现，常有口腔溃疡，部分患者有外阴生殖器皮肤溃疡，针刺试验可呈阳性。典型内镜下表现为回盲部圆形或类圆形深大溃疡，边界清楚，无炎性息肉增生。组织学不见肉芽肿增生。本病对糖皮质激素治疗反应比较敏感，症状可在短时间内缓解。

4. 溃疡性结肠炎　根据临床表现、内镜和病理组织学特征不难鉴别（表 4-1-8）。少数患者病变局限于结肠，内镜及活检缺乏 UC 或 CD 的特征，暂时无法区分 UC 或 CD，临床可诊断为 IBD 分型待定（inflammatory bowel disease unclassified，IBDU）；而未定型结肠炎（indeterminate colitis，IC）指肠切除术后病理检查仍然无法区分 UC 和 CD 者。

其他需要鉴别的疾病还有感染性肠炎（如艾滋病相关肠炎、血吸虫病、阿米巴肠病、耶尔森菌感染、空肠弯曲菌感染、艰难梭菌肠炎、巨细胞病毒肠炎等）、缺血性结肠炎、放射性肠炎、药物性（如 NSAID）肠病、嗜酸性肠炎、以肠道病变为突出表现的多种风湿性疾病（如系统性红斑狼疮、原发性血管炎等）、憩室炎、转流性肠炎等。

【治疗】

治疗目标是诱导并维持临床缓解以及黏膜愈合，防治并发症，改善患者的生活质量。

（一）活动期的治疗

治疗方案的选择建立在对病情全面评估的基础上。开始治疗前应认真检查有无全身或局部感染，特别是准备使用全身作用激素、免疫抑制剂或生物制剂者。治疗过程中应根据对治疗的反应和对药物的耐受情况随时调整治疗方案。决定治疗方案前应向患者详细解释方案的效益和风险，在与患者充分交流并取得合作之后实施。

1. 一般治疗

（1）戒烟：吸烟明显降低药物疗效，增加手术率和术后复发率。

（2）营养支持：CD 患者营养不良常见，注意检测患者的体质量和 BMI，铁、钙和维生素（特别是维生素 D、维生素 B_{12}）等物质的缺乏，并做相应处理。

表 4-1-8　溃疡性结肠炎和克罗恩病的鉴别

项目	溃疡性结肠炎	克罗恩病
症状	脓血便多见	有腹泻但脓血便较少见
病变分布	病变连续	呈节段性
直肠受累	绝大多数受累	少见
肠腔狭窄	少见，中心性	多见，偏心性
内镜表现	溃疡浅，黏膜弥漫性充血水肿、颗粒状，脆性增加	纵行溃疡、卵石样外观，病变间黏膜外观正常（非弥漫性）
活组织检查特征	固有膜全层弥漫性炎症、隐窝脓肿、隐窝结构明显异常、杯状细胞减少	裂隙状溃疡、非干酪性肉芽肿、黏膜下层淋巴细胞聚集

对重症患者可予营养支持治疗，首选肠内营养，不足时辅以肠外营养。

2. 药物治疗方案的选择

（1）根据疾病活动严重程度以及对治疗的反应选择治疗方案。

1）轻度活动期 CD 的治疗：原则是控制或减轻症状，尽量减少治疗药物对患者造成的损伤。氨基水杨酸制剂适用于结肠型、回肠型和回结肠型，应用美沙拉秦并需及时评估疗效。病变局限在回肠末端、回盲部或升结肠者，布地奈德疗效优于美沙拉秦。对上述治疗无效的轻度活动期 CD 患者视为中度活动期 CD，按中度活动期 CD 处理。

2）中度活动期 CD 的治疗：激素是最常用的治疗药物。病变局限于回盲部者，为减少全身作用激素的相关不良反应，可考虑布地奈德，但该药对中度活动期 CD 的疗效不如全身作用激素。激素无效或激素依赖时，加用硫嘌呤类药物或甲氨蝶呤。研究证明，这类免疫抑制剂对诱导活动期 CD 缓解与激素有协同作用，但起效慢（硫唑嘌呤用药 12～16 周后才达到最大疗效），因此其作用主要是在激素诱导症状缓解后，继续维持撤离激素的缓解：①硫唑嘌呤（AZA）和巯嘌呤（6-MP）：同为硫嘌呤类药物，两药疗效相似，初始选用 AZA 或 6-MP，主要是用药习惯问题，我国医师使用硫唑嘌呤的经验较多。使用 AZA 出现不良反应的患者换用 6-MP，部分患者可以耐受。②甲氨蝶呤：硫嘌呤类药物治疗无效或不能耐受者，可考虑换用甲氨蝶呤。③生物制剂：抗 TNF-α 单克隆抗体用于激素和上述免疫抑制剂治疗无效或激素依赖者或不能耐受上述药物治疗者。④沙利度胺：已有临床研究证实，沙利度胺对儿童及成人难治性 CD 有效，可用于无条件使用抗 TNF-α 单克隆抗体者。其起始剂量建议 75mg/d 或以上，值得注意的是该药治疗疗效及毒副不良反应作用与剂量相关。⑤其他：如氨基水杨酸制剂对中度活动期 CD 疗效不明确。环丙沙星和甲硝唑仅用于有合并感染者。其他免疫抑制剂、益生菌尚待进一步研究。对有结肠远端病变者，必要时可考虑美沙拉秦局部治疗。

3）重度活动期 CD 的治疗：重度患者病情严重、并发症多、手术率和病死率高，应及早采取积极有效的措施处理。确定是否存在并发症，局部并发症如脓肿或肠梗阻，全身并发症如机会性感染。强调通过细致检查尽早发现并作相应处理。

全身作用激素口服或静脉给药，剂量相当于泼尼松 0.75～1mg/（kg·d）。抗 TNF-α 单克隆抗体视情况，可在激素无效时应用，亦可一开始就应用。激素或传统治疗无效者可考虑手术治疗。手术指征和手术时机的掌握应从治疗开始就与外科医师密切配合共同商讨。合并感染者予广谱抗菌药物或环丙沙星和 / 或甲硝唑。视营养状况和进食情况予肠外或肠内营养支持，必要时输血和输注白蛋白。

4）特殊部位 CD 的治疗：存在广泛性小肠病变（累计长度＞100cm）的活动性 CD，常导致营养不良、小肠细菌过度生长、因小肠多处狭窄而多次手术造成短肠综合征等严重且复杂的情况，因此早期即应予积极治疗，如早期应用抗 TNF-α 单克隆抗体和 / 或免疫抑制剂（AZA、6-MP、甲氨蝶呤）。营养治疗应作为重要辅助手段。轻度患者可考虑全肠内营养作为一线治疗。食管、胃、十二指肠 CD 独立存在，亦可与其他部位 CD 同时存在。其治疗原则与其他部位 CD 相仿，不同的是：加用 PPI 对改善症状有效，轻度胃十二指肠 CD 可仅予 PPI 治疗；由于该类型 CD 一般预后较差，中重度患者宜早期应用免疫抑制剂，对病情严重者早期考虑予 IFX。

（2）高缓解率以及减少缓解期复发：对哪些患者需要早期积极治疗，取决于对患者预后的估计。预测"病情难以控制"（disabling disease）的高危因素。所谓"病情难以控制"，一般指患者在短时间内出现复发而需要重复激素治疗或发生激素依赖，或在较短时间内需行肠切除术等预后不良表现。

目前，较为认同的预测"病情难以控制"高危因素包括合并肛周病变、广泛性病变、食管胃十二指肠病变、发病年龄小、首次发病即需要激素治疗等。对于有 2 个或以上高危因素的患者宜在开始治疗时就考虑给予早期积极治疗；从以往治疗经验看，接受过激素治疗而复发频繁（一般指每年复发≥2 次）的患者亦宜考虑给予更积极的治疗。所谓早期积极治疗系指不必经过"升阶治疗"阶段，活动期诱导缓解的治疗初始就予更强的药物。主要包括两种选择，激素联合免疫抑制剂或直接予抗 TNF-α 单克隆抗体，单独应用或与硫唑嘌呤联用。

（二）药物诱导缓解后的维持治疗

应用激素或生物制剂诱导缓解的 CD 患者往往需继续长期使用药物，以维持撤离激素的临床缓解。激素依赖的 CD 是维持治疗的绝对指征。其他情况宜考虑维持治疗，包括重度 CD 药物诱导缓解后、复发频繁 CD、临床上有被视为"病情难以控制"高危因素等。

激素不应用于维持缓解。用于维持缓解的主要药物如下：

1. 氨基水杨酸制剂　适用氨基水杨酸制剂诱导缓解后的维持治疗。氨基水杨酸制剂对激素诱导缓解后维持缓解的疗效不确定。

2. 硫嘌呤类药物或甲氨蝶呤　硫唑嘌呤是激素诱导缓解后用于维持缓解最常用的药物，能有效维持撤离激素的临床缓解。硫唑嘌呤不能耐受者可考虑换用 6-MP。硫嘌呤类药物治疗无效或不能耐受者，可换用甲氨蝶呤。

免疫抑制剂维持治疗期间复发者，首先应检查服药依从性和药物剂量或浓度是否足够并做相应处理。如免疫抑制剂药物浓度在治疗窗内，可改用抗 TNF-α 单克隆抗体诱导缓解并继以抗 TNF-α 单克隆抗体维持治疗。

3. 抗 TNF-α 单克隆抗体　使用抗 TNF-α 单克隆抗体诱导缓解后最好以抗 TNF-α 单克隆抗体维持治疗。如果没有条件继续使用抗 TNF-α 单克隆抗体，可改用免疫抑制剂维持治疗。

（三）治疗药物的使用方法

1. 氨基水杨酸制剂　包括 SASP、巴柳氮、奥沙拉秦、美沙拉秦。使用方法详见 UC 的治疗部分。

2. 激素　泼尼松 0.75～1mg/（kg·d）（其他类型全身作用激素的剂量按相当于上述泼尼松剂量折算），再增加剂量对提高疗效不会有多大帮助，反而会增加不良反应。达到症状完全缓解开始逐步减量，每周减 5mg，减至 20mg/d 时每周减 2.5mg 至停用，快速减量会导致早期复发。注意药物相关不良反应并做相应处理，宜同时补充钙剂和维生素 D。

布地奈德为口服每次 3mg，3 次 / 天，一般在 8～12 周临床缓解后改为每次 3mg，2 次 / 天。延长疗程可提高疗效，但超过 6～9 个月则再无维持作用。该药为局部作用激素，全身不良反应显著少于全身作用激素。

3. 硫嘌呤类药物

（1）硫唑嘌呤：用药剂量和疗程应足够。但该药不良反应常见，且可发生严重不良反应，应在严密监测下应用。

合适目标剂量以及治疗过程中的剂量调整：欧洲共识意见推荐的目标剂量为 1.5～2.5mg/（kg·d），有认为中国患者剂量在 1.0～1.5mg/（kg·d）亦有效。硫唑嘌呤存在量效关系，剂量不足会影响疗效，增加剂量会增加药物不良反应风险，有条件的单位建议行药物浓度（6-thioguanine nucleotides，6-TGN）测定指导调整剂量。

硫唑嘌呤治疗过程中应根据疗效、外周血白细胞计数和 6-TGN 进行剂量调整。目前临床上比较常用的剂量调整方案是,按照当地的推荐,一开始即给予目标剂量,用药过程中进行剂量调整。另有逐步增量方案,即从低剂量开始,每 4 周逐步增量,直至有效或外周血白细胞计数降至临界值或达到当地推荐的目标剂量。该方案判断药物疗效需时较长,但可能减少剂量依赖的不良反应。

使用硫唑嘌呤维持撤离激素缓解有效的患者,疗程一般不少于 4 年。如继续使用,其获益和风险应与患者商讨,大多数研究认为使用硫唑嘌呤的获益超过发生淋巴瘤的风险。

严密监测硫唑嘌呤的不良反应:不良反应以服药 3 个月内常见,又尤以 1 个月内最常见。但骨髓抑制可迟发,甚至有发生在 1 年及以上者。用药期间应全程监测定期随诊。最初 1 个月内每周复查 1 次全血细胞,第 2~3 个月内每 2 周复查 1 次全血细胞,之后每月复查全血细胞,半年后全血细胞检查间隔时间可视情况适当延长,但不能停止;最初 3 个月每月复查肝功能,之后视情况复查。

欧美的共识意见推荐在使用硫唑嘌呤前检查硫嘌呤甲基转移酶(thiopurine-S-methyltransferase,TPMT)基因型,对基因突变者避免使用或严密监测下减量使用。TPMT 基因型检查预测骨髓抑制的特异性很高,但灵敏性低(尤其在汉族人群),应用时须充分认识此局限性。研究显示,NUDT15 基因多态性检测对预测包括我国在内的亚洲人群使用骨髓抑制的灵敏性与特异性高,有条件的单位使用硫唑嘌呤前可行检测。

(2)6-MP:欧美共识意见推荐的目标剂量为 0.75~1.50mg/(kg•d)。使用方法和注意事项与硫唑嘌呤相同。

4. 甲氨蝶呤 国外推荐,诱导缓解期的甲氨蝶呤剂量为 25mg/ 周,肌内或皮下注射。12 周达到临床缓解后,可改为 15mg/ 周,肌内或皮下注射,亦可改口服,但疗效可能降低。疗程可持续 1 年,更长疗程的疗效和安全性目前尚无共识。国人的剂量和疗程尚无共识。注意监测药物不良反应,早期胃肠道反应常见,叶酸可减轻胃肠道反应,应常规同时使用。最初 4 周每周、之后每月定期检查全血细胞和肝功能。妊娠为甲氨蝶呤使用禁忌证,用药期间和停药后数月内应避免妊娠。

5. 抗 TNF-α 单克隆抗体 IFX 使用方法为

5mg/kg,静脉滴注,在第 0 周、第 2 周、第 6 周给予作为诱导缓解;随后每隔 8 周给予相同剂量行长程维持治疗。使用 IFX 前接受激素治疗时应继续原来治疗,在取得临床完全缓解后将激素逐步减量直至停用。对原先使用免疫抑制剂无效者,无必要继续合用免疫抑制剂;但对 IFX 治疗前未接受过免疫抑制剂治疗者,IFX 与硫唑嘌呤合用可提高撤离激素缓解率和黏膜愈合率。

维持治疗期间复发者,应查找原因,包括药物谷浓度及抗药抗体浓度检测。如为浓度不足,可增加剂量或缩短给药间隔时间;如为抗体产生而未合用免疫抑制剂者,可加用免疫抑制剂,也可换用其他治疗方案。目前,尚无足够资料提出何时可以停用 IFX。对 IFX 维持治疗达 1 年,维持无激素缓解伴黏膜愈合和 CRP 正常者,可考虑停用 IFX,继以免疫抑制剂维持治疗。对停用 IFX 后复发者,再次使用 IFX 可能仍然有效。

(四)肛瘘的处理

首先通过症状和体格检查,尤其是麻醉下肛门指诊,并结合影像学检查,如 MRI、超声内镜或经皮肛周超声检查等,了解是否存在肛周脓肿,肛瘘是单纯性还是复杂性,结肠镜检查了解是否存在直肠结肠病变及其严重程度,在此基础上制订治疗方案。

如有脓肿形成必须先行外科充分引流,并予抗菌药物治疗。

无症状的单纯性肛瘘无需处理。有症状的单纯性肛瘘以及复杂性肛瘘首选抗菌药物如环丙沙星和 / 或甲硝唑治疗,并以硫唑嘌呤或 6-MP 维持治疗。存在活动性肠道 CD 者,必须积极治疗活动性 CD。应由肛肠外科医师根据病情,决定是否需手术以及术式的选择,如单纯性肛瘘瘘管切除术、复杂性肛瘘挂线疗法,甚至肠道转流术或直肠切除术。已有证据证实抗 TNF-α 单克隆抗体对肛瘘的疗效。对复杂性肛瘘,IFX 与外科以及抗感染药物联合治疗,疗效较好。

(五)外科手术治疗和术后复发的预防

1. 外科手术治疗 尽管相当部分 CD 患者最终难以避免手术治疗,但因术后复发率高,CD 的治疗仍以内科治疗为主。因此,内科医师应在 CD 治疗全过程中慎重评估手术的价值和风险,并与外科医师密切配合,力求在最合适的时间施行最有效的手术。外科手术指征如下:

(1)CD 并发症

1)肠梗阻:由纤维狭窄所致的肠梗阻视病变部

位和范围行肠段切除术或狭窄成形术。短段狭窄肠管（一般＜4cm）可行内镜下球囊扩张术。炎症性狭窄引起的梗阻如药物治疗无效可考虑手术治疗。

2）腹腔脓肿：先行经皮脓肿引流和抗感染，必要时再行手术处理病变肠段。

3）瘘管形成：肛周瘘管处理如前述。非肛周瘘管（包括肠皮瘘和各种内瘘）的处理是一个复杂的难题，应由内外科医师密切配合进行个体化处理。

4）急性穿孔：需急诊手术。

5）大出血：内科治疗（包括内镜止血）出血无效而危及生命者，需急诊手术。

6）癌变。

（2）内科治疗无效：内科治疗疗效不佳和／或药物不良反应已严重影响生活质量者，可考虑外科手术。

2. 外科手术时机　需接受手术的 CD 患者往往存在营养不良、合并感染，部分患者长期使用激素，因而存在巨大手术风险。内科医师对此应有足够认识，以避免盲目的无效治疗而贻误手术时机，增加手术风险。围术期的处理十分重要。

3. 术后复发的预防　CD 肠切除术后复发率相当高。目前的资料提示，回结肠切除术后早期复发的高危因素包括吸烟、肛周病变、穿透性疾病行为、有肠切除术史等。

术后（尤其是术后第 1 年内）定期内镜复查有助于监测复发和制订防治方案。回结肠吻合口复发及其严重程度通常应用 Rutgeerts 评分标准。

术后复发的预防仍是未解之难题。强调患者必须戒烟。药物预防方面，有对照研究证实美沙拉秦、硫嘌呤类药物、咪唑类抗菌药物对预防内镜和临床复发有一定疗效。嘌呤类药物疗效略优于美沙拉秦，适用于有术后早期复发高危因素的患者。有报道术后 3 个月内甲硝唑与硫唑嘌呤合用，继以硫唑嘌呤维持，可显著减少术后 1 年复发率。研究发现，抗 TNF-α 单克隆抗体对预防术后内镜复发有效。

就术后患者是否均要常规予预防复发药物治疗、用什么药物、何时开始使用、使用多长时间等问题，目前尚无普遍共识。比较一致的意见是：对有术后早期复发高危因素的患者宜尽早（术后 2 周）予积极干预；术后半年、1 年以及之后定期行结肠镜复查，根据内镜复发与否及其程度给予或调整药物治疗。

（六）癌变的监测

小肠 CD 炎症部位可能并发癌肿，应重点监测小肠；结肠 CD 癌变危险性与 UC 相近，监测方法相同。

克罗恩病病情复杂，病因尚未阐明，缺乏特异性

治疗药物，并发症多，致残率高，严重影响患者的生活质量，诊治需要相关学科密切配合，才能为患者提供个体化的最合适治疗方案。随着对炎症网络的深入研究，各种阻断炎症通路中关键靶点的新型药物不断涌现，为治疗 IBD 带来新前景。生物制剂的进展最为迅速，如全人源化的抗 TNF-α 单克隆抗体阿达木（adalimumab，ADA）和戈利木（golimumab）、整合素单克隆抗体维多珠（vedolizumab）、拮抗 IL-12 和 IL-23 的乌司奴（ustekinumab）等。除了这些国外已经上市的生物制剂之外，尚有一些生物制剂和小分子药物在国外处于临床试验中，如 JAK1/3 抑制剂、鞘氨醇磷酸化受体 1 和 5 激动剂和 SMAD7 抑制剂等，也展现了良好的前景。另外，干细胞移植和菌群移植在 IBD 治疗中也提示了较好的应用前景，相信将来会有更多符合成本 - 效益的临床治疗方案和更适合中国疾病人群的治疗手段供临床应用。另外，对于 CD 这个慢性疾病来说，定期随访、对患者的长期管理和患者自我管理也不容忽视，这些方面在我国也将会越来越规范。

附：CD 疗效判断标准

（一）与药物治疗相关的疗效评价

将 CDAI 作为疗效判断的标准。

1. 疾病活动　CDAI≥150 分者为疾病活动期。

2. 临床缓解　CDAI＜150 分作为临床缓解的标准。缓解期停用激素称为撤离激素的临床缓解。

3. 有效　CDAI 下降≥100 分（亦有以≥70 分为标准）。

4. 复发　经药物治疗进入缓解期后，CD 相关临床症状再次出现，并有实验室炎症指标、内镜检查和影像学检查的疾病活动证据。进行临床研究，则建议以 CDAI＞150 分且较前升高 100 分（亦有以升高 70 分）为标准。早期复发指经治疗达到缓解期开始计算，至复发的时间＜3 个月。

（二）与激素治疗相关的特定疗效评价

1. 激素无效　经相当于泼尼松剂量达 0.75～1mg/（kg·d）治疗超过 4 周，疾病仍处于活动期。

2. 激素依赖　①虽能维持缓解，但激素治疗 3 个月后，泼尼松仍不能减量至 10mg/d；②在停用激素 3 个月内复发。

（三）与手术相关的疗效评价

1. 术后复发　手术切除后再次出现病理损伤。

2. 形态学复发（morphologic recurrence）　在手术完全切除了明显病变后，通过内镜、影像学技术或者外科手段发现肠道的新病损，但患者无明显临床症状。吻合口和回肠新末端处内镜下复发评估通常采用 Rutgeerts 评分：0 级，没有黏膜破损；1 级，小于 5 个阿弗他溃疡；2 级，超过 5 个阿弗他溃疡，在各个溃疡之间仍有正常黏膜、节段性大病损或病损局限于回肠 - 结肠吻合口处（< 1cm）；3 级，弥漫性阿弗他样回肠炎伴弥漫性黏膜炎症；4 级，弥漫性黏膜炎症并大溃疡、结节和 / 或狭窄。充血和水肿不能单独作为术后复发的表现。

3. 临床复发　在手术完全切除了明显病变后，CD 症状复发伴内镜下复发。

（四）黏膜愈合（mucosal healing）

近年提出黏膜愈合是 CD 药物疗效的客观指标，黏膜愈合与 CD 的临床复发率以及手术率的减少相关。目前，黏膜愈合尚无公认的内镜标准，多数研究以溃疡消失为标准，也有以 CDEIS 评分为标准。

（陈旻湖）

推 荐 阅 读

[1] GOMOLLON F, DIGNASS A, ANNESE V, et al. 3rd European Evidence-based Consensus on the Diagnosis and Management of Crohn's Disease 2016: Part 1: Diagnosis and Medical Management[J]. J Crohns Colitis, 2017, 11（1）: 3-25.

[2] GIONCHETTI P, DIGNASS A, DANESE S, et al. 3rd European Evidence-based Consensus on the Diagnosis and Management of Crohn's Disease 2016: Part 2: Surgical Management and Special Situations[J]. J Crohns Colitis, 2017, 11（2）: 135-149.

[3] 中华医学会消化病学分会炎症性肠病学组. 炎症性肠病诊断与治疗的共识意见（2018 年·北京）[J]. 中华消化杂志, 2018, 38（5）: 292-311.

[4] 中华医学会消化病学分会炎症性肠病学组. 炎症性肠病合并机会性感染专家共识意见 [J]. 中华消化杂志, 2017, 37（4）: 217-226.

[5] 中华医学会消化病学分会炎症性肠病学组. 抗肿瘤坏死因子 -α 单克隆抗体治疗炎症性肠病的专家共识（2017）[J]. 中华消化杂志, 2017, 37（9）: 577-580.

[6] 中华医学会病理学分会消化病理协作组. 中国炎症性肠病组织病理诊断共识意见 [J]. 中华病理学杂志, 2014, 43（4）: 268-274.

第三节　嗜酸细胞性胃肠炎

嗜酸细胞性消化道疾病是一类以消化道嗜酸性粒细胞异常浸润为特征的疾病，包括嗜酸细胞性食管炎、嗜酸细胞性胃炎、嗜酸细胞性胃肠炎、嗜酸细胞性肠炎以及嗜酸细胞性结肠炎。从食管到直肠均可受累，但胃和小肠是最常见的受累器官。消化道嗜酸细胞性胃肠炎（eosinophilic gastroenteritis）是一种少见疾病，于 1937 年首次被 Kaiser 报道。1970 年，Klein 根据其临床表现和浸润深度，将其分为 3 种类型：黏膜型、肌层型以及浆膜型。因其发病率较低，目前主要是一些个案报道和小规模病例研究。该病一般口服激素可获得较好的疗效。

【流行病学】

迄今为止，尚无关于嗜酸细胞性胃肠炎的大规模流行病学调查。自首次报道至今，全球仅有几百例的病例报道，但其确切的发病率难以预计。现有资料表明，任何年龄均可发病，30～40 岁为高发年龄，男性略高于女性。嗜酸细胞性胃肠炎的确切发病率尚不清楚。但据报道，美国嗜酸细胞性胃肠炎的发病率约为 2.5/10 万，男女比例为 1.2:1；日本发病率约为美国的 5 倍，男女比例亦为 1.2:1。近年来，随着对该病认识的提高，其发病率有上升趋势。

【发病机制】

发病机制尚不清楚，多被认为是外源性或内源性变应原导致的全身或局部变态反应所致。许多炎症反应中嗜酸性粒细胞的数量会增加，比如寄生虫感染和过敏性疾病。活化的嗜酸性粒细胞可产生并释放炎症介质，如嗜酸性粒细胞阳离子蛋白（ECP）、嗜酸性粒细胞源性神经毒素、嗜酸性粒细胞过氧化物酶等。这些阳离子蛋白具有核糖核酸酶和抗病毒活性，对胃肠道上皮细胞具有细胞毒性。并可触发肥大细胞脱颗粒和释放 IL-1、IL-3 等细胞因子、趋化因子和神经介质等，从而参与嗜酸细胞性胃肠炎的发病。此外，近期研究发现，Th2 细胞因子和趋化因子在嗜酸细胞性胃肠炎发病机制中亦发挥重要作用。

【病理】

正常生理状况下，除食管几乎不含嗜酸性粒细胞外，其余胃肠道固有层都含有嗜酸性粒细胞。因受部位、年龄、有无食物过敏、感染因素等影响，正常人黏膜内嗜酸性粒细胞数量差异较大；且同一个体的不同消化道部位的嗜酸性粒细胞数量也不同，其中以阑尾、盲肠及升结肠的含量最高。目前，对于嗜酸细胞性胃肠炎的嗜酸性粒细胞计数的诊断阈值还没有建立共识。现有研究中，嗜酸细胞性胃肠炎的诊断标准为至少 5 个高倍镜视野（HPF）中嗜酸性粒细胞超过 20～30 个。

【临床表现】

本病临床表现多种多样，缺乏特异性。很多患者有家族或个人的食物或药物过敏史、湿疹、哮喘等病史。有观点认为，海鲜、牛乳、蜂蜜等可诱发或加重症状。嗜酸细胞性胃肠炎的症状与病变的程度、累及的部位相关。常见的症状为腹痛、恶心、呕吐。此外，还可出现与吸收不良相关的症状，如生长发育迟缓、体重减轻、腹泻和低蛋白血症。有些病例出现吞咽困难和腹胀等症状。胃肠道出血、缺铁性贫血和蛋白丢失性肠病等这些症状则不常见。极少数患者可出现腹水。

Klein 提出不同临床分型的嗜酸细胞性胃肠炎，其发病率和临床表现各有特点。黏膜型在临床上最为常见，多表现为腹痛、恶心、呕吐、腹泻、消化道出血、贫血、胃肠道蛋白丢失和吸收不良。肌层型多有肠壁增厚，导致幽门梗阻或肠梗阻。浆膜型为最少见的一种类型，嗜酸性粒细胞浸润消化道全层，并深达浆膜层。嗜酸细胞性腹水被认为是浆膜型的特征性表现，但腹水对激素治疗有较好反应。此外，以上 3 种类型可单独或混合出现。一项法国研究发现，依据 Klein 分型标准，浆膜型嗜酸细胞性胃肠炎相对来说预后较好，黏膜型多呈慢性病程，而肌层型常常反复发作。

据小样本研究报道，嗜酸细胞性胃肠炎可出现一些少见并发症，如胰腺炎、消化道穿孔。胰腺炎可能与继发于嗜酸性粒细胞浸润十二指肠导致的胰管机械性梗阻有关。还有个案报道嗜酸细胞性胃肠炎出现了膀胱炎和肝功异常。

【辅助检查】

（一）实验室检查

外周血嗜酸性粒细胞增多是重要的线索，但并不是诊断的必要条件。许多研究发现，约 1/3 嗜酸细胞性胃肠炎患者无外周嗜酸性粒细胞升高。因此，临床怀疑嗜酸细胞性胃肠炎而外周血嗜酸性粒细胞不高时，仍应进行胃肠道活检检查。值得注意的是，外周血嗜酸性粒细胞增高程度与嗜酸性粒细胞浸润程度以及上皮损伤程度无关，亦不能作为疗效评估的指标。有条件的患者，还可进行过敏原检测。

（二）内镜检查及活检

研究发现，约一半嗜酸细胞性胃肠炎患者的内镜检查结果无明显异常。内镜下阳性表现最多见的为胃和十二指肠黏膜水肿。此外，还可出现黏膜充血、皱襞增厚、黏膜粗糙、糜烂、浅表溃疡等。有报道称，嗜酸性粒细胞在内镜下异常区无浸润，内镜下表现为相对正常的黏膜反而有较多嗜酸性粒细胞浸润。此外，胃肠道嗜酸性粒细胞浸润常呈局灶型分布，故内镜检查时，应在异常与正常黏膜进行多点活检，以提高诊断率。如果嗜酸性粒细胞浸润局限在黏膜下层或浆膜层，则黏膜活检为阴性结果。

（三）影像学检查

绝大多数嗜酸细胞性胃肠炎患者的影像学检查无异常表现。有些会出现影像学改变，但都不尽相同，无特异性表现。黏膜型可出现非特异性的弥漫性或局部黏膜增厚，以及息肉形成、溃疡和管腔狭窄。肌层型可表现为狭窄、梗阻、胃肠道运动紊乱。影像学发现腹水形成，被认为是浆膜型的特征性表现。若出现并发症如胰腺炎，则影像学可出现胰腺炎相关表现。

【诊断与鉴别诊断】

诊断主要依据临床表现、外周血象、影像学检查和内镜下活检病理结果。内镜下活检证实胃肠道黏膜组织有嗜酸性粒细胞浸润，是诊断的关键。目前尚无统一的诊断标准，Lwin 提出的诊断标准为至少 5 个高倍镜视野（HPF）中嗜酸性粒细胞≥30 个。临床工作中，如果嗜酸性粒细胞超过 20/HPF 时，应高度怀疑为嗜酸细胞性胃肠炎。

需要与寄生虫感染、炎症性肠病、结缔组织病和淋巴增生性恶性肿瘤等相鉴别。

【治疗】

关于其治疗方案尚无统一标准，一般采用饮食调整、激素治疗等。有穿孔或梗阻表现时可予以外科治疗。

（一）饮食调整

因许多病例与食物过敏有关，推荐从饮食中去除任何形式可引起过敏的食物。饮食控制还有助于减少激素用量。一般先根据经验去除以下常见的过敏食物：牛奶、鸡蛋、大豆，小麦，花生或坚果，贝类或鱼。然后再通过逐个恢复进食的方法，确定致病食物。此外，应用氨基酸要素饮食长期治疗可获得较好的疗效，但要素饮食的生活质量明显下降，且费用高。

（二）药物治疗

1. 糖皮质激素　糖皮质激素仍是嗜酸细胞性胃

肠炎的主要治疗药物,常用的有泼尼松、布地奈德和氟替卡松。泼尼松起始用量一般是 0.5～1.0mg/kg,大多数患者在用药 2～14 天病情明显缓解。一般 2 周后开始逐步减量至停药。但有些患者是激素依赖,在减量或停药后出现病情反复,此类患者需再予以初始剂量治疗,逐步减量,并以最少量维持缓解。维持治疗还可尝试将泼尼松换为不良反应较少的布地奈德。但应注意长期应用糖皮质激素不良反应较多,如肾上腺皮质抑制、电解质紊乱、高血糖和骨质疏松等。

2. 其他药物　应用较少,临床资料有限,主要包括肥大细胞抑制剂(如色甘酸钠、酮替芬)、白三烯受体拮抗剂(如孟鲁司特钠)和抗组胺药。

(三)其他治疗

对药物治疗不缓解或引起梗阻而内科治疗无效的患者,可行手术治疗,但远期疗效不佳;且手术后如不予以药物治疗,仍有可能复发。

此外,Dai 等报道一例表现为长期腹泻的嗜酸细胞性胃肠炎患者通过粪菌移植获得了较好的疗效,但仍需进一步研究证实。

(邹多武)

推 荐 阅 读

[1] 莫剑忠. 江绍基胃肠病学 [M]. 上海:上海科学技术出版社,2014.

[2] ZHANG M, LI Y. Eosinophilic gastroenteritis: a state-of-the-art review[J]. J Gastroenterol Hepatol, 2017, 32(1): 64-72.

[3] SATO H, HONMA T, OWAKI T, et al. Clinical and pathological profile of eosinophilic gastroenteritis[J]. Eur J Gastroenterol Hepatol, 2019, 31(2): 157-162.

第四节　肠 白 塞 病

白塞病(Behçet's disease,BD)是一类可累及全身多脏器、慢性、血管炎症性疾病。主要临床表现是复发性口腔溃疡、生殖器溃疡、葡萄膜炎和皮肤损害的系统性血管炎。该疾病可累及神经系统、消化道、肺、肾、附睾等,并且可累及全身大、中、小血管。疾病名称是根据土耳其皮肤科医师 Behçet 1937 年发表的病例报告而命名。肠白塞病尚缺少精确的定义,一般认为是 BD 出现胃肠道症状并有客观检查证实存在肠道溃疡等病变时称为肠白塞病(intestinal Behçet's disease)。

【流行病学】

BD 流行趋势有地域差别,以东亚、中东和地中海沿岸地区发病率较高,欧美国家发病率较低,故又被称为"丝绸之路病"。流行病学研究显示土耳其发病率最高,可达 80/10 万～370/10 万,中东地区为 13.5/10 万～20/10 万,而美国发病率仅 1/10 万～2/10 万。肠 BD 的流行分布也存在明显的地域差异,地中海地区 3%～26% 的 BD 患者出现消化道受累,远东地区肠白塞病的比例占 BD 患者的 15%～60%,不同地区之间的差异可能与肠 BD 的诊断标准不统一、检测手段不同有关。

文献报道,BD 患者在古丝绸之路的国家好发于男性,但在西欧和美国性别比例差异不明显。肠白塞病平均发病年龄 30 岁,在男女性别中也未发现显著差异。

【病因与发病机制】

肠白塞病的病因和发病机制尚不清楚,考虑发病机制包括遗传因素、感染因素、环境因素及免疫因素几个方面。

(一)遗传因素

HLA 与 BD 发生存在相关性,尤其是 HLA-B51。HLA-B*5101 出现在 72% 的 BD 患者中,该基因阳性的患者病情较重,可以出现葡萄膜炎、结节性红斑。但有研究显示 HLA-B57 与肠白塞病的发生呈负相关(OR = 0.7, 95%CI: 0.52～0.94)。另外一些非 HLA 基因如胞间黏附分子-1 基因、内皮一氧化氮合成基因、血管内皮生长因子基因等也和 BD 的易感性相关。

(二)感染因素

BD 发病可能与特定细菌、分枝杆菌及病毒感染相关。部分患者发病前有口咽感染史,血清 ASO 升高,可能与链球菌感染相关,而链球菌抗原可以增加 BD 患者 T 淋巴细胞分泌 IL-6 和 γ 干扰素。有研究显示 BD 患者 T-spot 阳性率达到 25.4%,明显高于健康对照组,抗结核治疗对本病的皮肤黏膜损害也具有明显疗效。

有研究显示,BD 患者中已分离出 HSV-1 基因组,并且也报道过含有 HSV-1 抗原的免疫复合物,提示 HSV 感染可能也与 BD 的发生有关。

(三)环境因素

1978 年日本西山茂夫报道,BD 患者病变组织如血清、眼房水、巨噬细胞及中性粒细胞内有机磷、有机氯和铜离子含量较高,考虑可能与使用农药和含铜的杀虫剂有关。我国在 1983 年也报道了 BD

患者血清铜和铜元素的检测量均明显高于正常人，且与病情活动度相关。

（四）免疫因素

固有免疫和适应性免疫均参与了 BD 的发生。

【病理】

BD 可累及大中小动脉及静脉。典型的 BD 病理为坏死性白细胞破碎性闭塞性血管周围炎和静脉血栓形成，可见血管壁周围炎性细胞浸润、内皮细胞肿胀、血管壁纤维蛋白样坏死。肠白塞病中小静脉的受累比动脉更常见，最常见的病理表现为静脉炎，表现为静脉壁周围和静脉壁内中性粒细胞的浸润。

【临床表现】

BD 全消化道均可受累，但肠白塞病主要累及回盲部。消化系统方面缺乏特异性的临床表现。

（一）消化系统表现

1. **腹痛**　是最常见的临床表现，87%～92% 的患者会出现此症状。因病变累及回盲部多见，故腹痛的部位多位于右下腹，但也可出现在其他部位。腹痛程度轻重不一。

2. **腹泻**　亦为本病常见症状之一，12.7%～31.4% 患者出现腹泻。粪便多为糊状，也可以出现血便。

3. **其他**　食欲缺乏、恶心呕吐、贫血、乏力、体重下降等，病情活动期可有上述症状的加重。

（二）全身表现

1. **发热**　是常见的全身症状之一，约 25.5% 的肠白塞病患者出现发热。可表现为低热，也可出现高热伴畏寒、寒战。部分患者发热与病情活动度相关。

2. **皮肤黏膜病变**　90%～100% 的肠白塞病患者会出现复发性口腔溃疡，而肠道症状通常出现在口腔溃疡发生的 4～6 年之后。生殖器溃疡在肠白塞病中的发生率为 42%～85%，眼部病变发生率为 19.6%～28.0%，皮肤脓疱丘疹性病变发生率为 43.1%～70.0%。

3. **其他系统受累**　30.0%～31.9% 肠白塞病患者出现关节炎，部分患者也可以出现神经系统受累、骨髓异常增生综合征（myelodysplastic syndrome，MDS）、血栓栓塞事件等。

（三）并发症

肠白塞病可出现肠穿孔、肠瘘、消化道出血等多种并发症，其中 12%～58% 患者出现肠穿孔，8%～17% 患者出现瘘管性病变包括肠瘘、肠皮瘘及肛瘘。11.2%～25.0% 的肠白塞病患者出现急性下消化道出血，其中约 25% 的患者出现 2 次出血。该

病可以出现肠道慢性缺血性病变，7.2%～13.0% 患者会因此出现肠狭窄。

【辅助检查】

（一）实验室检查

活动期可见红细胞沉降率和 C 反应蛋白（C reaction protein，CRP）升高；粪便隐血实验常呈阳性。49% 肠白塞病患者针刺实验阳性。41.7%～44.3% 的患者会出现血清抗酿酒酵母菌抗体（anti-Saccharomyces cerevisiae antibody，ASCA）阳性。

（二）影像学检查

1. **结肠镜**　肠白塞病典型的溃疡表现是边界清楚、圆形或类圆形的深溃疡，溃疡多位于回盲部，溃疡可以单发或多发。另外，也可以出现阿弗他溃疡（约占 10.5%）、地图样溃疡（约占 10.5%）及星状溃疡（约占 4.0%）。

2. **胶囊内镜或小肠镜**　文献报道，约 26.3% 的肠白塞病患者仅有小肠溃疡。对于临床上怀疑有小肠病变，而普通结肠镜未发现病变的患者，可行胶囊内镜或小肠镜检查。

3. **计算机断层扫描小肠成像（computed tomography enterography，CTE）或磁共振小肠成像（magnetic resonance enterography，MRE）**　近年来 CTE 在临床上的应用愈来愈广泛，其不仅能反映肠道本身病变，也能很好的显示肠系膜、周围淋巴结等肠管周围组织的病变。肠白塞病 CTE 表现为病变处肠壁的增厚、强化，也可以出现肠系膜周围血管增多和肠系膜周围脂肪密度的增高。另外，肠狭窄、肠瘘、腹腔脓肿在 CTE 上也能很好的显示。MRE 与 CTE 对评估小肠、回盲部炎性病变的准确性相似，但前者较费时、设备和技术要求较高，但无放射线暴露之虑，可用于监测肠道病变的进展情况。

4. **肠道超声**　是一种方便、无创检查，可以显示病变受累的范围、肠壁的水肿、增厚等情况，对发现和随访瘘管、脓肿和炎性包块具有一定价值。

【诊断与鉴别诊断】

（一）诊断

肠白塞病的诊断标准尚无统一，目前公认的标准是：患者符合 BD 的诊断标准且有典型的肠道溃疡，并可以除外其他原因所致的肠道病变，则可以诊断为肠白塞病。

目前 BD 的诊断标准临床上常采用白塞病国际研究组（International Study Group，ISG）2013 年制定的白塞病国际分类标准（ICBD）：口腔溃疡、生殖器溃疡和眼部病变（前葡萄膜炎、后葡萄膜炎或视

网膜血管炎)各记为 2 分,皮肤病变(结节性红斑、假性毛囊炎、皮肤溃疡)、中枢神经系统受累及血管病变(动脉血栓形成,大静脉血栓,静脉炎或浅静脉炎)各记为 1 分,出现针刺反应阳性时记为 1 分。病例总分≥4 分,诊断为 BD。

临床上并不是所有的肠白塞病患者都符合系统性白塞的诊断标准,鉴于此,韩国 IBD 协作组在 2009 年提出了肠白塞病的诊断标准(表 4-1-9),主要是根据肠道溃疡的特点和肠外表现进行诊断,分为临床确诊、拟诊、疑诊和不能诊断。该标准诊断肠白塞病的敏感度为 98.6%,特异度为 83.0%,准确性为 91.1%。

(二)鉴别诊断

1. 克罗恩病(Crohn's disease,CD)　CD 是慢性反复病程,肠道溃疡主要累及回盲部、回肠末段,也可以出现口腔溃疡、皮肤病变等肠外表现,与肠白塞病鉴别困难。但 CD 肠外表现发生率较肠白塞病低,CD 典型内镜表现是纵行溃疡、可见铺路石征和炎性息肉,影像学可见肠壁的增厚、分层强化及"梳状征",病理上可见裂隙性溃疡、全层炎及非干酪样肉芽肿性病变,而肠白塞病内镜下典型表现为圆形或类圆形溃疡、溃疡边界清楚,炎性息肉少见,影像学上肠壁增厚及强化程度不如 CD 明显,病理上可见血管炎,以上有助于两者的鉴别,必要时可以手术获取病理确诊。

2. 肠结核　诊断肠白塞病应首先除外肠结核。肠结核患者一般既往有结核感染的病史或结核感染接触史,内镜下溃疡多为环形、浅表且不规则,影像学上可见回盲瓣挛缩变形或持续开放,肠壁环形增厚、强化,肠系膜周围淋巴结肿大、伴环形强化和钙化。病变肠段或肠系膜淋巴结组织病理学检查发现干酪性坏死性肉芽肿可以确诊。而口腔溃疡、生殖器溃疡等在肠结核中发生率低。

表 4-1-9　2009 年韩国 IBD 协作组制定的肠白塞病诊断标准

内镜下溃疡(回盲部)	肠外表现	肠白塞病
典型的肠道溃疡*	系统性 BD#	确诊
	仅有口腔溃疡	拟诊
	无	疑诊
不典型肠道溃疡	系统性 BD#	确诊
	仅有口腔溃疡	拟诊
	无	疑诊

*溃疡个数≤5,类圆形,边界清楚的深溃疡。# 根据 1987 年日本制定的 BD 诊断标准

3. 肠道淋巴瘤　肠道淋巴瘤可以出现高热及肠道溃疡性病变,两者鉴别有时较为困难。但肠道淋巴瘤口腔溃疡、外阴溃疡、皮肤病变的发生率低,内镜下表现为溃疡深大、不规则,影像学可见肠壁浸润性增厚,增强扫描肠壁多为均匀强化,肠系膜周围淋巴结肿大,并可见融合,恶性淋巴瘤进展一般较快,活检明确病理可以进行鉴别,必要时可以手术探查获得病理确诊。

4. 其他需要鉴别的疾病　结肠癌、感染性肠炎、其他免疫性疾病肠道受累等。

【治疗】

肠白塞病的治疗原则和方案参考了国内外 BD 的治疗共识意见以及日本肠白塞病的治疗共识意见。治疗遵循分度的原则,轻、中度活动期肠白塞病建议给予氨基水杨酸制剂、糖皮质激素和 / 或硫唑嘌呤等治疗。针对重度和难治性肠白塞病,建议生物制剂和 / 或沙利度胺等药物治疗。对于有如肠穿孔、消化道大出血、肠梗阻等并发症,可以考虑手术治疗。

(一)一般治疗

高营养少渣饮食,适当给予叶酸、维生素 B_{12} 等维生素和微量元素的补充。

(二)药物治疗

1. 氨基水杨酸类药物　日本共识意见推荐,5-氨基水杨酸(5-aminosalicylic acid,5-ASA)可用于轻、中度肠白塞病患者的诱导和维持治疗。柳氮磺吡啶仅适用于结肠受累的患者,3~4g/d;美沙拉秦适用于病变在小肠及结肠者,2~4g/d。

2. 糖皮质激素　用于中重度患者或氨基水杨酸治疗无效的轻度肠白塞病患者的诱导治疗。一般起始剂量为 0.5~1.0mg/(kg·d),糖皮质激素的应用需警惕消化道出血和穿孔的风险。日本共识意见指出,对于临床上腹痛、腹泻明显的患者可以用糖皮质激素诱导治疗,但需要注意充分除外感染,在激素治疗的过程中注意监测骨密度,及时补钙及维生素 D,预防骨病的发生。

3. 免疫抑制剂

(1)硫唑嘌呤或巯嘌呤:适用于糖皮质激素抵抗或依赖的患者。前者推荐剂量为 2.0~2.5mg/(kg·d),后者为 1.0~1.5mg/(kg·d)。该药物至少 3 个月才能起效,故应在使用激素的过程中加用。该药常见不良反应包括白细胞减少、肝功能损伤,亦会诱发胰腺炎,因此推荐从小剂量 25~50mg/d 加起,若能耐受不良反应,再逐渐增加剂量。

（2）沙利度胺：推荐应用与难治性和重度肠白塞病。已有研究报道沙利度胺在对 5-ASA 和硫唑嘌呤抵抗的肠白塞病患者治疗中的有效性，沙利度胺可以通过减少 TNF-α 进一步起到免疫调节的作用，一般剂量为 2mg/（kg•d），根据治疗反应，可以增加剂量至 3mg/（kg•d），也可以减少至 0.5～1.0mg/（kg•d）。沙利度胺会导致便秘、水肿、白细胞减少、周围神经病变等，用药时需要监测上述不良反应。

（3）环磷酰胺：口服 1.0～2.5mg/（kg•d）或静脉输注（1g 或 0.75～1g/m²，1 个月 1 次）是治疗神经系统和血管白塞的有效药物，但目前证据不多且质量有限。在肠白塞病中的应用缺乏循证医学证据。

（4）其他：如秋水仙碱、环孢素和甲氨蝶呤等药物，秋水仙碱对 BD 的皮肤黏膜病变较好，但对肠白塞病治疗的证据不足。环孢素对 BD 的眼部病变有作用，但有研究表明对肠白塞病效果差，尚需要进一步的研究去证实。甲氨蝶呤应用较少，有研究表明其单用或联合生物制剂治疗对肠白塞病的有一定效果。

4. 生物制剂 抗 TNF-α 制剂如英利昔单抗或阿达木单抗可以用于治疗传统治疗无效的肠白塞病患者。过敏反应是药物常见的不良反应。

（三）手术治疗

手术适应证为内科治疗无效及出现并发症，如肠梗阻、肠瘘、脓肿形成、肠穿孔或不能控制的消化道大出血。手术方式主要是病变肠管切除。术后免疫抑制剂的使用有助于减少术后并发症及疾病的复发。

【预后】

本病是慢性复发的疾病，多数患者反复发作，迁延不愈。相当一部分患者在病程中因出现肠穿孔、消化道出血等并发症而手术治疗或多次手术，预后不佳。

（钱家鸣）

推 荐 阅 读

[1] BAYRAKTAR Y, OZASLAN E, VAN THIEL D H. Gastrointestinal manifestations of Behcet's disease[J]. J Clin Gastroenterol, 2000, 30（2）: 144-154.

[2] CHEON J H, HAN D S, PARK J Y, et al. Development, validation, and responsiveness of a novel disease activity index for intestinal Behcet's disease[J]. Inflamm Bowel Dis, 2011, 17（2）: 605-613.

[3] YURDAKUL S, TUZUNER N, YURDAKUL I, et al. Gastrointestinal involvement in Behcet's syndrome: a controlled study[J]. Ann Rheum Dis, 1996, 55（3）: 208-210.

[4] EBERT E C. Gastrointestinal manifestations of Behcet's disease[J]. Dig Dis Sci, 2009, 54（2）: 201-207.

[5] HATEMI I, ESATOGLU S N, HATEMI G, et al. Characteristics, Treatment, and Long-Term Outcome of Gastrointestinal Involvement in Behcet's Syndrome: A Strobe-Compliant Observational Study From a Dedicated Multidisciplinary Center[J]. Medicine, 2016, 95（16）: e3348.

[6] DE MENTHON M, LAVALLEY M P, MALDINI C, et al. HLA-B51/B5 and the risk of Beh çet's disease: a systematic review and meta-analysis of case-control genetic association studies[J]. Arthritis Rheum, 2009, 61（10）: 1287-1296.

[7] MALDINI C, LAVALLEY M P, CHEMINANT M, et al. Relationships of HLA-B51 or B5 genotype with Behcet's disease clinical characteristics: systematic review and meta-analyses of observational studies[J]. Rheumatology, 2012, 51（5）: 887-900.

[8] LI J, LI P, BAI J, et al. Discriminating potential of extraintestinal systemic manifestations and colonoscopic features in Chinese patients with intestinal Behcet's disease and Crohn's disease[J]. Chin Med J（Engl）, 2015, 128（2）: 233-238.

[9] FRESKO I, SOY M, HAMURYUDAN V, et al. Genetic anticipation in Behcet's syndrome[J]. Ann Rheum Dis, 1998, 57（1）: 45-48.

[10] 林果为, 王吉耀, 葛均波. 实用内科学 [M]. 15 版. 北京: 人民卫生出版社, 2017.

[11] NARA K, KUROKAWA M S, CHIBA S, et al. Involvement of innate immunity in the pathogenesis of intestinal Behcet's disease[J]. Clin Exp Immunol, 2008, 152（2）: 245-251.

[12] CHEON J H, KIM E S, SHIN S J, et al. Development and validation of novel diagnostic criteria for intestinal Behcet's disease in Korean patients with ileocolonic ulcers[J]. Am J Gastroenterol, 2009, 104（10）: 2492-2499.

[13] MIZUSHIMA Y, INABA G, MIMURA Y. Diagnostic criteria for Behçet's disease in 1987, and guideline for treating Behçet's disease in1987, and guideline for treating Behçet's disease[J]. Saishin Igaku, 1988, 43: 391-393.

[14] HISAMATSU T, UENO F, MATSUMOTO T, et al. The 2nd edition of consensus statements for the diagnosis and management of intestinal Behcet's disease: indication of

anti-TNFalpha monoclonal antibodies[J]. J Gastroenterol，2014，49（1）：156-162.

[15] SAYARLIOGLU M，KOTAN M C，TOPCU N，et al. Treat-ment of recurrent perforating intestinal ulcers with thalido-mide in Behcet's disease[J]. Ann Pharmacother，2004，38（5）：808-811.

第二章

感染性肠道疾病

第一节 肠 结 核

肠结核（intestinal tuberculosis）是结核分枝杆菌侵犯肠道引起的慢性特异性感染，分为原发性与继发性，临床上以继发性肠结核最为多见，绝大多数继发于肺结核，特别是开放性肺结核。近年来，因人类免疫缺陷病毒感染的增高、免疫抑制剂的广泛使用等原因，部分人群免疫力低下，导致该病发病率有所增加。

【流行病学】

肠结核的流行病学差异很大，巴基斯坦、土耳其和西非等地年轻成人（主要是女性）的发病率最高，而来自中国、新加坡、印度和英国的研究显示该病的发病率较低，男女患者人数相近或男性更多。但近20年来，随着免疫抑制剂的应用、人类免疫缺陷病毒感染率的上升及结核菌耐药情况的发生，肠结核的发病率在发达国家及发展中国家，呈现逐年上升的趋势。

肠结核发病与机体自然抵抗能力关系密切，老年人、艾滋病病毒（human immunodeficiency virus, HIV）感染者、免疫抑制剂使用者、慢性疾病患者等免疫功能低下者，都是结核病的易感人群。获得性特异性抵抗力来源于自然或接种结核分枝杆菌疫苗，山区及农村居民结核分枝杆菌自然感染率低，移居到城市后则成为结核病的易感人群；新生儿也可发生肠道结肠分枝杆菌的感染。肠结核同时伴有肺结核或者结核性腹膜炎者约占50%，合并中度以上活动性肺结核及空洞性肺结核者占25%。国外统计，肠结核合并肺结核占28%～90%。肺结核伴有增殖型肠结核者为5.1%～85.0%，伴有溃疡型肠结核者为10%～90%。

【病因与发病机制】

肠结核由人型结核分枝杆菌和牛型结核分枝杆菌引起，其中90%以上肠结核由人型结核分枝杆菌引起。开放性肺结核或喉结核患者，因经常吞下含有结核分枝杆菌的痰液而感染，或者经常和开放性肺结核患者共餐而忽视了餐具的消毒，使结核菌进入消化道而致病。由于该菌为抗酸菌，很少受到胃酸影响，到达小肠后依次在回肠、阑尾、结肠、乙状结肠、直肠引起病变。在肠道结核中，回盲部结核所占的比例高达75%，其他受累部位（按发生率递减排列）为升结肠、空肠、阑尾、十二指肠、胃、食管、乙状结肠、结肠和直肠。

回盲部结核发生率高的原因可能与以下因素有关：①生理状态下，肠内容物在经过回盲瓣前停留的时间较长，同时结肠近端的逆蠕动使回盲部的肠道内容物停留时间更长，且这部分肠管蠕动和逆蠕动较强烈，容易引起局部组织机械性损伤，使得肠道内的结核分枝杆菌有充分的时间接触肠黏膜，从而增加了局部感染的机会；②回盲部的淋巴组织比较丰富，结核分枝杆菌对淋巴组织有比较强的结合力。结核分枝杆菌到达回盲部后沿肠管的淋巴系统进入绒毛内的中央淋巴管，隐藏在黏膜的深面，从而发生炎症；侵犯到固有层、黏膜下层、肌层的结核菌进入Peyer集合淋巴结形成含有上皮和淋巴组织的结核结节，再进一步由浆膜下沿着肠管的肠系膜附着部位连接到肠系膜淋巴结，所以回盲部是肠结核最主要的侵犯部位。

此外，少数肠结核的患者是由牛型结核分枝杆菌所致，系饮用未经消毒的带菌牛奶或乳制品而感染。同时本病亦可由血行播散引起，见于粟粒性结核；或由腹（盆）腔内结核病灶直接蔓延引起，如女性的生殖器结核和肾结核可直接侵犯引起肠结核，但只有当入侵的结核菌数量较多，毒力较大，而人体免疫功能异常、肠道功能紊乱导致局部抵抗力削弱后才会发病。

【病理】

由于入侵结核分枝杆菌的数量、毒力以及患者机体的抵抗力和过敏反应程度不同可导致不同的病理类型，临床上多将肠结核分为：溃疡型、增生型和混合型。

1. **溃疡型肠结核** 溃疡型较多见，大部分为继发性肠结核。结核分枝杆菌侵犯肠壁及集合淋巴小结和孤立淋巴小结，形成特异性结核小结节。因病变组织存在闭塞性小动脉内膜炎，内腔狭窄，局部供血差，结节中心发生干酪样坏死，肠道黏膜坏死形成小溃疡，并逐渐融合增大。溃疡可单发或者多发，深浅不一，边缘常常不规则，呈鼠咬状。溃疡沿淋巴管走行呈环状分布，修复时瘢痕收缩引起环形狭窄，且狭窄环半数以上为多发。肠结核因病变发展较慢，并且常与周围组织粘连，故较少发生穿孔。因闭塞性内膜炎，溃疡大出血亦少见。慢性穿孔多形成腹腔脓肿或肠瘘，还可累及周围腹膜或邻近肠系膜淋巴结，导致局限性腹膜炎或肠系膜淋巴结核。

2. **增生型肠结核** 多见于免疫力强、感染菌量少而毒力低的患者。病变初期，受累肠段黏膜充血、水肿、糜烂、渗出或有霜斑样白苔等一般性炎症的改变。后期大量的结核肉芽肿和纤维组织增生，导致肠壁局限性增厚和变硬，有息肉或瘤样肿块突入肠腔使肠腔变窄，引起肠梗阻。

3. **混合型** 混合型肠结核占肠结核的 30% 左右，肠道黏膜既有溃疡又有结核肉芽肿及瘢痕形成，增生性狭窄和溃疡瘢痕狭窄同时并存。

【临床表现】

肠结核无特异性的临床表现，起病缓慢，但随着疾病的进展可逐渐出现症状，患病后期可发生肠梗阻、肠间瘘、肠穿孔，甚至肠道出血等症状。

（一）腹痛

是本病的主要症状，可由肠腔狭窄、肠系膜炎症和 / 或腹膜受累引起，多在进食后诱发，疼痛部位因病变部位、病理改变及有无外科手术并发症而异。回盲部结核疼痛位于右下腹，而小肠的结核多位于脐周，增生性肠结核可有不完全肠梗阻的表现，往往表现为持续性疼痛，阵发性加重，伴有肠鸣音活跃、排气后缓解等特点。腹痛发作时可伴有腹泻。

（二）大便习惯改变

由于病变肠段的炎症和溃疡，肠道蠕动加速，肠道排空快而引起腹泻。大便每日数次至数十次不等，半成形或水样，常常带有黏液；但广泛溃疡的重症患者可有脓血便，量多，有恶臭味。小肠结核如果病变广泛，可引起吸收不良而发生脂肪泻。溃疡型肠结核多表现为腹泻，也可腹泻与便秘交替发生，

这种情况可能与肠功能紊乱有关，单纯便秘者略少。增生型肠结核可以便秘为主要表现，亦可出现腹泻与便秘交替的情况。

（三）腹部包块

多位于右下腹，以回盲部居多，一般较固定，中等质地，伴有轻度或中度压痛。合并肠梗阻、肠穿孔、局限性腹膜炎时可出现相关体征，如肠鸣音亢进、肠型、腹部压痛及反跳痛等。继发结核性腹膜炎时可有腹水。

（四）全身症状

本病常有结核毒血症，尤其是以溃疡型肠结核多见，轻重不一，可表现为发热、盗汗、消瘦、贫血和全身乏力等全身中毒症状。发热多呈不规则热或低热；病变活动期或同时有活动性肠外结核者，可呈现弛张热或稽留热；增生型肠结核病程较长，全身情况一般较好，无发热或有时低热。女性患者可出现月经紊乱。可有恶心、呕吐、腹胀、食欲减退等消化道症状。

（五）腹部体征

腹部体征依病变的范围、程度及部位不同而表现各异，轻症患者无特殊体征，常表现为右下腹压痛，并可触及肿块。如并发肠梗阻、肠穿孔及局限性腹膜炎患者，可有肠鸣音亢进、肠型、蠕动波，局限性压痛、反跳痛，甚至全腹压痛、反跳痛等体征。如病变累及腹膜，可出现结核性腹膜炎的体征，触诊时有揉面感，这是其特有的腹部体征。

（六）并发症

1. **肠梗阻** 肠梗阻是肠结核最常见的并发症，主要发生于增生型肠结核，文献报道有 12%～60% 肠结核的患者可出现肠梗阻的症状。造成肠梗阻的原因有以下几个方面：①环形溃疡愈合后出现瘢痕收缩，肠壁增厚；②结核性腹膜炎，造成腹腔内严重粘连，使肠管扭曲、变形；③肠系膜病变愈合后发生瘢痕收缩，牵拉右半结肠，造成回盲部的扭曲。虽然肠结核造成狭窄段长度常常在 2～3cm 左右，但亦可出现长度超过 10cm 狭窄性病变。上述病变对药物治疗效果较差，更容易出现肠道梗阻的情况。

2. **肠穿孔** 发生率 <10%，多见于溃疡型肠结核。主要为亚急性和慢性穿孔，可在右下腹形成局限性脓肿，脓肿破溃后形成肠瘘，少数患者可在溃疡型肠结核或者完全性肠梗阻病变的近端发生穿孔，偶有急性肠穿孔，严重者可因肠穿孔合并腹膜炎或感染性休克致死。

3. **瘘管形成** 肠结核的慢性穿孔可在肠与肠之

间或者肠与器官之间形成瘘管。瘘管一旦形成,很难愈合,甚至可引起严重的营养不良。

4. 肠道出血 由于结核病灶内闭塞性动脉炎症、供血不全,很少发生出血。但当慢性息肉或肠道结核侵蚀到大的血管时,可出现消化道大出血。临床上肠结核的病变广泛且合并肠道出血的患者,往往提示预后不良,需要外科干预治疗。

【辅助检查】

(一)实验室检查

血常规中血红蛋白下降,血沉及腺苷酸脱氨酶明显升高,伴有肺结核患者痰结核分枝杆菌可为阳性;便潜血试验可为阳性,便涂片可见抗酸杆菌;同时可出现一项或者多项结核相关检测项目的阳性。

1. 结核菌素试验 结核菌素是结核分枝杆菌的菌体成分,包括纯蛋白衍生物(purified protein derivative,PPD)和旧结核菌素(old tuberculin,OT)。结核菌素试验又称PPD试验,是指通过皮内注射结核菌素,并根据注射部位的皮肤状况诊断结核分枝杆菌感染所致Ⅳ型超敏反应的皮内试验。该试验对诊断结核病和测定机体非特异性细胞免疫功能有参考意义,常用于结核病流行病学调查、结核菌感染情况监测、卡介苗接种前试验、结核病辅助诊断,但特异性及灵敏性均不高,PPD的阳性率波动于24%～100%,平均为53%,可能检测方式、抗原强度和干预方法学不同,造成结果波动范围较大。结核病早期或机体免疫力低下时PPD试验可以为阴性,故PPD试验阴性也不能完全排除肠结核的可能。同时PPD的假阳性在广泛接种卡介苗的人群中更高,我国卡介苗预防接种率高,故PPD假阳性率高。

结果判读:硬结长径≤4mm为阴性;5～9mm为弱阳性,10～19mm为阳性,≥20mm或者虽然<20mm,但局部出现水疱或淋巴管炎为强阳性。

2. 结核分枝杆菌抗体的检测 结核病是一种细胞免疫反应,阿拉伯甘露聚糖是结核分枝杆菌细胞壁的主要组成成分之一,具有较强的免疫原性,特异性较强,可作为结核病抗体检测的特异性抗原。临床中检测结核分枝杆菌特异性膜蛋白抗体(tubercle bacillus antibody,TB-Ab)作为诊断结核的一个特异性的病因学检测指标,在结核病的诊断中具有一定的临床价值,其阳性率较高,在未对样本进行选择的情况下阳性率仍高达52.45%。文献显示,结核患者血清结核抗体敏感性为71.5%,特异性为90.5%,其不仅在血清中存在,在病变的胸腔积液、腹腔积液、尿液、脑脊液中阳性率更高,特异性更强,是肺外结核诊断的重要辅助指标。

3. 结核-PCR技术 聚合酶链式反应(polymerase chain reaction,PCR)作为一种较先进的分子生物学诊断方法,具有快速、高效、准确等优点,其诊断肠结核的特异度接近100%,但灵敏度欠佳(研究报道为20%～80%),使之未能发挥较好的作用。

目前临床上常用消化道内镜活检标本提取核酸进行TB-PCR检测,其优点是在一次检查过程中可以同时进行内镜诊断、病理诊断和活检组织TB-PCR检测及抗酸染色等多种检查,有助于肠结核的综合诊断。但因活检组织的差异,国内外研究中采用内镜活检标本进行的TB-PCR灵敏度差异较大,解决的办法是尽量多点取样、使用手术标本和新鲜标本提取核酸,而后进行TB-PCR检测。粪便样本较传统内镜活检样本的TB-PCR灵敏度更高,而特异度差别不大。这也许是由于粪便提取的核酸样本理论上来自整个肠道的结核分枝杆菌。并且,相较于内镜活检样本,粪便样本收集方便,是一种非侵入性检测,减轻患者经济负担和痛苦,更容易被患者选择接受,很有临床应用前景。肠道抽吸液以内镜抽吸液进行TB-PCR检测的灵敏度不高,这可能是由于患者在行结肠镜检查前均要求进行肠道准备,会影响核酸物质的提取,但因为部分结核分枝杆菌没有IS 6110序列而造成结果出现假阴性,或肠镜取材样本量少且部位表浅等原因造成检测结果差异较大。

4. 腺苷脱氨酶检测 腺苷脱氨酶(adenosine deaminase,ADA)是一种核酸分解的代谢酶类,可特异性催化腺嘌呤核苷产生不可逆脱氨反应,参与前T细胞分化为淋巴细胞的过程,与淋巴细胞激活与分化有关,故肺外结核时,相应部位的积液中ADA含量更高。研究显示,结核性胸腔积液进行ADA检测,其敏感性为88.7%,特异性为93.3%,准确性为90.2%。重症肺结核患者血清ADA活性升高,但血液病、肝硬化、SLE、糖尿病肾病,ADA的活性也升高,且试验易受溶血等因素的影响,其特异性不强。但胸腔积液、腹腔积液等的ADA检测可作为结核性胸膜炎等肺外结核病的辅助诊断指标之一。因为检测血、积液中的结核菌抗体、ADA的生化指标简单、经济、快速,一些研究显示将这些指标进行计算、联合能提高疾病诊断的敏感性及特异性。

5. γ-干扰素释放试验 该试验包括T细胞酶联免疫吸附技术和T细胞酶联免疫斑点技术2种方法,由于不受卡介苗接种和非结核分枝杆菌的影响,其筛查结核分枝杆菌敏感度和特异度均高于传统的PPD，尤其是 T-SPOT.TB 对结核分枝杆菌的阴性预测值超过 90%。T-SPOT.TB 基于 2 种结核分枝杆菌特异性抗原，即早期分泌的抗原靶点 6（early secretory antigenic target-6，ESAT-6）和培养滤过蛋白 10（culture filtrate protein 10，CFP-10）刺激 γ- 干扰素（Interferon-γ，IFN-γ）释放的检测来判断是否有结核感染。

（二）影像学检查

1. X 线检查　钡餐造影或结肠双对比造影表现为多发大小不等溃疡、黏膜集中、肠腔狭窄、结肠袋变浅消失及肠道痉挛激惹征象，呈多段肠管破坏，呈"跳跃征"，盲升结肠变形缩短、回盲瓣增厚、回肠末端狭窄、黏膜破坏，并与盲肠排列成一直线，呈"一字征"。溃疡型肠结核肠道 X 线造影有诊断价值的表现有盲升结肠肠腔狭窄、多发溃疡、黏膜破坏及跳跃征，回盲瓣和回肠末端受累；增生型则示盲肠、升结肠变形缩短、回盲瓣增厚、回肠末端狭窄、黏膜破坏，并与盲肠排列成一直线。十二指肠结核并非少见，以降部多见，造影示肠腔不规则狭窄及息肉样充盈缺损。空回肠结核不多见，表现为多段肠黏膜跳跃性破坏、多发性溃疡、肠腔不规则狭窄。传统的 X 线小肠造影检查作为计算机断层扫描小肠造影（computer tomography enterography，CTE）的补充，可动态观察小肠蠕动，能较好显示黏膜病变。

2. 腹部 CT、MRI 检查　CT 检查受扫描方向、肠道活动、肠道准备等因素影响，不易判断十二指肠水平段及空回肠病灶及较小的肠结核病变。表现多为肠壁环形增厚，少数见盲肠内侧偏心性增厚，回盲瓣增厚，可呈肠道跳跃性改变，增强后呈均匀强化为主。CT 亦可发现合并腹内肠外结核，特别是淋巴结结核，表现为环形或多环状强化的肿大淋巴结，少数见钙化性淋巴结，有助于肠结核的诊断。

近年随着诊疗技术的发展，计算机断层扫描小肠造影（computer tomography enterography，CTE）已成为小肠疾病的首要检查方法。对克罗恩病（Crohn's disease，CD）和肠结核的鉴别诊断取得了长足的进展，如传统的小肠钡剂造影已让位于 CTE 和磁共振小肠造影（magnetic resonance enterography，MRE）；某些典型征象如小肠节段性病变、靶征、梳状征对 CD 的诊断特异度超过 90%，大大提高了影像技术在诊断中的地位；同时也存在与内镜检查同样的问题，即仅有 50% 左右的病例具有典型的 CTE/MRE 征象。CTE 诊断 CD 的 5 个主要标准：小肠受累程度、小肠壁厚、邻近系膜淋巴结肿大、腹膜变化（腹部增厚、腹水、梳状征、纤维脂肪增生等）。对于肠结核来说，其典型表现可有：①肠管环形增厚伴黏膜溃疡：增厚肠壁呈环形对称性增厚，即增厚肠管的系膜缘和游离缘均增厚。这与肠结核的典型溃疡特点有关，肠结核多为环绕肠壁一周的环形溃疡，因此肠壁表现为环形对称性增厚。增厚肠壁黏膜欠光整，可见凹凸不平，提示溃疡；有的黏膜呈结节状改变，提示增生性肉芽肿。②肠壁分层或均匀一致强化急性期由于黏膜下水肿，因此肠壁呈分层强化，可以分为 2 层，也可分为 3 层，表现为黏膜层伴或不伴浆膜层异常强化，呈高密度，黏膜下层由于水肿而呈现低密度。慢性期黏膜下层由于纤维脂肪增生，肠管趋于均匀一致强化，分层征象不显著。③回盲瓣挛缩变形和固定开口：回盲瓣挛缩变形表现为回盲瓣位置抬高上提，这与病变修复过程中的纤维组织增生和瘢痕收缩有关。回盲瓣固定开口表现为受累回盲瓣呈"鱼嘴样"张开，并持续开放，形态固定不动。④伴周边环形强化和钙化：为肠系膜淋巴结炎性增生的表现。增大的淋巴结主要分布在右结肠动脉旁，长径肿胀程度高于短径，因此肿大的淋巴结呈椭圆形，淋巴结也可呈环形强化，也可伴钙化，环形强化提示淋巴结干酪样坏死。其中，淋巴结环形强化诊断肠结核的特异度高达 100%。⑤饼状、结节状伴有周边环形强化和钙化：为结核分枝杆菌播散至腹膜的表现，常提示结核性腹膜炎，并伴有腹水。增厚的腹膜和肠系膜增强扫描异常强化，伴有干酪样坏死时，呈环形强化改变。肠系膜增厚常导致肠管互相粘连，形成"团状"改变；不累及腹膜时，慢性期肠管周围可由于纤维增生而使肠管间距增宽。⑥肠管周围脓肿、瘘管形成和肠梗阻：当溃疡穿透至浆膜层时，可形成肠管周围脓肿，表现为肠管周围环形异常强化灶，中央呈液化坏死改变，并可见气泡。瘘管表现为肠管与邻近肌组织形成的管道样结构，管道内壁通常异常强化，并可见气体、液体等肠道内容物影。肠腔狭窄时，可引起肠梗阻，表现为狭窄近端肠管积气、积液扩张，伴有气液平面。肠外并发症在肠结核中较为少见，当出现肠外并发症时，在排除 CD 后，要考虑是否为肠结核。

MRE 与 CTE 原理相同，同时 MRI 检查的无创、无辐射、软组织对比分辨率高、多层面成像、造影剂安全等优点，有助于小肠 MRE 检查的普及，特别是可作为儿童小肠检查的首选。肠结核的 MRE 表现与 CTE 表现类似，但由于磁共振较高的软组织分辨率，对黏膜溃疡和干酪样坏死淋巴结的显示较好。

（三）内镜检查及病理

1. 结肠镜检查　结肠镜可以对全结肠和末端回肠进行直观全面的观察，并可行病理组织学检查，对肠结核的诊断具有非常重要的作用。肠结核早期主要表现为肠道炎症性改变，包括黏膜充血水肿、血管纹理模糊，可见到点状或片状糜烂灶，表面附黄白色黏稠渗出物或霜样白苔；如果病变进一步进展，肠结核内镜下多呈现为跳跃式病变，表现为黏膜充血水肿，黏膜糜烂或溃疡形成，溃疡可单发或多发，多不规则，呈椭圆形或类圆形，溃疡呈环形分布，甚至可出现环周性巨大溃疡，病变与肠轴垂直，底部覆黄白色苔，部分可见肉芽组织生长，溃疡界限多不分明，呈鼠咬状改变，周围黏膜呈炎症性改变。同时，由于结核肉芽肿和纤维组织增生，可导致局部肠腔的增厚、僵硬、表面糜烂、小溃疡和大小不等的假性息肉或隆起结节，严重者可形成不规则肿物样隆起，质地脆、色红、触之易出血，需要与结直肠癌鉴别。有文献证实，回盲部变形、回盲瓣的持续开放对诊断肠结核具有较重要的意义。

2. 病理学　肠壁全层的慢性炎症、溃疡形成且较深、肠壁或肠淋巴结干酪样坏死、黏膜下层闭锁及黏膜肌层的破坏，部分可见结核结节（干酪样肉芽肿）。

也有报道肠镜下活检病理干酪样坏死少见，考虑与活检标本较小，取材有限及活检部位和深度不恰当有关。抗酸染色可找到阳性杆菌，有助于结核的诊断。

（四）腹腔镜探查

腹腔镜检查是诊断腹腔内结核的重要手段之一，对于不明原因的腹痛、腹水以及诊断困难的腹部包块可采用腹腔镜探查进行诊断。腹腔镜下受累的肠段浆膜面可见结节，浅黄色，大小3～10mm，肠系膜淋巴结受累肿大，可见腹腔的粘连，可直视下进行病灶的活检。此外，腹腔镜下还可以进行肠道结核的治疗。

（五）诊断性抗结核治疗

肠结核、克罗恩病、阿米巴原虫感染、耶尔森菌感染等均可累及回盲部形成回盲部溃疡，在临床工作中，如果患者结肠镜发现回盲部溃疡，同时其临床表现及其他相关检查均提示肠结核可能，即使肠道病理组织学、抗酸杆菌涂片及培养结果均未能明确结核感染，仍考虑进行抗结核治疗。目前诊断性抗结核的疗程尚未确定，亚太胃肠病学建议进行2～3个月诊断性抗结核治疗，多数的肠结核患者

临床及内镜表现均较前好转；而CD患者无明显疗效，鉴别两种疾病的准确性、敏感性、特异性可高达92.19%、93.94%和90.32%。而对于诊断性抗结核治疗效果差的患者，除应该考虑CD的诊断外，还应考虑结核耐药的问题，只有这样才能为下一步诊断做出准确的判断。

【诊断与鉴别诊断】

（一）诊断

典型的病例诊断并不困难，诊断可根据以下特点：①青壮年患者，同时存在肠外结核，特别是开放性肺结核，或者原发性病变好转而结核中毒症状加重者；②有典型的肠道结核临床表现：腹痛、腹泻、腹部包块等消化道症状，并同时伴有发热、盗汗等结核中毒症状；③腹部查体右下腹压痛，伴或者不伴有肿块，或者存在原因不明确的肠梗阻；④结肠镜检查符合肠结核的内镜下表现，内镜具有环形溃疡，溃疡周边呈鼠咬状改变，回盲瓣变形；病理组织学检查见结核结节，抗酸染色发现结核分枝杆菌；⑤X线钡剂检测有典型肠结核征象；⑥发现结核相关检查如结核菌素皮试、结核分枝杆菌抗体的检测及γ-干扰素释放试验阳性。但对于肠结核不能确诊的患者，可给予诊断性抗结核治疗，观察临床症状有无好转，以明确诊断；如临床可疑结核，但不能与CD、结直肠癌、淋巴瘤等相关疾病鉴别时，应进一步行剖腹探查以明确诊断。

（二）鉴别诊断

1. 克罗恩病　CD与肠结核在临床及内镜下表现存在很大相似性，而特异或相对特异的鉴别指标仅存在于小部分患者中，故对两者的鉴别是个难题。鉴别要点包括：①病史：有肺外结核的病史，特别是开放性肺结核的病史，有利于肠结核的诊断。②CD一般病程较长，并且缓解与复发交替；而肠结核经治疗后复发不多。③肠瘘、腹腔脓肿、肛门直肠周围病变、活动性便血、肠穿孔等并发症或病变切除后仍复发的应考虑CD诊断。④CD的病变常常呈现阶段性分布，而肠结核阶段性分布较少见。⑤X线检查，病变以回肠末端为主，有节段性肠曲受累，病变间肠曲正常。典型X线表现是回肠末端肠腔狭窄，肠壁僵硬，黏膜皱襞消失，多系一细条阴影，称线样征，另外可见肠间瘘管形成。⑥结肠镜检查，肠结核的溃疡常呈环状，可在肠壁或肠系膜淋巴结找到干酪样坏死或结核菌，而CD为非干酪样肉芽肿，溃疡呈裂隙样改变。

2. 结肠癌　多见于40岁以上，无肠外结核证据。

病程呈进行性发展，一般无发热、盗汗等结核中毒症状，但消瘦、贫血、乏力等全身症状明显。腹部肿块往往可推动，无压痛，表面不光滑，有结节感，质硬。大便潜血一旦出现，往往是持续阳性。有的以肿块、肠梗阻为首发症状。X 线气钡双重造影有充盈缺损、肠腔狭窄、黏膜破坏等征象。病变范围较局限，不累及回肠。血清癌胚抗原测定可升高。结肠镜检查和病理是明确诊断的关键。

3. **溃疡性结肠炎**　主要症状为排黏液脓血便，可伴腹痛，有腹痛 - 排便 - 便后缓解的规律，两者鉴别一般无困难，如溃疡性结肠炎累及回肠，则病变必累及全结肠，并且以左半结肠，尤其是乙状结肠及直肠为重。黏膜表现为由直肠逆行发展的弥漫性炎症和浅表溃疡，可见水肿、充血与灶状出血；病理可见隐窝炎及隐窝脓肿。

4. **肠道淋巴瘤**　回盲部是恶性淋巴瘤的好发部位，患者可出现发热、消瘦、腹痛、腹泻、贫血、血沉增快等全身表现。淋巴瘤在内镜下形态可分为 3 类：肿块型、息肉型和溃疡型。T 细胞淋巴瘤多呈现溃疡型，B 细胞淋巴瘤多呈现肿块型或者息肉型；超声内镜在诊断原发性淋巴瘤方面更具有优势，超声内镜下原发性淋巴瘤可表现为肠壁增厚、肠壁层次结构消失和弥漫性低回声，多次黏膜活检可提高原发性淋巴瘤病理诊断率；如两者在临床上无法鉴别者可考虑手术探查。

5. **阿米巴肠炎及血吸虫性肉芽肿**　病变涉及回盲部，常与肠结核相似，但既往相应的病史与感染史，脓血便多见，粪便常规和孵化检查可发现相关病原体。结肠镜检查并活检可证实诊断，相应的特效治疗有明显疗效。

6. **其他**　还应与肠白塞病、慢性痢疾、过敏性结肠炎、消化性溃疡、伤寒、副伤寒或其他感染性疾病鉴别。食管结核需与食管癌相鉴别。

【治疗】

（一）治疗目标

治愈患者，提高生活质量；防止结核病或其晚期效应致死；防止结核病复发；减少结核病的传播；防止耐药菌的产生和传播。

（二）基础治疗

1. **营养支持疗法**　给予充分的休息和合理的营养以增强机体的抵抗力，重者亦可行肠外或肠内营养疗法，补足热量、氨基酸及脂肪乳，并注意补充多种维生素；对于长期、大量腹泻的患者，除给予止泻药物治疗外，还应给予补充液体，纠正酸碱失衡及

水、电解质紊乱等治疗。

2. **对症治疗**　腹痛者给予解痉、止痛治疗。对于长期、大量腹泻的患者，除给予止泻药物治疗外，还应给予补充液体，维持水、电解质平衡和酸碱平衡治疗。

（三）抗结核治疗

1. **抗结核治疗的原则**　抗结核治疗的原则是早期、规律、全程、适量、联合用药。整个治疗方案分强化和巩固两个阶段。

2. **抗结核治疗的主要作用**　抗结核治疗的主要作用分为三个方面：①杀菌作用：迅速杀死病灶中大量繁殖的结核分枝杆菌，是患者由传染性转为非传染性疾病，减轻组织破坏，缩短治疗时间；②防治耐药菌的产生：防治耐药菌的产生是保证治疗效果的关键，耐药菌不仅能够造成治疗的失败和复发，更重要的会造成耐药菌的传播；③灭菌：彻底的杀灭结核病变中的半静止或者代谢缓慢的结核分枝杆菌是抗结核治疗的最终目的，使完成规定疗程治疗后无复发或复发率很低。

3. **抗结核治疗的生物学机制**

（1）抗结核治疗对不同代谢和不同部位结核分枝杆菌的作用：结核分枝杆菌为根据其代谢状态分为 A、B、C、D 4 个菌落。A 菌落快速繁殖，大量的 A 菌落多位于巨噬细胞外和肺空洞干酪液化部分，占结核分枝杆菌的绝大部分；B 菌落处于半静止状态，多位于巨噬细胞内酸性环境和空洞壁坏死组织中；C 菌群处于半静止状态，可突然间歇性短暂的生长繁殖，许多生物学特点尚不十分清楚；D 菌群处于休眠状态，不繁殖，数量很少。

抗结核药物对不同菌群的作用各异。抗结核药物对 A 菌群作用强弱依次为异烟肼 > 链霉素 > 利福平 > 乙胺丁醇；对 B 菌群依次为吡嗪酰胺 > 利福平 > 异烟肼；对 C 菌群依次为利福平 > 异烟肼。随着药物治疗作用的发挥和病情变化，各菌群之间也相互变化。通常大多数抗结核药物可以作用于 A 菌群，异烟肼和利福平具有早期杀菌的作用，即在治疗的 48 小时内迅速杀菌，使菌群数量明显减少，传染性减少或消失，这显然对防止获得性耐药的产生有重要的作用；B 菌群和 C 菌群对由于处于半静止状态，抗结核药物的作用较差，有"顽固菌"之称；杀灭 B 和 C 菌群可以防止复发，任何抗结核药物对 D 菌群无作用。

（2）耐药性：耐药性是基因突变引起的药物对突变菌的效力降低。治疗过程中如单用一种敏感药，

菌群中大量敏感菌被杀死，但少量的自然耐药变异菌仍存活并不断繁殖，最后逐渐完全替代敏感菌而成为优势菌群。结核病变中结核菌群数量愈大，则存在的自然耐药变异菌也愈多。现代化学治疗多采用联合用药，通过交叉杀菌作用防止耐药性产生。联合用药后中断治疗或不规律用药仍可产生耐药性。其产生机制是各种药物开始早期杀菌作用速度的差异，某些菌群只有一种药物起灭菌作用，而在菌群再生长期间和菌群延缓生长期药物抑菌浓度存在差异所造成的结果。因此，强调在联合用药的条件下，也不能中断治疗，短程疗法最好应用全程督导化疗。

（3）间歇化学治疗：治疗间歇化学治疗的主要理论基础是结核分枝杆菌的延缓生长期。结核分枝杆菌接触不同的抗结核药物后产生不同时间的延缓生长期。如接触异烟肼和利福平24小时后分别可有6～9日和2～3日的延缓生长期。药物使结核分枝杆菌产生延缓生长期，就有间歇用药的可能性，而氨硫脲没有延缓生长期，就不适于间歇应用。

（4）顿服：抗结核药物血中高峰浓度的杀菌作用要优于经常性维持较低药物浓度水平的情况。每日剂量一次顿服要比一日2次或3次分服所产生的高峰血药浓度高3倍左右。临床研究已经证实顿服的效果优于分次口服。

4. 常用的抗结核药物

（1）异烟肼（isoniazid，INH，H）：异烟肼是单一抗结核药物中杀菌力，特别是早期杀菌力最强者。INH对巨噬细胞内外的结核分枝杆菌均具有杀菌作用。最低抑菌浓度为0.025～0.05μg/ml。口服后迅速吸收，血中药物浓度可达最低抑菌浓度的20～100余倍。脑脊液中药物浓度也很高。用药后经乙酰化而灭活，乙酰化的速度决定于遗传因素。成人剂量每日300mg，顿服；儿童为每日5～10mg/kg，最大剂量每日不超过300mg。结核性脑膜炎和血行播散型肺结核的用药剂量可加大，儿童20～30mg/kg，成人10～20mg/kg。偶可发生药物性肝炎，肝功能异常者慎用，需注意观察。如果发生周围神经炎可服用维生素 B_6（吡哆醇）。

（2）利福平（rifamipicin，RFP，P）：最低抑菌浓度为0.06～0.25μg/ml，对巨噬细胞内外的结核分枝杆菌均有快速杀菌作用，特别是对C菌群有独特的杀菌作用。INH与RFP联用可显著缩短疗程。口服1～2小时后达血高峰浓度，半衰期为3～8小时，有效血浓度可持续6～12小时，药量加大持续时间更

长。口服后药物集中在肝脏，主要经胆汁排泄，胆汁药物浓度可达200μg/ml。未经变化的药物可再经肠吸收，形成肠肝循环，能保持较长时间的高峰血浓度，故推荐早晨空腹或早饭前半小时服用。利福平及其代谢物为橘红色，服后大小便、眼泪等为橘红色。成人剂量为每8～10mg/kg，体重在50kg及以下者为450mg，50kg以上者为600mg，顿服。儿童每日10～20mg/kg。间歇用药为600～900mg，每周2次或3次。用药后如出现一过性转氨酶上升可继续用药，加保肝治疗观察，如出现黄疸应立即停药。流感样症状、皮肤综合征、血小板减少多在间歇疗法出现。妊娠3个月以内者忌用，超过3个月者要慎用。其他常用利福霉素类药物有利福喷汀（rifapentine，RFT），该药血清峰浓度（C_{max}）和半衰期分别为10～30μg/ml和12～15小时。RFT的最低抑菌浓度为0.015～0.06μg/ml，比RFP低很多。上述特点说明RFT适于间歇使用。使用剂量为450～600mg，每周2次。RFT与RFP之间完全交叉耐药。

（3）吡嗪酰胺（pyrazinamide，PZA，Z）：吡嗪酰胺具有独特的杀菌作用，主要是杀灭巨噬细胞内酸性环境中的B菌群。在6个月标准短程化疗中，PZA与INH和RFP联合用药是3个不可或缺的重要药物。对于新发现初治涂阳患者，PZA仅在前2个月使用，因为使用2个月的效果与使用4个月和6个月的效果相似。成人用药为1.5g/d，每周3次用药为1.5～2.0g/d，儿童每日为30～40mg/kg。常见不良反应为高尿酸血症、肝损害、食欲缺乏、关节痛和恶心。

（4）乙胺丁醇（ethambutol，EMB，E）：乙胺丁醇对结核分枝杆菌的最低抑菌浓度为0.95～7.5μg/ml，口服易吸收，成人剂量为0.75～1.0g/d，每周3次用药为1.0～1.25g/d。不良反应为视神经炎，应在治疗前测定视力与视野，治疗中密切观察，提醒患者发现视力异常应及时就医。鉴于儿童无症状判断能力，故不用。

（5）链霉素（streptomycin，SM，S）：链霉素对巨噬细胞外碱性环境中的结核分枝杆菌有杀菌作用。肌内注射，每日量为0.75g，每周5次；间歇用药每次为0.75～1.0g，每周2～3次。不良反应主要为耳毒性、前庭功能损害和肾毒性等，严格掌握使用剂量，儿童、老人、妊娠妇女、听力障碍和肾功能不良等要慎用或不用。

（6）抗结核药品固定剂量复合制剂的应用：抗结核药品固定剂量复合制剂（fixed-dose combination，

FDC）由多种抗结核药品按照一定的剂量比例合理组成，由于 FDC 能够有效防止患者漏服某一药品，而且每次服药片数明显减少，对提高患者治疗依从性，充分发挥联合用药的优势具有重要意义，成为预防耐药结核病发生的重要手段。目前 FDC 的主要使用对象为初治活动性肺结核患者。复治肺结核患者、结核性胸膜炎及其他肺外结核也可以用 FDC 组成治疗方案。

5. 抗结核药物联合应用方案　肠结核治疗的关键是抗结核治疗，早期病变是可逆的，因此强调早期治疗。

在临床上，有条件的医院，抗结核治疗药物应根据药敏结果进行选择。在强化阶段，一般 3～4 种药联合应用；维持阶段，一般采用 2～3 种药物联合应用，以减少耐药的产生。在用药的过程中，应复查药敏试验，根据药敏的结果及时停药。目前抗结核治疗的疗程尚无统一标准，但疗程不得小于 6 个月，单纯的肠结核，药量要充分，全程用药时间为 1～2 年，而合并结核性腹膜炎则要增加至 2 年，因此，有学者主张肠结核治疗应给予维持治疗至 2 年左右，以减少复发。

抗结核药物联合应用常用的方案：①异烟肼、利福平或利福平、乙胺丁醇、链霉素，2～3 个月停用链霉素；②异烟肼、利福平或利福平、吡嗪酰胺、链霉素，2～3 个月停用链霉素；③异烟肼、利福平或利福平、吡嗪酰胺、乙胺丁醇；④异烟肼、利福平或利福平、吡嗪酰胺或乙胺丁醇。在用药的过程中一定监测用药的不良反应及肠结核并发症的出现，及时有效治疗是成功的关键。

（四）手术治疗

手术适应证：①完全性肠梗阻；②急性肠穿孔或慢性肠穿孔瘘管形成经内科治疗而未能闭合者；③肠道大量出血经积极抢救不能有效止血者；④诊断困难须剖腹探查者；⑤反复发作的慢性肠梗阻，严重影响患者的工作、生活，伴营养障碍。手术方式需根据腹腔探查结果来决定，主要有肠粘连松解术、病变肠段切除术、病灶清除术、腹腔引流术等。术后仍需严格按照抗结核治疗原则进行规范化的抗结核治疗。

【预后】

早期诊断、及时治疗对预后起决定性作用。另外，合理选择抗结核药物，足剂量、足疗程也是预后的关键。大多数肠结核患者经过非手术治疗可治愈。

（张晓岚　牛巍巍）

推 荐 阅 读

[1] 何瑶，陈旻湖. 克罗恩病与肠结核鉴别的风雨历程 [J]. 中华消化杂志，2016，36（7）：437-438.

[2] KEDIA S, SHARMA R, BOPANNA S, et al. Predictive Model for Differentiating Crohn's Disease and Intestinal Tuberculosis: The Story Is Incomplete Without Imaging[J]. Am J Gastroenterol, 2017, 112: 188-189.

[3] LIMSRIVILAI J, SHREINER A B, PONGPAIBUL A, et al. Meta-Analytic Bayesian Model For Differentiating Intestinal Tuberculosis from Crohn's Disease[J]. Am J Gastroenterol, 2017, 112: 415-427.

[4] DONOGHUE H D, HOLTON J. Intestinal tuberculosis[J]. Curr Opin Infect Dis, 2009, 22（5）: 490-496.

[5] IWASAKI Y, NAKAGAWA M. Intestinal tuberculosis and tuberculous peritonitis[J]. Nihon Rinsho, 1998, 56（12）: 3110-3113.

[6] 刘毅，张旭霞，张雨晴，等. 结核分枝杆菌三种蛋白在结核病血清学诊断中的评价研究 [J]. 中国防痨杂志，2017，39（8）：815-820.

[7] 李小燕，吴丹，姚梅宏，等. 抗酸染色与即时荧光定量 PCR 法检测结核分枝杆菌在辅助诊断结核病中的作用比较 [J]. 中华病理学杂志，2018，42（2）：132-134.

[8] FOCK-CHOW-THO D, TOPP E, IBEAGHA-AWEMU E A, et al. Comparison of commercial DNA extraction kits and quantitative PCR systems for better sensitivity in detecting the causative agent of paratuberculosis in dairy cow fecal samples[J]. J Dairy Sci, 2017, 100（1）: 572.

[9] ZEBARDAST N, YEGANEH F, GHARAVI M J, et al. Simultaneous detection and differentiation of Entamoeba histolytica, E. dispar, E. moshkovskii, Giardia lamblia and Cryptosporidium spp. in human fecal samples using multiplex PCR and qPCR-MCA[J]. Acta Trop, 2016, 162（2）: 233-238.

[10] SEKINE K, NAGATA N, SHINDO T, et al. Combined identifying granuloma and biopsy culture is useful for diagnosing intestinal tuberculosis[J]. Int J Colorectal Dis, 2015, 30（7）: 939-945.

[11] 鲁曦，李王平，谢永宏，等. γ- 干扰素释放试验在肺外结核诊断中的应用与评价 [J]. 中华肺部疾病杂志（电子版），2016，9（1）：20-25.

[12] 尹丹萍，刘同亭. 克罗恩病与肠结核鉴别诊断的新进展 [J]. 中华消化病与影像杂志（电子版），2017，7（2）：79-82.

[13] 缪飞，赵雪松. 肠结核的影像学诊断进展 [J]. 中华消化

杂志，2017，35（5）：300-302.

[14] ZHAO X S，WANG Z T，WU Z Y，et al. Differentiation of Crohn's disease from intestinal tuberculosis by clinical and CT entergraphic models[J]. Inflamm Bowel Dis，2014，20（5）：916-925.

[15] SEO N，PARK S H，KIM K J，et al. MR Enterography for the Evaluation of Small-Bowel Inflammation in Crohn Disease by Using Diffusion-weighted Imaging without Intravenous Contrast Material: A Prospective Noninferiority Study[J]. Radiology，2016，278（3）：762.

[16] LEE J M，LEE K M. Endoscopic Diagnosis and Differentiation of Inflammatory Bowel Disease[J]. Clin Endosc，2016，49（4）：370-375.

第二节　抗生素相关性肠炎

抗生素相关性肠炎（antibiotics-associated colitis，AAC）是使用大量广谱抗生素治疗导致肠道菌群失调（dysbiosis），尤其是艰难梭状芽孢杆菌（*Clostridium difficile*，CD）、耐甲氧西林金黄色葡萄球菌、克雷伯菌等大量致病性细菌繁殖，并释放各种内毒素导致肠道黏膜炎症反应发生，其中最主要的致病菌是CD，极少数病例是由耐甲氧西林金黄葡萄球菌或克雷伯菌感染引起AAC。AAC表现为腹痛、腹泻、发热、低蛋白血症、内镜下可见肠黏膜充血水肿，肠黏膜组织内有大量炎性细胞浸润，严重者可见假膜性肠炎。

【流行病学】

流行病学研究提示，自2000年以来，全球艰难梭状芽孢杆菌感染（*Clostridium difficile* infection，CDI）比率一直在上升，特别是近期住院或长期在护理机构居住的老年人。美国全国医疗保健费用和利用项目分析了2001—2013年院内CDI，提示院内感染率为1.5%。Chitinis等调查分析了美国8个州社区获得性CDI，发病率为20/10万。2012年，美国以家庭护理为基础发生CDI，约有113 000例感染，约占所有美国院内CDI病例的1/4，并且复发率为19%，30天病死率病死率为8%。在拉丁美洲，社区获得性CDI患病率在18.7%～30.0%。Honda等在2010—2012年对日本三级区域转诊中心的回顾性研究中发现，CDI发生率为3.31/1万，低于北美洲和欧洲。2004—2008年，在韩国的三级医院中，CDI的发生率从0.17%增加到0.27%。中国台湾住院患者中发生CDI为42.6/10万，与北美的流行病学数据类似。南非CDI的报道较多，2008年的一项报告显示住院的腹泻患者中有17.2%检测出CD。澳大利亚一项综合调查发现，53.8%的CDI是院内发病，28.8%是社区发病和卫生保健设施相关疾病，只有7.5%是社区相关疾病。

2008年上海一项针对住院患者研究数据表明，CDI发生率为9.54%（56/587），其中35.7%（20例）为普通病房，外科患者占28.6%（16例），35.7%为重症监护室（20例），且58.9%（33例）CDI患者年龄>65岁。2012年武汉的一项研究发现，住院患者中CDI达到28%（31/111）。流行病学研究显示，CDI最大的风险因素时使用抗生素，特别是广谱抗生素。

【发病机制】

AAC中引起CDI的主要危险因素是高龄、长期住院、大量应用抗生素，特别是青霉素、克林霉素、喹诺酮类和头孢菌素类等。

AAC的主要致病菌CD是一种革兰氏阳性厌氧菌，在肠道微生态稳定的情况下，该菌含量很少，当使用大量广谱抗生素抑制肠道内大多数细菌生长，破坏了肠道菌群的平衡，耐药的CD出现大量繁殖。

CD主要定植于结肠黏膜表面，可分泌两种内毒素TcdA和TcdB，TcdA破坏肠道上皮屏障功能，TcdB与TcdA协同发挥作用，导致鸟苷三磷酸酶Rho家族成员（Rho GTPases）失活，使肌动蛋白凝结、细胞骨架变化、凋亡和死亡。此外，这两种内毒素可引起强烈的炎症反应，以中性粒细胞浸润为特点；同时，细菌毒素可以激活黏膜下神经元，促进细胞因子、趋化因子和花生四烯酸代谢产物的分泌。除了内毒素TcdA和TcdB以外，美国疾病控制和预防中心（CDC）发现新的毒素BI/NAP1/027，其特点是高水平的喹诺酮耐药、形成有效的孢子、显著的高毒素产量，病死率是低毒性菌株（如001或014核糖体）的3倍。

【病理】

CDI相关的结肠炎组织学表现为肠黏膜破坏，大量炎性细胞浸润，严重者可见大量纤维蛋白渗出物（假膜性肠炎的标志）。克雷伯菌感染引起的结肠炎表现为红斑、水肿、溃疡、紫癜、弥漫性充血黏膜伴黏膜下出血和纤维蛋白脓性损伤。

【临床表现】

AAC临床表现分为三型，轻度、中度和重度。

1. **轻度**　腹部轻度不适或压痛，无发热，腹泻3～5次/天，呈水样便，实验室检查未见明显异常。

2. **中度**　非血性腹泻，腹部中度不适或压痛，偶尔呕吐恶心，脱水，白细胞计数>1.5×10^{10}/L，血尿素氮或肌酐水平增高。

3. 重度 严重腹泻或带血，水样便上漂浮着成片假膜，腹部绞痛、腹胀，可伴有恶心、呕吐、肠麻痹，发热（体温 >38.9℃），脱水、电解质紊乱，可出现假膜性肠炎、重症肠炎、中毒性休克、中毒性巨结肠，肠穿孔，低血压，肾衰竭，全身炎症反应综合征，脓毒症甚至死亡。实验室检查，白细胞计数 >2×10¹⁰/L，白蛋白 <2.5mg/dl。

【辅助检查】

酶联免疫法（EIA）检测粪便艰难梭状芽孢杆菌毒素是目前诊断 CDI 的主要检测方法，快速且易行，但灵敏度低。核酸扩增试验检测粪便中产毒菌株基因，灵敏度和特异性均高。粪便检测谷氨酸脱氢酶灵敏度高，但是特异性低，可用于筛选。血常规见白细胞增多，C 反应蛋白（CRP）升高，血尿素氮增高，肌酐水平增高。

【诊断】

目前 AAC 的诊断主要依靠患者临床表现和实验室检查，对于大量使用抗生素并出现腹泻、腹痛、发热等症状的患者，应使用 EIA 检测粪便 CD 毒素和核酸扩增试验检测产毒菌株的基因，阳性结果即可确诊。

【治疗】

（一）抗生素

停药恢复正常肠道菌群是治疗 CDI 的理想方法。然而，在感染存在的情况下针对 CD 的抗菌治疗，可能进一步破坏肠道菌群，并易新发 CDI。研究表明，甲硝唑、万古霉素和非达霉素适用于治疗 CDI。

1. 甲硝唑 甲硝唑口服制剂在 20 世纪 90 年代被广泛用于 CDI 治疗，甲硝唑与万古霉素疗效相当，且具有价格优势，同时减少了对万古霉素耐药肠球菌的传播，故推荐使用甲硝唑治疗 CDI。万古霉素可用于严重的可能危及生命的感染、对甲硝唑无反应或无法口服甲硝唑的患者。随着艰难梭菌 BI/NAP1/027/Ⅲ流行菌株的出现，甲硝唑治疗失败的报道越来越多。最近的临床试验数据显示对于病情严重的患者，万古霉素的疗效优于甲硝唑。静脉注射甲硝唑通常根据经验添加到口服或直肠万古霉素中以治疗复杂的严重疾病。Rokas 等回顾性观察研究表明，重症监护病房的患者中，接受静脉注射甲硝唑与口服或直肠万古霉素联合治疗与病死率改善显著相关，联合治疗的患者更容易出现肾脏疾病、低蛋白血症、白细胞增多症和发热。此外，Wenisch 等的前瞻性队列研究，比较口服甲硝唑、静脉注射

甲硝唑和口服万古霉素治疗轻度 CDI，发现单独静脉注射甲硝唑治疗与病死率增加有关，故不推荐单独给予静脉注射甲硝唑。对于轻度患者，推荐甲硝唑用法为 500mg，3 次/天。

2. 万古霉素 万古霉素是美国 FDA 批准的第一种 CDI 药物。研究表明，口服万古霉素 125mg 和 500mg 同样有效解决继发于抗生素相关的 CDI 引起的腹泻。实际上，粪便中每 6 小时含有 125mg 万古霉素就高于艰难梭菌的最小抑制浓度 90（MIC90）。对于症状严重的患者万古霉素优于甲硝唑，并且大多数专家推荐它作为严重感染的首选药物。虽然没有足够的疗效证据，但万古霉素通过直肠灌肠或结肠内给药可用于无法口服和无复杂严重伴随疾病的情况。万古霉素冲击或逐渐减量已被推荐用于治疗复发的 CDI。对于中度 CDI、甲硝唑耐药或出现不良反应的患者建议口服万古霉素 125mg，4 次/天，连续服用 14 天，重度患者可给予 500mg 万古霉素。

3. 非达霉素 非达霉素是 FDA 批准另一种 CDI 药物，对来自欧洲、加拿大和美国共 1164 名患者进行了两项多中心、随机试验，以比较非达霉素和万古霉素的疗效。两项三期试验均显示，与万古霉素（4 次/天，每次 200mg）相比，每天两次服用 200mg 非达霉素在治疗急性 CDI 方面也可起到很好的疗效，在预防复发性 CDI 方面也更胜一筹。然而，感染 BI/NAP1/027 菌株的患者同时使用非达霉素和万古霉素反而降低了治愈率，增加了复发率，非达霉素在预防复发方面的优势在流行毒株 BI/NAP1/027 引起的感染中丧失了。在动物研究中表明，与万古霉素一样，提前使用非达霉素会增加初始感染的易感性，并可能在小鼠中引起复发性疾病。虽然非达霉素在重症 CDI 患者中是万古霉素的替代药物，但其在重症复杂或危及生命疾病中的疗效尚不清楚。其一般用法为 200mg，2 次/天，连续服用 10 天。

（二）单克隆抗体

研究表明，针对艰难梭菌毒素 B 单克隆抗体 bezlotoxumab（单次剂量 10mg/kg，1 小时以上）可显著降低 CDI 复发，被 FDA 批准用于预防 18 岁以上接受抗菌药物治疗 CDI 后复发的患者。

（三）重建肠道正常微生态

1. 微生态制剂 临床上常用的微生态制剂包括乳杆菌和双歧杆菌，荟萃分析和系统性综述显示益生菌的使用在预防艰难梭菌相关性腹泻有一定作用。2013 年，Allen 等的一项多中心、随机、对照、双盲研究表明，乳杆菌和双歧杆菌对抗生素相关性

腹泻并无预防作用。目前微生态制剂仅作为临床辅助治疗。

2. 粪菌移植（fecal microbiota transplantation，FMT） FMT 是将健康供体的粪便悬液转移至 CDI 患者以恢复肠道菌群稳态。目前临床上越来越多地将 FMT 应用于治疗 CDI。根据 2018 年英国胃肠病学会和医疗感染学会指南，FMT 适用于治疗反复和难治性 CDI，不推荐用于 CDI 的首次治疗。在抗生素治疗至少 10 天后症状复发的 CDI 患者才考虑 FMT 治疗。对于有食物过敏的患者不适合 FMT，免疫抑制的患者应谨慎使用；对于复发性 CDI 患者，无论其是否合并其他疾病，都建议进行 FMT。

对于供体的选择，最好来源于一个集中的粪菌库，捐赠者年龄在 18～60 岁，BMI 18～30kg/m^2，并定期体检。粪便收集应遵循一个标准方法，供体的粪便应在排出后 6 小时内处理；制备 FMT 悬液，选用无菌的 0.9% 生理盐水作为稀释剂，需要冷冻保存的 FMT 悬液应添加甘油等冷冻保鲜剂；每次制备 FMT 悬液至少使用 50g 粪便，并与稀释剂按 1:5 混合制成；冷冻保存的 FMT 悬液（保质期为 6 个月，室温解冻，6 小时内用完）与新鲜 FMT 悬液相比治疗 CDI 没有明显差别，考虑成本和物流方面，冷冻优于新鲜 FMT 悬液。

FMT 治疗前应使用聚乙二醇制剂进行胃肠道灌洗，通过上消化道进行 FMT 的患者建议提前服用质子泵抑制剂和甲氧氯普胺，通过下消化道 FMT 的患者建议服用洛哌丁胺等抑制肠道蠕动的药物。向 CDI 的患者进行 FMT 时，应采取措施防止 CDI 进一步传播，例如肠内预防、内镜设备消毒杀灭 CD 孢子等。上消化道（鼻胃管、鼻十二指肠管、鼻空肠管、上消化道内镜）进行 FMT，一次用量不超过 100ml，对于反胃或吞咽障碍的患者应谨慎考虑。下消化 FMT 可通过结直肠镜或灌肠。

胶囊化 FMT 有望成为复发性 CDI 的治疗选择，建议将其作为一种潜在的治疗方式。胶囊制剂应遵循标准规程，但其最佳剂量和配方还需进一步评估。

为了尽量减少抗生素对 FMT 的影响，建议最后一剂抗生素与 FMT 治疗之间的最小冲洗时间应为 24 小时。在第一次 FMT 治疗失败后应再次进行 FMT；所有 FMT 接受者应定期接受随访，至少随访 8 周，以充分确定疗效 / 不良事件。

（四）手术治疗

手术适用于少数重症和难治性假膜性结肠炎患者。

【预防】

1. AAC 早期，实验室检查监测病情。
2. 药物预防，加强抗生素使用管理，服用益生菌。
3. 切断病菌传播途径，减少和 CDI 患者的接触，尽量使用一次性设备治疗 CDI 患者，彻底消毒用具。

（刘占举）

推 荐 阅 读

[1] HUNTER J C, MU Y, DUMYATI G K, et al. Burden of nursing home-onset Clostridium difficile infection in the United States: estimates of incidence and patient outcomes[J]. Open Forum Infect Dis, 2016, 3: ofv196.

[2] LEFFLER D A, LAMONT J T. Clostridium difficile infection[J]. N Engl J Med, 2015, 372 (16): 1539-1548.

[3] HONDA H, YAMAZAKI A, SATO Y, et al. Incidence and mortality associated with Clostridium difficile infection at a Japanese tertiary care center[J]. Anaerobe, 2014, 25: 5-10.

[4] KIM Y S, HAN D S, KIM Y H, et al. Incidence and clinical features of Clostridium difficile infection in Korea: a nationwide study[J]. Epidemiol Infect, 2013, 141: 189-194.

[5] LAI C C, LIN S H, TAN C K, et al. Clinical manifestations of Clostridium difficile infection in a medical center in Taiwan[J]. J Microbiol Immunol Infect, 2014, 47: 491-496.

[6] FOSTER N F, COLLINS D A, DITCHBURN S L, et al. Epidemiology of Clostridium difficile infection in two tertiary-care hospitals in Perth, Western Australia: a cross-sectional study[J]. New Microbes New Infect, 2014, 2: 64-71.

[7] GALAYDICK J, XU Y Q, SUN L, et al. Seek and you shall find: Prevalence of Clostridium difficile in Wuhan, China[J]. Am J Infect Control, 2015, 43: 301-302.

[8] HUANG H, WU S, WANG M, et al. Molecular and clinical characteristics of Clostridium difficile infection in a University Hospital in Shanghai, China[J]. Clin Infect Dis, 2008, 47 (12): 1606-1608.

[9] O'CONNOR J R, JOHNSON S, GERDING D N. Clostridium difficile Infection Caused by the Epidemic BI/NAP1/027 Strain[J]. Gastroenterology, 2009, 136: 1913-1924.

[10] ROKAS K E E, JOHNSON J W, BEARDSLEY J R, et al. The addition of intravenous metronidazole to oral vancomycin is associated with improved mortality in critically ill patients with Clostridium difficile infection[J]. Clin Infect Dis, 2015, 61: 934-941.

[11] SURAWICZ C M, BRANDT L J, BINION D G, et al. Guidelines for diagnosis, treatment, and prevention of Clostridium difficile infections[J]. Am J Gastroenterol, 2013, 108(4): 478-498.

[12] WENISCH J M, SCHMID D, KUO H W, et al. Prospective observational study comparing three different treatment regimes in patients with Clostridium difficile infection[J]. Antimicrob Agents Chemother, 2012, 56: 1974-1978.

[13] ALLEN S J, WAREHAM K, WANG D, et al. Lactobacilli and bifidobacteria in the prevention of antibiotic-associated diarrhoea and Clostridium difficile diarrhoea in older inpatients(PLACIDE): a randomised, double-blind, placebo-controlled, multicentre trial[J]. Lancet, 2013, 382: 1249-1257.

[14] MULLISH B H, QURAISHI M N, SEGAL J P, et al. The use of faecal microbiota transplant as treatment for recurrent or refractory Clostridium difficile infection and other potential indications: joint British Society of Gastroenterology(BSG) and Healthcare Infection Society(HIS) guidelines[J]. Gut, 2018, 67(11): 1920-1941.

第三节　旅行者腹泻

旅行者腹泻(travelers' diarrhea, TD)是指在旅行过程中 24 小时内出现 3 次以上不成形排便的症状或伴有腹痛、里急后重、恶心、呕吐、发热、排便紧迫感等不适症状。该病是发生于国际旅行者中最常见的疾病，常发生于旅客前往低收入国家或地区旅行时。尽管卫生水平的提升使世界上大部分地区发生 TD 的概率降低，但仍有一些地区存在发生该病的高危险性。

【流行病学】

TD 常发生于从经济发达地区到经济欠发达地区旅行的旅行者中。多项研究表明，这种旅行者肠道感染的发生率与他们所旅行国家的经济水平密切相关。但随着经济水平和旅游及卫生基础设施的改善，既往高发的目的地发生 TD 的病例显著下降。根据发病率的高低，将全球区域划分为 >20% 的高危地区(拉丁美洲、南亚、中东、西非及中非地区)、8%~20% 的中危地区(东欧各国、南美、南非、东亚及东南亚地区)以及 <8% 的低危地区(北美地区、澳大利亚、北欧、西欧各国)。近年来，TD 的发病率已经从 65% 降至 10%~40%，其中南美、东亚及东南亚地区的发病率显著下降，南亚及西非、中非地区仍有较高的发病率，而北非的发病率从过去的中等提升到了高危水平。

近年来研究发现，我国 TD 渐有增高的趋势，国内大城市发病率在 10% 左右，而东南亚旅行返国的发病率超过 15%。

TD 在四季均有可能发生，但秋冬季发病率较低，这可能与气温降低，饮食变质可能性降低相关。

【发病机制】

TD 一般是因患者摄入受污染的食品引起。微生物检测时发现 50%~94% 的患者均有病原体感染。感染有多方面因素共同作用，包括致病因素、传播途径和易感人群等。

(一)致病因素

TD 属于感染性腹泻的一种特殊类型，绝大多数由肠道致病微生物引起的，包括细菌、病毒、真菌、寄生虫等，偶尔可见原虫和蠕虫。病原体进入肠道可以释放特殊毒素，引发肠道黏膜充血水肿，进而引起腹泻。

1. 细菌　细菌所致的 TD 占可识别病因病例的 80%~90%，在全球范围内，每个区域致病菌的比例略有不同。其中在拉丁美洲和加勒比地区、非洲及南亚，大肠埃希菌(包括产肠毒性大肠埃希菌、肠聚集型大肠埃希菌)为首要致病菌，可高达 70%；而在东南亚地区，弯曲杆菌致病较多，达 25%~35%。此外，沙门菌、志贺菌、气单胞菌、脆弱性肠毒素类杆菌亦有一定的致病概率；副溶血弧菌多见于东南亚沿海地区。近年来，弓形杆菌和出芽相关产志贺毒素的大肠埃希菌的发现进一步扩大了致病的细菌谱。

2. 病毒　随着检测技术水平的提升，病毒性病原体所致的 TD 开始引起人们的重视。常见的病毒包括诺如病毒、轮状病毒、星状病毒等，尤其以婴幼儿旅行者腹泻多见。

3. 寄生虫　包括十二指肠贾第鞭毛虫、隐孢子虫、环孢子原虫、溶组织阿米巴、痢疾内变形虫和微孢子虫等多种寄生虫，其中以贾第鞭毛虫为主，而阿米巴原虫和隐孢子虫不常见。

(二)传播途径

TD 的传播途径主要是由受污染的食品经口感染的。通常在旅行当地卫生设施较差或食用的饮食品质不受保障的时候容易发生。一般来说，喜欢在街头小摊购买小吃的背包客们更容易被感染，而经 100℃ 加热煮熟的食物更安全，因为高温能消灭肠毒素。但是，并非高级酒店就能避免使食客患上 TD，这与厨房卫生条件有关。许多餐厅的食物往往没有达到足够杀死病原体的高温，或是在烹饪完成后被放置在一个温暖开放的环境中，既没有防苍蝇的幕罩，也没有提供工作人员如厕后洗手的水槽，增加了食品被污染的可能性。一项关于牙买加 8 家五星级酒店的研究发现，住客 TD 的发病率在 14%～30%，与厨房的卫生条件有关，但酒店加强了对食物安全性生产的监控后，腹泻发生率减少了 72%。

（三）易感人群

从卫生设施良好、经济较发达的国家或地区到卫生设施不健全、经济欠发达的国家或地区旅行的人群更容易患 TD，且发生率与年龄相关，年轻人因其更具有冒险精神且进食更多从而摄入更多病原菌，而婴幼儿、老人、妊娠妇女和免疫力低下者因其抵抗力较低，一旦发病，病情严重，且有更高的概率需要住院治疗。大量研究表明，TD 的发病率没有性别差异。生活于 TD 高发地区且暴露于大肠埃希菌环境中的人群对 TD 部分免疫，但患有炎症性肠病（IBD）的患者更容易患上该病，且病程更长。

【临床表现与并发症】
（一）临床表现

在旅行期间或旅行刚结束后突然出现 24 小时内 3 次以上不成形排便的症状或伴有腹痛、里急后重、恶心、呕吐、发热、排便紧迫感等，常表现为自限性，病程 3～5 天，有 3% 患者在 24 小时内腹泻次数＞10 次。当病原菌入侵肠黏膜组织时，可导致全身性疾病。

细菌性感染腹泻常表现为突发的不适症状，轻者可能仅有轻微的痉挛性腹痛，伴有急性稀薄便；重者则有严重腹痛、发热、呕吐，伴有血性腹泻。肠道病毒性感染腹泻表现与细菌性腹泻类似，但诸如病毒引起的腹泻以呕吐症状最为突出。寄生虫导致的腹泻，如肠贾第鞭毛虫或肠道阿米巴，通常其病较缓慢，症状较轻，每天 2～5 次稀薄便。

各种病原体的潜伏期各有不同，这可以为 TD 的诊断提供病原学线索。细菌和病毒类病原体的潜伏期为 6～48 小时；寄生虫类病原体的潜伏期为 1～2 周，环孢子虫病在高风险地区发病更快。未经治疗的细菌性腹泻可持续 3～5 天；病毒性腹泻则持续 2～3 天；寄生虫性腹泻如果不及时治疗，可能持续数周至数月。

（二）并发症

TD 引起持续胃肠道症状时，可能伴随长期并发症。3%～17% 患者之后会发生感染后肠易激综合征等慢性胃肠道症状，HLA-B27 相关反应性关节炎和格兰巴雷综合征也可出现。

多种因素与并发症的发生相关，包括重症 TD、发作频次、旅行前腹泻病史、旅行前不良生活事件以及感染不耐热产毒大肠埃希菌等。

【辅助检查】
（一）实验室检查

1. **粪便常规检查**　粪便可分为稀便、水样便、黏液便、血便或脓血便。镜检可有多量红白细胞，亦可由少量或无细胞。

2. **粪便培养及病原学检查**　大便培养检查明确粪便菌群是否以大肠埃希菌为主，否则为菌群失调。在菌群失调时进一步开展病原学筛查，分析是否有沙门菌、轮状病毒或阿米巴、贾第鞭毛虫等感染，必要时检测是否有特异性病原微生物抗原或 DNA，以及检测血清特异性抗体等。

3. **血液培养**　当出现全身中毒症状时，考虑包括伤寒在内的细菌性沙门菌感染，应进行血液培养和大便培养。

（二）短期诊断性治疗

当上述实验室检查无法发现大肠埃希菌、大肠埃希菌、病毒或寄生虫感染时，医师通过抗生素短期诊断性治疗的疗效来明确这是病原菌引起的腹泻。

【诊断与鉴别诊断】
（一）诊断原则

引起 TD 的病因较复杂，除细菌、病毒、寄生虫等病原体所引起的感染性腹泻之外，还有其他诸如化学药品、饮食不当所引起的非感染性腹泻。因此需要依据流行病学资料、临床表现和辅助检查来综合诊断。

（二）诊断标准

1. **流行病学资料**　一年四季均可发病，但在夏季高发。旅行目的地多为经济欠发达地区，且在旅行途中有不洁的饮食史。其中细菌和病毒类病原体的潜伏期为 6～48 小时；寄生虫类病原体的潜伏期为 1～2 周。

2. **临床表现**　在旅行期间或旅行刚结束后突然出现 24 小时内 3 次以上不成形排便的症状，伴或不伴有腹痛、里急后重、恶心、呕吐、发热、排便紧迫感等。

3. **辅助检查**　粪便常规镜检发现寄生虫虫卵或虫体，病原学检查检出特异性抗体，粪便培养明确病原菌。

（三）鉴别诊断

1. **结直肠肿瘤**　流行病学资料与 TD 不相符，

好发于 50 岁以上中老年男性；腹泻常伴有便血；内镜检查或可见病灶，病理检查可明确诊断；血液检查及粪便常规检查无感染指征；癌胚抗原（CEA）可显著升高。

2. **炎症性肠病** 病史较长，慢性反复发作，腹泻常为黏液脓血便，内镜表现可见大量溃疡或鹅卵石样隆起，病理检查可明确诊断；可伴有贫血，慢性病程可有营养不良等全身表现。

【预防】

（一）注意饮食

一项前瞻性队列研究发现，TD 发生风险随着不洁饮食的次数增加而增加。因此旅行途中应谨慎选择饮食，严格遵守所有限制性的建议，减少选择自助餐中的沙拉或饮料中的冰块。但旅客可能很难一直遵守这些建议，且饮食安全的保障有时并非旅行者所能控制。

（二）预防性用药

一般来说，抗生素预防只宜推荐给少数旅行者包括高危易患复杂腹泻人群、必须避免脱水的人群以及有回肠造口术或辅助性肾衰竭的患者，且使用时间不超过 2~3 周。

利福昔明是一种难以吸收的肠道选择性抗生素，多项研究表明能显著降低非侵袭性 TD 的发生率。

【治疗】

（一）抗生素

对于中重度 TD 患者来说，抗生素能将腹泻总时长缩短约一天半。对于大多数目的地，喹诺酮（环丙沙星或左氧氟沙星）是首选药物。然而，在弯曲杆菌感染率较高的地区如东南亚地区，阿奇霉素是更好的选择，因为大多数弯曲杆菌对喹诺酮类耐药。因而评估弯曲杆菌对大环内酯类药物的敏感性，以确保其持续敏感性是很重要的。对于所有的抗生素，单剂量治疗或治疗多达 3 天通常足以治愈疾病。大多数人对阿奇霉素耐受良好，可适应于妊娠妇女和儿童，但有可能会引起短暂的恶心，在心血管疾病患者中应谨慎使用，因为可引起少见的心血管意外死亡事件。

利福昔明在治疗非侵袭性肠道细菌时不亚于环丙沙星，但在有侵袭性疾病伴发热的迹象和怀疑有志贺菌、弯曲杆菌或侵袭性沙门菌时不应使用，因为弯曲杆菌属通常对利福昔明耐药。

（二）解痉剂

在适当补液及抗生素治疗的前提下，如患者水样泻症状依然明显，可考虑使用洛哌丁胺。洛哌丁胺能迅速减少排便次数，但体温 >38.5℃ 或排血便时不宜使用。对腹痛明显的患者，可使用抗胆碱能制剂对症治疗。

（三）口服补液

口服补液盐可用于补充液体丢失，对婴幼儿、老人和慢性病的患者尤为适用，必要时进行静脉补液。

（四）寄生虫性腹泻的治疗

常见感染的寄生虫是肠道贾第鞭毛虫，可选择甲硝唑、替硝唑和硝噻醋柳胺；而有正常免疫力的人群中，隐孢子菌感染常为自限性疾病，亦可以使用硝噻醋柳胺进行治疗；环孢子菌感染可选择磺胺甲基异噁唑治疗；阿米巴感染可选择甲硝唑或替硝唑辅以巴龙霉素治疗。

（刘占举）

推 荐 阅 读

[1] STEFFEN R, HILL D R, DUPONT H L. Traveler's diarrhea, a clinical review[J]. JAMA, 2015, 313（1）: 71-80.

[2] JENSEN B H, OLSEN K E P, STRUVE C. Epidemiology and clinical manifestations of enteroaggregative Escherichia coli[J]. Clin Microbiol Rev, 2014, 27（3）: 614-630.

[3] FREEDMAN D O, WELD L H, KOZARSKY P E, et al. GeoSentinel Surveillance Network. Spectrum of disease and relation to place of exposure among ill returned travelers[J]. N Engl J Med, 2006, 354（2）: 119-130.

[4] DUPONT H L. Acute infectious diarrhea in immunocompetent adults[J]. N Engl J Med, 2014, 370（16）: 1532-1540.

[5] FARTHING M, SALAM M A, LINDBERG G, et al. Acute diarrhea in adults and children: a global perspective[J]. J Clin Gastroenterol, 2013, 47: 12-20.

[6] PATON A W, JENNINGS M P, MORONA R, et al. Recombinant probiotics for treatment and prevention of enterotoxigenic Escherichia coli diarrhea[J]. Gastroenterology, 2005, 128（5）: 1219-1228.

第四节 细菌性食物中毒

细菌性食物中毒（bacterial food poisoning）系指由于进食被细菌或其细菌素所污染的食物而引起的急性中毒性疾病。其中前者亦称感染性食物中毒，病原体有沙门菌、副溶血性弧菌（嗜盐菌）、大肠埃希菌、变形杆菌等；后者则称毒素性食物中毒，由进食含有葡萄球菌、产气荚膜杆菌及肉毒杆菌等细菌毒素的食物所致。

【流行病学】

食源性疾病的致病因素包括微生物（细菌、病毒、寄生虫）、真菌、化学物、动植物等，引起的症状多数为典型的胃肠道症状（如呕吐、腹泻、腹痛），也可能表现为非特异性症状（如神经系统症状等），严重的可能危及生命。据世界卫生组织估计，在发达国家，每年有 1/3 以上的人群感染食源性疾病。美国每年有 7 000 万～8 000 万人患食源性疾病，其中 32 万人入院治疗，5 000 人死亡。英格兰和威尔士每年约有 237 万人患食源性疾病，2 万人入院治疗，700 余人死亡。据 2017 年我国共报告食物中毒事件 348 起分析，累计报告病例 7 389 例，死亡 140 例。5—9 月是我国食物中毒事件的高发月份。细菌性食物中毒事件数和中毒人数分别占总体的 31.61% 和 57.60%，沙门菌、副溶血弧菌、金黄色葡萄球菌肠毒素是主要的致病因素。毒蕈中毒的死亡人数占总体的 60.71%。发生在家庭的食物中毒事件数及死亡人数分别占总体的 44.83% 和 90.71%，且病死率最高。集体食堂是食物中毒人数最多的场所，占总体的 35.13%；其次为饮食服务单位。真菌类食品、肉类制品引起的食物中毒事件数分别占总体的 25.86% 和 11.78%，居食物中毒致病食品种类前两位。

【发病机制与病理】

病原菌在污染的食物中大量繁殖，并产生肠毒素类物质，或菌体裂解释放内毒素。进入体内的细菌和毒素，可引起人体剧烈的胃肠道反应。

（一）肠毒素

上述细菌中大多数能产生肠毒素或类似的毒素，由于肠毒素刺激肠壁上皮细胞，激活其腺苷酸环化酶，在活性腺苷酸环化酶的催化下，使细胞质中的三磷腺苷脱去二个磷酸，而成为环磷酸腺苷（cAMP），cAMP 浓度增高可促进胞质内蛋白质磷酸化过程，并激活细胞有关酶系统，种进液体及氯离子的分泌，抑制肠壁上皮细胞对钠和水分的吸收，导致腹泻。耐热肠毒素是通过激活肠黏膜细胞的鸟苷酸环化酶，提高环磷酸鸟苷（cGMP）水平，引起肠隐窝细胞分泌增强和绒毛顶部细胞吸收能力降低而引起腹泻。

（二）侵袭性损害

如沙门菌、副溶血弧菌、变形杆菌等，能侵袭肠黏膜上皮细胞，引起黏膜充血、水肿、上皮细胞变性、坏死、脱落并形成溃疡。侵袭性细菌性食物中毒的潜伏期较毒素引起者稍长，大便可见黏液和脓血。

（三）细菌内毒素

除鼠伤寒沙门菌可产生肠毒素外，沙门菌菌体裂解后释放的内毒素致病性较强，能引起发热、胃肠黏膜炎症、消化道蠕动并产生呕吐、腹泻等症状。

（四）过敏反应

如莫根变形杆菌能使蛋白质中的组氨酸脱羧而成组胺，引起过敏反应。其病理改变轻微，由于细菌不侵入组织，故可无炎症改变。

【临床表现】

细菌性食物中毒临床表现以急性胃肠炎为主，如恶心、呕吐、腹痛、腹泻等。葡萄球菌食物中毒呕吐较明显，呕吐物含胆汁，有时带血和黏液。腹痛以上腹部及脐周多见。腹泻频繁，多为黄色稀便和水样便。侵袭性细菌引起的食物中毒，可有发热、腹部阵发性绞痛和黏液脓血便。副溶血弧菌食物中毒的部分病例大便呈血水样。产气荚膜杆菌 A 型菌病情较轻，少数 C 型和 F 型可引起出血性坏死性肠炎。莫根变形杆菌还可发生颜面潮红、头痛、荨麻疹等过敏症状。腹泻严重者可导致脱水、酸中毒、甚至休克。根据集体伙食单位短期内暴发大批急性胃肠炎患者，结合季节及饮食情况（厨房卫生情况、食物质量、保管及烹调方法的缺点）即可做出临床诊断。有条件时，应取患者吐泻物及可疑的残存食物进行细菌培养，重症患者血培养，留取早期及病后 2 周的双份血清与培养分离所得可疑细菌进行血清凝集试验，双份血清凝集效价递增者有诊断价值。可疑时，尤其是怀疑细菌毒素中毒者，可做动物实验，以检测细菌毒素的存在。近年来采用琼脂扩散沉淀试验检测污染食物中毒的肠毒素，效果良好。也可以通过动物实验确定发病。

【辅助检查】

（一）实验室检查

血常规、尿常规、大便常规检查，排除是否合并感染，通过粪便培养、呕吐物、食物、手拭子、厨具等培养检验，判断细菌种类。肝功、肾功、电解质检查，明确细菌性食物中毒对肝功、肾功的影响，及呕吐、腹泻可能对电解质的影响。胃镜、肠镜等内镜检查可选择予以鉴别诊断，明确呕吐、腹泻原因。

（二）影像学检查

腹部立位 X 检查、消化道造影等可辅助明确有无肠梗阻等情况，辅助判断胃肠道改变。

（三）分子生物学检查

PCR 及全基因组测序等新型分子生物学检验方法也被用于部分重症、暴发性或群体性细菌性食物中毒感染源的鉴定中。

【诊断与鉴别诊断】

细菌性食物中毒需要结合接触史、症状及实验室检查进行诊断。同时，需要与非细菌性食物中毒等进行鉴别诊断。

1. 非细菌性食物中毒 食用发芽马铃薯、苍耳子、苦杏仁、河豚或毒蕈等中毒者，潜伏期仅数分钟至数小时，一般不发热，以多次呕吐为主，腹痛、腹泻较少，但神经症状较明显，病死率较高。汞砷中毒者有咽痛、充血、吐泻物中含血，经化学分析可确定病因。

2. 霍乱及副霍乱 为无痛性泻吐，先泻后吐为多，且不发热，大便呈米泔水样，因潜伏期可长达6天，故罕见短期内大批患者。大便涂片荧光抗体染色镜检及培养找到霍乱弧菌或艾尔托弧菌，可确定诊断。

3. 急性菌痢 偶见食物中毒型暴发。一般呕吐较少，常有发热、里急后重，粪便多混有脓血，下腹部及左下腹明显压痛，大便镜检有红细胞、脓细胞及巨噬细胞，大便培养约半数有痢疾杆菌生长。

4. 病毒性胃肠炎 是由多种病毒引起，以急性小肠炎为特征，潜伏期24～72小时，主要表现有发热、恶心、呕吐、腹胀、腹痛及腹泻，排水样便，可稀便，吐泻严重者可发生水、电解质及酸碱平衡紊乱。

【治疗】

（一）暴发流行时的处理

应做好分类，即时收集资料，进行流行病学调查及细菌学的检验工作，以明确病因。

（二）对症治疗

卧床休息，流食或半流食，宜清淡，多饮盐糖水，或口服补液盐补充丢失的液体。吐泻腹痛剧者暂禁食，给复方颠茄片口服或注射山莨菪碱，腹部放热水袋。及时纠正水、电解质紊乱及酸中毒。血压下降者予升压药。高热者用物理降温或退药热药。变形杆菌食物中毒过敏型。以抗组胺药物治疗为主，如苯海拉明等，必要时加用肾上腺皮质激素。维持生命体征平稳，纠正水、电解质平衡。

（三）抗菌治疗

症状较重考虑为感染性食物中毒或侵袭性腹泻者，应及时选用抗菌药物，如环丙沙星、呋喃唑酮、氯霉素、土霉素、庆大霉素等，葡萄球菌的食物中毒可用苯唑西林等治疗，但抗菌药物不能缩短排菌期。

（梁 洁）

推 荐 阅 读

[1] HOELZER K，MORENO SWITT A I，WIEDMANN M，et al. Emerging needs and opportunities in foodborne disease detection and prevention: From tools to people[J]. Food Microbiol，2018，75：65-71.

[2] BARTSCH C，HÖPER D，MÄDE D，et al. Analysis of frozen strawberries involved in a large norovirus gastroenteritis outbreak using next generation sequencing and digital PCR[J]. Food Microbiol，2018，76：390-395.

[3] 王霄晔，任婧寰，王哲，等. 2017年全国食物中毒事件流行性特征分析 [J]. 疾病监测，2018，33（5）：359-364.

[4] PIENIZ S，RODRIGUES D F，ARNDT R M，et al. Molecular identification and microbiological evaluation of isolates from equipments and food contact surfaces in a hospital Food and Nutrition Unit[J]. Braz J Biol，2019，79（2）：191-200.

[5] 裴红. 细菌性食物中毒病原学特征分析 [J]. 世界最新医学信息文摘，2018，18（39）：194-196.

[6] ZHU L，ZHANG Y，HE P，et al. A multiplex PCR amplification strategy coupled with microchip electrophoresis for simultaneous and sensitive detection of three foodborne bacteria[J]. J Chromatogr B Analyt Technol Biomed Life Sci，2018，1093-1094：141-146.

第五节　细菌性痢疾

细菌性痢疾（shigellosis）简称菌痢，是由志贺菌（Shigella）引起的急性肠道传染性疾病，以结肠黏膜化脓性溃疡性炎症为主要病变，以发热、腹泻、里急后重、腹痛、黏液脓血便为主要临床表现，可伴全身毒血症症状，严重者可有感染性休克和/或中毒性脑病。

【病原】

病原菌为志贺菌，又称痢疾杆菌，属于肠杆菌科志贺菌属，革兰氏阴性菌。有菌毛，无鞭毛、荚膜及芽孢，无动力，兼性厌氧，但最适宜需氧生长，在普通培养基中生长良好，最适温度为37℃。病原菌通过患者或者带菌者的粪便污染瓜果、蔬菜能生存10日左右；在牛奶中可生存24日之久；阴暗潮湿及冰冻条件下生存数周。但抵抗力差，在粪便中数小时内死亡。阳光直射有杀灭作用。加热60℃ 10分钟即死，1%含氯石灰等一般消毒剂能将其杀灭。

志贺菌有菌体（O）抗原、荚膜（K）抗原及菌毛抗原，可分为 4 个血清群即 A 群（痢疾志贺菌）、B 群（福氏志贺菌）、C 群（鲍氏志贺菌）、D 群（宋内志贺菌），共 47 个血清型。我国仍以 B 群和 D 群占优势，在大、中城市中 D 群明显上升。所有志贺菌均能产生内毒素和外毒素，内毒素是引起全身反应如发热、毒血症以及感染性休克的重要因素。外毒素有肠毒性、细胞毒性，A 群还具有神经毒性，毒力最强，可引起严重症状。B 群感染后易转为慢性，D 群感染后症状轻，多不典型。

【流行病学】

1. **传染源**　包括急、慢性菌痢患者以及带菌者，其中轻症非典型患者、慢性患者以及无症状带菌者易误诊、漏诊，在流行病学上意义犹大。

2. **传播途径**　主要借染菌的食物、饮水和手等经粪 - 口途径传播。在流行季节可有食物型和水型的暴发流行，前者系摄入被污染的食物（带菌的手或苍蝇）而受感染，后者系水源被患者或者带菌者的粪便污染而致传播。在非流行季节，刻印接触被患者或带菌者污染的物体而感染。

3. **人群易感性**　人类是志贺菌的唯一自然宿主。无论男、女、老、幼，均普遍易感。感染后可获得一定的免疫力，但持续时间短暂且不稳定，不同菌群和血清型之间无交叉保护，易重复感染或复发。

4. **流行特征**　菌痢主要发生在中低收入国家，尤其是卫生条件差、无法保证安全饮水的地区。目前我国菌痢发病率仍明显高于西方发达国家，但有逐渐下降的趋势。该病终年散发，但有明显季节性，夏季高发，可能与夏季苍蝇滋生，进食生冷瓜果机会增多有关，10 月份以后逐渐减少。

患者年龄分布有两个高峰，一为 1～4 岁儿童，尤其是中低收入国家的儿童；二为青壮年期，可能与他们日常活动中接触病原菌机会较多有关。近年来，男性同性恋人群成为志贺菌传染的一个特殊人群，该人群由于艾滋病高发，感染后易迁延不愈并耐药。

【发病机制与病理】

病原菌进入消化道后，大部分被胃酸杀灭，其余进入肠道的病菌大部分也会由于肠道菌群的竞争作用和肠道分泌性 IgA 等特异性抗体的作用而无法致病。最终，如果菌量或者病菌毒力超过胃酸和肠道防御的杀灭能力进入回肠末段、结直肠，则侵入到相应部位的黏膜层。某些慢性病、过度疲劳、暴饮暴食及消化道疾病等，均可降低人体全身和胃肠道局部防御功能，有利于痢疾杆菌侵入肠黏膜而致病。

痢疾杆菌侵入肠黏膜上皮细胞并在固有层释放毒素，在 IL-1 等细胞因子参与下，引起肠黏膜炎症反应，固有层呈现毛细血管及小静脉充血，并有炎性细胞浸润及血浆渗出，甚至可致固有层小血管循环衰竭引起上皮细胞变形、坏死。坏死的上皮细胞脱落后可形成小而浅的溃疡，由黏液、细胞碎屑、中性粒细胞、渗出液和血液形成黏液脓血便，同时伴随腹痛、腹泻不适。直肠壁受炎症刺激会有里急后重感。细胞毒素还可引起肠黏膜细胞坏死，与病初水样泻有关；而内毒素可导致全身发热。

志贺菌释放的内毒素入血后可引起中毒性痢疾，表现为发热和毒血症，并且全身中毒症状往往出现在肠道病变之前，而肠道炎症反应较轻。全身中毒症状的严重程度除过内毒素作用外，还可能与患者特异性体质有关，该类人群对病菌毒素反应强烈。严重者引起感染性休克、DIC、重要脏器衰竭、脑水肿和脑疝，临床表现为中毒型痢疾。志贺菌外毒素则能够不可逆性的抑制细胞蛋白合成导致上皮细胞损伤，引起出血性结肠炎，严重者还可引起溶血性尿毒综合征。

病理变化主要发生于结、直肠，以直肠、乙状结肠最为明显，严重者可波及整个结肠和回肠末端。急性菌痢的基本病理变化为弥漫性纤维蛋白渗出性炎症，肠黏膜上皮弥漫性充血、水肿、渗出并形成表浅坏死，肠道表面附着大量黏液脓性分泌物，形成菌痢特征性假膜。1 周左右，假膜开始脱落形成大小不一的地图状浅溃疡。溃疡往往局限于黏膜下层，故肠穿孔和肠出血少见。虽病程进展，人体产生抗体，溃疡渐愈合。中毒性菌痢的结肠病变最初很轻，但引发全身小动脉痉挛，渗出增加，尤其是大脑及脑干水肿、神经细胞变性、浸润和点状出血。少部分病例还可合并肾上腺皮质萎缩和出血。慢性菌痢患者肠壁增厚，溃疡不断形成和修复，导致瘢痕形成和息肉状增生，严重者发生肠腔狭窄。

【临床表现】

潜伏期数小时至 7 日，多数为 1～2 日。A 组感染的表现一般较重，发热、腹泻、脓血便持续时间较长；D 组引起者较轻；C 组感染介于两者之间，但易转变为慢性。临床上常分为急性和慢性两期。

（一）急性菌痢

1. **普通型（典型）**　起病急，有畏寒、高热，继以腹痛、腹泻和里急后重，每日排便 10～20 次，成脓血便，量少，可办头痛、乏力、食欲减退，左下腹压痛伴肠鸣音亢进。一般 1～2 周逐渐痊愈，少部分患者转为慢性。

2. 轻型(非典型) 全身中毒症状和肠道表现均较轻,表现为急性腹泻,腹泻每日不超过 10 次,大便呈糊状或水样,含少量黏液,里急后重感不明显,可有呕吐,有轻微腹痛及左下腹压痛,病程 3～6 日,易被误诊为肠炎或结肠炎。

3. 中毒型 多见于 2～7 岁儿童,成人少见。起病急,病初即可有畏寒、高热,全身中毒症状明显,临床以严重毒血症症状、感染性休克和 / 或中毒性脑病为主,但肠道症状往往较轻,常无腹痛与腹泻,需以直肠拭子或生理盐水灌肠采集的大便检查才发现黏液脓血便,镜下可见大量脓细胞和红细胞。按临床表现分为:①休克型:较为常见,表现为感染性休克,面色苍白,四肢厥冷,周围循环衰竭,皮肤花纹,口唇青紫,血压明显下降或测不出,伴不同程度意识障碍。②脑型:又称呼吸衰竭型,以严重中枢神经系统症状为主,病死率高。脑血管痉挛继发大脑缺氧,进一步导致脑水肿、颅内压增高,严重时可发生脑疝;临床表现主要为惊厥、昏迷和呼吸衰竭,早期表现为嗜睡、烦躁、剧烈头痛、频繁呕吐、呼吸增快,后期常神志不清、频繁惊厥、血压升高、瞳孔忽大忽小,两侧大小不等,对光反射迟钝或消失,呼吸深浅不均,节律不整,可呈叹息样呼吸,最后减慢以至停顿。③混合型:是预后最为凶险的一种,具有循环衰竭与呼吸衰竭的综合表现。

4. 重型 多见于年老体弱和营养不良者,发热急,腹泻每天 30 次以上,为水样脓血便,严重者大便失禁,腹痛及里急后重感明显。随病情进展出现严重腹胀和中毒型肠麻痹,呕吐多见,可继发严重失水以及外周循环衰竭。部分病例有休克、心功能不全、肾功能不全。

(二)慢性菌痢

菌痢反复发作或迁延不愈超过 2 个月即称为慢性菌痢。

1. 慢性迁延型 急性菌痢后,病情长期迁延不愈,时轻时重,常有腹痛、腹泻或腹泻与便秘交替、稀黏液便或脓血便。长期腹泻或脓血便可导致营养不良、乏力、贫血等。粪便培养可间断发现细菌。

2. 慢性隐匿型 有急性菌痢史,但无明显临床症状,粪便培养可检出志贺菌,乙状结肠镜检查有阳性发现,为重要传染源。细菌主要聚集在结肠,排出的致病菌通常少于急性菌痢患者,因此传染性通常也弱于活动期病例。

3. 急性发作型 有慢性菌痢病史,常因饮食不当、受凉或劳累等因素诱发,呈急性发作,但症状一般较轻,大便培养有痢疾杆菌生长,结肠镜检查结肠黏膜有炎症甚至溃疡等改变。但全身中毒症状不明显。

【并发症与后遗症】

少见。在恢复期或急性期可偶有多发性、渗出性大关节炎发生,关节红肿,数周内消退。还可引起溶血性尿毒综合征、Reiter 综合征等。儿童患者可并发中耳炎、口角炎、脱肛。极少数患者同时并发败血症,一旦出现,病情凶险,病死率高。慢性菌痢有结肠溃疡病变者,可并发营养不良、贫血、维生素缺乏及相应症状。后遗症主要是神经系统后遗症,可遗留耳聋、语言障碍及肢体活动障碍。

【辅助检查】

(一)血常规

急性患者白细胞及中性粒细胞呈中度升高,可达 $10 \times 10^9 \sim 20 \times 10^9/L$,慢性患者可有贫血。

(二)粪便

典型菌痢患者粪便中无粪质,量少,呈黏液脓血状,镜检可见大量脓细胞及红细胞,如有巨噬细胞有助于诊断。培养出痢疾杆菌可以确诊。为提高细菌培养阳性率,应在抗菌药物使用前采样新鲜标本,取粪便脓血部分并及时送检,早期多次送检可提高细菌培养阳性率。采用核酸杂交或 PCR 可快速从粪便中获得阳性结果,阳性率可超过 90%,对菌痢早期诊断有帮助,但临床还未常规使用。

(三)其他检查

对脓血便而疑有其他结肠疾病时可进行肠镜检查。自病变部位刮取分泌物做培养,可提高病原检出率。X 线钡剂检查目前已少用。

【诊断与鉴别诊断】

(一)诊断

诊断应根据病菌流行病学情况,患者症状体征及实验室检查综合判断,确诊有赖于病原学检查。夏季或热带地区有腹痛、腹泻及脓血便患者应考虑菌痢的可能。急性期患者多有发热、腹痛、腹泻、黏液脓血便,且发热多出现于消化道症状之前;慢性期患者的过去发作史甚为重要;菌痢流行季节,儿童突然发热、惊厥而无其他症状,也应考虑到中毒性菌痢的可能,应尽早用肛拭子取标本或以盐水灌肠取材做涂片镜检和细菌培养。粪便涂片镜检和细菌培养有助于诊断的确立。免疫学及分子生物学检查可增加早期诊断的敏感性和特异性。肠镜检查对鉴别慢性菌痢和其他肠道疾病有一定价值。

（二）鉴别诊断

1. 阿米巴痢疾 起病一般缓慢，里急后重感及毒血症症状少见，腹痛多在右侧，典型阿米巴粪便呈果酱样，有腐臭。镜检仅见少许白细胞、红细胞凝集成团，常有夏科-莱登结晶体，可找到阿米巴滋养体。肠镜检查黏膜大多正常，可见散在溃疡。部分患者可并发肝脓肿。

2. 流行性乙型脑炎 本病临床表现和流行季节与重症或中毒性菌痢相似，但后者发病更急，进展迅猛，且易并发休克，温盐水灌肠及细菌培养有利于鉴别诊断。血清乙脑特异性 IgM 抗体阳性，脑脊液有炎性改变有助于流行性乙脑诊断。

3. 其他 本病还要与沙门菌、金黄色葡萄球菌、大肠埃希菌、空肠弯曲菌及各种侵袭性肠道致病菌引起的食物中毒相鉴别。慢性菌痢则要与慢性血吸虫病、直肠癌、直肠癌、溃疡性结肠炎等鉴别。

【预后】

大部分急性菌痢患者 1～2 周内痊愈。少数转变为慢性或带菌者。中毒型菌痢预后不佳，病死率高。

【治疗】

（一）急性菌痢的治疗

1. 一般疗法 消化道隔离直至症状消失以及大便培养连续 2 次阴性。毒血症状严重者应卧床休息，饮食一般以流质或半流质为宜，忌食多渣多油或有刺激性的食物。有失水现象者可给予口服补液盐。如因呕吐等原因不能经口摄入，则给予生理盐水或 5% 葡萄糖盐水静脉滴注，注射量视失水程度而定，以保持水和电解质平衡。有酸中毒者，酌情给予碱性液体。对痉挛性腹痛可给予阿托品及腹部热敷，忌用止泻剂。

2. 病原治疗 轻型菌痢可不用抗菌药物。当前志贺菌对多种抗菌药物的耐药性趋于加重，且可呈多重耐药性，故应依据药敏试验或当地流行株药敏选药。抗菌药物疗效的考核应以粪便培养转阴率为主，治疗结束时转阴率超过 90%。抗菌药物宜选择易被肠道吸收的口服品种，病重无法口服药物或估计吸收不良时加用肌内注射或静脉滴注抗菌药物，疗程原则上不短于 5～7 日，以减少恢复期带菌。

（1）喹诺酮类：该类药物抗菌谱广，对痢疾杆菌有良好杀菌作用，不良反应少，为成人菌痢的首选药。常用诺氟沙星 400mg，2 次 / 日，口服。环丙沙星 500mg，2 次 / 日，口服或 400mg，每 12 小时静脉滴注。氧氟沙星 200～300mg，2 次 / 日，口服或 200mg，每 12 小时静脉滴注。儿童、妊娠及哺乳期

患者不建议使用，因为该类药可能会影响婴幼儿骨骺发育，可选用第三代头孢菌素作为替代。

（2）其他用药：磺胺类药物如复方磺胺甲噁唑（TMP-SMZ）2 片，2 次 / 日，儿童酌减。但该药耐药菌株有逐年增加的趋势。严重肝病、肾病、磺胺过敏及白细胞减少症者忌用。儿童患者首选头孢菌素。小檗碱有减少肠道分泌的作用，可与抗菌药物同时使用。

3. 对症疗法 包括止泻和退热治疗。止泻药物包括阿托品、哌替啶、可待因、吗啡、地芬诺酯和盐酸氯哌丁胺等，但是切忌单用止泻药。因为腹泻是集体防御功能的一种体现，可排除一定数量的致病菌和肠毒素，使用止泻剂、解痉剂或抑制肠道蠕动的药物可能延长病程和排菌时间，特别对伴高热、毒血症或黏液脓血便患者和婴幼儿，应予以避免，否则有可能加重病情。高热者可用退热药及物理降温。

（二）中毒型菌痢的治疗

本型病情严重，预后差，应针对病情及时采取综合性措施抢救。

1. 抗菌治疗 药物选择与急性菌痢基本相同，首选静脉给药，如喹诺酮类、头孢噻肟、头孢曲松等，儿童首选第三代头孢菌素。中毒症状好转后，按一般急性菌痢治疗，改用口服抗菌药物，总疗程 7～10 天。

2. 高热和惊厥的治疗 高热易引起惊厥而加重脑缺氧和脑水肿，应用安乃近及物理降温；无效或伴躁动不安、反复惊厥，可给予亚冬眠疗法，以氯丙嗪和异丙嗪各 1～2mg/kg 肌内注射，必要时静脉滴注，病情稳定后延长至 2～6 小时肌内注射 1 次，一般 5～7 次即可撤除，尽快使体温保持在 37℃左右。氯丙嗪具有安定中枢神经系统和降温的作用，可降低组织耗氧量，抑制血管运动中枢，可使小动脉和小静脉扩张，从而改善微循环和促进脏器的血液灌注。另外，还可给予地西泮、水合氯醛和巴比妥钠。

3. 循环衰竭（休克型）的治疗

（1）扩充血容量纠正酸中毒：可快速静脉输入低分子右旋糖酐或葡萄糖氯化钠注射液，首剂 10～20ml/kg，全日总液量 50～100ml/kg，具体视患者病情及尿量而定。酸中毒严重者，可给予 5% 碳酸氢钠滴入。

（2）血管活性药物的应用：针对微血管痉挛应用血管扩张剂，以改善重要脏器血液灌注，可采用山莨菪碱，成人剂量为每次 10～20mg，儿童每次 0.3～0.5mg/kg；或阿托品成人每次 1～2mg，儿童每次

0.03～0.05mg/kg。注射间隔和次数视病情轻重和症状缓急而定，轻症每隔30～60分钟肌内或静脉注射1次；重症10～20分钟静脉注射1次，待面色红润、循环呼吸好转、四肢温暖、血压回升即可停药，一般用3～6次即可奏效。如上述方法治疗后周围循环不见好转，可考虑以多巴胺与阿拉明联合应用。

（3）强心治疗：有左心衰和肺水肿者，应给予毛花苷丙（西地兰）等治疗。

（4）抗凝治疗：有DIC者采用低分子肝素抗凝疗法，剂量及疗程基本同感染性休克的处理。

（5）肾上腺皮质激素的应用：氢化泼尼松每日5～10mg/kg静脉滴注，可减轻中毒症状、降低周围血管阻力、加强心肌收缩、减轻脑水肿、保护细胞和改善代谢。成人200～500mg/d，一般用药3～5日。

4. 治疗呼吸衰竭 应保持呼吸道通畅、给氧、脱水疗法（如甘露醇）、严格控制入液量。必要时给予洛贝林、尼可刹米等肌注或静注。危重病例应给予心电监护，气管插管或应用人工呼吸机。

5. 纠正水、电解质紊乱 应补充失液量及钾、钠离子，但需谨防用量过大、速度过快而引起肺水肿、脑水肿。

（三）慢性菌痢的治疗

需长期、系统、慢性和局部相结合的治疗。应尽可能地多次进行大便培养及细菌药敏试验，必要时进行结肠镜检查，作为选用药物及评估疗效的参考。

1. 一般治疗 注意生活规律，饮食情况同急行菌痢，积极治疗并存的肠道慢性疾病或寄生虫病。

2. 抗菌治疗 根据病原菌药敏结果选择抗菌药物，致病菌不敏感或过去使用过的无效药物不宜采用。推荐联合应用2种不同种类的抗菌药物，剂量要足，疗效要延长，必要时重复1～3个疗程。可供选用药物同急性菌痢。

3. 肠道功能紊乱的处理 可酌情用解痉和收敛剂。据病情酌情使用。

4. 肠道菌群失调的处理 限制乳类和豆制品。微生态制剂如酪酸梭菌、地衣芽孢杆菌、双歧杆菌、嗜酸性乳酸杆菌可补充正常生理性细菌，调整肠道菌群。以上药物均为活菌制剂，不宜与抗菌药物同时使用。

慢性菌痢的治疗效果常欠满意，如有显著症状，而大便培养阳性，则需隔离治疗。此外，应追查转为慢性的诱因，例如是否有寄生虫病、胃炎等并发症，对相关伴发病进行适当的治疗。鉴于慢性菌痢

病程较长，其急性症状常有自然缓解倾向，因此必须反复进行大便培养才能判断疗效。

【预防】

应从控制传染源、切断传播途径和增进人体抵抗力三方面着手。

1. 控制传染源 早期发现患者和带菌者，及时隔离和彻底治疗，是控制菌痢的重要措施。

2. 切断传播途径 注意环境及个人卫生，保障饮食、饮水微生安全，个人养成饭前便后洗手的习惯，餐饮业及儿童机构工作人员应定期检查带菌状态，带菌者应调离工作并予以治疗。

3. 保护易感人群 细菌性痢疾的相关疫苗目前还处于研究阶段，暂无获准生产的疫苗可用于临床实践。

（梁 洁）

推 荐 阅 读

[1] KOTLOFF K L，RIDDLE M S，PLATTS-MILLS J A，et al. Shigellosis[J]. Lancet，2018，391（20122）：801-812.

[2] 林果为，王吉耀，葛均波. 实用内科学 [M]. 15 版. 北京：人民卫生出版社，2017.

[3] FELDMAN M，FRIEDMAN L S，BRANDT L J. Sleisenger and Fordtran's Gastrointestinal and Liver Disease[M]. 10th ed. Philadelphia：Elsevier，2016.

[4] HAWASH Y A，ISMAIL K A，ALMEHMADI M. High Frequency of Enteric Protozoan，Viral，and Bacterial Potential Pathogens in Community-Acquired Acute Diarrheal Episodes: Evidence Based on Results of Luminex Gastrointestinal Pathogen Panel Assay[J]. Korean J Parasitol，2017，55（5）：513-521.

[5] WALKER R I，WIERZBA T F，MANI S，et al. Vaccines against *Shigella* and enterotoxigenic *Escherichia coli*: A summary of the 2016 VASE Conference[J]. Vaccine，2017，35（49 Pt A）：6775-6782.

第六节 沙门菌感染

肠道沙门菌（*Salmonella enterica*）主要包括伤寒沙门菌（typhoidal *Salmonella*）和非伤寒沙门菌（nontyphoidal *Salmonella*，NTS），是许多中低收入国家社区获得性血行感染的主要原因。伤寒沙门菌主要包括4种血清型：伤寒沙门菌和副伤寒沙门菌 A、B、C 三组。伤寒沙门菌自然条件下只感染人类，可引起伤寒热和副伤寒热，统称为肠道热（enteric fever）。

非伤寒沙门菌可感染包括人类在内的多种脊椎动物并在被感染动物体内增殖。

一、伤寒

伤寒是由伤寒沙门菌引起的急性肠道传染病，以持续菌血症、单核 - 巨噬细胞系统受累、回肠远端微小脓肿及小溃疡形成为基本病理特征。典型的临床表现包括持续高热、表情淡漠、腹部不适、肝脾大，部分患者有玫瑰疹和相对缓脉。实验室检查可见血常规白细胞总数低下。严重者可并发肠出血和肠穿孔。

【病原】

伤寒的致病菌为伤寒沙门菌，又称伤寒杆菌，革兰氏染色阴性，周身满布鞭毛和菌毛，能活动，无芽孢及荚膜。含胆汁的培养基中生长良好。在自然界中有很强的生存能力，在水中可存活 2～3 周，粪便中存活 1～2 个月，牛奶中还可进行繁殖，冰冻环境中存活时间长达数月。光、热及消毒剂可杀灭该菌。阳光直射数小时即死，加热至煮沸立即死亡，饮水氯含量达 0.2～0.4mg/L 亦可杀死该菌。

菌体（O）抗原、鞭毛（H）抗原和表面（Vi）抗原能使人体产生相应的抗体，但并非保护性抗体。由于 O 及 H 抗原的抗原性较强，故可用于血清凝集试验（肥达反应，Widal reaction），以测定血清中的 O 及 H 抗体的效价来辅助临床诊断。Vi 抗原性不强，产生的抗体凝集效价低且持续时间短，对诊断帮助不大，但该抗原能干扰血清的杀菌功能和吞噬功能，是伤寒沙门菌的重要毒力因子。菌体裂解时可释放强烈的内毒素，是该菌致病的主要因素。

【流行病学】

1. **传染源** 为患者及带菌者，尤其是慢性带菌者，为主要传染源。患者从潜伏期开始即可从粪便中排菌，病程第 1 周开始经尿排菌，整个病程均有传染性，尤以病程 2～4 周内传染性最强。原有慢性肝胆疾病（如胆囊结石、胆囊炎）的患者罹患伤寒后易转为慢性带菌者，2%～5% 的患者在肠道和胆囊中隐藏病菌可达数月甚至数年之久。

2. **传播途径** 主要通过污染的食物或饮水、直接或间接（苍蝇、蟑螂等）接触病菌传播。其中水源污染是重要的传播途径，也是暴发流行的主要原因。

3. **人群易感性** 各种人群对伤寒普遍易感，感染后获得持久性免疫，再次患病者极少。

4. **流行特征** 以热带、亚热带地区多见，但世界各地均有发生，可散发、地方性流行或暴发流行。

在中低收入国家主要因水源污染而暴发流行，高收入国家多因国际旅游感染后散发。年龄上儿童和青壮年多发，季节上夏秋季节多发。

【发病机制与病理】

伤寒杆菌随污染的饮水或食物进入消化道后，一般可被胃酸杀灭，若超过胃酸杀灭能力，大量致病菌进入小肠，则穿过小肠黏膜上皮细胞侵入肠壁的淋巴组织，特别是回肠下段的集合淋巴小结和孤立淋巴小结，并沿淋巴管至肠系膜淋巴结。在某些淋巴组织内，伤寒杆菌一方面被巨噬细胞吞噬，并在其中生长繁殖；另一方面经胸导管进入血液，引起短暂的菌血症，即原发菌血症期。血液中的病菌很快被全身单核吞噬细胞系统如肝、脾、骨髓和淋巴结中的巨噬细胞吞噬，并进一步在其中大量繁殖。在这一段时间内，虽然有单核吞噬细胞系统的增生反应，但临床上无明显症状，称为潜伏期，一般 10 天左右。

此后，在全身单核吞噬细胞系统内繁殖的病菌及其释放的内毒素再次大量进入血液，并随之散布至全身各脏器和皮肤等处，引起脓毒血症和毒血症，呈现全身中毒性症状和病理改变。此时相当于疾病的第 1～2 周，毒血症症状逐渐加重，血培养常为阳性。随着病程的发展，在发病后的第 2～3 周，伤寒杆菌继续随血流播散至全身多个脏器，尤其是在胆囊内繁殖到一定数量，大量病菌经胆管随胆汁再度进入肠道，又可穿过肠黏膜再次侵入肠道淋巴组织，使原已致敏的肠壁淋巴组织发生强烈的过敏反应，导致坏死、脱落和溃疡形成。严重者侵及血管、肌层或浆膜，则引起肠出血、肠穿孔。伤寒杆菌随同脱落的坏死组织和粪便排出体外，故此段时间粪便培养易获阳性结果。与此同时，人体的免疫力逐渐增加，血中的抗体不断上升，肥达反应在病程第 2 周以后多数出现阳性。但有研究证明血中抗体滴度的高低与患者对伤寒杆菌的抵抗力无关，而系细胞免疫在对抗病菌上起主要作用。即在致敏 T 细胞所产生的某些淋巴因子的作用下，增强巨噬细胞的吞噬、灭菌功能。在病程的第 4 周，随着免疫力的增强，血液和器官内的细菌逐渐消失，中毒症状减轻、消失，病变随之愈合而告痊愈。少数病例伤寒杆菌长期潜伏，免疫力低下时则可再度繁殖入血，引起复发。

伤寒的主要病理特点是全身单核 - 巨噬细胞系统的增生反应。回肠下端集合淋巴结和孤立淋巴滤泡的病变最具特征性。肠系膜及其他部位淋巴结、脾脏、骨髓、肝窦星形细胞也会增生。肠道淋巴组织病变加剧，导致局部发生营养障碍而出现坏死，形成黄色结痂，结痂脱落形成溃疡，若波及病变部血管可引起出血，若侵入肌层与浆膜层可引起肠穿孔。因回肠末段的淋巴结较大且多，病变最严重，故穿孔多见于此部位。溃疡常呈椭圆形或圆形，沿肠纵轴排列，周围肠黏膜充血。溃疡愈合后不留瘢痕，也不引起肠道狭窄。肠道病变不一定与临床症状的严重程度成正比，伴有严重毒血症者，其肠道病变可能不明显；反之，毒血症状轻微或缺如的患者却可突然发生肠出血或肠穿孔。

镜检下可见以巨噬细胞为主的细胞浸润，胞质内可见吞噬的淋巴细胞、红细胞、伤寒杆菌及坏死组织碎片，称为"伤寒细胞"，是本病的特征性病变。若伤寒细胞聚集成团，则称为"伤寒小结"。其他脏器中，脾和肝的病变最为显著。脾脏发生充血肿大，网状内皮细胞增生及伤寒肉芽肿形成。肝脏最常发生细胞局灶性坏死伴有单核细胞浸润。此外，胆囊可呈轻度炎症，急性炎症少见。斑丘状皮疹即玫瑰疹的镜下检查显示单核细胞浸润及毛细血管扩张，有时可见伤寒杆菌。

【临床表现】

潜伏期 10 天左右，其长短与感染菌量有关，食物型暴发流行可短至 48 小时，而水源性暴发流行时间可长达 30 天。

（一）成人典型伤寒

自然病程为时约 4 周，根据临床表现可分为 4 期：

1. **初期** 相当于病程第 1 周，大多起病缓慢，发热是最早出现的症状，常伴有全身不适、乏力、食欲减退、咽痛和干咳等症状。体温呈阶梯形上升，最高可达 39～40℃，发热前可有畏寒而少寒战，退热时出汗不显著。半数以上患者有腹痛，呈弥漫性或位于右下腹，约 1/3 患者有腹泻，水样便或者稀便。

2. **极期** 相当于病程第 2～3 周，常有伤寒的典型表现。

（1）高热：高热持续不退，多数呈稽留热型，少数弛张热型或不规则热型。可持续 10～14 天。

（2）皮疹：病程 7～13 日，部分患者皮肤出现散在淡红色斑丘疹，即玫瑰疹，压之可褪色，分批出现，主要分布于胸、腹部，偶见于背部及四肢，多在 2～4 日内消失。

（3）相对缓脉：相对缓脉或重脉是本病的临床特征之一。约半数患者有相对缓脉，但并发中毒性心肌炎时则不明显。系副交感神经兴奋所致，即体温增高与脉搏增快不呈正比。

（4）肝、脾肿大：出现肝、脾肿大时，常质软，有触痛。严重者可有黄疸，肝功能有明显异常者，提示为中毒性肝炎。

（5）消化系统症状：食欲缺乏较初期有加重。舌苔厚腻，称为伤寒舌。腹部表现可有腹胀、腹泻及右下腹压痛。

（6）神经系统症状：与疾病的严重程度成正比。表现为精神恍惚，表情淡漠、呆滞、反应迟钝，重者可有谵妄、昏迷或出现脑膜刺激征（假性脑膜炎）。神经系统症状多随体温下降而逐渐恢复。

3. **缓解期** 相当于病程第 3～4 周，人体对伤寒杆菌的抵抗力逐渐增强，体温出现波动并开始下降，食欲逐渐好转，腹胀逐渐消失，肝、脾肿大开始回缩。

4. **恢复期** 病程第 4 周末开始，体温恢复正常，食欲好转，一般在 1 个月左右完全恢复健康。少数患者可转为无症状带菌者。

（二）成人不典型伤寒

1. **轻型** 全身毒血症状轻，体温 38℃左右，病程较短，一般 10 天左右即可痊愈。多见于既往曾接种过伤寒疫苗或者起病初期使用过抗菌药物的患者。由于病情轻，症状不典型，易致漏诊或误诊。

2. **顿挫型** 初期病情重，但恢复快，1～2 周自愈。多见于儿童及有部分免疫力的成人。

3. **迁延型** 常见于合并慢性肝炎、慢性血吸虫病等患者，初期表现与典型病例相同，但发热可持续 5 周以上甚至更久。

4. **逍遥型** 患者症状轻微，可坚持正常生活，部分患者以肠出血或肠穿孔为首发症状才被发现。

5. **暴发型** 起病急，毒血症状重，病情凶险，皮疹显著，常有超高热、休克、中毒性脑病、中毒性肝炎、中毒性心肌炎、DIC 等并发症。若未能及时救治，可在 1～2 周内死亡。

（三）小儿伤寒

小儿伤寒一般不如成人伤寒典型，多呈轻型非典型经过。年龄越小，症状越不典型，随着年龄增大，临床表现逐渐类似成人患者。小儿伤寒的特点如下：病程短，有时整个病程不满 2 周即可痊愈。病情的严重程度及预后主要取决于患儿的营养及健康状态，其次与侵入细菌的毒力大小有关，但大部分症状轻，病死率低。体温常骤然上升，可在短时间内（一般为 2～3 天）即达高峰，成人则需 1 周才逐渐达高峰。稽留期的体温波动大而不规则，持续 7～10 天。腹胀、腹泻、呕吐等消化道症状多见，尤其是 2 岁以下患儿。黏液便者，易被误诊为菌痢。由于肠道的病理变化轻，因此肠出血和肠穿孔的并发症较少见。中毒症状明显，患儿因倦怠而不想活动，精神萎靡，嗜睡，到极期更为显著。年龄越大的患儿，中毒症状就越明显。呼吸道症状突出，常并发支气管肺炎，约半数以上的患儿有咳嗽，两肺可闻及干、湿性啰音，大多于发病的 1～2 周内出现。神经系统症状，常有谵妄、惊厥、脑膜刺激症状出现，3 岁以下患儿，惊厥高发。由内毒素所致的玫瑰疹、相对缓脉及脾脏肿大，一般很少见到。末梢血白细胞常无明显下降，甚至可高达 $20×10^9$/L 以上。

（四）老年人伤寒

症状多不典型，体温升高少见，易疲乏，常同时并发支气管肺炎和心功能不全。病情迁延，恢复缓慢，病死率高。

（五）复发与再燃

复发是指患者进入恢复期热退 1～3 周后，发热等临床表现重又出现，但较初发症状轻，病程较短（1～3 周）。与胆囊或单核 - 巨噬细胞系统中潜伏的病菌大量繁殖，再次入血有关。多见于抗菌药物疗程或机体的抵抗力低下时。再燃是指当伤寒患者进入缓解期，体温波动下降，但尚未达到正常时，热度又再次升高，血培养呈阳性，持续 5～7 天后退热，常无固定症状。发病机制与复发相似。

【辅助检查】

病菌培养是确诊的主要依据，抗体检测、抗原检测以及核酸扩增实验都还存在一定的局限性。

（一）常规检查

大部分患者血白细胞计数正常，常伴嗜酸性粒细胞减少乃至消失，但缺乏特异性。极期嗜酸性粒细胞 >2%，绝对计数超过 $4×10^9$/L 者可基本除外伤寒。但需注意，幼儿嗜酸性粒细胞减少诊断意义不如成人。年龄越大，诊断意义越接近成人。此外，还可见正色素性贫血、轻度血小板减低以及血沉加快。高热时可有轻度蛋白尿。合并消化道出血时粪便潜血试验阳性。

（二）细菌学检查

1. 血培养　是确诊的"金标准"，病程早期即可阳性，第 7～10 日阳性率可达 90%，第 3 周降为 30%～40%，第 4 周时常阴性。为提高阳性率，注意在使用抗菌药物之前不同部位采血培养，同时送需氧菌和厌氧菌培养。

2. 骨髓涂片与培养　涂片找到伤寒细胞有助于早期诊断。骨髓培养阳性率较血培养高，尤适合于已用抗菌药物治疗，血培养阴性者。

3. 粪便培养　潜伏期即可培养阳性，第 3～4 周阳性率可高达 80%，病后 6 周迅速下降，3% 患者排菌可超过 1 年。但是粪便排菌呈间歇性，注意多次留样。

4. 尿培养　病程后期阳性率可达 25%，注意留取中段尿同时避免粪便污染。

5. 细菌培养　玫瑰疹刮取物或活检切片病菌培养也可呈阳性。

（三）免疫学检查

1. 抗体检测　肥达反应即伤寒血清凝集试验，阳性者对伤寒，副伤寒有辅助诊断价值。检查中所用的抗原有伤寒杆菌菌体"O"抗原，鞭毛"H"抗原，副伤寒甲、乙、丙鞭毛抗原共 5 种，分别与稀释后的待测血清反应，以测定血清中各种抗体的凝集效价。病程第 2 周开始阳性率逐渐增高，至第 4 周可达 90%，病愈后阳性反应可持续数月之久。但有少数患者抗体很迟才升高，甚至整个病程抗体效价很低或阴性，可能与病程早期使用抗菌药物，机体免疫状态以及病情的轻重都有关系，故不能因肥达反应阴性而排除本病。此外，多种非伤寒发热疾病也会出现肥达试验假阳性结果。因此，肥达反应试验用于伤寒即副伤寒诊断仅起到辅助作用，尚需结合临床资料仔细确诊。

2. 其他免疫学检查　近年来，SDS 聚丙烯酰胺凝胶电泳免疫印迹试验、酶联免疫吸附试验（ELISA）、免疫荧光试验、协同凝集试验等也能被应用于检测伤寒杆菌，但是由于敏感型和 / 或特异性差，还有待继续优化提高。

（四）核酸检测方法

核酸扩增实验主要用于病菌含量过低、病菌死亡培养阴性以及病菌无法培养等情况。目前常用的主要为实时聚合酶链式反应（real time PCR），具有敏感性高、特异性好以及快速、简便等优点，但目前还不能广泛应用于临床检验。

【诊断与鉴别诊断】

伤寒可依据流行病学资料、临床表现及实验室检查结果做出临床诊断，确诊伤寒则以检出致病菌为依据。

（一）临床诊断

1. 临床诊断标准　在伤寒流行季节和地区有持续性高热（40～41℃）为时 1～2 周以上，并出现特殊中毒面容，相对缓脉，皮肤玫瑰疹，肝、脾肿大，嗜酸性粒细胞减少或消失，骨髓象中有伤寒细胞，可临床诊断为伤寒。

2. 确诊标准 临床诊断病例出现以下任一项以上可确诊。

（1）从血、骨髓、尿、粪便、玫瑰疹刮取物任一种标本中分离到伤寒杆菌。

（2）血清特异性抗体阳性，肥达反应"O"抗体凝集效价≥1：80，"H"抗体凝集效价≥1：160，恢复期效价增高4倍以上者。因预防接种后，"H"抗体凝集效价明显升高，可持续数年，或在伤寒高发区，许多正常人既往感染亦可维持较高抗体滴度，此时应根据双份血清抗体效价升高4倍以上作为确诊标准。

（二）鉴别诊断

1. 伤寒早期（起病1周以内） 尚无特征性表现，应与病毒感染、疟疾、钩端螺旋体病、急性病毒性肝炎等鉴别。

2. 伤寒极期（起病第2周以后） 伤寒典型表现有助于鉴别，需要鉴别的疾病有脓毒血症、粟粒性肺结核、地方性斑疹伤寒、结核性脑膜炎等。

【并发症】

近年来国内伤寒的并发症已显著减少，但国外报道伤寒并发尿毒综合征有增加趋势，并发DIC者亦非罕见，需引起警惕。

1. 肠出血 为常见并发症，发生率为2.4%～15.0%，病程第2～3周多见。少量出血可无症状或仅有轻度头晕，大量出血时热度骤降，脉搏细速，并有头晕、面色苍白、烦躁、冷汗、血压下降等休克表现。有腹泻者易并发肠出血。病程中活动过多、过量饮食、排便时用力过度以及不适当的治疗性灌肠等均可成为肠出血诱因。

2. 肠穿孔 为最严重的并发症，发生率为1.4%～4.0%。多发生于回肠末段。穿孔数目大多为1个，少数为2个，也有报告多达13个者。肠穿孔的表现为突然右下腹剧痛，伴有恶心、呕吐、出冷汗、脉搏细速、呼吸急促、体温与血压下降（休克期），经1～2小时后腹痛及其他症状暂缓解（平静期）。不久体温又迅速上升并出现腹膜炎征象，表现为腹胀、持续性腹痛、腹壁紧张，广泛压痛及反跳痛、肠鸣音减弱至消失、腹腔内有游离液体。X线检查膈下有游离气体。肠穿孔的诱因大致与肠出血相同，有的病例并发肠出血的同时发生肠穿孔。

3. 中毒性心肌炎 发生率为3.5%～5.0%，常见于病程第2～3周伴有严重毒血症者。临床特征为心率加快，第一心音减弱，心律不齐，舒张期奔马律，血

压偏低，心电图显示PR间期延长、T波改变、S-T段偏移等。以上症状、体征及心电图改变一般随着病情好转而恢复正常。

4. 中毒性肝炎 发生率为10.0%～68.5%（多数在40%～50%）。主要特征为肝大，可伴有压痛，转氨酶活性轻度升高，轻度黄疸。临床上容易与病毒性肝炎相混淆。随着病情好转，肝大及肝功能可较快恢复正常。偶有患者出现肝衰竭危及生命。

5. 支气管炎及肺炎 支气管炎多见于发病初期，肺炎（支气管肺炎或大叶性肺炎）常发生于极期及病程后期，多为继发感染，极少由伤寒杆菌引起。毒血症状严重者可有呼吸急促、脉速及发绀，常无明显咳嗽，体检可发现肺部啰音和/或肺实变征象。

6. 急性胆囊炎 占0.6%～3.0%。其特征为发热，右上腹痛及压痛，常有呕吐，可出现黄疸，白细胞数较原先增高。伤寒并发胆囊炎后有助于胆石形成，易导致带菌状态。也有学者认为，原有慢性胆囊炎、胆石症的患者易于形成伤寒带菌状态。

7. 溶血性尿毒症综合征 国外报道的发病率高达12.5%～13.9%，国内亦有病例报道。一般见于病程第1～3周，约半数发生于第1周。主要表现为溶血性贫血和肾衰竭，并有纤维蛋白降解产物增加、血小板减少及红细胞碎裂现象。机制不清，可能是由于伤寒杆菌内毒素诱使肾小球微血管内凝血所致。

8. 溶血性贫血 伤寒可并发急性血管内溶血，表现为急进性贫血、网织红细胞增多，部分病例有血红蛋白尿，少数出现黄疸，也可发生尿毒症。患者大都伴有红细胞葡萄糖-6-磷酸脱氢酶（G6PD）缺陷，少数则合并血红蛋白病，溶血的发生常与伤寒感染本身和/或氯霉素应用有关。

9. DIC 国外报道一些伤寒患者在病程中出现血小板减少、凝血酶原减少及低纤维蛋白原血症，符合DIC的实验室所见。随着病情好转，这些凝血障碍常可完全恢复正常。伤寒并发DIC偶可表现为严重全身广泛出血，若不及时治疗可危及生命。

10. 精神神经系统疾病 大多见于发热期，也可出现于发热前或热退后。有的患者表现为感染性精神病，有不同程度的意识障碍，伴有错觉、幻觉以及情绪、行为失常。有的则表现为中毒性脑病，除精神、意识障碍外，还伴有强直性痉挛、偏瘫、脑神经麻痹、病理反射阳性。个别可发生急性多发性神经根炎、球后视神经炎等。伤寒并发假性脑膜炎约占伤寒病例的5%～8%，但伤寒杆菌脑膜炎则极少见（0.1%～0.2%）。伤寒并发精神神经疾病一般

随着伤寒病情好转,常在短期内恢复。有报道,伤寒可并发急性播散性脑脊髓炎(acute disseminated encephalomyelitis)。发病机制可能与其他原因所致感染后脑炎相似。

【预后】

病死率在1%～5%。老年人,婴幼儿预后较差,明显贫血,营养不良者预后也较差。并发肠穿孔、肠出血、心肌炎、严重毒血症等病死率较高。曾接受预防接种者病情较轻,预后较好。

【治疗】

（一）一般治疗与对症治疗

患者入院后,即按消化道传染病隔离,临床症状消失后每隔5～7天送检粪便培养,连续2次阴性可解除隔离。发热期患者必须卧床休息,退热后2～3天可在床上稍坐,退热后2周可轻度活动。

应给予高热量、高营养、易消化的饮食,包括足量碳水化合物、蛋白质及各种维生素,以补充发热期的消耗,促进恢复,发热期间宜用流质或细软无渣饮食,少量多餐。退热后,食欲增加后,可逐渐进稀饭,软饭,忌吃坚硬多渣食物,以免诱发肠出血和肠穿孔,一般退热后2周才恢复正常饮食。应鼓励患者多进水分,每日2 000～3 000ml(包括饮食在内),以利毒素排泄。如因病重不能进食者用5%葡萄糖生理盐水静脉滴注。

有严重毒血症者,可在足量有效抗菌治疗配合下使用激素。常用氢化泼尼松25～50mg或地塞米松1～2mg每日1次静滴;或口服泼尼松5mg,每日3～4次,疗程不超过3天。对同时合并毒血症状和腹胀的患者,糖皮质激素的使用宜慎重,以免发生肠出血和穿孔。

（二）抗菌药物的选择

1. **喹诺酮类药物**　是治疗伤寒的首选药物。喹诺酮类药物具有下列共同特点:①抗菌谱广,尤其对革兰氏阴性杆菌活性高;②细菌对其产生突变耐药的发生率低;③体内分布广,组织体液中药物浓度高,可达有效抑菌或杀菌水平;④大多品种系口服制剂,使用方便;⑤因其影响骨骼发育,妊娠妇女、儿童、哺乳期妇女慎用。目前常用的有左氧氟沙星,剂量500mg每日1次口服或静滴,疗程10～14天;环丙沙星,剂量500mg每日2次或每8小时1次口服或每日400～600mg分次静滴,疗程10～14天。

2. **第3代头孢菌素**　对伤寒杆菌有强大抗菌活性,在胆道内药物浓度高,且不良反应小,尤其适用于妊娠妇女、儿童、哺乳期妇女以及氯霉素耐药菌者。

常用有头孢曲松成人1～2g,每12小时静滴1次,儿童每天100mg/(kg•d),疗程14天;头孢噻肟成人1～2g,每8～12小时静滴1次,儿童每天100～150mg/(kg•d),疗程14天。

3. **氨苄（或阿莫）西林**　由于治疗效果不太理想,推荐长疗程使用,有助于减少复发和带菌状态形成。但不良反应小,在肝胆系统浓度高,价格便宜,妊娠妇女、婴幼儿及肝肾损害者均可使用。成人氨苄西林4～8g/d,儿童每天100～150mg/(kg•d),分3～4次口服或静脉滴注;阿莫西林成人2～4g/d,分3～4次口服,疗程14天。注意事项:一旦出现药疹,应立即停药。

4. **复方磺胺甲噁唑**　口服吸收完全,价格低廉,但耐药现象普遍,肠道反应皮肤过敏反应常见,多用于不适用喹诺酮类和三代头孢菌素的患者。

（三）带菌者的治疗

首选抗菌药物治疗,合并胆石症的患者,若抗菌药物无效,可考虑手术摘除胆囊。常用药物有氨苄/阿莫西林、左氧氟沙星或环丙沙星。

（四）并发症的治疗

1. **肠出血**　禁食,卧床休息,密切观察血压、脉搏等生命体征,维持循环血量,给予止血药物,必要时输血,一般保守治疗效果较好。大出血时考虑手术切除。

2. **肠穿孔**　禁食,胃肠减压,强力抗生素的应用,积极给予支持治疗。并发腹膜炎者及早手术治疗。

3. **中毒性心肌炎**　严格卧床休息,在足量、有效抗菌药物治疗的同时,加用皮质激素,并给予营养心肌、促进心肌代谢的药物治疗。出现心力衰竭时,使用洋地黄宜谨慎。

4. **溶血性尿毒综合征**　积极控制原发感染的同时,使用糖皮质激素如地塞米松、泼尼松龙等,根据病情需要,对症给予输血、小剂量肝素、补液、血液透析等。

5. **中毒性肝炎**　保肝治疗的同时可加用糖皮质激素。

6. DIC　积极控制原发感染的同时,给予抗凝治疗,酌情输血。

7. **胆囊炎、支气管肺炎、溶血性贫血及神经系统并发症**　治疗按一般内科治疗。

【预防】

加强宣传教育,提高群众卫生保健意识。改善饮食、饮水卫生,加强粪便管理,消灭苍蝇滋生地,防蝇,灭蝇。

（一）控制传染源

1. 伤寒患者和带菌者　应及早给予肠道隔离，直至治疗后症状消失后2周，或症状消失1周后，连续2次尿、粪培养阴性，方可解除隔离。

2. 伤寒恢复期患者　在病后1个月和3个月，分别粪检3次以发现带菌者；既往伤寒的患者，每年粪检3次，以发现慢性带菌者。查出带菌者应予以进一步治疗。

（二）切断传播途径

是本病预防的重点。保护水源，做好粪便、垃圾、污水的管理和处理，加强饮水及饮食卫生。

（三）保护易感人群

1. 预防接种　流行区居民以及流行区旅行者、清洁工人、细菌实验室工作人员、医务工作者、带菌者家属可进行预防接种。

2. 预防治疗　因各种原因导致误食菌液后可应急预防服药，予复方磺胺甲噁唑2片，每日2次，服用3～5日。

二、副伤寒

由甲型副伤寒沙门菌、乙型副伤寒沙门菌和丙型副伤寒沙门菌所引起的一种急性肠道传染性疾病。副伤寒的临床过程和治疗措施与伤寒大致相同，略有差异。由于该病临床表现多不典型，且具有多样性，容易漏诊、误诊，造成疫情扩散与流行，因此，早发现、早报告、早隔离、早治疗是控制疫情的关键。

甲、乙、丙型副伤寒沙门菌分别属沙门菌A、B、C组，生化特性类似伤寒杆菌，而菌体抗原和鞭毛抗原的成分不同。副伤寒有"Vi"抗原。各种副伤寒杆菌在自然条件下只对人有致病作用。发病机制、流行特征与伤寒大体相似。

流行特征与伤寒基本相似，常年散发，以夏、秋季为主，但发病率较伤寒低得多。我国成人副伤寒以甲型副伤寒为主，儿童以乙型副伤寒为主。丙型副伤寒可表现为脓毒血症型、伤寒型和急性胃肠炎型，其中脓毒血症型最为常见。

其传染源、传播途径及易感人群与伤寒基本相似。主要是水源污染，通过饮水及进食水产品传播，加之近年人员流动大，输入型感染的机会增多，部分地区餐饮业卫生条件差，因此不卫生的饮水或食物是副伤寒发病的主要原因。沿海地区有生食或半生食贝类水产品的习惯，也是造成副伤寒暴发与流行的重要原因。

副伤寒的病理变化与伤寒相仿。甲型和乙型副伤寒患者肠道病变较少而表浅，故肠出血或穿孔的机会少。胃肠炎型患者肠道炎症明显而广泛，常侵及结直肠。脓毒血症型副伤寒常有肺部、骨骼、关节、脑膜、心包、软组织化脓性迁延性病灶。

临床表现与伤寒相比病情较轻，症状不典型，表现多样化，较突出的区别有：潜伏期稍短，2～15天，一般8～10日；急性起病较多，尤其是乙型和丙型副伤寒，常有腹痛、腹泻、呕吐等急性胃肠炎症状，2～3日后虽然胃肠炎症状减轻，但却出现发热等伤寒症状。病程平均1～3周，明显的发热可持续数日。热型不如伤寒典型，头痛、全身不适常见，玫瑰疹少见，肠道并发症少。丙型副伤寒脓毒血症型在伤寒型基础上出现迁徙性病灶，以肺部最为常见，其次为骨、关节等部位。甲型副伤寒各地区及不同人群间临床表现更为多样。通常急性起病，发热是最早出现和最突出的症状，不规则热和弛张热多于稽留热，其次头痛、乏力较为突出，而且起病初期常伴有上呼吸道、消化道症状，但肠出血、肠穿孔等并发症少见，病死率较低。另有一些患者以并发症为首发症状，伤寒典型特征少见。因临床表现不典型，易误诊为上呼吸道感染或消化道疾病。

因此，在伤寒及副伤寒疫区及流行季节，发热患者均应考虑该病的可能。肥大反应菌体抗体凝集效价≥1∶80，鞭毛抗体凝集效价≥160时，可辅助诊断。B超检查约半数患者有脾大，少数患者伴有肝大、胆囊炎性改变，也有助于该病的诊断。确诊仍依赖于血、骨髓、粪便、脓液等标本的细菌培养。

副伤寒并发症与伤寒相似，以中毒性肝炎最为常见，其次心肌损害，少数患者还可引起浆膜腔积液。中毒性肝炎的发生率为31.6%～70.5%。其临床症状、体征少，主要是肝功能异常，通常为ALT、AST轻至中度异常升高，经有效抗感染及保肝治疗后，随着体温下降，大多数患者肝功能在两周内恢复正常，预后良好。部分患者有心肌损害，表现为胸闷、心悸，多数症状较轻，易被忽视。更多患者仅为心电图异常，以ST-T改变为主，少数患者伴有心律失常。心肌酶谱也可有不同程度升高，但与急性心肌梗死所致心肌酶谱变化不同，应予以鉴别。而肠出血、肠穿孔少见。

副伤寒的病情较轻，预后良好，慢性带菌者较少见，病死率低于伤寒。治疗与伤寒相同，尽管有报道出现耐药菌株，但多数患者对喹诺酮类和第3代头孢菌素敏感。

除伤寒 Vi 菌苗等个别措施外，伤寒的预防措施均适用于副伤寒。

三、非伤寒沙门菌感染

非伤寒沙门菌感染是由伤寒、副伤寒以外的各种沙门菌所引起的急性传染病。与伤寒、副伤寒不同，非伤寒沙门菌可感染多种动物作为宿主，接触人体后致病。由于病原菌及机体反应性的不同，患者临床表现复杂，可分为胃肠炎型、伤寒型、脓毒血症型及局部化脓感染型，此外还可表现为无症状感染。

【病原】

沙门菌为革兰氏阴性杆菌，无芽孢，无荚膜。多数细菌有周身鞭毛和菌毛，有动力。在普通培养基上呈中等大小，无色半透明的光滑菌落，生长最适温度为 35～37℃，最适 pH 为 6.5～7.5。对外界环境的抵抗力较强，在水、牛乳或肉类食品中能存活 1 年以上，不耐高温和干燥，65℃加热 15～20 分钟即被杀死，5% 苯酚或 1∶500 升汞 5 分钟可灭活，pH＜4.5 杀灭。

菌体抗原"O"和鞭毛抗原"H"是沙门菌的主要抗原成分。"O"抗原是细菌胞壁的脂多糖，目前已发现 60 多种，每种菌常有数种"O"抗原，与致病密切相关的多属 A、B、C、D 和 E 组，可刺激机体产生 IgM 型抗体。H 抗原是蛋白质，能刺激机体产生 IgG 型抗体。按照"O"抗原和"H"抗原的搭配，不同血清型的沙门菌致病力有很大差异。

【流行病学】

根据 WHO 数据报道，全球每年约有 9 000 万人感染非伤寒沙门菌，其中约 8 000 万为食源性感染，并导致每年约 155 000 例患者死亡。

1. **传染源** 主要的传染源为感染的家禽和家畜，尤其是家禽携带率最高。其次是感染的鼠类及其他野生动物，并且动物感染后往往无症状发生，成为人类感染的重要传染源。人类带菌者亦可成为传染源，带菌者大多为暂时带菌，常见于职业上与沙门菌有接触的人，如食品加工或屠宰工人。无症状感染的沙门菌带菌者，有时排菌量可以很多，如果气质也是处理肉类等食物时，可成为一个重要的传染源。

2. **传播途径** 非伤寒沙门菌主要通过被污染的食物、水及用具传染，各种来源于动物的食品都有引起传播的可能，苍蝇和蟑螂是沙门菌传播的重要媒介。近年来有研究报道，人与人之间可直接传播。

3. **易感人群** 非伤寒沙门菌感染具有明显的年龄相关性，1 岁以内的婴儿最常见，可能是因为婴儿免疫系统发育不成熟的原因；且病后免疫力不强，可反复感染，甚至再次感染同一血清型。老年患者的感染风险及病死率也较高，值得警惕。

4. **流行病学特征** 主要为：①起病急；②潜伏期短；③发病前均有进食污染食物病史；④食物常由同一传染源所污染；⑤集体用餐单位常呈暴发流行；⑥发病高峰在 7—11 月份；⑦不同地区流行菌种存在差异，与该地区动物中携带的常见菌种相一致；⑧更易产生耐药性，甚至产生对喹诺酮类、头孢菌素类耐药。

【发病机制与病理】

机体感染非伤寒沙门菌的后果与机体抵抗力及吞食细菌的数量、侵袭力等有关。吞入大量活菌可引起显性感染，不同血清型细菌的侵袭力和致病力显著不同。病原菌进入消化道后主要入侵肠道细胞和巨噬细胞并在细胞内复制，某些病例还可通过淋巴循环播散到全身。病原菌主要侵袭小肠，但也可累及结肠，造成结肠黏膜表浅溃疡，引起痢疾样临床表现。致病菌侵袭肠黏膜后可引起黏膜炎症反应，伴黏膜下层中性粒细胞浸润，有时可深至固有层。此外，非伤寒沙门菌还可分泌肠毒素，参与腹泻的发生。

该致病菌还可侵入血流导致脓毒血症型和局部化脓感染型临床表现，患者常无胃肠炎前期表现，致病菌可停留于任何部位，导致胃、关节、脑膜、胸膜或其他部位的化脓性病变。

【临床表现】

副伤寒沙门菌感染人体后可临床表现十分多变，表现为无症状感染、胃肠炎型、伤寒型、脓毒血症型和化脓性感染型。熟悉非伤寒沙门菌感染后的临床表现，对于早期诊断具有重要意义。

1. **胃肠炎型** 最常见，约占所有非伤寒沙门菌感染的 75%。潜伏期与宿主抵抗力和病原菌感染数量有关，大多在 6～72 小时。往往急性起病，多以恶心、呕吐为首发症状，随后出现发热、腹泻、腹部绞痛。腹泻常为水样便，很少或没有粪质，偶可呈黏液或脓性粪便，大便每日数次至数十次。常有发热，体温可达 38～39℃，可伴有畏寒。病情轻重差异很大，有些患者并无发热，只有粪便稀烂，严重者可呈爆发型（霍乱样腹泻），伴有迅速脱水，脱水严重可继发休克和肾衰竭，甚至迅速死亡，此种情况在早产儿和营养不良小儿较易产生。

胃肠炎症状多在 2～3 日内消失，偶尔迁延至 2

周之久,病死率很少超过 1%,死亡病例几乎都是婴儿、老人和身体衰弱的人。

2. 伤寒型 临床表现与轻型伤寒相似,但潜伏期较短(平均 3~10 日),病程亦较短(一般 1~3 周),病情多较轻,热型呈弛张热,亦可有相对缓脉,但皮疹少见,腹泻常见,肠出血与肠穿孔很少发生。少部分患者以胃肠炎作为前驱表现,在典型的胃肠炎症状后出现伤寒表现。

3. 脓毒血症型 是最严重的一种类型,呈散发性,多见于儿童、体弱者或有免疫力低下基础疾病的患者。在发达国家,约 5% 的胃肠炎型患者发展为脓毒血症型,目前我国还缺乏相关数据。起病多急骤,起病前可无腹泻及胃肠炎症状。热型多不规则,弛张型或间歇型均可出现,高热持续 1~3 周。合并化脓性病灶等并发症时,发热可迁延更长时间,甚至达数月之久,或为反复急性发作。病死率高,尤其是合并感染性动脉内膜炎时,以感染性主动脉内膜炎最为严重,预后往往是致死性的。

4. 局部化脓感染型 理论上可发生于人体任何解剖部位,骨髓炎、化脓性关节炎、脑脊膜炎、局灶性脓肿均有报道。常发生在肠道感染之后,出现 1 个或 1 个以上的化脓性病灶,亦可在发病前完全没有症状,常见致病菌是鼠伤寒沙门菌和肠炎沙门菌。

以上 4 种临床类型常不易明确划分,往往重叠发病,如胃肠炎可伴发或继发菌血症;脓毒血症并发局部化脓灶;局部化脓灶亦可继发菌血症。患者还可表现为无症状感染,仅在流行病学调查中或偶然发现,但均有与非伤寒沙门菌感染的患者接触史或进食污染食物既往史。

【辅助检查】

(一)血常规

有局部化脓性病变时白细胞总数可明显升高,高达 $20 \times 10^9 \sim 30 \times 10^9/L$。

(二)粪便检查

部分患者粪便中有黏液和血,镜下白细胞增多并可见红细胞,尤以婴幼儿多见。

(三)细胞学检查

胃肠炎时易从呕吐物和粪便中分离到病原菌,并与可疑食物中的病原菌相一致。胃肠外感染时,从血、骨髓、脓液和其他体液(如胸腔积液、脑脊液、关节积液)中也可检出病原菌,反复培养能提高阳性率。血清凝集实验对诊断的帮助不大。

【诊断与鉴别诊断】

临床上早期确诊十分困难,诊断的关键在于发

现上述临床表现和实验室检查结果的患者一定要想到非伤寒沙门菌感染的可能性,并仔细鉴别诊断。

(一)诊断

1. 胃肠炎型 急性胃肠炎症状伴明显发热,有不洁饮食史,尤其是动物性食物,而粪便及血白细胞计数基本正常时应怀疑本病,从排泄物及可疑食物中分离到病原菌即可确诊。

2. 伤寒型和脓毒血症型 发热持续 1 周以上,无明显系统症状或有胃肠道症状,同时合并肝脾肿大者,应考虑多次重复血培养。有局部病灶形成时,及早做局部细菌学检查。

(二)鉴别诊断

胃肠炎型应与其他致病菌引起的食物中毒以及化学毒物与生物毒物引起的胃肠炎相鉴别;伤寒型和脓毒血症型应与伤寒及副伤寒相鉴别,典型伤寒有玫瑰疹、相对缓脉、肝脾大,可发生肠穿孔、肠出血等并发症,而伤寒型及脓毒血症型非伤寒沙门菌感染则罕见或缺如,血清肥达反应及血、尿液粪便培养有助于鉴别;局部化脓感染型与其他细菌感染引起的局部感染,临床上很难区别,需通过局部病灶细菌学检查以资鉴别。

【预后】

胃肠炎型预后良好,但婴儿、老年人或有原发病者情况较严重,常有脱水、酸中毒、电解质紊乱等并发症。脓毒血症型患者近半数有肝硬化、系统性红斑狼疮、白血病、淋巴瘤或者肿瘤等原发病,预后较差。沙门菌脑膜炎的病死率可高达 80% 以上。

【治疗】

(一)对症支持治疗

胃肠炎型以维持水、电解质平衡为治疗目的,辅以必要的对症处理。轻、中度脱水可予口服葡萄糖、电解质溶液,严重脱水者静脉补液。脓毒症状严重并有循环衰竭应注意维持有效血容量,根据药敏结果保证足量抗菌药物使用的前提下,必要时可使用糖皮质激素。腹痛、腹泻于进食后可显著改善,重症患者可使用抗分泌的药物,如小檗碱(黄连素)、氯丙嗪、普萘洛尔、葡萄糖酸钙、吲哚美辛,解痉剂以短期应用为宜。

(二)病原治疗

无并发症的胃肠炎患者不必应用抗菌药物,抗菌药物并不能促进胃肠炎型患者康复。并且有研究报道使用抗菌药物治疗的患者停药后粪便带菌的发生率是未使用抗菌药物治疗患者的 2 倍。

脓毒血症型、伤寒型和局部化脓感染型以及肠

外感染高风险人群必须用抗菌药物治疗，包括淋巴系统功能障碍患者、恶性肿瘤患者、免疫抑制的患者、器官移植的患者、心血管畸形的患者，高龄和妊娠患者等。喹诺酮类药物为首选，该类药物抗菌谱广，对革兰氏阴性杆菌活性高，但因其影响骨骼发育，妊娠妇女、儿童、哺乳期妇女应避免选用，可选用 3 代头孢菌素作为替代。药敏敏感者还可选用氨苄西林、复方磺胺甲噁唑、氯霉素等药物。

对无症状带菌者不推荐抗菌治疗，因为治疗过程需时较长，且容易产生耐药。脓毒血症型患者应仔细探寻可能出现的局部化脓性感染病灶，当出现感染型大动脉炎、心内膜炎、脑脊膜炎、骨髓炎、化脓性关节炎等局灶性感染时仅给予抗菌药物治疗是不够的，往往需要包括手术医师、感染医师在内的多学科联合治疗。

【预防】

主要围绕公共卫生和个人卫生进行展开，目前还没有针对非伤寒沙门菌的疫苗可供使用。

1. **控制传染源**　妥善处理患者、带菌者和动物的排泄物，保护水源，禁止食用病畜病禽。家畜养殖业减少抗菌药物的使用可有助于减少耐药菌株的产生。

2. **切断传播途径**　注意饮食、饮水及个人卫生，加强食物加工管理。接触可能带菌的家禽家畜后要注意彻底洗手。肉、禽、乳、蛋类食品加工、贮存均应严防污染，食用时应煮熟煮透，生熟分开。

3. **保护易感人群**　对饮食加工及餐饮服务业人员定期做健康检查。

（梁　洁）

推　荐　阅　读

[1] AHMEDULLAH H, KHAN F Y, AL MASLAMANI M, et al. Epidemiological and Clinical Features of Salmonella Typhi Infection Among Adult Patients in Qatar: A Hospital-based Study[J]. Oman Med J, 2018, 33 (6): 468-472.

[2] CRUMP J A, SJOLUND-KARLSSON M, GORDON M A, et al. Epidemiology, Clinical Presentation, Laboratory Diagnosis, Antimicrobial Resistance, and Antimicrobial Management of Invasive Salmonella Infections[J]. Clin Microbiol Rev, 2015, 28: 901-937.

[3] 林果为, 王吉耀, 葛均波. 实用内科学 [M]. 15 版. 北京: 人民卫生出版社, 2017.

[4] YAN M, LI X, LIAO Q, et al. The emergence and outbreak of multidrug-resistant typhoid fever in China[J]. Emerg Microbes Infect, 2016, 5: e62.

[5] FELDMAN M, FRIEDMAN L S, BRANDT L J. Sleisenger and Fordtran's Gastrointestinal and Liver Disease[M]. 10th ed. Philadelphia: Elsevier, 2016.

[6] YAP K P, THONG K L. Salmonella Typhi genomics: envisaging the future of typhoid eradication[J]. Trop Med Int Health, 2017, 22 (8): 918-925.

第七节　轮状病毒感染性腹泻

轮状病毒（rotavirus）感染性腹泻婴幼儿多见，常由 A 组轮状病毒引起，秋季高发，故又名婴幼儿秋季腹泻。全球范围内超过 40% 的腹泻患儿系轮状病毒感染性腹泻，并导致每年约 20 万例患儿死亡，其中大部分发生于发展中国家。B 组轮状病毒可引起成人腹泻，首先在中国报道。

【流行病学】

A 组轮状病毒是全球 5 岁以下儿童重症腹泻的首要病原体。在未推行轮状病毒免疫接种的国家，几乎所有儿童在 5 岁之前都会至少发生 1 次轮状病毒感染。3 个月龄以内的患儿往往症状较轻，可能是因为体内有来自母体的抗体。重症腹泻主要集中在 4～23 个月龄婴幼儿，因为此年龄段的患儿免疫系统发育还不完全，并时常存在频繁感染的情况。发展中国家约 3/4 儿童在 12 个月龄之前发生轮状病毒腹泻，而发达国家儿童发病通常延后至 2～5 岁。在轮状病毒疫苗应用前，全球每年约有 60 万名儿童死于轮状病毒腹泻，目前这一数据已降至 20 万例 / 年，但是约 90% 的死亡病例发生在经济落后国家。

病毒主要通过粪 - 口途径传播，在成人中偶有暴发流行。在发达国家，轮状病毒感染性腹泻具有冬季流行性，夏季时患病率明显下降。但在发展中国家，患病则无明显季节性，可能因为饮食、饮水卫生状况仍有待提高。腹泻发生 2～5 天内，粪便排病毒最高。感染轮状病毒后 75% 可免于再次发生轮状病毒腹泻，88% 免于再次发生重症轮状病毒腹泻。

成人轮状病毒感染往往呈无症状性感染或症状轻微，可能是因为成人免疫系统相对成熟以及幼儿时期感染后获得性免疫的原因。除人外，轮状病毒还可引起动物腹泻，特别是母牛、马、猪、羊。

【病原】

轮状病毒属于呼肠孤病毒科，于 1973 年由 Bishop 从澳大利亚腹泻儿童肠道活检组织的上皮细胞内首次发现，形如车轮状，故名为"轮状病毒"。成熟的病毒颗粒直径约为 100nm，核心为 11 个片段的双链 RNA 病毒基因组，编码 6 种结构蛋白（VP1～4、VP6 和 VP7）和 6 种非结构蛋白（NSP1～6），VP1、VP2 和 VP3 分布在病毒核心层，中层为具有抗原性的 VP6，最外层由 VP7 和 VP4 组成。目前已确认的轮状病毒一共 9 个血清组，即轮状病毒 A～I 组，人类对其中的 A、B、C 和 H 组易感，尤其是 A 组，致病性最强，是目前世界婴幼儿腹泻的主要病因。B 组轮状病毒曾在我国引起成人腹泻流行，C 组可引起儿童及成人轻度腹泻。

轮状病毒可被乙醚、三氯甲烷（氯仿）、蛋白酶、50℃ 15 分钟灭活。

【发病机制与病理】

轮状病毒可感染小肠绒毛细胞以及肠道内分泌细胞，并在细胞内复制，隐窝细胞通常不受感染。受感染的肠道缺乏肉眼可见的组织损害，镜下仅见轻微的肠道空泡样变性、肠细胞缺损和单核细胞浸润，还可发生绒毛脱落和隐窝增生等改变。故轮状病毒感染性腹泻属于非炎症性腹泻。腹泻涉及的机制包括吸收异常和分泌异常。吸收异常主要是由于病毒破坏小肠吸收细胞以及各种消化酶分泌减少，继发肠道内容物渗透压增高导致腹泻。分泌异常主要包括细胞间连接功能性改变导致细胞旁渗漏，以及细胞内钙离子浓度增加导致氯离子分泌增加。此外，轮状病毒在绒毛细胞和小肠内分泌细胞内复制还会导致肠嗜铬细胞释放血清素，作用于大脑相关区域导致恶心、呕吐。

重症轮状病毒感染性腹泻的患儿大部分会出现一过性病毒血症，病毒可在肠外免疫组织和器官中被检测到。尽管这部分系统性感染患儿的临床预后还不清楚，目前缺乏大样本的临床研究，但在一定程度上解释了既往所推测的轮状病毒血症和中枢神经系统疾病以及脑膜炎等疾病的相关性。

肠道病变程度和临床严重程度之间往往无直接关联。但是与粪便中病毒 RNA 载量相关。感染后可以表现为无症状，因为病毒株的毒力和机体的免疫力均可影响病情。营养不良患儿常发生严重腹泻，且小肠细胞的恢复延缓。中和抗体的阳性率随年龄的增长而增加。

【临床表现】

潜伏期 24～72 小时。病情轻重不等，轻者可呈无症状感染，重症者可出现严重脱水，甚至导致死亡。常急性起病，多以呕吐首发症状，伴发热，继之出现水样泻。呕吐和发热可持续 2～3 天，腹泻每日可多达 10～20 次，重者伴有脱水及电解质紊乱。正常免疫人群病程大多呈自限性，2～5 日内痊愈。但大部分患儿粪便排毒时间持续 10 天，极少数可达 2 个月。免疫功能低下者可转为慢性，胃肠炎迁延数周至数月。5 岁以上的儿童儿乎均获得对轮状病毒的免疫力，重症病例少见。

成人轮状病毒肠炎症状较轻，但在老年人中有发生重性腹泻者。

除胃肠炎外，在一些其他病症如呼吸道感染、坏死性小肠结肠炎、心肌炎、惊厥和脑膜脑炎等病例检测到轮状病毒，可能与轮状病毒血症有一定相关性。尽管曾发生疫苗相关肠套叠，但是并未显示肠套叠与轮状病毒自然感染相关。

【辅助检查】

对急性胃肠炎的患者常规进行病因学检测往往是不必要的。病因学检测适用于重症胃肠炎患者（尤其是合并血便者）、旅行者腹泻，迁延不愈性腹泻以及合并肠道慢性疾病者。

实验室诊断主要依赖直接检测粪便中的轮状病毒，每克粪便的病毒含量可高达 1×10^9。检测方法主要包括抗原检测、RT-PCR、电镜、免疫电镜、聚丙烯酰胺凝胶电泳（PAGE）检测病毒基因组 RNA 和病毒培养，其中抗原检测总体上要优于核酸检测。目前临床广泛采用 ELISA 检测粪便（或肛拭）轮状病毒，敏感型及特异性强；也可采用乳胶凝集法，简便易行，不受条件设备限制，但敏感性略低。另外，还有很多方法可检测血清、粪便及唾液中轮状病毒抗体，但由于该病病程短，呈自限性，所以抗体检测用作临床诊断的意义有限。

粪便常规大多正常或偶有少许白细胞。外周血白细胞计数往往正常。少数病例可有转氨酶轻度升高。

【诊断】

主要依据临床表现及粪便轮状病毒检测。婴幼儿发病的季节性有重要参考价值。

【治疗】

轮状病毒感染性腹泻病程呈自限性，脱水是导致重症及死亡的主要原因，因此治疗的主要目的是纠正脱水及维持水、电解质平衡。轻 - 中度脱水优先选择口服补液，重度脱水，严重呕吐，伴电解质紊乱者给予静脉补液。目前推荐采用低渗 ORS（245mOsm/L）配方预防和纠正脱水，有助于缩短腹泻持续时间，减少粪便排出量及呕吐次数，减少静脉补液。治疗过程中，患儿不应断乳或禁食，发展中国家 6 月龄以内患儿还需补锌,可每天补充元素锌 10mg,共 10～14 日。发达国家儿童缺锌者往往少见,是否需要补锌还不清楚。

不推荐使用抑制肠道蠕动的药物。某些抗分泌药物(如消旋卡多曲)以及抗病毒药物在一些小样本临床研究中证实具有缩短腹泻病程的疗效,但是目前还不足以支持临床应用尤其是儿童患者。此外,止吐药有可能导致腹泻加重以及其他不良反应,也不推荐常规使用。

其他治疗还有补充益生菌。继发细菌感染可给予抗菌药物,有助于缩短腹泻病程。

【预防】

疫苗是预防轮状病毒感染性腹泻尤其是重性腹泻最主要的措施,WHO 推荐将轮状病毒疫苗纳入儿童扩大免疫接种计划中。截至 2018 年 4 月,全球已有 95 个国家推行了对婴幼儿进行轮状病毒疫苗接种。目前注册使用的疫苗包括多价疫苗和单价疫苗,都是口服减毒活疫苗,具有良好的保护效果和安全性。轮状病毒疫苗首剂接种时间为 6 周至 14 周零 6 天,2 剂服用时间至少间隔 4 周,足 8 月龄前需完成接种程序。

(梁　洁)

推 荐 阅 读

[1] BÁNYAI K, ESTES M K, MARTELLA V, et al. Viral gastroenteritis[J]. Lancet, 2018, 392: 175-186.

[2] OUDE MUNNINK B B, VAN DER HOEK L. Viruses causing gastroenteritis: The known, the new and those beyond[J]. Viruses, 2016, 8: 8(2).

[3] ESONA M D, GAUTAM R. Rotavirus[J]. Clin Lab Med, 2015, 35: 363-391.

[4] FREEDMAN S B, WILLIAMSON-URQUHART S, FARION K J, et al. Multicenter Trial of a Combination Probiotic for Children with Gastroenteritis[J]. N Engl J Med, 2018, 379(21): 2015-2026.

[5] BONIFACIO J, LUPISAN S, ROQUE V Jr, et al. Molecular characterization of rotavirus diarrhea among children aged under five years in the Philippines, 2013-2015[J]. Vaccine, 2018, 36(51): 7888-7893.

[6] ZHIRAKOVSKAIA E, TIKUNOV A, TYMENTSEV A, et al. Changing pattern of prevalence and genetic diversity of rotavirus, norovirus, astrovirus, and bocavirus associated with childhood diarrhea in Asian Russia, 2009-2012[J]. Infect Genet Evol, 2018, 67: 167-182.

[7] RATHI N, DESAI S, KAWADE A, et al. A Phase Ⅲ open-label, randomized, active controlled clinical study to assess safety, immunogenicity and lot-to-lot consistency of a bovine-human reassortant pentavalent rotavirus vaccine in Indian infants[J]. Vaccine, 2018, 36(52): 7943-7949.

第八节　真菌性肠炎

真菌性肠炎是由深部真菌感染引起的肠道炎症,易迁延及反复发作。病原菌主要有念珠菌、毛霉菌、曲霉菌等,其中以由白念珠菌最为常见。主要见于免疫功能受损的患者及 2 岁以下婴幼儿发病。起病可急可缓,临床症状较轻微,往往易漏诊。常见症状包括大便次数增多、腹泻、大便中带有黏液或果冻样便,严重的可为脓便或脓血便,可有低热、呕吐、腹胀及腹痛。

【病原与流行病学】

真菌性肠炎以往认为临床较少发生。近年来,随着医学的快速发展,激素、免疫抑制剂、广谱抗生素的应用越来越广泛,致机体免疫力下降,微生态平衡紊乱,菌群失调增多,深部真菌感染的发病率有日趋上升的趋势,大大增加了临床原发疾病的治疗难度,甚至危及患者生命。美国全国院内感染检测系统报告出现真菌感染的住院患者病死率高达 29%,无真菌感染的病死率为 17%。据研究表明,国内死亡患者生前被确诊的真菌感染不足 50%。

念珠菌属于酵母菌,引起人和动物感染的约有 10 余种,以白念珠菌最为常见。念珠菌广泛存在于人体和环境之中,是肠道正常菌群之一,是侵袭性真菌病中最常见的机会性真菌。在 ICU 患者、实体器官移植和造血干细胞移植受者的侵袭性真菌病中念珠菌属所致者占 42%,在医院获得血流感染中念珠菌属占病原菌的 9%。

曲霉菌是一种腐生丝状真菌,广泛存在于自然环境中,易在土壤、水、食物、植物和空气中生存。致病性曲霉至少有 30 余种,临床菌株主要为烟曲霉、土曲霉等,以烟曲霉最为常见。曲霉最适生长温度为 25～30℃,而烟曲霉耐热性更高,在 40～50℃也能生长。多数致病性曲霉繁殖能力强,在培养基中均形成丝状菌落。曲霉在组织内常见为无色分隔的菌丝,典型者呈 45° 分支。近年来曲霉病的发病率已逐渐增高。侵袭性曲霉病的第二好发部位就是胃肠道,小肠是最易受影响的器官。关于胃肠道曲霉病的文献大多来自案例报告或案例系列,目前可查阅的文献提示肠曲霉病 35 例。

毛霉目真菌包括根霉属、毛霉属和犁头霉属三类真菌引起，其中以根霉属最为常见。毛霉菌广泛于自然界中。在 37℃ 下，毛霉菌可以形成白色、灰色、褐色伴有绒毛结构的菌落，并很快布满整个培养皿。显微镜下可见毛霉菌的特殊结构：宽大菌丝（10～50μm），不分隔或极少分隔，伴有直角形的分支，菌丝分支角度为 45°～90°。真菌感染中，毛霉菌居假丝酵母菌和曲霉菌后，位居第 3 位。文献报道，免疫能力下降的患者中胃肠道毛霉菌病的发病数有所增加，在 1948—2017 年期间，文献中有 200 例胃肠道毛霉菌病。大多数病例（50.6%）来自亚洲。成人与儿童发病数量几乎相同。成人病死率为 60.5%，儿童病死率为 67.5%。据报道，胃肠道毛霉菌病的发病率为所有毛霉菌病的 5%～13%。真实的发病率无法估计，因为这些病例大多是在手术或死后诊断的。

荚膜组织胞质菌为双相型真菌，当环境温度低于 35℃ 时，以霉菌形式（菌丝相）存在，形成球形小分生孢子（2～6μm）；在组织内温度为 35～37℃ 时，则形成酵母型（组织相），为 2～4μm 的卵圆形小酵母，通过出芽繁殖，常寄生于巨噬细胞内，也可在单核细胞、中性粒细胞内或细胞外。以消化道组织胞质菌病在组织胞质菌病中发病率约为 1/5 000，且经常被误诊为其他感染，如分枝杆菌和肠内变形虫等。具有地方流行性，主要集中在北美洲和中美洲国家。我国近十年来陆续有病例报告。

副球孢子菌肠炎致病菌为巴西副球孢子菌。与吸入孢子有关。此菌流行于中南美洲，发病年龄多在 30～50 岁，男性多见。

【发病机制与病理】

真菌性肠炎的致病菌可为念珠菌、曲霉菌、毛霉菌，多数为念珠菌感染所致。真菌性肠炎本质上是条件性致病菌所致，感染的发生与病原体、宿主以及环境等因素相关。病原体的数量、毒力的变化，宿主的皮肤黏膜屏障是否完好，长期使用广谱抗生素、肾上腺皮质激素、化学抗癌药物、免疫抑制剂和放疗所致的菌群失调，都可以使真菌大量繁殖引起肠炎。恶性肿瘤、白血病、器官移植等所引起的机体免疫功能的损伤也会增加患者对真菌的易感性。当机体患严重肝肾疾病、糖尿病、锌缺乏，都有利于真菌侵袭组织而易引起肠道真菌病。此外，真菌性肠炎还可继发于消化道某些疾病，如痢疾、肠梗阻、食管脓肿等。

1. **念珠菌肠炎**　最常见，常发生在应用多种广谱抗生素或免疫抑制剂后，导致肠道菌群失调或机体免疫功能下降，或发生在早产儿、营养不良、久泻不愈的弱体儿，尤其是营养不良或严重衰竭的婴儿。内源性感染是主要的感染途径，组织病理不具特征性，一般呈急性化脓或坏死，可有多个脓肿或微小脓肿，内含大量中性粒细胞、假菌丝和孢子。

2. **曲霉菌肠炎**　常继发于免疫低下的患者，常见的原因有中性粒细胞减少症和糖皮质激素的使用，偶有发生在免疫正常的患者。曲霉菌累及胃肠道的报道多为肺部原发性播散性感染的一部分，很少作为孤立的器官感染，多为烟曲菌所致。胃肠道曲霉病的病理特点包括肠系膜动脉侵犯、血管内侵犯、血栓形成和随后的组织缺血，导致梗死甚至肠穿孔。此外，小肠的病变有典型的肉眼可见的增厚和岛状坏死组织。

3. **毛霉菌肠炎**　常见于免疫功能不全的患者与婴幼儿，因摄入被真菌孢子污染的食物所致，好发于营养不良的儿童或有胃肠道慢性疾病的患者。胃肠道毛霉菌病病变的大体表现为化脓性炎症、坏死、坏疽或溃疡，可有穿孔。坏死组织中有菌丝。

4. **组织胞质菌肠炎**　通常继发于感染，外伤或免疫缺陷。病原体在免疫缺陷患者中可随血液播散至全身单核巨噬系统。随炎症反应增强可形成肉芽肿样坏死，常为干酪样，较难与结核病变区别。陈旧损害中大多有组织胞质菌球或钙化结节，内有少量病原菌，周围多有纤维化。绝大多数病情具有自限性，愈合方式有钙化和纤维化。

5. **副球孢子菌肠炎**　继发于肺部感染灶或经血行播散而感染。根据研究表明，肠道感染率为 10%～30%。回盲部最易受累。肠管水肿、扩张，淤血，黏膜皱褶消失，黏膜的溃疡，坏死，黏膜下层可见含有副球孢子菌病酵母的肉芽肿形成。真菌肉芽肿形成与黏膜坏死形态与溃疡性结肠炎、结肠癌类似。病原菌可通过淋巴播散至局部淋巴结、肝、脾。

【临床表现】

1. **念珠菌肠炎**　主要表现为腹泻，大便每天 10～20 次，有发酵气味，泡沫较多或带黏液，有时可见豆腐渣样细块，偶见血便。可伴有腹胀、低热，甚至呕吐，但腹痛少见。

2. **曲菌肠炎**　侵袭性胃肠曲霉病的表现最常见的包括腹痛和胃肠痛，可引起消化道大出血，侵袭性胃肠曲菌病的诊断尸检前很少发生。侵犯血管后易发展为播散性曲菌病。偶有肠梗阻和穿孔，发展为急腹症的表现。

3. 毛霉菌肠炎 多伴有胃的感染和胃溃疡,其特点是黏膜溃疡甚至穿孔的表现,腹痛、腹泻、呕血和黑便等。严重者可有肠穿孔导致腹膜炎,或侵入胃肠血管导致血行播散,病情发展快,病死率高。

4. 组织胞质菌肠炎 临床经过酷似局限性肠炎或溃疡性结肠炎。起病缓慢,有发热、消化不良、腹泻、黑便、腹痛,有时呕吐。常伴有肺部感染灶,但以肠炎为主要表现。并发症包括出血、穿孔、阻塞,甚至腹膜炎。

5. 副球孢子菌肠炎 临床症状包括腹痛、呕吐、右下腹可触及包块、大型的溃疡可导致出血及穿孔。往往由于出现腹腔积液和腹腔淋巴结肿大而易误诊为结核或肿瘤。患者常表现为腹泻与营养不良的症状,包括低蛋白血症、低钾血症、血钙过低,血清免疫球蛋白水平低。

【辅助检查】

(一)念珠菌肠炎

1. 直接镜检标本 以 10% 氢氧化钾或生理盐水制片,镜下发现假菌丝或菌丝与孢子并存是念珠菌属的特征。非无菌部位临床标本直接镜检见假菌丝及孢子,提示该菌处于生长繁殖较旺盛状态,结合患者的临床表现和其他检查结果可作为考虑念珠菌病的疑似病例。

2. 真菌培养 粪便等临床标本等培养阳性,结合直接镜检结果判断感染情况。

3. 免疫生化方法 包括组织胞质抗原检测、甘露聚糖检测和β-D 葡聚糖检测等。国内现有的 G 试验可作为诊断念珠菌病的辅助指标。

4. 分子生物方法 念珠菌菌种鉴定可采用PCR 法。

(二)曲霉菌肠炎

1. 直接镜检 直接镜检见 45° 分支的无色有隔菌丝,有时可见曲霉分生孢子头。

2. 真菌培养 室温沙氏培养基上菌落生长快,毛状、有黄绿色、黑色、棕色等。镜下可见分生孢子头和足细胞等曲霉特征性结构。

3. 曲霉特异性抗体检测 主要应用于免疫功能正常者,方法有免疫双扩散实验、对流免疫电泳或乳胶凝集试验等。

4. 特异性抗原检测 血清曲霉特异性抗原(半乳甘露糖)检测,简称 GM 试验。此外,还有血清真菌特异性抗原(1→3)β-D 葡聚糖抗原检测,简称 BG 试验,也能对包括曲霉在内的侵袭性真菌感染做出早期诊断。

5. 分子生物学检测 实时 PCR 技术对曲霉特异性 DNA 片段进行检测。

6. 影像学检查 可对于器质性病变进行检查,如小肠梗阻的壁增厚有助于诊断。

(三)毛霉菌肠炎

1. 直接镜检 病灶坏死组织、黏膜刮取物等加5%～10% KOH 液直接镜检,可见不分隔的宽大菌丝。

2. 真菌培养 具有特征性孢子囊和孢子囊孢子,菌落生长快、长毛状。

3. PCR 技术 也可用于毛霉病的诊断,可鉴别具体菌属。

(四)组织胞质菌肠炎

1. 直接镜检 临床标本经 PAS 或 Wright 染色,油镜下可见 2～4μm 直径卵圆形出芽细胞,常群聚于吞噬细胞内。

2. 真菌培养 标本接种于沙氏琼室温培养为霉菌相,镜检见菌丝和形态特殊的齿轮状分生孢子。脑心浸膏琼脂 37℃ 培养呈酵母相,镜检见酵母样孢子。

3. 组织胞质素皮肤试验 使用 1∶100～1∶1 000稀释液 0.1ml 皮内注射,48 小时后局部红肿 >5mm为阳性。

4. 以组织胞质菌素作抗原的免疫扩散(ID)和补体结合试验(CF) 80% 患者阳性。CF 滴度至少1∶32 或 4 倍以上升高可提示活跃感染。ID 试验较CF 更具特异性。

5. 抗原检测 适合免疫功能低下者如艾滋病患者,血清阳性率为85%,尿为95%。

(五)副球孢子菌肠炎

1. 直接镜检 黏膜刮取物等加 10% KOH 液直接镜检,可见多芽厚壁的圆形孢子。

2. 真菌培养 诊断的"金标准"。标本接种于沙氏琼脂和血琼脂上,分别置于室温和 37℃ 4 周后见真菌相和酵母相的菌落。

3. 血清学检测 血清学的检测对诊断疑似病例及判断疗效十分重要。琼脂凝胶免疫扩散试验具有较高的特异性,90% 以上的病例表现有循环抗体阳性。补体结合或许可更精确地分析患者对治疗的反应。

4. 组织病理 标本用格莫瑞六亚甲基四胺银染有助于快速诊断,可见副球孢子菌病特征性的舵轮状病理变化,被多个外围子细胞包围的母细胞。

【诊断与鉴别诊断】

（一）诊断

真菌性肠炎的诊断比较困难，临床病例多数被漏诊或误诊，一是由于临床症状一般不严重，缺乏特征性表现，少数甚至无明显腹泻，如曲菌肠炎；二是由于实验室检查中具确诊意义的项目不多，有些项目又难以推广应用。因此，真菌性肠炎的诊断需要运用多种方法，如病原学、病理学、免疫学等手段作综合分析。通过各种方面来确定和理解与真菌有关的疾病的可能性，主要包括三个方面，即既往史、主要症状和其他症状。这些部分的完整评估有利于疾病的诊断，从而指导后期的治疗。

（二）鉴别诊断

1. 霍乱 大流行现已少见。患者有剧烈吐泻，吐泻物呈米泔水样或黄水样，无腹痛，不发热，常迅速出现严重脱水和微循环衰竭。吐泻物直接镜检可见大量呈鱼群样运动的弧菌。

2. 细菌性痢疾 多见于夏秋季。主要病变是结肠的化脓性炎症。患者呕吐少，常有发热，腹泻伴腹痛、里急后重，左下腹压痛。大便混有脓血，镜检可见红细胞、脓细胞和巨噬细胞，培养有痢疾杆菌生长。

3. 阿米巴痢疾 以散发为主。患者常隐匿起病，腹泻轻重不一，毒血症少，腹痛与里急后重不明显，与真菌性肠炎颇为相似。但粪便与脓血不混合，典型者呈果酱样，腥臭，镜检以红细胞为主，可见吞噬红细胞的阿米巴滋养体和夏科-莱登结晶。

4. 伤寒与副伤寒 副伤寒丙可呈胃肠炎型发作，多在3～5天内恢复。伤寒与副伤寒甲、乙以高热、全身毒血症症状为主，可伴有腹痛，但腹泻少。血或骨髓培养有伤寒或副伤寒杆菌生长即可确诊。

5. 克罗恩病 通常病史漫长，有明显发作与缓解交替出现的现象。X线钡餐显示病变以回肠末端为主，有边缘不全的线条状阴影，病变呈节段分布，间以扩张的肠曲，即所谓脱漏征。

6. 溃疡性结肠炎 临床表现为反复发作的腹泻、脓血便，可伴有发热。病变以乙状结肠、直肠最为严重，或累及整个结肠。肠镜检查可见肠黏膜充血、水肿及溃疡形成，黏膜松脆易出血。粪培养无致病菌生长。晚期病例X线钡餐显示结肠袋消失，肠管呈铅管样变化。

7. 难辨梭状芽孢杆菌性肠炎 两者均常出现于应用抗生素治疗之后，难辨梭状芽孢杆菌多引起假膜性肠炎，其特征是结肠黏膜深处坏死性炎症，出现渗出性斑或形成大片假膜。

8. 其他腹泻 过敏性腹泻有进食鱼虾或接触变应原史，既往有类似药物性腹泻有服用泻药史；酶缺乏性腹泻有遗传病家族史。

【治疗】

（一）一般治疗

卧床休息，消化道隔离。给予易消化、高热量、高维生素、低脂肪饮食。限制进食牛奶以防腹胀。避免刺激性、多渣食物。可用物理降温。停用原有抗生素。忌用止泻药。可应用微生态制剂。

（二）抗真菌治疗

1. 念珠菌肠炎

（1）预防性治疗：ICU侵袭性念珠菌感染的预防推荐氟康唑。

（2）经验治疗：对于有念珠菌病高危因素和感染标志物等进行评估，及时给予经验治疗。ICU非粒细胞缺乏患者疑似念珠菌病的首选经验治疗是棘白菌素类。氟康唑可作为近期无吡咯类暴露，且无氟康唑耐药菌株定植患者的备选方案。两性霉素B含脂制剂可用于不能耐受其他药物的患者。对于疑似病例经验治疗有改善放入患者推荐疗程为2周。4～5天无临床应答的患者及抗真菌治疗后始终无侵袭性念珠菌感染证据或具有很高阴性预测值的非培养检测结果阴性时，应考虑停止抗真菌治疗。

（3）药物治疗：首选制霉菌素口服。重症或口服有困难者选用氟康唑或两性霉素B合用，氟胞嘧啶（5-氟胞嘧啶）静脉滴注。制霉菌素为多烯类抗真菌抗生素，因不溶于水，口服不吸收，故不良反应较小。可与大蒜素合用。氟康唑为取代酮康唑的新一代三唑类化学制剂。此药应避免与降低胃pH的碱性药物同服；也应避免与降血糖药、环孢素、苯妥英钠、利福平、H₂拮抗药等合用，以免相互干扰、加速代谢而降低疗效。伊曲康唑作用与氟康唑类似，仅供口服。用法及注意点同氟康唑。用于治疗副球孢子菌肠炎，疗程需6～12个月。

2. 胃肠道曲菌病

（1）抗真菌药物治疗：伏立康唑、伊曲康唑、两性霉素B、卡泊芬净等。

（2）外科治疗：合并穿孔、阻塞、出血和梗死等并发症的治疗。

3. 毛霉菌肠炎

（1）可首选两性霉素B，0.7～1.0mg/（kg·d）。国外已选用艾沙康唑为首选药物，泊沙康唑为次选。

（2）积极治疗原发病，手术清创或切除对于清除坏死物质和更好地将抗真菌药物渗透到目标部位至关重要。

4. 副球孢子菌肠炎

（1）首选伊曲康唑，200mg/d，连续6个月，有效率达95%。正常的进食和胃酸可使伊曲康唑的吸收率提高。

（2）酮康唑，0.2～0.4g/d，连续6～18个月，有效率为70%。症状严重或其他疗法无效时可选用两性霉素B，累积剂量30mg/kg。

（3）磺胺甲噁唑-甲氧苄胺治疗，2片，疗程3～5年。HIV阳性者可终身服用，为抑制治疗。

（梁 洁）

推 荐 阅 读

[1] 牛海静, 苏秉忠. 消化道真菌及其相关疾病研究进展 [J]. 中国真菌学杂志, 2015 (6): 377-379.

[2] 王付彬. 真菌性肠炎 198 例临床分析 [J]. 中国全科医学, 2005, 8 (6): 494-494.

[3] MARTINS N, FERREIRA I C, BARROS L, et al. Candidiasis: predisposing factors, prevention, diagnosis and alternative treatment[J]. Mycopathologia, 2014, 177 (5-6): 223-240.

[4] DI FRANCO G, TAGLIAFERRI E, PIERONI E, et al. Multiple small bowel perforations due to invasive aspergillosis in a patient with acute myeloid leukemia: case report and a systematic review of the literature[J]. Infection, 2018, 46 (3): 317-324.

[5] KAUR H, GHOSH A, RUDRAMURTHY S M, et al. Gastrointestinal mucormycosis in apparently immunocompetent hosts-A review[J]. Mycoses, 2018, 61 (12): 898-908.

[6] GOLDANI L Z. Gastrointestinal Paracoccidioidomycosis: An Overview[J]. J Clin Gastroenterol, 2011, 45 (2): 87-91.

[7] ROMANO R C, SOAPE M M, THIRUMALA S, et al. Disseminated histoplasmosis mimicking metastatic disease of the colon and omentum: Report of a case and literature review[J]. Arab J Gastroenterol, 2015, 16 (2): 66-68.

第九节 肠道寄生虫感染

一、阿米巴肠病

阿米巴病是溶组织内阿米巴原虫侵入人体引起的疾病，主要累及结肠，但肝、肺、脑及其他多种组织器官也可受到侵犯。如为肠道受累称为阿米巴肠病。阿米巴肠病的基本病变是肠道组织溶解性坏死，形成口小底大的烧瓶状溃疡，好发部位依次为盲肠、升结肠。病情轻重悬殊，其发病机制与阿米巴原虫的毒力、侵袭力、数量和寄生环境的理化、生物因素以及宿主的防御功能有关。

【病原】

阿米巴原虫属肉足鞭毛门、叶足纲、阿米巴目。由于生活环境不同可分为内阿米巴和自由生活阿米巴。现已知内阿米巴属的溶组织内阿米巴会引发阿米巴痢疾和肝脓肿，耐格里属和棘阿米巴属主要引起脑膜脑炎、角膜炎、口腔感染和皮肤损伤等。临床上，溶组织内阿米巴引发的病例多，感染面广，危害大。

溶组织内阿米巴有滋养体和包囊两种存在形式。滋养体时期是摄食、活动和增殖的生活时期。滋养体有大小两种，大滋养体为致病型，小滋养体为无害寄生型。大滋养体大小为10～60μm，在活体时，不易见到，大滋养体可吞噬红细胞，胞质内有含红细胞、组织碎屑和细胞碎片的食物泡，是识别滋养体的重要标志。包囊多呈球形，直径为10～16μm。滋养体可借助伪足的机械运动和水解酶作用入侵肠壁组织，或经血液循环移至肝脏和其他器官，吞噬红细胞和组织细胞，破坏和溶解组织，并在组织内增殖形成包囊。未成熟包囊，有1～2个核，成熟包囊具有4个核，随粪便排出体外。肠蠕动加快时，未成熟的包囊也可排出体外。感染性包囊被宿主吞食后，会在组织中继续发育形成滋养体。包囊具有保护性外壁，对外界环境抵抗力较强，在适宜条件下可保持感染性数日至一月，并能在不同pH和渗透压下生存，60℃时仅能存活10分钟。

【流行病学】

（一）流行概况

本病分布遍及全球，据1986年美国疾病控制中心估计，全世界人口中至少有10%的人感染了溶组织内阿米巴，其中有4万～11万人死于该病。感染该病的人群中，90%的不出现临床症状，10%的发生侵袭性病变，其中以热带和亚热带的发展中国家为高发区。<14岁和>40岁是感染高峰年龄，发病人群多是新生儿、儿童、妊娠妇女、哺乳期妇女、低能儿、免疫力低下的患者、同性恋患者、营养不良或长期使用肾上腺皮质激素的患者。

（二）流行环节

1. 传染源 人是溶组织内阿米巴的主要宿主和贮存宿主。慢性患者、恢复期患者及无症状包囊携带者是重要传染源，其中带包囊的饮食业工作者在流行病学上有重要意义。此外，灵长类动物和鼠类也是该原虫的重要储藏宿主，也是该病重要的传染源。

2. **传播途径** 阿米巴主要经口传播，大多数由吞入污染包囊的食物和水引起。一旦被感染，它就会以二分裂体方式迅速增殖。在一些经济不发达，卫生条件差，饮水被污染，粪便管理不严的地区，水和食物是重要的传播源，加上大量灵长类动物、鼠类和一些昆虫等带囊者的媒介作用，阿米巴原虫很容易在人和动物中自然传播。

3. **易感者** 各年龄组人群普遍易感，重复感染常见，高滴度抗体也无保护作用。

【发病机制与病理】

溶组织内阿米巴滋养体具有侵入机体、适应宿主免疫应答和表达致病因子的能力。常见的影响溶组织内阿米巴致病性的因子有 260ku 半乳糖/乙酰氨基半乳糖凝集素、阿米巴穿孔素和半胱氨酸蛋白酶。凝集素能介导滋养体吸附于宿主结肠上皮细胞、中性粒细胞和红细胞等表面，滋养体与靶细胞吸附后，该凝集素就会对靶细胞产生溶解作用；滋养体在与靶细胞接触时或侵入组织时可注入穿孔素，使靶细胞形成损伤性离子通道，从而破坏细胞的结构。半胱氨酸蛋白酶是虫体最丰富的蛋白酶，它可使靶细胞溶解或降解补体 C3 为 C3a，从而抵抗补体介导的炎性反应。虫体要侵入组织，需要适宜的有氧环境和抵抗补体作用的能力，当虫体侵入机体组织或进入血液循环后，破坏胞外间质和溶解宿主组织；当虫体接触到机体的补体系统时，虫体才会产生抗补体作用，同时吞噬细菌和红细胞，快速侵吞和杀伤巨噬细胞、T 细胞和中性粒细胞。溶组织内阿米巴可以产生一种单核细胞移动抑制因子，该肽能抑制单核细胞、多形核白细胞的移动。滋养体通过产生该抗炎症多肽，影响细胞因子分泌，限制炎症的发生，逃避宿主免疫。

基本病理病变是组织溶解性坏死。主要累及盲肠、升结肠、直肠、乙状结肠、其余结肠、阑尾和回肠末端。急性期病变肉眼观，早期在黏膜表面形成灰黄色略凸的针头大小的点状坏死或浅溃疡，有时有出血。进而组织明显液化性坏死，形成口窄底宽、具有诊断价值的"烧瓶状溃疡"，内充满明胶状的坏死组织。溃疡边缘不规则，周围黏膜肿胀，但溃疡间黏膜组织尚属正常。溃疡继续扩展，黏膜下层组织坏死相互贯通，形成隧道样病变。表面黏膜层组织剥脱，如絮片状悬挂于肠腔表面，或坏死脱落融

合形成边缘潜行的巨大溃疡。少数溃疡严重者可深及浆膜层造成肠穿孔，引起局限性腹膜炎。镜下，溃疡处可见大片液化性坏死，表现为无结构的淡红染色区，切面可见口小底大。溃疡边缘或附近组织有充血、出血和少量淋巴细胞、浆细胞和巨噬细胞浸润，缺乏中性粒细胞浸润。如合并其他细菌感染，则可见多量中性粒细胞浸润。溃疡边缘与正常组织交界处和肠壁小静脉腔内，可见核小而圆，胞质含有糖原空泡或吞有红细胞的圆形大滋养体。

慢性期溃疡边缘可见多量纤维组织增生，可延至黏膜下层或肌层，有时围绕溃疡的底部形成一个相对坚实的壁。肠壁组织因反复坏死及修复作用而引起肉芽组织增生和瘢痕形成，发生瘢痕性狭窄、肠息肉或肉芽肿等病变。肠壁普遍增厚时，可引起肠腔套状狭窄。偶尔因肉芽组织过度增生而形成局限性包块称为阿米巴肿，多见于盲肠，可引起肠梗阻，并易误诊为肠癌。

【临床表现】

阿米巴肠病潜伏期长短不一，自 1~2 周至数月以上，虽然患者早已受到溶组织内阿米巴包囊感染，仅以共栖生存，当宿主抵抗力减弱以及肠道内感染等临床上才出现症状。根据临床表现不同，分为以下类型：

1. **无症状肠腔内阿米巴** 是最常见的阿米巴感染类型。患者虽然受到溶组织内阿米巴的感染，而阿米巴原虫仅作共栖存在，超过 80% 以上的人不产生症状而成为包囊携带者。在适当条件下即可侵袭组织，引起病变，出现症状。

2. **普通型** 缺乏典型的痢疾样粪便，是最常见的阿米巴肠病。若局限于盲肠、升结肠或溃疡较小时，患者仅有大便习惯改变，或偶有便血。阿米巴痢疾或结肠炎是阿米巴肠病的典型表现，起病往往缓慢，感染后 3~4 周起病，以腹痛腹泻开始，大便次数逐渐增加，每日可达 10~15 次之多，便时有不同程度的腹痛与里急后重，间歇期大便基本正常。典型的阿米巴痢疾大便带血和黏液，呈果酱样，具有腥臭味，病情较者可为血便或白色黏液上覆盖有少许鲜红色血液。患者全身症状一般较轻，在早期体温和白细胞计数可有升高，粪便中可查到滋养体。

3. **暴发型** 即中毒型阿米巴肠病，少见，但病情较重，死亡率超过 40%。起病急剧，全身营养状况差，重病容，中毒症状显著，高热、寒战、谵妄、腹痛、里急后重明显，大便为脓血便，有恶臭，亦可呈水样或洗水样便，每日可达 20 次以上，排便前有较

长时间的剧烈肠绞痛，伴呕吐、虚脱，有不同程度的脱水与电解质紊乱。体检见腹胀明显，有弥漫性腹部压痛。血液检查中性粒细胞增多。易并发肠出血或肠穿孔，如不及时处理可于1~2周内因毒血症而死亡。

【并发症】

（一）肠道并发症

1. **肠穿孔**　急性肠穿孔多发生于严重的阿米巴肠病患者，穿孔部位多见于盲肠、阑尾和升结肠。慢性穿孔先形成肠粘连，然后常形成局部脓肿或穿入附近器官形成内瘘。

2. **肠出血**　发生率少于1%，一般可发生于阿米巴痢疾或肉芽肿患者，因溃疡侵及肠壁血管所致。大量出血虽少见，但一旦发生，病情危急，常因出血而致休克。小量出血多由于浅表溃疡渗血所致。

3. **阑尾炎**　因阿米巴病好发于盲肠部位，故累及阑尾的机会较多。其症状与细菌性阑尾炎相似，亦有急慢性等表现。

4. **阿米巴瘤**　肠壁产生大量肉芽组织，形成可触及的肿块。多发生在盲肠，亦见于横结肠、直肠及肛门，常伴疼痛，极似肿瘤，不易与肠癌区别。瘤体增大时可引起肠梗阻。

5. **肠腔狭窄**　慢性患者，肠道溃疡的纤维组织修复，可形成瘢痕性狭窄，并出现腹部绞痛、呕吐、腹胀及梗阻症状。

（二）肠外并发症

阿米巴滋养体可自肠道经血流-淋巴蔓延远处器官而引起各种肠外并发症，其中以肝脓肿最为常见，其次如肺、胸膜、心包、脑、腹膜、胃、胆囊、皮肤、泌尿系统、女性生殖系统等均可侵及。

【辅助检查】

（一）血常规

暴发型和有继发细菌感染时白细胞总数和中性粒细胞比例增高，慢性患者有轻度贫血。

（二）粪便检查

1. **活滋养体检查法**　常用生理盐水直接涂片法检查活动的滋养体。新鲜粪便见到吞噬红细胞的滋养体或在活检组织中见到滋养体是确诊的最可靠依据。典型的阿米巴痢疾粪便为酱红色黏液样，有特殊的腥臭味。镜检可见黏液中含较多粘集成团的红细胞和较少的白细胞。

2. **包囊检查法**　以竹签沾取少量粪样，在碘液中涂成薄片加盖玻片，然后置于显微镜下检查，鉴别细胞核的特征和数目。

（三）免疫检查

近年来国内外陆续报告了多种血清学诊断方法，其中以间接血凝（IHA）、间接荧光抗体（IFAT）和酶联免疫吸附试验（ELISA）研究较多，但敏感性对各型病例不同。IHA的敏感较高，对阿米巴肠病的阳性率达98%，肠外阿米巴病的阳性率达95%，而无症状的带虫者仅10%~40%，IFA敏感度稍逊于IHA。EALSA敏感性强，特异性高，有发展前途。近年来，已有报道应用敏感的免疫学技术在粪便及脓液中检测阿米巴特异性抗原获得成功。特别是抗阿米巴杂交瘤单克隆抗体的应用为免疫学技术探测宿主排泄物中病原物质提供了可靠、灵敏和抗干扰的示踪数据。

（四）分子生物学检查

固定粪便标本，抽提RNA，通过PCR方法扩增到溶组织内阿米巴特异性DNA可作为确诊依据。

（五）结肠镜检查

肠镜可见大小不等的散在溃疡，中心区有渗出，边缘整齐，周围有时可见一圈红晕，溃疡间黏膜正常，溃疡边缘部分涂片及活检可见滋养体。

【诊断与鉴别诊断】

（一）诊断

对阿米巴病的诊断，因症状缺乏特异性，故对慢性腹泻或有不典型腹部症状而病因未明确者，均应怀疑本病。除根据患者的主诉、病史和临床表现作为诊断依据外，重要的是病原学诊断，粪便中检查到阿米巴病原体为唯一可靠的诊断依据。通常以查到大滋养体者作为现症患者，而查到小滋养体或包囊者只作为感染者。

（二）鉴别诊断

阿米巴肠病需与细菌性痢疾、血吸虫病、肠结核、结肠癌、溃疡性结肠炎等鉴别。

1. **细菌性痢疾**　起病急，全身中毒症状严重，抗生素治疗有效，粪便镜检和细菌培养有助于诊断。

2. **血吸虫病**　起病较缓，病程长，有疫水接触史，肝、脾肿大，血中嗜酸性粒细胞增多，粪便中可发现血吸虫卵或孵化出毛蚴，肠黏膜活组织中可查到虫卵。

3. **肠结核**　大多有原发结核病灶存在，患者有消耗性热、盗汗、营养障碍等；粪便多呈黄色稀粥状，带黏液而少脓血，腹泻与便秘交替出现。胃肠道X线检查有助于诊断。

4. **结肠癌**　患者年龄较大，多有排便习惯的改变，大便变细，有进行性贫血，消瘦。晚期大多可扪及腹块，X 线钡剂灌肠检查和纤维结肠镜检查有助于诊断。

5. 溃疡性结肠炎 临床症状与慢性阿米巴病不易区别，但大便检查不能发现阿米巴，且经抗阿米巴治疗仍不见效时可考虑本病。

【治疗】

治疗阿米巴痢疾有 3 个基本原则，其一是治愈肠内外的侵入性病变，其二是清除肠腔中的包囊和滋养体，其三是防止继发感染。因此，临床上多采用抗阿米巴药物同抗生素联合治疗的方法。在对侵入性滋养体治疗时，多选择肠道易吸收的药物；而在对带包囊者治疗时，则选择肠壁不易吸收、不良反应小的药物。在治疗阿米巴病时还应注意该病的复发，特别要重视复发性的诱因处理，应避免使用免疫抑制剂或激素等药物，在给予适当抗阿米巴药物时，可适量加用免疫增强剂，对体质较差的机体应注意补充营养，加强支持疗法。

（一）一般治疗

急性期必须卧床休息，必要时给予输液。根据病情给予流质或半流质饮食。慢性患者应加强营养，以增强体质。

（二）病原治疗

1. 组织内杀阿米巴药 对侵入组织的阿米巴有杀灭作用，如依米丁、去氢依米丁、氯喹、四环素等。

2. 肠内抗阿米巴药 对肠腔内阿米巴有作用，如巴龙霉素、二氯尼特等。

3. 硝基咪唑类药物 对肠内、外阿米巴病变均有作用，如甲硝咪唑，对阿米巴滋养体有较强的杀灭作用且较安全，适用于肠内肠外各型的阿米巴病，为目前抗阿米巴病的首选药物。替硝唑是硝基咪唑类化合物的衍生物，疗效与甲硝唑相似或更佳。

4. 吐根碱 对组织内滋养体有较高的杀灭作用，但对肠腔内阿米巴无效。本药控制急性症状极有效，但根治率低，需要与卤化喹啉类药物等合量用药。本药毒性较大，幼儿、妊娠妇女，有心血管及肾脏病者禁用。如需重复治疗，至少隔 6 周。

5. 卤化喹啉类 主要作用于肠腔内而不是组织内阿米巴滋养体。对轻型、排包囊者有效，对重型或慢性患者常与吐根碱或甲硝唑联合应用。

往往需要 2 种或 2 种以上药物的联合应用，方能获得较好效果。

（三）并发症的治疗

在积极有效的甲硝唑或吐根碱治疗下，肠道并发症可得到缓解。暴发型患者有细菌混合感染，应加

用抗生素。大量肠出血可输血。肠穿孔、腹膜炎等必须手术治疗者，应在甲硝唑和抗生素治疗下进行。

（四）诊断性治疗

如临床上高度怀疑而经上述检查仍不能确诊时，可给予足量吐根碱注射或口服泛喹酮、甲硝唑等治疗，如效果明显，亦可初步做出诊断。

阿米巴肠病若及时治疗预后良好。如并发肠出血、肠穿孔和弥漫性腹膜炎以及有肝、肺、脑部转移性脓肿者，则预后较差。治疗后粪检原虫应持续 6 个月左右，以便及早发现可能的复发。

【预防】

治疗患者及携带包囊者。讲究饮水卫生，加强粪便管理，防止饮食、饮水被污染。防止苍蝇滋生和灭蝇。检查和治疗从事饮食业的排包囊及慢性患者，平时注意饭前便后洗手等个人卫生。

二、贾第虫病

蓝氏贾第鞭毛虫病现通称贾第虫病，是由蓝氏贾第鞭毛虫寄生在人体小肠引起的一种以腹泻为主要症状的肠道疾病，也有人称为蓝氏鞭毛虫病。在世界各地发生了本病的流行或暴发流行，贾第虫病已被列为危害人类健康的 10 种主要寄生虫病之一。临床上以腹泻、腹痛及腹胀等为主要表现，并可引起胆囊炎、胆管炎及肝脏损害。本病除地方性流行外，还可导致水源性暴发性流行。因贾第虫病曾在国际旅游者中流行，故又称为"旅游者腹泻"。近年来，贾第虫已被认为是一种机会致病性原虫，发现艾滋病患者常可合并本虫感染。

【病原】

蓝氏贾第虫亦称小肠贾第虫或十二指肠贾第虫，寄生于人及某些哺乳动物的小肠内，以十二指肠为多见。蓝氏贾第鞭毛虫为单细胞原虫，本虫生活史中有滋养体和包囊两个不同的发育阶段。滋养体呈倒置梨形，大小长 $9.5 \sim 21.0 \mu m$，宽 $5 \sim 15 \mu m$，厚 $2 \sim 4 \mu m$。两侧对称，背面隆起，腹面扁平。腹面前半部向内凹陷成吸盘状陷窝，借此吸附在宿主肠黏膜上。有 4 对鞭毛，依靠鞭毛的摆动，可活泼运动。经铁苏木素染色后可见有 1 对并列在吸盘状陷窝的底部卵形的泡状细胞核。滋养体期无胞口，胞质内也无食物泡，以渗透方式从体表吸收营养物质。包囊为椭圆形，囊壁较厚，大小为 $(10 \sim 14) \mu m \times (7.5 \sim 9.0) \mu m$。对外界抵抗力强，在冷水、温水中可存活 $1 \sim 3$ 个月，但加热至 $50 ℃$ 则立即死亡，在含氯 0.5% 的水中可活 $2 \sim 3$ 日。包囊可随粪便排出体

外。碘液染色后呈黄绿色,囊壁与虫体之间有明显的空隙,未成熟的包囊有 2 个核,成熟的包囊具 4 个核,多偏于一端。囊内可见到鞭毛、丝状物、轴柱等。

【流行病学】

(一)流行概况

贾第虫病呈全球性分布,多见于温带和热带地区,据 WHO 估计全世界本虫感染率 1%~20%,但与当地的经济条件和卫生状况密切相关。经济落后、卫生状况差、缺乏清洁饮用水的地区发病率较高,达 10%~20%。在苏联流行特别严重,在其他发达国家如美国、加拿大及澳大利亚等国也均有流行,发病人数亦有增加趋势。贾第虫在我国呈全国性分布,估计全国的感染人数为 2 850 万人。以涝坝水为饮用水的感染率最高(13.94%)。

(二)流行环节

1. **传染源**　本病的传染源为粪便中含有贾第虫包囊的带虫者、患者及动物宿主,后者包括野生动物(如河狸、狼、美洲驼等)和家养动物(如猫、犬、牛、马、羊、鹿、猪等)。贾第虫包囊对人具有高度感染性,人在食入 10 个具有活力的包囊后即可获得感染。带虫者在一次粪便中可排出 4 亿个包囊,一昼夜排出的包囊数量可达 9 亿个。

2. **传播途径**　贾第虫是通过"粪 - 口"途径传播的,主要有水源传播、食物传播、人 - 人接触直接传染、性传播等。

3. **易感者**　任何年龄的人群对贾第虫均易感,尤其是儿童、年老体弱者、免疫功能缺陷者、旅游者、男性同性恋者、胃酸缺乏及胃切除的患者对本虫更易感。

【发病机制与病理】

(一)发病机制

贾第虫的致病机制还未完全明晰,可能与下列因素有关。虫体覆盖了大片肠黏膜表面,对宿主肠上皮细胞的损害,妨碍宿主营养物吸收。此外,宿主的特殊因素,如胃酸缺乏或不足、免疫缺陷者(如无或低球蛋白血症患者)等感染率较高。

(二)病理

滋养体主要寄生在小肠上段,借吸盘吸附于小肠黏膜上,在上皮细胞的微绒毛之间,偶尔可在绒毛刷缘,一般不侵入组织或上皮细胞,但在肠活检中偶可发现虫体侵入肠黏膜和上皮细胞在吸附部位可见上皮细胞的微绒毛缘有环状损害微绒毛移位、变形空泡形成和表层衰退等,这些病变是表浅的、可逆的。若寄生虫数多,时间长,吸附范围大,可导

致绒毛缩短、增厚,固有层中性粒细胞浸润,它的特征是肠腺上皮局灶性急性炎症反应,有中性粒细胞和嗜酸性粒细胞浸润,有时也波及绒毛。病变部位上皮细胞内淋巴细胞和浆细胞数目增多,上皮细胞空泡形成压缩。重度感染可致部分绒毛萎缩,固有层大量浆细胞浸润。

【临床表现】

贾第虫感染以无症状带虫者居多。发病者潜伏期一般 1~3 周,平均 9~15 天,临床表现以胃肠道症状为主。急性期典型症状为暴发性腹泻,水样大便并有恶臭,可有少量黏液,但多无脓血,患者常伴有恶心、呕吐、腹胀、嗳气,腹痛常见,多在中上腹、绞痛,部分患者有低热、发冷、头痛、乏力、食欲减退等全身症状。

急性期持续数天,如治疗不及时,即可能转为亚急性感染,主要表现为间歇性腹泻、腹痛、食欲减退等,可持续数月,慢性期主要表现为反复发作或持续稀便,多为周期性短时间腹泻,大便为表面漂浮黄色泡沫的稀便、恶臭,多在 10 次 / 天以下,腹胀、嗳气、畏食、恶心,但腹部绞痛少见,病程常可长达数年。儿童病例和严重感染者因长期吸收不良可导致消瘦、体重减轻、发育障碍、贫血等。此外,贾第虫寄生于胆道可表现为胆囊炎和胆管炎症状。

【辅助检查】

(一)粪便检查

检测粪便中滋养体或包囊。用直接涂片和醛醚浓集法查粪便,隔日检查粪便的阳性机会大于连续 3 天检查。水样或稀薄便常含活泼的滋养体,容易识别但滋养体在排出后数小时内即崩解,因此必须立即检查新鲜粪便,或把粪便放入保存液中备查。半成形或成形粪便中常可查到包囊,可用碘液染色涂片法和硫酸锌浓集法检查。

(二)十二指肠引流液检查

此法效果优于粪检,怀疑贾第虫感染而多次粪检阴性者,可采用本法。引流液作直接涂片镜检或离心浓集法检查。

(三)肠检胶囊法

受检者吞下装有尼龙线的胶囊,线的游离端留在口外,胶囊溶解后,尼龙线松开伸展,3~4 小时后达到十二指肠和空肠,滋养体可黏附于尼龙线上,然后缓慢地抽出尼龙线,镜检。

(四)小肠活检

上述方法失败时可考虑采用做切片标本或黏膜压片来染色镜检。

（五）免疫学试验

可分为检测血清内抗体和粪抗原两类。

1. 检测抗体　自从蓝氏贾第鞭毛虫纯培养成功后，由于高纯度抗原制备已成可能，故大大提高了免疫诊断的灵敏性与特异性，我国已建立两株蓝氏贾第鞭毛虫培养，为国内开展免疫诊断提供了条件，酶联免疫吸附试验（ELISA）和间接荧光抗体试验（IFA）检查患者血清抗体。

2. 检测抗原　可用酶联免疫试验（双夹心法），斑点酶联免疫吸附试验（Dot-ELISA），对流免疫电泳（CIE）等检测粪稀释液中的抗原，检测粪抗原不但可用于诊断，也可以观察疗效。

（六）分子生物学诊断

近年有用聚合酶链反应（PCR）检测蓝氏贾第鞭毛虫核糖体 RNA（rRNA）基因产物，可检测出相当于一个滋养体基因组 DNA 量的扩增拷贝，也可用放射性标记的染色体 DNA 探针检测滋养体和包囊，分子生物学方法具有高特异性灵敏性。

（七）其他检查

腹部 B 超了解肝、胆情况，尚应做 X 线胸片和心电图检查。

【诊断与鉴别诊断】

本病根据患者有腹泻、腹胀、上腹部疼痛或不适感、粪便恶臭，并可发现蓝氏贾第鞭毛虫等一般诊断不困难。由于贾第虫病的症状是非特异性的，故临床症状不能作为确诊依据。对持续性腹泻，粪便内无黏液和血，恶心、呕吐或不明原因的吸收不良者，尤其是有旅行史者可怀疑本病，而确诊依据是在粪便或小肠上段找到虫体。在粪中发现具有特征性的滋养体或包囊可做出诊断。这些虫体在急性期很易找到，但在慢性感染期则以低水平间歇性排出虫体，因此需反复多次粪检或用尼龙线法或内镜法获取上段小肠内容物检查虫体。

鉴别诊断应考虑阿米巴痢疾、细菌性痢疾或其他原因引起的感染性腹泻，慢性期可与溃疡病或胆囊炎相似。反复查找蓝氏贾第鞭毛虫是鉴别的重要步骤。

【治疗】

常用的药物有替硝唑、甲硝唑和呋喃唑酮。

1. 替硝唑　成人剂量 150mg，每天 2 次，连服 7 天为一个疗程，或者一次顿服 2g（疗效也可超过 90%）；儿童 60mg/kg，一次顿服，治愈率为 89%～97%。替硝唑不良反应较甲硝唑轻，耐受性好。

2. 甲硝唑（灭滴灵）　成人 250mg，日服 3 次，连服 7 天；儿童每天 15mg/kg，分 3 次服，连服 5～7 天，疗效也超过 90%。不良反应包括金属味感、恶心、倦怠、嗜睡等，若服药时同时饮酒可出现神经症状，故服药时和停药后 24 小时内应禁酒。本药对啮齿动物有致畸与致突变作用，其致癌性可能与剂量有关。妊娠妇女或哺乳者忌用。

3. 呋喃唑酮　成人剂量为 100mg，一日 4 次，7～10 日为一个疗程；儿童每天 5～6mg/kg，分 4 次口服，疗程 10 日。

【预防】

彻底治疗患者和无症状包囊携带者，加强水源卫生管理，注意饮食卫生。消灭蟑螂、苍蝇等传播媒介，做好粪便无害化处理，保持正常免疫功能等，都是预防本病发生或流行的重要措施。对旅游者个人防护宜将水煮沸或加热到 70℃ 保持 10 分钟可达到消毒的目的。

三、隐孢子虫病

隐孢子虫病是由一种叫微小隐孢子虫所引起的人兽共患肠道寄生虫病，而其他品种的隐孢子虫也偶然会引起此病。症状包括腹痛、水泻、呕吐及发热。免疫功能低下患者病情可能非常严重，甚至威胁生命。

隐孢子虫是细胞内寄生原虫，主要感染宿主小肠上皮细胞。隐孢子虫病的临床症状常为霍乱样腹泻，免疫功能正常的宿主表现为肠胃不适、腹泻、腹痛、体液大量丢失及发热等，一般发病后 7～14 天可自愈。但是对于免疫功能低下的宿主，尤其是未断奶的动物和营养不良的儿童，此病可能引起持续性腹泻，甚至导致死亡。隐孢子虫病的治疗方法有限，目前尚无可用于预防的疫苗，发病率在世界范围内呈逐年上升态势，大规模隐孢子虫病的暴发也引起了公众对该病的广泛关注。随着艾滋病的广泛流行，人隐孢子虫等成为艾滋病患者最常见的肠道寄生虫。隐孢子虫所致腹泻占艾滋病患者合并腹泻者的 15% 以上。

【病原】

隐孢子虫为体积微小的球虫类寄生虫。广泛存在于多种脊椎动物体内，寄生于人和大多数哺乳动物的主要为微小隐孢子虫。卵囊呈圆形或椭圆形，直径 4～6μm，成熟卵囊内含 4 个裸露的子孢子和残留体（residual body）。子孢子呈"月牙"形，残留体由颗粒状物和一空泡组成。在改良抗酸染色标本中，卵囊为玫瑰红色，背景为蓝绿色，对比性很强，囊内子孢子排列不规则,形态多样,残留体为暗黑(棕)色颗粒。

隐孢子虫完成整个生活史只需一个宿主,可分为无性生殖(裂殖增殖和孢子增殖)和有性生殖(配子生殖)两个阶段。虫体在宿主体内的发育时期称为内生阶段。随宿主粪便排出的成熟卵囊为感染阶段。人吞食成熟卵囊后,子孢子在小肠消化液的作用下脱囊而出,先附着于肠上皮细胞,侵入胞膜下与胞质之间形成带虫空泡,随即虫体在空泡内先发育为滋养体,经 3 次核分裂发育为Ⅰ型裂殖体。成熟的Ⅰ型裂殖体含有 8 个裂殖子。裂殖子被释出后侵入其他上皮细胞,发育为第二代滋养体。第二代滋养体经 2 次核分裂发育为Ⅱ型裂殖体。成熟的Ⅱ型裂殖体含 4 个裂殖子,释出后侵入肠上皮发育为雌、雄配子体,进入有性生殖阶段,雌配子体进一步发育为雌配子,雌雄配子结合形成合子,进入孢子生殖阶段。合子发育为卵囊。卵囊有薄壁和厚壁两种类型,薄壁卵囊约占 20%,仅有一层单位膜,其子孢子逸出后直接侵入宿主肠上皮细胞,继续无性繁殖,形成宿主自身体内重复感染;厚壁卵囊约占 80%,在宿主细胞内或肠腔内孢子化(形成子孢子)。孢子化的卵囊随宿主粪便排出体外,即具感染性。完成生活史需 5～11 天。

【流行病学】

(一)流行概况

隐孢子虫病呈世界性分布。迄今已有 74 个国家,至少 300 个地区有报道。各地感染率高低不一,一般发达国家或地区感染率低于发展中国家或地区。隐孢子虫病流行具备下列特点:2 岁以下的婴幼儿发病率较高,男女间无明显差异;温暖潮湿季节发病率较高;农村多于城市,沿海港口多于内地;经济落后、卫生状况差的地区多于发达地区;畜牧地区多于非牧区;旅游者多于非旅游者。同性恋并发艾滋病患者近半数感染隐孢子虫。在与患者、病牛接触的人群和在幼儿集中的单位,隐孢子虫腹泻暴发流行时有发生。近年来,英、美等国均有水源污染引起暴发流行的报道,如只有 6 万人口的佐治亚州,有 13 000 人发生了胃肠炎,其中 39% 粪检卵囊阳性。旅游者亦常通过饮用污染的水源而造成暴发流行。

(二)流行环节

1. 传染源　感染了隐孢子虫的人和动物都是传染源,已知 40 多种动物,包括哺乳类动物,如牛、羊、犬、猫等均可作为该虫的保虫宿主。隐孢子虫患者和带虫者的粪便和呕吐物中均含有卵囊,都是重要的传染源。

2. 传播途径　本病为人兽共患性疾病,人与动物可以相互传播,但人际的相互接触是人体隐孢子虫病最重要的传播途径。该病主要在隐孢子虫的卵囊阶段通过粪 - 口途径传播,饮用受污染的水、食入不干净的食物或是直接接触感染的人或动物均能导致感染。此外,同性恋者之间的肛交也可导致本虫传播,痰中有卵囊者可通过飞沫传播。

3. 易感人群　人对隐孢子虫普遍易感。婴幼儿、免疫功能受损人群(艾滋病患者、接受免疫抑制剂治疗的患者或者甾体类激素治疗的患者)更易感染。

【发病机制与病理】

隐孢子虫的致病机制尚未完全澄清,很可能与多种因素有关。小肠黏膜的广泛受损,肠黏膜表面积减少,导致小肠消化不良和吸收障碍,特别是脂肪和糖类吸收功能严重障碍,导致患者严重持久的腹泻,大量水及电解质从肠道丢失。此外,由于隐孢子虫感染缩小了肠黏膜表面积,使得多种黏膜酶(如乳糖酶等)明显减少,引起顽固性腹泻。

本虫主要寄生于小肠上皮细胞的刷状缘纳虫空泡内。空肠近端是虫体寄生数量最多的部位,严重者可扩散到整个消化道。寄生于肠黏膜的虫体,使黏膜表面出现凹陷萎缩,或呈火山口状。进而可导致广泛的肠上皮细胞的绒毛萎缩、变短、变粗、融合、移位和脱落,上皮细胞老化和脱落速度加快。病理检查可见固有层多形核白细胞、淋巴细胞和浆细胞浸润。早期可检出 IgA、IgM,后期可检出 IgG,但是滴度较低。

【临床表现】

该病潜伏期为 2～28 天,通常于感染后 7 天左右出现,大部分患者的病症持续 6～10 天,但也有可能会持续数周。临床症状的严重程度与病程长短亦取决于宿主的免疫功能状况。免疫功能正常患者的症状可呈自限性,潜伏期一般为 3～8 天,水样腹泻为主要症状,一般无脓血,日排便 2～20 余次。严重感染的幼儿可出现大量喷射性水样便,体液丢失严重。常伴有痉挛性腹痛、腹胀、恶心、呕吐、食欲减退或畏食、口渴和发热。病程多为自限性,持续 7～14 天,但症状消失后数周,粪便中仍可带有卵囊。免疫缺陷宿主的症状重,常为持续性霍乱样水泻或喷射性水样泻,每日腹泻数次至数十次,量多。病程可迁延数月至 1 年。在艾滋病患者中尤为严重,隐孢子虫感染常为 AIDS 患者并发腹泻而死亡的原因。

【并发症】

除胃肠道症状外，患者常并发肠外器官隐孢子虫病，累及呼吸道和胆道感染，使得病情更为严重复杂。累及呼吸系统时可表现为呼吸急促、咳嗽、声音嘶哑、哮喘等非特异性的临床症状；关节累及可表现为手、膝、踝和足部关节在内的反应性关节炎。

【辅助检查】

1. **粪便（水样或糊状便为好）直接涂片染色** 检出卵囊即可确诊，有时呕吐物和痰也可作为受检标本。检查方法有金胺-酚染色法、改良抗酸染色法、金胺酚-改良抗酸染色法。

2. **DFA** 即隐孢子虫卵囊与荧光标记的单克隆抗体反应后用荧光显微镜观察。该方法与抗酸染色法相比，具有很高的灵敏度和特异度，被很多实验室认为是诊断的"金标准"。

3. **ELISA** 该方法不需要在检测前富集样本，灵敏度高于抗酸染色法，自动化程度高，可在短时间内对大量样本进行筛查。而且对操作人员的技术要求低。用该方法检测，必须设立对照。

4. **基因检测** 采用 PCR 和 DNA 探针技术检测隐孢子虫特异 DNA，具有特异性强、敏感性高的特点。在 PCR 中使用相应的引物，可扩增出隐孢子虫 DNA 特异的 452bp 片段，其敏感性可达 0.1pg 水平。

【诊断与鉴别诊断】

根据流行病学资料、临床表现及实验室检查进行确诊。早期诊断主要检查卵囊或内生发育阶段虫体。组织切片染色，黏膜涂片，粪便集卵法或新鲜黏膜涂片染色直接观察各发育阶段的虫体，由此可做出确切的诊断。诊断不明确的患者可行肠道活检，在肠道的上皮细胞中发现隐孢子虫。

任何引起急慢性腹泻的疾病都应与之鉴别，特别是细菌感染性胃肠炎。在隐孢子虫病诊断过程中容易与致病特点相似的圆孢子虫病和微孢子虫病相混淆。这 3 种肠道原虫病的鉴别特点是圆孢子虫卵囊刚排出时没有孢子化，而隐孢子虫卵囊在体内已孢子化。

【治疗】

隐孢子虫病至今尚无特效治疗药。一般认为对免疫功能正常患者，应用对症和支持疗法，纠正水、电解质紊乱可取得良好的效果。对免疫功能受损者，恢复其免疫功能、及时停用免疫抑制剂药物则是主要措施，否则治疗大多无效。对于免疫缺陷患者，治疗的目的在于减轻症状和免疫系统重建。治疗手段主要包括如下几个方面：

（一）支持治疗

按肠道传染病隔离，症状严重者应住院治疗，轻症采取口服补液即可。患者因严重腹泻可引起电解质平衡紊乱，必须注意纠正。免疫功能低下者应加强支持治疗。发作期间避免食用含脂肪及乳糖较多的食物，有助于缓解症状。对营养不良、低蛋白血症者也应予以对症治疗。

（二）抗虫化学药物治疗

1. **硝唑尼特** 该药已被美国食品药品监督管理局批准用于免疫功能正常的人群，它能够影响隐孢子虫的代谢过程。已证实该药对感染隐孢子虫的儿童腹泻有效。但对于 AIDS 患者来说，该药的疗效不确切。

2. **阿奇霉素** 可作为免疫缺陷患者的辅助治疗药物。

3. **乙酰螺旋霉素联合大蒜素** 用于吸毒者的隐孢子虫感染，有效率可达 90% 以上。

4. **减少肠蠕动的药物** 这一类药物能够通过降低肠蠕动，促进小肠吸收从而减轻腹泻，包括洛哌丁胺及其衍生物。

【预防】

养好良好的个人卫生习惯是最好的预防手段。注意粪便管理和个人卫生，保护免疫功能缺陷或低下的人，增强其免疫力，避免与患者病畜接触。凡接触患者病畜者，应及时洗手消毒。应防止患者、病畜及带虫者的粪便污染食物和饮水，因卵囊的抵抗力强，患者用过的便盆等必须在 3% 漂白粉中浸泡 30 分钟后，才能予以清洗。10% 甲醛溶液、5% 氨水可灭活卵囊。

四、姜片虫病

姜片虫病是由布氏姜片吸虫，简称姜片虫，寄生于人、猪肠内引起的一种人兽共患寄生虫病，人主要通过食用被其囊蚴污染的植物而感染，患者常出现腹痛和腹泻，营养不良，消化功能紊乱，白蛋白减少，各种维生素缺乏；还可有腹泻与便秘交替出现，甚至肠梗阻，严重感染的儿童可有消瘦、贫血、水肿、腹水、智力减退、发育障碍等。在反复感染的病例，少数可因衰竭、虚脱而致死。

【病原】

姜片虫成虫硕大、肉红色，是寄生于人体的最大吸虫，虫体肥厚，长为 20～75mm，宽 8～20mm，厚为 0.5～3.0mm，体表有细皮棘。经甲醛及乙醇固定后呈灰白色，质地变硬、极似姜片。雌雄同体，每日产卵 15 000～25 000 个。虫卵呈椭圆形，大小为（130～140）μm×（80～85）μm，淡黄色，卵壳薄而均匀。虫卵随终宿主粪便排入水中，在适宜温度（26～32℃）下经 3～7 周的发育孵出毛蚴。毛蚴侵入扁卷螺的淋巴间隙中，经胞蚴、母雷蚴、子雷蚴阶段而形成许多尾蚴自螺体陆续逸出。在螺体内的发育需 1～2 个月。尾蚴在水中吸附于水生植物等物体的表面，脱去尾部而成囊蚴。囊内后尾蚴的排泄囊两侧的集合管中含许多折光颗粒，为其特征。宿主食入囊蚴后，在消化液和胆汁作用下，后尾蚴逸出并附于十二指肠或空肠上段的黏膜上吸取营养，经 1～3 个月发育为成虫。成虫可存活 1～2 年，在人体最长可达 4 年半。

【流行病学】

（一）流行概况

姜片虫病是人、猪共患的寄生虫病，全世界每年有 1 000 万人感染姜片虫。流行于亚洲的印度、孟加拉、缅甸、越南、老挝、泰国、印度尼西亚、马来西亚、菲律宾、日本和我国。根据我国一些地区的调查，姜片虫病主要流行于种植菱角及其他可供生食的水生植物、地势低洼、水源丰富的地区。本病多分布于广种水生植物的湖沼地区，以长江流域及南方某些地区为重。多数流行区居民有生食菱角、荸荠、茭白的习惯，而这些水生植物都可作为姜片吸虫的附着媒介。人、猪感染姜片虫有季节性，因虫卵在水中的发育及幼虫期在扁卷螺体内的发育繁殖均与温度有密切关系。一般夏秋季是感染的主要季节。

（二）流行环节

1. **传染源** 患者和病猪为主要传染源。
2. **传播途径** 生食菱角、茭白等水生植物，尤其在收摘菱角时，边采边食易于感染或饮含囊蚴的生水也可感染。
3. **易感人群** 人群普遍易感，一般以青少年为多见，但在严重流行区各年龄组的感染率均很高，这主要取决于感染姜片虫囊蚴的机会。

【发病机制和病理】

姜片虫寄生于小肠内，感染重者可达胃幽门部和结肠内。成虫的致病作用，包括机械性损伤及虫体代谢产物引起的变态反应。姜片虫可使被吸附的黏膜坏死、脱落，肠黏膜发生炎症、点状出血、水肿以致形成溃疡或脓肿。病变部位可见中性粒细胞、淋巴细胞和嗜酸性粒细胞浸润，肠黏膜分泌增加，血中嗜酸性粒细胞增多。

【临床表现】

潜伏期 1～3 个月，感染轻度者可无明显症状。中、重度者可出现食欲缺乏、腹痛、间歇性腹泻（多为消化不良粪便）、恶心、呕吐等胃肠道症状。粪便常有消化不良的食物，排便量多，稀薄而臭。腹痛常位于上腹部与右季肋下部。患者常有肠鸣音亢进、肠蠕动增强、肠胀气，不少患者有自动排虫或吐虫史。儿童常有神经症状如夜间睡眠不好、磨牙、抽搐等，可出现低热、消瘦、贫血、水肿、腹水以及智力减退和发育障碍等，少数可因衰竭、虚脱而死。

【并发症】

本病可并发肠梗阻、肠道、肺部细菌感染等。

1. **肠梗阻** 偶有虫体集结成团导致肠梗阻者。为常见急腹症，可因多种因素引起。起病初，梗阻肠段先有解剖和功能性改变，继则发生体液和电解质的丢失、肠壁循环障碍、坏死和继发感染，最后可致毒血症、休克、死亡。
2. **肠道感染** 主要症状有腹泻、呕吐、腹痛，可见发热。
3. **肺部感染** 主要症状有呼吸困难、体温变化、咳嗽、痰量增多与痰液性状改变。

【辅助检查】

（一）粪便检查

取粪便用直接涂片法或沉淀集卵法可找到姜片虫卵，前者对轻度感染者易漏诊，后者可提高检出率，亦可采用定量透明法（即改良加藤涂片法），既可定性又可作虫卵计数。

（二）血常规

患者红细胞计数和血红蛋白常轻度下降，白细胞计数稍增高，嗜酸性粒细胞可增高至 10%～20%，偶达 40%。

（三）胃镜检查

可诊断早期有症状的、虫体吸附于十二指肠球部及降部的姜片虫病。

【诊断与鉴别诊断】

流行区感染史有重要参考意义。凡在姜片虫病流行区，有生食水生植物史，伴有消化不良、慢性腹泻、营养障碍等不同程度的胃肠道症状者，均应考虑本病。确诊有赖于粪便中检出姜片虫卵。

本病应注意与蛔虫病相鉴别。姜片虫卵应与肝片吸虫卵、棘隙吸虫卵鉴别。

【治疗】

对姜片虫重症患者先进行积极的支持疗法，改善营养和纠正贫血，体力和精神恢复到一定程度后再酌情驱虫,驱虫药的剂量也不宜过大。

1. **吡喹酮** 为广谱抗寄生虫药,10mg/kg,1 次顿服或分 2 次服用,治愈率可达 100%。

2. **阿苯达唑** 成人剂量为 400mg,每日 2 次,5 日为一个疗程。4 周后虫卵转阴率超过 72%。

3. **硫双二氯酚** 成人剂量 3g,儿童 50mg/kg,晚间顿服或连服两晚。一次服药疗效超过 70%。

4. **槟榔煎剂** 成人 50g,儿童 2～3g。此药是我国医学中最早用来治疗姜片虫的药物之一。

【预防】

加强卫生宣教,勿啃食带皮壳的生菱等植物。加强粪便管理,防止人、猪粪便通过各种途径污染水体。关键的措施是勿生食未经刷洗及沸水烫过的菱角等水生果品,不喝河塘的生水,勿用被囊蚴污染的青饲料喂猪。在流行区开展人和猪的姜片虫病普查普治工作。

五、绦虫病

带绦虫是一种肠道寄生蠕虫,成虫阶段寄生于人体所致的疾病称为带绦虫病。带绦虫病是由于食入生的或未烧熟的含有囊尾蚴的猪 / 牛肉所致,患者一般无明显症状,多因在粪便中发现白色节片而就医,少数可出现腹部不适、消化不良等消化系统症状。

【病原】

绦虫有 4 类,猪带绦虫和牛带绦虫最为常见,这两种绦虫属带状绦虫,是一种巨大的肠道寄生虫。猪带绦虫长 2～4m,牛带绦虫可长达 4～8m,全身可分三节,头节有吸附能力。猪带绦虫用小钩和吸盘吸附在肠壁上;牛肉绦虫没有小钩,但有 4 个吸盘,靠吸盘吸附在肠壁上。颈节能不断长出节片,每天能长 7～8 个节片,体节可分为未成熟节和成熟节。绦虫多是雌雄同体,只有个别种类雌雄异体。每个体节均有发达的两性器官。子宫内储有 10 多万虫卵,这些节片可随时脱落,随粪便排出体外。虫体后端的孕卵节片、随宿主粪便排出或自动从寄主肛门爬出的节片有明显的活动力。节片内之虫卵随着节片之破坏,散落于粪便中。虫卵在外界可活数周之久。当孕卵节片或虫卵被中间寄主猪吞食后,在其小肠内受消化液的作用,胚膜溶解六钩蚴孵出,利用其小钩钻入肠壁,经血流或淋巴流带至全身各部,一般多在肌肉中经 60～70 天发育为囊尾蚴(cysticercus)。囊尾蚴为卵圆形、乳白色、半透明的囊泡,头节凹陷在泡内,可见有小钩及吸盘。此种具囊尾蚴的肉俗称为米粒肉或豆肉。

【流行病学】

(一)流行概况

在我国,牛带绦虫病主要流行于西北、西南及中南等少数民族地区,而猪带绦虫病以华北、东北一带为主,各地均有散发病例,有些地方呈局限性流行。据 2005 年的统计数据,全国带绦虫感染率为 0.28%。造成流行的原因主要是流行区居民有食生的或未熟的猪 / 牛肉的习惯,散在病例多因生熟刀具不分。

(二)流行环节

1. **传染源** 感染带绦虫成虫的人是本病的传染源。特别在经济落后或边远地区缺乏厕所,人在野外随地大便或以猪圈为厕所,故猪患囊虫病感染率甚高。

2. **传播途径** 猪常吞食粪便中的妊娠节片,故误吞入人粪中猪带绦虫节片或虫卵机会较多。在消化道内孵出幼虫(六钩蚴);幼虫穿过肠壁进入血管带到身体各部分肌肉内,发育成囊尾蚴;若肉中的活囊尾蚴再被人生食下去,则在宿主肠中直接发育成成体。

3. **易感人群** 人对带绦虫普遍易感,一般以青壮年居多,男性比女性稍多。感染猪带绦虫后人体可产生带虫免疫对宿主再次感染有保护作用。

【发病机制与病理】

绦虫病的病因,是人吃了未煮熟的、含有囊虫的猪肉或牛肉,在小肠液的作用下,囊尾蚴头节翻出来,吸附在肠壁上,经 2～3 个月,发育成成虫。囊虫进入体内吸附在肠壁上,颈节逐渐分裂,形成体节,经 2～3 个月而发育为成虫。

带绦虫寄生在小肠内,可自空肠下至回肠,吸附在小肠黏膜上,很少产生病理变化。但当寄生虫数较多时,绦虫头节吸盘可压迫并损伤肠黏膜,局部有轻度亚急性炎症反应。当脱落的节片沿着肠壁活动,遇回盲瓣阻挡时,活动增强,引起痉挛而产生腹痛等症状,也可因虫体结团造成部分性肠梗阻。此外,虫体代谢产物可能对宿主有一定毒性作用。带绦虫体节皮层表面有许多微绒毛,可影响宿主营养的摄取成分。由于虫体代谢物作用,患者可有嗜酸性粒细胞增高、荨麻疹、瘙痒和哮喘等变态反应表现。

【临床表现】

潜伏期 2～3 个月,大多系单虫感染,但在流行区约半数呈多虫感染,每人平均多达 8 条。症状多属轻微,以粪便中发现虫体节片最为常见,或伴肛门瘙痒。绦虫病初期,成虫居于肠中,引起腹部或上腹部隐隐作痛,腹胀不适,甚或恶心、呕吐。部分患者有腹泻、恶心、体重减轻等症状;少数患者有头痛、便秘,消瘦,乏力,食欲缺乏等症状。

【并发症】

可并发阑尾炎或肠梗阻,以及囊虫病等。

【辅助检查】

(一)血常规

早期嗜酸性粒细胞可轻度增多。

(二)虫体派出

粪便中有白色面条装或带状能活动的虫体排出。检查观察妊娠节片子宫分支数目与形状可用于鉴定肠绦虫种类。

(三)虫卵检查

大多数患者粪便中可找到虫卵,虫卵检查可采用直接涂片或厚涂片法,沉淀法和漂浮浓集法等,其中 Hein 厚涂片法 3 次检出率可达 97%,用棉花拭子法作肛门涂片检查,可检获虫卵,方法简便,阳性率与沉淀法大致相等,可用于普查。

(四)免疫学检查

用虫体匀浆或虫体蛋白质作抗原进行皮内试验,环状沉淀试验,补体结合试验或乳胶凝集试验可检测体内抗体,阳性符合率为 73.7%～99.2%,用酶联免疫吸附试验也可检测宿主粪便中特异性抗原,灵敏性可达 100%,且具有高度特异性,与蛔虫,微小膜壳绦虫,钩虫和鞭虫无交叉反应。

(五)分子生物学检查

DNA-DNA 斑点印渍法可用于检测牛带绦虫卵,有用聚合酶链反应(PCR)扩增粪便中虫卵或虫体脱落的外被体表物质的微量种特异性 DNA 序列,以检测人体内牛带绦虫或猪带绦虫成虫,特异性与灵敏性均很高。

(六)小肠磁共振成像

表现为小肠内连续条状充盈缺损,对绦虫病的诊断有一定价值。

【诊断】

以粪检见有排出绦虫节片为主要依据。带绦虫妊娠节片常从链体脱落,随呕吐物或粪便排出体外,故详细询问是否有呕吐或粪便中带节片常是简单而准确的诊断方法。

【治疗】

(一)药物治疗

1. **吡喹酮**　为广谱驱虫药物。15～25mg/kg,

1 次顿服,1～2 小时后服泻药,服药当天或次日排出零碎虫体与节片,为治疗绦虫病的首选药物。

2. **苯并咪唑类药物**　甲苯达唑、阿苯达唑等,为广谱驱虫药。甲苯达唑 300mg,每日 2 次,疗程 3 日,疗效可达 100%;但不宜用于妊娠妇女。

3. **氯硝柳胺**　成人药量为 2～3g,分 2 次服用,间隔 1 小时,药片宜嚼碎。疗效较吡喹酮、甲苯达唑差,作为次选药物。小儿药量酌减。

4. **槟榔、南瓜子**　两者联合使用可使整个虫体变软,借粪便排出体外。成人空腹服 60～80g 南瓜子(先碾碎),2 小时后再服 60～80g 槟榔煎剂 200ml;半小时后服硫酸镁。3～4 小时排出虫体。

(二)治疗后注意事项

1. 驱虫后注意观察 24 小时粪便,寻找虫头。虫头可变形而不易辨认且不一定在当日排出。

2. 驱虫时尽量预防呕吐反应,以免虫卵反流入胃而导致囊虫病,故服药前应给止吐剂。

3. 治疗后 3～4 个月未发现虫卵,可视为治愈。

【预防】

1. 及时治疗患者。

2. 加强肉类的检验及加工工作。加强对牛的饲养管理,严禁出售有牛带绦虫幼虫的猪牛肉。

3. 大力开展宣教,注意个人卫生,改良饮食和卫生习惯,肉类必须煮熟煮透,切生菜和熟菜的刀、砧板要分开,用后应洗刷干净,防止污染。

六、钩虫病

钩虫病是由十二指肠钩虫和 / 或美洲钩虫寄生人体小肠所引起的疾病。临床上以贫血、营养不良、胃肠功能失调为主要表现,重者可致发育障碍及心功能不全。

【病原】

寄生人体的钩虫,主要有十二指肠钩口线虫,简称十二指肠钩虫;美洲板口线虫,简称美洲钩虫。另外,还有偶尔可寄生人体的锡兰钩口线虫。钩虫是一种常见的肠道寄生虫,它只有 1cm 左右长,似绣花针大小,寄生于人的十二指肠及小肠里。每条钩虫一天就可产卵上万个,这些钩虫卵随粪便排出人体外,在温暖、潮湿、疏松的土壤中发育为杆状蚴。再经过 5～6 天,脱皮成为丝状蚴。丝状蚴活动力强,有感染宿主的能力,也称为感染期蚴。感染期蚴多生活在土壤表层。当感染期蚴虫与人体皮肤接触时,体表的温度能使其活动能力增强,通过毛囊、汗腺口或破损处皮肤钻入人体。钻入皮肤的幼虫在皮下移行进入血管或淋巴管,进而被带入右心,经过肺动脉进入肺血管,大部分幼虫可以继续穿过微血管到达肺泡。沿支气管、气管,再随宿主的吞咽动作经食管、胃到达小肠,一部分幼虫也可随痰被吐出。幼虫到达小肠后,迅速成长,感染 3～4 天后开始第三次蜕皮,成为第四期幼虫,10 天后进行第四次蜕皮,逐渐发育为成虫。自幼虫钻入至成虫交配产卵,一般需要 5～7 周时间。

【流行病学】

(一)流行概况

本病流行极广,在欧洲、美洲、非洲、亚洲均有流行。我国除西藏和西北外均有不同程度的分布。地处温带及亚热带地区,在淮河及黄河一线以南,平均海拔高度 800m 以下的丘陵地和平坝地仍是钩虫的主要流行区。人群感染率仍较高,个别地区可高达 50% 以上,一般认为南方高于北方,农村高于城市。十二指肠钩虫属于温带型,美洲钩虫属于亚热带及热带型。北方以十二指肠钩虫为主,南方则以美洲钩虫为主,但混合感染极为普遍。

(二)流行环节

1. **传染源** 钩虫病患者和带虫者是钩虫病的传染源。

2. **传播途径** 以皮肤直接接触为主,亦可生食含钩虫蚴的食物经口腔黏膜感染。

3. **易感人群** 人群普遍易感,与职业相关。男性患者居多,以青壮年较多,为 10～30 岁,随着年龄的增长而升高,且保持在稳定水平。此后,随着年龄的增长而又有降低的趋向。

【发病机制与病理】

(一)皮肤损害

由幼虫引起,感染期蚴钻入皮肤后,数十分钟内患者局部皮肤即可有针刺、烧灼和奇痒感,进而出现充血斑点或丘疹,1～2 日内出现充血、红肿及炎性细胞。

(二)肺部病变

钩蚴穿过肺微血管进入肺泡时,可引起肺间质局部出血及炎性病变。严重者可引起支气管肺炎。

(三)小肠病变

成虫口囊咬附于小肠黏膜绒毛上皮,以摄取黏膜上皮与血液为食,致点状出血及小溃疡,且不断更换吸附位置,并分泌抗凝血物质,引起伤口持续渗血。病变可累及黏膜下层,有时可出现大块出血性瘀斑,甚至引起消化道大出血。

【临床表现】

(一)幼虫致病作用

1. **钩蚴性皮炎** 皮炎部位多见于与泥土接触的足趾、手指间等皮肤较薄处,也可见于手、足的背部。感染期蚴钻入皮肤后,数十分钟内患者局部皮肤即可有针刺、烧灼和奇痒感,3～4 天后炎症消退,7～10 天后皮损自行愈合。若皮肤抓破,有继发细菌感染则形成脓疱。

2. **呼吸道症状** 感染 1 周左右,钩蚴移行至肺。患者可出现咳嗽、咳痰、咽部发痒的症状,夜间为甚。痰中带血,并常伴有畏寒、发热等全身症状。重者可表现持续性干咳和哮喘。若一次性大量感染钩蚴,则有引起暴发性钩虫性哮喘的可能。

(二)成虫致病作用

主要包括消化道症状以及贫血症状。

1. **消化道症状** 主要表现为上腹部不适及隐痛,消化不良、消瘦、乏力等。可出现恶心、呕吐、腹泻和便秘等症状,重症患者可有异食癖,如食生米、泥土等。严重感染时可出现急性消化道出血,有时被误诊为消化道溃疡、急性和慢性肠炎等。钩虫引起的消化道出血以柏油样便,血便为主。

2. **贫血症状** 贫血是钩虫病的主要症状。由于成虫的吸血活动,使宿主长期慢性失血,感染 3～5 个月后逐渐出现进行性贫血。患者主要表现为皮肤蜡黄、黏膜苍白、头昏、乏力、反应迟钝,严重者有心慌、气短、面部及下肢水肿等贫血性心脏病的表现。儿童患者可表现为生长迟缓、智力减退。严重感染的妇女可停经、流产、早产。

【辅助检查】

(一)粪便检查

1. **粪便虫卵检查** 以检出钩虫卵或孵化出钩蚴是确诊的依据,常用的方法有直接涂片法、饱和盐水浮聚法、钩蚴培养法。

2. **便潜血** 检查可呈阳性。

(二)血象

常有不同程度的贫血,属于小细胞低色素性贫血,网织红细胞数正常或轻度增高。嗜酸性粒细胞可有增高。血清铁浓度显著降低。

(三)物理检查

1. **胃肠镜检查** 在十二指肠、盲肠等有时可见到活的虫体。

2. **胃肠道钡餐 X 线检查** 可见十二指肠下段和空肠上端黏膜纹理紊乱、增厚、蠕动增加,被激惹而呈节段性收缩现象等。

3. **X 线胸片检查** 可出现肺纹理增多,散在片状影,肺间质呈网状结构等改变。

【诊断与鉴别诊断】

在钩虫病流行区,有接触史、钩蚴性皮炎和轻重不一的贫血、营养不良、胃肠功能紊乱、上腹隐痛等可考虑本病的可能性。并进行粪便检查病原体以确诊本病。

患者有上腹隐痛,尤其有黑便时应与十二指肠溃疡、慢性胃炎相鉴别。钩虫病贫血需与其他原因引起的贫血相鉴别。

【治疗】

(一)对症治疗

贫血和低蛋白症是本病的主要表现,补充铁剂,改善贫血。妊娠妇女和婴幼儿钩虫病贫血严重,可给予小量输血,已合并有贫血性心脏病心力衰竭者,输血有助于改善心功能。补充高蛋白饮食对改善贫血与消除症状甚为重要。

(二)驱虫治疗

驱钩虫药物种类很多,常需多次反复治疗才能根治。对严重感染和混合感染者可采用联合疗法。针对病症对症治疗。

1. **阿苯达唑** 剂量为 400mg 顿服,隔 10 日再服 1 次,或每日 200mg,连服 3 日。12 岁以下儿童减半量,虫卵转阴率超过 90%。

2. **甲苯达唑** 200mg,每天 2 次,连续 3~4 天。十二指肠钩虫转阴率平均为 95%,美洲钩虫转阴率平均为 77.2%。

3. **双羟萘酸噻嘧啶** 成人 10mg/kg,每日 1 次,连服 2~3 日,十二指肠钩虫转阴率 95% 以上,美洲钩虫转阴率 85% 以上。

(三)皮炎治疗

感染 24 小时内局部皮肤可用左旋咪唑涂肤剂或 15% 阿苯达唑软膏,1 日 2~3 次,重者连续 2 天。皮炎广泛者口服阿苯达唑,每天 10~15mg/kg,分 2 次口服,连续 3 天。

【预防】

加强粪便管理,推广粪便无害化处理。尽量避免与污染土壤密切接触,不吃不卫生蔬菜,防止经口感染。在流行区采取普遍治疗或选择性人群重点治疗,有利于阻断钩虫病的传播。

七、蛔虫病

蛔虫病是似蚓蛔线虫成虫寄生于小肠或其他器官引起的疾病。仅限于肠道者称肠蛔虫病,可有不同程度消化道表现。蛔虫还可钻入胆道、胰腺、阑尾等脏器,并可导致严重并发症。

【病原】

似蚓蛔线虫简称蛔虫,是人体内最常见的寄生虫之一。成虫寄生于小肠,多见于空肠,可引起蛔虫病。成体略带粉红色或微黄色。雌虫日产卵 13 万~30 万个,虫卵随粪便排出,卵分受精卵和非受精卵两种。受精卵在适宜条件中约 10 天发育成杆状蚴。脱一次皮变成具有感染性幼虫的感染性虫卵,此时如被吞食,卵壳被消化,幼虫在肠内逸出。然后穿过肠壁,进入淋巴腺和肠系膜静脉,经肝、右心、肺,穿过毛细血管到达肺泡,再经气管被宿主吞咽,经食管、胃,回到小肠,整个过程 25~29 天,再经 1 个月余就发育为成虫。自感染期卵进入人体到雌虫开始产卵约需 2 个月,成虫寿命约 1 年,每条雌虫每日排卵约 24 万个。宿主体内的成虫数目一般为一至数十条,个别可达上千条。

【流行病学】

(一)流行概况

蛔虫是世界性分布种类,全世界约有 1/4 的人口感染蛔虫,主要温带、热带、经济不发达、温暖潮湿和卫生条件差的国家或地区流行更为广泛。是人体最常见的寄生虫,感染率超过 70%,农村高于城市,儿童高于成人。我国多数地区农村人群的感染率仍高达 60%~90%。

(二)流行环节

1. **传染源** 肠道蛔虫感染者及患者为本病的传染源。猪、犬、鸡、猫等动物,以及苍蝇等昆虫,可携带虫卵或吞食后排出存活的虫卵,也可成为传染源。

2. **传播途径** 感染性虫卵经口吞入为主要传播途径。

3. **易感人群** 人对蛔虫普遍易感,儿童感染率较高。

【发病机制与病理】

感染期卵被人吞入,在小肠内孵出幼虫。幼虫能分泌透明质酸酶和蛋白酶,侵入小肠黏膜和黏膜下层,再经右心到肺,穿破毛细血管进入肺泡,可出现炎症反应,可见浸润性病变,病灶常有游走现象。严重感染者肺病变融合,支气管黏膜嗜酸性粒细胞浸润、炎性渗出与分泌物增多。成虫致病期可损伤肠黏膜,引起上皮细胞脱落或炎症,大量成虫可引起不完全肠梗阻,蛔虫钻孔可引起胆囊炎、甚至发生胆管坏死、穿孔。

【临床表现】

（一）蛔蚴移行症

短期内食入大量感染期虫卵污染的食物。蛔蚴在体内移行时引起发热、全身不适、荨麻疹等。在肺部移行后引起咳嗽、哮喘样发作、偶有血丝等症状，重者可有胸痛、呼吸困难和发绀。

（二）肠蛔虫症

多无症状，少数有腹痛以及脐周疼痛，可出现有食欲缺乏、腹泻、便秘等，儿童有流涎、磨牙、烦躁不安等，重者出现营养不良、体重下降以及贫血。

【并发症】

（一）异位蛔虫症

蛔虫有钻孔的习性，可离开肠道进入其他带孔的脏器，引起异位蛔虫症，常见以下几种：

1. 胆道蛔虫症　以青壮年为多，女性多于男性。以剑突偏右剧烈阵发性绞痛，钻凿样感为特点。此病发病骤然，患者辗转不安、恶心、呕吐，可吐出蛔虫。诱因有高热、腹泻、妊娠、分娩等。妊娠时胃酸减少，膨大的子宫迫使肠道移位，分娩时强烈的宫缩诱发肠蠕动增加，均可促使蛔虫向胆管逆行。若蛔虫进一步钻入肝脏可引起蛔虫性肝脓肿。

2. 胰管蛔虫症　多见于6～8岁学龄儿童。常并发于胆道蛔虫症，临床征象似急性胰腺炎。

3. 阑尾蛔虫症　多见于幼儿，因小儿阑尾根部的口径较宽，易为蛔虫钻入。其临床征象似急性阑尾炎，但腹痛性质为绞痛，并呕吐频繁，易发生穿孔，宜及早手术治疗。

（二）肠梗阻

多见于蛔虫可在肠腔内扭结成团，阻塞肠腔而形成蛔虫性肠梗阻，中腹部阵发性绞痛、呕吐、腹胀、便秘等为主要表现。有时蛔虫性肠梗阻可发展成绞窄性肠梗阻、肠扭转或套叠，必须及时手术治疗。

（三）肠穿孔

蛔虫也可穿过肠壁，引起肠穿孔及腹膜炎，若不及时手术可致死亡。

【辅助检查】

（一）病原学检查

粪便涂片法或盐水浮聚法可较容易查到虫卵。近年来常用改良加藤法。该法虫卵检出率较高。由于蛔虫产卵量大，采用直接涂片法，查一张涂片的检出率为80%左右，查3张涂片可达95%。对直接涂片阴性者，也可采用沉淀集卵法或饱和盐水浮聚法。

（二）血常规

幼虫移行、异位蛔虫症及并发感染时血白细胞与嗜酸性粒细胞增多。

（三）辅助检查

B超和逆行胰胆管造影有助于异位蛔虫症的诊断。胃蛔虫病X线钡餐检查，可见胃内有可变性圆条状阴影。十二指肠蛔虫病X线检查可见弧形、环形、弹簧形或8字形影像。肺部X射线检查可见迁徙性浸润性阴影。

【诊断与鉴别诊断】

根据流行病史，肺部炎症、腹痛等临床表现，应考虑蛔虫病的可能。自患者粪便中检查出虫卵，即可确诊。对粪便中查不到虫卵，而临床表现疑似蛔虫病者，可用驱虫治疗性诊断。疑为肺蛔症或蛔虫幼虫引起的过敏性肺炎的患者，可检查痰中蛔蚴确诊。

【治疗】

（一）驱虫治疗

常用的驱虫药有甲苯达唑、阿苯达唑、双羟萘酸噻嘧啶、左旋咪唑、柠檬酸哌嗪。

1. 阿苯达唑　系广谱驱虫药，剂量为400mg顿服，转阴率达100%。

2. 甲苯达唑　系广谱驱虫药，200mg顿服，疗程1～2天。

3. 双羟萘酸噻嘧啶　系广谱驱虫药，成人10mg/kg（一般为500mg），晚间顿服，连服1～2日。更适用于钩虫混合感染者。

4. 左旋咪唑　成人150mg顿服，儿童2～3mg/kg。有防止胆道蛔虫病的作用。

5. 柠檬酸哌嗪　每次量3～3.5g，连服2日；或每次1g，1日3次，连服3日。儿童每日150mg/kg，每日总量不超过3g。

6. 伊维菌素　100～200μg/kg，疗程3天，国外已作为次选药物。

（二）胆道蛔虫症的治疗

治疗原则为解痉止痛、早期驱虫和控制感染。早期驱虫可防止复发与并发症。内科治疗无效，急性阑尾炎或合并严重肝胆感染（化脓性胆管炎、坏死性胰腺炎）以及肠穿孔，肠穿孔腹膜炎需尽早手术治疗。

【预防】

加强粪便管理，切断污染途径。养成良好卫生习惯，注意饮食及饮水卫生，防止经口感染。在流行区采取普遍治疗或选择性人群重点治疗，有利于阻断蛔虫病的传播。

八、蛲虫病

蛲虫病是蛲虫寄生于人的肠道而引起的肛门、会阴部瘙痒为特点的一种肠道寄生虫病。多见于年幼儿童，但在卫生条件差的家庭往往多数成员同时患病，因此蛲虫病是值得重视的疾病。

【病原】

蛲虫成虫细小，乳白色，呈线头样。雌虫大小为 (8～13) mm×(0.3～0.5) mm，常可在新排出的粪便表面见到活动的虫体。雄虫较小，在交配后即死亡，一般不易见到。虫卵无色透明，长椭圆形，两侧不对称，卵壳较厚，分为 3 层，由外到内为光滑的蛋白质膜、壳质层及脂层，但光镜下可见内、外 2 层。刚产出的虫卵内含一蝌蚪期胚胎。

蛲虫成虫寄生于人体的回盲部，以盲肠、阑尾、结肠、直肠及回肠下段多见。当人睡眠后，肛门括约肌松弛时，部分雌虫爬出肛门，在附近皮肤产卵。产卵后，雌虫多因干枯死亡，少数雌虫可由肛门蠕动移行返回肠腔。若进入阴道、子宫、输卵管、尿道或腹腔、盆腔等部位，可导致异位寄生。

【流行病学】

（一）流行概况

世界各地流行极广，全世界感染人口 3 亿～5 亿人，我国普遍流行，儿童感染率高于成人。尤其居住拥挤、卫生条件差的地区、集体机构多见。国内调查资料表明，儿童感染率达 40%～70%。

（二）流行环节

1. 传染源 人是蛲虫唯一的终宿主，患者是唯一的传染源。

2. 传播途径 主要经消化道传染，可直接经手从肛门至口入而感染，也可经虫卵污染的生活用品及食物而感染。虫卵可漂浮于空气中，从口鼻吸入感染。此外，幼虫可从肛门逆行感染。

3. 易感人群 人群普遍易感，但以儿童感染率高。有家庭聚集性。

【发病机制与病理】

蛲虫寄生于肠道可造成肠黏膜损伤。雌虫偶尔穿入肠壁深层寄生，造成出血、溃疡，甚至小脓肿，易误诊为肠壁脓肿。雌虫在肛管、肛周、会阴处移行、产卵，刺激局部皮肤，可继发炎症。蛲虫有异位寄生现象，除侵入肠壁组织外，也可侵入生殖器官，引起阴道炎、子宫内膜炎、输卵管炎，若虫体进入腹腔，可导致蛲虫性腹膜炎和肉芽肿。蛲虫性阑尾炎成虫寄生在回盲部，成虫容易钻入阑尾引起炎症。

雌虫经女性阴道、子宫颈逆行进入子宫、输卵管和盆腔，可引起相应部位炎症。蛲虫刺激尿道可致遗尿症，侵入尿道、膀胱可引起尿路感染。虫体偶尔也可侵入男性的尿道、前列腺甚至肾脏。此外，还有蛲虫感染引起哮喘和肺部损伤等异位损害的报告。

【临床表现】

轻度感染者一般无症状，卫生习惯良好者可自愈。

1. 肛门周围或会阴部瘙痒 夜间尤甚，影响睡眠，小儿哭闹不安。瘙痒抓破后造成局部炎症、破溃和疼痛，甚而诱发化脓性感染。

2. 消化道症状 蛲虫钻入肠黏膜，以及在胃肠道内机械或化学性刺激可引起食欲减退、恶心、呕吐、腹痛、腹泻等症状。

3. 精神症状 患者常表现为烦躁不安、失眠、食欲减退、夜间磨牙、消瘦。婴幼儿患者常表现为夜间反复哭吵，睡不安宁。长期反复感染，会影响儿童身心健康。小儿的异嗜症状，蛲虫病患者最为常见，如嗜食土块、煤渣、食盐等。

4. 其他症状 由于蛲虫的异位寄生所引起，如尿道炎、阴道炎、输卵管炎、子宫内膜炎等。

【辅助检查】

（一）成虫检查

患者入睡后 1～3 小时检视肛门，可看到有虫体爬出，反复检查多可确诊。

（二）虫卵检查

1. 粪便检查 蛲虫卵的阳性率较低，直接涂片阳性率仅为 1%～2%，浓缩镜检阳性率为 5%。

2. 肛周检查 虫卵刮取、擦取或黏取肛周皱襞污物镜检，连续检查 3～5 次检出率可近 100%，包括甘油棉拭涂片法、沉淀法、棉拭漂浮法、胶黏拭法。

【诊断与鉴别诊断】

凡有肛门周围或会阴部经常瘙痒，儿童夜间烦躁不安时，家庭曾有蛲虫感染病例的患者，应注意有蛲虫病的可能。若能查到虫体、虫卵即可确诊蛲虫病。

【治疗】

常用的驱虫药有甲苯达唑、阿苯达唑、双羟萘酸噻嘧啶、左旋咪唑、柠檬酸哌嗪。驱钩虫药物种类很多，常需多次反复治疗才能根治。对严重感染和混合感染者可采用联合疗法。针对病症对症治疗。

1. 阿苯达唑 系广谱驱虫药，剂量为 100mg 或 200mg 顿服，2 周后重复 1 次，可治愈。

2. 甲苯达唑 系广谱驱虫药，可抑制虫体摄取葡萄糖，100mg/d顿服，疗程3天。

3. 双羟萘酸噻嘧啶 系广谱驱虫药，抑制虫体胆碱酯酶，成人1次1.2~1.5g（儿童30mg/kg），睡前顿服，2周重复1次。

4. 伊维菌素 0.2mg/kg，单次口服给药，2周后再重复1次。

【预防】

养成良好卫生习惯，饭前洗手，勤剪指甲，不吸吮手指等。勤换洗内裤、被褥。衣服、玩具、食器定期消毒。集体儿童单位要严重分铺，床位间有一定的距离。治疗与预防同时进行，个人防治与集体防治同时进行。以免交叉传染和重复感染。

九、鞭虫病

鞭虫病是由毛首鞭形线虫寄生于人体的盲肠、阑尾及升结肠所致的常见肠道寄生虫病，我国普遍存在。多数患者无明显症状可无症状；重度感染者有腹痛、腹泻、便血、里急后重、直肠脱垂、贫血与营养不良。患者以儿童为主，严重感染可影响儿童的生长与发育。

【病原】

鞭虫又称毛首鞭形线虫。外形似马鞭，成虫活时虫体呈淡灰色。雌虫体长35~50mm，雄虫长30~45mm，虫体前3/5细如毛发，口孔极小；虫体后2/5较粗，内有肠管及生殖器官等。成虫寄生于人体盲肠内，严重感染时也寄生于阑尾、回肠下段、结肠及直肠等处。雌虫日产卵3 000~20 000个，虫卵呈纺锤形或橄榄形，随粪便排出。在土壤中经过3周左右的时间发育成感染卵，感染卵随被污染的食物、蔬菜或水源经口感染。卵经胃及胰液的作用在小肠内孵化，侵入局部肠黏膜，摄取营养并发育。约经10天幼虫返回肠腔移行到盲肠处发育为成虫。自感染到成虫产卵需1~3个月。成虫在体内可存活1~2年。

【流行病学】

（一）流行概况

鞭虫分布甚广，尤其温热、潮湿的热带与亚热带地区的发病率最高，我国普遍存在，尤以农村多见。近年全国抽样调查，我国的鞭虫感染率为4.63%。

（二）流行环节

1. 传染源 鞭虫仅寄生于人的肠道，故感染者及患者是唯一的传染源。

2. 传播途径 经过粪-口途径传播，主要是因进食受虫卵污染的食物而感染。

3. 易感人群 儿童较易感，成人多为轻度感染。女性高于男性，渔民高于其他职业。

【发病机制与病理】

鞭虫主要寄生于盲肠和升结肠。成虫以细长的前部完全侵入肠黏膜、黏膜下层甚至可达肌层，其后部则游离于肠腔内，以组织液和血液为食，寄生虫数>1 000条时，可引起缺铁性贫血。由于虫体的机械性损伤及其分泌物的刺激，可致肠壁组织充血、水肿或出血等慢性炎症。亦可见到出血或溃疡，上皮细胞变性，坏死。隐窝和腺体有时增生，固有层可有单核细胞增多、嗜酸性粒细胞浸润。少数患者由于肠壁炎症、细胞增生、肠壁增厚而形成肉芽肿。

【临床表现】

轻、中度感染者和成人一般无显著症状。重度感染多见于儿童，有以下几方面的表现：

1. 消化系统 患者表现为下腹阵痛和压痛，慢性腹泻、脓血便、里急后重、脱肛；有些患者出现慢性阑尾炎的症状；可引起直肠套叠、脱垂。

2. 血液系统 营养不良、体重减轻、发育迟缓、缺铁性贫血等；严重贫血者导致心脏扩大。

3. 神经系统 常头昏、头晕；极少数可有脑膜炎的症状。

【并发症】

肠梗阻：大量缠结成团鞭虫可引起急性盲肠梗阻。

【辅助检查】

（一）血常规

嗜酸性粒细胞数量升高，小红细胞低色素性贫血。

（二）大便常规

生理盐水直接涂片法、饱和盐水漂浮法找虫卵确诊。

（三）乙状结肠镜或纤维结肠镜

检查时可见到虫体附着于肠黏膜上，虫体旁可见黏液。黏膜轻度充血且易出血。借助肠镜检查亦可作为鉴别诊断的手段，以便排除其他肠道疾病。

（四）X线钡剂灌肠检查

运用气钡双重造影法可以发现涂有钡剂的透光虫体外形。

【诊断与鉴别诊断】

以粪便检查虫卵为确诊依据，多采用生理盐水直接涂片法，也可采用自然沉淀法、饱和盐水漂浮法及定量透明法等，需连续粪检3次，以提高检出率。

本病应与菌痢和阿米巴痢疾相鉴别。

【治疗】

（一）一般治疗

对轻、中度感染者无需处理，重度感染者应卧床休息，加强支持治疗，纠正贫血给予铁剂。

（二）药物驱虫治疗

1. **甲苯达唑** 系广谱驱虫药，剂量为200mg顿服，每日2次，连服4日，虫卵阴转率为83%～90%，必要时重复2～3个疗程。

2. **阿苯达唑** 系广谱驱虫药，400mg顿服，疗程2天。虫卵阴转率43.2%～52.7%。不良反应轻，儿童剂量减半。

3. **氟苯达唑** 200mg/d顿服，疗程2～3天。

4. **奥苯达唑** 顿服，成人剂量400mg顿服，儿童剂量减半。

5. **奥克太尔** 10mg/kg，日服2次，疗程2～3天。虫卵阴转率为90%左右。效果良好。

6. **三苯双脒** 系广谱驱虫药，治疗蛔虫和钩虫感染时见效快。治疗儿童鞭虫转阴率为23.9%。

7. **伊维菌素** 与阿苯达唑和甲苯达唑联合使用，提高有效性。

【预防】

养成良好卫生习惯，饭前洗手，勤剪指甲，不吸吮手指等。保护饮用水的洁净，加强粪便管理。治疗与预防同时进行，服用驱虫药，改善厕所可以降低鞭虫感染风险。

十、粪类圆线虫病

粪类圆线虫病是粪类圆线虫寄生于人体小肠内，幼虫可侵入肺、脑、肝、肾等组织器官引起粪类圆线虫病。临床症状复杂多样，发病过程长。轻者无症状，重者出现侵入处皮疹、移行期的肺部损害以及肠道寄生期的腹泻等，甚至引起患者死亡。

【病原】

是一种兼性寄生虫。生活史包括自生世代和寄生世代，自生世代在土壤中进行；寄生世代在人体内进行。在寄生世代中，成虫主要在宿主（如人、狗、猫等）小肠内寄生，幼虫可侵入肺、脑、肝、肾等组织器官。粪类圆线虫在宿主体内的生活阶段包括成虫、虫卵、杆状蚴和丝状蚴。

自生世代虫卵在温暖、潮湿的土壤中，发育为自生世代的雌虫和雄虫。在外界环境适宜时，自生世代可继续多次，此过程称为间接发育。经多次的循环发育后，雄虫逐次减少，以致消失，雌虫则进行孤雌生殖，但不能持久，虫体最终趋于死亡。当外界环境不利于虫体发育时，杆状蚴蜕皮2次，发育为丝状蚴。此期幼虫对宿主具有感染性，可经皮肤或黏膜侵入人体，开始寄生世代，此过程称为直接发育。

寄生世代丝状蚴侵入人体后，随血液循环经右心至肺。然后移行至咽，被吞咽至消化道，并钻入小肠黏膜，主要在十二指肠和空肠上部发育成熟。寄生世代只发现有雌虫，多埋于肠黏膜内，进行孤雌生殖，并在此产卵。虫卵为椭圆形，壳薄、无色透明，形态与钩虫卵相似，但部分虫卵内含有幼胚。虫卵发育较快，数小时后即可孵化出杆状蚴，并自黏膜内逸出，进入肠腔，随粪便排出体外。特殊情况下（便秘、肠炎、接受免疫抑制治疗后），可在体内发育为丝状蚴，引起内源性感染。除肠道外，粪类圆线虫还可寄生于肺或泌尿生殖系统，随痰排出的多为丝状蚴，随尿排出的多为杆状蚴。

【流行病学】

（一）流行概况

主要分布于热带、亚热带及温带，寒带地区呈散发感染。全球约有1亿人感染。我国主要流行于南部地区，以广西、云南等地报道较多。

（二）流行环节

1. **传染源** 患者是主要传染源。

2. **传播环节** 主要通过皮肤和黏膜接触污染土壤而感染。在体内还有自身感染这一特殊方式。

3. **易感人群** 人群普遍易感，免疫缺陷人群（白血病、艾滋病等）易有重度感染。

【发病机制、病理与临床表现】

粪类圆线虫病一般为慢性病程，本病多数无明显临床症状，但因虫体能引起反复自身感染，此种感染具有潜在危险性。当人体抵抗力低下时，如恶性肿瘤、白血病、结核病等而引起机体极度营养不良，或有先天性免疫缺陷，或因长期大剂量使用激素或免疫抑制剂，常可反复发生重度自身感染，出现相当严重的症状，甚至死亡。

（一）皮肤损伤

当丝状蚴侵入皮肤后，可引起小出血点、丘疹、水肿，并伴有刺痛或痒感，搔破后可伴有继发性细菌感染。此外，还常出现移行线状或带状荨麻疹并可持续数周，成为皮肤型游走性幼虫症。因幼虫在皮内移行较快，所引起的荨麻疹蔓延也快。上述病变常可反复出现在肛周、腹股沟、臀部等皮肤处。

（二）肺部损害

幼虫在肺内移行可引起刺激性干咳、气促、咯血等。个别患者可出现呼吸困难、发绀或伴发细菌性支气管肺炎等。如果幼虫的肺肠停留时间过久而发育为成虫，则多数形成粟样大小的肺脓肿。

（三）消化道损害

由于虫体机械性刺激及毒性作用，引起组织的炎症反应。轻者表现为以黏膜充血为主的卡他性肠炎，肠黏膜充血，有小出血点及溃疡。严重时，可表现为出血、糜烂、溃疡、甚至发生肠穿孔，并可累及胃和结肠。患者有上腹部烧灼感、恶心、呕吐或血性黏液便等症状，并伴有发热、贫血、周身不适及嗜酸性粒细胞增多等。

（四）其他表现

此外，丝状蚴也可移行到全身各器官，如心、肝、肾、胰、脑及泌尿生殖系统等，并可形成肉芽肿，从而引起多器官性损伤，导致弥散性粪类圆线虫病。

【辅助检查】

（一）病原检查

主要依靠从粪便、支气管灌洗液、痰、尿或脑积液中检获幼虫或培养出丝状蚴为确诊依据。一次粪检阳性率低，故应多次反复进行检查。滴加卢戈碘液，可使幼虫显现棕黄色。在腹泻患者的粪便中也可检出虫卵。常规检查可采用粪便涂片法、贝氏分离法或沉淀法、平皿培养法。

（二）免疫学检查

包括免疫荧光抗体试验和酶联免疫吸附试验（ELISA），检测患者血清中特异性抗体，对轻、中度感染者，具有较好的辅助诊断价值。

（三）其他检查

作胃和十二指肠液引流查病原体，对胃肠粪类圆线虫病诊断的价值大于粪检。

【诊断与鉴别诊断】

本病临床表现不典型，约半数以上患者感染后无症状，故确诊主要根据流行病学资料、粪便检查和血清学检查。粪类圆线虫的丝状蚴与钩虫和东方毛圆线虫的幼虫极为相似，应注意鉴别。

【治疗】

（一）一般治疗

重度感染者有营养不良、贫血、水肿者应加强支持治疗，输液、输血、纠正电解质紊乱，驱虫前忌用免疫抑制剂。

（二）药物驱虫治疗

1. **甲苯达唑**　系广谱驱虫药，剂量为300mg，每日3次，连服3日，疗效为62.5%，与左旋咪唑合用可提高疗效。

2. **阿苯达唑**　系广谱驱虫药，10mg/kg，每日2次，连服7日。作为替代药物。

3. **伊维菌素**　200μg/kg顿服，对阿苯达唑治疗无效或超重度感染者可选用。

【预防】

目前尚无针对本病的预防性药物。患者应彻底治疗防止反复感染。临床应用激素类药物或免疫抑制剂前，应做粪类圆线虫的常规检查，若发现有本虫感染，应给予彻底治疗，以免发生重度自身感染。

十一、肠异尖线吸虫蚴移行症

异尖线虫病是异尖线虫第三期幼虫寄生在胃肠道引起的疾病，人因生食含活幼虫的海鱼而感染。急性期临床表现有恶心呕吐、剧烈腹痛等胃肠道症状；慢性期以胃或肠道嗜酸性肉芽肿为特征，可并发肠梗阻肠穿孔和腹膜炎。

【病原】

异尖线虫成虫寄生在海栖哺乳动物如鲸、海豚等的胃部，虫卵随粪便排入海水并孵出幼虫；幼虫被甲壳类如磷虾等吞食在其体内发育为感染期幼虫；被海鱼、乌贼等吞食后，感染期幼虫寄居在其肌肉或腹腔中；再被鲸等捕食后，幼虫即钻入其胃壁，继续发育为成虫。

【流行病学】

（一）地域环节

全球有20多个国家或地区的上百种鱼寄生有异尖线虫。我国东海、南海、渤海、黄海近海等海域同样存在。人类感染病例在日本最多。

（二）流行环节

1. **传染源**　被成虫感染的海栖哺乳动物为本病的传染源。

2. **传播途径**　主要因生食含活幼虫的海鱼。

3. **易感人群**　人群普遍易感。

【发病机制与病理】

人生食或半生食有感染期幼虫的海鱼及乌贼等后，异尖线虫蚴寄生在人体胃和小肠肠壁，后者中尤以回肠更为多见。异尖线虫在人体内不能发育为成虫，但可在人体内长期移行，造成损害。一旦虫蚴穿过胃、肠壁进入腹腔，移行至肝、肾、胰、肺、卵巢、肠系膜等处，可导致各脏器严重的蜂窝织炎、嗜酸性脓肿及肉芽肿，成为异位异尖线虫病，咽喉及口腔黏膜也可累及。

【临床表现】

（一）胃异尖线虫病

潜伏期短，急性起病，常有上腹部疼痛或绞痛，反复发作伴恶心、呕吐。严重者可发生呕血、黑便。偶有腹泻。

（二）肠异尖线虫病

右下腹或全腹痛、恶心、呕吐伴腹胀、低热，继而出现腹泻、柏油样黏液便，右下腹和脐周等处有压痛有时可伴有荨麻疹等。

（三）食管异尖线虫病

胸骨下刺痛、嗳气。

（四）肠外异尖线虫病

可移行至肝、胰、大网膜、肠系膜、卵巢、腹壁皮下腹股沟或口腔黏膜等处，引起相应部位的症状和体征。

【辅助检查】

（一）胃镜检查

胃镜可见胃黏膜皱襞肿大、黏液增多，其中可见盘曲状幼虫，虫体周围的黏膜糜烂，有出血或白苔等改变。

（二）X线钡餐检查

1. 胃角增宽，胃边缘僵直，胃壁不整齐，有充盈缺损，胃皱襞肿大。

2. 肠道钡剂检查　患部可见锯状或棍棒状阴影，上方肠管扩张。

（三）免疫学检查

以异尖线虫幼虫纯化抗原作皮内试验呈阳性反应。患者血清特异性 IgE 升高。

（四）病理组织学检查

手术切除标本病理检查时在病变组织内能见虫体、虫体角皮或肌层的切面。可作为确诊依据。

（五）大便检查

70% 患者大便隐血阳性。

（六）血象

外周血嗜酸性粒细胞明显增高。

【诊断与鉴别诊断】

凡在流行区有生食海鱼后有腹痛呕吐者和外周血嗜酸性粒细胞增高，大便隐血阳性者应疑及本病。发现幼虫、病理组织学检查找到虫体横切面，可以确诊。

【治疗】

1. 应及早可在内镜下将虫取出，取出后症状即可消失。

2. 若幼虫钻入黏膜下或可进入肠道及其他异位病变者可服阿苯达唑，一天 2 次，剂量 25mg/kg，连服 3 天。必要时可手术治疗。

【预防】

以预防为主，不吃生海鱼片，鱼肉应煮熟后食用。

（梁　洁）

推 荐 阅 读

[1] 林果为，王吉耀，葛均波. 实用内科学 [M]. 15 版. 北京：人民卫生出版社，2017.

[2] 许炽熛. 寄生虫性腹泻 [J]. 传染病信息，2007，20（4）：209-213.

[3] 黄道超，杨光友，王强，等. 人和动物阿米巴原虫病研究进展 [J]. 动物医学进展，2006，27（5）：51-55.

[4] ESPINOSA-CANTELLANO M，MARTINEZ-PALOMO A. Pathogenesis of Intestinal Amebiasis：From Molecules to Disease[J]. Clin Microbiol Rev，2000，13（2）：318-331.

[5] 黄美玉，连惟能. 贾第虫与贾第虫病研究进展 [J]. 国外医学（寄生虫分册），1987（5）：17-21.

[6] 王中全，崔晶. 贾第虫病流行病学研究进展 [J]. 国际医学寄生虫病杂志，2005，32（3）：99-105.

[7] 殷国荣，杨亚波，李佩珍. 中国常见的食物源性寄生虫病及其防治对策 [J]. 中华疾病控制杂志，2006，10（4）：400-402.

[8] 刘彩霞，赵继学，尹继刚. 隐孢子虫病诊断和治疗研究进展 [J]. 传染病信息，2015，28（3）：133-136.

[9] MINETTI C，CHALMERS R M，BEECHING N J，et al. Giardiasis[J]. BMJ，2016，27：355.

[10] DAVIES A P，CHALMERS R M. Cryptosporidiosis[J]. BMJ，2009，339（7727）：963-967.

[11] RAJSHEKHAR V. Purging the worm：management of Taenia solium taeniasis[J]. Lancet，2004，363（9413）：912.

[12] BETHONY J，BROOKER S，ALBONICO M，et al. Soil-transmitted helminth infections：ascariasis, trichuriasis, and hookworm[J]. Lancet，2006，367（9521）：1521-1532.

[13] KEISER J，UTZINGER J. Efficacy of current drugs against soil-transmitted helminth infections：systematic review and meta-analysis [J]. JAMA，2008，299（16）：1937-1948.

第三章

肠 道 肿 瘤

第一节 结 直 肠 癌

结直肠癌（colorectal cancer）即大肠癌，包括结肠癌和直肠癌，通常指结直肠腺癌（colorectal adeno-carcinoma），约占全部结直肠恶性肿瘤的95%。其发生与发展系遗传和环境因素协同作用的结果。

结直肠癌从发生学分为遗传性（家族性）结直肠癌和散发性结直肠癌，前者均来自腺瘤，而后者发生机制涉及3种途径：经典的腺瘤（colorectal adenoma，CRA）- 腺癌途径（包括较特殊的"锯齿状途径"）、de novo途径和炎 - 癌途径（即溃疡性结肠炎等IBD癌变途径），其中腺瘤 - 腺癌途径最为重要。结直肠肿瘤主要包括结直肠癌和结直肠腺瘤。

结直肠癌的诊断依赖肠镜和病理组织学检查，早期诊断则需要通过筛查等手段明确高危人群。治疗包括外科手术、内镜下治疗早癌、化疗、靶向治疗和免疫治疗等。

【流行病学】

根据全球各国癌症发病、死亡和患病数据的估计（estimated cancer incidence, mortality and prevalence worldwide，GLOBOCAN），2018年预测结直肠癌全球每年新发病患者数达109.66万人，死亡人数约55.13万人；分别占全部恶性肿瘤的第4位和第5位。根据《2015年中国癌症统计数据》报道显示，结直肠癌在我国男性和女性最常见的肿瘤中分别列第5位和第4位，2015年有约38万新发病例和19万的死亡病例，且发病率呈逐年上升趋势。

【病因与发病机制】

（一）环境因素

过多摄入高脂肪或红肉、膳食纤维不足等是重要因素。对于结直肠癌而言，肠道微生态（肠菌等微生物及其代谢产物）是特殊的环境因素。具核梭杆菌等致病菌的肠黏膜聚集等为代表的肠微生态紊乱，参与结直肠癌的发生发展。

（二）遗传因素

遗传性结直肠癌包括家族性腺瘤性息肉病（family adenomatus polyposis，FAP）癌变和遗传性非息肉性结直肠癌［hereditary nonpolyposis colorectal cancer，HNPCC，现国际上称为林奇（Lynch）综合征］。散发性结直肠癌主要是由环境因素引起基因突变。即使是散发性结直肠癌，遗传因素在其发生中亦起重要作用。

（三）高危因素

1. **结直肠腺瘤** 是结直肠癌最主要的癌前疾病，尤其是进展性腺瘤（即高危腺瘤）。后者的定义是具备以下三项条件之一者：①腺瘤长径≥10mm；②绒毛状腺瘤或混合性腺瘤而绒毛状结构超过25%；③伴有高级别上皮内瘤变。

2. **炎症性肠病** 特别是溃疡性结肠炎可发生癌变，而幼年起病、病变范围广而病程长或伴有原发性硬化性胆管炎者癌变风险较大。

3. **其他高危人群或高危因素** 除前述情况外，还包括：①大便隐血阳性；②有结直肠癌家族史；③本人有癌症史；④慢性阑尾炎或阑尾切除史、慢性胆囊炎或胆囊切除史、血吸虫病史、长期精神压抑者；⑤长期吸烟、过度摄入酒精、肥胖、少活动、年龄>50岁；⑥慢性腹泻或便秘或黏液血便等排便习惯与粪便性状改变者；⑦有盆腔放疗史者。

【病理】

（一）大体病理形态

早期结直肠癌是指癌肿局限于结直肠黏膜及黏膜下层，已侵入固有肌层者为进展期结直肠癌或称中晚期结直肠癌；后者大体分为肿块型、浸润型和溃疡型。

（二）组织学分类

常见的组织学类型包括最常见的腺癌，另有腺鳞癌、梭形细胞癌、鳞状细胞癌和未分化癌等，还有少见的筛状粉刺型腺癌、髓样癌、微乳头癌、黏液腺癌、锯齿状腺癌和印戒细胞癌等6个变型。

（三）临床病理分期

临床上多采用美国癌症联合委员会（AJCC）/国际抗癌联盟（UICC）提出的TNM分期系统；也可按照改良的Dukes分期法将结直肠癌分为A、B、C和D四期。

（四）转移途径

结直肠癌的转移途径有直接蔓延、淋巴转移和血行播散等。

【临床表现】

男性发病率高于女性，>50岁人群的发病和患病率较高，75～80岁为高峰期。但30岁以下的青年结直肠癌并非罕见。

结直肠癌起病隐匿，早期或仅见粪便隐血阳性。可能出现的临床表现如下：

1. **排便习惯与粪便性状改变** 常表现为血便或粪便隐血阳性，而出血与否及量多少与肿瘤的大小和部位及溃疡深度等因素相关。可有顽固性便秘，大便形状变细。也可表现为腹泻或腹泻与便秘交替。发生于右半结肠癌可见黏液脓血。

2. **腹痛** 右侧结直肠癌者较多，可为右腹钝痛或同时涉及右上腹、中上腹，也可出现餐后腹痛。如并发肠梗阻，则腹痛加重或为阵发性绞痛。

3. **腹部肿块** 常提示已届中晚期。

4. **直肠肿块** 多数直肠癌患者经指诊可发现直肠肿块，质地坚硬，表面呈结节状，局部肠腔狭窄，指诊后的指套上可有血性黏液。

5. **全身情况** 包括多发于右侧结直肠癌患者的贫血、低热；左侧结直肠癌则以便血、腹泻、便秘和肠梗阻等症状为主。晚期患者可有进行性消瘦、恶病质、腹水等；如有并发症则伴有肠梗阻、肠出血及癌肿腹腔转移引起的相关症状与体征。

【辅助检查】

（一）粪便隐血

对本病的诊断无特异性，更非确诊手段；但简便易行是筛查或早期预警高危人群的重要手段。

（二）结肠镜

结合病理检查是确诊结直肠癌的"金标准"。通过结肠镜能直接观察结直肠肠壁黏膜、肠腔改变，并确定肿瘤的部位、大小，初步判断浸润范围。早期结直肠癌的内镜下形态分为隆起型和平坦型。

结肠镜下黏膜染色可显著提高微小病变尤其是平坦型病变的发现率。采用染色放大（包括窄带内镜加放大，即NBI放大）结肠镜技术结合腺管开口分型有助于判断病变性质和浸润深度。超声内镜技术有助于判断结直肠癌的浸润深度，对结直肠癌的T分期准确性较高，有助于判定是否适合内镜下治疗。

（三）X线钡剂灌肠

仅用于不愿或不适合肠镜检查、肠镜检查有禁忌或肠腔狭窄、镜身难以通过者。可发现结肠充盈缺损、肠腔狭窄、黏膜皱襞破坏等征象，显示癌肿部位和范围。

（四）CT结肠成像（肠道CT，CTE）

主要用于了解结直肠癌肠壁和肠外浸润及转移情况，有助于进行临床分期，有利于精准制订治疗方案并可术后随访。缺点是早期诊断价值有限及不能对病变活检，对细小或扁平病变存在假阴性、易受肠腔内粪便等影响。

【诊断与鉴别诊断】

有高危因素的个体出现排便习惯与粪便性状改变、腹痛、贫血等症状时，应及早进行结肠镜检查。诊断主要依赖结肠镜检查和黏膜活检病理检查。早期结直肠癌病灶局限且深度不超过黏膜下层，不论有无局部淋巴结转移；病理呈高级别上皮内瘤变或腺癌。

筛查是早期预警和早期诊断的重要手段。目前国际和我国针对结直肠癌推荐的筛查方式为粪便隐血试验、问卷调查和结直肠内镜检查，部分国家开展粪便DNA检测和血清SEPT9分析等。近年来基于miRNA辅助诊断结直肠癌的研究层出不穷，从敏感性及特异性等数据上来看具备一定的潜力，然而无论是基于单一RNA还是基于RNA芯片，缺乏来自多个严谨的大型临床试验的验证。而新的血清中结直肠癌相关蛋白检测的报道效力有限，亟待后续更深入的探讨。不少研究关注了血液、尿液及粪便内代谢产物在结直肠癌中的诊断作用。其中以粪便中多种氨基酸、短链脂肪酸等指标综合计算后设立的标志物的研究较之血液及尿液的而言更为严谨，但以代谢产物为诊断标记物的各类研究总体而言，还需要进一步更大人群的探索和验证。结直肠癌患者粪便菌群变化集中于拟杆菌门、梭菌门及变形菌门的增加，厚壁菌门的相对减少。其中最具代表性同时也被诸多研究所公认的与疾病发生正相关的是具核梭杆菌、产毒型脆弱拟杆菌和致病性大肠埃希菌及共生梭菌。

结直肠癌的鉴别诊断则包括：右侧结直肠癌应注意与阿米巴肠病、肠结核、血吸虫病、阑尾病变、克罗恩病等鉴别。左侧结直肠癌则需与痔、功能性便秘、慢性细菌性痢疾、血吸虫病、溃疡性结肠炎、克罗恩病、直肠结肠息肉、憩室炎等鉴别。

【治疗】

治疗关键在于早期发现与早期诊断，以利于根治。

（一）外科治疗

目前结直肠癌唯一的根治方法是早期切除。即使已有广泛转移者且病变肠段已不能切除者，也可行姑息手术缓解肠梗阻。在切除了原发肿瘤的基础上，对于无肝外病变证据的单纯肝转移患者，则可行肝叶切除术。

对于少数结直肠癌患者术前未行全结肠镜检查者，由于存在第二处原发结直肠癌（异时癌）的风险，则推荐术后3～6个月即行首次结肠镜检查。

（二）结肠镜下治疗

结直肠腺瘤癌变和黏膜内的早期癌可经结肠镜用高频电凝切除、黏膜切除术（EMR）或内镜黏膜下剥离术（ESD），回收切除后的病变组织做病理检查，如癌未累及基底部则可认为治疗完成；如累及根部，则需追加手术，彻底切除有癌组织的部分。

至于左半结肠癌形成肠梗阻者，可在内镜下放置支架以解除梗阻，不仅缓解症状，且可减少术中污染，增加 I 期吻合的概率。

（三）化疗

结直肠癌对化疗欠敏感，早期癌根治后一般不需化疗。中晚期癌术后常用化疗作为辅助治疗。新辅助化疗可降低肿瘤临床分期，有助于手术切除肿瘤。氟尿嘧啶（5-FU）、甲酰四氢叶酸（LV）、奥沙利铂（三药组成 mFOLFOX6 方案）是常用的化疗药物。

（四）放射治疗

主要针对直肠癌，术前放疗可提高手术切除率和降低术后复发率；术后放疗仅用于手术未能根治或术后局部复发者。术前与术后放疗相结合的"三明治疗法"，可降低中晚期直肠癌和直肠乙状结肠癌患者局部复发风险。

（五）免疫靶向治疗

抑制人类血管内皮生长因子（VEGF）的单克隆抗体（如贝伐单抗）、抑制表皮生长因子受体（EGFR）的单克隆抗体（如西妥昔单抗）可调控肿瘤生长的关键环节。近年来的新进展便是 PD-1 相关单抗的引入。临床试验显示 PD-1 单抗对高度微卫星不稳定（MSI-H）结直肠癌患者来说受益更大，作用更为有效。因此在 2017 年 NCCN 指南中，PD-1 单抗被写入针对仅发现 MSI-H/dMMR 患者推荐用药，并延续至最新的指南。同时更多的 PD-1 单抗联合其他化疗方案等相关的临床试验也在实施当中，可以说免疫治疗方面的前景值得期待。

【预后】

预后取决于临床分期、病理组织学情况、早期诊断和手术能否根治等因素。外生性肿瘤和息肉样肿瘤患者的预后优于溃疡性肿瘤和浸润性肿瘤；手术病理分期穿透肠壁的肿瘤侵袭的深度以及周围淋巴结扩散的程度是影响患者预后的重要因素；分化程度低的肿瘤比分化良好的肿瘤预后要差。近年有报道肠黏膜组织中具核梭杆菌高丰度预示手术后化疗耐药与复发。

【预防】

同其他肿瘤一样，结直肠癌的预防分为一级、二级和三级预防。结直肠癌具有明确的癌前疾病，且其发展到中晚期癌有较长时间，这为有效预防提供了机会。

首先，作为一级预防（病因预防）的消除癌前疾病腺瘤是重要策略，而针对高危人群进行筛查可尽早发现腺瘤等病变。通过问卷调查和粪便隐血试验等筛出高危者再行进一步检查，包括肛门指诊、乙状结肠镜和全结肠镜检查等。其实，针对腺瘤一级预防和腺瘤内镜下摘除后的二级预防均属结直肠癌的一级预防范畴，可采取下列措施为：①生活方式调整：加强体育锻炼，改善饮食结构，增加膳食纤维摄入，戒烟。②化学预防：高危人群（＞50 岁，特别是男性、有结直肠肿瘤或其他癌家族史、吸烟、超重或有胆囊手术史、血吸虫病史等），可考虑用阿司匹林或 COX2 抑制剂（如塞来昔布）进行预防，但长期使用需注意药物不良反应。然而最新的癌症相关死亡分析中，服用阿司匹林并无预期的降低癌症死亡的作用。年长于 65 岁的健康人群服用阿司匹林较之安慰剂组有更高的癌症相关死亡率，因此阿司匹林的预防癌症作用因此受到一定的质疑。对于低血浆叶酸者，补充叶酸可预防腺瘤初次发生（而非腺瘤摘除后再发）；钙剂和维生素 D 则可预防腺瘤摘除后再发。③定期结肠镜检查：结肠镜下摘除结直肠腺瘤可预防结直肠癌发生，内镜术后仍需视患者情况定期复查肠镜，以及时切除再发腺瘤。④积极治疗炎症性肠病：控制病变范围和程度，促进黏膜愈合，有利于减少癌变。

世界癌症基金会（World Cancer Research Fund）报告认为肥胖会增加结直肠癌风险，而运动可以降低相关风险。同时,吸烟、饮酒、摄入红肉(牛肉、羊肉、猪肉)、腌制熏制肉品的人群也是结直肠癌高发对象,相应的,饮食中膳食纤维,鱼来源的ω-3脂肪酸、奶制品、全麦食品及钙剂的增加有助于预防结直肠癌。目前也有研究表明,服用二甲双胍亦有助于降低结直肠癌风险。关于叶酸之于结直肠癌的预防,其对于腺瘤的初发有预防作用,但对于腺瘤摘除后再发则存有争论。

其次,二级预防是早诊早治,主要依赖于结肠镜检查和随访和治疗。广义的三级预防即综合防治,即针对中晚期结直肠癌,在包括手术治疗后预防复发和转移。

(房静远)

推 荐 阅 读

[1] BRAY F, FERLAY J, SOERJOMATARAM I, et al. Global cancer statistics 2018: GLOBOCAN estimates of incidence and mortality worldwide for 36 cancers in 185 countries[J]. CA Cancer J Clin, 2018, 68(6): 394-424.

[2] REX D K, BOLAND C R, DOMINITZ J A, et al. Colorectal cancer screening: recommendations for physicians and patients from the U.S. multi-society task force on colorectal cancer[J]. Gastroenterology, 2017, 153(1): 307-323.

[3] BENSON A B, VENOOK A P, AL-HAWARY M M, et al. NCCN Guidelines Insights: Colon Cancer, Version 2. 2018[J]. J Natl Compr Canc Netw, 2018, 16(4): 359-369.

[4] MCNEIL J J, NELSON M R, WOODS R L, et al. Effect of Aspirin on All-Cause Mortality in the Healthy Elderly[J]. N Engl J Med, 2018, 379(16): 1519-1528.

[5] HULL M A, SPRANGE K, HEPBURN T, et al. Eicosapentaenoic acid and aspirin, alone and in combination, for the prevention of colorectal adenomas (seAFOod Polyp Prevention trial): a multicentre, randomised, double-blind, placebo-controlled, 2×2 factorial trial[J]. Lancet, 2018, 392(10164): 2583-2594.

第二节 大肠良性肿瘤

一、大肠良性上皮性肿瘤

根据第4版消化系统肿瘤WHO分类及第7版日本大肠癌临床病理处理规范(修订版)中关于大肠良性上皮性肿瘤的定义及分类,大肠良性上皮性肿瘤包括传统的腺瘤(conventional adenoma)、锯齿状病变(serrated lesion)中的无蒂锯齿状腺瘤或息肉(sessile serrated adenoma/polyp, SSA/P)和传统锯齿状腺瘤(traditional serrated adenoma, TSA)。

(一)传统的腺瘤(conventional adenoma)

1. 传统大肠腺瘤的定义与分类 腺瘤定义为存在异型增生的上皮,其组织学特点为细胞核大深染,核呈不同程度的杆状或梭形,可见核复层及不同程度的极性紊乱(图4-3-1)。根据细胞核异型程度和腺体结构的复杂程度,可将异型增生分成低级别异型增生(图4-3-2)和高级别异型增生(图4-3-3)。

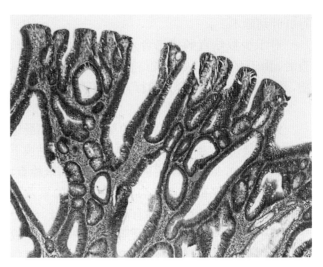

图4-3-1 腺瘤的组织学形态

腺上皮细胞核拥挤排列,杆状深染,呈轻至重度异型增生。杯状细胞明显减少(图像来源:南方医院消化内镜中心)

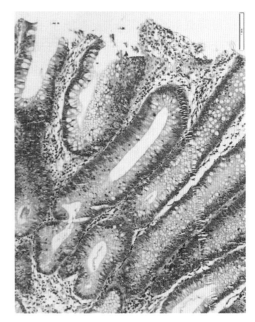

图4-3-2 腺瘤伴低级别异型增生

核呈细杆状,位于基底侧,极性保持,可见黏液细胞分化(图像来源:南方医院消化内镜中心)

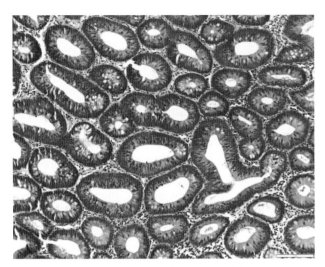

图 4-3-3　腺瘤伴高级别异型增生
核呈杆状延伸至细胞游离缘，拥挤排列，核分裂象明显，胞质黏液缺乏（图像来源：南方医院消化内镜中心）

传统的腺瘤在组织学上可分为管状腺瘤、管状绒毛状腺瘤及绒毛状腺瘤。管状腺瘤具有管状结构（图 4-3-4）。绒毛状结构定义为乳头状和指状的纤细上皮结构，其固有层为纤维血管轴心。管状绒毛状腺瘤（图 4-3-5）定义为管状与绒毛状结构混合，一般绒毛状结构成分为 25%～75%，绒毛状超过 75% 则定义为绒毛状腺瘤（图 4-3-6）。

腺瘤属于结直肠癌前病变，大多数结直肠癌经由腺瘤 - 癌途径演化形成。其中，绒毛状腺瘤癌变率最高，管状绒毛状腺瘤次之，管状腺瘤最低。研究表明，腺瘤的长径大小与组织学形态密切相关，大部分长径 <1cm 的腺瘤为管状腺瘤，然而随着肿瘤长径的增大，绒毛状结构的成分会逐渐增多。另一方面，腺瘤的组织异型程度也和肿瘤长径大小密切相关。

>1cm 的腺瘤常合并有高级别上皮内瘤变成分。目前把满足以下 1 条或多条标准的腺瘤定义为进展期腺瘤（advanced adenoma）：①长径超过 1cm；②含有绒毛状或者管状绒毛状成分；③存在高级别上皮内瘤变成分。一项长期随访的研究结果表明，进展期腺瘤患者未来出现结直肠癌风险要显著高于非进展期腺瘤患者，因此需要更密切的内镜随访。结直肠腺瘤大体上多为息肉样隆起形态（图 4-3-7），有蒂或宽基无蒂，少部分呈现平坦的形态（图 4-3-8）。

腺瘤起源于正常的肠腺，正常肠腺为单管状结构，呈现试管样外观，腺管基底侧光滑，没有分支或凸起，肠腺开口平均尺寸约（48.5±15.3）μm，肠腺长度约（309±32.2）μm。内衬形成腺管的腺上皮主要是由吸收细胞、杯状细胞、内分泌细胞、潘氏细胞构成的。

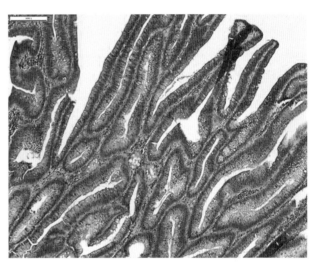

图 4-3-5　管状绒毛状腺瘤
图像来源：南方医院消化内镜中心

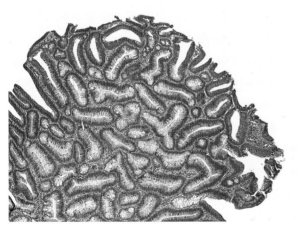

图 4-3-4　管状腺瘤
图像来源：南方医院消化内镜中心

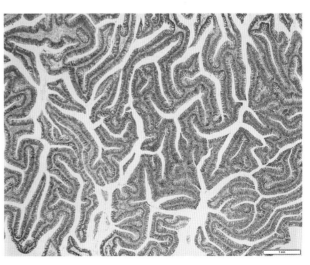

图 4-3-6　绒毛状腺瘤
图像来源：南方医院消化内镜中心

腺瘤起源的具体位置目前仍有争议,欧美学者认为腺瘤起源于腺管表面区域,而日本学者认为腺瘤起源于某个正常肠腺基底区域的上皮,该区域是肠腺的增殖区域,含有未分化细胞,腺瘤细胞出现以后,会由基底向肠腺开口方向增殖蔓延,逐步取代原来的正常上皮,当腺瘤细胞增殖至腺管开口区域,就可以沿着表面上皮横向扩散生长,累及周边的肠腺,并由腺管开口到腺管基底部,方向上到下取代肠腺的原来的正常上皮,呈现 top-down 式的累及方式。这个过程在腺瘤组织切片中表现为典型的双层结构,上方区域为腺瘤细胞,下方区域为正常的肠腺上皮细胞。

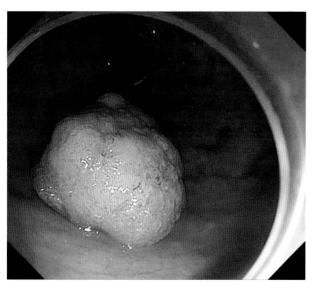

图 4-3-7　隆起形态的腺瘤

图像来源:南方医院消化内镜中心

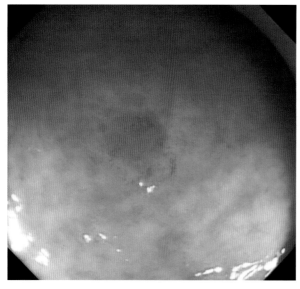

图 4-3-8　平坦形态的腺瘤

图像来源:南方医院消化内镜中心

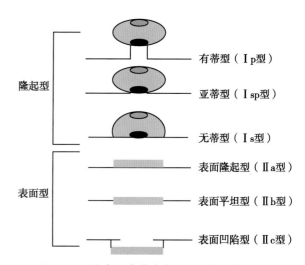

图 4-3-9　结直肠癌前病变及早期癌的肉眼形态

引自:李鹏,王拥军,陈光勇,等. 中国早期结直肠癌及癌前病变筛查与诊治共识 [J]. 中国实用内科杂志,2015,35(3):211-227

2. 传统大肠腺瘤的内镜分型　腺瘤属于结直肠癌前病变,在内镜下可使用结直肠癌前病变的肉眼形态进行描述。结直肠癌前病变及早期癌在肉眼形态上最初是参考早期胃癌的标准进行分类,即仅以病变的高度为标准,将其分为隆起型和表面型两种(图 4-3-9)。并在巴黎分型中对相关内容进行了定义。

隆起型(0-Ⅰ型)指病变明显隆起于肠腔,隆起高度超过 2.5mm,基底部长径明显小于病变的最长径(有蒂或亚蒂型);或病变呈半球形,其基底部长径明显大于病变头部长径。此型根据病变基底及蒂部情况分为以下 3 种亚型:①有蒂型(0-Ⅰp):病变基底有明显的蒂与肠壁相连;②亚蒂型(0-Ⅰsp):病变基底有亚蒂与肠壁相连;③广基型(0-Ⅰs):病变明显隆起于黏膜面,但病变基底无明显蒂部结构,基底部直径大于病变头端的最大直径。

表面型(0-Ⅱ型):病变为紧贴黏膜面的地毯样形态,可略隆起于黏膜面(隆起高度不超高 2.5mm)或略凹陷于黏膜面,病变基底部长径接近或等于病变表层的最大长径,此型分为 4 个亚型:① 0-Ⅱa,表面隆起型;② 0-Ⅱb,表面平坦型;③ 0-Ⅱc,表面凹陷型(图 4-3-10)。

随着结直肠肿瘤诊断学的进展以及结直肠肿瘤治疗技术的不断改进,仅仅以病变高度为标准的分类,很难作为选择治疗方案的证据,所以在原来仅以病变高度为标准的分类基础上加上了肿瘤生长发育模式得到了新的分类,即发育形态分型(图 4-3-11)。

发育形态分型也就是内镜分型,主要分成隆起型、浅表凹陷型和平坦型 3 种。隆起型定义为病变

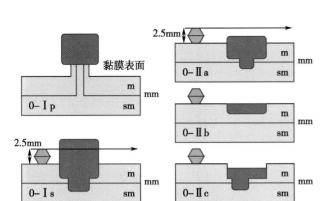

图 4-3-10　隆起型和表面型的示意图

引自：The Paris endoscopic classification of superficial neoplastic lesions: esophagus, stomach, and colon: November 30 to December 1, 2002[J]. Gastrointest Endosc，2003，58（6 Suppl）：S3-S43

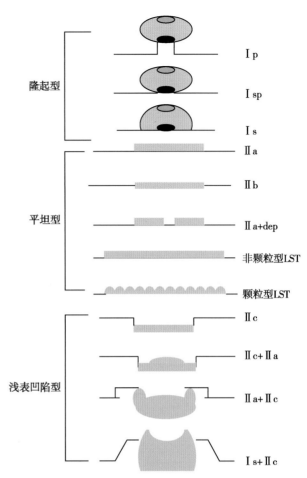

图 4-3-11　结直肠癌前病变及早期癌的内镜分型

引自：李鹏，王拥军，陈光勇，等. 中国早期结直肠癌及癌前病变筛查与诊治共识 [J]. 中国实用内科杂志，2015，35（3）：211-227

明显隆起于肠腔，有 3 个亚型。浅表凹陷型定义为病变与周围黏膜相比凹陷者，又可分为 4 个亚型。平坦型定义为病变高度低平或者平坦隆起型，可分为 5 个亚型：①Ⅱa 型：即病变长径小于 10mm，与周围黏膜相比略高者（图 4-3-12）；②Ⅱb 型：即病变与周围黏膜几乎无高低差者（图 4-3-13）；③Ⅱa + dep 型：即在Ⅱa 型病变上有浅凹陷者（图 4-3-14）；④非颗粒型 LST：LST 定义为长径大于 10mm，以侧向发育为主的肿瘤群，其中表面没有颗粒及结者称为非颗粒型 LST，又可进一步分为平坦隆起型和伪凹陷型；⑤最后一种是颗粒型 LST，可分为颗粒均一型和结节混合型（图 4-3-15）。

　　传统腺瘤在未合并出现黏膜内癌成分时常表现为 0-Ⅰ、0-Ⅱa、0-Ⅱa + dep、0-Ⅱb 及 LST 等内镜下形态。统计结果表明，0-Ⅰ型和 0-Ⅱa 在传统腺瘤中的

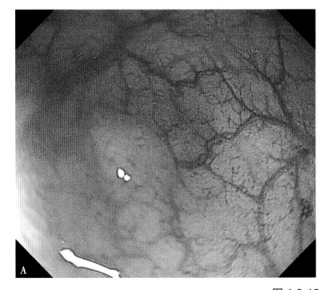

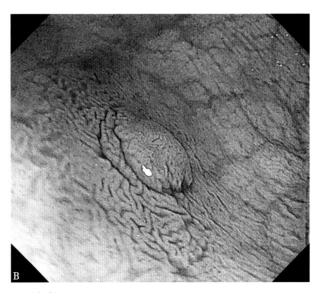

图 4-3-12　0-Ⅱa 病变

A. 白光内镜所见；B. 靛胭脂喷洒所见（图像来源：南方医院消化内镜中心）

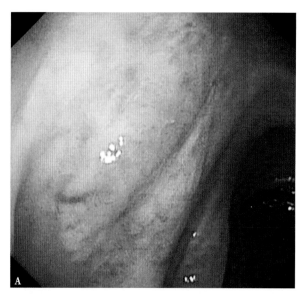

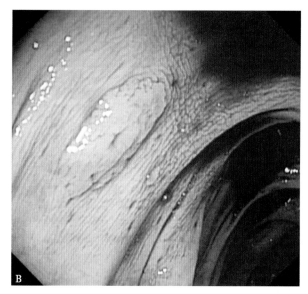

图4-3-13　0-Ⅱb病变
A. 白光内镜所见；B. 靛胭脂喷洒所见（图像来源：南方医院消化内镜中心）

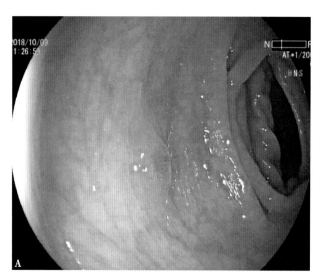

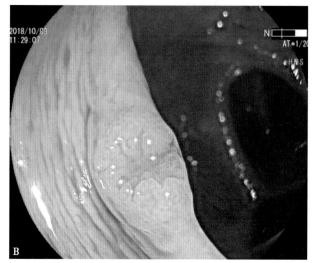

图4-3-14　0-Ⅱa+dep病变
A. 白光内镜所见；B. 靛胭脂喷洒所见（图像来源：南方医院消化内镜中心）

比例较高。不同内镜分型的腺瘤的生长发育模式也是不同的，Ⅱb病变容易发育成为LST病变，Ⅱa病变可以发育成隆起型病变或者颗粒型LST病变。

3. 传统大肠腺瘤的内镜下腺管开口分型　平坦型或者呈现侧向发育生长的大肠腺瘤，白光下常表现为区域性黏膜粗糙或发红，分支血管网模糊，难以识别，边界范围也很难判断，靛胭脂染色有助于显示病变的边界范围。靛胭脂的浓度一般是0.1%～0.4%，它利用了色素颗粒在腺管开口处的沉积效应，强化了腺瘤与周边黏膜的微小结构差异的显示效果（图4-3-16）。

使用放大内镜结合色素喷洒还能进一步观察病变的腺管开口分型，蓝色沉积区域显示的就是腺管开口的具体形态（图4-3-17）。另一种观察腺管开口常用的染色剂是0.05%的结晶紫，结晶紫属于化学染色剂，色素可以跟细胞的胞质结合，表面上皮细胞着色，而腺管开口处留白不着色（图4-3-18）。为了取得更好的观察效果，可以使用喷洒导管进行色素喷洒，喷洒导管还有另一个作用是抵住病变调整观察角度以获得更好的观察效果。

腺管开口形态的判断使用的工藤-鹤田Pit pattern诊断标准，主要提出者是日本工藤近英教授，根据具体的腺管开口形态，可以比较准确地推断病变性质及浸润深度，从而决定病变的治疗方式。

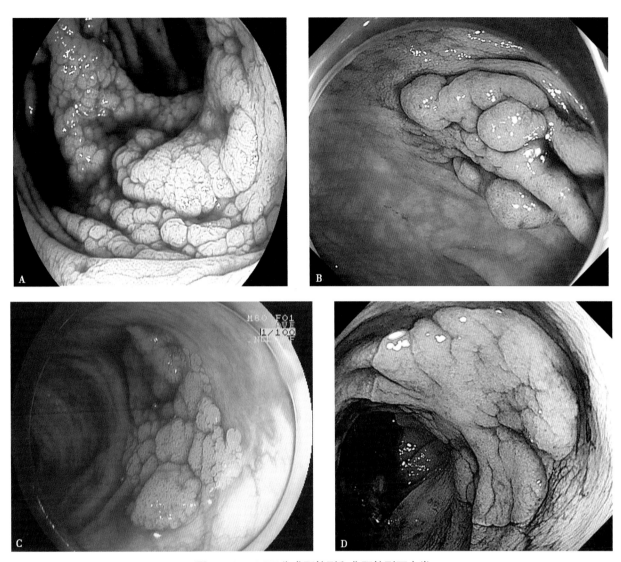

图 4-3-15　LST 分成颗粒型和非颗粒型两大类

颗粒型 LST 可分为颗粒均一型（A）和结节混合型（B）两种亚型。非颗粒型可分为平坦隆起型（C）和伪凹陷型（D）两种亚型
（图像来源：南方医院消化内镜中心）

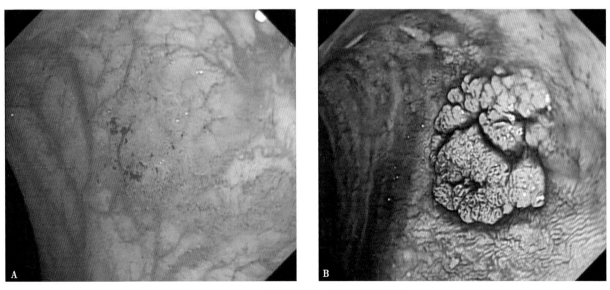

图 4-3-16　靛胭脂染色勾勒病变的范围

A. 白光图像；B. 靛胭脂图像（图像来源：南方医院消化内镜中心）

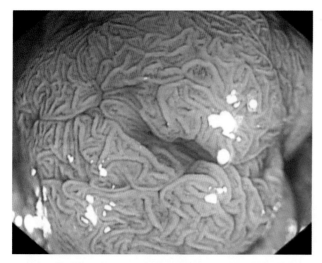

图 4-3-17　放大内镜结合靛胭脂喷洒显示腺瘤的腺管开口形态（type Ⅳ-b）

图片来源：南方医院消化内镜中心

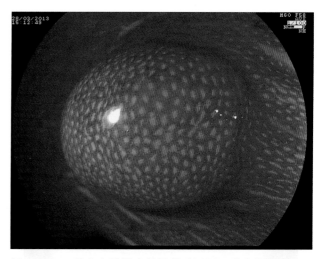

图 4-3-18　放大内镜结合结晶紫喷洒显示腺瘤的腺管开口形态（type Ⅱ）

图片来源：南方医院消化内镜中心

Pit Ⅰ型腺管开口在放大内镜下呈圆点状（图4-3-19），均匀分布，主要见于正常大肠黏膜，炎性病变（幼年性息肉，CD 的炎性息肉）及黏膜下肿物的表面黏膜。

在直肠，由于长时间受到粪便的机械性刺激的影响，直肠的Ⅰ型腺管开口往往呈现规整的短线条状，为Ⅰ型腺管开口的变异，有些类似小型化ⅢL 的表现，需要注意鉴别。

Pit Ⅱ型腺管开口形态是星芒状，这是典型形态（图 4-3-20），Ⅱ型还有两种变异的形态，一种是拉伸的Ⅱ型，另一种是开口扩大的Ⅱ型，拉伸的Ⅱ型和开口扩大的Ⅱ型（type Ⅱ-O），都伴有锯齿毛刺的边缘。Ⅱ型腺管开口主要见于增生性息肉、无蒂锯齿状腺瘤或息肉等锯齿状病变。

Pit Ⅲs 型腺管开口主要见于Ⅱc 型病变，Ⅱc 型病变由工藤近英教授提出，被认为是 de novo 癌早期的内镜下表现，Ⅱc 病变的凹陷面呈现河床样改变，凹陷周边的隆起呈河堤样，伴不同程度的扭曲改变，与Ⅱa＋dep 病变凹陷周边的棘样或星芒样边界区别显著。

Pit Ⅲs 型腺管开口呈小圆点状，类似 Pit Ⅰ型的腺管开口形态，但尺寸要更小，分布更为密集。

值得注意的是，Ⅲs 型腺管开口中往往散在分布着椭圆形开口的 Pit 形态，尺寸较Ⅰ型腺管开口大，被认为是Ⅲs 型开口的一种变异，其形成跟Ⅲs 开口的肿瘤性腺管的分裂模式有关。

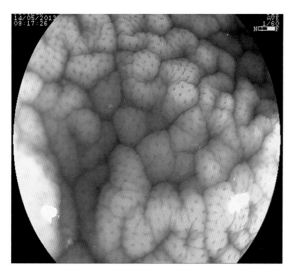

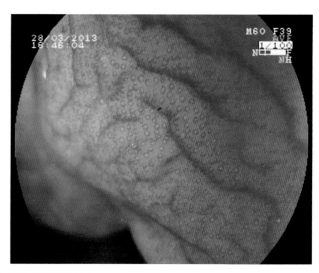

图 4-3-19　Pit Ⅰ型腺管开口形态

图片来源：南方医院消化内镜中心

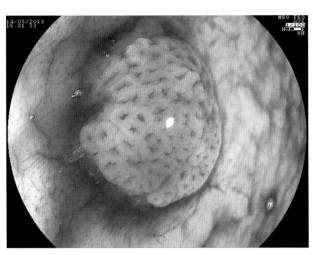
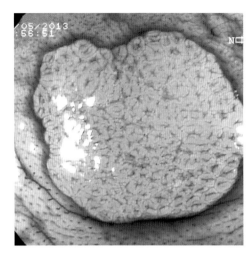

图 4-3-20　Pit Ⅱ型腺管开口形态
图片来源：南方医院消化内镜中心

ⅢL 型腺管开口具体表现为拉长的线条状，缺乏分支和吻合。单纯的ⅢL，没有混合其他类型腺管开口形态，又称作ⅢL-1 型腺管开口（图 4-3-21），常见于隆起型（0-Ⅰ型）的管状腺瘤，在颗粒均匀型的 LST 和伪凹陷型的 LST 中也经常能观察到。

若ⅢL 型混合了Ⅰ型腺管开口，则定义为ⅢL-2 型 Pit pattern（图 4-3-22），大多数平坦型（0-Ⅱa 型）的管状腺瘤的腺管开口为 Pit ⅢL-2 型，在非颗粒型中的平坦隆起型 LST 中，往往也能观察到ⅢL-2 的腺管开口形态，呈现所谓鲑鱼子样外观，ⅢL-2 型 Pit pattern 的腺瘤在组织病理学上有特征性双层结构，表层组织为腺瘤组织，深层组织为正常肠腺成分。

Ⅳ-b 型的腺管开口表现为沟回状、分枝状的线条形态（图 4-3-23），相互间有吻合及连接，这些开口将隐窝间区分割成狭长的块状，隐窝间区相互紧贴，没有明显的高低差。Ⅳ-b 型开口在隆起型的腺瘤和均匀颗粒型的 LST 中比较常见。Ⅳ-b 型 Pit pattern 主要见于管状腺瘤和管状绒毛状腺瘤。

Ⅳ-v 型开口也表现为沟回状的形态，开口将隐窝间区分隔形成指头状或者绒毛状结构，隐窝间区相互分离，并且有高低差（图 4-3-24）。Ⅳ-v 型 Pit pattern 在管状绒毛状腺瘤、绒毛状腺瘤以及结节混合型的 LST 中比较常见。

传统的腺瘤的腺管开口形态主要表现为ⅢL、Ⅳ这种两种腺管开口类型，小尺寸腺瘤多为ⅢL 型腺管开口形态，随着肿瘤尺寸的增大，逐渐出现Ⅳ-b 型和Ⅳ-v 的腺管开口，提示绒毛状结构的出现，故大尺寸的腺瘤往往混有多种形态的 Pit pattern。

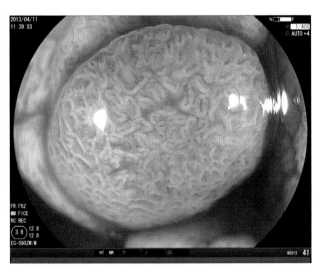

图 4-3-21　隆起型管状腺瘤的腺管开口分型：Pit ⅢL-1
图片来源：南方医院消化内镜中心

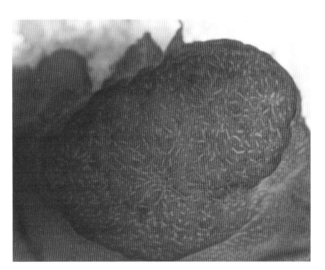

图 4-3-22　平坦型管状腺瘤，实体显微镜下观察到的 Pit ⅢL-2 腺管开口
图片来源：南方医院消化内镜中心

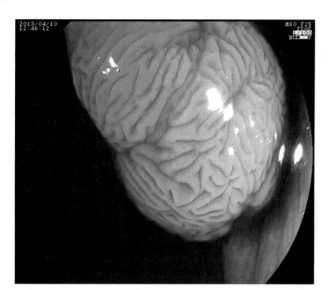

图 4-3-23　管状绒毛状腺瘤所见的 Pit Ⅳ-b 型腺管开口
图片来源：南方医院消化内镜中心

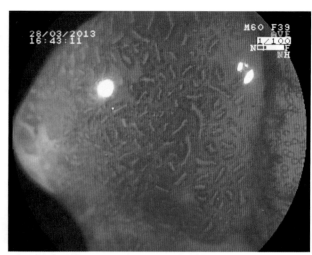

图 4-3-25　腺瘤癌变区域所见的 Vi 型 Pit pattern
图片来源：南方医院消化内镜中心

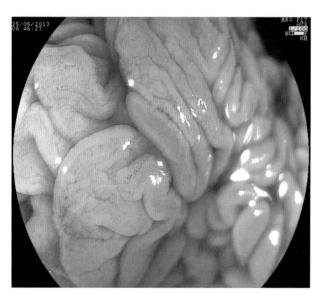

图 4-3-24　绒毛状腺瘤所见的 Ⅳ-v 型 Pit pattern
图片来源：南方医院消化内镜中心

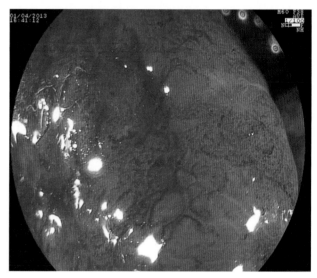

图 4-3-26　腺瘤癌变区域所见的 Vn 型 Pit pattern
图片来源：南方医院消化内镜中心

Vi 型腺管开口由Ⅱ型、ⅢL 型、ⅢS 型、Ⅳ型腺管开口混合构成（图 4-3-25），凌乱分布，出现 Vi 型腺管开口的病变通常为黏膜内癌，若 Vi Pit pattern 出现的区域与周边区域的 Pit 存在着明显的边界，则定义为侵袭性 Vi（invasive Vi），存在黏膜下浸润癌的可能。Vn 型定义为腺管开口结构的缺失，结晶紫染色下为不染区，对应的是黏膜下层深层浸润癌表层区域显露的间质成分（图 4-3-26）。当腺瘤进一步演变成癌以后，癌变区域可伴有 Vi 或 Vn 型的腺管开口形态。

对于以 LST 形态出现的腺瘤，需要警惕存合并出现癌变的区域，肿物样隆起、凹陷和存在侵袭性

Vi 型 Pit pattern，都是黏膜下浸润的高危因素，同时，有研究发现，非颗粒型的 LST 有 30% 的概率出现多灶性黏膜下浸润。

位于直肠区域的混合结节型 LST，常会伴发裙边组织。裙边组织指出现在 LST 边缘的呈现平坦形态的腺瘤样上皮性肿瘤病变，裙边组织在白光内镜下难以发现，难以确认边界，常需要借助靛胭脂喷洒进行诊断，因此对于直肠的 LST-G-M 必须常规进行靛胭脂染色。

裙边组织会逐步发育，形成 LST 的结节样隆起，其腺管开口形态也随病变发育而改变。最初的裙边病变表面形态呈珊瑚礁样改变，类似 UC 活动

期肠黏膜的形态，里面可见开口扩大类似 SSA/P 的 type II-O 的腺管开口形态，但病变表面缺乏 SSA/P 常见的黏液帽，NBI 放大模式下在腺管开口周围很难观察到类似在腺瘤表面看到的网格样微血管。病变生长发育形成隆起后腺管开口形态会由 Pit II 型转变成 Pit IIIL 或 Pit IV 形态，此时也能观察到扩张的微血管。

病理组织学提示裙边病变的表面可见小簇样绒毛结构，腺管开口扩大，腺体有轻度扭曲可见分支结构形成，腺腔无锯齿样结构，腺上皮具有轻度异型性，可见大小不等的杯状细胞广泛分布。

对于伴有裙边的 LST-G-M，建议选择 ESD 而非 EPMR 进行治疗。术前务必使用靛胭脂喷洒勾勒裙边范围，明确边界后在病变周围做好标记，避免病灶残留。

4. 传统大肠腺瘤的内镜下微血管分型 微血管在正常肠腺腺体、腺瘤腺体、腺癌腺体区域之间存在着形态和分布上的差异。结直肠正常的毛细血管，是一种排列规则，呈六角蜂窝状结构围绕在腺体的周围，从盲肠到直肠均可以见到。腺瘤的表面血管密度会明显增加，出现层次缺失的表现，腺癌同样会出现明显的血管密集区，同时病变中央部位往往会出现无血管区，两者形成鲜明对比，并且可以看到血管直径的陡然改变及血管盲端。

放大内镜在窄带光模式下，比如 NBI 成像和 BLI 成像，可以清楚微血管结构，结肠黏膜表面的血管表现为褐色，深层血管为绿色。基于微血管形态的分型有助于鉴别大肠肿瘤性和非肿瘤性病变以及预测肿瘤浸润深度。目前，窄带光下观察病变的表面血管形态的分类很多，使用较为广泛的是日本内镜医师佐野宁教授的 CP 分型。

该分型将微血管分为 3 种类型：①I 型：黏膜表面结构为规整的蜂巢样，血管网不可见，多为炎性病变或锯齿状病变，可随访或进行内镜下切除；②II 型：黏膜表面结构蜂巢样圆形，周围见到规整的血管网，血管管径均匀，病理类型多为腺瘤，病变来自黏膜层，可内镜下治疗；③III 型又分为 IIIA 和 IIIB 型：IIIA 型围绕腺管开口周围的血管不规整分支中断，血管粗细不均，病理类型多为黏膜内癌和黏膜下浅层浸润癌，可内镜下治疗或外科手术治疗；IIIB 型血管破坏消失，病变为浸润至黏膜下深层癌，需手术治疗。Sano 分型对大肠肿瘤性病变性质的敏感性、特异性超过 90%，部分文献报道其优于染色内镜，并且在操作上只需进行模式切换，简单易行。

基于 sano cp 分型的结直肠早癌临床处理策略如下。发现病变后先切换成 NBI 模式，观察微血管形态，微血管形态为 cpI 型则随访，如果是 cpII 型或区域性的 cpIIIA 型，可选择内镜下切除。如果出现区域性的 cpIIIB 以及 cpIIIA 型，同时伴有表面结构缺失的话，则强烈建议外科手术，如果还存在表面结构，那么，需要进一步判断腺管开口形态，若为非侵袭性 Vi，则可进行内镜下切除，若为侵袭性 Vi 型或为 Vn 型，则外科手术处理。大约 95% 的病例是不需要进一步进行色素内镜观察腺管开口形态的。

日本国内近几年在推广使用一个统一的大肠病变 NBI 分类——JNET 分类，该分类通过分析病变的微血管形态及微表面形态来进行性质、深度的判断，诊断效能高。该分类分 1、2、3 三型。1 型的微血管不可见，微表面结构中可见规则的黑点及白点，其中黑点是腺管开口，白点位于黑点外圈，为腺管开口的边缘上皮，JNET 1 型主要见于增生性息肉及无蒂锯齿状息肉。JNET 2 型分成 2A 与 2B 两个亚型，2A 的微血管呈规则的网格样或螺旋样，管径均一，微表面结构呈规则的管状、分支状或乳头状白区，多见于低级别的黏膜内瘤变；2B 的微血管分布欠规则，管径大小不一，微表面结构不规则或显示不清，多为高级别黏膜内瘤变或黏膜下浅层浸润癌。JNET 3 型的微血管疏松分布，管径粗大，有中断，微表面结构不清或者缺失，多为黏膜下深层浸润癌。

日本学者在应用 JNET 分类中发现，部分 2B 型的病变存在黏膜下层深层浸润，不适合进行内镜下治疗，因此对 2B 型又进行了细分，分出 2 个亚型，即低异型 2B 和高异型 2B。

前者的不规则微血管在管径及分布上相对均匀，不规则微表面结构的边缘比较平滑，没有明显的破坏。后者的不规则微血管的管径差异大，分布比较紊乱，不规则微表面结构的表面粗糙不整，伴有破坏。随后他们在验证性研究中发现，低异型 2B 多见于低级别异型增生及黏膜下浅层浸润癌，高异型 2B 则主要见于黏膜下深层浸润癌，并且，这两个子型跟病变的内镜下分型关系不大。

基于 JNET 分型推广的结直肠早癌临床处理策略类似前面介绍的基于 sano 分型的临床处理策略。白光发现病变以后，首先，先切换到 NBI 模式进行放大观察，使用 JENT 分型对病变进行分析，JNET 1 型病变考虑增生性息肉或无蒂锯齿状息肉，可以随访，但长径超过 10mm 的无蒂锯齿状息肉需进行内镜下切除。JNET 2A 病变可行内镜下切除。JNET

2B 的低异型子型可以直接行内镜下切除，2B 的高异型子型需要进一步进行放大色素内镜观察，判断病变区域的腺管开口形态，再选择治疗方式。JNET 3 型考虑黏膜下深层浸润癌，需外科手术切除，无需再做放大色素内镜检查。

【治疗与预后】

参考日本 2014 年发布结直肠息肉管理的临床指南，长径超过 6mm 的腺瘤需要进行内镜下切除，因为长径 6mm 以上的息肉较 5mm 以内的息肉出现癌变的概率要高。长径小于 5mm 的腺瘤可进行随访，但对于平坦型和凹陷型的小腺瘤，由于难以跟腺癌进行鉴别，也应该积极行内镜下切除。LST 病变采用 EMR 还是 ESD 治疗，决定于 LST 的具体亚型，建议使用放大内镜和超声内镜进行充分评估。大部分 LST 都是腺瘤性病变，颗粒均一型 LST 发生癌或黏膜下浸润的发生率极低。结节混合型的 LST 中的大结节有出现黏膜下浸润的风险，应进行整块完整切除（en bloc）。平坦隆起型 LST-NG 应根据术前诊断决定治疗方式。伪凹陷型 LST 因存在多灶性黏膜下浸润的可能，应进行整块完整切除。

（二）锯齿状病变（serrated lesion）

锯齿状病变是指形态学具有锯齿状（波浪状或者星状）结构的一组异质性上皮病变。锯齿状病变包括增生性息肉（hyperplastic polyp，HP）、广基（无蒂）锯齿状腺瘤 / 息肉（sessile serrated adenoma/polyp，SSA/P）、传统型锯齿状腺瘤（traditional serrated adnoma，TSA）。

1. 增生性息肉（hyperplastic polyp，HP） 增生性息肉最常见的锯齿状病变，在锯齿状病变中占比超过 75%，增生性息肉多位于左半结肠，长径一般小于 5mm，内镜分型多呈 0-Ⅰs 型及 0-Ⅱa 型，放大内镜下可见典型的Ⅱ型腺管开口形态（图 4-3-27）。组织学上，增生性息肉腺管的上半区域可见锯齿状改变，腺管下 1/3 为直的，增殖细胞位于此处，隐窝的基底部狭窄，被覆未分化细胞并散在神经内分泌细胞。增殖区域占据隐窝下半区域，细胞向表面分化成熟，但由于细胞凋亡的延迟，造成细胞的堆积，从而形成锯齿结构。

增生性息肉包含 3 种子型，分别为微小泡型增生性息肉、杯状细胞型增生性息肉、黏液缺乏型增生性息肉。微小泡型增生性息肉特征为上皮细胞内有微小泡样黏液，锯齿结构很明显。杯状细胞型增生性息肉主要由杯状细胞构成，锯齿状结构不是太明显，主要在表面形成锯齿状的簇样结构。黏液缺乏型增生性息肉几乎没有黏液，锯齿结构明显，核有时会有反应性不典型性，这个子型的增生性息肉很罕见。

【治疗与预后】

不同类型的增生性息肉可向 SSA/P 或 TSA 演进，有研究表明，微小泡型增生性息肉（MVHP）可能是 SSA/P 的前驱病变；杯状细胞型增生性息肉（GCHP）与 TSA 之间有关联。增生性息肉通常不伴有微血管的扩张，因此放大内镜在窄带光模式下观察，微血管分型为 CPⅠ型及 JNET1 型。对于长径小于 5mm，位于直肠、乙状结肠增生性息肉，建议随访。对于长径不小于 10mm 且位于右半结肠的增生性息肉，建议内镜切除，因为很难区分它们是否为无蒂锯齿状腺瘤或息肉（SSA/P）。

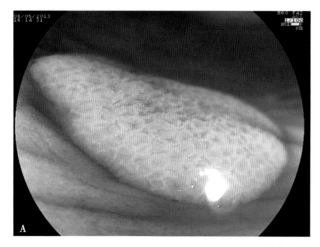
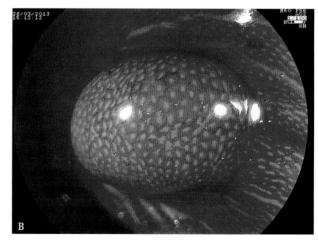

图 4-3-27　增生性息肉

A. 靛胭脂染色下显示的 0-Ⅱa 型增生性息肉，见 typeⅡ型 Pit pattern；B. 结晶紫染色下显示的 0-Ⅰs 型增生性息肉，见 typeⅡ型 Pit pattern（图片来源：南方医院消化内镜中心）

2.**广基(无蒂)锯齿状腺瘤/息肉(sessile serrated adenoma/polyp，SSA/P)**　SSA/P 在锯齿状息肉中占比 15%～25%，常位于右半结肠，通常呈 0-Ⅱb 或 0-Ⅱa 形态，长径多大于 5～10mm，色泽与周边黏膜相近，NBI 成像模式下其表面呈积云状外观(图 4-3-28)，病变边界常不明显，使用靛胭脂染色有助于显示病变的边界范围(图 4-3-29)。

SSA/P 常见浅黄色黏液帽形成(图 4-3-30)，或附着肠道内容物碎片(图 4-3-31)，冲洗后观察，这些形态特征使得 SSA/P 在常规结肠镜检查中容易被漏诊，尤其是在肠道准备欠佳的情况下。放大观察可见扩张的分支样血管及 type Ⅱ-O 型腺管开口(图 4-3-32)。

现在认为 SSA/P 是散发性微卫星不稳定癌的前驱病变，还可能是 CPG 岛甲基化的微卫星稳定性癌的前驱病变，因此，被认为是结直肠癌的癌前病变。组织学上，SSA/P 细胞学形态温和，锯齿结构明显，可见于整个管腔；增殖区一般不在隐窝基底，常在其他部位非对称性分布，隐窝基底部有杯状细胞和胃小凹样细胞分布，隐窝底部常呈现 L 形或倒 T 形的水平扩张(图 4-3-33)或者出现分支结构(图 4-3-34)。

有研究表明，与正常的肠腺和增生性息肉的肠腺相比，SSA/P 中的 P16 阳性细胞增多，在肠腺下半部分区域呈斑点状分布，P16 阳性细胞被认为衰老

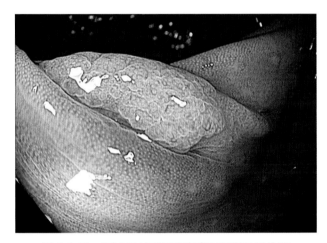

图 4-3-28　SSA/P NBI 下病变表面呈积云样外观
图片来源：南方医院消化内镜中心

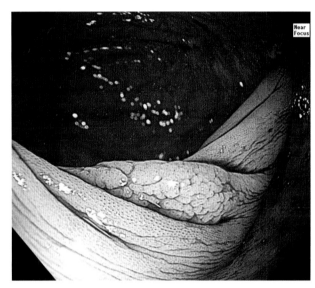

图 4-3-29　SSA/P 靛胭脂染色勾勒病变范围
图片来源：南方医院消化内镜中心

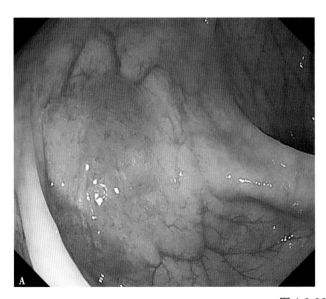

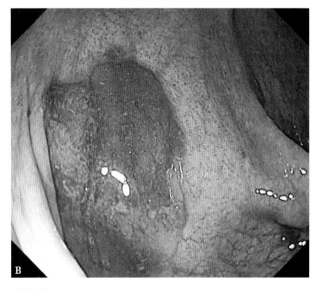

图 4-3-30　SSA/P

A. 白光下所见，病变表面见浅黄色黏液帽形成；B. NBI 下病变所见，黏液帽在 NBI 模式下呈现红褐色改变(图片来源：南方医院消化内镜中心)

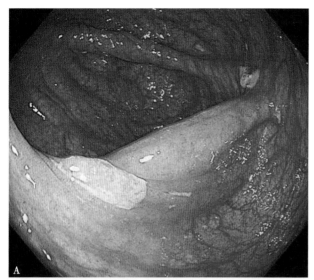 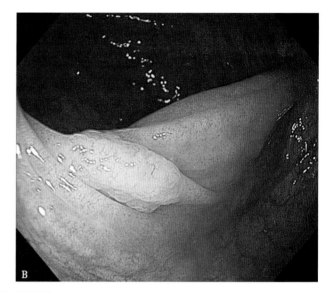

图 4-3-31 SSA/P

A. 白光下所见，病变表面见内容物碎片附着；B. 冲洗后显露的病变表面（图片来源：南方医院消化内镜中心）

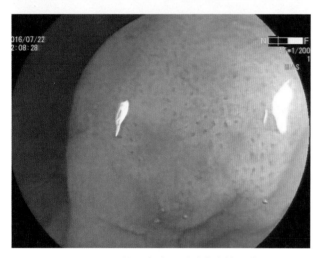

图 4-3-32 靛胭脂喷洒后放大内镜观察

SSA/P 表面可见扩张的分支样血管及 type Ⅱ-O 型 Pit pattern（图片来源：南方医院消化内镜中心）

细胞，这些细胞把增殖区分隔呈片状，不对称分布，P16 阳性细胞在隐窝基底区域的水平拉长和分支结构形成上起到类似增殖支点作用。除了 P16 细胞周期蛋白以外，wnt5a 分子在隐窝扩张的过程中也起着重要的作用。

部分 SSA/P 可见反向生长的隐窝，朝黏膜肌方向生长，挤压下方黏膜肌组织，甚至穿透黏膜肌组织（图 4-3-35），如果反向生长的隐窝结构数量多，则会形成反向生长型的 SSA/P，内镜下呈现 0-Ⅱa+Ⅱc 病变，Ⅱc 区域位于中央，为特征性的类圆形的脐样凹陷（图 4-3-36）。

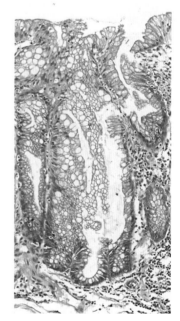

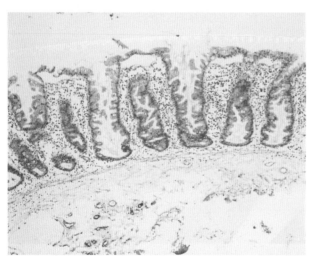

图 4-3-33 SSA/P 在腺管基底区域出现的倒 T 形水平扩张

图片来源：南方医院消化内镜中心

图 4-3-34 SSA/P 在腺管基底区域出现的分支结构

图片来源：南方医院消化内镜中心

SSA/P 通常不出现细胞异型增生,但同时发生 MLH1 基因或者非特异性肿瘤抑制基因甲基化时,可出现细胞异型增生,并向癌进展。伴细胞异型增生的 SSA/P 与普通型腺瘤在生物学上不同,从不发生 APC 基因突变,这类病变可能具有更强的侵袭性。SSA/P 伴细胞异型增生的出现率约为 14%,此类病变的内镜下特征有出现双重隆起征,存在中央凹陷、表面发红等。

放大内镜下,伴细胞异型增生的 SSA/P 可出现 ⅢL 及 Ⅳ 等腺管开口形态。SSA/P 的异型增生有两种类型,腺瘤型异型增生和锯齿型异型增生。腺瘤型异型增生可显示与普通腺瘤类似的异型增生特点,比如细胞呈柱状,核拉长呈杆状,深染,胞质嗜碱性。锯齿型异型增生,细胞呈现立方形,泡状核,核仁明显,胞质嗜酸性。与腺瘤型异型增生相比,锯齿型异型增生更常见,近期的研究发现,腺瘤型异型增生癌变率高于锯齿型异型增生,但腺瘤型异型增生及锯齿型异型增生均可进展为癌,SSA/P 伴异型增生应该被视为高风险的癌前病变。

【治疗与预后】

研究表明,SSA/P 的癌变率为 1.5%~20.0%,因此对 SSA/P 应进行积极的切除。有研究发现,与常规腺瘤相比,锯齿状息肉的不完全切除率更高。不完整切除 SSA/P 可能是导致间期癌的主要原因,建议在术后 3 个月后进行肠镜检查。

3. 传统型锯齿状腺瘤(traditional serrated adenoma,TSA) TSA 是一种罕见且特殊的锯齿状息肉,它占所有结肠息肉的 1%,往往发生在远端结肠和直肠,主要表现为 0-Ⅰ 型隆起形态,常呈现松塔样形态(图 4-3-37),出现大的叶片状结构,类似多肉植物的肥厚叶片,表面可出现显著发红,放大观察可见带有锯齿边缘的脑回样腺管开口结构(图 4-3-38),也被定义为 Ⅳ-H(H 为 hyper 的缩写)型 Pit pattern,是 TSA 特征性的表现。

发生在近端结肠的 TSA 相对少见,主要表现为 0-Ⅱa 型病变(图 4-3-39),表面常能见到蕨叶样纹

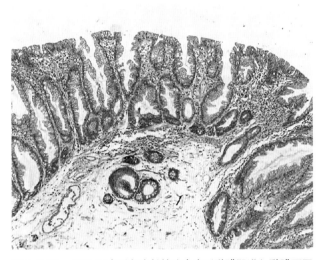

图 4-3-35　SSA/P 中反向生长的隐窝穿透黏膜肌进入黏膜下层
图片来源:南方医院消化内镜中心

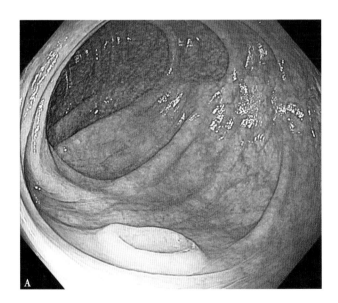

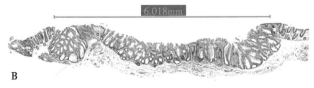

图 4-3-36　反向生长型 SSA/P
A. 白光内镜所见,中央可见类圆型的脐样凹陷;B. 与 A 相对应的组织病理学表现(图片来源:南方医院消化内镜中心)

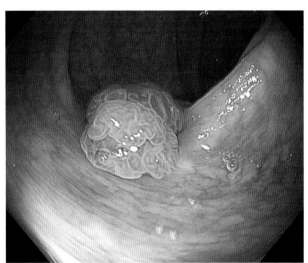

图 4-3-37　隆起型 TSA 呈现的松塔样外观
图片来源:南方医院消化内镜中心

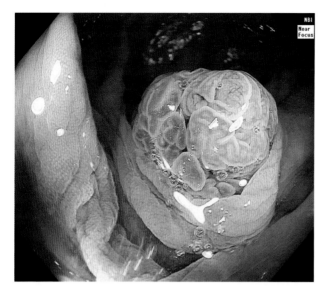

图 4-3-38　NBI 模式下 TSA 呈现锯齿样的边缘结构
图片来源：南方医院消化内镜中心

理，这种带锯齿边缘的线条样腺管开口结构，也被定义为Ⅲ-H 型 Pit pattern（图 4-3-40）。

　　组织学上，TSA 具有整体复杂的绒毛状结构，被覆高柱状上皮，具有狭长、笔杆状核与嗜酸性的胞质，但核分裂象罕见，Ki-67 染色未见增殖活性，提示与普通腺瘤的细胞存在区别，似乎为衰老细胞，这些高柱状上皮之间可见深裂隙，形成锯齿样结构和平顶征（图 4-3-41），这是 TSA 最具特征性的组织学改变。

　　TSA 普遍合并出现异位隐窝结构，正常腺体以及其他锯齿状病变，如 HP、SSA/P 的腺体的底部都是紧贴黏膜肌层，称为隐窝与黏膜肌锚定，TSA 的隐窝不与黏膜肌锚定，可以出现在其他区域，因此称为异位隐窝。异位隐窝在 Ki-67 染色下呈现阳性区域，提示增殖活性高。

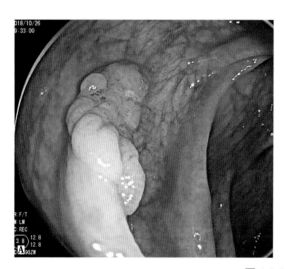
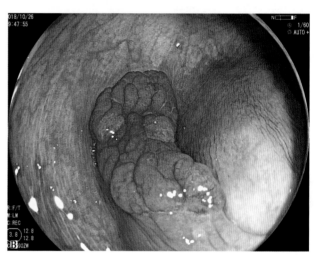

图 4-3-39　平坦型 TSA
A. 白光下病变所见；B. 结晶紫染色下病变所见（图片来源：南方医院消化内镜中心）

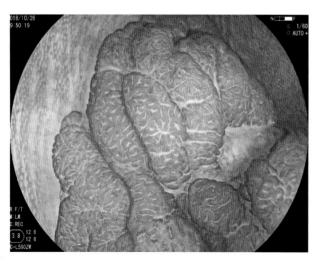

图 4-3-40　Ⅲ-H 型 Pit pattern
图片来源：南方医院消化内镜中心

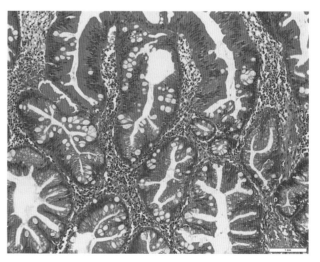

图 4-3-41　TSA 的组织学表现：深裂隙样的结构及平顶征
图片来源：南方医院消化内镜中心

【治疗与预后】

TSA 通常会显示出异型增生，可能是锯齿状或肠型或两者混合。近年来的研究表明，TSA 可能是侵袭性结肠直肠癌的癌前病变。在组织学上，TSA 被认为有可能进展到癌，类似于 SSA/P。因此，对于长径≥5mm 的 TSA 建议内镜下切除。

二、大肠黏膜下隆起型病变

大肠常见的黏膜下隆起病变包括脂肪瘤、囊肿、神经内分泌肿瘤、间质瘤等，血管瘤、淋巴管瘤、神经鞘瘤等较为少见。此外，子宫内膜异位症、淋巴瘤、转移瘤等也可表现为黏膜下病变或壁外肿物的征象。

（一）脂肪瘤

在结肠黏膜下肿物中，以脂肪瘤最多见，可发生于结肠的任何部位。脂肪瘤由良性的脂肪组织组成，发生恶变的概率极低，多无明显临床症状，有症状者可选择内镜下或外科手术治疗，预后良好。内镜下，脂肪瘤表现为泛黄、柔软的黏膜下肿物，表面黏膜大多光滑，随着瘤体增大，表面可发生糜烂或溃疡形成。EUS 下，脂肪瘤显示为黏膜下层的均匀高回声病灶，后方回声可衰减，固有肌层完整清晰（图 4-3-42，图 4-3-43）。欧洲超声内镜指南认为，EUS 下黏膜下层高回声特点对脂肪瘤具有诊断意义，不需要再进行细针穿刺获得组织病理或细胞学证实。

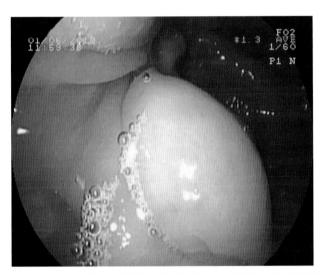
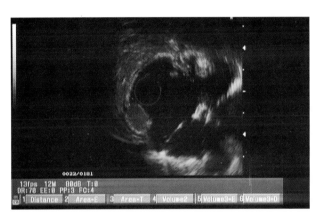

图 4-3-42　内镜见升结肠黏膜下隆起病变，表面光滑，色泛黄。EUS 显示黏膜下层高回声病灶，后方固有肌层完整清晰。术后病理显示为脂肪瘤

图片来源：南方医院消化内镜中心

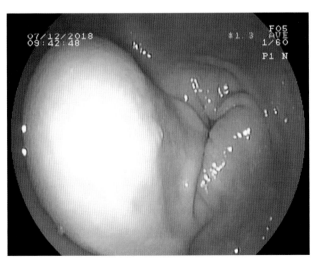
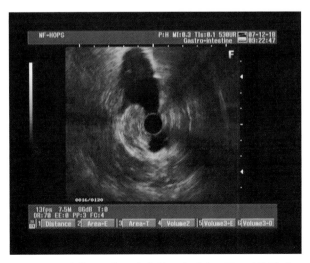

图 4-3-43　内镜见升结肠黏膜下隆起病变，表面光滑，色泛黄。EUS 显示黏膜下层高回声病灶。术后病理显示为脂肪瘤

图片来源：南方医院消化内镜中心

（二）囊肿

囊肿在内镜下表现为类圆形黏膜下病变，表面常有透亮感，质软，活检钳挤压可变形。EUS下，囊肿显示为黏膜下层无回声病灶，内部可因含有黏液、分隔、液平或组织碎片而呈现不同的回声，边缘光滑，后方可伴有回声增强。囊肿在多普勒下无血流信号，而且不被超声造影剂所增强，与血管容易鉴别（图4-3-44）。结直肠的小囊肿一般不需要特殊处理。

（三）神经内分泌肿瘤

类癌是一种少见的神经内分泌肿瘤，可发生于胃肠道的任何部位，以阑尾、小肠和直肠多见，多呈局限性、浸润性缓慢生长，但具有恶变潜能。结直肠类癌常无特异性的临床表现，因而肠镜结合超声内镜检查对发现和诊断类癌具有重要意义。类癌的治疗方式和预后取决于肿瘤的部位、大小、浸润深度和病理分级等。直肠类癌较为常见，大多分化良好，对于长径<1cm、未浸润至固有肌层的病灶，可采用内镜下切除。而结肠类癌一般发现时肿物直径较大、分化较差，多采用外科手术治疗方式。

类癌在内镜下表现为微黄色或灰白色类圆形病变，界限清楚，质地偏硬，当病变较大时表面可伴有凹陷。EUS下，类癌显示为起源于黏膜肌层或黏膜下层的低回声团块，回声均匀，边界光滑，但当类癌发生恶变时，病灶呈不均匀低回声光团，边界欠规则，可向周围发生浸润（图4-3-45）。

（四）间质瘤

胃肠道间质瘤（gastrointestinal stromal tumor, GIST）起源于胃肠道的起搏细胞Cajal细胞，免疫组

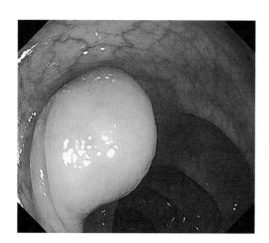
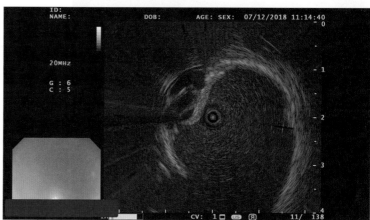

图4-3-44　内镜见横结肠黏膜下肿物，质软，大小可随肠腔蠕动而改变，有透亮感。EUS显示黏膜下层无回声病灶，内部有分隔，包膜完整

图片来源：南方医院消化内镜中心

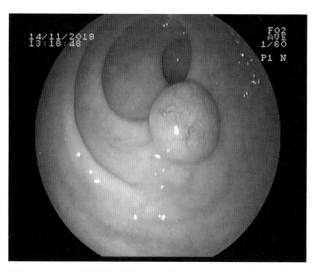
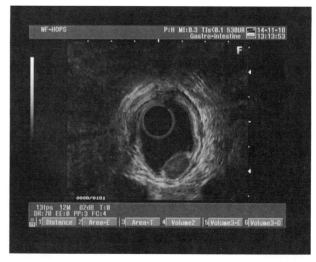

图4-3-45　内镜见直肠黏膜下隆起病变，表面光滑，血管丰富。EUS显示黏膜肌层低回声病灶，内部回声均匀，边界清晰，后方黏膜下层完整

图片来源：南方医院消化内镜中心

化检测通常表达 CD117 和 DOG1。因肿瘤的部位和大小可出现不同的临床症状，常见的有腹痛、腹部包块、消化道出血等。GIST 具有一定的恶变潜能和侵袭性，根据肿瘤原发部位、大小和核分裂象可预测肿瘤的生物学行为和进行危险度分级，肿瘤体积较大、核分裂象计数较多者转移和肿瘤相关病死率较高。对于局限性 GIST 和潜在可切除 GIST，可在评估后选择内镜下或外科手术切除。

GIST 在内镜下表现为球形或半球形黏膜下隆起病变，表面光滑，随肿物体积增大黏膜可出现糜烂、破溃，质地较硬。EUS 下，GIST 显示为起源于固有肌层的低回声病灶，内部可因钙化或液化坏死出现相应的回声改变，弹性成像显示边界清晰的偏硬（蓝色）组织。GIST 和平滑肌瘤在 EUS 下常难以区分，主要根据病理结果及发病部位进行诊断（图 4-3-46，图 4-3-47）。

（五）血管瘤

黏膜下血管瘤是由胚胎期间成血管细胞侵入黏膜下增生而形成的良性肿瘤，包含三种类型：毛细血管瘤、蔓状血管瘤和海绵状血管瘤。血管瘤在内镜下表现为黏膜下不规则隆起病变，表面光滑或结节状，质软，泛蓝紫色。EUS 下，血管瘤显示为黏膜下层边界不规则的中等回声病灶，内部回声不均匀，多普勒显示病灶内缺乏血流信号（图 4-3-48）。

（六）神经鞘瘤

神经鞘瘤是由周围神经的 Schwann 鞘所形成的肿瘤，为良性肿瘤，可随访或采用内镜下切除，一般预后良好。神经鞘瘤起源于管壁的黏膜下层或固有

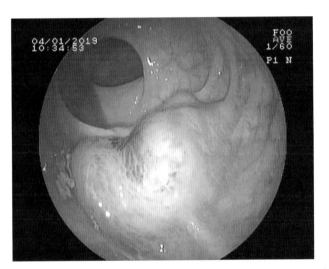
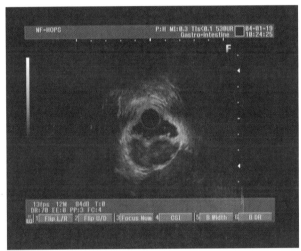

图 4-3-46　内镜见直肠黏膜下隆起病变，质硬，表面局部充血糜烂。EUS 示固有肌层低回声病变，包膜较完整。病理显示为胃肠间质瘤

图片来源：南方医院消化内镜中心

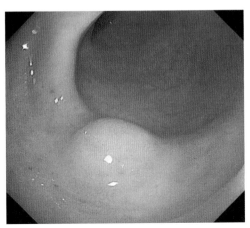
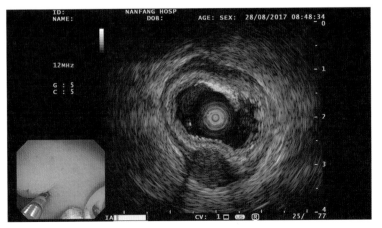

图 4-3-47　内镜见直肠黏膜下隆起病变，表面光滑，质硬。EUS 示固有肌层均质低回声病灶，边界清晰。病理显示为胃肠间质瘤

图片来源：南方医院消化内镜中心

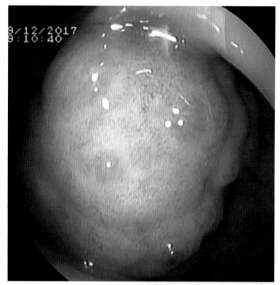
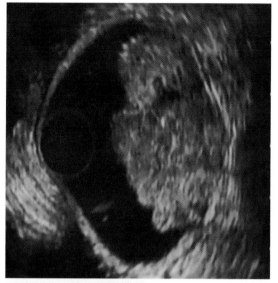
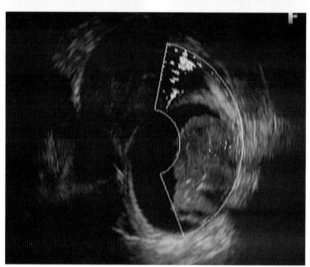

图 4-3-48 内镜见直肠不规则黏膜下隆起病变,表面泛蓝(左上图)。EUS显示黏膜下层不均质中等回声蜂窝样光团,黏膜下层和固有肌层间界限不清,外膜尚完整(右上图),多普勒显示病灶内基本无血流信号(下图)

图片来源:南方医院消化内镜中心

肌层,在 EUS 下呈低回声病灶,与平滑肌瘤和间质瘤常难以区分,鉴别主要依靠病理和免疫组化结果,神经鞘瘤 S-100 表达阳性,而 CD17、CD34、SMA 和 Desmin 多为阴性表达(图 4-3-49)。

（七）淋巴瘤

结直肠淋巴瘤在内镜下表现形式多种多样,可表现为黏膜肿胀、结节样隆起、糜烂、溃疡形成等,而在 EUS 下则显示为肠壁低回声增厚,一般以黏膜肌层及黏膜下层增厚明显,管壁外常见肿大淋巴结(图 4-3-50)。

（八）子宫内膜异位症

肠道子宫内膜异位症多见于直肠,常见的临床症状有肛门坠胀、直肠刺激征、经期便血等。在内镜下表现为直肠隆起病变,黏膜表面可正常,或随月经期变化出现充血、水肿、浅表溃疡等改变。EUS 下,直肠子宫内膜异位症显示为肠壁内不规则混合回声团块,内部可见无回声区,边界不清,肠壁各层均可能被累及。与其他黏膜下病变、炎性肠病、直肠癌等有时难以鉴别(图 4-3-51)。

（九）平滑肌瘤

消化道平滑肌瘤主要见于食管,个别可见于结肠和直肠。平滑肌瘤几乎均为良性,恶变极为罕见,较大或有症状者可以选择内镜下或外科手术治疗。平滑肌瘤在内镜下无特异性表现,多表现为局限性隆起,表面黏膜光滑。EUS 下,平滑肌瘤显示为起源于管壁黏膜肌层或固有肌层的低回声实性病灶,边界清晰(图 4-3-52)。

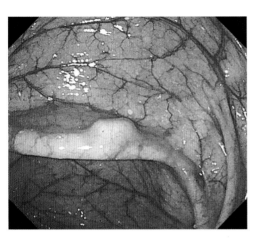
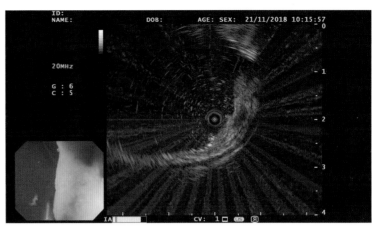

图 4-3-49　内镜见盲肠黏膜下隆起病变，表面光滑，中央稍凹陷。EUS 显示黏膜下层低回声病灶。病理诊断神经鞘瘤

图片来源：南方医院消化内镜中心

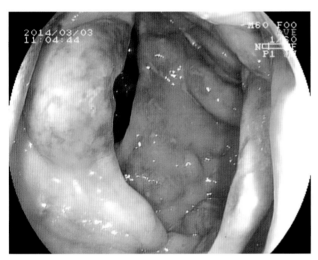
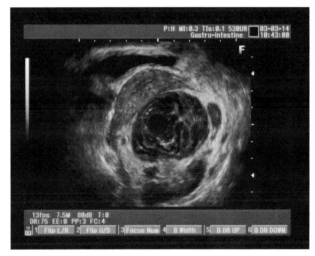

图 4-3-50　内镜见横结肠至肛管弥漫性大小不等、形态不一的结节状隆起，大部分表面光滑，部分表面糜烂，被覆薄白苔，病变间有正常黏膜。EUS 下显示病变处管壁黏膜肌层始广泛弥漫的低回声光团致管壁增厚或结节团块状隆起，部分病变局部突破外膜，肠壁外见多枚大小不等低回声光团，部分有融合。病理显示为 B 细胞性非霍奇金淋巴瘤，结合临床及免疫表型符合多发性淋巴瘤样息肉病（套细胞淋巴瘤变异型）

图片来源：南方医院消化内镜中心

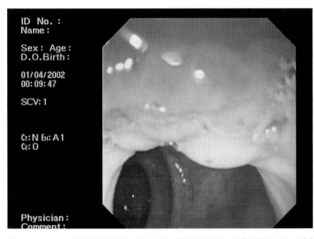
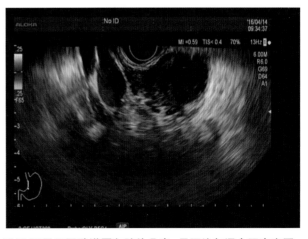

图 4-3-51　内镜见直乙交界处肠管壁粗糙，颗粒样增生，质软。EUS 下显示肠壁增厚向腔外凸出，呈不均匀混合回声光团，局部低至无回声，呈蜂窝样改变，边缘不规则，在增厚的管壁与管壁外肿物内穿刺抽出巧克力色液体和少量组织。病理显示符合子宫内膜异位

图片来源：南方医院消化内镜中心

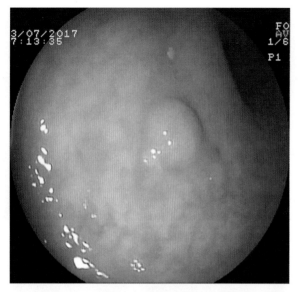
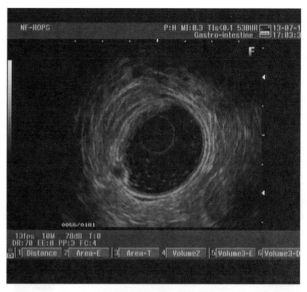

图 4-3-52　内镜见乙状结肠半球形隆起肿物，表面黏膜光滑。EUS 下显示黏膜肌层均质低回声团块，边界清晰

图片来源：南方医院消化内镜中心

三、家族性腺瘤性息肉病

家族性腺瘤性息肉病（familial adenomatous polyposis，FAP）是一组以结直肠多发腺瘤为特征的常染色体显性遗传的综合征，其全球发病率为出生婴儿的 1/10 000～1/7 000，具有家族遗传性，75%～80% 的 FAP 患者存在家族病史。患者一般经历 3 个阶段：潜伏期、肿瘤期、癌肿期，且多在青少年时期出现息肉，随着时间的进展，息肉的数量、大小会逐渐增多变大，若未经诊疗，100% 会进展为大肠癌。

FAP 患者的男女比例为 1:1，大部分病例中都显示出高度的常染色体显性遗传，符合孟德尔遗传定律，外显率为 70%～95%。成年的 FAP 患者都会存在父母的家族史，其子女有半数会患有 FAP，且涉及好几代人。该病不存在地区和种族差异性，平均腺瘤发生年龄约为 16 岁，发生大肠癌年龄约为 40 岁。

FAP 的诊断包括临床诊断和基因诊断。在临床上诊断 FAP 必须符合下列条件之一：①存在超过 100 枚腺瘤；②有家族史或遗传倾向的患者，腺瘤数目多于 20 枚。与此同时，一些肠外表现包括上消化道息肉及皮样囊肿、硬性纤维瘤病、骨瘤、牙齿疾病、先天性视网膜色素上皮细胞增生等也可能成为诊断 FAP 的重要线索。在基因诊断方面，有 80%～90% 的 FAP 患者可检测出 APC 基因突变，已有多种方法应用于 APC 基因胚系突变检测，如变性梯度凝胶电泳、截断蛋白检测及单链构象多态分析等。

1. FAP 的结肠镜下表现　经典型 FAP 的特征是存在 100～1 000 个腺瘤性结直肠息肉。息肉的组织学类型包括管状、管状绒毛状或绒毛状腺瘤；初始形态多为广基，后逐渐变为有蒂息肉，少数病例在腺瘤性息肉之间夹杂有增生性息肉。息肉大小从数毫米至数厘米不等，以 0.5～1.0cm 居多（图 4-3-53）。如不预防性切除大肠，几乎所有的 FAP 都会发展为结直肠癌，诊断为癌症的平均年龄约为 39 岁。此外，研究者发现一部分 FAP 患者症状较轻，息肉数目少于 100 颗，发病年龄也有所延迟，这种变异类型被命名为衰减型家族性腺瘤性息肉病（attenuated FAP，AFAP）。

2. FAP 的结肠外表现　约 50% 的 FAP 患者伴有胃底腺息肉，位于胃体或胃底，数量可达数十甚至数百个。十二指肠腺瘤可见于 45%～90% 的 FAP 患者中，好发于壶腹部和壶腹周围区域。10% 的 FAP 患者可在四肢末端、腹壁和肠系膜发生硬纤维瘤（DT），DT 是良性纤维性肿块，主要来源于间质基底的干细胞层，不会发生转移，但会呈不规则及浸润性生长。此外，FAP 患者易并发甲状腺、肾上腺、脑部恶性肿瘤等大肠外恶性肿瘤，在一些家族中，先天性视网膜色素上皮增生症（congenital hypertrophy of the RPE，CHRPE）也是该病的特征之一。

【治疗与随访】

手术治疗是目前治疗本病的最佳方法。对确诊的患者一般提倡早期根治或预防性手术治疗。外科治疗的选择和时机必须根据患者的需要和外科医师的经验进行个体化的选择。其手术方式主要包括：

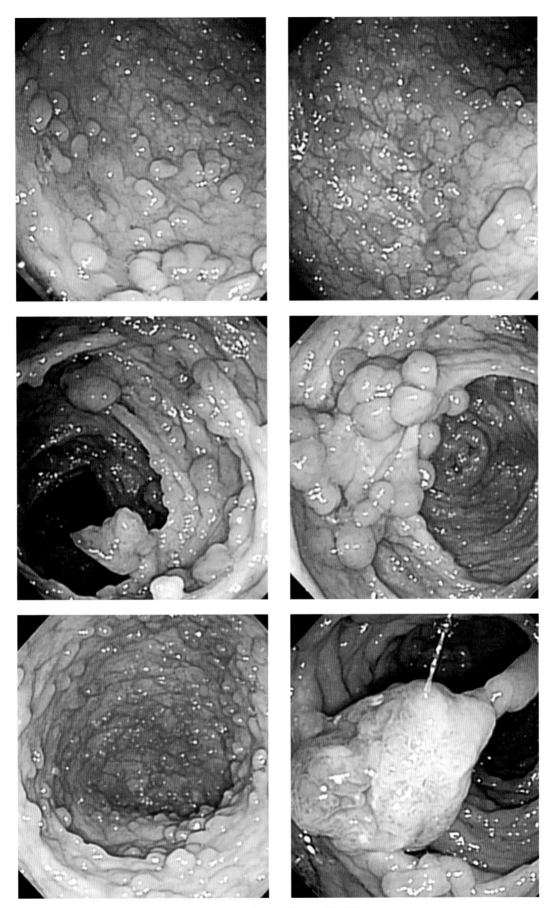

图 4-3-53 家族性腺瘤性息肉病肠镜下图示

图片来源:南方医院消化内镜中心

①全结直肠切除加永久性回肠造口（total proctocolectomy and permanent ileostomy，TPC），该术式根治率较好，是传统的经典手术，但因要行回肠造瘘口不易被患者接受，目前已较少使用。②全结肠切除、回肠直肠吻合术（total colectomy and ileorectal anastomosis，IRA），该手术将保留 7～10cm 直肠，对其余结直肠进行全切除，并行回肠直肠吻合。该术式损伤较小，保留了患者排便、排尿等功能，并发症较少，但对保留段直肠需定期随诊，术后需进行化学性预防治疗。③全结肠切除、直肠黏膜剥除、回肠贮袋肛管吻合术（ileal pouch-anal anastomosis，IPAA），该术式已成为治疗 FAP 的主要术式，具有可保留肛门及排便功能等优势，但操作较复杂，手术死亡率和术后并发症发生率较高。在随访方面，对于有腺瘤性息肉病家族史的患者和 APC 突变基因携带者，建议从 10～15 岁开始每年进行一次乙状结肠镜或结肠镜筛查，从 25～30 岁开始随访相关肠外肿瘤的表现。对于内镜检查及基因检测持续阴性结果的人群，推荐在 24～34 岁每两年检查 1 次乙状结肠镜或结肠镜。

（陈振煜　王俊芬　白　岚　秘文婷　刘思德）

推 荐 阅 读

[1] KUDO S，RUBIO C A，TEIXEIRA C R，et al. Pit pattern in colorectal neoplasia：endoscopic magnifying view[J]. Endoscopy，2001，33：367-373.

[2] SNOVER D C. Update on the serrated pathway to colorectal carcinoma[J]. Hum Pathol，2011，42：1-10.

[3] YAMADA M，SAKAMOTO T，OTAKE Y，et al. Investigating endoscopic features of sessile serrated adenomas/polyps by using narrow-band imaging with optical magnification[J]. Gastrointest Endosc，2015，82：108-117.

[4] TAKASHI M，NAOTO S，HIDEAKI R，et al. Distinct endoscopic characteristics of sessile serrated adenoma/polyp with and without dysplasia/carcinoma[J]. Gastrointest Endosc，2017，85：590-600.

[5] SHINJI T，YUSUKE S，TAKAHISA M，et al. Evidence-based clinical practice guidelines for management of colorectal polyps[J]. J Gastroenterol，2015，50：252-260.

[6] TAMURA S，YOKOYAMA Y，TADOKORO T，et al. Pit pattern and pathological diagnosis in the patients with colorectal tumors[J]. Dig Endosc，2001，13 Suppl：6-7.

[7] ARAKI K，OGATA T. Three-dimensional configuration of different types of colorectal adenomas[J]. Scanning Microsc，1995，9：149-158.

[8] TAKEHISA T，SATORU T，YASUO F，et al. Evaluation of tumor development from the viewpoint of the three-dimensional configuration of isolated crypts in colorectal adenomas with a type ⅢL pit pattern[J]. J Gastroenterol，2004，39（7）：635-639.

[9] YOSHINORI K，SATORU T，YASUO F，et al. Morphogenesis of a colorectal neoplasm with a type ⅢS pit pattern inferred from isolated crypts[J]. J Gastroenterol，2008，43：597-602.

[10] SANO Y，TANAKA S，KUDO S E，et al. Narrow-band imaging（NBI）magnifying endoscopic classification of colorectal tumors proposed by the Japan NBI Expert Team[J]. Dig Endosc，2016，28（5）：526-533.

[11] KIMURA T，YAMAMOTO E，YAMANO H O，et al. A novel pit pattern identifies the precursor of colorectal cancer derived from sessile serrated adenoma[J]. Am J Gastroenterol，2012，107（3）：460-469.

[12] KANAO H，TANAKA S，OKA S，et al. Narrow band imaging magnification predicts the histology and invasion depth of colorectal tumors[J]. Gastrointest Endosc，2009，69：631-636.

[13] CAIRNS S R，SCHOLEFIELD J H，STEELE R J，et al. Guidelines for colorectal cancer screening and surveillance in moderate and high risk groups（update from 2002）[J]. Gut，2010，59：666-689.

[14] TSAI J H，LIAU J Y，LIN Y L，et al. Traditional serrated adenoma has two pathways of neoplastic progression that are distinct from the sessile serrated pathway of colorectal carcinogenesis[J]. Mod Pathol，2014，27：1375-1385.

[15] TORLAKOVIC E E，GOMEZ J D，DRIMAN D K，et al. Sessile serrated adenoma（SSA）vs. traditional serrated adenoma（TSA）[J]. Am J Surg Pathol，2008，32：21-29.

第三节　肠道间质瘤

肠道间质瘤是胃肠道间质瘤（gastrointestinal stromal tumors，GIST）的一种常见类型，是消化道最常见的非上皮来源的间叶源性肿瘤，1983 年由 Mazur 和 Clark 提出，认为 GIST 来源于胃肠道肌间神经丛周围的 Cajal 间质细胞（interstitial cells of Cajal，ICC）或其前体细胞，均有 C-KIT 基因、CD117（酪氨激酶受体）、CD34（骨髓干细胞抗原）表达阳性。根据生物学行为、临床表现及其预后，可将 GIST 分为良性、恶性潜能未定、恶性3类。

长径≤2cm的GIST统称为小GIST，长径≤1cm的GIST定义为微小GIST（micro-GIST），随着消化内镜的普及和超声内镜（endoscopic ultrasonography，EUS）的推广，小和微小GIST的检出率显著提高。尽管多数小GIST或微小GIST病例在临床上呈良性或惰性经过，但确有极少数病例显示侵袭性行为，尤其是核分裂象计数>5/50HPF或>10/50HPF者。GIST作为潜在恶性肿瘤，充分认识其病因、发病机制与临床病理特征，对其诊断及治疗十分重要。

【流行病学】

GIST好发于胃肠道任何部位，其中胃占50%～70%，小肠占20%～30%，结直肠占10%～20%，食管占0～6%。肠系膜、大网膜及腹膜后等胃肠道外间质瘤为罕见。肠道间质瘤的发病率仅次于胃间质瘤，但尚缺乏完善的流行病学资料，主要基于GIST，也是一种散在分布并且发病率很低的疾病，近年来呈逐年上升趋势。多发于中老年患者，40岁以下患者少见，中位发病年龄在50～65岁，儿童和年轻人少见，往往发病年龄越小恶性程度越高，男女发病率无明显差异。

【病因】

肠道间质瘤主要起源于胃肠道间质细胞Cajal细胞，由未分化或多能的梭形或上皮样细胞组成，其发病与原癌基因C-KIT突变（酪氨酸蛋白激酶）或PDGFRA（血小板源性生长因子受体）突变密切相关。

【发病机制】

肠道间质瘤的发病机制复杂，基因突变的种类多样，主要与C-KIT基因和PDGFRA活化突变有关。CD117和CD34的高表达是区别肠道间质瘤与平滑肌肿瘤及神经鞘瘤的重要标记物。这些突变在肿瘤形成早期就能检测到，已经发现的C-KIT突变类型有4种，包括外显子9（10.3%）、外显子11（87.2%）、外显子13（2.1%）、外显子17（0.4%）；PDGFR的突变发生在没有KIT突变的肿瘤中，有3种突变类型，分别为外显子12（3%）、外显子14（<1%）、外显子18（97%）。5%～7%的肠道间质瘤中CD117表达是阴性的，此时诊断要依靠基因突变类型检测。

【病理】

1. **大体形态特点** 肠道间质瘤大小不一，长径为0.5～20.0cm，表面光滑，边界清楚，多数为假包膜形成，主要起源于肠壁肌层，可向腔内或浆膜面局限性生长，肿物多呈孤立性圆形、椭圆形或哑铃

状等，良性间质瘤长径多<2cm，呈结节状，质地坚硬，切面灰白色，均匀一致；恶性间质瘤长径通常>5cm，常浸润周围组织或粘连，黏膜面溃疡形成，质地柔韧呈鱼肉状，切面灰白、灰红或暗褐色，可见出血、坏死、黏液变及囊性变。

2. **显微镜下特点** 肠道间质瘤的基本病理组织学形态包括梭形细胞型（70%）、上皮样细胞型（20%）和梭形细胞-上皮样细胞混合型（10%）。目前学术界公认非梭形/上皮样细胞的细胞学形态可基本排除胃肠道间质肿瘤的诊断。瘤细胞排列结构多样，梭形细胞往往呈编织状、栅栏状或旋涡状排列，上皮样细胞则多以弥漫片状、巢索状排列为主。肿瘤间质常出现黏液样基质及玻璃样变性，甚至可出现钙化，部分肿瘤组织可伴有或多或少的炎性细胞浸润。在高度危险性肠道间质瘤中出血及坏死常见，部分可出现囊性变。

3. **免疫组织化学特征** 肠道间质瘤CD117阳性，在细胞表面和细胞质内广泛表达，阳性率达80%～100%，CD34对GIST特异性不如CD117。此外，中间丝蛋白（nestin）强阳性为100%，平滑肌肌动蛋白（SMA）和肌动蛋白（actin）分别为20%～40%、13%～25%。DOG1（discovered on GIST-1）是一种GIST特异表达的细胞膜表面蛋白，由DOG1基因编码，功能尚不明确，其特异性及敏感性均超过95%，尤其适用于CD117、KIT及PDGFRA突变基因检测阴性的GIST诊断。

【临床表现】

肠道间质瘤的临床表现一般无特异性，常在体检或因其他疾病进行内镜检查、放射性检查时偶然发现。病程数天至20余年，恶性病程较短，多为数月，良性或早期无症状。其临床表现与肿瘤大小、发生部位、与肠壁关系及良恶性有关，常表现为腹痛、腹胀，消化道出血，穿孔、腹膜炎、肠梗阻及腹部包块等，其中消化道出血最常见。恶性可表现为消瘦、贫血、乏力、腹水及发热等症状。少数患者由于肿瘤破裂和消化道梗阻造成的急性腹痛入院治疗。近50%的患者确诊时已转移，血行播散是最常见的转移途径，肝脏和腹腔是最常见的转移部位，淋巴结转移极少见。肺转移和腹腔外转移仅见于晚期患者。

【辅助检查】

（一）实验室检查

肠道间质瘤的血清学检测尚缺乏特异性，实验室检查的诊断价值非常有限，一般表现贫血、低蛋

白血症及大便潜血阳性，无特异性肿瘤标志物，少数患者血清 CEA 或 CA12-5 轻度升高。

（二）影像学检查

1. 消化道 X 线造影　消化道 X 线造影以价格低廉、操作简便成为临床上常用的检查方法，虽然其可显示胃肠道黏膜细微结构变化和腔内病变范围，但其生长方式的特殊性（腔内型、哑铃型和腔外型）以及很少侵犯消化道黏膜的特点导致消化道造影检查的灵敏度和特异性均较低。

2. 腹部超声　腹部 B 超是临床上常用的检查方法，具有无创便捷、可实时、重复性等优点能够从不同角度观察肿瘤大小、形态、内部血供及与周围组织的关系。对侵袭危险性的评估亦有重要价值，肿瘤体积较大、内部回声不均匀、伴液化坏死及钙化者常提示高度侵袭危险性，但腹部超声易受腹腔内脂肪和消化道内气体的干扰且与操作者的经验和水平密切相关，因此很难做到准确的诊断。

3. 腹部 CT　CT 可观察肿瘤大小、形态、邻近器官的浸润及转移等情况，肿瘤多呈圆形或类圆形，少数呈不规则形。良性肿瘤长径多小于 5cm，密度均匀，边缘锐利，极少侵犯邻近器官，可以有钙化表现。恶性肿瘤长径多大于 6cm，边界不清，与邻近器官粘连，可呈分叶状，密度不均匀，中央极易出现坏死、囊变和出血，肿瘤可出现高、低密度混杂，钙化很少见。增强 CT 可见均匀等密度者多呈均匀中度或明显强化，可以作为判断药物疗效和随访有无复发转移的手段。螺旋 CT 尤以静脉期显示明显，这种强化方式多见于低度恶性胃肠道间质肿瘤，坏死、囊变者常表现肿瘤周边强化明显，有助于判断其侵袭危险性。CT 消化道三维重建更好地确定位置、大小、局部浸润状况、转移等情况，是重要的术前评估手段。

4. 磁共振（MRI）　MRI 检查在肠道间质瘤的诊断及鉴别诊断方面与 CT 相仿，且具有无电离辐射，对软组织分辨率较 CT 更高，空间分别率较强，可以多参数地从多个平面进行成像等特点。随着 MRI 技术的进步和设备的发展，MRI 的时间和空间分辨力也有了显著的提高，极大地减少了消化道的运动伪影，可作为不能行 CT 检查者的替代。MRI 在比较大的胃肠道间质瘤表现尤为突出，可显示肿瘤内部内出血、坏死、囊变情况。MRI 对直肠间质瘤术前分期有一定价值，推荐评定特殊患者的靶向治疗疗效时应用。

5. 正电子发射计算机断层扫描（PET-CT）　CT、MRI 等影像学方法只是评估肿瘤大小、密度及血管分布特点，不能反映肿瘤代谢情况，用 18- 氟脱氧葡萄糖 PET 检查，利用 GIST 作为高代谢肿瘤其内强烈的糖酵解反应摄取高密度 18- 氟脱氧葡萄糖跟踪显影特点，对早期转移或复发比 CT 敏感，PET 与 CT 联合扫描方法能同时评估肿瘤的解剖和代谢情况，对肿瘤分期及评估靶向药物疗效方面优于 CT，但 PET-CT 诊断 GIST 特异性较差，费用高，不适合作为常规检查手段。

（三）消化内镜

结肠镜、小肠镜及胶囊内镜能够直视下观察小肠及结直肠部位的肿瘤，可单发或多发，呈球形、半球形或扁平状隆起，色同周围黏膜。良性间质瘤体积较小（长径≤2.0cm），表面光滑；恶性间质瘤体积较大（长径≥5.0cm），伴有充血、糜烂或溃疡，有时有黏膜桥形成。Nishida 等认为肿瘤边界不规则或者溃疡提示其存在恶变的潜能。与平滑肌瘤、神经内分泌瘤、异位胰腺等黏膜下肿瘤及壁外脏器压迫鉴别困难，难以做出定性诊断。

超声内镜（EUS）是目前诊断黏膜下病变最准确的方法，可清晰显示消化道管壁的各层结构，明确肿瘤起源及部位、测量肿瘤的大小、回声强度、均匀度、血供及边界与周围组织的关系。EUS 提示为低回声团块，呈圆形、椭圆形或梭形，向腔内或腔外突出，内部回声均匀或不均匀，可见无回声出血坏死及高回声钙化影，多起源于固有肌层，部分起源于黏膜肌层，边界清晰或不清。超声微探头适用于长径小于 2cm 腔内形肿瘤，如病变长径大于 2cm 或腔外生长为主，则需要环扫或线阵形超声内镜，能够完整扫查病变及其内部血流情况。EUS 对较大肿瘤的显示具有局限性，对病灶远处淋巴结或脏器转移的显示不及 CT。EUS 扫查肿瘤边界不规则、强回声灶、异质性、中心液化坏死、局部囊肿或溃疡形成等提示 GIST 侵袭危险性高，故对临床治疗方案的选择具有一定的指导作用，但 EUS 诊断准确性易受操作者经验与水平的影响。

因为间质瘤瘤体质脆，多数学者不提倡术前活检，活检可能造成肿瘤播散种植或出血。必要时推荐超声内镜引导下细针穿刺抽吸活检（EUS-guided fine needle aspiration，EUS-FNA），可明显提高 GIST 术前检出率。Sekine 等研究发现 EUS-FNA 对 GIST 诊断的敏感性为 82.5%，即便对小间质瘤和微小间质瘤其敏感度高达 81.3%、阳性预测值为 100%。然而，EUS 引导下细针穿刺活组织检查（EUS-guided fine needle biopsy，EUS-FNB）可获取更多的组织和细胞用于免疫组化染色和计算核分裂象，对 GIST 诊断的准确性要优于 EUS-FNA，但有研究发现这两种方法对 GIST 诊断的准确率无明显差异。

（四）病理及免疫学检查

肠道间质瘤的病理报告包括病理学诊断、肿瘤起源、组织学类型、是否存在术前或术中破裂、最大直径、核分裂指数及手术切缘是否阴性，而免疫组织化学染色主要包括 CD117、DOG-1、CD34、SMA、S-100 等指标的阳性表达，其中 CD117 敏感性最高。据报道，DOG-1 与 C117 联合用于 GIST 的诊断具有较好的特异性和敏感性。

基因检测用于指导临床治疗与分子靶向药物治疗的选择，也有助于疑难病例的诊断与鉴别诊断。存在以下情况时应进行基因检测：①所有复发性、转移性和耐药性患者；②原发可切除的中、高危 GIST，拟进行分子靶向药物治疗者；③疑难病例或 CD117 与 DOG-1 表达不一致者；④鉴别 KIT 或 PDGFRA 基因突变以外的野生型 GIST；⑤鉴别同时性和异时性、多发性原发 GIST；⑥鉴别儿童的、家族性和 NFI 相关的 GIST。

检测基因突变的位点，至少应包括 KIT 基因的第 9 号、11 号、13 号和 17 号外显子以及 PDGFRA 基因的第 12 号和 18 号外显子，可酌情增加检测 PDGFRA 的第 14 号外显子。KIT 基因第 11 号或 9 号外显子为优先检测位点。

【诊断与鉴别诊断】

（一）诊断

肠道间质瘤的诊断应依据病史、体格检查、辅助检查，病理学诊断是其诊断"金标准"，主要参考 GIST 的病理诊断思路：①组织学形态符合典型 GIST 且 CD117 和 DOG-1 阳性者可诊断 GIST。此外，CD117 和 DOG-1 表达阳性，但无 KIT 基因或 PDGFRA 基因突变时考虑野生型 GIST 可能；②对于组织学形态考虑为 GIST，但是 CD117（-）、DOG-1（+）或 CD117（+）、DOG-1（-）的病例，在排除其他类型肿瘤后可做出 GIST 的诊断（图 4-3-54）。

野生型 GIST 指组织学形态和免疫组织化学标记均符合 GIST，但分子检测无 KIT 和 PDGFRA 基因突变。目前已知的野生型 GIST 包括以下几种情形：① SDH 缺陷型 GIST，包括伴有 Carney 三联症或 Carney-Stratakis 综合征，以及一些散发性病例；②非 SDH 缺陷型 GIST，包括 NF1 相关型和 BRAF 基因突变（外显子 15V600E 突变）等。

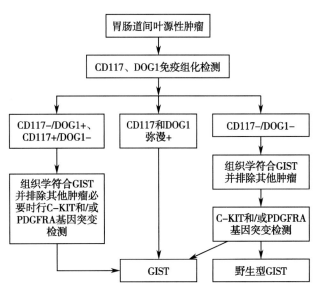

图 4-3-54　GIST 病理诊断思路

需结合肿瘤原发部位和组织形态学特征，在排除其他肿瘤（如平滑肌肿瘤、神经鞘瘤和纤维瘤等）后，可慎重做出野生型 GIST 的诊断

（二）鉴别诊断

1. 平滑肌肿瘤（gastrointestinal leiomyoma）
平滑肌瘤为次常见 SMTs，主要来源于消化道黏膜肌层、固有肌层或血管有关的平滑肌细胞，好发部位为食管（60%～70%），其次为胃、结肠。平滑肌瘤生长缓慢，多为良性，恶变率极低，但肿瘤长期生长会压迫周围组织而产生相应临床症状，早期诊断及治疗尤为重要。内镜表现为单发半球形或扁平隆起，表面光滑，触碰质地韧，可移动，少数病变表面充血糜烂或形成溃疡。EUS 表现为低回声或中低回声团块，呈半球形、椭圆形，向腔内突出为主，内部回声多均匀，主要起源于黏膜肌层，部分起源于固有肌层，肿瘤一般较小，边界清楚。病理特点为肿瘤细胞呈梭形，排列成旋涡状、束状，胞核圆形或卵圆形，胞质丰富、嗜伊红，核分裂象少见，无坏死浸润等恶性征象。平滑肌瘤的免疫组织化学结果多表现为 SMA、结蛋白阳性，CD117 阴性。EUS 联合病理组织学及免疫组化对其诊断与鉴别诊断具有重要意义。

2. 神经内分泌肿瘤（neuroendocrine neoplasm，NEN） 泛指所有源自神经内分泌细胞的肿瘤，将其中高分化神经内分泌肿瘤命名为神经内分泌瘤（neuroendocrine tumor，NET），将其中低分化神经内分泌肿瘤命名为神经内分泌癌（neuroendocrine carcinoma，NEC）。多数为散发，好发于胃、肠、胰腺等消化脏器，约占所有神经内分泌肿瘤的 2/3。欧美人群发病率为 2.5/10 万~5.0/10 万,具有快速增长趋势。其中非功能性胃肠胰神经内分泌肿瘤主要表现为进行性吞咽困难、腹痛、腹胀、腹泻、腹部包块、黄疸或黑便等非特异性消化道症状或肿瘤局部压迫症状。嗜铬素 A(chromogranin A,Cg A)的诊断敏感性和特异性均 60%~95%,是最常用的通用型肿瘤标记物,联合神经内分泌标志物突触素(synaptophysin,Syn)可提高其诊断准确率。功能性神经内分泌肿瘤如胃泌素瘤可以检测血清促胃液素水平来提示诊断。各种影像学检查,包括内镜、超声内镜、超声、CT、PET-CT、MRI 等是对神经内分泌肿瘤进行定位诊断的重要手段,其治疗方法主要包括内镜手术、外科手术、放化疗等,分化差的 G3 级神经内分泌癌生存期在 10 个月左右。分化好的 G1、G2 级神经内分泌肿瘤的进展通常比较缓慢,生存期为 3~20 年。

3. 炎性纤维性息肉(inflammatory fibroid polyp, IFP) IFP 是一种罕见良性间叶组织来源肿瘤,IFP 可发生在整个胃肠道,但多发于胃(约 80%)和小肠。临床表现有贫血、消瘦、黑便等,病程长者可出现腹部包块、腹痛、肠套叠、肠梗阻等症状,但无特异性表现,病理组织学表现为增生的梭形细胞、丰富的小血管、炎性细胞浸润,以嗜酸性粒细胞浸润为主,免疫组化及分子检测提示 CD34 表达阳性或 PDGFRA 基因突变。IFP 内镜下边界清楚、单发、可有蒂或无蒂,表面可有糜烂、溃疡。临床上,大多数息肉没有症状,而在胃镜检查中偶然发现的。IFP 的 EUS 表现为主要起源于黏膜肌层或黏膜下层的低回声团块,内部回声均匀,边界欠清。IFP 的治疗以局部切除及内镜下黏膜切除(endoscopic mucosal dissection,EMR)或内镜黏膜下剥离术(endoscopic submucosal dissection,ESD)为主,一般无需行广泛切除,手术安全,并发症少。

4. 炎性肌成纤维细胞瘤(inflammatory myofibroblastic tumor,IMT) IMT 是由分化的肌成纤维细胞性梭形细胞组成,常伴大量浆细胞和/或淋巴细胞的一种间叶性肿瘤。好发于儿童和青少年,平均年龄 10 岁,也可发生在成年人,发生于软组织和内脏器官,最常见的部位为肺、大网膜和肠系膜,胃肠道少见。临床表现无特异性,多由肿块本身及其压迫周围脏器引起,可伴有发热、体重下降、疼痛、贫血、血小板增多、红细胞沉降率加快等,症状和体征往往在肿瘤切除后消失,诊断仍需组织病理学及免疫组化检查。

5. 胃肠道丛状纤维黏液瘤(plexiform fibromyxoma,PF) PF 是罕见的间叶源性肿瘤,镜下主要表现为息肉样或隆起性肿物,组织学特征肿瘤呈多结节状生长,瘤细胞梭形,间质富含薄壁血管和黏液样基质,核呈短梭或卵圆形,免疫组化示 Vim 和 SAM 阳性表达,CD10 弱阳性。

【治疗】

肠道间质瘤的诊疗模式以外科治疗为主,联合内科、病理科、消化内镜、肿瘤科和影像科等在内的多学科综合诊治模式,外科手术切除是其最有效的治疗手段。

(一)手术治疗

1. 手术原则

(1)手术选择局部切除或行楔形切除,切缘距肿瘤边缘应超过 2cm,不推荐常规淋巴结清扫。

(2)手术目标是完整切除肿瘤,争取获得阴性切缘(R0 切除),术中应该轻柔操作避免肿瘤破裂和术中播散。术后切缘阳性(R1)的治疗存在争议,美国国立综合癌症网络(national comprehensive cancer network,NCCN)指南建议术后进行分子靶向药物辅助治疗,不宜二次手术,但欧洲肿瘤协会(European Society of Medical Oncology,ESMO)指南推荐二次手术达到 R0 切除。

(3)当肿瘤长径≤2cm,生长迅速或合并腹痛、出血等症状,且 EUS 表现为边界不规则、回声不均匀伴有囊腔和强回声结节等高危因素时建议手术切除。当肿瘤长径 >2cm 时,需要考虑手术治疗。外科手术适用于局限型或潜在可切除病变和局部进展期不可切除予以伊马替尼治疗后获得切除机会的肠道间质瘤。

(4)对于小肠和直肠间质瘤,引起脏器功能丧失或可能引起严重术后并发症者,术前先行甲磺酸伊马替尼治疗,肿瘤缩小且达到手术要求后,再行手术。

(5)肠道间质瘤引起完全性肠梗阻、消化道穿孔、保守治疗无效消化道大出血及肿瘤自发破裂引起腹腔大出血时,须行急诊手术。

2. 腹腔镜手术 腹腔镜手术容易引起肿瘤破裂及腹腔种植,故不推荐常规应用,主要用于胃间质瘤的治疗。2014 年 NCCN 指南及 2018 版我国外科专家共识意见指出,在有经验的医疗中心,可以根据病变部位和大小进行腹腔镜切除,术中必须使用"取物袋",注意避免肿瘤破裂播散。推荐大小为 2~5cm,指定部位为空肠、回肠和直肠体积较小的 GIST,其他部位不推荐使用腹腔镜手术治疗。

3. **内镜治疗** 肠道间质瘤主要起源于固有肌层，生长方式多种多样，内镜下不易根治性切除，且易出现穿孔、瘤体破裂出血及腹腔种植等并发症，因此ESMO和NCCN指南均指出不作为常规推荐。而随着内镜技术的迅猛发展，内镜黏膜下剥离术（endoscopic submucosal dissection，ESD）、内镜黏膜下挖除术（endoscopic submucosal excavation，ESE）、内镜胃壁全层切除术（endoscopic full thickness resection，EFR）、内镜黏膜下隧道肿瘤切除术（submucosal tunnel endoscopic resection，STER）等微创技术的不断涌现，2018版GIST外科诊疗共识中国专家意见指出，对于腔内生长型小GIST（直径≤2cm），术前评估除外淋巴结转移及远处转移者，可考虑内镜下切除。

肠道间质瘤的内镜治疗应综合肿瘤大小、发病部位、生长方式、恶性潜能等选择合适的术式。直肠间质瘤可选择STER；小肠及结肠间质瘤，内镜难以定位，且切除后标本易落入腹腔，可选择开腹、腹腔镜或双镜联合手术。凡怀疑有恶性倾向者均应避免行内镜手术。内镜切除以长径≤2cm为主，但对长径≥2cm的低风险GIST在确保完整切除前提下可考虑内镜治疗。推荐在内镜治疗技术成熟的单位由经验丰富的内镜医师完成。

4. **腹腔镜内镜双镜联合治疗** 腹腔镜内镜联合手术（laparoscopic and endoscopic cooperative surgery，LECS）诞生的早期是指腹腔镜辅助内镜技术（laparoscope assisted endoscopic technique，LAET）和内镜辅助腹腔镜技术（endoscopy assisted laparoscopic technique，EALT），LAET是以内镜技术切除肿瘤，腹腔镜辅助定位、协助显露、及时处理术中出血、穿孔等并发症。EALT是利用腹腔镜技术切除肿瘤，内镜辅助定位、协助暴露、监视腔内出血的手术方法。LECS手术安全性及术后恢复情况方面优于传统手术，具有创伤小、恢复快、住院时间短等优点。肠道间质瘤极少发生淋巴结转移，术中无需常规行淋巴结清扫，正因为这些生物学特性，使得腹腔镜、内镜等微创手术的优势在肠道间质瘤的手术治疗上得以充分体现，拓宽了微创手术治疗GIST的适用范围，提高了手术安全性及生活质量。

（二）分子靶向药物治疗

中高危复发及术中肿瘤包膜破溃的患者，推荐术后口服伊马替尼靶向药物治疗不少于36个月；对于低危间质瘤可以不考虑靶向治疗；介于低危-中危之间的间质瘤术后是否需要靶向治疗并无严格界定。对神经纤维瘤病相关的GIST不推荐应用辅助治疗（不敏感）。对SDH野生型的肠道间质瘤是否接受辅助治疗存在争议（低度敏感），而对于婴幼儿间质瘤的辅助治疗有致命性危险（ESMO）。

术前治疗可以减小肿瘤体积，降低临床分期；缩小手术范围，避免不必要的联合脏器切除，降低手术风险，同时增加根治性切除机会；对于特殊部位的肿瘤，可以保护重要脏器的结构和功能；对于瘤体巨大，术中破裂出血风险较大的患者，可以减少医源性播散的可能性。其术前及术后辅助治疗适应证、具体推荐用药及其治疗时限、剂量等参考胃间质瘤。

1. **伊马替尼** 伊马替尼是选择性KIT/PDGFRA受体酪氨酸激酶抑制剂，应用于手术不可切除及转移性病例的治疗以及部分高度侵袭危险性病例的术后预防性化疗。术前伊马替尼治疗是可切除且获得阴性切缘但伴有明显手术风险的肠道间质瘤的首选，推荐剂量为400mg/d，如果确定KIT外显子9突变，国外建议如患者可以耐受情况下可以增加到800mg/d，但考虑到耐受性问题，国人推荐剂量为600mg/d。如伊马替尼治疗有效，应持续用药，直至疾病进展或出现不能耐受的毒性。常见的毒副反应包括腹痛、腹泻、恶心、呕吐、乏力、肌肉痉挛、水潴留、肝功能损害、心血管事件和皮疹。这些不良反应会随着伊马替尼的停药而好转。伊马替尼的耐药发生率据统计可高达63%，10%~30%的GIST表现出原发性耐药，这些耐药的肠道间质瘤表达野生型的KIT或者KIT外显子9或PDGFRAD843V突变。

2. **舒尼替尼** 舒尼替尼是一种经口给药的能够抑制多种受体酪氨酸激酶活性的有效药物，舒尼替尼治疗靶点包括VEGFR1-3、CD117、KIT、PDGFRA和PDGFRB，作用谱广，抑制VEGFR2和PDGFRA的作用比其他药物高10~30倍，并且可以抑制对伊马替尼耐药的突变类型，研究表明舒尼替尼可作为伊马替尼耐药的一线替代药物。舒尼替尼的推荐剂量为50mg/d，服药4周，停药2周，37.5mg/d连续服用方案均可作为选择。舒尼替尼最常见的不良反应包括腹泻、乏力、恶心、贫血、粒细胞减少、血小板减少。此外，还包括手足皮肤反应、高血压、心脏毒性和甲状腺功能低下，服药期间需密切观察患者血压、左室射血分数及TSH变化，经对症治疗后均可获得缓解。

3. **瑞格非尼** 当伊马替尼和舒尼替尼都无效的情况下可以考虑使用瑞格非尼。推荐剂量为160mg/d，在进食时口服。服用3周停药1周。当患者再次出现对瑞格非尼的耐药情况时，再次口服伊马替尼仍然可以使部分患者受益。

4. 药物疗效判断

（1）原发耐药：伊马替尼治疗的最初 6 个月内，肿瘤发生进展。

（2）继发耐药：肿瘤进展发生在伊马替尼治疗 6 个月后，即初始治疗获得疗效，但 6 个月后发生疾病进展。

RECIST 及 WHO、SWOG 等疗效判定标准，主要依据 CT 或 MRI 所测量的肿瘤大小。

【预后】

原发完全切除 GIST 的危险度评估：GIST 的生物学行为因患者而异，《2013 年版 WHO 软组织肿瘤分类》将其分为良性、恶性潜能未定和恶性 3 种类型。对于 GIST 的危险度评估应该包括肿瘤大小、部位、核分裂象及是否发生破裂等，其中肿瘤大小和核分裂象与术后肿瘤复发风险及危险度关系最大（表 4-3-1）。近年来基因突变和肿瘤发生部位也越来越被人们重视，已经成为除核分裂计数以外评估预后的重要因素。

GIST 高危患者术后复发转移率高达 55%～90%，80% 在术后 1～2 年内局部复发甚至肝转移。原发灶切除彻底无转移灶者 5 年生存率为 50%～65%，不能彻底切除或转移者 5 年总生存期＜35%，不能切除者总生存期为 9～12 个月。

随访原则：由于中高危 GIST 患者预后较差，其复发转移率较高，故需定期监测并随访，具体随访原则同胃间质瘤。

表 4-3-1　原发 GIST 切除术后危险度分级

危险度分级	肿瘤长径（cm）	核分裂象（/50 高倍视野）	肿瘤原发部位
极低	≤2	≤5	任何部位
低	2～5	≤5	任何部位
中等	≤2	6～10	任何部位
	2～5	6～10	胃
	5～10	≤5	胃
高	任何	任何	肿瘤破裂
	>10	任何	任何部位
	任何	>10	任何部位
	>5	>5	任何部位
	2～5	>5	非胃原发
	5～10	≤5	非胃原发

（李　鹏）

推 荐 阅 读

[1] MAZUR M T, CLARK H B. Gastric stromal tumors. Reappraisal of histogenesis[J]. Am J Surg Pathol, 1983, 7(6): 507-519.

[2] GRACE L, MURPHY J D, MARTINEZ M E, et al. Epidemiology of Gastrointestinal Stromal Tumors in the Era of Histology Codes: Results of a Population-Based Study[J]. Cancer Epidemiol Biomarkers Prev, 2015, 24(1): 298-302.

[3] BEHAM A W, SCHAEFER I M, SCHULER P, et al. Gastrointestinal stromal tumors[J]. Int J Colorectal Dis, 2012, 27(6): 689-700.

[4] 胃肠道间质瘤中国专家组. 胃肠道间质瘤诊断与治疗中国专家共识 [J]. 中华胃肠外科杂志, 2009, 12(5): 536-539.

[5] 中国胃肠道间质瘤专家组. 中国胃肠道间质瘤诊断治疗共识（2008 年版）[J]. 临床肿瘤学杂志, 2009, 14(8): 746-754.

[6] 中国 CSCO 胃肠间质瘤专家委员会. 中国胃肠间质瘤诊断治疗共识（2013 年版）[J]. 中华胃肠外科杂志, 2014, 17(4): 393-398.

[7] 2017 年中国胃肠道间质瘤病理共识意见专家组. 中国胃肠道间质瘤诊断治疗专家共识（2017 年版）病理解读 [J]. 中华病理学杂志, 2018, 47(1): 2-6.

[8] DEMETRI G D, BENJAMIN R, BLANKE C D, et al. NCCN Task Force report: optimal management of patients with gastrointestinal stromal tumor（GIST）-expansion and update of NCCN clinical practice guidelines[J]. J Natl Compr Canc Netw, 2004, 2 Suppl 1: S1-S26; quiz S27-S30.

[9] DEMETRI G D, VON MEHREN M, ANTONESCU C R, et al. NCCN Task Force report: update on the management of patients with gastrointestinal stromal tumors[J]. J Natl Compr Canc Netw, 2010, 8 Suppl 2: S1-S41; quiz S42-S44.

[10] 王兵. 胃肠间质瘤患者肿瘤标志物检测的临床价值 [J]. 肿瘤基础与临床, 2018, 31(2): 161-163.

[11] 彭春艳, 吕瑛, 徐桂芳, 等. 术前超声内镜对胃间质瘤的诊断及侵袭危险性评估价值研究 [J]. 中华消化内镜杂志, 2015, 32(6): 361-366.

[12] 中国 CSCO 胃肠间质瘤专家委员会. 中国胃肠间质瘤诊断治疗专家共识（2011 年版）[J]. 中华胃肠外科杂志, 2012, 15(3): 836-844.

[13] 中国医师协会外科医师分会胃肠道间质瘤诊疗专业委员会, 中华医学会外科学分会胃肠外科学组. 胃肠道间

质瘤规范化外科治疗中国专家共识（2018 版）[J]. 中国实用外科杂志，2018，38（9）：965-973.

[14] 张忠涛，吴国聪. 双镜联合在胃肠间质瘤术中应用及其评价 [J]. 中国实用外科杂志，2015，35（4）：382-385.

[15] FENG F，WANG F，WANG Q，et al. Clinicopathological Features and Prognosis of Gastrointestinal Stromal Tumor Located in the Jejunum and Ileum[J]. Dig Surg，2019，36（2）：153-157.

[16] 李国立，何琪. 胃肠间质瘤规范化治疗后的随访与后续治疗 [J]. 中国实用外科杂志，2015，35（4）：415-418.

第四节 小肠恶性肿瘤

小肠原发性肿瘤较为少见，患者常无特殊临床表现，且小肠位置比较特殊，常规胃镜、肠镜无法观察到全小肠病变情况。因此，小肠肿瘤确诊时多为晚期，预后不良。

多种良性或恶性肿瘤均可能起源于小肠，详见表 4-3-2。

常见小肠恶性肿瘤是腺癌、淋巴瘤、神经内分泌瘤、间质瘤。其中，最常累及十二指肠的是腺癌，回肠最常见的是神经内分泌瘤，而淋巴瘤和间质瘤可发生于整个小肠任何部位。

1. **腺癌** 腺癌约占小肠恶性肿瘤的一半，多发生于远端十二指肠和近端空肠。多为高、中分化型腺癌。往往呈息肉样增生或浸润型，常引起溃疡并导致发生出血或肠阻塞，并可引起腹痛、腹块或黄疸等主要临床症状。除可向局部淋巴结转移外，还可转移到肝、肺、骨和肾上腺。如果患者有长期的肠炎病史，影像学改变容易与慢性十二指肠溃疡或克罗恩病相混淆。最好通过小肠镜等检查镜下观察，并行活组织检查进行诊断。手术切除是首选治疗方法。

2. **淋巴瘤** 小肠中的淋巴瘤可能是原发性或继发性。原发性小肠恶性淋巴瘤多为非霍奇金淋巴瘤，

表 4-3-2 原发性小肠肿瘤的分类

起源组织	良性小肠肿瘤	恶性小肠肿瘤
上皮性	腺瘤，上皮性良性息肉	腺癌、神经内分泌瘤、黑色素瘤、极少鳞癌（图 4-3-55，图 4-3-56）
非上皮性		
淋巴组织	免疫增生性小肠疾病（如地中海淋巴瘤）淋巴管瘤	非霍奇金淋巴瘤、霍奇金淋巴瘤（图 4-3-57）淋巴管肉瘤
脂肪	脂肪瘤	脂肪肉瘤
纤维	纤维瘤	纤维肉瘤
血管	血管瘤	血管内皮肉瘤、Kaposi 肉瘤
神经	神经纤维瘤、神经稍瘤、节细胞神经瘤	恶性神经纤维瘤、恶性神经鞘瘤、恶性节细胞神经瘤
间叶组织	间质瘤（良性）	间质瘤（恶性）（图 4-3-58）
其他组织	Peutz-Jeghers 息肉（易发展为恶性）（图 4-3-59）	

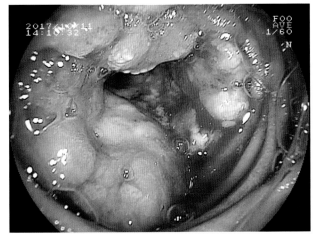
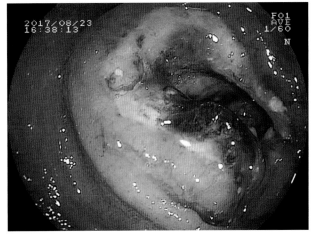

图 4-3-55 小肠腺癌

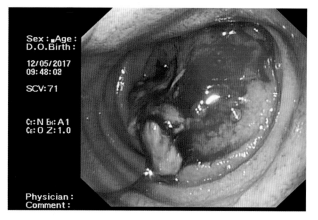
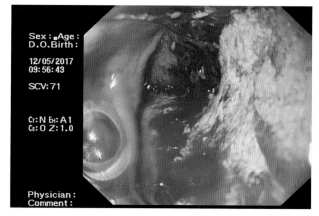

图 4-3-56　小肠鳞癌

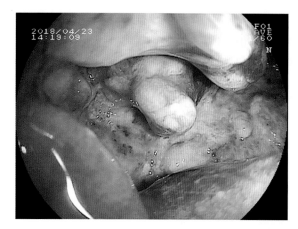
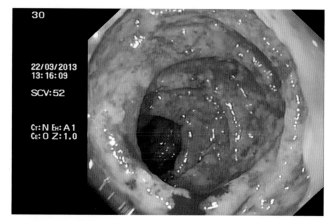

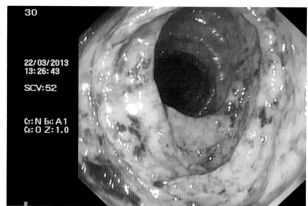

图 4-3-57　淋巴癌

发生部位以回肠最多,十二指肠少见。主要症状为腹痛、腹块、间歇性黑便。肠段如被广泛浸润或肿瘤压迫,淋巴管阻塞则可出现吸收不良综合征。原发性小肠恶性淋巴瘤的确诊需要:无外周或纵隔淋巴结肿大;外周血涂片白细胞计数和分类计数正常;明确的组织学证据,受累部位位于小肠;无肝脾受累证据。本病须通过 X 线检查、CT 检查、外周血涂片或骨髓活检等检查排除其他部位来源的淋巴瘤,并与肠结核、克罗恩病、继发性小肠恶性肿瘤和小

肠 α- 重链病等疾病鉴别。

3. **神经内分泌肿瘤**　神经内分泌肿瘤(neuroendocrine neoplasms,NENs),曾用名类癌,是一类起源于干细胞且具有神经内分泌标记物、能够产生生物活性胺和 / 或多肽激素的肿瘤。如果肿瘤分泌的激素能引起相应的临床症状,归为功能性 NENs;如果血和尿液中可以检测到胰多肽等激素水平升高,却无相关症状(即使存在肿瘤压迫的表现),通常归为无功能性 NENs。

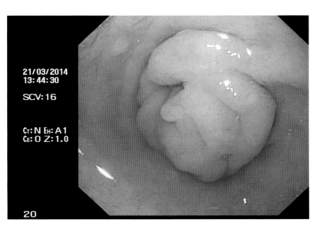

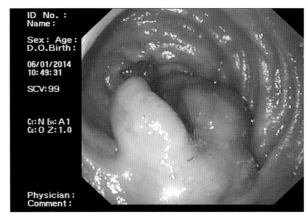

图 4-3-58　小肠 GIST

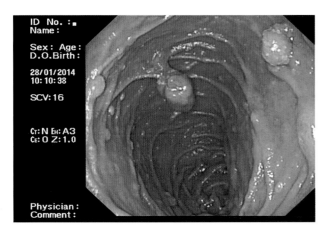

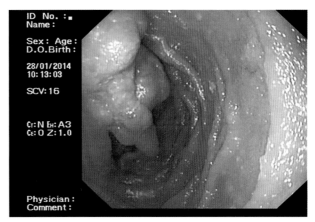

图 4-3-59　PJ 综合征

胃肠胰神经内分泌肿瘤约占 NENs 的 75%。其中，小肠神经内分泌瘤占小肠恶性肿瘤的 30%～40%，多起源于远端回肠。小肠神经内分泌肿瘤通常无症状，无功能性肿瘤可有肿块压迫引起小肠梗阻等症状，而功能性肿瘤根据分泌的生物活性胺和/或多肽激素而表现各异。主要表现为类癌综合征，最常见的症状是水样泻和患者上身和双臂潮红。胰岛素瘤可表现为低血糖；胃泌素瘤可表现为卓-艾综合征；其他类型罕见，胰高糖素瘤可表现为游走性坏死性红斑、糖耐量受损、体重下降；生长抑素瘤可表现为糖尿病、胆石症、腹泻；血管活性肠肽（VIP）瘤可表现为腹泻、低钾血症、脱水；ACTH 瘤可分泌促肾上腺皮质激素，表现为库欣综合征。

4. 间质瘤　小肠间质瘤属胃肠道间质瘤（gastrointestinal stromal tumors，GIST），起源于胃肠道间叶组织的良性或恶性肿瘤。临床表现复杂，缺乏特异性，主要与肿瘤的部位、大小、是否引起出血、梗阻及良恶性等有关，肿瘤长径 <2cm 者常无症状（表 4-3-3）。

【流行病学】

美国国立癌症研究所的监测、流行病学和最终结果数据库 2018 年统计结果显示，美国每年约有 10 470 例新发小肠恶性肿瘤，占全部肿瘤的 0.6%。男女比例约为 1.3∶1，发病年龄多在 65～74 岁，平均年龄 66 岁。1975 年报道的小肠肿瘤发病率为 1.1/10 万人，2015 年为 2.5/10 万人，可能与小肠疾病诊断技术的提高有关。每年因小肠恶性肿瘤导致死亡的病例约 1450 例，占全部肿瘤死亡的 0.2%。小肠恶性肿瘤的 5 年生存率与分期相关，2008—2014 年的数据显示，5 年生存率为 67.6%，平均死亡年龄为 72 岁。

【发病机制】

大多数小肠恶性肿瘤的病因尚不明确，但可能与各种危险因素和易感状况相关。

基于小肠独特的微环境，目前认为小肠恶性肿瘤发生率比大肠低的原因可能有：①小肠腺癌的 APC（adenomatous polyposis coli）基因突变明显比大肠腺癌的概率低；②与结肠的内容物相比，小肠

表4-3-3 常见小肠恶性肿瘤的特征

	腺癌	淋巴瘤	神经内分泌瘤	间质瘤
危险因素	HNPCC、FAP、P-J综合征、乳糜泻、克罗恩病	乳糜泻、克罗恩病、系统性红斑狼疮、免疫抑制状态、化疗后、肠外淋巴瘤		
发生部位	十二指肠＞空肠＞回肠	可发生于小肠任何部位，富含淋巴组织者的回肠末端多见	回肠末端、阑尾	可发生于小肠任何部位，胃远多于小肠，最常见与空肠和回肠
主要特征	局灶性环形肿块，合并肩征	肠壁增厚浸润性肿块合并动脉瘤样扩张	透壁富血供肿块、肠系膜肿块伴钙化、结缔组织增生反应、肠壁增厚	肿物向腔外生长、边缘清晰
CT强化	中等不均匀性强化	均匀性强化	富血供	不均匀性强化
相关特征	晚期出现肠系膜和腹膜后淋巴结肿大	脾大、肠系膜和腹膜后淋巴结肿大	类癌综合征、肝脏转移	富血供肝脏转移、无淋巴结转移、复发病变常伴肠系膜转移
鉴别诊断	大淋巴瘤	大腺癌	硬化性系膜炎	淋巴瘤

注：HNPCC：遗传性非息肉病性结直肠癌；FAP：家族性息肉病

内容物呈液态的、稀释的、能够相对快速地通过小肠，可能缩短了小肠暴露于致癌物的时间；③小肠内细菌负荷尤其是厌氧菌比大肠低得多，厌氧菌将胆汁酸向潜在致癌物的转化也比大肠内少；④小肠淋巴组织和分泌型IgA较丰富，可能在肿瘤免疫和免疫监视中发挥重要作用。

（一）遗传性癌症综合征

大多数小肠腺癌起源于腺瘤，现有数据提示小肠腺癌由特异性基因改变的多步骤过程驱动的从腺瘤到腺癌的顺序类似于结直肠癌。很多已知的遗传性癌症综合征与小肠腺癌有关，包括遗传性非息肉病性结直肠癌（hereditary non-polyposis colorectal cancer，HNPCC）、家族性腺瘤性息肉病（familial adenomatous polyposis，FAP）、Peutz-Jeghers综合征等。

1. HNPCC是一种遗传性疾病，以丧失DNA错配修复（mismatch repair，MMR）为特征。MMR基因的一个等位基因存在生殖系突变，且另一等位基因通过突变、杂合性丢失或启动子高甲基化导致表观遗传学沉默而失活。HNPCC患者发生结直肠癌和数种结肠外癌症（包括小肠腺癌、子宫内膜腺癌）的风险也增加。HNPCC相关小肠肿瘤的发病年龄较年轻（中位年龄为39岁），其中约50%发生于十二指肠。对于这些患者，肿瘤筛查可以考虑从30岁开始。

2. FAP与腺瘤性结肠息肉病（adenomatosis polyposis coli，APC）基因的突变有关。这种突变能够促进大肠、十二指肠的肿瘤发生。FAP患者常常发生十二指肠腺瘤，尤其在壶腹和壶腹周围区域，部分可恶性转化为腺癌。癌症的风险与息肉的数量、大小和组织学类型以及高度不典型增生的存在有关。因此，患有FAP的患者应定期进行十二指肠肿瘤的筛查。

3. Peutz-Jeghers综合征（PJS）是一种常染色体显性遗传性息肉病，又称色素沉着息肉综合征，其特征是胃肠道多发性错构瘤性息肉，口唇周围、手掌及足底皮肤黏膜密集的色素沉着。这些患者得大肠和小肠腺癌的风险均显著增加。

（二）慢性炎症

慢性炎症在腺癌和淋巴瘤的病因学中均具有一定作用。以慢性黏膜炎症为特征的炎症性肠病，尤其是克罗恩病，易于在小肠受累区域形成腺癌，且该风险随小肠受累程度和持续时间的增加而增加。乳糜泻患者发生小肠腺癌的风险也较高。慢性免疫缺陷状态及自身免疫性疾病（包括乳糜泻）患者可见小肠淋巴瘤风险增加。

（三）环境因素

多项病例对照研究发现多种膳食因素与小肠恶性肿瘤的风险增加有关。饮酒、吸烟、肥胖、高糖饮食、食用精制碳水化合物、红肉及腌制和烟熏食品等能够增加小肠恶性肿瘤的风险，而喝咖啡、食用鱼、水果、蔬菜能够降低风险。但目前尚无定论。

【病理】

腺癌起源于小肠腺上皮，可分为息肉型、溃疡型和环形缩窄型。最常见于十二指肠。镜下常为癌细胞呈腺体样结构排列，细胞形态不一，大小不等，核分裂象多见。组织学类型常分为高、中、低分化腺癌，黏液腺癌和未分化癌。

原发性胃肠道淋巴瘤多起源于小肠黏膜下层的淋巴滤泡，绝大多数是非霍奇金肿瘤。回肠富含黏膜下淋巴滤泡，是最常见的小肠部位。临床上多按细胞起源分类，多以 B 细胞为主型，少数为 T 淋巴细胞为主型。

小肠神经内分泌瘤现在是常见的小肠肿瘤。与腺体肿瘤相反，倾向于回肠末端，约30%是多灶性的。神经内分泌瘤异质性强，最常用、最有效的肿瘤标志物是嗜铬素 A（chromaffin A，CgA），其可用于指导治疗、评估疗效。血清 CgA 升高可能提示预后较差。通过 CgA 诊断神经内分泌瘤的敏感性和特异性可达 70%～90%。NSE 在神经内分泌肿瘤中的阳性率可达 90.9%。偶尔会看到其他小肠神经内分泌肿瘤，包括生物化学活性肿瘤，如胃泌素瘤和生长抑素瘤。

GIST 起源于小肠间叶组织。组织形态以梭形细胞为主，约占 70%。恶性结缔组织肿瘤占小肠肿瘤的 10%～17%。免疫组化检测通常为 CD117 和 DOG1 阳性，显示卡哈尔细胞（Cajal cell）分化，大多数病例具有 C-KIT 或血小板源性生长因子受体 α（platelet derived growth factor receptor alpha，PDGFRA）基因活化突变。

【临床表现】

小肠肿瘤缺乏特异性临床表现。良性肿瘤患者约有一半没有症状，而恶性肿瘤常在中晚期出现症状，因发病部位、肿瘤类型、肿瘤分期不同，其临床表现复杂多样、轻重不一。

1. 腹痛　是小肠肿瘤最常见的症状，可在早期出现，部分患者以急腹症或腹部包块就诊，可伴有恶心、呕吐、腹泻、腹胀。腹痛部位与肿瘤位置有关，多位于中腹部，轻重不一，隐匿无规律，呈慢性、间歇性和进行性加重的过程。腹痛可因肠梗阻、肿瘤牵拉、肠管蠕动失调以及瘤体中心坏死继发炎症、溃疡、穿孔引起。

2. 便血或黑便　以腺癌最常见，间质瘤和淋巴瘤次之，血管瘤也可发生。肿瘤表面糜烂、溃疡、坏死常导致消化道出血，多为隐性出血，表现为大便隐血试验阳性或黑便。

3. 梗阻症状　约占25%患者可出现肠梗阻，多为不完全性肠梗阻。梗阻性十二指肠腺癌可因胃出口梗阻而表现为腹胀、呕吐。十二指肠壶腹周围肿瘤可引起梗阻性黄疸。若肿瘤带动肠管扭转，可造成绞窄性肠梗阻。

4. 腹部包块　是小肠肿瘤的常见体征，包块大小、形状、性质没有固定特征，活动度较大。恶性肿瘤腹部肿块发生率高于良性肿瘤。

5. 全身症状　小肠肿瘤还可出现发热、乏力、贫血等表现。恶性肿瘤广泛浸润可压迫淋巴管引起乳糜泻、小肠吸收不良、低蛋白血症、水肿、恶病质、腹水及远处转移等症状。神经内分泌瘤可分泌各种激素，引起类癌综合征和相应症状。

【辅助检查】

（一）实验室检查

常有缺铁性贫血、肝功能异常等。其中，肝功能异常在伴有肝脏转移或者胆管梗阻的患者中更为常见。

肿瘤标志物检查：因病因而异，常用肿瘤标志物如 CEA、CA19-9、CA72-4、CA12-5 可作为参考。腺癌患者，尤其是进展期患者的血清 CEA 可明显增高，但其敏感性和特异性还不够高。

神经内分泌瘤最常用、最有效的肿瘤标志物是 CgA，其可用于指导治疗、评估疗效。血清 CgA 升高可能提示预后较差。通过 CgA 诊断神经内分泌瘤的敏感性和特异性可达 70%～90%。尿 5- 羟吲哚乙酸（5-HIAA）的过度分泌是神经内分泌瘤特异性的生化指标，用于检测类癌综合征的灵敏度为 100%，特异度为 85%～90%。但尿 5-HIAA 作为疗效预测因子尚无证据。NSE 在神经内分泌肿瘤中的阳性率可达 90.9%。其他如可通过 72 小时饥饿测试诊断胰岛素瘤；怀疑胃泌素瘤的患者检测促胃液素；怀疑胰岛高糖血症应当检测胰岛高糖素等。

（二）影像学检查

X 线检查对确诊小肠肿瘤的帮助有限，但有助于发现是否有小肠梗阻。钡剂造影检查一般只能对病变作定位诊断，而不作定性诊断。肿瘤较大可见充盈缺损；如肿瘤浸润范围较广或引起肠套叠，可看到近端小肠扩张和钡剂受阻、狭窄、杯影等。小肠 CT，具有无创伤性、费用较低、对病灶空间分辨率高等优点，是小肠肿瘤诊断的重要方法，可以更全面了解病变部位、生长方式、强化程度、累及范围、肠腔狭窄程度等。完全性或接近完全梗阻者，一般不作钡剂检查，以免促使完全梗阻。

CT 增强扫描常表现为肿块或增厚的肠壁在动脉、静脉期呈轻至中度强化，延迟期则强化不明显。MRI 在检测肝转移方面优于 CT。PET/CT 不推荐常规用于诊断小肠恶性肿瘤，但有助于发现其他转移灶，并用于病情评估。

选择性肠系膜上动脉造影对血管瘤、血管丰富的间质瘤、腺癌等诊断意义较大。如造影时出血量≥0.5~1.0ml/min，可显示造影剂从血管内溢出，对病灶部位的判断有一定的帮助。不明原因消化道出血，出血量估计每分钟超过3~5ml者，可作选择性肠系膜上动脉造影，以对出血病灶定位。

（三）内镜检查

1. 常规胃镜、大肠镜 常规胃镜仅能观察到十二指肠降段，大肠镜仅能够观察到回肠末端，对小肠肿瘤诊断作用有限。

2. 胶囊内镜 胶囊内镜的主要适应证是评估原因不明的胃肠道出血和多种小肠疾病。2%~3%的不明原因的胃肠道出血患者在接受胶囊内镜检查时发现肿瘤。胶囊内镜也被用于评估患有FAP和Peutz-Jeghers综合征患者的小肠，但是否将胶囊内镜用于这些疾病的常规筛查尚不明确。对已知或怀疑胃肠道梗阻、狭窄、瘘管患者需慎重，应在充分告知及做好手术前准备情况下完成检查。

3. 小肠镜 对小肠肿瘤的诊断具有明确的价值，目前常用双气囊小肠镜，能深入小肠纵深的位置，及时发现病灶，对观察小肠病变、病理活检起到至关重要的作用。与胶囊内镜相比，小肠镜检查更具侵入性，需在麻醉下进行，但能够进行活检，并进行治疗，如息肉切除术和止血等。以下情况可考虑进行小肠镜：①不明原因的肠道出血患者，胃镜和大肠镜没有发现异常，此时要考虑小肠病变出血；②不明原因的腹痛患者，胃镜和大肠镜没有发现异常，在完善小肠钡餐或CT等检查时，发现小肠病变，确诊需进一步完善小肠镜；③不明原因的肠梗阻患者，在排除胃和大肠疾病后，更需要考虑小肠肿瘤导致的肠腔狭窄。

【诊断与鉴别诊断】

（一）诊断

患者常因腹痛和黑便或便血就诊，查体往往无特异，晚期患者可扪及腹部包块，腹水。有梗阻时可有肠蠕动增强，淋巴瘤患者可有脾大、淋巴结肿大等。对于常规胃肠镜检查阴性的腹痛、消化道出血和肠梗阻的患者，应考虑是否存在小肠肿瘤的可能。不明原因的营养不良、贫血、体重下降也要考虑该病可能。

由于小肠肿瘤比较罕见且症状常无特异，被发现时常常已为晚期，预后不良。在下列情况下，应在鉴别诊断中考虑小肠肿瘤：①反复发作，原因不明的腹部疼痛发作；②间歇性肠梗阻，特别是在没有IBD或既往腹部手术的情况下；③成人肠套叠；④常规X线检查阴性的慢性肠道出血。

（二）鉴别诊断

1. 转移性病变 胃癌、结肠癌和卵巢癌等发生广泛腹膜播散性转移，常累及小肠，主要表现为小肠肠腔外受累，糜烂可穿透肠壁进入肠腔。黑色素瘤、肺癌、乳腺癌、宫颈癌、结肠癌等肿瘤也可以通过血行转移至肠道。

2. 良性肿瘤 小肠良性肿瘤好发于回肠，空肠其次，十二指肠最少见。常见的良性肿瘤根据组织来源可分为上皮性肿瘤和非上皮性来源的肿瘤。上皮性肿瘤如腺瘤；非上皮性来源的肿瘤有平滑肌瘤、脂肪瘤、血管瘤、神经纤维瘤、纤维瘤和淋巴管瘤等。良性肿瘤常常没有特征性表现，腹痛、梗阻和出血是最常见的症状。如果出现梗阻，则有呕吐。

（1）腺瘤：腺瘤起源于小肠上皮细胞，多见于十二指肠。腺瘤可以是单个息肉样病变，也可呈多个大小不等病变累及全小肠。瘤体上有分化程度不同的腺泡、腺细胞。绒毛状腺瘤容易癌变。

（2）平滑肌瘤：平滑肌瘤这些肿瘤起源于肠的平滑肌成分，通常是壁内的，影响上覆的黏膜。黏膜溃疡可能导致不同严重程度的胃肠道出血。经常会出现痉挛性间歇性腹痛。

（3）脂肪瘤：脂肪瘤最常发生在回肠末端，起源于黏膜下层，常为自黏膜下膨胀性生长的单发脂肪组织肿块，常常向肠壁内生长波而压迫肠腔，有明显的界限。患者常无症状，偶有出血。

（4）纤维瘤：纤维瘤是较少见的一种界限清楚的小肠肿瘤，由致密的胶原囊及多少不等的成纤维细胞所组成，可累及黏膜下层、肌层或浆膜层。纤维瘤有纤维肌瘤、神经纤维瘤、肌纤维瘤等类型。

（5）错构瘤样病变：错构瘤样病变最常见的是Peutz-Jeghers综合征，有家族史。参见第三篇第八章第一节"胃良性上皮性肿瘤"。

（6）十二指肠腺黏液囊肿：十二指肠腺黏液囊肿很少见的一种良性肿瘤，好发于中老年，肿瘤大小不一，可为多个，长径约2cm，囊肿位于十二指肠黏膜下，可有小孔与肠腔相通，分泌出正常的黏液。病理表现为立方形或柱状上皮细胞。

（7）血管瘤：血管瘤常引起肠道出血。血管造影，特别是在出血期间，是评估这些病变的最佳方法。

【治疗】

（一）手术切除

小肠肿瘤治疗以手术切除为首选，手术切除范围根据肿瘤位置和组织类型而定。良性小肠肿瘤可以根据情况采取不同的治疗方式，如偶然发现的脂肪瘤可以继续随访；小腺瘤可以在内镜下行息肉切除术，壶腹周围绒毛状腺瘤可行胰十二指肠切除术。

对小肠恶性肿瘤，应尽可能行根治性手术。十二指肠近端的腺癌需要行胰十二指肠切除术，而更远端的小肠恶性肿瘤可以采用节段性局部切除术治疗，并进行区域淋巴结清扫。腺癌恶性程度高，其手术切除后的 5 年生存率也仅 15%～35%。

神经内分泌肿瘤可行手术切除，并进行区域淋巴结清扫。GIST 很少扩散到区域淋巴结，可以在不进行淋巴结清扫的情况下进行切除治疗（淋巴结严重受累的患者除外）。低级别淋巴瘤或出现并发症（例如肠套叠）的淋巴瘤可以通过手术切除。

（二）辅助治疗

临床上需要根据小肠肿瘤的类型决定是否采用辅助治疗、采用何种方案进行治疗。完全切除的良性肿瘤不需要进行辅助治疗。小肠恶性肿瘤建议采用联合化疗方案，化疗有效率约 50%。小肠恶性肿瘤对放疗不敏感，且正常小肠黏膜对化疗反应较大，所以除淋巴瘤和一些转移性肿瘤外，一般不主张放疗。

尽管既往的回顾性研究表明，系统性辅助治疗不能使患者获益，但在过去 20 年中，化疗的应用仍增加了近 3 倍。腺癌通常根据采用结肠直肠癌的化疗方案进行治疗，部分专家主张对于淋巴结受累的患者，可以采用氟嘧啶为基础的系统性化疗方案，如 FOLFOX 方案和 FOLFIRI 方案。到目前为止，没有随机临床研究证明这两种治疗方案能使患者获得更多获益。晚期小肠腺癌患者通常用全身化疗方案治疗。

完全切除的良好至中度分化的神经内分泌肿瘤可不需要辅助治疗。神经内分泌肿瘤术后联合酪氨酸激酶抑制剂甲磺酸伊马替尼治疗能够明确延缓高危 GIST 复发，提高患者生存获益。大约 90% 的无法治愈的 GIST 患者使用伊马替尼治疗能够获得持久的疾病控制，并且转移性疾病患者的中位生存率最近从大约 18 个月提高到 5 年。

针对 HNPCC 相关小肠肿瘤，最新发现此类疾病在晚期，可以接受 PD1、CTLA4 等单抗的免疫治疗，疗效显著。

仅进行手术切除的淋巴瘤复发率很高，且小肠的恶性淋巴瘤对于化疗比较敏感，因此，淋巴瘤提倡全身化疗。

（聂勇战　施育鹏　潘　妍　陈　敏）

推 荐 阅 读

[1] RONDONOTTI E，SPADA C，ADLER S，et al. Small-bowel capsule endoscopy and device-assisted enteroscopy for diagnosis and treatment of small-bowel disorders：European Society of Gastrointestinal Endoscopy（ESGE）Technical Review[J]. Endoscopy，2018，50（4）：423-446.

[2] 中华消化杂志编辑委员会. 小肠出血诊治专家共识意见（2018 年，南京）[J]. 中华消化杂志，2018，38（9）：577-582.

[3] 徐建明，梁后杰，秦叔逵，等. 中国胃肠胰神经内分泌肿瘤专家共识（2016 年版）[J]. 临床肿瘤学杂志，2016（10）：927-946.

[4] KARPATHAKIS A，DIBRA H，PIPINIKAS C，et al. Prognostic Impact of Novel Molecular Subtypes of Small Intestinal Neuroendocrine Tumor[J]. Clin Cancer Res，2016，22（1）：250-258.

[5] SYNGAL S，BRAND R E，CHURCH J E，et al. ACG clinical guideline：Genetic testing and management of hereditary gastrointestinal cancer syndromes[J]. Am J Gastroenterol，2015，110（2）：223-262；quiz 263.

[6] RAGHAV K，OVERMAN M J. Small bowel adenocarcinomas--existing evidence and evolving paradigms[J]. Nature Reviews Clin Oncol，2013，10（9）：534-544.

[7] DELAUNOIT T，NECZYPORENKO F，LIMBURG P J，et al. Small bowel adenocarcinoma：a rare but aggressive disease[J]. Clin Colorectal Cancer，2004，4（4）：241-248；discussion 249-251.

第五节　原恶性肠道淋巴瘤

淋巴瘤（lymphoma）是一组异质性的肿瘤性疾病，起源于发生突变的单个淋巴细胞，而突变后的淋巴细胞具有增殖和生存优势，从而形成一类增殖性疾病。根据组织病理学特征将淋巴瘤分为霍奇金淋巴瘤（Hodgkin's lymphoma，HL）和非霍奇金淋巴瘤（non-Hodgkin's Lymphoma，NHL）两大类，85% 的淋巴瘤为 NHL。NHL 可以表现在任何器官从而引起相应症状。其中胃肠道 NHL 是最常见的结外淋巴瘤。原发性肠道淋巴瘤（primary intestinal lymphoma，PIL）是起源于肠道黏膜下淋巴组织的淋巴瘤,平均发病年龄为 42～72 岁,病理类型以弥漫大 B 细胞淋巴瘤和 T 细胞淋巴瘤为主。

【流行病学】

NHL 在美国、欧洲和澳大利亚发病率最高,近几年在亚洲其发病率也呈升高趋势。NHL 发病率升高的部分原因可能与老龄化、获得性免疫缺陷综合征、职业与环境等因素有关。此外,近几年来诊断技术水平的提高也有一定关系。近年来原发性胃肠道淋巴瘤发病率也有上升的趋势,西方国家发病率每年增长 5%,北美发病率达 1.73/10 万。原发性胃肠道淋巴瘤的发病率占消化道肿瘤的 1%～4%。约占结外非霍奇金淋巴瘤的 40%,其中原发性小肠和大肠淋巴瘤占 2% 和 0.2%。

【病因与发病机制】

PIL 发病机制尚不明确。其危险因素包括乳糜泻、免疫抑制剂用药史、人类免疫缺陷病毒或 EB 病毒(Epstein-Barr virus,EBV)感染、炎症性肠病等。乳糜泻被认为与肠病相关性 T 细胞淋巴瘤相关。在乳糜泻高发病率地区(如北欧等发达地区),肠病相关性 T 细胞淋巴瘤(enteropaghy-associated T cell lymphoma,EATL)发病率也升高,EATL 分为 2 型,与乳糜泻相关的是 EATL I 型,患者 HLA-DQ2/DQ8 阳性率 >90%。在中东和地中海地区,PIL 可能与寄生虫感染、小儿传染性肠炎、卫生条件差等相关,且其病理类型多为免疫增生性小肠病淋巴瘤。遗传因素和空肠弯曲菌感染也被认为参与 PIL 发病。此外,克罗恩病(Crohn's disease,CD)也是 PIL 的危险因素之一,但两者之间的关系是因果关系还是平行关系存在争议。

【病理】

2008 年 WHO 淋巴肿瘤分类方案结合了形态学、免疫学、遗传学和临床的特征,将 NHL(包括原发性肠道淋巴瘤)分为 B 细胞肿瘤、T/NK 细胞肿瘤两大类。B 细胞淋巴瘤中有不同程度的 B 细胞抗原的表达,如 CD10、CD19、CD20、CD22、CD79 等。B 细胞来源最常见的类型是弥漫大 B 细胞型淋巴瘤,超过 1/3 小肠淋巴瘤和 1/2 结肠淋巴瘤是此类型。其他 B 细胞来源淋巴瘤病理类型尚有:黏膜相关淋巴组织淋巴瘤(MALT 淋巴瘤)、滤泡型肠道淋巴瘤、套细胞淋巴瘤、Burkitt 淋巴瘤等。T 和 NK 淋巴瘤在亚洲国家较西方国家多见,其免疫表型可以提示恶性程度,但不是分型的依据。TCR 基因重排可评价细胞的克隆性,但与亚型无关。T 和 NK 细胞淋巴瘤包括:EATL、NK 细胞肠病、惰性 T 细胞增殖疾病等。其中 EATL 是一类原发于肠道的可能来源于肠道上皮内 T 淋巴细胞(intraepithelial lymphocytes,IEL)的结外 T 细胞淋巴瘤。EATL 大体病理表现多发性、溃疡性病变,略突出于黏膜,也可表现为一个或多个大的外生性肿块。EATL 分为 I 型和 II 型,I 型病理表现上皮内淋巴细胞增多,绒毛萎缩,隐窝增生,免疫分型为 $CD3^+$、$CD5^-$、$CD8^{-/+}$、$CD56^-$、$CD30^+$,II 型病理表现为上皮内淋巴细胞增多,无绒毛萎缩,免疫分型为 $CD3^+$、$CD5^-$、$CD8^{-/+}$、$CD56^-$、$CD30^-$。

【临床表现】

原发性胃肠道 NHL 最常见的部位是胃(50%～60%),其次是小肠(20%～30%)。PIL 以单部位病变多见,最常见的受累部位是回盲部(37.2%),其次为回肠和结肠,空肠再次之。中位发病年龄为 56 岁,男女比例为 1.71∶1,中位确诊时间 2 个月。PIL 临床表现随受累部位及组织病理学类型而不同,缺乏特异性临床表现,有小部分患者以并发症为首发表现就诊。

(一)消化系统表现

1. **腹痛**　腹痛是最常见的临床表现,见于 59.3% 的 PIL 患者。

2. **腹泻**　PIL 的腹泻症状多样,取决于 PIL 对肠道结构和功能的影响。PIL 患者腹泻一般较轻,然而溃疡型肠道淋巴瘤腹泻表现会相对严重,且出现肠瘘和肠系膜淋巴管堵塞患者腹泻症状可能会更突出。

3. **其他**　如畏食、便血、恶心、呕吐、黄疸、腹部包块等。

(二)全身表现

约 28% 的患者可合并发热,一部分患者出现体重下降、贫血。

(三)并发症

消化道穿孔(15.2%)、消化道出血(43.5%),部分肿块型患者可继发肠梗阻(17.4%),11%～64% 的 PIL 患者需要急诊手术。

【辅助检查】

(一)血清学检查

目前临床上尚无 PIL 特异性血清标志物,部分患者可检测到血清乳酸脱氢酶的升高,研究显示其水平与 PIL 预后相关。有报道指出原发性肠道 T 细胞淋巴瘤常伴有嗜酸性粒细胞增多,可能与淋巴细胞产生过多的 IL-3 和粒细胞 - 巨噬细胞集落刺激因子,导致嗜酸性粒细胞前体的成熟和增殖过多有关。

此外，PIL患者可伴有炎症指标的升高（如C反应蛋白、红细胞沉降率），但此改变非特异表现，且难以与其他疾病如炎症性肠病相鉴别。

（二）影像学检查

1. 腹部超声　操作简便，超声可见实质性低回声包块或非对称性肠壁增厚，间接征象包括腹腔淋巴结肿大、腹腔积液和腹部包块等。

2. 消化道造影　消化道造影因其操作便捷、技术简单，应用较为广泛，可用于病变的初步筛查。35%～40%的PIL患者可见充盈缺损、管壁僵硬，对诊断有提示意义。

3. 多层螺旋CT小肠成像　PIL的不同病理类型其影像学表现多变，国内外文献对于PIL影像学分型表现不统一。PIL以单发病变多见，小肠、回盲部是常见受累部位，其影像学表现包括：①浸润型：受累范围较长（>2cm），肠壁增厚，血供不丰富，增强后仅见轻度强化；②肿块型：可见肠腔内体积较大的肿块，较少侵犯邻近结构；③多发结节型：黏膜下多发结节，肠壁增厚，向腔内累及时可出现黏膜溃疡；④动脉瘤样扩张：肿瘤浸润破坏肠壁内自主神经，肠管扩张。此外，淋巴结转移的PIL患者在CT扫描中可见肠系膜或腹膜后淋巴结肿大，多发肿大的淋巴结形成肿块包绕肠系膜血管及周围脂肪可形成典型的"三明治征"。

4. 正电子发射断层显像/电子计算机断层扫描（positron-emission tomography/computed tomography，PET/CT）　PET/CT能够识别高代谢病灶，在恶性肿瘤的诊疗过程中起重要作用。对弥漫大B细胞性淋巴瘤、套细胞淋巴瘤和外周T细胞淋巴瘤PET均有较稳定的高摄取性，可用于疾病的评估，而MALT淋巴瘤、边缘区淋巴瘤等类型淋巴瘤则变异度较大，滤泡淋巴瘤相对惰性，诊断敏感性不高。有研究认为，大部分惰性淋巴瘤SUVmax≤13，而SUVmax≥10可用于侵袭性淋巴瘤与惰性淋巴瘤的鉴别，其特异性为81%。

5. 消化内镜检查　结合PIL的常见受累部位，可选择结肠镜和小肠镜进行病变评估，并通过活检明确诊断。中国医学科学院北京协和医院报道，PIL内镜下可表现为溃疡型、息肉型、肿块型，以肿块型多见，而浸润型更易并发肠穿孔。PIL在小肠镜下早期可看到白色绒毛、绒毛萎缩、红斑等改变，在病情进展期可看到结节、隆起型病变和溃疡改变。

胶囊内镜有助于小肠淋巴瘤的诊断，Rondonotti等进行多中心胶囊内镜诊断研究，结果显示5 129例患者中124例有小肠肿瘤，其中11%诊断淋巴瘤。

胃镜有助于滤泡淋巴瘤的筛查和诊断，因该类型主要累及十二指肠。镜下表现主要包括十二指肠降部或壶腹周围多发小息肉样或腺瘤样病变，其中15%的病例为单发病灶。

（三）组织病理检查

组织病理是PIL诊断的"金标准"，但其为黏膜下病变，病变较深，故需多次、多部位、深凿样取材活检，一次活检阴性不能排除本病。PIL的内镜活检诊断率较低，对于多次活检不能诊断或用诊断性治疗效果较差，疾病进展快时，可考虑诊断性手术。

【诊断与鉴别诊断】

（一）诊断

PIL诊断主要依靠内镜活检或手术标本的病理学检查，T细胞和NK细胞肿瘤亚型的确定主要依据临床表现和病理组织细胞形态学。细胞遗传学和分子遗传学对于疑难病例的诊断有帮助。PIL诊断不能依靠临床推理。患者一旦病理确诊后，尚需要鉴别诊断是否为原发性胃肠道淋巴瘤，其诊断标准有2种：① Dawson标准：病变以胃肠道受累为主，可包括局部淋巴结转移，但不包外周或纵隔淋巴结、肝脾受累，白细胞计数正常；② Lewin标准：病变以胃肠道为主，但其他脏器或远隔淋巴结可同时受累。两者主要区别在于是否承认同时合并远隔部位受累的淋巴瘤，近年来国内外研究主要采用后者。

（二）分期

传统的Ann Arbor分期系统仅对肿瘤累及范围做出分类，未涵盖肠道黏膜的浸润深度，而后者是影响PIL预后的重要因素，故Ann Arbor分期被认为不适用于PIL。目前被广泛接受的PIL分期系统是Lugano分期系统（表4-3-4），依据有无局部淋巴结和/或远隔部位受累分为Ⅳ期（该分期系统无Ⅲ期）。

表4-3-4　原发性胃肠道淋巴瘤Lugano分期系统

分期	肿瘤累及范围
Ⅰ期	肿瘤局限于胃肠道，单发或多发
Ⅱ期	肿瘤侵入腹腔，依据淋巴结受累进一步分为：
Ⅱ₁	仅胃旁或肠周淋巴结受累
Ⅱ₂	腹腔远隔部位淋巴结受累，如主动脉旁、肠系膜淋巴结等
ⅡE	侵透浆膜，累及邻近组织或器官
Ⅲ期	该分期系统无Ⅲ期
Ⅳ期	非邻近部位其他节外器官受累，或膈肌上淋巴结受累

（三）鉴别诊断

1. 克罗恩病（Crohn's disease，CD） CD 与 PIL 在临床表现、内镜表现、影像学表现等方面常有重叠，且组织病理学皆不易获得明确诊断，故两者鉴别诊断非常重要。CD 和 PIL 都可以引起腹泻、腹痛等症状，两者最常受累部位回盲部和回肠末段，且 PIL 也可以表现为肠道溃疡，故临床两者难以鉴别。

有以下临床特点可帮助鉴别诊断 CD 和 PIL。文献报道 PIL 极少累及直肠、肛门，这与 CD 表现不同。中国医学科学院北京协和医院一项回顾性研究发现，CD 患者更易出现发热、瘘管、肛周病变等临床表现，肠梗阻多见而出血、穿孔相对少见。两者在影像学上均可出现肠黏膜增厚、异常强化、肠系膜淋巴结肿大等征象，但 PIL 肠壁增厚和肠系膜淋巴结肿大均较 CD 更为明显。侵袭性较高 PIL 患者的病灶最高 SUV 值往往高于 CD。

对于初发型 CD，有时鉴别两者较为困难，如患者合并穿孔、梗阻或消化道大出血，必要时可通过剖腹探查术明确病理诊断。

2. 胃肠道间质瘤（gastrointestinl stromal tumor，GIST） GIST 是较为常见累及胃肠道的非上皮源性肿瘤，起病隐匿，症状不特异。在肠道，GIST 受累部位以空肠和回肠多见，影像学上表现为实性、轮廓光滑的肿块，增强可见强化，与肿块型 PIL 难以鉴别。此外，部分肿瘤可见分叶、坏死、液化、瘤内出血或外向型生长，仅通过影像难以区分，需要内镜活检或手术明确诊断。

3. 结直肠癌 结肠 PIL 发病率远低于结直肠癌，但两者在临床表现、影像、内镜表现中均有重叠之处，可进行结肠镜及活检进行鉴别诊断，必要时可获得手术病理明确诊断。

【治疗】

PIL 的治疗手段包括手术、放疗、化疗等。应用最广泛的是手术联合化疗（60.7%），文献报道该疗法能够延长患者的中位生存期。不同组织学类型的淋巴瘤生物学特征存在差异，肿瘤的生物学行为还与病变的部位、肿块大小及患者的体能状态等有关，比如有些类型的 PIL 只需要观察而无需治疗，有些类型需要急诊处理，具体治疗方案需要血液科医师及患者共同决策选择。

1. 手术治疗 小肠淋巴瘤易引起出血和穿孔，尤其化疗后肿瘤组织坏死，因此一般建议手术切除后再化疗。手术方式包括局限性的手术切除，以及依据血管和淋巴结分布的广泛切除术，尚无文献证实广泛切除肠道有助于改善预后。亚组分析显示，病变局限者是该疗法获益的主要人群，而Ⅲ/Ⅳ期患者受益有限。

2. 化疗 在 PIL 患者中应用也较为广泛（20.5%）。化疗药物方案依据组织病理类型不同而异，如弥漫大 B 细胞淋巴瘤选用 R-CHOP 方案（利妥昔单抗联合环磷酰胺 + 表柔比星 + 长春新碱 + 泼尼松）等。

3. 放疗 应用较少，但可与手术或化疗联合使用。

4. 生物制剂治疗 CD20 阳性的 B 细胞淋巴瘤可考虑用 CD20 单抗（利妥昔单抗）治疗。临床研究显示，CD20 单抗联合 CHOP 方案化疗治疗 NHL，可明显提高 CR 率和延长无病生存时间。

5. 造血干细胞移植 对于难治、易复发、缓解期短的侵袭性淋巴瘤患者，可考虑异基因或自身骨髓移植。

6. 其他 患者出现肠穿孔等并发症时，根据具体情况进行酌情处理。值得注意的是，10%～20% 的患者在病程中因肠穿孔、出血或肠梗阻而接受急诊手术，其中 6.3% 的患者在化疗期间中出现穿孔等并发症。

7. 不同病理类型 PIL 处理原则 滤泡淋巴瘤相对惰性，目前对Ⅰ期患者推荐继续观察，Ⅱ～Ⅳ期患者建议手术切除，术后联合化疗预防复发、梗阻或穿孔。大部分患者可获得完全缓解，或至少数年的稳定。EALT 化疗有效，但很快复发，预后较差。

【预后】

文献报道 PIL 5 年生存率为 60%～86%，但不同病理类型差异较大。影响预后的主要因素包括分期、部位和组织病理类型，其中Ⅰ/Ⅱ期、回盲部受累和 B 细胞性淋巴瘤、乳酸脱氢酶正常的患者预后较好；年龄大于 60 岁、一般情况差、乳酸脱氢酶升高、Ⅳ期、B 组症状和 T 细胞性淋巴瘤患者预后较差。

（钱家鸣　杨　红）

推 荐 阅 读

[1] LIGHTNER A L, SHANNON E, GIBBONS M M, et al. Primary gastrointestinal non-Hodgkin's lymphoma of the small and large intestines: a systematic review[J]. J Gastrointest Surg, 2016, 20（4）: 827-839.

[2] 邹宁, 吕红, 钱家鸣, 等. 克罗恩病与原发性肠道淋巴瘤临床表现的异同[J]. 中华消化杂志, 2006, 26（6）: 364-367.

[3] 黄月华, 周道斌, 段明辉, 等. 104 例原发胃肠道非霍奇金淋巴瘤患者临床特征及预后分析[J]. 中华血液学杂

志，2014，35（9）：791-795.

[4] VETRO C，ROMANO A，AMICO I，et al. Endoscopic features of gastrointestinal lymphomas：from diagnosis to follow-up[J]. World J Gastroenterol，2014，20（36）：12993-13005.

[5] ABBOTT S，NIKOLOUSIS E，BADGER I. Intestinal lymphoma--a review of the management of emergency presentations to the general surgeon[J]. Int J Colorectal Dis，2015，30（2）：151-157.

[6] FOUKAS P G，LEVAL L D. Recent advances in intestinal lymphoma[J]. Histopathology，2015，66：112-136.

第四章

缺血性肠病

缺血性肠病是由于小肠、结肠血管闭塞性或非闭塞性疾病所致的、以供血不足为主要症状的一组综合征，包括急性肠系膜缺血、慢性肠系膜缺血和缺血性结肠炎。

第一节　急性肠系膜缺血

急性肠系膜缺血（acute mesenteric ischemia, AMI）又称急性肠系膜血管缺血性疾病。AMI 目前有四种确定的类型：肠系膜动脉栓塞、肠系膜动脉血栓形成、肠系膜静脉血栓形成和非闭塞性肠系膜局部缺血。其中，肠系膜上动脉栓塞最常见（40%~50%）。绝大多数患者以急性腹痛起病，早期以严重的腹痛和轻微的腹部体征，即"症征分离"的腹痛为特点。

【病因与发病机制】

1. **急性肠系膜动脉栓塞（EAMI）**　EAMI 栓子多来自于亚急性细菌性心内膜炎的瓣膜赘生物，风湿性心脏瓣膜病变处的赘生物和左心耳、左心房附壁血栓的脱落以及人工瓣膜置换术后形成的血栓脱落等；也有来源于大动脉粥样硬化的附壁血栓或粥样斑块的脱落和脓肿或脓毒血症的细菌栓子等。

EAMI 的发生与肠系膜动脉的解剖结构有关。肠系膜上动脉从腹主动脉分出，其分出角度很小。分出后的走行几乎与腹主动脉平行，与血流的主流方向一致，加之管腔较粗，脱落的栓子易于进入，在血管狭窄处或分叉处导致血管栓塞。肠系膜上动脉出口处栓塞可引起 Treitz 韧带以下全部小肠及右半结肠的缺血坏死。栓塞多见于结肠中动脉发出部或其下方 3~10cm 范围内，引起 Treitz 韧带和回盲瓣之间的大部分小肠坏死。闭塞愈靠近主干远端，受累小肠范围愈小。

2. **急性肠系膜动脉血栓形成（TAMI）**　本病好发于肠系膜上动脉开口部，并常涉及整个肠系膜上动脉，因此病变可涉及全部小肠和右半结肠。如血栓形成较局限，则梗死范围较小。多发生于严重的动脉硬化狭窄区，最常见的部位是肠系膜上动脉起始处。动脉本身有一定病变基础，在一定诱因下形成血栓。主要病变基础为动脉硬化，其他还有主动脉瘤、血栓闭塞性动脉炎、结节性动脉周围炎和风湿性血管炎等。

3. **急性肠系膜静脉血栓形成（VAMI）**　VAMI 占全部 AMI 的 5%~15%，通常累及肠系膜上静脉，而肠系膜下静脉很少受累。

VAMI 可分为原发性和继发性两种。病因明确者称为继发性，病因不明者称为原发性或特发性。最为常见的原因是遗传性或获得性疾病所导致的高凝状态，包括：肝硬化、脾切除、高凝状态、下肢静脉血栓病史、癌症、感染、创伤、胰腺炎、血液病、炎症性肠病和开腹手术等。约 20% 的肠系膜静脉血栓形成患者没有上述危险因素，称为特发性肠系膜静脉血栓形成。口服避孕药者占年轻女性肠系膜上静脉栓塞患者的 9%~18%。

随着对遗传性凝血功能障碍诊断以及高凝状态识别能力的增强，特发性病例在本病所占的比例逐渐缩小，目前约 75% 的肠系膜静脉血栓形成可以获得病因诊断。

4. **急性非闭塞性肠系膜缺血（NOMI）**　NOMI 是指临床表现为肠缺血，但无肠系膜动、静脉血流受阻证据，占全部 AMI 的 20%~50%。起病多与低血容量性休克、充血性心力衰竭、主动脉供血不足、头颅损伤、血管收缩剂和洋地黄中毒有关。在严重创伤、长期血液透析以及大血管术后的患者中多见。术后或创伤后的患者给予不适当的肠内营养也可诱发非阻塞性肠系膜缺血。肠系膜血管血流下降，血管床呈收缩状态。如时间稍长，即使原发因素已经去除，但系膜血管仍持续收缩，肠壁组织仍处于低灌注状态，缺血、缺氧，进而导致肠坏死甚至穿孔和腹膜炎。

【临床表现】

AMI 典型的三联症：剧烈上腹痛或脐周痛而无相应体征，器质性心脏病合并心房颤动，胃肠道排空障碍。临床观察中如出现腹部压痛逐渐加重、反跳痛及肌紧张等，则为肠缺血进行性加重的表现，强烈提示已发生肠坏死。

1. **急性肠系膜动脉栓塞** 患者多有房颤、近期心肌梗死史。表现为突发剧烈腹痛，多位于脐周或上腹部，止痛药多无效。开始为绞痛，发生肠梗死后，转为持续性钝痛，且伴有频繁便意。常有恶心、呕吐，可为血性呕吐物。部分患者可有腹泻。早期腹部体征不明显，与症状不相符，可仅有轻压痛，肠鸣音正常或活跃。发生肠梗死后，出现腹肌紧张、压痛和反跳痛，肠鸣音减弱或消失。

2. **急性肠系膜动脉血栓形成** 由于发病前肠系膜动脉已有病变，因此发病后腹痛的剧烈程度常不如肠系膜动脉栓塞剧烈。早期诊断困难。部分患者于急性发作前有数周至数月的餐后腹痛反复发作、吸收不良和体重下降史。与动脉栓塞相比，肠系膜动脉血栓形成的腹痛发生较缓慢，可伴有血便。

3. **急性肠系膜静脉血栓形成** 腹部剧痛，可为局限性或全腹疼痛，常伴有恶心、呕吐、便血。多有腹部触痛、腹胀和肠鸣音活跃。发生肠梗死后，出现腹膜刺激征、肠鸣音减弱或消失以及休克。

4. **非闭塞性肠系膜缺血** 最常见为脐周阵发性绞痛，可有腹胀、食欲缺乏，晚期可伴有肠梗死等。如出现严重腹痛、呕咖啡样物或便血，尤其有腹膜刺激征时，常提示病变已进入肠梗死阶段，甚至已有穿孔或腹膜炎。

【辅助检查】

（一）实验室检查

白细胞增多和核左移，血清淀粉酶、乳酸脱氢酶和碱性磷酸酶升高。D-二聚体水平有助于肠系膜上动脉栓塞的诊断。实验室检查结果对肠系膜上动脉栓塞诊断无特异性，但能反映病情的危重程度，有助于提出疑似诊断和排除诊断。

（二）影像学检查

1. **腹部 X 线检查** 早期多无明显异常，后期表现为肠壁增厚、肠袢固定、肠腔积气以及"指压征"等。

2. **彩色超声** 多普勒彩色超声检查，可根据血流方向及速度，判断有无栓塞及栓塞的部位。肠梗阻时肠管扩张可干扰诊断正确性。

3. **CT 检查** 普通 CT 检查对急性肠系膜动脉栓塞诊断无特异性。CT 血管成像（CTA）技术对肠系膜血管栓塞诊断的特异性和敏感性可高达到 100% 和 73%，不仅可以观察到肠系膜血管情况，还可反映肠管、腹腔内脏器、周围组织的变化。影像学表现除肠系膜动脉主干因栓塞而充盈缺损外，尚可见肠壁强化减弱、肠壁增厚、肠管弥漫性积气扩张、肠系膜水肿和腹水。

4. **磁共振成像** 对诊断肠系膜静脉血栓形成具有较高的敏感性和特异性，但其检查过程较为复杂，普及性差。随着技术的进步，磁共振成像在肠系膜静脉血栓形成的诊断方法中可能将占有一席之地。

5. **血管造影** 选择性肠系膜动脉造影被认为是诊断急性肠系膜动脉栓塞的"金标准"，可以在肠梗死及剖腹探查术前明确诊断。可清晰地显示栓子位置，有无侧支循环存在。

主要影像学表现为肠系膜动脉或分支突然中断、半月征、充盈缺损、肠壁强化减弱，诊断敏感性为 96%。因此，当疑有肠系膜动脉闭塞时，有条件的医院应毫不犹豫地行肠系膜动脉造影。

结束血管造影后，留置造影管于肠系膜动脉处，以便应用药物如解痉药或溶栓药治疗，而且在手术后仍可通过该插管灌注药物行辅助治疗，并且可再次造影观察治疗效果。

6. **近红外荧光成像技术** 前述影像学检查只能针对肠系膜血管的检查，而对于肠壁的血流无法准确评估，对手术切除肠段的判断提出挑战。吲哚菁绿（ICG）荧光血管造影是一种近红外荧光成像检查方法，已经被用来监测肠壁组织的血液灌注和微循环，准确地判断肠系膜和肠壁血液循环。在手术期间对评估肠系膜血流和肠壁微循环是可行而且安全，具有更好的便利性和敏感性。

（三）诊断性腹腔穿刺

肠系膜静脉血栓形成的患者可以有浆液血性腹水，诊断性腹腔穿刺或有助于诊断。

（四）诊断性腹腔镜检查

腹腔镜技术能够在微创条件下对患者的肠管活力进行一定的评估并可用于二次探查，但目前并没有足够的研究数据支持其作为常规检查。

【诊断与鉴别诊断】

（一）诊断

根据病史、临床表现及体征，结合相关辅助检查，可协助诊断。

1. **病史** 本病的高危因素包括年龄 >50 岁、瓣膜性心脏病、心律失常、近期心肌梗死，有血管介入检查或治疗史。

2. 症状及体征 有上述病史,突发的剧烈腹痛,而体征轻微,伴有呕吐、暗红色血性便,结合实验室检查如白细胞计数升高,血清酶乳酸脱氢酶(LDH)、碱性磷酸酶(AKP)、肌酸肌酶(CK)等升高,应考虑急性肠系膜动脉栓塞的可能。

3. 辅助检查 腹部 X 线检查可见"指压痕"征、黏膜下肌层或浆膜下气囊征。CT 检查,特别是 CTA 和血管造影可见肠系膜动脉不显影、腔内充盈缺损。诊断性腹腔穿刺可见血性腹水。

(二)鉴别诊断

1. 胆囊炎和胆石症 常有胆绞痛病史,疼痛位于右上腹,常放射到右肩部,墨菲(Murphy)征阳性,血及尿淀粉酶轻度升高。B 超、CT、MRI 或 X 线胆道造影可鉴别。

2. 消化性溃疡急性穿孔 常有典型的溃疡病史,腹痛突然加剧,腹肌紧张,肝浊音界消失,X 线透视下见膈下有游离气体等。

3. 急性胰腺炎 急性上腹痛、恶心、呕吐、发热、血清和尿淀粉酶显著升高,CT 检查有助鉴别。

【治疗】

治疗的主要目的是在发生肠梗死前恢复肠道正常的血氧供应,缩小组织坏死的范围。

(一)复苏和初步处理

肠缺血严重的患者,特殊诊断和治疗前应进行复苏和稳定病情治疗。包括改善心功能、纠正低血压、低血容量和心律失常,建立大孔径输液通路。有心脏疾病的低血压患者应监测肺动脉压。排除其他急腹症后,不论是否行剖腹探查术,均应尽早进行选择性肠系膜血管造影。

(二)一般治疗

1. 纠正电解质和酸碱平衡紊乱。

2. 放置鼻胃管以降低肠扩张程度和防止肠穿孔。

3. 对洋地黄、儿茶酚胺等收缩血管的药物应予停用。

4. 有血液凝固性疾病和房颤的患者需长期抗凝治疗。

5. AMI 早期即侵袭肠黏膜层,细菌移位的发生也在 AMI 早期,应及早使用广谱抗生素。

6. 去除诱发疾病,如治疗心律失常,防止其他部位的栓子脱落,相对缺血的肠管会随着侧支循环的建立而恢复血供。

7. 治疗过程中密切观察病情变化,必要时重复血管造影。

(三)介入治疗

1. 经肠系膜动脉灌注罂粟碱 造影确诊为急性肠系膜动脉栓塞者,肠系膜动脉留置导管,以 30～60mg/h 的速度输入罂粟碱,持续灌注 24～48 小时后,再行造影,证实肠系膜血管扩张充盈、血栓解除后,才可拔管。经插管灌注罂粟碱无效或已有腹膜炎者,应即行手术治疗。

2. 经肠系膜动脉尿激酶溶栓 经肠系膜血管造影证实有肠系膜动脉栓塞而无肠坏死的患者,可行尿激酶溶栓治疗,但必须控制在腹痛 8 小时以内无腹膜刺激征者。如此可避免肠管的切除或缩小坏死的范围,一定程度上降低病死率。

3. 经股动脉穿刺肠系膜动脉吸栓治疗 采用口径大、带有扩张管的动脉长鞘作为取栓工具,负压抽吸取栓,取栓同时可给予罂粟碱解痉和尿激酶溶栓。

(四)手术治疗

对于原有心脏瓣膜疾病或房颤的患者出现急性腹痛、恶心、呕吐、白细胞升高和代谢性酸中毒等表现时,应积极施行剖腹探查术。急性肠系膜动脉栓塞手术术式包括:

1. 动脉切开取栓术 急性肠系膜动脉栓塞早期,可单纯行栓子摘除术,如能恢复肠系膜动脉血流,重新评估受累的肠段生机,切除无生机的肠段并决定是吻合还是外置。即使患者已发生肠梗死也应先行取栓术,改善缺血肠管血液供应,肠切除范围缩小,避免短肠综合征。经肠系膜动脉切开用 Fogarty 球囊导管取栓是主要的手术方法。

2. 肠系膜动脉转流术 如栓塞段较长,栓子取出后仍无血液流出或不畅,说明近端动脉有阻塞性病变,可施行转流术。临床上多采用自体大隐静脉(也可用人造血管)在腹主动脉或髂动脉与栓塞以下通畅的肠系膜动脉间做搭桥手术。

3. 肠切除术 手术探查发现栓塞位于一个分支或主干的远端,肠管已缺血坏死但范围不大者,应及早行坏死肠管切除术。对于不能完全肯定肠管是否仍有活力者,可将可疑肠管外置,尽量避免对高危患者的干扰,待患者度过急性期后再行二次处理、将恢复活力的肠管放入腹腔或将无活力的肠管安全切除。

(韩 英)

第二节　慢性肠系膜缺血

慢性肠系膜缺血(chronic mesenteric ischemia, CMI)也称缺血性肠绞痛。CMI 是指反复发作的餐后剧烈阵发性上腹部绞痛或脐周疼痛。腹部绞痛的发生与冠状动脉供血不足在活动后诱发心绞痛相类似,进餐后代谢增加,动脉供血不足,继发组织中氧含量减少,造成肠壁平滑肌痉挛而引起腹痛。动脉硬化是 CMI 的主要病因。

【病因】

1. 动脉性疾病　绝大多数发生在有动脉粥样硬化的基础上,动脉的附壁血栓和粥样斑块形成致管腔狭窄甚至使之闭塞,在血管逐渐闭塞的同时,附近血管的侧支循环也随之建立起来,如动脉瘤、动脉狭窄、大动脉炎。

2. 静脉闭塞性疾病　静脉内血栓形成常继发于腹腔内感染、血液病、外伤、胰腺炎、腹腔内大手术、结缔组织病、长期应用肾上腺皮质激素及长期服用口服避孕药等。

3. 低灌注心力衰竭　各种原因引起的休克及血容量不足、血压突然下降,药物或某些内分泌引起肠道小血管收缩。

4. 小血管炎性疾病　如肉芽肿性血管炎(Wegener肉芽肿)、系统性红斑狼疮、白塞病、皮肌炎、糖尿病、结节性多动脉炎及过敏性紫癜等亦可累及中小动脉而致管腔狭窄、闭塞。

5. 其他　如肠腔内压增高、肿瘤性梗阻、顽固性便秘、腹部外伤和放射性病等。

发病往往是多因素协同作用的结果。腹腔动脉和肠系膜上下动脉多同时受累。

【发病机制】

由于腹腔动脉、肠系膜上动脉和肠系膜下动脉之间有较多的侧支连接,所以当某一主支如肠系膜上下动脉发生慢性闭塞时,因其他主支的侧支动脉能代偿供血,因此很少出现症状,即使突然闭塞(如栓子),侧支动脉也有可能在短时期内供给相当血量,肠组织不致坏死;当闭塞解除,侧支供血也随之停止。

肠管对缺血的耐受性较大,当肠系膜上动脉的管腔直径减少 80% 或供血量减少 75% 时,12 小时内肠壁可无外观改变,只有当腹主动脉 2～3 支大分支受累闭塞或严重狭窄、肠系膜动脉主干严重狭窄,伴有侧支循环代偿不足时,血流显著减少,肠壁慢性供血不全,出现肠缺血症状。

肠的血供除依赖上述动脉外,还受体循环压力降低(休克)和小动脉阻力增加(肾上腺素、洋地黄制剂以及某些疾病如红斑狼疮等结缔组织病时并发的血管炎)等因素的影响而缺血。

【临床表现】

常为老年人,多有冠状血管、脑血管、肾血管和周围血管病的病史。男性多于女性,腹痛或腹部不适是最常见症状,疼痛常位于上腹部或脐周,亦可呈弥漫性,可放射至后背及颈部,典型的症状是在饱餐后 15～60 分钟,持续 2～3 小时,病初可为阵发性钝痛。随着病情进展,症状可逐渐加重呈持续性钝痛和痉挛性绞痛,偶有剧烈性绞痛,可伴有恶心、呕吐等,症状与摄食量平行。

改变体位如蹲位或俯卧位疼痛可减轻。体力活动可促发腹部疼痛、间歇跛行等,这是因为供应下肢的血流主要来自于内脏循环,肠系膜下动脉在直肠通过其吻合支,以髂内动脉的直肠支与体循环沟通,行走及活动时代谢加快,致使内脏血流减少,随之出现腹痛。体检可有上腹部收缩期杂音,为非特异性,也见于 30% 无症状的患者。

由于肠道缺血致吸收不良,引起慢性腹泻、脂肪泻、腹胀等;病程呈渐进性,即随着病程的进展患者会出现症状性惧食,使体重下降及营养不良,伴有腹胀,便秘的患者可能出现急性肠系膜血栓形成和肠梗阻。

【辅助检查】

1. 腹部 X 线检查　应作为常规,一般无特征,可排除胆囊结石、泌尿系统结石及梗阻。

2. X 线钡剂检查　可表现小肠的单纯性狭窄;若为间断、多处纤维瘢痕,则表现为节段性狭窄,称"香肠串"征,肠系膜上动脉受累常引起较大范围肠段病变,涉及小肠至结肠。

3. 超声检查　多普勒超声可测量血管血流速度,判断血管狭窄程度、部位,显示腹腔内主要动脉内的斑块、狭窄及闭塞的大小程度及部位,并有助于排除肝胆胰系统及泌尿系统疾患。

4. 内镜检查　有助于除外消化性溃疡及消化道肿瘤。胃镜检查可见胃窦和十二指肠的糜烂。

5. 血管造影　是诊断本病的最可靠方法,对疑有本病者行主动脉造影,选择性腹腔动脉、肠系膜上动脉及肠系膜下动脉造影术,可确定血管狭窄闭塞的性质、部位、程度和范围以及侧支循环的建立。

多数患者胃肠道 3 支主要动脉中至少有 2 支完全闭塞或严重狭窄。血管造影显示 1 支大的内脏动脉闭塞不足以诊断慢性肠系膜缺血。侧支循环的存在说明大的内脏血管受累、病变呈慢性。

临床上血管病变与症状并非一致,75% 的人可有肠系膜动脉硬化的造影表现。 值得注意的是,无症状的老年人在肠系膜血管造影时 10%～20% 有明显病变。

6. 张力测定法 是检测肠壁内 pH（pHI）的方法，张力计是连接在一根薄硅胶管端的半透明小囊，经鼻插入肠腔，抽吸囊内液体测定 CO_2。肠腔内的 CO_2 与肠壁内的 CO_2 是平衡的，因此囊内的 CO_2 与肠壁内的 CO_2 也是平衡的。将囊液内的 CO_2 分压与动脉血中 HCO_3^- 代入 Henderson Hassel balch 方程式中，可求出肠壁内 pHI 值。当肠供氧降低到临界值以下，则组织 pH 出现陡然下降。肠血流减少与 pHI 值呈线性关系，能敏感地反映肠血流减少情况，结果可重复，餐前和餐后张力测定法测定小肠壁内 pHI 值为诊断肠道缺血提供了有效手段。

【诊断与鉴别诊断】

（一）诊断

一般根据典型的临床表现：餐后发作性上腹痛，不敢多食而致体重下降，甚至腹胀、腹泻，辅助检查存在缺血的证据，尤其是选择性肠系膜动脉造影显示腹主动脉、肠系膜上动脉和肠系膜下动脉 3 支动脉中至少有 2 支出现重度狭窄和闭塞，以及迂曲粗大的侧支循环供血动脉，则可以确诊。老年人，有动脉粥样硬化病史者提示潜在的可能。

早期临床表现不典型，且实验室检查、放射学检查及超声多普勒多为正常，加之多种原因容易忽视血管造影检查，故早期或术前诊断十分困难。

（二）鉴别诊断

1. 消化性溃疡 患者也表现为上腹痛，但腹痛表现为慢性、周期性和节律性，伴有烧心、反酸、恶心和呕吐。内镜检查或钡餐检查有助于鉴别。

2. 胃癌 早期表现多不典型，进展期主要表现为上腹不适和腹痛，进食后加重。不同之处是胃癌疼痛呈持续性，伴有呕吐隔夜宿食，体重在短期内显著下降。晚期可表现为恶病质，左锁骨上和腋窝淋巴结肿大。内镜检查和活检可明确诊断。

3. 胰腺癌 患者有上腹痛，进餐加重，并向背部放射，伴有体重下降，故需与慢性肠系膜缺血相鉴别。胰腺癌患者的腹痛常呈进行性，夜间加重，与体位有关。体格检查发现有黄疸、胆囊肿大、腹部血管杂音。CT、B 超和 ERCP、超声内镜检查有助于诊断。

4. 其他 还应与其他胃肠道肿瘤、克罗恩病、胆道疾病、肾绞痛等鉴别。

【治疗】

治疗目的是恢复血流。内科治疗包括应用扩血管药物，对部分患者有效。手术治疗或经皮经腔肠系膜血管成形术可恢复肠道血液供应。

1. 内科治疗 治疗原发病、消除病因，轻症患者首先内科保守治疗。少量多餐，以扩张血管，减低血液黏滞度及抑制血小板黏附、聚集为原则，应用硝酸异山梨酯、单硝酸异山梨酯、硝苯地平、双嘧达莫（潘生丁）、硫前列酮（前列腺素 E）以及罂粟碱、己酮可可碱和肠溶阿司匹林等口服药，改善肠管血液循环，缓解临床症状。亦可以通过导管或外周静脉内滴注低分子右旋糖酐、罂粟碱等，疗效更佳。

2. 手术治疗 经内科保守治疗无效，血管造影证实腹腔动脉、肠系膜动脉主干存在严重狭窄者，改善营养不良，纠正心血管功能和低氧血症等后，均可考虑手术治疗。常采用的手术方式有动脉内膜剥脱、自体大隐静脉或人工血管旁路移植、血管再植术。采取上述何种手术方式取决于患者的一般情况、病变部位解剖关系。小动脉分支广泛硬化狭窄或广泛小血管炎者不宜手术。

3. 介入放射学 近年来介入放射学的开展促进了慢性肠系膜缺血性疾病非手术治疗的发展，开辟了新途径。气囊血管成形术是经皮股动脉穿刺后在腹腔动脉、肠系膜上动脉狭窄处进行导管气囊扩张。在上述主要动脉狭窄处放置钛合金支架，适用于体弱难以承受手术者，有时可取代旁路移植或动脉内膜剥脱术。

【预后】

轻症者经内科保守治疗多可以缓解症状，重症者内科保守治疗无效，需行介入放射或手术治疗，大多可改善症状，预后较好。少数患者可进展为急性肠系膜动脉缺血及肠梗阻，危及生命。这种血管性肠梗阻造成的肠坏死比机械性更广泛、直接、快速，预后很差，常无特有的临床表现，病死率为 60%～80%。伴有广泛小动脉硬化狭窄或广泛小动脉炎者预后差。

【预防】

1. 治疗原发病，消除病因。

2. 50% 的慢性肠系膜动脉缺血的患者为急性肠系膜动脉缺血的前兆，进行预防性的血管成形术。

（韩 英）

第三节 缺血性结肠炎

缺血性结肠炎（ischemic colitis，IC）是由于结肠血管闭塞性或非闭塞性疾病所致的、以结肠供血不足为主要症状的一组综合征。IC 多由肠系膜上动脉的中结肠动脉和右结肠动脉非闭塞性缺血所致；少数由微小栓子或血栓形成闭塞性缺血所致。本病发病年龄多在 50 岁以上，其中半数患者有高血压病、动脉硬化、冠心病、糖尿病。男性略多于女性，以急性腹痛、腹泻和便血为其临床特点，分坏疽型、一过型和狭窄型。

【病因】

引起结肠缺血的原因大体可分为两大类，一类为血管闭塞型，另一类为非血管闭塞型。

1. 血管阻塞型结肠缺血　在血管阻塞型结肠缺血中，比较常见的原因有肠系膜动脉的创伤、肠系膜血管血栓形成或栓塞，以及腹主动脉重建手术或结肠手术时结扎肠系膜下动脉。

2. 非血管阻塞型结肠缺血　大多为自发性，通常不伴有明显的血管阻塞，临床上难以找到明确的引发结肠缺血的原因。

诱发结肠缺血的各种原因中以低血压最为常见，如感染性休克、心源性休克、过敏性休克、神经性休克等，同时伴有心脏病、高血压、糖尿病以及同时服用可影响内脏血流的药物，可以明显增加结肠缺血的发生机会。

由于肠系膜血供减少，引起结肠缺血，继而大范围急性肠系膜血供障碍又可引起明显的不可逆性心排出量减少，因而导致肠系膜缺血的恶性循环。

【临床表现】

（一）临床分型

1. 一过性肠炎型　突然发病，中、下腹或左下腹痛，继而腹泻、便血。腹部压痛和肌紧张，数日内症状缓解，不复发。

2. 狭窄型　反复发作的腹痛、便秘、腹泻、便血等，常可自行缓解，肠管狭窄严重时可发生梗阻。

3. 坏疽型　此型少见，多为老年，突然发病，腹痛迅速扩展至全腹，有腹膜炎体征，早期即出现休克，预后差。

（二）常见症状

腹痛、腹泻和便血是最常见的临床表现。大部分患者为 50 岁以上的老年人，没有明显的诱发因素。腹痛的部位大多与结肠缺血病变部位一致，多为突然发作的剧烈腹痛，呈痉挛性发作，持续数小时或数天，继而出现腹泻，粪便少量带血，严重的患者可出现暗红色或鲜血便，常有恶心、呕吐和腹胀，同时伴有体温和血白细胞总数和中性粒细胞的升高。

（三）体格检查

在病程早期或非坏疽型患者可闻及活跃的肠鸣音，病变部位的腹部有压痛，直肠指诊常可见指套上有血迹。

（四）病程及转归

1. 非坏疽型 IC　患者病程常为自限性，多数患者随着侧支循环供血的建立，肠黏膜水肿逐渐吸收，黏膜损伤修复，症状在数天内好转，腹痛、腹泻和血便逐渐消失。如果肠壁缺血较重，溃疡愈合需较长时间，腹痛消失后，腹泻和便血可持续数周，但无加重趋势。由于一过性 IC 患者病程比较短，临床表现比较轻，许多患者在发病时由于各种原因没有行结肠镜检查，误诊率很高。

2. 坏疽型 IC　大多为全身情况较差的老年人，常伴有其他慢性疾病。大部分坏疽型 IC 起病急，腹痛剧烈，伴有严重的腹泻、便血和呕吐。由于毒素吸收和细菌感染，患者常伴有明显的发热和血白细胞计数增高，早期即可出现明显的腹膜刺激征。病变广泛的患者还可伴有明显的麻痹性肠梗阻，结肠膨胀，肠腔内压力增高，肠壁受压，使结肠缺血进一步加重缺血性结肠炎。同时，有效血容量的减少和毒素的吸收，可诱发休克，使肠壁的血供进一步障碍，发生肠壁坏死和穿孔，出现高热、持续腹痛、休克等腹膜炎的表现。

3. 肠腔狭窄/肠梗阻　40%～50% 的患者伴有肠腔狭窄造成的肠梗阻表现。梗阻大多为不完全性，部分患者于发病后早期出现。大部分患者的梗阻发生于发病后 2～4 周，由于病变部位有纤维化和瘢痕形成引起，此时腹痛、腹泻等临床症状已逐渐缓解。

【辅助检查】

1. 血常规　白细胞和中性粒细胞的计数升高。

2. 直肠指诊　常可见指套上有血迹。

3. 腹部 X 线检查　可见结肠和小肠扩张，结肠袋紊乱，部分患者可有肠管的痉挛和狭窄。坏疽型 IC 有时可见结肠穿孔引起的腹腔内游离气体以及由于肠壁进行性缺血、肠壁通透性升高引起的肠壁内气体和门静脉内气体。

4. 钡灌肠造影　该检查可以对病变的程度，尤其病变的范围有比较全面的了解，但有引起结肠穿孔的危险。因此，对病情严重、伴有大量便血以及怀疑有肠坏死的患者应慎用。

5. 结肠镜检查　是诊断 IC 最有效的检查方式。受累肠段黏膜可见瘀点或瘀斑、黏膜水肿、出血、节段性红斑、出血性结节、散在性糜烂、纵行溃疡等，病变常与正常黏膜界限清晰，严重者会出现结肠袋消失、黏膜发绀甚至肠坏疽。随着病情进展，会出现肠管狭窄,溃疡愈合后会形成瘢痕。

当患者被怀疑有缺血性结肠炎,但不伴有腹膜炎体征,腹部 X 线片没有明显结肠梗阻和结肠穿孔的影像表现时,应考虑行结肠镜检查,必要时取活检以明确诊断。

6. 肠系膜动脉造影　由于大部分 IC 患者的动脉阻塞部位在小动脉,肠系膜动脉造影检查难以发现动脉阻塞的征象。另外,由于造影剂有可能引起进一步的血栓形成,应谨慎使用。

7. CT 扫描　部分患者可见肠腔扩张,肠壁水肿引起的肠壁变厚等非特异性变化。

【诊断与鉴别诊断】

1. 病史　50 岁以上,伴有高血压病、动脉硬化缺血性结肠炎、冠心病、糖尿病等疾病,有时有便秘、感染、服降压药、心律失常、休克等诱因。年轻女性应注意是否长期口服避孕药。

2. 症状　突发痉挛性左下腹痛或中腹部疼痛,可伴有恶心、呕吐或血性腹泻,一般 24 小时内排黑褐色或鲜红色便。

3. 体格检查　缺血性结肠炎患者可有左下腹或全腹压痛,有时左髂窝可触及"肿块"。肛门指诊指套带有血迹。严重者有腹膜炎或休克等表现。

4. 辅助检查　IC 可有贫血和白细胞增高,便常规见红白细胞。结肠镜检查可见肠黏膜充血、水肿,严重者可见糜烂、溃疡。活检见不同程度的黏膜下层坏死、出血和肉芽组织、纤维化或玻璃样变等。早期钡灌肠可见结肠轻度扩张,可有典型指压征;后期肠道狭管征象。

5. 鉴别诊断　应与炎症性肠病、细菌性痢疾等相鉴别。结肠镜检查对鉴别诊断有很大帮助。

【治疗】

(一)治疗原则

发病早期及时支持治疗,包括禁食,补充血容量,维持水、电解质平衡,维持心排出量。可选用抗生素预防感染。严重者如有肠穿孔或腹膜炎体征,及早行剖腹探查术。

(二)治疗方法

1. 保守治疗　绝大多数局限于肠壁内的非坏疽型病变的发展具有自限性,可以逐渐被吸收。即使部分患者发生结肠狭窄,大部分为不完全性肠梗阻,可以通过保守治疗缓解。

2. 手术治疗　手术治疗大多仅限于坏疽型 IC 患者,一旦确诊,应尽早手术。坏疽型 IC 伴明显结肠扩张的患者应考虑行全结肠切除。坏疽型 IC 的

病死率在很大程度上取决于诊断和手术治疗的及时与否、患者的全身状况以及并发症的发生情况。一旦出现呼吸窘迫综合征、肾衰竭和持续性感染等严重并发症,病死率很高。

对于病情持续 2 周以上,虽经积极保守治疗病情仍无明显缓解的患者也应考虑手术治疗。大部分 IC 引起的结肠狭窄为不完全性结肠梗阻,因而一般可以避免手术。

对伴有慢性结肠梗阻临床症状的患者,经积极保守治疗不能缓解、与结肠恶性肿瘤鉴别有困难者宜采取手术治疗,切除狭窄肠段,一期吻合重建肠道连续性,切除组织送病理检查。

【预后与预防】

本病是老年病之一,发病突然,坏疽型预后极差,对治疗成功与否影响重大。无论是内科、外科治疗均应掌握时机,密切观察,及时调整治疗方案。

去除诱因,例如便秘、感染、心律失常、不合理使用降压药等。建议患有冠心病、高血压、动脉硬化及糖尿病的患者应坚持病因治疗,多运动,促进血液回流,若出现不明原因突发腹痛及便血应警惕此病发生,及时就诊。

(韩　英)

推 荐 阅 读

[1] TILSED J V, CASAMASSIMA A, KURIHARA H, et al. ESTES guidelines: acute mesenteric ischaemia[J]. Eur J Trauma Emerg Surg, 2016, 42(2): 253-270.

[2] 戴晶,金红旭. 2016 年欧洲创伤与急诊外科协会急性肠系膜缺血指南解读 [J]. 中华急诊医学杂志, 2017, 26(2): 141-145.

[3] 中华医学会老年医学会分会,《中华老年医学杂志》编辑部. 缺血性肠病诊治中国专家建议(2011)[J]. 中华老年医学杂志, 2011, 30(1): 1-4.

[4] 张李霞,陈凤媛. 关注缺血性结肠炎的诊断与治疗 [J]. 世界华人消化杂志, 2016, 24(25): 3647-3656.

[5] BRANDT L J, FEUERSTADT P, LONGSTRETH G F, et al. ACG clinical guideline: epidemiology, risk factors, patterns of presentation, diagnosis, and management of colon ischemia(CI)[J]. Am J Gastroenterol, 2015, 110(1): 18-44.

[6] 吴肇汉,秦新裕,丁强. 实用外科学 [M]. 4 版. 北京:人民卫生出版社, 2017.

[7] 郭启勇. 实用放射学 [M]. 3 版. 北京:人民卫生出版社, 2007.

[8] 潘国宗. 中华医学百科全书·临床医学·消化病学 [M]. 北京：中国协和医科大学出版社，2015.

[9] 林果为，王吉耀，葛均波. 实用内科学 [M]. 15 版. 北京：人民卫生出版社，2017.

[10] CLAIR D G，BEACH J M. Mesenteric ischemia[J]. N Engl J Med，2016，374（10）：959-968.

[11] MASTORAKI A，MASTORAKI S，TZIAVA E，et al. Mesenteric ischemia：Pathogenesis and challenging diagnostic and therapeutic modalities[J]. World J Gastrointest Pathophysiol，2016，7（1）：125-130.

[12] DANG C V，SU M，NISHIJIMA D K. Acute mesenteric ischemia[EB/OL].（2018-07-05）[2018-10-19]. https://www.emedicine.medscape.com/article/189146-overview.

[13] 王学虎，刘洪，李凤贺，等. 急性肠系膜上动脉缺血性疾病的诊治 [J]. 中国血管外科杂志（电子版），2017，9（2）：109-113.

[14] 王深明，李梓伦. 应重视急性肠系膜缺血疾病早期诊断 [J]. 中国实用外科杂志，2013，33（12）：995-997.

[15] ALEMANNO G，SOMIGLI R，PROSPERI P，ct al. Combination of diagnostic laparoscopy and intraoperative indocyanine green fluorescence angiography for the early detection of intestinal ischemia not detectable at CT scan[J]. Int J Surg Case Rep，2016，26：77-80.

[16] IRIE T，MATSUTANI T，HAGIWARA N，et al. Successful treatment of non-occlusive mesenteric ischemia with indocyanine green fluorescence and open-abdomen management[J]. Clin J Gastroenterol，2017，10（6）：1-5.

第五章

肠吸收不良综合征

第一节 乳糜泻

乳糜泻(celiac disease,CD)又称麦胶性肠病(gluten-induced enteropathy)、非热带性脂肪泻(nontropic sprue),是一种发生在遗传易感儿童和成人的慢性免疫相关性小肠疾病,以多种营养物质吸收不良、小肠绒毛萎缩和食物中去除含麦胶成分后临床症状改善为特征。本病发病率地域差异较大,北美、北欧和澳大利亚发病率较高,东南亚地区发病率最低,我国属低流行区。男女比例为 1:(2~4),任何年龄均可发病,发病高峰主要是儿童与青年。

【病因与发病机制】

其发病机制复杂,尚未完全阐明。目前认为遗传、免疫和麸质饮食三者相互作用是本病的主要发病机制。摄入含麸质(gluten)类食物是本病的重要诱发因素。另有研究表明,胃肠道感染、药物、干扰素 α 和手术等也可诱发本病。

（一）遗传因素

本病几乎只发生在表达 MHC II HLA-DQ2 和 HLA-DQ8 分子的人群中,家族和同卵双胞胎之间发病具有高度一致性,揭示了基因在本病发生中的重要性。本病具有遗传倾向,一级亲属以及二级亲属(较小程度上)患乳糜泻的风险增加。

几乎 100% 的患者具有 HLA II 类基因 HLA-DQA1 和 HLA-DQB1 的特异性变体,它们一起编码了抗原递呈细胞表面表达的异二聚体蛋白 DQ2 和 DQ8 的两条链(α 和 β)。超过 90% 的患者为 DQ2 阳性,其余大多数是 DQ8 阳性。这两种基因表型的表达具有显著的地域差异。本病的发生也与包含 HLA-I、II 类分子(A、B、DR、DQ)的遗传单倍型相关。研究表明,HLA 单倍型仅占遗传易感性的35%~40%。近年来基因组学研究也发现了 39 个与本病相关的非 HLA 基因区,在全球范围内,这些区域仅能解释约 5% 的遗传特性。

（二）饮食与免疫因素

麸质即面团清洗除去淀粉后残留的胶样蛋白,由多种谷物中的醇溶蛋白和麦胶蛋白互相粘连形成,存在于小麦、大麦、黑麦、燕麦等谷物及其制品(如面包和麦芽)中。麸质中的醇溶蛋白是本病的主要自身抗原,能被组织型谷氨酰胺转移酶(tissue transglutaminase,tTG)脱酰胺形成多肽,这些多肽通过跨细胞或细胞旁途径进入小肠固有层,被携带 HLA-DQ2 和 HLA-DQ8 的抗原递呈细胞识别,递呈给 CD4$^+$T 细胞,CD4$^+$T 细胞又通过 Th1 途径产生 IFN-γ,进而诱导肌动蛋白重新分布,肠上皮细胞骨架改变,介导炎症反应。在这一反应过程中,能同时产生抗 tTG、醇溶蛋白和肌动蛋白的抗体,目前对这些抗体的产生机制仍不明确,它们可能与本病的肠道外症状相关,如疱疹性皮炎等。

（三）微生态因素

近来研究表明,遗传、饮食和微生物群之间的复杂相互作用对于本病的发生可能起着重要作用。一项基于对表达 HLA-DQ8 小鼠的研究表明,肠道微生物群可增强或减轻麸质引起的免疫反应。未经治疗的患者,粪便中双歧杆菌丰度明显高于健康成人,并且在儿童患者中发现十二指肠革兰氏阴性菌和潜在的促炎细菌比例增高。经阴道分娩和母乳喂养的脂肪泻高危婴儿,粪便中细菌的特异性变化与 HLA-DQ2 有关,表明 HLA 类型可能在决定出生后肠道微生物特征方面发挥作用。

【病理】

乳糜泻的主要病理变化在小肠黏膜,出现小肠黏膜损伤,可同时伴有肠外系统性病变,病变的程度和范围有很大的差异。其主要累及近端小肠黏膜,可延伸至远端小肠但病变程度逐渐减轻,有些病例中也可以延伸至更远端肠段。主要病理表现为小肠绒毛萎缩以及绒毛上部淋巴细胞数量增加。黏膜扁平甚至消失,表层杯状细胞减少,柱状上皮细胞变低平,胞质有空泡,核大小不一,微绒毛模糊不清。疾病进展时会伴有隐窝腺体增生。有些病例中黏膜粗厚,呈慢性炎症性改变,绒毛仍存在但杂乱无章,肠腔可有不同程度扩大。

Marsh 对乳糜泻从正常黏膜到绒毛完全萎缩的组织学变化进行了分类。修订版的 Marsh 分类被临床广泛采用,但为了使不同病理医师读片时的差异最小化,目前提出了另一种更简单的分类(表 4-5-1)。

【临床表现】

本病的临床表现实质上是由营养物质消化吸收障碍而致的营养不良综合征。临床表现差异很大,非常多患者症状很轻,不易察觉。既往认为典型的儿童吸收不良症状是本病的常见表现,但随着人们对本病的认识加深,发现更多的患者表现为非典型的症状,这些症状在儿童期或成人期均可出现。

临床表现主要包括:

1. 典型症状 主要为胃肠道症状,如慢性腹泻、体重减轻、发育不良、脂肪泻以及低蛋白血症继发的水肿。临床实践中有典型症状的患者非常罕见。

2. 非典型症状 常见的非特异性消化道症状包括胃食管反流症状、呕吐、腹胀、腹痛、便秘、肠易激综合征样症状。消化道外表现包括缺铁性贫血、疱疹性皮炎、慢性疲劳、头痛、骨质疏松、牙釉质萎缩、关节炎和关节痛、慢性肝炎和高转氨酶血症、神经障碍、身材矮小、青春期延迟、反复流产和生育力降低等。

3. 无症状 这类患者有典型的肠黏膜损伤客观证据但确无任何临床症状。

【辅助检查】

(一)血液检查

贫血较常见,可表现为巨幼红细胞性贫血或小细胞低色素性贫血。血清钾、钠、钙、镁等浓度下降,血浆白蛋白、胆固醇和磷脂等降低,凝血酶原时间延长。

(二)血清学检测

根据靶抗原的不同,乳糜泻的血清学检测可分为两类:自身抗体和靶向致病抗原的抗体,前者包括抗平滑肌肌内膜抗体(endomysial antibody,EMA)、抗组织谷氨酰胺转移酶(anti-tissue transglutaminase,抗 tTG)抗体,后者包括传统的抗麦胶蛋白抗体(antigliadin antibodies,AGAs)和去酰胺基麦胶蛋白肽抗体(antibodies against synthetic deamidated gliadin peptides,DGPs)。所有这些抗体均是 IgA 或 IgG,IgG 检测在一些 IgA 缺陷的乳糜泻患者中有较大价值。

表 4-5-1 麸质相关小肠病变的改良 Marsh 分类

0 期	黏膜浸润前期。约有 30% 有疱疹性皮炎或麸质共济失调患者小肠活检标本显示正常(说明:麸质共济失调是麸质相关失调中的一种,乳糜泻相关指南中提出的麸质相关失调包括:①乳糜泻;②非乳糜泻的麸质敏感;③麸质共济失调;④疱疹样皮炎及小麦过敏)
1 期	正常隐窝/绒毛比正常,上皮内淋巴细胞(IEL)的数量增加到超过 25/100 肠细胞
2 期	隐窝增生。除了 IEL 增加外,在绒毛高度不变的情况下,隐窝深度也有所增加
3 期	绒毛消失。这是典型的乳糜泻病理改变,可发生在 40% 的疱疹性皮炎患者。尽管有显著的黏膜改变,但许多患者没有症状,所以被诊断为亚临床或静止型病例

1. IgA EMA IgA EMA 对未治疗的活动性乳糜泻诊断具有中度敏感性和较高特异性。即使低滴度的血清 IgA EMA 阳性,对乳糜泻诊断也具有特异性。该检测较昂贵,需要专业人士的正确解读。

2. IgA tTG 抗 tTG 抗体对诊断乳糜泻具有高度敏感性和特异性。IgA tTG 的酶联免疫吸附法检测应用广泛且操作简单,比 IgA EMA 更客观且廉价。

3. IgA 和 IgG DGP 已证实 DGPs 自身抗体在高危和低危人群中均有很高的准确性。IgG DGP 检测对 tTG 血清学阴性及 IgA 缺陷的疑诊乳糜泻病例有较高的敏感性和特异性,并优于 IgA DGP。

(三)基因学检测

HLA 分型检测具有很高的阴性预测值,HLA-DQ2/DQ8 缺失可以排除易感个体存在乳糜泻的可能。对于临床高度怀疑乳糜泻且存在特异性乳糜泻抗体的病例,英国胃肠病学会指南建议进行 HLA-DQ2/DQ8 分析。对于血清学阴性但组织病理学检查怀疑乳糜泻的病例,只有 HLA 分型检测阴性时对鉴别诊断有帮助。

(四)吸收不良相关实验

包括粪脂测定、脂肪吸收试验、蛋白质吸收试验、碳水化合物吸收试验、乳糖耐量试验、右旋木糖(D-xylose)吸收试验、维生素 B_{12} 吸收试验(Schilling test)、胰腺功能试验等,用于判断吸收不良的性质。

(五)内镜检查

虽然内镜检查对乳糜泻的诊断不够敏感也不具有特异性,但在内镜检查中发现以下情况应当引起怀疑,包括十二指肠/空肠皱襞呈扇贝样或马赛克图案,皱襞平坦以及大量充气时皱襞数量变少甚至消失等。当观察到上述任何一种内镜特征时,都应进行肠黏膜活检。对于临床疑诊病例，即使内镜下皱襞外观正常亦需进行活检。每次活检至少需要4个部位，3处来自乳头远端的降部黏膜，1处取自球部。病变主要位于十二指肠和上段空肠且可呈灶性分布，活检取样不足时可能导致漏诊。对于组织学检查阴性但自身抗体阳性的患者应考虑进行再次活检。

（六）麸质激发试验

近来有研究提出，每日给予麸质饮食300g，持续2～4周，即可造成肠道黏膜损害，可用于初筛可疑患者。初次肠道黏膜活检结果可疑和无麸质饮食后活检结果为阴性的患者，该检查有助于确诊。

【诊断与鉴别诊断】

对长期腹泻、体重减轻的病例应警惕小肠吸收不良的存在。诊断乳糜泻首先要与其他肠道器质性疾病、胰腺疾病所致的吸收不良进行鉴别。根据粪脂、胃肠X线检查，各项小肠吸收试验可以对吸收不良的性质有初步判断，并与其他原因的吸收不良病因鉴别。EMA、tTG、DPGs等抗体阳性是诊断的重要依据。小肠黏膜活检联合血清学检测阳性是乳糜泻诊断的"金标准"。

临床高度疑诊病例可行小肠黏膜活检及血清学筛查确定。一般疑诊病例可先行血清学筛查，若所有检测均为阴性即可排除诊断，任一抗体阳性则应进一步行小肠活检。血清学阳性但活检阴性的患者，建议1～2年后随访或者重复活检。高度疑诊病例若血清学阴性但组织学阳性，应考虑其他原因引起的肠炎；如未能找到其他病因，则按乳糜泻治疗。即使经内镜小肠黏膜活组织病理检查诊断的病例，仍需要试验性治疗以明确麸质饮食的关系并做出最终诊断。

【治疗】

确定诊断后，针对病因进行综合治疗，以饮食疗法最为重要。

（一）饮食疗法

当前治疗乳糜泻的唯一有效方法是严格的终生无麸质饮食。对于大部分乳糜泻患者，完全无麸质饮食能得到症状、血清学和组织学缓解。坚持无麸质饮食的儿童生长发育可以恢复正常，并可避免许多成年之后的并发症。推荐就诊营养专家进行营养状况评估，并通过就诊咨询、饮食日记和规律随访坚持无麸质饮食。

（二）对症治疗及支持治疗

补充各种维生素及其他营养物质，注意监测骨质疏松情况并及时纠正。重症患者应住院治疗，纠正电解质平衡失调，必要时可输入人血白蛋白或成分输血。

（三）肺炎球菌接种

乳糜泻患者常伴有免疫功能低下，成人患者患肺炎球菌败血症的风险可能增加，应预防性接种肺炎球菌疫苗。

（四）肾上腺皮质激素

肾上腺皮质激素治疗能改善小肠吸收功能，缓解临床症状，适应于对无麸质饮食反应不好或不能耐受无麸质饮食的患者。但停药后经常复发，并有水钠潴留、加重低钾血症和骨质疏松等不良反应。

（五）非饮食疗法

随着乳糜泻的发病机制逐步被认识，目前有多个替代/辅助治疗性药物已经进入临床试验阶段，主要针对麸质的腔内消化、肠黏膜屏障功能改善和免疫调节等。

【预后】

大多数乳糜泻患者在严格无麸质饮食后，预后良好。若饮食控制不严格或饮食治疗欠佳时，病情可持续进展，甚至发生骨质疏松和恶性肿瘤。乳糜泻患者最常见的恶性肿瘤是非霍奇金淋巴瘤，大多为T细胞来源，其他肿瘤还有口咽部和食管鳞状细胞癌以及小肠腺癌。有证据显示，无麸质饮食可以降低乳糜泻患者恶性肿瘤的发生风险。

【预防】

目前尚无明确的预防方法。随着对乳糜泻认识的深入，发现目前确诊病例仅为冰山一角，多数患者仍未被及时发现和治疗。早期发现和治疗是乳糜泻最有效的二级预防。

（任建林　许鸿志）

推 荐 阅 读

[1] BURKHARDT J G, CHAPA-RODRIGUEZ A, BAHNA S L. Gluten sensitivities and the alleigist: Threshing the grain from the husks[J]. Allergy, 2018, 73（7）: 1359-1368.

[2] DIETERICH W, EHNIS T, BAUER M, et al. Identification of tissue transglutaminase as the autoantigen of celiac disease[J]. Nat Med, 1997, 3（7）: 797-801.

[3] LUNDIN K E, SCOTT H, HANSEN T, et al. Gliadin-specific, HLA-DQ（alpha1*0501, beta 1*0201）restricted T cells isolated from the small intestinal mucosa of celiac disease patients[J]. J Exp Med, 1993, 178（1）: 187-196.

[4] LIU E, DONG F, BARÓN A E, et al. High incidence of

celiac disease in a long-term study of adolescents with susceptibility genotypes[J]. Gastroenterology, 2017, 152 (6): 1329-1336.

[5] CASTELLANOS-RUBIO A, FERNANDEZ-JIMENEZ N, KRATCHMAROV R, et al. A long noncoding RNA associated with susceptibility to celiac disease[J]. Science, 2016, 352 (6281): 91-95.

[6] GUTIERREZ-ACHURY J, ZHERNAKOVA A, PULIT S L, et al. Fine mapping in the MHC region accounts for 18% additional genetic risk for celiac disease[J]. Nat Genet, 2015, 47 (6): 577-578.

[7] HADJIVASSILIOU M, AESCHLIMANN P, SANDERS D S, et al. Transglutaminase 6 antibodies in the diagnosis of gluten ataxia[J]. Neurology, 2013, 80 (19): 1740-1745.

[8] MOLBERG O, MCADAM S N, KÖRNER R, et al. Tissue-transglutaminase selectively modifies gliadin peptides that are recognized by gut-derived T cells in celiac disease[J]. Nat Med, 1998, 4 (6): 713-717.

[9] GALIPEAU H J, MCCARVILLE J L, HUEBENER S, et al. Intestinal microbiota modulates gluten-induced immunopathology in humanized mice[J]. Am J Pathol, 2015, 185 (11): 2969-2982.

[10] NISTAL E, CAMINERO A, HERRÁN A R, et al. Study of duodenal bacterial communities by 16S rRNA gene analysis in adults with active celiac disease vs non-celiac disease controls[J]. J Appl Microbiol, 2016, 120 (6): 1691-1700.

[11] NACHMAN F, MAURIÑO E, VÁZQUEZ H, et al. Quality of life in celiac disease patients: prospective analysis on the importance of clinical severity at diagnosis and the impact of treatment[J]. Dig Liver Dis, 2009, 41 (1): 15-25.

[12] LEBWOHL B, SANDERS D S, GREEN P H R. Coeliac disease[J]. Lancet, 2018, 391 (10115): 70-81.

第二节 乳糖吸收不良

当人体小肠黏膜刷状缘乳糖酶缺乏或活性较低时，乳糖在小肠消化和吸收障碍而引起腹胀、腹泻以及腹痛等一系列临床症状称为乳糖不耐受症（lactose intolerance，LI）。当乳糖酶缺乏只引起乳糖吸收障碍而无明显临床症状时，称为乳糖吸收不良（lactose malabsorption，LM）。

【流行病学】

全世界约 70% 的人口存在不同程度的乳糖酶缺乏。乳糖吸收不良的发病率与种族、年龄、遗传、地理环境有关。北欧人乳糖吸收不良发病率最低，仅为 2%，黑种人和犹太人为 60%~80%，亚洲人和美洲印第安人发病率几乎达 100%。中国是乳糖吸收不良和乳糖不耐受的高发区，乳糖酶缺乏的发生率为 75%~95%。国内一项对 4 个城市 1 168 例 3~13 岁儿童的研究显示，乳糖酶活性降低或缺失发生的年龄在 7~8 岁，11~13 岁乳糖酶缺乏发生率高达 87.8%，乳糖不耐受发生率为 29.0%。国内有报道乳糖吸收不良占婴儿腹泻病因的 46.9%~70.0%。自 20 世纪 80 年代起，乳糖吸收不良导致的婴儿腹泻引起广泛关注。

【发病机制】

乳糖是哺乳动物乳汁中一种重要的营养成分，母乳中的乳糖是婴幼儿最重要的能量来源，乳糖在成年人中也是人体新陈代谢和生长发育的能量物质，其在小肠经乳糖酶分解为葡萄糖和半乳糖。乳糖酶缺乏或活性减低可引起乳糖吸收不良，属常染色体隐性遗传病。

乳糖酶又称 β- 半乳糖苷酶，基因位于 2 号染色体长臂，由 5 万个碱基对组成，包含 17 个外显子。乳糖酶至少妊娠 34 周才开始有活性，出生后伴随肠黏膜上皮发育活性逐渐增高，于断乳后再次降低并随着乳糖酶基因关闭最终完全失活。乳糖酶为一条多肽链，包含乳糖酶 - 根皮苷水解酶作用位点，并通过羧基端的一段疏水氨基酸序列连接在小肠绒毛刷状缘表面。小肠发育异常，多种因素致黏膜受损造成绒毛顶部含双糖酶（包括乳糖酶）的上皮细胞丢失，以及乳糖酶分泌不足均可导致乳糖吸收不良。小肠内未被消化吸收的乳糖增加了肠腔内渗透压，致小肠水分吸收减少，产生渗透性腹泻。乳糖到达末端回肠和结肠被细菌发酵而产生短链脂肪酸（乙酸、丙酸和丁酸）和气体（氢气、甲烷和二氧化碳），进一步增加肠内渗透压，从而导致腹泻、腹胀、肠鸣和排气增多等症状。

根据乳糖酶缺乏的原因可分为先天性乳糖酶缺乏、原发性（成人型）乳糖酶缺乏、继发性乳糖酶缺乏 3 种。

1. 先天性乳糖酶缺乏（heredity lactase deficiency） 先天性乳糖酶缺乏是指患儿出生时体内就缺乏乳糖酶或酶活性低下，属常染色体隐性遗传病，此型很少见。小肠组织活检表明其组织特征皆正常。此类患儿一旦食用母乳或者其他含乳糖的食物即会出现频繁呕吐、腹泻，粪便成泡沫状且含有乳糖和乳酸，严重时会发生黄疸、智力障碍、营养不良等,甚至危及生命。

2. 原发性乳糖酶缺乏(primary lactase deficiency) 原发性乳糖不耐受也称成人型乳糖不耐受,是由于停止哺乳后小肠乳糖酶活性随年龄增加逐渐降低或消失引起,与乳糖酶基因表达降低有关。这是最常见的一种类型,发生率随不同地区、不同种族人群的不同而变化。

3. 继发性乳糖酶缺乏(secondary lactase deficiency) 继发性乳糖吸收不良是指多种原因致小肠上皮损伤继发乳糖酶活性暂时性下降,多发生于感染性腹泻、炎症性肠病、手术及药物(大剂量服用头孢类或β内酰胺类抗生素等)导致的小肠黏膜损伤后。婴幼儿继发性乳糖吸收不良更为常见,其中轮状病毒肠炎发生率最高,该病毒不仅破坏肠黏膜,减少乳糖酶的分泌,还直接作用乳糖酶使其分解,引起继发性乳糖吸收不良。

【临床表现】

乳糖不耐受的症状个体差异很大,症状和严重程度与小肠黏膜乳糖酶活性、摄入的乳糖量、胃排空速率、肠乳糖转运时间、肠道细菌发酵乳糖的能力及大肠对肠腔渗透压改变后的代偿作用等有关。严重的乳糖吸收不良多于摄入一定量乳糖后30分钟至数小时内发生。食物中的乳糖在小肠内不能被乳糖酶完全消化吸收而滞留于肠腔内,使肠内容物的渗透压增高、体积膨胀,胃肠排空速度加快,导致恶心、呕吐、腹胀、腹泻、肠鸣和腹痛等胃肠道症状,某些患者还可出现头痛、注意力不集中、记忆力下降、疲乏无力、肌肉和关节疼痛、心律不齐、口腔溃疡、瘙痒等症状。此外,乳糖吸收不良可影响钙和铁的吸收并引起相关临床症状。婴幼儿典型症状是腹泻,常表现为带泡沫及酸臭味的黄色稀便,同时伴有尿布疹、呕吐、生长发育迟缓等。年长儿则以腹痛、腹胀为主要表现。严重的乳糖吸收不良可导致营养不良及水、电解质紊乱,甚至危及生命。

【辅助检查】

(一)粪便还原糖及pH测定

肠道内未分解的乳糖随粪便排出,同时粪便因含有酸性代谢产物呈酸性,粪便还原糖测定和pH改变可反映乳糖分解情况。醋酸铅法还原糖≥(++)为阳性,同时粪便pH<5.5,提示乳糖吸收不良。该法操作简便,具有较高的灵敏度,可以鉴别原发性和继发性乳糖吸收不良。班氏试剂法原理相同,评定标准为还原糖≥(++)为阳性,不需配合pH测定,操作更加简便。

(二)尿半乳糖检测

尿中半乳糖在半乳糖氧化酶的作用下生成己二醛糖和过氧化氢,后者使3,5-二氯-2-羟基苯磺酸氧化呈红色,不变色提示乳糖吸收不良。半乳糖在人体内代谢后80%经尿排出,测定尿中半乳糖水平可以间接反映乳糖的消化吸收状况,从而判断受检者是否存在乳糖吸收不良。

(三)氢气呼气试验

其原理是未分解乳糖在肠道可生成一定量的氢气,经吸收入血后随呼吸排出,测定呼出氢气的水平可以间接反映乳糖的消化吸收状况。方法为口服1~2g/kg乳糖,3小时后测定呼气中氢气浓度,与空腹水平比较升高 $>2 \times 10^{-5}$ mol/L判定为吸收不良。本方法操作简便,灵敏性和准确性高,但操作时间长达数小时,并需要受试者良好的配合,幼儿无法适用。

(四)乳糖耐量试验

乳糖耐量试验是传统的检测方法,口服乳糖后取不同的时间点检测血糖水平,其低于200mg/L为阳性;该法需反复多次采血,假阳性率高,特异性差。

(五)单核苷酸多态性(single nucleotide polymorphism,SNP)检测

患有LI的高加索人种中几乎均存在SNP[C/T-13910]单核苷酸变异,该位点突变检测诊断LI的敏感性、特异性分别为97%和95%,适用于高加索人种原发与继发性LI的鉴别诊断。

(六)小肠黏膜活检组织乳糖酶活性检测

少数无法通过实验室检测确诊的LI可通过小肠镜行空肠黏膜活检,检测空肠黏膜刷状缘乳糖酶活性以明确诊断,乳糖酶活性<17~20IU/g支持LI诊断。

【诊断与鉴别诊断】

对于摄入乳制品后出现腹痛、腹胀、腹泻、肠鸣等消化道症状的病例,根据症状出现频率及程度可做出LM或LI初步诊断。疑似LI时可先尝试去乳糖饮食,通常2周内临床症状消失,而再次摄食后症状复发。小肠黏膜活检乳糖酶活性检测为诊断该病的"金标准",因其为有创性操作且费用高难以临床推广。氢呼气试验被视为其重要的替代性诊断标准,有研究表明氢气呼气试验诊断LI敏感性与特异性分别达到76%~100%和90%~100%。

确诊LI应与其他肠道吸收不良症进行鉴别诊断。粪脂检测、小肠吸收试验和消化道影像学检查有助于吸收不良的病因鉴别。继发性LI常发生于感染性腹泻、炎症性肠病、手术及药物性小肠黏膜损伤，多可随原发病的控制得以缓解。

【治疗】

乳糖不耐受的治疗与其临床类型密切相关。先天性乳糖酶缺乏应终身禁食乳糖及相关制品，而继发性乳糖吸收不良应首先治疗原发病。对于先天性和继发性乳糖吸收不良导致的难治性腹泻和营养不良，应及时纠正水、电解质紊乱，同时避免滥用抗生素。

（一）饮食治疗

饮食治疗是乳糖不耐受的主要治疗方法。避免食用乳糖及含乳糖食物可以有效控制或减轻乳糖不耐受症状。原发性乳糖吸收不良患儿临床症状与进食乳糖的量密切相关，可采用少量多次摄入乳制品，以增强肠道对乳糖的耐受性，还可选用发酵乳以减少乳糖摄入。目前市售无乳糖奶粉或水解蛋白牛奶均不含乳糖，能确保蛋白质的足量供应和利用，但价格昂贵。也可使用大豆奶粉或米、面制品作为替代。

（二）益生菌制剂

研究表明多种益生菌与乳糖酶有关。乳酸菌可产生乳糖酶，同时可延缓胃肠排空速率，减慢肠转运时间。在牛奶中加入保加利亚乳杆菌、嗜热链球菌等益生菌制成发酵乳，可使乳糖含量明显减少。双歧杆菌和乳酸杆菌能酵解乳糖，且在酵解时只产酸不产气，不增加肠内渗透压，同时增加肠道短链脂肪酸的吸收，有利于减轻乳糖吸收不良症状。

（三）补充乳糖酶制剂

乳酸菌、大肠埃希菌、芽孢杆菌以及酵母菌等真菌均可产生乳糖酶，其中后者是商品化乳糖酶的主要来源。乳糖酶制剂的临床效果与乳糖酶剂量、肠内乳糖含量以及酶在胃肠道内维持的活性有关。因口服时易被胃酸破坏而降低效价，并且价格昂贵，现阶段难以在临床推广使用。

（刘凯军　陈东风）

推 荐 阅 读

[1] STORHAUG C L，FOSSE S K，FADNES L T. Country, regional, and global estimates for lactose malabsorption in adults: a systematic review and meta-analysis[J]. Lancet Gastroenterol Hepatol, 2017, 2（10）：738-746.

[2] FASSIO F，FACIONI M S，GUAGNINI F. Lactose Maldigestion, Malabsorption, and Intolerance: A Comprehensive Review with a Focus on Current Management and Future Perspectives[J]. Nutrients, 2018. 10（11）：1599-1601.

[3] OAK S J，JHA R. The effects of probiotics in lactose intolerance: A systematic review[J]. Crit Rev Food Sci Nutr, 2019, 59（11）：.1675-1683.

[4] VANDENPLAS, Y. Lactose intolerance[J]. Asia Pac J Clin Nutr, 2015, 24 Suppl 1: S9-S13.

[5] UGIDOS-RODRIGUEZ S，MATALLANA-GONZALEZ M C，SANCHEZ-MATA M C. Lactose malabsorption and intolerance: a review[J]. Food Funct, 2018, 9（8）：4056-4068.

第三节　Whipple 病

Whipple 病（Whipple's disease）又称惠普尔病，即肠源性脂肪代谢障碍，是一种罕见的慢性感染性疾病，其与 Whipple 杆菌（*Tropheryma whipplei*，*T.whipplei*）感染有关。该病在 1907 年由 George Hoyt Whipple 第一次描述，是一种以胃肠道损害为突出表现的疾病，主要引起吸收不良，但可能会影响消化系统外器官包括心脏、大脑、肺、关节、皮肤和眼睛。主要临床表现包括腹泻、体重下降、关节痛、关节炎，但其临床表现多样，大约 15% 的患者没有典型的症状和体征。明确诊断后，通常可以采用长程使用抗生素治疗。严重者可危及生命。

【流行病学】

Whipple 病属于罕见病，发病率为 1/100 万。患者以男性为主，在美国患者中男性占 86%。近几年，在一些国家女性发病率有所增加。该病具有一定遗传易感性，主要发生在白种人。*T.whipplei*（Whipple 杆菌）是一种存在于消化道的微生物。被感染人群通常并无症状，遗传缺陷或免疫缺陷个体容易发病。这种免疫缺陷可能是特异性的 Whipple 杆菌的免疫缺陷，因为这种疾病并不会增加其他感染的风险。该病的中位诊断年龄为 49 岁。

【发病机制】

Whipple 病与 Whipple 杆菌（Tropheryma whipplei）感染有关。*T.whipplei* 是一种放线菌，与 MAI（*Mycobacterium avium-intracellulare*，一种非典型的分枝杆菌）和副结核分枝杆菌（*Mycobacterium paratuberculosis*）归类于同一种属。因此，Whipple 病与这些细菌引起的疾病表现类似。这种疾病在农民和密切接触土壤和动物的人群中很常见，表明感染可能来源于土壤及动物。

被 Whipple 杆菌感染的患者仅有部分发病，易感人群对病原体进行细胞内降解的能力下降，特别是在巨噬细胞中降解的能力下降。一些研究表明，T 淋巴细胞（特别是 Th1 亚群）功能缺陷可能是该疾病的重要诱发因素。尤其是表达 CD11b（也称为整联蛋白 α）的循环细胞在易感个体中减少会诱发该疾病。CD11b 在激活巨噬细胞以破坏细胞内摄入的 *T.whipplei* 细菌中起着至关重要的作用。固有层的细胞增殖与"泡沫巨噬细胞"，以及同时降低的淋巴细胞和浆细胞数量是该病的病理学特征。

【临床表现】

该病最常见的临床表现包括腹泻、腹痛，体重减轻和关节疼痛。关节疼痛可能是由于迁移性非变形性关节炎引起的。这种关节炎可能在消化道症状出现之前多年发生，常常损害大关节，导致关节变形，且往往不会损伤关节面。部分患者可存在发热和畏寒。

（一）消化系统症状

消化系统症状多表现为腹泻、腹痛。慢性吸收不良的腹泻导致脂肪吸收不良，导致脂肪泻，胃肠胀气、腹胀等临床表现。蛋白质丢失可能出现低蛋白血症相关的外周性水肿。

（二）消化系统外症状

约 50% 患者会出现皮肤色素沉着，部分有皮下结节，常常伴有各种眼病，如葡萄膜炎、虹膜炎等，通常出现视力减退和受累眼部疼痛。少数病例还可出现心脏瓣膜感染所致的心内膜炎。这些患者常常由于呼吸困难、双下肢水肿而就诊。

在 Whipple 患者中，10%～40% 的患者有神经系统受累，病损区域不同，临床症状也不尽相同。最常见的表现是痴呆、记忆丧失、意识水平下降。眼运动障碍和面部的肌律失常（肌肉的快速重复运动）是 Whipple 病的重要特征。身体协调性减弱、头痛、癫痫发作以及一些更罕见的神经系统症状也可出现。神经系统的临床表现较为复杂多样，如痴呆、眼球运动障碍、不随意运动、下丘脑功能障碍、脊髓病、共济失调以及精神症状等。典型神经系统症状包括：

1. 痴呆 - 核上性眼肌麻痹 - 肌阵挛三联症 缓慢进行性痴呆、核上性眼肌麻痹、肌阵挛的发生率较高，以上三联症的存在提示患 Whipple 病的可能性极大。眼肌麻痹以核上性多见，核间性眼肌麻痹也可见，单纯的动眼神经麻痹罕见。

2. 小脑损害 表现为小脑性共济失调、意向性震颤、眼震及构音障碍等小脑综合征。

3. 眼 - 咀嚼肌节律性运动 眼 - 咀嚼肌节律性运动是 Whipple 病中枢神经系统受累的特征性体征，表现为不间断不自主节律性眼球会聚样运动，频率约为 1 次 / 秒，伴舌和咀嚼肌的刺激性收缩。

4. 下丘脑垂体损害 产生多尿、烦渴、易饥饿、性欲减退及失眠等症状。

5. 卒中综合征 Whipple 病表现为卒中综合征的患者如能早期诊断和使用抗生素，可能呈现良性的病程，不出现偏瘫、失语等严重后遗症。

6. 眼征 主要有眼葡萄膜炎、玻璃体炎、视网膜炎、球后视神经炎、视盘水肿，可导致视物模糊或失明。眼征通常伴发于 Whipple 病出现中枢神经系统受累的患者，单纯的出现眼征比较罕见。

7. 脊髓病 表现为脊髓半切综合征或横贯性损害，神经系统 Whipple 病所致的脊髓病较为罕见。

8. 其他 如癫痫、精神障碍、无菌性脑膜炎、局灶性神经体征以及周围神经损害等。

【诊断与鉴别诊断】

Whipple 病的常见临床症状和体征包括腹痛、脂肪泻、体重减轻、迁移性关节病、发热和神经系统症状。体重减轻和腹泻是最常见的症状，同时伴有慢性、不明原因、反复发作的非破坏性大关节炎。

（一）十二指肠镜活检

通过十二指肠镜活组织检查是确诊该病的方法。十二指肠和空肠的内镜检查可以显示经典肠道 Whipple 病患者的浅黄色粗糙黏膜和红斑性侵蚀斑块。病理活检该病的组织学特征是肠黏膜固有层中存在吞噬非酸性革兰氏阳性杆菌的 PAS（高碘酸希夫染色）阳性巨噬细胞。针对 *T.whipplei* 的免疫组织化学染色是诊断 Whipple 病的重要手段。

（二）PCR 检测

采用 PCR 检测 *T.whipplei* 细菌也是诊断该病的重要方法。采用 PCR 方法在血液，玻璃体液，滑液，心脏瓣膜或脑脊液中检测到该细菌，也可确诊此病。唾液，胃或肠液和粪便样本的 PCR 敏感性高，但特异性较差，这提示健康个体也可能携带致病细菌而没有 Whipple 病的表现，当然 PCR 阴性表明被检测的个体没有 *T.whipplei* 细菌感染。

（三）鉴别诊断

本病主要发生于白人老年男性，但女性和所有各种族均易感染。大部分患者有腹泻或吸收不良的胃肠道症状，但一些人仅表现为关节或神经系统症状。肠道外的症状包括发热、咳嗽、头痛、痴呆和关节炎、肌肉无力的表现很常见，可掩盖胃肠道症状，也可发生显著的或隐匿性胃肠道出血，这不同于其他大多数肠道吸收不良疾病。由于淋巴结肿大引起淋巴管引流受阻，可发生蛋白丢失性肠病，引起低蛋白血症和水肿。

当胃肠症状明显时，诊断依赖于对临床综合征的认识、吸收不良的证据和小肠活组织检查。如果患者以关节炎、发热或神经系统症状的表现而无肠道的症状，诊断较为困难。必须仔细将 Whipple 病的活检与 AIDS 患者感染 MAI 的活检区分开来。两种病均是固有膜 PAS 阳性巨噬细胞的浸润。然而，MAI 是一种耐酸的细菌，而 Whipple 菌则不是。也可用电镜区别这两种疾病。此外，须与其他相关疾病相鉴别。

1. **小肠淋巴管扩张症**　小肠淋巴管扩张症是原发或继发原因导致的肠道淋巴管压力增高和淋巴回流受阻，引起淋巴液从小肠黏膜或淋巴管渗漏，造成低蛋白血症、乳糜泻、乳糜性腹水、外周淋巴细胞减少的临床综合征，是一种较少见的消化系疾病，也是引起蛋白质丢失性肠病的经典疾病。该病淋巴管造影可见肠系膜淋巴管扭曲、狭窄、曲张，造影剂滞留或反流入肠系膜淋巴管，如存在淋巴管小肠瘘，造影剂可漏入小肠。病理检查可见黏膜和黏膜下层扩张淋巴管，以绒毛顶端最明显，周围炎症不明显，可见充满脂肪的巨噬细胞，浆膜下可见脂褐素沉积。Whipple 病的特征性病理检查可见 PAS 发阳性的泡沫状巨噬细胞，可与该病鉴别。

2. **显微镜下结肠炎**　显微镜下结肠炎（microscopic colitis，MC）是一种以慢性水样腹泻、体重下降、营养不良、结肠镜下结肠黏膜正常而病理学检查在显微镜下可见特异性改变的一组临床病理综合征，包括胶原性结肠炎（collagen colitis，CC）和淋巴细胞性结肠炎（lymphocytic colitis，LC）2 个亚型。其均有上皮内淋巴细胞增生，黏膜固有层内急、慢性炎性细胞浸润，胶原性结肠炎的上皮还有增厚的胶原层。病理组织学检查是鉴别该病与 Whipple 病的重要方法。

【治疗】

治疗手段主要是长期使用抗生素治疗。Whipple 病复发较为常见，以中枢神经系统复发为主。因此选用抗生素必须能通过血 - 脑屏障，包括用青霉素，氨苄西林，四环素或磺胺甲噁唑，治疗疗程是 1～2 年。任何持续不到 1 年的治疗的复发率为 40%。最近有专家认为，Whipple 病推荐使用强力霉素和羟氯喹治疗 12～18 个月。磺胺类药物（磺胺嘧啶或磺

胺甲噁唑）可用于治疗神经症状。对于抗生素使用时间，目前推荐 1～2 年。停药时间也可通过应用高分辨率光镜和电镜或 PCR 方法检测病菌是否存在来评估停药时间。

（一）静脉注射

第三代头孢菌素 2 周后改用甲氧苄氨嘧啶 - 磺胺甲基异噁唑（TMP-SMZ），该疗法可明显降低复发率。

（二）联合用药

联合应用普鲁卡因、青霉素 G 和链霉素，后改用 TMP-SMZ，用法同前。其他抗菌药物如利福平、氯霉素、氨苄西林及强力霉素等亦可选用。经充分抗菌药物长期治疗的 Whipple 病患者仍可能有一定的复发率，但用 TMP-SMZ 长期治疗可明显降低复发率。对于难治性 Whipple 病患者，可加 γ- 干扰素等免疫抑制剂治疗。在停止抗菌药物治疗之前须行 PCR 检查，只有 PCR 结果为阴性时，才能终止治疗。此外，对于不同症状予以对症治疗，如癫痫发作加用抗癫痫药物；促进脑细胞代谢、营养神经的药物也可应用。

再次活组织检查来证实细菌是否从肠道中清除的意义目前尚有争议，但在停用抗生素之前应该进行此项检查。值得注意的是，细菌清除后，PAS 阳性的巨噬细胞可存在多年。

长期使用抗生素有肠道菌群失调、细菌耐药等风险。由于本疾病发病罕见，关于细菌耐药的尚无高质量文献报道。长期使用抗生素导致的肠道菌群失调可通过补充益生菌、粪菌移植等手段进行纠正。由于该病发病率低，在治疗方案的优化上尚缺乏指南或共识意见指导，需进一步深入研究。

（刘凯军　陈东风）

推 荐 阅 读

[1] WHIPPLE G H. A hitherto undescribed disease characterized anatomically by deposits of fat and fatty acids in the intestinal and mesenteric lymphatic tissues[J]. Bull Johns Hopkins Hosp, 1907, 18: 382-393.

[2] BAI J C, MAZURE R M, VAZQUEZ H. Whipple's disease[J]. Clin Gastroenterol Hepatol, 2004, 2(10): 849-860.

[3] FENOLLAR F, PUÉCHAL X, RAOULT D. Whipple's disease[J]. N Engl J Med, 2007, 356(1): 55-66.

[4] SCHNEIDER T, MOOS V, LODDENKEMPER C, et al. Whipple's disease: new aspects of pathogenesis and treatment[J]. Lancet Infect Dis, 2008, 8(3): 179-190.

[5] MARTH T. The diagnosis and treatment of Whipple's disease[J]. Curr Allergy Asthma Rep, 2001, 1(6): 566-571.

[6] MARTH T. New insights into Whipple's disease - a rare intestinal inflammatory disorder[J]. Dig Dis, 2009, 27(4): 494-501.

[7] DERIBAN G, MARTH T. Current concepts of immunopatho-genesis, diagnosis and therapy in Whipple's disease[J]. Curr Med Chem, 2006, 13(24): 2921-2926.

第四节　小肠细菌过度生长综合征

小肠细菌过度生长（small intestinal bacterial overgrowth, SIBO）又称小肠淤积综合征、小肠污染综合征或盲袢综合征，是以小肠内菌群数量增多或菌群种类异常为特征的一种异常综合征。正常健康者空肠近端内容物培养每毫升≤10^4菌落形成单位（colony forming units, CFU），当≥10^5CFU 时，即可确定为 SIBO。临床表现包括腹痛、腹胀、腹泻或是吸收不良的表现，如体重下降、贫血、营养不良。引起小肠细菌过度繁殖的病因甚多，而细菌过度繁殖造成小肠吸收不良的机制也甚复杂，仍有许多问题尚未阐明。近来认为 SIBO 与肠易激综合征（irritable bowel syndrome, IBS）、非酒精性脂肪性肝病、胰腺炎、克罗恩病、小肠憩室、短肠综合征等疾病密切相关。

【流行病学】

全世界总体 SIBO 发病率尚无报道。但受限于患者的健康意识、临床表现、检测手段和医疗水平，大量的 SIBO 并未被有效诊治。临床研究显示健康对照的 SIBO 发病率为 2.5%～22.0%，SIBO 与各系统疾病相关，在成人功能性胃肠病、乳糜泻、炎症性肠病、肝硬化、慢性胰腺炎、代谢综合征、系统性硬化症等均有较高的 SIBO 阳性率，但在不同疾病中差异很大。

【病因】

SIBO 的发病原因复杂，有许多基础疾病可以导致小肠细菌过度生长，包括 IBS、糖尿病、硬皮病、甲状腺功能减退、胃酸缺乏和肝脏、胰腺疾病、胆汁酸分泌减少和免疫球蛋白缺乏等。主要原因如下：

1. 保护性抗菌机制紊乱　胃液缺乏、胰腺外分泌不足和免疫缺陷综合征等。萎缩性胃炎致胃酸分泌减少、胃窦切除后胃泌素（促胃液素）缺乏，胃次全或全切除后内因子缺乏、胃肿瘤等胃自身功能障碍和服用质子泵抑制剂等外源性药物的抑制等致胃液缺乏造成杀菌能力降低；长期胰腺酶分泌减少；

使用抗生素造成的菌群紊乱和寄生虫感染；系统性红斑狼疮、硬皮病和免疫缺陷综合征等均可导致小肠细菌过度生长。

2. 解剖结构异常　胃十二指肠吻合手术、胃切除术、十二指肠空肠憩室、憩室炎、克罗恩病、手术所致盲袢、再循环袢手术、小肠狭窄、粘连、放射性治疗致肠功能障碍、小肠炎症和淋巴瘤等所致梗阻小肠正常结构改变和胃 - 结肠瘘、空肠 - 结肠瘘、回盲瓣切除或回盲瓣功能不全等致小肠存在异常通道，易于发生小肠细菌过度生长。

3. 小肠运动功能障碍　硬皮病、特发性小肠假性或真性梗阻、小肠麻痹、小肠移行性复合运动缺如或障碍、糖尿病自主神经病和肝脏疾病等致胃动力减弱导致细菌在胃潴留；胃瘫、胃肿瘤和幽门梗阻等导致胃排空障碍、胃内容物滞留造成细菌在胃内繁殖增加，过度繁殖的细菌顺行性进入小肠导致小肠细菌过度生长。

【发病机制】

健康成年人小肠内细菌数量实际是非常少的，其主要原因主要为：①经口摄入的细菌绝大多数在胃内被胃酸和胃蛋白酶杀灭；肠内胆汁酸盐和肠黏膜分泌的免疫球蛋白具有杀菌作用；②回盲瓣能防止含菌量高的结肠内容物反流入小肠；③小肠移行性复合运动（MMC）不断将肠内容物推向结肠；上述机制可作为保护屏障预防 SIBO，而其中某种机制受损即可诱导 SIBO 的发生。

SIBO 的发病机制如下：

1. 正常人胃内细菌量少，而胃大部切除术后、长期服用质子泵抑制剂等胃酸缺乏致胃内 pH 升高，胃酸缺乏使胃内杀灭细菌的能力减弱，细菌移位进入小肠可引起小肠细菌过度生长。

此外，肝炎、肝硬化、非酒精性脂肪性肝病等可发生小肠微绒毛损害，肠道微环境失衡，免疫防御机制受损，导致肠道菌群失调或结肠内细菌向小肠易位。慢性胰腺炎或胰腺外分泌功能障碍致胰腺外分泌不足造成蛋白水解酶分泌减少，抑菌作用减弱，引起小肠细菌过度生长。胆汁酸对肠道细菌也具有抑制作用，肠腔内胆汁酸浓度降低或肠肝循环紊乱可引发细菌在小肠内过度生长，导致肠道功能紊乱。免疫球蛋白对肠道细菌亦有抑制作用，IgA 为肠黏膜表面主要的免疫球蛋白，其分泌缺乏可导致肠道内细菌过度增殖。

2. 肠道憩室、短肠综合征、小肠狭窄、小肠梗阻等肠道解剖的改变引起细菌长期滞留在肠道，引起肠道细菌过度生长；回盲瓣阻止结肠内容物反流的能力减弱，结肠细菌随内容物逆流入小肠致 SIBO 的发生。

3. 胃瘫、胃肿瘤和幽门梗阻等导致胃排空障碍、胃内容物滞留造成细菌在胃内繁殖增加，过度繁殖的细菌顺行性进入小肠导致小肠细菌过度生长。此外，肠道动力减弱，小肠 MMC、小肠转运速度、肠道食物推进速度减缓等情况会导致细菌在小肠内停留时间过长，过度生长。

【临床表现】

轻者可无症状；典型表现为可复性腹部膨隆，即患者进食后腹胀明显、腹围增加，活动后加重，睡眠后腹胀可消失，次日症状可再次出现；多有腹泻，轻者为轻度腹泻，重者可有脂肪泻、水泻。常出现腹胀、乏力、头晕、恶心、呕吐、打嗝、嗳气、体重下降等营养不良的表现。部分有神经、精神系统的症状如抽搐、夜盲、四肢麻木感、情绪异常、智力减退、焦虑抑郁等。

体格检查发现腹部膨隆、腹壁静脉未见曲张、未见肠型和蠕动波；腹软、无压痛、反跳痛，未触及包块；叩诊呈鼓音；肠鸣音正常。

【辅助检查】

（一）血常规

可出现小细胞或大细胞性贫血。大便常规可见脂肪球，粪脂含量升高。

（二）生化检查

血清铁、维生素、叶酸浓度降低，血清白蛋白、钙、磷、胆固醇、甘油三酯水平下降，凝血酶原活性降低。

（三）CT 检查

典型 CT 征象是小肠扩张，肠腔充满了气体，但无液平段；严重者还可出现胃内食糜淤积，结肠也可出现扩张及广泛积气，但无肠梗阻征象，如图 4-5-1 所示：

【诊断与鉴别诊断】

（一）诊断

根据病史及典型的可复性腹部膨隆、全腹叩诊鼓音等临床表现或有腹胀、腹泻、脂肪泻、体重减轻或大细胞贫血，尤其是 CT 影像学特异征象，并结合其他辅助检查，有助于本病诊断。

1. 小肠液细菌培养 小肠液细菌培养系诊断 SIBO 的"金标准"。通过内镜吸取 Treitz 韧带以下的近端小肠液进行菌落计数培养，以小肠内容物细菌数 >10^5CFU/ml 为 SIBO 的判定标准。小肠液细

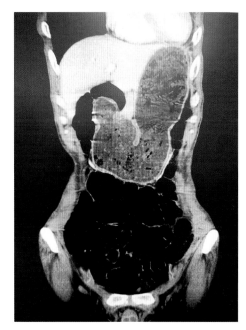

图 4-5-1 CT 检查

菌培养存在不足之处：①为侵入性检查，有一定的创伤，可重复性差；②肠道部分细菌培养较困难；③细菌过度生长可能位于远端小肠，内镜无法到达，假阴性率高。

2. 甲烷和氢呼气试验 人体细胞不产生甲烷和氢气，当存在 SIBO 时，糖类物质进入结肠前被过度生长的小肠细菌酵解产生氢气和甲烷，部分经肠黏膜吸收弥散入血，循环至肺随呼气排出。作为一种简便易行、经济无创、无放射性的方法，HBT 用于诊断 SIBO 近年来得到广泛应用，但在底物选择、试验时间、间隔时间和诊断标准等方面仍缺乏共识。目前试验底物多为葡萄糖、乳果糖、木糖等，应用最广泛的是葡萄糖氢呼气试验（glucose hydrogen breath，GHBT）和乳果糖氢呼气试验（lactulose hydrogen breath test，LHBT）。

（1）葡萄糖氢呼气试验：正常情况下葡萄糖在小肠近端几乎被全部吸收，而发生 SIBO 时，小肠细菌在葡萄糖被吸收之前将其酵解产生 H_2、CO_2、CH_4、短链脂肪酸等物质，通过测定呼气中 H_2 的含量可判定 SIBO。

（2）乳果糖氢呼气试验：正常情况下乳果糖不被小肠水解吸收，口服乳果糖仅在抵达结肠后才被细菌酵解产生 H_2。当 SIBO 存在时，部分乳果糖被小肠内过度生长的细菌酵解产生 H_2，另一部分乳果糖进入结肠酵解产生 H_2，即形成"双峰"（小肠峰和结肠峰）。凡符合以下条件之一者，即诊断为 SIBO：①氢呼气基础值≥20ppm，重复测 2 次均≥20ppm；

②90分钟内氢气值升高≥20ppm；③甲烷值升高≥10ppm；④甲烷呼气基础值≥10ppm，重复测2次均≥10ppm。LHBT可测定小肠远端细菌过度生长，具有较高的敏感性，作为一种简便、迅速、无创伤、无放射性的检测方法，近年来得到广泛应用。

3. **CO₂呼气试验** 给予受试者口服能产生CO₂或H₂的底物后测定其呼气中CO₂或H₂含量的变化，以此来反映胃肠道功能，具有非侵入性、简便快速、易被接受等优点，是目前临床上用于诊断SIBO的主要方法。CO₂呼气试验包括甘氨胆酸呼气试验和木糖呼气试验，其原理是用放射性标记的¹⁴C来示踪被细菌分解产生的CO₂。

（1）甘氨胆酸呼气试验：¹⁴C-甘氨胆酸呼气试验是最早用来检测SIBO的呼气试验。正常人口服甘氨胆酸后，在小肠近端几乎不吸收，至回肠末端被吸收，绝大部分进入肠肝循环，小部分则被肠道细菌代谢生成CO₂经血液循环由肺呼出。当存在SIBO、回肠切除、回肠末端吸收不良等因素时，由肺呼出的CO₂量明显增多。¹⁴C-甘氨胆酸呼气试验存在一定缺陷，如特异性和敏感性不高、无法确定导致CO₂升高的具体病因，且该方法具有放射性，不适合妊娠妇女和儿童。

（2）木糖呼气试验：¹⁴C-D木糖呼气试验的底物是¹⁴C标记的D-木糖，其原理是木糖在近端小肠被吸收，几乎不进入结肠，小肠内过度生长的革兰氏阴性需氧菌可使其分解产生CO₂。木糖在近端小肠吸收可避免回肠切除、回肠末端吸收不良等因素的影响，同时也可排除结肠细菌分解代谢底物的干扰。

4. **其他诊断方法** 对氨基苯甲酸尿排泌率测定法、血清非结合胆汁酸测定法均可用于测定SIBO，但易受小肠吸收功能、肾脏、肝脏功能的影响。近年来有学者采用PCR检测患者外周血中细菌DNA，探讨其与SIBO的关系，或许在将来可为诊断SIBO提供新方法。

目前诊断SIBO的方法较多，小肠液细菌培养为"金标准"，但为侵入性检查，操作复杂，取材困难，难以在临床上推广。各类呼气试验虽然简便、迅速、无创，但敏感性和特异性易受一些因素的影响。LHBT结合放射性核素示踪技术能避免胃肠动力异常对诊断的干扰，提高诊断准确性，但具有一定的放射性。因此，寻找一种简单、准确的诊断SIBO的方法成为亟待解决的问题。相信随着相关研究的不断深入和发展，对SIBO发病机制的认识将取得新进展，并为诊断提供新思路。

（二）鉴别诊断

肠易激综合征（IBS）是最常见的功能性胃肠病，众多研究显示SIBO可能与IBS的发病有联系。有研究显示60%的肠易激综合征是由于小肠细菌过度生长引起的。肠易激综合征是消化系统常见病，目前发病机制尚不完全清楚，主要症状是腹胀、腹痛和大便习惯改变，这些与小肠细菌过度生长的表现相似，有些细菌易于产气，如梭菌及肠杆菌，其数量与优势菌群之间存在着动态平衡，可能与IBS的发病有关。小肠细菌过度生长在肠易激综合征中是经常存在的，有研究显示，10%～84%的肠易激综合征患者中能用乳果糖呼气试验检测出小肠细菌过度生长，故可以使用呼气试验鉴别IBS和SIBO。同时SIBO可能是某些胃肠道疾病、脾脏胰病及全身性疾病的伴发疾病。因此，在诊断SIBO时，要注意对原发疾病的诊断。

【治疗】

SIBO的治疗原则为在尽可能去除病因的基础上，促进肠内容物排空以及应用抗菌药物抑制细菌生长或使用益生素拮抗不良菌群生长。目前对于SIBO除了积极治疗原发疾病和器质性疾病、消除危险因素以外，主要应用抗生素、益生菌、草药、胃肠动力药物、营养支持及饮食控制等。

（一）抗生素治疗

SIBO是肠道菌群失调的一种，故抗生素仍应为首选方案，但治疗目的在于修复、重塑肠道微生态环境，而非完全清除肠道菌群。由于检测技术的限制，临床选用抗生素仍以经验性为主。目前多种抗生素被用于治疗SIBO，如甲硝唑、克林霉素、新霉素、四环素、磺胺甲噁唑、红霉素、环丙沙星、诺氟沙星等。与安慰剂相比，抗生素不仅可以提高患者的HBT转阴率，还能显著改善SIBO相关的胃肠道症状，但目前对抗生素的种类、剂量、疗程和耐药性等缺乏广泛共识。

利福昔明是一种肠道非吸收性广谱抗生素，不仅能有效抑制肠内致病菌，还能改善患者的肠道菌群结构，减轻胃肠黏膜炎症和降低内脏敏感性，安全性高，受到研究者广泛关注。临床症状明显改善，无不良反应；目前利福昔明治疗成人SIBO的整体转阴率为49.5%，并且利福昔明对甲烷呼气试验阳性者欠佳，联合新霉素或可取得更显著的效果。

（二）益生菌治疗

益生菌不仅可以增强肠道屏障功能、降低肠腔内pH，还能抑制肠道细菌黏附，改善腹痛、腹胀、腹泻等 IBS 症状。最新的 Meta 分析也显示，益生菌可以有效地降低 SIBO 患者产氢量，提高转阴率，缓解腹痛。另外有两项研究表明，益生菌联合抗生素的序贯疗法可以显著改善 SIBO 患者的胃肠道症状。

（三）粪菌移植治疗

粪菌移植作为一种历史悠久且可以重建肠道菌群的治疗方法，是近几年的医学突破，现在已经有研究运用到 SIBO 的治疗上，有资料显示其临床改善率达到 90% 以上。在抗生素及普通益生菌治疗无效的情况下可选择行粪菌移植治疗。随着对 SIBO 认识的加深及粪菌移植研究的积累和临床实践，加之近来肠菌胶囊技术日趋成熟，有学者建议可考虑把肠菌胶囊最为 SIBO 治疗的首选，值得进一步研究。

（四）中草药治疗

一直以来，许多中草药都具有很强的抗菌活性，受到抗拒抗生素患者的青睐。Chedid 等发现中草药（牛至、中亚苦蒿、皱叶薄荷、印度小檗和问荆等）提取物和利福昔明对 SIBO 患者具有类似的 LHBT 转阴率，甚至对利福昔明不敏感的 SIBO 患者，上述中草药提取物和三联抗生素的补救疗法效果相当，不良反应方面也无统计学差异。因此，作为祖国医学的重要组成部分，相信中草药在 SIBO 治疗上会有更广阔的前景。

（五）病因治疗

SIBO 与各种系统疾病相关，所以应尽可能纠正小肠细菌过度生长的发病基础。

（六）其他治疗

SIBO 患者可出现营养不良、维生素及铁缺乏等。因此及时补充脂溶性维生素、矿物质，提供仅在近端小肠吸收的要素膳饮食，也可以改善 SIBO 的胃肠道症状，促使 HBT 正常。此外，由于 SIBO 患者中广泛存在乳果糖、果糖等不耐受，严格的饮食控制或可以提高其生活质量；促动力药多用于动力异常导致的 SIBO；肠道间断灌洗也可以作为预防 SIBO 复发的辅助手段。

【预后】

如没有引发 SIBO 的基础疾病，仅仅是某种原因所致的 SIBO，则预后良好。SIBO 治疗成功后复发率高。利福昔明治疗成功 9 个月后，44% 的患者 SIBO 复发。除了基础疾病外，SIBO 复发的其他危险因素还包括年龄较大、长期使用质子泵抑制剂治疗等。因此，要根据基础疾病进行相关治疗，以取得理想的预后。

（陈东风）

推 荐 阅 读

[1] QUIGLEY E M. Small intestinal bacterial overgrowth: what it is and what it is not[J]. Curr Opin Gastroenterol, 2014, 30: 141-146.

[2] GHOSHAL U C, SRIVASTAVA D, MISRA A, et al. A proof-of-concept study showing antibiotics to be more effective in irritable bowel syndrome with than without small-intestinal bacterial overgrowth: a randomized, double-blind, placebo-controlled trial[J]. Eur J Gastroenterol Hepatol, 2016, 28: 281-289.

[3] URGESI R, CASALE C, PISTELLI R, et al. A randomized double-blind placebo-controlled clinical trial on efficacy and safety of association of simethicone and Bacillus coagulans (Colinox®) in patients with irritable bowel syndrome[J]. Eur Rev Med Pharmacol Sci, 2014, 18: 1344-1353.

[4] LIN H C. Small intestinal bacterial overgrowth: a framework for understanding irritable bowel syndrome[J]. JAMA, 2004, 292: 852-858.

[5] WU W C, ZHAO W, LI S. Small intestinal bacteria overgrowth decreases small intestinal motility in the NASH rats[J]. World J Gastroenterol, 2008, 14: 313-317.

[6] BAUER T M, STEINBRÜCKNER B, BRINKMANN F E, et al. Small intestinal bacterial overgrowth in patients with cirrhosis: prevalence and relation with spontaneous bacterial peritonitis[J]. Am J Gastroenterol, 2001, 96: 2962-2967.

[7] PANDE C, KUMAR A, SARIN S K. Small-intestinal bacterial overgrowth in cirrhosis is related to the severity of liver disease[J]. Aliment Pharmacol Ther, 2009, 29: 1273-1281.

[8] LATA J, STIBUREK O, KOPACOVA M. Spontaneous bacterial peritonitis: a severe complication of liver cirrhosis[J]. World J Gastroenterol, 2009, 15: 5505-5510.

[9] BAUER T M, SCHWACHA H, STEINBRÜCKNER B, et al. Small intestinal bacterial overgrowth in human cirrhosis is associated with systemic endotoxemia[J]. Am J Gastroenterol, 2002, 97: 2364-2370.

第六章

蛋白丢失性胃肠病

蛋白丢失性胃肠病(protein-losing gastroentero-pathy, PLG)是指各种病因导致血浆蛋白质从胃肠道丢失而引起的低蛋白血症,一般而言可将本病视为一组综合征。正常人白蛋白池约为 4.3g/kg,与白蛋白的降解平衡。生理情况下自肠道丢失蛋白质的量很少,但疾病状态下胃肠道黏膜破坏及肠黏膜对蛋白质的通透性增加,或因肠淋巴管阻塞导致富含蛋白质的淋巴液不能经循环回流到蛋白代谢池中时,蛋白质均可大量渗入肠腔而丢失。

【流行病学】

蛋白丢失性胃肠病是一组相对罕见的以血浆蛋白质丢失为特征的临床综合征,目前尚无确切相关流行病学的文献报道。20 世纪初即对该病有所认识,当时认为该病是胃肠道疾病伴蛋白质合成障碍所致。直至 20 世纪 50 年代,一系列代谢平衡研究技术问世,通过应用标记蛋白技术,证实有大量蛋白质从胃肠道丢失,从而阐明了该病的本质。

【病因】

根据发病机制将蛋白丢失性胃肠病的病因归纳如表 4-6-1。

【发病机制】

蛋白丢失性胃肠病的发病机制主要有以下 3 点:

1. **胃肠黏膜细胞损伤或缺失** 胃肠黏膜细胞损伤或缺失,细胞紧密连接增宽,可导致黏膜通透性增加,血浆蛋白从胃肠道漏出。

2. **胃肠黏膜糜烂或溃疡** 胃肠黏膜糜烂或溃疡,导致黏膜屏障受损,进而蛋白渗出或漏出。

3. **肠淋巴管阻塞** 肠淋巴管阻塞,肠间质压力升高,使富含蛋白质的肠间质不但不能保持在间质中或被吸收入血液循环,反而使其溢出,进入肠腔而丢失。

【病理生理】

蛋白质的消化与吸收在体内是一个动态平衡过程。蛋白质分子量较大,仅少数能以完整的形式被吸收,绝大多数蛋白质是被消化成氨基酸及二肽或三肽进而被吸收。蛋白质的消化在胃、十二指肠、空肠和回肠中进行,且主要在空肠进行。蛋白质的消化是一系列酶作用的结果。胃底腺的主细胞和颈黏液细胞分泌胃蛋白酶原 I,而胃窦腺和十二指肠腺则分泌胃蛋白酶原 II。在胃腔内酸性(pH 0.9~1.5)环境下,胃蛋白酶原被激活,将蛋白质水解成肽链长短不一的多肽及少量氨基酸。胰腺分泌的胰蛋白酶是消化蛋白质的主要酶。

在正常情况下,漏入胃肠道的血浆蛋白量不多,估计不到血液循环蛋白的 6%,只相当于这些血浆蛋白每天分解率的 10%~20%,其中 90% 以上被消化后又重新吸收,因此,胃肠道的分解代谢在血浆蛋白总的分解代谢中并不占重要地位。而各种原因导致蛋白丢失性胃肠病时,血浆蛋白质从胃肠道的

表 4-6-1 蛋白丢失性胃肠病的病因

胃肠黏膜损伤不伴有糜烂和溃疡	
巨大肥厚性胃炎	肥厚分泌性胃病
过敏性胃炎	急性病毒性胃肠炎
小肠细菌过度生长	嗜酸细胞性胃肠炎
系统性红斑狼疮	某些肠寄生虫病
胶原性肠炎	乳糜泻
胃黏膜损伤伴糜烂或溃疡	
糜烂性胃炎	胃溃疡
特发性溃疡性空回肠炎或结肠炎	
溃疡性结肠炎	克罗恩病
类癌综合征	各种消化道恶性肿瘤
急性移植物抗宿主反应	假膜性肠炎
Waldenstrom 巨球蛋白血症	α 重链病
淋巴管阻塞	
先天性淋巴管扩张症	Whipple 病
心力衰竭	缩窄性心包炎
腹膜后纤维化	胃肠道淋巴瘤
肠系膜淋巴结结核	

丢失量远超过生理丢失量。每天蛋白质在胃肠道的降解率可高达循环血浆蛋白质总量的60%以上，且蛋白质从胃肠道丢失与蛋白质的分子量无关。正常情况下丢失入胃肠腔的蛋白质在肠腔内被分解成氨基酸、肽而被再吸收入血液循环，作为机体的氮源。但如果丢失入胃肠道的蛋白质量较多、进入肠道的速度较快或肠蠕动较快，则有大量的蛋白从肠道排出。

蛋白质从胃肠道丢失后是否导致其血浆水平下降，取决于该类蛋白质的转换速率。转换较快的胰岛素、IgE一般不降低，而转换较慢的IgG、IgM、IgA、转铁蛋白、纤维蛋白原、α_1-抗糜蛋白酶、铜蓝蛋白则常下降。白蛋白的半衰期较长，即使机体进行代偿性合成，因合成能力有限，肝脏合成白蛋白的速率最多能提高1倍，所以白蛋白血浆浓度在本病时下降程度最重，使得本病患者常伴有低白蛋白血症。

因肠淋巴管阻塞而致蛋白质从肠道丢失者，可同时有淋巴细胞从肠道丢失而致血淋巴细胞减少。

【临床表现】

蛋白丢失性胃肠病的临床表现因原发病的症状和体征而各不相同。

（一）原发病的临床表现

因原发病的症状和体征而各不相同。

（二）下肢水肿

由于血浆胶体渗透压降低，导致液体从毛细血管渗出增加，并转移至组织间隙，同时继发性醛固酮分泌增多，导致水钠潴留，继而出现水肿。下肢水肿最常见，也可见面部、上肢或脐周水肿，但全身性水肿罕见。单侧水肿在淋巴管扩张时可见。

（三）消化不良

由于脂肪和/或糖类吸收不良，临床上可引起腹泻、脂溶性维生素缺乏等症状。

（四）免疫功能降低

淋巴管阻塞、淋巴细胞减少症使患者的细胞免疫功能降低。

（五）低蛋白血症

血浆白蛋白、γ球蛋白（IgG、IgM、IgA）、人纤维蛋白原、转铁蛋白、脂蛋白、血清铜蓝蛋白降低。当血浆白蛋白和IgG降低后，早期常有易疲劳、消瘦、乏力、性功能减退；严重缺乏时，可见皮肤干燥、脱屑、色素沉着，有时出现压疮、头发干枯、易脱落，精神不集中、记忆力减退、易兴奋和激动，甚至可表现为表情淡漠。有些患者，尤其小儿可有生长发育障碍，甚至死亡。

【辅助检查】

（一）实验室检查

1. α_1-抗胰蛋白酶清除率　α_1-抗胰蛋白酶是肝脏合成的一种糖蛋白，其相对分子质量与白蛋白相似，具有抗蛋白水解酶的活性，很少被肠道激酶消化，主要以原形从粪便中排出，可用于间接测定白蛋白从胃肠道丢失的情况，被视为PLG的特异性诊断方法之一。但该方法仅适用于检测幽门到结肠的蛋白丢失情况，而且检测方法较复杂，临床上难以普及。另外，由于胎粪中该酶的浓度明显较成人粪便中高，该检查不适用于1周岁以下的婴儿。

2. 粪^{51}Cr白蛋白测定　此方法依赖于测定由血管内注射放射性大分子的粪便丢失，以此来确定蛋白丢失性胃肠病的诊断。该方法为诊断蛋白丢失性胃肠病的经典方法，但其方法复杂、耗时较长，且需向体内注入核素标记物，难以在临床常规应用。20世纪90年代后，美国FDA已将该法弃用。

3. ^{99m}Tc-人血清白蛋白核素扫描　放射性核素^{99m}Tc方便易得、价格经济，在体内相对稳定，应用广泛，也是PLG的特异性诊断方法之一。

（二）其他检查

1. 影像学检查　胃肠道X线检查对鉴别诊断有重要意义：①胃肠黏膜皱襞巨大肥厚，见于肥厚性分泌性胃病；②吸收不良的X线征，表现为肠腔扩张、雪花样或羽毛样钡剂沉着，钡剂呈分节状分布，见于各种伴有吸收不良的蛋白质丢失性胃肠疾病；③小肠黏膜皱襞普遍增厚，见于淋巴瘤、克罗恩病、原发性肠淋巴管扩张症或继发性肠淋巴管阻塞；④小肠黏膜呈结节样改变后指压征，见于淋巴瘤、克罗恩病。腹部CT扫描有助于发现肠系膜淋巴结肿大等病变。

2. 空肠黏膜活检　多块空肠黏膜活检对淋巴瘤、乳糜泻、嗜酸细胞性胃肠炎、胶原性胃肠炎、肠淋巴管扩张症、Whipple病等诊断有意义。

3. 淋巴管造影　先天性或继发性肠淋巴管扩张通过足淋巴管造影可进行鉴别。前者可见周围淋巴管发育不良和胸导管病变，造影剂滞留于腹膜后淋巴结，但肠系膜淋巴系统不充盈；后者造影剂可反流至扩张的肠系膜淋巴管，并溢出至肠腔或腹膜腔。

4. 腹水检查　有腹水者可作诊断性穿刺，查腹水细胞、蛋白质、乳糜微粒、酶、恶性细胞等。

【诊断与鉴别诊断】

（一）诊断

临床上凡是不明原因的低蛋白血症，如能排除肝肾疾病、营养不良或消耗性疾病，即应怀疑本病。如伴有胃肠道疾病的表现，更应考虑本病。本病的诊断应包括以下 3 个方面：①有低蛋白血症存在：临床表现为水肿、低血浆蛋白。②有蛋白质从胃肠道大量丢失的证据：粪 ^{51}Cr 白蛋白测定及 α_1- 抗胰蛋白酶清除率测定对诊断蛋白质从胃肠道丢失具有较大意义，但其检测方法复杂，临床上难以普及。目前尚无简便的临床检验方法可确定胃肠道蛋白丢失。③病因诊断：可根据病史、临床表现和必要的实验室检查或特殊检查进行综合分析判断。

根据病史、临床表现、必要的实验室检查、特殊检查和影像学检查，大多数原发病可确诊。

（二）鉴别诊断

1. 肝硬化失代偿期　有基础肝病病史，肝脏缩小、脾肿大、门静脉高压的临床及影像学表现，及肝功能异常等，这些肝硬化失代偿期的特点有助于与其鉴别。

2. 肾病综合征　有大量的血浆蛋白（特别是白蛋白）从尿中丢失，尿蛋白排出率＞3.5g/d，以白蛋白为主。血浆胆固醇增高，伴甘油三酯及低密度脂蛋白浓度增高。尿常规有红细胞、颗粒管型，还可有肾功能损害和高血压的表现。

3. 血浆蛋白消耗过多性疾病　长期发热、甲状腺功能亢进、恶性肿瘤、糖尿病等，可引起消耗过多性低蛋白血症；但各有其相应疾病的病史及临床特点，有特异的实验室等辅助检查异常。找不到血浆蛋白从胃肠道过多丢失的证据。

4. 蛋白质消化吸收不良综合征　主要见于胃大部切除术、慢性胰腺炎及某些小肠吸收不良疾病。粪便中蛋白质及其不完全分解产物增多，常伴粪脂含量增高。胰腺外分泌功能试验和相应的小肠吸收功能试验有异常，找不到血浆蛋白从胃肠道丢失过多的证据。但需注意，有些引起蛋白质吸收不良的疾病也可引起蛋白丢失性胃肠病，故不排除两者可同时或先后存在的可能性。

5. 先天性低白蛋白血症　在儿童期就有明显的低白蛋白血症，血清白蛋白常＜10g/L，红细胞沉降率快，血清胆固醇高，球蛋白正常或增高。

有时还需与长期透析、多次大量抽胸腹水、蛋白质摄入不足、大出血、大面积烧伤等导致低蛋白血症的情况鉴别。根据特有的病史、临床表现及找不到血浆蛋白从胃肠道丢失的依据而进行鉴别。

【治疗】

蛋白丢失性胃肠病是一种临床综合征，应根据不同的病因，采用各种有效的治疗措施。对症治疗包括低盐饮食、利尿剂、静注人血白蛋白等仅有暂时的疗效。

（一）病因治疗

明确病因，针对原发病进行治疗，只有彻底治愈引起蛋白丢失性胃肠病的病因，本病才有可能治愈。一旦病因明确，即应给予相应治疗。只有在病因尚未明了，或对病因不能采取有效治疗时，才能单纯采用对症支持治疗。

（二）对症支持治疗

对因低蛋白血症而导致水肿或浆膜腔积液者，可适当选用利尿剂、补充人血白蛋白。对伴有脂肪泻及维生素缺乏者，可补充胰酶制剂和维生素。对其他症状，亦可采取相应处理。

1. 饮食　应给予高蛋白、高热量饮食，对于高度水肿者应给予限盐饮食；对于淋巴管阻塞性疾病患者，饮食给予低脂或中链甘油三酯治疗，以降低肠道淋巴管的负荷。

2. 利尿剂　可联合应用保钾与排钾利尿剂，如螺旋内酯类和噻嗪类药物，必要时可用呋塞米类利尿剂，以减轻水肿和减少腹水。

3. 纠正低蛋白血症　前已述及，静注人血白蛋白仅有暂时疗效，一般不主张仅靠输注人血白蛋白来纠正低蛋白血症，而宜通过病因治疗和饮食调节来提高血浆蛋白质浓度。

4. 对症治疗　有感染者应用抗生素，维生素缺乏者补充维生素族，有抽搐应补充钙、镁等。

（三）手术治疗

引起本病的一些病因只有手术治疗才能治愈，如恶性肿瘤、缩窄性心包炎、巨大肥厚性胃炎等。对局限性蛋白丢失性胃肠病，可作病变局部切除手术。如淋巴管扩张只限于一段小肠者，可作小肠部分切除术。

【预后】

本病的预后与原发病控制与否相关。最根本的治疗是对基础疾病的治疗，即根据不同病因而采取不同的治疗措施，因为只有彻底消除基础病因，该病才有可能得到彻底治愈。

恶性肿瘤所致者预后不良。儿童患者诊治不及时可引起生长发育障碍，甚至死亡。个别成人患者可因诊治不及时而死于严重的营养不良和继发感染。

【预防】

针对蛋白丢失性胃肠病的病因性疾病进行有效的治疗，是预防的关键。确定蛋白丢失性胃肠病的病因，采用适当的外科、药物和／或饮食干预，可部分或完全减轻这些患者的低蛋白血症、水肿和其他临床症状。

（时永全）

推 荐 阅 读

[1] UMAR S B，DIBAISE J K. Protein-losing enteropathy：case illustrations and clinical review[J]. Am J Gastroenterol，2010，105（1）：43-49.

[2] 董华，张遵城. 蛋白丢失性胃肠病诊治进展 [J]. 医学综述，2013，19（4）：661-663.

[3] VIGNES S，BELLANGER J. Primary intestinal lymphangiectasis（Wald-mann's disease）[J]. Orphanet J Rare Dis，2008，3：5.

[4] LANDZBERG B R，POCHAPIN M B. Protein-losing enteropathy and gastropathy[J]. Curr Treat Options Gastroenterol，2001，4（1）：39-49.

[5] 朱丽明，孙钢，钱家鸣，等. 蛋白丢失性胃肠病 61 例临床分析 [J]. 中华内科杂志，2011，50（3）：209-211.

第七章

肠道先天发育异常

第一节　肠道血管畸形和发育不良

肠道血管畸形（vascular malformation of intestine）是一种黏膜下畸形静脉或毛细血管的扩张性病变，按照病理及影像学命名原则可分为血管发育不良、动静脉畸形、血管瘤、血管扩张等多种类型，是急性或慢性中下消化道出血的主要原因之一。肠道血管畸形可发生于肠道任何部位，以十二指肠、右半结肠和小肠多见，男女发病率无显著差异，高发年龄段为 $20\sim30$ 岁和 $60\sim70$ 岁。在众多肠道血管畸形中以血管发育不良（angiodysplasia，AD）最为常见，发病部位多位于盲肠和升结肠，主要由黏膜下扩张的静脉和正常血管的退行性变导致。临床表现可以没有任何症状或仅表现为消化道出血和慢性贫血。由于其病灶小而临床缺乏特异性症状和体征，经过手术治疗的患者中约 5% 病例未能发现出血灶，术后再出血的复发率高。

【病因与发病机制】

肠道血管畸形的病因和发病机制尚未完全阐明，综合文献目前有以下 3 种假说。

1. **先天性血管发育异常**　流行病学统计发现年轻人的血管畸形并不少见，且发病的青年人大都无心肺疾病或者肠腔结构异常，病理组织学也未发现畸形血管具有特异性的病理改变，因此认为先天性血管发育异常可能是青年血管畸形患者的主要病因。

2. **各种基础疾病导致肠黏膜慢性缺血**　研究发现，慢性心肺功能不全、主动脉瓣狭窄和慢性肾衰竭等患者的肠道血管畸形发病率明显升高，上述疾病可能使胃肠黏膜灌注压降低和慢性缺氧，造成局部黏膜缺血，导致血管扩张、迂曲、黏膜变薄、形成糜烂、坏死和浅溃疡以及畸形血管裸露，而最终引起出血。

3. **后天获得性退行性变**　由于结肠血管畸形多见于老年人，故推测其与黏膜下静脉随年龄增长而发生的退行性变有关。正常肠道周期性蠕动、扩张，

肠壁黏膜下静脉进入肌层时，黏膜下小静脉受肌肉收缩阻力的影响，血流呈间断性和低程度阻塞，逐渐形成静脉血管扩张。由于静脉流出压力上升，相继累及黏膜、黏膜下小动脉、毛细血管和小静脉系统，使毛细血管出现扩张、迂曲。根据 Laplace 定律，在一定腔内压情况下，肠壁张力与肠腔直径成正比。由于右半结肠肠腔相对大，该处肠壁张力也较强，较易引起肠黏膜下静脉间断和部分受阻。这也是结肠血管畸形多见于右半结肠的主要原因。

【病理与病理生理】

（一）病理特点

肠道扩张扭曲的静脉、小静脉和毛细血管变薄，覆盖以内皮细胞和少量的平滑肌，受累畸形动脉亦增粗、增多、弯曲。病变多位于黏膜层或黏膜下层，整个黏膜被扭曲扩张的血管代替。血管发育不良的病理基础是黏膜下静脉进入肌层时固有肌层收缩力增高，受肌肉收缩影响，使黏膜下静脉血管呈扩张、迂曲，并逐渐发展导致黏膜毛细血管的扩张和前括约肌功能丧失，最终使小动静脉直接相交通，引起消化道出血。

（二）病理生理

近年来研究发现，多条内皮细胞信号通路及血管调控因子参与了肠道血管畸形的病理生理过程。D114/Notchl 信号系统参与血管生成过程中管腔的扩张及内皮细胞形态改变的调控，降低 D114 的表达水平或阻止 Notch 依赖的信号途径可增强内皮细胞血管再生的功能，有利于产生新的血管分支以及融合成新的血管腔。血管生成素（angiopoietin，Ang）家族成员中的 Ang-1 及其受体在血管平衡及胚胎血管发育成熟中发挥重要作用，它可以通过调节周细胞的分化及募集作用维持血管管腔形态及通透水平的稳定。另有研究表明，遗传性毛细血管扩张是由于相关基因突变导致转化生长因子 β（transforming growth factor-β，TGF-β）及其受体激活素受体样激酶 1

（activin receptor-like kinase，ALK）产生减少，从而降低血管平滑肌细胞与血管壁细胞的结合能力，导致血管扩张。由缺氧引发血管通透性增高、血管出芽以及各条血管生成信号通路激活使血管内皮生长因子（vascular endothelial growth factor，VEGF）积累，导致的新生血管无法正常分化而形成畸形血管网。

【临床表现】

肠道血管畸形早期可以无任何症状，仅因其他原因行血管造影或肠镜检查时发现，后期以病程迁延、无症状性、反复发作的中下消化道出血为主要表现。出血方式多样，较大血管病变出血时可有呕血、血便，甚至出现失血性休克，而反复间断出血或慢性少量出血者以粪便潜血阳性、间断黑便和缺铁性贫血为常见症状，出血病程也长短不一，可以几天到几十年，多数出血为自限性或经止血药物、输血等可暂时停止，血红蛋白也可恢复正常。

【辅助检查】

（一）内镜检查

怀疑血管畸形病灶位于结肠时，结肠镜检查是最好的选择。但血管畸形亦常位于小肠，小肠是内镜检查的相对盲区，胃镜和结肠镜检查未见异常而高度怀疑小肠病变时，胶囊内镜是很好的选择，小肠镜也可用于可疑小肠病变的诊断和镜下局部治疗。

肠道血管畸形在内镜下主要表现为小的片状甚或蜘蛛痣样红色病变，局限发红的病灶内可见扩张血管条纹，长径常在 2～4cm，很少超过 12cm，病变可单发也可呈多灶性，边缘通常规则，与周围黏膜界限较清楚，可高或不高出黏膜平面（图 4-7-1）。血管畸形在内镜下可分为：①局限性型（Ⅰ型），呈局限型血管扩张，与周围正常黏膜分界清楚，包括区域内的血管扩张（Ⅰa）和蜘蛛痣样血管扩张（Ⅰb）；②弥漫型（Ⅱ型），血管扩张呈弥漫性，范围广，色鲜红，与正常黏膜分界较模糊；③血管瘤样型（Ⅲ型），呈紫红色或灰蓝色团块，稍隆起于黏膜面，与周围正常黏膜分界清楚。

（二）选择性肠道血管造影

对内镜检查失败或内镜不能到达的小肠，选择性血管造影定位是目前诊断肠道血管畸形的最好方法，可作为内镜检查不能确诊时的补救措施，尤其对外科手术切除病变具有重要指导意义。血管造影中血管畸形可分为 3 型：Ⅰ型为动 - 静脉吻合或黏膜下血管发育不良；Ⅱ型为血管错构瘤；Ⅲ型为出血性毛细血管扩张症（如系遗传因素所致，则称为遗传性出血性毛细血管扩张症，也称 Osler-Weber-Rendu 综合征）。血管造影后的主要征象有：①异常增多的血管丛，结构紊乱；②末梢血管蜘蛛状扩张及迂曲；③动脉期静脉早显影，呈"双轨"征，提示动 - 静脉间有分流存在；④出血期可见造影剂外溢积聚在肠腔内；⑤静脉期显示肠系膜缘一侧的肠壁内静脉扩张、迂曲。

（三）放射性核素扫描检查

速度为 0.4ml/min 的出血可通过"Tc"标记的红细胞显影法检测，但该方法的敏感性和特异性不及内镜检查或选择性肠系膜血管造影。

（四）病理组织活检

部分肠道血管畸形的确诊需要病理组织活检，但内镜下取黏膜活组织有可能引起畸形血管更大量出血，应慎用。

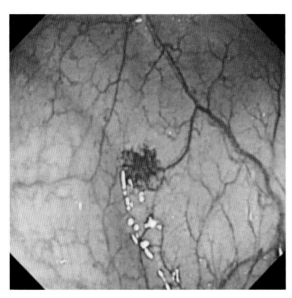
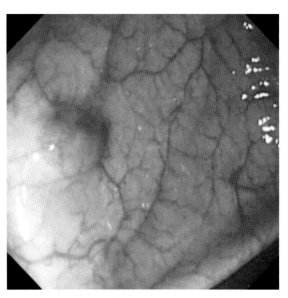

图 4-7-1　内镜下肠道血管畸形表现

【诊断与鉴别诊断】

肠道血管畸形的诊断一直是临床上的难题,当临床遇到反复发生消化道出血的患者时需考虑此病,主要依靠内镜检查、血管造影以及核素扫描明确病灶部位,但确诊需依靠术后病理检查。肠道血管畸形需与其他引起消化道出血的疾病如肠道寄生虫、炎症性肠病、肠结核、憩室炎等鉴别,内镜检查及病理活检有助于明确诊断。

【治疗】

(一)非手术治疗

近年来有研究报道,作为抑制肿瘤血管生成药物的沙利度胺可用于治疗胃肠道血管畸形,但其确切疗效和作用机制尚待进一步研究。除此之外,雌激素曾被用来作为血管畸形的治疗药物,但大规模的前瞻性临床试验均未显示其具有明确改善临床预后的作用。

(二)内镜治疗

凡内镜能到达的部位,均可在内镜下行治疗,因此内镜具有诊断和治疗的双重作用。内镜下行电凝、激光、注射硬化剂、金属夹等治疗血管畸形出血具有安全、方便、创伤小的优点,尤其适合于有心肺疾病而不能耐受手术的患者,且内镜下可反复多次进行治疗;但由于血管畸形往往为多发病灶,因此内镜下局部治疗往往复发率较高。

(三)手术治疗

随着内镜的发展,手术对胃肠道血管畸形的治疗主要适应证是小肠血管畸形、多次内镜治疗无效、危及生命的大出血以及诊断未明而大量反复出血患者。首选方法是肠道部分切除或节段性切除。由于血管发育不良的病变部位分布广泛、分散,术中可根据病变范围选择点状切除、楔形切除以及肠道的节段性切除方法。

(四)动脉栓塞

国内已有应用栓塞介入治疗本病的报道,由于多数患者能在内镜下诊断并治疗,而血管栓塞要求超选择性进入供血动脉,技术难度大。因此临床上只有在使用选择性血管造影发现本病时选择应用血管栓塞。

(谢　睿　庹必光)

推 荐 阅 读

[1] FOUTCH P G. Colonic angiodysplasia[J]. Gastroenterologist,1997,5:148-156.

[2] DIGGS N G,HOLUB J L,LIEBERMAN D A,et al. Factors that contribute to blood loss in patients with colonic angiodysplasia from a population-based study[J]. Clin Gastroenterol Hepatol,2011,9:415-420.

[3] SAMI S S,AI-ARAJI S A,RAGUNATH K. Review article:gastrointestinal angiodysplasia-pathogenesis,diagnosis and management[J]. Alimen Phamacol Ther,2014,39(1):15-34.

[4] 钱家鸣,李秀娟,林克荣,等. 小肠出血性病变诊断方法的比较与病因分析 [J]. 胃肠病学和肝病学杂志,2001,10(2):156-157.

第二节　先天性巨结肠症

先天性巨结肠症(Hirschsprung's disease)又称为肠无神经节细胞症,是由于先天性肠神经节细胞减少或缺失引起的一种发育异常性疾病。在婴幼儿消化道畸形疾病中位居第 2 位,发病率为 1/5 000～1/2 000,男性发病率是女性的 4 倍。最早由丹麦医师 Harald Hirschsprung 于 1886 年在柏林儿科学会上首次报道,故将其命名为 Hirschsprung 病。临床表现主要是胎粪排出时间延长、顽固性便秘和腹胀,常并发完全性或不完全性肠梗阻和小肠结肠炎等,可影响患儿生活质量及生长发育,严重者甚至危及患儿生命。

【病因与发病机制】

(一)发病机制

先天性巨结肠症的发病机制主要是胚胎期肠神经系统发育过程中肠神经嵴细胞(ENCCs)向消化道远端迁移和增殖障碍,导致肠壁肌间神经丛的神经节细胞减少或缺如。神经节细胞的缺如使病变肠段不能松弛,持续性痉挛和蠕动消失造成肠壁丧失推动能力,继而形成一种非器质性的肠狭窄,靠近狭窄部位的近段肠管出现代偿性的肥厚和扩张,最终形成巨结肠改变。因此,先天性巨结肠的原发病变不在扩张、肥厚的近段结肠,而在它的远端痉挛收缩段。

(二)病因

1. 基因突变　先天性巨结肠症是一种与遗传有关的多基因、多因素参与的复杂性疾病,目前已经鉴定与 HSCR 相关的易感基因主要有酪氨酸激酶受体(RET)、胶质细胞源性神经营养因子(GDNF)、NRTN、ECE1、内皮素 B 受体(EDNRB)、层粘连蛋白(LN)、PHOX2B、KIAA1279 等,其中 RET-GDNF 和 ECE3-EDNRB 系统与先天性巨结肠症关系最为密切。研究发现这些易感基因参与了肠神经系统的发育及肠神经元细胞定向迁移、分裂增殖等调控过程，因此上述基因的突变可能导致肠神经系统发育不良或者迁移障碍。

2. **早期胚胎阶段微环境改变**　目前认为胚胎早期环境因素在对神经嵴细胞的迁移途径以及最终分化程度上起至关重要的作用。肠壁内细胞外基质蛋白、细胞黏附分子、神经生长因子及其受体、神经营养因子等物质的分布异常或缺失，可能影响神经嵴细胞的迁移分化及神经节细胞的发育与成熟。

3. **遗传因素**　研究发现，12%的先天性巨结肠症患儿可检测到染色体的异常，且遗传病变基因可能在第21号染色体上，但单纯的遗传因子并不能发病，必须要有环境因素的共同作用才能发生。

【病理与病理生理】

先天性巨结肠症的病理学改变主要是狭窄段肌间神经丛和黏膜下神经丛内神经节细胞缺如，但无神经节段的肠壁黏膜下层及肌间肥大胆碱能神经纤维明显增生，形成所谓"肥大神经丛"结构，而在移行段的基本病理特征有两点：一是神经丛的密度和节细胞数量显著低于正常，二是含节细胞的神经丛和无节细胞的"肥大神经丛"交替出现。目前根据病理性无神经节细胞肠段的范围，先天性巨结肠症可分为以下类型：①短段型：指狭窄段位于直肠中、远段；②常见型：又称普通型，指狭窄段位于肛门至直肠近端或直肠乙状结肠交界处，甚至达乙状结肠远端；③长段型：指狭窄段自肛门延至降结肠甚至横结肠；④全结肠型：指狭窄段波及升结肠及距回盲部30cm以内的回肠；⑤全肠型：指狭窄段波及全部结肠及距回盲部30cm以上小肠，甚至累及十二指肠。

【临床表现】

先天性巨结肠症的临床表现因年龄不同存在差异，最常见的症状为新生儿肠梗阻、顽固性便秘以及反复发作的小肠结肠炎，同时体格检查可发现肛门内括约肌紧缩，壶腹部有空虚感，有时可触及粪块，拔指后有爆破样排气、排便等典型体征。

（一）新生儿肠梗阻

据统计正常足月新生儿98%于出生后24小时内排出黑色黏稠胎粪，其余在48小时内排胎便，而92%～98%的先天性巨结肠症患儿在出生后24小时内不排便，甚至部分患儿出生后2～3天出现部分甚至完全性肠梗阻症状，频繁地呕吐，呕吐物含胆汁或粪便样液体，并伴有严重腹胀及便秘等表现。

（二）顽固性便秘

少数先天性巨结肠症患儿出生后胎便排出正常，但是在添加辅食后逐渐表现为严重的顽固性便秘。发病初期每周排便少于2次，往往3天以上才排便，而且排便异常费力，排便持续时间明显延长。如未加干预，便秘症状逐渐加重，并伴有明显腹胀，大便排出时间可延迟到半个月才排便1次。

（三）小肠结肠炎

若患儿在腹胀、呕吐、便秘的基础上合并发热、血便、嗜睡、稀便、大便恶臭等表现时，应考虑先天性巨结肠症并发小肠结肠炎的可能。严重肠炎时，若治疗不及时，可致肠管扩张，肠壁变薄缺血，肠黏膜在细菌及毒素作用下产生溃疡、出血，甚至穿孔形成腹膜炎。

【辅助检查】

（一）腹部X线检查

腹部X线检查对于先天性巨结肠症诊断的特异性不高，仅能作为初步检查的方式。通常表现为典型低位肠梗阻征象，可见病变肠段以上肠管扩张，内含有气体和液性粪便，呈气液平面，病变肠段少有气体，内见大量粪便影。另一有价值的表现是直肠内无气、盆腔空虚，如果发现膈下游离气体还需警惕肠穿孔等少见并发症。

（二）X线钡剂灌肠

X线钡剂灌肠检查可作为先天性巨结肠症患儿的首选检查方法，不仅可以明确病变的范围、部位、肠管扩张情况及钡剂排出情况，同时有助于鉴别诊断。钡剂排空延迟是重要的影像学征象，即24小时钡剂潴留达20%或以上，造影下如见整个肠腔边缘呈尖刺状，肠壁轮廓毛糙，则是并发结肠炎的表现。

（三）直肠肛管测压

直肠肛管抑制反射（rectoanal inhibitory reflex, RAIR）对先天性巨结肠症诊断有重要价值，正常儿童直肠内受到压力刺激后产生充盈感，通过反馈机制引起直肠内括约肌松弛、外括约肌和盆底肌收缩，这种反射现象称为直肠肛管抑制反射。一般新生儿直肠气囊内注入5～10ml、小婴儿注入10ml、儿童注入10～20ml气体时均应出现直肠肛管抑制反射，而先天性巨结肠症患儿则无此反射。

（四）直肠黏膜吸引活检组织检查

病理活检证实病变肠段神经节细胞的缺失是先天性巨结肠症病理学诊断的"金标准"，也是确定病变区域的重要依据。最常用的病理检查方法是苏木精-伊红（HE）染色和乙酰胆碱酯酶（AChE）染色，近年来国内外开始广泛采用免疫组织化学染色法，检测与先天性巨结肠症发病相关基因的表达变化，假阳性率低且结果容易判定，诊断正确率可达94%。

【诊断与鉴别诊断】

根据2017年11月中华医学会小儿外科学分会制订的《先天性巨结肠的诊断及治疗专家共识意见》，先天性巨结肠症需要结合临床表现及各种辅助检查综合诊断。对于临床症状疑似先天性巨结肠症的新生儿，可先通过X线结肠造影进行筛查，判断是否需要进一步检查，诊断应结合直肠黏膜活检组织检查，组织活检仍是诊断新生儿先天性巨结肠症的"金标准"。如新生儿期无法确诊先天性巨结肠症，患儿病情稳定，建议行开塞露纳肛、扩肛、结肠灌洗等保守治疗1～3个月后，如症状无改善再复查相关检查。

先天性巨结肠症需要与肠梗阻和其他肠神经元发育异常引起的"巨结肠同源病"相鉴别，包括肠神经元发育不良症、肠神经节细胞发育不成熟症、肠神经节细胞减少症、肛门内括约肌失迟缓症等。

【治疗】

（一）内科保守治疗

对轻型的先天性巨结肠患者或有全身感染症状，手术无法耐受者可用非手术疗法维持营养和发育，包括定时用等渗盐水洗肠（灌洗出入量要求相等，忌用高渗、低渗盐水或肥皂水），扩肛、甘油栓、缓泻药，避免粪便在结肠内淤积。

（二）结肠造瘘

当保守治疗失败或患者病情加重、合并急性肠梗阻，肠穿孔、腹膜炎趋向或小肠结肠炎时均应考虑行结肠造瘘术。

（三）根治手术

新生儿期患儿应尽量采用保守疗法，待1岁左右再做根治手术，成人经保守治疗无效者亦应行根治术。根治手术要求切除距肛门齿状线1～2cm处以上的狭窄直肠及狭窄段上5cm以上的扩张结肠，常用的术式有下面3种：① Swenson手术：切除整个受累部位并且将正常肠管吻合在近肛门水平；② Soave手术：肠内膜整个拉出，将保留的受累直肠外层套入正常的肠道内；③ Duhamel手术：在肛门水平通过钳夹将未受累肠端吻合到直肠。

（谢　睿　庹必光）

推 荐 阅 读

[1] 冯杰雄. 先天性巨结肠的诊断及治疗专家共识 [J]. 中华小儿外科杂志, 2017, 38（11）: 805-815.

[2] 张文, 武海燕, 李惠, 等. 先天性巨结肠病理诊断规范 [J]. 中华病理学杂志, 2016, 45（3）: 149-152.

[3] FRIEDMACHER F, PURI P. Classification and diagnostic criteria of variants of Hirschsprung's disease[J]. Pediatr Surg Int, 2013, 29（9）: 855-872.

[4] GOSAIN A, FRYKMAN P K, COWLES R A, et al. Guidelines for the diagnosis and management of Hirsehsprung-associated enterocolitis[J]. Pediatr Surg Int, 2017, 33（5）: 517-521.

[5] CHEN X, WU X, ZHANG H, et al. Diagnostic value of the preoperatively detected radiological transition zone in Hirschsprungs disease[J]. Pediatr Surg Int, 2017, 33（5）: 581-586.

第三节　梅克尔憩室

梅克尔憩室（Meckel's diverticulum）又称先天性回肠远端憩室，由于卵黄管退化不全，其肠端未闭合引起，为具有小肠肠壁各组织学分层（黏膜、肌层和浆膜层）的真性憩室，多位于距离回盲瓣100cm左右的回肠末端，在肠系膜对侧缘。临床上多无症状，多因出现并发症就诊而诊断。1808年Meckel首先发现憩室来源于卵黄管的残留，1812年又对其胚胎学和临床表现及并发症做了完整的描述，故称为梅克尔憩室。

【流行病学】

正常人群中梅克尔憩室的患病率为1%～3%，其临床症状和体征表现不一。大多数患者终身无症状，在影像学检查、腹部手术或尸体解剖时偶然被发现。梅克尔憩室只有发生并发症时才出现症状，约25%的患者会以并发症的形式发病，并发症可发生于任何年龄，10岁以前占半数，其中男性较女性多2～4倍。

【病因】

在胚胎发育第2周卵黄囊顶部之内胚层细胞群卷入胚体，构成原始消化管，头端称前肠，尾端称后肠，中间段称中肠。中肠原以卵黄管与卵黄囊相通，约于胚胎第5周末，胎盘的血液循环已经形成，不再需要卵黄囊，故卵黄管的体腔部分即开始变细逐渐闭合、萎缩成一索条，此索条自脐端向肠端吸收直至完全退化，中肠与脐部亦完全分离。若此过程发生障碍，即卵黄管吸收退化不全或不退化，则可形成多种卵黄管残留畸形。当卵黄管的脐端完全退化而肠端残留时即形成一盲囊，称为回肠远端憩室（梅克尔憩室）。

卵黄管发育异常表现形式（图4-7-2）：①憩室卵黄管未能完全闭合，脐端开放，并且一端与肠管窄小管道相通，经常有少量肠液溢出，为卵黄管瘘或脐瘘。少数管道较粗者，可由脐部流出粪便样物质，刺激脐周围皮肤引起糜烂。②卵黄管脐端未能完全吸收退化，憩室与脐部有残余索带相连，称为脐卵黄管憩室和脐窦。③卵黄管囊肿：卵黄管两端退化闭塞，而管中间膨大扩张，并有黏液分泌物形成囊者，称之为卵黄管囊肿。④卵黄管全部闭锁，但在脐部残留少量的黏膜组织，形成鲜红色的息肉样物，经常流少量黏液分泌物，称为脐茸或脐息肉。⑤憩室盲端与肠壁及脐无连接：憩室游离余腹腔内，长2～5cm，呈圆锥形、管状圆柱形及或球形，形成梅克尔憩室。

【发病机制】

梅克尔憩室约占卵黄管畸形总数的98%，多位于盆骨区、脐周或右髂窝区，即距回盲瓣20～100cm回肠系膜对侧缘，但还有1/3位于更近端的肠道，约有5%病例开口于肠管的系膜侧。由于卵黄管退化过程中所受障碍的部位、程度不同，憩室的形态和病理改变也不相同。

憩室组织学结构与末端回肠相同，憩室壁包含3层即浆膜、肌层和黏膜，憩室开口直径一般小于回肠。憩室壁常有异位组织存在，多为胃黏膜，其次

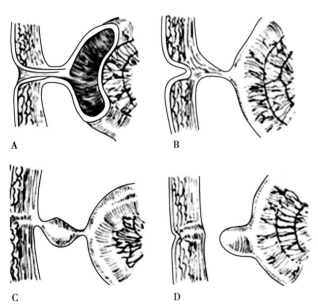

图4-7-2　卵黄管发育异常类型
A. 憩室卵黄管未能完全闭合；B. 卵黄管脐端未完全吸收退化；C. 卵黄管囊肿；D. 梅克尔憩室

为胰腺组织、十二指肠及结肠黏膜组织。异位的黏膜组织在憩室内壁分布不同，以胃黏膜组织分布为广，偶可占据大部分憩室内壁，肉眼观察浆膜下称黄白色铜钱样分布，触摸有硬韧性感觉。

憩室内壁异位黏膜组织的存在，是梅克尔憩室并发症的主要原因，约发生在50%梅克尔憩室患者中。异位黏膜组织以胃黏膜最多见，其腺体为胃底腺，同时也有幽门腺。胃底腺由分泌盐酸的壁细胞、分泌消化酶的主细胞及黏液细胞组成。幽门腺由黏液细胞和G细胞组成，G细胞能分泌胃泌素。憩室内异位胃黏膜中胃底腺分泌的盐酸及幽门腺中G细胞分泌的胃泌素刺激壁细胞大量分泌盐酸，腐蚀憩室和其周围组织的黏膜和血管，可引起黏膜糜烂和消化性溃疡，甚至出血或憩室穿孔。

卵黄管的营养血管亦可退化不全，成为肠系膜上动脉的一个独立分支而供应憩室。此血管在憩室与肠系膜之间形成血管憩室系膜带，可致内疝发生。憩室顶端常游离于腹腔内，也可有残余索条与脐部相连，肠袢可环绕索带扭绞或被索带压迫而引起肠梗阻。憩室顶部也可与其他肠袢粘连而发生肠梗阻。有时憩室内翻为肠套叠起点引起肠套叠。

【病理】

外科术后梅克尔憩室大体标本：憩室长度为2～5cm，直径在0.5～2.5cm，并有来自肠系膜上动脉分支的血供。梅克尔憩室属真性憩室，具有与小肠同样的结构，镜下可见被覆肠黏膜上皮。憩室内异位的胃黏膜组织，呈结节状或息肉状想肠腔突起，与正常胃黏膜相同，由胃底腺和幽门腺组成。异位的胰腺组织可异位于肠壁各层，但一般以黏膜下层常见，呈小结节状，镜下肿块结节由胰腺腺泡及导管组成，偶尔可见胰岛组织。

【临床表现】

梅克尔憩室本身常无症状，只有在发生并发症时才出现相应的临床表现。据报道仅有4%～6%的患者有临床并发症，且以10岁以下儿童多见。本病的临床表现主要取决于憩室有无并发症以及并发症的种类和程度，最常见为消化道出血、肠梗阻和急性憩室炎，其他并发症如穿孔、肿瘤等相对少见。

（一）消化道出血

消化道出血是梅克尔憩室患者，尤其是患儿最常见的症状，约占有症状患者的50%。出血多由异位的胃黏膜、胰腺组织引起溃疡性病变所致，异位黏膜的检出率高达81%～100%。临床表现多急性大量出血和慢性小量出血两种情况。

急性大量出血一般伴恶心、呕吐等胃肠道前驱症状，为突然出现大量便血，起初为黑紫色或黑褐色血便，混有粪质，继之暗红色或鲜红色血便，一昼夜内可有3～5次，每次出血量可达数百毫升。患者可很快出现面色苍白、口渴、烦躁不安、精神萎靡、脉细速无力、四肢凉、尿少等失血性休克表现。但此时腹部体征极少，仅有不适，偶有轻压痛。

慢性少量出血为无痛、间歇、缓慢性的出血，程度不一，多以黑便或贫血为主诉。大便隐血试验呈阳性，长期失血可致贫血。查体多无阳性发现。多数患者在经过输血及其他支持疗法保守治疗后，便血可以暂时停止，但经过一些时间又重复出血。

（二）肠梗阻

肠梗阻是梅克尔憩室的另一常见并发症，其中成年患者发病率可达26%～53%。临床表现为急性低位肠梗阻，出现阵发性痉挛性剧烈腹痛、腹胀，伴恶心、呕吐，甚至发热，排便、排气减少或停止排便、排气，体检可见肠型，严重者肠鸣音消失，腹部平片可见气液平。伴有肠套叠者，可出现果酱样血便，腹部触及腊肠型肿块，伴脐周压疼。如果伴有肠扭转或绞窄肠梗阻者，病情急剧恶化，有明显水肿及电解质紊乱，重者出现休克及腹膜炎，预后极差。

此并发症中有一特殊类型即Littre疝，是指梅克尔憩室单独嵌闭于疝囊内，可有不全梗阻症状。婴幼儿患者腹股沟区可出现与精索平行的圆锥形压痛性包块（所谓"双精索征"）。

（三）憩室炎

梅克尔憩室炎也是较大儿童及成年患者较为常见的并发症，因异位胃黏膜分泌胃酸，憩室基底部狭窄，排出不畅或异物阻塞导致黏膜损伤。临床表现为脐周或右下腹痛，常伴恶心、呕吐、发热。腹部查体可发现脐周及右下腹压痛及肌紧张。腹部超声提示不蠕动的梨形或袋状结构，且与周围的肠道关系密切，始终与某段肠管不分离，化验白细胞计数升高等，其临床症状、体征及辅助检查结果与急性阑尾炎十分相似，临床易误诊。憩室炎并发穿孔时继发引起腹膜炎、肠壁炎性粘连或肠梗阻。腹部有明显腹膜刺激体征，可出现气腹，全腹压痛，腹肌紧张明显，肺肝浊音界消失，肠鸣音减弱或亢进。慢性梅克尔憩室炎可能与黏液囊肿的形成有关，造成了右下腹慢性疼痛症状。

憩室穿孔是一种严重且常常危及患者生命的并发症，发病急骤，常继发于异位胃黏膜引起的消化道溃疡及坏疽，临床表现为剧烈腹痛，呕吐，烦躁不安，高热，腹部压痛，婴儿腹肌紧张可不明显，膈下可见游离气体。如延误治疗，可于数小时内出现弥漫性腹膜炎及麻痹性肠梗阻，中毒性休克，病死率高。

（四）肿瘤

梅克尔憩室合并肿瘤发生概率为0.5%～3.2%，小儿梅克尔憩室恶变率较低，最常见的为类癌，其次为腺癌、脂肪瘤、平滑肌瘤。因其肿瘤性质、程度不同，临床表现不一，可表现为腹痛、肠梗阻、便血等。据文献报道，50岁以下的男性，憩室过长（>3cm），含有异位的黏膜组织均是其发生癌病的相关风险因素。梅克尔憩室肿瘤发病率随年龄而逐年升高，其诊断的平均年龄为60岁。

（五）其他

除上述并发症外，梅克尔憩室还可能导致室内结石、憩室疝等疾病，但均缺乏特征性的临床表现，难与常见消化道疾病鉴别。

【辅助检查】

由于梅克尔憩室本身及其并发症临床表现缺乏特异性，常需借影像学等辅助检查协助诊断，熟悉并掌握各种检查方法的价值和局限性尤为重要。

（一）X线检查、钡剂灌肠造影及腹部超声

传统X线检查对于梅克尔憩室检测的敏感性和特异性较低，仅常作为腹部不适的常规检查。即便使用对比剂，其二维图像表现和邻近正常小肠袢的干扰均可能对诊断造成很大影响。少数情况下，由于肠石造成梗阻，可在平片上看到扩张的肠袢及气液平面，而此时肠石容易被误认为阑尾结石。

X线钡餐检查因敏感性较低、干扰因素较多，目前临床较少应用。但当其他检查无法确诊，或患者有右下腹疼痛和/或远端小肠梗阻征兆时，钡剂灌肠造影对鉴别梅克尔憩室与阑尾炎、盲肠憩室炎、克罗恩病等仍具一定价值。有文献报道一例内镜逆行钡回肠造影诊断儿童梅克尔憩室（图4-7-3）。

超声多用于表现为腹痛的患儿，具有操作简单、无创、价格低廉的优点。梅克尔憩室在超声检查时表现为具盲端的厚壁管状结构及典型的"多边征"，在并发肠套叠时可表现出"靶征"。但是临床上较难与小肠复式囊肿区别，且对操作者经验要求较高，诊断率较低。

（二）血管造影

腹部血管造影诊断梅克尔憩室的原理基于其持续生长的卵黄管动脉。当发生梅克尔憩室出血且速度达到0.5ml/min以上时，肠系膜血管造影可检测到出血灶并进行定位，为后续检查或治疗提供依据。

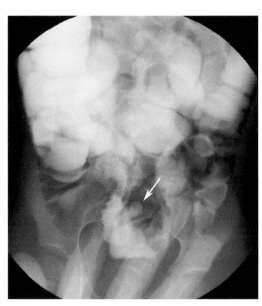

图 4-7-3　梅克尔憩室回肠造影影像
回肠造影于回肠末端见一约 2cm 的盲囊，即梅克尔憩室

此外，超选择性血管造影还可以直接显示憩室附近的出血情况，并进行介入止血治疗。但血管造影属有创性检查，不仅对疾病定性诊断困难，而且可能有对比剂过敏风险。对于肾功能较差的患者此项检查为禁忌。

（三）放射性核素检查

放射显影（锝酸盐扫描显影）即梅克尔扫描（Meckel scan），以其灵敏、简便、无创的特点成为行之有效的诊断方法。其原理是异位胃黏膜中的黏蛋白分泌细胞能够快速摄取高锝酸盐离子。在静脉注射含 ^{99m}Tc 的显影剂后，通过高分辨率伽马摄像在体外观测 ^{99m}Tc 离子形成的放射性浓聚灶可定位病灶。其灵敏度和特异度在患儿中可达 85% 和 95%，在成人患者亦可达 60% 左右。此外，^{99m}Tc 标记的红细胞可检测到速度仅为 0.1ml/min 的消化道出血，能够诊断小剂量出血并精准定位出血灶。但梅克尔扫描的假阳性和假阴性率也较高。例如，Zheng 等对 28 例不明原因消化道出血、梅克尔扫描阴性的患儿进行研究发现，在被确诊的 10 例梅克尔憩室患儿中，组织学验证仅 1 例的憩室中无异位胃黏膜。因此，梅克尔扫描对于评估有症状的梅克尔憩室患者价值正逐渐下降。

（四）CT 和 CT 小肠成像（CT enterography，CTE）

作为一种常用检查手段，CT 常用于评估各种以腹部不适为主诉的疾病。以往 CT 对梅克尔憩室的诊断率较低，在病情较为复杂的情况下，经常误判

为正常的肠袢，延误后续诊疗。自多排螺旋 CT 问世及临床开展 CTE 检查以来，梅克尔憩室诊断的敏感性和可靠性得到了较大提高。CT 评估梅克尔憩室并发症尤佳，可用于辅助诊断腹腔脓肿、梗阻、穿孔、肿瘤、倒置梅克尔憩室及出血等。在 CT 扫描图像上，梅克尔憩室表现为起源于回肠末端、外翻的具盲端的管腔结构，其内可为气相或液相，也可包含有异物或肠石。通过 CT 影像可以粗略估计憩室的扩张程度、内容物、室壁厚度及所在位置。此外，在并发消化道出血时，采用 CT 下血管造影，能够迅速定位速度大于 0.3～0.5ml/min 的活动性出血（略低于普通血管造影检测出血速度的最低要求）。

CTE 兼具 CT 检查的优点，且能观察小肠肠腔及周围病变，近年来已被广泛应用于评估小肠疾病。通过 CTE 可充分观察管腔和肠外病变，评估小肠黏膜，显示肠壁的增厚、狭窄、分层等。CT 和 CTE 的应用也有一定局限性，如在诊断梅克尔憩室时，需要与同样位于右下腹、但在 CT 上较难分辨的其他结构，如阑尾、盲肠、末端回肠等进行鉴别。在并发小肠梗阻时，CT 及 CTE 虽然能够明确发现梗阻所在，但对潜在的梅克尔憩室仍难以确诊（图 4-7-4）。

（五）磁共振小肠成像（MR enterography）

MRE 是一种结合了传统小肠成像与磁共振形态显像的新技术，对于小肠形态和功能都能进行检测和评估。MRE 具有三维成像技术，适于软组织检查，能够观测黏膜并分析小肠管腔周围的改变情况。Hegde 等报道了 1 例梅克尔憩室患者，均在各种检查未果后通过 MRE 确诊，提示 MRE 可以迅速采集图像，减少伪影，并将梅克尔憩室明确区别于周围相对高信号的小肠系膜。同时，MRE 没有辐射，对人体伤害较小（图 4-7-5）。

（六）胶囊内镜（capsule endoscopy）

胶囊内镜是近年来诊断小肠疾病的常用检查方式，依赖胃肠道蠕动运行，可能因运行过快或拍摄角度的视野等因素存在拍摄盲区，出现假阴性结果，憩室管腔内病灶难以探查。对已知或怀疑胃肠道梗阻、狭窄及瘘管者，进行胶囊内镜检查需十分慎重，应在充分告知及作好手术准备的情况下完成检查。但随着胶囊内镜技术的进步及适应证的日趋扩大，胶囊机器人出现，患者吞服进体内后，医师可通过姿态控制盘控制胶囊内镜在体内的位置和镜头方向，对可疑病灶进行多角度的观察。胶囊机器人有望在临床诊断、治疗等领域具有更加广阔的应用前景，特别是小肠疾病的一线筛查工具。

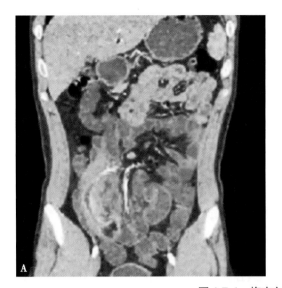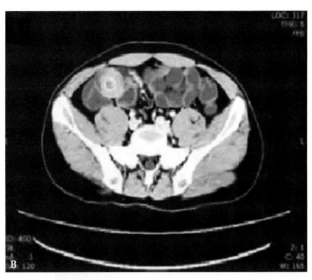

图 4-7-4　梅克尔憩室致肠套叠 CTE 表现

A. 小肠造影冠状位重建影像；B. 小肠造影轴位重建影像，可见回肠下端肠管呈同心圆改变

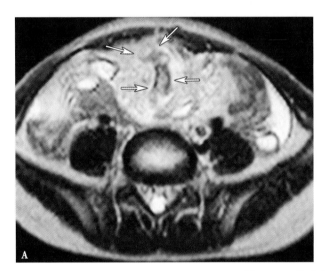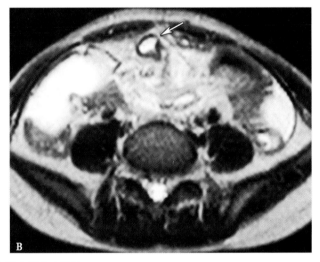

图 4-7-5　梅克尔憩室轴向 MRE

A、B. 磁共振 T_2 图像中显示中腹部的管状盲端肠段，肠系膜脂肪发炎并有球状的充满液体的末端

（七）小肠镜

据 Ymaguchi 等报道，在 <2 岁的患儿中，梅克尔憩室距离回盲瓣的平均距离为 34cm；在 3～21 岁的患者中，此距离为 46cm；21 岁以上的患者则为 67cm。因此传统的胃镜或结肠镜无法到达病变部位，而小肠镜具有更长的平均探测深度（经肛可进入 102～140cm），并可对病灶进行活组织检查（活检）和治疗，其安全性和可靠性在多个临床研究中广泛报道。小肠镜越来越多地应用于临床，辅助或结合腹腔镜诊断和治疗梅克尔憩室。小肠镜对于梅克尔憩室的诊断建立在内镜识别病变的基础上，通常认为，镜下于回肠处见双腔征（图 7-3-2）和 / 或管腔处并发的溃疡灶（图 4-7-6）即可诊断，最终诊断仍依赖于病理学检查。相比于目前梅克尔憩室的其他诊断方法，小肠镜能够更精确地定位病灶，更直观地观察憩室形态、估测大小以明确诊断。一项回顾性分析发现，小肠镜对于梅克尔憩室的术前确诊率可达 86.5%。同时小肠镜能够观察憩室的溃疡及出血情况，判断病变严重程度。

此外，小肠镜现也开始用于梅克尔憩室的治疗。Qi 等的临床研究发现，由于儿童腹壁较薄，通过小肠镜确定梅克尔憩室的位置后，用其探照灯投射于腹壁可形成体表投影光点，尽量将憩室带往脐部，继而可仅在脐部作一切口，通过此口夹取并切除梅克

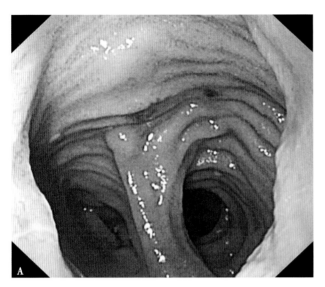
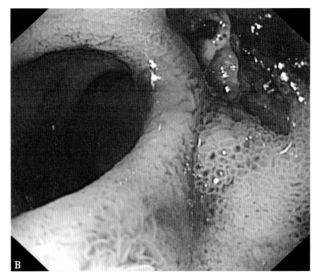

图4-7-6　小肠镜下憩室表现
A. 小肠镜下观察到回肠双腔征；B. 梅克尔憩室底部溃疡灶

尔憩室病灶。在 Qi 等进行的 14 例手术中，所有患者均未留下任何瘢痕，且未出现远期并发症，这为今后小肠镜下的憩室治疗提供了指导方向。小肠镜的应用也有一定的局限性：①虽然确诊率较高，但因耗时较久，且需要肠道准备，限制了对急诊患者的快速检查；②相当一部分患者会在儿童期发病，而文献中报道的患儿最小检测年龄为 3 岁。Leung 等亦建议行经肛小肠镜的儿童体重至少要达到 14kg。因此，小肠镜检查不但对患者本身有一定的要求，对于操作小肠镜的医师也有很高的技术和经验要求。尽管如此，小肠镜仍以其直观、简便、无创的优点成为目前确诊梅克尔憩室最有价值的辅助检查。在临床怀疑梅克尔憩室时，建议首选小肠镜检查。

【诊断与鉴别诊断】

梅克尔憩室作为最常见的消化道先天畸形，因发生于回肠，临床表现非特异，其诊断曾一直困惑着临床医师。但随着影像学及小肠检查技术的发展，其确诊率不断提高，并且越来越多有并发症的梅克尔憩室在术前得以确诊。梅克尔扫描显影简便、无创，且具一定的敏感性和特异性，腹部血管造影可以检测到出血灶并进行定位，CTE 和 MRE 能够有效评估并发症并判断病灶周边病变，对诊断各具价值。在现有的诊断技术中，小肠镜检查直观、有效、安全、可靠，能够充分观察病灶和活检，可作为术前诊断梅克尔憩室的"金标准"。

在考虑下腹部急性炎症、下消化道出血、低位小肠梗阻和肠套叠的鉴别诊断时，不可忽视梅克尔憩室及其并发症的可能性。急性憩室炎开始即出现右下腹疼，一般为持续性腹痛，无转移性右下腹疼病史，其肌紧张及压痛点比较靠近右侧脐旁，较一般阑尾偏高偏内，常常伴有腹泻或伴有便血，肛查直肠右侧壁触痛不明显，若腹腔镜探查发现阑尾正常，应考虑梅克尔憩室炎并探查 100cm 范围内的末端回肠。多次反复发作的右中下腹牵拉性疼痛，并有低位小肠梗阻表现，且临床无腹腔疾病和腹部手术史者，应怀疑梅克尔憩室的可能性。婴幼儿童出现血便，如排除结-直肠息肉性出血或多次出现的肠套叠，须考虑本病。

【治疗】

出现并发症多采用外科手术，特别是腹腔镜手术进行治疗。对于便血病例，初次发作时可先保守治疗，输血、止血等对症支持治疗，3～4 天以上不能止血，或出血量较大较急，或多次复发者，应考虑剖腹探查，寻找憩室。

关于是否应该切除无症状的梅克尔憩室，仍然存在重大的争论。对成年患者，大多数文献都同意切除梅克尔憩室不是必需的，除非有明显的肿块，患癌风险增高。另外，对于偶然发现的梅克尔憩室，有研究认为具有如下特征的患者发生并发症的风险较大：男性，年龄 <50 岁，梅克尔憩室长径 >2cm 且组织学检测发现异位黏膜。Park 等建议，当同时具备上述条件时，即使没有任何临床症状，也应进行手术切除。对 <8 岁的患儿，其出现严重并发症的风险超过手术风险，建议手术治疗。

【预后】

有严重并发症者预后差，且多见于婴幼儿，必须及时手术治疗，病死率在 10%～15%，近年已下降至 1%～2%。

（陶玉荣　盛剑秋）

推 荐 阅 读

[1] PARK J J, WOLFF B G, TOLLEFSON M K, et al. Meckel Diverticulum The Mayo Clinic Experience With 1476 Patients（1950–2002）[J]. Ann Surg, 2005, 241（3）: 529-533.

[2] HOSSEINNEZHAD T, SHARIATI F, TREGLIA G, et al. 99mTc-Pertechnetate imaging for detection of ectopic gastric mucosa: a systematic review and meta-analysis of the pertinent literature[J]. Acta Gastroenterol Belg, 2014, 77（3）: 318-327.

[3] CLARK J K, PAZ D A, GHAHREMANI G G. Imaging of Meckel's diverticulum in adults: pictorial essay[J]. Clin Imaging, 2014, 38（5）: 557-564.

[4] RAMÍREZ-GONZÁLEZ L R, LEONHER-RUEZGA K L, PLASCENCIA-POSADAS F J, et al. Adenocarcinoma mucoproductor in Meckel's diverticulum. Case report and review[J]. Cir Cir, 2014, 82（2）: 200-205.

[5] THIRUNAVUKARASU P, SATHAIAH M, SUKUMAR S, et al. Meckel's diverticulum--a high-risk region for malignancy in the ileum. Insights from a population-based epidemiological study and implications in surgical management[J]. Ann Surg, 2011, 253: 223-230.

[6] DESAI S S, ALKHOURI R, BAKER S S. Identification of Meckel diverticulum by capsule endoscopy[J]. J Pediatr Gastroenterol Nutr, 2012, 54（2）: 161.

[7] JUANMARTIÑENA FERNÁNDEZ J F, FERNÁNDEZ-URIÉN SAINZ I, SALDAÑA DUEÑAS C, et al. Meckel's diverticulum bleeding detected by capsule endoscopy[J]. Rev Esp Enferm Dig, 2017, 109（4）: 295-296.

[8] LESIEUR E, BOUBNOVA J, HÉRY G, et al. Prenatal imaging presentation of Meckel diverticulum[J]. Diagn Interv Imaging, 2017, 98（7-8）: 569-570.

[9] MAIA D S, FERREIRA-JÚNIOR M, VIEGAS R G, et al. Bowel obstruction in Meckel diverticulum[J]. Arq Bras Cir Dig, 2013, 26（3）: 244-245.

[10] MÉNDEZ-GARCÍA C, SUÁREZ-GRAU J M, RUBIO-CHAVES C, et al. Surgical pathology associated with Meckel´s diverticulum in a tertiary hospital: 12 year review[J]. Rev Esp Enferm Dig, 2011, 103（5）: 250-254.

[11] PEPPER V K, STANFILL A B, PEARL R H. Diagnosis and management of pediatric appendicitis, intussusception,
and Meckel diverticulum[J]. Surg Clin North Am, 2012, 92（3）: 505-526.

[12] SATO T, TAGAWA M, WADA H, et al. Diagnosis of Meckel diverticulum on endoscopic retrograde ileography in a child[J], Pediatr Int, 2018, 60（5）: 481-482.

[13] HEGDE S, DILLMAN J R, GADEPALLI S, et al. MR enterography of perforated acute Meckel diverticulitis[J]. Pediatr Radiol, 2012, 42（2）: 257-262.

第四节　肠旋转不良

肠旋转不良系胚胎期肠管发育过程中，中肠以肠系膜上动脉为轴心的正常旋转运动发生障碍，使肠管位置发生变异和肠系膜附着不全而引起的肠梗阻，它是婴儿先天性肠梗阻的常见病因，是十二指肠梗阻中的重要类型。据统计，近 3/4 的肠旋转不良患者有不同程度的肠扭转和肠梗阻。

【流行病学】

本病发病率尚无确切统计，但总的来说，发病率并不高，5 000 个活产儿中 1 个，男孩发病率为女孩的 2～4 倍。成人先天性肠旋转不良是腹部外科的罕见病。

【病因与发病机制】

肠旋转不良是由胚胎期肠的正常旋转停滞导致的，这导致出现两种解剖学变异 Ladd 索带及肠系膜根部狭窄，从而引起消化道梗阻症状。

肠旋转不良发生在中肠旋转阶段。胚胎 5～10 周时中肠因生长迅速不能容纳于狭小的腹腔而进入脐腔，11～12 周腹腔增大，中肠还纳入腹腔。还纳过程中，中肠发生旋转，顺序如下：

1. 肠祥以肠系膜上动脉为轴心，逆时针方向旋转 90°（腹侧面观），头支转向左侧，尾支转向右侧。

2. 退回腹腔时，头支在先，尾支在后，同时肠祥继续逆时针旋转 180°，头支转至肠系膜上动脉的后方，尾支转至肠系膜上动脉的前方。

3. 空肠与回肠曲局于腹腔的中部，原居于腹腔的后肠被推向左侧，成为降结肠，肠祥尾支返回腹腔后即成为横结肠。

4. 盲肠突出部位，最初较高，位于肝的下方，以后下降至右髂窝的长结肠随之形成。

正常肠旋转完成后，升结肠和降结肠即由结肠系膜附着于后腹壁，小肠系膜也由 Treitz 韧带开始，从左上方斜向右下方，固着于后腹壁。若肠祥返回腹腔时未旋转或旋转不完全，甚至做反方向旋转，将导致肠管解剖位置的各种异常，可能使盲肠和升结肠系膜带跨越十二指肠降部和水平部，而升结肠又可能同时附着于腹壁右后外侧。此外，常伴有肝、脾、胰甚至心与肺的异位（图4-7-7）。

【病理】

肠旋转不良有以下几种情况：

1. **肠未旋转**　中肠在退入腹腔时未发生旋转，而是保持在脐腔内的原始位置回到腹腔。十二指肠及全部小肠位于腹腔的右侧，盲肠、结肠则位于腹腔的左侧，盲肠和阑尾均位于左下腹部。小肠和大肠仅有一条共同的肠系膜。因整个肠系膜固定性差，易发生肠扭转。肠末端旋转很少单独发生，往往伴有脐膨出、腹裂及后外侧横膈疝等畸形。

2. **十二指肠旋转不全**　发生在十二指肠通过肠系膜上动脉后方，到达系膜后位的过程中。十二指肠发生扭转，腹膜系带在十二指肠与空肠上部之间穿行，导致某种程度的畸形（图4-7-8）。

3. **盲肠旋转不良**　在肠旋转不良中最常见，有家族性，属常染色体隐性遗传病。盲肠位于右上腹或腹中线，停顿于胃幽门或胃的下方。由盲肠和升结肠出发的腹膜索跨越十二指肠，附着于右侧后腹壁。这条所带可压迫十二指肠，引起不完全性梗阻。有时盲肠本身位于十二指肠前，且固定于该位置，也可直接压迫十二指肠引起不完全性肠梗阻。另有游走盲肠，盲肠下降至右下腹，但系膜未与后腹壁融合。此种情况易发生肠扭转。

4. **肠顺时针方向旋转**　在中肠退入腹腔时顺时针方向旋转90°～180°，盲肠转动至肠系膜上动脉的后方，横结肠位于十二指肠后方，这种畸形少见。

【临床表现】

由于肠旋转不良的病理变化多样而复杂，临床表现可有很大差异。发病年龄可由出生后24小时至18岁，多数病例就诊时间在新生儿期。少数病例终生无症状，只是偶然发现。

主要症状为高位不全性肠梗阻。呕吐为最常见的症状，80%为胆汁性；上腹饱满，呕吐后有所减轻；有时可见胃肠蠕动波。生后胎粪多正常。肠扭转是肠旋转不良最多见的并发症，发生率为44%。而新生儿期发生肠扭转者多达78%。肠扭转较轻时，常在体位改变或肠蠕动时自动复位，呕吐症状

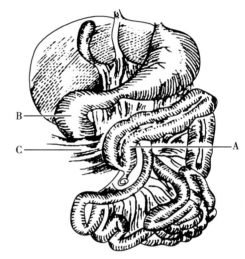

图4-7-8　先天性肠旋转不良合并十二指肠梗阻膜状索带压迫十二指肠

A. 盲肠；B. 十二指肠；C. 膜状索带

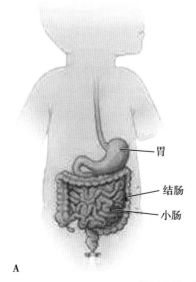

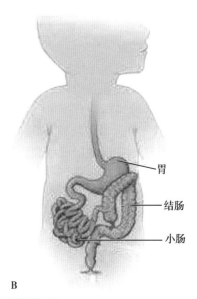

图4-7-7　正常肠道与肠旋转不良

A. 正常肠道；B. 肠旋转不良

也减轻或消失，但不久症状复发，呈间歇性不完全性肠梗阻发作。如果肠扭转持久而绞窄，则呕吐频繁且呈喷射状，呕吐物含咖啡样或鲜血，发生肠绞窄时出现便血。如导致肠坏死穿孔时，则出现腹膜炎、高热、脱水、酸中毒、病死率极高。

新生儿肠旋转不良伴黄疸屡有报道。血清中结合胆红素增高可能是扩张胃和十二指肠压迫胆总管所致。非结合胆红素增高则为肠系膜静脉或门静脉受压，其血流量减少，肝动脉血流量代偿增加，使未经处理的非结合胆红素重回体循环。同时门静脉血流量减少，肝细胞缺氧，影响酶的活性。多个因素导致黄疸产生。

成人肠旋转不良症状出现较晚，原因可能在于盲肠和升结肠的腹膜系带未对婴幼儿细小的肠管造成压迫，但随着年龄增长，被压迫肠管逐渐生长，或者黏膜炎性充血水肿，肠壁增厚等导致肠管受压而出现症状。成人肠旋转不良症状一般较轻，症状间歇周期长，有时可自行缓解。成人肠旋转不良的临床表现大致可分为 3 种，一种是急性肠梗阻表现，二是以间歇性腹痛为特点的不全性肠梗阻表现，三是无症状状态。第一种情况误诊最少，但短肠的发生率较高。第二种情况最易被延误诊断，主要因为临床表现缺乏特异性以及医师对该病缺乏认知。第三种情况最为隐蔽，尤其是小肠系膜高位悬吊状态大多不易被察觉。

肠旋转不良常与脐膨出、膈疝、腹裂畸形并存。此外易伴发十二指肠闭锁或狭窄。其他伴发畸形有空肠闭锁、环形胰腺、直肠肛门畸形、梅克尔憩室以及先天性巨结肠等。

【辅助检查】

（一）腹部立位 X 线检查

当有中肠扭转或 Ladd 带压迫造成的急性肠梗阻时，腹立位平片最常见的征象是胃和十二指肠球部扩张，显示双气泡征，远端肠管有少量气体或无气体。仅仅依靠腹平片不能诊断和除外肠旋转不良和肠扭转，但可确定有无远端肠梗阻或腹腔内有无游离气体。

（二）上消化道造影检查

观察十二指肠空肠连接部的位置是关键。该连接部的位置异常时则可诊断肠旋转不良。但是有些情况可以造成该连接部位置向下或向中间移位，类似肠旋转不良，但属于正常变异，如巨脾、肝移植（Treitz 韧带被切断）后、胃过度胀气、小肠梗阻和脊柱弯曲等，十二指肠喂养管的放置也可造成该连接部移位。所以认识正常解剖的各种变异是减少误差的关键（图 4-7-9）。

（三）钡剂灌肠

可明确显示盲肠位置，对诊断具有重要意义，但如果盲肠位置正常并不能排除肠旋转不良，6%的肠旋转不良患儿盲肠位置正常，但存在十二指肠空肠袢旋转异常。

（四）腹部 B 超检查

检查肠系膜上静脉和肠系膜上动脉的关系，是无创的诊断肠旋转不良的重要方法。正常情况下，肠系膜上静脉位于肠系膜上动脉右侧，当两者关系逆转时，应怀疑肠旋转不良。但仅显示这种位置关系异常不足以诊断肠扭转，正常人也有部分可见两者位置关系倒置，同时并非全部肠旋转不良患者都存在两者的位置关系异常。因此，超声显示肠系膜血管盘曲可以提示肠扭转，而仅以肠系膜上静脉和肠系膜上动脉的位置关系诊断本病有一定的局限性。对先天性肠旋转不良的超声诊断依据还应注意病理类型导致的其他声像图表现，综合分析。

【诊断与鉴别诊断】

新生儿出生后出现胆汁性呕吐、上腹饱满，同时有胃肠道出血者，应高度警惕本病。腹部立位 X 线片可见小肠假性肠梗阻、高位肠梗阻、肠管位置异常等表现。在高位肠梗阻时，可见梗阻近端段扩大，有2～3 个液平面，称双泡征或三泡征（双泡为胃和十二指肠第一段内的液平所形成，如梗阻出现在十二指肠远端，出现 3 个液平面）。在低位肠梗阻时，可见多个扩大肠袢与液平面。钡剂灌肠可见盲肠位于中上腹或左上腹，有时见到盲肠及升结肠位置游动者，均可确诊。钡剂造影检查可表现为十二指肠水平呈螺旋状、Treitz 韧带角消失及十二指肠空肠走行异常等。

【治疗】

旋转不良确诊后积极准备，尽早手术治疗。根据不同情况，进行粘连索带充分游离松解术、扭转复位术或坏死肠段切除吻合术。所有肠管粘连应分离，并将盲肠升结肠置于右侧腹腔，使小肠位于左腹。有肠管血运障碍应尽量吸除肠内容物以减轻中毒症状发生。肠坏死时，尽量减少切除范围。术后要给予充分的胃肠减压，纠正脱水，加强营养。

【预后】

本病的病死率仍在 2% 左右，合并肠扭转及肠坏死预后不良者多。早期诊断、及时手术，预后良好；肠扭转严重导致肠坏死及发病时间长、就诊不及时等是预后不良的主要原因。

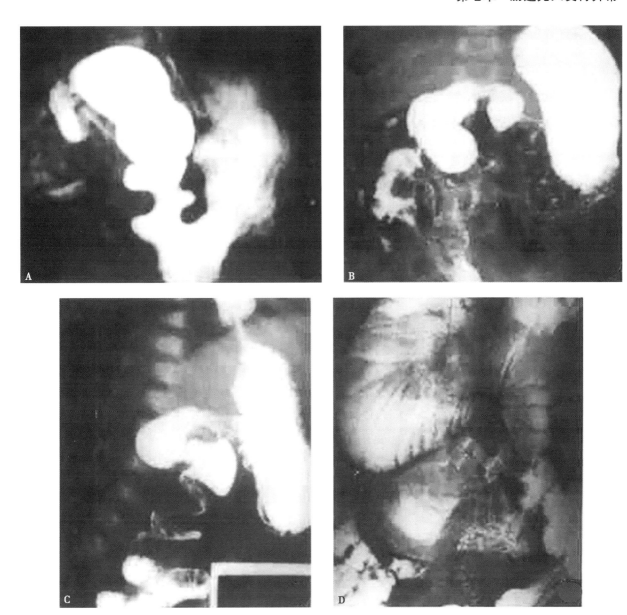

图 4-7-9　肠旋转不良消化道钡餐造影

A. 十二指肠球部明显扩张，球后呈漏斗状狭窄，对比剂间断进入远段肠管；B. 十二指肠近段肠管明显扩张，梗阻末端呈鼠尾状狭窄，手术证实中肠扭转；C. 十二指肠近段扩张，梗阻端呈鸟嘴状狭窄，钡剂进入扭转的肠管内呈螺旋形；D. 空肠起始部位置下移，扩张的十二指肠、空肠上段在上中腹迂回折曲下行，升结肠位于中腹部，盲肠位于左腹部，回肠末端自盲肠右侧进入

（杨新艳　盛剑秋）

推 荐 阅 读

[1] 陈永卫. 肠旋转不良的诊断 [J]. 临床外科杂志，2011，19（8）：520-521.

[2] 胡烈榛，夏焙，林洲，等. 儿童先天性肠旋转不良的超声诊断价值 [J]. 中华临床医师杂志，2013，7（6）：2429-2432.

[3] 左汴京，祝黎伟，张明，等. 超声在诊断小儿肠旋转不良并中肠扭转中的应用 [J]. 中国中西医结合影像学杂志，2015，13（1）：82-84.

[4] 蒋勇敢，李现雷，吴欣. 成人先天性肠旋转不良的诊治策略 [J]. 中国临床研究，2016，29（12）：1700-1703.

[5] 米荣，康利民，马继东，等. 先天性肠旋转不良 84 例 [J]. 实用儿科临床杂志，2012，27（15）：1204-1206.

第五节　消化道重复畸形

消化道重复畸形（duplications of the alimentary tract，ATD）是指附着于消化道系膜侧的，具有与消化道相同特性的球形或管形空腔肿物，是一种比较少见的先天性畸形。可发生在消化道的任何部位，从舌根到肛门，但以回肠最为多见，其次是食管、结肠、十二指肠、胃、直肠等，其临床表现缺乏特异性。

【流行病学】

1937年Ladd首次提出使用"消化道重复"一词命名该病变，并详细描述了病变的临床和病理特点。1940年Ladd和Gross报道了具有共同特征但不同名称的疾病，如肠囊肿、肠源性囊肿、巨大憩室、回肠复合体和包涵体囊肿，统称为消化道重复畸形。由于病例报告较少，其实际发病率尚不清楚，发病率约为1/4 500，约见于1/10万新生儿。男女比例为1.5：1。2岁以下的儿童超过80%，成人中较少见。

【发病机制】

关于消化道重复畸形的发病机制有4种理论，Bremer提出的异常管腔再通理论、Lewis和Syng的憩室理论、神经管重复形成和相关椎体异常的分裂脊索理论、宫内血管意外理论是最为广泛接受的假设。

胃肠道重复畸形的形成可能与多种因素有关，如异常管腔再通、胚胎憩室、脊索分裂、部分孪生和环境因素等，但总体来说仍然病因不明。大体有以下几种学说：①胚胎期肠管腔化过程异常，形成与消化道并行的囊肿状空腔；②胚胎早期消化道常有憩室外袋，正常发育时外袋逐渐退化消失，如有残留则可形成该病；③脊柱原肠空化障碍学说，可以解释为何重复畸形可发生于消化道任何水平，并常伴有脊柱-神经系统畸形；④原始胚板中心分裂学说。

【病理】

肠重复囊肿在结构和组织形态上与正常肠壁相似，通常包含所有层（黏膜、黏膜下层、固有肌层和浆膜层）。在胚胎学上，胃肠道在胎儿发育的第6～8周内管化，成为中空内脏。有报道最早在胎儿发育的第12周就发现了肠重复囊肿。

根据形态常分为4型：①肠壁囊肿型：位于肠壁肌层或黏膜下，该段肠管壁向外突出形成圆形或卵圆形肿块。向肠腔内突出，可引起肠梗阻或诱发肠套叠；②肠外囊肿型：囊肿贴附于肠管一侧，与主肠管间无开口，多有单独的血管；③肠外管状型：畸形附着于肠系膜侧线与主肠管并列而行，使肠管呈双腔管道，与主肠管间开口位于两端，可单开口或双开口；④憩室型：成袋状与肠腔交通。

【临床表现】

回肠是最常见的发病部位，超过病例总数的60%，其好发部位依次为回肠＞食管＞空肠＞结肠＞胃＞阑尾。尽管肠重复畸形被认为是良性病变，大多无症状，但如果不进行干预治疗，也可能出现严重并发症。成人患者的症状多变并且没有特异性，症状通常与重复畸形的部位有关。

口腔和食管病变可引起呼吸困难，而下消化道病变可引起恶心、呕吐、出血、穿孔或梗阻，部分患者可能因肠梗阻或消化道出血而急诊就诊。文献报道，最常见的临床表现是腹部、侧腹或腰部疼痛，这种疼痛可能是由于重复畸形的部位扩张对于邻近器官的压迫引起的。

十二指肠重复畸形较罕见，发病率＜1/10万，占消化道重复畸形的12%～25%。文献报道，大部分十二指肠重复畸形为囊肿型，大多与异常的胰管或胆管相通，最主要的并发症为胰腺炎。

【辅助检查】

X线检查及消化道造影检查可表现为肠梗阻、腹部包块、肠管受压移位等，如果重复畸形与主肠管相通，则钡剂可进入其中，且明显排空延迟。部分或全结肠重复畸形表现为并行的双排管状结构。CT检查可见与肠管不相通的重复畸形表现为低密度单房囊性肿块，大多为圆形，壁可见软组织密度圈，增强扫描后可见囊壁均匀强化。由于重复肠管常常走行迂曲，可见多个单房囊影显示于同一层面，似"葫芦状"现象。典型CT表现可见"晕轮征"，即双环晕轮影，内环为囊壁水肿黏膜和黏液组成的低密度环，外环为完整肌层构成的高密度环。有些重复畸形与正常肠管相通，囊肿内可出现气体影。

内镜超声（EUS）作为一种评价和诊断重复性囊肿的方法已得到广泛应用。EUS是研究重复性囊肿的首选诊断工具，因为它可以区分实性病变和囊性病变。是否对疑为重复性囊肿的病灶进行EUS-细针穿刺（EUS-FNA）尚有争议，因FNA可能合并感染而导致严重后果。总的来说，如果超声检查高度怀疑重复畸形，则应避免进行EUS引导的FNA，如果进行了FNA从而证实病变为重复囊肿畸形，则应使用抗生素预防感染。

小肠镜是诊断小肠疾病的重要方法，对于诊断消化道重复畸形也有实际应用意义。文献报道1例重度缺铁性贫血患者经肛双气囊小肠镜检查发现肠道分叉，其中一段肠管见盲端，其内可见一处溃疡，^{99m}Tc高锝酸盐显像阴性，经外科手术治疗后贫血症状缓解。小肠镜检查时见到肠道呈双腔样改变，一端为盲端，应考虑到小肠重复畸形的可能性（图4-7-10）。

【诊断与鉴别诊断】

消化道重复畸形的诊断须具备以下几个特征：①与消化道相通或附着于消化道某一部分而不通，

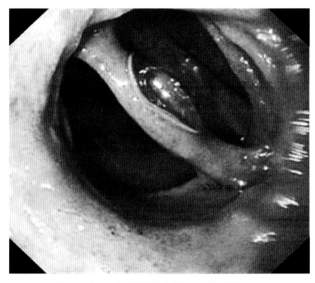

图 4-7-10　小肠镜下小肠重复畸形的表现
小肠腔呈双腔样改变

与肠管相通的形式及位置各异；②壁内含平滑肌，具有完整的肌层，与肠管的平滑肌紧密相贴，甚至两者共用一肌层；③重复肠管或囊腔内壁被覆消化道上皮，可为异位的其他消化道黏膜。

消化道重复畸形需与肠系膜囊肿、淋巴管瘤等鉴别。肠系膜囊肿囊壁为结缔组织，无肌层和黏膜，CT 表现为囊性肿块，壁菲薄光滑甚至看不到囊壁；而消化道重复畸形囊壁较厚。淋巴管瘤有沿腔隙生长的特点，一般小病变的占位效应不明显，大的囊肿则有明显占位改变，CT 表现为边界清楚、壁薄、多房囊性包块，有分隔，囊内可为水样密度或负 CT 值，合并感染或出血时 CT 值可增高，并见液体分层；增强扫描囊内有肠系膜血管显影时诊断本病可靠性较大。

【治疗】

肠道重复畸形的首选治疗方法是手术切除，以防止并发症和癌变。然而对于较长的肠管重复畸形，不可能完全切除，在这种情况下，切除黏膜层保留浆膜层的选择性黏膜切除或通过切除共同壁进行远端内引流可能是有效的治疗方案。近来，内镜治疗的报道越来越多。内镜技术包括经针刀乳头切开术、囊壁圈套切除术、囊肿针抽吸术等。

（赵晓军　盛剑秋）

推 荐 阅 读

[1] FIORANI C, SCARAMUZZO R, LAZZARO A, et al. Intestinal duplication in adulthood: a rare entity, difficult to diagnose[J]. World J Gastrointest Surg, 2011, 3(8): 128-130.

[2] WU X, XU X, ZHENG C, et al. Tubular colonic duplication in an adult: case report and brief literature review[J]. J Int Med Res, 2018, 46(7): 2970-2975.

[3] OZEL A, UYSAL E, TUFANER O, et al. Duodenal duplicatuion cyst: a rare cause of acute pancreatitis in children[J]. J Clin Ultrasound, 2008, 36(9): 584-586.

[4] CHEN J J, LEE H C, YEUNG C Y, et al. Meta-analysis: the clinical features of the duodenal duplication cyst[J]. J Pediatr Surg, 2010, 45(8): 1598-1606.

[5] 王子真, 邱士军, 张雪林, 等. 小儿消化道管状重复畸形 6 例的 X 线和 CT 诊断与鉴别 [J]. 中国误诊学杂志, 2009, 9(6): 1487-1488.

[6] LIU R, ADLER D G. Duplication cysts: Diagnosis, management, and the role of endoscopic ultrasound[J]. Endosc Ultrasound, 2014, 3(3): 152-160.

[7] TAKEGAWA Y, HIRAMATSU K, MURATA Y, et al. Duplication cyst of the ileum presenting with severe anemia detected by double-balloon endoscopy[J]. Endosc Int Open, 2018, 6(4): E395-E398.

[8] 陈凯, 柳学国, 杨林, 等. 腹部巨大囊性病变 CT 诊断 [J]. 放射学实践, 2000, 15(5): 330-332.

[9] 刘勃, 张增俊, 施伟东, 等. 小儿淋巴管瘤的 CT 和 MRI 诊断 [J]. 实用放射学杂志, 2011, 27(9): 1418-1412.

[10] PULIGANDLA P S, NGUYEN L T, ST-VIL D, et al. Gastrointestinal duplications[J]. J Pediatr Surg, 2003, 38(5): 740-744.

[11] GARG R, SARAVOLATZ L D, BARAWI M. Endoscopic Treatment of Colonic Duplication Cyst: A Case Report and Review of the Literature[J]. Case Rep Gastrointest Med, 2018, 2018: 6143570.

[12] PARK J Y, HER K H, KIM B S, et al. A completely isolated intestinal duplication cyst mimicking ovarian cyst torsion in an adult[J]. World J Gastroenterol, 2014, 20(2): 603-606.

[13] BLANK G, KÖNIGSRAINER A, SIPOS B, et al. Adenocarcinoma arising in a cystic duplication of the small bowel: case report and review of literature[J]. World J Surg Oncol, 2012, 10: 55.

第八章

医源性肠道疾病

第一节　非甾体抗炎药相关性肠炎

非甾体抗炎药（non-steroidal anti-inflammatory drugs，NSAIDs）是一类不含有甾体结构，具有抗炎、退热、止痛、抗血小板聚集等作用的抗炎药，临床上应用广泛，但其不良反应尤其是胃肠道的不良反应较多。长期以来人们多重视 NSAIDs 引起的胃黏膜损伤，但是随着肠镜、胶囊内镜和小肠镜等检查方法在临床上的广泛应用，NSAIDs 引起的肠道损伤日渐受到关注。NSAIDs 相关性肠炎是一种以肠道失血、回肠吸收功能障碍、蛋白丢失性肠病、肠道通透性升高以及结肠出血、穿孔等为临床表现的疾病。

【流行病学】

NSAIDs 对胃十二指肠黏膜的损害十分突出，目前已得到临床广泛重视。但是，长期以来人们比较重视 NSAIDs 引起的胃十二指肠黏膜损害，而流行病学调查显示由于服用 NSAIDs 引起中消化道及下消化道的不良反应更值得关注。Allison 等通过尸检发现 249 例 NSAIDs 使用者中 8.4% 有小肠溃疡，而非使用者仅 0.6% 有此表现。在长期服用 NSAIDs 进行治疗的患者当中，60%~70% 为无症状肠病，大多数发展到出现严重并发症时才被发现。在因类风湿关节炎而接受 NSAIDs 治疗的患者中，肠镜检查在 47% 的患者中发现患有空肠或回肠溃疡。此外，在美国的一项回顾性研究表明，在所有的已经进行小肠切除术超过 3 年的患者当中，有 4% 是因为服用 NSAIDs 药物所致。这些流行病学研究表明，NSAIDs 引起的小肠损伤可能会引起较高的发病率和死亡率。目前认为，NSAIDs 相关性小肠黏膜损伤比 NSAIDs 相关性胃黏膜损伤更为常见。

随着胶囊内镜及肠镜等检查方法的日益普及，发现 NSAIDs 引起的结肠损伤也较为多见。石进等对首都医科大学附属北京安贞医院 2003 年 6 月—2006 年 12 月因服用阿司匹林而致结肠出血的冠心病患者的服药情况、临床、内镜等表现进行回顾性分析，结果表明，31 例患者主要表现为便血和贫血。结肠镜检查示结肠黏膜糜烂，部分合并溃疡，病变多呈跳跃性分布，主要位于右半结肠。经停用阿司匹林和对症治疗后预后良好。

【发病机制】

（一）NSAIDs 引起小肠损伤的机制

大量研究表明，NSAIDs 选择性抑制环氧酶（cyclooxygenase，COX），减少了内源性前列腺素的合成与释放，破坏肠上皮黏膜的屏障作用，引起肠内细菌及侵袭因子的侵入从而损伤小肠黏膜。目前关于 NSAIDs 相关性小肠黏膜损伤的机制主要包括以下几个方面：

1. "三级打击（three hit hypothesis）"学说　目前，"三级打击（three hit hypothesis）"学说已被广泛认可。首先，NSAIDs 是一种脂溶性的弱酸，与膜磷脂相互作用而直接损伤肠上皮细胞，使氧化磷酸化解偶联而损伤线粒体；其次，线粒体的损伤将导致细胞内能量缺失，钙离子外流以及产生的大量氧自由基可破坏细胞的紧密连接，从而增加肠上皮细胞的通透性；最后，肠黏膜屏障的破坏使得上皮细胞更易遭受来自消化道内的胆汁、食物、细菌以及一些酶类等的损伤。其中，细菌可能是最主要的有害因素，其释放的毒素可以使炎症因子和一氧化氮（nitric oxide，NO）合酶催化的产生增多。生理状态下，NO 对小肠黏膜有保护作用。然而，过多的 NO 可直接引起细胞毒性，或介导氧自由基氧化生成毒性更大的过氧亚硝基阴离子（ONOO−），抑制细胞线粒体的氧化呼吸作用，导致过氧化损伤肠黏膜，引起肠道溃疡、出血等。

2. COX-1 与 COX-2 的双重抑制学说　COX 包含两种同工酶，即 COX-1 和 COX-2。COX-1 为基础性酶，存在于多数正常器官，可产生维持正常生理功能所需的血栓素 A2 和前列腺素，从而保持胃肠黏膜的完整性；而 COX-2 为诱导性酶，在组织损伤过程中可诱导产生炎性前列腺素，引起炎症、疼痛和发热。COX-2 在大多数器官中难以发现，但在炎性细胞中大量存在，其诱导产生的前列腺素可介导炎症的发生。既往研究表明，NSAIDs 可同时抑制两种环氧化酶，在发挥抗炎作用的同时，也干扰了 COX-1 的作用而损害胃肠道。新近研究表明，无论是选择性 COX-1 抑制剂还是选择性 COX-2 抑制剂均不能单独引起胃肠黏膜的损伤。Sigthorsson 等研究表明，选择性 COX-1 抑制剂不能引起胃肠道损伤。而 COX-2 缺失或选择性抑制 COX-2 虽然可以引起小肠损伤，但不累及胃黏膜。值得注意的是，Tanaka 等研究证实 COX-1 和 COX-2 抑制剂可协同诱导小肠黏膜损伤。COX-1 抑制剂可以引起细菌侵袭，小肠运动功能亢进，同时增加一氧化氮合酶的合成。与此同时，COX-2 的表达上调可产生具有保护作用的前列腺素 2，从而降低 COX-1 引起的损伤。而同时应用 COX-2 抑制剂，则会引起小肠的损伤。综上，COX-1 与 COX-2 对维持小肠黏膜的完整性至关重要。如同时抑制这两种环氧化酶，一方面可能影响小肠黏膜的血流，另一方面通过免疫介导小肠黏膜损伤。

3. NO 研究表明，NSAIDs 可促进肠道黏膜产生大量的 NO，而 NO 的过度表达可直接产生细胞毒性，抑或通过氧自由基氧化生成毒性更大的 ONOO−。ONOO− 是一种强氧化剂，可抑制细胞线粒体氧化呼吸作用，导致能量代谢障碍，细胞过氧化损伤，最终损伤肠黏膜。

4. **NSAIDs 肠肝循环** NSAIDs 的肠肝循环可以增加药物与小肠黏膜的作用时间，因此在损伤小肠黏膜中的作用不容忽视。

（二）NSAIDs 引起结肠损伤的机制

近年来，尽管各种新剂型如缓释制剂、控释剂、肠溶制剂在临床上的使用，减少了 NSAIDs 普通制剂对胃肠道的刺激作用，但并未降低胃肠道出血与穿孔的发生率。NSAIDs 引起的结肠病变的部位多位于右半结肠，而缓释剂型和栓剂主要引起直肠病变。NSAIDs 损伤结肠黏膜的机制可能有如下几点：① NSAIDs 对结肠黏膜有直接的化学刺激作用，加上 NSAIDs 药物的肠肝循环特点，延长了其与结肠黏膜的作用时间。肠腔内的细菌、胆盐和食物等均可进一步加重损伤。② NSAIDs 能选择性的抑制 COX，减少了内源性前列腺素的合成与释放，从而破坏肠上皮黏膜的屏障作用。有研究表明，结肠炎

症部位产生的前列腺素主要来源于 COX-2 的异构体，而高选择性 COX-2 抑制物可加重 NSAIDs 诱发的结肠炎症。③ NSAIDs 可诱导中性粒细胞在肠黏膜受损的部位聚集、浸润，从而加重受损部位的免疫损伤。④ NSAIDS 可促进肿瘤坏死因子（tumor necrosis factor，TNF）和白三烯（leukotriene，LT）等炎症因子的释放，导致前列环素生成减少，内皮素释放增加。此外，LT 对嗜酸性粒细胞、巨噬细胞及中性粒细胞有趋化作用，可进一步损伤血管内皮细胞，破坏肠黏膜完整性。

【危险因素】

增加 NSAIDs 引起肠道病变的危险因素包括老年患者、溃疡病史、同时使用类固醇激素和抗凝药物等。老年患者（年龄 >65 岁）是 NSAIDs 相关溃疡的高危人群，服用 NSAIDs 的患者出现胃肠并发症的危险性随年龄的增加而增加，并呈线性关系。年龄 ≤65 岁使用小剂量阿司匹林（75mg/d）患者的消化性溃疡穿孔发生率为 0.1%，年龄 >65 岁者则升至 1.07%。NSAIDs 治疗剂量增加与消化道风险增加相关，大剂量 NSAIDs 引起消化道事件风险达 7 倍。即使在可接受范围内增加治疗剂量，溃疡并发症风险可升至 3 倍。美国胃肠协会关于 NSAIDs 相关溃疡并发症防治指南中提出，既往有消化道溃疡或出血史的患者，尤其是近期出现的，为 NSAIDs 相关消化道损伤的危险因素。既往溃疡病史与既往有溃疡并发症病史的患者，其 NSAIDs 相关消化道损伤风险分别为无溃疡病史患者的 5.9 倍和 15.4 倍。服用 NSAIDs 同时如合并使用低剂量阿司匹林、抗凝药、糖皮质激素等，可增加 NSAIDs 相关消化道损伤风险，是上消化道出血不可忽视的原因之一。NSAIDs 与小剂量阿司匹林同时使用增加消化道事件风险达 13 倍；NSAIDs 与糖皮质激素合用引起消化道事件的危险性增加 2 倍，与抗凝药合用增加消化道事件风险为 6.4～19.3 倍。

【临床表现】

NSAIDs 相关性肠炎可累及任何一段肠管，常见累及部位为末端回肠。NSAIDs 引起小肠和结肠损伤时均可导致溃疡、出血、穿孔、狭窄等，但是小肠损伤时可出现贫血、低白蛋白血症或吸收不良，隔膜样狭窄导致的间歇性或完全性肠梗阻；NSAIDs 引起结肠损伤时憩室出血为其特点，还可能加重溃疡性结肠炎和克罗恩病患者病情。值得注意的是，由于 NSAIDs 的镇痛作用，NSAIDs 相关性肠炎常表现为"无痛性"而不易引起重视，多数患者直至出现

严重并发症时才被发现。此外，NSAIDs 相关性肠炎是不明原因消化道出血的常见病因之一。

蛋白丢失性肠病：NSAIDs 引起肠黏膜缺损进而导致蛋白丢失，有研究表明，在因类风湿关节炎入院的患者中，约有 10% 的患者发现有低蛋白血症。

缺铁性贫血：是 NSAIDs 相关性小肠损伤常见的首发症状，长期服用 NSAIDs 往往会引起肠道轻微而持续的出血，大多数患者每日出血量是 2～10ml，并且 NSAIDs 会影响小肠对铁的吸收。因此，对于不明原因缺铁性贫血患者，应详细询问患者是否有 NSAIDs 用药史，除外 NSAIDs 相关性肠炎。

隔膜样狭窄是 NSAIDs 相关肠炎的一种罕见但具有特征性的并发症。这种狭窄很可能是继发于溃疡性损伤的一种瘢痕反应，病变为向心性隔膜，并有针孔大小的孔。隔膜样狭窄通常为多发性，最常见于小肠，但也有发生在回肠和结肠的情况。其组织学特征为黏膜下纤维化，上覆正常上皮。隔膜之间的黏膜是正常的。

【辅助检查】

（一）结肠镜、小肠镜和胶囊内镜

能直接观察肠黏膜情况，NSAIDs 相关性肠病内镜下主要表现为黏膜病变，如红斑、炎症、糜烂及溃疡等，严重者甚至出现肠道狭窄。

1. **结肠镜** NSAIDs 最易引起末端回肠及空肠损伤，一般将 NSAIDs 引起的末端回肠炎分为浅表型、增殖型、萎缩型。结肠镜下病变范围多位于距回盲瓣 10～20cm 以内，浅表型可见黏膜充血、水肿、糜烂、溃疡、出血、息肉或黏膜变薄、萎缩、绒毛结构不清或消失，部分患者可见回肠蠕动增强此型最常见，约占 56.8%。慢性增殖型回肠炎，此型绒毛分布不均匀，黏膜粗糙呈颗粒状，散在小结节，部分患者有炎性息肉，较常见，约 30%。慢性萎缩型回肠炎，黏膜变薄，色泽变淡，呈灰红色至灰白色，绒毛稀疏分布不均匀，少量注气可见血管网，此型少见。病理组织学表现为病灶表面的中性粒细胞浸润、水肿、黏膜出血、淋巴管扩张、纤维肌性增生、肌黏膜突起、潘氏细胞化生。炎症显著但缺少肉芽肿、裂隙溃疡和凋亡。

2. **小肠镜及胶囊内镜** NSAIDs 所致的小肠黏膜水肿、红斑、糜烂、变浅，溃疡病变多分布于各个肠段，并可见多数为 <1cm 的溃疡，多发，面积大小不等，多为表浅性溃疡，溃疡面与周围黏膜较为平整，界限清晰。组织学显示固有层各种炎性细胞浸润 50% 有隐窝结构排列紊乱无肉芽肿形成。环状

隔膜样狭窄是 NSAIDs 小肠狭窄的特征性改变，主要表现为多发（3～70 个）、细小（2～4mm）、环状的呈驼峰样或救生圈样。如果高度怀疑肠道狭窄的患者可行肠造影检查评估胶囊内镜滞留的风险。Morris 等对 15 例服用 NSAIDs 的风湿性关节炎并伴有缺铁性贫血而胃镜和结肠镜都未发现异常的患者进行小肠镜检查，发现 66.7% 的患者表现为红斑、糜烂、溃疡等。

（二）X 线钡剂造影

钡餐检查难以与小肠皱襞区别，临床上常表现为亚急性肠梗阻，现在由于小肠镜的应用，可通过小肠镜检查更容易诊断。

（三）粪便钙卫蛋白

是肠黏膜受损的一种指标，为诊断 NSAIDs 肠病的一种简便易行的方法。Tibble 等测定 312 例服用 NSAIDs 的患者粪便钙卫蛋白（calprotectin）浓度，结果显示 44% 的患者显著高于对照组。此方法有助于诊断 NSAIDs 相关性肠炎，但特异性较差。

（四）^{111} 铟标记白细胞技术

能够定位肠道的炎症情况，50%～70% 长期服用 NSAIDs 的患者在小肠中表现为摄取增强，但由于其成本高，在临床实践中很难开展。

（五）其他检查

核素扫描、选择性动脉造影、B 型超声、CT 扫描、MRI、正电子发射型计算机断层显像（PET）等，这些方法诊断 NSAIDS 相关性肠炎，解决了临床部分问题，但都有其局限性，敏感性和准确性较低，无法满足临床诊断的要求。

【诊断与鉴别诊断】

（一）诊断

NSAIDs 相关性肠炎的诊断主要依据用药史、临床表现及相关检查。服用 NSAIDs 后出现消化道的慢性失血、消化不良等临床表现，而胃镜和结肠镜无阳性发现，应考虑 NSAIDs 相关性肠炎；若同时存在低蛋白血症或小肠吸收功能障碍则高度提示 NSAIDs 相关性肠炎；若停用 NSAIDs 后症状明显改善则可诊断为 NSAIDs 相关性肠炎。

（二）鉴别诊断

1. **感染性肠炎** 各种细菌感染，如志贺菌、空肠弯曲菌、产气单孢菌、大肠埃希菌、耶尔森菌等。常有流行病学特点（如不洁食物史或疫区接触史），急性起病常伴发热和腹痛，具有自限性（病程一般数天至 1 周，不超过 6 周）；抗菌药物治疗有效，粪便检出病原体即可确诊。

2. **溃疡性结肠炎**　溃疡性结肠炎为慢性非特异性结直肠炎症性疾病，与 NSAIDs 相关性肠炎的共同特点是都出现腹痛、便血，肠镜下都可出现黏膜充血、糜烂、浅溃疡形成。不同的是溃疡性结肠炎的患病人群多为中青年，病程较长，反复发作。多表现为腹痛及黏液脓血便，可出现关节、皮肤、眼、口及肝胆等肠外表现。病变部位局限于结直肠，不侵犯小肠。肠镜下表现为病变呈连续性、弥漫性、多发性糜烂或溃疡。病理可见隐窝有急性炎性细胞浸润，可形成隐窝脓肿及杯状细胞减少等。

3. **克罗恩病**　克罗恩病与 NSAIDs 相关性肠炎的共同特点是都可出现腹痛、腹泻、便血等症状，病变部位可累及全消化道。不同的是克罗恩病病程漫长，疾病反复，发病原因未明，多表现为反复发作的右下腹或脐周腹痛、腹泻，可伴腹部肿块、梗阻、肠瘘、肛周病变，以及发热、贫血、体重下降、发育迟缓等全身症状。肠镜下病变呈节段性、跳跃式病变，非对称性的黏膜炎症、纵行溃疡、瘘管、假息肉形成及鹅卵石样改变等。较典型的病理改变有：非干酪性肉芽肿、阿弗他溃疡、裂隙状溃疡、固有膜慢性炎细胞浸润、底部和黏膜下层淋巴细胞聚集。

4. **缺血性肠病**　缺血性肠病最常见的临床表现是突发左下腹痉挛性疼痛，伴有明显的便意，在之后的 24 小时内便血，为鲜红色或暗红色血液，血与粪便混合，一般出血量不大。病变早期肠镜下可见肠黏膜及黏膜下层出现出血及水肿，黏膜呈暗红色。伴随病程的进展及病变的加重，表层黏膜坏死、溃疡形成。病变自愈后可因瘢痕形成引起肠狭窄。

5. **放射性肠炎**　放射性肠炎可累及小肠、结肠、直肠，其中以小肠为腹腔中对放射线最为敏感。主要症状为腹痛、腹泻、黏液血便、肠梗阻、穿孔等；内镜下可见黏膜毛细血管扩张、出血、溃疡；病理表现为隐窝结构变形和毛细血管扩张，有时可见微血栓，动脉增厚引起动脉管腔几乎完全堵塞。根据肿瘤放疗病史或者 NSAIDs 用药史及临床表现，两者鉴别一般无困难。

【治疗与预防】

目前较为认同预防性治疗，尽量减少 NSAIDs 带来的胃肠道损伤。对于已经造成肠道损伤的患者，治疗的主要措施是停用 NSAIDs；对于非狭窄性病变，通常在停药后立即改善，6～8 周后复查结肠镜应明确肠黏膜损伤是否缓解。

治疗药物方面，瑞巴派特[2-（4-氯苯甲酰胺基）-3-（1,2-二氢-2-氧代-4-喹啉基）丙酸]通过增加黏液和刺激前列腺合成保护胃肠道黏膜，同时还能清除自由基并抑制髓过氧化物酶活性。甲硝唑抑制肠道厌氧菌。柳氮磺胺吡啶能够降低患者肠道通透性，对 NSAIDs 相关性肠炎有一定的治疗作用。此外，益生菌在 NSAIDs 相关性肠炎防治中具有潜在价值。值得注意的是，与 NSAIDs 引起的消化性溃疡不同，质子泵抑制剂（proton pump inhibitors，PPI）的应用可导致肠道菌群失调，加重 NSAIDs 相关性肠炎。

对于有出血、穿孔、肠腔狭窄等严重并发症的患者，必要时应采取外科手术治疗。隔膜样狭窄所致的肠梗阻，可尝试内镜下扩张；然而，隔膜样狭窄往往为多发性，常需要切除受累肠段。在剖腹手术中，由于浆膜无异常，使得确定病变肠管的范围有一定困难，在这种情况下，可使用术中经口或经手术肠造口放置的小口径肠镜来准确定位以及评估病变范围，并更好地确定肠道切缘。

预防 NSAIDs 相关性肠炎主要从以下几个方面考虑：①尽量避免使用 NSAIDs；②尽量减小用药剂量；③选择胃肠道反应较小的选择性 COX-2 抑制剂（如美洛昔康）或高选择性 NSAIDs（如塞来昔布）；④识别高危人群；⑤联合应用黏膜保护性药物，如米索前列醇。该药可以提高前列腺素水平、增加黏膜血流、修复黏膜屏障，但需警惕药物相关的胃肠道不良反应，如恶心、消化不良、腹痛及腹泻等。

（白文元　张晓岚）

推 荐 阅 读

[1] 国家风湿病数据中心, 中国系统性红斑狼疮研究协作组. 非甾体消炎药相关消化道溃疡与溃疡并发症的预防与治疗规范建议 [J]. 中华内科杂志, 2017, 56 (1): 81-85.

[2] BJARNASON I, TAKEUCHI K, SIMPSON R. NSAIDs: theemperor's new dogma? [J]. Gut, 2003, 52 (9): 1376-1378.

[3] BOELSTERLI U A, REDINBO M R, SAITTA K S. Multiple NSAID-induced hits injure the small intestine: underlying mechanisms and novel strategies[J]. Toxicol Sci, 2013, 131 (2): 654-667.

[4] GARCÍA RODRÍGUEZ L A, BARREALES TOLOSA L. Risk of upper gastrointestinal complications among users of traditional NSAIDs and COXIBs in the general population[J]. Gastroenterology, 2007, 132 (2): 498-506.

[5] SIGTHORSSON G, SIMPSON R J, WALLEY M, et al. COX-1 and 2, intestinal integrity, and pathogenesis of nonsteroidal anti-inflammatory drug enteropathy in mice[J].

Gastroenterology, 2002, 122 (7): 1913-1923.

[6] ARELLANO F M, YOOD M U, WENTWORTH C E, et al. Use of cyclo oxygenase 2 inhibitors (COX-2) and prescription non-steroidal anti-inflammatory drugs (NSAIDS) in UK and USA populations [J]. Pharmaco Epidemiol Drug Saf, 2008, 17 (10): 1037.

[7] ROUGHEAD E E, RAMSAY E, PRATT N, et al. NSAID use in individuals at risk of renal adverse events: an observational study to investigate trends in Australian veterans [J]. Drug Saf, 2008, 31 (11): 997-1003.

[8] LAINE L, CURTIS S P, LANGMAN M, et al. Lower gastrointestinal events in a double-blind trial of the cyclo-oxygenase-2 selective inhibitor etoricoxib and the traditional nonsteroidal anti-inflammatory drug diclofenac [J]. Gastroenterology, 2008, 135 (5): 1517-1525.

[9] KAMEDA N, HIGUCHI K, SHIBA M, et al. A prospective, single blind trial comparing wireless capsule endoscopy and double balloon enteroscopy in patients with obscure gastrointestinal bleeding [J]. J Gastroenterol, 2008, 43 (6): 434-440.

[10] DAVIES N M. Sustained release and enteric coated NSAIDs: are they really GI safe? [J]. J Pharm Pharm Sci, 1999, 2 (1): 5-14.

[11] ENDO H, SAKAI E, KATO T, et al. Small bowel injury in low-dose aspirin users [J]. J Gastroenterol, 2015, 50 (4): 378-386.

[12] BJARNASON I, HAYLLAR J, SMETHURST P, et al. Metronidazole reduces intestinal inflammation and blood loss in non-steroidal anti-inflammatory drug induced enteropathy [J]. Gut, 1992, 33 (9): 1204-1208.

[13] SHIN S J, NOH C K, LIM S G, et al. Non-steroidal anti-inflammatory drug-induced enteropathy [J]. Intest Res, 2017, 15 (4): 446-455.

[14] WALLACE J L, SYER S, DENOU E, et al. Proton Pump Inhibitors Exacerbate NSAID-Induced Small Intestinal Injury by Inducing Dysbiosis [J]. Gastroenterology, 2011, 141 (4): 1314-1322.

[15] ISHIHARA M, OHMIYA N, NAKAMURA M. Risk factors of symptomatic NSAID-induced small intestinal injury and diaphragm disease [J]. Aliment Pharmacol Ther, 2014, 40 (5): 538-547.

[16] SRINIVASAN A, DE CRUZ P. Review article: a practical approach to the clinical management of NSAID enteropathy [J]. Scand J Gastroenterol, 2017, 52 (9): 941-947.

第二节 假膜性肠炎

假膜性肠炎（pseudomembranous colitis, PMC）是一种由于肠道菌群失调导致产毒型艰难梭菌（clostridium difficile, CD）大量繁殖，产生毒素致病，主要侵袭小肠、结肠黏膜引起的肠道急性纤维素渗出性坏死性炎症，因病变肠黏膜表面覆盖有黄白或黄绿色假膜而得名。临床表现包括腹泻、腹痛、呕吐，严重者可有血便、发热，甚至出现中毒性巨结肠、肠穿孔、感染性休克而危及生命。

PMC 发病年龄以中老年居多，>50 岁为高发年龄段，女性多于男性。患者常有近期内应用抗生素尤其是广谱抗生素以及质子泵抑制剂、有严重基础病或免疫功能低下等特征。目前美国每年接近 50 万人感染 CD，而在中国腹泻患者中，艰难梭菌感染（clostridium difficile infection, CDI）感染率为 14%，特别是湖北省（23%）、河北省（19%）、安徽省（19%）和四川省（17%）发病率较高，而宁夏回族自治区（4%）和河南省（3%）较低。由于目前广谱抗生素和免疫抑制剂的广泛应用，该病发病率有上升趋势。

【病原与发病机制】

（一）病原

CD 是一种革兰氏阳性厌氧芽孢杆菌，其芽孢耐热、耐干燥，对化学消毒剂具有较强抵抗力，可在外界环境中存活数周至数月，通过芽孢的形式经粪-口途径传播。

CD 是一种条件致病菌，分为产毒型及不产毒型 2 种菌株。其中，不产毒型菌株无致病性，并可竞争性抑制产毒型菌株的生长，两者在一定条件下都可以在肠道内定植，但宿主无腹泻等相应的临床症状（无症状携带）。然而，当应用抗菌药物等因素引起肠道菌群失调，肠道屏障功能受损，导致产毒型艰难梭菌过度生长并释放毒素，即可引起 CDI，临床表现为腹泻、假膜性肠炎、炎性反应综合征、多器官功能衰竭甚至死亡。

（二）致病机制

产毒型艰难梭菌致病机制尚不确切，一般认为引发肠道炎症的主要机制在于其可产生外毒素 A 及外毒素 B。其中，毒素 A 为肠毒素，可以刺激肠黏膜上皮细胞，引起黏膜炎性细胞浸润，导致肠上皮屏障功能改变，通透性增加，介导炎性渗出，使肠壁出血坏死、水钠分泌增加、液体蓄积，引起腹泻；毒素 B 为细胞毒素，可使肠道黏膜细胞发生凋亡、变性、坏死、脱落。脱落的肠上皮细胞及纤维素渗出，与炎性细胞、黏液等共同形成假膜。此外，6%～12% 的菌株可产生二元毒素，其可能通过增强外毒素毒性和艰难梭菌在体内的黏附而使其毒力增强，与 CDI 高复发率有关。目前二元毒素的致病机制也不明确，有研究认为其是一种二磷酸腺苷 - 核糖基毒素，可解聚肌动蛋白细胞骨架，引起上皮细胞水肿，最终导致细胞凋亡。

近年来，PCR- 核糖体分型 027 型 / 脉冲场凝胶电泳分型 NAP1 型 / 限制性内切酶分型 BI 型菌株（简称 RT027/NAP1/BI）于欧美国家暴发流行，成为其优势流行菌；而中国主要流行菌株为 RT017（ST37）、RT046（ST35）和 RT012（ST54）。

（三）危险因素

1. **抗生素** 抗生素是引起 CDI 最重要的危险因素，首先抗生素会破坏正常结肠菌群的屏障功能，为艰难梭菌繁殖和产生毒素提供了微环境；其次，艰难梭菌对克林霉素或喹诺酮类产生耐药似乎在毒力增强菌株所致的疾病中发挥重要的作用。引起 CDI 的风险与抗生素使用的种类、剂量和其暴露时间相关。几乎每一种抗生素都可能增加 CDI 的风险，尤以第三 / 四代头孢菌素、喹诺酮类、碳青霉烯类、克林霉素更为常见。

2. **高龄** 高龄是 CDI 危险因素之一，老年患者由于肠道菌群改变、基础疾病、抗生素使用以及住院导致免疫力低下和抗毒素能力较弱，更易感染 CD。欧洲发达国家获得性 CDI 患者平均年龄 > 65 岁，我国东部地区 CDI 患者平均年龄为 55 岁。

3. **抑酸药物** 应用 PPI 或组胺 H_2 受体拮抗剂抑制胃酸会增加 CD 感染风险，有研究证实使用 PPI 的患者发生艰难梭菌疾病的风险是未使用 PPI 患者的 1.4～2.75 倍，但尚不明确 CDI 的风险与 PPI 剂量和持续时间的关系。

4. **炎症性肠病** 炎症性肠病是 CDI 的独立高危因素之一，特别是溃疡性结肠炎患者更易合并 CD，这可能与 IBD 患者肠道菌群失调及遗传易感性有关。另外，由于 IBD 患者长期使用糖皮质激素、免疫抑制剂以及生物制剂等抑制免疫的药物也可增加 CDI 风险。

此外，免疫抑制剂或免疫低下，具有严重基础疾病、糖尿病、肾衰竭、胃肠手术史、管饲、肠道准备、营养不良等患者也容易发生 CDI。

【临床表现】

PMC 大多起病急骤，临床症状最早可出现在开始用药后数小时至 2 天之内，最晚可于停药后 3 周内出现。症状可由单一腹泻到中、重度感染包括发热、腹痛、腹胀，严重感染表现为水样便伴有脱水、中毒性巨结肠和脓毒血症、肠穿孔甚至死亡。

（一）消化系统表现

1. **腹泻** 腹泻多为突然发生，初有粪质，后呈米汤样或水样便，有恶臭味，每日排便常多于 3 次，后期可发展为脓血便，部分粪便中可见斑块或条索状假膜。尽管腹泻是其典型表现，但严重病例中毒性巨结肠和麻痹性肠梗阻可以没有腹泻。

2. **腹痛** 轻型可无腹痛，重者常伴有腹痛，呈钝痛、胀痛或痉挛性疼痛，多位于下腹部。

3. **其他症状** 严重病例可有腹胀、恶心及呕吐。主要并发症为中毒性巨结肠及结肠梗阻，甚至发生肠穿孔。

4. **体征** 轻型患者左下腹有轻压痛，严重者可有明显鼓肠、腹肌紧张、腹部压痛及反跳痛，肠鸣音减弱。

（二）全身表现

常有低度或中度发热、乏力，重者可有高热及心动过速，病程发展中可出现脱水、电解质紊乱、低蛋白血症、低血压、肾衰竭、全身炎症反应综合征、败血症甚至死亡。

（三）临床类型

根据疾病严重程度分级，可分为以下几种表型：①轻度：CDI 伴轻度腹泻（不成形便 3～5 次 / 天），无发热，轻度腹部不适或压痛，无显著实验室指标异常。②中度：非血性腹泻，中度腹部不适或压痛，恶心，偶有呕吐，白细胞计数升高。③重度：大量水样泻，在疾病发展过程中，有低蛋白血症和下面两种表现之一，WBC > 15 000 个 /mm³ 或者肌酐升高超过正常值上限 1.5 倍；腹痛，但不伴有其他复杂疾病。④复杂 CDI 为至少发展成下面一种症状：进入重症监护病房；低血压；体温 > 38.5℃；肠梗阻；明显的腹胀；精神状态改变；WBC > 35 000 个 /mm³ 或 < 2 000 个 /mm³；乳酸 > 2.2mmol/L；任何存在器官衰竭的迹象。⑤复发性 PMC：定义为前一次 CDI 症状缓解后 8 周内再次发作。

【辅助检查】

（一）血液检查

轻至中度感染患者外周血白细胞可正常，严重感染者白细胞可达 15×10⁹/L 以上。血清降钙素原（procalcitonin, PCT）对诊断 PMC 意义不大，但 PCT > 0.2ng/ml 时，提示 PMC 有重症化趋势。合并脓毒血症时，相应脏器损害的功能指标也异常，如血肌酐超过正常值 1.5 倍、血清白蛋白<25g/L 等。

（二）粪便检查

便常规可见白细胞、脓细胞，大便普通细菌培养及真菌培养均无致病菌，厌氧菌培养可见到艰难梭菌，但阳性率低。

（三）病原学检测

1. 大便培养与毒性检测联合策略 细胞毒性中和试验（cell cytotoxicity assay，CCTA）即检测因毒素 A 和 B 引起的细胞病变，其敏感性在 60%～100%，是实验室诊断 CD 的"金标准"。相对比下，大便培养具有较高的敏感性，却不能区别急性感染和艰难梭菌感染的种类；非产毒性、非病理性菌株也可在培养时生长。因此，培养检测常常联合毒性检测。

2. 毒素免疫检测

（1）酶联免疫分析法（enzyme immunoassay，EIA）：使用 EIA 检测毒素 A 和 B 具有便宜、快速的特点，但由于其敏感性低（39%～76%）导致此检查手段较不适合单独使用。

（2）谷氨酸脱氢酶（glutamate dehydrogenase，GDH）：是一种检测 CDI 的酶，其特异性和敏感性均>90%，但得出结果需要 48～96 小时。目前，EIA 检测 CD 毒素常和 GDH 检测或核酸扩增试验联合应用，用于 CDI 实验室两步法或三步法诊断。

3. 艰难梭菌毒素核酸扩增试验（nucleic acid amplification tests，NAATs） 具有高敏感度和特异性，可作为唯一的独立测试技术检测产毒素 CD，可以检测 tcdC 基因的突变和缺失，预测高产毒菌株 RT027 型 CD。

（四）超声影像学检查

超声影像表现具有一定特征性，受累肠壁明显增厚，层次结构可见，肠腔狭窄，在所有感染性肠病中，假膜性肠炎的肠壁增厚是最显著的。增厚的黏膜下层显示为突出的脑回样表现，常伴有腹水，肠蠕动明显减弱，可合并肠梗阻。

（五）CT 影像学检查

CT 检查对于诊断 CDI 缺乏特异性和敏感度。若发现病变肠道呈环形、弥漫性或息肉样黏膜增厚，结节状结肠袋增厚，水肿厚度>4cm，肠腔内表面粗糙，对于重症 CDI 患者有一定辅助诊断意义。暴发性 CDI 常出现腹水、缆绳征等表现。

（六）结肠镜检查及病理

内镜检查是诊断 PMC 的重要手段之一，尤其在病原学依据缺乏或难以与其他炎症性肠病相鉴别时，是早期诊断的有效手段。PMC 病变主要发生在直肠、乙状结肠，呈连续性分布，严重者可累及全结肠及远端小肠。乙状结肠、直肠发病率高达 80%～100%。内镜下主要表现为：①轻度，仅以黏膜充血、水肿为主，血管纹理不清，呈非特异性肠炎表现，偶见零星假膜样病灶；②中度，病变肠段黏膜可见散在小的圆形或卵圆形，微隆起性病灶，表面覆以薄白苔样假膜，不易剔除，周边红晕，病灶间黏膜正常或充血；③重度，病变肠段黏膜充血、水肿，可见密集分布的斑片状或地图状黄白色假膜样病灶，假膜甚至可融合成片形成管型覆盖整个黏膜面，剔除覆盖假膜后，可见其下方肠黏膜糜烂、渗血及浅凹陷性溃疡。假膜具有特征性和确诊意义，显微镜下见假膜由纤维素样物、炎性细胞、细胞碎片及细菌菌落组成，肠黏膜可见炎性细胞浸润、腺体断裂、出血。黏膜固有层有中性粒细胞、浆细胞及淋巴细胞浸润，重者腺体破坏断裂、细胞坏死。黏膜下层因炎症渗出而增厚，伴血管扩张、充血及微血栓形成。坏死一般限于黏膜下层，偶尔累及肠壁全层导致肠穿孔。若行厌氧菌培养阳性率可达 87.5%。

【诊断与鉴别诊断】

（一）诊断

本病预后在一定程度上取决于确诊的时机，早期的识别和诊断是治疗的关键。长期暴露于广谱抗菌药物以及质子泵抑制剂、老年、炎症性肠病、使用免疫抑制剂或免疫功能低下等是疑诊 PMC 的重要病史，如果患者腹痛、腹泻、发热的症状，后大便为稀水样大便，更应警惕 CD 发生；可选择性结肠镜、细胞毒素测定、细菌分离培养或 PCR 检测，确诊需要病原学或病理组织学的检查。符合以下任一条件即可诊断为 PMC：①粪便检测 CD 毒素或产毒素型 CD 结果阳性；②内镜下或组织病理检查显示假膜性肠炎。

（二）鉴别诊断

1. 急性细菌性痢疾 临床上以发热、腹痛、腹泻、里急后重及排含黏液、脓血的稀便为其主要症状。粪便及结肠镜检查取黏液脓性分泌物培养痢疾杆菌的阳性率较高，抗菌药物治疗有效。

2. 阿米巴痢疾 粪便检查可找到阿米巴滋养体或包囊。结肠镜检查溃疡较深，边缘潜行，溃疡间肠黏膜正常，于溃疡处取活检或取渗出物镜检，可发现阿米巴的包囊或滋养体。抗阿米巴治疗有效。

3. 结直肠癌 多见于老年人，可有大便习惯改变、腹痛、消瘦、乏力，纤维结肠镜及病理检查对鉴别诊断有价值。

4. 溃疡性结肠炎　慢性病程，主要表现为腹泻、黏液脓血便、腹痛，结肠镜下病变多从直肠开始，呈连续性、弥漫性分布，黏膜血管纹理模糊、紊乱或消失，黏膜粗糙、呈细颗粒状，可见弥漫性、多发性糜烂或溃疡。

5. 肠易激综合征　为结肠功能紊乱所致。粪便可有大量黏液但无脓血，常伴有神经官能症，X 线钡剂灌肠及结肠镜检查无器质性病变。

6. 急性出血坏死性小肠炎　常见于夏、秋季节，青少年多见，可有发热、腹痛、腹泻及血便，短期内出血贫血、休克，肠道出血是主要的临床表现，常伴有严重腹胀，粪便早期为鲜红色，后期转为暗红色或者黑色，便常规提示以红细胞为主，白细胞较少，潜血阳性，粪便培养可有产气荚膜杆菌生长。

【治疗】

确定诊断 PMC 后，首要治疗为停用相关抗生素，并进行抗 CDI 治疗、基础疾病治疗、对症支持治疗等。高度怀疑重症或伴有并发症的假膜性肠炎时，无论实验室检测结果如何，均应及早开始经验性治疗。对于重型、暴发型或伴有严重并发症且内科治疗无效的患者，应手术治疗。

（一）立即停用或更换导致 PMC 的抗生素

对于高度疑似或已确诊的 PMC 患者要立即停用抗菌药物，对于必须应用抗生素的患者，可根据细菌学检查更换针对性更强的窄谱抗菌药物。

（二）床旁隔离

感染 CD 粪便可污染周围的环境，引起医院的交叉感染。因此，应对患者进行床旁隔离，医务人员接触患者时应戴手套以避免院内交叉感染。

（三）及时纠正水、电解质紊乱

对于重症 PMC 患者应加强对症支持治疗，及时纠正水、电解质紊乱，补充血容量、血浆、白蛋白、预防药物性血栓性静脉炎，是重症患者度过危险期的重要手段。另外，无肠梗阻或显著性腹胀表现时，可口服或经肠道进食。

（四）药物治疗

1. 轻中度 PMC　在过去的 30 年里，甲硝唑被认为是治疗轻到中度 PMC 的首选药物，而万古霉素是重度 PMC 或甲硝唑治疗失败后的替代药物。最近研究表明，万古霉素比甲硝唑有更好的治愈率，并且不良反应更少，2018 年美国传染病协会指南推荐：非重度 PMC 治疗首选万古霉素（125mg，口服，每日 4 次）或非达霉素（200mg，口服，每日 2 次），如无法获得前述 2 种药物，可选甲硝唑（500mg，口服，每日 3 次），疗程均为 10 天。其中非达霉素治疗后 PMC 复发率低。口服抗生素不能达到结肠的患者，例如回肠造口术、结肠改道等情况，应联合万古霉素灌肠，直到病情改善。结合我国国情，万古霉素价格昂贵且可能增加耐万古霉素肠球菌的产生，且非达霉素尚未广泛进入市场，故甲硝唑仍具有一定临床优势。在确诊或怀疑为 PMC 时，由于阿托品以及麻醉止痛剂等抑制肠蠕动的药物可能会掩盖症状，并增加并发症风险，所以临床上应限制或避免使用上述药物。

2. 重度、复杂型 PMC　早期识别重度、复杂性 PMC 的症状和体征，及时进行适当的治疗，对于降低发病率和病死率具有重要意义。

一线方案：万古霉素口服（125～500mg，口服，每日 4 次，疗程 10～14 天）联合甲硝唑（500mg，静脉滴注，每日 3 次），使用甲硝唑疗程直到患者脱离危险（一般 5～7 天）。

替代方案：如果对万古霉素严重过敏可选用非达霉素（200mg，口服，疗程 10 天）联合甲硝唑（500mg，静脉滴注，每日 3 次）。在出现肠梗阻、中毒性巨结肠和 / 或显著性腹胀表现时，如果患者对万古霉素不过敏，可考虑在上述方案中加入万古霉素直肠内给药（如 500ml 生理盐水加入万古霉素 500mg，每日 4 次，保留灌肠）。

针对复杂型 PMC 患者，除药物治疗外，需密切监测并维持生命体征，警惕休克、中毒性巨结肠、肠穿孔等严重并发症的发生。此外，所有复杂型 PMC 的患者均应该行外科会诊。患者伴下列任何一种 PMC 继发性表现时需考虑外科治疗：低血压需要血管升压素、脓毒症和器官衰竭表现、意识改变、WBC≥50 000 个 /μl、乳酸≥5mmol/L 或内科治疗 5 天后未好转。手术方式上，结肠次全切联合回肠造口是对 PMC 手术方法的经典选择。由于急诊手术病死率、围术期并发症发生率较高，回肠造口 + 结肠灌洗是一种创伤轻、快速且可保留结肠的选择。

3. PMC 复发的治疗　首次复发的治疗方案取决于初次治疗，如初次治疗为甲硝唑，则复发可选择万古霉素或万古霉素延长疗法。万古霉素延长疗法的用法为 125mg，口服，每日 4 次；10～14 天后改为 125mg，口服，每日 2 次；1 周后改为 125mg，口服，每日 1 次；再 1 周后更改为 125mg，口服，隔日 1 次，疗程 2～8 周。如初次治疗采用万古霉素，则复发时建议应用非达霉素。对于多次复发的患者，则建议应用万古霉素延长疗法联合利福昔明或非达霉素或粪菌移植疗法。随着甲硝唑的长期或重复使用，可发生周围神经病变及其他神经系统表现，因此，只有在万古霉素或非他霉素不能使用时甲硝唑才能用于复发性疾病。

（五）调节肠道菌群治疗

1. **益生菌治疗**　益生菌是能定植于肠黏膜的非致病菌，具有调整肠道菌群、保护肠道黏膜屏障和免疫调节的功能，并具有一定的抗菌活性。由于目前益生菌治疗假膜性肠炎的作用尚不确定、减少 PMC 患者复发的证据有限，并且益生菌有潜在的血液感染可能性（特别是对于病情严重、免疫受损的患者），所以指南目前不推荐使用益生菌预防 PMC。

2. **粪菌移植（fecal microbiota transplantation，FMT）**　PMC 的肠道微生物治疗方法越来越受到重视，适当的使用益生菌可以减少艰难梭菌引起的腹泻，但疗效有限，究其原因主要是细菌种类及数量无法完全模拟正常人体肠道菌群。FMT 是将健康人粪便中的功能菌群移植到患者胃肠道内，恢复肠道菌群的多样性，打破 CDI 的复发周期，抵抗病原体的入侵。据统计，FMT 治疗复发性 PMC 患者，治愈率高达 90% 以上，有效率显著高于万古霉素。目前 FMT 的理想时机尚未建立，主要用于多次复发的 PMC，且只有在标准剂量的万古霉素或非达霉素治疗无效后才进行，不推荐 FMT 治疗初发 CDI，且其治疗疗效尚需大样本研究证实。

（六）免疫治疗

目前仍无有效的免疫治疗。疫苗研究是防治 CD 的重要手段，人们在不断对 CD 疫苗进行研究，主要分为被动免疫型疫苗、主动免疫型疫苗、口服活菌疫苗及 DNA 疫苗，但尚未有可用于人体的疫苗正式上市。单独使用免疫球蛋白治疗 PMC 没有作用，但对于低丙种球蛋白血症的患者可能受益，亦可用于对其他疗法不敏感的患者。目前主要是针对毒素 A 和毒素 B 的特异性疫苗研究，在动物实验中取得了良好的防治效果，但仍需进一步的研究去证实其在老年人和高危人群中的应用价值，一旦接种成功，将为复发高危患者带来希望。

（白文元　张晓岚）

推 荐 阅 读

[1] MCDONALD L C, GERDING D N, JOHNSON S, et al. Clinical practice guidelines for Clostridium difficile infection in adults and children: 2017 Update by the Infectious Diseases Society of America (IDSA) and Society for Health-care Epidemiology of America (SHEA) [J]. Clin Infect Dis, 2018, 66 (7): 987-994.

[2] TANG C, CUI L, XU Y, et al. The incidence and drug resistance of Clostridium difficile infection in mainland China: a systematic review and meta-analysis[J]. Sci Rep, 2016, 6: 37865.

[3] CHEN P, TAO L, WANG T, et al. Structural basis for recognition of frizzled proteins by Clostridium difficile toxin B[J]. Science, 2018, 360 (6389): 664-669.

[4] COLLINS J, ROBINSON C, DANHOF H, et al. Dietary trehalose enhances virulence of epidemic Clostridium difficile[J]. Nature, 2018, 553 (7688): 291-294.

[5] HAWKEY P M, MARRIOTT C, LIU W E, et al. Molecular epidemiology of Clostridium difficile infection in a major chinese hospital: an underrecognized problem in Asia? [J]. J Clin Microbiol, 2013, 51 (10): 3308-3313.

[6] YAN Q, ZHANG J, CHEN C, et al. Multilocus sequence typing (MLST) analysis of 104 Clostridium difficile strains isolated from China[J]. Epidemiol Infect, 2013, 141 (1): 195-199.

[7] JIN D, LUO Y, HUANG C, et al. Molecular epidemiology of Clostridium difficile infection in hospitalized patients in eastern China[J]. J Clin Microbiol, 2017, 55 (3): 801-810.

[8] SHETTY N, WERN M W, COEN P G. The role of glutamate dehydrogenase for the detection of Clostridium difficile in faecal samples: a meta-analysis[J]. J Hosp Infect, 2011, 77 (1): 1-6.

[9] 程敬伟, 刘文恩, 马小军, 等. 中国成人艰难梭菌感染诊断和治疗专家共识 [J]. 协和医学杂志, 2017, 8 (Z1): 131-138.

[10] 林果为, 王吉耀, 葛均波. 实用内科学 [M]. 15 版. 北京: 人民卫生出版社, 2017.

[11] 郑芝田. 胃肠病学 [M]. 3 版. 北京: 人民卫生出版社, 2000.

[12] Association of Medical Microbiology and Infectious Disease Canada. Association of Medical Microbiology and Infectious Disease Canada treatment practice guidelines for Clostridium difficile infection[J]. Official Journal of the Association of Medical Microbiology and Infectious Disease Canada, 2018, 3 (2): 71-92.

[13] CAMMAROTA G, MASUCCI L, IANIRO G, et al. Randomised clinical trial: faecal microbiota transplantation by colonoscopy vs. vancomycin for the treatment of recurrent Clostridium difficile infection[J]. Aliment Pharmacol Ther, 2015, 41 (9): 835-843.

第三节　放射性肠炎

放射性肠炎（radiation enteritis，RE）是盆腔、腹腔及腹膜后肿瘤放疗常见的放射性损伤，尤其多见于妇科肿瘤及前列腺肿瘤的放疗后。放射性肠炎可发生于肠道任何节段。国内外文献报道的发生率差异较大，为5%～17%，而接受过盆腔放疗者可达20%。本病的发生与患者身体一般状况、治疗方案的选择、放疗体位、靶区勾画范围以及每次治疗的放射线剂量有关。放射性肠炎的易感因素有老年体弱、贫血、糖尿病、高血压、血管硬化性疾病、憩室病、既往腹部手术史、盆腔炎及小肠粘连固定等。

肠道放射性损伤的程度取决于放疗剂量与照射时间。不同部位的肠道对辐射耐受性也不同，对放射线敏感性的强弱排序为直肠、乙状结肠、横结肠、回肠、空肠、十二指肠。由于淋巴组织对放射极度敏感，末端回肠含丰富的集合淋巴小结，理论上放射性肠炎的发生率最高，但由于肠蠕动使小肠不断改变位置，不会接受连续的照射，故少有超过耐受剂量而发生小肠损伤的患者；回盲部、结直肠位置相对固定，且大多数常见妇科恶性肿瘤治疗中，腔内照射所接受的剂量比外照射高得多，故容易接受过量照射发生放射性损伤。

若发生在放疗期间或其后的一段时间内的肠道损伤，称为急性放射性肠炎。症状持续3个月或以上，则为慢性放射性肠炎。

【发病机制】

放射性肠炎的发生率与放射剂量呈剂量依赖性。肿瘤细胞杀灭剂量与正常组织的最大耐受剂量之间的安全范围很小，胃肠道最小耐受剂量到最大耐受剂量的放射剂量在食管为60～75Gy，直肠为55～80Gy，小肠和结肠为45～65Gy。当放射剂量为45Gy时，约5%的患者出现放射性肠炎症状；当剂量达65Gy时，其发生率高达50%。此外，放射部位越靠近胃肠道、分割剂量越大、放射范围越大、放疗间隔时间越短，则RE发生率越高。

放射性肠炎的发病机制尚不完全清楚。有报道分析，射线是作用于细胞的复制过程，因此迅速增殖的细胞（如肠黏膜细胞）对照射也最为敏感，多在治疗剂量时就可发生黏膜损伤；而血管和间质结缔组织的病变则进展缓慢。现普遍认为放射性肠炎本质上是一种炎症。

（一）肠上皮细胞代谢受抑制

早期病变是射线作用于黏膜上皮细胞产生的损害，具有可逆性。肠黏膜的更新是通过位于肠腺隐窝部的未分化细胞即干细胞增殖而完成的。放射性损伤抑制了这些细胞的增殖，干扰肠黏膜的更新，进而黏膜发生特征性病变。早期病变患者由于黏膜下层的水肿和炎性细胞浸润，导致肠道吸收障碍和黏液分泌过剩，因此症状以腹痛和腹泻为主，部分患者会出现脂肪泻。

（二）肠黏膜下小血管受损

晚期病变的原因主要是射线导致肠道出现闭塞性血管炎（包括动脉内膜炎和静脉内膜炎）。肠黏膜下小动脉内皮细胞对放射线极为敏感，常在黏膜急性损伤后数周出现细胞肿胀、增生、纤维素样变性，形成闭塞性脉管炎，致肠壁缺血、黏膜糜烂、溃疡、穿孔。肠道细菌的侵入使病损进一步加重。此外，广泛照射后肠壁水肿，各层成纤维细胞增生，结缔组织和平滑肌呈透明样变，最后发生纤维化，致肠管狭窄。

【病理】

放射性肠炎病变主要累及肠黏膜和血管结缔组织。前者可逆，后者损害为长期、并逐步加重，是影响严重程度和预后的主要因素。

1. **急性病变**　在照射期即可发生，表现为上皮细胞变性脱落、黏膜变薄、毛细血管扩张、肠壁充血水肿、炎性细胞浸润，直肠的病变可见"隐窝嗜酸性粒细胞脓肿"。一般几周内达高峰，然后消退。照射量大而持久则有黏膜溃疡产生，深浅不一，可为局限或弥漫性，四周有特征性毛细血管扩张，极易出血。

2. **亚急性病变**　在照射后2～12个月发生，黏膜下小动脉内皮细胞肿胀、空泡变性、脱落，形成闭塞性脉管炎，血管内膜下见大量特殊的"泡沫巨噬细胞"。黏膜下层纤维增生，伴大量成纤维细胞，可见平滑肌透明变性，血管损害和缺血性纤维化渐进发展而不可逆转。

3. **慢性病变**　实质上是隐伏的血管闭塞引起的病损。血管病损发展较慢，肠壁缺血不重，病变常迁延较久。多缓慢发生上皮、黏膜下及浆膜的缺血，然后浆膜弥漫性玻璃样变，小血管扩张，大血管缺血，结果常形成不透明、灰色的增厚组织包裹肠壁，可形成肠袢间粘连和受累部位的缺血坏死，导致肠间窦道形成。一般放射治疗停止后1～5年内出现，但可在10～30年后才表现出来。受累肠黏膜糜烂，有顽固钻孔样溃疡，肠壁增厚挛缩，肠腔狭窄，黏膜下微淋巴管阻塞,肠系膜缩短僵硬,肠壁穿孔或瘘管形成。

【临床表现】

放射性肠炎的临床表现缺乏特异性。急性起病者多在放疗1~2周后出现恶心、呕吐、腹泻、食欲缺乏、黏液血便,累及直肠时有里急后重感。晚期则呈慢性腹痛且以脐周下腹部多见,呈痉挛性和间歇性,伴有乏力、贫血或吸收不良,严重者可出现肠梗阻、腹腔炎、腹腔脓肿、肠瘘等并发症,且有癌变可能。长期出现的慢性放射性肠炎还可出现恶病质,严重影响患者的疾病康复和生活质量。

(一)急性放射性肠炎

多为肠黏膜层变化,表现为黏膜糜烂、浅表溃疡形成,并可继发缺血性损伤和感染,较少出现瘘管、穿孔。

1. 腹痛、腹泻　与射线导致胃肠道动力异常,小肠黏膜绒毛萎缩、吸收面积受损,肠黏膜上的乳糖酶不足致乳糖吸收不良以及损伤的末端回肠重吸收胆盐和维生素 B_{12} 障碍等因素有关。临床表现为阵发性或持续性腹痛,大便呈水样或黏液便,严重者可出现血便。

2. 恶心、呕吐　中枢神经系统对放射线的反应所致。

3. 水、电解质紊乱和循环衰竭　由于血液和淋巴液不断从损伤的小血管和淋巴管外流,加之频繁的呕吐及腹泻导致大量液体丢失而造成水、电解质紊乱和循环衰竭。肠腔内毒素及细菌直接进入血液引起中毒和感染可加重症状,这是急性放射性肠炎患者死亡的主要原因。

4. 急性肠梗阻、肠穿孔　罕见。

(二)慢性放射性肠炎

1. 结直肠炎　在放疗后6~18个月出现,临床表现与慢性非特异性溃疡性结肠炎相似。临床表现为腹泻、便血、黏液便及里急后重,偶有大量血便致贫血甚至休克。

2. 肠腔狭窄　并不少见,可出现完全或不完全肠梗阻表现。

3. 严重病损　可并发瘘管形成、腹腔或盆腔脓肿及腹膜炎。

4. 小肠炎　在晚期以吸收不良为主要表现,伴有间歇性腹痛、脂肪泻、消瘦、乏力、贫血等,小肠发生狭窄时肠内容物滞留所致大量细菌繁殖、小肠 - 结肠瘘及小肠胆盐吸收不良均加重腹泻。有多例放疗后经过数年甚至十余年仍发生肠道尤其是小肠狭

窄的报道。

5. 直肠指诊　可有直肠前壁水肿、增厚、变硬、指套染血,有时触及溃疡及瘘管。

【辅助检查】

(一)实验室检查

实验室检查无特异性。根据病情的不同程度,可出现白细胞升高、贫血、血沉加快、电解质紊乱、白蛋白降低等。大便潜血可呈阳性,大便中可检测到白细胞。

(二)肠道X线钡剂检查

无特异征象,但有助于病变范围及性质的确定。

(三)CT检查

肠段病变区域性分布,肠壁增厚、强化,对应肠系膜密度增高,病变区域内邻近脏器炎性改变。

(四)肠镜检查

急性期可见受累肠段黏膜充血、水肿、颗粒样改变及脆性增加、血管纹理模糊,黏膜触之易出血,可见糜烂、溃疡。慢性期可见血管纹理稀疏、黏膜苍白、变硬、出血、糜烂、溃疡等,溃疡可呈斑片状或钻孔样,大小不等,溃疡周边有特征性毛细血管扩张,还可见肠腔狭窄。有时结肠病变酷似癌肿,增厚变硬的黏膜及环状狭窄的肠段或边缘坚硬的钻孔样溃疡均可被误认为癌肿,活检须谨慎以防穿孔。结肠镜检查时若腹腔有广泛粘连形成、疑有穿孔和肠瘘形成,应属于相对禁忌。

放射性肠炎根据临床转归、病情程度及治疗后的转归等不同,有各种分类方法,代表性的分类为分田分类(表4-8-1)和 Sherman 分类(表4-8-2)。

【诊断与鉴别诊断】

(一)诊断

有放疗史,结合临床表现、辅助检查,除外原发肠道疾病,可以明确诊断。

(二)鉴别诊断

1. 急性感染性肠炎　各种细菌感染,如志贺菌、空肠弯曲杆菌、沙门菌、产气单胞菌、大肠埃希菌、耶尔森菌等。常有流行病学特点(如不洁食物史或疫区接触史),急性起病常伴发热和腹痛,具有自限性(病程一般数天至1周,一般不超过6周);抗菌药物治疗有效;粪便检出病原体可确诊。

2. 妇科疾病　对于女性患者应行妇科检查,排除妇科疾病。

3. 肿瘤复发与转移　放射性直肠炎的慢性期表现和癌肿的复发与转移具有相似性,需作X线钡剂检查、肠系膜血管造影、内镜检查、活组织检查以鉴别。

表 4-8-1 放射性肠炎的内镜下分田分类

分类	描述
0a	内镜下未见异常
0b	毛细血管变得稀疏,部分呈丛状扩张,无出血及易出血性
Ⅰa	黏膜面散在发红和毛细血管,脆,易出血
Ⅰb	无溃疡,弥漫性发红,更加易出血
Ⅱ	形成有灰色黏膜痂皮样白苔的溃疡
Ⅲ	在Ⅱ度表现的基础上,可见肠腔的狭窄
Ⅳ	在Ⅲ度表现的基础上形成瘘

表 4-8-2 Sherman 分类

分类	描述
Ⅰa	局部发红毛细血管扩张,黏膜脆弱,易出血,溃疡,无狭窄
Ⅰb	弥漫性发红伴随有直肠周围炎和疼痛
Ⅱ	形成溃疡,灰白色的痂皮,坏死物质附着于直肠前壁
Ⅲ	可见狭窄,伴有直肠炎、溃疡
Ⅳ	直肠炎,溃疡,狭窄,伴有肠穿孔

4. 溃疡性结肠炎 有反复发作史,大便细菌培养阴性。结肠镜下溃疡性结肠炎病变多从直肠开始,呈连续性、弥漫性分布。轻度炎症的内镜特征为红斑、黏膜充血和血管纹理消失;中度炎症的内镜特征为血管形态消失,出血黏附在黏膜表面、糜烂,常伴有粗糙呈颗粒状的外观及黏膜脆性增加;重度炎症则表现为黏膜自发性出血及溃疡。

5. 克罗恩病 好发于青年,常见腹痛、腹泻、发热、消瘦、贫血、食欲减退、恶心、呕吐、腹部肿块及瘘管形成等症状和体征。结肠镜检查和黏膜组织活检是克罗恩病诊断的常规首选检查。早期克罗恩病内镜下表现为阿弗他溃疡,随着疾病进展,溃疡可逐渐增大、加深,彼此融合形成纵行溃疡。克罗恩病病变内镜下多为非连续改变,病变间黏膜可完全正常。其他常见内镜下表现为卵石征、肠壁增厚伴不同程度狭窄、团簇样息肉增生等。少见直肠受累和/或瘘管开口、环周及连续的病变。

6. 阿米巴肠病 有流行病学特征,果酱样粪便,结肠镜下见溃疡较深、边缘潜行,间以外观正常的黏膜,确诊有赖于粪便或组织中找到病原体,非流行区患者血清阿米巴抗体阳性有助于诊断。高度疑诊病例采用抗阿米巴治疗有效。

【治疗】

对放射性肠炎,目前除了对症和支持治疗外,仍缺乏有效的治疗手段预防或根治措施。

(一)急性放射性肠炎的治疗

主要是保守治疗,一般无需终止放疗。但可适当减小放射剂量,因为放射性肠炎的发生与放射剂量密切相关,呈放射剂量依赖性,因此在不影响疗效基础上可适当减小放射剂量,如将每日放射剂量减少 10%。

1. 放疗期间要素饮食可以降低放疗所致腹泻的发生率及严重程度。

2. 严重营养不良者可行胃肠外营养支持。

3. 腹痛 可用选择性的钙通道拮抗剂,比如匹维溴铵或奥替溴胺治疗。抗胆碱能药物需慎用。

4. 腹泻 轻度腹泻可以应用蒙脱石散,益生菌也可能有一定疗效。腹泻较重应用盐酸洛哌丁胺治疗。复方地芬诺酯应慎用。

5. 氨基水杨酸类药物 近年来,氨基水杨酸类药物在急性放射性肠炎治疗中的作用已比较明确。

(1)柳氮磺吡啶:是 5- 氨基水杨酸与磺胺吡啶的偶氮化合物,经机体吸收后在结肠微生物作用下分解成 5- 氨基水杨酸和磺胺吡啶。多项临床研究已证实,放疗期间口服柳氮磺吡啶能减少急性放射性肠炎的发生。多国肿瘤支持治疗协会 / 国际口腔肿瘤学会(MASCC/ISOO)于 2014 年制定的《胃肠道黏膜炎临床指南》建议,患者在接受盆腔放疗期间给予口服柳氮磺吡啶 500mg,每日 2 次,能降有效降低放射性肠炎的发生率及严重性。

(2)巴柳氮:经口服后在结肠微生物的作用下释放出 5- 氨基水杨酸和 P- 氨基苯甲酰 β 丙氨酸。巴柳氮能有效降低放疗患者的直肠乙状结肠炎的发生率。上述两种药物对急性放射性肠道损伤均有预防作用,但是否对慢性放射性肠炎有效尚缺乏相关研究。

(3)美沙拉秦:含有氨基水杨酸盐类药物成分中的活性物质 5- 氨基水杨酸。多项研究表明,美沙拉秦在放疗中不仅不会起到预防放射性肠道损伤的作用,反而会引起更严重的不良反应。因此,MASCC/ISOO《胃肠道黏膜炎临床指南》不建议将美沙拉秦和奥沙拉秦用于治疗急性放射性肠炎。

6. 其他治疗 见"慢性放射性肠炎的治疗"相关内容。

(二)慢性放射性肠炎的治疗

1. 营养支持治疗 营养支持在放射性肠炎的治疗中非常重要,可分为肠外营养(PN)和肠内营养（EN）。当出现严重腹泻、消化道出血、肠梗阻、肠瘘等症状时，往往需要禁食和充足的肠外营养支持，这有利于肠道恢复，明显改善患者营养状况；但长期禁食情况下应用肠外营养，可引起肠黏膜萎缩，肠壁通透性增高。因此，当患者腹胀、腹泻症状控制后，应及时由肠外营养向肠内营养过渡，最终以肠内营养形式供能。肠内营养符合肠道生理，有利于受损肠黏膜、上皮细胞修复，预防肠黏膜萎缩，维持肠黏膜的屏障，维持正常肠道菌群，降低肠道感染和细菌移位的发生率。

2. 谷氨酰胺 谷氨酰胺在维持胃肠道黏膜正常结构功能、提高肠道免疫力等方面发挥重要作用。由此可见，将谷氨酰胺用于防治放射性肠炎并取得较满意疗效的报道。但也有研究显示，谷氨酰胺对于放疗结束后的慢性放射性肠炎并无明显的预防作用。因此，谷氨酰胺对放射性肠炎的预防及治疗的效果，还有待进一步研究。

3. 生长抑素 生长抑素通过减少放射性肠炎消化液的分泌和丢失，保持内稳态，减轻肠道的负荷。生长抑素也对放射性肠炎引起的出血、肠瘘、腹泻、肠梗阻有明显的效果。生长抑素能治疗放射引起的难治性腹泻，且比洛哌丁胺、地芬诺酯和阿托品等传统治疗更为有效。目前生长抑素已列为控制放化疗后严重腹泻的一线药物，安全可靠。一般应用至腹胀、腹泻明显减轻或症状完全消失。

4. 益生菌 2015 年美国哈佛大学和耶鲁大学联合工作组发表了《2015 益生菌应用建议：进展与共识（更新版）》指出，某些益生菌如嗜酸乳杆菌、VSL#3（干酪乳杆菌、植物乳杆菌、嗜乳酸杆菌、德氏乳杆菌保加利亚亚种、长双歧杆菌、短双歧杆菌、婴儿双歧杆菌、唾液链球菌嗜热亚种组成的益生菌混合制剂）可以用于缓解放射性肠炎的症状。2017 年世界胃肠病组织颁布的《WGO 全球指南：益生菌和益生元》在临床应用指征中指出，肠道微生态的改变在放射所致的腹泻中起着重要的作用，益生菌可加强肠道的屏障功能，提高固有免疫力，激活肠黏膜的修复机制。因此，益生菌可用于治疗放射损伤所导致的腹泻。但近期美国的另一项研究显示，仅在放疗前给予的益生菌治疗才是有效的。益生菌在放射性肠炎治疗中应用的恰当时机，还需进一步探讨。

5. 粪菌移植 有研究显示，粪菌移植能够提高放射性损伤动物的生存率、减少其症状，因此，病菌移植技术有望成为治疗放射性肠炎的一种新的可靠方法，但尚需大量临床研究证实。

6. 黏膜保护剂

（1）硫糖铝凝胶：研究较多的是硫糖铝凝胶，并不推荐用于急性放射性肠炎的治疗。荟萃分析表明，放疗期间用硫糖铝凝胶不能减少疾病的发生率，甚至可能加重腹泻和出血，故在放射治疗期间不推荐使用硫糖铝凝胶。硫糖铝凝胶可用于慢性放射性肠炎的治疗，能改善症状，较为安全、有效。MASCC/ISOO 的《胃肠道黏膜炎临床指南》推荐，硫糖铝凝胶可用于治疗有出血症状的慢性放射性直肠炎。

（2）蒙脱石散：具有修复消化道黏膜屏障，固定、清除多种病原体和毒素的作用，通过与黏膜糖蛋白结合，提高黏膜屏障功能，促进损伤的消化道黏膜上皮再生。蒙脱石散在放射性肠炎的治疗上有一定的效果。

7. 抗氧化剂 电离辐射对胃肠道黏膜的细胞毒效应是由氧自由基介导的，抗氧化剂可通过减轻辐照引起的氧化应激损伤，保护肠黏膜。有研究显示，维生素 C 和 E 可用于减轻放疗引起的放射性肠损伤。

8. 盐酸小檗碱片 盐酸小檗碱片能抑制多种病原微生物，而且不良反应较少。有研究显示，腹部放疗期间预防性使用盐酸小檗碱片能降低放射性肠炎的发生。

9. 康复新液 为美洲大蠊干燥虫体提取物制成的溶液，有效成分为多元醇类、肽类和黏糖氨酸，具有去腐生肌、促进表皮细胞生长和肉芽组织增生、促进血管新生、改善胃肠黏膜创面微循环、加速机体病损组织修复再生、抑菌抗炎等作用。有将康复新液用于防治宫颈癌放疗引起的放射性肠炎并有较好效果的报道。

10. 放射防护剂 氨磷汀（amifostine，又称阿米福汀）是目前较受关注的放射防护剂，它是有机硫代磷酸化合物，在体内经由正常细胞所含的碱性磷酸酶作用脱磷酸后转换成具有细胞保护作用的代谢产物 WR-1065，通过清除放化疗引起的氧自由基从而起到保护作用。因氨磷汀在正常组织细胞中的浓度较肿瘤细胞中高，故可以达到保护正常组织作用而不影响疗效。因此，氨磷汀对正常细胞具有选择保护作用，但必须于化疗或放疗前 15～30 分钟给予。MASCC/ISOO 制定的《胃肠道黏膜炎临床指南》推荐，应用氨磷汀（剂量≥340mg/m²）用于防治放射性直肠炎。

11. 中药治疗 中药在治疗放射性肠炎逐渐受到重视。放射性肠炎属中医"泄泻""痢疾""肠风""脏毒"等范畴，病机属本虚标实，虚实夹杂。主因是放射线。早期治疗治以清热祛湿，凉血止血，化腐生肌，兼以益气养血。晚期治以益气养阴为主，兼以清热祛湿，活血止血。虽然中药治疗放射性肠炎有一定疗效，但其疗效的评估尚需更多循证医学证据。

12. 甲醛烧灼 甲醛通过使蛋白质凝固，在黏膜层新生血管内产生血栓从而起到止血作用，作用表浅。局部应用甲醛对顽固性放射性直肠炎出血疗效比较确切，具有价格低廉、实用性强、效果满意、可反复治疗等优点。美国结肠和直肠外科医师学会（ASCRS）于2018年制定的《ASCRS临床实践指南：慢性放射性直肠炎的治疗》不推荐该方法治疗放射性直肠炎。但甲醛也是一种固定剂，刺激性强，方法不当有可能引起急性结肠炎、排粪失禁、直肠狭窄及肛门区疼痛等。低位的放射性直肠炎可在扩肛后直视下用低浓度（4%）甲醛局部敷贴创面数十秒至5分钟，至创面发白或渗血停止；较高位置时可在乙状结肠镜或结肠镜下局部喷洒处理，但须为经验丰富者操作以预防并发症的发生。

13. 内镜治疗 内镜治疗放射性肠炎限于局部止血作用，包括内镜下氩离子电凝（APC）、药物止血及甲醛凝固等。内镜治疗对治疗放射性肠炎的出血症状具有安全、有效、经济、简单的优点。

（1）内镜下使用甲醛：主要是通过化学腐蚀作用于新生扩张的毛细血管和黏膜溃疡面，可使组织变性和硬化，封闭血管从而发挥止血作用。甲醛的使用方法主要有肠镜下用纱布或棉拭子直接接触病变部位。

（2）氩离子凝固法（APC）：对于病变范围较小的畸形血管，尤其有活动性出血者，APC是目前推荐的治疗方法。但对于病变范围较广的畸形毛细血管网，由于APC会先损伤正常的肠黏膜，才能破坏畸形的毛细血管网，治疗的范围和程度不易控制，因此疗效不确定。《ASCRS临床实践指南：慢性放射性直肠炎的治疗》推荐该技术用于慢性放射性肠炎的止血治疗，但不推荐内镜下电凝术、射频消融、Nd-YAG激光术、冷冻疗法用于治疗慢性放射性肠炎。有报道称，接受APC治疗者有7%～26%会出现并发症，因此建议该治疗由经验丰富的医师实施。

14. 高压氧治疗 高压氧治疗可增加损伤肠道供氧，加速损伤黏膜修复，并具有良好的止痛、止血效果，是治疗放射性肠炎的一种安全、有效的方法。通常给予2.0～2.5个大气压，需要多次治疗。对难治性放射性肠炎，高压氧治疗也有较高的有效率和耐受性。

15. 灌肠疗法 对放射性直肠炎，保留灌肠以其局部药物浓度高、不良反应少、起效快、操作简便等优点被临床广泛应用。有临床报道显示，复方苦参注射液、三乙醇胺乳膏、蒙脱石散、硫糖铝、康复新液、中药制剂等药物保留灌肠在放射性直肠炎的防治中显示出较好的效果。但仍需循证医学证据。

16. 手术治疗

（1）急性放射性肠炎：绝大多数能通过非手术治疗缓解，但当治疗无效或出现严重的并发症时，考虑手术治疗。

（2）慢性放射性肠炎：约1/3患者最终需要手术治疗，小肠梗阻是最常见手术指征，其他手术指征包括内科不能控制的出血、肠穿孔、腹腔感染、肠瘘等。

手术原则应当以解决临床症状为首要目标，应慎重选择手术时机及手术方式，最大限度地降低手术死亡率及并发症发生率，提高患者预后及远期生活质量。手术方式主要包括病变肠管切除吻合术和保留病变肠管的手术（短路吻合术、粘连松解术和肠造口术）。

慢性放射性肠炎术后并发症的发生率在30%左右，主要包括吻合口瘘或肠瘘、小肠梗阻、消化道出血、切口感染等，术后吻合口瘘为严重并发症，有报道病死率可达18%。

【预防】

1. 应用新的放疗技术 有研究显示，适形放疗较传统的放疗技术能更有效地减少肠道损伤。调强放疗（IMRT）比三维适形放射治疗（3DCRT）对消化道损伤更小。

2. 放射性保护措施 应尽量减少暴露在放射线视野下的肠道面积，如放射性保护物质的使用、应用特殊的放疗固定装置及改变放疗体位以减少肠道受照射体积，可以作为减轻肠道放疗损伤的有效措施。

（刘晓峰）

推 荐 阅 读

[1] 中华人民共和国卫生部. 放射性直肠炎诊断标准 [S]. 北京：中国标准出版社，2002.

[2] LALLA V R, BOWEN J, BARASCH A, et al. MASCC/ISOO Clinical Practice Guidelines for the Management of Mucositis Secondary to Cancer Therapy[J]. Cancer, 2014, 120（10）：1453-1461.

[3] GUARNER F, KHAN A G, GARISCH J, et al. World Gastroenterology Organisation Global Guidelines: probiotics and prebiotics[J]. J Clin Gastroenterol, 2012, 46（6）：468-481.

[4] FLOCH M H, WALKER W A, SANDERS M E, et al. Recommendations for Probiotic Use--2015 Update: Proceedings and Consensus Opinion[J]. J Clin Gastroenterol, 2015, 49 Suppl 1: S69-S73.

[5] 殷蔚伯, 余子豪, 徐国镇, 等. 肿瘤放射治疗学 [M]. 北京: 中国协和医科大学出版社, 2008.

[6] ANDREYEV H J, BENTON B E, LALJI A, et al. Algorithm-based management of patients with gastrointestinal symptoms in patients after pelvic radiation treatment (ORBIT): a randomised controlled trial[J]. Lancet, 2013, 382(9910): 2084-2092.

[7] ANDREYEV H J, DAVIDSON S E, GILLESPIE C, et al. Practice guidance on the management of acute and chronic gastrointestinal problems arising as a result of treatment for cancer[J]. Gut, 2012, 61(2): 179-192.

[8] SHADAD A K, SULLIVAN F J, MARTIN J D, et al. Gastrointestinal radiation injury: Prevention and treatment[J]. World J Gastroenterol, 2013, 19(2): 199-208.

[9] FUCCIO L, FRAZZONI L, GUIDO A. Prevention of pelvic radiation disease[J]. World J Gastrointest Pharmacol Ther, 2015, 6(1): 1-9.

[10] HERNÁNDEZ-MORENO A, VIDAL-CASARIEGO A, CALLEJA-FERNÁNDEZ A, et al. Chronic enteritis in patients undergoing pelvic radiotherapy: prevalence, risk factors and associated complications[J]. Nutr Hosp, 2015, 32(5): 2178-2183.

[11] 张希梅, 王佩国, 袁智勇, 等. 对放射性肠炎的认识及其可能的机制探讨 [J]. 中华放射肿瘤学杂志, 2017, 26(9): 1099-1001.

[12] 李宁, 朱维铭, 任建安, 等. 慢性放射性肠炎的外科治疗 [J]. 中华外科杂志, 2006, 44(1): 23-26.

[13] PAQUETTE I M, VOGEL J D, ABBAS M A, et al. The American Society of Colon and Rectal Surgeons Clinical Practice Guidelines for the Treatment of Chronic Radiation Proctitis[J]. Dis Colon Rectum, 2018, 61(10): 1135-1140.

第四节 抗肿瘤药物所致肠损害

随着抗肿瘤药的广泛应用, 抗肿瘤药物的不良反应也日益突出。抗肿瘤药物在杀伤肿瘤细胞的同时, 也会损伤正常细胞、组织及器官。抗肿瘤药物所致肠损伤就是抗肿瘤药物所致机体损害的重要组成部分。

抗肿瘤药物治疗引起的肠道毒性反应会损伤患者的机体功能, 妨碍化疗的进行, 许多患者因无法耐受而导致治疗中断, 不但会造成家庭和社会沉重的经济负担, 还会影响患者的生活质量和疾病的预后, 甚至加速疾病的进展。

近年来, 分子靶向药物在恶性肿瘤的治疗中应用也越来越广泛, 在获得较满意疗效的同时, 该类药物所致的消化道不良反应也已成为影响其疗效和限制其应用的重要因素, 值得关注。

【发病机制】

抗肿瘤药物能抑制肠黏膜上皮细胞的分裂增生, 进而影响其修复, 造成肠黏膜损伤。如抗肿瘤药物所致的黏膜炎是抗肿瘤药物治疗后较为常见的不良反应, 主要由作用于细胞周期 S 期的抗肿瘤药物, 如氟尿嘧啶、甲氨蝶呤、阿糖胞苷等所致。主要的肠道表现为黏膜溃疡、腹痛、腹泻等。

抗肿瘤药物引起肠屏障功能障碍是肠病发生的主要因素, 机制包括: ①化疗药物对肠黏膜的损伤, 包括对黏膜上皮血管的损伤和对黏膜基质的损伤, 此过程中缺血、缺氧引起的氧化应激反应和细胞凋亡机制均起到作用。引起肠上皮细胞凋亡是抗肿瘤药物引起肠上皮损伤的重要方式, 较之上皮坏死更常见。②影响细胞增殖周期, 阻碍肠黏膜修复。抗肿瘤药物多作用于细胞增殖周期, 通过各种途径影响细胞 DNA 合成及有丝分裂的过程, 除了对肿瘤细胞有杀伤作用外, 亦影响肠上皮的正常更新和修复。③破坏免疫屏障, 抗肿瘤药物既可引起免疫细胞数量变化, 又可致免疫调控异常。④破坏肠道菌群平衡化疗药物可直接杀伤肠腔正常菌群, 有利于肠道致病菌移位。

乳糖不耐受、小肠细菌过度增殖、胆汁酸吸收障碍、胰腺外分泌功能不全等均是抗肿瘤药物所致消化道症状的重要相关因素。如应用氟尿嘧啶治疗的患者, 约 10% 会出现乳糖不耐受所致的腹泻和腹部胀气。

分子靶向药物引起腹泻等症状的确切机制尚不清楚。靶向药物常常损伤肠黏膜的完整性导致消化功能障碍, 同时所致吸收面积减少, 引起吸收障碍。共同作用下, 导致肠道及全身症状。

【病理】

不同药物可导致不同的病理改变模式或混合性损伤模式, 如缺血模式、局灶性活动性肠炎模式、移植物抗宿主病 (GVHD) 样模式、显微镜下肠炎模式、慢性肠炎模式、坏死性肠炎模式、异型增生样或核分裂阻止模式等。每种模式有相应的组织学特点。

【临床表现】

病变部位可以结肠为主，也有以末端回肠为主的，多种多样。

不同的抗肿瘤药物引起的肠损害的表现不同。常见的临床表现有腹泻、便秘或腹泻便秘交替、腹痛、腹胀、便血、脂肪泻、黏膜炎、恶心、呕吐、发热，严重者可以出现肠道缺血坏死、肠梗阻、肠穿孔、电解质紊乱、全身感染，甚至肠功能衰竭、死亡。

分子靶向抗肿瘤药物所致消化道毒性反应与传统的化疗药物所致的表现类似，主要包括恶心、呕吐、食欲减退、腹泻等症状，但发生率及严重程度均较传统化疗药低，比如腹泻多为 1～2 级，大部分患者可耐受。

（一）腹泻及血便

腹泻是肿瘤患者应用抗肿瘤药物最常见的不良反应。腹泻不仅会降低患者的体质和生活质量，严重者还可以导致水和电解质的失衡，甚至威胁生命。腹泻发生的严重程度差异较大，氟尿嘧啶、羟基脲、甲氨蝶呤、伊立替康、阿糖胞苷和放射线菌素 D 等均可引起腹泻，其中以氟尿嘧啶类和伊立替康引起的腹泻发病率最高。

1. **氟尿嘧啶**　氟尿嘧啶的抗核酸合成作用，可引起黏膜伤害，常引起腹泻，严重的情况下，导致出血、缺血和坏死。

2. **伊利替康**　可引起急性腹泻和延迟性腹泻。急性腹泻多在使用伊立替康后，第一个 24 小时内出现，常伴有痉挛性腹痛、流汗、流泪、流涎、瞳孔缩小、视物模糊等症状，称为急性胆碱能综合征。用药前 30 分钟，予以阿托品可预防。延迟性腹泻，是伊立替康最常见的不良反应，为剂量限制性毒性，严重时可致命。一般为用药后 3～8 天，高峰时间为用药的第 5 天，发生机制与其活性代谢产物 SN38 在肠道内蓄积有关。伊立替康不良反应与 UGT1A1 基因多态性高度相关，因此该基因可作为检测不良反应的重要分子靶标。

3. **分子靶向药物**　腹泻也是分子靶向药物最常见的胃肠道不良反应，尤以表皮生长因子受体酪氨酸激酶抑制剂（TKIs）/多靶点激酶抑制剂（MTKIs）发生率较高，如吉非替尼为 48%～67%，厄洛替尼为 48%～54%，索拉非尼为 43%～55%，舒尼替尼为 40%～58%，拉帕替尼约为 65%。腹泻的严重程度一般常与用药剂量相关。

（二）便秘

长春新碱可影响肠道的运动功能而产生便秘，严重时出现麻痹性肠梗阻。老年患者或剂量较大时更容易发生。因此，在使用长春新碱时应注意给药剂量，一般每次最大给药剂量不超过 2mg。应用长春新碱的同时，可增加食物中的膳食含量和水分，并适当使用大便软化剂和轻泻剂。

（三）麻痹性肠梗阻

长春新碱、依托泊苷等可引起麻痹性肠梗阻。应用长春新碱引起麻痹性肠梗阻的发病率为 10%。临床上可表现为腹痛、腹胀或便秘。腹部膨隆或见肠型，腹部压痛，肠鸣音减弱或消失，腹腔透析可见气液平、肠管扩张等。

（四）盲肠炎和中性粒细胞减少性小肠结肠炎

盲肠炎（typhlitis）与中性粒细胞减少性小肠结肠炎（neutropenic enterocolitis）由于病情能快速进展并导致肠道缺血、坏死、出血、穿孔和多脏器功能衰竭而具有较高的病死率。盲肠炎多继发于化疗引起的中性粒细胞减少，其特征是炎症局限于盲肠壁内，可能由细菌侵袭所致。如果胃肠道的其他部位亦有累及（如回肠末端肠壁或其他肠段），则称为"中性粒细胞减少性小肠结肠炎"更合适。临床表现包括发热、腹痛、恶心、呕吐和腹泻。影像学如 CT 横断面成像可提示肠壁增厚伴或不伴肠腔扩张。由于该病具有很高的穿孔风险，因此结肠镜检查当属禁忌。

（五）胃肠道穿孔

以抗血管内皮生长因子（VEGF）的药物治疗中多见。在贝伐珠单抗联合化疗药物的治疗中可能出现胃肠道穿孔，其发生率在 0.3%～2.4%，有时甚至会导致致命的结果。其风险在高剂量治疗组中表现得更为明显。患者在治疗前应进行风险评估，有慢性炎症性疾病、消化性溃疡病史及同时使用皮质类固醇、非甾体抗炎药都预示着可能发生胃肠穿孔。

2009 年 4 月美国 FDA 发出了安全警告：患者服用厄洛替尼后可能出现胃肠穿孔，甚至死亡。患者如果同时使用抗肿瘤血管生成剂、皮质类固醇、非甾体抗炎药和/或接受紫杉烷类化疗方案，或之前有过消化性溃疡或憩室病史，会存在较高的风险。贝伐珠单抗与厄洛替尼联合用药时胃肠道穿孔的风险增加。

（六）其他表现

可出现感染，发热，水、电解质、酸碱平衡紊乱，营养不良，肛门直肠并发症等。

【辅助检查】

1. **血液检查**　部分可出现中性粒细胞明显降低，也可见各原发性肿瘤的血液学表现。对可疑盲肠炎和中性粒细胞减少性小肠结肠炎的患者应定期进行规范的中性粒细胞计数检查。

2. 大便检查 腹泻伴出血的患者，大便镜检主要是大量红细胞，大便潜血阳性。如合并乳糖不耐受、小肠细菌过度增殖，大便可出现相应改变。

3. X线检查 肠穿孔患者可发现膈下游离气体，麻痹性肠梗阻时可见液气平与肠管扩张。结肠炎患者钡灌肠显示盲肠僵硬、结肠袋消失。

4. 内镜检查 内镜下可见水肿、发红、糜烂、地图状溃疡等各种范围和不同程度的病变。

【诊断与鉴别诊断】

（一）诊断

在恶性肿瘤化疗过程中，如出现上述临床表现，结合相应的实验室检查，排除其他原因所致肠道损害基本可明确诊断。

（二）鉴别诊断

1. 急性阑尾炎 一般不伴水样泻，白细胞和中性粒细胞多增高，钡灌肠无异常发现。大多数病例抗生素治疗有效。

2. 抗生素相关性腹泻 有长期应用抗生素史。粪便中可检出特异性的病原菌，如艰难梭菌。但值得注意的是，某些接受化疗的肿瘤患者也同时在应用抗生素治疗，此时要注意鉴别是否同时存在抗生素相关性的腹泻。

3. 恶性肿瘤 恶性肿瘤亦可引起肠梗阻，常为机械性肠梗阻。影像学检查如CT对鉴别有帮助。

【治疗】

一旦出现抗肿瘤药物的不良反应，应及时启动包括临床肿瘤医师、消化医师、外科医师、药师、营养师、护师在内的多学科诊疗程序。

1. 营养支持 营养支持是抗肿瘤药物所致肠损害的重要治疗方法，能够改善患者的营养状况和免疫功能，增强患者的抵抗力；促进病损肠黏膜的修复。营养支持首选肠内营养，对于不能耐受肠内营养或肠内营养补充不足的部分，可由静脉营养补充。

2. 谷氨酰胺 谷氨酰胺是肠黏膜细胞的主要能量来源，是肠道黏膜修复的最主要的营养物质。有研究显示，谷氨酰胺能减轻化疗药物对肠黏膜的损伤程度，有效维护肠黏膜的屏障功能，但效果仍需临床证实。

3. 止泻治疗 轻度腹泻可应用蒙脱石散，腹泻较重应用盐酸洛哌丁胺治疗。急性腹泻者首剂4mg，以后每腹泻一次再服2mg，直到腹泻停止或用量达12mg/d，连服5日；若无效则停服，空腹或饭前半小时服药可提高疗效；如效果不佳，可试用奥曲肽。多国肿瘤支持治疗协会/国际口腔肿瘤学会（MASCC/ISOO）于2014年制定的《胃肠道黏膜炎临床指南》推荐奥曲肽治疗抗肿瘤药物所致腹泻，剂量为每次>100μg，每日2次皮下注射。

4. 益生菌 MASCC/ISOO于2014年制定的《胃肠道黏膜炎临床指南》推荐应用含有乳杆菌属的益生菌治疗抗肿瘤药物所导致的腹泻。

5. 对症治疗 注意补充钙、镁、磷酸盐。纠正水、电解质酸碱平衡紊乱，防治可能的感染。

6. 中医中药治疗 可辨证施治，但效果有待进一步证实。

7. 盲肠炎和中性粒细胞减少性小肠结肠炎的治疗 可采取肠道休息、静脉补液、肠外营养、应用广谱抗生素等措施。如果炎症仅局限于盲肠和回肠末端，大部分患者保守治疗效果较好。如果局部存在包块，则需重复进行影像学检查以排除脓肿形成或穿孔。肠道穿孔、持续性胃肠道出血与临床表现恶化者应尽快进行外科手术干预。

8. 外科治疗 胃肠道穿孔虽然少见，但可能危及生命。因此，一旦出现胃肠道穿孔的迹象，应立即停用相应的抗肿瘤药物，并给予积极全面的综合治疗。美国FDA对贝伐珠单抗引起的相关胃肠道穿孔的处理中明确提出，肿瘤患者一旦出现胃肠道穿孔，将永久停用该药。肠穿孔一般需手术治疗，但根据发生部位不同，手术方式有所不同。若小肠穿孔，行病灶切除术和肠吻合术。若结肠穿孔，尤其是衰弱患者，行病灶切除术和近端结肠造口术。若盲肠穿孔，缝合后行回肠末端造口术。若麻痹性肠梗阻者，可采取禁食、胃肠减压、抗感染及支持法，6～8小时症状无改善者考虑手术治疗。

【预防】

对所有应用抗肿瘤药物的患者应进行风险教育，合理选择化疗方案和化疗辅助用药，制订个体化化疗方案，尽量减少毒性药物的摄入量和接触时间。

（刘晓峰）

推 荐 阅 读

[1] 孙自勤，刘晓峰. 肠道病学 [M]. 济南：山东科学技术出版社，2005.

[2] 曾益新. 肿瘤学 [M]. 北京：人民卫生出版社，2014.

[3] ANDREYEV H J, DAVIDSON S E, GILLESPIE C, et al. Practice guidance on the management of acute and chronic gastrointestinal problems arising as a result of treatment for

cancer[J]. Gut, 2012, 61（2）: 179-192.

[4] ANDREYEV J, ROSS P, DONNELLAN C, et al. Guidance on the management of diarrhoea during cancer chemotherapy[J]. Lancet Oncol, 2014, 15（10）: e447-e460.

[5] 缪建华, 束永前. 肿瘤内科相关事件临床处理策略 [M]. 南京: 东南大学出版社, 2015.

[6] GRATTAGLIANO I, UBALDI E, PORTINCASAP P, et al. Drug-induced enterocolitis: Prevention and management in primary care[J]. J Dig Dis, 2018, 19（3）: 127-135.

[7] FITENI F, PAILLARD M J, ORILLARD E, et al. Enterocolitis in Patients with Cancer Treated with Docetaxel[J]. Anticancer Res, 2018, 38（4）: 2443-2446.

[8] 边瓯. 化学治疗药物引起肠黏膜屏障功能障碍的机制及防治 [J]. 中国临床实用医学, 2017, 8（2）: 1-2.

[9] 李仲南, 汪昱, 秦环龙. 化疗药物对肠屏障功能的损伤机制及防治进展 [J]. 山东医药, 2008, 48（26）: 113-115.

第五节　大肠黑变病

大肠黑变病（melanosis coli, MC）是一种以大肠黏膜色素沉着为特征的非炎症性良性大肠疾病，其特点为长期服用蒽醌类泻剂患者的肠黏膜出现黑色或棕色的色素沉着。Billiarrd 在 1825 年首先描述了结肠黏膜的黑色素沉着现象。1857 年，Virchon 将其命名为"黑变病"，并一直沿用至今。

本病的发病率随上述泻剂用量的增加而增高。约 3/4 本病患者应用过泻剂。在滥用泻剂 4～12 个月可出现典型的大肠黑变病的表现，在停药一段时间（4～12 个月）后可自行消失。

任何滥用泻药的人都有大肠黑变病的危险。本病可见于任何年龄，性别之间无差异。发病率随着年龄增长而增加，以往多见于长期服用泻剂的老年人。但近年来，中青年便秘患者逐年增多，在这类人群中大肠黑变病亦不少见。值得注意的是，这类泻药也在某些保健品、草药补充剂甚至茶中都有添加。

【发病机制】

慢性便秘和长期服用蒽醌类泻剂（波希鼠李皮、番泻叶、芦荟、丹蒽醌、大黄、弗朗鼠李皮等）是其主要原因。蒽醌类泻剂及滞留粪便残渣等多种因素诱导细胞凋亡，使结肠上皮细胞受损，凋亡细胞（凋亡小体）和组织碎片被增多的固有层巨噬细胞吞噬，在巨噬细胞的溶酶体内转化为脂褐素或其他色素，这些含有色素的巨噬细胞在固有层内不断聚集，最后形成典型的大肠黑变病。

【病理】

主要的病理改变为黏膜固有膜含大量吞噬色素的单核细胞和巨噬细胞。有些肉眼观无大肠黑变改变的病例，显微镜下也可见到大量吞噬色素的细胞。含色素的巨噬细胞亦可见于阑尾、回肠末端、肝脏，甚至食管。

随着电子显微镜和放射分析技术的发展，目前认为本病出现的色素并非是黑色素，而是脂褐素。导致色素沉着的首发环节为肠黏膜细胞的凋亡，继之为蒽类泻剂的毒性作用。死亡或凋亡的细胞具有一定形态学特点：肠黏膜细胞向隐窝间隙迁移，胞质皱缩，染色质边缘化，核膜和细胞器破裂，并迅速被巨噬细胞吞噬。在此过程中，溶酶体将细胞内的残余物转化为脂褐素。含有色素的巨噬细胞在固有膜中积聚，然后进入黏膜下层，最终可迁移到周围淋巴结。本病未在小肠中发现，其原因为小肠缺乏蒽醌（anthraquinone，蒽的衍生物）受体，而结肠内的细菌可将蒽醌转化为活性代谢产物。良性和恶性的结肠肿瘤病变也较少发现伴有色素沉着，亦与肿瘤细胞缺乏蒽醌受体有关。

【临床表现】

大肠黑变病的临床表现缺乏特异性，大多数的大肠黑变病是在行肠镜检查时偶然发现的。结肠镜下观察到的本病检出率为 1%～8%，而便秘患者本病的镜下检出率在 30% 以上。

临床表现除便秘外，还可出现腹痛、腹胀、便血、排便习惯改变。若出现便血和大便习惯改变，应排除大肠黑变病是否合并肠腺瘤或大肠癌。近期，中国人民解放军总医院涉及 6 090 例患者的研究显示，中国老年患者大肠黑变病检出率逐年升高，而结肠息肉是大肠黑变病最常见的伴随疾病。

本病也有见于结肠癌的报道，但其是否为结肠癌的危险因素，目前尚未明了。虽有研究显示本病可增加结肠癌发病的危险性，但两者的关系尚需进一步研究确定。

我国学者一项涉及 657 例大肠黑变病的回顾性研究显示，大肠黑变病合并非腺瘤样结肠息肉、低级别结肠腺瘤以及回肠末端溃疡的比例较高，从而认为大肠黑变病不是一个无害的色素沉着，而提示肠黏膜的慢性损害。

【辅助检查】

1. **实验室检查**　血液检查大多无特异性改变。如合并结肠腺瘤或癌变，大便潜血可出现阳性。

2. **结肠镜检查**　肠镜下本病肠黏膜呈虎皮纹、

蛙背或槟榔切面样改变。色素主要沉积于近端结肠和盲肠，但也可波及整个结肠。病变结肠的色彩可由浅棕色或浅褐色到深棕色和黑色。色彩较深的区域内散布着色彩较淡的"细线"，这些色素较少的网状区域是由于色素沉着的不均匀造成的。黏膜下淋巴组织不含色素，因而在色彩较深的部位表现为"亮点"。由于炎症、新生上皮细胞、恶性或良性组织（如息肉）亦不含色素，故对无色素沉着的孤立区域应进行活检排除肿瘤。

【诊断】

大肠镜是诊断大肠黑变病的主要手段。典型病例不难诊断，早期或可疑病例可结合病理组织学检查确诊。

仅凭便秘、腹痛、腹胀、排便困难等无特异性的症状，不能作为本病的诊断依据。如果患者有长期大剂量服用大黄、番泻叶等中药泻剂时，应想到本病的可能。

【治疗】

1. **治疗原则**　避免泻剂滥用和恢复结肠功能。由于本病是可逆性的，故无需特殊治疗。

2. **对症治疗**　轻、中度便秘患者可应用渗透性泻药，如聚乙二醇服后不被肠道吸收、代谢，其含钠量低，不引起肠道净离子的吸收或丢失，不良反应少。乳果糖在结肠中可被分解为乳酸和乙酸，可促进益生菌的生长。

3. **内镜或手术治疗**　对存在结肠息肉的患者，应积极进行内镜下治疗。高度怀疑或存在结肠癌的患者，进行内镜或手术治疗。

【预防】

加强便秘患者的教育，调整生活方式，如合理的膳食、多饮水、运动、建立良好的排便习惯是慢性便秘的基础治疗措施。教育患者避免长期使用蒽醌类泻药。

（刘晓峰）

推 荐 阅 读

[1] WANG S, WANG Z, PENG L, et al. Gender, age, and concomitant diseases of melanosis coli in China: a multi-center study of 6, 090 cases[J]. Peer J, 2018, 6: e4483.

[2] LIU Z H, FOO D C C, LAW W L, et al. Melanosis coli: Harmless pigmentation? A case-control retrospective study of 657 cases[J]. PLoS One, 2017, 12(10): e0186668.

[3] BIERNACKA-WAWRZONEK D, STĘPKA M, TOMASZE-WSKA A, et al. Melanosis coli in patients with colon cancer[J]. Prz Gastroenterol, 2017, 12(1): 22-27.

[4] 郑松柏, 项平, 徐富星, 等. 大肠黑变病的流行病学、临床及内镜特征[J]. 中华消化内镜杂志, 2005, 22(2): 115-117.

[5] 于洪波, 戴林, 李军婷, 等. 大肠黑变病的内镜特点及临床特征分析[J]. 临床军医杂志, 2015, 43(10): 1093-1094.

第五篇

肝脏疾病

第一章

慢性病毒性肝炎

慢性病毒性肝炎（chronic virus hepatitis）是指既往有乙型、丙型或乙型重叠丁型肝炎病毒感染半年以上并有肝炎临床表现者。组织学检查可显示不同程度的肝细胞坏死和炎症。发病日期不明或虽无肝炎病史，但根据临床表现、实验室、影像学以及活体肝组织学检查，综合分析亦可做出相应诊断。其他嗜肝病毒与慢性肝炎的关系还有待于更深入的研究。

全球大约有 2.4 亿慢性 HBsAg 携带者。由于社会经济状态的改善、预防措施的加强以及有效抗病毒方法的普遍应用，以往高流行区域的流行强度已明显减弱。中国政府近年来相继推行了一系列预防措施，如加强对血液及血制品严格管理、推行无偿献血制度、对献血员强制筛查 HBV 及 HCV 感染的血清学标志物及 HBV DNA 和 HCV RNA、在全国范围内推行乙肝疫苗的免费接种等。因此，无论 HBV 还是 HCV 的感染率都已在我国出现明显下降趋势。全国范围内的病毒性肝炎血清流行病学调查表明，HBsAg 阳性率已从 1992 年的 9.75% 降至 2006 年的 7.18%。据此推算，我国有慢性 HBV 感染者约 9 300 万人，其中慢性乙型肝炎患者约 2 000 万例；抗 HCV 阳性率已从 1992 年的 3.2% 降至 2006 年的 0.43%。HBV 和 HCV 均可经血、母婴及性接触传播。HBV 的母婴传播主要发生在围生期，大多是因为在分娩时接触 HBV 阳性母亲的血液和体液。随着抗病毒药物在妊娠期的应用以及乙型肝炎疫苗联合乙型肝炎免疫球蛋白（HBIG）在新生儿中的应用，HBV 的母婴传播已明显减少。2014 年中国疾病预防控制中心（CDC）对全国 1～29 岁人群的调查结果表明，1～4 岁、5～14 岁和 15～29 岁人群 HBsAg 检出率分别为 0.32%、0.94% 和 4.38%。抗 HCV 阳性母亲将 HCV 传播给新生儿的危险性约为 2%，若母亲在分娩时 HCV RNA 阳性，则传播的危险性可高达 4%～7%。

【病原】

HBV 基因组长约 3 200 核苷酸，为带有缺口的双链环状 DNA。近年来有研究发现，肝细胞膜上钠离子 - 牛磺胆酸 - 协同转运蛋白（sodium taurocholate cotransporting polypeptide，NTCP）是 HBV 进入肝细胞的膜受体。HBV 进入肝细胞后脱去外壳再进入细胞核，借助宿主的酶系统将缺口环型基因组修补成共价闭合环状 DNA（cccDNA）。cccDNA 是 HBV 复制的原始模板，在宿主聚合酶 Ⅱ 的作用下转录出前基因组 RNA。其中 2.1kb mRNA 表达 HBsAg；2.4kb mRNA 表达 HBsAg 和前 S 蛋白；3.5kb mRNA 表达 HBcAg、HBeAg 和 DNA 多聚酶，并还可作为 HBV DNA 模板在 DNA 多聚酶的作用下经反转录和转录再形成 HBV DNA。cccDNA 半寿（衰）期长，很难被彻底清除，在 HBV 慢性感染中起重要作用。HBV 目前被分为 A-J 10 个基因型，我国以 B 和 C 基因型为主。基因型与疾病进展相关，其中 C 基因型较 B 基因型更易发展为肝硬化和 HCC。此外，基因型也与 IFNα 抗病毒治疗的应答率密切相关，B 基因型好于 C 基因型，A 基因型好于 D 基因型。由 HBV DNA 变异而形成的准种在 HBeAg 血清学转换、免疫清除以及抗病毒治疗应答中具有重要意义。

HCV 基因组为单股正链 RNA，长约 9 600 核苷酸，编码 10 余种结构和非结构（NS）蛋白，其中 NS3/4A、NS5A 和 NS5B 是目前直接抗病毒药物（direct-acting antiviral agents，DAA）的主要作用靶位。HCV 基因易变异，目前至少有 6 个基因型和多个基因亚型。针对 NS3/4A、NS5A 和 NS5B 的 DAA 具有基因型特异性。HCV 的高变异性，可使 HCV 感染者体内同时存在由不同序列组成，且具有高度同源性的 HCV 变异准种，其影响某些 DAA 的抗病毒疗效。

【发病机制】

HBV 感染后病毒本身并无直接的细胞毒性作用，而是经单核 / 巨噬细胞吞噬、加工、递呈进而激活的免疫反应诱发肝脏的免疫病理损伤。HCV 与 HBV 具有不同的生物学特性,其可在复制过程中直接损伤肝细胞,但同时也可诱导免疫病理损伤。

HBV 和 HCV 感染的慢性化机制既有病毒因素也有机体因素,两者相互作用,相互影响。

1. 慢性化的病毒因素　HBV DNA 可通过基因突变逃逸机体免疫系统的清除效应;通过与宿主基因整合激发由 T 细胞介导的免疫病理损伤;通过在细胞内的复制直接影响免疫细胞活性。

HCV 可通过变异逃逸机体的免疫攻击而得以在体内持续复制;但是其在体内的低水平复制不足以激发机体的免疫清除效应,故使 HCV 持续存在于体内;HCV 的肝外亲嗜性易造成肝细胞的反复感染,并影响受感染免疫细胞的抗病毒能力。

2. 慢性化的机体因素　机体感染 HBV 时,免疫系统的发育成熟程度是影响 HBV 感染后转归的至关重要因素。若在围生期和婴幼儿时期感染 HBV,机体未成熟的 T 细胞可在胸腺内与 HBV 抗原接触,然后通过阴性选择发生克隆清除,从而导致胎儿或婴幼儿对 HBV 的中枢耐受,使 HBV 长期在体内存在。此时机体的适应性免疫系统尚未被激活,因此肝脏也无炎症反应,临床上也无 ALT 的升高。以后随着年龄的增长,成熟 T、B 淋巴细胞则可针对 HBV 产生特异性的免疫应答,即进入了所谓的"免疫清除期",表现为肝脏炎症反应及损伤。但应该强调,机体在此种状态下对 HBV 的清除作用并不彻底,故也可使病毒长期存在于体内。

与 HBV 慢性感染不同,即便是在胚胎期感染 HCV,也不会形成以病毒复制、肝脏无或仅有轻度炎症损伤为特征的"免疫耐受期",提示免疫耐受的形成除与宿主免疫系统发育程度相关外,还受病毒抗原本身生物学特性的影响。

【病理】

目前国际上多采用 Metavir 评分系统对肝脏炎症活动度、纤维化分期进行评分(表 5-1-1,表 5-1-2)。国际上也常采用计算机辅助数字化图像分析系统,通过测定肝组织胶原面积比例,进行炎症活动度和纤维化分期评分,但其在我国还尚未被用于临床。

对肝组织学进行评分的目的是通过评价肝脏的病变程度判断预后,监测对治疗的应答状况。此外,也是与其他肝病相鉴别的重要手段。

通过免疫组化染色法可检测肝组织内 HBsAg、HBcAg 以及 HBeAg。通过核酸原位杂交或 PCR 技术行肝组织内 HBV DNA、cccDNA 或 HCV RNA 检

测有助于对隐匿性慢性乙型肝炎或慢性丙型肝炎进行诊断。

【临床分型】

2017 年欧洲肝病学会"HBV 感染管理的临床实践指南"提出了慢性 HBV 感染新的临床分型,其主要是依据 HBV 感染的自然史。各阶段未必一定是序贯,但存在重要联系。新的命名更加重视"感染"和"肝炎"两大疾病特征,依据 HBeAg、HBV DNA、ALT 水平及最终是否存在肝脏炎症判断感染所处的阶段。除第 5 期外,前 4 期的 HBsAg 均为阳性。

1. HBeAg 阳性慢性 HBV 感染　HBsAg 阳性、HBeAg 阳性、高水平 HBV DNA、ALT 正常、肝组织无或仅有轻微坏死性炎症或纤维化。该阶段持续时间长,至少可持续至成年早期。

2. HBeAg 阳性慢性乙型肝炎　HBsAg 阳性、HBeAg 阳性、高水平 HBV DNA、ALT 异常升高。肝组织有中 - 重度坏死性炎症和进展性肝纤维化。本期患者之间的临床特征差异大。部分患者可发生 HBeAg 血清学转换和 HBV DNA 自发性清除,进入 HBeAg 阴性慢性 HBV 感染;也有部分患者 HBV DNA 始终处于复制状态,进而进入 HBeAg 阴性乙型肝炎期,并可持续多年。

表 5-1-1　Metavir 评分系统(肝组织炎症活动度评分)

碎屑坏死	小叶坏死	炎症活动度
0(无)	0(无或轻度)	0(无)
0	1(中度)	1(轻度)
0	2(重度)	2(中度)
1(轻度)	0,1	1
1	2	2
2(中度)	0,1	2
2	2	3(重度)
3(重度)	0,1,2	3

注:炎症活动度 = 碎屑坏死 + 小叶坏死,A0 没有活动;A1 轻度活动;A2 中等活动;A3 重度活动

表 5-1-2　Metavir 评分系统(肝组织纤维化分期评分)

计分	描述
F0	无纤维化
F1	轻度纤维化 - 汇管区纤维性扩大,但无纤维间隔形成
F2	中度纤维化 - 汇管区纤维性扩大,少数纤维间隔形成
F3	重度纤维化 - 多数纤维间隔形成,无硬化结节
F4	肝硬化

3. HBeAg 阴性慢性 HBV 感染 HBsAg 阳性、HBeAg 阴性、HBeAb 阳性、HBV DNA 检测不到或低水平（<2 000IU/ml）、ALT 正常。持续处于此期的患者，进展为肝硬化和 HCC 的风险较低，但可进展为慢性肝炎。HBsAg 自发性清除或血清学转换的概率为年 1%～3%。

4. HBeAg 阴性慢性乙型肝炎 HBsAg 阳性、HBeAg 阴性、HBeAb 阳性、HBV DNA 水平通常低于 HBeAg 阳性患者的 HBV DNA 水平、ALT 持续或波动性升高。肝组织可见坏死性炎症和纤维化。此类患者多存在 HBV DNA 前 C 区或 C 区启动子区变异，使 HBeAg 的表达水平下降或不表达。

5. HBsAg 阴性期 HBsAg 阴性、HBcAb 阳性、HBsAb 阳性或阴性，HBV DNA 通常于血清中检测不到，但常可在肝组织中检测到，血清 ALT 水平正常。此期也被称为"隐匿性 HBV 感染"。若 HBsAg 被清除前已存在肝硬化，患者则仍有发展为 HCC 的风险；若 HBsAg 清除前尚无肝硬化，则 HCC 的发生风险较小。隐匿性 HBV 感染者如因肿瘤或抗肿瘤治疗而诱导免疫耐受，则可出现 HBV 的再激活。

慢性 HCV 感染的分型主要依据基因型进行。基因型与疾病特征、抗病毒治疗的敏感性相关，而且更是抗病毒治疗方案的选择依据。目前根据其对临床抗病毒治疗指导意义被分为基因 1a、1b、2、3、4、5、6 以及混合型。不同基因型的分布在国际上存在差异。我国以 1b 型为主（56.8%），其次为 2 型（24.1%）和 3 型（9.1%）；6 型较少，仅为 6.8%；混合型更少，为 2.1%。未见基因 4 型和 5 型报告。

【辅助检查】

1. HBV 病毒学检测 HBV 血清学检测包括 HBsAg、HBsAb、HBeAg、HBeAb、HBcAb、HBcAb-IgM，其是判断感染以及感染分型的依据。血清 HBsAg 定量检测可用于预测抗病毒疗效和预后；HBV DNA 定量检测病毒的复制水平，是临床抗病毒治疗适应证选择及疗效判断的依据。目前主要采用灵敏度和精准度较高的实时定量聚合酶链反应方法（real-time quantitative，PCR）进行分析；HBV 基因型检测是依据 HBV S 基因序列的异质性将其分为 A～H 8 个基因型，目前多认为 A 型和 B 型对干扰素治疗的应答率好于 C 和 D 型。核苷（酸）类似物的疗效在各基因型之间无明显差异；HBV 耐药变异株检测多是通过直接测序技术，根据现有抗病毒药物核苷（酸）类似物常出现的耐药位点进行分析，主要检测 HBV rt173、rt180、rt181、rt202、rt236、rt250 等 16 个位点的耐药变异状况，以指导临床调整治疗方案。对未应用过核苷（酸）类似物抗病毒治疗的患者也可于治疗前行 HBV 耐药位点分析，以判断患者是否存在原发性耐药。

2. HCV 病毒学检测 HCV 血清学检测包括 HCV 抗体和 HCV 核心抗原检测。部分 HCV 感染者血清抗 -HCV 可以阴性，另外某些自身免疫病患者血清抗 -HCV 也可偶然出现假阳性，因此只有 HCV RNA 阳性时方可诊断 HCV 感染。基于 PCR 扩增的高灵敏 HCV RNA 定量检测方法（检测下限≤15IU/ml）是确证 HCV 感染的依据，如果高灵敏检测方法不可及时，也可采用检测下限≤1 000IU/ml 的检测方法。抗病毒治疗前基线载量分析、抗病毒治疗过程中以及治疗结束后的分析对指导治疗方案的选择和疗效判断具有重要价值；在不具备 HCV RNA 检测条件时，可行 HCV 核心抗原检测。HCV 基因型及亚型的检测是确定 DAAs 治疗方案的基础，但随着泛基因型 DAA 及 DAAs 的组合应用，基因型分析对治疗方案的指导价值逐渐下降，甚至不必要进行基因检测而直接应用新型全基因型 DAA 治疗方案。目前除某些 DAAs 组合方案外，大多 DAAs 组合方案在抗 HCV 治疗前不需要进行 HCV 原发性耐药位点的测定。

3. 肝纤维化的无创性检测 包括血清学和影像学两类。在资源有限的情况下建议应用 APRI 评分或 FIB-4 指数，在有条件的情况下采用瞬时弹性成像（transient elastography，TE）分析。

APRI 评分是 AST 和 PLT 比率指数（aspartate aminotransferase-to-platelet ratio index，APRI），计算公式为（AST/ULN）×100/PLT（10^9/L），当成人评分 >2 分，提示已发生肝硬化。

FIB-4 指数的计算公式为（年龄 ×AST）/（PLT× ALT 的平方根），其可用于显著肝纤维化（相当于 METAVIR≥F2）的诊断。成人 FIB-4 指数 >3.25，预示患者已经发生显著肝硬化。

瞬时弹性成像是较为成熟的无创性检查，其特点是操作简单，重复性好，对肝纤维化分期的诊断较为可靠，对肝硬化的诊断更加准确。不足之处是受肥胖、肋间隙大小及操作者经验等因素的影响。此外，还受肝脏炎症坏死、胆汁淤积及脂肪变等多因素的影响。肝硬度测定值（LSM）<7.3kPa 可排除肝纤维化，≥7.3kPa 可诊断肝纤维化，≥9.3kPa 可诊断进展性肝纤维化，≥14.6kPa 可诊断肝硬化。

磁共振弹性成像（MRE）昂贵、耗时，临床实用性受限。

【诊断与鉴别诊断】

对 HBV 或 HCV 感染超过 6 个月或发病日期不明，但肝组织学符合慢性肝炎；或根据症状、体征、实验室及影像学检查结果综合分析符合慢性肝炎特征时即可确定诊断。

本病应与急性病毒性肝炎、酒精性肝炎、药物性肝炎、自身免疫性肝炎相鉴别。当血清中存在自身抗体且合并肝外自身免疫现象时应更加注意与自身免疫性肝炎和其他自身免疫病相鉴别。慢性乙型肝炎并发肝外自身免疫现象的概率明显低于慢性丙型肝炎。

【抗病毒治疗的目标与指导意见】

（一）抗病毒治疗的目标

抗病毒治疗慢性 HBV 感染的主要目标是最大限度地长期抑制 HBV 复制，防止疾病进展和肝癌的发生，促进进展期肝纤维化和肝硬化的逆转，提高生活质量和生存期。阻断母婴传播，控制乙型肝炎再激活和 HBV 相关肝外表现是在特定前提下的抗病毒治疗目标。对已经并发 HCC 患者，抗病毒治疗的目标是通过抑制 HBV 的复制，防止疾病进展和降低 HCC 根治术后的复发风险。

抗病毒治疗慢性 HCV 感染的目标是彻底清除 HCV，使尚未发生进展期肝纤维化和肝硬化患者实现彻底疾病治愈；预防 HCV 的传播和控制 HCV 相关肝外表现；促进进展期肝纤维化和肝硬化的逆转，降低 HCC 的发生率，提高生活质量和生存期；对已经并发 HCC 患者，抗病毒治疗的目标是通过抑制 HCV 的复制，防止疾病进展和降低 HCC 根治术后的复发风险。

（二）抗病毒治疗慢性乙型肝炎的适应证

抗病毒治疗的适应证依据血清 HBV DNA 水平、ALT 水平和肝脏疾病的严重程度决定，但要结合患者年龄、家族史和伴随疾病等因素，综合评价疾病进展风险。对部分患者有时需要进行动态评估。

HBeAg 阳性和 HBeAg 阴性慢性乙肝患者的治疗适应证总体相似：①血清 HBV DNA>20 000IU/ml、ALT>2×ULN 的患者，无需肝活组织检查即可开始抗病毒治疗；②血清 HBV DNA>2 000IU/ml、ALT>ULN，肝活组织检查存在中度坏死性炎症和/或中度肝纤维化，应考虑抗病毒治疗；③血清 HBV DNA>2 000IU/ml，肝活组织检查示中度肝纤维化的患者，即使 ALT 正常，也应抗病毒治疗。对未行肝活组织检查的患者，瞬时弹性成像技术显示 LSM>9kPa 或肝纤维化生物学标志物（APRI 或 FIB-4）提示显著肝纤维化

（≥F2），则应予以抗病毒治疗。

考虑治疗适应证时，还应注意年龄、健康状况、HBV 传播风险、HCC 或肝硬化家族史以及肝外表现等。在失代偿期肝病、肝移植、HBV 相关肝外表现、急性乙型肝炎或慢性 HBV 感染病情加剧、预防免疫抑制剂诱导 HBV 再感染、预防病毒传播等情况下核苷（酸）类似物是抗病毒治疗的唯一选择。

部分 HBeAg 阳性慢性乙型肝炎在长期采用核苷（酸）类似物抗病毒治疗后，有最终停药的可能。如获得 HBeAg 血清学转换，HBV DNA 检测不到，并完成 6～12 个月巩固治疗，可以考虑停药。但国内外共识也推荐继续治疗直到达到最安全的治疗终点，即实现 HBsAg 的清除。

对 HBeAg 阴性患者，目前总体还是建议进行长期抗病毒治疗，因为只有达到 HBsAg 的清除才是安全的治疗终点。然而也有来自亚洲国家的研究表明在相隔 6 个月的 3 个不同时间点，若检测不到 HBV DNA 也可考虑停药，而且停药后复发现象也较低。

对于肝硬化患者目前还是推荐采用核苷（酸）类似物长期治疗。

（三）抗病毒治疗慢性丙型肝炎的适应证

所有 HCV RNA 阳性患者，无论疾病处于什么阶段，只要年龄在 12 岁或以上，并有治疗的意愿，均应接受抗病毒治疗。

重度肝纤维化或肝硬化患者（Metavir 评分 F2、F3 或 F4），包括肝功能代偿和失代偿期肝硬化患者、HCV 感染合并肝外表现者（如 HCV 相关混合冷球蛋白血症及其导致的系统性血管炎、HCV 免疫复合物相关肾病、非霍奇金 B 细胞淋巴瘤），拟行实体器官移植或干细胞移植的 HCV 感染者或器官移植后 HCV 复发者，有加重肝病进展风险的 HBV/HCV 共感染者以及糖尿病患者，有传播 HCV 风险者（静脉瘾者、高危性行为、血液透析、妊娠愿望、服刑人员）均需优先治疗。

根据疾病所处阶段以及所选用 DAAs 组合方案的不同，抗病毒疗程略有差异，大多为 12 周，合并失代偿期肝硬化可延长至 24 周。

（四）抗病毒治疗慢性乙型肝炎的药物

目前全球已批准用于抗 HBV 治疗慢性乙型肝炎的药物有干扰素（IFN）和核苷（酸）类似物（NA）两大类机制不同的抗病毒药物。干扰素具有双重抗病毒作用，既可直接抑制病毒复制，又可通过增强宿主自身的抗病毒免疫应答效应，达到对病毒的抑制作用；核苷（酸）类似物是通过竞争性结合 HBV

聚合酶的反转录酶活性位点，抑制反转录酶的活性，进而抑制病毒的复制。

近年来人们一直努力通过 IFN 和 NA 的优化治疗或联合治疗来提高抗 HBV 的疗效，然而到目前为止，还尚未能像人们征服 HCV 感染那样，实现对慢性 HBV 感染的完全控制，因此抗病毒治疗慢性 HBV 感染的疗效被从不同程度上进行定义：①完全治愈（complete cure）：即经过有限疗程的治疗，血清 HBsAg 消失、HBV DNA 及共价闭合环状 DNA 被清除；②功能性治愈（functional cure）：即经过有限疗程的治疗，HBsAg 消失，伴或不伴 HBsAb 转换，血清 HBV DNA 检测不到，肝组织炎症和纤维化减轻；③部分治愈（partial cure）：即经过有限疗程的治疗，血清 HBV DNA 检测不到，但 HBsAg 仍可检出。部分性治愈是实现功能性治愈的中间过程。中国在《慢性乙型肝炎防治指南（2015 更新版）》中提出临床治愈（clinic cure）的概念，即经过抗 HBV 治疗，HBV DNA 长期检测不到，HBsAg 阴转或伴有 HBsAb 转换，ALT 正常，肝组织仅有轻微炎症或完全正常。我国临床治愈的概念与国际上的功能性治愈相一致。

目前被广泛用于治疗慢性乙型肝炎的干扰素和核苷（酸）类似物还只是仅实现部分治愈和临床治愈的目的。难以实现 HBV 慢性感染治愈的原因，与病毒本身的复制特性密切相关。高度稳定的 HBV 的 cccDNA 隐藏在感染肝细胞核的微染色体中，目前尚没有能作用于 cccDNA 的药物；大多外源性 DNA 病毒在感染机体后均能激活机体天然抗病毒免疫反应，通过产生 IFN 及其他抗病毒机制而清除病毒，但 HBV 与大多数 DNA 病毒不同，其是以肝细胞内寄生为主的嗜肝病毒，而肝细胞并不能像免疫细胞那样发挥抗 DNA 病毒的能力；HBsAg 中的亚病毒颗粒极易诱导机体的免疫耐受；HBV 具有复杂的基因亚型，不同基因亚型病毒对治疗的反应不同。

1. 被批准用于治疗慢性 HBV 感染的药物　在全球范围内被批准用于治疗慢性 HBV 感染的核苷（酸）类药物有拉米夫定（LAM）、阿德福韦酯（ADV）、替比夫定（TBV）、恩替卡韦（ETV）、替诺福韦（TDF）和替诺福韦艾拉酚胺（TAF）。ETV、TDF 和 TAF 均具有高耐药屏障和强效抗病毒疗效，可安全用于 HBV 感染患者。对失代偿期肝病、肝移植、HBV 感染并发肝外表现、急性乙型肝炎、慢性 HBV 感染并发急性肝衰竭患者，以及为了预防免疫抑制剂应用者的 HBV 再激活和预防高病毒血症的传播等情况，核苷（酸）类药物都是唯一的抗病毒治疗选择。

TAF 是新近上市的核苷酸类药物，其是替诺福韦磷酸化前药。由于含有酚和丙氯酸异丙酯结构，使其在血浆的稳定性更好，进入 HBV 感染的肝细胞后也可保持最大程度的稳定性。TAF 进入肝细胞后，在羧酸酯酶 1（CES1）等酶的作用下转变为替诺福韦。因 CES1 主要在感染 HBV 的肝细胞内表达，所以 TAF 治疗慢性 HBV 感染，在某种程度上讲具有一定的靶向性。TAF 25mg 的抗病毒疗效与 TDF 300mg 相似，但其安全性更好。

Peg-IFN 可通过有限疗程诱导对 HBV 的长期免疫抑制，但其在个体间的疗效存在差异，不良反应较多。采用 Peg-IFN 抗病毒治疗前应认真评价疾病的严重程度、是否存在肝硬化、HBV 基因分型、HBV DNA 和 HBsAg 水平以及 HBeAg 状态，以便对 IFN 治疗后的应答做出预测。早期疗效评估至关重要，因为其与最终达到的治疗效果密切相关，有助于优化个体治疗策略。

2. 尚处于临床试验研究中的新型核苷（酸）类似物　①贝西福韦（besifovir）是新型鸟嘌呤核苷单磷酸盐类核苷类似物，化学结构与阿德福韦相似；②十六烷氯丙基替诺福韦酯（bexadecyloxy propll tenofovir，CMX 157）是替诺福韦的前药，给药后可转变为天然酯类类似物，提高生物利用度，减少血药浓度，从而减少潜在的肾毒素；③十八烷氯乙基替诺福韦酯（octadecyl oxyethyl tenofovir，AGX-1009）也是替诺福韦的前药，化学结构的改变可提高其口服吸收率。

3. 靶向治疗慢性 HBV 感染药物的研究现状　虽然此类药物在现阶段尚处于Ⅰ期和Ⅱ期临床研究阶段，许多问题还尚未被解决，但临床发展前景十分可观。此类药物包括 HBV 进入抑制剂、靶向 cccDNA 药物、靶向病毒转录药物、靶向核衣壳组装和前基因组 RNA 包装药物以及靶向 HBsAg 的药物。

（1）进入抑制剂：新近有研究发现肝细胞膜上的钠 - 牛磺胆酸盐共转运多肽（NTCP）是 HBV 特异性受体，介导 HBV 进入肝细胞。Myrcludex B 是源自肝细胞包膜 HBsAg preS1 区域的合成多肽，其可通过阻断 HBV 外膜蛋白 preS1 与 NTCP 的结合，进而阻止 HBV 进入肝细胞。Ⅱa 期临床试验已经表明该药对抑制 HBV 进入肝细胞具有一定疗效，但长期应用是否会影响胆汁酸和胆红素的代谢尚需进一步探讨。Myrcludex B 对已经感染的肝细胞并无作用，因此其可能更适合于肝移植后患者的 HBV 再感染。

（2）cccDNA 破坏剂：cccDNA 的存在是乙肝难以被治愈的关键，针对 cccDNA 的靶向治疗药物的研究，则大有可能使人类实现彻底消除 HBV DNA 的目标。此类药物有锌指核酸酶和非取代的磺酰胺化合物、酪胺酰 -DNA- 磷酸二酯酶等，目前尚处于早期研发阶段。

（3）RNA 干扰剂：通过小干扰 RNA（small interfering RNA，siRNA）制剂靶向病毒转录过程，抑制 HBV DNA 的复制，已进入 II 期临床研究。接受恩替卡韦治疗的慢性乙肝患者，在接受单次 siRNA 制剂 ARC-500 注射后，HBsAg 定量较前明显下降。

（4）核衣壳组装抑制剂：靶向核衣壳组装和前基因组 RNA 包装的药物尚处于 I 期临床研究。BayH1-4109 和 GLS4，AT-61 和 AT130、NVR3-778、AB-423 均表现出显著降低 HBV DNA、HBV RNA 和 HBsAg 水平的作用。

（5）HBsAg 释放抑制剂：HBsAg 具有抑制细胞因子的产生，诱导 T 细胞发生免疫耐受的作用，因此，控制 HBsAg 的释放有利于 HBV 特异性 T 细胞免疫功能的恢复。HBsAg 释放抑制剂 REP 9AC 在亚临床试验中已显示出对 HBsAg 的清除作用。

4. 免疫调节剂治疗慢性 HBV 感染的研究现状 此类药物主要是通过刺激和增强宿主免疫应答的作用恢复机体的免疫控制功能，包括免疫性疫苗和免疫调节剂。免疫性疫苗以蛋白类疫苗和 DNA 疫苗的研发为主，其目的是激活慢性乙型肝炎患者 T 淋巴细胞及 B 淋巴细胞特异性免疫反应，抑制 HBV DNA 的复制，杀伤 HBV 感染肝细胞，以及预防肝细胞再感染 HBV，但相关疫苗尚处于临床前研究阶段。

免疫调节剂主要有 TLR（toll-like receptor，TLR）激动剂、PD-1 和 PD-L1 拮抗剂。TLR 激动剂 GS 9620 在实验动物体内表现出刺激 IFN-α 产生，抑制 HBV DNA 复制的效应，其已在 I 期临床试验中表现出相对好的耐受性。PD-1 和 PD-L1 拮抗剂已在实验性动物模型的研究中显示出具有增强特异性 T 细胞反应的作用，在抑制 HBV DNA 复制的同时清除 cccDNA。进一步的研究是需要探讨 PD-1 和 PD-L1 抑制剂的安全性问题。

（五）抗病毒治疗慢性 HCV 感染的药物

自全球首个直接抗病毒药物（direct-acting antivirals agent，DAA）于 2011 年在国际范围内上市以来，慢性丙型肝炎抗病毒治疗领域发展十分迅速，而且又相继有作用于不同位点 / 不同基因型的新药上市，使人类进入了丙肝治愈的新时代。我国慢性丙型肝炎患者使用 DAA 治疗的时间晚于发达国家，直到 2017 年起，才相继有不同组合的 DAA 于中国获批上市。根据流行病学的调查数据，目前在国际范围内仍至少有 7 100 万慢性丙型肝炎患者，我国 HCV 的人群感染率在国际范围内比较低，但由于人口众多，因此我国至少还有总计约 980 万的慢性 HCV 感染者。若要实现 WHO 提出到 2030 年使 90% 的慢性 HCV 感染者得到诊断，80% 的患者得到正规的治疗，90% 的患者达到治愈，最终在全球消除丙肝的目标，科学管理好中国的慢性丙型肝炎患者至关重要。

1. DAA 目前在我国的可及性 继 2017 年 4 月作用于 HCV NS3/4A＋NS5A 位点的阿舒瑞韦（asunaprevir，ASV）和达拉他韦（daclatasvir，DCV）获得国家食品药品监督管理总局（CFDA）批准上市后，又相继作用于 HCV NS5A＋NS5B 位点的维帕他韦（velpatasvir，VEL）和索林布韦（sofosbuvir，SOF）获批上市，作用于 HCV NS3/4A＋NS5A＋NS5B 位点的帕立瑞韦（paritaprevir，PTV）、奥比他韦（ombitasvir，OBV）和达塞布韦（dasabuvir，DSV），作用于 HCV NS3/4A＋NS5A 位点格拉瑞韦（grazoprevir，GZR）和艾尔巴韦（elbasvir，EBR），作用于 HCV NS3/4A 位点的丹诺瑞韦（danoprevir，DNV）等药物在我国上市，而且后续还将有更多的新药在中国与国际同步上市。

2. DAA 在不同基因型 HCV 感染者中的应用 HCV 基因型分布在国际范围中比较复杂，除已知的基因 1～6 型及混合型外，新近还发现基因 7 型和 8 型，以及多达 30 多种新的亚型。我国慢性 HCV 感染以基因 1b 为主，约占 HCV 感染者的 56.8%，但也存在其他多种基因亚型感染。ASV＋DCV、PTV＋OBV＋DSV、EBR/GZR 以及 DNV＋Peg-IFN＋RBV 均作用于基因 1b 型，SOF＋VEL 则作用于基因 1～6 型以及混合型和未确定型。不同抗 HCV 组合治疗方案对慢性丙型肝炎和代偿期肝硬化的持续病毒学应答（SVR）率基本达到和超过 95%，部分方案甚至达 100%。除 ASV＋DCV 方案推荐疗程为 24 周外，其他治疗方案均为 12 周，甚至也有提出 8 周的治疗推荐意见。

对基因 1a、1b、2、3、4、6 型 Child B、C 失代偿期肝硬化患者，SOF＋VEL＋RBV 12 周治疗的总体 SVR12 为 94%，延长疗程至 24 周并不提高应答率。DCV＋SOF＋RBV 12 周治疗基因 1～6 型肝移植术后患者的结果表明无论初治还是 Peg-IFN 联合 RBV 经治患者，其 SVR12 均超过 95%。

3. DAA 在特殊情况下的应用及耐药问题 对 eGFR<30ml/min 合并重度肾功能不全患者，美国 AASLD 指南推荐且我国目前可及的方案有 EBR/GZR、DCV+SOF，另外也可选用 PTV+OBV+DSV 联合治疗方案。

对 HCV 合并 HBV 感染者的管理尚需谨慎。对所有 HCV 感染者在服用 DAA 之前，均需进行乙肝病毒血清标志物检测，对 HBsAg 阳性且符合 HBV 抗病毒治疗指征者，一定要在 DAA 治疗的同时进行抗 HBV 的治疗。即使 HBV DNA 检测不到，但只要 HBsAg 阳性，就必须每 4 周监测 1 次 HBV DNA。因为当 HCV 被 DAA 控制后，绝大多数患者的 HBV DNA 都会被激活，加用抗 HBV 的药物十分必要。

对接受 DAA 治疗而没有获得 SVR 的患者需警惕耐药相关变异（resistance associated variants，RAS）的存在，尤其是需要对 NS5A 抑制剂耐药位点的监测。但总体来说，我国 HCV 感染者 NS5A L31 或 Y93H 耐药率低，而且即便是存在预存耐药，对 DAA 抗病毒治疗的影响也甚微。

4. DAA 抗 HCV 治疗的后续随访与监测 采用 DAA 抗 HCV 治疗获得 SVR 后，仍需要进行后续随访与监测。对获得 SVR 的非肝硬化患者，若在 48 周后 ALT 及 HCV RNA 均正常时可结束随访，但对有注射毒品等危险行为者要警惕再感染。对获得 SVR 的进展期肝纤维化和肝硬化患者，要每 6 个月进行超声监测。DAA 对肝硬化患者长期临床结局的影响尚需更深入的循证医学证据。

【预防】

接种乙型肝炎疫苗的安全性高，应采用"0、1、6"的三针接种方案，即第一针接种后 1 个月和 6 个月分别接种第 2 针和第 3 针。对初次系列疫苗接种无应答者应再行 3 针疫苗接种，对免疫功能不全者，可行加倍剂量接种。若新生儿的母亲是 HBsAg 阳性者，对新生儿应在分娩后注射乙型肝炎免疫球蛋白（HBIG）和接种乙型肝炎疫苗并完成后续疫苗接种。对疫苗接种效果的评估应在 9～15 月龄进行。

妊娠期接种乙型肝炎疫苗安全。符合慢性乙型肝炎抗病毒治疗指征的妊娠妇女应接受抗病毒治疗。不符合抗病毒治疗指征，但在妊娠中期 HBV DNA>200 000IU/ml 的妊娠妇女应接受替比夫定或替诺福韦抗病毒治疗以阻断母婴传播。

目前尚无有效的预防丙型肝炎的疫苗。主要是通过严格筛选献血员、预防经皮肤和黏膜传播、预防性接触传播、预防母婴传播、对高危人群进行筛查及管理等措施达到预防的目的。

（王江滨）

推 荐 阅 读

[1] World Health Organization. Guidelines for the care and treatment of persons diagnosed with chronic hepatitis C virus infection[R]. Geneva：WHO，2018.

[2] TERRAULT N A，LOK A S F，MCMAHON B J，et al. Update on prevention，diagnosis，and treatment of chronic hepatitis B：AASLD 2018 hepatitis B guidance[J]. Hepatology，2018，67（4）：1560-1599.

[3] European Association for the Study of the Liver. EASL recommendations on treatment of hepatitis C 2018[J]. J Hepatol，2018，69（2）：461-511.

[4] European Association for the Study of the Liver. EASL 2017 Clinical Practice Guidelines on the management of hepatitis B virus infection[J]. J Hepatol，2017，67（2）：370-398.

[5] World Health Organization. Guidelines on hepatitis B and C testing[R]. Geneva：WHO，2017.

[6] World Health Organization. Guidelines for the prevention, care and treatment of persons with chronic hepatitis B infection[R]. Geneva：WHO，2015.

[7] 中华医学会肝病学分会，中华医学会感染病学分会. 慢性乙型肝炎防治指南（2015 更新版）[J]. 中华肝脏病杂志，2015，23（12）：888-905.

第二章

肝硬化及其并发症

第一节 肝 硬 化

肝硬化（hepatic cirrhosis）是由不同病因引起的肝脏慢性、进行性、弥漫性病变，主要病理变化是在肝细胞广泛变性坏死基础上肝脏纤维组织增生，形成再生结节和假小叶，导致正常肝小叶和血管解剖结构的破坏。临床上出现肝功能损害和门静脉高压的相应表现，晚期可出现多种并发症。依据肝损伤病因及病史、典型的肝功能损害及门静脉高压症状、体征及实验室和辅助检查结果，失代偿期肝硬化诊断并不困难；代偿期肝硬化的诊断则需结合多种检查手段。肝硬化的治疗效果有限，提倡病因治疗为主的综合治疗。肝移植是目前失代偿期肝硬化治疗最有效方法。

【病因】

1. **病毒性肝炎** 慢性 HBV、HCV 或 HBV 重叠 HDV 感染均可能发展到肝硬化，其中慢性 HBV 感染是我国肝硬化的主要病因，HCV 导致的肝硬化近年来呈上升趋势。病毒性肝炎发展到肝硬化的病程长短不一，少则数月，多则数十年。据统计，慢性 HBV 感染患者肝硬化的年发病率约为 2.1%，5 年累计发生率为 8%～20%。持续病毒高载量是 HBV 患者发生肝硬化的主要危险因素；而反复或持续的免疫清除，男性，年龄＞40 岁，嗜酒，合并 HCV、HDV、HIV 感染均与肝硬化发生相关。慢性 HCV 患者感染 20 年后肝硬化的发生率为 2%～30%。感染 HCV 时，年龄＞40 岁、男性、嗜酒、肥胖、胰岛素抵抗、合并 HIV 或其他肝损伤因素（如非酒精性脂肪肝、肝脏高铁载量、血吸虫感染、肝毒性药物和环境污染所致的有毒物质）是慢性 HCV 感染进展至肝硬化的危险因素。甲型和戊型肝炎一般不引起肝硬化。

2. **酒精性肝病** 是欧美国家最常见的肝硬化原因，近年来我国的发病率也有所增加。欧美资料显示，酗酒（每天摄入乙醇量≥80g）5 年以上的患者有

10% 出现肝硬化。乙醇导致肝硬化的机制与其对肝细胞的直接毒性作用及其氧化产物（乙醛）的间接毒性作用、继发的免疫损伤、微循环障碍及营养不良、代谢异常均相关。酒精也可加速 HBV 和 HCV 相关肝硬化的进展。

3. **非酒精性脂肪性肝炎（nonalcoholic steato-hepatitis，NASH）** 是非酒精性脂肪性肝病发展到肝硬化的必经阶段。据统计，非酒精性脂肪性肝炎患者 10～15 年内肝硬化发生率高达 15%～25%。年龄＞50 岁、肥胖（内脏性肥胖）、高血压、2 型糖尿病、丙氨酸氨基转移酶（alanine aminotransferase，ALT）升高和天门冬氨酸氨基转移酶（aspartate aminotransferase，AST）/ALT＞1、血小板减少等是 NASH 相关肝硬化的危险因素。

4. **自身免疫性疾病** 自身免疫性肝炎（autoimmune hepatitis，AIH）、原发性胆汁性胆管炎（primary biliary cholangitis，PBC）、原发性硬化性胆管炎（primary sclerosing cholangitis，PSC）等免疫性疾病可最终发展成肝硬化。此外，系统性红斑狼疮等全身自身免疫性疾病在肝脏的损害也可表现为肝硬化。

5. **遗传代谢性疾病** 很多遗传代谢性疾病，如肝豆状核变性（Wilson 病）、血色病、半乳糖血症、α_1-抗胰蛋白酶缺乏症、糖原贮积症、酪氨酸血症等均可导致肝硬化。在我国以肝豆状核变性及血色病较为常见，分别为先天性铜代谢异常及铁代谢异常导致铜及含铁血黄素沉积在肝脏或其他脏器引起的疾病，其临床表现及诊疗原则分别参见本篇第十四章。

6. **其他** 长期服用或接触双醋酚酊、甲基多巴、四环素、异烟肼、磷、砷、四氯化碳等化学毒物或药物导致的中毒性或药物性肝炎；Budd-Chiari 综合征、慢性充血性心力衰竭、慢性缩窄性心包炎以及肝窦阻塞综合征等引起的淤血性肝损伤；各种原发性和继发性因素导致的长期慢性肝内外胆管梗阻、胆汁淤积及长期营养不良等原因均可引起肝硬化。血吸虫

卵沉积在汇管区可刺激结缔组织增生，引起肝脏纤维化，并出现门静脉高压等症状，既往也曾将血吸虫作为肝硬化的常见原因，称为不完全分隔性肝硬化；但由于血吸虫病一般不持续引起肝细胞损伤，不形成完整的假小叶，故目前认为该病虽然具有肝硬化相关的症状，但尚不是真正的肝硬化，将其称为血吸虫性肝病更为恰当。此外，尚有5%~10%的肝硬化患者由于病史不详、组织病理辨认困难、缺乏特异性诊断标准等原因无法明确病因，被称为隐源性（cryptogenic）肝硬化。

【病理】

肝硬化的肝脏大体病理表现与病因和严重程度相关。一般情况下早期肿大，晚期则明显缩小，质地变硬、重量变轻，表面呈现高低不平的结节状（图5-2-1）。显微镜下可观察到弥漫性肝细胞变性坏死、肝细胞再生和结节形成以及纤维组织增生和间隔形成。大量肝细胞坏死后形成的纤维间隔将肝实质分为大小不等、圆形或类圆形的肝细胞团，称为假小叶。假小叶形成是肝硬化的基本病理特点，也是确定肝硬化病理诊断的主要依据（图5-2-2）。

根据病理形态，可将肝硬化分为大结节性、小结节性和混合结节性。大结节性肝硬化较为常见，乙型和丙型肝炎病毒所致肝硬化多为此类。该类肝硬化结节粗大且大小不匀，长径>3mm，较大的可达数厘米；纤维间隔较宽，分布不均；大结节内可包含正常肝小叶。小结节性肝硬化多见于酒精性和淤血性肝损害，结节大小相仿，长径<3mm；结节失去正常肝小叶结构，被纤维间隔包绕；纤维间隔较窄而均匀。混合结节性则是上述两种病理形态的混合。

肝硬化时，脾脏、肾脏、胃肠道、性腺等也可出现相应的病理改变。脾脏常出现淤血、肿大，镜下可见脾窦扩张、脾髓增生、动静脉扩张迂曲，脾窦内网状细胞增生并可见吞噬红细胞。胃肠道黏膜淤血、水肿而增厚，消化性溃疡发病率明显升高。胃黏膜血管扩张充血形成门静脉高压性胃病；食管、胃底、直肠静脉扩张迂曲，形成侧支循环，压力高时可破裂出血。

【发病机制与病理生理】

各种病因引起的肝实质细胞炎症、变性、坏死，正常肝小叶结构被破坏是肝硬化的始动因素。慢性炎症坏死过程中肝星状细胞（hepatic stellate cell，HSC）激活，细胞外基质（extracellular matrix，ECM）沉积与降解失衡，导致肝纤维化是肝硬化发生发展最重要的病理生理基础。

正常肝细胞成分与非细胞成分呈高度有秩序的排列，而且细胞与细胞、细胞与基质间极其精密地联系在一起，传递细胞内外信息、调控细胞表型等，共同构建了肝脏的强大功能。肝细胞损伤后，各种细胞因子和炎症介质释放增加，转化生长因子（transforming growth factor，TGF）-β、TGF-α、胰岛素样生长因子（insulin-like growth factor，IGF）1/2、血小板衍生生长因子（platelet-derived growth factor，PDGF）、表皮生长因子（epidermal growth factor，EGF）、成纤维细胞生长因子（fibroblast growth factor，FGF）、白介素（interleukin，IL）-10、IL-6、干扰素（interferon，IFN）α/β/γ等刺激HSC活化，导致胶原合成增加、降解减少，引起ECM沉积和纤维组织增生。有研究表明，除HSC外，肝细胞、胆管上皮细胞等在肝损伤时可通过上皮细胞间质转型（epithelial-to-mesenchymal transition，EMT）转化为肌成纤维样细胞（myofibroblasts，MFs），也是ECM的来源之一。

继发于肝细胞损伤坏死的肝细胞再生和纤维增

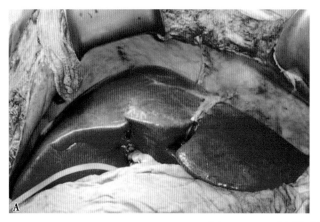
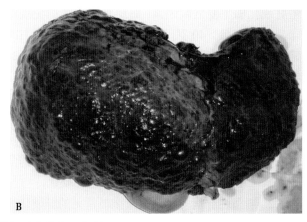

图 5-2-1　正常及肝硬化肝脏大体病理表现
A. 正常肝脏；B. 肝硬化肝脏

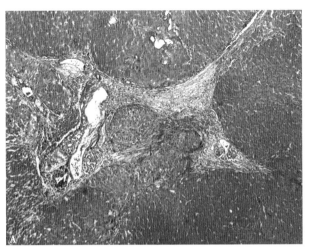
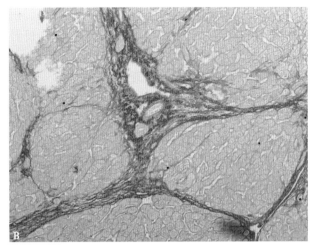
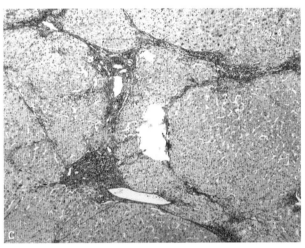

图 5-2-2　肝硬化显微镜下病理表现
A. Masson 染色（×40）；B. 天狼星红染色（×40）；C. VG 染色（×40）

生进一步导致血管新生、血栓形成，加重肝脏血液循环障碍和肝细胞损伤，形成恶性循环并最终导致肝硬化。作为机体合成、代谢、解毒的重要脏器，肝脏对生命功能的维持具有重要意义。肝硬化时肝脏的合成和代谢功能显著下降，白蛋白和凝血因子合成、胆色素代谢、激素灭活、解毒功能下降；同时可出现门静脉高压，导致腹水、内分泌和血液系统失调等病理生理改变。

【临床表现】

多数肝硬化患者起病隐匿、病程发展缓慢，可潜伏 3～10 年以上，症状与慢性肝炎无明显分界线。根据临床表现可将肝硬化分为代偿期和失代偿期，但两者之间的界限常不清楚。

（一）代偿期

代偿期肝硬化症状较轻、缺乏特异性，可表现为轻度乏力、消瘦、食欲缺乏、腹胀、厌油、上腹不适、右上腹隐痛等；多呈间歇性，因过劳或伴发病而诱发，适当治疗或休息可缓解。部分患者体格检查可触及质地较硬的肝脏，边缘较钝，表面尚平滑；肝功能正常或轻度异常。少部分患者甚至可无症状，仅仅在体检或因其他疾病进行手术时偶然发现。

（二）失代偿期

该期症状明显加重，患者主要表现为门静脉高压、肝细胞功能减退所致的两大症候群，同时可有全身各系统症状，并出现多种并发症。临床上失代偿期如何判断存在不同的标准，过去曾以是否出现腹水作为判断失代偿的标志，而近年的文献多以 Child-Pugh 分级 B 级或 C 级作为标准（具体评分及分级标准见本章诊断部分）。鉴于部分肝功能很差的患者也不出现腹水；而 Child-Pugh 评分和分级侧重于反映患者的肝功能状况，对门静脉高压评价较少；部分患者尽管仅以出血等门静脉高压表现为主，预后仍然较差，故失代偿期的判断标准应兼顾肝功能和门静脉高压状况。失代偿期肝硬化的诊断应满足以下条件之一：①Child-Pugh分级B级或C级；②出现食管胃曲张静脉破裂出血、腹水、肝性脑病、肝肾综合征、肝肺综合征等严重并发症中至少一种。

1. 肝功能减退的临床表现

（1）全身症状：可出现消瘦乏力、营养不良、精神食欲缺乏、皮肤干枯粗糙、面色灰暗黝黑，部分患者伴有口角炎、多发性神经炎、不规则低热。

（2）消化道症状：表现为食欲缺乏、畏食、恶心、呕吐、腹胀、腹泻等，进食脂餐后症状更为明显。

（3）黄疸：除胆汁淤积性肝硬化外，严重黄疸常提示预后不良。

（4）出血倾向及贫血：可出现鼻出血、齿龈出血、胃肠黏膜弥漫出血、皮肤紫癜、贫血等症状。

（5）内分泌失调：肝硬化失代偿期，肝脏诸多激素和大分子物质合成和灭活异常，出现相应内分泌失调表现。以雌/雄激素比例失衡最为常见，表现为雌激素增加、雄激素减少，女性患者可出现月经失调，男性可有性欲减退、睾丸萎缩、毛发脱落及乳房发育等。此外，蜘蛛痣和毛细血管扩张、肝掌等也与雌激素增加有关。醛固酮、加压素等灭活减少可导致水钠潴留，诱发水肿并参与腹水形成。继发性肾上腺素皮质功能减退可导致皮肤，尤其是面部和其他暴露部位皮肤色素沉着。

（6）肝脏：失代偿期肝硬化时患者肝脏常缩小，呈结节状，胆汁淤积或淤血性肝硬化可表现为肝大。

2. 门静脉高压的临床表现

（1）脾肿大、脾功能亢进。

（2）侧支循环建立与开放：常见的侧支循环可形成于食管下端胃底部、肝脏周围、前腹壁脐周、直肠下端肛周、腹膜后等部位，其中以食管胃静脉曲张较为常见。食管胃底曲张静脉破裂导致的出血是门静脉高压症患者的重要死亡原因之一。十二指肠、小肠和结肠静脉曲张虽然较为少见，但也可出现曲张静脉破裂出血，例如：由门静脉系的直肠上静脉和下腔静脉系的直肠中、下静脉吻合而成的痔静脉破裂可导致便血。腹壁及脐周静脉曲张可出现静脉鸣、海蛇头征。

（3）腹水：表现为腹胀、不适、消化不良、腹围增大。腹水出现前很多患者便有腹腔胀气，出现腹水后腹胀症状明显加重，大量腹水时尚可因腹内压力增大导致呼吸困难、气急和端坐呼吸。体格检查可发现腹部膨隆、脐疝，移动性浊音阳性等。部分患者还可出现肝性胸腔积液，右侧胸腔积液多见，双侧次之，单纯左侧胸腔积液较少。胸腔积液常呈漏出液，形成机制与腹水一致，多见于晚期肝硬化伴低蛋白血症和大量腹水者，可能与胸腔负压和横膈解剖异常有关。

（4）门静脉高压性胃病（portal hypertensive gastropathy，PHG）：是门静脉高压患者发生的胃黏膜的特殊病变，组织学上表现为胃黏膜和黏膜下层细血管、毛细血管明显扩张、扭曲而没有明显炎症改变，内镜下表现为各种类型的充血性红斑和糜烂，伴或不伴出血。详见本章第八节。

3. 并发症

肝硬化并发症很多，患者常常因并发症死亡，常见并发症包括肝性脑病、消化道出血、感染、肝肾综合征、肝肺综合征、原发性肝癌、门静脉血栓形成等。相关并发症的表现及处理详见相关章节。

【辅助检查】

1. 常规、生化及免疫检查　反映肝脏功能的生化检查指标主要包括血清胆红素（bilirubin，Bil）、白蛋白（albumin，Alb）、前白蛋白（pre-albumin，pre-Alb）、凝血酶原时间（prothrombin time，PT）、胆固醇等。

（1）胆红素：通常指总胆红素（total bilirubin，TBil），包括结合胆红素（conjugated bilirubin）和非结合胆红素（unconjugated bilirubin），反映肝脏对胆红素的清除能力。其中，非结合胆红素又称间接胆红素（indirect bilirubin，IBil），主要由肝、脾、骨髓等处的单核-吞噬细胞系统吞噬衰老和异常的红细胞分解血红蛋白产生，难溶于水，不能由肾脏排出，在血液中与血浆白蛋白结合。结合胆红素又称直接胆红素（direct bilirubin，DBil），是非结合胆红素被肝细胞摄取后，在肝细胞内质网内通过微粒体UDP-葡萄糖醛酸基转移酶的作用与葡萄糖醛酸结合产生。结合胆红素可溶于水，通常和胆汁酸盐一起，被分泌入毛细胆管，进入胆道，随胆汁排泄；当结合胆红素升高时，一部分也能从肾脏排出。结合胆红素进入肠内后，还原为粪胆元，大部分随粪便排出，小部分（约10%）可被肠黏膜吸收经门静脉再次进入肝脏，这一过程就是肠肝循环。肝细胞对于胆红素的摄取、结合、排泄过程中各个环节出现障碍均可导致胆红素升高。高胆红素血症是肝细胞受损坏死的重要指标，肝硬化患者胆红素升高通常为肝细胞性，反映肝细胞处理胆红素的能力降低；除非结合胆红素外，由于胆汁淤积，结合胆红素亦可升高。值得注意的是，由于肝脏清除胆红素的能力具有较强的储备，故胆红素不能作为评价肝硬化患者肝功能异常的敏感指标，很多肝硬化患者即便进入了失代偿期，胆红素也无明显升高；除胆汁淤积导致的肝硬化外，肝硬化患者一旦出现胆红素升高，通常提示预后不良。

（2）反映肝脏合成能力的指标：白蛋白、前白蛋白、PT、胆固醇等指标主要反映肝脏合成功能。白蛋白是血浆含量最多的蛋白质，半衰期约为 20 天，每天约 4% 被降解。肝脏是白蛋白唯一的合成部位。肝硬化患者发生低白蛋白血症的原因除肝脏合成能力不足外，尚与低蛋白摄入和总容量增加导致的稀释有关。白蛋白半衰期长，某一时间点的血清白蛋白水平反映此时其合成与降解的速度及其分布容量，易受饮食、输注蛋白、感染、降解、肠道及肾脏丢失等多种因素影响。前白蛋白在肝脏合成，半衰期仅 2 天，受机体其他因素影响更小，较白蛋白能更好地反映短期内肝脏蛋白合成功能。PT 反映血浆中凝血因子 I、II、V、VII、X 活性，由于上述凝血因子多在肝脏合成，因此 PT 延长反映肝脏贮备能力减退。由于 PT 检测依赖于不同的试剂，可能导致结果差异，故对结果的评价需参照正常对照。PT 延长与肝硬化患者肝细胞受损程度成正相关，且注射维生素 K 难以纠正。一般代偿期非活动性肝硬化患者，PT 不超过正常对照 3 秒，若超过 4～6 秒，提示肝实质损伤明显。除 PT 外，凝血酶原活动度（prothrombin activity，PTA）和国际标准化比率（international normalized ratio，INR）等在肝脏疾病中也有所应用。不过肝硬化患者普遍存在促凝和抗凝失衡，PT、PTA、INR 等传统指标仅仅检测体外的凝血状况，并不能准确反映体内凝血功能，也无法反映抗凝和促凝的失衡，不能很好预测肝硬化患者的出血风险，近期有研究认为血栓弹力图能动态分析自凝血启动至纤维蛋白溶解的全过程，更敏感、准确、全面地评估肝硬化患者抗凝和促凝的状态。但也有研究认为，血栓弹力图异常不能精确地预测肝硬化患者出血、血栓形成或肝移植 / 死亡风险，其临床应用的价值仍需进一步探讨。肝脏是胆固醇合成和代谢的主要脏器，失代偿期肝硬化患者血清胆固醇水平可降低，胆固醇酯降低尤为明显。

（3）转氨酶：主要指 ALT 和 AST。ALT 广泛存在于组织细胞内，尤以肝脏含量最高，主要存在于肝细胞的细胞质中，其肝内浓度是血清中浓度的 3 000 倍。AST 在肝脏的分布仅次于心肌，存在于肝细胞的细胞质和线粒体，而以线粒体为主，线粒体型 AST 活性占肝脏 AST 总活性的 80% 左右。ALT 及 AST 均是反映肝损伤的敏感指标。一般情况下，

ALT 反映肝损害的灵敏度高于 AST，AST/ALT 比值升高常常提示酒精性肝病或肝细胞损伤加重和（或）累及线粒体。肝硬化时 ALT、AST 可升高。但值得注意的是，ALT 及 AST 的特异性较差，易受骨骼肌、心脏、肾脏等其他组织器官病变影响；且 ALT 及 AST 的水平高低与肝损害的严重程度并不一定平行，不代表肝脏贮备功能，与肝硬化的程度无关。

（4）γ- 谷氨酰转肽酶与碱性磷酸酶：碱性磷酸酶（alkaline phosphatase，ALP）主要来源于肝脏和骨骼，也可来源于胎盘、肠道或肾脏。ALP 有 6 种同工酶，其中 1、2、6 来源于肝脏，主要存在于肝细胞血窦侧和胆小管膜上。当肝脏受到损伤或者障碍时产生 ALP 增加，经淋巴道和肝窦进入血液；同时由于胆道梗阻及胆汁淤积时，胆汁排泄障碍，可导致 ALP 反流入血。因此，ALP 是反映胆汁淤积的敏感指标。排除正常妊娠和生长期等生理因素以及骨骼疾病，血清 ALP 升高常提示肝胆疾病。其中，ALP 明显升高（超过 4 倍正常值上限）提示胆汁淤积相关疾病，血清 ALP 活性轻度升高也可见于其他肝脏疾病，此时，需要结合 γ- 谷氨酰转肽酶（γ-glutamyl transpeptidase，GGT）、Bil 等指标综合判断。GGT 分布在多种组织中，包括肾、胰、肝、脾、心、脑及生精管等。不过，肾脏来源的 GGT 在肾损害时通过尿液排泄，故血清 GGT 升高多数来源于肝胆胰。GGT 在肝脏主要存在于肝细胞微粒体、肝细胞膜胆小管面和胆管上皮中，也是反映胆汁淤积的敏感指标。此外，药物性肝损害、酒精性肝病、非酒精性脂肪性肝病（non-alcoholic fatty liver disease，NAFLD）、慢性阻塞性肺疾病、肾功能不全、急性心肌梗死时，GGT 也可升高。由于 GGT 在骨病时并不升高，和 ALP 联合对于判断肝胆疾病具有重要价值。ALP 和 GGT 均显著升高，强烈提示胆汁淤积。

（5）其他：肝硬化还可出现胆汁酸、球蛋白升高、白 / 球比降低或倒置、贫血、三系减少等异常。尿常规检测可出现尿胆原升高、尿胆红素阳性，合并乙肝相关性肾炎时尿蛋白亦可能阳性。此外，其他生化及免疫检查有助于肝硬化病因的判断。如肝炎病毒标志物的检测有助于明确乙肝、丙肝所致肝硬化的诊断；抗核抗体、抗线粒体抗体及其分型、抗平滑肌抗体等自身免疫指标对于自身免疫性肝病诊断有重要价值；血清游离铜、铜蓝蛋白、血清铁、铁蛋白、转铁蛋白等的检测有助于排除肝豆状核变性、血色病等遗传代谢性疾病。甲胎蛋白检测有助于鉴别是否合并肝癌。

2. 定量肝功能试验 常用定量肝功能试验包括吲哚菁绿（ICG）清除试验、利多卡因代谢物生成试验、氨基比林呼吸试验（ABT）、安替比林清除试验、半乳糖廓清试验、色氨酸耐量试验、咖啡因清除试验等。基本原理为利用肝脏对于不同物质的摄取、代谢和排泄作用，检测不同物质摄入后的代谢和潴留，评价肝功能。由于不同定量肝功能试验基于不同的代谢途径，其优劣性难以比较。其中，ICG清除试验在国内应用较广。ICG是一种红外感光染料，静脉注射后，由肝脏选择性摄取，经胆汁排泄。ICG在体内无代谢分解和生物转化，无肝肠循环，也不被肾脏等其他脏器排泄，其排泄速度取决于肝脏血流量、功能肝细胞数量及体积、胆汁排泄通畅程度，因而能较好地反映肝脏功能。ICG注射15分钟后滞留率的正常参考值范围为 $7.86\% \pm 4.34\%$，肝硬化患者显著升高，失代偿期患者升高更加明显。有研究表明，代偿期肝硬化在其他肝功能指标出现异常前，ICG清除试验可能已出现异常，因而ICG清除试验具有灵敏、无创、可实时动态监测的优势。目前，ICG清除试验主要用于肝病的初筛、外科手术及介入治疗前的评估。氨基比林在体内的代谢几乎完全在肝脏完成，进入体内后由肝脏微粒体氧化酶系统去甲基释放出甲醛，再氧化为甲酸，生成 CO_2 由呼出气排出。氨基比林呼吸试验通过口服 ^{13}C 或 ^{14}C 标记的氨基比林，2小时后测定呼出气中的 ^{13}C 或 ^{14}C 量反映肝脏代谢功能。肝硬化患者呼出气中 ^{13}C 或 ^{14}C 量明显降低。半乳糖廓清试验利用半乳糖经由半乳糖激酶在肝内磷酸化代谢的原理，通过静脉或口服半乳糖，测定肝脏对于半乳糖的清除反映肝脏功能。该试验有一次性静脉注射半乳糖、持续静脉注入半乳糖、口服半乳糖及呼气试验等方法。其中半乳糖呼气试验与氨基比林呼吸试验的检测方法类似，两者评价肝脏功能均具有敏感、准确、便捷的优势，但均依赖于核素，对仪器设备有一定要求。

3. 肝纤维化血清标志物 常用的肝纤维化血清标志物包括Ⅲ型前胶原氨基端肽（PⅢNP，PⅢP）、Ⅳ型胶原、透明质酸（HA）、层粘连蛋白（LN）、组织金属蛋白酶抑制剂（TIMPs）、脯氨酰羟化酶（PH）等，多为胶原成分或胶原合成及代谢过程的关键酶或中间产物。上述指标单独检测存在敏感性或特异性不高的缺陷，联合检测不同纤维化血清指标或其他血清学指标有助于判断肝纤维化程度及评估抗纤维化疗效。联合检测的血清标志物模型较多，包括Fibroindex、APRI、FIB4、Hepascore、FibroTest、HCV相关肝硬化判别函数、FibroStage等，其中以APRI和FIB-4简单易行，临床研究应用较多。APRI的计算公式为：APRI＝AST/ULN（正常值上限）÷PLT（ $10^9/L$ ）×100；APRI＜0.5时，可排除肝硬化；＞2.0时，应怀疑肝硬化。FIB4＝（年龄×AST）÷（PLT×ALT$^{1/2}$）；对于乙肝患者，FIB4＞1.98应考虑肝硬化。与其他联合检测的血清标志物模型类似，APRI和FIB-4敏感度和特异度仍欠佳，且其判断肝纤维化、肝硬化的界值受肝病病因影响。

4. 肝静脉压力梯度测定 门静脉高压是肝硬化的重要表现，了解门静脉压力对于评估肝硬化患者预后至关重要。由于直接测定门静脉压力较为困难，临床上常采用肝静脉压力梯度（hepatic venous pressure gradient, HVPG）间接反映门静脉压力。HVPG是指经颈静脉插管测定肝静脉楔压与肝静脉自由压的差值，正常值范围为 $3\sim5mmHg$，HVPG＞5mmHg提示存在门静脉高压症。HVPG≥10mmHg提示肝硬化代偿期患者发生静脉曲张、失代偿事件和肝癌风险升高，肝癌切除术后失代偿事件的风险也升高；HVPG≥12mmHg是发生静脉曲张出血的高危因素；HVPG≥16mmHg提示肝硬化门静脉高压患者的死亡风险增加；HVPG≥20mmHg提示肝硬化急性静脉曲张出血患者的止血治疗失败率和死亡风险均升高。

5. 影像学检查 常用影像学检查包括超声波、CT、MRI、放射性核素检查、上消化道钡餐等。超声、CT、MRI等检查可显示脏器大小、包膜及形态改变，判断有无腹水、门静脉扩张。增强CT及MRI扫描对肝癌的诊断鉴别具有重要价值，MRI弥散加权成像已成为肝硬化基础上小肝癌诊断的重要手段。

CT和/或MR检查常见的肝硬化表现包括体积改变（早期增大、晚期缩小），左右叶比例失常（右叶缩小、左叶及尾状叶增大），包膜呈波浪状或锯齿状、肝裂增宽，肝脏密度不均匀，门静脉增宽，侧支循环扩张。典型的CT影像学表现不仅可诊断肝硬化，基于CT和/或MR测量的肝左叶体积指数（即最大上下径、最大前后径和左右径相乘的值）、实际/预期肝体积比、脾脏指数等指标与肝纤维化程度、Child-Pugh分级、HVPG也有一定的相关性。CT/MRI在肝硬化血流动力学及肝脏储备功能评估方面的价值近年来引起重视。Iranmanesh建立了基于CT检查简单指标的HVPG测量数学模型：HVPG（mmHg）＝17.37－4.91×ln肝脾体积比（有肝周腹水时＋3.8）；多层螺旋CT门静脉成像能良好显示食管胃静脉曲张，有研究提示利用多层螺旋CT门静脉成像进行分级，无创预测曲张静脉出血风险的准确性与内镜相当。肝脏 CT 灌注成像、能谱 CT、MRI-T$_1$-rho 序列成像、MRI 弥散加权成像、扩张张量成像、波谱成像、磁化传递波谱成像等新型 CT/MRI 成像技术在肝纤维化和肝硬化早期诊断、肝硬化程度评估、肝脏储备功能评价方面均显示了良好的前景。然而，上述多数技术开展时间尚短，研究例数不多，技术操作具备一定难度，其临床广泛应用的价值尚待进一步确认。

肝脏瞬时弹性测定（transient elastography，TE）、声脉冲辐射成像（acoustic radiation force impulse，ARFI）和实时剪切波弹性成像（real-time shear-wave elastography，RT-SWE）均是建立在超声诊断基础上的非侵袭性肝纤维化检测方法。其中，TE 相对成熟，它通过测定肝脏瞬时弹性图谱获取弹性测量值（liver stiffness measurement，LSM）反映肝实质硬度，从而定量评估肝脏纤维化程度。LSM < 7.3kPa 排除进展性肝纤维化，LSM ≥ 7.3kPa 诊断显著肝纤维化，LSM ≥ 9.3kPa 诊断进展性肝纤维化，LSM ≥ 14.6kPa 可诊断肝硬化，LSM < 9.3kPa 可排除肝硬化。TE 检测的优势为操作简便、重复性好，能够较准确地识别轻度肝纤维化或早期肝硬化；但 TE 测定值受肝脏炎症坏死、胆汁淤积、脂肪沉积及大血管改变等多种因素影响，且在肥胖、肋间隙狭小、腹水患者中检测失败率较高。ARFI 通过检测剪切波波速了解肝脏硬度；RT-SWE 则将传统超声与实时可视化剪切波成像结合，能够在二维图像的基础上进行弹性成像，并可在肝脏区域内进行肝脏杨氏模量值测定，反映肝脏的绝对硬度。与 TE 相比，ARFI 和 RT-SWE 具有操作简便快捷，不受腹水、肋间隙、肥胖等影响，成功率较高，减少操作偏倚等优点，但目前应用尚不多，其诊断肝纤维化及肝硬化的临界值仍需进一步探讨。磁共振弹性成像（magnetic resonance elastography，MRE）是基于 MRI 的定量测量组织弹性剪切力的动态弹力成像方法。最新研究表明 MRE 测定的肝脏剪切硬度与肝纤维化程度密切相关，并可间接反映肝静脉压力梯度，在肝纤维化无创诊断方面具有一定前景。但该法昂贵、耗时，目前临床应用仍受到限制。

除上述影像学检查外，上消化道钡餐检查有助于了解有无食管胃底静脉曲张及曲张的程度。^{99m}Tc 核素扫描除显示肝各叶大小外，还可间接评定门静脉高压和门体分流情况，对肝硬化和门静脉高压的判断有辅助价值。

6. 肝活检及腹腔镜检查 肝活检是确诊肝硬化的"金标准"，可进行病理、电镜、组化、酶学免疫组化、病毒学及金属酶含量分析等。并非所有肝硬化患者都需进行肝活检，当肝硬化诊断或其病因不明确时才需考虑进行。腹腔镜检查能够较直观地展现肝脏表观形态的改变，如肝脏边缘变钝，表面出现大小不等结节，脾脏增大，膈肌、圆韧带、镰状韧带和腹膜上的血管增多等。此外，腹腔镜直视下取肝组织活检可提高肝活检的准确率和安全性。

7. 内镜检查 主要用于明确有无门静脉高压性胃病、食管胃底静脉曲张、曲张的程度以及有无出血倾向。我国目前推荐对代偿期肝硬化且首次内镜检查未发现静脉曲张、肝脏功能稳定的患者，每 2 年复查 1 次上消化道内镜；肝病逐渐进展者，失代偿期肝硬化及已有轻度静脉曲张者，应每 1 年复查上消化道内镜。

【诊断与鉴别诊断】

肝硬化的诊断依赖于肝损伤的病因及病史，肝功能损害及门静脉高压的症状、体征及实验室检查依据，可依据以下流程诊断肝硬化（图 5-2-3）。

确认肝硬化的诊断后，还必须明确病因、肝功能状况及并发症。目前临床一般采用 Child-Pugh 或 MELD 评分方法评判肝功能。1954 年 Child 首先提出利用血清胆红素、白蛋白、腹水、一般状况、营养进行肝功能分级的概念。在此基础上，Child-Turcotte 于 1964 年提出 Child-Turcotte 分级，以血清胆红素、血浆白蛋白、腹水、肝性脑病和营养为指标评估肝功能状况。然而，其中营养的评估缺乏客观指标，难以量化；白蛋白、腹水及营养状况具有一定的相关性，有重复评价之嫌；不同病因导致的肝硬化临床表现和预后差异很大，Child-Turcotte 分级并未针对不同病因予以考虑。因此，1973 年，Pugh 改良了 Child-Turcotte 分级标准，以 PT 延长代替营养状况，对肝性脑病程度予以分期，并充分考虑了 PBC 对胆红素的影响，采用综合评分方法建立了新的 Child-Turcotte-Pugh 评分及分级标准，简称 Child-Pugh 标准（表 5-2-1），在临床广泛引用。

MELD 评分系统是以肌酐、INR、TBil 结合肝硬化病因来评价慢性肝病患者肝功能储备及预后的评分系统，最初于 2000 年由 Malinchoc 等建立。其计算公式为 R = 3.78 × ln[TBil(mg/dl)] + 11.2 × ln[INR] + 9.57 × ln[Cr(mg/dl)] + 6.43（病因：肝汁性或酒精性 0，其他 1）；R 值越高，其风险越大，生存率越低。MELD 能有效预测非肝移植患者肝病 3 个月、6 个

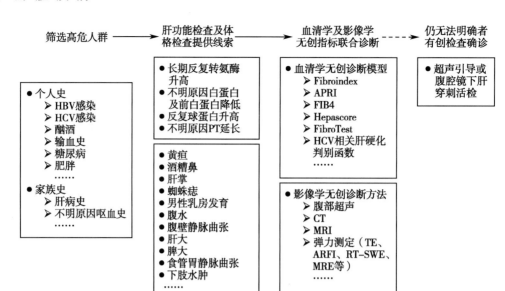

图 5-2-3　肝硬化诊断流程图

表 5-2-1　肝功能 Child-Pugh 评分及分级标准

临床生化指标	分数		
	1 分	2 分	3 分
总胆红素（µmol/L）*	<34	34~51	>51
白蛋白（g/L）	>35	28~35	<28
PT 延长（s）	<4	4~6	>6
腹水	无	轻度	中至重度
肝性脑病	无	Ⅰ～Ⅱ期	Ⅲ～Ⅳ期

* 对 PBC 患者进行评分时要求总胆红素相应提高为：17~68（1 分）；68~170（2 分）；>170（3 分）。总分：A 级，5~6 分；B 级，7~9 分；C 级，10~15 分

月、1 年的死亡率，预测终末期肝病患者经颈静脉肝内门 - 体分流术（transjugular intrahepatic portosystem stent-shunt, TIPS）后患者的死亡率，评估移植前患者等待供肝期间的死亡率及肝移植术后的死亡率。因此，目前美国及中国的器官分配网络均将其作为确定肝移植器官分配优先权的标准。MELD 评分 15~40 的患者是肝移植的良好适应证；<15 的患者可不考虑肝移植。由于 MELD 评分系统并不考虑肝性脑病、出血等严重并发症对预后的影响，其中使用的血清肌酐、胆红素、INR 等指标，容易受非肝病因素的影响，仍有一定不足。近年来在 MELD 评分基础上建立了动态 MELD（δMELD）、MELD-Na、iMELD 等评分系统，均在临床有一定应用。

依据门静脉高压及肝功能减退的表现，失代偿期肝硬化的临床诊断通常并不困难。代偿期肝硬化则往往症状体征不典型，容易忽略，诊断有一定难度。以下几点可能有助于早期发现代偿期肝硬化：①对病毒性肝炎、长期饮酒、长期营养不良、慢性肠道感染的患者，应每年随访，必要时进行肝活检；②对于不明原因肝大者，特别是肝脏表面不光滑者，应采用多种影像学方法及早检出肝硬化和肝癌，必要时可采用腹腔镜及肝活组织检查等明确诊断。

早期肝硬化常表现为肝脏肿大，此时应注意与慢性肝炎、原发性肝癌，尤其肝硬化合并肝癌等鉴别，必要时可进行肝活检。脾肿大是肝硬化门静脉高压的重要表现，部分患者可能仅因脾功能亢进、贫血或血小板减少等就诊，此时需注意与慢性肝炎、慢性疟疾、血吸虫病、特发性血小板减少性紫癜、慢性溶血性贫血、白血病、淋巴瘤、恶性组织细胞病等导致的脾肿大鉴别。此外，出现腹水和消化道出血等并发症时，应注意与导致腹水和出血的其他疾病鉴别。

【治疗】

肝硬化的治疗效果有限，提倡综合治疗。代偿期肝硬化的治疗目标是延缓肝硬化进展；失代偿期肝硬化的治疗目标是防治并发症，延长生存期和提高生活质量。

（一）一般治疗

主要包括休息及营养。代偿期肝硬化患者提倡劳逸结合，可参加一般轻工作。而失代偿期患者应卧床休息。营养支持方面以摄入高热量、高蛋白质、易消化食物为宜，注意维生素和微量元素的补充。严禁饮酒，减少脂肪摄入。肝硬化患者每天摄入热量建议 25～40kcal/kg,蛋白质 1.2～1.5g/kg,酒精性肝硬化应适当增加蛋白质摄入。肝功能减退明显或血氨增高以及有肝性脑病前兆时则应控制饮食蛋白摄入。有腹水者,应适当限制钠盐摄入;有食管胃底静脉曲张者,宜避免进食坚硬、粗糙食物。此外,有研究表明,睡前加餐(提供 200kcal 热量的饭团、液体营养素或富含支链氨基酸的营养补充剂)能显著改善患者生活质量,提高难治性腹水患者对大量放腹水及肝癌患者对栓塞化疗的耐受性;尽管是否能延长生存期尚不清楚,仍推荐肝硬化患者睡前加餐。口服支链氨基酸可改善合并高氨血症的失代偿期患者肝功能和生活质量,减少并发症;减少肝癌患者术后并发症;可能降低 Child-Pugh A 级及体重指数 >25kg/m² 患者肝癌发生率,可酌情服用。

(二)病因治疗

病因治疗包括停用肝毒性药物,酒精性肝硬化患者禁酒,继发性胆汁性肝硬化设法解除胆道梗阻等。由于我国大部分肝硬化由病毒性肝炎引起,抗病毒治疗目前已经成为肝硬化治疗的重要组成部分。

对于 HBV 相关代偿期肝硬化,提倡尽早、积极的抗病毒治疗。药物宜选择耐药发生率低的核苷(酸)类药物,如恩替卡韦、替诺福韦等。因干扰素(interferon,IFN)有导致肝功能失代偿等并发症的可能,不推荐使用。代偿期乙型病毒性肝炎肝硬化抗病毒治疗的疗程尚不明确,建议长期服药。

对于失代偿期乙型病毒性肝炎肝硬化患者,不论 ALT 或 AST 是否升高,只要能检出 HBV DNA,均建议在知情同意的基础上,及时应用恩替卡韦、替诺福韦等低耐药风险核苷(酸)类药物抗病毒治疗。抗病毒治疗过程中不能随意停药,一旦发生耐药变异,应及时加用其他能治疗耐药变异病毒的核苷(酸)类药物。由于 IFN 治疗可导致肝衰竭,因此禁用于失代偿期肝硬化。

过去曾推荐对于肝功能代偿较好的丙型病毒性肝炎肝硬化患者,根据病毒基因型的不同,可选择以 IFN 为基础的"二联"或"三联"治疗方案。鉴于目前我国已先后有多种直接作用抗病毒药物(direct acting antiviral agents,DAAs)上市,对 HCV 相关肝硬化患者,应首选无 IFN 的 DAAs 联合治疗方案,包括达拉他韦(DCV)+阿舒瑞韦(ASV)、帕立瑞韦(PTV)+奥比他韦(OBV)+达塞布韦(DSV)、格拉瑞韦(GZR)+艾尔巴韦(EBR)、索林布韦(SOF)+维帕他韦(VEL)方案等。关于疗程,多数推荐疗程为 12 周,ASV+DCV 方案推荐疗程为 24 周。因目前对于丙肝肝硬化患者经治疗获得持续病毒学应答(sustained virological response,SVR)后病情演变情况的循证医学依据尚不充分,对获得 SVR 的患者,仍建议每 6 个月进行超声等监测。

(三)药物治疗

目前用于肝硬化治疗的药物主要为保护肝功能的药物和抗肝纤维化药物。

1. 保肝药物　常用保肝药包括:①保肝抗炎药:主要是甘草酸类药物,如异甘草酸镁注射液、甘草酸二铵肠溶胶囊等。此类药物具有类激素样作用却无相应的免疫抑制不良反应,可广泛抑制各种病因介导的相关炎症反应;激活单核 - 吞噬细胞系统、诱生 IFNγ 并增强 NK 细胞活性,发挥免疫调节作用;还具有抗过敏、抑制钙离子内流的作用。②肝细胞膜修复保护剂:主要是多烯磷脂酰胆碱,可以增加膜的完整性、稳定性和流动性,恢复受损肝功能和酶活性;调节肝脏能量代谢,促进中性脂肪和胆固醇转化,增强肝细胞再生;减少氧化应激与脂质过氧化,抑制肝细胞凋亡;降低炎症反应、抑制肝星状细胞活化、防治肝纤维化。③解毒类药物:主要为含巯基药物,包括谷胱甘肽、N- 乙酰半胱氨酸、硫普罗宁等。此类药物参与体内三羧酸循环及糖代谢,激活多种酶,从而促进糖、脂肪及蛋白质代谢,影响细胞代谢,减轻组织损伤,促进修复。其中,谷胱甘肽还具有改善肝脏合成,解毒、灭活激素,促进胆酸代谢,促进消化道脂肪及脂溶性维生素吸收,预防、减轻组织细胞损伤及抗病毒作用。N- 乙酰半胱氨酸能刺激谷胱甘肽合成,促进解毒以及抗氧化,维持细胞内膜性结构稳定性;改善微循环及组织缺氧,保护缺血 - 再灌注损伤。④抗氧化类药物:主要包括水飞蓟宾类和双环醇。水飞蓟宾可抗氧化作用,直接抑制各种细胞因子对肝星状细胞的激活,从而抗纤维化;增强细胞核仁内多聚酶 A 的活性,刺激细胞内的核糖体核糖核酸,增加蛋白质的合成;具有解毒、抗病毒作用。双环醇的主要作用机制为抗脂质过氧化、抗线粒体损伤、促进肝细胞蛋白质合成、抗肝细胞凋亡。⑤利胆类药:主要包括 S- 腺苷蛋氨酸、熊去氧胆酸等。S- 腺苷蛋氨酸助于肝细胞恢复功能,促进肝内淤积胆汁的排泄,从而达到退黄、降酶及减轻症状的作用,适用于胆汁代谢障碍及淤胆型肝损。熊去氧胆酸可促进内源性胆汁酸的代谢,抑制其重吸收,取代疏水性胆汁酸成为总胆汁酸的主要成分,提高胆汁中胆汁酸和磷脂的含量,改变胆盐成分,从而减轻疏水性胆汁酸的毒性,起到保护肝细胞膜和利胆作用。应注意的是,鉴于大部分药物均经过肝脏代谢,故不提倡过多使用,一般不超过2~3种,滥用药物对肝脏有害无益。

2. 抗肝纤维化药物 迄今为止尚无抗肝纤维化的理想药物,肝细胞膜修复保护剂、抗氧化类药物均有一定的抗肝纤维化作用。有报道表明,秋水仙碱可抑制胶原聚合,肾上腺皮质激素可通过抗炎和抑制肝脯氨酰羟化酶抑制胶原合成,但由于上述药物均有较强的不良反应,限制了其临床应用。秋水仙碱仅用于部分血吸虫性肝病治疗,肾上腺皮质激素用于部分自身免疫性肝炎患者。

3. 中药 中药苦参、丹参、桃仁提取物、虫草菌丝、黄芪、白芍、当归、粉防己碱等均有一定抗肝纤维化和抗肝硬化作用。我国研制的中成药如扶正化瘀胶囊[主要成分:丹参、发酵虫草菌粉、桃仁、松花粉、绞股蓝、五味子(制)]、复方鳖甲软肝片[主要成分:鳖甲(制)、莪术、赤芍、当归、三七、党参、黄芪、紫河车、冬虫夏草、板蓝根、连翘]在部分研究中显示了良好的抗肝纤维化前景。目前,中药单体及复方治疗肝纤维化和肝硬化的研究规模仍较小,有必要开展大规模、多中心、前瞻性、随机对照研究进一步证实其临床疗效。

4. 其他药物 他汀类药物在部分研究中显示了拮抗炎症、降低门静脉压力、延长生存期的作用。来自于回顾性研究及队列研究的证据表明,他汀类药物不仅可降低非酒精性脂肪性肝病患者发生显著肝纤维化的风险,也可使慢性 HBV、HCV 感染者和酒精性肝病患者肝硬化和失代偿的风险显著下降,同时减少各种病因导致 HCC 发生。值得注意的是,他汀类药物并不改善 Child-Pugh C 级患者预后,且Child-Pugh C 级患者应用他汀过程中有横纹肌溶解的不良反应报道,宜慎用。

肠道吸收极少的抗生素利福昔明可预防失代偿期肝硬化患者多种并发症并改善预后。此外,有研究报道新型抗凝剂依诺肝素不仅可有效预防门静脉血栓发生,还可延缓肝硬化失代偿发生。晚近意大利开展的一项多中心开放随机对照研究报道,长期使用白蛋白(40g/w)可改善合并非难治性腹水的失代偿期肝硬化患者的总体生存率,认为可能改变部分失代偿期肝硬化患者的治疗方式。此外,己酮可可碱、复合益生菌也被报道可改善肝硬化患者的肝功能,改善部分患者预后。这些药物尚需更多的前瞻性随机对照研究,探讨其疗效、安全性及最适人群、剂量和疗程。

(四)并发症的治疗
详见本章第二至八节。

(五)细胞移植
由于供肝严重缺乏,手术价格昂贵、术中术后并发症等问题,肝移植的临床开展受到一定限制。晚近,细胞移植开始试用于肝硬化治疗。由于肝细胞分离后在体外很快失去生物学功能,因此临床采用干细胞移植。移植干细胞来源非常广泛,包括自体的骨髓干细胞、造血干细胞、外周血干细胞以及异基因脐血干细胞等,目前临床应用最为广泛的是从骨髓、脂肪以及脐带血等组织中分离得到自体或异基因的间充质干细胞(mesenchymal stem cells,MSCs)。多数研究认为干细胞移植可改善肝硬化患者肝功能,改善腹水等症状,但长期疗效有限。目前干细胞移植仍存在一些问题:①关于治疗机制:过去认为移植干细胞可定植于肝脏并向肝细胞分化,增加功能肝细胞的数量,或与肝细胞融合促进损伤肝细胞的修复,改善肝功能;但目前更多的研究认为,干细胞主要是通过旁分泌多种细胞因子、抗肝纤维化以及促血管生成、调节免疫等多重作用改变肝脏局部微环境,进而促进肝脏的损伤修复和功能恢复。②目前临床研究的结果并不一致,尽管多数研究结果令人兴奋,但也有阴性结果报道,且长期疗效仍不够明确。肝病病因多样,发病机制迥异,如何选择"匹配"干细胞用于治疗是一个难题。③干细胞的获取均需经过分离、培养、扩增等环节,干细胞获取环节的质控、细胞移植的途径、数量及疗程等都有待于进一步明确。诱导分化干细胞的伦理及安全性问题尚未解决。

(六)肝移植
肝移植是失代偿期肝硬化的最终治疗手段。不同原因导致的终末期肝硬化均可考虑肝移植。肝硬化患者肝移植指征包括出现腹水、自发性细菌性腹膜炎、门静脉高压导致慢性消化道失血或难治性静脉曲张破裂出血、门静脉高压性胃病、肝性脑病、营养不良、肝肺综合征和肺动脉高压、部分原发性肝癌等。终末期肝病模型(model for end-stage liver disease,MELD)评分是目前评判肝移植指征的重要指标,MELD 评分高者需优先考虑肝移植。肝移植相关知识参阅本篇第十九章。

【预防】
病毒性肝炎的防治是预防肝硬化的关键。应注意早期发现和治疗病毒性肝炎患者;积极推广乙肝疫苗免疫接种;严格执行可能接触体液、血液的器械等的消毒常规；强调献血员及血制品筛查，推广无偿献血。此外，肝硬化的预防措施还包括注意饮食、饮水卫生；节制饮酒；注意合理营养；加强合理用药，避免滥用药物；加强劳动保护，避免工农业生产、实验研究过程中的慢性毒性物质和化学品损伤；定期对高危人群进行体检等。

【预后】

肝硬化的预后一般不佳。下列因素常提示肝硬化预后差：①肝硬化病因为病毒性肝炎者；②黄疸持续，PT 持续延长者；③难治性腹水，血钠、尿钠持续降低者；④严重低白蛋白血症（＜25g/L）者；⑤出现其他各种并发症者。

（林　勇）

推荐阅读

[1] TSOCHATZIS E A, BOSCH J, BURROUGHS A K. Liver cirrhosis[J]. Lancet, 2014, 383（9930）：1749-1761.

[2] GE P S, RUNYON B A. Treatment of patients with cirrhosis[J]. N Engl J Med, 2016, 375（8）：767-777.

[3] European Association for the Study of the Liver. EASL Clinical Practice Guidelines for the management of patients with decompensated cirrhosis[J]. J HEPATOL, 2018, 69（2）：406-460.

[4] LIM J K, FLAMM S L, SINGH S, et al. American Gastro-enterological Association Institute guideline on the role of elastography in the evaluation of liver fibrosis[J]. Gastroen-terology, 2017, 152（6）：1536-1543.

[5] Runyon B A, AASLD. Introduction to the revised Ameri-can Association for the Study of Liver Diseases Practice Guideline management of adult patients with ascites due to cirrhosis 2012[J]. Hepatology, 2013, 57（4）：1651-1653.

[6] FUKUI H, SAITO H, UENO Y, et al. Evidence-based clini-cal practice guidelines for liver cirrhosis 2015[J]. J Gastro-enterol, 2016, 51（7）：629-650.

第二节　腹　水

腹水（ascites）是肝硬化进入失代偿期的重要标志之一，约 60% 患者在发现肝硬化的 10 年内可发生腹水。一旦出现腹水，患者发生低钠血症、肝肾综合征和自发性细菌性腹膜炎（spontaneous bacterial peritonitis，SBP）等并发症的概率大大增加，1 年病死率约 15%，5 年病死率为 44%～85%。肝硬化腹水通常起病隐匿，主要表现为腹胀、腹围增大，量

大时可出现胸闷、心慌、气急、呼吸困难等压迫症状。超声是发现腹水的敏感方法，腹水实验室检查是明确腹水原因和性质的关键。腹水常规、生化结合血清 - 腹水白蛋白梯度（serum-ascites albumin gradient，SAAG）对腹水的诊断和鉴别诊断具有重要价值。肝硬化腹水的治疗应根据其程度采取不同的方式。

【发病机制】

肝硬化腹水的形成是腹腔局部因素和全身因素综合作用的结果。关于肝硬化腹水产生的病理生理学机制，近 50 年形成了充盈不足学说、泛溢学说、周围动脉扩张学说等不同观点，目前较为广泛接受的是腹水形成前相学说（forward theory of ascites formation）。该学说认为，门静脉高压、肾素 - 血管紧张素 - 醛固酮系统（renin-angiotensin-aldosterone system，RAAS）失衡、低蛋白血症、扩血管物质（心房肽、前列腺素、血管活性肽等）分泌增加及活性增强、淋巴液回流障碍等均在腹水形成中发挥重要作用。肝硬化、门静脉高压所引起的内脏动脉扩张是腹水形成的始动因素。内脏动脉扩张后，一方面直接影响内脏微循环，促进微循环毛细血管压和滤过系数增加，导致内脏淋巴液生成和回流增多，且淋巴液的生成大于回流；另一方面内脏动脉扩张、充盈不足则通过神经、体液因素诱导体内钠水潴留，最终导致腹水形成。该学说较为完整和系统地解释了肝硬化腹水的形成机制。

【临床表现与分级分型】

肝硬化腹水通常起病隐匿，部分患者呈反复发作。主要表现为腹胀、腹围增大；常伴随有肝硬化的其他表现，如乏力、食欲缺乏、黄疸、肝区不适、鼻出血、牙龈出血、下肢水肿等，部分患者可并发胸腔积液。当腹水量大时，尚可出现胸闷、心慌、气急、呼吸困难等压迫症状。查体可出现腹部膨隆、蛙状腹、液波震颤及移动性浊音。移动性浊音阳性常提示患者腹腔内液体 >1 000ml；少量的腹水则需要通过肘膝位叩诊法查体甚至超声等影像学检查明确。超声能发现少至 100ml 的腹腔积液，肝硬化腹水程度可分为 3 级（表 5-2-2）。

根据腹水量、对利尿药物治疗应答反应、肾功能及伴随情况，肝硬化腹水可分为普通型腹水和难治（顽固）型腹水（refractory ascites）。国内外指南推荐的难治性腹水诊断标准为：①限盐（4～6g/d）及强化利尿治疗（螺内酯 400mg/d 和呋塞米 160mg/d）1 周以上或治疗性放腹水（每次 >5 000ml）无应答（最后

表 5-2-2　肝硬化腹水分级

腹水分级	症状体征	超声表现
1级（少量）	无腹胀，移动性浊音（-）	仅腹部超声检查发现；超声下腹水位于各个间隙，深度<3cm
2级（中量）	中度腹胀和对称性腹部隆起，移动性浊音（-/+）	超声下腹水淹没肠管，但尚未跨过中腹，深度3～10cm
3级（大量）	腹胀明显，移动性浊音（+），腹部明显膨隆甚至脐疝形成	超声下腹水占据全腹腔，中腹部被腹水填满，深度>10cm

4 天内体重减轻<0.8kg，尿钠排泄少于 50mmol/d；或已经控制的腹水 4 周内快速汇聚，腹水增加至少 1 级）；②出现难控制的利尿药物相关并发症或不良反应（包括急慢性肾损伤、难控制的电解质紊乱、男性乳房肿大胀痛等）。中国学者提出的难治性腹水诊断标准为，较大剂量利尿剂（螺内酯 160mg/d、呋塞米 80mg/d）治疗 1 周或间歇治疗性放腹水（每次 4 000～5 000ml）联合补充白蛋白 20～40 克 / 次治疗 2 周无应答。

【诊断与鉴别诊断】

根据患者症状和体征大多可做出腹水诊断，必要时可进行超声、CT 等影像学检查。结合肝病病史及肝功能异常、门静脉高压等表现，肝硬化腹水诊断一般也不困难。

腹水实验室检查是明确腹水原因和性质的关键，常用的腹水实验室检查包括腹水常规（外观、比重、细胞总数及分类等）、生化（总蛋白、白蛋白、腺苷脱氨酶、淀粉酶、胆红素、胆固醇）、细胞学、细菌学（细菌培养、抗酸染色）、肿瘤标志物等。肝硬化腹水常为漏出液（外观淡黄、透明，比重<1.018，蛋白定量<25g/L，细胞计数<100/mm^3，以淋巴细胞为主），0.5%～1.3% 肝硬化腹水可呈乳糜样。但大宗病例研究发现，肝硬化腹水蛋白浓度差别很大（5～60g/L），约 30% 患者腹水蛋白浓度≥30g/L，故单纯采用腹水蛋白浓度来判别腹水性质准确性有限。近年来，提倡联合检测腹水常规、蛋白及 SAAG。SAAG 是指同日内腹水及血清白蛋白的差值，腹水及血清抽取时间差在 1 小时内更佳。SAAG≥11g/L 提示门静脉高压性腹水，<11g/L 提示非门静脉高压性腹水，诊断准确率可达 97%，优于总蛋白浓度等其他参数。需要指出的是，SAAG≥11g/L 不能排除门静脉高压基础上并发的腹水感染或腹腔肿瘤转移。

肝硬化腹水需与心脏、肾脏疾病及肿瘤、结核等疾病引起的腹水相鉴别。据 2003 年国际腹水俱乐部统计，在腹水病因中，肝硬化腹水约占 75%，恶性腹水约占 10%，心血管疾病导致的腹水约占 3%，结核性腹膜炎占 2%，胰源性腹水占 1%，其他占

9%。我国尚未见大规模统计资料，但据零星资料分析，病因谱与国外稍有不同，肝硬化仍是腹水的最主要病因，而结核导致的腹水发生率高于国外。其他腹水的鉴别诊断应依据病史、症状、体征、腹水实验室检查、胃肠镜检查和其他辅助检查结果联合判断。如心力衰竭、缩窄性心包炎等心源性腹水多出现颈静脉怒张；肾脏疾病患者常伴颜面眼睑水肿、少尿及尿检明显异常；腹部及盆腔包块常见于胃肠道及妇科肿瘤。胃肠镜检查和腹部影像学检查有助于排除恶性腹水。腹水 CEA 持续升高，且腹水 / 血清 CEA 比值>2 对判断恶性腹水有一定意义。腹水腺苷脱氨酶（ADA）诊断结核性腹膜炎价值较大，ADA>30U/L 诊断结核性腹膜炎的敏感性为 94%，特异性为 92%。胰源性腹水中淀粉酶常>1 000U/L；胆汁性腹水中胆红素常>102μmol/L（6mg/dl）。曾有研究发现腹水胆固醇水平超过 45mg/dl 时肿瘤性腹水的机会大大增加，而低于 45mg/dl 基本可排除恶性腹水，认为该指标对于恶性腹水的鉴别诊断具有良好的效价比。因此，近期的欧洲肝病学会失代偿期肝硬化诊治指南推荐腹水胆固醇联合 CEA 检测及细胞学检查用于良恶性腹水的鉴别。腹腔镜是目前鉴别腹水病因最有效的方法，对于不明原因腹水的诊断率可达 90%～100%。

【治疗】

肝硬化腹水的治疗目标为腹水消失或基本控制、改善临床症状、提高生活质量、延长生存时间。欧洲肝病学会《肝硬化腹水、自发性细菌性腹膜炎、肝肾综合征诊疗指南》及我国《肝硬化腹水及相关并发症的诊疗指南》均推荐根据肝硬化腹水程度采取不同的治疗方式：1 级腹水患者可门诊处理，适当使用利尿剂并门诊随访；2 级腹水治疗以限盐及利尿为主，可能需要住院治疗；3 级腹水除限盐、利尿，还可采用穿刺大量放腹水联合补充白蛋白等方案，必须住院治疗。

肝硬化腹水的治疗方法主要包括：①一线治疗：病因治疗、合理限盐、利尿；②二线治疗：治疗性放腹水及补充白蛋白、缩血管活性药（特利加压素、盐酸

米多君等)和其他利尿药物(托伐普坦)、经颈静脉肝内门体分流术(transjugular intrahepatic portosystemic shunt,TIPS)等;③三线治疗:肝移植、腹水回输、腹腔隧道引流和肾脏替代治疗等。此外,肝硬化腹水患者应避免肾毒性药物,合理使用非甾体抗炎药及扩血管活性药物(血管紧张素转换酶抑制剂、血管紧张素受体拮抗剂等)。

(一)一般治疗

主要包括休息、限钠和避免肾毒性药物。卧床休息有利于肝硬化腹水的治疗。鉴于钠水潴留是腹水形成的重要机制之一,限钠长期以来作为肝硬化腹水的一线治疗方案使用。限制饮食中盐的摄入大约能改善10%～20%肝硬化腹水患者,特别是初发型腹水患者的钠水潴留。多数研究认为,对肝硬化患者适当限盐可明显缩短腹水消退时间,减少腹水复发风险。但限钠能否改善肝硬化患者的生存率尚存争议。关于限钠程度,由于过于严格的限钠(22mmol/d)可能导致肾功能损害和低钠血症增加,因此目前多主张适度限钠(80～120mmol/d钠或4.6～6.9g/d盐)并配合利尿剂治疗。普通中餐每日不加盐饮食的含钠量约40～50mmol(相当于钠1g或盐2.5g左右),80～100mmol/d的钠摄取量相当于每天烹调食物给予食盐2～3g或酱油10～15ml。尚未出现腹水的肝硬化患者,没有必要预防性限盐。一般认为,除非患者血清钠低于120～125mmol/L,否则无需限制水的摄入。

非甾体抗炎药、血管紧张素转换酶抑制剂、血管紧张素受体拮抗剂、氨基糖苷类抗菌药物单用或与氨苄西林、美洛西林、头孢类等抗菌药物联用、造影剂等均有诱发肾损伤风险,在合并腹水的肝硬化患者,尤其是中重度腹水患者中应慎用。关于肝硬化腹水患者中非选择性β受体阻滞剂(non-selective β blockers,NSBB)的应用近年来争议颇多。有研究认为NSBB应用于肝硬化伴难治性腹水可增加患者病死率,更容易导致血流动力学异常、治疗性放腹水后的循环障碍、急性肾损伤和肝肾综合征(hepatorenal syndrome,HRS)。不过也有学者指出,上述研究并非随机对照,NSBB及非NSBB治疗组间基线期资料并不平衡;也有多项研究表明,即使在伴难治性腹水的终末期肝硬化患者中使用NSBB也并不增加死亡率,甚至降低等待移植期的死亡率,使患者获益;停用NSBB后曲张静脉出血率和感染率、病死率均明显增高。总之,目前该问题仍缺乏统一意见,尚待更高质量和可信度的大规模、多中心、随机对照进一步研究明确合并腹水的肝硬化患者中NSBB应用的指征、禁忌证及合理剂量。

(二)利尿剂

利尿是肝硬化腹水的重要治疗措施。大规模多中心临床对照研究已证实限钠及规范的利尿治疗可使90%的肝硬化腹水患者腹水控制在可接受的水平。而临床不规范的利尿剂使用常导致水电解质紊乱,加重肝硬化患者病情,因此重视利尿剂的规范使用对改善肝硬化患者预后有十分重要的意义。

螺内酯(安体舒通)和/或呋塞米(速尿)是国内外指南推荐的首选利尿治疗方案;但关于肝硬化腹水患者呋塞米、螺内酯的使用剂量缺乏随机对照研究,如何选择利尿药物及其剂量仍以经验性为主。国际腹水俱乐部及欧洲肝病学会均推荐肝硬化腹水患者首先单独使用螺内酯,初始剂量为100mg/d,如效果不佳,可每7天增加100mg,直至最大剂量400mg/d。若患者对螺内酯不敏感(体重下降<2kg/w)或出现高钾血症,则加用呋塞米,初始剂量40mg/d,可每7天增加40mg,直至最大剂量160mg/d。我国指南推荐螺内酯起始剂量40～80mg/d,以3～5天阶梯式递增剂量,常规用量上限为100mg/d,最大剂量不超过400mg/d;呋塞米初始剂量为20～40mg/d,3～5天可递增20～40mg,常规用量上限为80mg/d,最大剂量不超过160mg/d。对于2/3级腹水或反复发作的肝硬化腹水,建议采取联合使用螺内酯及呋塞米。通常按照螺内酯:呋塞米5:2或2:1比例给药。关于利尿剂的服用方法,单次服用并不降低疗效,而分次服用可能会增加夜尿量,降低服药依从性,因此推荐早晨顿服。静脉给予呋塞米可导致肾小球滤过率下降,不提倡常规使用。

利尿治疗中,无水肿患者体重减轻不应超过0.5kg/d,有水肿者不宜超过1kg/d,同时应注意监测血电解质。一般认为,血钠126～135mmol/L,可继续利尿;血钠121～125mmol/L,肌酐正常者,则有不同意见,原则上应停止利尿或审慎使用利尿剂;血钠121～125mmol/L,肌酐高于150μmol/L或超过120μmol/L并继续上升者,应停止利尿并扩容;若血钠<120mmol/L,除停止使用利尿剂外,还应适当补充胶体或补钠。值得注意的是,补钠不宜过快,24小时内血钠上升应<12mmol/L,以免加重循环负担,出现脑水肿等并发症。

虽然近年来有一些新的利尿剂应用于临床,但目前尚无其他利尿剂能动摇螺内酯和/或呋塞米治疗方案的地位。有研究观察托拉塞米替代呋塞米治疗肝硬化腹水的疗效，发现托拉塞米 24 小时利尿作用和最大利尿作用显著高于呋塞米，两者的长期疗效和安全性相当。然而，由于该药在肝硬化腹水中应用的循证医学证据尚不充分，国内外指南均未推荐使用。其他氢氯噻嗪可诱发糖代谢紊乱与胰岛素抵抗，增加糖尿病的发病，故不适合肝硬化患者长期使用，阿米洛利和氨苯蝶啶疗效欠佳且较为昂贵，仅适用于螺内酯不能耐受者。

利尿剂使用的疗程尚无明确推荐意见。其使用的长期目标是在最小剂量下控制腹水，因此，用药过程中需评估利尿剂应答反应（表 5-2-3）。当患者腹水控制后，可考虑逐步减少利尿剂剂量，直至停药；不过，很多 Child-Pugh B/C 级肝硬化患者腹水反复发作，利尿药可能需要长期维持治疗。

（三）大量放腹水及补充扩容剂

治疗性穿刺放腹水在消除肝硬化腹水、减少并发症和缩短住院时间等方面明显优于单独使用利尿剂治疗，发生出血等局部并发症的机会很少，是较为安全的治疗方法。多项随机临床研究表明一次性大量放腹水与反复多次放腹水疗效相当。因而目前推荐大量腹水穿刺放腹水（large-volume paracenteses，LVP）作为 3 级腹水患者的一线治疗方案。由于 LVP 并不能改善水钠潴留，因此 LVP 后应给予小剂量利尿剂防止腹水重积聚。

由于一次性放腹水超过 5L 后可能引起腹腔穿刺术后循环衰竭（post-paracentesis circulatory dysfunction，PPCD），导致肝硬化患者腹水迅速回聚，诱发稀释性低钠血症和肝肾综合征，缩短生存时间，国内外指南均推荐治疗性放腹水后适当扩容。目前的证据表明白蛋白的疗效及安全性均高于右旋糖酐 70、聚明胶肽等人造扩容剂，故白蛋白仍然是治疗性穿刺放腹水后的最佳选择。不过，LVP 后补充白蛋白的剂量、使用时间和速度尚存争议。文献报道 LVP 后补充白蛋白的剂量差异较大（6～10g/L 腹水）；也有研究报道，LVP 即将结束时补充人血白蛋白 8g/L 腹水或减半剂量 4g/L 腹水，PPCD 发生率并无显著差异。因此，在白蛋白来源紧张的状况下，可考虑减半量给予白蛋白。关于白蛋白补充的时间，目前多根据经验建议在 LVP 即将结束时缓慢滴注，以免加重循环负荷。晚近，国外有研究报道，在合并非难治性腹水的肝硬化患者中长期（18 个月）给予定期的白蛋白输注（40g/w），可提高患者生存率。该研究进一步证实了白蛋白可能使肝硬化腹水患者长期受益，但鉴于白蛋白较为昂贵，该剂量是否适用于中国人群仍需探讨。除白蛋白外，鉴于新鲜血浆具有扩容和补充凝血因子等作用，我国指南也将新鲜血浆作为扩容的选择之一，但其剂量尚需进一步明确。

（四）利水剂

主要指高度选择性血管加压素 2 型受体（V2）拮抗剂。该类药物主要与肾脏远曲小管和集合管的血管加压素 V2 受体结合，竞争性抑制血管加压素诱导的腺苷酸环化酶和含水通道 AQP-2 活性，抑制血管加压素介导的集合管系统渗透压调节，从而促进水排泄。多项研究先后表明，沙他伐坦（satavaptan）、利希普坦（lixivaptan）、考尼伐坦（conivaptan）、托伐普坦（tolvaptan）等利水剂可以减少 LVP 次数，改善患者的腹水和低钠血症，减轻低钠导致的脑水肿，改善认知功能，提高生活质量；后续的开放延续试验也表明，托伐普坦长期应用对患者肝肾功能及电解质均无显著影响，安全有效。由于该类药物增加尿量而不影响尿钠排泄，故特别适用于伴稀释性低钠血症的肝硬化腹水，尤其是难治性腹水的治疗。利水剂疗效持续时间较短，停药 1 周后即再次出现低钠，不能提高肝硬化腹水患者的远期生存率。目前我国指南建议的托伐普坦应用指征为：常规利尿剂（呋塞米 40mg/d，螺内酯 80mg/d）治疗应答差的 2/3 级腹水和复发性腹水患者，对于 1 级腹水患者不推荐托伐普坦。鉴于在托伐普坦治疗多囊肾病中出现 3 例血清 ALT 显著升高（>3 倍 ULN），伴血清总胆红素升高（>2 倍 ULN），2013 年美国 FDA 曾发布托伐普坦的肝损伤潜在风险警告。尽管目前尚无托伐普坦在肝硬化腹水患者中加重肝损伤的报道，我国 FDA 也未禁用该类药物，临床应用利水剂时仍应常规定期检测肝功能及电解质。此外，利水剂禁用于低血容量患者。

表 5-2-3　腹水的利尿剂应答反应评估

指标	24 小时尿量	下肢水肿	腹围
显效	较治疗前增加 >1 000ml/d	胫骨嵴或足背无水肿	缩小 >2cm
有效	较治疗前增加 500～1 000ml/d	胫骨嵴或足背轻度水肿	缩小 0～2cm
无效	较治疗前增加 <500ml/d	胫骨嵴或足背明显水肿	无缩小或增大

（五）血管活性药物

内脏血管扩张是肝硬化腹水形成的重要环节，因此，具有缩血管作用的血管活性药物如特利加压素、盐酸米多君等理论上可用于肝硬化腹水的治疗。一项小规模研究报道，肾功能正常、大剂量利尿剂无效的难治型肝硬化腹水患者加用 2～4mg/d 特利加压素后，61.5% 产生完全应答（腹水由 3 级降为 2 级、腹围减少至少 10%，超声评估腹水显著减少），多数患者的应答时间在 2 周左右，疗效可维持 1～3 个月。多项随机对照研究表明，特利加压素（2～4mg/d）预防 LVP 后 PPCD 及 HRS 的疗效与白蛋白相似。α_1 肾上腺素受体激动剂盐酸米多君在国内缺乏用药经验。国外研究表明，在标准治疗基础上加用盐酸米多君（7.5mg/ 次，每日 3 次）能显著增加难治型或复发性腹水患者的尿量、尿钠排泄和平均动脉压，改善腹水，提高生存率。晚近的研究还发现米多君和托伐普坦联合治疗控制难治型或复发性腹水的疗效优于单药治疗。有回顾性研究发现，利福昔明联合米多君可显著改善难治型腹水患者对利尿剂的应答反应、肾功能和短期生存率。除 α_1 肾上腺素受体激动剂外，α_2 肾上腺受体激动剂可乐定也被报道可增强患者对利尿剂的反应，减少利尿剂用量。有趣的是，可乐定治疗腹水的机制与抑制 RAAS 及交感神经功能有关，因此其疗效可通过 G 蛋白基因型（GNB3 C825T）、肾上腺素能受体（ADRA2C del 322-325）基因多态性型及基线去甲肾上腺素水平来预测。尽管多种血管活性药物单独或联合其他药物应用均在肝硬化腹水的治疗中显示了一定的疗效，但上述药物或者较为昂贵，或者全身作用广泛，在中国患者中缺乏用药经验，长期使用有一定困难。

（六）经颈静脉肝内门体分流术（transjugular intrahepatic portosystem stent-shunt，TIPS）

TIPS 可有效解除门静脉阻力，降低门静脉压力，促进尿钠排泄，改善肾功能，促进腹水吸收。与 LVP 比较，TIPS 术后 3～12 个月内，肝硬化腹水复发率明显减少，患者营养状况及生活质量有所改善。TIPS 术后可因门体分流导致肝性脑病，但多数肝性脑病易于处理和自限。合理选择 TIPS 适应证十分重要。对于需要频繁进行 LVP 或 LVP 效果不佳的患者，可考虑应用 TIPS。Child-Pugh 评分 >11 分的患者术后并发症增加。严重感染及脓毒血症应在感染控制后行 TIPS。进行性肾功能障碍、严重心肺疾病均不推荐行 TIPS 治疗。TIPS 术后腹水逐渐消退，短期内需要利尿剂配合治疗，但患者不必限制钠盐的摄入。

（七）肝移植及其他治疗

腹水超滤或浓缩后回输、腹腔 - 颈静脉转流术过去也曾作为肝硬化腹水尤其是难治型腹水的治疗方法，可减少治疗性放腹水后白蛋白的用量，减轻营养不良症状。但上述方法多需要特殊的仪器设备，费用高，且易诱发出血、栓塞、感染甚至败血症，目前临床已很少应用。腹腔 α- 引流泵是一种自动化腹水引流泵系统，通过腹腔隧道 PleurX 引流导管将腹水回输至膀胱，达到控制腹水、改善生活质量的目的，该法在肝硬化患者中应用的经验尚不多。

难治性肝硬化腹水可考虑肝移植治疗，尤其出现低钠血症、肝脏明显缩小或 SBP 的患者应优先考虑肝移植。

【预后】

腹水是肝硬化失代偿期的重要表现，肝硬化腹水的出现往往提示预后不良，1 年病死率约 15%，5 年病死率为 44%～85%。肝硬化腹水中，难治性腹水占 5%～10%，中位生存时间仅约 6 个月，是肝移植的重要指征。

（曾 欣 谢渭芬）

推 荐 阅 读

[1] European Association for the Study of the Liver. EASL Clinical Practice Guidelines for the management of patients with decompensated cirrhosis[J]. J Hepatol, 2018, 69（2）: 406-460.

[2] European Association for the Study of the Liver. EASL Clinical Practice Guidelines on the management of ascites, spontaneous bacterial peritonitis, and hepatorenal syndrome in cirrhosis[J]. J Hepatol, 2010, 53（3）: 397-417.

[3] RUNYON B A, AASLD Practice Guidelines Committee. Management of adult patients with ascites due to cirrhosis: an update[J]. Hepatology, 2009, 49（6）: 2087-2107.

[4] MOORE K P, WONG F, GINÈS P, et al. The management of ascites in cirrhosis: report on the consensus conference of the International Ascites Club[J]. Hepatology, 2003, 38（1）: 258-266.

[5] 中华医学会肝病学分会. 肝硬化腹水及相关并发症的诊疗指南 [J]. 中华肝脏病杂志, 2017, 25（9）: 664-677.

[6] 施健, 谢渭芬. 肝硬化腹水的处理 [J]. 胃肠病学, 2018, 23（4）: 197-203.

第三节 自发性细菌性腹膜炎

自发性细菌性腹膜炎（spontaneous bacterial peritonitis，SBP）是指无明确腹腔内病变来源（如肠穿孔、肠脓肿）情况下发生的腹膜炎，是失代偿期肝硬化的常见并发症。有研究报道肝硬化腹水患者住院即行腹腔穿刺检测，SBP检出率约27%，曾罹患SBP的患者1年内SBP复发率高达40%～70%。SBP可迅速发展为肝肾衰竭，致使病情进一步恶化，是肝硬化等终末期肝病患者死亡的主要原因之一。

【病因与发病机制】

SBP主要由肠道菌群易位所致。肝功能损害、门体分流、肠道菌群失调、肠道屏障功能受损、肝硬化相关的免疫功能异常（单核-吞噬细胞系统功能损害、吞噬细胞活性减低、调理功能减弱、腹膜防御细菌能力降低）以及遗传免疫缺陷（核苷酸结合寡聚化结构域包含2基因NOD2变异等）均参与了SBP的形成。肝硬化时患者肠道内细菌过度增殖，细菌通过易位经门静脉系统或肠系膜淋巴结进入循环系统，引起菌血症；入血的细菌在易感的腹水内定植，导致腹水感染；也有部分细菌直接通过受损的肠黏膜屏障进入腹腔。

过去认为，SBP的致病菌常为肠道来源的单一革兰氏阴性需氧菌。然而，近年多项研究报告革兰氏阳性菌感染呈显著上升趋势，部分研究中革兰氏阳性菌比例已超过革兰氏阴性菌，耐药菌及真菌感染导致的SBP也明显增加。目前SBP的主要致病菌主要包括大肠埃希菌、肠球菌、葡萄球菌、铜绿假单胞菌、肺炎克雷伯菌等。我国尚缺乏SBP致病菌的大规模流行病学调查数据。

【临床表现】

部分SBP患者呈急骤起病，可出现怠倦、畏食、腹胀、呕吐、腹泻、发热等不适，伴随压痛、反跳痛、肌紧张等腹膜炎体征，少数患者甚至表现为肠梗阻。但值得注意的是，多数SBP起病隐匿，多数患者无典型的腹膜炎表现，仅表现为轻度的腹部压痛及反跳痛，甚至部分患者无任何腹膜炎症状和体征，而表现为顽固型腹水、休克、肝性脑病等。因此，肝硬化腹水患者一旦出现不明原因的发热、休克、肝性脑病、消化道出血、肝肾衰竭或其他全身炎症反应综合征表现，均应考虑SBP可能。SBP发生的高危人群包括：曾发生SBP；老年人（>65岁）；伴糖尿病；伴肝癌或其他肿瘤；使用免疫抑制剂；严重肝功

能受损的患者（Child-Pugh B/C级、肝衰竭）；食管胃底静脉曲张出血；腹水总蛋白低于15g/L。

【诊断与分型】

SBP临床表现常不典型，早期诊断主要依赖于腹水实验室检查。腹水PMN（即中性粒细胞）计数是诊断SBP的最重要指标，检测方法可采取镜检法或流式细胞仪检测法，不推荐快速试纸法。以腹水PMN计数≥0.25×10⁹/L为SBP诊断标准，其敏感性、特异性和准确性分别为84%、93%和90%。SBP患者腹水细菌浓度较低（1～10个/ml），传统腹水细菌培养方法阳性率低于40%。采用床边血培养瓶直接接种腹水（10ml/瓶），分别送需氧和厌氧培养，阳性率可提高至90%。细菌培养虽然对SBP的诊断并非必需的，但对于指导治疗却十分重要，故所有SBP患者采用抗生素治疗前均应行腹水细菌培养及药敏试验。对于治疗效果不佳的患者，有必要进行真菌检测。

我国指南推荐SBP的诊断可基于以下实验检查异常之一：①腹水PMN计数≥0.25×10⁹/L（即250/mm³）；②腹水细菌培养阳性；③降钙素原（procalcitonin，PCT）>0.5ng/ml，排除其他部位感染。

根据腹水PMN数和细菌培养结果，可将SBP分为3个亚型：①经典SBP：腹水PMN≥0.25×10⁹/L，细菌培养阳性；②腹水培养阴性的中性粒细胞增多性腹水（culture negative neutrocytic ascites，CNNA）：腹水PMN≥0.25×10⁹/L，细菌培养阴性，排除继发性腹膜炎且30天内未使用抗菌药物治疗；③细菌性腹水（bacterascites）：又称中性粒细胞不增高单株细菌性腹水（monomicrobi normeutrocytic bacterascites，MNB），指腹水有细菌定植而无炎症反应，腹水中性粒细胞<0.25×10⁹/L，但细菌培养阳性。与经典的SBP比较，CNNA患者的临床症状、体征、腹水分析、病死率及对抗菌药物治疗的反应性均无明显差异，因此其重要性等同于经典的SBP，应按照SBP给予治疗。对于MNB，无症状者预后与无菌性腹水相似，被认为是一过性的细菌定植，可予以复查腹水PMN和细菌培养而暂不治疗，再次培养阳性或出现症状者给予治疗；有症状者长期预后与腹水PMN计数升高者相似，被认为是SBP的一种变形，需要采取与SBP同样的治疗。

由于社区获得性SBP与医院获得性SBP致病菌有较大差异，故区分社区获得性和院内获得性SBP十分重要。肝硬化腹水患者住院48小时以后，出现SBP症状体征或符合SBP实验室诊断条件，可

认为是医院获得性 SBP。

我国指南推荐 SBP 患者出现以下任何 2 条表现者可诊断为重症感染：①高热、寒战，体温 >39.5℃；②感染性休克；③急性呼吸窘迫综合征；④不明原因急性肾损伤 3 期；⑤外周血白细胞 > $10×10^9$/L；⑥ PCT>2ng/ml。近期国外报道利用新的基于 qSOFA（以下 3 项符合 2 项：意识障碍、收缩压≤100mmHg 或呼吸频率≥22 次 /min）的新版脓毒血症诊断标准（Sepsis-3）评价 SBP 严重程度及预测预后更佳，该法是否适用于中国患者值得进一步研究。

【治疗】

1. **抗生素治疗**　SBP 一经诊断，应立即给予经验性抗生素治疗。过去 SBP 经验性用药建议首选在腹水浓度较高的三代头孢，如头孢噻肟等。随着 SBP 致病菌谱的变迁及耐药菌的增加，三代头孢在 SBP 尤其是院内获得性 SBP 中的治疗效果有所下降。因此，目前国内外指南都强调针对 SBP 感染来源（社区获得性或医院获得性感染）、严重程度及当地微生物学调查结果采用不同的经验性治疗方案。

我国指南建议，对于轻中度社区获得性 SBP 单药治疗可选择头孢西丁、莫西沙星、替卡西林 / 克拉维酸方案，联合治疗推荐头孢唑林、头孢呋辛、头孢曲松或头孢噻肟联合甲硝唑以及喹诺酮联合甲硝唑方案；不推荐对于轻中度社区获得性 SBP 使用针对重度社区获得性 SBP 及医院获得性 SBP 的方案。对于重度社区获得性 SBP，单药方案推荐亚胺培南 / 西司他丁、美罗培南、比阿培南、哌拉西林 / 他唑巴坦，联合方案推荐头孢他啶、头孢吡肟联合甲硝唑，喹诺酮联合甲硝唑。针对医院获得性 SBP 的经验性抗菌药物治疗，应根据当地微生物学调查结果决定，应使用包含广谱抗革兰氏阴性菌与厌氧菌的多药联合治疗方案，推荐首选碳青霉烯类为基础的联合治疗。药物选择包括亚胺培南 / 西司他丁、美罗培南、比阿培南、哌拉西林 / 他唑巴坦，头孢他啶、头孢吡肟联合甲硝唑等，亦可根据需要替加环素或黏菌素类药物。至于治疗 SBP 的疗程，一般建议不少于 5～7 天。

近年来，多重耐药菌（multi-drug resistant organism，MDRO）及泛耐药菌（extensively-drug resistant organism，XDRO）感染在 SBP 中的发生有所增加，严重影响患者预后。MDRO 及 XDRO 致病菌感染的危险因素包括：医院获得性感染、长期喹诺酮类预防用药、近期曾感染耐药菌或使用 β- 内酰胺类抗生素。一旦获得 MDRO 或 XDRO 感染证据，应根据药敏结

果选择窄谱抗菌药物，并缩短抗菌药物用药时间。对于高度疑似耐药菌感染的 SBP 患者，可选择哌拉西林 / 他唑巴坦、头孢哌酮舒巴坦或碳青霉烯类抗菌药物联合达托霉素、万古霉素或利奈唑胺经验性治疗。尽管万古霉素或氨基糖苷类具有较强的肾毒性，但欧洲肝病学会仍建议对于 XDRO 导致的严重 SBP 考虑使用上述药物，不过证据等级不高，且需进行血药浓度监测。

症状典型的患者使用抗生素后若症状明显减轻，无需复查腹水。如经验性抗生素使用超过 2 天，症状体征仍无减轻或原本症状不明显的患者，建议再次抽取腹水进行实验室检查。若腹水中性粒细胞计数 <250/mm³，同时细菌培养阴性，表明抗生素有效，可继续使用；腹水中性粒细胞计数下降少于 25%，常常提示耐药菌感染，需待细菌培养及药敏试验结果回报后根据药敏结果更换抗生素。此外，抗菌药物治疗无应答反应的腹水患者应该检测真菌。常见真菌（如白念珠菌）感染可选择耐药率较低的伏立康唑、氟康唑和两性霉素 B 等药物治疗。

2. **白蛋白的应用**　SBP 可引起腹腔内一氧化氮等物质释放增加，导致全身血管扩张，突发循环障碍，诱发 I 型 HRS、急性肝功能衰竭、肝性脑病等。早期曾有随机对照研究发现，对基础胆红素≥68μmol/L（4mg/dl）或肌酐≥88μmol/L（1mg/dl）的 SBP 患者，抗感染同时联合使用白蛋白（第 1 天 1.5g/kg 体重，第 3 天 1g/kg 体重）可显著降低 I 型 HRS 发生率及病死率。因此，欧洲肝病协会推荐 SBP 患者联合应用广谱抗生素及白蛋白。但由于前述研究的入选标准甚为严苛，目前尚无研究观察白蛋白对基础胆红素 <68μmol/L 及肌酐 <88μmol/L 的 SBP 患者的疗效；且近期也有研究报道，在合并非 SBP 感染导致的脓毒血症的肝硬化患者中使用大剂量白蛋白尽管可延迟 HRS 的发生时间，却并不改善 3 个月时的肾功能及生存率，对于病情最严重的患者甚至有诱发肺水肿的风险。鉴于 SBP 患者中 HRS 及相关死亡并不十分常见，是否需要对所有 SBP 患者常规使用白蛋白及白蛋白的使用剂量有进一步研究的必要。

【预防】

对高危患者使用抗生素预防 SBP 发生已成为共识。理想的预防性抗生素应具备安全、有效、经济、胃肠道浓度高等特征。为减少耐药菌的产生，预防性抗生素应严格限制于以下指征：①急性消化道出血者；②腹水总蛋白较低，且伴有肾功能损害（肌酐≥1.2mg/dl、尿素氮≥25mg/dl 或血清钠≤130mmol/L）

或严重肝功能损害（Child pugh 评分≥9 且血清胆红素 >3mg/dl），但从未发生过 SBP 的患者；③发生过 SBP 者。

肠道吸收极少（< 0.4%）的抗生素利福昔明可广谱、强效地抑制肠道内细菌生长，改善肠源性内毒素血症，是目前肝性脑病防治的一线用药，长期用药具有良好安全性。自 2010 年起就不断有小规模回顾性研究发现，利福昔明预防肝性脑病的同时能降低 SBP 发生率。尽管有一项来自德国的队列研究报道，利福昔明并不降低住院的进展期肝病患者 SBP 的发生率，且可能诱导 SBP 的主要致病菌由大肠埃希菌和肠球菌向克雷伯菌转变；但该研究并非随机对照，各组间患者基线期资料有所差异且利福昔明治疗组患者很少。此后多项前瞻性随机对照研究及 Meta 分析均表明利福昔明能抑制肠道菌群易位，减轻炎症反应，有效预防 SBP 的发生和复发。晚近的一项 Meta 分析发现与不预防性使用抗生素相比，利福昔明能更好地预防 SBP 初次发作，而利福昔明预防 SBP 复发的疗效优于诺氟沙星。近期，来自希腊的一项随机对照研究比较了利福昔明、诺氟沙星交替用药和单独给药的疗效，发现与单独给予诺氟沙星相比，交替给药或利福昔明单独给药预防 SBP 的效果更佳。

关于 SBP 预防的药物选择及疗程，在不同情况下有所差异。对于非消化道出血患者的预防性用药，推荐的一线用药仍然是喹诺酮类药物，如诺氟沙星 400mg/d。疗程文献报道不一。可住院期间一直使用，也可延长至至少 6 个月。对于急性消化道出血者、长期预防性使用喹诺酮类药物以及喹诺酮类耐药比例较高的住院患者，推荐三代头孢（如头孢曲松 1g/d），疗程 7 天左右；活动性出血停止后，序贯利福昔明治疗或较大剂量的喹诺酮类药物（如诺氟沙星 400mg，一天 2 次）也是可行的选择方案。对于曾发生过 SBP 且拟行肝移植的患者，二级预防是否应维持至肝移植或者死亡目前也不明确。一般而言，一旦出现临床状况长期改善，或腹水消失，或怀疑出现耐药菌感染，就应考虑停止预防性抗生素使用。

【预后】

尽管随着早期诊断和治疗手段的进步，特别是低肾毒性抗生素的使用，SBP 导致的住院患者病死率已经由 48%～95% 下降至 5%～10%，但未经及时治疗的 SBP 患者或院内感染 SBP 病死率仍高达 50%～60%。发生过 SBP 者 1 年内 SBP 再发生率高达 70%，2 年生存率仅 25%～30%。因此，SBP 仍然是反映肝病进展至终末期的指标之一，并被认为是肝移植的指征。

（曾　欣　谢渭芬）

推荐阅读

[1] European Association for the Study of the Liver. EASL Clinical Practice Guidelines for the management of patients with decompensated cirrhosis[J]. J Hepatol, 2018, 69（2）: 406-460.

[2] European Association for the Study of the Liver. EASL Clinical Practice Guidelines on the management of ascites, spontaneous bacterial peritonitis, and hepatorenal syndrome in cirrhosis[J]. J Hepatol, 2010, 53（3）: 397-417.

[3] RUNYON B A, AASLD Practice Guidelines Committee. Management of adult patients with ascites due to cirrhosis: an update[J]. Hepatology, 2009, 49（6）: 2087-2107.

[4] MOORE K P, WONG F, GINÈS P, et al. The management of ascites in cirrhosis: report on the consensus conference of the International Ascites Club[J]. Hepatology, 2003, 38（1）: 258-266.

[5] 中华医学会肝病学分会. 肝硬化腹水及相关并发症的诊疗指南 [J]. 中华肝脏病杂志, 2017, 25（9）: 664-677.

[6] SINGER M, DEUTSCHMAN C S, SEYMOUR C W, et al. The Third International Consensus Definitions for Sepsis and Septic Shock（Sepsis-3）[J]. JAMA, 2016, 315（8）: 801-810.

[7] JALAN R, FERNANDEZ J, WIEST R, et al. Bacterial infections in cirrhosis: a position statement based on the EASL Special Conference 2013[J]. J Hepatol, 2014, 60（6）: 1310-1324.

[8] DEVER J B, SHEIKH M Y. Review article: spontaneous bacterial peritonitis--bacteriology, diagnosis, treatment, risk factors and prevention[J]. Aliment Pharmacol Ther, 2015, 41（11）: 1116-1131.

第四节　食管胃曲张静脉破裂出血

急性食管胃静脉曲张破裂出血是门静脉高压症常见的并发症。病死率高达 40%，再出血率达 60%。血管收缩剂和内镜治疗联合用于控制急性食管静脉曲张出血。在控制急性静脉曲张破裂出血后，通常建议使用内镜治疗和非选择性 β 受体阻滞剂来预防静脉曲张再出血。近年来急性食管静脉曲张破裂出血的病死率降至 20%。因此，预防首次静脉曲张破裂出血，治疗急性静脉曲张破裂出血，以及预防静脉曲张再出血成为门静脉高压症并发症治疗的组成部分。

【病因与分类】

肝硬化是门静脉高压的最常见原因，其他原因仅占大约 10%。门静脉高压症根据影响门静脉血流的疾病的解剖位置进行分类：肝脏前（肝前性门静脉高压症）、肝内（肝性门静脉高压症）或肝脏后（肝后性门静脉高压症）（表 5-2-4）。血液系统疾病引起的脾脏肿大与血流增加有关，可归入肝前性一类，但处理不同。

【发病机制】

各种原因引起的门静脉高压导致内脏和全身动脉血管扩张，内脏血液流向肝脏增加，门静脉压力增加。肠系膜动脉的过度血管舒张促进了这种高动力循环，并且随着血液流向门体侧支的增加，导致临床一系列并发症，包括胃食管静脉曲张和静脉曲张出血。肝窦是由肝脏微循环组成的小血管，血窦阻塞和由此导致的肝血管对门静脉血流的阻力增加是门静脉高压的主要原因。

1. 肝星状细胞和肝窦内皮细胞生物学　肝纤维化是解释肝硬化阻力增加的第一个因素。对门静脉血流的阻力增加 80% 是由于肝硬化的结构扭曲，只有 20% 是由于可逆的高收缩性表型。肝脏纤维化的

表 5-2-4　门静脉高压的常见病因

分类		病因
肝后性	下腔静脉阻塞	布-加综合征
	淤血	右心衰竭
		肺动脉高压
		缩窄性心包炎
肝性	窦前性	血吸虫
		原发性胆汁淤积性胆管炎
		特发性门静脉高压
	窦性	病毒性肝炎
		急性酒精性肝炎
	窦后性	肝窦阻塞综合征
		移植物抗宿主病
肝前性	肝外门静脉阻塞	血栓
		新生物
		炎性疾病（胰腺炎）
	血管淤积	胰腺恶性肿瘤
		后腹膜纤维化

关键途径是促炎信号转导，导致肝星状细胞（HSC）活化，从而导致细胞外基质沉积，逆转纤维化对慢性肝病和门静脉高压具有很大的治疗潜力。HSC 是一种血管周围非内皮细胞，可以通过平滑肌样收缩性调节血流，形成细胞外基质和调节内皮细胞。HSC 通过血管周围收缩被认为是肝硬化门静脉高压的动态和可逆组分的关键因素。调节 HSC 收缩表型的关键途径是内皮素信号转导，肝损伤情况下内皮素 -1 蛋白水平与 mRNA 升高，诱导窦状血管收缩，并且内皮素受体 A（ETA）的拮抗作用可降低肝硬化动物模型中的门静脉压力。肝血窦内皮细胞（liver sinusoidal endothelial cell, LSEC）具有窗孔化和缺乏基底膜的特征，有助于大分子从肝血窦运输到 Disse 间隙，与肝细胞相互作用。肝纤维化后 LSEC 失去了窗孔并形成了基底膜，变得"毛细血管化"。血管内皮生长因子（VEGF）是维持内皮窗孔的关键因素。维持 LSEC 表型或维持其没有基底膜的窗孔所必需的 VEGF 信号转导来自 HSC 和肝细胞，维持正常 LSEC 表型的 VEGF 依赖于一氧化氮的产生，并被 NO 合成酶抑制剂阻断。

LSEC 和 HSC 之间的相互作用在门静脉高压的发病机制中很重要。在肝脏损伤的胆管结扎模型 LSEC 产生的纤连蛋白能够激活 HSC。LSEC 还可以通过含有鞘氨醇激酶 -1（SK1）及其产物鞘氨醇 -1 磷酸的外泌体通过信号转导与 HSC 串话，为 HSC 迁移提供了信号。LSEC 可以通过旁分泌信号通过内皮细胞中的 Kruppel 样因子 2（KLF2）-NO- 鸟苷酸环化酶途径使 HSC 失活。由 LSEC 产生并在肝脏中调节血管张力中起直接作用的一氧化氮（NO）也在 LSEC-HSC 相互作用中起关键作用。LSEC 能够通过 NO 依赖的机制诱导 HSC 从激活恢复到静止。

2. 内皮细胞一氧化氮功能障碍　一氧化氮（NO）是正常肝血管张力和门静脉压力的重要调节因子。肝血管系统中 LSEC 和内皮细胞表达内皮一氧化氮合酶（eNOS）并产生 NO。NO 的产生受血流的影响而增加，并且可以被 VEGF 上调。肝硬化时 LSEC 含有与正常肝脏相似的 eNOS，但在这些病理条件下功能失调，NO 释放减少。此外，肝硬化时 LSEC 产生 NO 受血流影响的反应降低。这些变化导致肝硬化肝微循环中的血管舒张受损，是窦性门静脉高压的重要原因。eNOS 功能受多种因素的调节，通过蛋白激酶 Akt 的磷酸化激活 eNOS，也可通过与 caveolin-1 结合而被抑制。

3. 病理性血管形成　肝血管生成可引起不规则

457

的肝内循环途径，从而可增加肝内阻力。内脏循环中的病理性血管生成，通过血管生成产生的增加血管系统可以增强到门静脉系统的血流，从而增加门静脉压力。Notch1 信号通路已被证明在门静脉高压症中具有重要作用，敲除该信号通路导致结节再生性增生和门静脉高压。血管生成也被证明与肝脏纤维化进展有关，尽管这种关系很复杂。

4. **微血管血栓形成和血小板**　肝内血管血栓形成导致纤维化进展，血小板和血栓形成是门静脉高压的重要贡献者。病毒性肝炎模型中，血小板衍生的 5- 羟色胺导致血窦中的肝微循环功能障碍导致血流量减少。血小板功能障碍导致血小板高凝，糖蛋白（GP）Ⅱb/Ⅲa 受体表达增加，对抗 NO 和前列腺素等抗凝集刺激。抗血栓和抗血小板药物已被证明可以改善门静脉高压症，在逆转肝纤维化或肝功能失代偿中具有一定作用。

5. **门静脉高压症的肠系膜血管系统**　除肝脏脉管系统外，肠系膜血管系统在门静脉高压症中起关键作用。随着门体系统的发展，脾脏循环在门静脉高压中也是高动力的。内脏血液流入肝脏，门静脉压力升高。由 eNOS 过量产生 NO 介导的内脏动脉过度血管舒张导致血流量的增加。肝硬化内脏血管舒张的其他机制包括通过 ACE2 将血管紧张素（Ang）Ⅱ转化为 Ang（1-7）并随后激活 Mas 受体。受损的交感神经系统也与门静脉高压症肠系膜动脉的低收缩性和高动力循环有关。

【临床表现】

食管胃底静脉曲张破裂出血多表现为呕血、黑便或便血。呕血可为暗红色甚至鲜红色伴血块。出血量 >400ml 时可出现头晕、心悸、出汗、乏力、口干等症状；出血量 >800ml 时上述症状显著，并出现晕厥、肢体冷感、皮肤苍白、血压下降等；出血量 >1 000ml 时可产生休克。部分患者可出现发热，体温多在38.5℃以下。脾肿大，腹水和腹壁侧支等提示门静脉高压。影像学可以证明侧支血管的存在，门静脉血流的改变，脾肿大和腹水，从而支持门静脉高压的诊断。任何患有严重胃肠道出血的疑似肝病的患者都需要立即排除这种情况。

【内镜表现与分型】

消化道出血 12～24 小时内进行胃镜检查是诊断食管胃静脉曲张的可靠方法。内镜下可见曲张静脉活动性出血（渗血、喷血）或白色血栓头。

（一）食管静脉曲张内镜下分级

食管静脉曲张可按静脉曲张形态，是否有红色征及出血危险程度分为轻、中、重度三级（图 5-2-4）。各级的表现为：①轻度（G1）：食管静脉曲张，呈直线行或略有迂曲，无红色征；②中度（G2）：食管静脉曲张，呈直线行或略有迂曲，有红色征或食管静脉曲张呈蛇形迂曲隆起但无红色征；③重度（G3）：食管静脉曲张，呈蛇形迂曲隆起，且有红色征或食管静脉曲张呈串珠状、结节状或瘤样（无论是否有红色征）。

（二）胃静脉曲张内镜分型

采用 Sarin 分型，根据胃静脉曲张与食管静脉曲张的关系及其在胃内的位置对胃静脉曲张进行分型（图 5-2-5）。

胃静脉曲张是食管静脉曲张的延伸，可分为 2 型（图 5-2-6）：1 型（GOV1）静脉曲张最常见，表现为连续并沿胃小弯伸展至胃食管交界处以下 2～5cm，这种静脉曲张较直；2 型（GOV2）静脉曲张沿胃底大弯延伸，超过胃食管结合部，通常更长、更迂曲或贲门部呈结节样隆起。孤立胃静脉曲张（IGV）不伴有食管静脉曲张，可分为 2 型：1 型（IGV1）位于胃底，迂曲交织，呈串珠样、瘤样和结节样等（图 5-2-7）；2 型（IGV2）罕见，常位于胃体、胃窦或者幽门周围。若出现 IGV1 胃底静脉曲张时，需排除脾静脉受压或血栓形成。

我国指南推荐的分型方法为 LDRf 分型。LDRf 是具体描述静脉曲张在消化管道内所在位置（location，L）、直径（diameter，D）与危险因素（risk factor，Rf）的分型记录方法，统一表示方法为：LXx D0.3～5 Rf0/1/2。LXx：第一个 X 为脏器英文名称的首字母，即食管 e（esophageal）、胃 g（gastric）、十二指肠 d（duodenum）、空肠 j（jejunum）、回肠 i（ileum）、直肠 r（rectum）等；第二个 x 是曲张静脉位于该器官的哪一段，以食管为例，上段 s（superior）、中段 m（middle）、下段 i（inferior），分别记做 Les、Lem、Lei。孤立胃静脉曲张记做 Lg，Lgf 表示曲张静脉位于胃底；Lgb 表示曲张静脉位于胃体；Lga 表示曲张静脉位于胃窦；若食管静脉曲张延伸至胃底，则记做 Le，g；若曲张静脉胃多段，使用相应部位代号联合表示，如为食管下段与胃底均存在静脉曲张，但不相同，记录为 Lei，Lgf。D0.3-5：表示所观察到曲张静脉最大直径，按 D + 直径数字方法表示，数字节点以内镜下治疗方式选择为依据：D0.3、D1、D1.5、D2.0、D3.0 等。Rf0/1/2：危险因素表示观察到的曲张静脉出血的风险指数。静脉曲张破裂出血的相关危险因素有：①红色征（red color，RC），RC 阳性（包

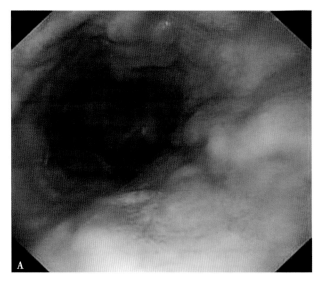
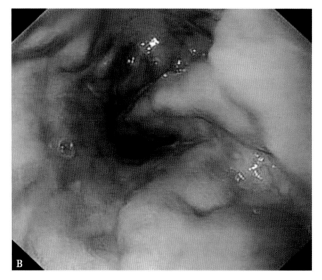
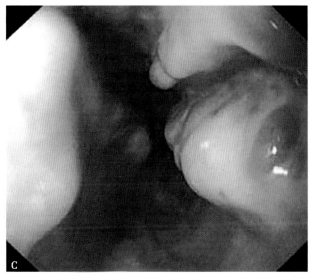

图 5-2-4　食管静脉曲张内镜下分级
A. 轻度（G1）; B. 中度（G2）; C. 重度（G3）

括鞭痕征、血疱征等）提示曲张静脉易于出血的征象；②糜烂，提示曲张静脉表层黏膜受损，是近期出血的征象，需要及时干预；③血栓，无论红色或白色血栓都是即将出血的征象；④活动性出血，内镜下可以看到曲张静脉正在喷血或渗血；⑤以上因素均无，但镜下可见新鲜血液并能排除非静脉曲张出血因素。

【辅助检查】

（一）影像学检查

肝硬化合并消化道出血的患者应常规进行增强 CT 或 MRI 及门静脉系统血管重建等检查，了解肝动脉血供及门静脉系统侧支循环情况。评估肝脾大小、是否存在肝占位、门体分流、门静脉其他状态以及是否存在门静脉血栓，CT 增强检查可以同时评估食管胃壁外血管团情况。

（二）门静脉压力检测

门静脉压力的直接测量创伤大、风险高，临床推广困难。肝静脉压力梯度（HVPG）是肝静脉楔压（WHVP）减去游离肝静脉压（FHVP），反映门静脉和腹腔静脉之间的压力差。HVPG>5mmHg 提示存在门静脉高压。近年来，HVPG 在肝硬化门静脉高压临床应用中的地位日渐提高。监测 HVPG 能决定非选择性 β 受体阻滞剂的获益人群。当 HVPG 降低至 12mmHg 以下或较基线压力下降 20%，可显著减少肝硬化门静脉高压静脉曲张再次出血的风险。HVPG 在肝硬化分期、并发症发生和治疗目标评估中具有重要价值。

由于 HVPG 检测的有创性，用瞬时弹性成像（TE）评估的肝硬度（LSM）已被建议作为 HVPG 的替代测量值。LSM 被认为反映了肝纤维化和由此产生

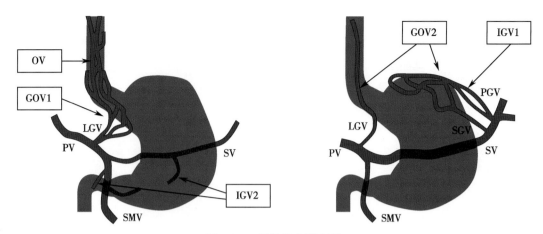

图 5-2-5 胃静脉曲张分型

OV：食管静脉曲张；PV：门静脉；SMV：上腔静脉；SV：脾静脉；LGV：胃左静脉；PGV：胃后静脉；SGV：胃短静脉

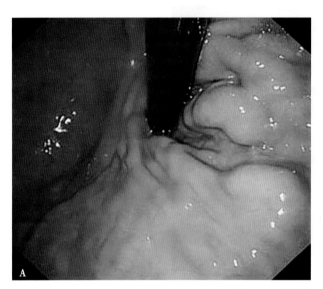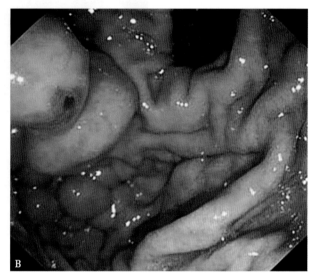

图 5-2-6 胃底静脉曲张内镜下分型

A. 1型（GOV1）；B. 2型（GOV2）

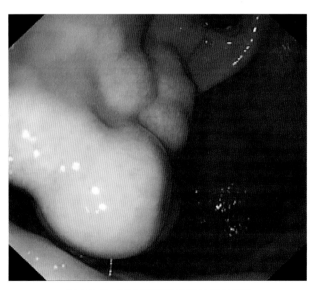

图 5-2-7 孤立胃静脉曲张（IGV1型）

的肝内阻力。在 HVPG < 10mmHg 时已证实 LSM 与 HVPG 的显著相关性，但在 HVPG > 12mmHg 时无统计学意义。肝外因素，如内脏血管扩张和高动力循环，使门静脉压力上升持续存在，但不影响肝组织硬度。因此随着门静脉高压的恶化，LSM 与 HVPG 的相关性降低。TE 还被用于测量脾脏硬度（SS），能够识别静脉曲张的存在以及脾脏和肝脏硬度的线性模型，以预测 HVPG。SS 能够克服影响肝实质的混杂因素的局限性，并且无论何种病因，它都是门静脉压力的客观标志。门静脉压力的典型特征是对门静脉血流的阻力增加，可以反映在脾内压力的增加。然而脾脏大小和组织硬度的检测有关，存在技术挑战，限制了该技术的适用性。尽管现有数据对不同人群的敏感性，特异性和临界值存在争议,使用不同弹性成像技术测量肝脏和脾脏硬度与HVPG评估的门静脉压力和内镜食管静脉曲张的存在有很好的相关性。

超声内镜(EUS)可以直接测量静脉曲张壁厚和半径。此外,还可以进一步通过静脉内穿刺获得压力数据来获得静脉曲张壁张力。尽管静脉曲张壁张力对于预测静脉曲张破裂出血的初始疗效或复发非常有用,但静脉曲张针穿刺出血的风险太高,使得这项技术难以推广。奇静脉血流量与食管静脉曲张出血的存在和风险相关。EUS显示食管和近端胃周围静脉曲张的血管解剖,确定大型食管和胃旁静脉曲张(5mm或更大)是静脉曲张出血的危险因素。

【治疗】

目前针对门静脉高压症食管胃曲张静脉破裂出血的治疗方法很多,包括药物、内镜、经颈静脉肝内门体分流术、外科分流术、断流术、肝移植等。随着治疗手段的进步,食管胃静脉曲张的出血生存率已得到显著提高。

（一）治疗方法

1. 药物治疗

（1）非选择性β受体阻滞剂(NSBB):传统的NSBB已经使用了30多年,仍然是预防出血的基石。传统的NSBB(普萘洛尔、纳多洛尔和噻吗洛尔)通过降低心脏指数(通过β$_1$受体阻滞剂)和内脏血管收缩(通过β$_2$肾上腺素能受体阻滞剂)减少门静脉侧支血流来降低门静脉压力。NSBB已被证明可有效预防首次GEV出血和GEV出血复发,以及降低出血相关病死率。此外,NSBB可增加肠道通过时间,减少细菌移位并降低自发性细菌性腹膜炎的风险。为了有效预防静脉曲张出血,NSBB应将HVPG降低至12mmHg或更低(最佳反应)或至少降低其基线值的20%(良好的血流动力学反应)。然而,只有

33%～50%的NSBB患者才能获得长期令人满意的血流动力学反应。在无应答者中,添加低剂量的NO供体如异山梨醇-5-单硝酸酯(ISMN)有助于门静脉压力进一步降低,但增加了不良反应。然而,NSBB和ISMN的联合应用并不明显优于单独的NSBB预防GEV首次出血,但在HVPG指导的方法中,ISMN的加入能拯救约1/3的NSBB无应答者。

卡维地洛除了阻断β$_1$和β$_2$受体的能力外还具有内在的抗α肾上腺素能活性和释放NO的潜力,给药后比普萘洛尔/纳多洛尔更有效降低门静脉高压。超过一半的标准NSBB治疗无应答者使用卡维地洛达到良好的血流动力学反应。使用卡维地洛治疗普萘洛尔无血流动力学反应的患者,在72%的情况下产生良好的血流动力学反应。低剂量的卡维地洛(<25mg/d)在降低HVPG方面与相对高剂量(25～50mg/d)一样有效。因此,建议使用低剂量(12.5mg/d)的卡维地洛,高剂量可引起动脉低血压,这可能会增强钠水潴留并加重腹水。表5-2-5列出了NSBB的推荐剂量和最常见的不良反应。

（2）特利加压素,生长抑素和长效生长抑素类似物:特利加压素是一种长效合成加压素类似物,是有效的内脏血管收缩剂,也具有全身循环作用,增加动脉压和全身血管阻力,并降低心排出量。单次静脉内给药导致HVPG显著降低超过25%,并持续数小时。由于静脉内给予该药剂,它仅用于短期,实际上仅限于治疗急性静脉曲张出血(2～5天)或Ⅰ型肝肾综合征(1～2周)。由于潜在的缺血性和心律失常并发症,特利加压素不应用于有冠状动脉粥样硬化,脑血管,外周或内脏动脉疾病病史的患者。此外,在老年人和/或高血压患者中应谨慎使用。

生长抑素也是一种有效的内脏血管收缩剂,通过抑制胰高血糖素和其他血管活性肽以及促进肾上

表5-2-5 NSBB的用法和不良反应

	普萘洛尔	纳多洛尔	异山梨醇-5-单硝酸酯	卡维地洛
给药途径	口服	口服	口服	口服
剂量	从10～20mg,每天2次开始,每2～3天增加到最大耐受剂量,保持收缩压≥100mmHg,心率≥50次/min	从20mg,每天1次开始,每2～3天增加到最大耐受剂量,保持收缩压≥100mmHg,心率≥50次/min	从10mg,每晚1次开始,2～3天增加到20mg Bid	从3.125mg,每天2次开始,每2～3天增加到12.5mg/d,保持收缩压≥100mmHg,心率≥50次/min
最大剂量	320mg/d	160mg/d	40mg/d	25mg/d
不良反应	心动过缓,体位性低血压,支气管痉挛,勃起功能障碍	心动过缓,体位性低血压,支气管痉挛,勃起功能障碍	头痛,体位性低血压	低血压,钠潴留,腹水

腺素能血管收缩来有效降低门静脉压力。由于其半衰期很短（1～3分钟），应该给予连续静脉输注。剂量-反应研究表明，要显著降低 HVPG 和奇静脉（azygos）血流量，需要 500μg/h 的剂量。长效类似物（奥曲肽，伐普肽和兰瑞肽）已被开发用于克服生长抑素半衰期短的缺点。在推注奥曲肽后，HVPG 以与生长抑素类似的方式显著降低（约 50%），但这种效果很短并且随着重复给药而降低。

2. 内镜治疗 内镜治疗包括内镜下食管曲张静脉套扎（endoscopic variceal ligation, EVL）、食管曲张静脉硬化剂注射（endoscopic injection sclerotherapy, EIS）和组织胶粘合剂注射等。作为一线疗法，疗效可靠。

（1）EVL：

1）六环或七环套扎器，套扎从食管、胃结合部开始，螺旋形向口侧食管移动进行套扎；每根静脉根据需要结扎多个套扎圈，2 个环之间间隔 1.5cm 左右。首次套扎间隔 2～4 周可行第 2 次套扎或硬化剂注射治疗，直至静脉曲张消失或基本消失。

2）急诊状态下也可以采用套扎治疗处理胃贲门部静脉曲张出血。

3）可以完全套扎，也可以仅仅针对出血部位的套扎，待病情稳定全面评估之后，重新进行治疗方法的选择。

4）针对出血破口的套扎处理，食管通常在破口下方进行，同时对左右侧进行巩固套扎。胃静脉曲张可以尽可能选择来源侧血管现行套扎，也可以在破口周围多处套扎。直接针对破口的套扎，至少需要将橡皮圈扎住破口。

（2）EIS：

1）不适合 EVL 治疗的食管静脉曲张者，或者紧急情况下来不及安装套扎器，可考虑直接应用 EIS。

2）硬化剂常用聚桂醇。使用方法为曲张静脉内注射，每次注射 1～4 点。初次注射每条血管（点）以 10ml 以内为宜，根据注射情况调整用量，一次总量一般不超过 40ml。

3）并发症包括食管狭窄、穿孔、异位栓塞等。强调血管内注射可减少狭窄的发生。

4）采用透明帽辅助硬化剂注射，一方面可以准确血管内注射，同时可以进行注射后压迫，减少注射点出血。

5）针对出血点的注射可以在食管静脉下方来源血管。粗大静脉曲张出血或者注射点出血控制困难可以增加聚桂醇用量，或者加用少量组织粘合剂封口。

（3）组织粘合剂治疗：

1）用于控制急性胃静脉曲张出血。

2）方法与疗程：组织粘合剂为 α-氰基丙烯酸正丁酯或异丁酯，在曲张静脉内注射，"三明治"夹心法，采用聚桂醇、碘化油或 25% 高渗葡萄糖作为介质。组织粘合剂总量根据胃底曲张静脉的大小和数量进行估计，可以多点注射，强调完全注射闭塞全部血管。

3）并发症：异位栓塞，偶有门静脉、肠系膜静脉、肺静脉栓塞；近期发生排胶出血；脓毒血症；局部黏膜坏死。

4）急诊组织胶注射可以完全，也可以仅控制出血点，待病情稳定全面评估之后，重新进行治疗方法的选择。

（4）内镜治疗相对禁忌证：①有上消化道内镜检查禁忌；②未纠正的失血性休克；③未控制的肝性脑病，患者不配合；④伴有严重肝肾功能障碍、大量腹水患者。

（5）措施选择：Baveno Ⅵ共识仍将内镜下套扎治疗作为食管静脉曲张出血的首选治疗方案。比内镜下注射硬化疗法（EIS）更有效，更安全。EVL 开始用于急性出血或预定的一级/二级预防，应每 2～4 周重复 1 次，直至完全"根除"静脉曲张。在术后 1 个月、6 个月、12 个月和以后每 12 个月进行 1 次内镜筛查，以检测复发性高风险静脉曲张。

胃静脉曲张组织胶治疗成为当前推荐的措施，包括 GOV1 型，选择组织胶处理贲门周围血管更优。组织胶治疗强调：血管内注射，完全注射，减少排胶溃疡。针对存在胃肾、脾肾分流的患者，可以选择内镜套扎，选择金属夹阻断后注射，选择 BRTO 辅助注射，选择超声引导下弹簧圈＋组织胶注射，或者选择其他治疗包括介入等。为减少异位栓塞并发症，少量多点注射也是一种办法。

3. 经颈静脉肝内门体分流术（TIPS） TIPS 是使用金属支架在肝静脉和肝内门静脉之间形成分流，这种微创的门体分流术，足以有效降低门静脉压力。理想情况下，它应保持门静脉压力梯度（PPG，门静脉和下腔静脉压力之间的差异）在 10～12mmHg。建议使用覆盖有聚四氟乙烯（PTFE）的支架，以防止分流道闭塞。TIPS 的主要适应证是急性静脉曲张出血的治疗、预防食管胃底静脉曲张再出血、肝硬化胸腹水、门静脉血栓、肝肾综合征等。TIPS 分流疗效肯定，可显著降低病死率。TIPS 禁用于充血性心力衰竭，严重肺动脉高压和三尖瓣关闭不全的患者。肝性脑病、门静脉血栓和肝细胞癌是相对禁忌证。TIPS 术后肝性脑病的发生与术前肝功状况、老龄、分流道直径、术后不恰当蛋白饮食、药物、感染及便秘等多因素有关。

经静脉逆行球囊闭塞术（balloon-occluded retrograde transvenous obliteration，BRTO）是经股静脉逆行脾肾分流道进入胃底曲张静脉丛，用组织粘合剂或弹簧圈闭塞脾肾分流道及胃底曲张静脉，有效率超过 95%。当患者存在明显脾肾分流时，可先行 BRTO，然后再行 TIPS。

4. 外科手术　随着门静脉高压微创治疗的开展，传统外科分流、断流及脾切除手术已不推荐。肝移植有助于改善部分患者的预后。

（二）治疗方案

肝硬化不同阶段的患者发生出血和死亡的风险不同，所以治疗方案根据失代偿的一级预防、急性出血事件的管理、预防复发性出血不同阶段制订。

1. 食管胃静脉曲张出血一级预防的治疗选择　初诊肝硬化患者中，食管胃静脉曲张发病率近 50%，与腹水等其他肝硬化并发症相比，食管胃静脉曲张破裂出血的病死率最高。因此，对于不具有呕血、黑便等上消化道出血史的肝硬化食管胃静脉曲张患者来说，首次出血的一级预防尤为重要。

最新的 Baveno 共识会议建议 LSM 值≥20kPa 和/或血小板计数减少（<150 000g/L）的患者接受内镜筛查以确定是否存在静脉曲张，而 LSM<20kPa 和血小板计数>150 000g/L 的患者静脉曲张需要治疗的风险较低，可避免内镜检查。

没有静脉曲张或小静脉曲张的患者使用 β 受体阻滞剂不能预防静脉曲张的形成。合并红色症或 Child-Pugh C 级时小静脉曲张患者出血风险增加，应使用非选择性 β 受体阻滞剂（NSBB）治疗。

中重度食管静脉曲张出血一级预防的一线治疗为 NSBB 或 EVL，由于 NSBB 在降低门静脉压力的同时还能降低其他肝硬化并发症例如腹水、自发性细菌性腹膜炎的发生，故 NSBB 更推荐。出血风险低的患者，首选 NSBB，存在 NSBB 应用禁忌证、不耐受或依从性较差的患者可选择 EVL，出血风险较大（Child-Pugh 分级 B、C 级或红色征阳性）时可选择 NSBB 或 EVL。GOV-1 型的胃静脉曲张一级预防同食管静脉曲张，GOV-2 型或 IGV-1 型的一级预防首选 NSBB。GVI、BRTO、TIPS 及各种外科手术用于食管胃静脉曲张一级预防目前均不推荐。

2. 急性静脉曲张出血的治疗　急性静脉曲张性

出血应积极止血，预防早期（5 天内）再出血，肝功能恶化和其他出血相关的并发症，主要是感染，急性肾损伤和肝性脑病。

（1）一般管理：复苏、抗生素和预防脑病。

急性静脉曲张性出血患者应首先进行液体复苏，恢复血流动力学稳定，吸氧。对于无意识的患者或在内镜检查前出现严重出血（呕血），应注意防止气道吸入呕出的血液，可行经口气管插管的气道保护。红细胞应限制性输注，目标血红蛋白水平≈70g/L），此限制不适用于快速持续出血或有缺血性心血管病史的患者。入院时应开始早期预防性抗生素，以防止出血后感染的发生和提高生存率。Baveno 共识建议在晚期肝硬化患者中使用静脉注射头孢曲松 1g/24h。根据当地抗生素耐药性选择理想的抗菌药物预防措施。乳果糖可以预防肝性脑病。利福昔明也可能有效，但仍需要更多临床研究证据。

（2）血管活性药物：当怀疑静脉曲张性出血时，应开始静脉用血管活性治疗（特利加压素、生长抑素或奥曲肽）。所有药物被认为在控制出血和防止 5 天内再出血方面同样有效。特利加压素被证明有效控制出血，减少输血需求和降低出血相关的死亡。血管活性药物输注维持 2~5 天，推荐剂量见表 5-2-6。

（3）内镜治疗：推荐入院后 12 小时内尽快安排急诊内镜检查。静脉曲张出血诊断需要内镜确认静脉曲张活动性出血，纤维蛋白凝块（白色血栓头）的存在提示静脉曲张是唯一可能的出血来源。EVL 用于内镜下显示的静脉曲张出血，应由经验丰富的内镜医师立即进行。如果出血源自 GOV2 或 IGV 静脉曲张，则优选注射组织粘合剂。推荐的联合血管活性药物和内镜治疗（加上预防性抗生素）治疗可以在 85%~90% 的病例中成功控制出血 5 天。在此之后，NSBB 治疗可以作为二级预防开始。

（4）常规治疗失败的患者：对使用血管活性药物和内镜治疗未能控制出血或在 5 天内再次开始出

表 5-2-6　血管活性药物使用方法和不良反应

药物	使用方法	不良反应
特利加压素	2mg/4h，持续 24~48 小时，随后 1mg/4h 持续 5 天	腹痛、高血压、缺血表现（外周、肠道、心肌）
生长抑素	250μg 推注，随后 250~500μg/h 持续 5 天	高血糖、呕吐
奥曲肽	50μg 推注，随后 50μg/h 持续 5 天	高血糖、呕吐

血的患者，如果没有禁忌证，应紧急实施 TIPS。

（5）三腔二囊管：三腔二囊管可在急性大量出血时起暂时压迫出血部位的作用，作为 TIPS 或其他治疗的"桥梁"。使用三腔管作为补救措施时，只压迫胃球囊，注水 250ml 以上，除非特别必要，不需要压迫食管球囊。应用三腔管压迫需要及时放松，并根据实际情况尽快选择进一步措施。

3. 食管胃静脉曲张的二级预防 二次预防静脉曲张出血的目的是在第一次出血一直控制至少 5 天后预防复发性静脉曲张性出血，因为再出血的风险很高（第一年为 60%）且病死率高（高达 33%）。一线治疗包括标准 NSBB 终身加 EVL，直至完全根除静脉曲张。荟萃分析所示，这种组合比单独使用 EVL 更好地预防出血，但对生存没有影响。在对 NSBB 有良好血流动力学反应的患者中观察到最有利的结果，即治疗时 HVPG 降低至少 20% 或低于 12mmHg 的患者。定期测量 HVPG 反应以便更好地进行风险分层。聚四氟乙烯覆盖的 TIPS 在降低再出血风险方面优于标准二级预防（NSBB＋EVL），适用于标准内科和内镜治疗反复出血的患者（表 5-2-7）。

（三）风险分层和预后

尽管应用了上述所有疗法，仍有 10%～15% 的患者持续性静脉曲张出血或早期再出血。识别此类患者并在这些患者中使用其他更有效的治疗方法可以改善其疗效。入院时休克或呕血，5 天内无法控制出血，Child-Pugh 评估肝病严重程度，MELD 评分或凝血酶原时间 <40%，肝性脑病或肝癌存在，酒精病因，住院期间出血，近期使用在出血后 7 天内使用类固醇药物，年龄 >60 岁是病死率的预测因子。HVPG 可以提供有价值且有用的预后信息。HVPG＞20mmHg 已被证明是预测 5 天内未能控制出血的独立因子，药物诱导 HVPG 降低小于 10% 与较高的 5 天治疗失败率相关，HVPG＞16mmHg 与死亡和 / 或早期再出血独立相关。

这些研究的结果表明，一些临床和血流动力学特征可以预测预后，将患者分为不同的风险层，为急性静脉曲张出血患者开辟个体化治疗策略的可能性。对于高危患者，我们需要改善他们的管理，以减少治疗失败，从而减少病死率。指南推荐将 TIPS 作为高风险患者的首选治疗方案，从而改善预后。如果联合药物治疗和内镜治疗失败，覆膜支架的 TIPS 是首选的挽救治疗方法。随机对照试验表明在 Child-Pugh B 级肝硬化伴活动性出血和 Child-Pugh C 级的高风险患者，与标准治疗相比，早期 TIPS（入院后 72 小时内）的治疗失败和病死率显著降低。另一方面，我们能够选择低风险人群，使用要求较低的治疗策略，降低成本和治疗侵入性。

【展望】

（一）内镜下治疗

1. 自扩张金属支架（self-expandable metallic stents，SEMS） 一项荟萃分析中，包括 13 项研究，总共 134 例食管静脉曲张难治性出血患者，SEMS 成功地置于 95% 的患者中，在 96 小时内实现止血 96%。主要不良事件包括 48 小时后再出血，溃疡，再出血。建议在 7 天内取出支架，以避免压力引起的食管壁溃疡的发生。该技术主要应用于食管（而非胃）静脉曲张出血的患者，其止血不能通过药物或药物治疗来控制。在这一高风险患者组中，SEMS 可被视为经颈静脉肝内门体分流术支架分流或肝移植的桥梁。

2. 止血粉 止血粉通过专用的输送系统进行内镜检查。当与胃肠道中的水分（例如血液或组织）接触时，它起到机械屏障的作用：粉末变得黏着并粘合，形成黏附并覆盖出血部位的机械屏障，实现非

表 5-2-7　食管胃静脉曲张治疗目标和方案

	治疗目标	内镜治疗	其他治疗
中重度食管胃静脉曲张	预防首次出血	如果不能耐受药物或有禁忌证时选用 EVL	病因治疗，控制体重，NSBB/ 卡维地洛
急性静脉曲张出血	止血，预防 5 天内再出血，降低 6 周病死率	EVL 用于食管静脉曲张 GOV1 可用 EVL 或组织胶粘合剂治疗 GOV2/IGV 推荐组织胶粘合剂治疗 再出血高危人群推荐早期 TIPS 治疗	血管活性药物，预防性抗生素，成分输血，病情稳定的情况下 12 小时新内镜检查
预防再出血	预防再出血，预防其他并发症，提高生存率	每 2～4 周重复 1 次，直至完全"根除"静脉曲张。术后 1 个月、6 个月、12 个月和以后每 12 个月进行内镜筛查	NSBB +/-ISMN 联合 EVL

常快速的止血。大约 24 小时后，黏附层随后从黏膜壁脱落到腔内，并从胃肠道中排出。

3. 内镜超声检查（EUS）指导内镜下疗法　EUS 引导的血管通路和注射成为止血的新选择。EUS 可以提供消化道管壁和主要动脉和静脉血管的实时高质量图像，例如脾动脉和肝动脉从而可以到达和根除。该技术可实现 EUS 引导下注射组织粘合剂或植入弹簧圈。EUS 对检测胃静脉曲张具有更高的敏感性，即使在胃部活动性出血或凝块的情况下，EUS 可视化也不会受损，从而能够实现更安全，更快速的治疗性止血过程。

（二）药物治疗

目前对门静脉高压患者的药物治疗仅限于调节肝外门静脉血流量增加的药物，但没有药物改善升高的肝内血管阻力。我们总结了改善肝硬化肝窦阻力的治疗方案，这些药物在临床研究中显示出了应用前景。

1. 他汀类药物　他汀类药物具有血管保护作用，他汀类药物通过增加窦状微循环中的 NO 生物利用度来改善内皮功能障碍。此外，他汀类药物可以靶向周细胞中的 RhoA/Rho 激酶途径（例如活化的 HSC）并降低其收缩表型，从而降低肝内阻力并降低门静脉高压。在一项 II 期随机对照试验表明，单独或与非选择性 β 受体阻滞剂一起使用的辛伐他汀是安全的，并且降低 HVPG。

2. 花生四烯酸途径抑制剂　COX1 的特异性抑制剂改善了肝硬化肝脏的肝内血管功能障碍。在 CLD 大鼠模型中花生四烯酸途径的抑制剂显示出对门静脉高压和肝内微循环的血管舒张能力的有益作用，包括 NO 供体和 COX 抑制剂 nitroflurbiprofen、TXA2 受体阻滞剂 terutroban 以及半胱氨酰白三烯拮抗剂 montelukast。在这些临床前研究的基础上，目前正在进行一项 TXA2 受体拮抗剂 ifetroban 的临床试验。

3. 抗氧化剂　抗氧化剂通过抑制 NO 的清除来改善肝硬化肝脏的微血管功能障碍。在临床前研究中，抗氧化剂如超氧化物歧化酶类似物，白藜芦醇，维生素 E 和 N- 乙酰半胱氨酸可降低肝硬化大鼠模型中升高的肝内血管阻力（IHVR）。临床研究中服用抗氧化剂的患者在摄入标准餐后 HVPG 增量显著减弱（4% *vs.* 18%）。

4. 抗凝剂　肝微血栓形成导致 IHVR 和门静脉高压的增加。抗凝血剂是肝硬化门静脉高压的潜在治疗方案。依诺肝素通过使 HSC 失活，改善肝纤维化和减少肝微血栓形成改善肝硬化大鼠肝内微血管功能障碍，导致门静脉压力降低。Xa 因子抑制剂利伐沙班给予肝硬化大鼠 2 周显著降低了门静脉压力，这是由于微血管功能障碍改善，LSEC 和 HSC 表型改善，纤维化减少和微血栓形成减少。一项包括 70 例晚期肝硬化患者的随机对照试验中依诺肝素治疗减少了门静脉血栓形成的发展。

5. 肝脏抗血管生成　在肝硬化过程中，肝内血管生成可被认为是一种保护机制，可为毛细血管窦状隙区域的实质带来营养和氧气，但在疾病晚期发生的新生血管的过度形成是有害的，并进一步促进了门静脉高血压加重。索拉非尼是一种有效的多激酶抑制剂，可靶向 VEGF 受体，通过下调 HSCs 中的 ROCK 通路并减少肝脏炎症来降低胆管结扎肝硬化大鼠的门静脉压力。其他酪氨酸激酶抑制剂（sunitinib 和 brivanib）治疗可降低肝硬化大鼠的门静脉压力并改善肝纤维化。临床研究显示接受 2 周索拉非尼治疗的肝硬化和肝细胞癌患者时降低门静脉压力。

（三）生活方式干预

适当的营养摄入和适度的体力活动可能会改变与肝硬化和门静脉高压症相关的不良预后因素，如肌少症、肥胖症和营养不良。一项针对超重或肥胖的肝硬化和门静脉高压症患者进行前瞻性非对照研究显示，短期低热量正常饮食和适度有氧运动减少了体重和门静脉压力。瘦素，一种调节体重和食欲的激素，阻断降低肝硬化大鼠的门静脉压力。牛磺酸——一种具有多种有益作用的氨基酸，改善 CLD 大鼠模型中的门静脉高压和肝纤维化。临床试验报告中在肝硬化患者和临床上明显的门静脉高压症患者给予牛磺酸 1 个月可使 HVPG 降低 12%。

【总结】

门静脉高压症的治疗在过去几年中已经显著改善，从外科逐渐转向内镜、介入及药物等综合治疗的转变。内镜治疗新技术的发展突破了诸多既往内镜治疗的禁忌，与介入的联合诊疗让很多极高压力的极重度静脉曲张高风险患者获得了治疗的机会。风险分层和个性化医疗，改善静脉曲张患者的管理和结果。更好地选择可能从早期 TIPS 中受益的患者推动该领域未来的研究。开发能够降低门静脉高压的新药也是一项迫切的未满足需求。精准全面的术前评估和多学科团队协作诊疗是提高患者生存的关键。

（曾晓清　陈　颖　陈世耀）

推 荐 阅 读

[1] 中华医学会肝病分会, 中华医学会消化分会, 中华医学会消化内镜学分会. 肝硬化门静脉高压食管胃静脉曲张出血的防治指南 [J]. 中华内科杂志, 2016, 55 (1): 57-72.

[2] DE FRANCHIS R, Baveno Ⅵ Faculty. Expanding consensus in portal hypertension: Report of the Baveno Ⅵ Consensus Workshop: Stratifying risk and individualizing care for portal hypertension[J]. J Hepatol, 2015, 63 (3): 743-752.

[3] 中国门静脉高压诊断与监测研究组 (CHESS), 中华医学会消化病学分会微创介入协作组, 中国医师协会介入医师分会急诊介入专业委员会, 等. 中国肝静脉压力梯度临床应用专家共识 (2018 版) [J]. 中华消化外科杂志, 2018, 17 (11): 1059-1070.

[4] ZENG X Q, MA L L, TSENG Y J, et al. Endoscopic cyanoacrylate injection with or without lauromacrogol for gastric varices: a randomized pilot study[J]. J Gastroenterol Hepatol, 2017, 32 (3): 631-638.

[5] 李冰, 罗剑钧, 张雯, 等. 极高肝静脉压力梯度对食管胃静脉曲张二级预防患者内镜治疗短期预后的影响 [J]. 中华消化杂志, 2017, 37 (10): 655-660.

[6] 陈世耀, 黄晓铨. 改良内镜下组织胶治疗胃静脉曲张相关技术及其应用评价 [J]. 中华消化杂志, 2017, 37 (10): 651-654.

[7] TSENG Y, MA L, LUO T, et al. Patient response to endoscopic therapy for gastroesophageal varices based on endoscopic ultrasound findings[J]. Gut Liver, 2018, 12 (5): 562-570.

[8] GOEL A, RAHIM U, NGUYEN L H, et al. Systematic review with meta-analysis: rifaximin for the prophylaxis of spontaneous bacterial peritonitis[J]. Aliment Pharmacol Ther, 2017, 46 (11-12): 1029-1036.

[9] GARCIA-TSAO G, ABRALDES J G, BERZIGOTTI A, et al. Portal hypertensive bleeding in cirrhosis: Risk stratification, diagnosis, and management: 2016 practice guidance by the American Association for the study of liver diseases[J]. Hepatology, 2017, 65 (1): 310-335.

[10] GARCIA-TSAO G, BOSCH J. Management of varices and variceal hemorrhage in cirrhosis[J]. N Engl J Medicine, 2010, 362 (9): 823-832.

[11] XIONG Y, HU Z, HAN X, et al. Hypertensive stretch regulates endothelial exocytosis of Weibel-Palade bodies through VEGF receptor 2 signaling pathways[J]. Cell Res, 2013, 23 (6): 820-834.

第五节　肝性脑病

肝性脑病 (hepatic encephalopathy, HE) 是由于急性或慢性严重肝功能障碍或门 - 体静脉异常分流 (简称门 - 体分流) 所引起的可逆性中枢神经系统功能异常综合征, 临床主要表现为神经和精神系统异常的症状和体征, 如意识障碍、行为失常和昏迷等, 是严重肝病常见的并发症及死亡原因之一。国外报道其 3 年生存率仅约 20%, 而我国尚无大规模的流行病学资料报道。

【病因与发病机制】

（一）病因与诱因

1. 导致严重肝功能障碍的肝脏疾病　各种原因引起的急性肝功能衰竭及各种类型的慢性肝病所致肝硬化是 HE 的主要基础疾病。我国以病毒性肝炎所致肝硬化最多见, 其次是药物或肝毒性物质如乙醇、化学制剂等, 妊娠期急性脂肪肝、自身免疫性肝病及严重感染等也可导致肝功能衰竭的发生。肝功能衰竭时血氨不能经鸟氨酸循环有效解毒, 进而导致 HE 发生。

2. 门 - 体分流　自发分流或分流手术, 包括先天性血管畸形、门静脉的部分阻塞 (如外伤、类癌、肿瘤性疾病等引起血液高凝状态, 进而导致门静脉及其分支栓塞或血栓形成)、淋巴瘤、转移性肿瘤、胆管细胞癌压迫产生的门静脉高压引起的门 - 体分流, 以及门 - 体分流术和 TIPS。门 - 体分流使门静脉血流直接进入体循环, 导致 HE 发生。

3. 其他代谢异常　尿素代谢循环的关键酶异常或其他任何原因导致血氨升高, 如先天性尿素代谢循环障碍, 均可导致 HE 的发生。

HE 的诱因可归纳为以下几个方面：①增加氨等含氮物质及其他毒物的来源, 如消化道出血 (每 100ml 血液约含 20g 蛋白质)、蛋白质摄入增加、氮质血症、便秘 (含氨、胺类和其他有毒衍生物与肠黏膜接触的时间延长, 导致毒物吸收增加)、口服铵盐、尿素和蛋氨酸等。②电解质及酸碱平衡紊乱：肠道内氨以两种形式存在, 即分子氨与离子铵, 由于 pH 变化而呈以下可逆反应：

$$NH_3 + H_2O \Longleftrightarrow NH_4OH \Longleftrightarrow NH_4^+ + OH^-$$

肠道中的氨主要在右半结肠内吸收, 正常情况下, 当结肠内 pH<6 时, 平衡式趋向右, 生成 NH_4^+, 即使肠道大量产氨, 但绝大部分以铵盐形式随粪便排出体外；当结肠内 pH>6 时, 平衡式趋向左, 生成 NH_3,

后者呈脂溶性，易吸收入门静脉血中。当患者出现进食少、呕吐、腹泻、继发性醛固酮增多症，以及医源性因素（如大量利尿、放腹水）等情况时，可导致低钾、低氯、碱中毒，肠腔内 pH＞6，促进氨的生成，吸收增加，引起高氨血症。③感染：感染是 HE 的一个公认的诱因，但所涉及的机制尚未完全清楚。肝硬化患者大多存在免疫力低下，易发生感染，如自发性腹膜炎、尿路感染及肺部感染，上述感染增加组织分解代谢，从而增加产氨。有研究提出，小肠细菌过度生长也可导致 HE 发生。④其他因素：如缺氧（缺氧可导致肾前性氮质血症，使血氨增高；此外，脑细胞缺氧可降低脑对氨的耐受性）、手术、麻醉及镇静催眠药（直接抑制大脑和呼吸中枢，造成缺氧）等，可加重肝细胞损害，使肝功能进一步减退。HE 发作的诱发因素按频率高低依次为感染、消化道出血、大量利尿、电解质紊乱、便秘及其他因素。

（二）发病机制

HE 的发病机制较复杂，目前仍未完全阐明。氨中毒学说仍然是 HE 发病机制的经典学说之一，炎症介质学说及其他毒性物质的作用也日益受到重视。

1. 氨中毒学说 氨代谢紊乱引起的氨中毒目前仍然被认为是 HE 的主要发病机制，主要基于以下证据：①约 90% 的 HE 患者动脉血氨浓度增加；②降低血氨可明显改善 HE 症状；③氨可以在多个大脑部位干扰脑功能，而这些部位的脑功能紊乱或障碍均可导致脑病发生。氨既可由肠上皮细胞处理谷氨酰胺生成，也可由结肠细菌分解代谢氮源而产生，如摄入的蛋白质和分泌的尿素。正常的肝脏可清除门静脉内几乎所有的氨，将其转化为谷氨酰胺。当肝功能严重受损时，氨可通过门静脉进入体循环。血氨进入脑组织使星状胶质细胞合成谷氨酰胺增加，导致细胞变性、肿胀及退行性变，引发急性神经认知功能障碍。同时，高血氨促进谷氨酸盐及活性氧释放，启动氧化应激及氮化应激反应，导致线粒体功能障碍，细胞的氧化磷酸化受抑制，使 ATP 产生减少，进而导致脑细胞能量代谢障碍。高血氨还可改变重要基因（如细胞内信号转导蛋白 MAPKs 及 NF-κB、水通道 AQP4 蛋白）表达，损害颅内血流的自动调节功能。

胃幽门螺杆菌（*Helicobacter pylori*, *H.pylori*）可产生活性很强的尿素酶，分解尿素产生 NH_3 和 CO_2，其产氨能力明显强于肠道产尿素酶细菌。因而，当 *H.pylori* 被发现不久，就有多个研究提出，肝硬化患者中 *H.pylori* 感染与 HE 相关。在蒙古沙鼠肝硬化模型中，*H.pylori* 感染的沙鼠其血氨明显升高。也有研究报道，根除 *H.pylori* 后，HE 患者血氨降低，HE 发作减少。最近的一项荟萃分析显示，*H.pylori* 感染与 HE 发生相关。然而，当排除单用 ELISA 方法检测 *H.pylori* 的文章后，重新分析发现，*H.pylori* 感染与 HE 无显著相关性。也有学者质疑两者的关系，认为血氨减少可能与 *H.pylori* 治疗方案中的抗生素抑制肠道细菌有关，而不仅仅是由于根除 *H.pylori* 所致。因此，需要更多的双盲、安慰剂对照研究来进一步阐明 *H.pylori* 与 HE 之间的关系。

2. 炎症反应损伤 目前认为，高氨血症与炎症介质相互作用，促进 HE 的发生发展。炎症过程所产生的细胞因子如肿瘤坏死因子、白细胞介素（IL）-1、IL-6 等可影响血 - 脑屏障的完整性，从而使氨等有毒物质及炎性细胞因子进入脑组织，引起脑实质改变和脑功能障碍。同时，高氨血症能够诱导中性粒细胞功能障碍，释放活性氧，促进机体产生氧化应激和炎症反应，造成恶性循环。另一方面，炎症过程所产生的细胞因子又反过来加重肝损伤，增加 HE 发生率。

3. 假性神经递质学说 神经冲动的传导是通过神经递质来完成的。神经递质分为兴奋性神经递质和抑制性神经递质，正常情况下两者保持生理平衡。兴奋性神经递质有儿茶酚胺中的多巴胺和去甲肾上腺素、乙酰胆碱、谷氨酸和门冬氨酸等；抑制性神经递质只在脑内形成。食物中的芳香族氨基酸，如酪氨酸、苯丙氨酸等，经肠菌脱羧酶的作用分别转变为酪胺和苯乙胺，随后在肝内被单胺氧化酶分解清除。然而，肝功能衰竭时，酪胺和苯乙胺的清除发生障碍，或经门 - 体分流进入体循环，而后进入脑组织，在脑内经 β- 羟化酶的作用分别形成 β- 羟酪胺和苯乙醇胺，后两者的化学结构与正常神经递质相似，但不能传递神经冲动或作用很弱，因此称为假性神经递质。当假性神经递质被脑细胞摄取并取代了突触中的正常神经递质，则神经传导发生障碍，兴奋冲动不能正常传导至大脑皮质而产生抑制，导致 HE 发生。

4. γ- 氨基丁酸 / 苯二氮䓬（GABA/BZ）复合体学说 γ- 氨基丁酸是哺乳动物中枢神经系统特有的、最主要的抑制性神经递质，在脑内与苯二氮䓬类受体以复合受体的形式存在。γ- 氨基丁酸是由肠道细菌产生，在门 - 体分流和肝功能衰竭时，可绕过肝脏进入体循环。HE 时 γ- 氨基丁酸血液浓度增高，且通过血 - 脑屏障的量增加，大脑突触后神经元的 GABA

受体显著增多。这种受体不仅能与GABA结合，还能通过其表面不同部位与巴比妥类和苯二氮䓬（benzodimepine，BZ）类药物结合，故称为GABA/BZ复合体。GABA或上述两种药物与受体结合后，都能促进氯离子进入突触后神经元，抑制神经传导。实验研究证实，给肝硬化动物使用可激活 γ- 氨基丁酸 / 苯二氮䓬复合受体的药物如苯巴比妥、地西泮等，可诱导或加重 HE；而给予苯二氮䓬类受体拮抗剂如氟马西尼，可减少 HE 的发作。

5. 脑干网状系统功能紊乱 脑干网状结构位于中枢神经系统的中轴部位，是一个具有广泛调节和整合作用的组织，对于维持大脑皮质的兴奋性和觉醒状态具有重要作用。脑干网状结构中假性神经递质增多时，可拮抗真性神经递质而被神经末梢所摄取和贮存，使网状结构上行激动系统功能失常，传至大脑皮质的兴奋冲动受阻，进而抑制大脑功能，出现意识障碍乃至昏迷。研究发现，当 HE 发生时，脑干网状系统及黑质 - 纹状体系统的神经元活性受到不同程度的损伤，产生扑翼样震颤和肌张力改变。且脑干网状系统受损程度与 HE 病情严重程度一致。

6. 色氨酸和 5- 羟色胺 正常情况下色氨酸与白蛋白结合不易进入血 - 脑屏障，肝功能衰竭时白蛋白合成降低，加之血浆中其他物质对白蛋白的竞争性结合造成游离的色氨酸增多，游离的色氨酸可通过血 - 脑屏障，在大脑中代谢生成 5- 羟色胺（5-HT）及 5- 羟吲哚乙酸（5-HIAA），两者都是抑制性神经递质，参与 HE 的发生。

7. 氨基酸失衡学说 正常人血浆缬氨酸、亮氨酸和异亮氨酸（BCAA）与苯丙氨酸、酪氨酸（AAA）的比值为 3.5 ± 1.5。肝功能衰竭引起蛋白质分解代谢增强，BCAA 在肌肉和肾内被分解，而受损的肝脏对 AAA 的清除能力降低，使其血浆浓度增高，导致上述比值下降。AAA 进入脑内，脱羧后成为具有假性神经递质作用的胺类，如胺、酪胺、苯乙醇胺等，与儿茶酚胺类神经递质拮抗，妨碍正常神经突触间冲动的传递，使中枢神经系统功能紊乱，特别是影响脑干网状结构上行激活系统和大脑边缘系统的神经突触间冲动传递，从而导致 HE 发生。

8. 其他可能的神经毒性物质

（1）锰毒性：锰具有神经毒性，正常时由肝脏分泌经胆管至肠道，然后排出体外。肝功能衰竭时锰不能正常排出并进入体循环，在大脑中积聚产生毒性。研究发现，部分肝硬化患者血和脑中锰含量比正常人高 2～7 倍。锰主要沉积于大脑基底节星形胶质细胞的线粒体内，可损伤线粒体功能；锰还可兴奋星形胶质细胞膜上的转位蛋白，促进神经类固醇的合成，增强 γ- 氨基丁酸的作用；此外，锰能产生活性氧和毒性儿茶酚胺（6- 羟多巴胺），诱导神经细胞凋亡。

（2）甲硫氨酸：甲基硫醇是甲硫氨酸的代谢产物；当肝脏解毒功能减退时，可进入体循环和脑内，抑制脑内氨的解毒和抑制神经递质传递。

（3）短链脂肪酸（short-chain fatty acids，SCFA）：SCFA 是指碳链中碳原子数少于 6 个的有机脂肪酸；HE 患者的血液及脑脊液中 SCFA 浓度增高。短链脂肪酸主要作用于脑干网状结构，抑制氧化磷酸化，使 ATP 生成减少，从而抑制神经冲动传递。

【临床表现】

HE 的临床表现因基础肝病的类型、肝细胞损害的程度以及诱因的不同而很不一致。2013 年中华医学会制定的《中国肝性脑病诊治共识意见》（简称中国共识）中 HE 分类仍沿用 1998 年维也纳第 11 届 WCOG 推荐的 HE 分类。2014 年美国肝病研究学会（AASLD）与欧洲肝脏学会（EASL）制定的《2014 慢性肝病病人肝性脑病诊治指南》（简称欧美实践指南）对 HE 进行了更加标准化的分类。与 2013 年中国共识不同的是，该指南指出 HE 是从大脑认知功能受损发展为意识昏迷的一个连续过程，应该将 HE 按照基础疾病的类型、病程、诱发因素以及临床表现的严重程度进行详细分类。此外，2014 欧美实践指南还提出对 HE 患者诊断完整的描述应包括其分型、分级、发作时程及有无诱发因素，如"HE，C 型，3 级，持续性，有诱发因素"。

1. 根据基础疾病的类型 HE 可分为三大类：

A 型：HE 发生在急性肝功能衰竭基础上，多无明显诱因和前驱症状，常在起病数日内由轻度的意识错乱迅速发生深昏迷，甚至死亡，并伴有急性肝功能衰竭的表现，如黄疸、出血、凝血酶原活动度降低等。

B 型：门 - 体旁路型（portal systemic bypass），患者存在明显的门 - 体分流，但无肝脏本身的疾病，肝脏组织学正常；其临床表现与肝硬化伴 HE 者相似。

C 型：慢性肝病和肝硬化基础上发生的 HE，是 HE 中最常见的类型。临床症状以慢性反复发作的性格与行为改变、言语不清、木僵、甚至昏迷为特征，常伴有扑翼样震颤、肌张力增高、腱反射亢进、踝阵挛或巴宾斯基征（Babinski）阳性等神经系统异常表现。其中，轻微 HE（minimal HE，MHE）

属于 C 型 HE 的亚型,过去曾称为亚临床肝性脑病(subclinical hepatic encephalopathy,SHE),症状隐匿,需借助精细的心理或智能测试及神经电生理学检查才能诊断。

在我国,大多数 HE 为 C 型,而 A 型与 B 型相对少。

2. 根据基础疾病的时程分类　HE 可分为三大类:

(1) HE 发作:HE 第一次发作。

(2) HE 复发:HE 发作的时间间隔小于 6 个月。

(3) 持续性 HE:某一种行为模式的改变持续存在,期间有显性 HE 的复发。

3. 根据有无诱发因素分类　HE 可分为两类:

(1) 无诱因的 HE。

(2) 有诱因的 HE:几乎所有的 C 型 HE 均可找到诱发因素;因此,我们应该积极的寻找并去除诱因。

4. 根据 HE 临床症状的轻重分类　根据 HE 不同的临床表现可分为五大类,即 HE 的临床分级。目前国内外应用最广泛的仍是 HE 的 West-Haven 分级标准,将 HE 分为 0～4 级;由于 West-Haven 分级标准中 0 级和 1 级很难区分,特别是 1 级 HE 中,欣快、抑郁、注意时间缩短等征象难以识别。因此,国际肝性脑病与氮代谢学会(ISHEN)近年制定了称为 SONIC 的分级标准,即将 MHE 和 West-Haven 分级 0 级、1 级 HE 归为隐匿性 HE(covert hepatic encephalopathy,CHE),其定义为有神经心理学和/或神经生理学异常但无定向力障碍、无扑翼样震颤的肝硬化患者。将有明显 HE 临床表现的患者(West-Haven 分级标准中的 2～4 级 HE)定义为显性 HE(overt hepatic encephalopathy,OHE)。为了在肝硬化等终末期肝病患者中筛查 MHE,2018 年中国肝硬化 HE 诊治共识制定并应用 MHE 和 HE1～4 级修订了分级标准(表 5-2-8)。

此外,有人提出根据患者是否有慢加急性肝功能衰竭可将 HE 再次进行分类,但仍有待进一步研究。

【辅助检查】

(一)生化学指标

1. 肝功能试验　如转氨酶、胆红素、白蛋白、凝血酶原活动度等明显异常,提示有肝脏储备功能严重受损。

2. 血氨　血氨升高对 HE 的诊断有较高参考价值,尤其是门 - 体分流型 HE 患者多有血氨增高,但是血氨水平与病情严重程度之间无相关关系。血氨正常的患者亦不能排除 HE。HE 标本采集、转运方法及检测是否及时都可能影响血氨结果,如止血带压迫时间过长,采血检测时间较长、高温下运送等均可能引起血氨检测值升高。因此,应在室温下采集静脉血后立即低温送检,30 分钟内完成测定,或离心后 4℃冷藏,2 小时内完成检测。

(二)神经心理学测试

神经心理学测试是临床筛查及早期诊断 MHE 及 1 级 HE 最简便的方法,已被多个 HE 指南推荐作为 MHE 的筛查或早期诊断的重要方法。

1. 传统纸笔神经心理学测试　HE 心理学评分(psychometric hepatic encephalopathy score,PHES),包括数字连接试验 A(number connection test A,NCT-A)、数字连接试验 B(number connection test B,NCT-B)、数字符号试验(digit symbol test,DST)、轨

表 5-2-8　HE 的分级及症状、体征

修订的 HE 分级标准	神经精神学症状(即认知功能表现)	神经系统体征
无 HE	正常	神经系统体征正常,神经心理测试正常
MHE	潜在 HE,没有能觉察的人格或行为变化	神经系统体征正常,但神经心理测试异常
HE 1 级	存在轻微认知障碍,注意力减弱,睡眠障碍(失眠、睡眠倒错),欣快或抑郁,轻微性格改变及行为异常	扑翼样震颤可引出,神经心理测试异常
HE 2 级	明显的行为和性格变化;嗜睡或冷漠,轻微的定向力异常(时间、空间定向),计算能力下降,运动障碍,言语不清	扑翼样震颤易引出,肌张力增高,巴宾斯基征阳性。不需要做神经心理测试
HE 3 级	明显定向力障碍(时间、空间定向),行为异常,以昏睡及精神错乱为主	扑翼样震颤通常无法引出,踝阵挛、肌张力增高、腱反射亢进,不需要做神经心理测试
HE 4 级	昏迷,不能被唤醒,浅昏迷时对疼痛刺激有反应,深昏迷时对各种刺激均无反应	肌张力增高或中枢神经系统阳性体征,不需要做神经心理测试

迹描绘试验、系列打点试验等 5 个测试试验。尽管 PHES 的灵敏度和特异度较高，但其结果受患者的合作及理解程度等多种因素影响。近年来开发的电子数字连接试验（eNCT）等计算机软件工具，用于肝硬化患者自身认知功能障碍的监测与筛查，具有更好的重复性和可靠性。

2. 控制抑制试验（inhibitory control test，ICT） ICT 是一种注意力和反应抑制的计算机测试，用于描述注意力缺陷障碍、精神分裂症和创伤性脑损伤的特征。ICT 通过计算机技术在 50 毫秒周期内显示一些字母，测试患者的反应抑制、注意力和工作记忆，可以用于 MHE 的检测。有研究显示，ICT 诊断 MHE 的灵敏度可达 88.0%，ICT 诊断 OHE 的敏感性达 85.7%，特异性达 97.6%。因此，ICT 是诊断 MHE 及预测 OHE 发生的简易方法。

3. Stroop 及 Encephal APP 测试 Stroop 是通过记录识别彩色字段和书写颜色名称之间的干扰反应时间来评估精神运动速度和认知灵活性的测试，可评估前注意力系统（anterior attention system）的功能情况，且对 MHE 患者认知损害敏感。近期，开发出基于该测试的移动应用软件工具——Encephal APP，显示出较好的辨别肝硬化认知功能障碍的能力和应用前景，且大大减少了测试时间。

4. 连续反应时间（continuous reaction time，CRT）检测 CRT 用来记录患者从电脑给出的信号刺激到做出反应所用的时间，主要测试患者的反应能力，其操作简单、快捷，不易受年龄和性别的影响，无显著的学习效应。MHE 患者的 CRT 明显延长，具有诊断价值。但该方法诊断 MHE 的敏感性及特异性仍需进一步评估。

5. 可重复成套神经心理测试（repeatable battery for the assessment of neuropsychological status，RBANS） RBANS 可测量 MHE 相关的一系列神经认知功能，包括即时记忆、延迟记忆、注意力、视觉空间能力和语言能力，该测试已在美国多项临床试验中用于多种神经系统疾病及晚期肝硬化患者。然而，RBANS 评分及其分量表受肾功能影响较大，其评价的指标中包含一些并不影响 HE 的因素，RBANS 评价 HE 的敏感性低。因此，不推荐将 RBANS 专门作为 HE 的检测工具。

6. 其他方法 扫描测试（SCAN）是一种基于数字识别记忆任务的计算机化测试，可检测注意力、精神运动速度与工作记忆，有研究提示其可用于诊断 HE，但目前对 SCAN 在 HE 中作用的研究甚少，

其临床应用有待进一步评估。新的神经心理学测试方法还包括有动物命名测试（animal naming test，ANT）、姿势控制及稳定性测试、多感官整合（multi-sensory integration）测试等。

（三）神经生理学检查

1. 脑电图检查 正常人的脑电图成 α 波，每秒 8～13 次；HE 患者脑电图表现为节律变慢。2～3 级 HE 患者为 δ 波或三相波（即中高波幅慢波出现在弥漫性低波幅慢波背景上），每秒 4～7 次；昏迷时表现为高波幅的 δ 波，每秒少于 4 次。脑电图反映大脑皮质功能，脑电图的改变特异性不强，且只有在严重 HE 患者中才能检测出特征性三相波，故不宜作为 HE 早期诊断的指标。

2. 临界闪烁频率（critical flicker frequency，CFF）检测 CFF 是引起闪光融合感觉的最小刺激频率。可以反映大脑神经传导功能障碍，该测试结果不受患者年龄和文化水平的影响。研究显示，其诊断 MHE 的敏感性为 61%，特异性为 79%，可作为辅助检查手段。

3. 诱发电位检测 根据刺激的感官不同，诱发电位分为视觉诱发电位（visual evoked potential，VEP）、躯体感觉诱发电位（somatosensory evoked potential，SEP）和脑干听觉诱发电位（brainstem auditory evoked potential，BAEP）。躯体感觉诱发电位对脑功能细微变化非常敏感，可用于诊断 MHE。由于视觉诱发电位与脑干听觉诱发电位在不同人、不同时期变化较大，故其特异性与敏感性较差。事件相关诱发电位（event-related potential，ERP）P300 是检测肝硬化 MHE 患者认知障碍的指标，且视觉 P300 优于听觉 P300。

（四）影像学检查

1. 颅脑 CT 颅脑 CT 本身不能用于 HE 的诊断或分级，但可发现急性 HE 脑水肿表现及慢性 HE 患者不同程度的脑萎缩，并排除脑血管意外及颅内肿瘤等疾病。

2. 磁共振成像（MRI） MRI 对肝衰竭患者脑水肿的诊断优于 CT，在 HE 患者中可观察到 T_1 加权像基底节呈强信号改变，这可能与锰蓄积相关。然而，这些变化既不是 HE 的敏感性指标，也不是特异性指标。

功能性磁共振成像（functional magnetic resonance imaging，fMRI）：国内外多项研究显示，采用静息态 fMRI 研究观察到，HE 患者的基底节 - 丘脑 - 皮层回路受损，功能连接的改变与 HE 患者认知功能的改变

有关。采用局部一致性（regional homogeneity, ReHo）分析的静息态 fMRI 可作为一种无创性检查方法，对 HE 患者认知改变及 MHE 诊断具有重要价值，但目前无大规模临床研究及与其他方法的对比研究。

磁共振波谱分析（magnetic resonance spectroscopy, MRS）：MRS 可使用多种核素对脑多种神经代谢物质进行系列检测。根据使用的波谱序列，质子（1H）MRS 可评估胆碱、肌酸（Cr）、谷氨酰胺/谷氨酸（Glx）、肌醇及 N-乙酰天冬氨酸的区域性脑浓度，而 HE 患者常出现大脑枕部灰质及顶部皮质区域这些有机渗透物质的改变。国内外已开展多项研究评价 MRS 在 HE 中的应用，尤其是对 MHE 的诊断作用。最近一项研究评价磁共振弥散张量成像（diffusion tensor imaging, DTI）系统对儿童慢性肝病中 MHE 的检测，发现额叶白质平均弥散率（mean diffusivity, MD）诊断 MHE 的敏感性及特异性分别为 73.5% 和 100%，与神经心理学测验结果一致，是 MHE 的可靠检测工具。该方法目前尚未常规用于临床，但前景可期。

【诊断与鉴别诊断】

1. **OHE 的诊断** OHE 主要依据典型的临床表现和体征得以诊断。2014 欧美实践指南建议可根据西汉文标准（West Haven Criteria）和格拉斯哥昏迷指数（Glasgow Coma Scale）对 HE 进行分级诊断。2018 年中华医学会肝病学分会制定的肝硬化 HE 诊治共识推荐以下作为 HE 诊断要点：

（1）有引起 HE 的基础疾病：基础疾病不同，HE 类型有所差异。A 型者无慢性肝病病史，但存在急性肝衰竭；B 型者有门-体分流的存在，但无肝脏基础疾病；C 型者常有严重肝病病史和/或广泛门-体分流，如肝硬化、肝癌、门-体静脉分流术后等。

（2）有临床可识别的神经精神症状及体征：如情绪和性格改变、意识错乱及行为失常、定向障碍、嗜睡和兴奋交替、肌张力增高、扑翼样震颤、踝阵挛及病理反射阳性等，严重者可为昏睡、神志错乱甚至昏迷。

（3）有引起 HE 的诱因：A 型者常无诱因；B 型、C 型者常见诱因有上消化道出血、放腹水、大量利尿、高蛋白饮食、感染及服用药物如镇静药等。既往发生过 HE 对诊断有重要帮助。

（4）血氨升高。

（5）排除其他表现为神经精神异常的疾病：如精神疾病、其他代谢性脑病、中毒性脑病、神经系统疾病（如颅内出血、颅内感染及颅内占位）等情况。

2. **MHE 的诊断** MHE 诊断主要依靠神经心理

学测试。2014 欧美实践指南推荐至少使用两种现有的可信度高的检测方法，包括纸笔测试（PHES）和以下方法之一：计算机化的检测（CRT、ICT、SCAN 和 Stroop）或者神经生理学检测（CFF 或脑电图）。2018 年中华医学会肝病学分会制定的肝硬化 HE 诊治共识推荐符合以下两条主要诊断要点及次要诊断要点中任意一条或以上，可诊断为 MHE。

主要诊断要点：

（1）有引起 HE 的基础疾病，严重肝病和（或）广泛门体侧支分流。

（2）传统神经心理学测试指标中至少 2 项异常。

次要诊断要点：

（1）新的神经心理学测试方法中（ANT、姿势控制及稳定性测试、多感官整合测试）至少 1 项异常。

（2）临界闪烁频率检测异常。

（3）脑电图、视觉诱发电位、脑干听觉诱发电位异常。

（4）fMRI 异常。

3. **HE 需要与以下疾病相鉴别**

（1）精神障碍：以精神症状，如性格改变或行为异常等为唯一突出表现的 HE 易被误诊为精神疾病，了解其肝病史及检测肝功能等应作为排除 HE 的常规。

（2）颅内病变：包括蛛网膜下腔、硬膜外或脑内出血、脑梗死、脑肿瘤、颅内感染、癫痫等。

（3）其他代谢性脑病：包括酮症酸中毒、低血糖症、低钠血症、肾性脑病、肺性脑病、韦尼克脑病等，可通过相应的原发疾病及其血液生化分析特点，做出鉴别诊断。

（4）中毒性脑病：包括酒精性脑病、急性中毒、戒断综合征、重金属（汞、锰等）脑病以及精神药物或水杨酸盐药物毒性反应等。

（5）其他，如肝硬化相关帕金森病、肝性脊髓病、获得性肝脑变性（AHCD，一种由慢性肝病导致的不可逆性神经变性，引发脑功能障碍的临床病理综合征）等。

【治疗】

HE 是多种因素综合作用引起的复杂代谢紊乱，故应从多个环节采取综合性的治疗措施。早期识别、及时治疗是改善 HE 预后的关键，尤其要重视 MHE 的筛查与防治。HE 的治疗应根据临床类型、不同诱因及疾病的严重程度制订个性化的治疗方案。

（一）去除诱因

应及时识别各种可能的诱因，对可疑的诱因应及时进行相关检查，并针对不同的诱因进行相应处理。

1. 感染　怀疑有感染者，行微生物培养及影像学等检查，腹水患者应行诊断性腹腔穿刺术；明确感染如自发性腹膜炎、肺炎、败血症等应即时联合应用强效抗生素；等待培养结果时应给予短期经验性抗生素治疗，尤其是无其他明显诱因时。

2. 消化道出血　针对出血原因及时治疗上或下消化道出血。

3. 电解质紊乱及酸碱失衡　脱水所致的急性肾衰，大量利尿引起的低钾、低氯血症及代谢性碱中毒诱发 HE，应及时纠正。

4. 便秘　寻找便秘原因，及早采取措施确保适当排便。

5. 医源性诱因　避免大量利尿及放腹水、输注库血及应用含氮药物等医源性因素，慎用止痛、安眠、镇静药物。

6. 氮质血症　因负氮平衡引起者，应采取维持正氮平衡措施，或针对相关原因进行处理。

对于无明显诱因但反复发作的 HE 患者，宜考虑有无大的自发性门体分流存在，如脾肾或胃肾的门体侧支循环开放，可形成大的分流，在此种情况下，可进行内脏血管造影术诊断及栓塞治疗。

（二）药物治疗

1. 乳果糖（lactulose）　它是由半乳糖与果糖组成的双糖，在自然界中并不存在。由于人体消化道内没有分解乳果糖的酶，所以在胃及小肠内不被分解和吸收，至结肠后被肠道细菌酵解生成低分子的乳酸、醋酸，使肠腔 pH 降低，减少 NH_3 的形成并抑制氨的吸收。不吸收双糖在肠道中分解产生的有机微粒可增加肠腔渗透压，再加上其酸性产物对肠壁的刺激作用可产生缓泻的效果，有利于肠道内氨及其他毒性物质的排出；不吸收双糖还可抑制产氨、产尿素酶细菌的生长，减少氨的产生。乳果糖是目前治疗 HE 的一线药物，被美国食品药品管理局（FDA）批准可用于 HE 的长期治疗。多个研究证实，与安慰剂相比，乳果糖明显改善 MHE 患者健康相关生活质量（health related quality of life, HRQOL）和认知功能障碍。乳果糖不良反应少，对于有糖尿病或乳糖不耐受的患者也可以应用。急性 HE，开始用 45ml 口服（或鼻饲），以后每 1 小时追加 1 次，直至有大便排出；适当调整剂量以保证每日 2～3 次软便为宜（通常用量为 15～30ml，每 8～12 小时 1 次）。必要时可配合保留灌肠治疗。然而，过量使用乳果糖可能导致患者出现腹胀、脱水、高钠血症及肛周皮肤黏膜损伤，甚至加重 HE。

2. 拉克替醇（lactitol，又称乳梨醇）　拉克替醇是肠道不吸收的双糖，能清洁、酸化肠道，减少氨的吸收，调节肠道微生态，有效降低内毒素。乳梨醇为乳果糖衍生物，作用机制及疗效与乳果糖类似，同时起效速度快，腹胀发生率低，甜度较低，糖尿病患者可正常应用。有研究认为，拉克替醇治疗 HE 的作用与乳果糖一致或优于乳果糖，特别适用于不能耐受乳果糖的患者。拉克替醇治疗 HE 的推荐初始剂量为 0.6g/kg，分 3 次于餐时服用。以每日排软便 2 次为标准来增减服用剂量。

3. 抗菌药物　全身应用抗生素，对于控制感染、控制 HE 诱因非常重要。此外，口服抗生素可减少肠道中产氨细菌的数量，抑制肠道细菌过度繁殖，减少肠道氨的产生与吸收，有效治疗 HE。甲硝唑可抑制肠道厌氧菌、改善 HE，但长期服用可能会导致肠道菌群失调、胃肠道不适或神经毒性；口服新霉素可抑制细菌蛋白合成及肠道谷氨酰胺酶活性。随机对照研究证实口服新霉素与乳果糖治疗 HE 的作用无明显差异，且 FDA 也批准口服新霉素用于 HE 治疗。但考虑到其不良反应，包括肠吸收不良、肾毒性和耳毒性，临床上并不常规推荐其作为 HE 治疗方案；非氨基糖苷类抗菌药 α 晶型利福昔明（rifaximin）是利福霉素的合成衍生物，具有广谱、强效的抑制肠道内细菌生长，口服后不吸收，只在胃肠道局部起作用。研究显示，在治疗慢性 HE 时，利福昔明与乳果糖、新霉素效果相当或更优，且长期应用对听神经及肾功能无不良反应。利福昔明与乳果糖联用比单用乳果糖可获得更好的临床效果，能有效逆转患者症状，缩短住院时间，降低患者因出现败血症而导致的病死率，被推荐用于 OHE 患者的维持缓解治疗。最近一项随机对照实验显示，与安慰剂组对比，利福昔明明显改善 MHE 患者驾驶错误率、认知能力及疾病影响程度量表（sickness impact profile, SIP）的社会心理功能。

4. L- 鸟氨酸 L- 门冬氨酸（L-ornithine L-aspartate, LOLA）　可作为替代治疗或用于常规治疗无反应的患者，对 OHE 和 MHE 均有治疗作用。鸟氨酸作为体内鸟氨酸循环的底物，可增加氨基甲酰磷酸合成酶及鸟氨酸氨基甲酰转移酶的活性，促进尿素的合成；而门冬氨酸作为谷氨酰胺合成的底物，在体内转化为谷氨酸、谷氨酰胺的过程中可消耗血氨。研究证实，LOLA 通过促进肝脏鸟氨酸循环和谷氨酰胺合成,降低氨的水平,可明显降低餐后静脉血氨,改善 HE 的分级及神经心理测试结果。

5. 微生态制剂　含双歧杆菌、乳酸杆菌的微生态制剂可通过调节肠道菌群,促进宿主肠道内有益菌如乳酸杆菌的生长,抑制产氨、产尿素酶等有害菌的生长。改善肠上皮细胞的营养状态、降低肠黏膜通透性,减少细菌易位,减轻内毒素血症,改善高动力循环;还可减轻肝细胞的炎症和氧化应激,从而增加肝脏对氨的清除。多项随机对照试验证实,益生菌与乳果糖作用相当,可明显降低 HE 住院率,改善 MHE 症状,预防 OHE 发生。

粪菌移植(fecal microbiota transplantation,FMT):肝硬化 HE 患者易出现一些有益菌群减少(包括毛螺菌科和疣微菌科)和致病菌群增加(如肠杆菌科和链球菌科)。近年,美国弗吉尼亚联邦大学的研究人员 Bajar 等的一项开放标签、随机、对照研究发现,粪菌移植可降低复发性 HE 患者的入院率,改善其认知功能(PHES 及 EncephalApp Stroop 评分)及菌群失调。然而,FMT 的有效性、耐久性和安全性仍有待进一步研究。

6. 拮抗假性神经递质药物　内源性苯二氮䓬类似物与抑制性神经递质 γ- 氨基丁酸受体结合对中枢神经系统产生抑制作用是 HE 发生机制之一。理论上应用该受体拮抗药氟马西尼、纳洛酮、溴隐亭、左旋多巴及和乙酰胆碱酯酶(acetylcholine esterase)抑制剂治疗 HE 是可行的,由于这些药物的临床试验未见显著的临床获益,因此尚未推荐常规使用。

7. 其他药物

(1)精氨酸:肝合成尿素的鸟氨酸循环中的中间代谢产物,可促进尿素的合成而降低血氨。临床所用制剂为其盐酸盐,呈酸性,可酸化血液,减少氨对中枢神经的毒性作用。

(2)谷氨酰胺:谷氨酸钠、谷氨酸钾可作为谷氨酰胺合成的底物而降低血氨,并能调整血钾和血钠的平衡。但近年来认为谷氨酸盐只能暂时降低血氨,不能透过血 - 脑屏障,不能降低脑组织中的氨,且可诱发代谢性碱中毒,反而加重 HE;另外,脑内过多的谷氨酰胺产生高渗效应,参与脑水肿的形成,不利于 HE 患者恢复。因此,目前临床上已不常规使用。

(3)阿卡波糖:最初用于治疗糖尿病。研究发现,阿卡波糖 300mg/d 可降低伴有 2 型糖尿病的肝硬化患者 1、2 级 HE 的血氨水平,并改善 NCT 的速度。但其对 HE 的确切作用机制不明,可能与抑制

小肠刷状缘的 α- 葡萄糖苷酶有关。不良反应包括腹痛、胀气和腹泻。该药在 HE 中的应用还需进一步研究。

(三)营养支持治疗

传统的观念认为限制蛋白饮食可减少肠道产氨、防治 HE。但近来研究发现肝硬化 HE 患者常常伴有营养不良,严格限制蛋白摄入虽能防止血氨升高,但可使患者营养状况进一步恶化,加重肝损害,增加死亡的风险。而正氮平衡有利于肝细胞再生及肌肉组织对氨的清除能力。正确评估患者的营养状态,早期进行营养干预,可改善患者生活质量,降低并发症的发生率,延长患者生存时间。

1. 能量摄入及模式　目前认为,每日理想的能量摄入为 35~40kcal/kg(1kcal＝4.184kJ),以糖类为主。应鼓励患者少食多餐,每日均匀分配小餐,睡前加餐(至少包含复合碳水化合物 50g),白天禁食时间不应超过 3~6 小时。如无食管胃底静脉曲张,不能进食者可予鼻饲,必要时可予静脉营养补充。

2. 蛋白质　欧洲肠外营养学会指南推荐,每日蛋白质摄入量为 1.2~1.5g/kg 来维持氮平衡,肥胖或超重的肝硬化患者日常膳食蛋白摄入量维持在 2g/kg,对于 HE 患者是安全的。蛋白种类以植物蛋白为主,其次是牛奶蛋白。因植物蛋白含甲硫氨酸和芳香族氨基酸较少,而支链氨基酸较多,不易诱发 HE;同时植物蛋白中含有非吸收的纤维素,经肠菌酵解产酸有利于氨的排出。2018 年中华医学会肝病学分会制定的肝硬化 HE 诊治共识推荐,急性 HE 及 3、4 级 HE 开始数日要禁食蛋白,清醒后每 2~3 天增加 10g,逐渐增加蛋白至每日 1.2g/kg;MHE 与 1、2 级 HE 则开始数日予低蛋白饮食(<20g/d),随着症状的改善,每 2~3 天增加 10~20g,最大量可增加至每日 1.2g/kg。对于存在负氮平衡的患者,可静脉输注白蛋白。一项利福昔明治疗 OHE 的随机对照研究显示,静脉输注白蛋白并未纠正住院期间 OHE 发生,但却明显改善出院后生存率。

3. 支链氨基酸(BCAA)　一项纳入 16 项试验、共 827 例 HE 患者的 Meta 分析评估了 BCAA 的疗效。结果显示,BCAA 可改善 HE 患者临床表现,但对 HE 患者病死率、生活质量及营养状态并无帮助。BCAA 对 HE 的作用及其与其他治疗方案,如乳果糖、利福昔明等在治疗 HE 方面的优劣需要更多的临床研究。

4. 其他微量营养素

(1)锌:锌是催化尿素代谢循环酶的重要辅助因

子。肝硬化患者，尤其是合并营养不良时常常存在锌缺乏。因此，对失代偿期肝硬化或有营养不良风险的可给予锌补充剂治疗。但其临床其应用价值还有待进一步研究。

（2）复合维生素：给予足够的维生素 B、维生素 C、维生素 K、ATP 和辅酶 A 等，有助于改善脑的能量代谢。

5. 其他对症支持治疗　有低蛋白血症者可静脉输注血浆、白蛋白以维持胶体渗透压。有脑水肿者可用 20% 甘露醇或与 50% 葡萄糖交替快速静脉输注。

（四）基础疾病的治疗

病因治疗可减轻肝脏炎症损伤及肝纤维化，降低门静脉压力，阻止或逆转肝硬化的进展，对预防和控制 HE 及其他并发症的发生有重要意义。

1. 抗病毒治疗　对于乙型病毒性肝炎引起的慢性肝衰竭，用核苷（酸）类似物抗病毒治疗，减轻或消除肝的炎症、坏死、促进肝细胞再生，有助于恢复肝的代谢、解毒功能。直接抗病毒药物（direct-acting antiviral agents，DAA）可有效清除病丙型病毒性肝炎患者体内的丙型肝炎病毒，阻止或延缓疾病进程，达到治愈。

2. 积极治疗肝衰竭　A 型及 C 型 HE 的病因分别是急、慢性肝功能衰竭，因此，积极治疗肝衰竭，可从根本上防治 HE。

骨髓来源干细胞对于肝衰竭患者肝脏再生至关重要。在一项大鼠暴发性肝衰竭模型中，粒细胞集落刺激因子（G-CSF）明显改善肝脏组织学损伤、血氨水平、HE 分级及存活时间。最近，在慢加急肝衰竭患者中的一项研究也发现，G-CSF 动员 CD34$^+$ 细胞，促进肝细胞再生，减少 HE 发生率。同时，G-CSF 对于终末期肝病患者耐受性良好，且相对安全。然而，需要更多的研究来评价其对于 HE 的作用。

人工肝方法能在一定程度上清除部分炎症因子、内毒素、血氨及胆红素等。常用于改善 HE 的人工肝模式有血浆置换、血液灌流、血液滤过、血浆滤过透析、分子吸附再循环系统（molecular absorbent recycling system，MARS）、双重血浆分子吸附系统（DPMAS）或血浆置换联合血液灌流等。

3. 阻断门 - 体静脉分流　B 型 HE 的病因是门 - 体静脉分流，对于门 - 体静脉分流严重的患者，采用介入或手术永久性或暂时性部分或全部阻断门 - 体静脉分流，可改善 HE。

（五）肝移植

对于内科治疗不满意的各种顽固性、严重 HE，

肝移植术是有效的治疗手段。肝移植可逆转 OHE，改善 OHE 相关的学习障碍。但是移植前存在的认知功能改变可持续至术后半年。

【预防】

（一）一级预防

HE 一级预防是指患者有发生 HE 的风险，但尚未发生 HE，其目标是预防 MHE 和 OHE 发生，减少 OHE 相关住院，改善生活质量，提高生存率。一级预防的重点是治疗肝脏原发疾病及营养干预。

1. 早发现　对肝硬化、肝衰竭、TIPS 术后患者，除了密切观察患者病情变化外，还应定期对患者进行神经生理学、神经心理学、影像学等 MHE 筛查，一旦诊断 MHE，需要立即治疗，防止其发展为 OHE。

2. 避免及去除诱因　积极预防及治疗感染、消化道出血、电解质紊乱、酸碱平衡失调、便秘等 HE 的诱发因素，避免大量放腹水或利尿，少食多餐，避免摄入过量高蛋白饮食，避免不合理地大量应用麻醉剂和镇静剂。

（二）二级预防

在第一次 OHE 发作后，患者反复发生 HE 的风险高，为了改善患者生活质量、提高生存率，推荐二级预防。二级预防的重点是患者及其家属健康教育、控制血氨升高及调节肠道微生态。

加强对患者及家属有关 HE 的知识教育，熟悉 HE 的诱发因素。在医师指导下合理调整饮食结构，HE 发作期间避免一次性摄入大量高蛋白质饮食。乳果糖、拉克替醇等可作为预防用药。逐步引导患者自我健康管理，并指导家属注意观察患者的行为、性格变化，考察患者有无注意力、记忆力、定向力的减退，尽可能做到 HE 的早发现、早诊断、早治疗。

（田德安　晏　维）

推 荐 阅 读

[1] 中华医学会消化病学分会，中华医学会肝病学分会．肝硬化肝性脑病诊疗指南 [J]．中华内科杂志，2018，57（10）：705-718.

[2] 中华医学会消化病学分会，中华医学会肝病学分会．中国肝性脑病诊治共识意见 [J]．中华肝脏病杂志，2013，33（9）：581-592.

[3] 肝性脑病诊断治疗专家委员会．肝性脑病诊断治疗专家共识 [J]．中华实验和临床感染病杂志（电子版），2009，3（4）：449-473.

[4] 丁凯，胡平方，谢渭芬．肝性脑病的诊断和治疗 [J]．胃肠病学，2015，20（2）：65-71.

[5] 涂传涛, 王吉耀. 轻微型肝性脑病的诊断与治疗 [J]. 临床内科杂志, 2013, 30(8): 514-516.

[6] RAHIMI R S, ROCKEY D C. Hepatic Encephalopathy: Pharmacological Therapies Targeting Ammonia[J]. Semin Liver Dis, 2016, 36(1): 48-55.

[7] VILSTRUP H, AMODIO P, BAJAJ J, et al. Hepatic encephalopathy in chronic liver disease: 2014 Practice Guideline by the American Association for the Study of Liver Diseases and the European Association for the Study of the Liver[J]. Hepatology, 2014, 60(2): 715-735.

[8] TANDON P, MADSEN K, KAO D. Fecal microbiota transplantation for hepatic encephalopathy: Ready for prime time?[J]. Hepatology, 2017, 66(6): 1713-1715.

[9] GOLDBECKER A, WEISSENBORN K, HAMIDI SHAHREZAEI G, et al. Comparison of the most favoured methods for the diagnosis of hepatic encephalopathy in liver transplantation candidates[J]. Gut, 2013, 62(10): 1497-1504.

[10] RAHIMI R S, ROCKEY D C. Hepatic Encephalopathy: Pharmacological Therapies Targeting Ammonia[J]. Semin Liver Dis, 2016, 36(1): 48-55.

[11] WIJDICKS E F. Hepatic Encephalopathy[J]. N Engl J Med, 2016, 375(17): 1660-1670.

[12] AMODIO P, BEMEUR C, BUTTERWORTH R, et al. The nutritional management of hepatic encephalopathy in patients with cirrhosis: International Society for Hepatic Encephalopathy and Nitrogen Metabolism Consensus[J]. Hepatology, 2013, 58(1): 325-336.

[13] BAJAJ J S, KASSAM Z, FAGAN A, et al. Fecal microbiota transplant from a rational stool donor improves hepatic encephalopathy: A randomized clinical trial[J]. Hepatology, 2017, 66(6): 1727-1738.

[14] BAJAJ J S, HEUMAN D M, WADE J B, et al. Rifaximin improves driving simulator performance in a randomized trial of patients with minimal hepatic encephalopathy[J]. Gastroenterology, 2011, 140(2): 478-487.

[15] SUTO H, AZUMA T, ITO S, et al. Helicobacter pylori infection induces hyperammonaemia in Mongolian gerbils with liver cirrhosis[J]. Gut, 2001, 48(5): 605-608.

[16] CÓRDOBA J. New assessment of hepatic encephalopathy[J]. J Hepatol, 2011, 54(5): 1030-1040.

[17] BASS N M, MULLEN K D, SANYAL A, et al. Rifaximin treatment in hepatic encephalopathy[J]. N Engl J Med, 2010, 362(12): 1071-1081.

[18] GARG V, GARG H, KHAN A, et al. Granulocyte colony-stimulating factor mobilizes CD34(+) cells and improves survival of patients with acute-on-chronic liver failure[J]. Gastroenterology, 2012, 142(3): 505-512.

[19] GAIA S, SMEDILE A, OMEDÈ P, et al. Feasibility and safety of G-CSF administration to induce bone marrow-derived cells mobilization in patients with end stage liver disease[J]. J Hepatol, 2006, 45(1): 13-19.

第六节　肝肾综合征

肝肾综合征（hepatorenal syndrome, HRS）是严重肝病患者病程后期出现的急性肾损伤，肾脏无明显器质性病变，以肾功能损伤、血流动力学改变和内源性血管活性物质明显异常为特征的综合征，是发生于肝硬化腹水、急性肝衰竭等基础上的严重并发症。肝肾综合征主要发病机制为外周和内脏动脉扩张、心排量下降及肾脏动脉收缩，临床上常表现出尿少、低尿钠、低钠血症、氮质血症。

【发病机制】

肝硬化 HRS 的发病机制尚未完全阐明。目前认为，主要发病机制是由于严重的肝功能不全导致全身循环功能障碍，进而引起肾脏血流灌注减少，即"外周血管扩张学说"。近年来研究发现，机体全身炎症反应在 HRS 的发生发展中发挥重要作用。此外，心功能不全、肾脏自身调节异常也参与 HRS 病理生理过程。在此基础上，任何加重血流动力学异常的诱因（如上消化道出血、过度利尿、自发性腹膜炎、大量抽取腹水等）都可促进 HRS 的发生。

（一）全身循环功能障碍

肝硬化患者内脏动脉血管床扩张，而其他脏器血管如肾脏、大脑以及肝脏血管收缩。外周血管扩张学说认为，肝硬化失代偿期出现门静脉压增高，引起内脏血管壁压力增加，产生内源性血管舒张因子包括 NO、CO、胰高血糖素、内源性大麻素，同时严重肝功能障碍使得血管舒张因子灭活减少，引起内脏血管扩张。随着门静脉高压的进展，血管舒张因子进入体循环，导致全身外周血管扩张，循环阻力减小，有效动脉血容量和平均动脉压下降。代偿性激活肾素 - 血管紧张素 - 醛固酮系统（RAAS）和交感神经系统（SNS），以及加压素释放，引起肾血管收缩和水钠潴留。

（二）心功能不全

肝硬化早期主要表现为外周循环阻力下降以及

心率、心排出量代偿性增加等高动力循环状态。肝硬化进一步加重，患者心排出量明显降低。有研究比较出现 HRS 和未出现 HRS 的肝硬化患者全身血流动力学、血管活性物质水平，发现合并 HRS 患者心排出量、平均动脉压明显降低，去甲肾上腺素、肾素活性显著升高。另一研究显示，心排血指数 $<1.5\,L/(min\cdot m^2)$ 的肝硬化患者发生 HRS 风险更高，其 3 个月、12 个月生存率明显低于心排血指数高的患者。研究表明，肝硬化进展期心排出量降低也与心肌异常有关，称为肝硬化心肌病，表现为舒张期功能障碍、对刺激的心肌收缩反应降低；电生理复极异常。部分肝硬化患者检测到血浆心房利钠肽水平升高，还有部分患者出现心脏结构和组织学改变，如左心室肥厚、心肌肥大。有文献报道，肝硬化的炎症反应与肝硬化心肌病病理机制相关，一氧化碳、一氧化氮、内源性大麻素、TNF-α 等炎性刺激可导致心脏负性肌力通路被激活。此外，有学者认为，心排出量降低与静脉回心血量减少有关，可以解释 HRS 患者行 TIPS 治疗后心排出量可恢复正常。

（三）肾自身调节异常

HRS 肾血流动力学异常表现为肾入球动脉、肾皮质血管收缩，血流量减少，肾灌流量降低，髓质血流相对增加，导致肾小球滤过率下降。发生 HRS 时，除全身神经体液调节影响外，肾内血管调节机制也失去平衡，缩血管物质（如内皮素、血栓塞 A2）增加，而舒张血管物质（如前列腺素、一氧化氮、缓激肽）减少。

1. 前列腺素（prostaglandins，PGs） 是一类肾脏合成的血管舒张物质，由花生四烯酸（arachidonic acid）通过环氧合酶代谢途径生成，包括 PGE2 及 PGI2。它们能拮抗去甲肾上腺素、血管紧张素Ⅱ对肾血管的收缩作用，并能抑制钠、水的重吸收，是维持自身正常血流动力学及其功能的一种自稳机制。肝硬化患者使用非甾体类抗炎药（环氧合酶抑制剂）导致的肾损伤难以与 HRS 相区分，可能与抑制前列腺素合成导致肾血管阻力增加有关。失代偿性肝硬化伴 HRS 者肾髓质中的 PGs 合成酶减少，导致肾脏合成 PGE2 及 PGI2 等减少。但研究也显示，HRS 患者使用肾内或全身灌注前列腺素不能改善肾功能，提示还有其他因素发挥作用。

2. 内皮素（endothelin，ET） 是一种极强的收缩血管物质，ET-1 是存在于肾脏的 ET 主要形式，主要由肾小球的血管内皮细胞产生释放，并作用于血管平滑肌，调节肾血流和肾小球滤过率。在肝肾综合征患者中 ET-1 水平显著升高，可能在 HRS 发病机制中起一定作用。

3. 血栓素 A2（thromboxane A2，TXA2） 是花生四烯酸在肾内生成的另一类缩血管物质。在低氧情况下，它与内皮细胞密切相关的血栓素受体结合，诱导 ET-1 的生成，介导肾血管的强烈收缩。正常肾内合成 PGI2/TXA2 的比值相对稳定，有助于维持正常肾脏血流灌注，HRS 患者其比值下降，是肾血管收缩原因之一。

4. 血管舒缓素 - 激肽系统（kallikrein-kinin） 肾脏远曲小管合成的激肽释放酶（亦称血管舒缓素）可以作用于循环血液中的激肽释放酶原（kallikreinogen，亦称血管舒缓素原），生成缓激肽（bradykinin），后者是一种强力的舒血管物质，可使肾血管舒张。HRS 患者肾内的血管舒缓素及肝内血管舒缓素原合成均减少，提示缓激肽的形成减少，参与肾血流动力学异常。

此外，正常个体当动脉血压在一定范围内（80～180mmHg）变动时，肾脏自身调节可维持肾血流量的稳定。肝硬化失代偿期肾血流量自身调节曲线（即平均肾动脉压与肾血流的关系曲线）右移，导致相同动脉血压的条件下，肝硬化患者肾血流量较正常人低，肾小球滤过率降低，这可能与交感神经活性增高相关。也有研究发现，肝肾间存在一种减压反射。门静脉压增高或门静脉血流减少时，可通过肝肾间交感神经系统，引起肾交感神经活性增加，引起肾血流减少，肾小球滤过率降低。动物模型中应用肝内神经切断术或腰交感神经切断术，可阻断肝肾间神经反射，改善肾血流量和肾小球滤过率。

（四）全身炎症反应

炎症导致的促炎细胞因子和趋化因子的水平增高在 HRS 发病机制中起重要作用。一项分析炎症与 HRS 相关性的回顾性研究显示，78% HRS 患者有细菌感染或 SIRS 发生病史，其中 30% HRS 患者出现 SIRS，但不伴有细菌感染病史，这提示炎症反应可能参与 HRS 病理过程。分析 HRS 患者和正常人之间细胞因子谱的差异，发现 HRS 患者促炎因子表达明显增高，尤其是 TNF-α、IL-6、VCAM，这些因子表达水平与疾病严重程度相平行，在慢加急性肝衰竭患者中表达水平最高。这一假说认为，在肝硬化患者中，炎症因子主要来源于三个途径，首要途径是肠道菌群异位，被免疫系统消灭的细菌释放病原相关分子模式（pathogen-associated molecular patterns，PAMPs），并为免疫系统中模式识别受体（pattern recognition receptors，PRRs）识别，从而导致大量炎症因子的产生并进入血液。其次，肝细胞死亡导致损伤相关分子模式（damage associated molecular patterns，DAMPs）的产生，激活免疫细胞从而释放炎症因子，引发无菌性炎症反应。最后，细菌感染可激活固有免疫反应，加重全身性炎症反应。而无论来自病原体或是活化的免疫细胞释放的炎症因子，均可导致微循环障碍加重，这种循环功能障碍可促进 HRS 的发生。

肝硬化失代偿期发生 1 型 HRS 70% 以上都有诱因，如细菌感染、大量放腹水且不补充白蛋白、消化道出血等。肝硬化合并自发性腹膜炎时，黏膜屏障功能受损，肠道菌群失调、异位，机体炎症反应释放大量炎症因子，诱导循环障碍加重，导致 RAAS、SNS 显著活化，促进肾血管强烈收缩。感染同时加重肾脏低灌注、肾缺血，导致肾缩血管物质增多，舒张血管物质减少。此外，败血症引起心肌病，可发生心功能不全。这些因素可使肝硬化失代偿期患者快速进展为 1 型 HRS。

【临床表现】

HRS 患者多为终末期肝病，常与其他并发症并存或先后出现（如自发性腹膜炎、消化道大出血、肝性脑病等）。常表现有尿少、低尿钠、低钠血症、氮质血症、平均动脉压低、顽固性腹水。根据患者病情进展及预后，HRS 分为两型：

1 型 HRS：快速进展型肾功能损害，2 周内血肌酐 SCr 成倍上升，超过基础水平 2 倍或 >226μmol/L，或评估的肾小球滤过率（estimated glomerular filtration rate，eGFR）下降 50% 以上，低于 20ml/min。

2 型 HRS：缓慢进展型肾功能损害，中度肾衰竭，SCr 水平 133～226μmol/L，常伴有顽固性腹水，多为自发过程，预后相对 1 型稍好。

【辅助检查】

（一）血清肌酐

SCr 被认为是反映急性肝损伤患者肾功能最实用的生物标志物。但 SCr 常受到性别、年龄、体质量和种族影响，且肝硬化患者常伴有肌肉萎缩、肾小管分泌肌酐增多、因容量分布改变使 SCr 被稀释、胆红素升高对肌酐含量测定造成干扰，导致依据 SCr 值可能高估肾功能水平。以改善全球肾脏病预后组织（kidney disease improving global outcome，KDIGO）的急性肾损伤（acute kidney injury，AKI）标准为基础，国际腹水俱乐部（International Club of Ascites，ICA）2015 年制定的 HRS 诊断标准和 2018 欧洲肝病学

会关于 AKI 临床指南中，都删除了 SCr≥133μmol/L（1.5mg/dl）这一临界值标准，采用 48 小时血清肌酐动态变化作为诊断 HRS 的关键指标。

（二）尿常规和尿生化标志物

尿常规可评估患者有无肾实质损伤，作为 HRS 排除性诊断依据。近年来发现多种肾小管损伤相关的尿液生化标志物，如中性粒细胞明胶酶相关载脂蛋白（neutrophil gelatinase-associated lipocalin，NGAL）、肾损伤因子（kidney injury molecule，KIM -1）、IL-18 及肝脂肪酸结合蛋白（liver fatty acid-binding protein，L-FABP），其中中性粒细胞明胶酶相关载脂蛋白研究最多。肾小管细胞可表达 IL-18 和 NGAL，缺血或肾毒性刺激导致肾小管损伤后 IL-18 和 NGAL 可释放到尿液中。一个包含 8 项研究共 1 129 名患者的荟萃分析显示，肝硬化患者中尿液 IL-18 和 NGAL 诊断急性肾小管坏死（acute tubular necrosis，ATN）的受试者工作特征曲线下面积（AUC）分别高达 0.88 和 0.89，诊断肝硬化合并 AKI 患者短期病死率 AUC 值可达 0.76。目前认为，NGAL 可用于区分急性肾小管坏死和 HRS。

【诊断与鉴别诊断】

（一）诊断标准

HRS 是肝病患者急性肾损伤的一种特殊形式，由极度血管扩张引起，且对扩容治疗无反应。1 型 HRS 两周病死率极高，有明显诱因的患者预后更差。及早发现并早期干预对预防 HRS 发生及改善患者生存率极为重要。因此，国际腹水俱乐部（ICA）在 2015 年制定了新的肝肾综合征 - 急性肾功能损伤诊断标准，删除了以前 SCr≥133μmol/L（1.5mg/dl）这一临界值作为诊断标准，强调 SCr 动态变化水平，具体包括以下 6 项：

1. 肝硬化合并腹水。

2. SCr 水平在 48 小时内升高≥26.5μmol/L（0.3mg/dl）；在前 7 天内 SCr 水平比基线值（3 个月内获得的、以最近一次 SCr 作为基线值）升高≥50%。

3. 连续 2 天停用利尿剂并输注清蛋白（1g/kg）扩充血浆容量，患者无应答。

4. 无休克。

5. 近期无肾毒性药物使用史（NSAIDs、氨基糖苷类抗菌药物、造影剂等）。

6. 无肾实质疾病，包括无蛋白尿（＞500mg/d）、无微量血尿（＞50 个红细胞每高倍镜视野）、肾脏超声检查正常。

2015 年 ICA 提出动态监测 SCr 更能准确反映

HRS 患者急性肾损伤（AKI）的过程，并对 AKI 进行分期（表 5-2-9）。

中华医学会肝病学分会 2017 年发布《肝硬化腹水及相关并发症的诊疗指南》不同于 ICA 标准，中国 HRS 诊断标准需满足 SCr > 1.5mg/dl（133μmol/L）。欧洲肝病学会 2018 年最新《失代偿期肝硬化病人的管理临床指南》提出诊断 AKI 需基于 KDIGO 标准，即 48 小时内 SCr 较基线增加 > 0.3mg/dl，或在 3 个月内 SCr 较基线值增加≥50%，同时根据 SCr < 1.5mg/dl 或≥1.5mg/dl，AKI1 期又细分为 AKI 1A 和 AKI 1B。

尽管对于 SCr 临界值 133μmol/L 作为诊断标准的意见不一致，但多数研究表明，SCr 达到临界值 133μmol/L 时 AKI 的进展和预后不同，SCr 超过 133μmol/L（AKI 1B）短期病死率高于未发生 AKI 的肝硬化患者。

（二）鉴别诊断

应明确患者是否使用肾毒性药物，包括氨基糖苷类药物、X 线造影剂、非甾体类抗炎药。酒精性肝硬化患者可能伴有补体沉积的肾小球系膜 IgA 沉积；乙型、丙型肝炎可能伴有免疫相关性肾小球肾炎，这些器质性肾损伤可通过蛋白尿、镜下血尿做诊断。晚期肝病除引起 HRS 外，亦可引起急性肾小管坏死，或因利尿、放腹水、消化道出血引起的肾前性氮质血症，它们有较多相似之处，需仔细鉴别（表 5-2-10）。

【治疗】

2018 年欧洲肝病学会（EASL）指出，失代偿肝硬化是一种系统性疾病，失代偿期免疫功能紊乱，细菌感染易感性增加，有发展至慢加急性肝衰竭甚至死亡风险。2015 年国际腹水俱乐部（ICA）指出，失代偿期肝硬化并发症 HRS 是发展至 2/3 期的 ICA-AKI，预后差，一旦确诊，应尽早开始治疗。治疗目标：促进全身血流动力学稳定，提高平均动脉压和恢复有效动脉血容量，改善肾脏血流灌注，防止肾衰竭进一步恶化。

（一）AKI-HRS 的预防

1 型 HRS 2 周病死率高达 80%，仅 10% 存活超过 2 个月，有明显诱因的患者预后更差。一旦确立 AKI，需及早寻找诱因，在诱因不明确的情况下，也应尽早启动治疗。同时减少或停用利尿剂，停用肾毒性药物，血管扩张剂，NSAIDs、非选择性 β 受体阻滞剂、血管造影剂等。有研究认为，严重肝病患者因门静脉高压和失代偿肝硬化出现第一次打击"外周血管扩张，有效循环血容量减少"，在此基础上，任何引起血流动力学障碍的诱因如感染、大量放腹水且不补充白蛋白、消化道出血、高胆红素等二次打击都可以诱发 HRS。

1. 预防感染　失代偿期肝硬化，尤其合并腹水、消化道出血的患者易并发感染，如确诊或高度怀疑合并细菌感染，应立即进行细菌鉴定，及早预防性使用抗菌药可提高生存率。一项随机对照研究显示，与单独预防性使用抗菌药对比，联合输注人血白蛋白可使 1 型 HRS 发生率从 30% 降至 10%，同时使病

表 5-2-9　AKI 分期标准

AKI 分期	
1 期	SCr 升高≥26.5μmol/L（0.3mg/dl），SCr 升高至 1.5～2.0 倍基线值
2 期	SCr 升高≥2.5mg/dl（226μmol/L），SCr 升高至 2.0～3.0 倍基线值
3 期	SCr 升高≥4.0mg/dl（353.6μmol/L），SCr 升高至 > 3.0 倍基线值，或 SCr 升高≥4.0mg/dl（353.6μmol/L）并且急性升高≥0.3mg/dl（26.5μmol/L），或开始连续性血液滤过（RRT）
治疗应答	
无应答	AKI 无改善
部分应答	AKI 分期下降及 SCr 降低至≥基线值 0.3mg/dl（26.5μmol/L）
完全应答	SCr 降低至基线值 0.3mg/dl（26.5μmol/L）以内

表 5-2-10　HRS 与肾前性氮质血症及 ATN 的鉴别

项目	HRS	肾前性氮质血症	ATN
尿钠（mmol/L）	< 10	< 20	> 30
尿/血浆肌酐浓度比	> 30	> 30	< 20
尿/血浆渗透压（Osm）比	> 1	> 1	= 1
尿常规化验	正常或轻度异常	正常	细胞碎片、管型
扩容治疗试验反应	无	有	无

死率从 29% 降至 10%。2012 年 AASLD 指南、2018 年 EASL 指南均推荐自发性细菌性腹膜炎（SBP）输注人血白蛋白联合抗菌药物，减少 HRS 的发生，提高生存率。

2. 避免大量放腹水或过度利尿　大量放腹水或过度利尿后，有效循环血量进一步减少，可激活 RASS 系统，减少肾脏灌注，进一步加重 AKI。因此，2015 年 ICA 推荐对可疑低血容量患者进行扩张血容量治疗［根据临床判断可采用晶体液、白蛋白或血液（胃肠道出血导致 AKI 的患者采用）］。HRS 合并难治性腹水可通过穿刺排放腹水，联合使用白蛋白扩容后行利尿治疗。2018 年 EASL 指南推荐即使少量放腹水，也应补充白蛋白。部分患者扩容后肾功能改善，但如果尿量未增加，则容量负荷增加，有出现肺水肿、加重稀释性低钠血症的危险，进一步影响肾脏血流，加重 HRS，因此扩容治疗要谨慎。有研究认为，扩容仅对 1 型 HRS 有一定疗效，对 2 型 HRS 疗效不明显。在扩容的基础上联合常规利尿剂治疗可刺激加压素（ADH）的不适当释放，引起循环内游离水分大量潴留，导致血钠进一步降低。新型利尿剂托伐普坦与肾集合管上皮细胞表面的血管加压素受体 AVP-V2 型受体结合，选择性地拮抗 AVP 的抗利尿作用，阻断水的重吸收，不刺激交感神经或醛固酮系统，排水不排钠，不影响肾脏功能，不增加肝性脑病、食管静脉曲张破裂出血及 HRS 的发生率。

3. 预防消化道出血　非选择性 β 受体阻滞剂（NSBB）降低门静脉压力，可减少肝硬化患者静脉曲张破裂出血的风险。但 NSBB 为血管活性药物，可增加血流动力学紊乱，因此，对于正在使用 NSBB 预防食管静脉曲张破裂出血的患者出现 HRS 时，应暂停使用，待有效循环血量和肾功能改善后可恢复正常应用。

4. 控制胆汁淤积性黄疸　血清胆红素浓度升高与患者对治疗无应答有关。积极利胆退黄治疗可能提高患者的治疗应答率，但目前国内外暂无相关临床对照研究。

（二）药物治疗

1. 血管收缩剂联合白蛋白　血管收缩剂和白蛋白联合使用可改善 HRS 患者的肾功能，是治疗 1 型 HRS 的一线治疗方案。白蛋白可以增加有效血容量。选择性血管收缩剂通过收缩明显扩张的内脏血管床，改善高动力循环，升高动脉压，从而增加肾血流量和 eGFR。缩血管药物主要包括：血管加压素及其类似物（特利加压素）、α- 肾上腺素能受体激动剂（米多

君和去甲肾上腺素）和生长抑素类似物（奥曲肽）。

（1）特利加压素联合白蛋白治疗：特利加压素，缩血管作用选择性强，是目前研究最多的药物。特利加压素推荐起始剂量 0.5mg/4h 连续使用 2～3 天后可逐渐增至 1mg/4h，如果 SCr 未见明显下降，可增至 2mg/4h，无论患者是否有应答，维持 14 天疗程。与间断大剂量注射比较，持续性低剂量注射方式降低门静脉压力作用更稳定。而白蛋白的剂量暂无定论，平均剂量为 20～40g/d。有研究显示，中心静脉压（CVP）可准确评估肝硬化患者心排出量，提示循环血量是否超负荷，对白蛋白用量有一定指导意义，但有一定局限性。特利加压素联合白蛋白可显著改善 1 型 HRS 患者的肾功能且提高存活率，基线 SCr 较低者治疗效果更好，部分应答率达 64%～76%，完全应答率达 46%～56%，血清胆红素浓度高与患者治疗无应答有关。2 型 HRS 患者予以特利加压素治疗后再进行 TIPS，其肾功能较未行特利加压素治疗组明显改善，因此对将进行 TIPS 或肝移植的患者，特利加压素可作为改善肾功能的过渡治疗。然而，也有研究提示使用特利加压素联合白蛋白治疗并不能在移植前后改善 2 型 HRS 患者的预后。

（2）去甲肾上腺素联合白蛋白：可兴奋 α 受体，诱导内脏血管收缩，改善肾血流，是比较经济有效的选择。有研究显示，去甲肾上腺素联合白蛋白可逆转 83% 的 1 型 HRS。但其可引起不良反应如心肌缺血，推荐在 ICU 监护室使用，持续以 0.5～3.0mg/h 连续静滴，疗程不超过 15 天。

（3）甲氧胺福林（米多君）+ 奥曲肽联合白蛋白：米多君是 α$_1$- 受体激动剂，可使肝硬化腹水患者体循环血管收缩，从而改善肾灌注。奥曲肽是生长抑素类似物，能选择性收缩内脏血管，降低门静脉压力，改善肾脏血流。2009 年和 2012 年《AASLD 成人肝硬化腹水治疗指南》均推荐 1 型 HRS 患者使用白蛋白联合血管收缩药物如奥曲肽或米多君治疗。奥曲肽联合口服米多君，可使肾功能基本恢复正常，且可以明显降低病死率，而奥曲肽、米多君单用不能达到如此效果。但奥曲肽联合白蛋白不能有效治疗 HRS。

2. 其他药物　外周血管扩张是肝硬化 HRS 的主要发病机制，目前对肝硬化 HRS 已不再推荐使用扩血管药物。慎用非选择性 β 受体阻滞剂。有研究发现，肝硬化 Child-Pugh C 级且存在轻度静脉曲张红色征的患者使用非选择性 β 受体阻滞剂普萘洛尔治疗超过 6 个月后，HRS 的发生率显著增加。内皮素受体阻滞剂和 N- 乙酰半胱氨酸仍在研究中。

（三）肾脏替代治疗（RRT）

当 HRS-AKI 患者出现对血管收缩剂治疗无应答时，应考虑 RRT 治疗。RRT 治疗可改善 HRS 患者血清肌酐、尿素氮水平，纠正液体容量负荷过度、高钾血症、肺水肿、酸碱失衡等。新型人工肝分子吸附再循环系统（molecular adsorbentrecirculating system，MARS）和常规方法相比，对 1 型 HRS 效果明显。另有研究显示，对于慢加急性肝衰竭诱发的 AKI，尽早 RRT 可提高生存率。由于 RRT 治疗 HRS-AKI 的研究证据不足，疗效尚不确定。RRT 治疗无法纠正肝功能，并不能改善 HRS 转归，一般不提倡，只适用于肝脏功能可恢复或等待肝移植的 HRS 患者。

（四）介入及外科治疗

1. 经颈静脉内门体分流术（TIPS）　TIPS 对 HRS 的疗效还存在一些争议。1 型 HRS 患者多有禁忌证，因 TIPS 后肝性脑病发生率为 25%～50%，且 TIPS 会增加心脏前负荷，既往有心脏病的患者容易诱发心力衰竭。2012 年 AASLD 治疗指南中将 70 岁以上高龄 Child-Pugh 评分 12 分以上作为 TIPS 的禁忌证。结合终末期肝病模型（MELD）评分选择性进行 TIPS 治疗，可提高治疗有效性。对于 2 型 HRS 患者，推荐早期行 TIPS，患者获益更多；对于合并难治性腹水的 HRS 患者，可提高生存期。TIPS 可改善肾脏灌注并降低 RAAS 活性，对等待肝移植患者行 TIPS 治疗可相对延长生存时间。

2. 肝移植　肝移植是治愈 HRS 的有效方法。并发 HRS 的肝硬化患者移植术后 3 年生存率为接近 60%，仅仅稍低于无 HRS 患者的 70%～80%；而并发 HRS 且未行肝移植者 3 年生存率几乎为 0。肝肾联合移植目前存在争议。可根据 MELD 及 MELD-Na 评分评估是否需要肝肾联合移植，对缩血管药物无应答、持续性不可逆的 AKI（接受 RRT 治疗 >4 周和 / 或 GFR <25ml/min 的患者）推荐肝肾联合移植。

【预后】

HRS 常见于失代偿期肝硬化，其次为急性或亚急性肝衰竭。肝硬化腹水无氮质血症的患者，一年内 HRS 发生率为 18%，5 年内为 39%；终末期肝硬化 HRS 发生率为 40%～80%；急性肝衰竭如重症病毒性肝炎、严重毒物或药物性肝损害 HRS 并发率约 55%。HRS 预后较差，1 型和 2 型 HRS 的预后有一定差异。MELD 评分≥20 分的 1 型 HRS 患者中位生存期仅为 1 个月，MELD 评分 <20 分的 2 型 HRS 患者中位生存期为 11 个月，而 MELD 评分≥20 分的 2 型 HRS 患者中位生存期也仅为 3 个月。不论肝病的病因如何，都是在肝衰竭这一共同背景下产生的 HRS，因此，改善肝功能尤为重要。

（田德安　晏　维）

推 荐 阅 读

[1] European Association for the Study of the Liver. EASL Clinical Practice Guidelines for the management of patients with decompensated cirrhosis[J]. J Hepatol, 2018, 69（2）: 406-460.

[2] GINÈS P, SOLÀ E, ANGELI P, et al. Hepatorenal syndrome[J]. Nat Rev Dis Primers, 2018, 4（1）: 23.

[3] ANGELI P, GINÈS P, WONG F, et al. Diagnosis and management of acute kidney injury in patients with cirrhosis: revised consensus recommendations of the International Club of Ascites[J]. Gut, 2015, 64（4）: 531-537.

[4] KRAG A, BENDTSEN F, HENRIKSEN J H, et al. Low cardiac output predicts development of hepatorenal syndrome and survival in patients with cirrhosis and ascites[J]. Gut, 2010, 59（1）: 105-110.

[5] WONG F. The evolving concept of acute kidney injury in patients with cirrhosis[J]. Nat Rev Gastroenterol Hepatol, 2015, 12（12）: 711-719.

[6] BERNARDI M, MOREAU R, ANGELI P, et al. Mechanisms of decompensation and organ failure in cirrhosis: From peripheral arterial vasodilation to systemic inflammation hypothesis[J]. J Hepatol, 2015, 63（5）: 1272-1284.

[7] SALERNO F, MONTI V. Hepatorenal syndrome type 1 and bacterial infection: a catastrophic association in patients with cirrhosis[J]. Hepatology, 2014, 59（4）: 1239-1241.

[8] 中华医学会肝病学分会. 肝硬化腹水及相关并发症的诊疗指南（2017，北京）[J]. 中华胃肠内镜电子杂志，2018，5（1）: 1-17.

[9] PUTHUMANA J, ARIZA X, BELCHER J M, et al. Urine Interleukin 18 and Lipocalin 2 Are Biomarkers of Acute Tubular Necrosis in Patients With Cirrhosis: A Systematic Review and Meta-analysis[J]. Clin Gastroenterol Hepatol, 2017, 15（7）: 1003-1013.e3.

[10] CAVALLIN M, PIANO S, ROMANO A, et al. Terlipressin given by continuous intravenous infusion versus intravenous boluses in the treatment of hepatorenal syndrome: A randomized controlled study[J]. Hepatology, 2016, 63（3）: 983-987.

[11] RODRIGUEZ E, HENRIQUE PEREIRA G, SOLÀ E, et

al. Treatment of type 2 hepatorenal syndrome in patients awaiting transplantation: Effects on kidney function and transplantation outcomes[J]. Liver Transpl, 2015, 21(11): 1347-1354.

[12] SARWAR S, KHAN A A. Hepatorenal syndrome: Response to terlipressin and albumin and its determinants[J]. Pak J Med Sci, 2016, 32(2): 274-278.

[13] RUNYON B A. Introduction to the revised American Association for the Study of Liver Diseases Practice Guideline management of adult patients with ascites due to cirrhosis 2012[J]. Hepatology, 2012, 57(4): 1651-1653.

[14] RUNYON B A. Management of adult patients with ascites due to cirrhosis: an update[J]. Hepatology, 2009, 49(6): 2087-2107.

[15] GLASS L, SHARMA P. Evidence-based therapeutic options for hepatorenal syndrome[J]. Gastroenterology, 2016, 150(4): 1031-1033.

[16] ALESSANDRIA C, OZDOGAN O, GUEVARA M, et al. MELD score and clinical type predict prognosis in hepatorenal syndrome: relevance to liver transplantation[J]. Hepatology, 2005, 41(6): 1282-1289.

[17] EGEROD ISRAELSEN M, GLUUD L L, KRAG A. Acute kidney injury and hepatorenal syndrome in cirrhosis[J]. J Gastroenterol Hepatol, 2015, 30(2): 236-243.

[18] ROSSLE M, GERBES A L. TIPS for the treatment of refractory ascites, hepatorenal syndrome and hepatic hydrothorax: a critical update[J]. Gut, 2010, 59(7): 988-1000.

[19] MARTIN P, DIMARTINI A, FENG S, et al. Evaluation for Liver Transplantation in Adults: 2013 Practice Guideline by the American Association for the Study of Liver Diseases and the American Society of Transplantation[J]. Hepatology, 2014, 59(3): 1144-1165.

[20] MANDORFER M, BOTA S, SCHWABL P, et al. Nonselective β blockers increase risk for hepatorenal syndrome and death in patients with cirrhosis and spontaneous bacterial peritonitis[J]. Gastroenterology, 2014, 146(7): 1680-1690.

[21] WONG F, LEUNG W, AL BESHIR M, et al. Outcomes of patients with cirrhosis and hepatorenal syndrome type 1 treated with liver transplantation[J]. Liver Transpl, 2015, 21(3): 300-307.

[22] ANAND A. Letter to editor: Terlipressin is superior to noradrenaline in the management of acute kidney injury in acute-on-chronic liver failure[J]. Hepatology, 2018, 68(4): 1308-1318.

[23] CAVALLIN M, KAMATH P S, MERLI M, et al. Terlipressin plus albumin versus midodrine and octreotide plus albumin in the treatment of hepatorenal syndrome: a randomized trial[J]. Hepatology, 2015, 62(2): 567-574.

[24] GLASS L. Evidence-Based Therapeutic Options for Hepatorenal Syndrome[J]. Gastroenterology, 2016, 150(4): 1031-1033.

[25] KALAMBOKIS G N, BALTAYIANNIS G, CHRISTOU L, et al. Red signs and not severity of cirrhosis should determine non-selective beta-blocker treatment in Child-Pugh C cirrhosis with small varices: increased risk of hepatorenal syndrome and death beyond 6 months of propranolol use[J]. Gut, 2016, 65(7): 1228-1230.

[26] DE MATTOS Â Z. Terlipressin given by continuous intravenous infusion or by intravenous boluses: Is there already an answer?[J]. Hepatology, 2016, 64(6): 2260.

[27] GINÈS P. Management of Hepatorenal Syndrome in the Era of Acute-on-Chronic Liver Failure: Terlipressin and Beyond[J]. Gastroenterology, 2016, 150(7): 1525-1527.

[28] VASUDEVAN A, ARDALAN Z, GOW P, et al. Efficacy of outpatient continuous terlipressin infusions for hepatorenal syndrome[J]. Hepatology, 2016, 64(1): 316-318.

[29] BUREAU C, THABUT D, OBERTI F, et al. Transjugular intrahepatic portosystemic shunts with covered stents increase transplant free survival of patients with cirrhosis and recurrent ascites[J]. Gastroenterology, 2017, 152(1): 157-163.

[30] SCHMIDT-MARTIN D, ARMSTRONG M J, ROWE I A. Transplant-free survival rates after covered transjugular intrahepatic portosystemic shunt[J]. Gastroenterology, 2017, 153(3): 869-870.

[31] SONG T, RÖSSLE M, HE F, et al. Transjugular intrahepatic portosystemic shunt for hepatorenal syndrome: A systematic review and meta-analysis[J]. Dig Liver Dis, 2018, 50(4): 323-330.

第七节 肝肺综合征

肝肺综合征（hepatopulmonary syndrome，HPS）是指在肝脏疾病基础上出现的肺部微血管扩张所致的低氧血症，动脉血氧分压常小于 70mmHg，肺泡 - 动脉氧分压大于 15mmHg 或 20mmHg（＞64 岁）。临床特征包括肝脏疾病、肺血管扩张和低氧血症三联症。根据动脉血氧的程度，HPS 分为轻、中、重、极重度，临床分度与患者的生存时间及是否需要接受肝移植相关。

【流行病学】

Kennedy 和 Knudson 两位研究者在 1977 年发现 1 例酒精性肝病患者同时出现呼吸困难和低氧血症，进而首次提出肝肺综合征的概念。肝肺综合征发生于肝脏疾病基础上，在肝硬化患者中 HPS 患病率约为 15%，慢性病毒性肝炎患者（伴或不伴肝硬化）HPS 患病率约为 10%，布 - 加综合征患者 HPS 患病率约为 28%，而在接受肝移植的患者中，HPS 患病率为 5%～32%。有研究发现 HPS 可增加肝移植患者的死亡风险，伴有 HPS 患者肝移植 5 年生存率显著低于不伴有 HPS 患者。

【病因】

各种原因引起的肝硬化是 HPS 的最常见病因。其他原因引起的门静脉高压如布 - 加综合征和门静脉血栓形成等亦是 HPS 的重要病因。此外，缺血性肝炎和急性病毒性肝炎发生一过性 HPS 亦有报道。

【发病机制】

HPS 发病机制并未完全阐明，目前研究发现肺血管扩张（intrapulmonary vascular dilatations，IPVD）及肺血管异常分流等是导致 HPS 的主要病理机制。

（一）肺血管扩张

肺血管扩张促使红细胞过快地通过肺，降低了红细胞的氧合作用，加之扩张的毛细血管因缺乏平滑肌而对外界刺激的反应很小，肺循环丧失了自我调节的能力，致使通气血流比例失调、弥散障碍，导致低氧血症。肺血管扩张与以下因素相关：①肺内血管舒缩功能失调；②病变肝脏对血液循环中肺血管扩张因子的清除功能下降；③肝内产生特殊的肺血管扩张因子或缩血管因子的功能受到抑制，血管舒张因子与收缩因子失平衡；④病变肝内产生促进肺内动静脉瘘形成的因子；⑤肝脏对门静脉中的多种血管活性因子代谢功能丧失。其中一氧化氮（nitric oxide，NO）为肺血管扩张的关键致病分子。

NO 是目前研究最多的血管扩张因子，由一氧化氮合酶催化而成，NO 主要通过激活肺血管的鸟苷酸环化酶，使环磷酸鸟苷升高，从而使肺血管扩张。

NO 产生增加包括以下机制：①内毒素途径：一方面 HPS 患者由于门静脉血液回流不畅以及肠道微生态失衡等原因，导致内毒素的产生和释放增多，加之肠壁水肿、肠黏膜屏障功能降低，大量的内毒素吸收入血，从而导致体内内毒素的含量明显升高。另一方面，由于肝脏内的巨噬细胞功能下降对毒素的

清除能力下降，和由于门静脉分流和侧支循环所导致的含有内毒素的血液不经过肝脏代谢解毒，共同造成内毒素无法被清除。上述因素所导致的内毒素增多可以刺激炎症相关的细胞因子如 TNF-α、IL-1、IL-6 等升高，这些炎症因子可以通过诱导一氧化氮合酶表达增多，从而促进 NO 生成，导致肺组织血管的扩张。②内皮素 -1（endothelin-1，ET-1）途径：在对通过胆总管结扎建立的大鼠 HPS 模型的研究中发现，实验组大鼠 ET-1 的产生明显增多，大量的 ET-1 进入血液，通过肺循环与肺血管内皮细胞上的 ET-B 受体结合，促进一氧化氮合酶的表达和活性增加，导致 NO 产生增多，后者发挥扩张肺血管的作用。

（二）肺血管异常分流

生理情况下，肺内存在解剖分流和生理分流，HPS 时分流量增加，可达到心排出量的 7.2%～31.5%，可致通气血流比例失调，肺泡动脉氧分压差增大，致低氧血症。若合并门静脉高压，门静脉循环可经食管前纵隔与上腔静脉和肺静脉间形成非对称性解剖通路，将导致低氧的门静脉血与已氧合的肺静脉血相混合，致动脉性低氧血症。

【病理】

主要表现为肺脏毛细血管前水平的动静脉交通支增多，胸膜蜘蛛痣样血管瘤形成，毛细血管扩张。根据血管扩张的情况可分为两型：Ⅰ 型为弥漫型，表现为肺内血管弥漫广泛扩张，可分为轻度和重度，轻度表现为弥漫的轮廓清晰的蜘蛛痣样血管异常；重度则表现为海绵状或者斑块状血管异常。Ⅱ 型为局限型，仅表现为局部的动静脉瘘、动静脉短路的形成。

【临床表现】

早期多无明显症状，随着疾病进展，患者可出现乏力、食欲缺乏、厌油等慢性肝病典型表现，同时可逐渐出现呼吸系统症状如胸闷、呼吸困难、发绀、杵状指。直立时呼吸困难加重伴动脉血氧分压（PaO_2）降低（波动 >4mmHg 或 5%），仰卧位时呼吸困难改善，该症状为 HPS 较典型表现。

【辅助检查】

（一）动脉血气分析

氧合障碍诊断主要通过动脉血气分析，根据肺泡 - 动脉血氧分压差和动脉血氧分压可以将 HPS 分为轻、中、重、极重度（表 5-2-11）。

因有时该分度与患者病情严重程度及预后并无明显相关，故临床上根据血氧分压的动态变化来评判患者的严重程度。

表 5-2-11 HPS 分度

分度	PAO$_2$-PaO$_2$（mmHg）	PaO$_2$（mmHg）
轻度	≥15	≥80
中度	≥15	60≤PaO$_2$<80
重度	≥15	50≤PaO$_2$<60
极重度	≥15	<50

（二）对比增强超声心动图

对比增强超声心动图是证实肺内血管扩张首选的无创性检查方法，它不仅可用于诊断有无肺内血管扩张，还可用于排除心脏右向左分流而致的低氧血症。检查方法是应用震荡过氧化氢或吲哚氰绿产生直径>25μm 的微气泡后注入静脉内，正常情况下直径>25μm 微气泡不能通过肺毛细血管床。当患者存在 IPVD 时，经胸或食管超声心动图检查可发现左心室可出现延迟微气泡显影。但需要与心内解剖分流相鉴别，如存在心内解剖分流，当右心出现微气泡显影后，经过 2～3 个心动周期左心可出现微气泡显影，而 IPVD 一般在右心出现微气泡显影后，经过 3 个心动周期以上，左心才出现异常显影。

（三）^{99m}锝人血清白蛋白聚合颗粒核素扫描

原理与微小气泡的超声造影相似，该方法中白蛋白微粒直径>20μm，不能通过正常毛细血管，如果在肾脏或脑中出现该微粒的图像，说明患者存在肺内血管扩张或者肺/心血管分流，若进一步除外心脏器质性病变，从而提示 HPS 的存在。该方法还具有可以计算准确分流量，可以进行定量分析的特点。

（四）肺血管造影

肺血管造影是证实肺内血管扩张的确诊方法，同时可以除外肺栓塞引起的低氧血症。HPS 患者肺血管造影可能有 3 种典型表现：Ⅰ型呈蜘蛛样弥散性扩张，多见于初期，患者对吸纯氧有良好反应；Ⅱ型呈海绵状动脉扩张，主要位于肺底部，多见于 HPS 中期，此期对吸氧反应有限；Ⅲ型呈直接动静脉交通，可见于肺门水平或肺底部，孤立的蚯蚓状或团状阴影，类似动-静脉畸形，此期缺氧严重，发绀明显，对吸氧无反应。由于肺血管造影昂贵、有创，且对肺血管扩张的敏感性低，故不应作为常规检查，但若吸 100% 纯氧仍不能有效改善动脉血氧，应考虑行肺血管造影检查。

（五）肺功能

HPS 患者肺功能检查一般为正常，除同时伴有阻塞性和限制性肺疾病外，肺容积和呼气流速一般正常。部分可表现为一氧化碳弥散功能下降，但敏感性及特异性低。

（六）胸部 X 线检查

胸部 X 线表现主要有以下特点：以下肺野为主的弥漫性小粟粒状阴影；肺动脉扩张；肺纹理增多增粗。

（七）胸部 CT

胸部 CT 可显示肺远端血管扩张，有大量异常的末梢分支，甚至波及胸膜血管，形成"蜘蛛痣"样改变，但是这些表现无特异性（图 5-2-8）。胸部 CT 主要可排除低氧血症的其他原因，如肺气肿、肺纤维化等。近年来有研究显示，胸部高分辨 CT 可通过显示肺内周围血管扩张及计算肺血流通过时间判断是否存在 HPS。

【诊断与鉴别诊断】

目前 HPS 尚未有公认的诊断"金标准"，临床诊断主要依据：①原发性或继发性慢性肝病，已出现不同程度的肝功能损害；②除外原发性心肺疾病；③肺气体交换异常，不吸氧情况下，动脉血氧分压<70mmHg，肺泡-动脉氧分压>15mmHg（超过 64 岁时>20mmHg）；④影像学检查证实肺内血管扩张。

HPS 的诊断主要是一种排除性诊断，需要除外阻塞性肺疾病、胸腔积液、大量腹水、弥散功能障碍性肺疾病及左心功能不全等。

【治疗】

（一）一般治疗

HPS 的基础治疗主要是对原发病的治疗，以延缓肝功能损害的进展，包括抗病毒、戒酒、避免接触及使用对肝脏损害的药物及食物、保肝、降低门静脉压力等，并密切随访观察患者血氧饱和度的变化。

（二）吸氧治疗

适用于轻度、早期 HPS 患者。吸氧可以纠正 HPS 患者缺氧状态，推荐给予长期低流量持续吸氧，以

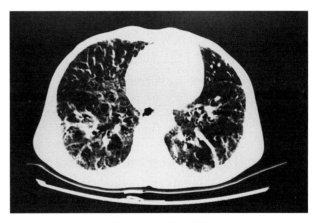

图 5-2-8 胸部 CT

维持血氧饱和度在 90% 以上。可增加肺泡内氧浓度和压力，有助于氧弥散，缓解患者症状。同时，有研究也指出吸氧能促进肝细胞再生和肝功能恢复，进而达到治疗肝肺综合征的目的。

（三）经颈静脉肝内门体分流术（TIPS）

合并肝硬化的患者，TIPS 术能够有效降低患者的门静脉压力，一方面减少肺血管分流，进而改善 HPS 患者的低氧血症表现；另一方面可改善肠道黏膜水肿及通透性的改变，减少肠道菌群易位，降低血管活性物质对肺组织的影响，从而减轻肺血管扩张，改善低氧血症。

（四）药物治疗

目前尚缺乏特效治疗药物。一氧化氮合酶抑制剂亚甲蓝可使患者肺内 NO 产生减少，从而抑制血管扩张，改善低氧血症和高动力循环状态。也有研究认为阿司匹林、诺氟沙星、奥曲肽及大蒜素等药物可一定程度改善 HPS 患者的低氧血症现象，但缺乏大数据研究，尚需进一步证实。

（五）肝移植

肝移植是目前治疗 HPS 的最有效方案。研究表明，HPS 患者肝移植术后的 5 年生存率为 76%，而不进行肝移植的患者，5 年生存率仅为 23%。由于肝肺综合征患者预后差，而肝移植治疗效果显著，因此明确肝肺综合征肝移植治疗指征具有重要意义，有研究指出当肝肺综合征患者血氧分压低于 60mmHg 时应考虑行肝移植治疗。

【预后与预防】

发生 HPS 肝硬化患者的预后较差，一项回顾性研究发现，所调查的 111 例肝硬化患者中 27 例（24%）有 HPS，生存中位数是 10.6 个月，明显低于无 HPS 的 40.8 个月。还有研究发现在肝功能异常程度相似的情况下，有 HPS 的肝硬化患者的病死率远远高于无 HPS 的患者。抗病毒、戒酒、避免接触及使用对肝脏损害的药物及食物、保肝、降低门静脉压力等积极治疗肝脏原发疾病和减少肝功能损伤等方法是预防 HPS 的重要手段，同时注意随访患者血氧饱和度及血氧分压等变化，可较早发现 HPS。

（文良志　陈东风）

推 荐 阅 读

[1] TSOCHATZIS E A, BOSCH J, BURROUGHS A K. Liver cirrhosis[J]. Lancet, 2014, 383（9930）: 1749-1761.

[2] GE P S, RUNYON B A. Treatment of patients with cirrhosis[J]. N Engl J Med, 2016, 375（8）: 767-777.

[3] European Association for the Study of the Liver. EASL Clinical Practice Guidelines for the management of patients with decompensated cirrhosis[J]. J Hepatol, 2018, 69（2）: 406-460.

[4] FUKUI H, SAITO H, UENO Y, et al. Evidence-based clinical practice guidelines for liver cirrhosis 2015[J]. J Gastroenterol, 2016, 51（7）: 629-650.

第八节　门静脉高压性胃肠病

门静脉高压性胃肠病包括门静脉高压性胃病（portal hypertensive gastropathy，PHG）及门静脉高压性肠病（portal hypertensive colopathy，PHC），指在门静脉高压基础上发生的胃肠道黏膜淤血、水肿及小血管扩张等非静脉曲张性疾病，是门静脉高压消化道出血的原因之一。患病率占肝硬化患者的50%～80%，亦可见于非肝硬化门静脉高压患者，如肝外门静脉阻塞、Budd-Chiari 综合征等。

【发病机制】

门静脉高压性胃肠病的发病机制主要与门静脉高动力循环有关，相关报道指出肝硬化门静脉高压患者胃血流量较正常人增高近 1 倍，食管、小肠、结肠血流量也增加 40%～60%，主要表现为黏膜下和黏膜内毛细血管扩张、淤血，动 - 静脉交通形成。

门静脉高压患者体内的缩血管物质如去甲肾上腺素高于正常，但内脏血管却以扩张表现为主，呈现高动力循环，这与患者内源性血管扩张物质增加有关，如一氧化氮、胰高糖素、前列腺素、肠血管活性肽、降钙素相关基因肽、腺苷以及一氧化碳等，此类物质的存在使得肠道血管对去甲肾上腺素、血管升压素的缩血管作用反应性下降，从而导致内脏淤血，血管扩张，血管通透性增加，血浆外渗，胃肠黏膜广泛水肿。

此外，肝功能受损、内毒素血症、应激反应及幽门螺杆菌感染等致病因素亦通过有毒物质的蓄积，胃肠道黏膜缺血缺氧，黏膜完整性破坏，引起急性胃肠黏膜病变，从而参与了门静脉高压性胃肠病的形成。

【病理】

胃肠黏膜及黏膜下血管扩张和黏膜固有层水肿增厚为门静脉高压性胃肠病的特征性组织学表现，光镜下可见黏膜组织水肿、淤血，大量毛细血管扩张，并偶见动 - 静脉短路，可伴有黏膜组织轻微炎症，黏膜固有层可见轻度淋巴细胞和浆细胞浸润，黏膜上皮细胞脱落坏死,形成糜烂而致出血,部分病例黏膜下层或肌间神经丛可见水肿及神经细胞变性,电镜下可见毛细血管内皮和黏膜上皮细胞超微结构改变。

【临床表现】

门静脉高压性胃肠病多数为轻型,常有不同程度腹部不适、慢性腹泻、腹胀、嗳气、食欲低下、腹痛等非特异性消化不良症状,往往在胃肠镜检查时发现。重型PHG临床表现主要为上消化道出血,多为黑便,可伴有贫血,少数出现上消化道大出血,可致失血性休克,并可诱发肝性脑病、感染、肝肾综合征等并发症。PHC则主要表现为结直肠出血,出血主要缘于黏膜下静脉曲张,肠内粪便摩擦,黏膜表面糜烂或溃疡,黏膜对损伤耐受和修复能力下降,凝血机制障碍等。

【辅助检查】

1. **胃镜检查** PHG在内镜下的表现有4种基本病变:马赛克样改变 mosaic-like pattern,MLP)、黏膜表面细小红点灶(长径<1cm,平坦状红点;red point lesion,RPL)、樱桃红样斑点(长径>2cm 黑棕色斑,形状不规则;cheery-red spots,CRS)、黑棕色斑(black brown spots,BBS)。目前内镜下分类如McCormack、Tanoue、NIEC、Baveno等,最新的指南建议应用二级分类,即分为轻度和重度:轻度的特征为胃黏膜呈马赛克样表现,无出血迹象;重度则除胃黏膜马赛克样表现外,兼有扁平或突起的红色或黑棕色斑点,或有活动性出血。

2. **肠镜** PHC在内镜下可表现为类炎性改变如充血、水肿、颗粒样变、脆性增高,甚至自发性出血,以及血管改变,包括樱桃红点征、血管扩张、血管发育不良样病变和静脉曲张。其中血管扩张(vascular ectasias,VE)为PHC特征性的改变,表现为肠黏膜血管呈蜘蛛样,线圈状,隆起或扁平的红色小片病损,发生率为28.6%~93.0%。PHC的黏膜活检可见毛细血管扩张,黏膜萎缩。目前PHC的分级标准尚无定论,一般分为3级:1级,结肠黏膜红斑;2级,结肠黏膜红斑并伴有黏膜马赛克样改变;3级,血管改变包括樱桃红点征、毛细血管扩张或血管发育异常。

3. **超声内镜** 曲张静脉在超声图像上表现为囊状无回声暗区,而PHG及PHC在超声胃镜下的特征性表现为胃肠壁弥漫增厚及黏膜下扩张的小静脉。

【诊断与鉴别诊断】

门静脉高压性胃肠病的诊断主要依靠病史及特征性的内镜下表现,尚需与以下疾病相鉴别。

1. **胃窦血管扩张症**(gastric antral vascular ectasias,GAVE) 在内镜下表现为胃窦部点状或条纹状出血红斑,因而较易与PHG混淆。但GAVE不一定伴有门静脉高压,在内镜下表现为胃窦黏膜较密集点状或纵行红斑,从胃窦开始向幽门区集中,不同于PHG主要表现为胃底、胃体的马赛克征和猩红热样疹;与PHG相比,GAVE者有明显的消化道出血和贫血;GAVE相关的黏膜异常和消化道出血对内镜下电凝术或胃窦切除术有较好的疗效,而PHG则需要药物或门静脉减压术治疗;此外,GAVE在超声内镜下胃窦部胃壁厚度小于1cm,黏膜或黏膜下呈海绵状,而PHG的整个胃壁弥漫增厚,有明显的小静脉扩张。

2. **遗传性出血性毛细血管扩张症**(hereditary hemorrhagic telangiectasia,HHT) 多在20~30岁发病,部分在儿童期即可发病,多见鼻出血,到青少年期鼻出血渐趋好转,而内脏出血机会增加,以胃肠道出血最多见,病变呈针尖样、斑点状或斑片状、小结节状,也可呈血管瘤样或蜘蛛痣样,可高出黏膜表面,加压后消失。阳性家族史,毛细血管扩张及同部位的反复出血,束臂试验常阳性,具有鉴别诊断意义,血管造影有确诊价值。

3. **过敏性紫癜**(Henoch-Schonlein purpura) 多见于青年人,可见类似血管扩张样的病变,但多无门静脉高压病史,可伴有腹痛及双下肢紫癜、关节痛、肾脏损害等。

【治疗】

PHG/PHC往往在肝硬化患者的胃肠镜检查过程中发现,可能无任何症状和出血的迹象,通常不需要一级预防,可以通过生活指导来控制:①饮食:宜进食含丰富维生素、少渣、少纤维素的饮食,保证一定量的高质量蛋白质摄入,50~100g/d。②戒酒:酒精能使肠道血管扩张,增加门静脉血流和压力,并能损伤胃肠黏膜,是消化道出血的重要诱因,应严格戒断。若症状明显且伴出血,则需通过药物治疗、内镜、介入治疗及外科手术等方式来控制。

（一）内科治疗

若合并有重度食管胃底静脉曲张,可以应用非选择性β受体阻滞剂(NSBB),普萘洛尔和卡维地洛是最常用的NSBB,两者均能降低PHG的严重程度,在治疗效果方面并无显著差异。在急性出血期,降低内脏血流的药物如加压素、生长抑素及其类似物,能够拮抗血管扩张物质,改善肝硬化门静脉高压时的高动力循环状态,具有一定的疗效。若合并PHG相关的缺铁性贫血,需注意补充铁剂。

（二）内镜治疗

虽结直肠静脉曲张是否属于 PHC 尚有争议，但在临床诊疗过程中若发现结直肠静脉曲张伴出血，可行硬化剂或结扎止血治疗。另有文献报道热探头凝固治疗和激光照射治疗对 PHG/PHC 的治疗有效。此外，氩血浆凝固术（argon plasma coagulation，APC）亦见报道。

（三）介入治疗

经颈静脉肝内门体分流术（TIPS）能显著降低门静脉压力，已成为治疗门静脉高压相关并发症的方法，对严重门静脉高压性胃肠病导致消化道出血，NSBB 治疗效果不佳，外周血血红蛋白浓度 <60g/L 的患者，美国肝病研究协会（American Association for the Study of Liver Diseases，AASLD）建议可采用 TIPS 治疗。此外，有学者认为脾动脉栓塞可减少脾静脉血流量，改善门静脉血流动力学，使胃黏膜血红蛋白含量减少，氧饱和度轻度升高，用于 PHG/PHC 出血的止血和预防治疗，特别适用于巨脾伴脾功能亢进的患者，但仍需要更充分的证据证明其长期疗效和安全性。

（四）外科手术

对于药物治疗、内镜治疗和 TIPS 难以治愈的胃肠道出血，可考虑手术治疗，包括分流手术、脾切除术、部分肠切除术、肝移植术等。门体分流术后胃镜随访，多数患者胃黏膜恢复正常形态。

（肖江强　诸葛宇征）

推 荐 阅 读

[1] KIM T U，KIM S，WOO S K，et al. Dynamic CT of portal hypertensive gastropathy: significance of transient gastric perfusion defect sign[J]. Clin Radiol，2008，63（7）：783-790.

[2] JONES M K，ZHU E，SARINO E V，et al. Loss of parietal cell superoxide dismutase leads to gastric oxidative stress and increased injury susceptibility in mice[J]. Am J Physiol Gastrointest Liver Physiol，2011，301（3）：G537-G546.

[3] MORGAN-MARTINS M I，JACQUES S I，HARTMANN R M，et al. Protection of estrogen in portal hypertension gastropathy: an experimental model[J]. Arq Gastroenterol，2011，48（3）：211-216.

[4] MARQUES C，LICKS F，ZATTONI I，et al. Antioxidant properties of glutamine and its role in VEGF-Akt pathways in portal hypertension gastropathy[J]. World J Gastroen-terol，2013，19（28）：4464-4474.

[5] MARQUES C，MAURIZ J L，SIMONETTO D，et al. Glutamine prevents gastric oxidative stress in an animal model of portal hypertension gastropathy[J]. Ann Hepatol，2011，10（4）：531-539.

[6] DE MACEDO G F，FERREIRA F G，RIBEIRO M A，et al. Reliability in endoscopic diagnosis of portal hyperten-sive gastropathy[J]. World J Gastrointest Endosc，2013，5（7）：323-331.

[7] AOYAMA T，OKA S，AIKATA H，et al. Is small-bowel capsule endoscopy effective for diagnosis of esophagogas-tric lesions related to portal hypertension?[J]. J Gastroen-terol Hepatol，2014，29（3）：511-516.

[8] TAN S，WEI X，SONG M，et al. PUMA mediates ER stress-induced apoptosis in portal hypertensive gastropathy[J]. Cell Death Dis，2014，5：e1128.

[9] SATHAR S A，KUNNATHUPARAMBIL S G，SREESH S，et al. Helicobacter pylori infection in patients with liver cirrhosis: prevalence and association with portal hyper-tensive gastropathy[J]. Ann Gastroenterol，2014，27（1）：48-52.

[10] TAN S，LI L，CHEN T，et al. β-Arrestin-1 protects against endoplasmic reticulum stress/p53-upregulated modula-tor of apoptosis-mediated apoptosis via repressing p-p65/inducible nitric oxide synthase in portal hypertensive gastropathy[J]. Free Radic Biol Med，2015，87：69-83.

[11] KIYONO S，MARUYAMA H，KOBAYASHI K，et al. Non-Invasive Diagnosis of Portal Hypertensive Gastropa-thy: Quantitative Analysis of Microbubble-Induced Stom-ach Wall Enhancement[J]. Ultrasound Med Biol，2016，42（8）：1792-1799.

[12] GJEORGJIEVSKI M，CAPPELL M S. Portal hypertensive gastropathy: A systematic review of the pathophysiology，clinical presentation，natural history and therapy[J]. World J Hepatol，2016，8（4）：231-262.

[13] ISHAQ S，KUWAI T，SIAU K. Use of hemostatic powder in bleeding portal hypertensive gastropathy[J]. VideoGIE，2017，2（9）：238-240.

[14] MANDHWANI R，HANIF F M，UL HAQUE M M，et al. Noninvasive clinical predictors of portal hypertensive gastropathy in patients with liver cirrhosis[J]. Transl Int Med，2017，5（3）：169-173.

第三章

肝功能衰竭

肝功能衰竭也称肝衰竭，是多种因素引起的严重肝脏损害，导致其合成、解毒、代谢和生物转化等功能发生严重障碍或失代偿，出现以凝血功能障碍、黄疸、肝性脑病、腹水、肝肾综合征等为主要表现的一组临床综合征。

肝衰竭一旦发生，病情严重，并发症多，治疗困难，病死率高。其预后往往取决于病因、发病年龄、病程、治疗时间及治疗反应等多种因素。

我国肝衰竭患者中，以慢加急性肝衰竭居多，近年来因抗病毒治疗理念的更新和普及，药物可及性越来越好，有效阻断了慢性乙型肝炎的重症化过程，我国急性肝衰竭和亚急性肝衰竭呈减少趋势。而现有的慢性肝病患者由于各种诱因发生急、慢性肝功能失代偿，致使慢加急性肝衰竭和慢性肝衰竭呈增加趋势。

【病因】

引起肝衰竭的病因在不同的国家和地区有明显的差别。如我国与欧美国家肝衰竭的病因明显不同。我国引起肝衰竭的首要病因是肝炎病毒，主要是乙型肝炎病毒；其次是药物及肝毒性物质，如酒精、化学制剂等，儿童肝衰竭还可见于遗传代谢性疾病（表 5-3-1）。在欧美国家，药物是引起急性、亚急性肝衰竭的主要原因；而慢性或慢加急性肝衰竭常常是由于酒精引起的肝损害所导致。

【发病机制】

肝衰竭的发病机制主要是在致病因素的作用下，大量的肝细胞死亡速率超过了肝细胞再生的速率，导致肝脏功能进行性减退以及伴发多器官功能衰竭。在肝衰竭患者的肝组织病理切片中，除了可见大量的肝细胞死亡，还可见到另外两种典型的重要改变：炎性细胞浸润与微循环障碍。提示在肝衰竭的发病过程中，各种损伤因子、免疫系统和微循环障碍均发挥了重要作用。宿主因素、病毒因素、毒素因素、代谢因素等均在肝衰竭的发病过程中扮演了重要角色。

1. **宿主因素** 宿主遗传背景在乙型肝炎重症化的过程中发挥重要作用，宿主免疫紊乱在肝衰竭发病中的作用也被广泛接受和认可。细胞免疫被认为不仅在清除细胞内病毒方面发挥关键作用，同时也是造成细胞凋亡和/或坏死的主要因素。在最初免疫损伤后，机体发生免疫麻痹也是肝衰竭发展过程中的重要环节。

2. **病毒因素** 肝炎病毒在肝衰竭的发病机制中也发挥了重要作用。在我国，以乙型病毒肝炎患者居多，HBsAg 在细胞内的过度表达和大量病毒复制，可直接导致肝细胞营养耗竭及肝细胞损伤。HBV 的 X 蛋白介导的肝细胞对 TNF-α 等炎性介质敏感性升高可诱导肝细胞凋亡，可能与重型乙型病毒肝炎发病有关。此外，HBV 基因变异也可能引起细胞坏死从而导致严重肝损害。

3. **毒素因素** 药物和毒物诱发的肝衰竭中，肝细胞最先受到的就是来自毒素或毒物的直接打击，继而引起炎症和免疫损伤，导致广泛而持续的肝细胞坏死。此外，重症肝病患者由于肝小叶结构破坏及库弗细胞功能严重受损，来自门静脉的大量内毒素未经肝脏解毒直接进入体循环，其中的肠道内毒素可直接（或通过激活库弗细胞释放的炎性介质）引起肝细胞坏死，加重了其他肝毒性物质引起的肝坏死，可导致肝衰竭的发生。

4. **代谢因素** 各类慢性肝病患者都存在不同程度的肝脏微循环障碍，无法保证对肝细胞的充分营养供应。不仅胃肠道吸收的营养成分难以通过肝脏加工转化；而且血液中的药物难以进入肝脏被代谢和利用；肝细胞产生的代谢废物也难以排出，积累于肝脏内，产生细胞毒性作用，导致肝细胞损伤，促进肝衰竭的进展。

有学者提出了肝衰竭发病机制的"三重打击"学说：即肝细胞在肝衰竭发生过程中依次经受了免

表 5-3-1　我国肝衰竭的病因

病因分类	具体病因
肝炎病毒	甲型肝炎病毒（HAV）
	乙型肝炎病毒（HBV）
	丙型肝炎病毒（HCV）
	丁型肝炎病毒（HDV）
	戊型肝炎病毒（HEV）
其他病毒	巨细胞病毒（CMV）
	EB 病毒（EBV）
	肠道病毒
	疱疹病毒
	黄热病毒等
药物	对乙酰氨基酚
	抗结核药物（异烟肼、利福平、吡嗪酰胺等）
	抗肿瘤化疗药物
	部分中草药（如土三七、何首乌等）
	抗风湿病药物
	抗代谢药物
肝毒性物质	酒精
	毒蕈
	有毒化学物质等
细菌及寄生虫等病原体感染	严重或持续感染（如脓毒血症、血吸虫病等）
妊娠急性脂肪肝	
自身免疫性肝病	自身免疫性肝炎
	原发性胆汁性胆管炎
	原发性硬化性胆管炎等
代谢异常	肝豆状核变性
	血色病
	遗传性糖代谢障碍等
肝脏肿瘤	原发性肝癌
	肝胆管细胞癌
	混合性肝癌
	肝脏神经内分泌肿瘤等
胆道疾病	先天性胆道闭锁
	胆结石
	其他胆汁淤积性肝病等
肝脏手术	肝移植
	部分肝切除等
肝脏缺血缺氧	休克
	充血性心力衰竭
	门静脉血栓等
其他	创伤
	热射病
	辐射等
原因不明	

疫损伤、缺血缺氧性损伤和内毒素血症的三重致死性打击。第一步，病毒、药物、肝毒性物质等病因直接作用或诱发免疫损伤，导致肝细胞破坏或死亡。免疫损伤以及局部肝细胞的死亡进一步介导了局部炎症反应。局部炎症反应是肝衰竭发生的一个重要环节，一方面导致了微循环障碍，造成了缺血缺氧性损伤；另一方面在诱发内毒素血症中也起到关键作用。第二步，缺血缺氧性损伤既能够直接导致肝细胞死亡，也能够促进内毒素血症的发生。第三步，在上述损伤打击下肝脏解毒能力降低，肠道屏障功能障碍导致肠道内毒素进入门静脉系统，加上机体的免疫麻痹状态，共同促进了内毒素血症的发生。内毒素血症进一步加速了肝细胞的死亡，是加重肝脏损伤的重要因素。上述每一重打击无疑都在肝衰竭发生、发展的过程中起到了重要作用，并共同作用形成恶性循环，导致肝衰竭进展迅速，预后极差。

有临床观察提示乙型肝炎肝衰竭的发生、发展过程存在 4 个时相：上升早期、上升中后期、平台期、恢复期。其中，在肝衰竭上升早期以免疫损伤为主；在肝衰竭上升中后期，以免疫损伤加缺血缺氧性损伤为主，内毒素血症也开始参与对肝脏和机体的损伤和打击；在肝衰竭平台期，机体处于免疫麻痹状态，内毒素血症是加重肝脏损伤的重要因素；而在恢复期，机体趋于重建免疫平衡，但内毒素的打击仍然持续存在。

综合分析肝衰竭发病机制与肝衰竭的临床时相表现，有助于更客观准确地制订肝衰竭的个体化治疗策略。例如：抗病毒治疗贯穿始终；免疫治疗应分阶段，初期可采取免疫抑制治疗，中后期为免疫增强治疗；选择恰当时机进行改善微循环治疗、人工肝治疗、肝移植治疗；而骨髓动员或干细胞治疗多选择平台期及之后。

【分类】

（一）我国的肝衰竭分类及其定义

根据有无慢性肝病基础和病情发展速度，临床上将肝衰竭分为 4 类（表 5-3-2）：①急性肝衰竭（acute liver failure，ALF）；②亚急性肝衰竭（subacute liver failure，SALF）；③慢加急性（亚急性）肝衰竭[acute（subacute）-on-chronic liver failure，ACLF 或 SACLF]，又分为慢加急性肝衰竭（ACLF）和慢加亚急性肝衰竭（SACLF）；④慢性肝衰竭（chronic liver failure，CLF）。

（二）慢加急性肝衰竭全球定义尚不统一

在上述肝衰竭的分类中，慢加急性肝衰竭在全球范围内的定义尚不统一。

表 5-3-2　肝衰竭的分类及定义

分类	定义
急性肝衰竭（ALF）	急性起病，无基础肝病史，2 周以内出现以 Ⅱ 度以上肝性脑病为特征的肝衰竭临床表现
亚急性肝衰竭（SALF）	起病较急，无基础肝病史，2～26 周出现肝功能衰竭的临床表现
慢加急性肝衰竭（ACLF）	在慢性肝病基础上，2 周内出现肝功能衰竭的临床表现
慢加亚急性肝衰竭（SACLF）	在慢性肝病基础上，2～26 周出现肝功能衰竭的临床表现
慢性肝衰竭（CLF）	在肝硬化基础上，出现肝功能进行性减退引起的以腹水或肝性脑病等为主要表现的慢性肝功能失代偿

2009 年欧洲肝病研究协会慢性肝病研究中心（EASL-CLIF）开展了一个前瞻性、多中心观察性研究（CANONIC 研究），这个里程碑式的研究结果重新定义了 ACLF，主要基于 3 个主要特征：肝硬化急性失代偿、器官衰竭（可以是肝或肝外器官衰竭）和高短期（28 天）病死率。APASL 对 ACLF 定义与之不同，是基于下列主要阳性和阴性标准制定的：主要阳性标准为先前已诊断为慢性肝病（如肝硬化或非肝硬化，不包括单纯性脂肪变性），有一个诱因直接作用于肝脏，导致急性肝损伤进一步引起急性肝衰竭；主要阴性（排除）标准是肝硬化患者无急性失代偿史，并且无细菌感染等肝外诱因。

全球不同协会 ACLF 的定义具体如下：

1. **EASL-CLIF 联盟 ACLF 定义（2013 年）**　对于肝硬化患者，ACLF 是与单器官衰竭（单肾衰竭或其他非肾脏的但与肾或脑功能不全相关的单器官衰竭）或多器官衰竭相关的肝硬化急性失代偿（被定义为具有腹水、脑病、胃肠道出血和 / 或细菌感染症状）。

2. **APASL ACLF 定义（2014 年修订）**　对于具有代偿性肝硬化或任何非肝硬化慢性肝病的患者（除了单纯性脂肪变性），ACLF 是急性直接肝脏损伤（嗜肝性病毒感染、活动性饮酒或药物诱导的肝损伤）所导致的肝衰竭。肝衰竭标准为黄疸（血清胆红素水平 ≥5mg/dl）和凝血功能障碍（国际标准化比率 ≥1.5 或凝血酶原活性 <40%）。在无论有无慢性肝病（包括肝硬化）史的患者，在临床上 4 周内出现腹水和 / 或脑病等临床表现。

在 APASL 的定义中，代偿性肝硬化和非肝硬化慢性肝病（非酒精性脂肪肝疾病相关的慢性肝损伤或慢性肝炎伴肝纤维化或由其他原因引起的纤维

化）均被认为是慢性肝病。细菌感染不被认为是肝脏损伤。已知有失代偿史（出现黄疸、脑病或腹水）的肝硬化患者无论有无诱因发生临床症状的急性恶化，均被认为是急性失代偿而不是 ACLF。

3. **世界消化病学大会（WCOG）ACLF 定义**　代偿期和失代偿期肝硬化患者以及具有慢性肝病但尚未发生肝硬化的患者，如慢性乙型病毒性肝炎患者在病毒复制激活时或同时合并其他嗜肝病毒感染（甲肝病毒或戊肝病毒）可发生 ACLF。

（三）基于不同 ACLF 定义的分级分型

1. 根据 CANONIC 研究，EASL-CLIF 联盟将 ACLF 划分为 4 个等级。

（1）无 ACLF：该类别包括以下患者：①没有任何器官衰竭；②非肾脏的单器官衰竭，血清肌酐水平 <1.5mg/dl 且无肝性脑病；③仅有脑衰竭，血清肌酐水平 <1.5mg/dl。

（2）ACLF 1 级：具有以下条件之一为 ACLF 1 级：①单纯肾衰竭；②单器官衰竭（肝脏、凝血、循环或肺衰竭），血清肌酐水平为 1.5～1.9mg/dl 和 / 或肝性脑病 1 级或 2 级；③仅有脑衰竭，血清肌酐水平为 1.5～1.9mg/dl。

（3）ACLF 2 级：发生任何 2 个器官衰竭时为 ACLF 2 级。

（4）ACLF 3 级：发生任何 3 个或更多器官衰竭时为 ACLF 3 级。

上述 4 个分级与 ACLF 28 天病死率关系密切。CANONIC 研究报道，欧洲未接受肝移植的肝硬化失代偿患者中，非 ACLF 患者 28 天病死率为 1.9%，而 ACLF 患者 28 天病死率为 32.8%（23% 为 ACLF 1 级患者，31% 为 ACLF 2 级患者，74% 为 ACLF 3 级患者）。

2. WCOG 建议，将 ACLF 分为 3 型。

（1）A 型：也称为非硬化性慢加急性肝衰竭，根据其组织病理学上具有明显肝纤维化的特点可与急性肝衰竭进行区分。

（2）B 型：发生于代偿期肝硬化患者，在感染、手术或急性酒精性肝炎的打击下出现肝功能恶化。

（3）C 型：诱因与 B 型相同，但发生于已有失代偿期表现的肝硬化患者。

上述分型指出 ACLF 可能为包含多种病因的综合征而非单一疾病，且应包含肝衰竭以及肝外器官的衰竭。

【临床表现】
主要临床表现为健康状况全面衰退，出现显著

的全身乏力，尤其以消化道症状表现突出，如食欲食量明显减退、恶心、呕吐，黄疸进行性加深，出血倾向明显，可伴有焦虑、烦躁等精神情绪异常，不同程度发热，部分患者可散发出特征性"肝臭"味。

肝衰竭的特殊临床表现有如下8个方面：

1. 腹水 腹水是肝衰竭常见的体征。当腹水为中-大量时可查及明显的移动性浊音。大量腹水患者腹部膨隆明显，可触及液波震颤。腹水严重者因腹腔压力大，触诊腹壁张力大，患者常腹胀明显，甚至影响呼吸功能导致缺氧。对于腹胀明显的患者，尤其需要注意区分腹水与肠衰竭引起的肠胀气，一旦有明显腹部压痛及肌紧张，提示伴发腹膜炎。

2. 出血 因肝衰竭患者凝血功能极度紊乱，出凝血时间显著延长，出血也是肝衰竭常见的症状之一。在肝衰竭患者中，出血发生率可高达73%，严重出血发生率可达30%。出血部位最常见的为胃肠道，多系胃黏膜糜烂和/或食管胃底静脉曲张破裂所致，也可出现胃肠道弥漫性出血或广泛皮肤黏膜紫癜。鼻咽、肺部、腹膜后、肾脏、注射部位出血也常常见到。还需警惕少部分患者可能因未察觉的颅内出血导致突发死亡。

3. 肝肾综合征 肝衰竭合并大量腹水、出血、感染时，有效血容量下降，肾脏血管收缩，肾灌注不足等导致急性肾损伤（AKI），出现少尿、无尿伴肾功能进行性恶化。

4. 肝性脑病 肝衰竭患者可因严重肝病所致代谢紊乱，引起中枢神经系统功能失调的综合征，主要可表现为意识障碍、情绪改变、行为异常及昏迷。急性及亚急性肝衰竭患者的肝性脑病表现不完全一致，除了常见的神经系统表现（如日常生活能力减退、睡眠倒错或嗜睡、认知、意识及运动功能障碍等），在急性肝衰竭患者中，脑水肿更明显，部分有典型的躁动、癫痫样发作，对治疗应答不良且预后差。慢性肝衰竭患者常有诱因诱发，很少伴有脑水肿，对治疗的应答较好，预后相对好一些。

查体应包括：意识、定位、认知功能、感觉及运动功能、神经反射。在精神状态查体中注意评估意识水平、对检查者注意力及合作程度、完成测试的速度及情感（淡漠或迟钝等）。伴有躁狂患者运动检查可见语调增高、运动迟缓、共济失调、深腱反射亢进或体位反射障碍。震颤及扑翼样震颤常见，但感觉较正常，无局部神经定位体征。

5. 脑水肿 急性肝衰竭常见，严重者可发生脑疝。缺氧、毒素、代谢异常和脑血流动力学改变是引起脑水肿的主要原因。因治疗不同，需要注意区分脑水肿和代谢异常所致脑病，脑水肿常伴有明显球结膜水肿。

6. 感染 肝衰竭患者在病程中常伴有免疫功能麻痹和紊乱，易继发感染。约80%的肝衰竭患者可发生细菌和真菌感染，最常见的有自发性细菌性腹膜炎及肺部感染等。继发性感染可促进病情进展，是肝衰竭患者的主要死亡原因之一。

7. 肝肺综合征 肝衰竭和肝硬化失代偿期患者可发生气促、呼吸困难、肺水肿、间质性肺炎、盘状肺不张、胸腔积液和低氧血症等病理生理和功能改变，统称为肝肺综合征。其原因是肺内毛细血管扩张和/或动静脉分流所致，以顽固性低氧血症为突出临床表现。

8. 急性呼吸窘迫综合征（ARDS） 以严重低氧血症为突出表现。肝衰竭患者的肺部血液分流量增大，血液氧饱和度下降，如合并昏迷易出现呼吸道分泌物滞留、肺部感染，出血可导致循环血容量不足，大量腹水或肠衰竭使腹部压力升高导致纵隔抬高压迫双肺，均可严重影响换气功能，导致严重的低氧血症。低氧血症进一步导致血管内皮损伤和代谢性酸中毒，使肺毛细血管通透性增加，加上血中内毒素直接或间接损伤肺毛细血管肺泡界面，促使血浆外渗。肝衰竭时严重的凝血功能紊乱加上内毒素血症，易致弥散性血管内凝血（DIC），加重肺微循环障碍，甚至可能诱发肺栓塞。上述多种因素均共同促使ARDS的发生。

【辅助检查】

（一）实验室检查

1. 病因学检查 包括病毒学、免疫学和相关生化、药物或毒物检测可帮助排查病因。加强问诊，追溯患者饮酒史、服药史、接触毒物史、外伤和手术史，家族史等，是对病因学检查的有效补充和印证。

2. 肝功能和肾功能检查 除了常规肝功能的肝酶和胆红素、白蛋白等生化项目，还应包括前白蛋白、血清胆汁酸、血清胆碱酯酶、肾功能等。

3. 凝血功能检查 凝血功能全套在肝衰竭时均显著异常，表现为凝血酶原时间（PT）、活化部分凝血活酶时间（APTT）显著延长，纤维蛋白原合成不足加消耗增加呈显著降低，国际标准化比值（INR）明显升高（≥1.5），凝血酶原活动度（PTA）显著降低（≤40%）。

4. 血氨测定 肝衰竭时肝细胞合成尿素功能障碍，导致体内氨清除障碍，加上门体分流使来自肠道的氨直接进入体循环，尤其在消化道出血时肠道氨吸收增加，可出现血氨升高。但血氨升高并不一定与肝性脑病的发生有直接相关，部分肝性脑病患者可不伴有血氨升高。

5. 血清电解质测定及酸碱平衡检查　肝衰竭患者发生电解质和酸碱平衡紊乱比较常见，以低钾血症、低钠血症及低氯血症发生率高。也有发生高钾、高钠、高氯血症者。血清乳酸升高在肝衰竭患者中常见，并与肝衰竭预后相关，越来越受到重视。当患者合并有缺氧症状、休克表现或意识障碍时，有条件应监测血气分析。

6. 感染指标　肝衰竭合并感染极为常见，此时感染相关指标常常升高。对可疑合并感染，无明显诱因病情迅速进展患者，应完善并动态监测感染指标，以及时发现和评估患者感染情况。红细胞沉降率、CRP 等指标多为非特异性，因此，内毒素、PCT、IL-6、1，3-β-D- 葡聚糖、G 试验、GM 试验等对于肝衰竭患者意义更显著；血及体液、分泌物培养有助于判断感染的病原微生物，应针对性选择，并注意送检时机，采取标准化的送检培养方法，以获得更有价值的结果，从而有效指导临床抗感染治疗。

（二）影像学检查

腹部 B 超、CT 及磁共振成像（MRI）等可能提示肝脏硬化程度、门静脉高压及血栓、腹水等情况，对病情评估均有较高价值。腹部 B 超方便易行，在病程中应定期复查，监测腹水、肝脏体积、门静脉血栓等变化。

【组织病理学表现】

虽然组织病理学检查在肝衰竭的诊断、分类及预后判定上具有重要价值，但由于很多肝衰竭患者的凝血功能障碍非常严重，实施肝穿刺风险较高，在临床工作中应特别注意。

肝衰竭时（慢性肝衰竭除外），肝脏组织学可观察到广泛的肝细胞坏死，坏死的部位和范围因病因和病程不同而不同。按照坏死的范围程度，可分为大块坏死（坏死范围超过肝实质的 2/3），亚大块坏死（占肝实质的 1/2～2/3），融合性坏死（相邻成片的肝细胞坏死）及桥接坏死（较广泛的融合性坏死并破坏肝实质结构）。

不同类型的肝衰竭，其病理表现也不完全一样：

1. 急性肝衰竭　肝细胞呈一次性坏死，可呈大块或亚大块坏死，或桥接坏死，伴存活肝细胞严重变性，肝窦网状支架塌陷或部分塌陷。

2. 亚急性肝衰竭　肝组织呈新旧不等的亚大块坏死或桥接坏死；较陈旧的坏死区网状纤维塌陷，或有胶原纤维沉积；残留肝细胞有程度不等的再生，并可见细、小胆管增生和胆汁淤积。

3. 慢加急性（亚急性）肝衰竭　在慢性肝病病理损害（慢性炎症损伤及不同程度纤维化）的基础上，发生新的程度不等的肝细胞坏死性病变。

4. 慢性肝衰竭　为弥漫性肝脏纤维化以及异常增生结节形成，在此基础上可伴有分布不均的肝细胞坏死。

【诊断】

（一）临床诊断

肝衰竭的临床诊断需要依据病史、临床表现和辅助检查等综合分析而确定。

1. 急性肝衰竭　急性起病，2 周内出现 Ⅱ 度及以上肝性脑病（按 Ⅳ 度分类法划分）并有以下表现者：①极度乏力，并有明显畏食、腹胀、恶心、呕吐等严重消化道症状；②短期内黄疸进行性加深，血清总胆红素（TBil）大于正常值上限 10 倍或每日上升≥17.1μmol/L；③出血倾向明显，凝血酶原活动度（PTA）≤40%，或国际标准化比值（INR）≥1.5，且排除其他原因；④肝脏进行性缩小。

2. 亚急性肝衰竭　起病较急，2～26 周出现以下表现者：①极度乏力，有明显的消化道症状；②黄疸迅速加深，血清 TBil 大于正常值上限 10 倍或每日上升≥17.1μmol/L；③伴或不伴肝性脑病；④ PTA≤40% 或 INR≥1.5，且排除其他原因。

3. 慢加急性（亚急性）肝衰竭　在慢性肝病基础上，由各种诱因引起的急性或亚急性肝衰竭临床表现的综合征，可合并包括肝性脑病、腹水、电解质紊乱、感染、肝肾综合征、肝肺综合征等并发症，以及其他肝外器官功能衰竭。根据器官衰竭的严重程度可分为 0～3 级（详见肝衰竭的分级）。

4. 慢性肝衰竭　在肝硬化基础上，肝功能进行性减退和失代偿：①有腹水或其他门静脉高压表现；②可有肝性脑病；③血清总胆红素升高，白蛋白明显降低，前白蛋白极度低下；④凝血功能障碍，PTA≤40% 或 INR≥1.5，且排除其他原因。

（二）分期

亚急性肝衰竭和慢加急性（亚急性）肝衰竭依据其临床表现的严重程度，可分为前期、早期、中期和晚期 4 期。

1. 前期

（1）极度乏力，并有明显畏食、呕吐和腹胀等严重消化道症状。

（2）ALT 和 / 或 AST 大幅升高，黄疸进行性加深，51µmol/L≤TBil≤171µmol/L，且每日上升≥17.1µmol/L。

（3）有出血倾向，40%＜PTA≤50%。

2. 早期

（1）仍有极度乏力，并有明显畏食、呕吐和腹胀等严重消化道症状。

（2）ALT 和 / 或 AST 可进一步升高；黄疸进行性加深，TBil≥171µmol/L 或每日上升≥17.1µmol/L。

（3）有出血倾向，30%＜PTA≤40%（或 1.5≤INR＜1.9）。

（4）未出现肝性脑病或明显腹水等并发症，无其他肝外器官衰竭。

3. 中期　在肝衰竭早期表现基础上，病情进一步发展，出现：

（1）ALT 和 / 或 AST 可快速下降，但 TBil 持续上升，呈现胆酶分离现象。

（2）出血表现明显，有出血点或瘀斑，20%＜PTA≤30%，（或 1.9≤INR＜2.6）。

（3）伴有 1 项并发症和 / 或 1 个肝外器官功能衰竭（如出现肝性脑病、明显腹水等）。

4. 晚期　在肝衰竭中期表现基础上，病情进一步加重，出现：

（1）有严重出血倾向（如注射部位瘀斑等），PTA≤20%，（或 INR≥2.6）。

（2）出现 2 个以上并发症和 / 或 2 个以上肝外器官功能衰竭（如Ⅲ度以上肝性脑病、肝肾综合征、上消化道大出血、严重感染和难以纠正的电解质紊乱等）。

亚急性肝衰竭和慢加急性（亚急性）肝衰竭的临床分期实际上是连贯发展的，依诱因和个体体质不同，时间长短不一，且与疾病发生机制密切相关，不一定每个患者都会按顺序经历每个分期。可将肝衰竭临床分期与发病机制中提到的临床时相结合，综合分析并准确地制订肝衰竭的个体化治疗策略。如及时有效治疗，疾病可进入相对稳定的平台或缓解期，患者症状逐渐好转，生命体征逐渐稳定，各项生化指标改善。

（三）肝衰竭诊断格式

肝衰竭不是一个独立的临床诊断，而是一种功能判断。在临床实际应用中，完整的诊断应包括病因、临床类型及分期，建议按照以下格式书写：肝衰竭（分型、分期）＋病因诊断（病毒、药物、酒精、免疫等）。

举例：

1. 慢加急肝衰竭　早期　乙型病毒性肝炎

2. 急性肝衰竭　中期　药物性肝损伤

3. 慢性肝衰竭　晚期　血吸虫性肝硬化

【病情评估与疗效判断】

（一）病情评估

病情评估应贯穿诊疗全程，尤其强调早期动态评估的重要性，因为病情评估对判断肝衰竭患者的预后以及是否需要尽快肝移植十分重要。一旦确诊肝衰竭，应立即进行详尽的病史采集、细致的体格检查、全面的实验室检测，以便早期对患者做出初始评估。由于肝衰竭患者多病情危重，发展迅速，可能出现严重的多器官衰竭并伴有难以预测的并发症，因此在治疗过程中应定期或依据病情变化情况进行动态评估，才能及时准确判断是继续保守治疗还是决定进行确实有效的肝移植治疗。

目前已有较多研究报道了一些病情评估量表，可帮助评判肝衰竭患者的病情及预后。多因素预后评价模型如皇家医学院医院（King's College Hospital，KCH）标准（表 5-3-3）、终末期肝病模型（MELD）（表 5-3-4）、MELD-Na（表 5-3-4）、iMELD（表 5-3-4）、序贯器官衰竭评估（sequential organ failure assessment，SOFA）（表 5-3-5）、CLIF-C OF（表 5-3-6）、CLIF-C ACLF（表 5-3-7）等，以及单因素指标如年龄、肝性脑病的发生、TBil、PT 或 INR、血肌酐、前白蛋白、胆碱酯酶、甲胎蛋白、乳酸、血糖、血清钠、血小板等对肝衰竭预后评估有一定价值，可在临床参考应用。吲哚菁绿（ICG）清除试验可动态观察受试者有效肝功能或肝储备功能，对肝衰竭及肝移植前后预后评估有重要价值。

研究者们将 SOFA 评分依据相关研究结果进行调整以适用于慢性肝病患者，能更好识别出 28 天高死亡风险患者，并简化得到 CLIF 联盟器官衰竭（CLIF-C OF）评分。进一步将 CLIF-C OF 评分、年龄、白细胞计数等可独立预测预后的因素进行整合，组成新的评分系统，即 CLIF-C 慢加急性肝衰竭（CLIF-C ACLF）评分系统，得分是从 0 到 100，数字越高，死亡的风险越大。系列研究均证实，与终末期肝病模型（MELD）评分、MELD- 钠评分和 Child-Pugh 评分相比，CLIF-C ACLF 评分更好地评估了肝衰竭患者 28 天、90 天、6 个月和 12 个月的死亡风险，而其他 3 种评分均低估了 ACLF 的死亡风险。

由于 ACLF 是一种动态综合征，需要根据每天的情况动态更新，从而有利于评估干预措施的效果以及是否需要紧急肝移植和是否继续当前治疗方案，因此，连续多次的动态评分优于入院时进行评分。

表 5-3-3　急性肝衰竭肝移植的 KCH 标准

对乙酰氨基酚诱发的急性肝衰竭	其他原因导致的急性肝衰竭
不论肝性脑病分期,动脉血 pH 低于 7.30 或 Ⅲ 或 Ⅳ 级肝性脑病,且 PT>100 秒,且血清肌酐>301μmol/L(3.4mg/dl)	不论肝性脑病分期,PT>100 秒 或 不论肝性脑病的分期,满足下列任意 3 项: 1.年龄<10 岁,或>40 岁 2.病因:非甲非乙型病毒性肝炎、特异质药物反应和肝豆状核变性 3.发生肝性脑病前黄疸持续时间>7 天 4.PT>50 秒 5.血清胆红素>308μmol/L(18mg/dl)

表 5-3-4　终末期肝病模型(MELD)及其衍生模型

终末期肝病模型(MELD)	MELD 评分 ={[9.57×ln(血清肌酐 mg/dl)]+[3.78×ln(TBil mg/dl)]+[11.2×ln(INR)]+6.43×(病因:胆汁性或酒精性 0,其他 1)}
MELD-Na	MELD-Na = MELD + 1.59×(135−Na$^+$) (血清 Na$^+$>135mmol/L 者按 135mmol/L 计算,<120mmol/L 者按 120mmol/L 计算,两者间按具体数值计算)
iMELD(integrated MELD)	iMELD = MELD +(年龄 ×0.3)−(0.7×Na$^+$)+100

表 5-3-5　序贯器官衰竭评估(SOFA)

系统	检测项目	评分				
		0	1	2	3	4
呼吸	PaO$_2$/FiO$_2$(kPa)	>53.33	40～53.33	26.67～40	13.33～26.67 且	<13.33 且
	呼吸支持(是/否)				是	是
凝血	血小板(10^9/L)	>150	101～150	51～100	21～50	<21
肝	胆红素(μmol/L)	<20	20～32	33～101	102～204	>204
循环	平均动脉压(mmHg)	≥70	<70			
	多巴胺剂量[μg/(kg·min)]			≤5 或	>5 或	>15 或
	肾上腺素剂量[μg/(kg·min)]				≤0.1 或	>0.1 或
	去甲肾腺剂量[μg/(kg·min)]				≤0.1	>0.1
	dobutamine(是/否)			是		
神经	GCS 评分	15	13～14	10～12	6～9	<6
肾脏	肌酐(μmol/L)	<110	110～170	171～299	300～440	>440
	24 小时尿量(ml/24h)				201～500	<200

注:①每日评估时应采取当日最差值;②分数越高,预后越差。PaO$_2$:动脉氧分压;FiO$_2$:吸入氧浓度;GCS 评分:格拉斯哥昏迷指数

建议 CLIF-C ACLF 评分应该每天更新,尤其是在 ACLF 诊断后的 3～7 天。CANONIC 研究表明,在 ACLF 诊断后 3～7 天内的随访数据对于预测临床过程非常重要,因为大多数患者在接受常规药物治疗后 ACLF 治愈、缓解或者恶化均发生在该早期阶段。

此外,上述评价模型多需要多项检查及实验室检验结果来协助评分,因此患者入院后初始的实验室检查必须充分全面,尽快寻找肝衰竭的病因并准确评估病情严重程度。除凝血系列外,早期检测项目还包括血型检测、全血计数、常规生化(尤其是血糖,以及时发现低血糖并纠正)、电解质、动脉血气、肝炎病毒血清学检测、血浆铜蓝蛋白(疑有肝豆状核变性)、自身免疫标志(免疫球蛋白、自身抗体系列)、妊娠试验(女性)、脂肪酶、血浆氨,酌情选择甲状腺功能、炎症和感染指标、肿瘤标志物测定等,急性肝衰竭患者如有条件可行对乙酰氨基酚水平检测以及其他药物或毒物的筛查。必要时酌情行肝脏活检以明确诊断。

表 5-3-6　慢性肝病联盟器官衰竭评分（CLIF-C OF）

器官或系统	1分	2分	3分
肝脏	胆红素＜6mg/dl	6mg/dl≤胆红素≤12mg/dl	胆红素＞12mg/dl*
肾脏	肌酐＜2mg/dl	2mg/dl≤肌酐＜3.5mg/dl*	肌酐≥3.5mg/dl 或者肾替代*
脑（HE West-Haven 分级）	0级	1～2级	3～4级*,‡
凝血系统	INR＜2	2≤INR＜2.5	INR≥2.5*
循环	MAP≥70mmHg	MAP＜70mmHg	使用血管加压药*
呼吸系统	PaO_2/FiO_2＞300 或 SpO_2/FiO_2＞357	200＜PaO_2/FiO_2≤300 或 214＜SpO_2/FiO_2≤357	PaO_2/FiO_2≤200* 或 SpO_2/FiO_2≤214*,§

注：HE：肝性脑病；INR：国际标准化比；MAP：平均动脉压；PaO_2：动脉氧分压；FiO_2：吸入氧浓度；SpO_2：血氧饱和度。* 器官功能衰竭的诊断标准。‡ 由于肝性脑病而不是呼吸衰竭而接受机械通气的患者被认为是脑衰竭（脑功能评分为 3 分）。§ 其他接受机械通气的患者被认为是呼吸衰竭（呼吸功能评分为 3 分）

表 5-3-7　慢性肝病联盟慢加急性肝衰竭评分（CLIF-C ACLF）

名称	公式
CLIF-C ACLF 评分	CLIF-C ACLF 评分 ＝10×[（0.33×CLIF-C OF）＋0.04×年龄＋0.63×ln（白细胞计数）]－2

（二）疗效判断

1. 疗效指标

（1）主要疗效指标：生存率。肝衰竭患者病情重，病死率高，通常评估 4 周、12 周、24 周、48 周生存率。

（2）次要疗效指标：

1）生命体征是否平稳。

2）症状和体征：患者乏力、食欲缺乏、腹胀、尿少等临床症状，以及腹水、出血倾向、肝性脑病、感染等临床体征的变化。

3）检查检验结果：胸部 X 线检查、血液生化学检查[TBil、PTA、INR、白蛋白（Alb）等]，以及感染相关指标（血常规、PCT 等）。

2. 疗效判断标准

（1）急性、亚急性肝衰竭以临床治愈率作为判断标准　临床治愈标准：①乏力、食欲缺乏、腹胀、尿少、出血倾向和肝性脑病等临床症状消失；②黄疸消退，肝脏大小恢复正常；③肝功能指标基本恢复；④ PTA（INR）恢复正常。

（2）慢加急性（亚急性）、慢性肝衰竭以临床好转率作为判断标准　临床好转标准：①乏力、食欲缺乏、腹胀、出血等临床症状明显好转，肝性脑病消失；②黄疸、腹水等体征明显好转；③肝功能指标明显好转（TBil 降至正常值上限的 5 倍以下，PTA＞40% 或者 INR＜1.5）。

（3）慢加急性（亚急性）、慢性肝衰竭临床恶化标准　①乏力、食欲缺乏、腹胀、出血等临床症状及体征加重；②实验室肝功能指标加重；③新发并发症和 / 或肝外脏器功能衰竭；或原有并发症加重。

在疾病发展和治疗过程中，动态评估前述相关量表的评分变化，也能较好地反映出患者对治疗的应答情况和阶段性疗效，有助于指导及时调整治疗方案。

【治疗】

目前肝衰竭的内科治疗尚缺乏特效药物和手段。原则上强调早期诊断、早期治疗，针对不同病因采取相应的病因治疗和综合治疗等措施，并积极防治各种并发症。肝衰竭患者诊断明确后，应动态评估病情，加强监护，制订合适的治疗措施。

（一）内科综合治疗

1. 一般支持治疗

（1）卧床休息，减少体力消耗，减轻肝脏负担。

（2）加强病情监护：评估精神状态，监测血压、心率、呼吸频率、血氧饱和度，记录体重、腹围变化、24 小时尿量、排便次数及性状等；建议完善病因及病情评估相关实验室检查，包括 PT/INR、凝血因子 V、纤维蛋白原、乳酸脱氢酶、肝功能、血脂、电解质、血肌酐、尿素氮、血氨、动脉血气和乳酸、碳酸氢盐、内毒素、嗜肝病毒标志物、铜蓝蛋白、自身免疫性肝病相关抗体检测、球蛋白谱、HLA 分型、脂肪酶、淀粉酶、血培养、痰或呼吸道分泌物培养、尿培养；进行腹部 B 超、胸部 X 线、心电图等物理诊断检查，并定期监测评估。

（3）推荐肠内营养：包括高碳水化合物、低脂、适量蛋白饮食，推荐每日每千克体重35～40kcal总热量。肝性脑病患者详见"肝性脑病"部分。进食不足者，每日静脉补给足够的热量、液体和维生素，推荐夜间加餐以均衡能量供给。

（4）积极纠正低蛋白血症：补充白蛋白或新鲜血浆，并酌情补充凝血因子或纤维蛋白原。

（5）进行血气监测，注意纠正水电解质及酸碱平衡紊乱，特别要注意纠正低钾、低钠、低氯、低镁、低钙血症。

（6）注意消毒隔离，加强口腔护理、肺部及肠道管理，预防医院内感染发生。

2. 对症治疗

（1）保肝护肝药物的应用：主要包括抗炎护肝药物、肝细胞膜修复药物、解毒保肝药物以及利胆药物。各种护肝药物通过抑制炎症反应、解毒、免疫调节、清除活性氧、调节能量代谢、改善肝细胞膜稳定性、完整性及流动性等途径，达到减轻肝组织细胞损伤，促进肝细胞修复和再生，减轻肝内胆汁淤积，改善肝功能的目的。

（2）肠道微生态调节治疗：肝衰竭患者存在肠道微生态失衡，益生菌减少，有害菌增加，而应用肠道微生态制剂可纠正肠道微生态失衡，改善肝衰竭患者预后。建议应用肠道微生态调节剂、乳果糖或拉克替醇，以减少肠道细菌易位或内毒素血症。粪便菌群移植（faecal microbiota transplantation，FMT）作为一种可选择的治疗肝衰竭尤其是肝性脑病的新思路，可能优于单用益生菌。

（3）免疫调节剂的应用：胸腺法新单独或联合乌司他丁治疗肝衰竭合并感染患者可能有助于降低28天病死率。胸腺法新用于慢性肝衰竭、肝硬化合并自发性腹膜炎、肝硬化合并肺部感染患者，有助于降低病死率、降低继发感染发生率。对肝衰竭合并感染患者建议早期应用。

3. 病因治疗　　肝衰竭病因对指导治疗及判断预后具有重要价值，包含发病原因及诱因两类。对其尚不明确者应积极寻找病因以期达到正确处理的目的。

（1）去除诱因：如严重感染、各种应激状态、饮酒、劳累、药物影响、出血、电解质紊乱等。

（2）针对不同发病原因治疗：

1）病毒感染：对HBV DNA阳性的肝衰竭患者，不论其检出的HBV DNA滴度高低，建议立即使用核苷（酸）类药物抗病毒治疗。在肝衰竭的前、早、中期开始抗病毒治疗，疗效相对好，早期快速降低HBV DNA载量是治疗的关键。核苷类似物可改善HBV相关慢加急性肝衰竭的短期及长期生存率，若HBV DNA的载量在两周内能下降2次方，患者存活率可提高。考虑到慢性HBV引起的肝衰竭抗病毒治疗需要长期用药，抗病毒药物应选择快速强效的核苷（酸）类药物，建议优先使用强效高耐药屏障核苷类似物如恩替卡韦、替诺福韦，坚持足够疗程，避免过早停药导致复发，并定期监测耐药情况并及时处理。

对于所有HCV RNA阳性的患者，排除禁忌证后均应抗病毒治疗。聚乙二醇化干扰素联合利巴韦林（PR）可应用于所有基因型HCV感染患者。以DAAs为基础的抗病毒方案包括DAA联合PR，DAAs联合利巴韦林，以及不同DAAs联合或复合制剂，可涵盖几乎所有基因型的HCV感染者。在治疗过程中应定期监测血液学指标、HCV RNA定量以及不良反应等。

甲型、戊型病毒性肝炎引起的急性肝衰竭，目前尚未证明特异性抗病毒治疗能改善肝衰竭的预后。

其他病毒感染：确定或疑似疱疹病毒或水痘-带状疱疹病毒感染导致急性肝衰竭的患者，应使用阿昔洛韦（5～10mg/kg，每8小时静滴）治疗，且危重者可考虑进行肝移植。

2）药物性肝损伤系因药物肝毒性所致急性肝衰竭：药物引起的肝衰竭除了不能停药的维持治疗外，应停用所有可疑的药物。追溯过去6个月服用的处方药、中草药、非处方药、膳食补充剂的详细信息（包括服用种类、数量和最后一次服用的时间）。尽可能确定非处方药的成分。

已有研究证明，N-乙酰半胱氨酸（NAC）对药物性肝损伤所致ALF有益。其中，确诊或疑似对乙酰氨基酚（APAP）过量引起的ALF患者，如摄入APAP在4小时之内，在给予NAC之前应先口服活性肽。摄入大量APAP患者，血清药物浓度或转氨酶升高提示即将或已经发生了肝损伤，应立即给予NAC。怀疑对乙酰氨基酚中毒的ALF患者也可应用NAC，必要时人工肝支持系统如血浆吸附治疗。在非对乙酰氨基酚引起的急性肝衰竭患者中，NAC并没有提高整体的存活率，但能改善轻度HE的成人急性肝衰竭患者的预后，可酌情应用。确诊或疑似毒蕈中毒的ALF患者，有研究提示大剂量应用青霉素G和水飞蓟宾，可明显改善预后。

3) 急性妊娠期脂肪肝 /HELLP 综合征导致的肝衰竭：首选的治疗措施是立即终止妊娠，如果终止妊娠后病情仍继续进展需考虑人工肝支持治疗，必要时可立即进行肝移植治疗。

4) 自身免疫性肝炎：建议肾上腺皮质激素治疗，泼尼松起始量 40～60mg/d。但与一般病情的自身免疫性肝炎患者相比，ALF 患者更容易治疗失败，治疗过程应密切监测患者有无感染或出血等并发症。如果患者病情继续恶化，需要考虑进行肝移植。

5) 肝豆状核变性：血浆置换、白蛋白透析、血液（血浆）吸附以及各种血液净化方法组合的人工肝，可以在较短的时间内去除体内大量的铜，可以改善病情。

（3）肾上腺皮质激素在肝衰竭中的应用：目前对于肾上腺皮质激素在肝衰竭治疗中的应用尚存在不同意见。非病毒感染性肝衰竭，如自身免疫性肝炎及急性酒精中毒（重症酒精性肝炎）等，可考虑肾上腺皮质激素治疗（甲泼尼龙 40～80mg/d），治疗中需密切监测，及时评估疗效与并发症。其他原因所致的肝衰竭前期或早期，若病情发展迅速且无严重感染、出血等并发症者，可酌情短期使用。

4. 防治并发症

（1）脑水肿：肝衰竭可疑有颅内压增高者，可给予甘露醇 0.5～1.0g/kg 或者高渗盐水治疗。也可以酌情选择袢利尿剂，一般选用呋塞米，可与渗透性脱水剂交替使用。静脉输注人血白蛋白可提高胶体渗透压，特别是对于肝硬化白蛋白偏低的患者，可能有助于降低颅内压，减轻脑水肿症状。也可考虑人工肝支持治疗。不推荐肾上腺皮质激素用于控制颅内高压，对于存在难以控制的颅内高压的急性肝衰竭患者可考虑应用轻度低温疗法。

（2）肝性脑病：对于肝衰竭合并肝性脑病患者，去除诱因十分重要，如严重感染、出血及电解质紊乱等。

对显性肝性脑病者，可调整蛋白质摄入及营养支持，一般情况下建议蛋白质摄入量维持在 1.2～1.5g/（kg·d），营养支持能量摄入在 35～40kcal/（kg·d）。轻至中度肝性脑病患者可经口摄入营养素，告知患者在白天少食多餐，夜间可适当加餐，选择碳水化合物食物为主，但通常不应严格限制肝性脑病患者摄入蛋白质，一旦肝性脑病病情改善，可恢复标准饮食。对于摄入蛋白质后症状加重的患者，采用植物蛋白代替鱼、奶或肉类中的蛋白可改善氮平衡和精神状态。对严重蛋白质不耐受的患者（经颈静脉肝内门体分流术或外科门体分流术的患者），可考虑补充支链氨基酸（branched-chain amino acids，BCAA）。

除营养治疗外，可应用乳果糖或拉克替醇口服或高位灌肠，具有酸化肠道、促进氨的排出、调节肠道微生态的作用，并可减少肠源性毒素吸收。可视患者的电解质和酸碱平衡情况酌情选择精氨酸、门冬氨酸 - 鸟氨酸等降低血氨治疗；支链氨基酸或支链氨基酸与精氨酸混合制剂用于纠正氨基酸失衡。

对于Ⅲ度以上的肝性脑病建议气管插管。抽搐患者可酌情使用半衰期短的苯妥英钠或苯二氮䓬类镇静药物，但不推荐预防用药。人工肝支持治疗可有效替代部分肝脏功能，并帮助清除血浆中的代谢毒素，是无法肝移植及等待肝移植肝性脑病患者有力支持手段。

（3）感染：推荐常规进行血液和体液的病原学检测，以指导肝衰竭患者的抗感染治疗。除肝移植前围术期患者外，并不推荐常规预防性使用抗感染药物。一旦出现感染征象，应尽快首先根据经验选择抗感染药物，并及时根据病原学检测及药敏结果调整用药。应注意监测和防治继发真菌感染，特别是在长时间应用广谱抗感染药物、联合应用多个抗感染药物时，以及应用糖皮质激素类药物等治疗时，容易继发口腔、肠道及肺部真菌感染。

（4）低钠血症及顽固性腹水：低钠血症是肝衰竭的常见并发症。而低钠血症、顽固性腹水等并发症相互关联并连续发展。从源头上处理低钠血症是预防后续并发症的关键措施。

水钠潴留所致稀释性低钠血症是其常见原因，托伐普坦作为精氨酸加压素 V2 受体阻滞剂，可通过选择性阻断集合管主细胞 V2 受体，促进自由水的排泄。对顽固性腹水患者推荐可采取螺内酯联合呋塞米起始联用，应答差者，可应用托伐普坦。特利加压素可用于治疗顽固性腹水，用量建议：每次 1～2mg，每 12 小时 1 次；也可给予腹腔穿刺放腹水同时静脉补充白蛋白。

（5）急性肾损伤（AKI）及肝肾综合征：纠正低血容量，积极控制感染，避免肾毒性药物均是防止 AKI 发生的要点，当某些特殊检查需用静脉造影剂时，应注意对肾功的影响，权衡利弊后选择。

AKI 早期治疗：减少或停用利尿治疗，停用可能损害肾功能的药物，血管扩张剂或非甾体抗炎药；扩充血容量可使用晶体或白蛋白或血制品；怀疑细菌感染时早期控制感染。后期：停用利尿剂；按照每天 1g/kg 剂量连续 2 天静脉使用白蛋白扩充血容量。

以上方法无效者，需考虑是否为肝肾综合征，符合者可使用血管收缩剂（特利加压素或去甲肾上腺素），不符合者按照其他 AKI 类型处理（如肾性 AKI 或肾后性 AKI）治疗，可用特利加压素［1mg/（4～6h）］联合白蛋白（20～40g/d），治疗 3 天血肌酐下降小于 25%，提示疗效不佳，可将特利加压素逐步增加至 2mg/4h。若有效，疗程 7～14 天；若无效，停用特利加压素。使用去甲肾上腺素（0.5～3mg/h）联合白蛋白（10～20g/L）对 1 型或 2 型 HRS 有与特利加压素类似结果。

（6）出血：对于肝衰竭合并消化道出血患者，常规推荐预防性使用 H_2 受体拮抗剂或质子泵抑制剂。

考虑可能为门静脉高压性出血时，为降低门静脉压力，首选生长抑素类似物或特利加压素，也可使用垂体后叶素（或联合应用硝酸酯类药物）。食管胃底静脉曲张所致出血药物治疗不能止血者，可用三腔管压迫止血，或行内镜下套扎、硬化剂注射或组织粘合剂注射治疗止血，必要时可行 TIPS 等介入治疗。

对弥散性血管内凝血患者，可给予新鲜血浆、凝血酶原复合物和纤维蛋白原等补充凝血因子，血小板显著减少者可输注血小板，可酌情给予小剂量低分子肝素或普通肝素。对有纤溶亢进证据者可应用氨甲环酸或氨甲苯酸等抗纤溶药物，在明确维生素 K_1 缺乏后可短期使用维生素 K_1（5～10mg）。

（7）肝肺综合征：PaO_2 < 80mmHg 时给予氧疗，通过鼻导管或面罩给予低流量氧（2～4 L/min），对于氧气需要量增加的患者，可以加压面罩给氧，需动态监测血气分析，必要时给予气管插管及呼吸机辅助呼吸。

（二）非生物型人工肝支持治疗

人工肝是治疗肝衰竭有效的方法之一，其治疗机制是基于肝细胞的强大再生能力，通过一个体外的机械、理化和生物装置，清除各种有害物质，补充必需物质，改善内环境，暂时替代衰竭肝脏的部分功能，为肝细胞再生及肝功能恢复创造条件或等待机会进行肝移植。

人工肝支持系统分为非生物型、生物型和混合型三种。非生物型人工肝已在临床广泛应用并被证明确有一定疗效。可根据不同病情，针对性采取血浆置换（plasma exchange，PE）/选择性血浆置换（fractional PE，FPE）、血浆（血液）灌流（plasma-or-hemoperfusion，PP/HP）/特异性胆红素吸附、血液滤过（hemofiltration，HF）、血液透析（hemodialysis，HD）等经典方法的不同组合。新型李氏人工肝系统（Li-NBAL）正是基于上述策略，将血浆置换、血浆灌流、血液滤过等多种净化手段模块化集成，可根据患者个体化的病情需要，采取不同的参数设置，拓宽毒素的清除范围，实现各治疗手段之间的优势互补。其他还有分子吸附再循环系统（molecular absorbent recycling system，MARS）、连续白蛋白净化治疗（continuous albumin purification system，CAPS）、成分血浆分离吸附（fractional plasma separation and absorption，FPSA）等。人工肝治疗肝衰竭方案推荐采用联合治疗方法为宜，选择个体化治疗，注意操作的规范化。

适应证：①各种原因引起的肝衰竭早、中期，凝血酶原活动度（PTA 介于 20%～40%）的患者为宜；晚期肝衰竭患者也可进行治疗，但并发症多见，治疗风险大，临床医师应权衡利弊，慎重进行治疗，同时积极寻求肝移植机会。②终末期肝病肝移植术前等待肝源、肝移植术后排斥反应、移植肝无功能期的患者。③严重胆汁淤积性肝病，经内科治疗效果欠佳者；以及各种原因引起的严重高胆红素血症者。

相对禁忌证：①严重活动性出血或弥散性血管内凝血者；②对治疗过程中所用血制品或药品如血浆、肝素和鱼精蛋白等高度过敏者；③循环功能衰竭者；④心脑梗死非稳定期者；⑤妊娠晚期。

并发症及其防治：人工肝治疗的并发症有出血、凝血、低血压、继发感染、过敏反应、失衡综合征、高柠檬酸盐血症等。需要在人工肝治疗前充分评估并预防并发症的发生，在人工肝治疗中和治疗后严密观察并发症，随着人工肝技术的发展，并发症发生率逐渐下降，一旦出现，可根据具体情况给予相应处理。

（三）肝移植

肝移植是治疗各种原因所致的中晚期肝功能衰竭的最有效方法之一，经积极内科综合治疗和/或人工肝治疗疗效欠佳，不能通过上述方法好转或恢复者应及时列入肝移植等待名单，并酌情优先实施手术。

1. 适应证

（1）对于急性/亚急性肝衰竭、慢性肝功能衰竭患者，MELD 评分是评估肝移植的主要参考指标，MELD 评分在 15～40 分是肝移植的最佳适应证。

（2）对于慢加急性肝功能衰竭，经过积极的内科综合治疗及人工肝治疗后 ACLF 分级为 2～3 级的患者，如 CLIF-C ACLF 评分 <64 分，建议 28 天内尽早行肝移植，显著提高患者总体生存率。

（3）对于合并肝癌患者，应符合肝癌肝移植杭州标准：肿瘤无大血管侵犯；肿瘤累计直径小于等于8cm 或肿瘤累计直径大于 8cm、术前 AFP 小于等于400ng/ml 且组织学分级为高 / 中分化。

2. 禁忌证

（1）4 个及以上器官功能衰竭（肝、肾、肺、循环、脑）。

（2）脑水肿并发脑疝。

（3）循环功能衰竭，需要 2 种及以上血管活性物质维持，且对血管活性物质剂量增加无明显反应。

（4）肺动脉高压，mPAP（平均肺动脉压力）>50mmHg。

（5）严重的呼吸功能衰竭，需要最大程度的通气支持（$FiO_2 \geq 0.8$，高 PEEP）或者需要 ECMO 支持。

（6）持续严重的感染，细菌或真菌引起的败血症，感染性休克，严重的细菌或真菌性腹膜炎，组织侵袭性真菌感染，活动性肺结核。

（7）持续的重症胰腺炎或坏死性胰腺炎。

（8）营养不良及肌肉萎缩引起的严重的虚弱状态需谨慎评估是否进行肝移植。

目前，对于肝衰竭仍以综合治疗为主，主要以营养支持、针对不同病因和病期采取相应的治疗策略，以及对各种并发症，如感染、肝性脑病及肾功能不全等的防治三方面为重点。

【多学科协作模式的探索】

肝功能衰竭患者的治疗，通常涉及消化内科、感染科、肝病科、急诊科、重症监护室、血液净化、移植中心甚至神经内科、营养科等众多科室。然而当前临床医学学科划分越来越细，不利于医师从整体上对患者进行把握和处理。有必要进行多学科协作（multidisciplinary team，MDT），即在疾病诊疗过程中建立并运用现代的团队协作规范化模式，实现多学科的交叉协作，促进肝衰竭诊疗模式的整体化、系统化，提高肝衰竭的整体诊治水平。有条件的综合医院可设置肝衰竭治疗中心，应具备完善的重症监护手段及血液净化设施，同时与急诊科、器官移植中心、营养科同步密切联系，建立多学科携手合作的综合治疗团队，集中力量做到诊疗体系化，实现以患者为中心的整体诊疗。这种多学科协作模式将进一步改善肝衰竭患者预后，大大提高患者存活率。

（罗贯虹　周新民）

推 荐 阅 读

[1] 中华医学会感染病学分会肝衰竭与人工肝学组，中华医学会肝病学分会重型肝病与人工肝学组. 肝衰竭诊治指南（2018 年版）[J]. 国际流行病学传染病学杂志，2018，45（6）：379-387.

[2] 中华医学会肝病学分会. 肝硬化肝性脑病诊疗指南 [J]. 中华内科杂志，2018，57（10）：705-718.

[3] 中华医学会肝病学分会. 肝硬化腹水及相关并发症的诊疗指南（2017 版）[J]. 中华肝脏病杂志，2017，25（9）：664-677.

[4] 中华医学会感染病学分会肝衰竭与人工肝学组. 非生物型人工肝治疗肝衰竭指南（2016 年版）[J]. 中华临床感染病杂志，2016，9（2）：97-103.

[5] European Association for the Study of the Liver. EASL Clinical Practice Guidelines on nutrition in chronic liver disease[J]. J Hepatol，2019，70（1）：172-193.

[6] European Association for the Study of the Liver，WENDON J，CORDOBA J，et al. EASL Clinical Practical Guidelines on the management of acute（fulminant）liver failure[J]. J Hepatol，2017，66（5）：1047-1081.

[7] SARIN S K，KEDARISETTY C K，ABBAS Z，et al. Acute-on-chronic liver failure: consensus recommendations of the Asian Pacific Association for the Study of the Liver（APASL）2014[J]. Hepatol Int，2014，8（4）：453-471.

[8] VILSTRUP H，AMODIO P，BAJAJ J，et al. Hepatic encephalopathy in chronic liver disease: 2014 Practice Guideline by the American Association for the Study of Liver Diseases（AASLD）and the European Association for the Study of the Liver[J]. Hepatology，2014，60（2）：715-735.

[9] BERNAL W，AUZINGER G，DHAWAN A，et al. Acute liver failure[J]. Lancet，2010，376（9736）：190-201.

[10] ARROYO V，MOREAU R，KAMATH P S，et al. Acute-on-chronic liver failure in cirrhosis[J]. Nat Rev Dis Primers，2016，2：16041.

[11] ROCKEY D C，SEEFF L B，ROCHON J，et al. Causality assessment in drug-induced liver injury using a structured expert opinion process: comparison to the Roussel-Uclaf causality assessment method[J]. Hepatology，2010，51（6）：2117-2126.

[12] WU J，YIN F，ZHOU X. Efficacy of nucleoside analogues for hepatitis B virus-related liver failure: A network meta-analysis[J]. Acta Pharm，2018，68（1）：19-30.

[13] SMILKSTEIN M J，KNAPP G L，KULIG K W，et al.

Efficacy of oral N-acetylcysteine in the treatment of acetaminophen overdose. Analysis of the national multicenter study（1976 to 1985）[J]. N Engl J Med, 1988, 319（24）: 1557-1562.

[14] JALAN R, OLDE DAMINK S W, DEUTZ N E, et al. Moderate hypothermia in patients with acute liver failure and uncontrolled intracranial hypertension[J]. Gastroenterology, 2004, 127（5）: 1338-1346.

[15] GLUUD L L, VILSTRUP H, MORGAN M Y. Nonabsorbable disaccharides for hepatic encephalopathy: A systematic review and meta-analysis[J]. Hepatology, 2016, 64（3）: 908-922.

[16] HANISH S I, STEIN D M, SCALEA J R, et al. Molecular adsorbent recirculating system effectively replaces hepatic function in severe acute liver failure[J]. Ann Surg, 2017, 266（4）: 677-684.

[17] 周新民. 人工肝支持系统的临床应用 [J]. 中国实用内科杂志, 2007, 27（5）: 344-346.

[18] 董旭旸, 周新民. 肝功能衰竭的多学科协作综合治疗 [J]. 中华肝脏病杂志, 2015, 23（10）: 721-723.

第四章

原发性肝癌

原发性肝癌（primary carcinoma of liver）是指发生于肝细胞或肝内胆管细胞的肿瘤，其中肝细胞癌（hepatocellular carcinoma，HCC）占原发性肝癌中的绝大多数，胆管细胞癌（cholangiocarcinoma）不足5%。本病恶性程度高，浸润和转移性强，远期疗效取决于能否早期诊断及早期治疗，影像学、血清生化标志物和病理检查相结合是早期诊断的主要手段。

【流行病学】

近年来随抗 HBV/HCV 药物在临床上的广泛应用，由肝炎病毒导致原发性肝癌在我国发病率有下降趋势，但其在全球范围内的总体发病率仍然较高。国际癌症研究署发布的数据表明 2012 年全世界有 782 000 例新发肝癌病例，746 000 例肝癌死亡病例。其中我国新发肝癌占全球病例的 50.5%，肝癌死亡病例占全球的 51.3%。

据国家癌症中心发布的数据，我国 2014 年肝癌新发病例 365 000 例，肝癌死亡病例 319 000 例。其中男性新发病例 269 000 例，发病率为 38.37/10 万，占男性所有新发恶性肿瘤的 12.72%，位居第 3 位。女性新发病例 96 000 例，发病率为 14.38/10 万，占女性所有新发恶性肿瘤的 5.68%，位居第 7 位。

2018 年，WHO 发布的数据表明全球肿瘤新发病例 1 819 万，其中肝癌占 4.7%，全球肿瘤死亡病例 960 万，其中肝癌占 8.2%。

【高危病因】

原发性肝癌的病因尚不完全清楚，可能是多因素协同作用的结果。

1. 肝硬化 约 70% 的原发性肝癌发生在肝硬化的基础上，且多数是慢性乙型和慢性丙型肝炎发展而成的结节型肝硬化。虽然抗病毒治疗有助于阻止慢性乙型和慢性丙型肝炎进展为肝硬化，不过一旦形成肝硬化，即使采用规范的抗病毒治疗，其仍有进展为肝癌的风险。当 HBV 或 HCV 感染与酒精或非酒精性脂肪性肝病并存时，肝癌发生的风险性更大。不同病因肝硬化诱发肝癌的机制不同。由酒精性肝病、非酒精性脂肪性肝病、原发性胆汁性肝硬化以及血色病等导致的肝硬化也是肝癌发生的危险因素。

2. 病毒性肝炎 病毒性肝炎是原发性肝癌诸多致病因素中的最主要因素，其中以慢性乙型和慢性丙型肝炎最为常见。由于不同国家和地域病毒性肝炎的流行病学不同，故原发性肝癌患者肝炎病毒的检出率不同。我国肝癌患者 HBV 的检出率高达 90%，而在欧美及日本的肝癌患者中的 HCV 检出率最高。

HBV 诱发肝癌的机制复杂，目前多认为是由于 HBV DNA 与宿主 DNA 的整合、HBV 游离复制型缺陷病毒的存在以及 HBV 的某些基因产物使宿主基因组丧失稳定性，激活或抑制包括癌基因和抑癌基因在内的细胞生长调控基因的表达，进而促进肝细胞癌变。HCV 的致癌机制不同于 HBV，其可能是通过表达基因产物间接影响细胞的增殖分化而诱发肝细胞恶变。基因 1 型 HCV 感染者较其他基因型感染者易发生肝癌；HBV/HCV 重叠感染或合并 HIV 感染者发生肝癌的风险性增加；血清肝炎病毒水平长期处于高水平者更易发展为肝癌。

3. 酒精性肝病 长期饮酒促进肝脏活性氧自由基（ROS）的释放，NF-kB 的产生，后者是炎症相关瘤的启动因子，可促进细胞间黏附分子 -1（intercellular cell adhesion molecule-1，ICAM-1）、血管细胞黏附分子 -1（vascular cell adhesion molecule 1，VCAM-1）以及血管内皮生长因子（vascular endothelial growth factor，VEGF）等促肿瘤生成或促肿瘤转移分子的表达。另外，长期大量饮酒（>50～70g/d）还可通过诱发肝硬化的机制，进而促进肝癌的发生。

4. 非酒精性脂肪性肝病（NAFLD） 以往并未将 NAFLD 作为肝癌发生的独立危险因素，认为其诱导肝硬化的概率小，所以很少导致肝癌。然而，近年研究发现非酒精性脂肪性肝炎（NASH）与代谢综合征协同作用可不经过肝硬化的病理过程而直接增加肝癌发生的风险。甚至有研究发现，NAFLD 是与患者年龄无关的肝癌发生的独立危险因素。NAFLD 诱导肝癌的病理生理学机制以及相关的肝细胞损伤机制并不清楚，但已公认胰岛素抵抗（IR）及其相关的氧化应激是促进肝癌发生的重要危险因素。

5. 家族史及遗传因素 在原发性肝癌的高发地区，家族史是原发性肝癌发生的重要危险因素，其生物学基础尚不清楚。流行病学的调查表明某些具有诱发肝癌风险的隐性等位基因的存在可能与机体能否清除或抑制 HBV 感染相关；CYP450、GSTM1、NAT2 以及 p53 基因遗传多态性也与肝癌的家族聚集现象有一定的关联。此外，携带低活性 Th1 细胞因子基因和高活性 Th2 细胞因子基因的个体肝癌发生的风险性明显增加。

6. 其他危险因素 长期受黄曲霉毒素 B1（AFB1）污染食物影响而发生的肝癌通常不经过肝硬化过程。AFB1 在肝脏中先经微粒体 CYP450 酶系代谢，然后再经谷胱甘肽转移酶和其他 2 相酶类降解而完成生物转化过程。谷胱甘肽转移酶 M1（GSTM1）基因在遗传上的多态性使不同个体对摄入 AFB1 生物转化的能力存在差异。生活在 AFB1 高污染地区并存在 GSTM1 纯合子缺失者发生肝癌的危险性增加。

此外，某些化学物质和药物如亚硝胺类、偶氮芥类、有机氯农药、雄激素以及某些类固醇均是诱发肝癌的危险因素。HBV 或 HCV 感染者若长期服用避孕药可增加肝癌发生的风险性。其他被认为与肝癌发生尚存在一定关联的危险因素还包括某些遗传、代谢、血流动力学因素所引起的肝硬化以及感染等。

【临床表现】

原发性肝癌起病隐匿，早期症状常不明显，故也称亚临床期。出现典型的临床症状和体征时一般已属中、晚期。

（一）症状

1. 肝区疼痛 多为肝癌的首发症状，表现为持续钝痛或胀痛。疼痛是由于癌肿迅速生长使肝包膜被牵拉所致。如肿瘤生长缓慢或位于肝实质深部也可完全无疼痛表现。疼痛部位常与肿瘤位置有关，若肿瘤位于肝右叶疼痛多在右季肋部；肿瘤位于左叶时常表现为上腹痛，有时易误诊为胃部疾患；当肿瘤位于肝右叶膈顶部时，疼痛可牵涉右肩。癌结节破裂出血可致剧烈腹痛和腹膜刺激征，出血量大时可导致休克。

2. 消化道症状 食欲减退、腹胀、恶心、呕吐、腹泻等消化道症状，可由肿瘤压迫、腹水、胃肠道淤血及肝功能损害而引起。

3. 恶性肿瘤的全身表现 进行性乏力、消瘦、发热、营养不良和恶病质等。

4. 伴癌综合征（paraneoplastic syndrome） 指机体在肝癌组织自身所产生的异位激素或某些活性物质影响下而出现的一组特殊综合征，可与临床表现同时存在，也可先于肝癌症状。以自发性低血糖、红细胞增多症为常见，有时还可伴有高钙血症、高脂血症、类癌综合征、血小板增多、高纤维蛋白原血症等。

（二）体征

1. 肝大 为中晚期肝癌的主要体征，最为常见。多在肋缘下触及，呈局限性隆起，质地坚硬。左叶肝癌则表现为剑突下包块。如肿瘤位于肝实质内，肝表面可光滑，伴或不伴明显压痛。肝右叶膈面肿瘤可使右侧膈肌明显抬高。

2. 脾大 常为合并肝硬化所致。肿瘤压迫或门静脉、脾静脉内癌栓也能引起淤血性脾肿大。

3. 腹水 腹水为草黄色或血性，多数是在肝硬化的基础上合并门静脉或肝静脉癌栓所致。肝癌浸润腹膜也是腹水的常见原因。

4. 黄疸 多为晚期征象，以弥漫型肝癌或胆管细胞癌为常见。癌肿广泛浸润可引起肝细胞性黄疸。当侵犯肝内胆管或肝门淋巴结肿大压迫胆管时，可出现梗阻性胆汁淤积。

5. 其他 由于肿瘤本身血管丰富，再加上癌肿压迫大血管，故可在肝区出现血管杂音。肝区摩擦音提示肿瘤侵及肝包膜。肝外转移时则有转移部位相应的体征。

（三）肝癌的转移途径及转移灶的临床表现

1. 肝内转移 肝组织有丰富的血窦，癌细胞有向血窦生长的趋势而且极易侵犯门静脉分支，形成门静脉癌栓，导致肝内播散。一般先在同侧肝叶内播散，之后累及对侧肝叶。进一步发展时癌栓可波及门静脉的主要分支或主干，可引起门静脉高压，并可导致顽固性腹水甚至腹膜炎。

2. 肝外转移 肝癌细胞通过肝静脉进入体循环转移至全身各部，最常见转移部位为肺，可引起咳嗽、咯血。此外，还可累及肾上腺、骨、脑等器官。骨和脊柱转移时出现局部疼痛和神经受压症状，颅内转移可出现相应的定位症状。淋巴道转移中以肝门淋巴结最常见，此外也可转移至主动脉旁、锁骨上、胰、脾等处淋巴结。肝癌也可直接蔓延，浸润至邻近腹膜及器官组织如膈肌、结肠肝曲和横结肠、胆囊及胃小弯。种植转移发生率较低，若种植于腹膜可形成血性腹水，女性患者尚可种植在卵巢形成较大肿块。

（四）肝癌的并发症

1. 肝性脑病　是肝癌终末期并发症，占死亡原因的1/3。

2. 消化道出血　约占肝癌死亡原因15%。合并肝硬化或门静脉、肝静脉癌栓者可导致食管胃底静脉曲张破裂出血。胃肠道黏膜糜烂、凝血功能障碍也可是消化道出血的原因。

3. 肝癌结节破裂出血　发生率为9%～14%。肝癌组织坏死液化可自发破裂，也可在外力作用下破裂。若出血限于包膜下可有急骤疼痛，肝脏迅速增大；若破入腹腔可引起急性腹痛和腹膜刺激征，严重者可致出血性休克或死亡。小量出血则表现为血性腹水。

4. 继发感染　因癌肿长期消耗，尤其在放疗、化疗后白细胞减少的情况下，抵抗力减弱，再加上长期卧床等因素，易并发各种感染，如肺炎、肠道感染、真菌感染等。

【临床分期】

肝癌的分期对评估预后，选择合理的治疗方案具有重要的指导意义。国际上采用的肝癌分期主要有巴塞罗那分期（BCLC）、TNM分期、日本肝癌学会（JSH）分期以及亚太肝脏研究协会（APASL）分期等。我国主要依据肝脏肿瘤的数目、大小、血管侵犯、肝内转移、Child-Pugh分级以及自身体力状况等多因素进行分期，分为Ⅰa期、Ⅰb期、Ⅱa期、Ⅱb期、Ⅲa期、Ⅲb期、Ⅳ期（图5-4-1）。

【肝癌的筛查】

肝癌的高危人群主要是HBV和/或HCV感染、酒精性肝病、非酒精性脂肪性肝炎、长期食用黄曲霉毒素污染食物、多种原因引起的肝硬化以及有肝癌家族史人群。此外，糖尿病、肥胖和吸烟等也是HCC的危险因素。年龄＞40岁男性高危人群发生肝癌的风险更高。

筛查主要通过影像学、血清生化标志物和病理学检查相结合进行。

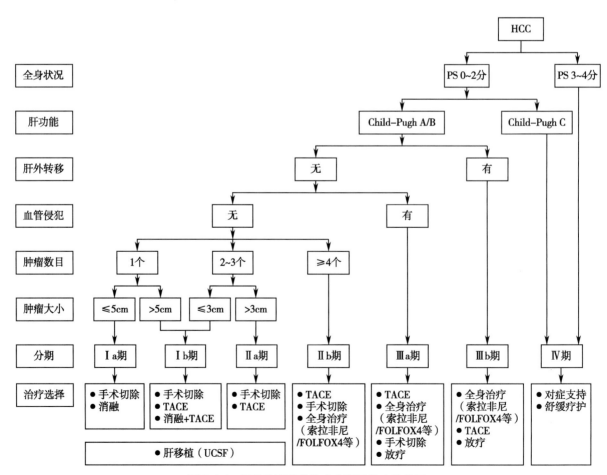

图5-4-1　原发性肝癌的临床分期及治疗路线图

（一）影像学检查

1. **超声显像**（ultrasonography，US） 是简便、实时、无创、敏感的方法，一般可显示长径 2cm 以上肿瘤。除显示肿瘤大小、形态、部位以及与血管的关系外，还有助于判断肝静脉、门静脉有无癌栓等。结合 AFP 检查，有助于肝癌早期诊断，因此也可被广泛用于筛查肝癌。实时超声造影技术（ultrasonic contrast）利用超声造影剂明显提高超声诊断的分辨力以及敏感性和特异性，除显示占位病变外，还可分析病灶血供情况，对肝癌与肝囊肿及肝血管瘤的鉴别诊断较有参考价值，但超声造影受操作者水平及细致程度的影响。

2. **X 线计算机断层成像**（computed tomography，CT） CT 的分辨率远远高于超声，其图像更清晰而稳定，更能全面客观地反映肝癌的特性，已成为肝癌诊断的常规手段。除常规诊断外，增强扫描还具有下述优势：①可清楚显示肝癌的大小、数目、形态、部位、边界、肿瘤血供丰富程度，以及与肝内管道的关系；②对判断门静脉、肝静脉以及下腔静脉是否存在癌栓、肝门和腹腔淋巴结是否存在转移、肝癌是否已侵犯邻近组织器官都具有重要价值；③可显著提高小肝癌的检出率，是诊断小肝癌和微小肝癌的最佳方法；④有助于对局部疗效进行评价，尤其是对经肝动脉化疗栓塞（transarterial chemoembolization，TACE）后碘油沉积观察具有明显优势。典型的肝癌 CT 表现如图 5-4-2。

3. **磁共振成像**（magnetic resonance imaging，MRI） MRI 具有组织高分辨率和多参数、多方位成像等特点，且无辐射影响，配合肝脏特异性 MRI 造影剂能够明显提高小肝癌检出率，而且对肝癌与肝

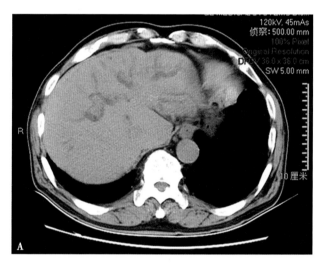
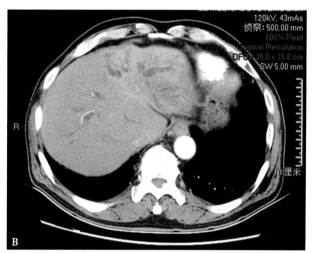
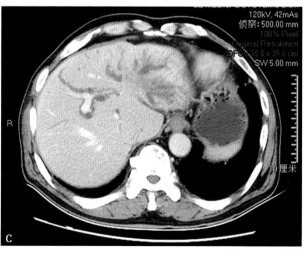
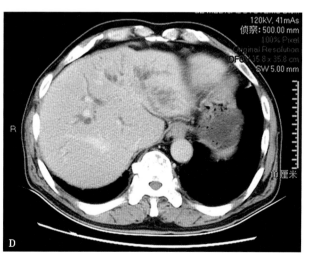

图 5-4-2 原发性肝癌的 CT 特征

A. 肝脏 CT 平扫；B. 动脉期；C. 门静脉期；D. 平衡期。肝脏 CT 平扫可见肝脏左叶变形，可见片状低密度影，与正常肝组织边界欠清晰，肝内胆管增粗。肝脏增强 CT 动脉期肝脏左叶早期呈片状不均匀强化，并可见肿瘤供血血管；门静脉期及平衡期肝左叶占位密度较正常肝组织减低，呈"快进快出"改变

脏局灶性增生结节、肝腺瘤等病变的鉴别更有帮助。对肝癌患者 TACE 的疗效追踪观察，MRI 较 CT 有更高的临床价值。另外，MRI 对判断肿瘤与血管的关系、肿瘤内部结构及坏死状况等优于 CT，故可作为 CT 检查后的重要补充手段。结合肝细胞特异性对比剂（Gd-EOB-DTPA）的使用，可提高≤1.0cm 肝癌的检出率。多数肝癌在 MRI 或 CT 增强扫描时的主要特征是病灶在动脉晚期呈不均匀明显强化，门静脉期和 / 或实质平衡期强化明显减弱或降低，即"快进快出"现象。

4. 数字减影血管造影（digital subtraction angiography，DSA） 采用选择性或超选择性肝动脉进行 DSA，可显示长径 0.5～1.0cm 的微小肿瘤。但由于该项检查有一定创伤性，一般不列为首选，仅适用于经其他检查后仍未能确诊的患者。DSA 还能反映血管的解剖关系以及门静脉浸润状况，因此，对判断手术的可行性具有重要的指导价值。

5. 核医学影像检查

（1）正电子发射计算机断层扫描（positron emission tomography-CT，PET-CT）：PET-CT 是将 PET 与 CT 融为一体而形成的功能分子影像成像系统。其可利用 ^{11}C、^{15}O、^{13}N 和 ^{18}F 等放射性核素标记的配体与相应特异性受体结合，通过功能显像反映肝脏占位的生化代谢信息，同时还可通过 CT 形态显像进行局部病灶的精确解剖定位。

氟 -18- 脱氧葡萄糖（^{18}F-FDG）PET-CT 全身显像的优势：①全面评价淋巴结转移及远处器官的转移情况；②由于 PET 功能影像不受解剖结构的影响，所以可准确显示解剖结构发生变化后或解剖结构复杂状态下的转移或复发病灶；③可更加敏感、准确地评价靶向治疗的效果；④指导放疗生物靶区的勾画和指导穿刺部位的选择；⑤评价肿瘤的恶性程度和预后。^{11}C 标记的乙酸盐（^{11}C-acetate）或胆碱（^{11}C-choline）PET 显像可提高对高分化肝癌诊断的敏感性，与 ^{18}F-FDG PET/CT 显像具有互补作用。

（2）发射单光子计算机断层扫描（SPECT-CT）：在选择全身平面显像所发现病灶的基础上，再进行局部 SPECT/CT 融合影像检查，可同时获得病灶部位的 SPECT 和诊断 CT 图像，进一步提高诊断的准确性。

（二）血清生化标志物检查

甲胎蛋白（alpha-fetoprotein，AFP）是最具有诊断价值的肝癌标志物，虽然单独应用时并不具有特异性和敏感性，但与影像学检查相结合时对肝癌具有重要诊断意义。在排除活动性肝病、生殖胚胎源性肿瘤或妊娠等情况时，若 AFP>400ng/ml，同时于肝脏发现长径>2cm 病灶且在增强 CT 扫描时有"快进快出"强化现象，则高度支持肝癌的诊断。

其他血清生化学标志物与 AFP 联合应用对肝癌的诊断也具有意义，如异常凝血酶原（DCP）和 AFP 异质体 AFP-L3 等。约 30% 肝癌患者 AFP 水平正常。

（三）病理检查

对具有典型肝癌影像学特征的占位性病变，不需要进行以诊断为目的的活体组织学检查。只有对缺乏典型肝癌影像学特征的占位性病变，方可在超声或 CT 引导下进行肝活检。肝穿刺活检通常应分别取肿瘤和肿瘤旁组织，通过对照提高诊断标准。鉴于多结节性肝癌具有单中心和多中心两种起源方式，对手术切除的标本，应尽可能全部取材检查。

病理学检查虽然是诊断原发性肝癌的"金标准"，但需注重与临床资料相结合，全面了解患者 HBV/HCV 感染史、饮酒史、影像学及血清生化标志物检查的信息。

1. 原发性肝癌的病理分型

（1）肝细胞癌的分型：肝细胞癌癌前病变（大细胞型、小细胞型、低度异型增生结节、高度异型增生结节、异型增生灶、肝细胞腺瘤）；肝细胞癌；肝细胞癌的特殊亚型（硬化型、淋巴上皮瘤样型、富脂型、肉瘤样型）。

（2）肝内胆管细胞癌的分型：肝内胆管癌癌前病变（低级别或高级别胆管上皮内瘤变、胆管内乳头状瘤、胆管黏液性囊性肿瘤）；肝内胆管癌（腺癌、肉瘤样癌）。

（3）特殊类型：肝细胞 - 胆管细胞混合型是指在同一肿瘤结节内同时存在肝细胞癌和胆管细胞癌成分；双表型肝癌是指同时表达肝细胞癌和胆管细胞癌蛋白标志物；纤维板层型肝癌是指癌细胞富含嗜酸性颗粒状胞质，癌组织被平行排列的板层状胶原纤维组织分隔成巢状。

除上述分型外，原发性肝癌还有肝母细胞瘤和癌肉瘤。

WHO 将属于肝细胞癌癌前病变的肝细胞腺瘤又分成 HNF1α 失活型、β-catenin 活化型、炎症型和未分化型等 4 个亚型，其中腺瘤瘤体较大且伴有 β-catenin 活化型恶变风险明显增加。

恰当组合使用免疫组化染色对鉴别肝细胞来源还是胆管细胞来源肿瘤以及原发性肝癌还是转移性肝癌非常重要。常用的肝细胞性标志物有 Hep-Par1、

GPC-3、CD10、Arg-1 和 GS 等；常用的胆管细胞标志物有 CK7、CK19 和 MUC-1 等。

2. 原发性肝癌的病理分级（Edmondson-Steiner 分级） 根据肝细胞的分化程度可分 4 级。Ⅰ级：分化良好，核/质比接近正常，瘤细胞体积小，排列成细梁状。Ⅱ级：细胞体积和核/质比较Ⅰ级增大，核染色加深，有异型性改变，胞质呈嗜酸性颗粒状，可有假腺样结构。Ⅲ级：分化较差，细胞体积和核/质比较Ⅱ级增大，细胞异型性明显，核染色深，核分裂多见。Ⅳ级：分化最差，胞质少，核深染，细胞形状极不规则，黏附性差，排列松散，无梁状结构。

肝癌的微血管侵犯（microvascular invasion，MVI）病理分级是评价肝癌复发风险和选择治疗方案的重要参考依据，应作为常规病理评价指标。MVI 是指显微镜下在门静脉分支血管内皮细胞衬覆的脉管腔内见到癌细胞巢团。病理分级方法：M_0：未发现 MVI；M_1（低危组）指 ≤5 个 MVI，且发生于近癌旁肝组织；M_2（高危组）指 >5 个 MVI，或 MVI 发生于远处癌旁肝组织。

典型的肝癌组织病理学表现见图 5-4-3。

【诊断与鉴别诊断】

（一）诊断

临床诊断要依据患者是否存在原发性肝癌高危因素，并要结合影像学和血清生化标志物特征进行。对存在慢性肝病，尤其是慢性乙型肝炎和慢性丙型肝炎，或存在任何原因引起肝硬化高危因素者，若发现肝内有长径 >2cm 的结节时，只要在动态增强 MRI、动态增强 CT、超声造影或钆塞酸二钠动态增强 MRI4 项检查中，有 1 项显示有动脉期病灶明显强化、门静脉或延迟期强化下降的"快进快出"肝癌

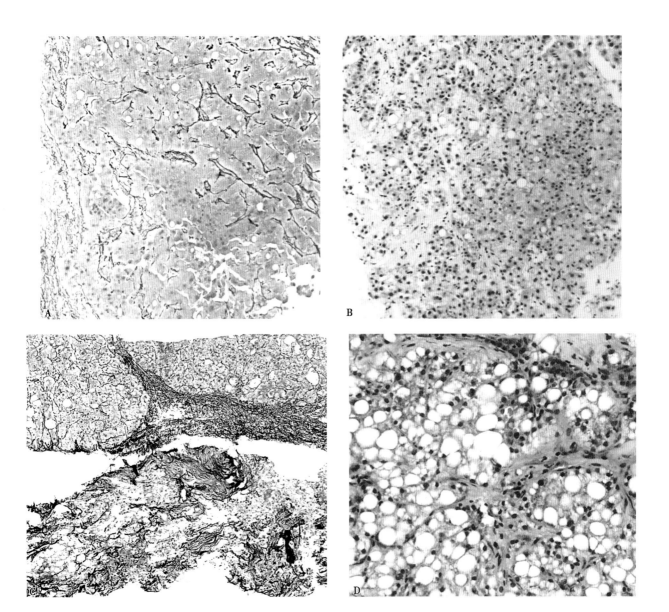

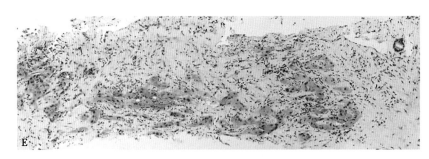

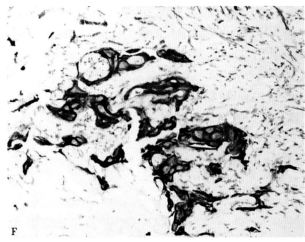

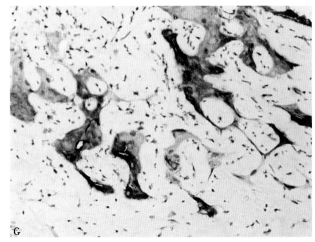

图 5-4-3　原发性肝癌病理组织学特征

A. 肝组织内见肝细胞增生结节,结节内肝细胞索排列紊乱,肝索增粗(网织＋Masson)。B. 局灶呈假腺样结构,肝细胞异型性增生,多为小细胞变(HE)。C、D. Glypican-3 染色(−),CD34 染色(+),显示结节内部分区域毛细血管化:图 C 上部示肝实质被纤维分隔呈结节样,肝细胞呈大泡性脂变或气球样变,间隔内可见密集单个核细胞浸润灶,下部示癌组织中可见网状纤维结构(网织＋Masson);图 D 示肿瘤细胞含大脂滴,呈巢状,被宽窄不一的胶原纤维分隔(HE)。E～G. 免疫组化染色 HSP70(+),GS(+):图 E 可见多片呈浸润性生长的癌组织,肝实质被破坏,周围明显纤维化,可见残留汇管区(HE);图 F 示癌细胞胞质呈伊红色,核大小不一,偶见核分裂象,呈索条或分支状排列,偶见管腔结构,CK7(+);图 G 示 CK19(+)、Villin(+)、P53(+)、Ki-67(10%+)、Hepatocyte(−)、AFP(−)、GPC-3(−)、CK20(−)

典型特征,即可诊断为肝癌;对肝内长径＜2cm的结节,则应在上述 4 项影像学中至少有 2 项典型肝癌特征时方可做出诊断。

存在肝癌发生高危因素,但肝内结节长径＜2cm时,且在上述 4 项影像学检查中只有 1 项具有肝癌特征时,应进行每 2～3 个月间隔的影像学随访,或通过肝穿刺活检进行诊断。对于肝内长径＞2cm的结节,即便在上述 4 项影像学检查中均未发现肝癌的典型特征,也要进行肝穿刺活检以明确诊断。

存在肝癌发生高危因素,若 AFP 持续升高,则应通过上述 4 项影像学检查明确诊断。如未发现肝内结节,则需排除活动性肝炎、生殖胚胎源性肿瘤等,并通过每 2～3 个月间隔的影像学检查进行随访(图 5-4-4)。

(二)鉴别诊断

1. 肝硬化及慢性活动性肝炎　原发性肝癌多发生在肝硬化基础上,故两者有时在影像学上不易鉴别。肝硬化的局部病灶发展较慢,肝功能损害显著。少数活动性肝炎也可有 AFP 升高,但通常为一过性,且往往伴有转氨酶显著升高。肝癌患者则血清 AFP 持续上升,与转氨酶曲线可呈分离现象,甲胎蛋白异质体 AFP-L3 升高。

2. 继发性肝癌　继发性肝癌(secondary carcinoma of liver)常有原发癌肿病史,也称转移性肝癌,以消化道恶性肿瘤最常见,其次为呼吸道、泌尿生殖系、乳腺等处的癌肿。与原发性肝癌比较,继发性肝癌病情发展较缓慢,症状较轻,除少数原发于消化道的肿瘤外,AFP 一般为阴性。确诊的关键在于发现肝外原发癌的证据。

3. 肝脏良性肿瘤　AFP 阴性肝癌尚需与肝血管瘤、多囊肝、棘球幼病、脂肪瘤、肝腺瘤等肝脏良性肿瘤相鉴别,主要依赖于影像学检查。

4. 肝脓肿　急性细菌性肝脓肿较易与肝癌鉴别,慢性肝脓肿吸收机化后有时不易与肝癌鉴别,但患

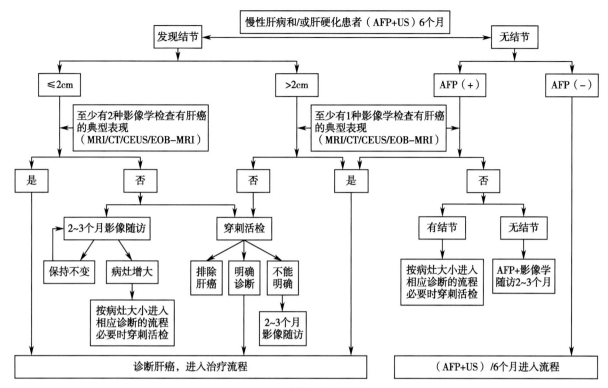

图 5-4-4　原发性肝癌的诊断流程

者多有感染病史，必要时在超声引导下行诊断性穿刺。慢性肝脓肿经抗感染治疗多可逐渐吸收变小。

【治疗】

（一）手术切除

1. 手术切除适应证　肝脏储备功能良好的Ⅰa期、Ⅰb期和Ⅱa期肝癌是手术切除的首选适应证。在谨慎进行术前安全性评估的前提下，对部分Ⅱb期和Ⅲa期肝癌也可行手术切除，尤其是肿瘤数目≤3枚时。若肿瘤数目＞3枚，即使已手术切除，但多数情况下疗效并不优于TACE等非手术治疗方法。

Ⅱb和Ⅲa期肝癌手术切除的条件：①虽然肿瘤数目＞3枚，但其均局限在同一肝段或同侧半肝者，或可于术中结合射频消融处理所发现病灶；②虽然合并门静脉主干或分支癌栓，但若肿瘤局限于半肝，且预期术中癌栓可被完整切除或完整取出时，也可行手术治疗，但术后要结合TACE、门静脉化疗或其他系统治疗措施；③虽然合并胆管癌栓且伴有梗阻性黄疸，但若肝内病灶具有被切除的可行性时也可进行手术治疗；④虽然伴有肝门部淋巴结转移，但若能在手术切除的基础上有淋巴结清扫或术后放射治疗的可行性时也可进行手术治疗；⑤虽然有周围脏器的侵犯，但可与肝内病灶一并切除时，也可进行手术治疗。

如果于术中又新发现不适宜手术切除的问题时，也可于术中行肝动脉结扎，和（或）肝动脉、门静脉插管化疗或其他局部治疗措施。

2. 肝癌切除后复发的防治　肝癌切除后5年肿瘤复发率高达40%～70%，其与术前可能已经存在的微小播散病灶或多中心发生有关，故对所有术后患者都要进行定期随访，以尽早发现复发病灶。如果确切发现复发病灶，可再次行手术切除、局部消融、TACE、放疗或系统治疗等。

（二）肝移植术

肝移植是肝癌根治性治疗手段之一，更适用于合并失代偿肝硬化患者以及肝癌虽小但不适合手术切除的患者。

国际上多采用Milan标准或UCSF标准。我国目前尚无统一标准，但总体是在国际标准的基础上不同程度的扩大了肝癌肝移植的适用范围，但其在无大血管侵犯、淋巴结转移及肝外转移的原则上与国际标准一致。

肝癌肝移植术后肿瘤复发的危险因素包括肿瘤分期、有无血管侵犯、AFP水平、免疫抑制剂累积用药剂量等。

（三）局部消融治疗

是指在影像技术引导下对肿瘤靶向定位后在局部采用物理或化学方法直接杀伤肿瘤组织的方法。消融技术包括射频消融（radiofrequency ablation，

RFA)、微波消融(microwave ablation，PEI)、冷冻消融、高功率超声聚焦消融(high power focused ultrasound，HIFU)以及无水乙醇注射消融(percutaneous ethanol injection，PEI)等。最常用的影像引导是在超声引导下进行，CT 和 MRI 结合多模态影像系统适用于超声很难探及到的病灶以及某些肝外转移病灶的消融。

对于长径≤5cm 的单发病灶或长径≤3cm 但在 3 个以内的多发病灶，无血管、胆管侵犯或远处转移，肝功能 Child-Pugh A 或 B 级的早期肝癌患者，消融是非手术治疗的最好选择。对于不能手术切除长径 3～7cm 的单发肿瘤或多发肿瘤，也可在消融的同时联合 TACE。

评价局部疗效应在消融后 1 个月进行。完全消融是指影像学结合造影检查未见动脉期强化；不完全消融是指动脉期仍有强化，提示有肿瘤残留。对消融后有肿瘤残留的病灶，可再次行消融治疗。若经 2 次消融后仍有肿瘤残留，视为消融失败，应放弃消融而改用其他治疗方法。

(四) TACE 治疗

指肝动脉栓塞化疗(transcatheter arterial chemo-embolization，TACE)，国内亦称介入治疗，是目前被公认肝癌非手术治疗的最常用方法。

TACE 的适应证：①Ⅱb 期、Ⅲa 期和Ⅲb 期的部分患者，肝功能 Child-PughA 或 B 级；②虽是手术适应证，但由于多种原因不能或不接受手术的Ⅰb 期和Ⅱa 期患者；③多发结节型肝癌；④门静脉主干未完全阻塞，或虽完全阻塞但在肝动脉与门静脉间已形成代偿性侧支循环；⑤肝癌局部破裂出血或肝动脉 - 门静脉静分流造成门静脉高压出血；⑥局部疼痛、出血及动静脉瘘；⑦虽经手术切除，但经 DSA 造影发现残留病灶或复发病灶。

TACE 的禁忌证：①肝功能 Child-Pugh C 级患者；②凝血功能严重减退，且很难纠正；③门静脉主干被癌栓完全阻塞，且无代偿性侧支循环；④合并活动性肝炎或严重感染且未能控制者；⑤肿瘤远处广泛转移，预期生存期有限；⑥全身状况差很难耐受 TACE 者；⑦肿瘤范围已超过全肝比例的 70%；⑧血小板＜50×10⁹/L 以及非脾功能亢进导致的白细胞减少(＜3.0×10⁹/L)；⑨肌酐清除率＜30ml/min 的肾功能不全患者。

栓塞后综合征是 TACE 的最常见不良反应，主要表现为发热、疼痛、恶心和呕吐等。肝动脉被栓塞后的局部缺血可引起发热和疼痛，化疗药物可引

起恶心、呕吐。不良反应一般持续 5～7 天。其他常见不良反应还可有穿刺部位出血、白细胞下降、一过性肝功能异常、肾功能损伤等。

TACE 后第一次复查应在治疗后 3～6 周进行，以后的随访可间隔 1～3 个月或更长。依据 CT 和 / 或 MRI 动态增强扫描评价肝脏肿瘤的存活情况，以决定是否需要再次行 TACE。

(五) 放射治疗

放射治疗分为外放疗和内放疗。外放疗是利用放疗设备产生的射线 (光子或粒子) 从体外对肿瘤进行照射。内放疗是利用放射性核素经机体自身管腔或通过针道植入肿瘤内。

外放射治疗的适应证主要是伴有门静脉 / 下腔静脉癌栓或肝外转移的Ⅲa 期、Ⅲb 期患者，多属于姑息性治疗。姑息性放疗的目的是缓解症状，减轻痛苦和延长生存期。部分局限在肝内的大病灶，经过放疗后，有时肿瘤可缩小至可以重新获得手术切除的条件，从而获得根治。

放射性粒子植入是内放射局部治疗肝癌的一种有效方法，包括 ⁹⁰Y 微球疗法、¹³¹I 单克隆抗体、放射性碘化油、¹²⁵I 粒子植入等，在肿瘤组织内或在受肿瘤侵犯的门静脉、下腔静脉或胆道内植入放射性粒子后，通过持续产生的低剂量 X 射线、γ 射线或 β 射线，最大程度杀伤肿瘤细胞。

(六) 系统治疗

主要是针对晚期肝癌患者的治疗，其目的是减轻肿瘤负荷，改善相关症状，提高生活质量，延长生存时间。

1. **分子靶向治疗**　索拉非尼是国内外推荐的一线分子靶向药物，具有不同肝病背景的晚期肝癌患者均可从中获益。其既可通过阻断由 RAF/MEK/ERK 介导的细胞信号转导通路而直接抑制肿瘤细胞的增殖，又可通过抑制 VEGFR 和血小板衍生生长因子 (PDGF) 受体而阻断肿瘤新生血管的形成，间接抑制肿瘤细胞的生长。最常见的不良反应有腹泻、体重下降、手足综合征、皮疹、心肌缺血及高血压等。另一新型分子靶向药物仑伐替尼 (lenvatinib) 在包括中国患者参与的国际多中心临床研究中显示，疗效和安全性都与索拉非尼无明显差异，但其对 HBV 相关性肝癌显示出更强的生存获益优势。仑伐替尼目前已在国际上多个国家获批用于临床，中国尚处于审批中。

2. **系统化疗**　含奥沙利铂的 FOLFOX4 方案已被我国推荐用于不适合手术治疗的晚期肝癌患者。

在国际多中心研究中其在整体疗效、疾病控制率、无进展生存期以及总生存期等，均优于传统化疗药多柔比星，且耐受性和安全性尚可。

含奥沙利铂的系统化疗与索拉非尼具有良好的协同作用。三氧化二砷已被我国批准用于晚期肝癌的治疗。

3. 免疫治疗 已在临床广泛用于肝癌的免疫调节剂有干扰素和胸腺肽 α_1。近年来免疫检查点（immune checkpoint）阻断剂人源化抗 PD-1 单克隆抗体已被美国等多个国家批准用于晚期肝癌的治疗。目前上市的有纳武单抗（nivolumab，纳武利尤单抗）和派姆单抗（pembrolizumab，帕博利珠单抗），其在既往接受过索拉非尼治疗的晚期肝癌患者表现出一定的疗效和较好的耐受性。

4. 中药治疗 中医药治疗能够改善症状，提高机体抵抗力，减轻放化疗不良反应，提高患者生活质量。我国 SFDA 已批准多个现代中药制剂用于肝癌的治疗，但尚需严格设计的高质量、随机对照、多中心临床研究资料（见图 5-4-1）。

【预后】

预后主要取决于能否早期诊断及早期治疗。肝癌切除术后 5 年生存率为 30%～50%，其中小肝癌切除后 5 年生存率为 50%～60%。体积小、包膜完整、尚未形成癌栓及转移、肝硬化程度较轻、免疫状态尚好且手术切除彻底者预后较好。中晚期肝癌如经积极综合治疗也能明显延长其生存时间。

【预防】

通过注射疫苗预防乙型肝炎，通过采取积极的抗病毒治疗方案延缓慢性乙型和丙型肝炎的进展对预防原发性肝癌的发生至关重要。对所有新生儿和高危人群都要接受乙肝疫苗的接种。对乙型肝炎肝硬化和丙型肝炎肝硬化患者，即使接受抗病毒治疗并已获得持久病毒学应答，也应接受定期监测，因为 HCC 的发生风险仍然存在。对任何其他原因导致的肝硬化，一经确诊，必须进行定期监测。避免黄曲霉毒素、某些化学物质和药物的影响对肝癌的预防有重要作用。保持良好的个人行为，对预防肝癌也起着积极作用，其中咖啡已被证实可以降低慢性肝病患者发生肝癌的风险，应鼓励慢性肝病患者饮用咖啡。

（王江滨）

推 荐 阅 读

[1] 中国临床肿瘤学会指南工作委员会. 中国临床肿瘤学会（CSCO）原发性肝癌诊疗指南 2018.V1[M]. 北京：人民卫生出版社，2018.

[2] 中华人民共和国国家卫生和计划生育委员会. 原发性肝癌诊疗规范（2017 年版）[EB/OL].（2017-06-26）[2019-02-22]. http://www.nhc.gov.cn/.

[3] European Association for the Study of the Liver. EASL Clinical Practice Guidelines：management of hepatocellular carcinoma[J]. J Hepatol, 2018, 69（1）：182-236.

[4] HEIMBACH J K, KULIK L M, FINN R S, et al. AASLD guidelines for the treatment of hepatocellular carcinoma[J]. Hepatology, 2018, 67（1）：358-380.

[5] MARRERO J A, KULIK L M, SIRLIN C B, et al. Diagnosis, Staging, and Management of Hepatocellular Carcinoma: 2018 Practice Guidance by the American Association for the Study of Liver Diseases[J]. Hepatology, 2018, 68（2）：723-750.

第五章

肝脏其他恶性肿瘤

第一节　原发性肝淋巴瘤

原发性肝淋巴瘤（primary hepatic lymphoma，PHL）是指病变原发于肝脏，且无肝脏外淋巴组织如脾脏、淋巴结、骨髓及其他淋巴组织侵犯的恶性肿瘤。原发性肝淋巴瘤是一种罕见的结外淋巴瘤，占所有结外淋巴瘤的 0.4%。自从 1965 年由 Ata 及其同事首次报道以来，迄今为止相关文章多为个案报道。

【流行病学】

原发性肝淋巴瘤可发生于任何年龄，平均发病年龄约 50 岁，以中年男性患者多见，男女比例为 3∶1。在为数不多的确诊患者中，器官移植、AIDS、乙肝或丙肝感染患者所占比例较高。

【发病机制】

原发性肝淋巴瘤的发病机制不详，因多见于免疫抑制或机体免疫系统接受长期刺激的患者，推断其可能与 HBV、HCV、EBV 等病毒感染或免疫缺陷有关，也有报道称其与暴露于铬或丙烷等化学物质相关。

【病理】

原发性肝淋巴瘤的病理形态学分型与肝脏常见肿瘤相似，大致可分为 3 型：①单发结节型；②多发结节型：肝内多发大小不等的结节；③弥漫型：病变边界不清，无明确的结节或肿块。其中单发结节型多见，弥漫型极少见。

组织学分型可见肿瘤细胞呈结节状生长及弥漫性生长两种模式。结节状生长模式：肿瘤细胞呈破坏性生长，组织内无门静脉管道结构。弥漫性生长模式：肝脏结构被保存下来，可见肿瘤细胞浸润门静脉结构，也可沿着肝窦状隙延展生长。HE 染色见肿瘤细胞呈圆形或类圆形，细胞质较丰富，核大且不规则，核膜清晰并红染，可见明显异型，病理性核分裂明显，肝窦有明显浸润，周围的肝组织汇管

区中也可见肿瘤细胞浸润。免疫组化无特异性。

原发性肝淋巴瘤均为非霍奇金淋巴瘤，大多为 B 淋巴细胞淋巴瘤，其中以弥漫性大 B 淋巴细胞淋巴瘤为主，其次为黏膜相关性淋巴样组织结外边缘区 B 淋巴细胞淋巴瘤、Burkitt 淋巴瘤、其他类型少见；T 淋巴细胞淋巴瘤较少见，主要是周围性 T 淋巴细胞淋巴瘤、间变性大 T 淋巴细胞淋巴瘤。此外，尚有大约 10% 的病例为非 B、非 T 淋巴细胞淋巴瘤。

【临床表现】

原发性肝淋巴瘤好发于中年男性，无特征性临床表现，常表现为上腹部不适、腹胀、腹痛、发热、消瘦、乏力、恶心等症状，少数患者可出现黄疸。大多数患者有肝大。

【辅助检查】

1. 实验室检查　肝功能可正常或轻度异常，主要为乳酸脱氢酶、碱性磷酸酶、谷氨酰转肽酶升高，约 40% 患者可出现高钙血症。AFP 和 CEA 常在正常范围。

2. 影像学检查　原发性肝淋巴瘤的影像学并无特征性表现。

超声可见低回声或混合回声肿块，亦有部分病例的病变近乎为无回声。

CT 平扫可表现为单发或多发的结节或肿块，呈低密度影，大多边界清楚，但较大单发结节可呈分叶状，病变较大者可见中心坏死区。原发性肝淋巴瘤肿瘤血供差，增强后动脉期无明显强化或轻度强化，坏死区无强化。门静脉期、延迟期轻度强化或边缘强化，或双期均不强化。门静脉期病灶轮廓显示较清楚。弥漫型原发性肝淋巴瘤平扫肝脏体积增大，密度普遍减低，类似于脂肪肝，增强 CT 无明确肿块或结节。

MRI 检查主要表现为 T_1WI 为低或等信号，T_2WI 呈现高信号。动态增强早期强化多不明显，实质期为低信号。

【诊断与鉴别诊断】

原发性肝淋巴瘤的诊断标准：①临床表现主要由肝脏浸润引起；②无其他组织、器官侵犯及远处淋巴结肿大；③无外周白细胞浸润；④骨髓象正常。病理是诊断原发性肝淋巴瘤的"金标准"，手术组织活检为最佳。对于不宜手术的患者，若影像学检查疑似原发性肝淋巴瘤，可采用超声引导下穿刺活组织检查明确诊断。

原发性肝淋巴瘤的临床表现及辅助检查缺乏特异性，很难与肝脏其他良、恶性疾病鉴别，误诊率高。尽管如此，其略显独特的影像学特征还是为原发性肝淋巴瘤与表现为肝内结节或肿块的其他肝内占位性病变如原发性肝癌（HCC）、胆管细胞癌、肝转移癌、肝脓肿等疾病的鉴别提供了依据。

1. **原发性肝癌**　肿瘤局部血供丰富，CT 动态增强期典型者病灶呈"快进快出"型强化，结节型假包膜出现率高，常常伴有门静脉或肝静脉癌栓。原发性肝淋巴瘤无特征性临床表现，肿瘤局部血供差，CT 增强后病灶动脉期无明显强化或轻度强化，因此可与原发性肝癌鉴别。

2. **胆管细胞癌**　多见于肝左叶，常伴有邻近肝脏萎缩，肝内胆管扩张，增强动脉期病灶无明显强化，门静脉期及延迟期强化。大多原发性肝淋巴瘤有肝脏肿大，CT 增强后病灶动脉期无明显强化或轻度强化，坏死区无强化，门静脉期、延迟期轻度强化或边缘强化，或双期均不强化，因此可与胆管细胞癌鉴别。

3. **肝脏转移瘤**　常有原发肿瘤病史，多见于胃肠道、肺和乳腺来源的恶性肿瘤，影像学的共同特性为多发结节灶，散在分布，大小不一。CT 典型表现为"靶征"或"牛眼征"，增强后呈现厚壁环形强化，边界较清晰，结合病史较容易诊断。原发性肝淋巴瘤无肿瘤病史，病灶以单发结节性多见，CT 无上诉特征性表现，因此可与肝脏转移瘤鉴别。

4. **肝脓肿**　临床症状明显，病程急，多伴有高热、白细胞升高。肝脓肿的 CT 平扫典型表现为低密度影，脓肿壁有明显强化。原发性肝淋巴瘤无特征性临床表现，CT 平扫虽然也呈现低密度影，但增强后门静脉期病灶轮廓显示较清楚，因此可与肝脓肿鉴别。

【治疗】

目前原发性肝淋巴瘤尚无统一的标准治疗方法。通常认为应采取与其他部位的结外淋巴瘤相似的治疗措施，包括手术、化疗、放疗等在内的综合治疗模式。

手术可以切除病灶或减少肿瘤负荷，减少淋巴瘤的致死性并发症，同时可明确诊断，为术后放、化疗提供依据。对于瘤体小且局限的病灶，可选择手术切除。为减少单纯手术治疗出现复发或转移，术后辅助化疗极有必要。现有研究认为术后化疗可明显改善患者的预后。原发性肝淋巴瘤对化疗敏感，对不适合手术的患者，如病灶巨大、弥漫、疾病进展累及肝外组织、组织学亚型高度恶性、手术切除难度大等情况，可给予多药联合化疗。CHOP（环磷酰胺、多柔比星、长春新碱及泼尼松）等新化疗方案能明显改善预后，使病灶局限化，甚至使部分病例重新获得手术机会。在化疗基础上放疗，可取得较单纯化疗更长的平均生存期。对于病灶局限或不宜化疗的患者，局部放疗可能是较好的治疗方法。还有研究表明在手术加化疗的基础上，采用 DC 细胞回输，辅以 CIK 细胞和 IL-2、TNF-α、GM-CSF 等免疫治疗可明显提高疗效。

（王国华　王江滨）

推 荐 阅 读

[1] FORGHANI F, MASOODI M, KADIVAR M. Primary Hepatic Lymphoma Mimicking Cholangiocarcinoma[J]. Oman Med J, 2017, 32（4）: 335-338.

[2] PARK J I, JUNG B H. Primary hepatic lymphoma treated with liver resection followed by chemotherapy: a case report[J]. Ann Hepatobiliary Pancreat Surg, 2017, 21（3）: 163-167.

[3] LIAO S H, CHEN Y K, YU S C, et al. An unusual case of primary hepatic lymphoma with dramatic but unsustained response to bendamustine plus rituximab and literature review[J]. SAGE Open Med Case Rep, 2017, 5: 2050313X17709190.

[4] LIU Y, JIANG J, WU Q, et al. A case of primary hepatic lymphoma and related literature review[J]. Case Reports Hepatol, 2016, 2016: 6764121.

[5] UGURLUER G, MILLER R C, LI Y, et al. Primary hepatic lymphoma: a retrospective, multicenter rare cancer network study[J]. Rare Tumors, 2016, 8（3）: 118-123.

[6] PADHAN R K, DAS P, SHALIMAR. Primary hepatic lymphoma[J]. Trop Gastroenterol, 2015, 36（1）: 14-20.

第二节　肝 囊 腺 癌

肝囊腺癌是一种罕见的原发性肝脏囊性恶性肿瘤，于 1943 年由 Willes 首先报道。其病因及发病机制尚不清楚，目前认为多由肝囊腺瘤恶变而来。关于肝囊腺癌的组织起源有3种观点：一是起源于胆管，形成原发性肝囊腺癌；二是起源于卵巢样间质细胞，与肝囊腺瘤的细胞间质反应类型相同，由囊腺瘤癌变引起；三是由先天性肝内胆管畸形如先天性肝囊肿、先天性肝内胆管囊性扩张症等癌变而来。

【流行病学】

肝囊腺癌仅占肝脏恶性肿瘤的0.41%，其中85%左右发生于肝内胆管，少数发生在肝外胆管及胆囊。既往报道中认为该病好发于中年女性，男女比例为1:4，而近期研究发现其在55～60岁的男性中发病率增高。

【病理】

肝囊腺癌的病理形态学表现为边界清晰的长径为3～25cm的圆形或卵圆形囊性肿物，平均长径为10cm，多为单发多房性，囊内容物通常为黄色或棕灰色的透明液体，有时可出现血性、黏性胶冻样液体或脓样液体，不与较大的胆管直接相通。有时可见增厚的囊壁上附有乳头状肿块或灰白色实性隆起区。囊腔内壁可有乳头状赘生物突起，大小不等。

组织学表现为囊壁及囊内分隔厚薄不均，内壁大多不光滑，内衬单层立方和柱状的胆管型上皮，囊壁内还可见卵巢样间质。细胞质呈嗜酸性，胞核位于基底部，层次增多，排列紊乱，极性丧失，可见核分裂现象，并常见到非典型增生上皮细胞。细胞的基底膜可破裂或缺乏，肿瘤因此可侵及纤维基质及血管。活体组织学检查取材不充分时可能误诊为囊腺瘤。周围胆管可有阻塞性炎症反应。

【临床表现】

早期患者常无明显症状，起病缓慢、病程较长，主要临床表现为上腹部包块、上腹不适、腹痛、腹胀、食欲减退及体重下降，少数患者可出现发热，若肿瘤压迫胆管可出现黄疸。当肝囊腺癌并发囊内出血、囊内压力急剧升高时，患者可出现急剧加重的上腹部疼痛。体格检查可触及肿大的肝脏，甚至可达脐水平，并常可触及表面光滑的囊性肿块，随呼吸上下移动，多无腹水形成。

【辅助检查】

（一）实验室检查

早期患者的肝功可无异常，当癌肿压迫或阻塞肝内胆管造成胆汁淤积和肝细胞破坏时可出现血清胆红素、转氨酶、γ-谷氨酰胺转移酶及碱性磷酸酶升高。

本病尚无肿瘤特异性标志物。肝囊腺癌的AFP升高不具有普遍性，但CA19-9、CA125和CEA常升高。其原因是肝囊腺癌起源于胆管上皮细胞，但是当病变累及肝细胞时也可有AFP的升高。CA19-9对肝囊腺癌的诊断价值尚存在争议，有文献报道肝囊腺癌患者血清CA19-9增高并且与疾病进展情况正相关，但也有研究认为CA19-9不能作为肝囊腺癌的有效诊断标志，无论血清还是囊液中CA19-9水平均与疾病良恶性不相关。综合现有文献，大多还是认为血清和囊液CA19-9水平仍对肝囊腺癌有一定的提示意义。有研究者发现在27例肝内胆管囊腺癌患者中有19例患者的CA19-9高于正常值。还有研究者对118例肝脏囊性占位患者肿瘤标志物进行研究，其中包括4例肝内胆管囊腺癌患者，结果发现CA19-9水平明显高于对照组，同时还发现肿瘤相关糖蛋白-72（TAG-72）在肝脏囊性肿瘤的鉴别诊断中具有更大的价值，TAG-72增高见于肝内胆管囊腺癌、囊腺瘤或导管胆管乳头状黏液性肿瘤。

（二）影像学检查

1. 超声检查　常规超声可见肝内圆形或卵圆形液性暗区，部分区域可有实变，边界清晰，有包膜回声，其内分隔成多个囊腔，分隔厚薄不均、不光滑，其内壁上可见向囊内隆起的实性乳头状或结节状物附着。彩色多普勒可检出分隔或在实性突起上有彩色血流信号，并多显示为动脉血流。超声造影常表现为动脉期病灶大部分未见增强，易误诊为肝囊肿，但仔细扫查可发现其分隔或壁上突起部分可有轻度的强化而呈稍高回声，回声强度与肝实质相似，消退常较快；门静脉期、实质期及延迟期原增强区基本呈低增强。

2. CT平扫　显示肿瘤区域为低密度区，边缘清晰，内有分隔，壁内附着单个或多个乳头状结节突起，增强扫描见囊壁均匀增强，肿瘤边界及囊内分隔更为清晰，部分囊壁可有钙化灶。肝动脉造影可见成簇的异常血管分布于肿瘤边缘，囊壁和分隔可有造影剂积聚。

3. MRI　显示T_1肿瘤呈低信号，周边不规整，与肝实质分界清楚；T_2肿瘤呈普遍高信号，与肝脏分界清楚，肿瘤内分隔为中等强信号，呈网络状，囊腔内壁因有赘生物而表现为高低不平的改变。

4. 消化道造影　可显示胃或结肠因受压而移位变形，肿瘤较大且位于肝右叶者，膈肌亦可受压而明显抬高。

【诊断与鉴别诊断】

中年以上，无论男性还是女性，当肝区发现囊性多房占位病变,囊壁厚薄不均,囊壁内有乳头状突起,影像学可见病灶边缘及囊内分隔有异常血管影等,应考虑肝囊腺癌的可能。

肝囊腺癌主要应与肝囊肿、肝棘球蚴病、囊性转移瘤、肝囊腺瘤等相鉴别,其影像学表现为鉴别要点,结合患者的病史、体征及其他辅助检查多不难诊断。本病与肝囊腺瘤较难鉴别,最终诊断需依靠病理组织学检查。

【治疗】

肝囊腺癌对放、化疗不敏感,手术切除是治疗该病最有效的方法。手术原则是完整切除肿瘤,穿刺引流、注射硬化剂或内引流等容易引起种植转移,应尽量避免。手术切除范围应距离肿瘤边缘 1cm 以上,可根据病变的病理类型、侵犯范围、残余肝组织功能状况及患者全身状况,选择局部肝切除术或规则性肝叶切除术,甚至半肝切除术。手术时要注意囊肿是否与胆管交通,如要注意封闭瘘管。

【预后】

即便是经过手术完整切除肿瘤,肝囊腺癌仍有很高的复发率,若情况允许可多次手术切除,以延长生存期,有报道患者可经多次手术而达到无瘤生存。总的说来,肝囊腺癌的预后要好于肝细胞肝癌及胆管细胞癌。

(刘　佳　王江滨)

推 荐 阅 读

[1] DOUSSOT A,GLUSKIN J,GROOT-KOERKAMP B,et al. The accuracy of pre-operative imaging in the management of hepatic cysts[J]. HPB,2015,17(10):889-895.

[2] SOARES K C,ARNAOUTAKIS D J,KAMEL I,et al. Cystic neoplasms of the liver:biliary cystadenoma and cystadenocarcinoma[J]. J Am Coll Surg,2014,218(1):119-128.

[3] SOOCHAN D,KEOUGH V,WANLESS I,et al. Intra and extra-hepatic cystadenoma of the biliary duct. review of literature and radiological and pathological characteristics of a very rare case[J]. BMJ Case Rep,2012,2012. pii: bcr0120125497.

[4] FLÉJOU J F. WHO Classification of digestive tumors:the fourth edition[J]. Ann Pathol,2011,31(5 Suppl):S27-S31.

[5] KAWARADA Y,TAOKA H,MIZUMOTO R. A report of 5 cases of cystic bile duct carcinoma of the liver and proposal of a new classification[J]. Gastroenterol Jpn,1991,26(1):80-89.

第三节　肝母细胞瘤

肝母细胞瘤(hepatoblastoma,HB)是一种在胚胎发育期间由肝脏的多能干细胞分化增殖异常产生的肝脏原发性恶性肿瘤,是儿童最常见的肝脏恶性肿瘤,好发于 5 岁以下的儿童,成人罕见。该病起病隐匿,约 20% 的患儿在诊断时已发生远处转移。以手术联合化疗为主的多学科诊治是肝母细胞瘤诊疗的最佳模式。

【流行病学】

肝母细胞瘤的发病率为 1.2/100 万～1.5/100 万,男女比例为(1.2～3.6):1。肝母细胞瘤约占儿童恶性肿瘤的 1%,在儿童肝脏恶性肿瘤中发病率为第 1 位,约占全部儿童肝脏恶性肿瘤的 90%,在儿童腹部实体肿瘤中发病率为第三位。肝母细胞瘤 90% 发生于 5 岁以前,发病年龄为 29 天至 8.74 岁(中位数 1 岁),其中 10% 发生于早产儿,成年人极为罕见。

【病因】

肝母细胞瘤的病因尚不明确,目前认为与下列多个因素相关:

1. 胚胎发育异常　肝母细胞瘤是一种胚胎性肿瘤,可能是胚胎发育期间肝脏细胞增殖、分化异常,至胎儿期或出生后未成熟的肝脏胚胎性组织仍存在于肝脏内,这些组织持续的异常增生形成发育幼稚的组织块,即转化为恶性的肝母细胞瘤。

2. 遗传学因素　肝母细胞瘤患者常合并腭裂、巨舌、泌尿系统及心血管系统畸形等先天畸形,或者一个家族中出现多人患病,所以可能与家族遗传因素密切相关。肝母细胞瘤患者常可检测到染色体异常,最常见的是 11 号染色体 11P15.5 杂合子缺失。

3. 妊娠期不良接触史　母亲妊娠期间接触烟草、金属、颜料及石油产品会导致儿童患肝母细胞瘤风险升高。

4. 出生时低体重　有研究报道出生时低体重(体重 1 500～2 499g)是肝母细胞瘤的高危因素之一,且出生时低体重患儿预后更差,推测可能是由妊娠期氧自由基诱导肝细胞损伤而致。还有研究认为极低体重、< 33 周的早产儿、多胎新生儿和母亲孕龄过低也均为肝母细胞瘤的高危因素。

【病理】

肝母细胞瘤是一种胚胎性肿瘤,起源于肝脏母细胞。大多数为单发,个别为多结节,边界清楚,常可见包膜,大部分局限在右叶,少数局限在左叶或同时累及肝左、右叶。

在病理形态学上主要分为巨块型、结界型、弥漫型及囊肿型,其中巨块型最为常见。

组织学上分为上皮型及上皮与间叶混合型。上皮型完全呈上皮样结构,约占56%,分为以下5个亚型:①胎儿型:肿瘤细胞分化良好,排列成束,与正常胎儿肝细胞相似,又可分为分化良好的胎儿型(单纯胎儿型伴低有丝分裂活性,<2/10高倍视野)、拥挤的胎儿型(核分裂活跃,≥2/10高倍视野)、多形性胎儿型(分化差型)及间变性胎儿型(核明显增大、深染、伴多形性)。②胚胎型:肿瘤细胞较小,排列不规则,分化较前者差,常可见核分裂象。③小细胞未分化型(small cell undifferentiated, SCU):肿瘤细胞可有胎儿型和胚胎型上皮成分,还可混入间叶成分,根据整合酶相互作用因子(INI)-1的免疫组化检测结果分为INI1阳性及INI1阴性。④粗大小梁型:可见胎儿及胚胎细胞位于小梁结构。⑤胆管母细胞型。其中以胎儿型及胚胎型较为常见。间叶性成分包括不成熟的纤维组织、骨样或软骨组织、横纹肌组织及原始间叶细胞等,除具有上皮型特点外尚有间叶组织的即为上皮与间叶混合型,可分为伴畸胎样特征的混合型及间质来源(不伴畸胎样特征)的混合型。

【临床表现】

早期一般无症状,多数患儿右上腹无痛性肿块为首发症状,部分患儿查体时可触及包块,界限较清楚,少数可有压痛。随病情发展可出现腹胀、食欲减退、恶心、呕吐、腹痛、消瘦、贫血及黄疸等症状。晚期可出现腹水、巨大肿瘤压迫及肿瘤转移的相关症状和体征。可伴有性早熟体征及先天畸形如腭裂等。

肝母细胞瘤常合并疾病主要包括:①性早熟:患儿均为男性,常有声音低沉、生殖器增大、阴毛生长等性早熟体征;②血小板增多症:肝母细胞瘤合并血小板增多者约占60%;③Beckwith-Wiedemann综合征(BWS)和家族性腺瘤性息肉病(familial adenomatous polyposis, FAP),是与肝母细胞瘤密切相关的2种遗传性疾病,BWS和FAP患者常常合并肝母细胞瘤,BWS患儿具有肿瘤易患性,常合并胚胎性肿瘤,在FAP家族中肝母细胞瘤的发病率为普通人群的200~800倍以上。肝母细胞瘤也可合并梅干腹综合征(prune belly syndrome, PBS)、先天性巨结肠、肾母细胞瘤、Gardner综合征等。

【辅助检查】

(一)实验室检查

甲胎蛋白(AFP)是肝母细胞瘤的血清学标志物,90%患儿AFP水平升高,且随肿瘤切除或化疗后肿瘤体积缩小而降低,随复发而升高,所以AFP可用于肝母细胞瘤的诊断、疗效评估及复发预测。肝母细胞瘤患儿有半数伴有胱硫醚尿症,其在肿瘤切除后消失,复发时再出现。

(二)影像学检查

肝母细胞瘤的超声表现为肝内不均一的实质性增强回声,体积多较大,形态较规则、多为圆形,多数有包膜,常单发,少数为多发结节样,内部可有囊性变和钙化。超声检查尤其适用于婴幼儿。

CT平扫可见不均质低密度病灶或不规则状低、高密度区,典型的病灶常伴钙化或囊性变。增强CT能显示与周围组织血管的结构关系。

MRI同CT均能确定肿瘤浸润范围,T_1WI相多为低信号或等信号,T_2WI相瘤内为多个小囊样高信号,周围可见低信号或等信号缝隙样改变,提示瘤内有坏死、液化或出血改变。MRI对肿瘤扩散转移灶更为敏感,对钙化灶的显示不如CT检查。

PET/CT对肝母细胞瘤的诊断和分期均优于上述检查方法。

(三)病理学检查

病理学检查是肝母细胞瘤诊断的"金标准",可排除原发性肝癌等其他恶性肿瘤。

【诊断与鉴别诊断】

结合患者的临床特征、实验室及影像学检查大多可诊断,但确诊需病理学检查。诊断时约20%患儿存在远处转移,多为肺、脑和骨髓。完整诊断还包括治疗前分期(PRETEXT)、新辅助化疗后的手术前分期(POST-TEXT)、手术后分期(改良的COG Evans分期)和危险度分层。

对怀疑诊断为肝母细胞瘤的患儿推荐进行病理学检查以排除肝细胞癌,还需鉴别的肝脏肿瘤有血管瘤、血管内皮瘤、畸胎瘤、错构瘤、未分化肉瘤、肝转移瘤等。

【治疗】

目前以手术治疗联合辅助性化疗为主的多学科诊疗成为肝母细胞瘤治疗的标准模式。

手术治疗是肝母细胞瘤首选和最有效的治疗手段,能否完整切除肿瘤是影响预后的关键因素,但是巨大肿瘤可能引起大出血、肝脏左右叶均受累、肿瘤侵犯肝静脉或下腔静脉、肝内弥漫性多病灶等临床特征均会导致肿瘤不能完全切除。初诊手术切除指征为：①美国麻醉师协会评分 1～2 级；②经影像学评估，残存肝脏组织大于原体积的 35%，功能可满足代谢需要；③ PRETEXT Ⅰ、Ⅱ期的单发肿瘤病灶，距离重要血管有足够间隙（≥1cm）；④预计镜下残留（COG Ⅱ期）无需 2 次手术者。也可于化疗后进行择期手术。

肝母细胞瘤对多柔比星（Doxo）、顺铂（CDDP）、长春新碱（VCR）、氟尿嘧啶（5-FU）、卡铂（Carbo）和异环磷酰胺（Ifos）等化疗药物较敏感，有效率为 80%～90%。手术前化疗可以使肿瘤缩小、降低出血倾向，显著提高了手术治疗的完整切除率进而提高了治愈率；术后化疗可进一步消除原位残留、消灭远处转移灶，对减低复发、提高治愈率、延长患者生存期有重要意义。依据危险度分层予以不同的化疗方案：极低危组患儿术后不化疗；低危组术后化疗总疗程为 4～6 个疗程，方案为顺铂 - 氟尿嘧啶 - 长春新碱（C5V）方案；中危组予化疗 2～4 个疗程后择期手术，总疗程为 6～8 个疗程，方案为顺铂 - 氟尿嘧啶 - 长春新碱 - 多柔比星（C5VD）方案；高危组予化疗 3～5 个疗程后择期手术，总疗程为 6～7 个疗程，为 C-CD＋ICE 方案。

对规范化治疗后无法达到完全缓解的患儿可试用经皮肝穿刺动脉化疗栓塞术（TACE）、射频消融治疗（RFA）或高强度超声聚焦刀治疗，对肿瘤巨大无法切除且无远处转移者可行原位肝移植。

【预后】

目前肝母细胞瘤的 5 年总生存率为 75%～80%，可切除肿瘤＋手术后辅助化疗治愈率超过 90%。预后与组织学分型有关，其中胎儿型预后最好。肿瘤巨大、肝内多发病灶、远处转移及血清甲胎蛋白水平极高是预后的不良因素，肿瘤复发或治疗中肿瘤仍进展者预后差，2 年生存率低于 20%。

（史静怡　王江滨）

推 荐 阅 读

[1] 中国抗癌协会小儿肿瘤专业委员会, 中华医学会小儿外科分会肿瘤专业组. 儿童肝母细胞瘤多学科诊疗专家共识（CCCG-HB-2016）[J]. 中华小儿外科杂志, 2017, 38（10）: 733-739.

[2] CZAUDERNA P, HAEBERLE B, HIYAMA E, et al. The Children's Hepatic tumors International Collaboration（CHIC）: novel global rare tumor database yields new prognostic factors in hepatoblastoma and becomes a research model[J]. Eur J Cancer, 2016, 52: 92-101.

[3] MEYERS R L, TIAO G, DE VILLE DE GOYET J, et al. Hepatoblastoma state of the art: pre-treatment extent of disease, surgical resection guidelines and the role of liver transplantation[J]. Curr Opin Pediatr, 2014, 26（1）: 29-36.

[4] LOPEZ-TERRADA D, ALAGGIO R, DE DAVILA M T, et al. Towards an international pediatric liver tumor consensus classification: proceedings of the Los Angeles COG liver tumors symposium[J]. Mod Pathol, 2014, 27（3）: 472-491.

[5] TANAKA Y, INOUE T, HORIE H. International pediatric liver cancer pathological classification: current trend[J]. Int J Clin Oncol, 2013, 18（6）: 946-954.

[6] ALLAN B J, PARIKH P P, DIAZ S, et al. Predictors of survival and incidence of hepatoblastoma in the paediatric population[J]. HPB（Oxford）, 2013, 15（10）: 741-746.

[7] HECK J E, MEYERS T J, LOMBARDI C, et al. Case-control study of birth characteristics and the risk of hepatoblastoma[J]. Cancer Epidemiol, 2013, 37（4）: 390-395.

[8] ZHUANG H, PENG Y L, CHEN T W, et al. The comparison of grey-scale ultrasonic and clinical features of hepatoblastoma and hepatocellular carcinoma in children: a retrospective study for ten years[J]. BMC Gastroenterol, 2011, 11: 78.

[9] MUSSA A, FERRERO G B, CEOLONI B, et al. Neonatal hepatoblastoma in a newborn with severe phenotype of Beckwith-Wiedemann syndrome[J]. Eur J Pediatr, 2011, 170（11）: 1407-1411.

[10] LITTEN J B, TOMLINSON G E. Liver tumors in children[J]. Oncologist, 2008, 13（7）: 812-820.

第四节　肝　肉　瘤

肝肉瘤为起源于肝脏间叶组织的恶性肿瘤，依据其起源不同，可分为血管肉瘤、平滑肌肉瘤、纤维肉瘤、横纹肌肉瘤等多个亚型。肝肉瘤的发病率远低于原发性肝癌，占肝脏原发恶性肿瘤的 1%～2%，其流行病学因组织起源而异。

【病因】

25% 的肝血管肉瘤患者可有明确的致病因素，或与长期接触二氧化钍胶体、氯乙烯或砷剂有关，或有长期服用类固醇、雌激素史，另外在特发性血色病中也有报道。Kaposi 肉瘤常继发于免疫缺陷，其与人疱疹病毒 -8（HHV-8）感染有关。其余肝肉瘤的发病原因不明。

【病理与分类】

肝肉瘤种类繁多，各种类型肿瘤细胞来源不同，故病理表现不一。

1. **肝血管肉瘤** 起源于肝窦内皮细胞，是最常见的肝原发性间叶组织恶性肿瘤。形态学包括单发巨块型、单发结节型、多发结节型和混合型，质软，剖面呈灰白区和红褐色出血区相间，可伴出血、囊性变、钙化、纤维化。组织学表现为肿瘤细胞由恶性内皮细胞组成，细胞形态异常，呈纺锤形或不规则形，细胞核浓染、不规则，细胞质呈嗜酸性。肿瘤细胞可沿肝窦或血管生长，形成海绵状异形血管腔样结构或肉瘤样肿块。CD31 和 CD34 免疫组化染色阳性是其特异性表现。

2. **肝平滑肌肉瘤** 发生于胆管或肝内血管的平滑肌细胞。形态学表现为单发结节或肿块，肿瘤呈灰白色，质韧，有囊性感，可有不同程度的出血、坏死。组织学表现为肿瘤细胞为细长梭形，呈编织状排列。细胞核细长深染，两端钝，细胞质轻度嗜酸性。免疫组化显示 Masson 染色为红色，波形蛋白（vimentin）、结蛋白（desmin）及特异性标志物肌动蛋白（actin）呈阳性反应。

3. **肝纤维肉瘤** 起源于肝包膜间皮下层或血管和淋巴管周围纤维组织和门管区周围区域的增生性成纤维细胞。形态学表现为单发结节，质硬，灰白色，常伴出血、坏死或囊性变。组织学表现为肿瘤细胞为梭形细胞，细胞核狭长、深染、两端尖，细胞质淡染。肿瘤细胞成束交错，与胶原纤维交织，呈特征性人字形排列，间有网状纤维包绕。免疫组化显示 Masson 染色为绿色，波形蛋白（vimentin）阳性，结蛋白（desmin）、肌动蛋白（actin）阴性。

4. **肝横纹肌肉瘤** 肝横纹肌肉瘤大多起源于肝外胆管，呈息肉状突入胆管，延伸至肝脏，仅约 25% 原发于肝脏。形态学表现为瘤体质软，切面为白色，呈胶状葡萄样凸入管腔，胆管近段扩张，肝内胆汁淤积。镜下可见由梭形细胞和巨细胞构成的肿瘤，瘤内可见横纹肌样细胞。肿瘤细胞为圆形或梭形，细胞核深染、细长、圆钝，细胞质嗜酸性，肿瘤细胞呈条纹状。若免疫组化示肌球蛋白阳性，则为特异性表现；若肌动蛋白、肌球蛋白和肌红蛋白均阳性则可明确诊断。

5. **肝脂肪肉瘤** 肿瘤可分为分化良好型、黏液样型、圆细胞型、多形性型和去分化型等多个类型。形态学上肿瘤可呈巨块型，质既可韧也可软。镜下表现为不同分化阶段的成脂细胞，胞内有丰富的黏液基质、数量不等的脂滴及少许胶原丝。免疫组化示波形蛋白（vimentin）、肌动蛋白（actin）阳性。

6. **肝恶性纤维组织细胞瘤** 为起源于可分化为组织细胞和成纤维细胞的原始间叶细胞的恶性结缔组织肿瘤。镜下可见肿瘤由梭形细胞构成，细胞质呈泡沫状，中等度分化的多形性细胞及瘤巨细胞多见，呈编织状及车辐状排列。免疫组化示 CD68 染色阳性。

7. **肝未分化胚胎性肉瘤** 又名未分化肉瘤、胚胎性肉瘤、恶性间叶细胞瘤或纤维黏液性肉瘤，是由未分化间充质细胞构成的恶性肿瘤，为儿童中最常见的肝间叶性恶性肿瘤。形态学示瘤体质软，切面呈囊实性，实性区色灰白，有光泽，囊性区胶冻样，可有出血、坏死。镜下表现为肿瘤细胞为星形、梭形、纺锤形，可见异型多形巨细胞，稀疏区与致密区交替排列。肿瘤细胞呈束状、编织状或弥漫分布，间质为丰富的黏液样基质。最具特征的表现是肿瘤细胞内或细胞外基质中可见 PAS 阳性的含 α- 抗胰蛋白酶或抗糜蛋白酶的嗜酸性球形小体。

8. **肝骨肉瘤** 可能是由多潜能干细胞向成骨细胞和成软骨细胞分化产生。形态学表现为肝内巨大肿块。镜下可见梭形细胞，编织状排列，局部可见瘤巨细胞，散在可见类骨组织。

9. **肝 Kaposi 肉瘤** 又名特发性多发性出血性肉瘤。形态学表现为多发不规则的红棕色病灶。镜下可见肿瘤细胞为梭形，细胞质内、外可见嗜酸性小体。肿瘤细胞与红细胞形成裂隙样血管，周围炎细胞浸润，病灶边缘有散在分布的吞噬含铁血黄素的巨噬细胞及扩张的血管。免疫组化示 CD31、CD34 等内皮细胞标志物染色阳性。

10. **肝恶性横纹肌样瘤** 形态学表现为圆形或不规则肿块，切面灰褐色或棕褐色，可见散在出血灶。镜下可见肿瘤细胞为含丰富嗜酸性细胞质的多角形细胞，泡状核，核仁明显，呈"猫头鹰眼"样。肿瘤细胞呈弥漫性或不规则巢状排列。免疫组化示肿瘤细胞的细胞质及包涵体波形蛋白（vimentin）阳性，CK8、CK18 染色阳性。

【临床表现】

肝肉瘤的临床表现因组织起源不同而有差异。血管肉瘤多见于中老年男性，男女比例[（3～5）∶1]；纤维肉瘤、骨肉瘤多见于成年男性，其中纤维肉瘤多有乙肝病史；平滑肌肉瘤多见于成年女性；未分化肉瘤好发于 6～10 岁儿童；恶性横纹肌样瘤多发于 2 岁以下儿童；横纹肌肉瘤多数于 5 岁以下儿童，偶见于成人；Kaposi 肉瘤多见于艾滋病、Kaposi 肉瘤相关疱疹病毒感染及其他免疫缺陷患者。肝肉瘤早期无特殊症状、体征，随着疾病发展，可出现腹痛、腹胀、乏力、消瘦、上腹包块、肝区压痛、叩击痛等症状及体征，晚期可出现黄疸、腹水和恶病质。血管肉瘤可因表浅肿瘤结节破裂出血而引起腹腔出血，血小板减少症和弥散性血管内凝血是血管肉瘤的特征性表现。横纹肌肉瘤可出现间歇性梗阻性黄疸和发热。平滑肌肉瘤若来源于肝静脉或下腔静脉，则患者可有 Budd-Chiari 综合征的表现。本病进展快，恶性程度高，早期即可发生肝外转移，多经血行播散，可转移至肺、肾上腺、胰腺、腹膜、胸膜等，以肺转移最为常见。

【辅助检查】

1. **实验室检查**　肝功能正常或轻度异常，AFP、肝纤维化指标多为阴性，HBsAg 除纤维肉瘤患者多数阳性外，余肝肉瘤患者多为阴性。

2. **影像学检查**　超声可见肝内实质占位性病变。CT 平扫时多数肝肉瘤表现为边界清楚的低密度不均匀肿块，伴或不伴高密度灶（出血），Kaposi 肉瘤呈分布于脉管周围的多发斑片状低密度病灶。增强扫描时平滑肌肉瘤、纤维肉瘤、恶性纤维组织细胞瘤呈渐进性强化；Kaposi 肉瘤无强化；未分化胚胎性肉瘤无强化或周边强化；血管肉瘤和横纹肌肉瘤强化类型不一，包括不均匀渐进强化、渐进强化伴晚期强化减退、向心性强化等，同时横纹肌肉瘤也可无强化。另外 MRI 可见扩张的胆管及肿瘤沿胆管生长，为横纹肌肉瘤的特征性表现。

【诊断与鉴别诊断】

肝肉瘤发病率低，临床表现缺乏特异性，且大部分肝肉瘤缺乏特征性的影像学表现，故诊断较困难。对于有氯乙烯、砷长期接触史或艾滋病患者和器官移植后长期接受免疫治疗的患者，若无病毒性肝炎病史、无肝外原发肿瘤史、AFP 阴性，而影像学检查发现肝实质占位者，应高度怀疑肝肉瘤可能性。最终确诊依靠病理学检查。血管肉瘤不主张经皮肝穿刺活检，以免引起严重的出血事件。

肝肉瘤临床需与原发性肝癌相鉴别。肝肉瘤患者以儿童或老年人多见，常无病毒性肝炎病史，无肝硬化表现，血清 AFP、肝纤维化指标多为阴性，肝功能正常或轻度异常，但病情进展迅速，影像学表现病变中心坏死、囊变多见；而原发性肝癌多见于男性，多数有明确病毒性肝炎病史，常伴肝硬化，血清 AFP 升高多见，影像学病变中心囊变少见。此

外，血管肉瘤还需与海绵状血管瘤、肝转移性肿瘤鉴别；纤维肉瘤和平滑肌肉瘤因常坏死、液化、易囊变，故需与肝囊肿、肝脓肿、肝棘球蚴病、胆管细胞囊腺癌等鉴别；横纹肌肉瘤需与肝母细胞瘤、间质错构瘤鉴别。

【治疗】

治疗以手术为主，单发病灶者可考虑手术切除，若有单发肝内转移灶，可考虑同时切除原发灶和转移灶。不能进行手术同时又无肝外转移的患者，可考虑行肝移植术。部分患者还可行介入治疗改善预后。多数肝肉瘤血供少，对放化疗敏感性差，但近期也有文献报道根治性手术联合辅助性化疗可提高存活率。

【预后】

因肝肉瘤恶性程度高，进展迅速，多数患者发现时即为晚期，很难行根治性切除，亦不能行肝移植术，故肝肉瘤一般预后很差。血管肉瘤未治疗患者多在确诊后 6 个月内死亡，经治疗后生存期超过 2 年者不足 3%；平滑肌肉瘤、纤维肉瘤、未分化胚胎性肉瘤平均生存率不超过 1 年；横纹肌肉瘤平均生存期 3.3 个月。早期明确诊断有助于早期制订治疗计划，提高根治性切除率，进而改善预后。

（徐艳惠　王江滨）

推 荐 阅 读

[1] KONSTANTINIDIS I T, NOTA C, JUTRIC Z, et al. Primary liver sarcomas in the modern era: Resection or transplantation[J]. J Surg Oncol, 2018, 117(5): 4-5.

[2] PIERCE D B, JOHNSON G E, MONROE E, et al. Safety and Efficacy Outcomes of Embolization in Hepatic Sarcomas[J]. AJR Am J Roentgenol, 2018, 210(1): 5-7.

[3] ZHOU F, HUANG H Z, ZHOU M T, et al. Surgical Treatment and Chemotherapy of Adult Primary Liver Sarcoma: Experiences from a Single Hospital in China[J]. Dig Surg, 2018, 36(1): 3-6.

[4] TRAN MINH M, MAZZOLA A, PERDIGAO F, et al. Primary hepatic angiosarcoma and liver transplantation: radiological, surgical, histological findings and clinical outcome[J]. Clin Res Hepatol Gastroenterol, 2018, 42(1): 2-6.

[5] ALMOGY G, LIEBERMAN S, GIPS M, et al. Clinical outcomes of surgical resections for primary liver sarcoma in adults: results from a single centre[J]. Eur J Surg Oncol, 2004, 30(4): 421-427.

第五节　肝血管内皮瘤

血管内皮瘤是一种起源于血管内皮细胞的低度恶性肿瘤，生长缓慢。好发于软组织，还可见于其他器官如肺、骨、脾、脑、胃、乳腺、心脏、淋巴结、肝脏和肾上腺等。发病率低，临床上比较罕见。

【流行病学】

肝血管内皮瘤在临床上比较罕见，发病率约为0.1/10万，主要见于中年女性，国外曾有报道称此类患者中有61%为女性，年龄12～86岁，平均年龄39.8岁。

【发病机制】

发病机制目前尚不明确，可能的致病因素有口服避孕药、肝脏外伤、病毒性肝炎、肝硬化、饮酒、氯乙烯污染、肝移植术后长期应用免疫抑制剂等。有文献报道长期接触石棉、二氧化钍亦可能为其致病因素。以上所述部分因素的共同点是在分子水平刺激了肝脏血管内皮细胞的增殖。有人推测疾病的发生有可能来自原始的网状内皮细胞，并沿内皮细胞和树突状细胞两条路径分化，也有可能是创伤愈合过程中发生的一种瘤样改变。有遗传学研究表明，部分病例有7号和22号染色体易位，或1号染色体的短臂3区6带3亚带与3号染色体长臂2区5带发生易位。

【病理】

病理形态学多表现为多结节呈浸润性生长的灰白质韧肿物，可分为弥漫型和结节型。单结节瘤体大小不等，出现多发性结节时，常提示病程处于晚期，小结节可相互融合成大结节。结节切面呈灰白色，质硬，周边多无包膜，呈浸润性生长，周围肝脏质地多正常，少数病例可伴有肝硬化或局灶性结节性增生。病理组织学可见肿瘤细胞由圆形、卵圆形的上皮样细胞和 / 或树突状细胞组成，呈内皮细胞特征。上皮样细胞体积较大，呈圆形或卵圆形，胞质嗜酸性，可见胞质内胞饮囊泡和 Weibel-palade 小体，胞质内含有大量中间丝并形成块状聚集物。核呈空泡状，有小核仁。细胞间有桥粒连接，部分结构被致密的基膜包绕。树突状细胞呈梭形或星状，胞质淡嗜酸性，含多个指突状突起，提示为上皮性细胞。肿瘤细胞异型性不明显，核分裂象罕见，肿瘤间质由黏液玻璃样变的纤维硬化区构成。肝内皮细胞特征性免疫组化标志物主要有 CD34 和 CD31 阳性。

【临床表现】

该病起病较隐匿，发现时大多已到中晚期。临床病程难以预测，通常时间较长。临床表现并不特异，常见症状为上腹部不适或疼痛，乏力、食欲缺乏、体重减轻、腹水、易疲劳等，偶见发热、黄疸和门静脉高压；也可出现类似布 - 加综合征的症状。少数患者为体检时发现。由于肝脏血窦丰富，导致肿瘤细胞易侵入门静脉终末分支，因此约有 1/3 病例会发生肿瘤转移，最常见为转移至肺脏，也可转移到腹腔。转移的患者可因肝、肺衰竭而死亡。由于其既可以从原发器官转移至其他组织器官，也可以同时有多个原发灶，故鉴别疾病是多中心起源还是转移比较困难。

【辅助检查】

1. **影像学检查**　大多数肝血管内皮瘤为多发，多数病灶位于肝包膜下或肝脏血管周围。其特征性的影像学征象有：匍匐样生长方式、包膜退缩征、晕环征、棒棒糖征。

多普勒超声检查可见肝、脾肿大，主要为低回声病灶，或为等回声肿块伴有外周低回声边晕，其回声无特异性表现。

CT 对诊断多结节型血管内皮瘤价值较大。CT 平扫大多为正常肝脏外周区域出现低密度影，部分病灶内可见类圆形更低密度影。中央血管丰富，增强扫描表现为渐进性强化，强化方式与病灶的大小有关。由于受病灶纤维间质的牵拉而使肝包膜皱缩，肝脏同时伴有多发性小钙化灶，未受累及的区段代偿性增生，呈结节性变。

MRI 显示肿瘤结构更清晰，有助于排除血管瘤。血管造影显示为多发性中度血管化病灶，其周边的支持血管扩张、弯曲和移位，病灶外周部分造影剂对比增强。MRI 平扫病灶 T_1WI 呈低信号、T_2WI 高信号。由于肿瘤内增生结缔组织及胶原变性结缔组织交错排列导致水分子受限，DWI 可见环形高信号，呈"靶征"。肝血管内皮瘤中较大的病灶（长径 >2cm）易出现液化坏死，导致部分病灶密度或信号表现为不均匀。

2. **实验室检查**　血清生化学可有不同程度改变，ALP、GGT 及 AST 轻度升高常见，胆红素可升高，AFP、CEA、CA19-9 多为正常。

【诊断与鉴别诊断】

肝血管内皮瘤诊断主要依靠活检组织或手术标本病理。行 CT、MRI 及 PET-CT 等检查明确有无转移病灶。

需与肝血管内皮瘤鉴别的常见肿瘤为：

1. 肝上皮样血管肉瘤　瘤细胞呈上皮样分化，可见胞质突起，细胞呈弥漫性生长，核有明显异型性，核分裂象多见，出血坏死较明显，肿瘤性血管分化更原始，其中可见不规则的互相吻合的窦样血管网，但无典型的细胞内管腔结构，也无致密硬化的肿瘤间质。

2. 肝血管肉瘤　为高度恶性肿瘤，好发于老年人。肿瘤多为单结节或多发性出血性小结节，分布于全肝。肿瘤由高度异型的梭形内皮细胞或上皮样细胞构成，上皮样细胞可诊断为上皮样血管肉瘤。血窦和门静脉分支内可见明显的肉瘤细胞，肝外转移发生早，血管肉瘤的大片间质纤维化少见。

3. 胆管癌和纤维板层型肝细胞癌　这两类肿瘤均可出现丰富的纤维间质，癌细胞多呈巢状或条索状生长，有时会误认为血管内皮瘤，但胆管癌不呈内皮性标志物染色，纤维板层型肝细胞癌不呈肝细胞（Hep-Parl）和胆管细胞（CK19）标志物染色。

4. 炎性假瘤　是由慢性炎性细胞和成纤维细胞构成肉芽组织样改变，浆细胞浸润为主，可见泡沫样组织细胞，Ⅷ因子和 CD34 染色为阴性，对门静脉分支无侵犯。

5. 肝转移性肿瘤　多结节型肝血管内皮瘤易被误诊为肝转移性肿瘤。若患者有明确病史，且肿瘤标志物明显增高时，应先考虑为肝转移性瘤。对于病史不明确，动脉强化期与肝血管内皮瘤表现相似时，若有肝血管内皮瘤典型影像学表现，则优先考虑肝血管内皮瘤。若无，则需要通过病理进行鉴别诊断。

6. 其他肿瘤　尽管 CD34 阳性是血管内皮瘤的特征，但大部分内皮细胞性的良、恶性肿瘤，和某些非内皮性肿瘤，如上皮样肉瘤、上皮样平滑肌肉瘤、恶性纤维组织细胞瘤、透明细胞肉瘤、白血病和淋巴瘤等亦可呈 CD34 阳性。

【治疗】

研究显示，43% 的肝血管内皮瘤患者生存期≥5年，有 40% 的患者在未接受任何治疗的情况下，生存期最长者达 27 年。目前国际上还暂无标准化治疗方案，主要的治疗方法包括肝切除术、肝移植、化疗、放疗、介入治疗及抗血管生成治疗等。针对早期发现的、单发的或局限于某一肝段或肝叶的肝血管内皮瘤，根治性切除术是首选，预后好。目前统计数据，根治性手术切除患者 5 年存活率 55%。而对于不可手术患者，肝移植是比较理想的选择。对于手术不可切除，亦没有条件进行肝移植治疗的肝血管内皮瘤的患者，可以根据情况选择放疗、化疗或介入治疗，然而其实际方案与效果因人而异。由于肝血管内皮瘤起源于血管内皮细胞，因此抗血管生成药物对该病亦有治疗作用，沙利度胺和来那度胺具有抑制新生血管形成的作用，因此可通过抑制恶性血管内皮细胞的增殖而对肝血管内皮瘤产生持久的疗效。另外，有研究表明非甾体类抗炎药塞来昔布亦有抑制血管生成的作用，因此对肝血管内皮瘤也有治疗作用。

（段红蕾　王江滨）

推 荐 阅 读

[1] GURUNG S, FU H, ZHANG W W, et al. Hepatic epithelioid hemangioen-dothelioma metastasized to the peritoneum, omentum and mesentery: a case report[J]. Int J Clin Exp Pathol, 2015, 8(5): 5883-5889.

[2] JO V Y, FLETCHER C D. WHO classification of soft tissue tumours: an update based on the 2013(4th)edition[J]. Pathology, 2014, 46(2): 95-104.

[3] MATEJ R, CHLUMSKA A, MANDYS V, et al. Epithelioid haemangioendothelioma of the liver(case report)[J]. Cesk Patol, 2001, 37(3): 108-113.

[4] UCHIMUAR K, NAKAMUTA M, OSOEGAWA M, et al. Hepatic epithelioid hemangioendothelioma[J]. J Clin Gastroenterol, 2001, 32(5): 431-434.

[5] MAKHLOUF H R, ISHAK K G, GOODMAN Z D, et al. Epithelioid hemangioendothelioma of the liver: A clinicopathologic study of 137 cases[J]. Cancer, 1999, 85(3): 562-582.

[6] POLHARNA P K, GARG P K, CUPTA S D, et al. Primary epithelioid heamangioendothelioma of the liver: case report and review of the literature[J]. J Clin Pathol, 1997, 50(12): 1029-1031.

第六节　肝血管外皮瘤

血管外皮瘤（hemangiopericytoma，HPC）是一种极少见的间叶源性软组织肿瘤，1942 年 Stout 和 Murray 首次描述并将其命名为血管外皮细胞瘤。其与孤立性纤维瘤（solitary fibrous tumor，SFT）在组织表型及生物学行为方面十分相似，故 2013 年世界卫生组织（WHO）关于骨及软组织肿瘤分类中，已不再将两者进行区分，而统一归为 SFT，并将其归于成纤维细胞／肌成纤维细胞来源的中间性肿瘤大类。血管外皮瘤可发生于全身各个部位，常见于四肢、皮肤及腹膜后软组织，发生于实质脏器者极为少见。尽管少见，但也有偶然发生在肝脏的情况，其被称为肝血管外皮瘤。肝血管外皮瘤既可是原发，也可是其他部位的转移病灶。本病的良恶性无明显可靠的组织学鉴别标准，因此在没有转移者中鉴别其良恶性较为困难。

【流行病学】

血管外皮瘤发病率低，仅占血管肿瘤的1%，而肝血管外皮瘤又十分罕见，多数肝血管外皮瘤来源于脑膜血管外皮瘤的复发和转移。截至2015年，国外文献报道仅50余例，我国文献报道的例数更是有限。本病的分布没有明显的地域差异，可见于任何年龄，以老年人多见，平均45岁，男性略多于女性。

【病因与发病机制】

血管外皮瘤病因尚不清楚，创伤、长期使用类固醇、患有高血压等，都可能与其发生有关，尚无证据证实与上述任一因素独立相关。

有研究认为基因突变或甲基化模式改变，又称印记丢失（loss of imprinting，LOI）引起特定的分子改变可能与血管外皮瘤发病相关。

血管外皮瘤最显著的特点是依赖胰岛素样生长因子Ⅱ（insulin-like growth factor Ⅱ，IGF-Ⅱ）的过表达。胰岛素样生长因子系统（IGFs）包括IGF-Ⅰ和IGF-Ⅱ两类生长因子以及相应受体IGF1-R、IGF2-R，IGF-Ⅰ和大部分IGF-Ⅱ的生物活性主要通过与IGF1-R结合来表现，构成自分泌或旁分泌环路而发挥作用。IGF-Ⅱ主要在肝脏中合成，它的过表达是通过IGF1-R促进有丝分裂、恶变和分化。体外研究中加入100ng/ml IGF-Ⅱ可以刺激血管外皮瘤增殖250%。IGF-Ⅱ的过表达是导致严重低血糖的原因。此外，通过腺垂体的反馈机制，患者除IGF-Ⅱ上升外，还表现出了生长激素（GH）、IGF-Ⅰ和胰岛素样生长因子结合蛋白3（IGFBP-3）水平的下降。

【组织学特征】

一般而言，很难从组织学外观区分血管外皮瘤与组织细胞肿瘤、平滑肌肿瘤、神经肿瘤、滑膜肉瘤、软骨肉瘤、间皮瘤和脂肪肉瘤以及血管网状细胞瘤。典型的血管外皮瘤组织学特征表现为：比较单一的梭形细胞增生，细胞分布比较均一，排列密集，间质成分少，有明显的鹿角状血管特征。一般认为肿瘤长径>5cm，核分裂象增多（>4/10HP）、明显的核异型性、出现坏死和核增殖指数>10%是诊断恶性血管外皮瘤的依据。

血管外皮瘤免疫组化检查多表现为波形蛋白（vimentin）阳性，CD34阴性、局灶阳性或仅表现为血管阳性，CD99和层粘连蛋白（laminin）也可表现为局灶阳性；而S100、细胞角蛋白、Desmin（Des，结蛋白）可能为阴性。

【临床表现】

除肝脏外，血管外皮瘤更多见于下肢（尤其是股部）、腋窝、盆腔、腹膜后及头颈部，少见部位包括乳腺、肺、纵隔、骨、腹股沟区、腹膜、胰腺、胃、大网膜、直肠系膜、子宫、卵巢和阴道。其一般无特异性临床表现，因原发部位不同而出现不同是首发症状。因其富有血管性和侵袭性，10%～20%的患者在初次诊断时已发生远处转移，肺、骨骼转移多见，肝、淋巴结转移罕见。

肝血管外皮瘤罕见，最常见的表现为无痛性肿块，生长缓慢，常不易被及时发现。病变多为单发，偶有多发，长径由毫米到数厘米不等。少见症状包括肿瘤局部毛细血管扩张、皮温增高以及因肿瘤体积增大而出现的周围组织压迫症状。部分患者还可表现为危及生命的低血糖，需要立即进行干预。一项回顾性研究发现，24.1%的患者表现为严重的低血糖。

【辅助检查】

1. 实验室检查　IGF-Ⅱ可表现为高水平，IGF-Ⅰ、GH和IGFBP-2水平降低。主要通过尺寸排阻色谱法及免疫印迹分析法检测。而胰岛素、胰岛素原和C肽水平降低（特别是在禁食一段时间后）通常可以排除胰岛素瘤引起的低血糖。

2. 影像学检查　虽然磁共振成像（MRI）和计算机断层扫描（CT）都可以用来显示肝血管外皮瘤，但目前认为MRI可能是诊断的"金标准"。

MRI检查血管外皮瘤在T_1为等信号，T_2为等信号或低信号。

CT扫描典型特点是病灶区密度明显低于肝实质密度。当病变较小时（肿瘤长径≤5cm）多为实性、血供丰富、无包膜，少有囊变坏死，所以CT平扫密度均匀，而增强后动脉期呈明显的均匀强化。当病变较大时常有完整的包膜形成，其中心区可有出血坏死和囊性变，所以CT平扫时常表现为混杂的密度，增强早期显示包膜或周围的环状强化，但延迟后仍表现为密度混杂，囊变部分不强化，类似巨块型肝癌的特点。

3. 细胞学检查　细针穿刺活检（fine needle aspiration，FNA）可用于诊断复发或者转移的血管外皮瘤。

【诊断与鉴别诊断】

血管外皮瘤通常易被漏诊，诊断依赖于组织学特征和影像学表现。血管造影可见特征性的富血管肿物。

血管外皮瘤主要与以下疾病相鉴别：

1. 肝海绵状血管瘤 肝血管瘤的影像学特点是增强动脉期开始边缘的环状或斑样强化，并迅速向中心推进。而较小的肝血管外皮细胞瘤于动脉期的强化程度低于肝血管瘤。

2. 原发性肝癌 较小的肝血管外皮瘤应注意与长径≤3cm 的小肝癌相鉴别，小肝癌于增强动脉期呈明显的均匀强化，静脉期则迅速变为低密度即造影剂排空迅速，且一般有完整假包膜强化，有助于鉴别。而较大的肝血管外皮细胞瘤应和巨块型肝癌鉴别。两者均有假包膜且中心均可有出血和变性坏死区，但前者增强后呈中等程度的边缘强化并有向中心推进的特点，强化程度高于肝癌，低于肝血管瘤，中心的坏死囊变区始终不强化。

3. 其他 本病还需与动脉期明显强化的肝腺瘤和肝局灶性结节增生鉴别。此外，血管外皮瘤还需与纤维组织细胞瘤、间叶性软骨肉瘤和滑膜肉瘤等鉴别，主要依赖于病理和免疫组化检查。

【治疗】

尽管前瞻性研究数据相对少，但回顾性研究证实应将手术切除作为本病首选治疗方法。肿瘤多与周围组织粘连疏松，界线清楚，常可完整切除。对位于肝实质边缘的肿瘤，可于肿瘤边缘 1cm 行肿瘤剜除术，不必行规则肝段切除。肿瘤长径＞5cm 或手术不充分者可联合放疗。有研究发现，接受非治愈性治疗是生存期缩短的重要危险因素，而接受全切除术的患者 5 年生存率为 100%，10 年生存率也达到了 54%。

化疗仅限于不能行切除术或放疗的病例（通常是复发病例）。目前血管外皮瘤的化疗药物的选择主要参考软组织肿瘤的方案，常用的药物包括长春新碱、环磷酰胺、甲氨蝶呤、多柔比星等，临床效果均不是十分乐观。除化疗外，抗血管生成治疗，如替莫唑胺和贝伐单抗的联合治疗也被用于血管外皮瘤。最近的研究结果显示，接受 28 天的替莫唑胺和贝伐单抗治疗的患者中有 79% 符合 Choi 标准的部分反应，而 14% 的患者病情稳定，中位无进展生存期为 8.6 个月。

【预后】

研究发现血管外皮瘤有 17% 的患者手术后出现复发和转移，复发和转移的平均时间为 17 个月和 4.5 年，5 年和 10 年生存率分别为 77% 和 70%。然而，最近有研究表明，其 10 年生存率低于 54%。

而肝血管外皮瘤通常是相对良性和缓慢生长的肿瘤，常在发现肝外病灶多年后发现肝脏的转移病灶。事实上，在血管外皮瘤初步诊断后的 5 年内，没有发生过单纯肝转移的病例。

（徐 严 王江滨）

推 荐 阅 读

[1] EHMAN E C, TORBENSON M S, WELLS M L, et al. Hepatic tumors of vascular origin: imaging appearances[J]. Abdom Radio, 2018, 43(8): 1978-1990.

[2] BOKSHAN S L, DOYLE M, BECKER N, et al. Hepatic Hemangiopericytoma/Solitary Fibrous Tumor: A Review of Our Current Understanding and Case Study[J]. J Gastrointest Surg, 2012, 16(11): 2170-2176.

[3] FENG L H, DONG H, ZHU Y Y, et al. An update on primary hepatic solitary fibrous tumor: An examination of the clinical and pathological features of four case studies and a literature review[J]. Pathol Res Pract, 2015, 211(12): 911-917.

第六章

肝脏良性肿瘤

第一节 肝 血 管 瘤

肝血管瘤（hemangiomas）是一种常见的肝脏良性肿瘤，可发生于任何年龄，女性多见，绝大多数无症状，少数因肿瘤较大而出现肝区不适。肝血管瘤可见于肝脏任何部位，常位于包膜下，多为单发（约10% 为多发），长径多小于 4cm，个别可大至 30cm。血管瘤表面呈暗红或紫色，外有包膜，切面呈海绵状，有时血管瘤内可见血栓形成和瘢痕，偶有钙化。显微镜下血管瘤是一内壁为不同大小的扁平内皮细胞的血管管道构成交通的空隙网，其中含红细胞，有时可见新鲜的机化血栓。血管瘤与周围组织分界清楚。如有增大趋势，或者位于肝包膜下，有大出血可能，危及生命，应尽早治疗。

【流行病学】

临床上以海绵状血管瘤最为常见，发病率为 5%～20%，尸检检出率约为 7.3%，好发于中年女性，男女比例为 1:5～1:6。

【分类】

1. **按病理类型分类** 海绵状血管瘤、硬化性血管瘤、血管内皮细胞瘤和毛细血管瘤。

2. **按直径分类** 国内参考肝癌大小的分类方法，将长径小于 5cm 者称为小肝血管瘤，长径 5～10cm 者称为大肝血管瘤，长径超过 10cm 者称为巨大肝血管瘤。肝血管瘤多为单发，左右半肝的发生率基本无明显差异。肿瘤生长缓慢，病程较长，大多体积较小，但巨大血管瘤并不少见。国外学者通常将长径超过 4cm 的血管瘤界定为巨大肝血管瘤，并认为此类肿瘤更容易引起临床症状。

【发病机制】

1. **先天性发育异常** 肝血管瘤多被认为是先天性疾病，并非真性肿瘤，在胚胎发育过程中，肝血管发育异常，血管内皮细胞异常增生导致肝脏末梢血管扩张畸形而形成血管瘤。

2. **激素刺激学说** 另有学者指出雌激素紊乱是导致该疾病发生的重要因素，有研究报道因口服避孕药或处于妊娠期而使血管瘤在短期内迅速增长，进而出现消化系统症状的病例。但雌激素促进肝血管瘤生长的病理机制尚不明确，还需进一步实验证实。

3. **其他学说** 亦有学者认为是由于毛细血管组织感染后变形，导致毛细血管扩张，肝组织局部坏死后血管扩张形成空泡状，其周围血管充血扩张；肝内区域性血液循环停滞，致使血管形成海绵状扩张。

【临床表现】

肝血管瘤多无明显不适症状，当血管瘤长径增至 5cm 以上时，可出现下列症状：

1. **腹部包块** 腹部包块有囊性感，无压痛，表面光滑或不光滑，在包块部位听诊时，偶可听到传导性血管杂音。

2. **胃肠道症状** 右上腹隐痛和 / 或不适、食欲缺乏、恶心、呕吐、嗳气、食后胀饱等消化不良症状。

3. **压迫症状** 巨大的血管瘤可对周围组织和器官产生推挤和压迫。压迫食管下端，可出现吞咽困难；压迫肝外胆道，可出现阻塞性黄疸和胆囊积液；压迫门静脉系统，可出现脾大和腹水；压迫肺脏可出现呼吸困难和肺不张；压迫胃和十二指肠，可出现消化道症状。

4. **肝血管瘤破裂出血** 肝血管瘤破裂出血可出现上腹部剧痛，以及出血和休克症状。多为生长于肋弓以下较大的肝血管瘤因外力导致破裂出血。

5. **Kasabach-Merritt 综合征** 血小板减少、大量凝血因子消耗引起的凝血异常。其发病机制为巨大血管瘤内血液滞留，大量消耗红细胞、血小板、凝血因子 II、V、VI 和纤维蛋白原，引起凝血机制异常，可进一步发展成 DIC。

6. **其他** 游离在肝外生长的带蒂血管瘤扭转时，可发生坏死，出现腹部剧痛、发热。个别患者因血管瘤巨大伴有动静脉瘘形成，回心血量增多，导致心力衰竭。

【辅助检查】

1. **超声检查**　超声检查因其具有经济、方便的特性，往往作为筛查的首选方式。肝血管瘤在超声检查中多表现为圆形或类圆形的规则清晰肿块，边缘可见裂开征、血管进入或血管贯通征，多为高回声，少数受脂肪肝影响亦可为低回声，或呈高低混杂的不均匀回声。当肿瘤呈低回声时，需格外注意与其他肿瘤相鉴别，其肿块多有网状结构，密度均匀，较大者周边可有 2～4mm 高强回声带，呈花瓣状或浮雕状改变，可以此为鉴别依据。体积巨大的血管瘤为高低混合回声表现，实质呈现粗网状或蜂窝状结构，内部以高回声为主，或出现不规则的结节状或条块状的低回声区。正因为肝血管瘤的超声表现如此多样复杂，所以受到操作者的经验影响很大，不同资历的超声医师甚至可做出截然不同的诊断，因而在临床上并不能得到完全信任。近年来，超声造影技术在肝脏肿瘤诊断中越来越受到重视，尤其是作为肿瘤的定性诊断，典型的血管瘤表现为动脉期肿瘤周边出现结节状或环状强化，之后逐渐缓慢地向中心扩展，门静脉期及延迟期病灶仍处于增强状态，回声等于或高于周围肝组织，表现为"慢进慢出"的增强特点。对于常规超声表现不典型的病灶，超声造影可以帮助定性诊断，尤其是针对小结节病灶，可提高诊断准确率。

2. **CT检查**　增强 CT 相比较于超声具有更高的准确性和灵敏度，而又比 MR 普及度更高应用更广，因而增强 CT 是目前临床上诊断肝血管瘤最为重要的手段。肿瘤在 CT 平扫中多表现为圆形或类圆形的低密度肿块影，增强后动脉期可见病灶边缘斑块状强化，门静脉期强化由周边逐步向中央扩展，至延迟扫描时，整个瘤体可完全被造影剂填充，瘤体由平扫时的低密度变成等于或稍高于周围肝实质密度的肿块，这一特征性的变化即为所谓的"早出晚归"。

3. **磁共振检查**　MR 对于血管病灶的敏感性较好，肝血管瘤的 MR 信号十分具有特征性，其典型表现为 T_1WI 呈均匀的低信号，偶见等信号；T_1WI 信号强度会随着回波时间的延长显著增强，肿瘤与周边正常肝组织的低信号相比，呈边缘锐利的极高信号灶，即所谓的"灯泡征"。MR 增强扫描时，病灶均匀强化且消退缓慢，可见结节状强化影由边缘向中心渗透，呈现出类似于增强 CT 的"早出晚归"的特征。

4. **其他**　除了以上 3 种主流的影像学方法外，其他检查方法包括核素扫描、肝动脉造影、红细胞闪烁照相等，临床上已较少应用，肝穿刺活检因准确率低且容易造成血管瘤破裂出血，并不适用于肝血管瘤的确诊，正电子发射计算机断层显像（PET-CT）主要用来鉴别肝脏恶性肿瘤，因其价格高昂，故选择需谨慎。

【诊断与鉴别诊断】

通常情况下依靠超声、CT、MR 这 3 种影像学检查手段，结合病史即可明确诊断，不过仍有鉴别困难的情况存在。

肝血管瘤可与肝脏腺瘤、肝脏局灶性结节增生等良性疾病鉴别，而最重要的则是与恶性肿瘤相鉴别，无论是将血管瘤误诊为恶性疾病，还是将恶性肿瘤误诊为良性的血管瘤，都会给患者带来不可估量的严重后果。

典型的原发性肝癌增强 CT 表现为动脉期早期强化，门静脉期造影剂快速退出的"快进快出"征象，而当门静脉期强化减弱不明显时，则易与血管瘤相混淆，此时若肿瘤动脉期强化超出原平扫病灶范围，则倾向于血管瘤的诊断，这与血管瘤瘤周组织与瘤体管道相同有关，恶性肿瘤几乎无此表现。而增强 MR 中，延迟期强化并非肝血管瘤独有，一些低度恶性以门静脉供血的肝癌也可表现为相同的征象，因而对于肝血管瘤的诊断不能只依靠一种影像学检查，需要多种技术手段共同印证与鉴别，决不能因疾病归属良性而掉以轻心。近年来，随着医学图像设备的迅速发展，影像诊断技术正从肉眼观察图像的时代向定量分析图像时代跨进，CT 图像纹理分析技术也已经应用于肝血管瘤与肝癌的鉴别诊断中，相信不久的将来能够更好地服务临床。

【治疗】

1. **手术治疗**　肝血管瘤的手术指征争议不断，由于缺乏统一的认识与标准。过去多以肿瘤直径大小作为判断应否手术的标准，随着对肝血管瘤认识的逐步加深，其手术指征也发生着改变。目前国内外专家多认为瘤体大小不是决定是否处理肿瘤的指征，具有明确血管瘤来源的临床症状及包括瘤体破裂、Kasabach-Merritt 综合征等在内的严重并发症才是手术的绝对适应证。另外，虽然肝血管瘤的严重并发症发生率很低，但一旦发生，后果极为严重，尤其是瘤体破裂所致的大出血，即使患者能够得到及时的救治，病死率仍高达 36.4%。另有研究表明血管瘤发生自发性破裂的概率与瘤体长径大小呈正相关，且处于肝包膜下的血管瘤更具自发性破裂出血的风险，因此有研究者认为表浅包膜下的肝血管瘤可进行预防性切除。现有研究中，肝血管瘤进行性增大也被多数专家学者作为手术指征。巨大的瘤体致使破裂的风险增高，同时增加了手术难度，增加了术后并发症发生率，并且往往会引发相应症状。同时肿瘤的快速增长，更需要注意与恶性肿瘤鉴别。

2. 非手术治疗 肝血管瘤的治疗方法十分多样，除手术切除，还有许多非手术方法，包括肝动脉介入栓塞、肝动脉结扎、肝血管瘤捆扎、射频或微波消融、肝移植、放射治疗、药物治疗等。

肝血管瘤为肝动脉和门静脉双重血供，因此肝动脉介入栓塞仅对肝动脉供血的瘤体有明确的疗效，可缩小体积并能够阻碍其生长。相比较于肝动脉结扎与肝血管瘤捆扎，肝动脉介入栓塞创伤更小，操作更加简便，效果更加明确。但目前普遍认为此方式长期效果并不理想，一方面复发率较高，另一方面在栓塞瘤体血供的同时可造成相应胆管的缺血性损伤，甚至发生胆管坏死、肝脓肿，最终导致肝纤维化萎缩，胆管闭塞等严重并发症。肝动脉介入栓塞适用于多发大血管瘤、血管瘤术后复发且数目较多、手术切除肿瘤剩余正常肝组织难以代偿或者位置特殊手术切除风险大的病人患者。

射频或微波消融治疗肝血管瘤目前临床上应用并不广泛，经验尚不足，对其适应证的把握，手术风险的评估以及术后并发症的规避还需要进一步的探索。由于消融电极一次性毁损肿瘤体积长径为3cm左右，因此过去主要应用在长径小于3cm的肿瘤治疗上。近些年来，随着设备技术的革新，部分临床医师将手术指征放宽，认为即使长径在5～10cm范围内的血管瘤，只要位于肝实质内且有进针路径，排除周围存在大血管、胆管等重要脏器的情况下，亦可采用超声引导下消融的治疗方法。然而在手术指征放宽的同时，术后并发症的发生率也随之提高，常见的并发症包括腹腔出血、胆瘘、周围组织器官损伤、气胸、腹腔感染以及肾功能损伤等。

至于肝移植只适合用于弥漫性肝血管瘤，或者巨大血管瘤肝功能不能耐受手术切除治疗的患者，应用极少。

放射治疗目前临床少用，国内鲜有报道，采用立体定向伽马刀治疗肝血管瘤患者，有效减轻了患者的临床症状，且不良反应较小。然而由于开展例数较少，且远期效果和迟发反应不明确，放射治疗还需要得到进一步的探索。

肝血管瘤药物治疗报道中主要有靶向药物和中药制剂两大类，药物治疗疗效并不明显，适用人群不明确，人们有避免手术等有创治疗的愿望，因而我们还需要进一步研究，以期寻找到疗效明确的药物。

（李 爽 陆 伟）

推 荐 阅 读

[1] PARADIS V. Benign liver tumors: an update[J]. Clin Liver Dis, 2010, 14(4): 719-729.

[2] LI J, HUANG L, LIU C F, et al. New recognition of the natural history and growth pattern of hepatic hemangioma in adults[J]. Hepatol Res, 2016, 46(8): 727-733.

[3] LIU X, YANG Z, TAN H, et al. Giant liver hemangioma with adult Kasabach-Merritt syndrome: Case report and literature review[J]. Medicine(Baltimore), 2017, 96(31): e7688.

[4] ADAM Y G, HUVOS A G, FORTNER J G. Giant hemangiomas of the liver[J]. Ann Surg, 1970, 172(2): 239-245.

[5] GLINKOVA V, SHEVAH O, BOAZ M, et al. Hepatic haemangiomas: possible association with female sex hormones[J]. Gut, 2004, 53(9): 1352-1355.

[6] 王金锐. 肝脏 [M]// 曹海根, 王金锐. 实用腹部超声诊断学. 2版. 北京: 人民卫生出版社, 2012: 11.

[7] HASHEMI J, ESMAEILZADEH A, DABBAGH KAKHKI V R, et al. Accuracy of Gray-Scale and color doppler sonography in diagnosis of hepatic hemangioma. hepatocellular carcinoma and liver metastasis[J]. Iran J Radiol, 2008, 5: 129-134.

[8] MRTOLOTTA T V, MIDIRI M, QUAIA E, et al. Liver haemangiomas undetermined at grey-scale ultrasound: contrast-enhancement patterns with SonoVue and pulse-inversion US[J]. Eur Radiol, 2005, 15(4): 685-693.

[9] 李健丁, 章士正, 黄仲奎, 等. 消化系统 [M]// 吴恩惠, 冯敢生. 医学影像学. 6版. 北京: 人民卫生出版社, 2008: 159.

[10] TORO A, MAHFOUZ A E, ARDIRI A, et al. What is changing in indications and treatment of hepatic hemangiomas. A review[J]. Parm Hepatol, 2014, 13(4): 327-339.

[11] MATOS A P, JEON Y H, RAMALHO M, et al. Lobulated margination of liver hemangiomas: Is this a definitive feature?[J]. Clin Imaging, 2016, 40(4): 801-805.

[12] YEDIBELA S, ALIBEK S, MULLER V, et al. Management of hemangioma of the liver: surgical therapy or observation?[J]. World J Surg, 2013, 37(6): 1303-1312.

[13] 李雪松，夏锋. 肝血管瘤治疗选择 [J]. 肝胆外科杂志，2015，23（1）：7-9.

[14] 雷学芬，王琳，柯阳，等. 立体定向适形放射治疗肝脏海绵状血管瘤的临床疗效 [J]. 实用医学杂志，2016，32（18）：3064-3066.

第二节　肝细胞腺瘤

肝细胞腺瘤（hepatocellular adenoma，HCA）亦称肝腺瘤，是肝脏良性肿瘤，发病率较低，疾病早期很少引起临床症状或实验室指标异常，组织学上，肝腺瘤是由分化好的肝细胞组成，肿瘤细胞排列成单板状，有时可呈双板，肿瘤实质内见"裸动脉"供血，不具有汇管区结构。大约 2/3 的肝腺瘤为单发性病变，当病变大于 10 个时称肝腺瘤病，但有癌变和破裂出血的风险。其病因可能与应用避孕药有关。近年来随着对肝腺瘤分子遗传学的认识，发现肝腺瘤是一组杂合性肿瘤，根据基因型/表型的特点，将肝腺瘤分为 4 种不同的分子亚型，即肝细胞核因子 1α（hepatocyte nuclear factor 1α，HNF1α）基因突变腺瘤或 HNF1α 失活性肝腺瘤（HNF1α-mutated adenomas 或 HNF1α-inactivity adenoma，H-HCA）、β-catenin 突变激活型腺瘤（β-catenin-activated adenoma，β-HCA）、炎症型腺瘤（inflammatory adenoma，IHCA）及未分类型腺瘤。

【流行病学】

肝细胞腺瘤占肝脏所有肿瘤的 0.6%，肝良性肿瘤的 10%，主要见于育龄妇女，发病年龄大多为 21～48 岁，平均为 28 岁，男女比为 1:9。据报道长期服用避孕药者该病的发病率为 3/1 万～4/1 万，而在不服用避孕药及服用避孕药史短于 2 年的妇女该病的发病率仅为 1/100 万。

【病因】

本病原因未明，可能与口服避孕药有关：在口服避孕药尚不普遍的 20 世纪 50—60 年代此病罕见；超过 90% 的肝腺瘤患者发生于年轻女性，且至少有 75% 的患者有服用避孕药史，超过 30 岁服用避孕药的妇女患病的危险性增高；肝腺瘤的发病率与服用避孕药的时间和剂量有直接关系；患者在停服避孕药后可见瘤体萎缩；妊娠期可见瘤体增大；绝经后妇女极少有肝腺瘤发生。雌激素可能促进了 HNF1α 基因的突变，雄性激素特别促进了 β-HCA 的形成。嗜酒和肥胖与 IHCA 的发生有关，乙醇的直接毒性或细胞因子的产生也是发生 HCA 的原因。另外，青少年发育期糖尿病 3 型（maturity-onset diabetes of young type 3，MODY3）、糖原代谢病（Ⅰ型与Ⅳ型）、McCune-Albright 综合征、Fanconi 贫血、Hurler 病、严重混合性免疫缺陷病、糖尿病、半乳糖血症和皮质类固醇、丹那唑、卡马西平等代谢性疾病及药物导致的广泛肝损害和血管扩张可能诱发 HCA。

【发病机制】

HCA 的发病与某些基因的异常表达有关，如 β-catenin 基因第 3 和第 4 外显子的中间缺失，以及染色体畸形及抑癌基因 P16 和 P14 基因甲基化等。发病机制有 3 种学说：①可能来源于胚胎发育期的孤立性肝胚胎细胞团，在组织与功能上与正常肝组织几乎完全隔离，处于孤立状态，多见于婴幼儿病例。② Henson 等提出本病与继发性肝硬化或其他损害，如梅毒、感染静脉充血所致的代偿性肝细胞结节增生密切相关。③目前多数学者认为长期口服复方炔诺酮及避孕药可诱发肝细胞腺瘤的发生，临床对照观察表明，避孕药服用时间与用药剂量在肝细胞腺瘤的发展中有一定作用，避孕药服用 1 年以上和 5 年以上，患病率增加 20～100 倍，但其引起的确切发病机制还不清楚。

【病理】

肝腺瘤病理上分为肝细胞腺瘤、胆管细胞腺瘤（包括胆管腺瘤及胆管囊腺瘤）、混合腺瘤。肝细胞腺瘤多见于右叶（67%），70% 为单个结节，长径一般大于 10cm，最大可达 20～30cm。偶尔肿瘤可呈多个结节，肿瘤边界清楚，常有不完整的纤维包膜，切面上肿瘤稍隆起，质地与周围肝组织相近，但颜色稍浅，可见出血和梗死。镜下肿瘤细胞呈索状排列，细胞索由 1～2 排肝细胞组成，这些细胞较正常肝细胞稍肥大，有丰富的嗜酸性胞质，胞质内常见脂褐素、脂肪和透明细胞变，但异型性不明显，核分裂象偶见或缺乏，无汇管区、毛细胆管和细胆管，肝巨噬细胞数目减少；有时瘤细胞排列成腺管状，管腔见胆栓，瘤内常见扩张呈囊状的血窦，当出现大量囊状血窦时形成肝紫癜症。根据肿瘤的基因表型及有无炎细胞浸润，将 HCA 分为 4 种亚型。①脂肪变性型：肿瘤存在 HNF1a 基因突变，基因表型为特征性脂肪变性细胞，无细胞异型性或炎细胞浸润；②炎细胞浸润伴血窦扩张型：肿瘤无 HNF1α 基因或 β-catenin 基因突变，有炎细胞浸润并可见扩张的血窦；③异型细胞型：肿瘤存在 β-catenin 基因突变，基因表型常见异型细胞及腺泡状细胞；④不典型 HCA：肿瘤无 HNF1α、β-catenin 基因突变或炎细胞浸润。

胆管细胞腺瘤很少见，常为单发，多位于肝包膜下，长径多小于1cm，偶尔可大至2cm，少数病例为分布于肝左右叶的多个结节。镜下肿瘤无包膜，但境界清楚，肿瘤位于门管区，由小胆管样的腺瘤样细胞组成。瘤细胞大小一致，胞质丰富，核较深染，核分裂象罕见，腺管之间为胶原纤维，间质内还可见淋巴细胞等炎性细胞浸润，肿瘤可沿门管区延伸但不破坏肝索。胆管囊腺瘤是发生于肝内的多房性肿瘤，内含澄清液体或黏液，多发生于右叶，肿瘤边界清楚，囊腔内衬单层立方上皮或无纤毛的柱状上皮，胞质呈细颗粒状淡染，胞核的大小和形状相当，位于细胞中央。

混合腺瘤是肝细胞腺瘤和胆管细胞腺瘤两者同时存在一体的腺瘤。一般多见于儿童，发展较快。

【临床表现】

HCA常单发，占80%左右，多发者占20%左右。HNF1α失活型肝腺瘤是一组同源性肿瘤，占所有腺瘤的35%～45%，最常发生在女性，可以单发或多发结节。β-HCA好发于男性，占所有腺瘤的10%～15%，多为单发结节，但在糖原沉积症基础上发生的腺瘤常为多发。炎性腺瘤又称血管扩张型腺瘤，占所有腺瘤的40%～50%。未分类的HCA：少于10%，L-FABP染色与正常肝细胞相同，不表达SAA、CRP、β-catenin及GS。

有临床症状，出现肝功能异常时可诊断为肝腺瘤病（liver adenomatosis，LA），男女均可受累，HCA多发生于无肝硬化的肝组织，部分与脂肪肝伴随发生。常见于肝右叶，可深在于肝实质，又可突出于肝表面。肿瘤轮廓清楚，边缘光整，约2/3的病变最大径>5.0cm，甚至可达15.0cm。HCA具有出血倾向及恶变可能，肿瘤长径>5cm易出血，而长径>6cm易恶变。HCA多有完整或不完整的纤维包膜及假包膜，与邻近肝包膜分界清楚。5%～10%无任何症状，约1/3的肝腺瘤患者有腹块及近期发生的右上腹痛，性质可为隐痛，并有恶心、食欲缺乏等不适；当肿瘤发生破裂出血时，患者可出现突发的右上腹剧痛，查体可发现腹肌紧张局部压痛反跳痛，严重者患者可有失血性休克的表现；黄疸及发热偶见。

HCA有恶变为肝细胞肝癌的可能性，存在慢性乙肝病毒感染时危险性增加。文献报道，若AFP升高多提示HA恶变可能。早期可无任何症状，待肿瘤长大到一定程度时，才会出现下列临床征象：

1. **腹块型**　此型较多见，患者除发现上腹包块外，常无任何症状体检时可扪及肿瘤，其表面光滑、质硬、多无压痛肿块，随呼吸上下移动。当肿块逐渐增大而压迫邻近脏器时，可出现上腹部饱胀不适、恶心、上腹隐痛等症状，超声或肝CT检查，可发现肝脏占位性病变，边界较清楚，多有包膜。

2. **急腹症型**　腺瘤由单独动脉供血，动脉一般没有结缔组织支持，瘤内出血经常出现，有时会导致包膜破裂，研究表明，50%的患者经历过腺瘤内急性出血，病死率为6%，大的病灶与小的病灶相比出血危险性更高。瘤内出血时患者可有突发性右上腹痛，伴有恶心呕吐、发热等，体检时可有右上腹肌紧张，压痛及反跳痛，严重者可因出血过多造成休克。

【辅助检查】

（一）实验室检查

化验检查肝功能多正常或表现为轻度GGT或ALP升高、AFP阴性，如果AFP升高多提示肝腺瘤恶变。

（二）其他辅助检查

1. **B超检查**　显示病灶边界清楚，回声依周围肝组织不同而不同。为低回声肿块，如果内有出血和坏死则呈混合回声边界清楚，无声晕。

2. **CT平扫**　肿瘤呈低密度区，增强后可显示不同密度增强，CT示腺瘤一般为等密度或轻度低密度，因腺瘤富含血管在造影的动脉期获得CT影像更容易发现腺瘤。伴有糖原累积病或其他致脂肪浸润的患者，肿瘤可以表现为高密度。中心坏死钙化偶尔也很明显。肿瘤内出血在非增强CT检查上表现为高密度静脉造影后肿瘤增强多不均一。

3. **肝动脉血管造影**　很敏感，肿瘤表现为血运丰富并且呈向心性供血，也可见中央为低血运区，这表明有肿瘤内出血。肝穿刺活组织检查因可致出血，应避免。

4. **MRI**　MRI上腺瘤在T_1像上有均一增强的信号和边界清楚的低密度包膜这种影像表现也可见于局灶性结节性增生及肝细胞癌。这种病灶也可在T_1像上表现比正常实质密度低，这种情况下很难与肝转移癌区分。如亚急性出血发生，在T_1、T_2像上为增强的局灶区域。以上检查缺少腺瘤的特异性征象，故辅助检查结果尚需与临床相结合才能做出正确的诊断。相比于CT，MRI易于观察瘤周包膜以及瘤周或伸入瘤内的血管影。

5. **编码肝脂肪酸结合蛋白（liver fatty-acid binding protein 1，L-FABP1）**　是H-HCA诊断性标志物，其特异性和敏感性为100%。

【诊断与鉴别诊断】

本病术前诊断较难，误诊率高，国内报道 50 例其误诊率达 85.7%。对于右上腹出现肿块缓慢增大平时无症状，或仅轻微隐痛、上腹胀痛、恶心等，全身情况较好，体检时发现大小不等的结节，其表面光滑质硬、无压痛，随呼吸上下活动，应考虑本病的可能；对右上腹有长期肿块的患者，突然发生右上腹剧痛或有腹内出血征象时应考虑腺瘤破裂的可能。若出现上述表现的为已婚女患者且有长期口服避孕药史则对本病的诊断有参考价值。其主要与以下疾病鉴别：

1. **肝癌**　本病应与原发性和继发性肝癌相鉴别一般根据病史病程、病情进展、AFP 及超声动态观察有助于鉴别。肝腺瘤主要应与原发性肝癌相鉴别，因肝腺瘤易误诊为肝癌，特别是低度恶性的肝癌，HCC 一般有肝炎、肝硬化病史，AFP 增高，动态增强扫描典型 HCC 为"快进快出"表现。如有口服避孕药病史应怀疑本病。难区别时需行病理进行鉴别。

2. **局灶性结节性增生**　局灶性结节性增生（focal nodular hyperplasia，FNH），FNH 出血罕见，典型的 FNH 多见中央瘢痕，彩色多普勒示血流增强可显示从中心动脉放射向周围的血管。CT 增强扫描早期中央瘢痕呈低密度，延迟期密度增高，MR 在 T_1WI 上呈低信号，T_2WI 上可见从肿瘤中心呈放射状高信号条索影。病理肉眼可见中心星状瘢痕。

3. **上皮型血管平滑肌脂肪瘤**　上皮型血管平滑肌脂肪瘤作为血管平滑肌脂肪瘤的罕见亚型，可发生局部侵犯、复发及远处转移，影像表现上有时与 HCA 鉴别较困难。平扫为边界清楚的结节或肿块，肿瘤可较大，出血、坏死多见。

4. **肝脏富血供转移瘤**　肝脏富血供转移瘤，特别是神经内分泌肿瘤转移瘤的表现与 HCA 极为相似，一般有原发肿瘤病史，常多发，MR 在 T_1WI 上为低信号，而在 T_2WI 上为明显高信号，增强后动脉期明显强化，门静脉期强化不同程度减低，不典型时门静脉期仍可持续强化，但延迟期一般强化程度会减低，低于周围肝实质。

【治疗】

与雌激素有关的 HCA 在停药后部分可自然消退，但由于顾虑发生肝细胞癌的风险及肿瘤破裂出血的危险，因此目前多主张一旦确诊应行手术切除，不能手术者则应避免妊娠。目前有关肝腺瘤的治疗尚无统一的标准，Vault 等提出肝腺瘤诊断和治疗的原则，认为应当采用手术治疗的情况为：①腺瘤最大径＞5cm；②腺瘤发生在男性；③肿瘤发生在女性，最大径＜5cm，但有 β-HCA 的表现。可以采用 MRI 随访的情况为：女性、MRI 显示为典型 H-HCA 或 IHCA 特征、体积小的腺瘤。如果 MRI 无典型 H-HCA 或 IHCA 的表现，应当行肿瘤活检，筛查有无 β-catenin 突变，评估肿瘤恶性转化的风险。

手术方法可根据肿瘤的部位和大小选择肝叶、肝段或不规则肝切除术。若肿瘤包膜完整，位置表浅，也可沿包膜分离切除肿瘤。肿瘤较大并位于第一、二肝门或紧邻腔静脉等大血管，估计难以完整切除者，可行包膜内肿瘤剜除术。若肿瘤巨大，位置深，紧贴肝门和大血管，无法切除者，可在结扎患侧肝叶肝动脉的同时用吸收性明胶海绵等行动脉栓塞，该方法对于控制肿瘤生长和防止破裂出血可能有一定的作用。肿瘤破裂时必须急诊手术，可先夹闭肝动脉以止血，若肿瘤因位于肝门或邻近较大血管及胆管而不能切除时，应结扎或栓塞肝固有动脉或一侧肝动脉。本病对放疗和化疗均不敏感，放疗和化疗无治疗价值。对于多发性 HCA，可将大的主瘤切除，其余小瘤逐一剜除；实在无法手术切除完全的多发性 HCA 可行肝动脉结扎或肝动脉栓塞术；已导致肝功能不全或有癌变倾向者，可行肝移植术。近年来，有国外学者经皮射频消融来治疗 HCA，取得了满意的效果，但同时也提出应慎重选择病例和术后及时的随访。另外，对于有 HCA 急诊破裂出血的患者，因行急诊手术切除的并发症和病死率高，故有学者主张应首选行选择性肝动脉栓塞术，效果满意，并术后复查 CT 发现腺瘤可变小。

【预后】

肝腺瘤手术切除后，一般预后良好，但也有少数报道有腺瘤恶性变和术后复发者。Henson 等报道 5 例肝腺瘤中有 2 例术后复发，其中 1 例 17 年内作了 3 次肝切除术。Glemon 等报道 1 例腺瘤囊内剜除，5 年后复发第 2 次手术切除标本的病理报告为肝腺瘤恶性变肝腺癌。

【预防】

现认为 HCA 女性与口服避孕药有着密切的关系；男性则与糖尿病糖原贮积症及使用雄性激素等有关。因此，针对明确的病因进行预防是目前本病预防的关键。对青壮年育龄妇女，经常口服避孕药者，应定期检查肝脏，动态观察肝脏形态变化，一旦发现肝占位病变，首先停服避孕药，密切观察肿瘤的变化，若肿瘤继续增大仍应争取手术治疗。

（徐　亮　陆　伟）

推 荐 阅 读

[1] 张丽华,徐佳佳.肝细胞腺瘤的分子分型及临床意义 [J]. 中华病理学杂志,2014,43(6):428-430.

[2] REBOUISSOU S, BIOULAC-SAFE P, ZUCMAN-ROSSI J. Molecular pathogenesis of focal nodular hyperplasia and hepatocellular adenoma[J]. J Hepatol,2008,48(1):163-170.

[3] BIOULAC-SAFE P, REBOUISSOU S, THOMAS C, et al. Hepatocellular adenoma subtype classification using molecular markers and immunohistochemistxy[J]. Hepatology,2007,46(3):740-748.

[4] NAULT J C, BIOULAC-SAFE P, ZUCMAN-ROSSI J. Hepatocellular benign tumors-from molecular classification to personalized clinical Care[J]. Gastroenterology,2013,144(5):888-902.

[5] REBOUISSOU S, AMESSOU M, COUCHY G, et al. Frequent in-frame somatic deletions activate gp130 in inflammatory hepatocellular tumours[J]. Nature,2009,457(7226):200-204.

[6] REDDY S K, KISHNANI P S, SULLIVAN J A, et al. Resection of hepatocellular adenoma in patients with glycogen storage disease type Ia[J]. J Hepatol,2007,47(5):658-663.

[7] JEANNOT E, MELLOTTEE L, BIOULAC-SAFE P, et al. Spectrum of HNF1A somatic mutations in hepatocellular adenoma differs from that in patients with MODY3 and suggests genotoxic damage[J]. Diabetes,2010,59(7):1836-1844.

[8] 周斌,张培建. 肝细胞腺瘤的研究进展 [J]. 中华外科杂志,2008,46(9):709-711.

[9] NAULT J C, PARADIS V, CHERQUI D, et al. Molecular classification of hepatocellular adenoma in clinical practice[J]. J Hepatol,2017,67(5):1074-1083.

[10] NAULT J C, COUCHY G, BALABAUD C, et al. Molecular classification of hepatocellular adenoma associates with risk factors,bleeding,and malignant transformation[J]. Gastroenterology,2017,152(4):880-894.

[11] DHARMANA H, SARAVANA-BAWAN S, GIRGIS S, et al. Hepatocellular adenoma: imaging review of the various molecular subtypes[J]. Clin Radiol,2017,72(4):276-285.

[12] THOMEER M G, BROKER M, VERHEIJ M, et al. Hepatocellular adenoma: when and how to treat? Update of current evidence[J]. Ther Adv Gastroenterol,2016,9(6):898-912.

第三节　肝 错 构 瘤

肝错构瘤(hepatic hamartoma)是由于肝胚胎发育异常形成的肝脏内正常组织的错误组合与排列的一种良性病变,是一种少见的肝脏先天性肿瘤样畸形。多发生于 2 岁以内儿童,成人罕见,Maresch 于 1903 年首次对此病进行描述,1956 年 Edmondson 发现其有特殊的病理特点而正式命名。早期无临床症状,当肿瘤增大后可在腹部扪及肿块或囊肿,少数患者可出现上腹部的隐痛不适。影像学检查是诊断的主要依据,肝穿刺组织病理学检查是确诊本病的"金标准",手术切除是治疗本病的最好方法。因本病发病率低故临床多见于个案报道,常见的类型包括肝间叶性错构瘤(mesenchymal hamartoma of the liver,MHL)及胆管性错构瘤(hepatic biliary hamartoma;von Meyenburg complexes,VMC)。

【流行病学】

肝错构瘤(多指 MHL)是儿童肝脏常见良性肿瘤,占所有儿童肿瘤的 5%～8%,在儿童肝脏良性瘤中占第二位,仅次于肝血管瘤。MHL 一般见于 10 岁以下儿童,平均发病年龄为 15 个月,男女之比为(2～3):1。偶尔可发生于成人,以女性多见,极少情况下可发生恶变。而 VMC 由于大多数患者无症状,因此诊断频率较低,活体体内患病率在 0.4%～2.8%,而根据尸检报告患病率约为 5.6%。

【病因与发病机制】

病因不明,可能与肝胚胎发育畸形及继发的退行性改变有关。多数学者认为肝错构瘤的形成是肝脏汇管区原始间质异常发育、胆管板畸形,血管内膜纤维化,肿瘤内液体潴留的结果,为随着人体的发育而缓慢生长形成的良性肿瘤。但近来也学者认为肝脏错构瘤可能为一真性肿瘤。19 号染色体易位是该肿瘤最常见的染色体易位,临床中有 MHL 发生恶变或与未分化肉瘤共同存在的报道,且两者有相似的 19q13.4 染色体畸变,而推断定此基因片段对 MHL 的发生发展起作用;Von Schweinitz 等认为成纤维细胞因子 2 促进了 MHL 的发展,因此有学者认为 MHL 可能为真性肿瘤的先驱病变。

【病理】

根据肝错构瘤的组织来源及组成成分不同分为如下两大类。

1. **内胚层性错构瘤**　包括实质性和胆管性两种。前者以肝细胞增生为主体,而后者由瑞士病理学家 von Meyenburg 于 1918 年首先描述,也被称作 von Meyenburg 综合征。VMC 常为多发,少数为单发的,大体表现为散在分布于肝实质内的形态不规则的囊性病变。其切面表现为黄色或灰白色 0.1～1.5cm 大小囊性结节,囊腔内含有胶冻状或稀薄样液体。镜下汇管区周围病变明显,胆管囊状扩张,轮廓不规则,部分含有颗粒状浓缩胆汁,与胆管树不交通,周围包绕大量不规则排列的纤维胶原间质,纤维间质可发生玻璃样变。囊状胆管壁内衬由增生的胆管上皮细胞组成。

2. **中胚层性错构瘤**　分为间叶性和血管性两种。MHL 为最常见类型,大体上常为单发,少数病变为多发的,向肝外生长的大小不一的肿物,据报道最大直径可达 29cm,多发见于肝右叶。约 20% 的病例有蒂,肿瘤表面光滑,边界清楚,但无真正包膜。早期呈实性,质韧,随肿瘤生长形成大小不一的囊,囊腔含有液体或胶冻样物,部分病灶呈囊实性。镜下可见大片黏液样疏松结缔组织,胆管增生呈不规则分枝状,结构类似乳腺的纤维腺瘤,内见少量残存肝组织,但缺乏肝小叶结构,少有钙化,肿瘤对周围肝组织无浸润现象,也不发生远处转移。血管性错构瘤以血管和纤维结缔组织增生为主,又称为海绵状血管瘤。

【临床表现】

MHL 临床症状取决于患儿的年龄、肿瘤的大小及生长速度。早期常常没有任何症状,随着肿瘤的快速增大,出现腹部膨隆,或右上腹扪及无痛性包块。少数患者由于肿瘤压迫邻近脏器,可出现食欲缺乏、呕吐、腹泻、便秘等症状。个别患儿因肿块压迫胆管出现黄疸,压迫肝静脉、门静脉出现门静脉高压性上消化道出血。肿瘤向上压迫膈肌可导致呼吸困难,严重的引起呼吸、心脏功能不全。病变弥漫者可引起肝功能衰竭、肝性脑病。部分带蒂病变发生扭转可出现剧烈腹痛,肿瘤坏死。本病成人发病极罕见,少数由尸检或肝脏穿刺发现。

VMC 多无临床症状,常在体检行影像学检查及手术探查或尸检时偶然发现,病灶生长缓慢,部分患者表现为右上腹轻微疼痛、黄疸、胆管炎及不明原因发热等,而黄疸及胆管炎多是由于胆道乳头状瘤分泌大量黏液引起的胆道梗阻。

【辅助检查】

1. **实验室检查**　实验室检查无特异性,AFP、CA19-9 一般正常,亦有轻度升高的报道。

2. **影像学检查**

(1) B 超:可清楚显示 MHL 的单个或多个液性暗区,部分呈囊实混合回声。肿块形态欠规整,分界清楚。彩色多普勒显示:液性暗区没有血流信号,周边可有少许血流信号。肿瘤较大时偶可见胆管、门静脉受压、扩张等现象。

(2) CT:平扫见 MHL 境界清楚的多房性低密度肿块,多于肝右叶,与周围肝组织界限清楚,内有多发性小囊,囊内水样密度,增强后病变实性部分不均匀强化,囊性部分不强化,无钙化现象。

(3) MRI:是 VMC 的首选方法,VMC 表现为肝内散在分布不规则的长径 < 1.5cm 囊状影,轮廓不规整,与胆管树不交通,MRI 平扫显示病灶大小及分布均匀,且呈 T_1WI 序列低信号而 T_2WI 序列高信号改变。增强扫描多数病灶各期无强化,当病灶压迫周围肝脏组织或周边有炎性细胞聚集时,病灶可呈环状强化。

(4) 磁共振胰胆管造影(MRCP):可清晰显示肝内外胆管形态,VMC 特征性表现为"满天星"。

3. **组织学检查**　细针穿刺活检或术后标本的病理组织学检查有特征性表现,是确诊本病的"金标准"。

【诊断与鉴别诊断】

多发生于婴幼儿,一般有腹部胀痛或扪及腹部肿物,影像学检查发现肝脏有巨大肿块,患者一般状况良好,应考虑本病的可能。术前诊断依赖于临床及腹部 CT、MRI、MRCP 等影像学检查,最后确诊依靠穿刺或术后病理检查。

MHL 为良性肿瘤,但由于肿瘤体积较大,且可在短期内迅速增大,因此与以下疾病进行鉴别:

1. **肝母细胞瘤**　多发生于 3 岁以下儿童的肝脏恶性肿瘤,血、尿中 HCG 及血清 AFP 明显升高,CT 平扫可见由数个结节聚合肝实性肿块,边缘为高或等密度,中心呈低密度或高低不等密度,可见钙化灶。CT 增强,动脉期肿瘤呈结节状增强,门静脉期呈低密度。组织检查可见不成熟的胎儿型或胚胎型细胞和原始间叶成分。

2. **肝未分化(胚胎性)肉瘤**　多发生于 6～10 岁的儿童,由未分化的梭形、星芒状或不规则细胞构成的恶性肿瘤。活检组织学可见瘤巨细胞、髓外造血灶及灶性骨样、软骨样组织化生。

3. **原发性肝癌**　一般在慢性肝病基础上出现肝内占位性病变,伴 AFP 或其他肿瘤标志物的明显升高,因为肿瘤主要为肝动脉供血,强化 CT 呈典型"快进快出"表现,即强化期病变快速强化,静脉期呈低密度表现。

4. **肝血管瘤**　CT 平扫为类圆形低密度占位性

病变，密度较均匀，与肝实质界限清晰。CT 增强扫描呈典型"向心性强化"，即动脉期显示周边增强效果，并逐渐向中心扩散，延时扫描时病灶呈现等密度充填，其中可见或无低密度不强化区域。

其他的肝内囊性病变及 VMC 应与以下疾病相鉴别：① Caroli 病：又称先天性肝内胆管扩张症，其特征为肝内胆管囊性扩张而形成肝脏内的胆管囊肿，可单发，多为多发，CT 或 MRI 可显示其扩张的囊状胆管结构与正常胆管树相通；②肝转移癌：在超声和 CT 上，VMC 常被误认为是小肝转移癌。转移瘤通常以表现为肝内多发结节，超声呈低回声，但有时高回声，CT 呈低衰减性病变，边界不规则，与 VMC 类似，但强化 CT 可有典型"牛眼征"表现，且有原发病灶的表现有助于鉴别。

【治疗与预后】

VMC 为发展缓慢的良性病变，无症状时无需特殊处理，应定期复查肝功及影像学检查；而对巨块型病变，积极外科手术切除；对弥漫性 VMC，及早行肝移植术可有效提高远期生存率。

有学者报道 MHL 可以进展为血管肉瘤，因此需及时治疗，以防止发生恶变。对肿瘤局限界限清楚者，可选择包括肿瘤及其周围部分正常肝脏的肿瘤局部切除术；对肿瘤巨大，病变位于在肝的一叶，可作肝叶切除术或半肝切除术等；对肿块较大无法切除者，可给予放射治疗经肝动脉化疗栓塞等治疗，亦有一定疗效；对于少量肿瘤侵犯范围较大或严重侵犯肝门部大血管而无法完整手术切除的病例，可行肿瘤摘除术或肝移植治疗。

因此，手术切除是治疗本病的最好方法，预后良好，偶有复发，应术后随访。

（梅 玫 陆 伟）

推 荐 阅 读

[1] PECH L, FAVELIER S, FALCOZ M T, et al. Imaging of Von Meyenburg complexes[J]. Diag and Interv Imaging, 2016, 97（4）: 401-409.

[2] SINGH Y, CAWICH S O, RAMJIT C, et al. Rare liver tumor: symptomatic giant von Meyenburg complex[J]. J Surg Case Rep, 2017, 2016（11）. pii: rjw195.

[3] MARTIN D R, KALB B, SARMIENTO J M, et al. Giant and complicated variants of cystic bile duct hamartomas of the liver: MRI findings and pathological correlations[J]. J Magn Reson Imaging, 2010, 31（4）: 903-911.

[4] MELNICK P J. Polycystic liver: analysis of 70 cases[J]. AMA Arch Pathol, 1955, 59（2）: 162-172.

[5] WU C H, CHIU N C, YEH Y C, et al. Uncommon liver tumors: Case report and literature review[J]. Medicine, 2016, 95（39）: e4952.

[6] KIM S H, PARK Y N, LIM J H, et al. Characteristics of combined hepatocelluar-cholangiocarcinoma and comparison with intrahepatic cholangiocarcinoma[J]. Eur J Surg Oncol, 2014, 40（8）: 976-981.

[7] KIM K A, KIM K W, PARK S H, et al. Unusual mesenchymal liver tumors in adults: radiologic-pathologic correlation[J]. AJR Am J Roentgenol, 2006, 187（5）: W481-W489.

[8] STRINGER M D, ALIZAI N K. Mesenchymal hamartoma of the liver: a systematic review[J]. J Pediatr Surg, 2005, 40（11）: 1681-1690.

[9] 贺海珍，汤宏峰，金梅，等. 肝间叶性错构瘤 9 例临床病理及预后观察 [J]. 肝胆胰外科杂志，2012，24（6）: 504-506.

[10] 刘洁，洪汝涛，刘晓昌，等. 成人胆管错构瘤综合征 1 例 [J]. 中国现代医学杂志，2018，28（18）: 127-128.

第四节 肝 畸 胎 瘤

肝畸胎瘤（hepatic teratoma）是来源于多能的胚胎细胞的肿瘤，由残存于或是迷走于肝中的胚胎期残留组织发展而来，它由内、中、外三个胚层的胚芽细胞构成，向胚胎结构分化为畸胎瘤，良性畸胎瘤里含有很多成熟的细胞和组织，包括皮肤、毛发、牙齿、骨骼、油脂、神经组织等；恶性畸胎瘤分化欠佳，没有或少有成形的组织，结构不清。畸胎瘤最常发生于卵巢和睾丸，发生于肝脏的畸胎瘤很少见。瘤体小可无症状，体积增大可出现压迫邻近脏器的症状。病理学上一般分为良性、恶性和混合性畸胎瘤，分别由成熟的分化组织、未成熟的分化组织以及两者混合而成。肝畸胎瘤的发病原因尚不清楚，主要与发育状况、遗传或基因变化相关，也有人认为是生殖细胞异位而发生的畸胎瘤。

【流行病学】

肝畸胎瘤多发生于婴幼儿和儿童，女性多于男性，1/4 的患儿在出生时即被发现，青春期前发病率占 60%～90%。有个别发生在成人，国内外先后有数例成年人肝畸胎瘤病例被报道，年龄甚至高达 65 岁，当然，这与患者的就诊年龄存在一定关系。其中 95%～98% 为良性成熟性畸胎瘤，只有 2%～5% 为恶性畸胎瘤，还有极少部分为混合性畸胎瘤。

【病因】

发病病因至今不清，可能与发育状况、遗传或基因变化、胚胎期生殖细胞异常分化等因素有关，也有人认为是生殖细胞异位而发生的畸胎瘤。

1. 内分泌因素 肝畸胎瘤是来源于多能的胚胎细胞的肿瘤，由残存于或是迷走于肝中的胚胎期残留组织发展而来，它由内、中、外三个胚层的胚芽细胞构成，在其发生、移行及发育过程中，均可发生变异，形成肿瘤。而我们知道，与胚胎细胞发育有关的肿瘤多与体内激素水平有一定的相关性，即激素依赖性肿瘤，肝畸胎瘤同样可能与体内异常的激素水平有关。

2. 遗传和家族因素 畸胎瘤发生与遗传的关系近年通过流行病调查及染色体、基因的研究已得到一定的阐明。

3. 环境及其他因素 物理、化学、生物是影响肿瘤发生的重要环境因素，但有关环境因素在畸胎瘤发病中的作用现如今尚无定论。

【发病机制】

1. 单性生殖学说 原始胚胎细胞受到刺激引起不典型分裂所致的单性生殖是未成熟畸胎瘤最常见的病因学说。

2. 全能细胞学说 研究认为畸胎瘤来自胚胎早期阶段的原始胚芽细胞，即全能细胞，具有自我分化本能。这些全能细胞在正常生理情况下参与形成性腺，若受某种因素的影响残留在不恰当的位置，如骶前、尾骨、卵巢睾丸、纵隔、腹膜后等处，经单性生殖的细胞分裂，发育成为包括畸胎瘤、胚胎性癌、精原细胞瘤（卵巢无性细胞瘤）、卵黄囊癌、绒癌在内的各种胚芽细胞性肿瘤。

【病理】

肝脏畸胎瘤由多胚层结构组成的肿瘤，通常由2～3个胚层构成，偶见含一个胚层成分。肿瘤组织多数成熟，少数未成熟；多数为囊性，少数为实性。肿瘤的良、恶性及恶性程度取决于组织分化程度，而不决定于肿瘤质地。一般认为来源于减数分裂前细胞。

1. 肝脏成熟畸胎瘤（hepatic mature teratoma） 属良性肿瘤，又称皮样囊肿（dermoid cyst），占肝脏畸胎瘤的95%以上。成熟性囊性畸胎瘤表面光滑、包膜完整，呈圆形或卵圆形，质韧，中等大小，长径10cm左右，多为单房，腔内充满油脂和毛发，有时可见牙齿、骨骼和头皮构成的头节，头节突向腔内为其特征。囊壁内层为复层鳞状上皮，壁上常见小丘样隆起突向腔内。肿瘤可含外、中、内胚层组织。若向单一胚层分化，称高度特异性畸胎瘤，部分可分泌甲状腺素，或可引起甲亢。成熟型畸胎瘤恶变率为2%～4%，"头节"的上皮易恶变，形成鳞状细胞癌，预后较差，5年生存率为15%～31%。

2. 肝脏未成熟畸胎瘤（hepatic immature teratoma） 是恶性肿瘤，含2～3个胚层，仅占肝畸胎瘤的1%～3%，肿瘤由分化程度不一的未成熟胚胎组织构成，主要为原始神经组织，多为实性，可有囊性区域，显示了各胚层从未成熟向成熟阶段衍化的过程，组织学形态从癌到肉瘤，各种成分混杂。含神经成分的畸胎瘤归为未成熟畸胎瘤。肿瘤的恶性程度根据未成熟组织所占比例、分化程度及神经上皮含量而定。多见于年轻患者，平均年龄11～19岁。复发及转移率均高，未成熟肿瘤组织具有向成熟转化的特点，即恶性程度的逆转现象。5年生存率仅20%左右。

【临床表现】

肝畸胎瘤多发生于婴幼儿和儿童，女性多于男性，1/4的患儿在出生时即被发现。本病起病隐匿，临床症状取决于患者的年龄、肿瘤的大小及生长速度。早期病灶较小时常常没有任何症状，中、晚期或肿瘤较大时则可有腹部饱胀感、出现腹部膨隆，或右上腹扪及无痛性包块。当肿瘤压迫邻近器官可出现食欲缺乏、恶心、呕吐、腹泻、便秘等症状，肿块压迫胆道时可出现黄疸、发热。压迫肝静脉、门静脉出现门静脉高压性上消化道出血。肿瘤向上压迫膈肌可导致呼吸困难，严重的引起呼吸、心脏功能不全。病变弥漫者可引起肝功能衰竭、肝性脑病。部分带蒂病变发生扭转可出现剧烈腹痛，肿瘤坏死。本病成人发病较少见，常在体检行影像学检查及手术探查或尸检时偶然发现。

【辅助检查】

（一）实验室检查

早期化验多无明显异常。随畸胎瘤的增大，可表现为轻度ALP、ALT、AST或GGT升高，AFP阴性，部分恶性畸胎瘤患者甲胎蛋白可呈阳性，绒毛膜促性腺激素升高。如压迫胆道，可能出现胆红素明显升高。

（二）其他辅助检查

1. B超检查 在超声上表现为肿瘤边界清晰，有完整的包膜；多数为囊实性，无回声区可见于肿瘤的包膜下；有的强回声团伴声影，或分隔伴有钙化；肿瘤周围的肝实质受压，但回声正常；彩色多普勒血流显像于肿瘤的实性部分常能测到动脉血流，门静脉及肝动脉的血流一般无明显变化。

2. X 线检查　显示边缘锐利但不规则的高密度影。

3. CT　可以较好地显示肿瘤的异源性，CT 表现为以低密度为主的边缘清楚的肿块，与周围肝组织界限清楚，肿块的一侧有高密度影和脂肪密度影，其中有骨质和牙齿。增强后病变实性部分不均匀强化，囊性部分不强化。

4. MRI　表现为混杂信号，可伴有或无瘤内强化结节。

【诊断与鉴别诊断】

(一)诊断

多发生于婴幼儿，一般有上腹部胀痛或扪及肝区肿物，影像学检查发现肝脏有混杂密度肿块，患者一般状况良好，应考虑本病的可能。术前诊断依赖于临床及腹部超声、CT、MRI 等影像学检查，最后确诊依靠穿刺或术后病理检查。

诊断要点如下：①多发生于儿童，生长缓慢；②肝区肿块，肿块可高低不平，软硬不一，可随呼吸上下活动；③肿块压迫邻近器官可有食欲下降、恶心、呕吐、黄疸、便秘等症状；④X 线检查可见边缘锐利但不规则的肿块，内有钙化斑点；⑤X 线平片、B 超、CT 或 MRI 检查发现肿物内有密度增高影，如牙齿等；⑥实验室检查可见部分恶性畸胎瘤患者甲胎蛋白呈阳性，绒毛膜促性腺激素升高，这对于诊断、观察疗效和预后有一定价值；碱性磷酸酶升高对诊断本病有一定帮助。

(二)鉴别诊断

1. 原发性肝癌　多有慢性肝病病史，在慢性乙肝肝炎、肝硬化基础上出现肝内占位性病变，伴 AFP 或其他肿瘤标志物的明显升高，因为肿瘤主要为肝动脉供血，强化 CT 呈典型"快进快出"表现，即强化期病变快速强化，静脉期呈低密度表现。

2. 继发性肝癌　多有原发肿瘤的临床表现，转移瘤通常以表现为肝内多发结节，超声呈低回声，但有时高回声，CT 呈低衰减性病变，边界不规则，强化 CT 可有典型"牛眼征"表现。

3. 转移性畸胎瘤　除有原发病灶的表现外，瘤组织由高度恶性的肿瘤成分构成，而无任何良性上皮样组织。

4. 肝恶性混合瘤　只含有两种胚层的细胞成分，且多为间叶性成分恶变。

5. 肝脏错构瘤　是由于肝胚胎发育异常形成的肝脏内正常组织的错误组合与排列的一种良性病变，是一种少见的肝脏先天性肿瘤样畸形。多发生于 2 岁以内儿童，成人罕见，影像学多可以很好地鉴别，部分患者仍依赖于病理检查。

6. 上皮型血管平滑肌脂肪瘤　上皮型血管平滑肌脂肪瘤作为血管平滑肌脂肪瘤的罕见亚型，可发生局部侵犯、复发及远处转移，平扫为边界清楚的结节或肿块，肿瘤可较大，出血、坏死多见。

7. 肝母细胞瘤　多发生于 3 岁以下儿童的肝脏恶性肿瘤，血、尿中 HCG 及血清 AFP 明显升高，CT 平扫可见由数个结节聚合肝实性肿块，边缘为高或等密度，中心呈低密度或高低不等密度，可见钙化灶。CT 增强动脉期肿瘤呈结节状增强，门静脉期呈低密度。组织检查可见不成熟的胎儿型或胚胎型细胞和原始间叶成分。

8. 肝未分化(胚胎性)肉瘤　多发生于 6～10 岁的儿童，由未分化的梭形、星芒状或不规则细胞构成的恶性肿瘤。活检组织学可见瘤巨细胞、髓外造血灶及灶性骨样、软骨样组织化生。

9. 肝血管瘤　CT 平扫为类圆形低密度占位性病变，密度较均匀，与肝实质界限清晰。CT 增强扫描呈典型"向心性强化"，即动脉期显示周边增强效果，并逐渐向中心扩散，延时扫描时病灶呈现等密度充填，其中可见或无低密度不强化区域。影像学多可很好地进行鉴别。

【治疗】

放疗与化疗对肝脏良性畸胎瘤无效。因畸胎瘤有恶变可能，本病一旦确诊，应尽早手术切除。对未成熟畸胎瘤和恶性畸胎瘤术后要积极行放疗和化疗，并要定期随访。常规化疗 1.5～2.0 年，辅以放疗，对晚期病例，应用术前放疗或化疗也可达到治疗目的。

手术方法可根据肿瘤的部位和大小选择肝叶、肝段或不规则肝切除术。若肿瘤局限，界限清楚，包膜完整，位置表浅，可沿包膜分离切除肿瘤或可选择包括肿瘤及其周围部分正常肝脏的肿瘤局部切除术。肿瘤较大并位于第一、二肝门或紧邻腔静脉等大血管，估计难以完整切除者，可行包膜内肿瘤剥除术。对肿瘤巨大，病变位于肝的一叶，可作肝叶切除术或半肝切除术等；若肿瘤巨大，位置深在，紧贴肝门和大血管，无法切除者，可在结扎患侧肝叶肝动脉的同时用吸收性明胶海绵等行动脉栓塞，该方法对于控制肿瘤生长和防止破裂出血可能有一定的作用。对于少量肿瘤侵犯范围较大或严重侵犯肝门部大血管而无法完整手术切除的病例,可行肝移植手术。肿瘤破裂时必须急诊手术,可先夹闭肝动脉以止血,若肿瘤因位于肝门或邻近较大血管及胆管而不能切除时,应结扎或栓塞肝固有动脉或一侧肝动脉。

肝脏复发性畸胎瘤的手术治疗,畸胎瘤的复发瘤仍以手术切除为主,未成熟型畸胎瘤再辅以有效的联合化疗。

对于肝脏未成熟畸胎瘤,目前推荐采用的化疗方案为 BEP 方案(博来霉素、VP16、顺铂),还可选用 VAC 方案(长春新碱、放线菌素 D、环磷酰胺)或 PVB 方案(顺铂、长春新碱、博来霉素),持续时间 1.5～2.0 年。

【预后】

良性患者手术切除病变部位后,一般预后良好,但也有少数报道有术后复发者。应术后密切随访。肝脏成熟性囊性畸胎瘤的复发率为 2% 左右,复发时间间隔超过 10 年。肝脏成熟性囊性畸胎瘤的恶变率为 2%～3%,恶变易发生在头节附近,以鳞癌变最为常见。发生鳞癌变的患者预后不佳,病死率可达 75%～86%。肝脏未成熟畸胎瘤的复发率在 50% 以上,但复发性未成熟畸胎瘤具有自未成熟向成熟转化的特点。随着时间的推移,恶性度逐渐减低。

【预防】

肝脏畸胎瘤目前病因不明,没有有效的预防办法。关键是常规定期做肝脏检查,做到早期诊断早期治疗。

(姜 伟 陆 伟)

推 荐 阅 读

[1] 陈刚,陈汉华. 肝畸胎瘤 1 例 [J]. 肿瘤防治研究,1995,22(6):389.

[2] 曹泽毅. 中国妇科肿瘤学 [M]. 北京:人民军医出版社,2011:1256-1278.

[3] 严继萍,孙欣. 肝畸胎瘤的超声表现 1 例 [J]. 中华超声影像学杂志,2002,11(4):231.

[4] PAPASTRATIS G, MARGARIS H, ZOGRAFOS G N, et al. Mesenchymal hamartoma of the liver in an adult: a review of literature[J]. Int J Clin Pract, 2000, 54(8):552-554.

[5] SATO M, ISHIDA H, KONNO K, et al. Liver tumor in children and young patients: sonographic and color Doppler findings[J]. Abdom Imaging, 2000, 25(6):596-601.

[6] KONEZ O, GOYAL M, VYAS P K, et al. Mesenchymal hamartoma of the liver[J]. Comput Med Imaging Graph,

[7] 江启云. 肝畸胎瘤一例报告 [J]. 中国医疗前沿,2007,2(17):108.

[8] 李宏德. 肝畸胎瘤一例报告 [J]. 广西医学,1991,13(6):416-417.

[9] 王葵,沈锋. 肝畸胎瘤一例报告 [J]. 第二军医大学学报,2003(12):1343,1351.

[10] 罗学宏,李共荣. 肝巨大囊性畸胎瘤一例报告 [J]. 湖南医学院学报,1981,6(1):79-81.

[11] 易韦,贾美琳,文安智等. 肝脏囊实性畸胎瘤腺癌变 1 例[J]. 肝胆外科杂志,2007,15(6):470.

[12] MALEK-HOSSEINI S A, BAEZZAT S R, SHAMSAIE A, et al. Huge immature teratoma of the liver in an adult: a case report and review of the literature[J]. Clin J Gastroenterol, 2010, 3(6):332-336.

[13] SILVA D S, DOMINGUEZ M, SILVESTRE F, et al. Liver teratoma in an adult[J]. Eur Surg, 2007, 39(6):372-375.

[14] NIRMALA V, CHOPRA P, MACHADO N O. An unusual adult hepatic teratoma[J]. Histopathology, 2003, 43(3):306-308.

[15] MARTIN L C, PAPADATOS D, MICHAUD C, et al. Best cases from the AFIP: liver teratoma[J]. Radiographics, 2004, 24(5):1467-1471.

[16] WINTER T C, FREENY P. Hepatic teratoma in an adult. Case report with a review of the literature[J]. J Clin Gastroenterol, 1993, 17(4):308-310.

[17] CERTO M, FRANCA M, GOMES M, et al. Liver teratoma[J]. Acta Gastroenterol Belg, 2008, 71(2):275-279.

[18] PRASAD S R, SAHANI D V, MINO-KENUDSON M, et al. Benign hepatic neoplasms: an update on cross-sectional imaging spectrum[J]. J Comput Assist Tomogr, 2008, 32(6):829-840.

[19] CONRAD R J, GRIBBIN D, WALKER N I, et al. Combined cystic teratoma and hepatoblastoma of the liver. Probable divergent differentiation of an uncommitted hepatic precursor cell[J]. Cancer, 1993, 72(10):2910-2913.

[20] HAN S Y. Dermoid cyst of the liver. Report of a case[J]. Am J Roentgenol Radium Ther Nucl Med, 1970, 109(4):842-843.

[21] KARLO C, LESCHKA S, DETTMER M, et al. Hepatic teratoma and peritoneal gliomatosis: a case report[J]. Cases J, 2009, 2:9302.

[22] HARMS D, ZAHN S, GÖBEL U, et al. Pathology and molecular biology of teratomas in childhood and adolescence[J].

2001, 25(1):61-65.

Klin Padiatr, 2006, 218(6): 296-302.

[23] GATCOMBE H G, ASSIKIS V, KOOBY D, et al. Primary retroperitoneal teratomas: a review of the literature[J]. J Surg Oncol, 2004, 86(2): 107-113.

[24] DAVIDSON A J, HARTMAN D S, GOLDMAN S M. Mature teratoma of the retroperitoneum: radiologic, pathologic, and clinical correlation[J]. Radiology, 1989, 172(2): 421-425.

[25] SRIVASTAVA P K, GANGOPADHYAY A N, GUPTA D K, et al. Unusual content of omphalocele: a congenital mature cystic teratoma of falciform ligament of the liver[J]. Pediatr Surg Int, 2011, 27(12): 1355-1356.

第五节 肝炎性假瘤

肝炎性假瘤（inflammatory pseudotumor, IPT）是一种以肝脏局部非肝实质性细胞成分炎性增生形成的，以瘤样结节为主要病理特征的良性增生性病变。

【流行病学】

炎性假瘤可发生于各个部位，最常见的部位为肺部，其他部位包括肝脏。可发生于任何年龄段，以中年居多，女性发病率低于男性，多为单发病灶，以肝脏右叶多见，两叶受累少见，但患者中有 20% 病灶可为多发。

【发病机制】

1. 感染学说 从食物来的一些微生物或慢性胆囊炎、慢性阑尾炎患者菌落通过门静脉回流进入肝实质内，引起局限性慢性炎症浸润，并逐渐向远处扩散，致管壁增厚，管腔狭窄，引起管腔闭塞性静脉炎及炎性肉芽肿样增生。有证据证明感染在 IPT 的发病中起重要作用：①病变组织中培养出肺炎克雷伯菌和大肠埃希菌；②病变组织切片可见革兰氏阳性球菌和寄生虫片段；③病变组织切片中找到真菌；④病变组织中找到 EB 病毒 RNA。有文献报道 57% 的 IPT 病例有发热史，实验室检查常有白细胞升高、红细胞沉降率增快、C 反应蛋白增高等炎性反应表现，组织学显示病灶内有大量多克隆性质的浆细胞浸润，有闭塞性脉管炎表现。

2. 免疫反应学说 在 IPT 病灶内发现一种多克隆性质的浆细胞，包含的主要成分为细胞角质素，免疫反应的主要成分为低相对分子质量的细胞角质素抗体，具有辨认胆道和肝细胞的功能，诱使胆道内纤维化及局部纤维组织细胞增生，类似 Riedel 甲状腺炎的变化。许多学者认为上述的闭塞性静脉炎变化与 Riedel 甲状腺炎、特发性腹膜后纤维化和纵隔纤维化等的血管改变的性质相同，是一种自身免疫性疾病。目前认为与自身免疫性疾病、硬化性胆管炎、溃疡性结肠炎等有关，因为给予非甾体类抗炎药治疗有效。

3. 真菌感染学说 真菌感染后分布在损害区的组织细胞内，诱发原发性硬化性胆管炎及闭塞性门静脉炎，胆汁外溢促使玻璃样纤维细胞、多克隆浆细胞和淋巴细胞的高度增殖，诱发 IPT 的形成。

【病理】

IPT 的基本病理特征是炎性增生肿块，主要由纤维基质和浆细胞为主的各种慢性炎性细胞浸润所构成的局灶性病变，多呈圆形或椭圆形，长径 1～25cm。IPT 多见于肝脏表面，可与腹壁、膈肌和周围组织有炎性粘连；少数可位于肝实质深部或第一、二肝门附近。IPT 可有或无完整包膜，界限清楚，坚硬，质韧，其切面光滑平整，呈灰白色或黄色。镜下可见浆细胞、组织细胞、成纤维细胞及环状细胞等各种炎性细胞。部分病例其组织形态学上还可以出现单个或多个瘤巨细胞，并且有一定的异形，其生长方式呈浸润性生长，但无明显的肿瘤性坏死或病理核分裂。病变周围有明显炎症及纤维组织增生，有的可能是大量肝细胞坏死，但液化少见。

【临床表现】

各个年龄组均可发病，患者多为单发病灶，少数可多发。左右肝均可发生，也可两肝同时发生。大多数患者主要临床表现有上腹部胀痛不适、间歇性发热伴消瘦。少数患者有疲劳、恶心、呕吐等症状，约 10% 的患者有黄疸。部分患者可无明显临床症状，于体检时偶然发现。查体部分患者可触及质韧、光滑的肿物，一般无肝掌、蜘蛛痣等肝硬化的体征。

【辅助检查】

1. 超声检查 超声检查图像肿瘤表现为圆形或椭圆形肿块，以低回声为主，极少为强回声，内部回声可不均匀，可见散在分布的中小光点，周边无声晕，约半数病例后壁回声有轻度增强，部分病例异常回声区中心部可见较明显的小圆形液性暗区，其囊壁轮廓尚清楚；如病灶较大或靠近血管时，可见血管被推移，而无侵蚀或包绕等征象。肿块边界可清晰或模糊，多普勒一般无血流信号，有时可发现门静脉分支穿过或包绕 IPT，管壁增厚、管腔狭窄，此征象有一定的诊断价值。如果肿块位置表浅或与腹壁有粘连，超声检查常能发现。

2. CT检查　IPT较为少见，多为长径2～4cm的小型病灶。多位于肝脏表面，可与腹壁、膈肌和周围组织有炎性粘连；少数可位于肝实质深部或第一、二肝门附近，CT平扫表现为肝实质内低密度影，其形态多样化，以不规则居多，呈圆形或椭圆形、葫芦状、三角形、杵棒状等，边界欠清晰，病灶边缘有时可见到小棘样突起。CT平扫一般不至于漏诊，但常常定性困难。

3. 磁共振检查　MR的SE序列在病灶的检出方面有较大的限度，因为IPT在T_1WI和T_2WI上与肝实质的信号差异不明显，明确诊断还需要结合动态增强扫描。近年来由于梯度回波及快速自旋回波序列的应用，使图像的分辨率得到极大的提高，并能进行肝脏增强的三期适时扫描。IPT在T_1WI上病灶多为等信号或略低信号，其内信号可不均匀；在T_2WI上，也多以等信号或略低信号，若病灶以凝固性坏死纤维增生为主，含自由水少，表现为低或等信号；若病灶内有较多炎性细胞浸润，因含水较多，可表现为稍高信号。增强MRI提高了病灶和肝实质之其他间的信号差异，而且可以动态观察病灶的血供情况，在病灶的定性诊断中有重要的作用。因IPT是乏血供的，增强早期和CT一样，大多数病灶无强化。中晚期强化表现与CT增强类似，病灶内和病灶边缘的纤维组织表现为环形、线状或边缘结节状强化和中心核心样强化，最常见的是周边的环形强化，病灶中的纤维间隔可有延迟强化表现，较有特征性。病灶附近血管无受压、变窄、移位。其中凝固性坏死和夹杂的细胞成分表现为不均匀的低信号。

【诊断与鉴别诊断】

IPT的诊断要点主要包括：①多为肝右叶单发肿块，短期内肿块可缩小；②中老年男性多见；③常有发热、肝区痛和消瘦、乏力等表现；④外周血白细胞可升高，红细胞沉降率和C反应蛋白可增加；⑤既往无肝炎、肝硬化表现；⑥肿瘤指标AFP和CEA正常；⑦肿块B型超声为低回声，CT平扫为低密度，多无增强，延迟期呈现周边增强；⑧血管造影为少血管影。

临床上须注意与少血供的结节和肿块鉴别。

1. 肝细胞性肝癌　主要由肝动脉供血，扫描动脉期可见肿瘤明显强化，门静脉期和延迟期病灶为低密度。但对于少血供的肝细胞癌，动脉期无强化或轻度强化，可进一步MR检查病灶内有无纤维分隔，另外小肝癌常有脂肪变性，在MR反相位上呈现低信号，结合患者有无肝炎/肝硬化病史及甲胎蛋白检查有助于判断。

2. 转移性肝癌　肝脏是转移性肿瘤的好发部位。CT可出现动脉期及门静脉期边缘环形强化，但转移性肝癌一般为多发类圆形病灶，可具有"牛眼征"表现，病灶内无纤维化分隔及中心结节强化，结合临床有其他部位的恶性肿瘤病史，有助于鉴别诊断。

3. 胆管细胞癌　以肝左叶较多见，常伴有肝内胆管结石及胆管炎症，多数平扫为边界不清或较清的病灶，密度较低，其内可见囊性更低密度区，可见肝脏表面轻度皱缩。增强扫描为少血供病灶，以边缘轻、中度强化为主，并延迟持续强化，呈"慢进慢出"表现，可出现病灶边缘分叶征、病灶周围胆管扩张或"胆管包绕征"。CEA、CA19-9可升高。

4. 肝脓肿　慢性肝脓肿以中央液化坏死为主，周边有完整包膜，增强后呈环形强化，外周有低密度水肿环，周围肝实质可见充血强化，临床有发热及白细胞升高，抗炎治疗后好转。

5. 血管瘤　血管瘤动脉期边缘结节样明显强化，随时间延长，强化逐渐向病灶中心推进，延迟扫描呈等密度充填。

【治疗】

由于IPT进展缓慢，症状常较轻，多未见严重并发症，国内至今未见有恶变的报道，而且部分患者未经任何治疗，自然缓解或消退。因此，多数学者认为，应首选保守治疗，有胆道梗阻者放入支架、使用抗生素、非甾体类消炎药、类固醇等药物治疗可使病灶消退，甚至患者可进行简单的临床观察，定期随访。

但若较长时间保守治疗无效，应考虑手术治疗。手术指征：①高度怀疑肝脏恶性肿瘤者（尤其AFP、CA19-9、CEA显著升高）；②经保守治疗后体温不降；③持续观察，瘤体进行性增大；④引起胆道梗阻、门静脉高压症等严重并发症。手术一般难度不大。具体术式可根据术中全面探查病灶位置及范围以及术中冷冻切片病理检查结果，行非解剖性局部切除、包膜外切除、规则性切除术等。切除病灶的同时最大限度地保留正常肝脏，尽可能地减少术中失血和输血，避免不必要的肝脏扩大切除术。对于肿块较小、位置较深的病变，有学者建议采用射频消融治疗，但亦有学者报道，射频消融治疗IPT无效。故非手术治疗效果尚待进一步验证。

（李　爽　陆　伟）

推 荐 阅 读

[1] WONG J S，TAN Y M，CHUNG A，et al. Inflammatory pseudotumour of the liver mimicking cholangiocarcinoma[J]. Ann Acad Med Singapore，2013，42（6）：304-306.

[2] SHAMBHAVI V，BICHANT C S，HSSA B，et al. Inflammatory myofibroblastic tumor of the hepatobiliary system：report of MR imaging appearance in four patients[J]. Radiology，2003，227（3）：758-763.

[3] SCHMID A，JÄNIG D，BOHUSZLAVIZK A，et al. Inflammatory pseudotumor of the liver presenting as incidentaloma：report of a case and review of the literature[J]. Hepatogastroenterology，1996，43（10）：1009-1014.

[4] GOLLAPUDI P，CHEJFEC G，ZARLING E J. Spontaneous regression of hepatic pseudotumor[J]. Am J Gastronteroenterol，1992，87（2）：214-217.

[5] 孙启刚，周开伦，郑进方，等. 16 例肝脏炎性假瘤的诊断和治疗 [J]. 临床外科杂志，2013，21（4）：261-263.

[6] IGUCHI H，YAMAZAKI H，TSUNODA H，et al. A case of inflammatory pseudotumor of the liver mimicking hepatocellular carcinoma on EOB-MRI and PET[J]. Case Rep Med，2013，2013：594254.

第七章

非酒精性脂肪性肝病

非酒精性脂肪性肝病（non-alcoholic fatty liver disease，NAFLD）是一种与胰岛素抵抗（insulin resistance，IR）和遗传易感密切相关的代谢应激性肝损伤。疾病谱包括单纯性肝脂肪变、非酒精性脂肪性肝炎（nonalcoholic steatohepatitis，NASH）、肝硬化和肝细胞癌（hepatocellular carcinoma，HCC）。NAFLD不仅是肝病残疾和死亡的重要原因，还与代谢综合征（metabolic syndrome，MetS）、2型糖尿病（type 2 diabetes mellitus，T_2DM）、动脉硬化性心脑肾血管疾病以及结直肠肿瘤等的高发密切相关。

【流行病学】

随着生活方式的改变、人口老龄化以及肥胖的流行，NAFLD已成为中国乃至全球最常见的慢性肝病，普通成人NAFLD患病率介于6.3%～45.0%，其中10%～30%为NASH。从全球来看，中东和南美洲NAFLD患病率最高，非洲最低，包括中国在内的亚洲多数国家NAFLD患病率处于中上水平（>25%）。因此，NAFLD的患病率无明显东西方差异。来自上海、北京等地区的流行病学调查显示，普通成人B超诊断的NAFLD患病率10年期间从15%增加到31%以上，50～55岁以前男性患病率高于女性，其后女性的患病率增长迅速甚至高于男性。1996—2002年期间上海某企业职工健康查体血清丙氨酸氨基转移酶（ALT）增高者NAFLD检出率从26%增至50%以上，NAFLD目前已成为健康查体血清ALT和γ-谷氨酰转肽酶（γ-glutamyl transpeptidase，GGT）增高的主要原因。

多项研究报道通过动态肝活检发现非酒精性脂肪肝可进展为肝纤维化、肝硬化和HCC。美国NAFLD患病率为25%，其中25%为NASH，后者又有25%并发肝纤维化，最终1%～2%会发生肝硬化和HCC。在152例肝活检证实的NAFLD患者中NASH占41%，肝硬化占2%；另一项101例肝活检证实的NAFLD患者中，NASH和肝硬化分别占54%和3%。合并MetS、T_2DM的NAFLD患者通常肝组织学损害严重，NASH和进展性肝纤维化检出率高。

中国NAFLD患病率变化与肥胖症、T_2DM和MetS流行趋势相平行。一方面，NAFLD患者合并肥胖症、高脂血症、T_2DM的患病率分别为51.3%、69.2%、22.5%；另一方面，肥胖症、高脂血症、T_2DM患者NAFLD的患病率分别高达60%～90%、27%～92%和28%～70%。

在我国，愈来愈多的慢性乙型肝炎病毒（hepatitis B virus，HBV）感染因为肥胖和代谢紊乱而并发NAFLD。与普通人群不同，乙型肝炎患者合并脂肪肝往往程度较轻，通常需要肝活检或肝脏瞬时弹性检测等特殊检查才能发现。在肝活检证实的慢性乙型肝炎患者中，脂肪肝检出率已从2002年的8.2%增长至2011年的31.8%。当前，脂肪肝已成为导致慢性HBV感染免疫耐受期、低病毒血症或病毒已被抑制后的乙肝患者肝酶异常的主要原因。

NAFLD同样也是儿童和青少年最常见的慢性肝病。随着肥胖症的全球化流行，儿童脂肪肝越来越常见。肥胖儿童脂肪肝患病率为23%～77%。10岁以上儿童NAFLD患病率比低龄儿童高。第3次美国健康与营养调查显示，2～19岁儿童脂肪肝患病率为9.6%，而肥胖儿童和青少年脂肪肝患病率高达38.0%。日本的一项4～12岁儿童的肝脏B超检查显示，脂肪肝患病率2.6%，肥胖为其主要危险因素。中国上海1 180名9～14岁学生B超检查发现，脂肪肝患病率为2.1%，肥胖和超重学生脂肪肝患病率分别为13.8%和2.9%。与成人相似，肥胖、内脏脂肪增加、IR和MetS其他组分等也是NAFLD发生的危险因素。

【病因】

肥胖、糖耐量异常或糖尿病以及高脂血症被认为是NAFLD最常见的易患因素，也被称为原发性因素。营养不良、胃肠道术后、全胃肠外营养、减肥造成体重急剧下降、药物、工业毒物及环境因素也可导致本病，被称为继发性因素。一般所述 NAFLD 常指原发因素所致。

（一）肥胖

肥胖是指体内过剩的脂肪组织蓄积状态，是由于长期能量过剩所致。我国肥胖的流行情况在迅速发展。肝脏 B 超显示，约 50% 的肥胖症患者并发脂肪肝，而实施减肥手术的肥胖症患者肝组织学研究发现，30% 呈现轻重不一的单纯性脂肪肝，30% 为 NASH，25% 并发肝纤维化，1.5%～8.0% 发生肝硬化。部分患者尽管体重未达肥胖标准，但其内脏脂肪明显增加，表现为腰围或腰围与臀围比值增大，也可出现脂肪肝。提示在肥胖相关性脂肪肝中有可能的治病原因不是一般意义上的肥胖，即不是量的肥胖而是质的肥胖。此外，肥胖者短期内体重波动过大以及消瘦者短期内体重增长过快也易诱发脂肪肝。总之，肥胖症现已成为发达国家和富裕地区脂肪肝的重要病因，体质指数（body mass index，BMI）和腰围与脂肪肝的发生发展明显相关。

（二）糖尿病

糖尿病是一种常见的以葡萄糖利用不良和血糖升高为特征的碳水化合物代谢紊乱性疾病。近来由于生活水平的提高，糖尿病的患病率在成人中已高达 10%，其中 90% 以上的糖尿病为 T_2DM。肥胖和运动不足是 T_2DM 重要的致病因素，尽管 60%～80% 的 T_2DM 患者肥胖，但仅不到 15% 的肥胖者可发展为 T_2DM，其 NASH 以及肝硬化和 HCC 的发生率较不伴糖尿病者高 2～3 倍。临床上，约 40% 的 T_2DM 合并脂肪肝，且大多为中度以上脂肪肝，接受胰岛素治疗者 NASH 的发生率增加，若出现脂肪坏死，则继之可形成肝硬化。而 1 型糖尿病仅 4.5% 的患者合并 NAFLD。

（三）高脂血症

NAFLD 患者各型高脂血症均可见，关系最为密切的为高甘油三酯血症，常伴有肥胖和 T_2DM。MetS 有家族史，可出现肥胖、高血压、高胰岛素血症、高脂血症以及脂肪肝。血脂异常多表现为甘油三酯升高和高密度脂蛋白胆固醇下降。高脂饮食和含糖饮料均可诱发高脂血症，进而参与脂肪肝的发生。无肥胖、T_2DM 的单纯性高胆固醇血症对脂肪肝形成的影响不如高甘油三酯血症明显。原发高脂血症引起的脂肪肝，其血脂升高程度常为中、重度。临床上，NASH 患者中 20%～81% 有高脂血症。

（四）遗传因素

我国汉族居民 NAFLD 的遗传易感基因与国外报道基本相似，PNPLA3 I148M 与 NASH 及其严重程度密切相关。*PNPLA3* 基因多态性可能与亚洲以及我国人群中存在的瘦人脂肪肝相关。此外，TM6SF2E167K 变异与 NAFLD 发生的相关性在亚洲已有相关研究中得到证实，但在中国人群中，仅有 0.4% 的 TM6SF2 变异，这类患者 IR 的特征不明显。

此外，某些家庭中的人具有患某种疾病的素质，如肥胖、T_2DM、原发性高脂血症等，此种现象称其为遗传易感性，并且与 IR 相关的遗传易感性决定着个体易于发生 NAFLD。

（五）瘦人 NAFLD

应用 2000 年世界卫生组织西太平洋地区标准诊断超重和肥胖症，BMI 正常成人（瘦人）NAFLD 患病率亦高达 10% 以上。瘦人 NAFLD 通常有近期体重和腰围增加的病史，高达 33.3% 的 BMI 正常的 NAFLD 患者存在 MetS。肌肉衰减综合征（肌少症）与瘦人和肥胖症患者脂肪肝的发生都独立相关。

（六）其他

此外，高尿酸血症、红细胞增多症、甲状腺功能减退、垂体功能减退、睡眠呼吸暂停综合征、多囊卵巢综合征也是 NAFLD 发生和发展的独立危险因素。

【发病机制】

本病的发病机制复杂。"二次打击"学说已被大多数学者所接受，并在此基础上提出了"多次打击"学说。初次打击主要指肥胖、T_2DM、高脂血症等伴随 IR 引起的肝细胞内脂质过量沉积，使其对内外源性损害因子的敏感性增高，但由于机体适应性反应机制中的抗氧化、抗细胞凋亡效应以及抗脂肪毒性等防御能力可与之抗衡，使大多数单纯性脂肪肝呈良性经过，其结构和功能改变是可逆的。二次打击主要为反应性氧化代谢产物增多和脂质过氧化，导致线粒体功能障碍、炎症介质和细胞因子的产生，进而使脂肪变性的肝细胞发生炎症、坏死，即 NASH。持续存在的 NASH 被称为"三次打击"，进而诱发细胞外基质的生成，形成脂肪性肝纤维化或肝硬化。IR 和高胰岛素血症为原发性 NAFLD 的始动因素，其他因素可与 IR 共同但也可单独导致肝脂肪变。

（一）IR

IR 在 NAFLD 的发病机制中具有重要作用。研究表明，几乎所有的 NAFLD 患者都存在周围组织和肝脏的 IR，而且不一定伴有糖耐量异常或肥胖，且 IR 的严重程度与 NAFLD 的病情进展和预后相关。高热量、高脂肪以及富含果糖饮料和食品的摄入，导致血液葡萄糖和游离脂肪酸水平增加，诱发高胰岛素血症和 IR，进而导致大量游离脂肪酸和胆固醇进入肝脏合成甘油三酯，肝细胞内脂肪异常增多形成脂肪肝。此外，IR 还可降低脂肪组织和骨骼肌对葡萄糖的摄取，诱发高血糖，进而促进葡萄糖在肝细胞内向脂肪酸和甘油三酯转化，增加肝脏脂肪的从头合成。脂肪肝时通过蓄积的二酰甘油和神经酰胺等脂质中间体导致胰岛素信号级联反应抑制，进而诱发 IR 和脂质沉积的恶性循环。

（二）脂质代谢紊乱和脂肪异位

脂质代谢紊乱可能与下列几个环节有关：①脂质摄入异常：高脂饮食、高脂血症以及外周脂肪组织动员增多，促使游离脂肪酸输送入肝脏增多；②线粒体功能障碍，游离脂肪酸在肝细胞线粒体内氧化磷酸化和 β 氧化减少，转化为甘油三酯增多；③肝细胞合成游离脂肪酸和甘油三酯增多；④极低密度脂蛋白合成不足或分泌减少，导致甘油三酯运出肝细胞减少。上述因素造成肝脏脂质代谢的合成、降解和分泌失衡，导致脂质在肝细胞内异常沉积。

内脏脂肪组织 IR 是导致肝脏脂肪异位的重要原因之一，并与肝细胞的脂毒性、氧化应激和细胞损伤有关。继发于肝脏和全身白色脂肪组织释放的炎性细胞因子和脂肪因子，可导致肝脏炎症损伤和全身炎症反应。此外，长期热量过多引起脂肪组织难以存放过多脂肪时会导致脂肪异位，而脂肪异位尽管以发生在肝脏最为常见和严重，但胰腺、心包、骨骼肌、动脉血管等组织和器官也可发生脂肪浸润，从而导致 NAFLD 患者 T₂DM、MetS 及其相关心血管疾病危险性增加。

（三）肠 - 肝轴

不少证据表明肠道菌群紊乱、小肠细菌过度生长、肠黏膜通透性增加，通过影响营养物质的吸收、代谢性内毒素血症、内生性乙醇、胆碱代谢、胆汁酸的肠肝循环等途径，促进肥胖、T₂DM 和 NAFLD 的发病。某些特定肠道微生物群及其代谢产物变化参与了肝脂肪变、炎症损伤、肝纤维化和 HCC 的发病。研究发现，肠道微生物可以影响脂肪储存和能量捕获，在 IR 的发生及相关糖尿病发生中具有一定作用。

（四）细胞因子和炎症反应

多种饮食成分所致的组织相对缺氧和缺氧诱导因子激活在巨噬细胞浸润过程中发挥作用，巨噬细胞可产生多种促炎细胞因子，或诱导邻近的脂肪细胞产生脂肪细胞因子，如脂联素、瘦素、内脂素、IL-6 和 TNF-α 等，这些细胞因子可以拮抗胰岛素抑制脂解的作用，并在脂肪组织内形成促炎背景。这些细胞因子也进入循环并诱导肝脏进一步产生炎症因子。

【病理】

根据病理分型将慢性脂肪肝分为单纯性脂肪肝、NASH、脂肪性肝纤维化和肝硬化。

（一）单纯性脂肪肝

单纯性脂肪肝的主要病理改变是人泡性或以大泡为主的肝细胞脂肪变，累及 5% 以上的肝细胞。所谓大泡性脂肪变是指肝细胞质内出现孤立的长径大于 25μm 的脂滴，肝细胞核被挤压而移位，脂滴大者甚至可达 4～5 个正常肝细胞大小，类似脂肪细胞。脂肪变性的肝细胞在肝小叶内呈向心性分布（肝腺泡 3 区），严重者可向肝腺泡 2 区和 1 区蔓延。但是不伴肝细胞气球样变和肝细胞坏死，肝脏无明显炎性细胞浸润，也没有肝纤维化。

（二）NASH

NASH 除具有肝细胞脂肪变外，还有肝细胞气球样变和肝细胞坏死。小叶内炎症呈混合性炎性细胞浸润，包括淋巴细胞、单核细胞和中性粒细胞，见于肝窦、肝细胞坏死灶，绕于含玻璃样小体的肝细胞周围。小叶内炎症程度变化较大，一般与肝细胞损伤程度一致。通常坏死灶较小，重者可呈融合坏死或桥接坏死。肝细胞气球样变多见于肝腺泡 3 区，位于脂肪变肝细胞之间，在窦周纤维化区明显。此外，NAFLD 患者肝细胞中可见空泡状核，又称糖原核，其为核内糖原贮积，含糖原的胞核增大，在制片过程中糖原丢失，故肝细胞核呈空泡状，染色质被挤于周边部，使核膜增厚。在 NAFLD 中 75% 可见糖原核。

一般来讲，肝腺泡 3 区大泡性为主的肝细胞脂肪变、小叶内炎症以及肝细胞气球样变为诊断 NASH 的必备条件；窦周纤维化、糖原核、小叶内脂肪性肉芽肿等有助于 NASH 的诊断。

（三）脂肪性肝纤维化和肝硬化

大泡性脂肪肝伴肝星状细胞增生、活化及胶原蛋白等细胞外基质成分过多沉积，形成脂肪性肝纤维化。最近认为，坏死、炎症和肝巨噬细胞增加并非肝纤维化形成的必备条件，纤维化程度与致病因素的持续存在以及脂肪肝的严重程度有关。

窦周纤维化，又称肝细胞周围纤维化，它是脂肪性肝纤维化的常见类型，表现为肝腺泡 3 区脂肪变或气球样变的肝细胞周围有细胞外基质沉着,狄氏间隙毛细血管化,肝窦内皮细胞筛孔总数减少及基底膜形成。窦周纤维化时小叶内网状纤维增多、增粗、胶原化,胶原纤维沿窦周沉积环绕肝细胞,并阻塞窦腔,镜下呈网格状,网眼中围绕的肝细胞显著萎缩变小,甚至消失。网状纤维进一步发展可形成片状或纤维间隔,伴肝小叶结构紊乱。

汇管区及其周围纤维化主要变现为汇管区及其周围大量成纤维细胞增殖,最初,增生的纤维自汇管区呈放射状扩展向小叶周围延伸,然后逐渐与邻近部位的纤维束连接起来。轻者汇管区无明显扩大,但胶原纤维增多、致密;重者汇管区扩大,胶原纤维明显增粗、密集,纤维性间隔向小叶内放射状延伸侵蚀界板,从而分隔肝实质或小叶,出现各种桥接纤维化。

桥接纤维化是指贯穿于肝小叶内,连接于两个血管区之间的纤维组织,又称为纤维间隔。纤维间隔可以由汇管区到中央静脉;中央静脉到中央静脉。间隔可呈不同宽度或形状,可致肝小叶结构紊乱,最终可发展为肝硬化。

脂肪性肝纤维化和肝硬化在病理上分为4期:1期,腺泡3区静脉周围、窦周或细胞周围纤维化;2期,窦周纤维化合并门静脉周围纤维化;3期,桥接纤维化或间隔纤维化;4期,肝硬化。

【临床表现】

NAFLD的发生多伴有全身其他系统代谢紊乱和疾病。其在肝脏中的发展进程临床上分为非酒精性肝脂肪变、NASH及相关肝硬化和HCC。

(一)非酒精性肝脂肪变和NASH

非酒精性脂肪肝多起病隐匿,发病缓慢。多数患者无症状。部分患者可有乏力、右上腹轻度不适、肝区隐痛、腹胀等非特异症状。严重NASH可出现黄疸、食欲缺乏、恶心、呕吐等症状。即使已发生NASH,有时症状仍可缺如,故多在评估其他疾病或健康体检作肝功能及影像学检查时偶然发现。肝脏肿大为NAFLD的常见体征,发生率可超过75%,多为轻至中度肝大,表面光滑、边缘圆钝、质地正常或稍硬而无明显压痛。门静脉高压等慢性肝病的体征相对少见,脾肿大的检出率在NASH病例中一般不超过25%。局灶性脂肪肝由于病变范围小,临床表现多不明显,但同时并存其他肝病时例外。

部分NAFLD患者在其漫长的病程中,除可能有其原发基础疾病的表现外,有时可出现肝区隐痛、腹胀等主诉。这些症状可能与肝内脂肪浸润导致肝大、肝包膜过度伸张有关,在肝内脂肪浸润消退、肝大回缩后,相关症状可缓解。与大多数其他慢性肝病一样,NAFLD患者肝损伤的症状和体征与其组织学改变相关性较差。为此,在NAFLD的某一阶段缺乏肝病相关症状和体征并不提示其远期预后良好,因为许多NASH或肝硬化患者在肝功能失代偿征象发生之前的数年内往往呈良性临床经过。

(二)NAFLD相关肝硬化

肝活检提示肝纤维化及其严重程度可准确预测NAFLD患者肝病死亡风险。轻至中度肝细胞脂肪变但无任何肝脏炎症迹象者在15~20年内很少会并发肝纤维化,其余患者每7~10年肝纤维化可进展一个等级。合并高血压的NAFLD患者进展至肝硬化的比例高达20%,初诊时并存糖尿病者肝纤维化进展更快。临床表现除了NASH相关症状外,还可表现为黄疸、脾大、腹水、出血倾向、肝性脑病、食管胃底静脉曲张破裂出血等。

NASH是单纯性脂肪肝进展为肝纤维化的中间阶段,单纯性脂肪肝患者随访10~20年肝硬化发生率仅为0.6%~3.0%,而NASH患者10~15年肝硬化发生率15%~25%。MetS的组分越多、肝酶异常、体重和年龄增加,以及肝脏炎症、气球样变和肝纤维化,都是NAFLD患者疾病进展的危险因素。有研究报道40.8% NASH患者随访中肝纤维化进展,NASH患者平均每年纤维化进展等级,大约是慢性丙型肝炎患者的一半。多项动态肝活检研究发现,NAFLD患者脂肪变和炎症程度随着肝纤维化的进展逐渐减轻,发展至肝硬化时高达70%的患者NASH完全消退而呈现为"隐源性肝硬化"。NASH肝硬化患者代偿期可以维持很长时间,一旦失代偿则病死率很高。

(三)NAFLD相关HCC

有证据表明,NASH与HCC之间有因果关系,非酒精性脂肪肝和NASH患者HCC发病率分别为0.44%和5.29%。当前NAFLD相关HCC越来越多,NASH是隐源性HCC患者最常见的原因。在2004—2009年美国HCC数据库4929例HCC患者中,NAFLD相关HCC以每年9%的速度递增;与丙肝相关HCC相比,NAFLD相关HCC患者年龄大、生存时间短、多合并心脏疾病、肿瘤体积大、接受移植比例低。NAFLD患者HCC与隐源性肝硬化、肥胖和糖尿病有关。此外,NAFLD相关HCC患者多数合并肥胖、DM、高血压病和血脂紊乱,NAFLD患者HCC的危险因素包括肝硬化、MetS、T_2DM以及 PNPLA3 和 TM6SF2 基因变异。合并 MetS 或 NAFLD 的肝硬化患者需筛查 HCC。

NAFLD 相关 HCC 临床起病隐匿，早期无典型症状，中晚期表现与肝炎相关 HCC 相似，可表现为肝区疼痛、肝大、黄疸、腹水、消瘦等。其发病机制涉及炎症通路、代谢异常以及氧化应激等方面。脂肪组织等肝外组织可能是炎症介质的主要来源，而炎症网络可促进单纯性脂肪肝向 NASH 以及肝纤维化和癌症发展。

（四）肝外表现

NAFLD 患者除了肝脏损害表现，也常合并 MetS、T_2DM、心脑血管疾病、胆石症等肝外疾病的相关临床表现。NAFLD 可能是 T_2DM 的危险因素和早期病变。合并糖尿病的 NAFLD 患者更可能是 NASH，而不是单纯性脂肪肝。糖尿病是各种类型慢性肝病患者发生肝硬化、HCC 和肝功能衰竭的独立危险因素。NAFLD 患者发生糖尿病和动脉硬化性心血管疾病，比发生肝硬化更早、更致命。有研究发现，ALT 或 GGT 水平升高，会增加脑卒中和冠心病的风险。此外，NAFLD 患者结直肠腺瘤、胆石症、慢性肾病、多囊卵巢综合征的患病率明显增高。以上这些表现可能与其加重代谢紊乱和诱导 IR 有关。

【辅助检查】

（一）实验室检查

转氨酶升高是 NASH 最常见的表现，但需注意血清 ALT 正常并不意味着无肝组织炎症损伤，ALT 增高亦未必是 NASH。ALT 水平常高于门冬氨酸氨基转移酶（aspartate aminotransferase，AST），但 AST 水平有时也可明显升高，尤其是发生肝硬化时，但 AST/ALT 比值可小于 1.3。GGT 和碱性磷酸酶（alkaline phosphatase，ALP）亦可升高，以 GGT 升高更为明显。病情进一步进展时血清白蛋白水平降低和凝血酶原时间延长，常出现在胆红素代谢异常之前。MetS、血清 ALT 和细胞角蛋白 -18（M30 和 M65）水平持续增高，提示 NAFLD 患者可能存在 NASH，需要进一步的肝活检组织学检查证实。

疑似 NAFLD 患者需要全面评估人体学指标和血液糖脂代谢指标及其变化。对于 NAFLD 患者需要常规检测空腹血糖和糖化血红蛋白，甚至进一步行葡萄糖口服糖耐量试验，筛查空腹血糖调节受损、糖耐量异常和糖尿病。HOMA-IR 是用于评价群体的 IR 水平的指标，计算方法如下：空腹血糖水平（mmol/L）× 空腹胰岛素水平（mIU/L）/22.5，正常成人 HOMA-IR 指数大约为 1。无糖调节受损和糖尿病的 NAFLD 患者可以通过 HOMA-IR 评估胰岛素的敏感性，"瘦人"脂肪肝如果存在 IR，即使无代谢性危险因素亦可诊断为 NAFLD，随访中 HOMA-IR 下降预示 NAFLD 患者代谢紊乱和肝脏损伤程度改善。部分 NAFLD 患者有甘油三酯、低密度脂蛋白胆固醇升高和高密度脂蛋白胆固醇下降。

（二）影像学检查

1. 超声显像　实时超声诊断简便、价廉、无创，是目前诊断脂肪肝和监测其变化的首选方法，同时也被应用于脂肪肝的流行病学调查。B 超还可以早期发现胆石症、肝脏占位性病变和腹水等并发症。在超声声像图上，脂肪肝的特征性改变为：肝实质内弥漫细密的高回声斑点（"明亮肝"），肝静脉和门静脉分支随病变加重而变细、变窄，显示不清，肝深部回声衰减加重，肝脏肿大、饱满，肝缘变钝。当肝细胞脂肪变大于 30% 时，超声可检出；当肝脂肪变达 50% 以上时，超声诊断的敏感性高达 90%；超声对鉴别局灶性脂肪肝和发现异常血流有一定参考价值。诊断标准：①肝实质点状高回声，回声强度高于脾脏和肾脏；②肝脏远场回声衰减；③肝内脉管显示不清。凡具备第①项加第②③项之一者，可确诊；仅具备第①项者，可作为疑似诊断。根据 NAFLD 的超声特征，可粗略判断肝脂肪变的程度：轻度，光点细密，近场回声增强，远场回声轻度衰减，血管结构清晰；中度，光点细密，近场回声增强，远场回声衰减明显，血管结构不清晰；重度，光点细密，近场回声显著增强，远场回声显著衰减，血管结构不能辨认。然而，B 超难以准确检出肝脂肪变在 5%~30% 的轻度脂肪肝。此外，难以区分非均质性脂肪肝与肝脏肿瘤，需进一步行肝脏电子计算机断层扫描（computed tomography，CT）或磁共振成像（magnetic resonance imaging，MRI）检查帮助诊断。必要时需肝活检证实或排除。

2. CT　CT 诊断脂肪肝的特异性可能高于 B 超，可半定量分析肝内脂肪含量，但缺点为价格贵且检查不可避免需接触 X 线。脂肪肝的典型 CT 特征是肝脏密度普遍低于脾脏，当肝 / 脾 CT 比值≤1 时为轻度；肝 / 脾 CT 比值≤0.7 且肝内血管显示不清为中度；肝 / 脾 CT 比值≤0.5 且肝内血管清晰可见为重度。脂肪性肝硬化的典型影像学特征是肝裂增宽，肝包膜增厚，表面不规则，肝内密度不均匀，肝叶比例失常，门静脉主干管径增粗等。

3. 基于 MRI 的检查　近年，基于 MRI 的磁共振波谱分析（magnetic resonance spectroscopy，MRS）、

磁共振实时弹性成像(magnetic resonance elastography, MRE)、MRI- 质子密度脂肪含量测定(proton density fat fraction,PDFF)被用于 NAFLD 患者肝脂肪变和纤维化的诊断。MRS 能够检出 5% 以上的肝脂肪变,准确性很高,MRE 对 NAFLD 患者肝硬化的阴性预测值很高,缺点是花费高和难以普及。MRI-PDFF 是一种客观的、定量的、无创和无干扰因素的估计肝脏脂肪含量的成像方法,可以绘制整个肝脏的脂肪图。MRI-PDFF 在评估肝脏脂肪变方面与肝组织学脂肪变程度趋势一致性较好。

4. FibroScan 或 FibroTouch　FibroScan 和 Fibro-Touch 瞬时弹性记录仪通过振动控制瞬时弹性成像技术可同时测定受控衰减参数(controlled attenuation parameter,CAP)和肝脏弹性值(liver stiffness measurement,LSM),分别反映肝脂肪变和纤维化程度。目前,该技术已在国内广泛应用,并被证实有较高的准确性,具有无创、定量、可重复等优点。

就轻度脂肪肝的诊断而言,CAP 比超声和 CT 更敏感,并且 CAP 值可以准确区分轻度肝脂肪变与中重度肝脂肪变。CAP 值反映的肝脂肪变程度不受肝脏疾病病因的影响。与肝活检相比,CAP 更少受到抽样误差的干扰,因为其检测面积比肝活检组织大 100 倍。随访 CAP 值的变化,可在一定程度上反映肝脂肪变和代谢紊乱的好转或进展。与超声相比,CAP 易高估肝脂肪变程度,当 BMI > 30kg/m^2、皮肤至肝包膜距离 > 2.5cm、CAP 的四分位间距 ≥ 40dB/m 时,测得的 CAP 值会"假性"升高。此外,CAP 值区分不同程度肝脂肪变的诊断阈值及其临床意义尚待明确。

LSM 值可以敏感判断 NAFLD 患者是否存在肝纤维化。肝脏弹性值越大,提示肝纤维化程度可能越重,发生肝硬化相关并发症的风险越大。LSM 值有助于区分无 / 轻度纤维化(F0,F1)与进展期肝纤维化(F3,F4),但是至今仍无公认的阈值用于确诊肝硬化。肥胖症会影响 FibroScan 检测成功率,高达 25% 的患者无法通过 M 探头成功获取准确的 LSM 值。此外,LSM 值判断各期纤维化的阈值需要与肝病病因相结合;重度肝脂肪变(CAP 值显著增高)、明显的肝脏炎症(血清转氨酶 > 5ULN)、肝脏淤血和淤胆等都可高估 LSM 值判断肝纤维化的程度。如果肝脏硬度值正常,则基本可以排除肝硬化。

(三)诊断 NASH 及相关纤维化的无创生物学标志物模式

诊断 NASH 的无创生物学标志物主要包括:

MetS、血清 ALT 和细胞角蛋白 -18(M30 和 M65)水平持续增高,提示 NAFLD 患者可能存在 NASH,需要进一步的肝活检组织学检查证实。许多因素可以影响 NAFLD 患者肝纤维化的动态变化,应用临床参数和血清纤维化标记物不同组合的多种预测模型,可粗略判断有无显著肝纤维化(≥F2)和进展期肝纤维化(F3,F4)。诸如 AST/ALT 比值、APRI、FIB-4、NAFLD 纤维化评分(NAFLD fibrosis score,NFS)、BARD 评分等预测模型是极具潜力的临床工具,其中以 NFS 的诊断效率可能最高。一般来说,这些预测模型具有相对强大的阴性预测,但阳性预测较差,因此这些模型阴性可以可靠地排除进展期纤维化。

(四)肝穿刺活体组织学检查

肝穿刺活体组织学检查有助于明确病因及评价脂肪性肝病的严重程度。近几年欧洲提出的肝脂肪变、炎症、纤维化(steatosis activity fibrosis,SAF)评分将肝脂肪变程度与坏死性炎症活动程度分开(表 5-7-1)。炎症活动程度又分为小叶内炎症和肝细胞气球样变。SAF 评分根据有无肝脏炎症损伤将 NAFLD 分为非酒精性单纯性脂肪肝(nonalcoholic

表 5-7-1　SAF 评分标准

评分项目	特征描述	分值
脂肪变性(S)	<5%	0
	5%～33%	1
	34%～66%	2
	>67%	3
活动度(A)		
气球样变	无	0
	成簇肝细胞,细胞呈网格状,大小与正常肝细胞相似	1
	在 1 分的基础上,视野里有肿大的气球样变肝细胞,大小至少是正常肝细胞的 2 倍	2
小叶内炎症	无	0
	每个肝小叶内存在 1～2 个炎症坏死灶	1
	每个肝小叶内存在 2 个以上炎症坏死灶	2
肝纤维化(F)	无纤维化	F0
	窦周纤维化或门静脉周围纤维化	F1
	窦周纤维化合并门静脉周围纤维化	F2
	桥接纤维化	F3
	肝硬化	F4

fatty liver，NAFL）和 NASH，后者进一步根据有无肝纤维化及其程度分为早期 NASH（F0、F1）、纤维化性 NASH（F2、F3）和 NASH 肝硬化（F4）。SAF 评分综合评估肝脏炎症损伤和纤维化，考虑到了肝纤维化对 NAFLD 患者预后的影响，因此能更好地评估患者肝病的不良结局。

【诊断与鉴别诊断】

（一）诊断

1. **明确脂肪肝的诊断**　肝活检病理学发现有 5% 以上的大泡性或以大泡为主的肝细胞脂肪变或肝脏影像学显示弥漫性脂肪肝的典型改变，排除酒精滥用等可以导致肝脂肪变的其他病因即可诊断为 NAFLD。

2. **排除其他导致脂肪肝的疾病**　排除过量饮酒史（过去 12 个月男性饮酒折合乙醇量每周小于 210g，女性每周小于 140g），排除病毒性肝炎、药物性肝病、自身免疫性肝炎、肝豆状核变性等可导致脂肪肝的特定肝病，并除外全胃肠外营养、炎症性肠病、乳糜泻、甲状腺功能减退症、库欣综合征、β 脂蛋白缺乏血症、先天性脂质萎缩症、Mauriac 综合征等导致脂肪肝的特殊情况。

3. **判断 NAFLD 的临床类型**　临床将该病分 3 个类型：①非酒精肝脂肪变：又称单纯性脂肪肝，是 NAFLD 的早期表现，肝功能检查多数基本正常，影像学检查表现符合脂肪肝诊断标准。肝脏组织学表现为大泡性或大泡为主的脂肪变及 5% 以上肝细胞，可以伴有轻度非特异性炎症。② NASH：NAFLD 的严重类型，肝功能 ALT 可升高，也可正常，肝组织学表现为 5% 以上的肝细胞脂肪变合并小叶内炎症和肝细胞气球样变性。③ NAFLD 相关肝硬化：有肥胖症、MetS、T₂DM 或 NAFLD 病史的肝硬化，影像学或肝组织学提示脂肪肝肝硬化。

4. **代谢和心血管危险因素评估**　NAFLD 与 MetS 互为因果，代谢紊乱不但与 T₂DM 和心血管疾病高发密切相关，而且参与 NAFLD 的发生和发展，建议疑似 NAFLD 患者需要全面评估人体学指标和血液糖脂代谢指标及其变化。鉴于心血管事件是影响 NAFLD 患者预后的主要因素，所有 NAFLD 患者都应进行心血管事件风险评估。可通过测量人体学指标（如身高、体重、腰围、臀围等）、询问病史和常规空腹血糖、胰岛素、糖化血红蛋白、血脂检测等，筛查和评估肥胖、糖尿病、高脂血症、高血压等代谢相关危险因素的程度，以便判断进一步的治疗和预后。

（二）鉴别诊断

1. **慢性病毒性肝炎**　慢性 HBV、慢性丙型肝炎病毒（hepatitis C virus，HCV）等均可导致肝细胞脂肪变性，其中以基因 3 型丙型肝炎引起的肝细胞脂肪变性最为明显。HCV 诱导肝细胞脂肪变性的机制尚不明确，可能与核心蛋白在线粒体中的表达破坏线粒体结构影响线粒体功能从而干扰脂质氧化作用有关。宿主肥胖因素也易诱发 HCV 感染者出现脂肪肝。肥胖和 3a 型 HCV 感染可单独也可协同参与肝脂肪变性的发生与发展。临床通过病毒学检查即可鉴别。

2. **酒精性肝病**　酒精性肝病是由于长期大量饮酒导致的肝脏疾病。初期通常表现为脂肪肝，进而可发展成酒精性肝炎、肝纤维化和肝硬化。长期饮酒史指，一般超过 5 年，折合乙醇量男性≥40g/d，女性≥20g/d；或 2 周内有大量饮酒史，折合乙醇量＞80g/d。临床症状可无症状，或有右上腹胀痛、食欲缺乏、黄疸等；随着病情加重，可有神经精神症状、蜘蛛痣、肝掌等表现。实验室检查 AST/ALT＞2、GGT 升高、HCT 升高为酒精性肝病的特点，而 NAFLD 患者肝功能通常 AST/ALT＜1。禁酒后以上指标可明显下降，通常 4 周内基本恢复正常。大量饮酒的肥胖个体两者可并存，饮酒也可诱发或加剧 NASH。

3. **药物性肝病**　药物如他莫昔芬、胺碘酮、丙戊酸钠、甲氨蝶呤、糖皮质激素等均可引起肝脂肪变，可有转氨酶明显升高，甚至胆汁淤积表现。患者近期有明确用药相关史，停药后肝功能多于短期内恢复，符合药物性肝损伤诊断。部分患者可有 NAFLD 合并药物性肝损伤，此类患者症状较重，肝功能恢复较慢，治疗上在停用肝损药物基础上需同时坚持 NAFLD 相关治疗。

4. **其他**　如自身免疫性肝炎、肝豆状核变性、全胃肠外营养、炎症性肠病、乳糜泻、甲状腺功能减退症、库欣综合征、β 脂蛋白缺乏血症、脂质萎缩性糖尿病、Mauriac 综合征等均可导致脂肪肝，需根据相关辅助检查鉴别。

【治疗】

鉴于 NAFLD 是肥胖和 MetS 累及肝脏的表现，大多数患者肝组织学改变处于单纯性脂肪肝阶段，治疗 NAFLD 的首要目标为减肥和改善 IR，预防和治疗 MetS、T₂DM 及其相关并发症，从而减轻疾病负担、改善患者生活质量并延长寿命；次要目标为减少肝脏脂肪沉积，避免因"附加打击"而导致 NASH 和慢加急性肝功能衰竭；对于 NASH 和脂肪性肝纤维化患者还需阻止肝病进展，减少肝硬化、HCC 及其并发症的发生。NAFLD 患者的疗效判断需综合评估人体学指标、血液生化指标以及超声等影像学变化，并监测药物不良反应，从而及时调整诊疗方案。定期肝活检至今仍是评估 NASH 和肝纤维化患者肝组织学变化的唯一标准，治疗 NASH 的目标是 NASH 和纤维化程度都能显著改善，至少要达到减轻肝纤维化而 NASH 不加剧，或者 NASH 缓解而纤维化程度不加重。

（一）改变不良生活方式，控制体重

控制体重和腰围是治疗 NAFLD 及其并发症最重要的治疗措施。对于肥胖、超重以及近期体重增加 NAFLD 患者，建议通过健康饮食和加强锻炼的生活方式教育纠正不良行为。一般来说，1 年内体重下降 3%～5%，可以减轻肝脂肪变程度，使单纯性脂肪肝完全逆转；体重下降 7%～10%，可降低 ALT 水平和改善 NASH 程度；体重下降 10% 以上，可以改善肝组织炎症损伤和肝纤维化。严格控制膳食总热量摄入，以轻体力劳动或脑力劳动者为例，标准体重者每日 125.5kJ/kg（30kcal/kg），超重者 104.6～83.7kJ/kg（25～20kcal/kg），体型消瘦者 146.4kJ/kg（35kcal/kg）。热量建议每日减少 2 092～4 184kJ（500～1 000kcal）热量；合理分配三大营养要素，建议高蛋白、低脂肪、适量糖类的膳食，限制含糖饮料、糕点和深加工精致食品，增加全谷类食物、omega-3 脂肪酸以及膳食纤维摄入；一日三餐定时适量，早、中、晚餐可按 30%、40%、30% 的比例分配，严格控制晚餐的热量和晚餐后进食行为。此外，每日适量饮水有助于肾脏功能的正常发挥，帮助减轻体重，并促进肝内脂肪代谢。建议成人每日需饮水 2 000ml，饮用水最佳选在白开水、矿泉水或纯净水，不能用饮料作为饮用水的代替品。对于 NAFLD 患者，运动疗法不仅可以促进体内脂肪分解，减轻体重，调节血脂，改善 IR，还可以加强血液循环、改善呼吸循环功能，缓解高血压。因此，建议根据患者兴趣并以能够坚持为原则选择体育锻炼方式，以增加骨骼肌质量和防治肌少症。例如：每天坚持中等量有氧运动 30 分钟，每周 5 次，或者每天高强度有氧运动 20 分钟，每周 3 次，同时做阻抗训练，每周 2 次。由于脂肪肝患者的健康状况和运动能力各不相同，运动处方应个体化。合并肥胖症、高脂血症、高血压、糖尿病等慢性病患者，应在医院获得个性化的运动处方。此外，NAFLD 患者减肥速度不宜过快，每周建议体重下降 0.5kg 为宜，如体重下降过快，反而会加重脂肪肝，

甚至导致 NASH 和肝硬化；同时可能诱发胆结石、痛风等，体重反弹的概率也较高。控制体重需临床营养科、运动康复科在内的多学科联合制订饮食和运动处方，长期监督和改善 NAFLD 患者的生活方式，才可能取得良好的效果。

（二）抗炎保肝药物治疗

作为 NAFLD 患者综合治疗的重要组成部分，肝炎保肝药物已广泛用于临床辅助治疗。抗炎保肝药物可保护肝细胞、抗氧化、抗炎，改善肝组织病理学，延缓肝纤维化的进展，减少肝硬化和肝癌的发生。由于肝脏组织病理学改变滞后于血生化指标的改善，故在生化指标改善后，建议不立即停用抗炎保肝药。抗炎保肝药种类繁多，目前在我国广泛应用的包括：甘草酸制剂为代表的抗炎药物，多烯磷脂酰胆碱为代表的肝细胞膜修复保护剂，水飞蓟宾和双环醇为代表的抗氧化类药物，还原型谷胱甘肽、N- 乙酰半胱氨酸为代表的解毒类药物，以熊去氧胆酸、S- 腺苷甲硫氨酸、胆宁片为代表的利胆类药物。这些治疗药物安全性良好，部分药物在药物性肝损伤、胆汁淤积性肝病等患者中已取得相对确切的疗效，但这些药物对 NASH 和肝纤维化的治疗效果仍需进一步的临床试验证实。在综合治疗的基础上，保肝药物作为辅助治疗推荐用于以下类型 NAFLD 患者：①肝活检确诊的 NASH；②临床特征、实验室及影像学检查提示存在 NASH 或进展性肝纤维化，例如：合并 MetS 和 T_2DM，血清氨基酸转移酶或细胞角蛋白 -18 持续升高，肝脏瞬时弹性检查 LSM 值显著增高；③应用相关药物治疗 MetS 和 T_2DM 过程中出现肝酶升高；④合并药物性肝损害、自身免疫性肝炎、慢性病毒性肝炎等其他肝病。建议根据肝脏损害类型、程度以及药物效能和价格选择 1 种保肝药物，疗程需要 1 年以上。对于血清 ALT 高于正常值上限的患者，口服某种保肝药物 6 个月，如果血清氨基酸转移酶仍无明显下降，则可改用其他保肝药物。目前，部分处于 2 期或 3 期临床试验的新药如 elafibranor、selonsertib 及 cenicriviroc 在一定程度上可改善 NASH 和肝纤维化，但其确切的疗效和安全性仍需进一步临床研究证实。

（三）改善 MetS 的药物治疗

采取控制饮食、增加运动等生活方式干预 3～6 个月，血压、血脂、血糖等代谢指标未能得到控制的 NAFLD 患者，需根据相关指南和专家共识应用 1 种或多种药物治疗肥胖症、高血压病、T_2DM、血脂紊乱、痛风等疾病。BMI≥30kg/m² 的成人和 BMI≥27kg/m²

伴有高血压病、T2DM、血脂紊乱等并发症的成人可考虑应用奥利司他等药物减肥，但需警惕减肥药物的不良反应。

1. **改善IR**　IR是NAFLD发生的核心机制，改善IR可以防治糖脂代谢及其相关疾病。常用的胰岛素增敏剂有二甲双胍和噻唑烷二酮类药物（吡格列酮）。后者虽然可以改善NASH患者血清转氨酶水平，改善肝脏组织学病变，但长期治疗的疗效和安全性并不肯定，建议仅用于合并T2DM的NASH患者的治疗。二甲双胍虽然对NASH无治疗作用，但其可以改善IR、降低血糖、调节血脂和辅助减肥，且长久获益较大，安全性良好，建议用于NAFLD患者T2DM的预防和治疗。人胰高糖素样肽-1（GLP-1）类似物利拉鲁肽不仅可以刺激胰岛β细胞分泌胰岛素，减少肝脏葡萄糖生成，还可以通过延长胃排空时间和增加饱腹感而减肥。适合用于肥胖的T2DM患者的治疗。

2. **调节血脂**　当血清甘油三酯＞5.6mmol/L，应立即启动降低甘油三酯药物治疗，最常用为贝特类药物。其不仅可以改善高甘油三酯血症，降低心血管事件发生率，减少糖尿病患者微血管并发症的发生，并且能预防急性胰腺炎。使用此药，应定期检测肝功能，警惕其肝毒性。ω-3多不饱和脂肪酸虽可能安全用于NAFLD患者高TG血症的治疗，但主要用于治疗甘油三酯轻、中度升高者。除非患者有肝功能衰竭或肝硬化失代偿，他汀可安全用于NAFLD患者降低血清低密度脂蛋白胆固醇（LDL-C）水平以防治心血管事件，目前无证据显示他汀可以改善NASH和纤维化。他汀使用过程中经常出现的无症状性、孤立性血清ALT增高，即使不减量或停药亦可恢复正常。

3. **控制血压**　若在生活方式干预后，血压仍≥140/90mmHg，可考虑使用降压药物治疗。首选降压药物为血管紧张素受体拮抗剂，可加用钙离子拮抗剂，合并肝硬化的高血压者，宜选用非选择性β受体阻滞剂普萘洛尔，可同时降低动脉血压和门静脉压力。

（四）减肥手术

减肥手术不仅可以最大限度地减肥和长期维持理想体重，而且可以有效改善代谢紊乱，甚至逆转T2DM和MetS。根据国际糖尿病联盟建议，以下人群可考虑减肥手术：①重度肥胖（BMI≥40kg/m²）的T2DM患者；②中度肥胖（35.0kg/m²≤BMI≤39.9kg/m²）但保守治疗不能有效控制血糖的T2DM患者；③轻度肥胖（BMI 30.0～34.9kg/m²）患者如果保守治疗不能有效控制代谢和心血管危险因素。亚裔群体的BMI阈值应下调2.5kg/m²。近10年全球减肥手术的数量持续增长，我国常用的手术方式是以袖状胃切除术。合并NASH或代偿期肝硬化不是肥胖症患者减肥手术的禁忌证。减肥手术不但可以缓解包括纤维化在内的NASH患者的肝组织学改变，而且可能降低心血管疾病病死率和全因病死率，但其改善肝脏相关并发症的作用尚未得到证实。目前尚无足够证据推荐减肥手术治疗NASH，重度肥胖患者以及肝移植术后NASH复发的患者可以考虑减肥手术。严重的病理性肥胖或减肥治疗失败的受体，以及合并肝纤维化的NASH供体，亦可接受减肥手术。

（五）肝脏移植手术

肝移植现已成为急慢性肝功能衰竭和终末期肝病最有效的治疗方法。NASH导致的失代偿期肝硬化、HCC等终末期肝病是NAFLD患者需进行肝脏移植的适应证。NASH患者肝移植的长期效果与其他病因肝移植相似，特殊性主要表现为年老、肥胖和并存的代谢性疾病可能影响肝移植患者围术期或术后短期的预后，肝移植术后NAFLD复发率高达50%，并且有较高的心血管并发症的发病风险。为此，需重视NASH患者肝移植等待期的评估和管理，以最大程度为肝移植创造条件。肝移植术后仍须有效控制体重和防治糖脂代谢紊乱，从而最大程度降低肝移植术后并发症发生率。

【预后】

目前认为NAFLD的预后主要取决于肝活检组织学损伤的程度及其伴随的基础疾病。组织学检查显示仅有肝细胞脂肪变性而无肝细胞坏死和纤维化的患者预后良好，但部分NASH患者可进展为肝硬化，甚至发生肝功能衰竭或肝癌。

NAFLD患者起病隐匿且肝病进展缓慢，NASH患者肝纤维化平均7～10年进展一个等级，间隔纤维化和肝硬化是NAFLD患者肝病不良结局的独立预测因素。NAFLD随访资料显示，全因死亡特别是肝病死亡风险随着肝纤维化的程度加重而增加。NASH患者10～15年内肝硬化发生率高达15%～25%。合并高龄、肥胖、高血压病、T2DM、MetS的NASH患者易发生间隔纤维化和肝硬化。NAFLD相关肝硬化患者代偿期病程可以很长，一旦肝脏功能失代偿或出现HCC等并发症则病死率高。NASH肝硬化患者发生HCC的风险显著增加。

此外，NAFLD常与肥胖相关的其他疾病如高血压、心脑血管动脉粥样硬化性疾病并存,而心脑血管疾病常常是导致这类患者病死率增加的主要原因。50%～80% NASH 伴有 MetS,NAFLD 又可促进糖尿病和心脑血管疾病的发生。流行病学研究表明,NAFLD 患者预期寿命和病死率与其 BMI 和空腹血糖水平密切相关,MetS 相关事件是影响其预后的主要因素,而肝硬化、肝癌和肝病相关死亡主要见于 NASH 病例。因此,影响 NAFLD 预后的主要因素是并存的心脑血管病以及 MetS 相关恶性肿瘤。当然,NASH 和肝硬化也是影响 NAFLD 患者预后的因素之一。

【预防】

NAFLD 的发生主要与肥胖、糖尿病、高脂血症等因素有关,采取综合预防措施,可以收到一定的预防效果。首先,调整膳食结构,坚持以"植物性食物为主,动物性食物为辅,热量来源以粮食为主"的膳食方案,避免"高热量、高脂肪、低纤维素"膳食结构,避免吃零食、吃甜食、吃夜宵、以含糖饮料代替水等不良习惯,以免热量摄入超标和扰乱机体代谢稳态,诱发肥胖、糖尿病和脂肪肝。其次,对于肥胖,运动有时比调整膳食更为重要。中等量的有氧运动人体对于多余热量的利用,除转化为脂肪储存外,主要通过体力活动消耗。要预防脂肪肝的发生,需根据自身情况,每周坚持参加 150 分钟以上、中等量的有氧运动,并持之以恒。同时,还应避免"久坐少动"的不良习惯,并可根据个人喜好进行一些抗阻运动。最后,有肥胖症、糖尿病、高脂血症、脂肪肝家族史者,应坚持定期体检,以便尽早发现肥胖、脂肪肝、糖尿病等疾病,从而及时采取相关措施,阻止病情发展。

(孙　超　范建高)

推 荐 阅 读

[1] FAN J G, KIM S U, WONG V W. New Trends on Obesity and NAFLD in Asia[J]. J Hepatol, 2017, 67(4): 862-873.

[2] WONG V W, CHAN W K, CHITTURI S, et al. Asia-Pacific Working Party on Non-alcoholic Fatty Liver Disease guidelines 2017-Part 1: Definition, risk factors and assessment[J]. J Gastroenterol Hepatol, 2018, 33(1): 70-85.

[3] CHALASANI N, YOUNOSSI Z, LAVINE J E, et al. The Diagnosis and Management of Nonalcoholic Fatty Liver Disease: Practice Guidance from the American Association for the Study of Liver Diseases[J]. Hepatology, 2018, 67(1): 328-357.

[4] ZHU J Z, HOLLIS-HANSEN K, WAN X Y, et al. Clinical guidelines of non-alcoholic fatty liver disease: A systematic review[J]. World J Gastroenterol, 2016, 22(36): 8226-8233.

[5] 范建高, 曾民德. 脂肪性肝病 [M]. 北京: 人民卫生出版社, 2013: 156-187.

[6] 范建高, 庄辉. 中国脂肪肝防治指南 [M]. 上海: 上海科学技术出版社, 2015: 55-60.

[7] 中华医学会肝病学分会脂肪肝和酒精性肝病学组, 中国医师协会脂肪性肝病专家委员会. 非酒精性脂肪性肝病防治指南(2018 年更新版)[J]. 实用肝脏病杂志, 2018, 21(2): 177-186.

[8] LONARDO A, NASCIMBENI F, MAURANTONIO M, et al. Nonalcoholic fatty liver disease: Evolving paradigms[J]. World J Gastroenterol, 2017, 23(36): 6571-6592.

[9] SARWAR R, PIERCE N, KOPPE S. Obesity and nonalcoholic fatty liver disease: current perspectives[J]. Diabetes Metab Syndr Obes, 2018, 11: 533-542.

[10] MANN J P, VALENTI L, SCORLETTI E, et al. Nonalcoholic Fatty Liver Disease in Children[J]. Semin Liver Dis, 2018, 38(1): 1-13.

[11] European Association for the Study of the Liver(EASL), European Association for the Study of Diabetes(EASD), European Association for the Study of Obesity(EASO). EASL-EASD-EASO clinical practice guidelines for the management of non-alcoholic fatty liver disease[J]. J Hepatol, 2016, 64(6): 1388-1402.

[12] DULAI P S, SINGH S, PATEL J, et al. Increased risk of mortality by fibrosis stage in nonalcoholic fatty liver disease: systematic review and meta-analysis[J]. Hepatology, 2017, 65(5): 1557-1565.

[13] LEUNG J C, LOONG T C, WEI J L, et al. Histological severity and clinical outcomes of nonalcoholic fatty liver disease in nonobese patients[J]. Hepatology, 2017, 65(1): 54-64.

[14] CHITTURI S, WONG V W, CHAN W K, et al. The Asia-Pacific Working Party on Nonalcoholic Fatty Liver Disease Guidelines 2017 Part 2: management and special groups[J]. J Gastroenterol Hepatol, 2018, 33(1): 86-98.

[15] XU L, LU W, LI P, et al. A comparison of hepatic steatosis index, controlled attenuation parameter, and ultrasound as noninvasive diagnostic tools for hepatic steatosis in patients with biopsy-proven chronic hepatitis B[J]. Dig Liver Dis, 2017, 49(8): 910-917.

[16] KARLAS T，PETROFF D，SASSO M，et al. Individual patient data meta-analysis of controlled attenuation parameter（CAP）technology for assessing steatosis[J]. J Hepatol，2017，66（5）：1022-1030.

[17] ROMERO-GÓMEZ M，ZELBER-SAGI S，TRENELL M. Treatment of NAFLD with diet，physical activity and exercise[J]. J Hepatol，2017，67（4）：829-846.

[18] ZHANG H J，PAN L L，MA Z M，et al. Long-term effect of exercise on improving fatty liver and cardiovascular risk factors in obese adults：a 1-year follow-up study[J]. Diabetes Obes Metab，2017，19（2）：284-289.

[19] BRIL F，PORTILLO SANCHEZ P，LOMONACO R，et al. Liver safety of statins in prediabetes or T$_2$DM and nonalcoholic steatohepatitis：Post Hoc Analysis of a Randomized Trial[J]. J Clin Endocrinol Metab，2017，102（8）：2950-2961.

[20] KOCH L K，YEH M M. Nonalcoholic fatty liver disease（NAFLD）：Diagnosis，pitfalls，and staging[J]. Ann Diagn Pathol，2018，37：83-90.

第八章

酒精性肝病

酒精性肝病（alcohol-related liver disease，ALD）是由于长期大量饮酒所致的肝脏疾病。初期通常表现为脂肪肝，进而可发展成酒精性肝炎、酒精性肝纤维化和酒精性肝硬化。严重酗酒时可诱发广泛肝细胞坏死甚或肝功能衰竭。本病在欧美等国多见，近年我国的饮酒人群、人均酒精消耗量和酒精肝患病率呈现上升趋势。我国部分地区流行病学调查显示，我国成人的酒精性肝病患病率4%～8%，酒精性肝硬化占肝硬化的病因构成比约为24%。酒精性肝病已成为我国最主要的慢性肝病之一。

【病因与发病机制】

饮酒后乙醇主要在小肠吸收，其中90%以上在肝内代谢，乙醇经过乙醇脱氢酶（ADH）、肝微粒体乙醇氧化酶系统（MEOS）和过氧化氢酶氧化成乙醛。血中乙醇在低至中浓度时主要通过ADH作用脱氢转化为乙醛；血中乙醇在高浓度时，MEOS被诱导，在该系统催化下，辅酶Ⅱ（NADPH）与O_2将乙醇氧化为乙醛。形成的乙醛进入微粒体内经乙醛脱氢酶（ALDH）作用脱氢转化为乙酸，后者在外周组织中降解为水和CO_2。在乙醇脱氢转为乙醛、再进而脱氢转化为乙酸过程中，氧化型辅酶Ⅰ（NAD）转变为还原型辅酶Ⅰ（NADH）。

乙醇对肝损害的机制尚未完全阐明，可能涉及下列多种机制：①乙醇的中间代谢物乙醛是高度反应活性分子，能与蛋白质结合形成乙醛-蛋白加合物（acetaldehyde-protein adducts），后者不但对肝细胞有直接损伤作用，而且可以作为新抗原诱导细胞及体液免疫反应，导致肝细胞受免疫反应的攻击；②乙醇代谢的耗氧过程导致小叶中央区缺氧；③乙醇在MEOS途径中产生活性氧对肝组织的损害；④乙醇代谢过程消耗NAD而使NADH增加，导致依赖NAD的生化反应减弱而依赖NADH的生化反应增高，这一肝内代谢的紊乱可能是导致高脂血症和脂肪肝的原因之一；⑤肝脏微循环障碍和低氧血症，长期大量饮酒患者血液中酒精浓度过高，肝内血管收缩、血流减少、血流动力学紊乱、氧供减少，以及酒精代谢氧耗增加，进一步加重低氧血症，导致肝功能恶化。

【危险因素】

1. **饮酒量与饮酒年限**　酒精造成的肝损伤具有阈值效应，即达到一定的饮酒阈值，就会极大增加肝损风险。然而，饮酒量与肝损伤的量效关系存在个体差异。一般而言，平均每日摄入乙醇80g达10年以上会发展为酒精性肝硬化，短期反复大量饮酒可发生酒精性肝炎。

2. **酒精饮料种类**　饮用啤酒或白酒比葡萄酒更容易引起酒精性肝病，饮用高度烈性酒比其他酒引起肝损伤的风险更大。

3. **饮酒方式**　空腹饮酒较伴有进餐的饮酒方式造成的肝损伤更大；相比偶尔饮酒和酗酒，每日饮酒更易引起严重的酒精性肝损伤。

4. **性别**　女性相比于男性对乙醇介导的肝毒性更敏感，表现为更小剂量与更短的饮酒期限就可能出现更严重的酒精性肝病，也更易发生严重的酒精性肝炎和肝硬化，这与女性体内ADH含量较低有关。

5. **种族与遗传易感因素**　被认为与酒精性肝病的发生密切相关，但具体的遗传标记尚未确定。日本人和中国人ALDH的同工酶有异于白种人，其活性较低，饮酒后血中乙醛浓度很快升高而产生各种酒后反应，对继续饮酒起到自限作用。

6. **营养状况**　维生素缺少如维生素A的缺少或者维生素E水平的下降，可能潜在加重肝脏疾病。多不饱和脂肪酸的饮食可促使酒精性肝病的进展，而饱和脂肪酸对酒精性肝病起到保护作用。

7. **肥胖**　肥胖或体重超重可增加酒精性肝病进展的风险。

8. **肝炎病毒感染**　肝炎病毒与酒精对肝脏损害起协同作用，在肝炎病毒感染基础上饮酒，或在酒精性肝病基础上并发乙型肝炎病毒(HBV)或丙型肝炎病毒(HCV)感染,都可加速肝病的发生和发展。

【病理】

酒精性肝病病理学改变主要为大泡性或大泡性为主伴小泡性的混合性肝细胞脂肪变性。依据病变肝组织是否伴有炎症反应和纤维化,可分为单纯性脂肪肝、酒精性肝炎、肝纤维化和肝硬化。

(一)单纯性脂肪肝

依据肝细胞脂肪变性占据所获取肝组织标本量的范围,单纯性脂肪肝分为3度(F0～F3):F0,<5%肝细胞脂肪变;F1,5%～33%肝细胞脂肪变;F2,33%～66%肝细胞脂肪变;F3,≥66%肝细胞脂肪变。

(二)酒精性肝炎和肝纤维化

酒精性肝炎的肝脂肪变程度与单纯性脂肪肝一致,分为3度(F0～F3),依据炎症程度分为4级(G0～G4):G0,无炎症;G1,腺泡3带呈现少数气球样肝细胞,腺泡内散在个别点灶状坏死和中央静脉周围炎;G2,腺泡3带明显气球样肝细胞,腺泡内点灶状坏死增多,出现Mallory小体,门管区轻至中度炎症;G3,腺泡3带广泛的气球样肝细胞,腺泡内点灶状坏死明显,出现Mallory小体和凋亡小体,门管区中度炎症伴和/或门管区周围炎;G4,融合性坏死和/或桥接坏死。

依据纤维化的范围和形态,肝纤维化分为4期(S0～S4):S0,无纤维化;S1,腺泡3带局灶性或广泛的窦周/细胞周纤维化和中央静脉周围纤维化;S2,纤维化扩展到门管区,中央静脉周围硬化性玻璃样坏死,局灶性或广泛的门管区星芒状纤维化;S3,腺泡内广泛纤维化,局灶性或广泛的桥接纤维化;S4,肝硬化。

酒精性肝病的病理学诊断应包括肝脂肪变程度(F0～F3)、炎症程度(G0～G4)、肝纤维化分级(S0～S4)。

(三)酒精性肝硬化

肝小叶结构完全毁损,代之以假小叶形成和广泛纤维化,大体为小结节性肝硬化。根据纤维间隔有无界面性肝炎,分为活动性和静止性。

【临床表现】

患者的临床表现因饮酒的方式、个体对乙醇的敏感性以及肝组织损伤的严重程度不同而有明显的差异。症状一般与饮酒的量和酗酒的时间长短有关,患者可在长时间内没有任何肝脏的症状和体征。

酒精性脂肪肝一般情况良好,常无症状或症状轻微,可有乏力、食欲缺乏、右上腹隐痛或不适。肝脏有不同程度的肿大。

酒精性肝炎临床表现差异较大,与组织学损害程度相关。常发生在近期(数周至数月)大量饮酒后,出现全身不适、食欲缺乏、恶心呕吐、乏力、肝区疼痛等症状。可有低热,常有黄疸,肝大并有触痛。严重者可并发急性肝功能衰竭。

酒精性肝硬化发生于长期大量饮酒者,其临床表现与其他原因引起的肝硬化相似,可以门静脉高压为主要表现。可伴有慢性酒精中毒的其他表现如精神神经症状、慢性胰腺炎等。

【辅助检查】

(一)实验室检查

酒精性脂肪肝可有血清天门冬氨酸氨基转移酶(AST)、丙氨酸氨基转移酶(ALT)轻度升高。酒精性肝炎具有特征性的酶学改变,即AST升高比ALT升高明显,AST/ALT>2有助于酒精性肝病的诊断,但是AST水平>500IU/L或者ALT>200IU/L通常不认为是酒精性肝炎,应考虑是否合并有其他原因引起的肝损害。γ-谷氨酰转肽酶(GGT)是在大规模流行病学调查中应用较广泛的一个肝酶指标,但缺少较好的特异性和敏感性,但若结合其他生物标记物,GGT可以作为酒精性肝损伤一个较好的诊断指标,GGT和平均红细胞比容(HCT)的结合可以改善诊断的敏感性。缺糖转铁蛋白(CDT)被认为是诊断酒精性肝病比较理想的指标,但敏感性和特异性有限,其检验结果也受其他因素影响(如年龄、性别、BMI和其他慢性肝病)。

(二)影像学检查

超声是目前最常用的酒精性脂肪肝诊断方法,具有无辐射、无创伤、价格低廉等优点,可见肝实质脂肪浸润的改变,多伴有肝脏体积增大。CT平扫检查可对肝脏进行整体评估,准确显示肝脏形态改变及分辨密度变化。重度脂肪肝密度明显降低,肝脏与脾脏的CT值之比小于1,诊断准确率高。瞬时弹性成像可检测肝硬度和肝脂肪变程度两个指标,具有快速、简单、安全等优点。MRI可以无创、定量评价肝脂肪含量,但是费用昂贵并且需要特殊设备,限制了其在临床的广泛应用。影像学检查有助于酒精性肝病的早期诊断。当发展至酒精性肝硬化时,各项检查结果与其他原因引起的肝硬化相似。

(三)病理学检查

肝活组织检查是肝脏疾病诊断的"金标准",是确定酒精性肝病及分期分级的可靠方法,是判断其严重程度和预后的重要依据。在需要排除其他病因或需要进行临床试验时可考虑肝活组织检查。

【诊断与鉴别诊断】

（一）临床诊断标准

目前酒精摄入的安全阈值尚有争议，各国对酒精性肝病诊断的酒精摄入阈值有所不同。我国的酒精性肝病诊断标准如下：

1. 有长期饮酒史，一般超过 5 年，折合乙醇量男性≥40g/d，女性≥20g/d，或 2 周内有大量饮酒史，折合乙醇量 >80g/d。但应注意性别、遗传易感性等因素的影响。乙醇量（g）换算公式 = 饮酒量（ml）×乙醇含量（%）×0.8。

2. 临床症状为非特异性，可无症状，或有右上腹胀痛、食欲缺乏、乏力、体重减轻、黄疸等；随着病情加重，可有神经精神症状和蜘蛛痣、肝掌等表现。

3. 血清 AST、ALT、GGT、总胆红素（TBil）、凝血酶原时间（PT）、HCT 和 CDT 等指标升高，其中 AST/ALT>2、GGT 升高、HCT 升高为酒精性肝病的特点，而 CDT 测定虽然特异但临床未常规开展。禁酒后这些指标可明显下降，通常 4 周内基本恢复正常（但 GGT 恢复较慢），有助于诊断。

4. 肝脏 B 型超声、CT、MRI 或瞬时弹性成像检查有典型表现。

5. 排除嗜肝病毒现症感染以及药物、中毒性肝损伤和自身免疫性肝病等。

酒精性肝病无特异性临床诊断方法，长期饮酒史的询问非常重要，符合第 1 项者，排除其他原因的肝病，同时具有第 3、4 项者，可诊断为酒精性肝病；符合第 1、3、4 项，同时有病毒性肝炎现症感染证据者，可诊断为酒精性肝病伴病毒性肝炎。

符合酒精性肝病临床诊断标准者，其临床分型诊断如下：①轻症酒精性肝病：肝脏生物化学指标、影像学和组织病理学检查基本正常或轻微异常。②酒精性脂肪肝：影像学诊断符合脂肪肝标准，血清 ALT、AST 或 GGT 可轻微异常。③酒精性肝炎：是短期内肝细胞大量坏死引起的一组临床病理综合征，可发生于有或无肝硬化的基础上，主要表现为血清 ALT、AST 升高或 GGT 升高，可有血清 TBil 增高，可伴有发热、外周血中性粒细胞升高。重症酒精性肝炎是指酒精性肝炎患者出现肝功能衰竭的表现，如凝血机制障碍、黄疸、肝性脑病、急性肾衰竭、上消化道出血等，常伴有内毒素血症。④酒精性肝纤维化：临床症状、体征、常规超声显像和 CT 检查常无特征性改变。未做肝活组织检查时，应结合饮酒史、瞬时弹性成像或 MRI、血清纤维化标志物（透明质酸、Ⅲ型胶

原、Ⅳ型胶原、层粘连蛋白）、GGT、AST/ALT、AST/PLT、胆固醇、载脂蛋白 -Al、TBil、α_2 巨球蛋白、铁蛋白、稳态模式胰岛素抵抗等改变，综合评估，做出诊断。⑤酒精性肝硬化：有肝硬化的临床表现和血清生物化学指标、瞬时弹性成像及影像学的改变。

（二）影像学诊断

1. 超声显像诊断 具备以下 3 项腹部超声表现中的 2 项者为弥漫性脂肪肝：①肝近场回声弥漫性增强，回声强于肾脏；②肝远场回声逐渐衰减；③肝内管道结构显示不清。超声显像诊断不能区分单纯性脂肪肝与脂肪性肝炎，且难以检出 <30% 的肝细胞脂肪变，且易受设备和操作者水平的影响。

2. 瞬时弹性成像诊断 能通过 1 次检测同时得到肝硬度和肝脂肪变程度 2 个指标。受控衰减参数（CAP）测定系统诊断肝脂肪变的灵敏度很高，可检出仅有 5% 的肝脂肪变性，特异性高、稳定性好，且 CAP 诊断不同程度肝脂肪变的阈值不受慢性肝病病因的影响。瞬时弹性成像用于酒精性肝病进展期肝纤维化及肝硬化，肝硬度（LSM）临界值分别为 12.96kPa 及 22.7kPa。定期瞬时弹性成像监测，有利于患者预后评估。

3. CT 诊断 弥漫性肝密度降低，肝脏与脾脏的 CT 值之比≤1。弥漫性肝密度降低，肝/脾 CT 比值≤1.0 但 >0.7 者为轻度，肝/脾 CT 比值≤0.7 但 >0.5 为中度，肝/脾 CT 比值≤0.5 者为重度。

4. MRI 诊断 磁共振波谱分析、双回波同相位和反相位肝 MRI 可以定量评估酒精性肝病肝脂肪变程度。磁共振弹性成像（MRE）用来诊断肝纤维化的界值为 2.93kPa，预测的敏感度为 98%、特异度为 99%。MRE 可完整评估肝实质的病变，且不受肥胖、腹水的影响。MRE 对纤维化分期（S2~S4）的受试者工作特征曲线下面积（AUC）接近 1。缺点：其他原因如炎症、脂肪变、血管充血、胆汁淤积、门静脉高压等亦可导致肝硬度增加，从而使 MRE 评估纤维化受到干扰。此外，检查费用昂贵、设备要求高等，使 MRE 的普及程度不及瞬时弹性成像。

（三）鉴别诊断

本病应与非酒精性脂肪性肝病、病毒性肝病、药物性肝损害、自身免疫性肝病等肝病及其他原因引起的肝损害进行鉴别。通过结合病史及实验室检查、影像学检查，必要时肝活组织检查明确病因。酒精性肝病和慢性病毒性肝炎关系密切，慢性乙型、丙型肝炎患者对酒敏感度增高，容易发生酒精性肝病；反之，酒精性肝病患者对病毒性肝炎易感性也增加。

【治疗】

（一）评估方法

治疗方案的制订取决于患者病情的正确评估。酒精性肝病严重程度及近期存活率评价主要有以下方法：Child-Pugh 分级、PT-胆红素判别函数（Maddery 判别函数）、终末期肝病模型（MELD）积分、Glasgow 酒精性肝炎评分（GAHS）等。其中 Maddery 判别函数被用于分析患者病情的严重程度，计算公式为：$4.6 \times$ PT（s）差值 $+$ TBil（mg/dl），得分 >32 分表示 30 天内病死率高。MELD 积分 >18 分、Glasgow 酒精性肝炎评分 >8 分、ABIC 评分 >9 分提示预后不良。重症酒精性肝炎糖皮质激素治疗 7 天时可使用 Lille 评分评估，评分 >0.45 分提示激素无效。

（二）治疗

酒精性肝病的治疗原则是：戒酒和营养支持，减轻酒精性肝病的严重程度，改善已存在的继发性营养不良和对症治疗酒精性肝硬化及其并发症。

1. **戒酒** 戒酒是酒精性肝病最主要、最基本的治疗措施。戒酒可改善绝大部分酒精性肝病患者预后及肝损伤的组织学、降低门静脉压力、延缓纤维化进程、提高所有阶段酒精性肝病患者的生存率。主动戒酒困难者可给予巴氯芬口服。酒精依赖者戒酒过程中应注意防治戒断综合征。然而对于临床上出现肝衰竭表现（凝血酶原时间明显延长、腹水、肝性脑病等）或病理学有明显炎症浸润或纤维化者，戒酒未必可阻断病程发展。患者戒酒时应给予充分的心理社会支持，推荐简短干预来帮助患者戒酒，即医师可在日常诊疗工作中利用短暂的接诊时间，对 ALD 患者进行酒精使用障碍的筛查，根据筛查结果个体化实施饮酒健康教育、简单建议、简短咨询，并对部分重度障碍患者进行转诊，以帮助患者戒酒。

2. **营养支持** 长期嗜酒者，酒精取代了食物所提供的热量，故蛋白质和维生素摄入不足引起营养不良。所以酒精性肝病患者需要良好的营养支持，在戒酒的基础上应给予高蛋白、低脂饮食，并注意补充多种维生素（如维生素 B、C、K 及叶酸）。酒精性肝硬化患者主要补充蛋白质热量的不足，重症酒精性肝炎患者应考虑夜间加餐（约 700kcal/d），以防止肌肉萎缩，增加骨骼肌容量。韦尼克脑病症状明显者及时补充 B 族维生素。

3. **药物治疗**

（1）糖皮质激素：作用机制是抑制细胞因子，阻断炎症发生的途径。目前使用糖皮质激素治疗酒精性肝病尚有争论，研究表明糖皮质激素可改善重症酒精性肝炎患者 28 天的生存率，但对 90 天及半年生存率改善效果不明显。

（2）美他多辛（metadoxine）：可加速酒精从血清中清除，有助于改善酒精中毒症状、酒精依赖和行为异常，从而提高生存率。美他多辛对氧自由基导致的损伤具有保护作用，能增加还原型谷胱甘肽的水平，减少脂质过氧化导致的肝脏损伤，对维持肝脏及全身的氧化还原反应的动态平衡具有重要作用。

（3）S-腺苷蛋氨酸：可改善酒精性肝病患者的临床症状和生物化学指标。多烯磷脂酰胆碱对酒精性肝病患者有防止组织学恶化的趋势。甘草酸制剂、水飞蓟宾类和多烯磷脂酰胆碱和还原型谷胱甘肽等药物有不同程度的抗氧化、抗炎、保护肝细胞膜及细胞器等作用，临床应用可改善肝脏生化学指标。双环醇治疗也可改善酒精性肝损伤。但不宜同时应用多种抗炎保肝药物，以免加重肝脏负担及因药物间相互作用而引起不良反应。

4. **抗肝纤维化治疗** 酒精性肝病患者肝脏常伴有肝纤维化的病理改变，故应重视抗肝纤维化治疗。目前有多种抗肝纤维化中成药或方剂，今后应根据循证医学原理，按照新药临床研究规范进行大样本、随机、双盲临床试验，并重视肝组织学检查结果，以客观评估其疗效和安全性。

5. **并发症处理** 积极处理酒精性肝硬化的并发症（如门静脉高压、食管胃底静脉曲张、自发性细菌性腹膜炎，肝性脑病和肝细胞肝癌等）。

6. **肝移植** 严重酒精性肝硬化患者可考虑肝移植。早期的肝移植可提高患者生存率，但要求患者肝移植前戒酒 3~6 个月，并且其他脏器无严重的酒精性损伤。

【预后】

酒精性脂肪肝一般预后良好，戒酒后可完全恢复。酒精性肝炎如能及时戒酒和治疗，大多可恢复，主要死亡原因为肝功能衰竭。若不戒酒，酒精性脂肪肝可直接或经酒精性肝炎阶段发展为酒精性肝硬化。

（沈　哲　厉有名）

推 荐 阅 读

[1] SHEN Z, LI Y M, YU C H, et al. Risk factors for alcohol-related liver injury in the island population of China: a population-based case-control study[J]. World J Gastroenterol, 2008, 14（14）: 2255-2261.

[2] WANG F S, FAN J G, ZHANG Z, et al. The global burden

of liver disease: the major impact of China[J]. Hepatology, 2014, 60(6): 2099-2108.

[3] 中华医学会肝病学分会脂肪肝和酒精性肝病学组，中国医师协会脂肪性肝病专家委员会. 酒精性肝病防治指南（2018 年更新版）[J]. 临床肝胆病杂志, 2018, 34(5): 939-946.

[4] SINGAL A K, BATALLER R, AHN J, et al. ACG clinical guideline: Alcoholic liver disease[J]. Am J Gastroenterol, 2018, 113(2): 175-194.

[5] European Association for the Study of the Liver. EASL Clinical Practice Guidelines: management of alcohol-related liver disease[J]. J Hepatol, 2018, 69(1): 154-181.

[6] KAMPER-JØRGENSEN M, GRØNBAEK M, TOLSTRUP J, et al. Alcohol and cirrhosis: dose--response or threshold effect?[J]. J Hepatol, 2004, 41(1): 25-30.

[7] BECKER U, GRØNBAEK M, JOHANSEN D, et al. Lower risk for alcohol-induced cirrhosis in wine drinkers[J]. Hepatology, 2002, 35(4): 868-875.

[8] LU X L, LUO J Y, TAO M, et al. Risk factors for alcoholic liver disease in China[J]. World J Gastroenterol, 2004, 10(16): 2423-2426.

[9] YU C, LI Y, CHEN W, et al. Genotype of ethanol metabolizing enzyme genes by oligonucleotide microarray in alcoholic liver disease in Chinese people[J]. Chin Med J (Engl), 2002, 115(7): 1085-1087.

[10] LEEVY C M, MOROIANU S A. Nutritional aspects of alcoholic liver disease[J]. Clin Liver Dis, 2005, 9(1): 67-81.

[11] CONIGRAVE K M, DEGENHARDT L J, WHITFIELD J B, et al. CDT, GGT, and AST as markers of alcohol use: the WHO/ISBRA collaborative project[J]. Alcohol Clin Exp Res, 2002, 26(3): 332-339.

[12] 虞朝辉，厉有名，陈卫星，等. 缺糖转铁蛋白对酒精性肝病的诊断意义 [J]. 中华消化杂志, 2001, 21(12): 729-731.

[13] 厉有名. 酒精性肝病的发病机制 [J]. 中华肝脏病杂志, 2003, 11(11): 690-691.

[14] 徐根云，虞朝辉，乐敏，等. 急性酒精摄入致酶谱变化的实验研究 [J]. 中华检验医学杂志, 2003, 26(7): 417-419.

[15] 厉有名，陈卫星，虞朝辉，等. 浙江省酒精性肝病流行病学调查概况 [J]. 中华肝脏病杂志, 2003, 26(11): 647-649.

[16] ATASEVEN H, YILDRIM M H, YALNIZ M, et al. Correlation between computerized tomographic findings and histopathologic grade/stage in non-alcoholic steatohepatitis[J]. J Hepatol, 2003, 38 Suppl 2: A4177.

[17] FARRELL G C, GEORGE J, DE LA M HALL P, et al. Fatty liver disease: NASH and related disorders[M]. Oxford: Blackwell, 2005: 159-207.

[18] SRIKUREJA W, KYULO N L, RUNYON B A, et al. MELD score is a better prognostic model than Child-Turcotte-Pugh score or Discriminant Function score in patients with alcoholic hepatitis[J]. J Hepatol, 2005, 42(5): 700-706.

[19] SAID A, WILLIAMS J, HOLDEN J, et al. Model for end stage liver disease score predicts mortality across a broad spectrum of liver disease[J]. J Hepatol, 2004, 40(6): 897-903.

[20] 胡国平，刘凯，赵连三. 多烯磷脂酰胆碱（易善复）治疗酒精性肝病和脂肪肝的系统评价 [J]. 肝脏, 2005, 10(1): 5-7.

[21] 邢全台，袁孟彪，高新民. 思美泰治疗酒精性肝病疗效观察 [J]. 胃肠病学和肝病学杂志, 2002, 11(3): 239-242.

[22] 中华医学会肝病学分会脂肪肝和酒精性肝病学组. 酒精性肝病诊疗指南（2010 年修订版）[J]. 中华肝脏病杂志, 2010, 18(3): 167-170.

[23] O'SHEA R S, DASARATHY S, MCCULLOUGH A J, et al. Alcoholic liver disease[J]. Hepatology, 2010, 51(1): 307-328.

药物性肝损伤(drug induced liver injury,DILI)是指药物在治疗过程中,由于药物和/或其代谢产物引起的肝脏损害。在已上市应用的化学性或生物性药物中,有1 100种以上的药物具有潜在的肝毒性,很多药物的赋形剂、中草药以及保健药亦有导致肝损伤的可能。其中,急性肝功能衰竭(acute liver failure,ALF)是药物性肝损伤最严重的并发症,需要密切监测和抢救治疗,也是导致药物上市后撤出市场的主要原因。世界不同地区的研究表明,除了因对乙酰氨基酚过量导致急性肝衰竭(ALF)以外,药物因素占ALF发生率的7%~15%。重视药物性肝损伤诊治,不仅关系用药后患者生命安全问题,也是临床医师执业过程中可能遇到的职业风险问题。

【流行病学】

DILI的真实流行病学很难估算。根据不同国家的调查研究估算,DILI年发病率为2.7/10万~19.0/10万。在英国进行的一项单个中心回顾性研究中,在800名黄疸患者中,3.5%患者患有DILI,推算每10万居民DILI年发病为1.27例。在法国进行的一项为期3年的基于社区的前瞻性研究发现,DILI总发病率为每年14/10万,12%需要住院,6%死亡。作者将这些结果外推至法国其他人群,估计每年新发生DILI 8 000例。在冰岛的一项研究中,DILI总发病率为每年19.1/10万,其中23%的患者需要住院治疗。此外,根据西班牙DILI登记处报告的DILI,估计发病率为每年(34.2±10.7)/100万,其中53%需要住院治疗,2%接受肝移植,10%患有慢性肝病,5%死亡。然而,这种登记研究,往往只包括更严重的病例,难以提供准确的DILI发病率。2015年中国建立了药物性肝损伤首个网站HepaTox,开展全国多中心回顾性调查,录入了将近30 000例患者,其中经过筛查淘汰了约3 000余例,这些数据目前还在整理中,即将公布发表。

来自精心设计的前瞻性研究的DILI发病率数据很少。西班牙的加泰罗尼亚地区在住院治疗患者中进行前瞻性研究发现,与药物有关的严重急性肝损伤发生率每年7.4/10万。韩国利用17所大学医院网络对DILI进行的一项前瞻性全国性研究推断,因DILI住院治疗患者为12/10万。最近,美国DILIN公布了一项基于人群的前瞻性研究结果,成年居民DILI发生率2.7/10万[95%可信区间(CI)1.5/10万~3.9/10万]。

几乎任何药物、草药或膳食补充剂都可以诱发特异质性药物肝损伤。对于大多数药物,在治疗剂量范围内引起肝损伤的可能性很低,范围从1/10万到1/1万。在欧美,DILI的特异质性药物反应的最常见药物是化学药物,而亚洲则常见中草药导致药物性肝损伤的报道。

【病因与发病机制】

肝脏作为人体最大的代谢器官及解毒器官,容易受到进入人体的各种药物和代谢产物的损伤。依据发病机制,分为固有型肝损伤及特异质肝损伤。

(一)固有型肝损伤

是药物或代谢产物对肝脏的直接损伤,其损伤程度具有药物剂量依赖性和可预测性。其代表性的肝毒性药物是对乙酰氨基酚(acetaminophen,APAP),又名扑热息痛。对乙酰氨基酚是目前临床广泛使用的解热镇痛药物,是欧美药物性肝损伤最常见的药物。正常剂量下是安全的,但大剂量或长期服用可以引起中毒症状。其原因是对乙酰氨基酚的主要通过硫酸化和葡糖醛酸化的Ⅱ期结合反应在肝脏中代谢,但摄入总量的4%~5%的对乙酰氨基酚可经肝脏内细胞色素P450(CYP)混合功能氧化酶中CYP2E1和CYP3A4同工酶氧化,形成高活性中间代谢物N-乙酰对位苯醌亚胺(NAPQI)。APAP过量时,由于大量的NAPQI产生,致使肝脏的谷胱甘肽耗尽,也因NAPQI的形成远远超了肝的细胞解毒功能，大量的 NAPQI 与肝细胞内许多重要的生物大分子结合，导致细胞功能紊乱。及时使用 GSH 前体 N- 乙酰半胱氨酸或硫乙胺处理，则可以减轻对乙酰氨基酚肝损害。NAPQI 还可以共价结合细胞内蛋白，干扰线粒体和核功能，产生反应性氧化物，最终导致肝脏细胞凋亡和小叶中心坏死。开发针对对乙酰氨基酚 - 蛋白质加合物的高灵敏度和特异性血清检测（药物诱导毒性的生物标志物），可以为进一步研究人体中对乙酰氨基酚肝毒性的机制提供有用的工具。

（二）特异质型肝损伤

近年来，由于对新药筛选有严格的要求，可预测性肝毒剂很少能通过临床的试验，因而临床上的药物性肝病绝大多数是非预测性肝毒药物所引起的，仅有少数服药者出现不良反应，这类药物性肝损伤没有明显的量效关系，与遗传因素密切相关，在实验动物中常不易复制，通常无法预测，称为特异质性反应。

1. 导致特异质性肝损伤的主要毒理学机制

（1）活性代谢产物的形成：如前所述，过量服用对乙酰氨基酚毒理学机制主要是反应性代谢物 NAPQI，共价结合肝细胞内蛋白，导致肝损伤。某些特异质性肝损伤的药物（如氟烷、替尼酸、异烟肼等）有时也可以在肝脏生物转化中形成活性代谢产物，这些活性代谢产物能与肝细胞内许多重要的生物大分子结合，导致 DNA 损伤、蛋白质功能丧失和脂质过氧化作用。活性代谢产物也可以激活适应性免疫反应并诱导内质网和线粒体中的应激，共同导致肝损伤。

（2）免疫介导的反应：

1）先天性免疫反应机制：肝细胞受到损伤可以触发化学物质的释放，这些化学物质可以激活肝脏中的先天免疫系统的细胞。肝脏中存在大量的 Kupffer 细胞、自然杀伤细胞和自然杀伤 T 细胞，这些细胞可以预防肝脏遭受病毒或细菌毒素和外源性化学物质的危害。然而，这些细胞的活化通过募集促炎细胞因子如 TNF-α，干扰素（IFN）-g 和白细胞介素（IL）-Ib 来促进 DIH，其增强炎症反应，导致进一步的组织损伤。这种先天性免疫也存在着个体差别。如 *CD44* 基因能编码淋巴细胞表面的细胞黏附分子，参与细胞—基质的相互作用。在两个临床独立的患者队列研究中发现，注射对乙酰氨基酚后，人类 CD44 基因多态性与血清的 ALT 水平显著相关。动物实验结果显示，若敲除小鼠的 *CD44* 基因，与野生型的小鼠相比，前者则更容易发生由对乙酰

氨基酚引起的 DILI。

2）获得性免疫反应机制：在部分 DILI 患者中，表现出与过敏反应相关的症状，如皮疹，发热，嗜酸性粒细胞增多，可检测出自身抗体。此外，再次用药可激发和 / 或加重肝损伤。

其免疫介导的反应原理可能是因为药物或者其代谢产物因分子量少，无免疫原性，但与肝蛋白质或修饰蛋白质如 CYP 酶类共价结合后，形成新的蛋白 - 药物复合物。后者在药物损伤肝细胞死亡后释放出来，在 MHC Ⅱ类分子协助下经过抗原呈递细胞（APC 细胞）刺激淋巴细胞，诱导抗体的产生和激活特异性免疫反应。药物 - 蛋白复合物诱导的抗原抗体反应主要通过两种机制损伤肝细胞，一种是补体介导的细胞溶解；另一种是抗体依赖细胞介导的细胞毒性作用。属于这类损伤机制的药物有非甾体类抗炎药双氯芬酸、麻醉吸入剂氟烷等。不过，这类单独的半抗原可能不足以激活免疫反应，需同时伴随其他"危险"事件，如轻微的肝损伤或者伴发的感染或炎症反应。

另一种获得性免疫反应原理可能是某些药物能模拟配体的作用，与 T 淋巴细胞受体结合并以 MHC 依赖型的经典模式使 T 淋巴细胞活化，如磺胺甲基异噁唑刺激并致敏 T 淋巴细胞，不需要生成代谢产物亚硝基磺胺甲基异噁唑修饰肝蛋白质诱导免疫反应。类似药物还有拉莫三嗪、卡马西平等。临床研究中已发现在一些药物引起肝脏或全身性免疫反应的患者血内，能检测到药物特异性 T 淋巴细胞或 T 淋巴细胞克隆。

（3）线粒体功能障碍：线粒体是细胞产生能量的场所。临床上许多靶向该细胞器的药物，通过干扰线粒体的不同功能[如脂肪酸 β- 氧化、线粒体通透性转换孔形成（MPTP）、氧化磷酸化和线粒体 DNA 复制]，引起毒性反应。线粒体通透性转换孔（mPTP）是一种位于线粒体内膜蛋白质孔。MPTP 空隙感应增加了线粒体对大于 1.5kDa 分子的通透性，从而使水和钙离子进入线粒体，而质子逃逸。因此，线粒体发生肿胀和线粒体外膜破裂。这导致电化学梯度的破坏、膜电位损失，产生活性氧（ROS）和 ATP 耗竭。在潜在肝毒性药物研究中发现，IFN-α 和核苷类似物药物可以影响线粒体 DNA 的复制，而布洛芬可以抑制脂肪酸 β 的氧化。这些线粒体毒性可通过坏死（由于 ATP 耗尽）和细胞凋亡（通过释放线粒体蛋白如细胞色素 C）导致细胞死亡。根据"DILI 发病的三步机制"学说认为，线粒体功能障碍是药

物性肝损伤的最终发病环节，即药物及其代谢产物直接引起细胞应激，并抑制细胞内线粒体功能或活化机体特异性的免疫反应；继而最初的细胞损伤引起线粒体通透性转变（mitochondrial permeability transition，MPT）；最后 MPT 引起了肝细胞的凋亡或坏死。

在因为肝毒性停止上市和尚在应用的潜在肝毒性药物中，均可以发现上述三种致病机制的实例（表 5-9-1）。

2. 药物的肝损伤的影响因素

（1）年龄：年龄对 DILI 有重要影响。在年龄＞40 岁的人群中，因为药物代谢能力改变和经常同时摄入多种药物，导致异烟肼、氟烷、呋喃妥因等药物性肝损伤的危险性增加。相反，儿童对丙戊酸、水杨酸盐的肝毒性更为敏感，特别是阿司匹林所致的肝脏微泡型脂肪变性和 Reye 综合征更常见于儿童。此外，年龄也是某些特定药物（如异烟肼）导致 DILI 易感性的一个重要因素，并与这些药物所致 DILI 类型相关，年龄较大多为胆汁淤积肝脏损害，年龄较轻者多为肝细胞型肝损伤。

（2）性别：性别差异与 DILI 易感性也有一定的相关性。女性更容易发生免疫介导的 DILI 和异烟肼（INH），氟烷和红霉素等药物引起的肝损伤；男性则易发生硫唑嘌呤和阿莫西林 - 克拉维酸盐引起的肝损伤。此外，女性发生 DILI 后更有可能发展成急性肝衰竭和进行肝移植。

（3）遗传因素：DILI 代谢特异质反应与个体药物代谢酶细胞色素 P450（CYP）或Ⅱ相代谢酶（如尿核苷二磷酸葡萄糖醛酸转移酶、N- 乙酰基转移酶）的遗传多态性密切相关。例如，异烟肼代谢途径为乙酰化形成乙酰肼，再进一步乙酰化为二乙酰衍生物，后者为解毒过程。快速乙酰化个体迅速将异烟肼乙酰化，产生毒性代谢产物，再乙酰化产生无毒性产物。这种遗传多态性个体对异烟肼可能非常敏感，其毒性决定于有毒和无毒代谢产物的相对速度及两种反应的动态平衡。此外，曲格列酮等药物引起的胆汁淤积性 DILI 易感性增加与胆汁盐输出泵（BSEP）转运蛋白表达的遗传变异有关。除了调节药物代谢和转运的基因外，调节人类白细胞抗原，细胞因子和氧化应激的基因也可能影响 DILI。

（4）药物日剂量与理化性质：一般认为，固有型肝毒性多由药物过量直接导致肝损伤，特异质 DILI 与药物过量无关。然而，越来越多的研究表明特异质 DILI 的发生并非完全与药物剂量无关。每日低

表 5-9-1　由于肝毒性而退出市场和尚在应用的潜在肝毒性药物

药物	分类	肝损伤机制
曲格列酮	抗糖尿病 / 抗炎	活性代谢产物的形成
苯洛芬	NSAID	活性代谢产物的形成
溴芬酸	NSAID	活性代谢产物的形成
异丁苯乙酸	NSAID	活性代谢产物的形成
替马沙星	喹诺酮类抗菌药	不明
阿拉曲沙星	喹诺酮类抗菌药	不明
曲伐沙星	喹诺酮类抗菌药	线粒体功能障碍，炎症应激
苯扎隆	溶栓剂	活性代谢产物的形成
希美加群	抗凝血药	免疫介导的反应
克罗麦克朗	精神药物	不明
萘法唑酮	抗抑郁药	活性代谢产物的形成
环芬尼	抗雌激素药	不明
洛尔	抗高血压药	免疫介导的反应
塞塔	抗高血压药	线粒体功能障碍活性代谢产物的形成
替尼酸	抗高血压药	活性代谢产物的形成免疫介导的反应
匹莫林	中枢神经系统兴奋剂	部分免疫介导的反应不完全清楚

剂量药物治疗很少引起特异质性药物不良反应，超过易感者的阈值剂量（≥10mg/d）可能有利于 DILI 的发生。近期对美国最常用口服处方药数据的两项研究显示，与低剂量给药相比，每天大于 50mg 的剂量给药且被较少经肝脏代谢的药物，更可能引起 DILI。因此，药物剂量和 DILI 之间具有重要的相关性，当日用药量超过毒性阈剂量后将增大发生 DILI 的危险。不过，仅仅用日用药量来预测 DILI 是不可靠的，因为大部分药物的治疗作用剂量≥50mg。

药物的理化性质影响药物的细胞摄取和药物的药动学过程。有研究发现，当日服药量≥100mg 和药物油水分配系数≥3 时，发生 DILI 的风险明显升高，结合亲脂性和日服药量预测 DILI，比单纯用日服药量预测的准确度大大提高。高亲脂性可促进肝细胞从血液中摄取药物，增强药物代谢并产生大量活性产物。除了亲脂性，药物的相对分子质量也与肝毒性具有相关性。

（5）药物相互作用：同时服用多种药物可使肝内代谢酶活性及其代谢通路改变，增强某些药物的肝毒性。例如，利福平可通过酶诱导的方式，增加异烟肼毒性中间产物，苯巴比妥也可通过酶诱导的机

制增强抗抑郁药物肝毒性,而三乙酰竹桃霉素则通过阻断细胞色素 P-450(CYP3A4)抑制雌激素的肝内代谢,导致雌激素过量样的胆汁淤积性损伤。

(6)其他因素:如本身患有病毒性肝炎和糖尿病等疾病,会增加 DILI 的风险。饮酒和同时使用其他肝毒性药物也可能增加 DILI 的易感性。

虽然上述的药物与机体因素的相互作用在临床实践中大多难以消除或降低,且目前仅在少数药物中观察到遗传因素对药物性肝损伤影响。但有关观察研究资料在不断增多,尤其药物性肝损伤遗传多态性的分子水平特征鉴定及其机制的研究,无疑将有助于在个体化水平上防治药物性肝损伤;更好地识别药物性肝损伤影响因素,也将有助于药物的临床监测及其合理用药。

【病理】

药物性肝病的病理表现复杂多样,可表现为所有已知类型的急性和慢性肝损伤。肝内所有细胞均会受到药物的影响,有些药物甚至可能出现多种损伤表现。没有特定的组织学改变来区别药物性肝损伤和病毒性肝炎等,但有些改变有助于鉴别诊断,药物性肝损害组织学一般特征为:①局灶性(小叶中央)边界较为明显的坏死和脂肪变性,坏死灶严重程度与临床表现不成比例;②汇管区炎症程度较轻,可能有胆管破坏性病变;③多数为中性粒细胞或嗜酸性粒细胞浸润;④类上皮肉芽肿形成;⑤微泡性脂肪变(线粒体损伤)和脂肪性肝炎。此外还可出现急性重型肝炎(其中以急性肝衰竭为表现的大量肝细胞坏死是最凶险的肝损伤类型)、肝硬化、肉芽肿性肝炎、脂肪肝、血管损害(肝静脉阻塞性疾病)、肝窦阻塞综合征(SOS)、甚至肿瘤。在由美国药物性肝损伤网络登记的 249 例 DILI 病理检查发现,最常见的组织学类型依次为胆汁淤积性肝炎(29%)、急性肝炎(21%)、慢性肝炎(14%)、慢性胆汁淤积(10%)和急性胆汁淤积(9%),带状坏死(3%)(表 5-9-2)。

【临床分型与表现】

(一)临床分型

1. 基于肝脏生化异常类型的分类 DILI 有多种临床分型模式,依据损伤靶细胞类型可分为肝细胞损伤型、胆汁淤积型、混合型和肝血管损伤型,其中以肝细胞损伤型最为常见,由国际医学组织理事会(CIOMS)初步建立,后经修订的前三种 DILI 的判断标准为:①肝细胞损伤型:ALT≥3ULN,且 R≥5;②胆汁淤积型:ALP≥2ULN,且 R≤2;③混合型:ALT≥3ULN,ALP≥2ULN,且 2<R<5。若 ALT 和 ALP 达不到上述标准,则称为肝脏生化学检查异常。其中,R=(ALT 实测值 /ALT ULN)/(ALP 实测值 /ALP ULN)。近年倾向于认为计算新 R 值(nR)

表 5-9-2 药物性肝损伤的临床病理表现

DILI 损伤类型	相关药物	病理特点
急性肝细胞损伤	异烟肼,阿司匹林,磺胺类药物	小叶淋巴细胞质细胞浸润 +/- 肝细胞变性,小叶结构紊乱,无胆汁淤积
自身免疫样肝炎	呋喃妥因,米诺环素,依匹单抗	浆细胞浸润和界面性肝炎
单纯的胆汁淤积	合成代谢类固醇,雌激素	肝细胞胆汁淤积,胆小管扩张伴有胆塞,无坏死或炎症
胆汁淤积性肝炎	苯妥英,阿莫西林 - 克拉维酸,喹诺酮类,大环内酯类,阿奇霉素	门静脉和胆管炎症,肝细胞坏死伴有显著的小叶中心胆汁淤积
肉芽肿性肝炎	异烟肼,干扰素,苯妥英,别嘌醇	非坏死性上皮样肉芽肿
慢性肝炎	双氯芬酸,甲基多巴,苯达西泮	汇管区炎症,界面肝炎,门静脉纤维化
大泡性脂肪变性	四环素,类固醇,氟尿嘧啶,甲氨蝶呤,他莫昔芬	不同程度的大的脂肪滴在肝细胞积累伴有核外周移位,没有显著的炎症或胆汁淤积
微泡脂肪变性	丙戊酸,四环素,齐多夫定	小脂肪滴弥漫积聚在肝细胞,核位于中心位置,没有明显的炎症或胆汁
非酒精性脂肪肝	他莫昔芬,胺碘酮	大泡性脂肪变性与微泡性脂肪变性,肝细胞气球样变与门静脉周围炎症
胆管消失综合征	阿莫西林克拉维酸盐,磺胺类药物	小叶间胆管缺乏
纤维化 / 肝硬化	甲氨蝶呤,胺碘酮	伴轻微炎症的肝胶原化
肝窦阻塞综合征	白消安,奥沙利铂,吡咯双烷类生物碱	肝窦扩张和充血,中央小静脉闭塞,窦周纤维化
肝脏肿瘤	口服避孕药	肝腺瘤,肝癌或血管肉瘤

可能更合理。nR =[（ALT/ULN）和（AST/ULN）中的较高比值]/（ALP/ULN）。如果患者在服药前因为既往的肝损伤疾病显示肝脏生物化学指标异常升高，则应将其 ALT，ALP 和胆红素的平均基线值来替换 ULN，来考核判定服用可疑肝毒性药物治疗之后是否发生 DILI。

肝血管损伤型 DILI 相对少见，临床类型包括肝窦阻塞综合征 / 肝小静脉闭塞病（HSOS/HVOD）、紫癜性肝病（PH）、巴德 - 基亚里综合征（BCS）、可引起特发性门静脉高压症（IPH）的肝汇管区硬化和门静脉栓塞、肝脏结节性再生性增生（NRH）等。

致病药物包括含吡咯双烷生物碱的草药、某些化疗药、同化激素、避孕药、免疫抑制剂及 ART 等。其靶向的血管内皮细胞各有不同或存在交义，其中，HSOS/HVOD 主要因为损伤肝窦内皮所致。我国多中心大样本调查资料证实，我国 HSOS 住院患者的主要病因是土三七。另外，应注意感染、免疫紊乱、各种能导致血液高凝、高粘或促血栓形成的因素、微量元素异常及肿瘤等也可引起肝血管损伤，这些因素可单独或共同起作用。

2. 基于病程的分型 慢性 DILI 的定义是一个有争议的问题。一般以 DILI 肝生化持续异常超过 6 个月，或存在门静脉高压或慢性肝损伤的影像学和组织学证据，作为慢性 DILI 的标准。但近期西班牙前瞻性，长期的随访研究发现，在停用可疑药物后 12 个月内持续有肝损伤征象。

（二）临床表现

1. 急性 DILI 多数患者无明显症状，仅有肝脏生化指标不同程度升高；部分可有消化道症状；淤胆明显者可有全身皮肤黄染、大便颜色变浅和皮肤瘙痒等；少数患者可有发热、皮疹等过敏表现，或伴有其他肝外器官损伤的表现；病情严重者可出现急性肝功能衰竭（ALF）或亚急性肝功能衰竭（SALF）。

2. 慢性 DILI 可表现为慢性肝炎、肝纤维化、代偿性和失代偿性肝硬化、自身免疫性肝炎（AIH）样 DILI、慢性肝内胆汁淤积和胆管消失综合征（VBDS）等；少数患者还可出现肝窦阻塞综合征（SOS）/VOD 及肝脏肿瘤等。

【辅助检查】

（一）实验室检查

药物性肝损伤患者的血常规可无异常，过敏特异质患者可出现外周血嗜酸性粒细胞升高。肝生化检查（ALT、AST、ALP、TBil 等）有助于评估肝损伤的分型以及肝脏损伤的严重程度。血清胆红素升高，白蛋白水平下降，凝血酶原时间延长与肝损伤严重程度相关。

（二）影像学检查

大多数急性 DILI 患者影像学检查可无异常，但超声，CT 和 MRI 检查对肝硬化，肝占位病变具有较大诊断价值，同时有助于鉴别胆汁淤积型肝损伤的病因诊断。在肝窦阻塞综合征诊断时，CT 或 MRI 为必备检查项目，主要表现为腹水，肝实质密度不均匀减低或信号不均匀；静脉期和平衡期肝实质呈"地图样"不均匀强化，肝静脉管腔狭窄或显示不清等。

（三）肝组织活检

肝组织活检在药物性肝损伤诊断中不是必需的，但它可以提供有关肝损伤类型和程度的有用信息，并且可以排除其他肝病原因。

【诊断】

（一）资料完整性评价

急性药物性肝损伤没有特异的临床征象或标志，诊断的可信度主要取决于被评价病例的数据完整性及其证据支持力度。临床医师收集肝损伤患者完整的医疗和用药信息非常重要，这有利于促进对药物肝损伤的进一步理解。美国药物性肝损伤网络提出需要进行资料完整性分类，即根据对一系列问题的不同回答（是或否），判断资料完整性的程度，是否还需要其他更详细的信息，从而对所收集的病例做出完整性评价。其中，DILI 发病的时间节点是第一次化验检测符合肝损伤阈值的时间，化验出现与 DILI 直接相关的有症状明确病例；每种药物诱发肝损伤的潜伏期变化较大，需要从参照既往文献报道分析判断；药物剂量的定义为每日剂量或累积剂量，同时应具体记录患者在药物性肝损伤经鉴定后是否继续用药，若有的话，持续多少时间；注意记录潜在风险因素的信息，如糖尿病、代谢综合征、性别、种族、体重指数等。

（二）诊断要点

1. 全面细致地追溯可疑药物应用史，甄别肝生化异常与用药的时间关系。

2. 除外其他肝损伤病因。

3. 当有基础肝病或多种肝损伤病因存在时，应仔细甄别最可能原因。

4. 必要时应考虑肝活检。

一般来说，药物性肝损伤的第一个迹象是肝脏生化改变，只有在已经发生严重损害时才会出现与 DILI 相关的症状和体征。通过肝脏生化检测，及时识别可疑药物肝毒性是诊治药物性肝损伤最重要的问题。因此，在服用药物或HDS的患者中，出现任何类型的肝脏疾病都必须考虑DILI。一般来说，药物导致肝损伤的潜伏期多数在5~90天内。但每种药物诱发肝损伤的潜伏期变化较大，可从几天到12个月；也可发生在停药后4周或长期使用后发生。既往已对该种药物有暴露史或致敏的患者可能在较短的时间内发病1~2天。用药前已经发生肝生化异常者，则难以考虑系药物诱导的肝损伤。

药物性肝损伤临床诊断目前仍然是排他性诊断没有特异的临床征象或标志，充分排除肝损伤的其他病因，是当代药物性肝损伤的主要诊断方法。国内外共识意见认为，可根据肝生化异常分类进行相关的排他性检测：①对于疑似肝细胞型或混合型DILID患者，应先排除急性甲型、乙型、丙型病毒性肝炎及自身免疫性肝炎。对已排除典型病毒性肝炎的DILI患者，如有非典型淋巴细胞增多或淋巴结肿大，应除外急性巨细胞病毒、EB病毒及单纯疱疹病毒感染。另外，若患者有相关临床表现，应排除肝豆状核变性（Wilson病）和布-加综合征（Budd-Chiari syndrome）。②对疑似胆汁淤积型DILI患者，所有病例均应进行B超或CT等腹部影像检查，以除外胆道疾病；对腹部影像检查未发现明确胆道疾病证据的患者，应作原发性胆汁性肝硬化（PBC）的血清学检测，内镜逆行胰胆管检查应限于常规影像检查不能除外胆道结石、原发性硬化性胆管炎（PSC）或胰胆管恶性肿瘤者。

当有基础肝病或多种肝损伤病因存在时，甄别叠加DILID是较为困难的问题。如HBV或HCV感染者合并炎症性肠病（IBD）应用免疫抑制剂治疗易发生肝损伤，往往很难鉴定是由免疫抑制治疗导致病毒激活，还是IBD合并的自身免疫性肝损伤，或由于免疫抑制药物导致的DILI，甚或这三种情况同时发生。需要综合分析用药史、潜伏期、基础疾病的临床特征、生化及组织学特点、停药后恢复情况以及药物再刺激反应等，进行综合分析。

对于疑难病例，必要时肝活检可帮助诊断。目前认为肝活检的时机：①怀疑自身免疫性肝炎和考虑给予免疫抑制治疗时，应考虑肝活检；②停用可疑肝损伤药物后，肝脏生化指标仍持续升高或有肝功能恶化的征象；③用可疑损伤药物后，肝细胞损伤型DILI患者在发病后30~60天ALT下降仍未超过峰值的50%、胆汁淤积型肝损伤患者在发病后第180天ALP下降仍未超过峰值的50%；④可疑肝损伤药物仍需继续使用或再暴露；⑤持续生化异常超过180天、需要评估是否存在慢性肝病及慢性药物性肝损伤时。

（三）因果关系评估方案

对于急性药物性肝损伤的"疑似病例"或在新药试验中需要确认DILI，需要采用国际通用的诊断量表。目前国际上广泛认同和应用的因果关系评价方法是RUCAM量化评分系统（Rousssel Uclaf causatity assessment method，表5-9-3）。实践证明，RUCAM仍是当前设计最合理、要素最全面、操作最方便、诊断准确率相对高的DILI诊断工具。RUCAM优点在于评分过程清晰可见，各参数全面且相对客观，无需专家小组讨论意见，适合非肝病医师使用。但是RUCAM并非设计用于疑似慢性DILI，如停药后发病时间＞30天（如Augmentin），潜伏期大于90天的慢代谢药物（如胺碘酮）导致的肝损伤，对这样病例的评价往往则予以"无关"这一级；其次当存在潜在性肝病的基础上发生的疑似DILI时，RUCAM可能需要肝病专家的帮助。

我国DILI诊治指南推荐采用RUCAM量表评价可疑药物与肝损伤的相关性，RUCAM评分从服药至发病时间、病程、危险因素、伴随用药、排除其他病因、药物肝毒性的已知情况和再用药反应七个方面进行量化评分，按照累计分数大小，将药物性肝损伤的关联性评价分为极有可能（＞8分）、很可能（6~8分）、可能（3~5分）、不大可能（1~2分）和无关（≤0分）5个等级，以便更准确地评估用药与肝损伤之间的关联性程度。

其他的因果关系评价方法包括N Maria & Victorino评估法和Naranjo计分系统等，其评价效果均逊于RUCAM，未能被广泛采用。2003年美国DILIN设计了一套结构性专家诊断程序（structured expert opinion process，SEOP），对合并酒精性、缺血性、脓毒症、胆石症和非酒精性脂肪性肝病等需要结合主观判断进行的鉴别诊断有优势，是较为准确的评价方法，但因程序繁琐而不适合临床广泛应用，可作为DILI临床研究及疑似病例进一步评估的工具。

针对我国临床医师习惯采用条文式分析方法的现状，中华医学会消化病学分会肝胆疾病协作组于2007年推出一简要方案，可供临床初步识别急性药物性肝损伤之用。

1. 临床诊断标准 ①有与药物性肝损伤发病规律相一致的潜伏期：初次用药后出现肝损伤的潜伏期在5~90天内，有特异质反应者潜伏期可小于5天，慢代谢药物（如胺碘酮）导致肝损伤的潜伏期可大于

表 5-9-3 急性药物性肝损伤因果关系评价标准（RUCAM 评分系统）

药物	ALT		ALP		R=
	肝细胞型		胆汁淤积型或混合型		评价
1. 服药至发病时间					
不相关	反应前已开始服药或停药后超过 15 天		反应前已开始服药或停药后超过 30 天		无相关性
未知	无法获得服药至发病时间				无法评价
	初次治疗	随后的治疗	初次治疗	随后的治疗	记分
从服药开始					
提示	5~90 天	1~15 天	5~90 天	1~90	+2
可疑	<5 天或 >90 天	>15 天	<5 天或 >90 天	>90 天	+1
从停药开始					
可疑	≤15 天	≤15 天	≤30 天	≤30 天	+1
2. 病程	ALT 峰值与 ALT 正常上限之间差值		ALP 峰值（或 TB）正常上限之间差值		
停药后					
高度提示	8 天内下降 ≥50%		不适用		+3
提示	30 天内下降 ≥50%		180 天内下降 ≥50%		+2
可疑	在 30 天后不适用		180 天内下降 <50%		+1
无结论	没有相关资料或在 30 天后下降 ≥50%		不变、上升或没有相关资料		0
与药物作用相反	30 天后下降 <50% 或再升高		不适用		−2
如果药物仍在使用					
无结论	所有情况		所有情况		0
3. 危险因素					记分
饮酒或妊娠					+1
无饮酒或妊娠					0
年龄 ≥55 岁					+1
年龄 <55 岁					0
4. 伴随用药					记分
无或伴随用药至发病时间不符合					0
伴随用药肝毒性不明，但发病时间符合					−1
已知伴随用药的肝毒性且与发病时间符合					−2
有伴随用药导致肝损伤的证据（如再用药反应等）					−3
5. 除外其他非药物因素					
6 个主要因素：急性甲型病毒性肝炎（HAV-IgM），乙型肝炎病毒（HBsAg 和 / 或 HBc-IgM IgM），丙肝病毒（HCV-Ab 和 / 或 HCV RNA），胆道梗阻（影像学检查），酒精中毒（过度摄入病史和 AST/ALT≥2），近期内出现的低血压、休克或缺血（发病 2 周内）其他因素：伴随的潜在疾病如自身免疫性肝炎、败血症、慢性肝炎 B 或 C、原发性胆汁性肝硬化或硬化性胆管炎；或血清学和病毒测试表明急性巨细胞病毒、EBV 或 HSV			（1）除外以上所有因素（2）除外 6 个主要因素（3）可除外 4~5 个主要因素（4）除外主要因素 <4 个（5）高度可能为非药物因素		+2 +1 0 −2 −3
6. 药物肝毒性的已知情况					记分
在说明书中已注明					+2
曾有报道但未在说明书中注明					+1
无相关报告					0
7. 再用药反应					记分
阳性	单用该药 ALT 升高 ≥2ULN		单用该药 ALP 升高 ≥2ULN		+3
可疑阳性	再用同样药 ALT 升高 ≥2ULN		再用同样药 ALP 升高 ≥2ULN		+1
阴性	再用同样药 ALT 升高仍正常		再用同样药 ALP 升高仍正常		−2
未做					0

90 天。停药后出现肝细胞损伤的潜伏期≤15 天，出现胆汁淤积性肝损伤的潜伏期≤30 天。②有停药后异常肝脏生化指标迅速恢复的临床过程：肝细胞损伤型的血清 ALT 峰值水平在 8 天内下降 >50%（高度提示），或 30 天内下降≥50%（提示）；胆汁淤积型的血清 ALP 或 TB 峰值水平在 180 天内下降≥50%。③必须排除其他病因或疾病所致的肝损伤。④重复用药反应阳性：再次用药后，迅速激发肝损伤，肝酶活性水平至少升高至正常范围上限的 2 倍以上。

符合以上诊断标准的①+②+③，或前 3 项中有 2 项符合，加上第④项，均可确诊为药物性肝损伤。

2. 排除标准 ①不符合药物性肝损伤的常见潜伏期。即服药前已出现肝损伤，或停药后发生肝损伤的间期 >15 天，发生胆汁淤积型或混合性肝损伤 >30 天（除慢代谢药物外）。②停药后肝脏生化异常升高的指标不能迅速恢复。在肝细胞损伤型中，血清 ALT 峰值水平在 30 天内下降 <50%；在胆汁淤积型中，血清 ALP 或 TB 峰值水平在 180 天内下降 <50%。③有导致肝损伤的其他病因或疾病的临床证据。

如果具备第③项，且具备①②两项中的任何 1 项，则认为药物与肝损伤无相关性，可临床排除药物性肝损伤。

3. 疑似病例 主要包括下列两种状况：①用药与肝损伤之间存在合理的时间关系，但同时存在可能导致肝损伤的其他病因或疾病状态；②用药与发生肝损伤的时间关系评价没有达到相关性评价的提示水平，但也没有导致肝损伤的其他病因或疾病的临床证据。对于疑似病例，建议采用国际共识意见的 RUCAM 评分系统（表 5-9-3）进行量化评估。

（四）药物诱发肝损伤的风险评估

如前所述，特发性药物诱导的肝损伤（IDILI）是一种罕见但是具有潜在严重性的药物反应，应该在予以潜在肝毒性药物的患者发展至实验室肝损伤标准之前予以评估考虑。生物标记物（biomarker）：是一种可以客观地测量和评价正常的生物学过程、致病的过程，或对治疗干预的药理学反应的指标。根据近代 DILI 发病机制、表观遗传学（microRNA，exosomes）或遗传学研究，发现可用于药物诱发肝损伤的风险评估的生物标志物主要是：

1. 肝细胞角蛋白 18（K18）和半胱天冬酶裂解片段 K18（ccK18） 作为肝损伤或细胞死亡的生物标志物。细胞凋亡发生时释放 ccK18，而细胞坏死时 k18 释放到循环中，计算两者的比值可以估计 DILI 期间细胞凋亡与坏死的相对比例，称为凋亡指数（AI）。APAP 诱导的肝损伤和特异性 DILI 的临床前和临床研究表明，该指数的增加早于 ALT 增加，并且可以估计肝脏中发生的细胞凋亡与坏死的数量。

2. MicroRNA-122（miR-122） 是近年来新发现的一类非编码 RNA 分子，在其他器官或组织中表达极低甚至检测不到，其表达量占肝脏中所有 MicroRNA 的 70% 以上。因此，它是肝细胞特异性 miRNA，在对乙酰氨基酚过量的数小时内在患者血浆中升高，可以在 ALT 升高之前的早期预测肝损伤的后续发作。

3. 谷氨酸脱氢酶（GLDH） 是线粒体损伤的生物标志物，可以区分是肝脏或肌肉损伤，可在 ALT 增加的情况下帮助确认或排除肝细胞损伤。与 miR-122 相比，GLDH 与 ALT 相关性更强。

4. 高迁移率族蛋白盒 1（HMGB1） 是一个广泛存在于各种真核细胞的核非组蛋白，其结合在染色体上，可保证染色体结构的稳定。HMGB1 也可因细胞炎症或坏死释放到细胞外，此时其可介导激活自身免疫应答（包括炎症趋化和细胞因子的释放）。在药物性肝损伤时，可发生损伤相关的分子模式（damage associated molecular patterns，DAMPs），即由坏死肝细胞释放的染色质结合蛋白，其靶向 Toll 样受体和晚期糖基化终产物（RAGE）的受体，以高乙酰化形式从免疫细胞释放并充当免疫激活的标记。已有的研究发现，在对乙酰氨基酚诱导的肝损伤中，与自发幸存者相比，高乙酰化 HMGB1 者死亡或需要肝移植的患者的比率明显升高。

5. 巨噬细胞集落刺激因子受体 1（MCSF R1） 是免疫激活的另一个标志物，可作为预测急性 DILI 预后不良的生物标志物。

6. 基因检测 应用于特异质性药物性肝损伤遗传风险评估，主要是通过人白细胞抗原等位基因（HLA）与 DILI 的相关性实现。GWAS 研究已经确定了与有超过 15 种药物 DILI 易感性的 HLA 风险等位基因或单倍型，但其阳性预测值非常低。例如，HLA-B*5701 基因型可能使氟氯西林引起的药物肝损伤风险增加 80 倍，但 500 个基因型变体的携带者只有一个可以估计在接触药物个体中时会发生肝损伤。相反，某种相应的基因检测有 95% 的阴性预测值。由于应用遗传风险评估有较高的阴性预测值，因此可用于排除特定药物作为 DILI 的病因。

7. 其他 也可以使用几种基于计算机的算法，其依赖于已知风险因素的累积分数，例如施用的药物剂量或潜在负担，或线粒体毒性、胆汁盐输出泵的抑制或反应性代谢物的形成。目前正在开发出一种新颖的 DILI 聚类分数，其使用吸收 - 分布 - 代谢 - 消除以及物理化学性质，多样化的子结构描述符和已知的结构负荷来预测来自多个互补簇和分类模型的 DILI。

【治疗】

急性药物性肝损伤迄今仍缺乏特异的治疗，当前可采用的基本治疗方法是：

1. 停用可疑肝损伤药物　及时停用可疑的肝损伤药物，尽量避免再次使用可疑或同类药物。是最为重要的治疗措施，可避免发展为慢性，或进展为 ALF/SALF。然而，由于机体对药物肝毒性的适应性在人群中比较普遍，ALT 和 AST 的暂时性波动很常见，真正进展为严重 DILI 和 ALF 的情况相对少见，所以多数情况下血清 ALT 或 AST 升高≥3ULN 而无症状者并非立即停药的指征，需要充分权衡停药引起原发病进展和继续用药导致肝损伤加重的风险。美国 FDA 于 2013 年制定了药物临床试验中出现 DILI 的停药原则，可作为权衡停药的参考指征。即：出现下列情况之一应考虑停用肝损伤药物：①血清 ALT 或 AST＞8ULN；② ALT 或 AST＞5ULN，持续 2 周；③ ALT 或 AST＞3ULN，且 TBil＞2ULN 或 INR＞1.5；④ ALT 或 AST＞3ULN，伴逐渐加重的疲劳、恶心、呕吐、右上腹疼痛或压痛、发热、皮疹和 / 或嗜酸性粒细胞增多（＞5%）。

对固有型 DILI，在原发疾病必须治疗而无其他替代治疗手段时可酌情减少剂量。

2. 支持治疗　加强支持疗法，维持内环境稳定，可酌情补充血浆、白蛋白、支链氨基酸等，无肝性脑病时可给予高热量高蛋白饮食，补充维生素，注意维持水电解质和酸碱平衡。

3. 解毒治疗　对固有型药物性肝损伤，可采用早期洗胃、导泻，血液透析，早期使用 N- 乙酰半胱氨酸。其中早期使用 N- 乙酰半胱氨酸（NAC）可有效治疗对乙酰氨基酚过量导致的肝损伤。也可以用于成人早期所有药物导致的急性肝衰竭病例。

4. 合理应用肝病治疗药物　保肝药物种类繁多，包括以抗炎保肝为主的甘草酸制剂类、水飞蓟宾类、抗自由基损伤为主的硫普罗宁、还原型谷胱甘肽、N- 乙酰半胱氨酸，保护肝细胞膜为主的多烯磷脂酰胆碱，促进肝细胞代谢的腺苷蛋氨酸、葡醛内酯、复合辅酶、门冬氨酸钾镁，促进肝细胞修复、再生的促肝细胞生长因子，促进胆红素及胆汁酸代谢的腺苷蛋氨酸、门冬氨酸钾镁、熊去氧胆酸等。多数保肝药物的治疗效果尚需进行循证医学研究评价。其中，仅有异肝草酸镁由于在注册的随机对照研究中可较好地降低 DILI 患者的 ALT 水平，2014 年我国 CFDA 批准用于治疗 ALT 明显升高的急性肝细胞型或混合型 DILI。此外，目前无证据显示 2 种或以上抗炎保肝药物对 DILI 有更好的疗效，因而尚不推荐 2 种或以上保肝药物联用。

胆汁淤积型 DILI 可选用熊去氧胆酸和腺苷蛋氨酸（SAMe）。国内一项开放性研究证实熊去氧胆酸可显著改善药物性肝损害患者的临床症状和生化指标，且无明显的不良反应。熊去氧胆酸（UDCA）可以减少阿莫西林 - 克拉维酸 DILI 急性损伤的持续时间，或有助于预防消失的胆管综合征。药物性肝损伤可引起腺苷蛋氨酸代谢异常，使其在肝脏中的合成和供应减少，补充腺苷蛋氨酸可以克服腺苷蛋氨酸合成酶活性降低所致的代谢障碍，恢复机体防止胆汁淤积的生理机制。临床研究表明腺苷蛋氨酸可从多个方面改善肝内胆红素代谢，缓解胆汁淤积，减轻药物性肝损害患者黄疸及肝功能损害。

糖皮质激素对 DILI 的疗效尚缺乏随机对照研究，应严格掌握治疗适应证。可用于超敏或自身免疫征象明显、且停用肝损伤药物后生化指标改善不明显甚或继续恶化的患者，但应充分权衡治疗收益和可能的不良反应。

5. 防治肝衰竭　重症患者出现肝功能衰竭时，除积极监测和纠正其并发症外，应积极采用人工肝支持治疗。对于预期有可能发生死亡的高度危险性患者，应考虑紧急肝移植治疗。

【预后】

急性 DILI 患者大多预后良好。然而，药物性 ALF/SALF 病死率高。美国药物诱导肝损伤网络（DILIN）前瞻性研究了急性药物性肝损伤发病后 2 年内发生致命结果，2 年内病死率为 9.8%（107/1 089）。其中，药物肝毒性为根本死因占 64%（68 例），辅助死因占 14%（15 例）。导致药物性肝损伤常见的死亡原因包括败血症、恶性肿瘤和多器官衰竭的严重皮肤反应。较高的胆红素、凝血病、白细胞增多症和血小板减少症与 DILI 病死率独立相关。我国药物性肝损伤诊治指南结合国际上 DILI 严重程度分级标准和我国肝衰竭指南，将急性药物性肝损伤严重程度分级如下：

0 级（无肝损伤）：患者对暴露药物可耐受，无肝毒性反应。

1级（轻度肝损伤）：血清 ALT 和 / 或 ALP 呈可恢复性升高，TBil<2.5×ULN（2.5mg/dl 或 42.75μmol/L），且 INR<1.5。多数患者可适应，可有或无乏力、虚弱、恶心、畏食、右上腹痛、黄疸、瘙痒、皮疹或体质量减轻等症状。

2级（中度肝损伤）：血清 ALT 和 / 或 ALP 升高，TBil≥2.5×ULN，或虽无 TBil 升高但 INR≥1.5。上述症状可有加重。

3级（重度肝损伤）：血清 ALT 和 / 或 ALP 升高，TBil≥5×ULN（5mg/dl 或 85.5μmol/L），伴或不伴 INR≥1.5。患者症状进一步加重，需要住院治疗或住院时间延长。

4级（ALF）：血清 ALT 和 / 或 ALP 水平升高，TBil≥10×ULN（10mg/dl 或 171μmol/L）或每天上升≥17.1μmol/L（1mg/dl），INR≥2.0 或 PTA<40%，可同时出现：①腹水或肝性脑病；②与 DILI 相关的其他器官功能衰竭。

5级（致命）：因 DILI 死亡，或需接受肝移植才能存活。

Hy 氏法则对判断 DILI 预后有重要参考价值。即：DIL 出现 ALT≥3×ULN 且 TBL>2×ULN 时，通常提示预后不良，在无胆道梗阻的情况下即使停用相关药物，病死率依然可能达到 10%～50%，这就是经典的 Hy 氏法则。已成为美国 FDA 新药研发评估中评价肝毒性的参考标准，也是众多医学和药学研究工作者信赖的医学判断准则之一。美国 FDA 认为，在临床试验数据库中发现 1 例 Hy 氏法则案例是令人担心的，如出现 2 例就强烈提示该药在扩大人群的应用中可能引起严重的 DILI 问题。在地来洛尔临床试验中，1 000 个受试者中出现了 2 例符合 Hy 氏法则的案例，因此未获美国 FDA 批准；后该药在葡萄牙上市，发现存在致命性肝损伤。在他索沙坦临床试验中，因出现 1 例 Hy 氏案例而被要求上市前提供更多安全性数据，最终被放弃。新近欧美一项多中心、大样本研究显示，R 或 NR>5 对预测 DILI 的临床分型和重型 DILI 均有较大帮助。

（任晓菲　许建明）

推 荐 阅 读

[1] TUJIOS S, FONTANA R J. Mechanisms of drug-induced liver injury: from bedside to bench[J]. Nat Rev Gastroenterol Hepatol, 2011, 8（4）: 202-211.

[2] GARCÍA-CORTÉS M, ORTEGA-ALONSO A, LUCENA M I, et al. Drug-induced liver injury: a safety review[J]. Expert Opin Drug Saf, 2018, 17（8）: 795-804.

[3] MEDINA-CALIZ I, ROBLES-DIAZ M, GARCIA-MUÑOZ B, et al. Definition and risk factors for chronicity following acute idiosyncratic drug-induced liver injury[J]. J Hepatol, 2016, 65（3）: 532-542.

[4] 中华医学会肝病学分会，药物性肝病学组. 药物性肝损伤诊治指南 [J]. 中华肝脏病杂志，2015，23（11）: 810-820.

[5] 任晓菲，诸葛宇征，陈世耀，等. 土三七相关肝窦阻塞综合征的全国多中心临床调研分析 [J]. 中华消化杂志，2017，37（8）: 523-529.

[6] 中华医学会消化病学分会肝胆疾病协作组. 吡咯生物碱相关肝窦阻塞综合征诊断和治疗专家共识意见（2017 年，南京）[J]. 中华消化内镜杂志，2017，34（8）: 533-542.

[7] 中华医学会消化病学分会肝胆疾病协作组. 急性药物性肝损伤诊治建议（草案）[J]. 中华消化杂志，2007，27（11）: 765-767.

[8] KULLAK-UBLICK G A, ANDRADE R J, MERZ M, et al. Drug-induced liver injury: recent advances in diagnosis and risk assessment[J]. Gut, 2017, 66（6）: 1154-1164.

[9] HAYASHI P H, ROCKEY D C, FONTANA R J, et al. Drug-Induced Liver Injury Network（DILIN）Investigators. Death and liver transplantation within 2 years of onset of drug-induced liver injury[J]. Hepatology, 2017, 66（4）: 1275-1285.

[10] DANAN G, BENICHOU C. Causality assessment of adverse reactions to drugs--I. A novel method based on the conclusions of international consensus meetings: application to drug-induced liver injuries[J]. J Clin Epidemiol, 1993, 46（11）: 1323-1230.

第十章

自身免疫性肝病

第一节 自身免疫性肝炎

自身免疫性肝炎（autoimmune hepatitis，AIH）是一种由针对肝细胞的自身免疫反应所介导的肝脏实质炎症，以血清自身抗体阳性、高免疫球蛋白 G（immunoglobulin G，IgG）和 / 或 γ- 球蛋白血症、肝组织学上存在中重度界面性肝炎为特点，不经治疗干预常可致肝硬化、肝功能衰竭。AIH 临床表现多样，一般表现为慢性、隐匿起病，但也可表现为急性发作，甚至引起急性肝功能衰竭。多项临床研究证实，免疫抑制剂治疗可显著改善患者的生化指标和临床症状，甚至能逆转肝纤维化，从而显著改善患者预后和生活质量。随着自身抗体和肝活组织病理学检查的广泛开展，我国 AIH 检出率逐年增加。

【流行病学】

女性易患自身免疫性肝炎，男女比例约为 1∶4。AIH 呈全球性分布，可发生于任何年龄段，但大部分患者年龄大于 40 岁。我国开展的一项全国范围内的回顾性调查（入选患者年龄 > 14 岁）发现，AIH 的峰值年龄为 51 岁（范围：14～77 岁），89% 为女性患者。北欧白种人的平均年发病率为 1.07/10 万～1.9/10 万，患病率为 16.9/10 万，而阿拉斯加居民的患病率可高达 42.9/10 万。丹麦一项全国范围流行病学调查结果显示，年发病率为 1.68/10 万，且有逐年增高趋势。亚太地区的患病率为 4.0/10 万～24.5/10 万，年发病率为 0.67/10 万～2.00/10 万。

【病因与发病机制】

自身免疫性肝炎是由于缺乏自身免疫耐受性而引起，病因和发病机制尚未完全明确，是遗传易感性、诱发因素、分子模拟、自身抗原应答、免疫调节功能缺陷等因素相互作用的结果。

（一）遗传因素

AIH 属于复杂性状疾病，其发生发展由多个基因位点共同参与，是环境因素、代谢等众多因素相互作用的结果。遗传因素可参与影响 AIH 患者的疾病易感性、临床表现、治疗反应乃至整体预后。AIH 遗传易感性主要集中在人类白细胞抗原（HLA）即：人主要组织相容性复合物（MHC）6 号染色体断臂区域，尤其是编码 HLA-DR Ⅱ类 DRB1 等位基因区。MHC Ⅱ类分子主要通用递呈抗原肽至 CD4⁺T 细胞进而启动适应性免疫反应，提示 HLA-DR Ⅱ类抗原递呈和 T 细胞激活与 AIH 的发生发展密切相关。在欧洲和北美，1 型 AIH 的主要易感等位基因是 HLA-DRB1*0301 和 HLA-DRB1*0401，这两个等位基因分别编码 HLA-DR3 和 DR4 抗原。迄今为止，HLA-DRB1*0301 和 HLA-DRB1*0401 被发现为与 AIH 遗传易感性最密切相关的等位基因。因此国际自身免疫性肝炎小组推荐将 HLA-DR3 和 DR4 加入到修正后的自身免疫性肝炎诊断积分系统中。在日本、阿根廷、巴西和墨西哥，AIH 患者的易感基因主要集中在 DRB1*0405 和 DRB1*0404。研究发现，AIH 基因关联性存在明显的地理 / 种族上差异，而不同的 MHC Ⅱ类分子可递呈多样化的抗原至 T 细胞受体。因此，AIH 患者 HLA 等位基因相关性提示在 AIH 患者遗传易感性基础上，环境因素的诱发也发挥了重要作用。值得注意的是，某些 HLA-DR 等位基因具有 AIH 保护性。一项荟萃分析研究发现，在拉丁美洲人群中，HLA DQ2 提示患 Ⅰ 型 AIH 的风险明显增高，而 DR5 或 DQ3 则具有疾病保护性。2 型 AIH 的易感等位基因主要是 HLA-DRB1*0701 和 DRB1*0301，这两个等位基因分别编码 HLA-DR7 和 DR3 抗原，其中 DRB1*0701 阳性患者往往病程进展更快和预后较差。另一研究指出，HLA-DQB1*0201 是儿童 2 型 AIH 的主要易感等位基因，但 HLA-DQB1*0201 与 DRB1*0701 和 DRB1*0301 具有连锁不平衡。

（二）潜在诱发因素

在 AIH 遗传易感者中，潜在的诱发因素包括机体针对外源性病原体产生免疫应答时，与其相似结构的肝脏自身抗原发生交叉反应从而造成组织损伤，这种现象被称为分子模拟。病毒性肝炎慢性感染过程中经常会伴有自身免疫性疾病特征，50% 慢性乙型肝炎或丙型肝炎患者最终出现血清自身抗体。乙型和丙型肝炎病毒感染可参与诱发机体的自身免疫反应，但目前只证实了丙型肝炎与自身免疫反应的强关联性。10% 的慢性丙型肝炎患者可出现抗 LKM-1 抗体阳性，且其自身抗体滴度与疾病的严重程度相关，也与干扰素治疗的不良反应有关。在这些抗 LKM-1 抗体阳性的慢性丙型肝炎患者中，50% 的患者其抗 LKM-1 抗体针对的抗原表位为 CYP2D6$_{193-212}$。研究指出表明抗 LKM-1 抗体和针对 HCV 同源区（NS5B HCV$_{2985-2990}$）或巨细胞病毒（CMV）外显子区（exon CMV$_{130-135}$）的抗体之间具有交叉反应性。AIH 非病毒性环境诱发因素包括抗生素（如：呋喃妥因和米诺环素）、他汀类药物和抗肿瘤坏死因子（TNF）生物制剂（如：阿达木单抗和英利昔单抗）。

（三）免疫相关机制

1. 自身免疫肝损伤机制　AIH 患者典型的组织学特征为界面性肝炎，淋巴、浆细胞和巨噬细胞浸润提示活跃的免疫细胞攻击自身组织。免疫组化分析发现，这些浸润 T 淋巴细胞主要表达 α/βT 细胞受体。大多数 T 细胞是 CD4$^+$ 的辅助 / 诱导亚型。少量为 CD8$^+$ 的细胞毒亚型。还存在少量非 T 细胞系的淋巴细胞浸润，包括自然杀伤细胞（NK）、巨噬细胞、B 细胞和浆细胞。无论初始诱发因素性质如何，AIH 的发病机制主要是由错综复杂的固有性免疫和适应性免疫反应参与，启动级联免疫反应，最终引起肝损伤。

Th1 细胞可产生白细胞介素 -2（IL-2）和干扰素 -γ（IFN-γ），其中 IFN-γ 是引起 AIH 患者组织损伤的主要介质，IFN-γ 可激活 CD8$^+$T 细胞增殖、上调肝细胞上 HLA-Ⅰ 类分子的表达（使肝细胞易受细胞毒攻击）、诱导肝细胞表达 HLA-Ⅱ 类分子（使肝细胞能递呈自身抗原给 Th 细胞），还可活化单核 / 巨噬细胞，促其释放 IL-1 和肿瘤坏死因子 -α（TNF-α）。Th2 细胞可产生 IL-4、IL-10 和 IL-13，这些细胞因子可诱导 B 细胞分化为成熟浆细胞并产生自身抗体。自身抗体则可以通过触发抗体介导的细胞毒作用和补体激活效应最终导致肝损伤。Th17 细胞可产生 IL-17、IL-22 和 TNF-α，还可诱导肝细胞分泌 IL-6，从而进一步增强了 Th17 细胞的活化。不少研究指

出，Th17 细胞在自身免疫性肝病的发病过程中发挥重要作用。我们的研究发现，与健康对照和慢性乙型肝炎患者相比，AIH 患者的血清 IL-17 和 IL-23 水平明显升高，并且 AIH 患者外周血和肝内 Th17 细胞数量均明显升高。值得注意的是，AIH 患者肝内 Th17 细胞特异性转录因子——视黄酸相关孤核受体 -γt（ROR-γt）基因表达明显增加且 Th17 细胞相关细胞因子：IL-23、IL-21、IL-1β 和 IL-6 也表达明显增高。由于 AIH 患者调节性 T 细胞（Treg）的数量和功能均明显受损，无法有效抑制和调控过强的免疫效应，最终导致肝细胞持续受到免疫攻击：活跃的细胞毒性 T- 淋巴细胞（CTL）直接破坏肝细胞；Th1 细胞释放相应细胞因子招募单核 / 巨噬细胞；自身抗体结合到肝细胞表面，造成补体激活效应或自然杀伤细胞（NK）靶向攻击肝细胞。

2. 体液免疫　研究发现，自身抗体也参与了 AIH 患者肝损伤过程。抗肝特异性脂蛋白（LSP）抗体，特别是针对 LSP 重要组分——去唾液酸糖蛋白受体（ASGPR）和乙醇脱氢酶（ADH）的抗体，它们的滴度与 AIH 患者的生化和组织学严重程度相关。抗可溶性肝脏抗原（SLA）抗体的分子靶标为 UGA 抑制物 tRNP- 相关抗原分子 [tRNP（ser）sec 或 SEPSECS]，阳性 AIH 患者往往病情较严重且预后更差。对 2 型 AIH 患者来说，抗肝肾微粒体 1 型（LKM1）抗体可直接靶向肝细胞表面的细胞色素 P450 2D6（CYP2D6），从而引起肝细胞损伤。B 细胞识别的抗原区已被清楚鉴定，93% AIH 患者识别的是 CYP2D6$_{193-212}$，85% 患者识别的是 CYP2D6$_{257-269}$，53% 患者识别的是 CYP2D6$_{321-351}$，13% 患者识别的是 CYP2D6$_{410-429}$，7% 患者识别的是 CYP2D6$_{363-389}$。

3. 细胞免疫　细胞免疫在 AIH 的发病过程中发挥着重要的作用。自身抗原致敏的细胞毒 T 细胞克隆扩增（细胞介导的细胞毒作用）和 / 或针对肝细胞膜组分的自身抗体过量产生（抗体依赖细胞介导的细胞毒作用，ADCC）都参与了免疫介导的肝细胞损伤，其中 ADCC 可能是较重要的组织损伤最终效应机制。

（四）自身免疫耐受平衡的破坏

免疫系统对自身抗原的耐受性是维持机体免疫内稳态的关键，若自身免疫耐受平衡受破坏可导致自身免疫性疾病的发生、发展。在健康状况下，机体免疫系统可防止大多数自身反应性 T 细胞克隆进入外周免疫器官。自身反应性 T 细胞可存在于健康机体的外周循环系统中，但有相应的内在和外

在外周耐受机制来限制其对组织产生自身免疫性损伤。其中发挥关键免疫负调控作用的免疫细胞，包括调节性 T 细胞（Treg）、自然杀伤性 T 细胞（NKT）以及髓系源性抑制细胞（MDSC）。MDSC 由髓系祖细胞和未成熟髓系细胞组成，肝脏是 MDSC 聚集和发挥免疫调节作用的重要器官之一。我们的研究发现 HLA-DR$^{-/low}$CD33$^+$CD11b$^+$CD14$^+$CD15$^-$ 单核细胞型 MDSC 在 AIH 患者外周血出现明显扩增。此外，AIH 患者对标准化免疫治疗的生化治疗反应同样也与 MDSC 的水平密切相关。更重要的是，我们验证了 AIH 患者外周 MDSC 具有强大的免疫负调控功能，可有效抑制 T 细胞的增殖。与外周情况一致，AIH 患者肝内 MDSC 出现明显积聚，且主要集中在发生炎症的汇管区，其数量与肝脏组织病理学炎症程度和纤维化分级呈正相关。在刀豆蛋白或 α-GaCer 介导的肝内炎症反应模型中，过继性回输 CD11b$^+$Ly6C^{hi} 单核细胞型 MDSC 可有效缓解小鼠肝脏的炎症进展。提示 MDSC 在 AIH 发病过程中可作为维持肝内免疫稳态的重要负反馈机制，抑制过度活化的 T 细胞免疫反应。

【临床表现】

AIH 临床表现多样，大多数 AIH 患者起病隐匿，一般表现为慢性肝病。最常见的症状包括嗜睡、乏力、全身不适等。体检可发现肝大、脾大、腹水等体征，偶见周围性水肿。约 1/3 患者诊断时已存在肝硬化表现，少数患者以食管胃底静脉曲张破裂出血引起的呕血、黑便为首发症状。少部分患者可伴发热症状。10%～20% 的患者无明显症状，仅在体检时意外发现血清氨基转移酶水平升高。这些无症状患者进展至肝硬化的危险性与有症状患者相近。AIH 可在女性妊娠期或产后首次发病，早期诊断和及时处理对于母婴安全非常重要。约 25% 的 AIH 患者表现为急性发作，甚至可进展至急性肝功能衰竭。部分患者 AIH 病情可呈波动性或间歇性发作，临床和生物化学异常可自行缓解，甚至在一段时间内完全恢复，但之后又会复燃。这种情况需引起高度重视，因为这些患者的肝组织学仍表现为慢性炎症的持续活动，不及时处理可进展至肝纤维化。

AIH 常合并其他器官或系统性自身免疫性疾病如，桥本甲状腺炎（10%～23%）、糖尿病（7%～9%）、炎症性肠病（2%～8%）、类风湿关节炎（2%～5%）、干燥综合征（1%～4%）、银屑病（3%）以及系统性红斑狼疮（1%～2%）等。AIH 和其他自身免疫性疾病如系统性红斑狼疮均为独立的疾病类型，若同时存

在可按主要疾病类型处理，糖皮质激素剂量以能控制疾病活动为主。

【辅助检查】

（一）血清生物化学指标

AIH 的典型血清生物化学指标异常主要表现为肝细胞损伤型改变，血清谷草转氨酶（AST）和谷丙转氨酶（ALT）活性升高，而血清碱性磷酸酶（ALP）和 γ- 谷氨酰转移酶（GGT）水平正常或轻微升高。应该注意的是，血清氨基转移酶水平并不能精确地反映肝内炎症情况。血清氨基转移酶水平正常或轻度异常不一定等同于肝内轻微或非活动性疾病，也不能完全排除 AIH 诊断。病情严重或急性发作时血清总胆红素（TBil）水平可显著升高。

（二）免疫学检查

1. 自身抗体　AIH 可根据自身抗体的不同分为两型：抗核抗体（antinuclear antibodie，ANA）和 / 或抗平滑肌抗体（anti-smooth muscle antibodies，ASMA），或抗可溶性肝抗原 / 肝胰抗原抗体（anti-soluble liver antigen/liver pancreas antigen，抗 SLA/LP）阳性者为 1 型 AIH。临床上，70%～80% 的 AIH 患者呈 ANA 阳性，20%～30% 呈 ASMA 阳性（国内报道阳性率多低于欧美国家），ANA 和 / 或 ASMA 阳性者可达 80%～90%。ANA 和 ASMA 为非器官组织特异性自身抗体，在高滴度阳性时支持 AIH 诊断，低滴度阳性可见于各种肝病甚至正常人。

ANA 是 AIH 患者血清中最先被发现的自身抗体，至今仍是诊断 AIH 敏感性最高的标志性抗体。它是细胞内所有核抗原成分的自身抗体的总称，其靶抗原包括细胞核、细胞质、细胞骨架和细胞分裂周期蛋白等。虽然 ANA 是 1 型 AIH 的血清学标志，但它不具有疾病特异性。在慢性病毒性肝炎、其他自身免疫性疾病甚至健康老年人群中亦可有阳性表现。

ASMA 与多种细胞骨架成分包括微丝、微管和中间丝反应。ASMA 的主要靶抗原是微丝中的肌动蛋白，后者又可分为 G- 肌动蛋白和 F- 肌动蛋白。高滴度抗 F- 肌动蛋白诊断 AIH 的特异度较高。研究显示，ASMA（1∶80）和抗肌动蛋白抗体（1∶40）与 1 型 AIH 患者的血清生物化学指标和组织学疾病活动度有关，并预示治疗失败概率较高。目前，ANA 和 ASMA 检测推荐间接免疫荧光法作为首选方法，检测结果推荐以滴度值表示。在我国，自身抗体检测主要有两种稀释体系，不同体系之间的结果不具有固定的对应关系。ANA 和 ASMA 滴度越高，与自身免疫性疾病的相关性越大。临床高度疑似自身

免疫肝病的患者，建议进一步检测 ANA 中的特异性抗体（如 dsDNA、SSA/SSB、gp210、sp100 等）以帮助临床诊断。

抗可溶性肝抗原/肝胰抗原抗体分别在 1987 年和 1983 年被发现，起初认为是互不相同的，直到 Wies 从人肝组织中成功克隆出 SLA 全长 DNA 序列并检测出 2000 例各种慢性肝病患者，发现 SLA 是肝细胞质内的一种不知名的可溶性蛋白，与 LP 相同。如今将两者合称为 SLA/LP 抗体，是 AIH 的血清标志物。抗 -SLA/LP 是唯一疾病特异性的抗体，因此有较高的诊断价值。国内外报道其特异性均接近100%，但检出率较低，我国多中心自身免疫性肝病回顾性调查结果显示，仅 6%（16/248）的患者呈抗 SLA/LP 阳性，明显低于欧美常见报道（30% 左右）。

抗肝肾微粒体抗体 -1 型（anti-liver/kidney micro-somal 1 antibody，LKM-1）和/或抗肝细胞溶质抗原 -1 型（antibody to liver cytosol 1，LC-1）阳性者为 2 型 AIH。少数 AIH 患者（3%～4%）呈抗 LKM-1 和/或抗 LC-1 阳性，可诊断为 2 型 AIH。抗 LKM-1 阳性患者常呈 ANA 和 ASMA 阴性，因此抗 LKM-1 的检测可避免漏诊 AIH。抗 LKM-1 的靶抗原为细胞色素 P450 2D6（CYP2D6），已在 AIH 患者肝内检测到针对该自身抗原的 CD4$^+$ 和 CD8$^+$T 细胞的存在。LC-1 所识别的靶抗原是亚氨甲基转移酶 - 环化脱氨酶。在 10% 的 2 型 AIH 患者中 LC-1 是唯一可检测到的自身抗体，且抗 LC-1 与 AIH 的疾病活动度和进展有关。

此外，对常规自身抗体阴性却仍疑诊 AIH 的患者，建议检测其他自身抗体如：非典型核周型抗中性粒细胞胞质抗体（atypical perinuclear anti-neutrophilic cytoplasmic antibodies，pANCA）和抗去唾液酸糖蛋白受体抗体（antibodies against asialoglycoprotein receptor，ASGPR）等。pANCA 在 1 型 AIH 中的阳性率为 40%～96%，而在 2 型 AIH 中则几乎为阴性。有 60%～92% 的原发性硬化性胆管炎亦可检测出该抗体，而在原发性胆汁性胆管炎患者中仅为 0～39%。此外，pANCA 还可见于 60%～87% 的溃疡性结肠炎、5%～25% 的克罗恩病和其他疾病。ASGPR 是肝脏特异性的内吞受体，位于肝细胞膜上，是与 AIH 密切相关的肝特异性膜脂蛋白的组成成分之一。其疾病特异性较好，可见于各型 AIH 且很少存在于其他肝病或肝外自身免疫性疾病。该抗体的效价随 AIH 活动度变化。ASGPR 阳性或高效价时提示疾病处于活动期，经治疗好转后抗体水平可下降甚至转阴，因而对观察疗效和评价病情有重要价值。

在 AIH 发生发展过程中，自身抗体的滴度和特异性可发生改变，并且确诊时为血清阴性的个体在之后病程中也可表达常见的自身抗体。临床上可重复检测自身抗体以便更正疾病的诊断和分类。在成年人中，自身抗体滴度大致与疾病活动度、临床病程及治疗反应相关。除非临床表型显著改变，否则不需常规监测自身抗体。但儿童患者中，自身抗体的滴度是反映疾病活动度的有效指标，并且可用来监测治疗反应。尤其是抗 -LC1 和疾病活动性有很好的相关性，疾病缓解时滴度可明显下降（>50%）甚至消失，并且在复发时会骤然上升。

2. 血清免疫球蛋白 血清免疫球蛋白 G 和/或 γ- 球蛋白升高是 AIH 特征性的血清免疫学改变之一。血清 IgG 水平可反映肝内炎症活动程度，经免疫抑制治疗后可逐渐恢复正常。因此，该项指标不仅有助于 AIH 的诊断，而且对检测治疗应答具有重要的参考价值，在初诊和治疗随访过程中应常规检测。由于血清 IgG 水平的正常范围较宽，部分（5%～10%）患者基础 IgG 水平较低，疾病活动时即使 IgG 水平有所升高，但仍处于正常范围内，而治疗后检测可见 IgG 水平明显下降。

（三）肝组织学检查

AIH 病理组织学表现多样，可为急性，也可慢性，纤维化程度也不尽相同，其病变本质是肝细胞损伤，主要病理特点有：

1. 界面性肝炎 与门管区或纤维间隔相邻的肝细胞的坏死，称为界面性肝炎或碎屑样坏死（图 5-10-1）。表现为界面肝细胞呈单个或小簇状坏死、脱落，导致小叶界面呈"虫蛀"状，炎性细胞沿破坏的界面向小叶内延伸并包绕坏死的肝细胞。因病变严重程度的不同，相邻区域会形成桥接坏死、亚大块坏死甚至大块坏死。若病变进一步进展，坏死区网状纤维支架塌陷，间质细胞（如星状细胞等）增生，纤维间隔增宽，最终导致假小叶形成，演变为肝硬化。按界面破坏范围和浸润深度，界面性肝炎可分为轻、中、重度：轻度，局灶性或少数门管区破坏；中度，<50% 的门管区或纤维间隔破坏；重度，>50% 的门管区或纤维间隔破坏。中度以上界面性肝炎支持 AIH 诊断。界面性肝炎对于 AIH 的诊断具有特征性而非特异性，它同样存在于其他慢性肝病，如病毒或药物所导致的慢性肝炎。因此诊断 AIH 需要结合临床资料。

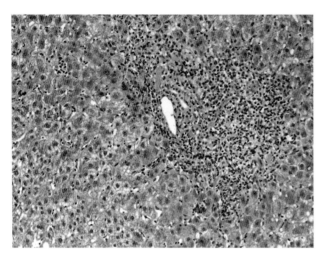

图 5-10-1 界面性肝炎（HE，×200）

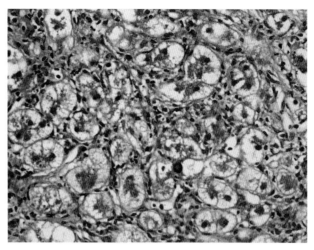

图 5-10-2 肝细胞呈玫瑰花环排列（HE，×400）

2. **淋巴 - 浆细胞浸润** 门管区和门管区周围浸润的炎性细胞主要为淋巴细胞和浆细胞。浆细胞主要见于门管区，有时也可出现在小叶内。AIH 浆细胞主要为 IgG 阳性，少量为 IgM 阳性。局限于界板处的浆细胞聚集往往提示 AIH 而非病毒性肝炎；有近 1/3 确诊 AIH 患者浆细胞稀少甚至缺失。

3. **肝细胞呈玫瑰花环排列** 由 2～3 个水样变性的肝细胞形成的假腺样结构，中心可见扩张的毛细胆管，因形似玫瑰花环故得名，多见于界板周围（图 5-10-2）。

4. **穿入现象** 淋巴细胞进入肝细胞的组织学表现，多见于界面性肝炎，是 AIH 的又一典型表现（图 5-10-3）。我们的研究表明，65% 的 AIH 患者可见穿入现象，显著高于其他慢性肝病患者，其出现与肝内炎症和纤维化程度有关。这种淋巴细胞主要为 $CD8^+T$ 细胞，可导致肝细胞发生凋亡。

除此之外，肝细胞水样变性、气球样变、嗜酸性坏死及凋亡小体等非特异性组织学表现也可见。

【诊断与鉴别诊断】

由于 AIH 缺乏特异性临床表现和生化指标，因此其临床诊断仍存在一定困难。国际自身免疫性肝炎学组（International Autoimmune Hepatitis Group，IAIHG）分别于 1993 年和 1999 年制定并更新了 AIH 的描述性诊断标准和诊断积分系统。虽然该积分系统对诊断 AIH 具有良好的敏感性和特异性，但包括 13 个主要临床组分，共 29 项计分等级，过于复杂的体系使之难以在临床实践中全面推广。有鉴于此，2008 年 IAIHG 提出了 AIH 的简化诊断标准，其初衷是制定一种更适合日常临床工作的积分系统，从而区别于主要用于科研的传统诊断积分系统。为便

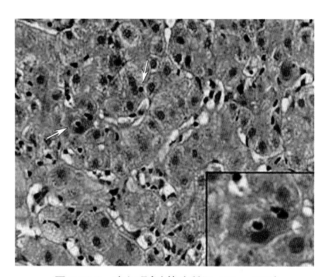

图 5-10-3 穿入现象（箭头所示；HE，×400）

于区分，现将 1999 年更新的系统称为复杂诊断积分系统，2008 年的称为简化诊断积分系统。

（一）**自身免疫性肝炎描述性诊断标准**（表 5-10-1）

（二）**自身免疫性肝炎复杂诊断积分系统**（表 5-10-2）

1999 年 AIH 复杂诊断积分系统根据患者是否已接受糖皮质激素治疗分为治疗前评分和治疗后评分。前者临床特征占 7 分，实验室检查占 14 分，组织病理学占 5 分，确诊需评分≥16 分，10～15 分为可能诊断。除上述项目外，治疗后评分还包括患者对治疗反应（完全或复发）的评分，确诊需评分≥18 分，12～17 分为可能诊断。该积分系统主要适用于具有复杂表现的 AIH 患者的诊断。通过衡量综合征的每种组分，可容纳相互矛盾的特征，避免孤立的不一致特征所带来的误差。Alvarez 等对包含 983 例患者的 6 项研究进行分析，结果显示该诊断积

表 5-10-1 IAIHG 1999 年 AIH 描述性诊断标准

特征	明确	可能
肝组织学	中度或重度界面性肝炎、小叶性肝炎或中央区 - 汇管区桥接坏死，但无胆管病变、明确的肉芽肿或其他提示特定病因的组织学特点	同"明确"栏
血清生化检查	血清转氨酶不同程度的升高，特别是（但不排除性的）血清碱性磷酸酶升高不明显。血清 α1- 抗胰蛋白酶、血清铜和铜蓝蛋白浓度正常	同"明确"栏，但如果 Wilson 病被排除后，可包括血清铜和铜蓝蛋白浓度异常的患者
血清免疫球蛋白	血清 γ- 球蛋白或 IgG 水平超过正常上限的 1.5 倍	血清 γ- 球蛋白或 IgG 水平超过正常上限的任何升高
血清抗体	血清 ANA、ASMA 或抗 LKM-1 抗体滴度 >1∶80。较低的滴度（特别是抗 LKM-1）在儿童中也有价值	同"明确"栏，抗体滴度为 1∶40 或以上。这些血清抗体阴性，但也包括其他特定的抗体阳性者
病毒标志物	目前感染甲型、乙型或丙型肝炎的病毒标志物阴性	同"明确"栏
其他致病因素	平均酒精消耗量少于 25g/d。最近无已知的肝毒性药物服用史	酒精消耗量少于 50g/d，最近无肝毒性药物史。如果有确切的证据表明在戒酒和停用药物后持续存在肝损害，消耗较多酒精的患者或最近服用肝毒性药物的患者也可包括在内

引自 ALVAREZ F，BERG P A，BIANCHI F B，et al. International Autoimmune Hepatitis Group Report: review of criteria for diagnosis of autoimmune hepatitis[J]. J Hepatol, 1999, 31（5）：929-938

分系统对 AIH 的敏感性为 97%～100%，准确性为 89.8%。特别指出，除典型 AIH 外，该积分系统对缺乏特征性表现（如不存在高 γ- 球蛋白血症或自身抗体）或存在不典型表现如 AMA 阳性、胆汁淤积或不典型的肝组织学特征的 AIH 亦有较高敏感性。

（三）自身免疫性肝炎简化诊断积分系统

简化诊断积分系统总分为 8 分，6 分定义为 AIH "可能"，≥7 分为"确诊" AIH（表 5-10-3）。该系统的接受者操作特征曲线（receiver operating characteristic curve，ROC）下面积达 0.99。免疫学项目计分规定：抗核抗体（ANA）或抗平滑肌抗体（SMA）效价≥1∶40 和血清 IgG 水平高于正常上限（ULN）者可各得 1 分；ANA 或 SMA 效价≥1∶80，或 LKM-1 效价≥1∶40，或 SLA/LP 阳性以及 IgG 水平高于 1.1×ULN 者可各得 2 分。必须指出，多项自身抗体同时出现时最多得 2 分。

国外一项研究对 549 例慢性肝病患者运用 AIH 简化诊断积分系统分析后发现，总分≥6 分时，该系统的敏感性为 90%，特异性为 98%；总分≥7 分时，敏感性为 70%，特异性为 100%。与复杂诊断积分系统相比，两者诊断"明确的"和"可能的" AIH 的一致性分别为 61% 和 90%。另一项研究发现，复杂和简化 AIH 诊断积分系统之间有显著相关性（P＝0.003），两者对 AIH 的诊断率分别为 82.3% 和 79.2%。此外，简化积分系统排除存在自身免疫现象的其他疾病的能力亦优于复杂积分系统（83% vs. 64%）。对于缺

乏或有不典型特征的 AIH 患者，研究者建议使用复杂标准以提高诊断率；简化标准则能更好地对同时伴有自身免疫性疾病的患者进行排除性诊断，两种评分系统各有优势。由于上述研究人群基本为欧美白种人患者，积分体系是否在中国 AIH 人群中有较好的诊断价值尚不得知。笔者课题组开展了一项总数为 405 例慢性肝病患者（其中 1 型 AIH 127 例）的临床研究，得出简化积分系统在中国 1 型 AIH 人群中的敏感性、特异性分别达到 90% 和 95%，AUROC 为 0.977。但对自身抗体滴度和 / 或 IgG 水平低的患者容易漏诊，故而建议在不典型患者中联合使用复杂和简化标准进行诊断。

AIH 的诊断既需排除性又需综合性考虑，结合患者临床特点、自身抗体、免疫球蛋白水平和组织学特点进行综合判断。肝脏组织学检查对于 AIH 的确诊至关重要。在日常临床工作中须加强与检验医师和病理科医师的沟通，这将有益于 AIH 的诊断。

（四）鉴别诊断

ANA 和 ASMA 等自身抗体缺乏疾病特异性，低滴度的自身抗体也可见于其他多种肝内外疾病如病毒性肝炎、非酒精性脂肪性肝病、Wilson 病等肝病以及系统性红斑狼疮、类风湿关节炎等自身免疫性疾病。因此，需进行仔细的鉴别诊断（表 5-10-4）。

【治疗】

AIH 治疗的总体目标是获得肝组织学缓解、防止肝纤维化的发展和肝功能衰竭的发生，延长患者

表 5-10-2　IAIHG 1999 年修正的 AIH 复杂诊断积分系统

参数 / 临床特征	计分	参数 / 临床特征	计分
女性	+2	药物史	
		阳性	−4
ALP（正常上限倍数）：AST（或 ALT）（正常上限倍数）的比值		阴性	+1
＜1.5	+2		
1.5～3.0	0	平均酒精摄入量	
＞3.0	−2	＜25g/d	+2
		＞60g/d	−2
血清 γ- 球蛋白或 IgG 与正常值的比值			
＞2.0	+3	肝脏组织学检查	
1.5～2.0	+2	界面性肝炎	+3
1.0～1.5	+1	主要为淋巴 - 浆细胞浸润	+1
＜1.0	0	肝细胞呈玫瑰花环样改变	+1
		无上述表现	−5
ANA、SMA 或 LKM-1 滴度		胆管改变	−3
＞1:80	+3	其他改变	−3
1:80	+2		
1:40	+1	其他免疫性疾病	+2
＜1:40	0		
AMA 阳性	−4	其他可用的参数	
		其他特异性自身抗体（SLA/LP、LC-1、ASGPR、pANCA）阳性	+2
		HLA-DR3 或 DR4	+1
肝炎病毒标志物		对治疗的反应	
阳性	−3	完全	+2
阴性	+3	复发	+3
总积分的解释			
治疗前：		治疗后：	
明确的 AIH	≥16	明确的 AIH	≥18
可能的 AIH	10～15	可能的 AIH	12～17

ALP：碱性磷酸酶；AST：天门冬氨酸氨基转移酶；ALT：丙氨酸氨基转移酶；IgG：免疫球蛋白 G；ANA：抗核抗体；SMA：抗平滑肌抗体；LKM-1：抗肝肾微粒体 I 型抗体；AMA：抗线粒体抗体；SLA：抗可溶性肝抗原；LC-1：抗肝细胞胞质 I 型抗体；ASGPR：抗去唾液酸糖蛋白受体抗体；pANCA：核周型抗中性粒细胞胞质抗体；HLA：人类白细胞抗原。引自 ALVAREZ F，BERG P A，BIANCHI F B，et al. International Autoimmune Hepatitis Group Report：review of criteria for diagnosis of autoimmune hepatitis[J]. J Hepatol，1999，31（5）：929-938

的生存期和提高患者的生活质量。临床上可行的治疗目标是获得完全生物化学指标缓解，即血清氨基转移酶（ALT/AST）和 IgG 水平均恢复正常。国外研究结果表明，肝组织学完全缓解者，即 Ishak 组织学活动指数（histological activity index，HAI）＜3，较未获得组织学完全缓解者（HAI≥4）肝纤维化逆转率高，长期生存期也显著延长。因此，肝组织学缓解可能是治疗的重要目标。

（一）治疗指征

所有活动性 AIH 患者均应接受免疫抑制治疗，并可根据疾病活动度调整治疗方案和药物剂量。中度以上炎症活动的 AIH 患者，即血清氨基转移酶水平＞3×（正常值上限）ULN、IgG＞1.5×ULN、急性，即 ALT 和 / 或 AST＞10×ULN、甚至重症［伴出凝血异常：国际标准化比率（INR）＞1.5］应及时启动免疫抑制治疗，以免出现急性肝功能衰竭。对于轻微炎症活动（血清氨基转移酶水平＜3×ULN、IgG＜1.5×ULN）的老年（＞65 岁）患者需平衡免疫抑制治疗的益处和风险作个体化处理。暂不启动免疫抑制治疗者需严密观察，如患者出现明显的临床症状，或出现明显

表 5-10-3　简化 AIH 诊断积分系统

变量	标准	分值	备注
ANA 或 ASMA	≥1:40	1 分	相当于我国常用的 ANA 1:100 的最低滴度
ANA 或 ASMA LKM-1 SLA 阳性	≥1:80 ≥1:40 阳性	2 分	多项同时出现时最多 2 分
IgG	> 正常值上限 >1.10 倍正常值上限	1 分 2 分	
肝组织学	符合 AIH 典型 AIH 表现	1 分 2 分	界面性肝炎、汇管区和小叶内淋巴 - 浆细胞浸润、肝细胞玫瑰样花环以及穿入现象被认为是特征性肝组织学改变，4 项中具备 3 项为典型表现
排除病毒性肝炎	是	2 分	
		=6 分：AIH 可能 ≥7 分：确诊 AIH	

引自 HENNES E M，ZENIYA M，CZAJA A J，et al. Simplified criteria for the diagnosis of autoimmune hepatitis[J]. Hepatology，2008，48（1）：169-176

表 5-10-4　AIH 的鉴别诊断

疾病	临床表现和实验室检查	病理学表现
HCV 感染	血清 ANA 可低滴度阳性或 LKM-1 阳性，IgG 水平轻度升高；抗 -HCV 抗体和 HCV RNA 阳性	肝细胞脂肪变性、淋巴滤泡形成、肉芽肿形成
药物性肝损伤	药物史明确，停用药物后好转；血清氨基转移酶水平升高和 / 或胆汁淤积表现	汇管区中性粒细胞和嗜酸性粒细胞浸润、肝细胞大泡脂肪变性、肝细胞胆汁淤积，纤维化程度一般较轻（低于 S2）
非酒精性脂肪性肝病	1/3 患者血清 ANA 可低滴度阳性，血清氨基转移酶轻度升高，胰岛素抵抗表现	肝细胞呈大泡脂肪变性、肝窦纤维化、汇管区炎症较轻
Wilson 病	血清 ANA 可阳性，血清铜蓝蛋白低，24 小时尿铜升高，可有角膜色素环（K-F 环）阳性	存在肝细胞脂肪变性、空泡状核形成、汇管区炎症，可伴界面炎，可有大量铜沉着

炎症活动可进行治疗。从肝组织学角度判断，存在中度以上界面性肝炎是治疗的重要指征。桥接性坏死、多小叶坏死或塌陷性坏死、中央静脉周围炎等特点提示急性或重症 AIH，需及时启动免疫抑制治疗。轻度界面炎患者可视年龄而区别对待。轻度界面性肝炎的老年患者可严密观察、暂缓用药，特别是存在免疫抑制剂禁忌证者。而存在轻度界面炎的年轻患者仍有进展至肝硬化的风险，可酌情启动免疫抑制治疗。对非活动性肝硬化 AIH 患者则无需免疫抑制治疗，但应长期密切随访（如每隔 3～6 个月随访 1 次）。

（二）治疗方案

1. 泼尼松（龙）和硫唑嘌呤联合治疗　AIH 患者一般优先推荐泼尼松（龙）和硫唑嘌呤联合治疗方案，联合治疗可显著减少泼尼松（龙）剂量及其不良反应。泼尼松（龙）可快速诱导症状缓解、血清氨基

转移酶和 IgG 水平恢复正常，用于诱导缓解，而硫唑嘌呤需 6～8 周才能发挥最佳免疫抑制效果，多用于维持缓解。2015 年欧洲肝病学会 AIH 指南建议在使用泼尼松（龙）2 周出现显著生物化学应答后再加用硫唑嘌呤，也是一个值得借鉴的治疗策略。联合治疗特别适用于同时存在下述情况的 AIH 患者，如：绝经后妇女、骨质疏松、脆性糖尿病、肥胖、痤疮、情绪不稳以及高血压患者。基于随机对照试验的 Meta 分析研究结果表明，泼尼松（龙）单药治疗和联合治疗在初治和复发的诱导缓解中均有效，而维持治疗中联合治疗或硫唑嘌呤单药治疗组的疗效优于泼尼松（龙）单药治疗。泼尼松（龙）初始剂量为 30～40mg/d，并于 4 周内逐渐减量至 10～15mg/d；硫唑嘌呤以 50mg/d 的剂量维持治疗。诱导缓解治疗一般推荐如下用药方案：泼尼松（龙）30mg/d 1 周、20mg/d 2 周、15mg/d 4 周，泼尼松（龙）剂量低于 15mg/d 时，建议

以 2.5mg/d 的幅度渐减至维持剂量（5～10mg/d）；维持治疗阶段甚至可将泼尼松（龙）完全停用，仅以硫唑嘌呤 50mg/d 单药维持。需要强调的是，糖皮质激素的减量应遵循个体化原则，可根据血清生物化学指标和 IgG 水平改善情况进行适当调整，如患者改善明显可较快减量，而疗效不明显时可在原剂量上维持 2～4 周。伴发黄疸的 AIH 患者可先以糖皮质激素改善病情，待 TBil 显著下降后再考虑加用硫唑嘌呤联合治疗。

2. 泼尼松（龙）单药治疗 泼尼松（龙）单药治疗时初始剂量一般选择 40～60mg/d，并于 4 周内逐渐减量至 15～20mg/d。初始剂量可结合患者症状、血清氨基转移酶和 IgG 水平特别是肝组织学炎症程度进行合理选择。单药治疗适用于合并血细胞减少、巯嘌呤甲基转移酶功能缺陷、妊娠或拟妊娠、并发恶性肿瘤的 AIH 患者。已有肝硬化表现者多选择泼尼松（龙）单药治疗并酌情减少药物剂量。AIH"可能"诊断患者也可以单剂泼尼松（龙）进行试验性治疗。泼尼松可在肝脏代谢为泼尼松龙后发挥作用，除非肝功能严重受损，两者作用相似。泼尼松龙可等剂量替代泼尼松，而 4mg 的甲泼尼龙相当于 5mg 泼尼松龙。

3. 其他替代药物 布地奈德（budesonide）是第二代糖皮质激素，其在肝脏的首过清除率较高（约 90%），6-OH- 布地奈德与糖皮质激素受体的亲和性高，抗炎疗效相当于泼尼松（龙）的 5 倍，而其代谢产物 16-OH- 泼尼松（龙）无糖皮质激素活性。因此，布地奈德作用的主要部位为肠道和肝脏，而全身不良反应较少。来自欧州的多中心临床研究结果表明，布地奈德和硫唑嘌呤联合治疗方案较传统联合治疗方案能更快诱导缓解，而糖皮质激素相关不良反应显著减轻，可作为 AIH 的一线治疗方案。目前多用于需长期应用泼尼松（龙）维持治疗的 AIH 患者，以期减少糖皮质激素的不良反应。由于布地奈德与泼尼松一样作用于激素受体，因此，不推荐用于传统激素无应答的患者。在肝硬化门静脉侧支循环开放患者中，布地奈德可通过侧支循环直接进入体循环而失去首过效应的优势，同时还可能有增加门静脉血栓形成的风险。因此，布地奈德不宜在肝硬化患者中应用。

对标准治疗无效或不能耐受标准治疗不良反应的患者，可以选择二线治疗方案，目前已有应用吗替麦考酚酯（MMF）、环孢素、他克莫司、巯嘌呤、甲氨蝶呤、抗肿瘤坏死因子 α 等治疗难治性 AIH 的报道。MMF 是在标准治疗效果不佳患者中应用最多的替代免疫抑制剂。泼尼松联合 MMF 作为 AIH 的一线治疗，可使 88% 的患者出现完全生物化学应答（即血清生物化学指标和血清 IgG 水平恢复正常），而且生物化学应答往往在治疗开始后的 3 个月内；12% 的患者出现部分生物化学应答。临床上，MMF 对不能耐受硫唑嘌呤治疗的患者具有补救治疗作用，而对硫唑嘌呤无应答的患者 MMF 的疗效也较差。此外，胆汁淤积性 AIH 患者如糖皮质激素疗效欠佳也可考虑加用小剂量 MMF 治疗，以避免硫唑嘌呤诱导胆汁淤积的不良反应。

（三）应答不完全的处理

应答不完全定义为经 2～3 年治疗后，临床表现、实验室指标，如：血清氨基转移酶、TBil、IgG 和 / 或 γ- 球蛋白和肝组织学等改善但未完全恢复正常。免疫抑制治疗应答不佳或无应答者应首先考虑 AIH 诊断是否有误和患者对治疗的依从性如何。少数 AIH 患者确实显示对免疫抑制治疗应答不佳或应答不完全，部分患者可能在激素减量过程中或在维持治疗过程中出现反跳。该类患者可酌情短期（1 周）给予大剂量甲泼尼龙（40～60mg/d）静脉输注，病情缓解后改为口服泼尼松（龙）治疗（30～40mg/d），适当放缓减量速度，并加以免疫抑制剂维持治疗。泼尼松（龙）和硫唑嘌呤联合治疗 2 年仍未达到缓解的患者，建议继续用泼尼松（龙）（5～10mg/d）+ 大剂量硫唑嘌呤 [最高达 2mg/（kg•d）]，12～18 个月后复查肝活组织病理学检查。对于已接受至少 36 个月连续治疗但临床、实验室和组织学的改善未达到治疗终点的不完全应答患者，建议将泼尼松或硫唑嘌呤调整至适合剂量以长期维持治疗，使此类患者处于无症状、实验室指标稳定的状态。

（四）疗程、停药指征和复发处理

免疫抑制治疗一般应维持 3 年以上，或获得生物化学缓解后至少 2 年以上。除完全生物化学应答外，停用免疫抑制剂的指征包括肝内组织学恢复正常、无任何炎症活动表现，因为即使轻度界面性肝炎的存在也预示着停药后复发的可能。复发可定义为血清氨基转移酶水平 >3×ULN，伴血清 IgG 和 / 或 γ- 球蛋白水平不同程度的升高。停药后复发是 AIH 的临床特点之一，临床缓解至少 2 年的患者在停药 1 年后 59% 的患者需要重新治疗，2 年后为 73%，3 年后高达 81%；复发的危险因素包括先前需使用联合治疗方案才能获得生物化学缓解者、并发自身免疫性疾病和年龄较轻者。以单剂免疫抑剂治疗即可获得长期完全生物化学缓解至少 2 年以上的患者获得持续缓解的可能性较高。虽然均在正常范围内,较高的血清 ALT 和 IgG 水平仍与复发相关。所有持续缓解的患者在停药时的 ALT 水平低于 ULN 的一半,而 IgG 水平低于 12g/L。

停药后初次复发患者,建议再次以初始治疗剂量给予泼尼松(龙)和硫唑嘌呤联合治疗,逐渐减量甚至停药并以硫唑嘌呤(50～75mg/d)维持治疗;而硫唑嘌呤不能耐受的患者可给予小剂量泼尼松(龙)(≤10mg/d)或与 MMF 联合长期维持治疗。2 次以上复发者建议以最小剂量长期维持治疗。

(五)药物不良反应

无论是单用泼尼松(龙)或是与硫唑嘌呤联合治疗,所有患者须监测相关的药物不良反应。约 10% 的患者因药物不良反应中断治疗。可选择该患者相对不良反应较小的免疫抑制剂进行治疗,如小剂量糖皮质激素、单剂硫唑嘌呤或二线免疫抑制剂 MMF 等,且须尽量采用能控制疾病活动的最低剂量。

1. 糖皮质激素的不良反应 长期使用糖皮质激素可出现明显不良反应,其中除了常见的"Cushing 体征"(满月脸、痤疮、水牛背、向心性肥胖等)以外,糖皮质激素还可加重骨质疏松导致脊柱压缩性骨折和股骨头缺血性坏死等骨病,并与 2 型糖尿病、白内障、高血压病、感染(包括已有的结核发生恶化)、精神疾病的发生有关。患者由于不能接受外貌上的变化或肥胖是造成治疗中断的最常见原因(占 47%),其次为骨量减少造成的脊柱压缩(占 27%)和脆性糖尿病(占 20%)等。应尽量采用联合治疗方案,尽量减少糖皮质激素剂量,并最终过渡至硫唑嘌呤单药维持治疗方案。需长期接受糖皮质激素治疗的 AIH 患者,建议治疗前做基线骨密度检测并每年监测随访。骨病的辅助治疗包括:坚持规律的负重锻炼、补充维生素 D_3 和钙质,适时给予骨活性制剂如二磷酸盐治疗。

2. 硫唑嘌呤的不良反应 硫唑嘌呤最常见的不良反应是血细胞减少,可能与红细胞内巯嘌呤甲基转移酶(thiopurine methyltransferase,TPMT)活性低有关。因此,加用硫唑嘌呤的患者需严密监测血常规变化,特别是用药的前 3 个月。如发生血白细胞的快速下降或白细胞 $< 3.5 \times 10^9/L$ 需紧急停用硫唑嘌呤。硫唑嘌呤的其他不良反应包括肝内胆汁淤积、静脉闭塞性疾病、胰腺炎、严重恶心和呕吐、皮疹等。少于 10% 的患者在接受硫唑嘌呤(50mg/d)时会出现上述不良反应,一般均可在减量或停用后

改善。以下人群不推荐使用硫唑嘌呤:基础状态下已存在血细胞减少(白细胞 $< 3.5 \times 10^9/L$ 或血小板 $< 50 \times 10^9/L$)、恶性肿瘤、已知 TPMT 功能缺陷等。硫唑嘌呤治疗前或治疗过程中出现血细胞减少的 AIH 患者,建议检测其血 TPMT 活性。

(六)肝移植术

AIH 患者如出现终末期肝病或急性肝功能衰竭等情况需考虑进行肝移植术。重症 AIH 可导致急性或亚急性肝功能衰竭,如短期(常常 1 周)的糖皮质激素治疗疗效不明显时,需及时与肝移植中心联系,以免失去紧急肝移植术机会。另一种情况是失代偿期肝硬化患者,其移植指征与其他病因导致的肝硬化相似,包括反复食管胃底静脉曲张出血、肝性脑病、顽固性腹水、自发性细菌性腹膜炎和肝肾综合征等并发症经内科处理疗效不佳,终末期肝病模型(MELD)评分 >15 或 Child-Pugh 积分 >10,或符合肝移植标准的肝细胞癌。选择恰当的时间进行肝移植术十分关键,应尽早做好肝移植术准备,而不是出现终末期肝病严重并发症再开始评估,因为慢加急性肝功能衰竭导致多器官衰竭常常使患者失去进行肝移植术的机会。欧洲 991 例因 AIH 行肝移植术患者的 1 年患者生存率为 88%,移植物存活率为 84%;5 年患者生存率为 80%,移植物存活率为 72%,与 PBC 和 PSC 患者预后相似。

AIH 患者在获得生物化学缓解后一般预后较好、生存期接近正常人群。预后不佳的危险因素主要包括诊断时已有肝硬化和治疗后未能获得生物化学缓解。AIH 的诊断较为复杂,是排除诊断基础上的综合诊断,尚缺乏特异性诊断标记物和诊断时预测高危患者的标记物。目前,AIH 的治疗仍为全身免疫抑制剂的应用,优化治疗方案或二线药物的选择有待临床验证。抗原特异性的免疫调控细胞如调节性 T 细胞和髓系免疫抑制细胞回输可能是具有前景的 AIH 治疗手段之一。

(马 雄 王绮夏)

推 荐 阅 读

[1] HENEGHAN M A, YEOMAN A D, VERMA S, et al. Autoimmune hepatitis[J]. Lancet, 2013, 382(9902): 1433-1444.

[2] LIBERAL R, GRANT C R, MIELI-VERGANI G, et al. Autoimmune hepatitis: a comprehensive review[J]. J Autoimmun, 2013, 41: 126-139.

[3] QIU D, WANG Q, WANG H, et al. Validation of the simplified criteria for diagnosis of autoimmune hepatitis in Chinese

patients[J]. J Hepatol，2011，54（2）：340-347.

[4] WANG Q，YANG F，MIAO Q，et al. The clinical pheno-types of autoimmune hepatitis: A comprehensive review[J]. J Autoimmun，2016，66: 98-107.

[5] JOHNSON P J，MCFARLANE I G. Meeting report: International Autoimmune Hepatitis Group[J]. Hepatology，1993，18（4）：998-1005.

[6] ALVAREZ F，BERG P A，BIANCHI F B，et al. International Autoimmune Hepatitis Group Report: review of criteria for diagnosis of autoimmune hepatitis[J]. J Hepatol，1999，31（5）：929-938.

[7] HENNES E M，ZENIYA M，CZAJA A J，et al. Simplified criteria for the diagnosis of autoimmune hepatitis[J]. Hepatology，2008，48（1）：169-176.

[8] WANG Z，SHENG L，YANG Y，et al. The Management of Autoimmune Hepatitis Patients with Decompensated Cirrhosis: Real-World Experience and a Comprehensive Review[J]. Clin Rev Allergy Immunol，2017，52（3）：424-435.

[9] GRONBAEK L，VILSTRUP H，JEPSEN P. Autoimmune hepatitis in Denmark：Incidence，prevalence，prognosis，and causes of death. A nationwide registry-based cohort study[J]. J Hepatol，2014，60（3）：612-617.

[10] European Association for the Study of the Liver. EASL Clinical Practice Guidelines: Autoimmune hepatitis[J]. J Hepatol，2015，63（4）：971-1004.

[11] DHALIWAL H K，HOEROLDT B S，DUBE A K，et al. Long-Term Prognostic Significance of Persisting Histological Activity Despite Biochemical Remission in Autoimmune Hepatitis[J]. Am J Gastroenterol，2015，110（7）：993-999.

[12] MANNS M P，CZAJA A J，GORHAM J D，et al. Diagnosis and management of autoimmune hepatitis[J]. Hepatology，2010，51（6）：2193-2213.

[13] GLEESON D，HENEGHAN M A，British Society of Gastroenterology. British Society of Gastroenterology（BSG）guidelines for management of autoimmune hepatitis[J]. Gut，2011，60（12）：1611-1629.

[14] HARTL J，EHLKEN H，WEILER-NORMANN C，et al. Patient selection based on treatment duration and liver biochemistry increases success rates after treatment withdrawal in autoimmune hepatitis[J]. J Hepatol，2015，62（3）：642-646.

[15] CARBONE M，NEUBERGER J M. Autoimmune liver disease, autoimmunity and liver transplantation[J]. J Hepatol，2014，60（1）：210-223.

[16] GUIDO M，BURRA P. De novo autoimmune hepatitis after liver transplantation[J]. Semin Liver Dis，2011，31（1）：71-81.

[17] WANG Q，QIU D，MA X. Early normalisation of aminotransferase predicts complete biochemical remission in autoimmune hepatitis patients[J]. Aliment Pharmacol Ther，2011，34（1）：107-109.

[18] NGU J H，GEARRY R B，FRAMPTON C M，et al. Predictors of poor outcome in patients with autoimmune hepatitis: a population-based study[J]. Hepatology，2013，57（6）：2399-2406.

[19] HOEROLDT B，MCFARLANE E，DUBE A，et al. Long-term outcomes of patients with autoimmune hepatitis managed at a nontransplant center[J]. Gastroenterology，2011，140（7）：1980-1989.

[20] ZHANG H，LIAN M，ZHANG J，et al. A Functional Characteristic of Cysteine-Rich Protein 61: Modulation of Myeloid-Derived Suppressor Cells in Liver Inflammation[J]. Hepatology，2018，67（1）：232-246.

第二节　原发性胆汁性胆管炎

原发性胆汁性胆管炎（primary biliary cholangitis，PBC）是肝内中小胆管慢性进行性非化脓性炎症而导致的慢性胆汁淤积性疾病。过去曾被称为"原发性胆汁性肝硬化（primary biliary cirrhosis，PBC）"。其病因和发病机制尚不完全清楚，可能与遗传背景、环境因素相互作用所导致的异常自身免疫反应有关。本病多见于中老年女性，病程进展缓慢，早期症状多不明显或不典型。乏力和瘙痒是 PBC 最常见的临床症状，随着疾病的进展以及合并其他自身免疫性疾病，可出现胆汁淤积和自身免疫性疾病相关的临床表现。PBC 的典型生化表现是胆汁淤积，碱性磷酸酶（alkaline phosphatase，ALP）持续升高是本病最突出的生物化学异常，90%～95% PBC 患者血清中可检测到抗线粒体抗体（anti-mitochondrial antibodies，AMA），大约 50% 患者抗核抗体（antinuclear antibody，ANA）阳性。PBC 基本病理改变为肝内 <100μm 的小胆管的非化脓性破坏性炎症，导致小胆管进行性减少，进而发生肝内胆汁淤积、肝纤维化，最终可发展至肝硬化。

【流行病学】

PBC 呈全球性分布，可发生于所有种族和民族。其发病率为 0.33/10 万～5.8/10 万，患病率为 1.91/10

万～40.2/10 万，北美和北欧国家发病率最高。我国学者报道，2003 年上海的 5011 例体检人群中，8 例 AMA-M2 阳性（0.16%），最终 3 例患者确诊为 PBC。2010 年广州健康体检人群中，PBC 患病率为 49.2/10 万，其中 40 岁以上女性患病率为 155.8/10 万，并不低于国外文献报道。PBC 患者中有家族史的占 1.33%～9.00%，而人群中这一比例为 0.002%～0.04%。

【病因】

PBC 的病因尚未完全阐明，一般认为本病与遗传易感性和环境因素相关，在此基础上，感染、吸烟、雌激素替代治疗、指甲油、化妆品、杀虫剂等一些理化因素可能是促发因素。

（一）遗传易感性

PBC 患者的一级亲属和兄弟姐妹们的患病率增加。与 PBC 发病相关的遗传位点包括：①人白细胞抗原（human leucocyte antigen，HLA）：PBC 的发病与人类白细胞抗原 HLA-Ⅱ类基因显著相关，HLA-Ⅲ类基因编码大量的免疫蛋白，如肿瘤坏死因子 -α（tumor necrosis factor α，TNF-α），这种炎症因子的调节作用与 PBC 的发病有关。②非 HLA 位点：到目前为止，27 个基因组水平的非 HLA 位点已经发现与 PBC 的发生密切相关，如 2q32 染色体上的 STAT1 和 STAT4；3q25 染色体上的 IL-12A 和 SCHIP 1；11q23 染色体上的 CXCR5 等。③表观遗传学（epigenetics）：PBC 患者中 CD4 细胞内 CD40L 启动子区甲基化水平的降低与患者血清中 IgM 水平的升高相关。microRNA 作为另一种重要的表观遗传学调节因素，同样参与了 PBC 的发生过程。

（二）环境因素

环境因素对遗传易感个体的作用是导致 PBC 发生的重要机制。环境因素与免疫遗传和表观遗传的协同作用，加速 PBC 进程，可促进慢性免疫介导的胆管上皮损伤、随后发生胆汁淤积、胆管减少和进行性胆管纤维化。PBC 的发病可能与多种化合物相关，有研究表明 2- 辛炔酸、醋酸、氟烷、硫辛酸等 33 种化合物可引起 PBC 患者血清免疫球蛋白水平显著升高，这些化合物多见于化妆品、香水、口红及口香糖中。

（三）免疫因素

T 细胞及其细胞因子、自身抗体等免疫因素在 PBC 的发病中发挥重要作用，辅助性 T 细胞（helper T cell）中 Th1 和 Th2 类细胞因子的变化以及 CD4$^+$ Treg/Th17 比例失衡对于 PBC 胆管损伤的发病可能发挥重要作用。PBC 患者血清白细胞介素 17（inter-

leukin 17，IL17）与 γ- 谷氨酰转肽酶（γ-glutamyl tran-speptidase，γ-GT）、ALP 浓度成正相关，说明 Th17 细胞与 PBC 患者胆道上皮细胞（biliary epithelial cells，BEC）损伤的严重程度有关。2017 年欧洲 PBC 指南指出，免疫损伤和胆汁淤积相互作用，Cl$^-$/HCO$_3^-$ 交换器（AE2；阴离子交换器 2）和完整的胆汁糖酵素可保护胆道免受疏水性胆汁酸单体侵袭。在 PBC 患者中，AE2 下调可通过激活腺苷酸环化酶使胆管细胞对凋亡损伤敏感。此外，疏水性胆汁酸（甘氨酚脱氧胆酸）通过诱导活性氧和胆道上皮细胞衰老来抑制 AE2 在胆道上皮细胞中的表达，导致胆管炎症。人类微生物及其代谢产物可以通过表观基因组修饰来调节免疫细胞和细胞因子。例如，肠道微生物产生的短链脂肪酸（short-chain fatty acids，SCFA）通过抑制组蛋白去乙酰化酶抑制剂（histone deacetylase inhibitor，HDACI）促进幼稚 T 细胞向 Treg 细胞的分化。

（四）感染

与 PBC 有关的感染因素包括细菌、病毒、衣原体、寄生虫等，其中大肠埃希菌（E.coli）感染发病率高，但一项新研究认为 PBC 与其他慢性肝病相比，尿路感染的风险并没有显著增加。其他感染还包括在破坏的胆管周围的单核细胞中可见大量细菌产物，以及 PBC 患者血清中 EB 病毒、弓形虫、幽门螺杆菌、巨细胞病毒、乙肝病毒、丙肝病毒、IgG 抗体水平显著升高。另有研究发现，芳香假单胞菌这一普遍存在的外源性代谢细菌，能产生脂化蛋白，这些蛋白与原发性胆管炎患者的血清高度反应。细菌感染和外源性物质作为候选环境因素，可以解释免疫耐受的打破和抗线粒体抗体的产生。

（五）性别

PBC 在女性中的发病率显著高于男性，其原因仍不清楚。研究发现，PBC 患者的 CD8$^+$T 细胞中存在 FUNDC2 的高甲基化和 CD4$^+$T 细胞中 CXCR3 的显著去甲基化，这与早期 PBC 患者 CD4$^+$T 细胞中 CXCR3 的表达水平成负相关。推测 PBC 可能与 X 染色体的 CXCR3 启动子的异常去甲基化相关。另有研究表明 PBC 女性外周血白细胞中 X 染色体为单倍体的比例显著增高，PBC 女性患者中这一比例为 0.05，而健康女性为 0.02，从而提示染色体在 PBC 发病中的作用。

【发病机制】

PBC 的发病机制尚不完全明确。基本发病过程包括，机体对胆管的自身免疫耐受被打破，胆管上皮细胞受到免疫系统的攻击而发生炎症坏死并导致肝内胆汁淤积。淤积的疏水性胆汁酸可造成胆管上皮细胞及肝实质细胞的破坏，进一步加重胆汁淤积，逐渐导致肝纤维化并最终形成肝硬化。

"分子模拟"是引起 PBC 免疫耐受异常的重要假说。致病原与自身抗原之间具有相似性，产生"分子模拟"效应。该学说认为，带有丙酮酸脱氢酶复合体 E2（PDC-E2）抗原表位的外源性抗原被肝脏巨噬细胞加工处理后递呈给 CD4$^+$T 细胞，从而打破了对 PDC-E2 的免疫耐受，诱导出自身反应性 B 细胞（产生 AMA）和自身反应性 T 细胞。研究表明，PBC 患者的血清对 E.coli 的 PDC-E2 可发生反应。根据"分子模拟假说"，人体受到 E.coli 感染后，T 细胞首先识别 E.coli 的 PDC-E2 的硫辛酰区的特殊序列肽链，然后与人 PDC-E2 发生交叉反应。疾病后期，自身免疫反应在没有外来抗原的情况下持续存在。

【病理】

PBC 的组织学特点为破坏小叶间及中隔胆管的慢性非化脓性炎症，炎性浸润主要由 T 淋巴细胞组成，伴随少量 B 淋巴细胞、巨噬细胞和嗜酸性粒细胞；也可观察到上皮样肉芽肿。胆管损伤逐步加重导致胆管消失、炎症和胶原沉积。经典的 PBC 病理学分期由 Scheuer 于 1967 年提出：Ⅰ期，胆管细胞炎症期；Ⅱ期，小胆管增生期；Ⅲ期，纤维化期；Ⅳ期，肝硬化期。

Ludwig 组织学分期是临床常用的 PBC 病理分期。Ⅰ期：胆管炎期。汇管区炎症，淋巴细胞及浆细胞浸润，或有淋巴滤泡形成，导致直径 100μm 以下的间隔胆管和叶间胆管破坏。胆管周围淋巴细胞浸润且形成肉芽肿者称为"旺炽性胆管病变（florid duct lesion）"，是 PBC 的特征性病变，可见于各期，但以Ⅰ期、Ⅱ期多见。Ⅱ期：汇管区周围炎期。小叶间胆管数目减少，有的完全被淋巴细胞及肉芽肿所取代，这些炎性细胞常侵入邻近肝实质，形成局灶性界面炎。随着小胆管数目的不断减少，汇管区周围可出现细胆管反应性增生。增生细胆管周围水肿、中性粒细胞浸润伴间质细胞增生，常伸入邻近肝实质破坏肝细胞，形成细胆管性界面炎，这些改变使汇管区不断扩大。Ⅲ期：进行性纤维化期。汇管区及其周围的炎症、纤维化，使汇管区扩大，形成纤维间隔并不断增宽，此阶段肝实质慢性淤胆加重，汇管区及间隔周围肝细胞呈现明显的胆盐淤积改变。Ⅳ期：肝硬化期。肝实质被纤维间隔分隔成拼图样结节，结节周围肝细胞胆汁淤积，可见毛细胆管胆栓。

Nakanuma 分期是近年日本学者提出的基于对慢性胆管炎和肝炎活动性评估的新 PBC 分级方法。该方法通过对 3 个组织学部分（纤维化、胆管缺失和地衣红阳性颗粒沉积）0～3 分的累计从而分为 4 级（表 5-10-5）：0 分为 1 级（没有或极少进展），1～3 分为 2 级（轻度进展），4～6 分为 3 级（中度进展），7～9 分为 4 级（进展）。与既往分期方法相比，Nakanuma 分期系统能更准确地预测患者 10 年预后，尤其是肝硬化及其并发症。

最近有学者提出了更为简化的 PBC 半定量评分系统，称为 FBI 评分系统。评估内容包括肝纤维化、淋巴细胞性界面性肝炎和胆管比例三个方面。纤维化评分为 0～4 分：F0，无纤维化；F1，门管区或门管区周围纤维化；F2，少量纤维间隔；F3，较多纤维间隔；F4，肝硬化。淋巴细胞性界面性肝炎评分为 0～3 分，分别代表无、轻度、中度、重度。胆管比例是指包含至少 1 个胆管的门管区数量与门管区总数的比值，评分为 0～3 分。FBI 评分系统具有较好的重复性，与生化指标的相关性优于 Ludwig 分期和 Scheuer 分期，然而其与 PBC 患者长期预后的关系仍有待评估。

【临床表现】

临床上，PBC 的病程分为无症状期、症状期和终末期。PBC 病程进展缓慢，起病时可无症状或隐匿起病，早期症状多不明显或不典型。乏力和瘙痒是 PBC 最常见的临床症状。此外，随着疾病的进展以及合并其他自身免疫性疾病，可出现胆汁淤积和

表 5-10-5　PBC 病理组织学 Nakanuma 分期评分

纤维化评分	
0 分	无门管区纤维化或纤维组织局限于门管区内
1 分	门管区周围纤维化或不完全纤维间隔形成
2 分	桥接纤维化伴小叶结构紊乱
3 分	肝硬化伴再生结节
胆管缺失评分	
0 分	无胆管缺失
1 分	<1/3 门管区出现胆管缺失
2 分	1/3～2/3 门管区出现胆管消失
3 分	>2/3 门管区胆管缺失
地衣红阳性颗粒沉积评分	
0 分	无颗粒沉积
1 分	<1/3 门管区的肝细胞内出现颗粒沉积
2 分	1/3～2/3 门管区的肝细胞内出现颗粒沉积
3 分	>2/3 门管区的肝细胞内出现颗粒沉积

自身免疫性疾病相关的临床表现。体格检查可能发现肝脾肿大和肝外表现如黄色瘤、皮肤巩膜黄染、因瘙痒而导致的四肢皮肤抓痕等。

1. 乏力 乏力症状相对持久或进展缓慢，严重乏力可能与生存率降低有关。导致乏力的原因尚不清楚，可能与体位性低血压、嗜睡、认知缺陷、酸中毒引起的肌肉受损有关。

2. 瘙痒 早期研究报道瘙痒可见于 20%～70% 的患者，近年来早期无症状患者诊断数量的增加，瘙痒症状已不常见。由于 PBC 患者胆石症及其相关并发症的概率较高，故瘙痒的患者应及时排除胆管梗阻的可能性。晚期患者瘙痒症状减轻，其原因尚不清楚。瘙痒可为局部或全身，通常于晚间卧床后加重，可因接触羊毛、纤维制品、高温、妊娠而加重。

3. 门静脉高压 疾病后期可发生肝硬化和门静脉高压等一系列并发症，如腹水、食管胃底静脉曲张破裂出血以及肝性脑病等。门静脉高压也可见于疾病早期，甚至在肝硬化发生之前就可出现门静脉高压症，部分早期患者可能以曲张静脉破裂导致消化道出血为首发症状就诊。

4. 腹痛 约 17% 的患者出现右上腹疼痛，可自行消失。

5. 胆汁淤积相关表现 PBC 患者可出现胆汁淤积相关的临床表现，常见的有骨病、脂溶性维生素缺乏、高脂血症等。

6. 其他自身免疫性疾病的表现 PBC 患者可合并多种自身免疫性疾病，其中最常见的有干燥综合征、甲状腺疾病、CREST 综合征（钙质沉着 - 雷诺现象 - 食管功能障碍 - 指端硬化 - 毛细血管扩张）等。

【辅助检查】

（一）实验室检查

大部分 PBC 患者存在肝功能异常，包括 ALP 升高、转氨酶轻度升高（ALT 或 AST）、免疫球蛋白水平升高（主要是 IgM）。部分 PBC 患者可能出现 ALT 或 AST 明显升高同时存在高球蛋白血症（IgG 升高）。生化检查异常程度与疾病分期和组织学损伤程度部分相关。在没有肝硬化的患者中，ALP 升高程度与肝内胆管缺失和炎症严重程度密切相关；转氨酶和 IgG 水平的升高主要反映了汇管区及小叶坏死和炎症的程度；高胆红素血症反映了肝内胆管缺失和胆管碎屑样坏死程度。血清胆红素、γ- 球蛋白和透明质酸的升高以及血清白蛋白和血小板的下降是肝硬化和门静脉高压出现的早期指标。与其他胆汁淤积性疾病一样，血清胆固醇水平通常是升高

的。个别患者胆汁酸水平可升高但并不常见。

PBC 患者体内可检测出多种自身抗体，约 95% 的 PBC 患者可出现 AMA。AMA 是 PBC 的血清标志性抗体。在 AMA 各亚型中，AMA-M2 是 PBC 的特异性诊断抗体。AMA-M2 在 PBC 早期即可出现，其阳性表达通常早于 PBC 临床症状和组织学特征，对 PBC 的诊断具有重要意义，但值得注意的是，AMA-M2 也可在病毒性肝炎患者中检出。5%～10% 患者 AMA 抗体阴性或仅低度（≤1/80）阳性，与抗体的滴度和量相比，自身抗体出现与否更加重要。大约 50% 的 PBC 患者可出现抗核抗体或抗平滑肌抗体。某些抗核抗体阳性，特别是抗糖蛋白 210（抗 gp210）和 / 或抗 sp100，可能与预后相关。部分 AMA 阴性患者中可出现针对 AMA-M2 主要组分（PDC-E2 和 2- 氧代戊二酸脱氢酶复合物）的抗体。

目前有五种常用的 AMA 检测方法，包括间接免疫荧光、免疫印迹、酶免疫测定、Luminex 珠测定和酶抑制测定，其中间接免疫荧光法灵敏度最低。几乎所有 AMA 阴性 PBC 患者体内存在 PBC 特异性抗核抗体，包括 sp100 和 gp210，但通过间接免疫荧光法检测时，这两种抗体只存在于超过 30% 的 AMA 阴性 PBC 患者中。最近的研究，分别在 35% 和 22% 的 AMA 阴性 PBC 患者中发现了抗 KLHL12 抗体和抗 HK1 抗体，但这些研究尚需进一步验证。

（二）影像学检查

胆汁淤积的患者必须进行肝脏和胆管的影像学检查，首先应用超声检查排除肝外胆汁淤积因素和肝脏肿瘤。如果不能明确诊断，应行磁共振胰胆管造影术（magnetic resonance cholangiography，MRCP），以排除原发性硬化性胆管炎或其他胆道疾病。瞬时弹力成像检查是一种新的评估肝纤维化程度的非侵袭性工具，在评价早期肝纤维化方面具有优势。

（三）肝组织活检

由于 AMA 阳性对诊断 PBC 的特异性较高，大部分患者的诊断不需要肝组织活检。对于 ALP≥1.5 倍和 AST＜5 倍正常值的患者，肝活检的诊断价值尚存争议。对于 AMA 阴性以及需要排除其他疾病如 AIH、非酒精性脂肪性肝炎等的患者，推荐肝穿刺活检。肝脏穿刺活检标本的大小很重要。由于肝脏病变呈斑片状分布，穿刺标本应至少包括 10～15 个汇管区，以保证观察胆管炎和胆管破坏的概率，且须观察多个切片以更好地判断胆管炎和胆管缺失，及是否存在以下情况：门静脉周围和 / 或间隔周围的铜沉积，门静脉周围和 / 或间隔周围的羽毛样

变性伴或不伴 Mallory-Denk 小体以及胆汁淤积性玫瑰花结。

【诊断与鉴别诊断】

（一）诊断

在排除其他肝病病因后，慢性胆汁淤积患者应考虑 PBC 的诊断，尤其是血清 ALP 不明原因升高的中年女性。当符合以下三条标准中的两条时，可以确定 PBC 的诊断：①基于 ALP 升高的胆汁淤积的生化证据；② AMA 阳性，或 AMA 阴性但存在其他 PBC 特异性自身抗体包括 sp100 或 gp210；③非化脓性破坏性胆管炎和小叶间胆管破坏的组织学证据。

（二）鉴别诊断

PBC 的鉴别诊断包括其他任何病因所致的肝内或肝外胆汁淤积，主要与以下疾病进行鉴别。

1. **AIH** 值得注意的是，当患者同时具备 PBC 与 AIH 的临床与病理学特点时，应考虑 PBC/AIH 重叠综合征。

2. **药物性肝损害（drug-induced liver injury，DILI）** 尤其胆汁淤积型 DILI 与 PBC 难以鉴别，但 DILI 患者有服药史，在服药后数周发病，黄疸可持续数年，常伴有嗜酸性粒细胞增高，肝活检没有典型的 PBC 组织学表现。

3. **原发性硬化性胆管炎（primary sclerosing cholangitis，PSC）** 其典型的病理学特征为肝内胆管和肝外胆管弥漫性炎症、同心性纤维化、胆管周围"洋葱皮样"改变等。MRCP 或内镜下逆行胆管造影技术（endoscopic retrograde cholangiography，ERCP）发现胆道串珠状或肝内胆管枯树枝样改变有助于 PSC 的诊断。

4. **肝结节病（sareoidosis）** 又称肉瘤病，是一种多系统多器官受累的肉芽肿性疾病。肝结节病可出现慢性肝内胆汁淤积、门静脉高压症及布 - 加综合征（Budd-Chiari syndrome），其组织病理以肉芽肿病变为主。

5. **其他情况** 雌激素水平升高，可见于妊娠或应用口服避孕药的女性，也可以导致肝内胆汁淤积；还需要排除肝外胆道梗阻，通过影像学发现肝内或肝外胆管扩张得以明确诊断，常见的原因包括术后胆道狭窄、胆管癌和胆总管结石等。

【治疗】

（一）针对原发病的治疗

1. **基础治疗** 熊去氧胆酸（ursodeoxycholic acid，UDCA）是目前唯一被各个国际指南均推荐用于治疗 PBC 的药物。该药可用于各期 PBC 患者。其主要作用机制为促进胆汁分泌、抑制疏水性胆酸的细胞毒作用，从而保护胆管细胞和肝细胞。推荐剂量为 13～15mg/（kg·d），若能耐受，则应终身治疗。UDCA 治疗可改善 PBC 患者的生化指标，降低血浆低密度脂蛋白和胆固醇水平，降低出现静脉曲张的风险并减缓组织学进展，提高生存率，但不能改善乏力、瘙痒、自身免疫相关表现和骨病。

服用 UDCA 后，生化改善可出现在治疗后数周，90% 发生于治疗后 6～9 个月内，约 20% 患者 2 年后肝功能转为正常。所有 PBC 患者在接受 UDCA 治疗 1 年后，需通过评估生化指标的应答情况进行个体化风险分层，以鉴定疾病进展风险最高的人群，决定是否给予二线治疗。ALP 和胆红素是用于预测 PBC 进展的两个最强变量，目前有多种评价 UDCA 生化应答的标准（表 5-10-6），约 40% 的患者对 UDCA 治疗应答不佳（ALP > 1.67 × ULN 和 / 或胆红素升高 > 2 × ULN）。

2. **对 UDCA 生化应答欠佳的 PBC 的治疗** 对 UDCA 生化应答欠佳的患者，目前尚无统一治疗方案。以下药物在临床研究中显示出一定疗效。

（1）贝特类：贝特类药物通过调节过氧化物酶体增殖物激活受体 α（peroxisome proliferator activated receptors α，PPAR-α）通路影响胆汁酸的生成代谢，从而减轻胆汁酸的毒性，减少胆汁酸的生成。与 UDCA 联合应用是治疗 UDCA 生化应答不佳患者的有效治疗措施。非诺贝特和苯扎贝特可改善肝生化指标，尤其是血清 ALP 水平，对瘙痒也有一定改善。贝特类药物的不良反应有肌痛、胃灼热，血肌酐、胆红素和转氨酶升高，但这些症状通常是可逆的。

（2）奥贝胆酸（6-Ethylchenodeoxycholic acid，OCA）：OCA 是一种法尼醇 X 受体（famesoid X rece-

表 5-10-6 UDCA 治疗生化应答的标准

标准	定义	治疗周期
巴塞罗那标准	ALP 下降 > 40% 或恢复正常	1 年
巴黎 I 标准	ALP ≤ 3 × ULN，AST ≤ 2 × ULN，胆红素 ≤ 1mg/dl	1 年
多伦多标准	ALP ≤ 1.67ULN	2 年
巴黎 II 标准	ALP 及 AST ≤ 1.5 × ULN，总胆红素正常	1 年
梅奥标准	ALP < 2 × ULN 和 Mayo 评分 < 4.5	2 年

ptor，FXR）激动剂，通过激活 FXR 调节胆汁酸的合成、吸收、转运和分泌。OCA 可降低血清 ALP 水平，其他肝生化指标和炎症指标也有一定改善。推荐 OCA 初始剂量为 5mg/d，如果肝生化指标仍然异常且患者耐受良好，剂量可增加至 10mg/d。OCA 可导致皮肤瘙痒和高密度脂蛋白降低等不良反应。OCA 在失代偿期肝硬化中的益处尚未确定，故不建议失代偿期肝硬化患者使用 OCA。

（3）免疫抑制剂：由于 PBC 的发病机制可能与自身免疫有关，故有多项临床试验研究了免疫抑制剂的疗效，如肾上腺皮质激素（泼尼松、布地奈德）、硫唑嘌呤、甲氨蝶呤、环孢素 A 等。但研究结果显示，免疫抑制剂对 PBC 的疗效并不确定，且可能存在药物不良反应，尚需要更多大样本临床研究的证据。

3. 肝移植　肝移植是治疗终末期 PBC 唯一有效的方式。研究表明 PBC 患者肝移植的疗效优于其他肝脏疾病肝移植的疗效，其 1 年、3 年、5 年和 10 年的生存率分别为 90.2%、86.7%、84.4% 和 79%。PBC 患者肝移植的基本指征与其他肝病相似，包括难治性腹水、反复发作的自发性细菌性腹膜炎、反复发作的静脉曲张破裂出血、肝性脑病、肝细胞癌、顽固性皮肤瘙痒，以及血清总胆红素 >103μmol/L。肝移植能改善瘙痒症状，但不能缓解干燥综合征。肝移植后 AMA 阳性可能持续或再次出现，但不表示 PBC 复发。肝移植虽可改善乏力症状，但约一半患者在肝移植后 2 年出现中至重度乏力，因此乏力不作为肝移植的指征。

（二）针对症状和并发症的治疗

1. 乏力　目前对于乏力尚无特异性的治疗药物。治疗重点在于寻找并处理可导致乏力的其他因素，如贫血、甲状腺功能减退、抑郁及睡眠障碍等。

2. 瘙痒　考来酰胺是治疗胆汁淤积性疾病所致皮肤瘙痒的一线药物，因其影响 UDCA 的吸收，两药服药间隔需 4 小时。如果患者不能耐受考来酰胺的不良反应或治疗无效时，利福平可作为二线用药。推荐剂量为 150mg 每天 2 次，对治疗无效的患者可逐渐增加剂量至 600mg/d，但是，利福平可导致严重的药物性肝损害、溶血性贫血和肾功能损害等，故在治疗过程中需严密监测药物的不良反应。阿片类药物及 5- 羟色胺系统抑制剂也可考虑使用。

3. 干燥综合征　干眼症的患者首选人工泪液，环孢素 A 眼膏、毛果芸香碱和西维美林等胆碱能药物也可能有效。口干患者龋齿风险增加，应定期进行口腔清洁。轻度口干可咀嚼无糖口香糖、使用口腔喷雾剂、唾液替代品。中度至重度患者可酌情使用胆碱能药物。

4. 骨质疏松　美国肝病学会建议明确 PBC 诊断后即应检测骨密度，以后每 2 年随访 1 次。建议患者补充钙及维生素 D 预防骨质疏松。如果患者伴有骨质疏松症，可考虑口服阿仑膦酸盐或其他有效的双膦酸盐。

5. 门静脉高压症　门静脉高压症的处理同其他类型的肝硬化。建议患者确诊肝硬化时即应筛查有无食管胃底静脉曲张。

【预后】

目前评判 UDCA 治疗应答标准与评估预后尚无统一标准。巴黎 I 标准、巴黎 II 标准、巴塞罗那标准及鹿特丹标准等均是通过评估患者经 UDCA 治疗后是否产生生化应答来预测疾病预后。UK-PBC 及 GLOBE 评分为连续变量的评分系统，通过生化学指标预测患者某一时刻的生存概率，对 5 年预后具有良好的预测价值。

（周　璐　王邦茂）

推 荐 阅 读

[1] HIRSCHFIELD G M，DYSON J K，ALEXANDER G J M，et al. The British Society of Gastroenterology/UK-PBC primary biliary cholangitis treatment and management guidelines[J]. Gut，2018，67（9）：1568-1594.

[2] European Association for the Study of the Liver. EASL Clinical Practice Guidelines：The diagnosis and management of patients with primary biliary cholangitis [J]. J Hepatol，2017，67（1）：145-172.

[3] 中华医学会肝病学分会，中华医学会消化病学分会，中华医学会感染病学分会. 原发性胆汁性肝硬化（又名原发性胆汁性胆管炎）诊断和治疗共识（2015）[J]. 中华肝脏病杂志，2016，24（1）：5-13.

[4] LINDOR K D，BOWLUS C L，BOYER J，et al. Primary Biliary Cholangitis：2018 Practice Guidance from the American Association for the Study of Liver Diseases[J]. Hepatology，2019，69（1）：394-419.

[5] Working Subgroup（English version）for Clinical Practice Guidelines for Primary Biliary Cirrhosis. Guidelines for the management of primary biliary cirrhosis：The Intractable Hepatobiliary Disease Study Group supported by the Ministry of Health，Labor and Welfare of Japan[J]. Hepatol Res，2014，44 Suppl S1：71-90.

第三节 原发性硬化性胆管炎

原发性硬化性胆管炎(primary sclerosing cholangitis,PSC)是一种病因不明的慢性进展性胆汁淤积性肝病。病变以胆管弥漫性炎症和纤维化为特征,导致肝内、外胆管的多灶性狭窄。PSC发病隐匿,患者早期常无明显症状,但进行性胆管梗阻和胆道炎症可致肝硬化和肝衰竭。PSC属于罕见病,北美和欧洲人群的患病率为6/10万~16.2/10万,发病率为0.9/10万~1.3/10万。亚洲和南欧国家报道的患病率及发病率相对偏低。PSC好发于男性,男女之比约为2:1,可发生于任何年龄,确诊疾病的中位年龄约为40岁。30%~80%的PSC患者合并炎症性肠病(IBD),其中大部分为溃疡性结肠炎(UC)。另外,PSC患者胆管和结直肠恶性肿瘤的发病率较普通人群明显升高,3.3%~36.4%的PSC患者会发展为胆管癌。至今尚无有效药物可提高患者存活率。对于合并终末期肝病、反复发作的胆管炎或者胆管高级别上皮内瘤变者,肝移植是唯一明确有效的治疗手段。

【发病机制】

迄今为止,PSC的发病机制尚不明确。目前存在多种假说来解释本病的发生发展,如"肠漏"假说、肠道淋巴细胞归巢假说、毒性胆汁假说等,但这些理论均不能完全阐释PSC的病理生理机制。研究者们普遍认为PSC是遗传易感者在环境因素作用下发生的。

(一)遗传易感因素

PSC的家族聚集性最早提示了遗传因素在PSC发病机制中的作用。研究显示,PSC患者一级亲属的患病率较普通人群升高9~39倍。遗传易感性的强有力证据来源于全基因组关联分析(GWAS)。研究发现PSC的发生与人类白细胞抗原(HLA)基因的关系较为密切。易感HLA基因包括HLA-B*08和HLA-DRB1基因等。最新研究显示,一部分非HLA基因也与PSC发病相关,例如BCL2L11、MST1、GPR35、TCF4、IL2RA、TNFRSF14等。上述基因编码的蛋白在免疫反应中具有重要作用,进一步提示异常免疫反应可能是PSC发病机制中的重要因素。

(二)自身免疫因素

PSC并非经典的自身免疫性疾病,迄今为止尚未发现疾病特异的自身抗原。而且PSC以男性患者为主,对免疫抑制药物应答不佳也与常见的自身免疫性疾病不同。但自身免疫仍然是PSC发病机制中的重要环节。首先,PSC与IBD之间的相关性已被广泛认可,提示这两种疾病可能有着部分共同的发病机制。其次,PSC的遗传易感性和HLA Ⅰ、Ⅱ类分子的基因位点密切相关,而这些等位基因对自身免疫反应具有重要影响。PSC患者可能同时存在细胞免疫和体液免疫异常。

1. **细胞免疫介导的胆管损害** PSC的早期组织学改变是淋巴细胞、浆细胞、中性粒细胞等炎性细胞弥漫性浸润,尤以胆管周围最为严重。由此推断,固有免疫反应在PSC发病早期发挥作用。研究者推测可能是透过小肠黏膜进入门静脉循环的细菌或病原体相关分子模式激活巨噬细胞、树突状细胞(DC),促使细胞因子和趋化因子分泌,从而进一步激活和募集自然杀伤(NK)细胞和淋巴细胞。除此以外,胆管上皮细胞(BECs)在炎症和纤维化过程中发挥促进作用。正常肝脏中的BECs仅仅表达HLA Ⅰ类分子,而在PSC中BECs还异常表达HLA Ⅱ类分子。这提示PSC患者的BECs具有抗原递呈的作用。BECs结合抗原并递呈给CD4[+]T细胞就可启动免疫应答。另外,PSC肝脏中的BECs还可以过表达黏附分子,并能产生和分泌趋化因子和细胞因子,如TNF-α、IL-6、IL-8等,扩大炎症反应。

2. **体液免疫与自身抗体** 在部分PSC患者血清中可以检测到低滴度的非特异性自身抗体,如抗核抗体(ANA)和抗平滑肌抗体(ASMA),部分伴有IgM和IgG水平升高。不典型核周型抗中性粒细胞胞质抗体(pANCA)是PSC相对特异的标志物,在PSC患者中的阳性率为26%~80%,尤其在伴有UC的PSC患者中阳性率较高。研究发现不典型pANCA与小肠微生物中的细菌蛋白FtsZ有交叉反应,这可能是分子模拟理论的基础,提示肠道细菌感染可刺激产生自身抗体进而引起正常组织损伤。另外,PSC患者血清中还可以检测到直接结合胆管上皮细胞表面抗原的自身抗体。这些抗体与BECs结合后上调toll样受体(TLRs)表达,促使BECs合成细胞因子和趋化因子,促进炎性细胞增殖和募集。

(三)环境因素

对于遗传易感者,环境因素的暴露可能是触发PSC的原因。吸烟和PSC的发生呈负相关,饮用咖啡对PSC可能具有保护作用。性激素可能影响女性PSC的发病。PSC患者较偏爱全熟的牛肉、汉堡等食物,而较少摄入鱼类。目前关于环境因素对PSC的影响大多仍属推测,尚需要更多的研究来证实其中的关联。

（四）"肠漏"假说

由于 PSC 与 IBD 联系密切，肠道与 PSC 发病间的关系一直是研究热点。"肠漏"假说认为，合并 UC 的 PSC 患者肠道黏膜通透性增加，肠道细菌可以穿透肠道黏膜层进入肝脏，激活肝内免疫系统，导致胆管周围炎症。这种假说得到了动物模型的支持，大鼠小肠中的细菌过度生长可导致类似 PSC 表现的胆管炎，给予变溶菌酶治疗后肝脏生化指标明显改善。腹腔注射或者直肠给予模型小鼠些细菌成分，例如肽聚糖、趋化性多肽等，可诱导形成胆管炎，部分合并有肝内外胆管的狭窄和扩张。虽然这些动物模型并不能复制 PSC 所有的临床特征，但是仍然说明细菌性抗原可以触发肝脏免疫应答。一项对 PSC 患者移植肝脏的研究发现其胆道内的细菌数量明显增加。免疫组化方法发现 PSC 患者的胆管上皮细胞中有内毒素聚集。此外，在儿童 PSC 患者中开展的临床试验证明长期口服万古霉素可以改善患者的临床症状和生化指标，这也间接支持了肠道细菌导致肝脏炎症这一假说。

这一假说的缺陷在于并非所有 PSC 患者都合并 UC。尤其在亚洲，合并 IBD 的比例仅 30%。另外，UC 患者中仅 3%～15% 有肝胆病变的证据。而且 PSC 患者胆道内的细菌也可能来自于诊断所进行的侵入性操作，如内镜逆行胰胆管造影（ERCP）等。因此，细菌过度生长或肠道通透性增加所致的细菌移位是否在 PSC 发病中起到重要作用还需进一步对 PSC 的肠道微生态展开深入研究。

（五）肠道淋巴细胞归巢假说

虽然 PSC 患者常合并 IBD，但研究者观察到 PSC 的疾病活动程度与 IBD 的肠道炎症程度并无关联。IBD 患者即使在全结肠切除之后的数年仍可发生 PSC。根据这一现象推测产生"肠道淋巴细胞归巢"假说。该假说认为，原本存在于肠道可长期存活的记忆性 T 细胞异常归巢至肝脏并导致胆管周围炎症。T 淋巴细胞异常迁移至肝脏可能是原本局限表达于肠道的黏附分子在 PSC 患者的门静脉和肝脏血窦内皮中异常表达，例如黏膜地址素细胞黏膜分子 -1（MAdCAM-1）。另外，PSC 患者肝组织还高表达趋化因子 CCL25。CCL25 与 CCR9 结合可激活淋巴细胞表达整合素 $\alpha_4\beta_7$，使之与血管内皮的 MAdCAM-1 结合。研究发现 PSC 患者肝内淋巴细胞约 20% 表达 CCR9，这一比例在正常对照和 PBC 患者中小于 2%。CCR9+ 淋巴细胞包括 CD4+ 和 CD8+T 淋巴细胞两个亚群，其中 CD8+T 淋巴细胞

具有记忆表型。因此推测由肠道募集而来的记忆性 T 细胞为 CCR9+$\alpha_4\beta_7$+CD8+T 细胞。研究发现，PSC 肝内浸润的 CCR9+$\alpha_4\beta_7$+CD8+T 细胞只能被肠道的树突状细胞致敏，而不能被肝内的抗原递呈细胞致敏。这一现象也进一步支持了肠道淋巴细胞移位的假说。但这一假说也存在缺陷，例如其他慢性肝脏疾病也有 MAdCAM-1 异常表达，提示 MAdCAM-1 的表达可能是 PSC 炎症的结果，而不是导致 PSC 的根本原因。

（六）毒性胆汁假说

胆汁由多种成分组成，包括胆汁酸、胆红素、胆固醇、磷脂、蛋白质等。即使在生理状态下，胆汁酸对细胞仍有毒性作用。在正常情况下，胆汁酸通过与磷脂酰胆碱、胆固醇形成混合微团，并通过胆管上皮水化和碱化等方式减少对胆管细胞的损伤。一旦出现胆汁成分比例失调、胆管上皮细胞分泌碳酸氢根和水化胆汁的能力减弱、胆道压力上升、胆汁逆流，将增加胆汁的毒性。支持毒性胆汁酸假说的证据主要来自于动物模型。多药耐药基因 2（Mdr2）敲除小鼠可自发形成与人类 PSC 表现极为相似的硬化性胆管炎，包括肝内外胆管局灶性狭窄扩张、胆管周围洋葱皮样的病理改变。Mdr2 对磷脂的跨膜转运至关重要。Mdr2⁻/⁻ 小鼠的胆汁中缺乏磷脂，从而导致胆盐与磷脂构建的混合微团不能形成，胆盐游离引起胆管细胞损伤。但与人类 PSC 表现不同的是，Mdr2⁻/⁻ 小鼠并不会发生类似 IBD 的肠道病变。

【临床表现】

PSC 临床表现多样，可起病隐匿，15%～50% 的患者诊断时无症状，仅在体检时因发现 ALP 升高而诊断，或因 IBD 及其他疾病进行肝功能筛查时诊断；出现慢性胆汁淤积者大多已有胆道狭窄或肝硬化。患者出现症状时，最常见的为上腹疼痛（20%）、瘙痒（10%）、黄疸（6%），最常见的体征为肝大（44%）和脾大（39%）。发生胆管狭窄时可有继发性细菌性胆管炎，表现为上腹痛、发热、黄疸，晚期有消瘦、腹水、食管胃底静脉曲张及肝性脑病等肝硬化表现。同时，PSC 可伴有与免疫相关疾病，如硬化性甲状腺炎、红斑狼疮、风湿性关节炎及腹膜后纤维硬化等。

【辅助检查】

（一）血清生物化学指标的检查

PSC 的血清生化异常主要表现为胆汁淤积，通常伴有 ALP、GGT 水平升高，但无明确诊断标准的临界值。ALP 波动范围很广，部分患者在病程中可

维持在正常水平，有研究认为 ALP 低水平与 PSC 较好预后存在一定相关性。血清转氨酶通常正常，有些患者也可升高到 2～3 倍正常上限。若转氨酶水平显著升高需考虑存在急性胆道梗阻或自身免疫性肝炎重叠的可能。病程初期胆红素和白蛋白常处于正常范围内，随着疾病进展可能会出现异常，晚期可有低蛋白血症及凝血功能障碍。

（二）免疫学检查

1. **血清免疫球蛋白** 约 30% 的患者可出现高 γ- 球蛋白血症，约 50% 的患者可伴有免疫球蛋白 G（IgG）或 IgM 水平的轻至中度升高，但免疫球蛋白异常及其治疗过程中的转归对预后并无明确提示意义。值得注意的是 PSC 患者可出现血清 IgG4 水平轻度升高。血清 IgG4≥135mg/dl 可作为 IgG4 相关疾病包括 IgG4 相关硬化性胆管炎（IgG4-SC）在内的血清学诊断标准之一。

2. **自身抗体** 约超过一半的 PSC 患者血清中可检测出多种自身抗体，包括抗核抗体（ANA）、抗中性粒细胞胞质抗体（pANCA）、抗平滑肌抗体（SMA）、抗内皮细胞抗体、抗磷脂抗体等，其中 pANCA 分别在 33%～85% 的 PSC 和 40%～87% UC 患者中阳性。但上述抗体一般为低效价阳性，且对 PSC 均无诊断价值。PSC 特异性的自身抗体目前尚未发现。

（三）影像学检查

1. **经内镜逆行胰胆管造影（endoscopic retrograde cholangiopancreatography，ERCP）** 胆道成像对于 PSC 诊断的确立至关重要，以往 ERCP 被认为是诊断 PSC 的“金标准”，尤其是对诊断肝外胆管及一级肝内胆管等大胆管型 PSC 意义较大。PSC 典型的影像学表现为肝内外胆管多灶性、短节段性、环形狭窄，胆管壁僵硬缺乏弹性似铅管样，狭窄上端的胆管可扩张呈串珠样表现，进展期患者可显示长段狭窄和胆管囊状或憩室样扩张，当肝内胆管广泛受累时可表现为枯树枝样改变。ERCP 为有创检查，有发生多种严重并发症的可能，如胰腺炎、细菌性胆管炎、穿孔、出血等。

2. **磁共振胰胆管成像（magnetic resonance cholangiopancreatography，MRCP）** 对于可疑 PSC 患者，过去 10 年中 MRCP 已逐渐取代了 ERCP 检查。MRCP 属于非侵入性检查，具有经济、无放射性、无创等优势。高质量 MRCP 显示胆道系统梗阻的准确性与 ERCP 相当，已成为目前首选影像学检查方法。PSC 的 MRCP 表现主要为：局限或弥漫性胆管狭窄，狭窄的胆管在 MRCP 上显影不佳，表现

为胆管多处不连续或呈“虚线”状，病变较重时可出现狭窄段融合，小胆管闭塞导致肝内胆管分支减少；其余较大胆管狭窄、僵硬似“枯树枝”状，称“剪枝征”。肝外胆管病变主要表现为胆管粗细不均，边缘毛糙欠光滑。MRCP 和 ERCP 对于诊断 PSC 以及判断是否存在肝内胆管狭窄具有相似的诊断价值，但 ERCP 更有助于判断肝外胆管梗阻及严重程度，可能与 MRCP 检查不注射对比剂、胆管张力较低有关。MRCP 与 ERCP 诊断 PSC 的准确性分别为 83% 和 85%，敏感性分别为 87% 和 80%～94%。尽管 MRCP 具有较好的诊断准确性及安全性，仍有部分 MRCP 无法诊断早期 PSC 或 MRCP 显示不理想的大胆管病变，需要 ERCP 协助确诊。此外，对于严重的肝纤维化患者，MRCP 会表现为轻度的肝内胆管改变从而易误诊为 PSC。另外，MRCP 无法用于狭窄胆管的细胞刷检或活检取样，也无法对机械性梗阻（如结石、狭窄或肿瘤）进行治疗性干预。

3. **腹部超声** 超声常作为肝胆道疾病首选方法，可用于 PSC 初始筛查。PSC 患者腹部超声显示肝内散在片状强回声及胆总管管壁增厚、胆管局部不规则狭窄等变化，并可显示胆囊壁增厚程度与胆系胆汁淤积情况及肝内三级胆管的扩张情况等。常规超声结合病史可以协助肝内外胆管结石、胆管癌、继发性胆管炎及术后胆道狭窄等与 PSC 有相似临床症状疾病的鉴别；但对于不典型肝内胆管局限型 PSC 及肝外胆管下段局限型 PSC 的诊断仍有不足之处。

（四）肝脏病理

PSC 的诊断主要依赖影像学，肝活检对于诊断 PSC 并非必需的。肝活检可表现为胆道系统的纤维化改变，累及整个肝内外胆道系统，少数仅累及肝外胆道系统，后期肝实质细胞可受损。组织学上肝内大胆管的改变与肝外胆管所见相似，胆管纤维化呈节段性分布，狭窄与扩张交替出现；肝内小胆管典型改变为胆管周围纤维组织增生，呈同心圆性“洋葱皮样”纤维化，但相对少见。虽然肝活检不能诊断 PSC，但约有 5% 的 PSC 患者为小胆管型 PSC，病变仅累及肝内小胆管，此部分患者胆道成像无明显异常发现，肝活检对于诊断胆道影像正常的小胆管型 PSC 是必需的。

原发性硬化性胆管炎基本的组织学改变是中等或大胆管周围“洋葱皮样”的管周纤维化伴随胆管上皮变性、萎缩最终被透明的瘢痕组织取代（图 5-10-4，图 5-10-5），上述病变加上小叶间胆管数目减少，对

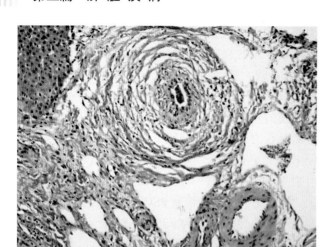

图 5-10-4　"洋葱皮样"改变(HE, ×200)

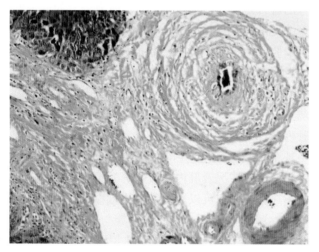

图 5-10-5　"洋葱皮样"改变(Masson, ×200)

PSC 具有诊断意义。由于病变主要累及大胆管,肝穿活检诊断率不到 40%。小胆管型 PSC 仅累及小胆管,表现为小叶间胆管被瘢痕组织代替,肝活检单纯出现小胆管周围纤维化仍需警惕 PSC。

【诊断与鉴别诊断】

(一)诊断标准

由于 PSC 自然史的高度变异性及缺乏特异性诊断标志物,PSC 严格的诊断标准尚未建立。2015 年我国共识推荐诊断标准为:①患者存在胆汁淤积的临床表现及生化学改变;②胆道成像具备 PSC 典型的影像学特征;③除外其他因素引起的胆汁淤积。若胆道成像未见明显异常发现,但其他原因不能解释的 PSC 疑诊者,需肝活检进一步确诊或除外小胆管型 PSC。

(二)鉴别诊断

主要与继发性硬化性胆管炎相鉴别。继发性硬化性胆管炎是一组临床特征与 PSC 相似,但病因明确的疾病。常见病因包括胆总管结石、胆道手术创伤、反复发作的化脓性胆管炎、肿瘤性疾病(胆总管癌、肝细胞癌侵及胆管、壶腹部癌、胆总管旁淋巴结转移压迫)、胰腺疾病(胰腺癌、胰腺囊肿和慢性胰腺炎)、肝胆管寄生虫、IgG4 相关性硬化性胆管炎(IgG4-SC)、缺血性胆管炎(如遗传性出血性毛细血管扩张症、结节性多动脉炎和其他类型的脉管炎、肝移植相关缺血性胆管炎)、肝动脉插管化疗(主要为氟尿嘧啶)、腹部外伤等,少见原因有自身免疫性胰腺炎、胆总管囊肿、肝脏炎性假瘤、组织细胞增生症、与艾滋病和其他类型的免疫抑制剂疾病相关的感染性胆管炎、先天性胆管异常或胆道闭锁、囊性纤维化等。特别是 PSC 患者既往有手术或同时患有胆道疾病或肝胆管肿瘤时,两者的鉴别诊断很有难度。仔细询问病史资料和病程中是否伴有 IBD 对于鉴别尤为重要。另外还需与其他胆汁淤积性疾病鉴别,如 PBC、AIH、药物性肝损伤、慢性活动性肝炎、酒精性肝病等。特别是有些不典型的 PSC,血清 ALP 仅轻度升高,而转氨酶却明显升高,易误诊为 AIH。

PSC 和 IgG4-SC 虽皆属于胆汁淤积性肝病,临床表现、影像表现有诸多相似相近之处,但仍有各自特点,鉴别目的在于治疗、并发症和预后存在差异,甚至可以避免不必要的手术。IgG4-SC 更多见于老年人(平均年龄 62 岁),主要因梗阻性黄疸就诊,大部分患者没有严重的腹痛,其他器官受累时可有相应表现如唾液腺肿大等。大多数 PSC 患者会合并 IBD,而仅有 0~6% 的 IgG4-SC 患者并发此病,PSC 一般也不会有胰腺病变;而 IgG4-SC 的患者却常常合并其他 IgG4-SC 相关疾病,如胰腺受累的相应表现,还常并发硬化性泪腺炎、硬化性腮腺炎、腹膜后纤维化等。10%~30% 的 PSC 患者可能发展为胆管癌,而迄今尚未有 IgG4-SC 患者并发胆管癌的病例报道。血清生化学检验上,PSC 和 IgG4-SC 都以胆汁淤积指标(ALP、胆红素)异常为表现,但绝大部分 IgG4-SC 患者血清中可检测出高水平 IgG4。在 PSC 患者中,CA199 升高往往预示并发胆管癌。影像学上有节段性狭窄、胆总管低位狭窄在 IgG4-SC 中比 PSC 更常见,相反,带状狭窄、串珠样改变提示 PSC 而不是 IgG4-SC,但单纯依靠胆管造影仍难以鉴别,还应结合其他临床表现,如 IgG4-SC 患者常有弥漫性腊肠样胰腺水肿伴胰管不规则狭窄的影像学表现,或激素治疗后复查发现狭窄明显改观,则可提示 IgG4-SC 的可能。IgG4-SC

的肝脏病理学表现为胆管壁周围 IgG4 阳性浆细胞大量浸润和轮辐状纤维化；免疫染色显示 IgG4-SC 的 IgG4 阳性细胞 > 10 个 / 高倍视野。虽然 PSC 患者也可有汇管区胆管和肝外胆管的 IgG4 阳性细胞浸润，但浸润程度明显低于 IgG4-SC 患者。在对治疗的反应及预后方面，IgG4-SC 患者对激素治疗敏感，预后相对好；而 PSC 对激素和其他免疫抑制剂疗效均欠佳。因此对于 PSC 患者应建议检测 IgG4 水平，对于显著升高者，应考虑是否有 IgG4-SC 的存在。肝组织活检可以明确有无典型的淋巴浆细胞浸润，可考虑是否给予免疫抑制剂治疗，尤其是血清转氨酶显著升高者。

【治疗】

目前为止，国际 PSC 诊疗指南仍未提出推荐的药物治疗方案，内镜治疗对改善患者胆汁淤积症状有一定帮助，肝移植手术仍是终末期 PSC 患者唯一有效的治疗方式。由于 PSC 的发病机制并未完全阐明，目前有多种治疗药物，包括熊去氧胆酸（ursodeoxycholic acid，UDCA）、抗生素、免疫抑制剂以及调脂药、益生菌等，其疗效已在多项临床试验中进行探讨。

（一）药物治疗

1. **熊去氧胆酸** 熊去氧胆酸是目前 PSC 治疗中最广泛的药物。一项针对 105 例 PSC 患者的临床研究提出，口服 UDCA（每天 13～15mg/kg）有助于改善患者生化指标和组织学表现，但长期临床随访观察提示对疾病进展和病死率并无改善。一项安慰剂对照的临床研究指出，推荐给予 20mg/kg 剂量的 UDCA，因其可改善肝脏生化指标的同时，减缓疾病的进展。值得注意的是，随后研究发现，应用更高剂量 UDCA 相较于安慰剂并无临床益处。最新指南明确提出，不推荐给予 PSC 患者口服 UDCA 每天大于 28mg/kg（强烈推荐，高质量证据支持），因为可能增加患者进行肝移植、上消化道出血等相关不良事件以及肠道息肉等的风险。PSC 患者合并炎症性肠病发生结直肠病变和结直肠肿瘤（CRC）的概率高于单纯 IBD 患者。纳入 11 项研究的一项荟萃分析指出，PSC-IBD 患者发生 CRC 的合并比值比是 4.26（95%CI：2.80～6.48）。给予标准剂量 UDCA（每天 15～20mg/kg）可降低结直肠肿瘤的发生风险，但高剂量 UDCA 可能增加风险。基于上述结果，美国胃肠病学会推荐 PSC 合并 IBD 的患者给予标准剂量 UDCA，以作为 CRC 的预防药物。新近多项研究指出，血清生化指标复常的 PSC 患者，无论是自发性或是给予 UDCA 治疗导致，均预后较好。因此，UDCA 在 PSC 患者中的应用价值值得临床医师重视。目前临床上常给予每天 20mg/kg 剂量的 UDCA 治疗，但仍需更多高质量的临床对照研究进一步探索。UDCA 联合甲硝唑治疗 PSC 患者可改善患者血清生化、Mayo 风险评分，但对疾病进展并无显著影响。UDCA 联合布地奈德并没有获得额外益处。

2. **基于胆汁酸的治疗药物** 鉴于 UDCA 治疗 PSC 的局限性，其他胆汁酸衍生药物的治疗效果也得到广泛关注。24-norUDCA 对 Abcb4$^{-/-}$ 小鼠模型的胆管纤维化和胆管炎的治疗效果优于其母体化合物。norUDCA 的抗胆汁淤积、抗纤维化以及抗炎效应与诱导 I 期、II 期胆汁酸解毒酶的合成，同时诱导胆汁酸外流，导致更多亲水性胆汁酸通过肾脏排出体外有关。norUDCA 可促进富含碳酸氢盐的胆汁进入肠肝循环。进一步 norUDCA 对脂蛋白生成以及肝脏脂质代谢具有显著益处。这些临床前的研究提示 norUDCA 有望成为 PSC 治疗的候选药物，但仍需来自人体的研究证据以及多中心的 II 期临床试验进一步验证。

除了 UDCA 及其衍生物，FXR 激动剂等其他胆汁酸相关的药物也有望作为 PSC 治疗药物。FXR 激动剂因其可降低肝内胆汁酸浓度而用于胆汁淤积性肝病。更为重要的是，由于肠道菌群在 PSC 发病机制中的重要作用，FXR 可诱导 FGF19 的生成，抑制胆汁酸的合成、减少肠道细菌的过度生长以及肠道渗透性，介导肠道中的抗炎作用，因此 FXR 激动剂在 PSC 治疗中具有显著益处。FXR 的配体——奥贝胆酸（OCA）已被批准用于 PBC 的治疗，但其对于 PSC 患者的治疗疗效仍需进一步的研究探索。

3. **免疫抑制剂** 硫唑嘌呤和糖皮质激素可用于 PSC-AIH 重叠综合征患者。其他免疫抑制剂包括吗替麦考酚酯（MMF）、他克莫司、环孢素、甲泼尼龙、布地奈德以及生物制剂依那西普、英夫利昔单抗等在 PSC 的应用都有研究报道，但结果均不尽人意。

4. **抗生素** 多项研究指出，口服万古霉素对有助于部分 PSC 患者临床症状和生化改善，特别是对于儿科患者，目前尚缺乏随机临床试验进行验证，因此，亟需开展相关研究工作。PSC 患者开展 1 年的米诺环素初步研究表明，患者碱性磷酸酶和 Mayo 风险评分均有显著下降。一项针对 PSC 患者的开放标签试验前瞻性研究表明，给予口服利福昔明，维持 12 周后，并未观察到患者血清生化和临床症状改善等显著益处。目前认为，抗生素对 PSC 患者的应用是一项很有前景的研究领域。

此外，DHA 等多不饱和脂肪酸因其抗炎效果也见于 PSC 动物模型和患者的研究报道。

（二）内镜治疗

PSC 患者肝内外大胆管的狭窄扩张发生率高达50%，因此内镜下扩张或联合支架植入以改善患者胆汁流、缓解症状，是常用治疗方法。欧洲肝病学会2017 年指南推荐，经磁共振胆道造影确诊的 PSC 患者，存在显著胆管狭窄时，进行内镜下治疗，同时行导管取样（毛刷细胞学分析、胆道内活检术），其临床症状有望缓解（指南推荐级别：强推荐，低质量证据级别）。在部分 PSC 研究中，胆道内括约肌切开术常作为内镜下治疗的组成部分，应用于有显著胆道狭窄者。一般而言，胆道括约肌切开术不推荐于支架植入前常规应用，临床随机试验已报道这类风险。

一项针对 65 例 PSC 患者为期 8 年的前瞻性临床试验表明，UDCA 联合球囊扩张术可显著改善PSC 患者的无肝移植生存曲线。对于已行球囊扩张的 PSC 患者，一项回顾性研究认为，给予支架植入并未使显著胆道狭窄患者获益，随之而来的是发生更多支架植入相关并发症，有关球囊扩张联合支架植入的应用价值仍需更多随机对照临床试验予以探讨。EASL 推荐对符合下述条件的患者可以反复进行球囊扩张术：①胆道显著狭窄是引起患者瘙痒、胆管炎反复发作或者胆汁淤积症状明显加重的病因；②患者对已行球囊扩张术应答良好（指南推荐级别：弱推荐，极低质量证据级别）。

目前尚无研究对支架留置时间的长短进行比较分析。临床上，目前推荐短时间的支架植入，因为PSC 患者支架植入后易于堵塞，而且研究显示，短期留置（1～2 周）和标准留置（8～12 周）对患者的获益相当。值得注意的是，有一项回顾性分析指出，对 32 例有明显狭窄的 PSC 患者，给予短期留置（平均时间 11 天），2 个月后随访发现 83% 的患者症状改善，且血清胆汁淤积指标显著改善；支架植入后 1年和 3 年时，分别有 80% 和 60% 的患者无需再进行重新留置。

目前对治疗性经内镜逆行性胰胆管造影术的短期效果，多数研究关注患者的临床和血清肝功能指标，以评估治疗效果。内镜下反复治疗在 PSC 患者的应用相当常见，对于缓解患者的胆汁淤积症状有一定效果。

（三）手术治疗

肝移植是终末期 PSC 患者的唯一有效治疗方案，对于 PSC 推荐最佳的肝移植时机难度较大，因为这一疾病的病程、发生肝胆系统恶性肿瘤、胆道系统细菌感染以及炎症性肠病累及等情况在患者间的变异度较大。研究认为，相较于病毒性和酒精性肝病，PSC 等自身免疫性肝病进行肝移植的预后更佳，随着手术技巧和术后管理水平的提高，肝移植术后早期病死率显著下降，越来越多研究报道患者行肝移植术后胆道狭窄和 PSC 复发以及再移植的情况。

一项针对 1 731 例 PSC 的报道患者及移植肝的1 年、5 年、10 年生存率分别是 83%、75%、66%，以及 78%、65%、54%。对于接受肝移植术的受者而言，小儿受者的 5 年生存率优于成年受者。此外，受者接受肝移植时的年龄对术后生存率也有显著影响，16～45 岁受者 5 年生存率为 74%，46～60 岁和60 岁以上受者生存率分别为 70% 和 64%。2012 年欧洲肝移植注册的报告指出，近年来接受肝移植术的受者年龄逐步上升，20 世纪 80 年代时 60 岁以上接受肝移植术的患者比例少于 5%，而 2009 年上述比例接近 25%。

一项针对 1990—2006 年间德国多中心的回顾性研究指出，共有 335 例 PSC 患者进行肝移植，患者及移植物的 1 年、5 年、10 年生存率分别是 90.7%、84.8%、79.4% 及 79.1%、69% 和 62.4%。其中，术后胆道狭窄发生于 36.1% 的患者，平均发病时间为移植后 3.9 年；PSC 复发见于 20.3% 的患者，平均发病时间为 4.6 年，上述情况对患者及移植物的生存均有显著影响。该研究同时指出，胆道狭窄的独立危险因素包括供者年龄、肝移植时合并溃疡性结肠炎、慢性胆管缺失性排异、胆红素及国际标准化比值（INR）。PSC 复发的独立危险因素包括供者年龄、肝移植时合并炎症性肠病及 INR。因此，可根据上述指标对患者进行肝移植前的风险评估和分组。

目前研究认为，自身免疫性肝病患者接受肝移植后疾病复发的概率在 10%～50%。多项研究指出，患者接受肝移植时的年龄较轻，是 PSC 复发的危险因素。一项针对 1990—2010 年间英国 PSC 患者的多中心研究报道，共计 679 例 PSC 患者进行首次肝移植，其中 81 例（14.3%）的患者在移植后复发PSC，且有 37 例（48.7%）复发后移植肝功能衰竭。PSC 复发的风险因素包括移植后溃疡性结肠炎的存在，接受肝移植的患者年龄较轻。PSC 复发可使患者死亡的风险提高 4 倍以上。

（马　雄　王绮夏）

推 荐 阅 读

[1] 中华医学会肝病学分会,中华医学会消化病学分会,中华医学会感染病学分会. 原发性硬化性胆管炎诊断和治疗共识[J]. 肝脏,2015,20(12):983-990.

[2] European Society of Gastrointestinal Endoscopy,European Association for the Study of the Liver. Role of endoscopy in primary sclerosing cholangitis:European Society of Gastrointestinal Endoscopy(ESGE)and European Association for the Study of the Liver(EASL)Clinical Guideline[J]. J Hepatol,2017,66(6):1265-1281.

[3] BEUERS U,SPENGLER U,KRUIS W,et al. Ursodeoxycholic acid for treatment of primary sclerosing cholangitis:a placebo-controlled trial[J]. Hepatology,1992,16(3):707-714.

[4] LINDOR K D. Ursodiol for primary sclerosing cholangitis. Mayo Primary Sclerosing Cholangitis-Ursodeoxycholic Acid Study Group[J]. N Engl J Med,1997,336(10):691-695.

[5] LINDOR K D,KOWDLEY K V,LUKETIC V A,et al. High-dose ursodeoxycholic acid for the treatment of primary sclerosing cholangitis[J]. Hepatology,2009,50(3):808-814.

[6] EATON J E,SILVEIRA M G,PARDI D S,et al. High-dose ursodeoxycholic acid is associated with the development of colorectal neoplasia in patients with ulcerative colitis and primary sclerosing cholangitis[J]. Am J Gastroenterol,2011,106(9):1638-1645.

[7] TUNG B Y,EMOND M J,HAGGITT R C,et al. Ursodiol use is associated with lower prevalence of colonic neoplasia in patients with ulcerative colitis and primary sclerosing cholangitis[J]. Ann Intern Med,2001,134(2):89-95.

[8] AL MAMARI S,DJORDJEVIC J,HALLIDAY J S,et al. Improvement of serum alkaline phosphatase to < 1.5 upper limit of normal predicts better outcome and reduced risk of cholangiocarcinoma in primary sclerosing cholangitis[J]. J Hepatol,2013,58(2):329-334.

[9] LINDSTROM L,HULTCRANTZ R,BOBERG K M,et al. Association between reduced levels of alkaline phosphatase and survival times of patients with primary sclerosing cholangitis[J]. Clin Gastroenterol Hepatol,2013,11(7):841-846.

[10] MOUSTAFA T,FICKERT P,MAGNES C,et al. Alterations in lipid metabolism mediate inflammation,fibrosis,and proliferation in a mouse model of chronic cholestatic liver injury[J]. Gastroenterology,2012,142(1):140-151. e12.

[11] FRANCESCHET I,CAZZAGON N,DEL ROSS T,et al. Primary sclerosing cholangitis associated with inflammatory bowel disease:an observational study in a Southern Europe population focusing on new therapeutic options[J]. Eur J Gastroenterol Hepatol,2016,28(5):508-513.

[12] DAVIES Y K,COX K M,ABDULLAH B A,et al. Long-term treatment of primary sclerosing cholangitis in children with oral vancomycin:an immunomodulating antibiotic[J]. J Pediatr Gastroenterol Nutr,2008,47(1):61-67.

[13] TABIBIAN J H,GOSSARD A,EL-YOUSSEF M,et al. Prospective Clinical Trial of Rifaximin Therapy for Patients With Primary Sclerosing Cholangitis[J]. Am J Ther,2017,24(1):e56-e63.

[14] BALUYUT A R,SHERMAN S,LEHMAN G A,et al. Impact of endoscopic therapy on the survival of patients with primary sclerosing cholangitis[J]. Gastrointest Endosc,2001,53(3):308-312.

[15] STIEHL A,RUDOLPH G,SAUER P,et al. Efficacy of ursodeoxycholic acid treatment and endoscopic dilation of major duct stenoses in primary sclerosing cholangitis. An 8-year prospective study[J]. J Hepatol,1997,26(3):560-566.

[16] HILDEBRAND T,PANNICKE N,DECHENE A,et al. Biliary strictures and recurrence after liver transplantation for primary sclerosing cholangitis:A retrospective multicenter analysis[J]. Liver Transpl,2016,22(1):42-52.

[17] RAVIKUMAR R,TSOCHATZIS E,JOSE S,et al. Risk factors for recurrent primary sclerosing cholangitis after liver transplantation[J]. J Hepatol,2015,63(5):1139-1146.

第十一章

Budd-Chiari 综合征

布-加综合征（Budd-Chiari syndrome，BCS）目前统指自肝小叶静脉以下到下腔静脉右心房入口处的大肝静脉和/或肝后端下腔静脉的任何性质的阻塞。临床上以肝脏淤血、门静脉高压症和/或下腔静脉高压临床综合征为主要特征。世界首例 Budd-Chiari 综合征为 1842 年 Lambron 报道的肝静脉内广泛血栓形成，肝静脉回流障碍引起肝脏淤血，导致肝硬化及门静脉高压等一系列病变。1845 年和 1899 年 Budd 和 Chiari 分别详细描述了由肝静脉阻塞引起的这一类综合征，因此称为 Budd-Chiari 综合征。此后，Osler、Thompson 和 Turnbull 等又先后报道了由肝后端下腔静脉闭塞或膜性梗阻引起的一系列相关病例，国内首例患者于 1957 年在沈阳发现。在西方国家，Budd-Chiari 综合征多由各种原因引起的血液高凝状态导致肝静脉血栓形成而引起，常不涉及下腔静脉或下腔静脉由肿大的肝脏外压而继发性下腔静脉狭窄；在东方国家，累及下腔静脉的 Budd-Chiari 综合征则较为常见。

【流行病学】

Budd-Chiari 综合征以前认为发病率很低，国外报道其患病率为 2.4/100 万。我国报道其患病率为 4/10 万～11/10 万。但随着现代医学特别是影像诊断技术的发展，我国新发现的 Budd-Chiari 综合征病例不断增多，尤其是在我国黄河和淮河流域的山东、河南、江苏等高发地区，该病已不是罕见病。据不完全统计，近 20 年来见诸文献的 Budd-Chiari 综合征病例已超过 7 000 例，主要分布在黄淮海流域的山东、河南、江苏、河北和辽宁等省份，其男女性别间发病率无明显差异，发病年龄以青壮年为主，以农村居民多见，无明显季节性。

【病因与发病机制】

Budd-Chiari 综合征的病因并不十分明确。在欧美国家，Budd-Chiari 综合征多因血液高凝状态导致肝静脉血栓形成而致。常见原因多为骨髓增生性疾病，如真性红细胞增多症、阵发性夜间血红蛋白尿、原发性血小板增多症、白血病、原发性巨球蛋白血症、嗜酸性粒细胞增多症等，还有部分遗传性或获得性血栓性疾病，如蛋白 C 缺乏、蛋白 S 缺乏、抗凝血酶 III 缺乏、V 因子 Leiden 突变所致活化蛋白 C 抵抗、凝血酶原基因多态性等；其他如口服避孕药、白塞综合征、非特异性血管炎症等导致血液高凝状态引起的下腔静脉或肝静脉血栓形成。

另外，腔外压迫如肿瘤、肥大的肝尾叶或妊娠等均可导致本病的发生；一些良、恶性肿瘤如肝海绵状血管瘤囊样变性、肝细胞癌、肾细胞瘤、上皮样血管内皮瘤、下腔静脉平滑肌肉瘤、Gaucher 病等；一些感染，如血栓性静脉炎、结核菌感染、乙型肝炎、肝棘球蚴病、肝脓肿、阿米巴病、脓胸、梅毒肉芽肿等也可引起本病。

与西方国家 Budd-Chiari 综合征主要是各种原因引起血液高凝状态，或长期口服激素类避孕药，引起静脉内膜炎累及肝静脉而继发肝静脉内血栓形成，阻塞肝静脉不同，在我国，Budd-Chiari 综合征最常见的病因为下腔静脉膜性梗阻。韩新巍等人研究，我国大多数 Budd-Chiari 综合征为后天形成性疾病，其病因可能是环境因素，而且很可能和粗制的小麦面粉，特别是麦麸的摄入有关。饮食中的某种低毒物质吸收入血液，血液内的毒性物质对下腔静脉的肝静脉入口部和下腔静脉的肝静脉入口处上方管壁的持续刺激导致局部损伤和炎症反应，继而血栓形成，血栓进一步机化纤维化最终形成膜性狭窄，进一步进展到膜性闭塞，以至于下腔静脉节段性阻塞；国内流行病学调查发现饮用水碘和氟含量对 BCS 患者发病有一定作用，患者的分布和水碘含量有较高的相关性。随着饮水中的碘含量增加，BCS 的发病率有所上升。血碘浓度增高可以刺激成纤维细胞的增殖和血管内皮细胞，促进 BCS 患者隔膜的形成，确切机制仍有待研究。也有研究认为，维生素 E、硒、维生素 B₁ 摄入过少,锰、维生素 A 摄入过多以及吸烟均为 BCS 发病的危险性因素。此外,在中国 BCS 的发病率升高可能与中草药有关,这可能与中草药中某些毒性物质损伤血管有关,同时仍有 10%～30% 的病例目前病因诊断不明,考虑为特发性。

【病理生理】

Budd-Chiari 综合征患者肝静脉和/或肝段下腔静脉阻塞,肝脏血液持续流出障碍,导致肝脏淤血肿大。早期肝小叶中央静脉及其周围肝窦扩张淤血,淤血处及其周围肝细胞由于受到扩张血窦的压迫和缺氧而变性坏死。小叶中央及周围肝组织变性坏死导致纤维组织增生,增生主要发生在小叶中央区,不断向外扩展与邻近的中央静脉周围纤维组织彼此连结,形成假小叶结构,进而造成淤血性肝硬化。而肝静脉及肝后段下腔静脉阻塞引起相关引流血管回流受阻,最终形成肝后型门静脉高压及下腔静脉梗阻综合征。

【病理】

Budd-Chiari 综合征的病理类型多种多样,西方以肝静脉阻塞和肝静脉血栓形成多见,东方单纯肝静脉阻塞较少,多数为下腔静脉阻塞或下腔静脉阻塞合并肝静脉阻塞。病变隔膜多位于下腔静脉的心房入口以下 3～5cm 处,相当于 9～11 胸椎平面之间。膜的厚度不一,薄者仅有 1mm 左右,有的中央呈筛孔状。厚者可达 3～4cm,为节段性纤维瘢痕组织。斜行隔膜较为常见,多呈左低右高,肝右静脉多位于隔膜以下,而肝左静脉常被隔膜累及。我们近年治疗的近 150 例中,主要是以下腔静脉和/或肝左、中静脉病变为主,少有肝右阻塞而肝左、中静脉正常者。病变隔膜表面光滑,其韧性较静脉壁差,易被撕裂;其组织成分以胶原纤维居多,弹力纤维很少,无平滑肌,表面覆内皮细胞,与下腔静脉内膜相似。如发生钙化斑,使其质地坚韧,将难以扩张。

Budd-Chiari 综合征的分型很不统一,按照阻塞部位,目前比较公认的分型为肝静脉阻塞型、下腔静脉阻塞型和混合型三种类型。按照阻塞处的病变特点可分为膜性阻塞、短段狭窄、腔内血栓、纤维条索化、非特异性改变等。

【临床表现】

Budd-Chiari 综合征的基本病变为肝静脉和/或下腔静脉狭窄或阻塞。根据 Budd-Chiari 综合征的阻塞类型不同,其临床表现可归纳为两个方面。

（一）肝静脉阻塞综合征

主要表现为肝脏淤血肿大和肝后型门静脉高压症。临床表现为腹胀、腹痛、黄疸、肝脾肿大、腹水、脾功能亢进、消化道出血等症状和体征。

1. **肝脏肿大和肝功能损害**　肝脏淤血性肿大是 Budd-Chiari 综合征的典型体征。肝脏肿大而无肝-颈静脉回流现象有别于充血性右心功能不全。晚期患者肝脏开始缩小,多有肝硬化和肝功能损害表现,如蜘蛛痣、黄疸、鼻出血、齿龈出血、消瘦、虚弱乏力、食欲缺乏和腹胀等。一般来说,多数患者肝功能正常或轻度损害,与顽固性腹水等体征不相符。肝静脉阻塞型患者肝功损害要重于下腔静脉阻塞型。

2. **顽固性腹水**　出现早,随阻塞程度加重、门静脉高压的出现和病程延长,腹水逐渐增加,程度明显重于肝硬化引起的腹水,各种利尿剂治疗效果差。暴发型或急性型多迅速产生大量顽固性腹水,常使患者呼吸困难,不能平卧,尿量显著减少,腹部有严重胀裂或濒死感,患者难以忍受、失眠和食欲显著减退。

3. **上消化道出血**　主要因食管胃底静脉曲张破裂出血所致,亦见于门静脉高压性胃病,少数为异位曲张静脉破裂所致。轻者大便潜血,重者呕血、柏油便,常为 Budd-Chiari 综合征主要致死原因,同时可诱发肝性脑病。

4. **脾脏肿大、脾功能亢进**　几乎所有患者都可出现,多呈轻、中度淤血性脾肿大。当脾脏达中度肿大以上时,可继发性脾功能亢进。

5. **腹壁浅静脉曲张**　是最常见的体征,较一般肝内型门静脉高压显著。单纯肝静脉阻塞时,仅引起腹壁浅静脉曲张,主要是脐旁静脉与腹壁上、下静脉吻合支的扩张,以脐部为中心向上、向下辐射,即所谓的海蛇头征。当合并下腔静脉阻塞时,腹壁浅静脉呈上行性怒张,即血流方向指向头侧,向上可延续至胸壁,多位于前腹壁和侧腹壁,是 Budd-Chiari 综合征的特征表现(图 5-11-1)。

6. **上腹部或肝区疼痛**　肝脏急性或慢性淤血,肝被膜张力增高,可引起上腹部或肝区持续性胀痛,早期较明显,晚期因肝硬化而疼痛减轻或不明显。若由肝肿瘤引起者,则肝区疼痛多呈进行性加重或疼痛较为严重。

（二）下腔静脉阻塞综合征

主要表现心慌、胸闷、气短,活动后加重;双下肢肿胀、静脉曲张、色素沉着、单侧或双侧反复发作或难愈性溃疡,会阴部或精索静脉曲张;躯干出现纵行走向、粗大的曲张静脉为下腔静脉阻塞的特征性表现之一。

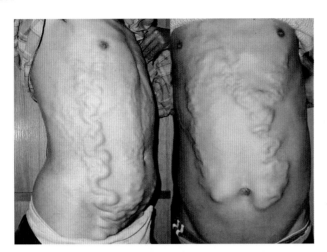

图 5-11-1　下腔型 BCS 引起的腹壁静脉曲张

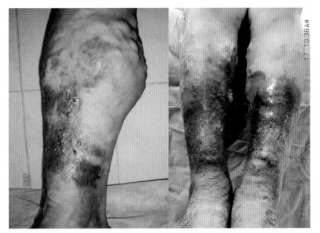

图 5-11-2　下腔型 BCS 引起的下肢静脉曲张并发溃疡

1. **下肢水肿和静脉曲张**　双下肢水肿出现较早，为双侧性，活动后加重，伴胀感。一般双下肢静脉曲张严重程度与下腔静脉阻塞时间和程度呈正相关，常较原发性大隐静脉曲张严重。时间长者伴双下肢（尤其是内踝上方）皮肤色素沉着、营养不良性溃疡形成，经久难愈（图 5-11-2）。

2. **会阴部或精索静脉曲张**　女性多表现会阴部和大阴唇静脉曲张，常较严重。男性常表现为精索静脉曲张及阴囊水肿。

3. **上行性躯干浅静脉曲张**　以胸腹部的前壁、侧壁和腰背部浅静脉曲张明显，其中侧胸腹壁和腰部上行性浅静脉曲张是最常见、最具有诊断及鉴别诊断价值的特征性表现。这种曲张静脉多由小腹部和双股部向上流入胸壁浅静脉，经腋静脉汇入上腔静脉。

4. **性腺功能改变**　由于盆腔淤血水肿，卵巢或睾丸功能减退或退行性萎缩。表现为性功能减迟、月经紊乱或闭经、不孕，男性则表现为性欲减退、阳痿等。

5. **肾功能损害与肝 - 肾综合征**　肾静脉血液回流障碍，引起肾静脉高压；淤血性门静脉高压致大量腹水形成，腹腔内压力升高，压迫肾静脉，并影响肾血液灌注；肝功能损害，毒性产物、血管活性物质和假性神经介质聚积和内毒素血症形成。以上等因素均可致肾功能损害进而引发肝肾综合征。主要表现力少尿或无尿、低蛋白血症、氮质血症，血肌酐和血尿素氮升高，严重者可诱发肝性脑病。

Budd-Chiari 综合征的临床表现亦因梗阻发生的时间、程度及侧支循环代偿不同而有很大差异，根据病程可分为 3 型：①急性型：少见，病程在 1 个月内，表现类似急性肝炎和急性重型肝炎。多为肝静脉完全阻塞而引起，阻塞病变多为血栓形成。多始于肝静脉出口部，血栓可急剧繁衍到下腔静脉。起病急剧，突发上腹痛、恶心呕吐、腹胀腹泻、肝脏进行性肿大、压痛、腹水迅速增长，伴脾大和黄疸，甚至胸腔积液。暴发性者可见黄疸进行性加重，迅速出现肝性脑病、肝肾综合征、自发性腹膜炎、DIC、上消化道大出血，多数患者可迅速死亡。②亚急性型：病程在 1 年以内，临床表现最典型。多为肝静脉和下腔静脉同时或相继受累，腹水增长较迅速，持续存在，多呈顽固性腹水。肝区疼痛、肝大、压痛、下肢水肿，腹部、下胸部及背部浅表静脉曲张。1/3 的患者还可出现黄疸和脾大。③慢性型：病程 1 年以上，主要见于下腔静脉膜性梗阻患者。部分患者侧支循环完全或下腔静脉膜性梗阻中央有小孔，症状可不明显。慢性型患者初始多表现为腹胀、长时间站立、活动后的下肢乏力及水肿，病程进展较缓慢，可数年后逐渐出现下肢静脉曲张、色素沉着、腹壁静脉显露曲张等体征，肝功能损害的进展也比较缓慢。

【辅助检查】

（一）实验室检查

1. **血常规**　最常见的是红细胞、白细胞、血小板单一成分或多个成分同时减少，多由脾功能亢进或门静脉高压所导致消化道出血引起。

2. **肝肾功能**　由于肝内血液回流障碍，血液淤滞，肝细胞代谢功能障碍甚至坏死，可出现不同程度肝功能的损害，多表现为轻度肝功能异常，以 GGT 升高为常见，部分有胆红素升高，血清白蛋白减少等。肾功能检查可有蛋白尿，尿素氮及肌酐异常等肾功受损表现。

3. **凝血功能**　绝大多数患者的凝血功能测定无

明显异常,PT、APTT 及纤维蛋白原等可在正常范围。晚期患者随肝功能受损,凝血物质合成减少,可出现凝血功能障碍。

4. 大便常规 患者若出现大便潜血阳性高度怀疑存在上消化道出血,应及时治疗。

5. 腹水检查 若不伴有自发性细菌性腹膜炎,蛋白浓度常低于 30g/L,细胞数亦不显示增加。

（二）影像学检查

首选超声多普勒检查,其次为 CT 或 MRI,欲行介入治疗时,应行血管造影。

1. 超声多普勒检查 对于 Budd-Chiari 综合征诊断的敏感性和特异性高达 85%～90%。

（1）可显示肝静脉和 / 或下腔静脉阻塞的部位、程度及范围,管腔阻塞部（狭窄或闭塞）为膜性或节段性,其内血流信号狭细或消失。

（2）阻塞远端可见下腔静脉或肝静脉扩张,其内血流缓慢或呈双向或为逆向血流信号,继发血栓形成时可见管内充填异常低回声。

（3）肝静脉之间可见有交通支形成。

（4）可有脾脏肿大、门静脉增宽、腹水等门静脉高压的表现。

2. CT 或 MR 检查 推荐肝脏增强扫描,对于肝内病变及肝内血流灌注情况的显示优于超声,增强扫描早期见肝实质不均匀强化,增强扫描后还可行肝静脉和下腔静脉三维重组。

（1）磁共振显像:能提供肝脏及其周围脏器的重要信息,磁共振血管造影（MRA）还能显示肝静脉和下腔静脉的血管解剖和血流速率,提供常规血管造影不能显示的信息。

（2）CT:在血管成像方面较 MR 略差,但对合并肝内占位的检出率高,且不受体内金属植入物的影响。

3. 血管造影 血管造影是诊断 Budd-Chiari 综合征的"金标准"和进行介入治疗的依据,包括:①下腔静脉造影:通过经皮穿刺股静脉和 / 或颈静脉进行单向或双向造影（图 5-11-3）;②肝静脉造影:通过经皮穿刺颈静脉或股静脉逆行插管进行,逆行插管失败时推荐经皮经肝穿刺进行（图 5-11-4）。血管造影可清晰显示下腔静脉和 / 或肝静脉阻塞的部位、程度及范围,表现为管腔狭窄变细,充盈缺损或为完全闭塞的盲端,并可显示闭塞端形态,对选择开通穿刺方式具有指导作用。下腔静脉插管造影时可测下腔静脉压力,正常下腔静脉压力为 0.78～1.18kPa（80～120mmH$_2$O）,肝段下腔静脉

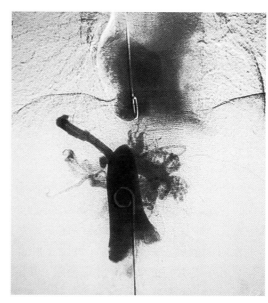

图 5-11-3 下腔静脉型 BCS 下腔静脉造影表现。经股静脉单向造影,见下腔静脉模型闭塞

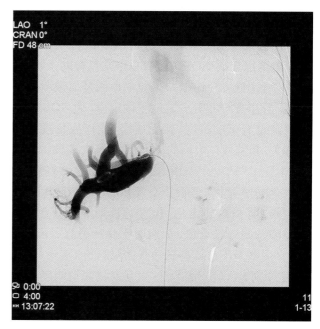

图 5-11-4 肝静脉型 BCS 肝静脉造影表现。经股静脉行肝静脉造影,见肝静脉明显扩张,下腔静脉入口处狭窄

阻塞时上肢静脉压正常,下腔静脉压力在 2.94kPa（300mmH$_2$O）以上。单纯肝静脉阻塞时,尾叶代偿性肥大可压迫下腔静脉,下腔静脉造影时可见该段下腔静脉变狭窄。

（三）内镜检查

胃镜检查可发现食管胃底静脉曲张及门静脉高压性胃病,同时评价上消化道出血的风险。

【诊断与鉴别诊断】

临床上 Budd-Chiari 综合征的误诊率较高,特别

是在罕见发病地区，临床医师应注意鉴别。患者有腹胀、腹水、肝脾肿大、下肢水肿、腹壁及下肢静脉曲张等临床症状及体征，结合超声多普勒或 CT/MRI 血管成像，一般可以诊断 Budd-Chiari 综合征。多普勒超声不但可以有效评估肝脏周围血管的解剖，而且容易评价血流方向和阻塞的位置。CT/MRI 除可发现腔静脉内隔膜或腔内栓塞等血管病变外，还可评估肝脏实质病变的范围、腹水及脾脏肿大。在评估 Budd-Chiari 综合征患者时，CT/MRI 可以看作超声检查的补充，血管造影是 Budd-Chiari 综合征诊断的标准参考，插管不能至肝静脉口，注入造影剂后可显示梗阻的静脉、血栓或狭窄；肝段下腔静脉完全 / 不全闭塞或明显狭窄伴静脉口梗阻，可显示肝外侧支分流入上腔静脉。

部分肝硬化患者因尾状叶代偿性肥大压迫下腔静脉，在 CT 或 MR 显示为下腔静脉狭窄，容易误诊为 Budd-Chiari 综合征，诊断不能明确时，可行血管造影。

急性或 3 支肝静脉闭塞型 BCS 应特别注意和肝窦阻塞综合征（SOS）鉴别，以下几点有助于鉴别：①两者病因不同：BCS 最常见的原因是血液凝固性增高，且患者分布有一定地域性规律，而 SOS 与服用含野百合碱的植物、接受放疗、化疗或免疫抑制药有关，目前我院收治的 SOS 患者绝大多数曾有误服"土三七"病史。②BCS 的急性期虽也可有腹胀、肝区疼痛等症状，但很少有发热、呕吐和腹泻等伴随症状，而 SOS 则常见；BCS 急性期半数以上伴有下腔静脉阻塞综合征，如胸腹壁静脉怒张、下肢水肿、会阴部及下肢浅静脉曲张、足踝部溃疡形成等，而 SOS 则无。③下腔静脉、肝静脉造影可明确 BCS 时主肝静脉和下腔静脉的阻塞部位、程度、范围和侧支循环形成情况等，SOS 则显示肝静脉及下腔静脉通畅。④B 超可发现 BCS 时下腔静脉有无狭窄、闭塞及阻塞程度，有无血栓形成以及肝内侧支形成，阻塞远端可见下腔静脉或肝静脉扩张，而 SOS 多提示肝内静脉显示不清。⑤肝活检对 BCS 和 SOS 最有鉴别意义，BCS 时肝静脉内可有血栓形成，且多在主肝静脉出口部受累。SOS 则无肝静脉血栓形成，病变主要累及小叶中心区域，肝窦淤血扩张，并可连接成为充血带。肝窦周围可见大量红细胞以及渗出物沉积并可导致肝窦壁破裂。小叶中央静脉内皮细胞变圆，可出现内膜出血；可出现小叶中央静脉闭塞和纤维化，其程度与病情相关，肝细胞变性多不明显。

【治疗】

一般推荐阶梯式治疗策略：抗凝等内科治疗、血管成形术 / 溶栓的介入治疗、经颈静脉肝内门体分流术（transjugular intrahepatic portal-systemic shunting, TIPS）、肝移植（图 5-11-5）。无抗凝禁忌者均应抗凝，门静脉高压并发症不是抗凝的禁忌证，但在行侵入性操作前后应暂时中断抗凝；肝静脉或下腔静脉短段狭窄首选球囊扩张及支架植入，两者联合应用能够降低术后再狭窄发生率；以上治疗无效者应行 TIPS 或手术分流，首选聚四氟乙烯覆膜支架 TIPS；肝移植为补救措施，术后继续抗凝；定期筛查肝细胞癌。

（一）内科治疗

常规内科治疗虽然在 Budd-Chiari 综合征的患者经常使用，但是对逆转潜在的病理生理过程作用不大，单纯药物治疗收效甚微。

1. 一般来说，低钠饮食、利尿剂及治疗性穿刺放腹水可一定程度缓解症状。

2. 如无禁忌证，所有 BCS 患者应接受抗凝，70% 的 BCS 患者存在高凝状态，尽早进行抗凝治疗可以降低血栓形成的风险。在抗凝治疗前应充分衡量风险及获益，抗凝治疗的风险主要来源于食管静脉曲张及严重血小板减少。常选择使用低分子肝素，可固定用药剂量或按体质量调整剂量，无需实验室监测。肥胖、肾功能不全或妊娠期患者应定期随访，及时发现不良反应。

3. 溶栓治疗 BCS，常用的药物为尿激酶、链激酶、重组纤维酶原激活剂等溶栓剂。多经导管局部给药或行介入治疗时同时给药，目前认为其对血栓形成期及新鲜血栓的患者有效，也可用于防止血栓形成的进一步发展，但对陈旧性血栓或膜性阻塞不起作用，溶栓治疗的远期疗效尚存争议，在溶栓治疗时应严密检测凝血指标。

（二）介入治疗

日本学者 Equchi 于 1974 年首先使用 Fogarty 管经皮经血管腔球囊扩张成形治疗膜性下腔静脉阻塞获得成功，我国经过短短 20 余年发展，也取得了

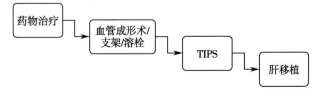

图 5-11-5　Budd-Chiari 综合征的阶梯治疗

巨大进步。目前认为介入治疗成为 BCS 的一线治疗,主要包括球囊扩张术(percutaneous transluminal angioplasty, PTA)(图 5-11-6)、血管内支架(endoluminal metallic stent, EMS)植入术(图 5-11-7)和经皮肝途径行或 TIPS。

1. 下腔静脉成形术联合支架植入术 经股静脉穿刺行下腔静脉造影及测压,适合介入治疗者先行导丝或穿刺套针破膜,通过病变区。然后应用球囊对病变区施行逐渐扩张,经数次扩张后,使下腔静

脉病变区达正常口径即可。根据扩张后病变区的情况决定是否植入支架。对重度节段性狭窄伴附壁血栓形成者,导丝通过狭窄段后先植入支架,再经支架内行球囊扩张,避免因扩张而导致血栓脱落引起肺栓塞。

2. 肝静脉成形术 首先经颈静脉或股静脉穿刺行下腔静脉造影,初步确定肝静脉开口的大概位置。使用导管在相当于肝右静脉、肝中静脉和肝左静脉的开口处寻找肝静脉开口,然后破膜。破膜成功后,

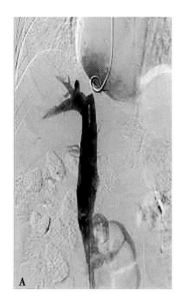 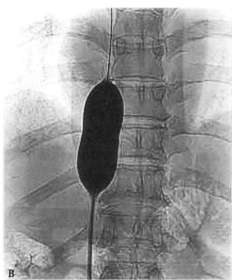 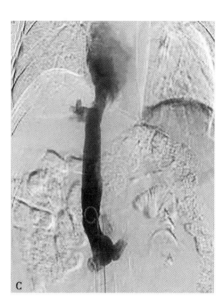

图 5-11-6 下腔静脉膜型狭窄球囊扩张术

A. 下腔静脉造影,见下腔静脉肝后段膜型狭窄;B. 越过狭窄段,给予球囊逐级扩张,扩张时可见凹腰;C. 再次造影,见血流通畅,侧支循环消失

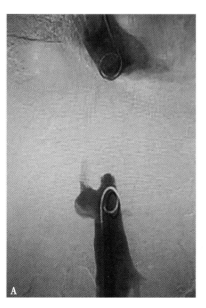 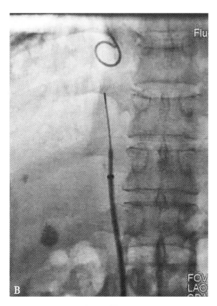 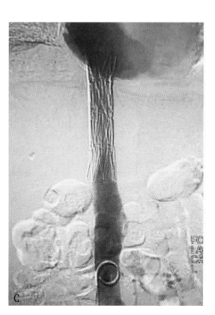

图 5-11-7 下腔静脉节段性狭窄支架植入术

A. 经颈内静脉及股静脉双向造影,显示节段性闭塞;B. 经股静脉应用 RUPS-100 穿刺针穿刺闭塞段;C. 植入下腔静脉支架后再次行下腔静脉造影,见血流通畅

行选择性肝静脉造影并测量肝静脉内压力，随后插入扩张管和球囊导管，球囊扩张后再次测压和造影复查，根据压力梯度决定是否植入内支架。

3. 经皮经肝行肝静脉成形术　经颈静脉途径穿刺有较大风险者，可在 X 线透视或 B 超引导经皮经肝穿刺至较粗大的肝静脉主干或分支，穿刺成功后经套管针插入导丝、导管，以备肝静脉造影和破膜用。

4. 经颈静脉肝内门体分流术　肝静脉广泛狭窄或闭塞，不能进行血管再通治疗时，为了降低门静脉压力，只能经下腔静脉直接穿刺门静脉行经颈静脉肝内门体分流术，建立于门静脉和下腔静脉之间。适用于肝静脉广泛性狭窄或闭塞、肝静脉阻塞开通后门静脉高压不能缓解且消化道仍然出血、肝移植前过渡性等待供体。

介入术后建议至少应用 3～6 个月抗凝药物，定期复查 B 超，注意有无血栓形成、支架再狭窄及支架移位等。

（三）外科治疗

常用的手术方式有：侧 - 侧门腔分流术、肠 - 腔静脉分流术、腔 - 心房及肠 - 心房分流术等门体分流手术及肝移植，BCS-TIPS 预后指数评分≥7 则提示预后较差，应考虑肝移植。手术患者的 2 年生存率可能高于单纯内科治疗，但随着介入技术的发展，目前手术已经较少作为 Budd-Chiari 综合征的首选治疗方法。

【预后】

对 BCS 预后的评估，国外的预后模型包括 Clichy PI（克利希预后指数）、New Clichy PI（新克利希预后指数）、Rotterdam BCS Index（鹿特丹 BCS 指数）及 BCS-TIPS 指数，而国内尚没有建立特异性预后模型，目前仍使用评价肝硬化肝脏储备功能的 Child-Pugh 分级以及更新版的终末型肝病模型（model for end stage liver disease，MELD）。这些模型以患者肝功能水平、凝血情况、胆红素水平、是否存心肝性脑病或腹水以及性别等因素判断 BCS 患者预后情况，对大样本患者具有较好的预测功能，其中 BCS-TIPS 指数主要用于评估 TIPS 的预后情况，决定采取 TIPS 或是肝脏移植治疗，但对具体个体的预后准确性仍较差。Budd-Chiari 综合征患者预后取决于病变程度及治疗是否及时。经介入治疗阻塞血管再通后，5 年生存率超过 90%。虽然有 10% 左右患者可能发生再狭窄，但是经过再次介入治疗后其 5 年生存率仍在 85% 以上。约 3.5% 的患者在病程中并发原发性肝癌，其预后与其他原因引起的原发性肝癌预后相同。

（张春清　冯　华　赵圣强）

推 荐 阅 读

[1] European Association for the Study of the Liver. EASL Clinical Practice Guidelines: Vascular diseases of the liver[J]. J Hepatol, 2016, 64（1）: 179-202.

[2] 中国医师协会腔内血管学专业委员会腔静脉阻塞专家委员会. 下腔静脉与肝静脉"膜"与"节段"阻塞界定的专家共识[J]. 介入放射学杂志, 2016, 25（7）: 539-561.

[3] MUKUND A, GAMANAGATTI S. Imaging and interventions in Budd-Chiari Syndrome[J]. World J Radiol, 2011, 3（7）: 169-177.

[4] JAYANTHI V, UDAYAKUMAR N. Budd-Chiari Syndrome. Changing epidemiology and clinical presentation[J]. Minerva Gastroenterol Dietol, 2010, 56（1）: 71-80.

[5] CURA M, HASKAL Z, LOPERA J. Diagnostic and interventional radiology for Budd-Chiari syndrome[J]. Radio Graphics, 2009, 29（3）: 669-681.

[6] XUE H, LI Y C, SHAKYA P, et al. The role of intravascular intervention in the management of Budd-Chiari syndrome[J]. Dig Dis Sci, 2010, 55（9）: 2659-2663.

第十二章

肝窦阻塞综合征

肝窦阻塞综合征（hepatic sinusoidal obstruction syndrome，HSOS），又称肝小静脉闭塞病（hepatic veno-occlusive disease，HVOD），是以肝血窦、肝小静脉和小叶间静脉内皮细胞水肿、坏死、脱落进而形成微血栓，引起肝内淤血、肝功能损伤和急性门静脉高压为特征的一种肝脏血管性疾病。临床上主要表现为食欲缺乏、畏食、黄疸、腹胀、肝区疼痛、少尿和体重增加等症状和体征，特征性影像学改变具有重要的诊断价值。该病病因国内外明显不同，国外大多发生在骨髓造血干细胞移植（hematopoietic stem cell transplantation，HSCT）预处理后，即 HSCT 诱发的HSOS（HSCT-HSOS），而国内则多因服用含吡咯里西碇生物碱（pyrrolidine alkaloid，PA）的植物如土三七而导致该病，另外，一些用于实体瘤的化疗药物和器官移植后预防排斥反应的药物也可诱发此病。国外研究报道，在异体骨髓移植的患者中，HSOS 的发生率为 10%～15%，而低强度的预处理或自体骨髓移植患者中的发生率＜5%。吡咯里西碇生物碱诱发的HSOS（PA-HSOS）都是散发病例，目前还缺乏流行病学资料。去纤苷（defibrotide，DF）是治疗 HSCT-HSOS 的有效药物，对重症患者的有效率是 30%～40%。PA-HSOS 患者早期抗凝治疗可能有效，抗凝失败的患者推荐行经颈静脉肝内门体分流术（transjugular intrahepatic portosystemic shunt，TIPS）。

【流行病学】

流行病学研究提示 HSOS 在东西方有巨大的差别。在西方，从 20 世纪 70～80 年代开始，骨髓移植广泛应用于临床治疗多种血液系统恶性肿瘤，HSCT-HSOS 的病例数量明显增加，有报道发生率高达 5%～60%。这种发生率的差异可能与预处理的方案，移植手术的种类，患者发生 HSOS 的危险因素和诊断 HSOS 的标准不同有关。通过大量的研究和预处理方案的改变等，欧美国家 HSCT-HSOS 的发生率已明显降低。急性 PA-HSOS 在欧美国家鲜有报道，但有学者认为通过食用受 PA 污染的茶叶、蜂蜜或牛羊乳制品可能会造成慢性 PA-HSOS，但目前还缺乏这方面的流行病学资料。

在中国，HSCT-HSOS 报道很少，病例数和发病率不详。我国学者报道的 HSOS 主要是因为误服含 PA 植物所致，以急性 PA-HSOS 发病。已知大约 6 000 种植物含有超过 600 种 PA，其中超半数是有毒性的 PA。由于我们不知道究竟有多少人服用含 PA 植物，也不知道准确的患者数量，因此中国 PA 相关疾病的发病率尚不清楚。2016 年中华医学会消化病学分会肝胆协作组组织了 PA-HSOS 流行病学调研，从上报的患者地区分布分析，长江中下游流域的省份（湖北、安徽、江苏、浙江）患者数量最多，服用含 PA 植物最多是菊科的菊三七（土三七），偶有菊科的千里光和一点红诱发的病例。老年人是患 PA-HSOS 的高危人群，主要与误将含 PA 的植物用于治疗各种骨关节疼痛和外伤有关，中青年人群患病率较低，发病患者数量上没有明显的性别差异。

【发病机制】

HSCT 和 PA 相关的 HSOS 都是以损伤肝窦血管内皮细胞为最早期的病变，其发病机制有许多相似之处。

HSCT-HSOS 病理生理与放化疗导致的内皮细胞应激和损伤有关。放化疗后肝损伤与预处理方案（药物的种类、剂量和给药的途径，放射线的剂量和照射的区域）、损伤器官释放的细胞因子、通过破坏的肠黏膜屏障转运的内源性微生物产物等相关。另外，患者是否发病也与是否有基础肝病、年龄、是自体还是异体骨髓移植等因素相关。血窦内皮细胞损伤还可以促进局部微血栓的形成，加重血窦的淤血。这些因素共同导致了窦性和窦后性门静脉高压的发生和发展。肝腺泡 3 区的肝细胞凝固性坏死也是 HSOS 的另一病理特征，血窦淤血是造成肝实质细胞损伤的重要的因素。

有关 PA-HSOS 的发病机制尚不完全清楚，其主要病理特征与 HSCT-HSOS 高度相似。PA 属于双环氨基醇衍生物，可分为饱和型和不饱和型，其中饱和型无明显毒性或低毒性，不饱和型则具有极强的肝毒性。此外，部分种类 PA 还可导致肺损伤引起肺动脉高压。不饱和型 PA 进入肝脏后，在细胞色素 P450 酶（CYP3A）的催化下，生成有反应活性的中间代谢物脱氢吡咯里西碇生物碱，再被水解为脱氢倒千里光裂碱，易与蛋白质结合形成吡咯蛋白加合物（pyrrole protein adducts，PPAs），从而损伤肝窦内皮细胞。CYP3A 的基因多态性、诱导剂和抑制剂均会影响 PA 的细胞毒性。肝窦内皮细胞谷胱甘肽耗竭在 PA-HSOS 发病中起重要作用。野百合碱、吡咯里西碇生物碱和脱氢吡咯里西碇生物碱对体外培养的肝窦内皮细胞均具有毒性作用，机制是下调谷胱甘肽和形成 PPAs。动物模型中肝窦内皮细胞谷胱甘肽的降低与内皮细胞死亡相关，经门静脉补充谷胱甘肽具有预防作用。PA-HSOS 以肝腺泡 3 区病变为主，可能与该区富含 CYP3A 和谷胱甘肽 S 转移酶，而谷胱甘肽水平较低相关。另外，基质金属蛋白酶 9 和 2（MMP9 和 MMP2）表达上调，一氧化氮减少，以及凝血相关信号通路激活等也参与 PA-HSOS 的发生。Li 等采用蛋白质组学的方法发现，在早期 PA-HSOS 大鼠体内有 48 种蛋白质水平改变，其中氨基甲酰磷酸合成酶 1 和 ATP5β 与发病密切关系，具体机制有待阐明。Harb 等的研究表明，骨髓来源的祖细胞能够替代肝窦和中央静脉内皮细胞从而修复损伤，而野百合碱能够抑制骨髓和循环中的内皮祖细胞。由此可见，PA-HSOS 的发病机制应包括两方面：① PA 的代谢物，主要是脱氢吡咯里西碇生物碱，对肝窦和中央静脉内皮细胞的直接损伤；② PA 对骨髓祖细胞损伤从而阻止内皮细胞修复。

【病理】

不同病因（HSCT 或 PA）的 HSOS 在病理上高度相似。HSOS 表现出急性、亚急性和慢性特征，这与肝穿取材的时间有关。由于本病呈现局灶性的特点，有时因取材部位的局限可能会影响对疾病病理特征的发现。急性疾病表现为明显的小叶中央充血，腺泡 3 区（小叶中央）肝细胞坏死，富载含铁血黄素的巨噬细胞积聚。末梢肝静脉呈内膜水肿、淤血，无明显纤维蛋白沉积或血栓。鉴于 HSOS 的最早期损害发生在肝腺泡 3 区肝血窦内皮细胞，可看见血窦内皮细胞肿胀、聚拢和细胞间隙扩大，红细胞、白细胞及其碎片进入 Disse 间隙。一些细胞聚集并被排出窦壁，栓塞下游，阻碍肝窦血流。随后窦周星状细胞、末梢肝静脉内皮下成纤维细胞增生和细胞外基质沉积（图 5-12-1）。几天或几周以后在受累的末梢肝静脉内或周围有胶原蛋白沉积，这进一步加重了血流的堵塞。HSOS 持续几周或数月以后（慢性期），肝小静脉周围致密的纤维组织向肝实质内发展形成瘢痕组织，其内有富载含铁血黄素的巨噬细胞，甚至部分小静脉腔难以分辨。需要强调的是，HSOS 患者常有大量腹水，常规经皮肝活检风险很大，建议采用经颈静脉肝活检取材。

【临床表现】

HSCT-HSOS 通常发生在异基因 HSCT 后 1 个月内，也有较晚发病的。与 HSOS 发病相关的主要预处理方案包括环磷酰胺联合全身照射或甲磺酸丁二醇二酯（白消安）。HSOS 仅是 HSCT 后发生多种模式中毒性肝损害的一小部分，但病死率高达 21%。急性 PA-HSOS 发病多在服用含 PA 植物 3 天到 1 个月内，少数患者可以在服用后数月到数年后发病，仅采用支持和利尿治疗患者的病死率是 20%～70%。

HSOS 主要临床表现为腹胀、畏食或食欲减低，肝区疼痛、腹水、黄疸、肝大和体重增加。HSCT-HSOS 患者因为多合并有严重的血液系统疾病，且发病前刚经过大剂量化疗和 / 或放射治疗，中、重症患者和合并多脏器功能衰竭比例较高。PA-HSOS 呈散发特点，患者多不合并严重的疾病，绝大多数患者在发病初期仅表现轻度肝损伤，但血流动力学研

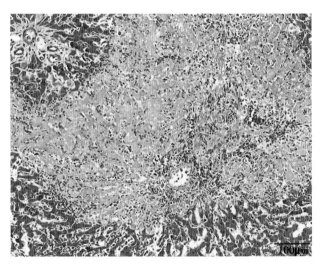

图 5-12-1　急性大鼠 PA-HSOS

PA 诱导大鼠急性 HSOS：以 160mg/kg（0.5ml 水溶液）PA 空腹灌胃，3 天后处死大鼠，其病理改变包括中央静脉周围肝腺 3 区血窦充血、肝板损伤、肝细胞凝固性坏死、小叶间静脉内皮细胞损伤和小叶壁肿胀。苏木精 - 伊红染色及高倍镜观察

究显示患者有严重的急性门静脉高压，平均肝静脉压力梯度（hepatic venous pressure gradient，HVPG）>20mmHg。与肝硬化腹水患者不同，HSOS患者的腹部胀痛常常和腹水的量不成比例，即一些患者腹水虽然不多，但腹部胀痛和肝区叩击痛很明显，可能与肝脏体积增大，牵拉肝包膜有关，严重者合并胸腔积液和下肢水肿。HSCT-HSOS患者多在住院期间发病，因腹水和钠水潴留导致的体重增加可以精确计算；但PA-HSOS多是居家散发患者，难以精确估算发病后体重增加多少。一些重度或治疗无效、病情进行性加重的患者可并发感染（以呼吸系统为主）和/或肝肾功能衰竭，导致死亡。慢性期患者可缺少部分典型表现，或仅表现为顽固性腹水和门静脉高压相关并发症，如食管胃静脉曲张破裂出血。

HSOS的严重程度分级与患者的预后相关。目前的分级系统是基于对HSCT-HSOS患者研究建立，分轻、中、重3级（表5-12-1）。因为PA-HSOS与HSCT-HSOS患者在临床上有诸多的不同，这个系统是否对PA-HSOS患者治疗和预后有指导意义尚无验证。

【辅助检查】

与PA-HSOS比较，HSCT-HSOS患者疾病进展较快，肝损伤较重，发展至多器官功能衰竭的风险较高。PA-HSOS发病时大多数患者的血常规没有明显异常，合并感染时有白细胞计数升高，病情严重患者可表现为血小板计数进行性降低。肝功能异常主要表现为血清总胆红素（TB）升高，范围多在17.1～85.5μmol/L，还可有ALT、AST和/或ALP、GGT的升高，少部分重度患者或并发门静脉血栓导致肝功能恶化时血清胆红素显著升高。凝血功能大都正常或仅有PT和活化部分凝血酶时间（APTT）的轻度延长，但D二聚体升高较常见。腹水性质符合典型的门静脉高压性腹水表现，血清腹水白蛋白梯度（SAAG）>11g/L。肝功能ALT、AST等也可有不同程度损伤，凝血功能PT多正常或轻度延长，提示大多数患者肝功能损伤程度较轻。PA-HSOS患者影像学检查出现腹水比例为76%～100%。

影像学检查是临床怀疑HSOS时的必查项目。PA-HSOS二维超声的典型表现包括：肝脏弥漫性肿大；肝实质回声增粗、增密，分布不均匀，可见沿肝静脉走行的"斑片状"回声减低区，腹腔积液。彩色多普勒超声的表现是门静脉、脾静脉内径正常，血流速度减慢（<25cm/s）。超声造影的表现为动脉期呈"花斑样"不均匀增强，门静脉充盈缓慢，肝动脉-肝静脉渡越时间延长。

典型CT表现包括：①肝脏弥漫性肿大，平扫显示肝实质密度不均匀减低；②静脉期和平衡期肝实质呈特征性"地图状""花斑样"不均匀强化，门静脉周围出现的低密度水肿带称为"晕征"；③尾状叶、肝左外叶受累稍轻，肝静脉周围肝实质强化程度较高，呈现特征性"三叶草征"，肝静脉管腔狭窄或显示不清，下腔静脉肝段受压变细；④通常合并腹水、胸腔积液、胆囊壁水肿和胃肠壁水肿等肝外征象。急性期患者较少合并脾大、食管胃静脉曲张等征象（图5-12-2）。

MRI的典型表现包括：平扫表现为肝脏体积增大和大量腹水，肝脏信号不均，3支肝静脉纤细或显示不清；T₂加权成像表现为片状高信号，呈"云絮"状。MRI动态增强扫描表现为动静脉期不均匀强化，呈"花斑"状，延迟期强化更明显。

【诊断与鉴别诊断】

（一）诊断

HSCT后出现腹胀、腹水，肝脏肿大，肝功能损伤和体重增加等表现，临床上可参照改良西雅图标准或巴尔的摩标准（Seattle criterion 或 Baltimore criterion）诊断HSCT-HSOS并不困难。因为PA-HSOS与HSCT-HSOS有诸多不同，中华医学会消化病学分会肝胆疾病协作组于2017年发布了吡咯生物碱相关肝窦阻塞综合征诊断和治疗专家共识意见（2017年，南京），其中推荐"南京标准"作为PA-HSOS诊断标准（表5-12-2）。

（二）鉴别诊断

本病主要应与布-加综合征（Budd-Chiari syndrome，BCS）、肝脏没有明显变小的肝硬化和非肝硬化门静脉高压合并腹水，以及各种原因的急性或亚急性肝损伤进行鉴别诊断。HSCT-HSOS多在医院住院期间发病，医护人员相对容易做出正确的鉴别诊断，实现早期诊断和治疗。PA-HSOS则相对容易误诊。

表 5-12-1　HSCT-HSOS 的临床分级

	轻度	中度	重度
胆红素（mg/dl）	<5	5.1～8.0	>8.0
肝酶（ALT/AST）	<3×NUL	3～8×NUL	>8×NUL
体重较基线升高（%）	<2	2～5	>5
血肌酐	正常	<2×正常	>2×正常
临床变化	慢	中等	快

注：AST：天冬氨酸转移酶，ALT：丙氨酸转移酶

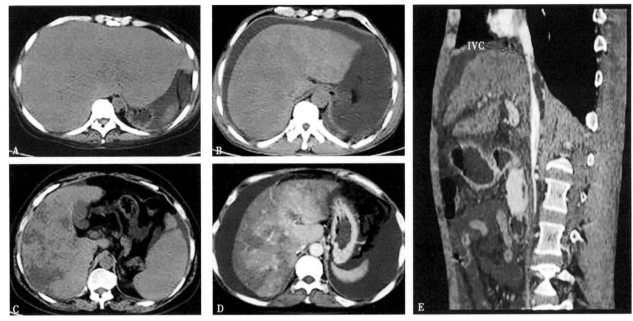

图 5-12-2 土三七导致人急性肝窦阻塞综合征的计算机断层扫描表现

A. 上腹部平扫示肝脏形态饱满，肝实质密度不均匀减低；B. 上腹部平扫示肝脏密度不均匀，大量腹水；C. 上腹部平扫示肝脏不均匀分布斑片状低密度影，脾脏形态饱满，肝周、脾周和腹腔积液；D. 上腹部扫描门静脉期示肝脏"地图状""花斑样"不均匀强化，肝动脉及其分支形态增粗，胃黏膜明显强化，腹腔大量积；E. 腹部扫描平衡期矢状位重建图像示下腔静脉肝段受压变细，管腔通畅

表 5-12-2 HSOS 的诊断标准

标准名称	适用范围	诊断条件			
		1	2	3	4
改良西雅图标准	HSCT-HSOS	骨髓造血干细胞移植后 20 天内出现以下 3 项中的 2 项	肝大和 / 或肝区疼痛	血清总胆红素 ≥34.2μmol/L	腹水或体质量增加超过原体质量 2%
巴尔的摩标准	HSCT-HSOS	骨髓造血干细胞移植后 21 天内血清总胆红素 34.2μmol/L 且有以下 3 项中的 2 项	肝大伴肝区疼痛	腹水	体质量增加超过原体质量 5%
南京标准	PA-HSOS	有明确服用含 PA 植物史，且符合以下 3 项或通过病理确诊，排除其他已知病因所致肝损伤	腹胀和 / 或肝区疼痛、肝大和腹水	血清总胆红素升高或其他肝功能异常	典型的增强 CT 或 MR 表现

BCS 是由各种原因的肝静脉和肝后段下腔静脉阻塞导致肝静脉血流受阻而继发的一类疾病。急性期患者主要表现为肝区疼痛、肝大、黄疸、顽固性腹水和 / 或双下肢水肿等。临床上诊断 BCS 主要依赖影像学检查，超声可见下腔静脉近心端和 / 或肝静脉有狭窄或闭塞，常伴有尾状叶肿大、肝静脉间交通支形成、第三肝门开放等特征性表现。病理学在光学显微镜下主要表现为梗阻性淤血性改变，缺少内皮细胞损伤、窦周和小叶间静脉纤维化和胶原蛋白沉积。PA-HSOS 时，肝脏肿大压迫下腔静脉造成其狭窄，但肝静脉变细且不具备肝静脉间交通支是其与 BCS 的重要区别。对于一些诊断困难或者疑

似病例还可以通过下腔静脉造影或 HVPG 测定来进一步明确诊断。虽然 BCS 和 PA-HSOS 临床表现相似，但两类疾病的发病机制与治疗不尽相同，因此，鉴别诊断显得尤为重要。

如果忽视了服用含 PA 植物的病史，急性期 / 亚急性期 PA-HSOS 易误诊为失代偿期肝硬化。慢性期 PA-HSOS 会有类似肝硬化的临床表现，且治疗并无太大差别。但急性期 / 亚急性期 HSOS 的表现和治疗与肝硬化有明显不同。HSOS 与失代偿期肝硬化的鉴别要点包括病史、病理和辅助检查。失代偿期肝硬化患者起病缓慢，病情迁延数年甚至数十年，患者常有明确的肝炎病毒感染史、长期大量饮酒史

或自身免疫病等长期肝损伤的病因。实验室检查可见转氨酶升高、低蛋白血症、凝血功能异常和脾功能亢进等。超声检查可见肝脏左右叶比例失调、体积缩小、实质回声增粗，门静脉扩张，脾大等。胃镜检查可见食管胃静脉曲张和门静脉高压性胃病等表现。PA-HSOS 患者肝脏体积增大、实质回声不均匀，门静脉无扩张，脾脏一般不肿大，急性期患者食管胃静脉曲张常不明显，但胃肠黏膜水肿常见。失代偿期肝硬化患者肝脏病理可发现假小叶形成、中央静脉缺失、纤维组织增生等典型改变。急性期 PA-HSOS 的典型表现是肝窦扩张伴出血和淤血，肝腺泡Ⅲ区为主的肝板结构破坏，中央静脉内膜破坏和淤血，部分慢性期 PA-HSOS 患者可以出现广泛的血窦内、窦周围和肝小静脉内皮下胶原蛋白沉积等病理学改变。

急性或亚急性重型肝炎是指因大量肝细胞坏死在起病数天或数周内患者出现肝性脑病、腹水和凝血功能障碍的一种严重肝病，具有起病急、预后差、病死率高等特点。当 PA-HSOS 肝损伤严重时，临床表现类似，容易误诊。但急性重型肝炎多有明确病因，包括肝炎病毒感染、药物诱导、代谢和自身免疫等原因。另外，急性肝炎较少出现大量腹水，当重型肝炎出现腹水时肝脏体积多已缩小，PA-HSOS 多以肝大和腹水为突出表现。重型肝炎患者凝血功能严重障碍，而 PA-HSOS 患者凝血功能大多正常或轻度异常。肝组织病理学检查和 HVPG 测定有明显的门静脉高压具有重要的鉴别诊断价值。

【治疗】

肝功能损伤和急性门静脉高压是急性 HSOS 主要临床表现，常规的对症保肝支持治疗是基础。目前临床常用的保肝药物主要有多烯磷脂酰胆碱、异甘草酸镁、谷胱甘肽等药物，合并肝内胆汁淤积或高胆红素血症时，可以选择熊去氧胆酸和 / 或 S-腺苷蛋氨酸治疗。在急性期大多数患者有明显腹胀，这一方面与腹水相关，需要利尿治疗；另一方面也与肿大的肝脏对肝被膜牵拉有关，必要时需止痛治疗。腹水治疗可以参考肝硬化腹水的利尿治疗原则：螺内酯联合呋塞米为一线利尿剂，如效果不佳可以加用托伐普坦。如上述利尿方案仍然不能达到令人满意的效果时，可考虑腹腔穿刺放腹水。为避免腹水感染，原则上不应留置腹腔引流管。在利尿和放腹水治疗过程中，要严密监测电解质和肾功能，及时纠正水电酸碱平衡紊乱。如患者病情进展迅速，出现器官衰竭时，应积极将患者移送监护病房进行人工器官替代支持治疗。综合国内各大型医院相关病例报道（以 PA-HSOS 为主），仅给予对症支持为主的内科治疗，PA-HSOS 的病死率在 12.2%～78.6%。

从 HSOS 的发病机制和病理生理考虑，抗凝溶栓和 TIPS 是急性和亚急性 HSOS 的针对性治疗，由于 HSCT-HSOS 与 PA-HSOS 患者在致病原因，疾病的临床特征和基础疾病上的显著差异，上述两型 HSOS 在抗凝溶栓和 TIPS 治疗的疗效和安全性上有所不同，下面分别论述。

（一）HSCT-HSOS

1. 去纤苷 去纤苷（defibrotide，DF）是一种源于猪肠黏膜 DNA 可控解聚的钠盐寡核苷酸复合物。在治疗 HSCT-HSOS 中，去纤苷的主要治疗作用包括降低内皮细胞的活化，保护内皮细胞免受其活化所产生的促血栓综合征和炎症反应的影响，促纤溶酶作用，从而增加纤溶，恢复凝血纤溶平衡，改善肝微血管循环。在美国，Richardson 等人首次报告了 19 例用 DF 治疗合并多器官功能衰的重症 HSOS 患者，DF 治疗的疗效显示：8 例（42%）完全缓解（complete remission，CR），其中 6 例存活超过 100 天，无明显出血。随后许多临床试验证实了 DF 的疗效，包括欧洲多中心的研究也得到类似结果。对 2007 年 12 月至 2011 年 3 月在美国 67 个中心入组的 269 名患者进行的中期分析显示，在 HSCT 后 100 天内 32% 的患者达到 CR，总生存率为 50%，相关的出血风险很小，且可控。因此，DF 已在多个相关治疗共识或指南中被列为对 HSCT-HSOS 唯一被证实有效的药物。

2. TIPS 治疗 TIPS 可以显著降低急、慢性 HSOS 的门静脉压力，缓解患者的腹水。但较小样本的 TIPS 治疗 HSCT-HSOS 的研究发现，TIPS 术后患者短期内病死率较高，并没有改善患者的预后。因此不推荐 TIPS 常规用于治疗严重的 HSCT-HSOS，或仅在多学科专家全面评估和慎重考虑利弊后决定是否使用 TIPS 治疗 HSCT-HSOS。

3. 其他治疗 普通肝素、低分子肝素、组织型纤溶酶原激活因子（tissue-plasminogen activator，t-PA）或因疗效不佳，或导致严重的出血并发症不推荐用于治疗中、重度 HSCT-HSOS。N-乙酰半胱氨酸治疗无效也不推荐常规使用。糖皮质激素有引发严重感染的风险，要非常谨慎地决定是否使用。

（二）PA-HSOS

1. 抗凝治疗 虽然普通肝素或低分子肝素均不推荐用于预防和治疗 HSCT-HSOS，但国内的个案报道和小样本量的回顾性研究均提示抗凝治疗（主要是应用低分子肝素）可能对 PA-HSOS 有效。最近，一项单中心回顾性研究总结了 108 例连续 PA-HSOS 患者不同治疗方案的中长期随访结果：22 例未抗凝患者中，6 例（27.3%）治愈，16 例（72.7%）无效，其中 14 例（63.6%）死亡，2 例（9.1%）转 TIPS 治疗；86 例采用低分子肝素联合口服华法林抗凝治疗的患者中，52 例（60.5%）治愈，34 例（39.5%）无效，其中 27 例转 TIPS 治疗存活，7 例未转 TIPS 治疗都死亡。这项国内最大的单中心回顾性研究提示采用低分子肝素和 / 或华法林的抗凝治疗方案显著地改善了患者的生存率。近年，其他一些单中心的研究也均提示早期抗凝治疗安全有效。鉴于 DF 尚未在国内上市，目前还没有 DF 治疗 PA-HSOS 研究报道。

2. **TIPS 治疗** 虽然 TIPS 治疗 HSCT-HSOS 的疗效不令人满意，但研究发现 TIPS 对抗凝治疗不应答的 PA-HSOS 患者有良好的治疗效果。一项单中心包括 7 例药物治疗无效的患者转 TIPS 治疗，在随访中仅 1 例死亡，其他 6 例均存活。笔者一项尚未发表的研究结果显示，对 2～3 周抗凝治疗不应答的患者，与不转（或拒绝转）TIPS 治疗仍继续药物治疗比较，转 TIPS 治疗组的生存率显著优于继续药物治疗组的患者。当然，TIPS 治疗 PA-HSOS 有效性的更强证据尚需设计更严谨的前瞻性随机对照研究证实。

3. **其他治疗** 去纤苷是唯一被证明有效的预防和治疗 HSCT-HSOS 的药物，欧洲药品管理局在 2014 年批准去纤苷用于治疗重度 HSCT-HSOS。但由于去纤苷尚未在我国上市，故对 PA-HSOS 的疗效尚不清楚。国内报道使用糖皮质激素治疗 PA-HSOS 患者导致严重感染，没有 t-PA 和 N- 乙酰半胱氨酸治疗 PA-HSOS 的报道。

（诸葛宇征）

推荐阅读

[1] 中华医学会消化病学分会肝胆疾病协作组. 吡咯生物碱相关肝窦阻塞综合征诊断和治疗专家共识意见（2017年，南京）[J]. 中华消化杂志, 2017, 37（8）: 513-522.

[2] DELEVE L D, VALLA D C, GARCIA-TSAO G. Vascular disorders of the liver[J]. Hepatology, 2009, 49（5）: 1729-1764.

[3] European Association for the Study of the Liver. EASL Clinical Practice Guidelines: vascular diseases of the liver[J]. J Hepatol, 2016, 64（1）: 179-202.

[4] VALLA D C, CAZALS-HATEM D. Sinusoidal obstruction syndrome[J]. Clin Res Hepatol Gastroenterol, 2016, 40（4）: 378-385.

[5] ZHUGE Y Z, WANG Y, ZHANG F, et al. Clinical characteristics and treatment of pyrrolizidine alkaloid-related hepatic vein occlusive disease[J]. Liver Int, 2018, 38（10）: 1867-1874.

[6] WU X W, WANG W Q, LIU B, et al. Hepatic veno-occlusive disease after taking Gynura rhizome: the value of multidetector computed tomography in diagnosing the disease and evaluating the clinical therapeutic effect[J]. Hepatol Res, 2012, 42（3）: 304-309.

[7] FAN C Q, CRAWFORD J M. Sinusoidal Obstruction Syndrome[J]. J Clin Experi Hepatol, 2014, 4（4）: 332-346.

[8] 朱成凯, 张峰, 诸葛宇征, 等. 菊三七相关肝窦阻塞综合征 115 例的临床特征分析 [J]. 中华消化杂志, 2017, 37（7）: 448-452.

[9] 王轶, 张峰, 张明, 等. 经颈静脉肝内门腔静脉分流术治疗误服土三七后肝小静脉闭塞所致顽固性腹水的疗效 [J]. 世界华人消化杂志, 2015, 23（26）: 4261-4265.

[10] 刘玉兰. 肝窦阻塞综合征: 临床诊治面临的问题与挑战 [J]. 中华消化杂志, 2015, 35（2）: 73-76.

[11] KAN X, YE J, RONG X, et al. Diagnostic performance of contrast enhanced CT in pyrrolizidine alkaloids induced hepatic sinusoidal obstructive syndrome[J]. Sci Rep, 2016, 6: 37998.

[12] DIGNAN F L, WYNN R F, HADZIC N, et al. BCSH/BSBMT guideline: diagnosis and management of veno-occlusive disease（sinusoidal obstruction syndrome）following haematopoietic stem cell transplantation[J]. Br J Haematol, 2013, 163（4）: 444-457.

第十三章

门静脉血栓形成

门静脉血栓（portalveinthrombosis，PVT）指门静脉系统（包含门静脉主干、左右分支及其属支肠系膜上静脉、脾静脉）因血管内皮损伤、血流淤滞、血液黏稠度增加，打破凝血功能平衡导致的血栓形成，引起管腔完全或部分阻塞。

【流行病学】

肝硬化患者中门静脉血栓的患病率达 10%～75%，并随着肝硬化严重程度的增加而升高。代偿期肝硬化患者门静脉血栓的发生率<1%，而在等待肝移植人群中高达 8%～25%。肝癌患者中门静脉血栓的患病率为 10%～44%。患门静脉高压的成年人中约 30% 伴有门静脉血栓，而儿童中该比率可高达 75%。此外，腹部感染、创伤和手术均可能增加门静脉系统血栓的发生率。

【分类】

PVT 有很多不同的分类方法：

（1）根据临床表现分为急性 PVT 和慢性 PVT。美国肝病研究学会（AASLD）定义急性 PVT 为门静脉系统（包括肠系膜静脉及脾静脉）内突然形成血栓。慢性 PVT，又称门静脉海绵状血管瘤（portal cavernoma）。即阻塞的门静脉段被新生网状匐行血管所取代，连接近端与远端门静脉系统，形成侧支循环。其中发生于门静脉主干、十二指肠静脉及胆囊静脉的血栓形成会引起相应血管扩张，而这些扩张静脉对大胆管形成外压，并导致大胆管形态改变，引起所谓的门静脉性胆管病（portal cholangiopathy）。

（2）根据血栓阻塞管腔的程度分为完全性 PVT 和不完全性 PVT。完全性 PVT 是指血栓完全阻塞门静脉腔，这通常会导致肠系膜内和脾静脉内的离肝静脉血流。不完全性 PVT 是指门静脉血流部分阻塞，仍残留入肝血流，这可能是血栓再通或持续存在的不完全 PVT 造成的。

（3）根据是否有感染分为感染性 PVT 和非感染性 PVT。局部炎性反应和感染促进局部血栓形成并导致门静脉炎，从而增加了 PVT 发生的风险，憩室炎、阑尾炎、胆囊炎都可促进局部血栓形成。

（4）根据解剖学上血栓的范围分为 4 类：①血栓局限于脾和肠系膜上静脉汇合处以上的门静脉；②血栓延伸到肠系膜上静脉，但只涉及肠系膜血管；③血栓满布于内脏静脉系统，但只涉及大血管；④广泛的内脏静脉血栓形成，但只限于细小血管。

（5）根据病因分类，分为慢性肝病（尤其是肝硬化门静脉高压）所致 PVT、恶性肿瘤相关 PVT 以及非慢性肝病非恶性肿瘤性 PVT。

【病因】

血管损伤、血流淤滞和血液高凝是导致静脉血栓的 3 个重要病理因素，这些因素可单独或合并出现。门静脉系统血栓可由局部和全身因素造成。局部因素占 70%，全身因素占 30%。全身和局部因素有时合并存在，使门静脉系统血栓形成明显增加。门静脉系统血栓的常见病因见表 5-13-1。

表 5-13-1　门静脉系统血栓的病因

全身因素	局部因素
先天性	**腹腔感染**
➤ 凝血因子 V Leiden 突变	➤ 胰腺炎、憩室炎、胆囊炎、阑尾炎、溃疡穿孔、肝脓肿等
➤ 凝血酶原基因突变	➤ 腹腔创伤和手术
➤ 蛋白 C 缺陷症	➤ 各种腹部创伤、脾切除，胆道手术、结肠切除，门腔静脉分流、肝移植等
➤ 蛋白 S 缺陷症	
➤ 凝血酶Ⅲ缺陷症	**肝硬化**
获得性	**恶性肿瘤**
➤ 骨髓增生性疾病	➤ 肝细胞癌、胃癌、胰腺癌、胆道癌、淋巴瘤等
➤ 抗磷脂综合征	**特发性**
➤ 高同型半胱氨酸血症	
➤ 阵发性睡眠性血红蛋白尿症	
➤ 血红蛋白尿	
➤ 口服避孕药	
➤ 妊娠	

【发病机制】

血栓性疾病的发病主要与 3 个因素有关,即血流动力学改变、血管内皮损伤以及血液高凝状态形成。

(一)非慢性肝病非恶性肿瘤性 PVT

在非慢性肝病非恶性肿瘤患者中,PVT 发生主要与全身促血栓形成的条件和局部因素有关,且这些因素常合并出现。

血栓形成的遗传或获得性危险因素可造成全身凝血功能紊乱,是 PVT 危险因素之一。遗传因素包括凝血因子 V Leiden 突变、抗凝血酶Ⅲ缺乏、蛋白 C 和蛋白 S 缺乏、凝血酶原 G20210A Ⅱ基因突变、亚甲基四氢叶酸还原酶突变(MTHFR C677→T)等;获得性因素包括骨髓和外骨髓增殖紊乱(红细胞增多症、血小板增多症、各种血红蛋白病及骨髓纤维化)、抗磷脂综合征、妊娠、产后及口服避孕药、夜间阵发性血红蛋白尿、高同型半胱氨酸血症等。其中骨髓和外骨髓增殖紊乱是目前导致 PVT 的较常见的获得性因素。

局部炎性反应包括胰腺炎、新生儿脐炎、憩室炎、阑尾炎、十二指肠溃疡、胆囊炎、结核性淋巴结炎,均可导致 PVT。与炎性反应相关的局部或全身血栓前状态可能在血栓形成中起到重要作用。胰腺炎引起的 PVT 中,尤以慢性胰腺炎多见。胰腺炎时多种炎性细胞因子和肿瘤坏死因子(TNF)破坏了功能完整的细胞,导致带负电细胞和血浆中带正电大分子物质相互吸引,细胞聚集,血浆黏度增加;过量一氧化氮使胰腺及其周围血管扩张、血流淤滞,胰腺组织中活化的白细胞通过释放氧自由基抑制红细胞膜流动性,从而促使血小板聚集和血管内凝血,这些均可导致血液高凝状态。缺氧、胰酶、炎性细胞因子和氧自由基均可对血管内皮细胞造成损伤,启动外源性凝血,增加了微血管内血液黏度,从而导致 PVT。新生儿 PVT 与脐炎或脐静脉插管所致败血症性静脉炎有关,但在没有败血症或凝血障碍时,脐静脉插管一般不会导致 PVT。脓毒血症患者的 PVT,通常与阑尾炎或憩室炎有关。不明原因的拟杆菌性菌血症应考虑 PVT 或肠系膜静脉血栓形成。

(二)慢性肝病所致 PVT

1. 肝硬化门静脉高压 PVT 肝硬化时肝脏结构紊乱引起门静脉血管阻力增加是肝硬化 PVT 的重要发病机制,也是引起肝硬化门静脉高压的原因。研究表明肝硬化患者门静脉血流速度显著低于正常人,这主要是由于纤维化瘢痕和结节性再生导致肝血管结构显著变形,从而增加肝内阻力,并且门静脉血流速度与慢性肝病时肝纤维化程度以及肝硬化时肝功能恶化程度呈负相关。有研究报道,与对照组相比,门静脉血流速度<15cm/s 的患者发生 PVT 的概率明显升高,说明血流速度减慢导致门静脉淤血是 PVT 发病的一个重要因素。

肝硬化时门静脉淤血增加了血管剪应力,造成连续内皮损伤和血管功能障碍,内皮下组织暴露激活了凝血系统,导致血液高凝和血栓形成。

在肝硬化患者中,凝血因子Ⅷ合成增多,并且随着肝功能降低,蛋白 C 和抗凝血酶水平也降低,因此促凝-抗凝动态平衡被打破,血液处于高凝状态。

2. 脾切除后 PVT 在中国脾切除广泛用于肝硬化门静脉高压和脾功能亢进的治疗,但脾切除后可能会导致并发 PVT。其发病可能与手术、血小板数量和质量异常、凝血功能失调、原发病以及过多使用止血药、因脾切除术中钳夹、挤压造成脾静脉内膜损伤等因素有关。许多学者均认为脾切除后血小板数量增多、质量异常及血液高凝状态是 PVT 的主要病因。

(三)恶性肿瘤相关性 PVT

PVT 是恶性肿瘤并发症之一,多见于胃肠道、肝、胆或胰腺肿瘤。肿瘤可通过血栓形成、肿瘤侵袭(主要是肝癌)和肿块收缩(主要是胰腺和胆管腺癌)导致 PVT 发生。恶性肿瘤的高凝状态与凝血系统活性和血小板活性增加有关,其中凝血系统活性增加主要表现为凝血酶生成加快,并且增多的组织因子和促凝血剂(半胱氨酸蛋白酶)可通过外源性途径和/或通过激活因子 X 启动凝血机制。其他机制包括在实体肿瘤中纤溶酶原激活物抑制剂水平升高,纤维蛋白溶解受到抑制;抗肿瘤化学治疗,尤其是门冬酰胺酶和他莫昔芬激素治疗以及造血生长因子都可导致肿瘤患者的血液呈高凝状态,从而发生 PVT。

【临床表现】

(一)急性非肝硬化 PVT

急性腹痛可见于 90% 的急性 PVT 患者,85% 患者有全身炎性反应综合征。多数患者仅有轻度非特异性症状,至发生门静脉海绵样变性后才发现 PVT。肝功能检查多为正常或轻度异常,半数患者有腹水。若血栓累及肠系膜上静脉,可出现便血、腹膜刺激征、腹水等症状。若梗阻完全且没有采取正确及时治疗出现持续腹痛、腹膜炎、感染性休克、多脏器功能衰竭等提示肠梗死可能。肠梗死是急性门静脉-肠系膜静脉血栓最严重的短期并发症,病死率达 60%。

（二）慢性非肝硬化 PVT

当大量内脏静脉侧支循环建立。一部分患者形成门静脉海绵样改变，即进入慢性期。此过程一般需要 1～2 年时间，此期的症状多与门静脉高压症有关，食管胃底静脉曲张破裂出血、脾肿大、肝功能衰竭、腹水增加且消退较慢等成为主要的临床表现。

（三）肝硬化 PVT

PVT 是肝硬化患者最常见的血栓事件。肝硬化 PVT 的临床表现多样，就诊时可无任何临床症状。也可以威胁生命的急症为首发症状。常经超声检查发现。PVT 是静脉曲张破裂出血、内镜无法控制的出血和再出血的高危因素，出血 6 周内病死率高于无 PVT 者。血栓累及肠系膜静脉者易出现肠梗死，病死率更高。

【辅助检查】

首选的影像学检查是多普勒超声，可发现门静脉血流中断。增强 CT 和 MRI 可确诊 PVT 并确定血栓范围。影像学报告：①急性 PVT：门静脉管腔内有高密度影；②慢性 PVT：正常门静脉消失，在相应部位可见蜀行静脉。CT 还可显示是否存在造成血栓的局部因素、肠淤血和肠梗死。肝硬化合并 PVT 患者的出血风险高于单纯肝硬化患者，因此更需内镜监测食管胃底静脉曲张情况。

【诊断】

（一）急性非肝硬化 PVT

对于持续腹痛超过 24 小时的患者，不论是否伴有发热或肠梗阻，应考虑急性门静脉血栓形成的可能。对于 PVT 且伴有腹痛者，应警惕其出现肠梗死的可能。出现腹水、影像学检查发现肠壁变薄、肠壁增厚但黏膜层无增强，甚至出现多器官功能衰竭，均提示可能已发生肠梗死，应当考虑进行剖腹探查。对于有高热、寒战的 PVT 患者，无论是否存在腹腔感染灶，应注意化脓性门静脉炎可能性，并应当常规进行血培养检查。

（二）慢性非肝硬化 PVT

对于所有初诊发现门静脉高压的患者，应当警惕慢性门静脉血栓形成的可能性。首选多普勒超声，然后进行增强 CT 或 MRI 扫描以诊断慢性 PVT。影像学检查特征：正常门静脉消失，在相应部位可见蜀行静脉。

（三）肝硬化 PVT

首选检查为多普勒超声，增强 CT 和 MRI 可确诊 PVT 并确定血栓范围。

【治疗】

（一）急性非肝硬化 PVT

尽管有 PVT 自发性再通的报道，但早期的抗凝治疗是必需的，抗凝治疗的目的是防止血栓的进展，尽可能避免肠坏死、门静脉海绵样变性等并发症发生，获得门静脉再通。一般认为急性 PVT 无抗凝禁忌证者应立即开始持续 6 个月以上的抗凝治疗。如在诊断 1 周内即给予抗凝，再通率可达到 69%，而从诊断后第 2 周抗凝，再通率降低为 25%。低分子肝素为首选抗凝药物。抗凝常用方法为在 2～3 周内保持肝素化，之后可口服维生素 K 拮抗剂（VKA）华法林维持治疗，国际标准化比值（INR）应维持在 2～3。治疗 6～12 个月的随访期间应行 CT 评估门静脉再通情况；未再通患者应监测食管胃静脉曲张。对于超重、妊娠期以及肾功能损伤的患者来说，应检测抗 Xa 因子活性，维持在 0.5～0.8IU/ml。

低分子量肝素运用有较多优势，与普通肝素相比，普通肝素需要监测凝血功能，且更易引起出血及血小板减少症（heparin-induced thrombocytopenia, HIT）。如血小板突然下降≥50% 或降至 $150×10^9$/L 以下，应考虑肝素引起的 HIT。因此，不推荐使用普通肝素。

若患者出现败血症性门静脉炎，应针对分离出的细菌或消化道厌氧菌，使用抗生素治疗。如胆汁淤积持续存在或胆管异常，应行磁共振胆管成像，明确门静脉胆管病的可能。

（二）慢性非肝硬化 PVT

应该对所有慢性门静脉血栓形成的患者进行筛查，以明确是否有食管胃底静脉曲张，并根据相关指南针对活动性出血进行治疗，或进行食管胃底静脉曲张破裂出血的一级或二级预防。在无禁忌证的情况下，应该对长期存在难以纠正的血栓形成倾向的慢性 PVT 患者（非肝硬化患者）进行长期抗凝治疗。对于合并存在食管胃底静脉曲张的患者，应当在采取预防静脉曲张破裂出血措施之后，才开始抗凝治疗。

（三）肝硬化 PVT

1. **抗凝治疗**　抗凝治疗相对溶栓治疗具有无创、出血风险低、安全性更高等优点，且血管再通效果良好。对于既往有肝硬化病史的慢性 PVT 患者，注意鉴别单纯血栓形成与癌栓。肝病患者行抗凝治疗前，应充分衡量风险及获益。抗凝治疗的风险主要来源于食管静脉曲张以及严重血小板减少。因此，抗凝治疗必须在预防上消化道出血措施实施后启动。在开始抗凝前可用β受体阻滞剂和内镜下套扎术预防静脉曲张破裂出血。对于肝硬化伴有PVT患者，应筛查遗传性促凝危险因素。目前常用的抗凝药物包括肝素类药物、VKA、新型口服抗凝药物。治疗剂量应维持6个月以上。部分患者门静脉可完全再通，PVT再通后仍需继续抗凝数月或抗凝至肝移植手术。肠系膜静脉血栓或既往有肠梗死者或肝移植患者应终身抗凝。有自发血栓形成倾向的患者考虑终身抗凝治疗。

使用低分子肝素时，可固定用药剂量或根据体质量调整剂量，无需实验室监测。肝硬化患者中，抗Xa因子活性并未反映实际的抗凝水平。对于超重、肾功能不全以及妊娠期的患者，应严格监测并报告任何不适症状。使用VKA时，应监测INR，以调整用药剂量。治疗剂量时，INR应维持在2～3，但仍有较多争议。且VKA运用可干扰终末期肝病MELD及Child-Pugh评分，影响患者预后评估。新型抗凝药利伐沙班为凝血因子Xa抑制剂，使用时可以按固定剂量给药，无需因食物、体重、轻度肝肾功能损害调整剂量。另外，其生物利用度高，起效迅速，无需凝血功能监测，有很大的优势。但其主要通过肝脏代谢，故主要用于肝功能Child A级的患者，肝功能Child B级或Child C级患者受限。

2. **溶栓治疗** 肝硬化门静脉血栓患者进行溶栓治疗前，需首先排除治疗禁忌证，如近期大手术、创伤史，近期未控制的活动性出血，严重高血压，主动脉夹层等。其次，考虑治疗适应证，评估患者整体情况，如患者意愿、年龄、营养状况、肝肾功能、凝血功能等。溶栓治疗的最佳适应证是新近（3个月内）发现的伴腹痛的门静脉血栓、血浆D-二聚体水平增高、门静脉高压症状轻及无门静脉海绵样改变，即早期的门静脉血栓。若患者为新近发现的门静脉血栓，且有溶栓治疗意愿，可考虑溶栓治疗。门静脉血栓越早进行溶栓治疗，效果越好，晚期门静脉血栓机化或出现门静脉代偿海绵样变，溶栓治疗效果较差。

门静脉血栓溶栓途径包括经皮肝脏穿刺、经颈静脉穿刺或肠系膜上动脉置管溶栓。因目前关于门静脉血栓溶栓治疗尚无统一标准，故大多根据深静脉血栓治疗经验，结合肝硬化自身特点制订溶栓治疗方案。有研究表明使用重组组织型纤溶酶原激活剂（r-tPA）联合肝素对门静脉血栓患者进行溶栓治疗，初步证实该治疗方法具有良好的血管再通效果，且门静脉压力显著降低。尿激酶或链激酶溶栓治疗

数天，期间密切动态监测D-二聚体水平和凝血功能，根据INR基础水平调节溶栓过程中的INR值，避免INR过高引发出血，3～5天后造影检查静脉通畅情况，一般情况下，溶栓1周后反复2次造影检查显示静脉血栓无影像学改变，血浆D-二聚体水平未增高，即可考虑停止溶栓。溶栓治疗时间最多不超过2周，溶栓后可根据门静脉再通情况和患者整体情况判断是否需要口服抗凝药及用药时间。

3. **TIPS手术治疗** TIPS手术适用于抗凝治疗疗效不理想或有抗凝治疗禁忌证的门静脉血栓患者，尤其适用于急性门静脉血栓形成导致消化道出血的患者，对于此类患者，常规的内科止血治疗有可能加重血栓，如果实施抗凝治疗又难以控制消化道出血，所以建议此类患者首选TIPS手术治疗，从而同时解决控制出血和清除门静脉血栓的问题，也可为后续可能的肝移植治疗提供便利。

对所有肝移植候选者均应使用CT或MRI评估其门静脉的通畅情况，抗凝无效的肝移植候选者考虑行经TIPS手术治疗。TIPS治疗亦可用于部分伴门静脉海绵样变者。

TIPS手术能否顺利完成，依赖于血栓严重程度及血栓形成的新旧程度，血栓越陈旧，阻塞门静脉程度越重，TIPS手术成功率越低，但对于溶栓及抗凝疗效差的慢性部分门静脉血栓而言，TIPS手术仍为疗效较为确切的治疗办法之一（图5-13-1）。

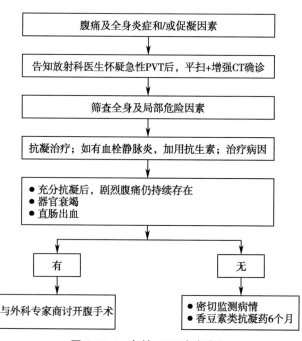

图5-13-1 急性PVT诊治流程

【预防】

抗凝治疗是否能应用于肝硬化患者，特别是用于 PVT 的预防性治疗，这一问题已逐渐获得更多的关注。有研究表明，对未合并 PVT 的肝硬化患者预防性应用抗凝药物依诺肝素（一种低分子肝素），结果表明肝硬化患者应用依诺肝素安全有效，可以明显降低 PVT 的发生率。然而，对未发生 PVT 的患者是否采用积极的预防措施，目前仍无定论。但鉴于脾切除患者术后 PVT 的高发生率，对于肝硬化患者脾切除后，则应积极地进行预防性抗凝治疗，其具体方案仍需在临床上进行大宗病例对照研究。

对慢性 PVT 患者主要是预防门静脉高压产生的并发症。最重要的并发症是胃 - 食管或其他异位静脉（如十二指肠或直肠静脉）曲张破裂引起的消化道出血。当曲张静脉超过 5mm 时即应考虑预防出血。β 受体阻滞剂和内镜曲张静脉套扎均是预防首次出血的有效手段。没有证据显示哪种方法更适用于门静脉血栓患者，但 β 受体阻滞剂更为经济。因此 β 受体阻滞剂应作为预防首次出血的方法；内镜套扎可用于不适合使用 β 受体阻滞剂的患者。

（范慧倩　杨　玲）

推 荐 阅 读

[1] QI X, HAN G, FAN D. Management of portal vein thrombosis in liver cirrhosis[J]. Nat Rev Gastroenterol Hepatol, 2014, 11(7): 435-446.

[2] OGREN M, BERGQVIST D, BJÖRCK M, et al. Portal vein thrombosis: prevalence, patient characteristics and lifetime risk: a population study based on 23,796 consecutive autopsies[J]. World J Gastroenterol, 2006, 12(13): 2115-2119.

[3] ARORA N K, LODHA R, GULATI S, et al. Portal hypertension in north Indian children[J]. Indian J Pediatr, 1998, 65(4): 585-591.

[4] DELEVE L D, VALLA D C, GARCIA-TSAO G. Vascular Disorders of the Liver[J]. Hepatology, 2009, 49(5): 1729-1764.

[5] BASIT S A, STONE C D, GISH R. Portal vein thrombosis[J]. Clin Liver Dis, 2015, 19(1): 199-221.

[6] TREBICKA J, STRASSBURG C P. Etiology and Complications of Portal Vein Thrombosis[J]. Viszeralmedizin, 2014, 30(6): 375-380.

[7] RIVA N, DONADINI M P, DENTALI F, et al. Clinical approach to splanchnic vein thrombosis: risk factors and treatment[J]. Thromb Res, 2012, 130 Suppl 1: S1-S3.

[8] QI X, LI H, LIU X, et al. Novel insights into the development of portal vein thrombosis in cirrhosis patients[J]. Expert Rev Gastroenterol Hepatol, 2015, 9(11): 1421-1432.

[9] CHEN H, LIU L, QI X, et al. Imbalance of pro- vs. anticoagulation factors in Chinese patients with Budd-Chiari syndrome and non-cirrhotic portal vein thrombosis[J]. PLoS One, 2015, 10(3): e0119909.

[10] SOBHONSLIDSUK A, REDDY K R. Portal vein thrombosis: a concise review[J]. Am J Gastroenterol, 2002, 97(3): 535-541.

[11] ARKEL Y S. Thrombosis and cancer[J]. Semin Oncol, 2000, 27(3): 362-374.

[12] European Association for the Study of the Liver. EASL Clinical Practice Guidelines: Vascular diseases of the liver[J]. J Hepatol, 2016, 64(1): 179-202.

[13] PONZIANI F R, ZOCCO M A, CAMPANALE C, et al. Portal vein thrombosis: insight into physiopathology, diagnosis, and treatment[J]. World J Gastroenterol, 2010, 16(2): 143-155.

[14] REIBERGER T, PUSPOK A, SCHODER M, et al. Austrian consensus guidelines on the management and treatment of portal hypertension (Billroth III)[J]. Wien Klin Wochenschr, 2017, 129(Suppl 3): 135-158.

[15] MA J, YAN Z, LUO J, et al. Rational classification of portal vein thrombosis and its clinical significance[J]. PLoS One, 2014, 9(11): e112501.

[16] DE SANTIS A, MOSCATELLI R, CATALANO C, et al. Systemic thrombolysis of portal vein thrombosis in cirrhotic patients: a pilot study[J]. Dig Liver Dis, 2010, 42(6): 451-455.

[17] GARCIA-TSAO G, SANYAL A J, GRACE N D, et al. Prevention and management of gastroesophageal varices and variceal hemorrhage in cirrhosis[J]. Hepatology, 2007, 46(3): 922-938.

[18] SCHEPKE M, KLEBER G, NURNBERG D, et al. Ligation versus propranolol for the primary prophylaxis of variceal bleeding in cirrhosis[J]. Hepatology, 2004, 40(1): 65-72.

第十四章

遗传代谢性肝病

第一节　肝豆状核变性

肝豆状核变性（hepatolenticular degeneration, HLD）又称威尔逊病（Wilson's disease, WD），为常染色体隐性遗传性疾病，是由于铜转运蛋白（ATP7B）基因突变，导致该基因功能的异常或减低，铜从胆汁排泄减少，过多的铜在肝、脑、肾等器官组织沉积而发病，临床主要表现为肝炎肝硬化、锥体外系症状和/或精神异常、角膜色素环（Kayser-Fleischer rings, K-F 环）等。

1912 年 Kinnear Wilson 在其著名的、里程碑式的论文"进行性豆状核变性"中，首先详细描述本病，这是一种家族性、致命性神经系统疾病，通常合并肝硬化。数十年后，经过众多学者的研究，证实本病为常染色体隐性遗传性疾病，铜是引起本病的原因。20 世纪 50 年代以来，逐步建立了特异性诊断方法，开发了数种治疗药物。1993 年 ATP7B 基因分离成功，奠定了本病发病机制、基因诊断的基础。近百年来，本病一直是神经、肝病学科的研究热点。我国 1932 年首次报告本病。

【流行病学】

世界各地及各种族人群均有本病流行。一般认为欧美国家的患病率约为 1:3 万，杂合子携带率约 1:90。但是，这个患病率是在肝豆状核变性基因克隆成功以前提出的，一直备受质疑，真正的患病率可能被低估。最近英国采用 ATP7B 基因全外显子直接测序法，共检查 1 000 例对照人群，携带 2 个致病基因的频率为 1:7 026，明显高于以前报告的患病率。本病流行有明显地区性和种族性差异。犹太人群基因突变率较高，韩国、日本、我国等东亚国家患病率高于欧美。韩国和日本的患病为 1.9/10 万～6.8/10 万。我国安徽最近进行了一项流行病学调查，共检查 153 370 人，发现 9 例肝豆状核变性患者，患病率为 5.87/10 万，与日韩报告的结果相近。

由于是遗传性疾病，本病有明显家庭聚集现象，在一些近亲婚配率高的地区，发病率较高。某些隔离、封闭地区，患病率可能极高。在希腊克里特岛一个小山村，自 1978—2005 年，90 人中发现 6 例肝豆状核变性，患病率高达 6.7%。由于认识的提高及诊断技术的进步，近年新发现的患者越来越多，也证明本病临床并不少见。

【发病机制】

本病为遗传性疾病，基因突变是其原因。由于基因突变，其编码的铜转运型 -ATP 酶（ATP7B）功能异常或降低，导致肝脏排铜障碍，以致铜在肝、脑、眼等器官蓄积，过量铜可引起器官组织的损伤和功能障碍。

（一）铜代谢

铜是广泛分布于自然界的过渡元素金属，原子序数为 29，相对分子质量为 63.5，是生物体内许多酶的重要辅基，是动植物必需的微量元素。正常成人全身铜含量为 50～150mg，以肝铜浓度最高，其次为肾脏、大脑，心脏。胎儿肝铜含量高于成人，出生后迅速降低，3 个月后即与成人相当。成人每日摄取铜 2～5mg，正常人很少发生铜缺乏症或铜中毒。

铜主要从十二指肠吸收，小肠其余部分（也许还有结肠）也能吸收铜。铜通过弥散作用进入肠黏膜细胞，再由另一种铜转运 P 型 - 三磷腺苷酶（ATP7A）（Menkes 病有关的基因）转运到门静脉循环。铜的吸收率受体内调节机制控制，机体需要增加时，吸收率相应增加。肠黏膜细胞中的金属硫蛋白可阻止铜的吸收。吸收的铜随门静脉血进入肝脏，迅速被肝细胞摄取，合成铜蓝蛋白。血浆中的铜与组氨酸等结合，被转运到全身，供其他组织利用。

肝脏是铜代谢中枢，胆汁是排泄铜的主要途径，从胆汁排铜是维持机体铜平衡的主要机制。肝实质细胞可调节铜离子向胆汁的排泄，铜摄取增加时，胆汁中排泄的铜相应增加。铜没有肝肠循环，排泄到胆汁中的铜不能被重吸收。但是随消化液进入胃肠道的铜大部分被重吸收。正常人每天从尿液中排泄的铜 <50μg，肾脏不是排泄铜的正常途径，除非在病理情况下，如本病、胆汁淤积性肝病，尿铜排泄增加。

（二）铜蓄积的分子机制

肝豆状核变性基因（ATP7B 基因）位于 13q14.3，全长 80kb，含有 21 个外显子和 20 个内含子，其 cDNA 全长 1 411bp，编码铜转运型 -ATP 酶（ATP7B），是肝细胞内主要的铜转运器。ATP7B 为跨膜蛋白，含有 8 个跨膜区，具有典型的 P- 型 ATP 酶的结构特征，含有铜转运所必需的序列。ATP7B 位于反面高尔基复合体，可在细胞内穿梭移动，将铜离子转运到分泌途径，与铜蓝蛋白前体（apoceruloplasmin）结合，使其成为具有生物活性的完全铜蓝蛋白；或将过多的铜转运到胆管极的囊泡，从胆汁排出体外。如果 ATP7B 基因发生突变，可导致其功能的异常或降低，引起：①铜蓝蛋白前体不能获得铜而转变为完全铜蓝蛋白，铜蓝蛋白前体不稳定，迅速降解，体内铜蓝蛋白降低；②多余的铜不能转运到肝细胞胆管极的囊泡，从胆汁排出，引起肝细胞内铜蓄积，最终沉积于脑、眼、肾等全身各组织及器官。铜蓄积可引起氧化剂介导的细胞损伤。

肝豆状核变性基因目前已发现 600 余种致病突变，其中约一半为错义突变，多数位于结构非常清楚的共同的基序中，或者位于跨膜区。其他的突变包括小片段丢失，插入，剪接错误和无义突变等。肝豆状核变性基因突变有明显的地区性、高度的分散性和相对的集中性。p.His1069Gln 是北欧后裔最常见的突变，占所有突变的 40%。p.Arg778Leu 和 p.Pro992Leu 是亚洲最常见的突变，分别占所有突变的 30% 和 20% 左右。

多数突变为复合杂合突变，少数为纯合突变，这使得表型和基因型关系的研究变得更为复杂。突变类型和发病年龄、临床表现、生化指标的关系仍无定论。突变类型相同的患者之间、同胞之间，甚至孪生子之间，临床表现可不相同。一般认为，本病的发生还可能与其他基因以及环境因素有关。

【病理】

（一）肝脏

肝脏是铜蓄积出现最早、最严重的器官，也是病理变化出现最早、最严重的器官。在出现症状及生化异常前，肝脏多已有不同程度的病变和铜含量增加。不少无症状、无生化异常的患者，肝脏已呈肝硬化改变。单纯性脑型患者肝脏病变较轻，有的甚至完全正常。

尸检及肝移植切除的肝脏多呈结节性肝硬化改变，外面布满大小不等的结节（图 5-14-1）。光镜下最早的病变是汇管区肝细胞空泡变性和脂肪浸润，脂滴数量和体积进行性增加，与酒精性脂肪变性类似。随着病情发展，可表现为急性肝炎、慢性肝炎、急性重症肝炎和肝硬化的病理改变，在病理上与其他肝病难以区别。电镜下肝细胞内线粒体的变化最为特异、最具有病理诊断价值。线粒体呈大小及形态不一，基质密度增加，内、外层膜分离和嵴间距增宽等改变，同时基质内可见空泡状或结晶状包涵体；出现大而不规则的、高电子密度的溶酶体，内含大小不一的致密颗粒和低密度脂滴，组织化学证实有大量铜沉积。

早年曾尝试采用组织化学染色法检查肝铜诊断肝豆状核变性。组织染色法只能检出溶酶体中的铜，而细胞质中与金属硫蛋白结合的铜染色阴性，其特异性及敏感性均不高，临床不宜用于诊断本病。

（二）脑

脑部病变常见于基底节。豆状核（壳核和苍白球）和尾状核影像学检查可见密度变化；晚期可见广泛的脑部变性，额叶、黑质、白质、丘脑、内囊、小脑齿状核和脑干等处出现软化灶。光镜下可见神经元变性、脱失，异常血管增生灶及胶质细胞增生等，严重者壳核和尾状核海绵样变性，形成小空洞，白质软化，皮层萎缩。病变部位星型胶质细胞极度肿大，胞质内有铜颗粒蓄积，脑血管周围也有铜的沉积。

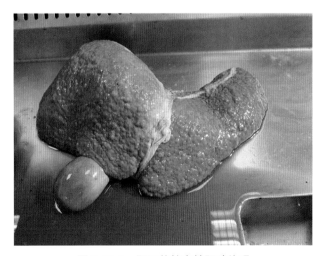

图 5-14-1 肝豆状核变性肝脏外观

患者女性，14 岁，暴发型肝豆状核变性，肝脏呈红褐色，表面满布大小不等的结节

（三）其他器官

铜在角膜后缘弹力层内沉积形成特征性的色素环，一般不产生其他病理变化；大量铜从肾小球滤过，可致肾脏近端肾小管损害，肾脏再吸收功能障碍，出现氨基酸尿、蛋白尿、糖尿、磷酸盐尿、尿酸尿和高钙尿等，但是肾脏的病理改变不明显；血清游离铜浓度显著升高可致红细胞破坏。

【临床表现】

本病是全身性疾病，常累及肝、脑、肾、眼、骨关节等器官系统，临床表现复杂。经典的表现为肝硬化、神经症状和 K-F 环。但是，近年来由于许多患者得到早期诊断和治疗，其临床表现与以前描述的已经有了很大的不同。

（一）性别和年龄

男女均可患病，男性稍多于女性。过去认为好发年龄 5～35 岁. 文献报道发病年龄范围为 13 个月至 70 多岁。据我院大宗病例统计，男：女之比为 1.3：1；平均年龄 19.4 岁 ±12.3 岁；年龄范围为 9 个月至 65 岁，5 岁以下占 6.9%，40 岁以上占 9.3%，其中 50 岁以上占 2.6%。这些资料表明，低龄和高龄都不能作为排除本病的依据。过去认为，脑型患者平均年龄比肝型晚 10 年。但是，近年发现，低龄儿童脑型并不少见。

（二）起病方式

绝大多数起病隐袭，少数呈急性甚至暴发性方式发病。

（三）肝脏表现

由于铜的蓄积是逐渐发生的，病情发展缓慢，消化道症状没有病毒性肝炎明显。但面部色素沉着、肝病面容、女性内分泌功能紊乱如青春期延迟、月经不规则、闭经等更常见。最早期只有单项转氨酶升高，多为体检或因其他疾病检查时意外发现。有的患者有乏力、食欲缺乏、腹部不适、肝脾大、肝功能异常等表现，与病毒性肝炎或自身免疫性肝炎相似。多数患者初诊时即为肝硬化，年龄可少至 5 岁。除上述表现外，常有倦怠无力、面色晦暗、腹部饱胀、下肢及颜面水肿、腹水、脾大、血小板和白细胞减少、凝血酶原时间延长、食管静脉曲张、上消化道出血、肝性脑病等。5%～10% 的患者可呈暴发性发作，发病年龄多为 10～20 岁，但也可小于 10 岁或大于 50 岁，女性多于男性。虽然称为"暴发性"，但多数是在肝硬化基础上发生的。感染、药物性损害等是常见诱因。主要表现为黄疸进行性加深，凝血酶原时间显著延长，多数伴有严重溶血，可有发热、腹痛、原发性腹膜炎、肾衰竭和肝性脑病等。起病急，病情重，预后差，如不立即进行抢救，可在数日至 2 个月内死亡，过去病死率几乎为 100%。

（四）神经系统表现

常在 20～30 岁时出现，平均比肝病晚 10 年。如不治疗，多数患者最终都可出现神经症状。临床表现以锥体外系运动障碍为主。最初仅为轻微的神经异常，如行为变化，学习成绩下降，书写能力恶化等。随着疾病的进展，出现各种典型的神经症状：构音困难，由于咽喉、舌及面部肌肉强直所致。患者说话缓慢，发音含糊不清，声音低沉，节律不整、断断续续，缺乏变化，严重时完全不能说话；流涎、吞咽困难，由于咽喉肌和吞咽肌强直所致，严重者不能吞咽；肢体震颤，多是单侧肢体，尤以上肢先出现。随着病情的进展，四肢、头颅、下颌均可出现震颤；肌张力增加，表现为起步困难，行动迟缓，动作笨拙，步态不稳，易前倾侧倾，协同动作消失，类似帕金森病的慌张步态；肌张力障碍累及面部肌肉时引起表情极不自然，面具样脸，苦笑貌，怪异表情。患者深浅感觉一般无异常。除了锥体外系症状外，还可有较广泛的神经损害，引起相应的症状。

（五）精神异常

精神症状可单独发生，但较为少见，更多的是与其他症状同时存在。精神症状多见于青壮年，10 岁前少见到。在出现典型症状前 2～3 年，患者常有精力不集中，工作或学习成绩下降。常见的精神症状包括：情感障碍，患者情感波动明显，不易控制，可为一点小事而吵闹，哭泣。可有淡漠、抑郁、欣快、兴奋、躁动、恐惧、强哭强笑等；动作及行为异常，如幼稚动作、怪异行为、生活懒散、喃喃自语、攻击行为、违拗等，少数患者有自杀行为；部分患者有妄想、思维迟钝、幻觉、人格改变。不少患者出现智力障碍，有的病前学习成绩优良，病后减退。本病的精神症状并无特异性，易被误诊为其他精神病，尤其是以精神症状为首发者。如果能及时诊断和治疗，多数能完全恢复正常。

（六）肾脏表现

肾铜浓度仅次于肝脏，铜在肾脏的蓄积可引起肾脏损害。肾脏损害可为本病首发的、唯一的或主要的表现，常被误诊；肾脏损害也可继发于肝脏或神经系统损害，常被肝脏和神经系统症状所掩盖。因此，关于肾脏损害的发生率，不同的报告相差甚大。主要表现为顽固性、反复发作性的血尿、蛋白尿、水肿等。还可为肾性糖尿、氨基酸尿、磷酸盐尿、高钙尿，肾小球肾炎，Fanconi综合征等。

（七）骨关节表现

肝豆状核变性骨关节损害起病隐匿，病程漫长。少数以骨关节损害为首发症状或主要症状，表现为膝、髋关节等大关节疼痛、肿胀、僵硬、运动受限等，肝脏和神经系统症状不明显，常被误诊。部分患者则是在肝脏或神经系统损害同时出现骨关节损害，发生率为18.0%～65.6%，包括骨质疏松、关节肿痛等。如能早期诊断、早期治疗，大多数可以逆转。

（八）其他表现

约10%患者存在血管内溶血，一般认为这是由于从肝细胞释放出来的大量的铜引起的；女性患者常有初潮延迟、月经失调、闭经等；心律不齐、胰腺炎、横纹肌炎、甲状旁腺功能低下、甲状腺功能低下等均有文献报道。经驱铜治疗，这些表现多数是可逆的。

（九）临床分型

临床分型与治疗选择和预后估计有关。目前国内外尚无统一的分型标准。参考2001年德国莱比锡肝豆状核变性国际会议提出的标准和2008年美国肝豆状核变性指南，结合作者自己的经验，提出如下分型及其标准：

1. **肝型（H）** 有肝损伤，无神经及精神异常。根据病情轻重缓急分为以下亚型：

（1）肝炎型（H1）：有肝损伤依据，无肝硬化依据。

（2）肝硬化型（H2）：有临床、影像和/或病理学肝硬化依据。

（3）暴发型（H3）：符合肝豆状核变性和慢加急肝衰竭诊断标准。

2. **脑型（N）** 有神经和/或精神异常。根据是否合并肝损伤分为两亚型：

（1）混合性脑型（N1）：兼有肝脏损伤和神经、精神异常。多数为肝型或单纯性脑型长期误诊误治所致。

（2）单纯性脑型（N2）：无肝损伤依据，包括无肝功能异常及肝脾大；如已行肝活检，其炎症活动度和纤维化分期正常或1级以下。

3. **其他型（O）** 以其他器官系统损伤为唯一或首发表现，无或仅有轻微肝脑损伤。如同时存在明显肝脑损伤，则应划归相应类型。

（1）肾型：以肾脏损伤为唯一或主要表现。

（2）骨关节型：以骨关节损伤为唯一或主要表现。

【辅助检查】

本病常规检查有一些重要的特点，可为筛查本病提供重要的线索。特殊检查有多种，均有一定的敏感性和特异性，但是单凭任何一项检定不能确诊或排除本病。多项检查平行进行，才能做出准确的诊断。

（一）一般检查

包括血常规、生化、影像和病理组织学检查等。与其他肝病相比，肝豆状核变性转氨酶增加不明显：50%患者在正常范围之内，仅有10%的患者升高5倍以上。相反，白蛋白降低、凝血酶原时间延长非常普遍，出现早而且严重，与症状和黄疸不成比例。据我院大宗病例分析，57%患者白蛋白降低，其中30%患者低于30g/L；46%患者凝血酶原时间大于15秒。一些研究显示，碱性磷酸酶（ALP，按iu/ml计算）和胆红素（TBil，按mg%计算）之比<2，特别是ALP和TBil之比<4联合天冬氨酸转移酶（AST）和丙氨酸转移酶（ALT）之比>2.2有助于暴发性肝豆状核变性和其他原因所致肝衰竭的鉴别，阳性率约60%。

MRI扫描示豆状核T_1加权低信号，T_2加权高信号对本病诊断有意义（图5-14-2）。CT平扫示肝脏多发性高密度结节病灶，增强扫描结节密度减低，是本病特殊表现，有重要诊断价值。

（二）特殊实验室检查

特殊实验室检查是确诊肝豆状核变性不可缺少的依据。

1. **角膜色素环（Kayser-Fleischer rings，K-F环）** 是由于铜沉积于角膜缘后弹力层引起的无症状性的金色-棕色色素带。K-F环是肝豆状核变性重要的体征，文献报道其发生率为70%～95%。据我院大宗病统计，平均阳性率为72.2%。K-F环与患者年龄有密切关系，6岁以下儿童鲜有阳性，11～20岁年龄组阳性率最高，达89.5%，超过41岁以上年龄组（84.2%）。K-F环与表型也有密切关系，肝型阳性率仅63.3%，而脑型则高达93.4%。K-F环并非肝豆状核变性所特有，也可见于原发性胆汁性肝硬化、慢性活动性肝炎、儿童进行性肝内胆汁淤积、酒精性肝硬化等，作者已发现50多例非肝豆状核变性患者K-F环阳性。

K-F环误判时有发生。有人报告检查40例胆红素>20mg/dl的急性黄疸患者，结果37例（92.5%）发现K-F样环，黄疸消退后复查，K-F样环消失。这一结果似乎提示，深度黄疸可能影响K-F环的判断。我们做过类似的观察，结果并非如此。作者相信有经验的医师不会将胆色素染色当成K-F环。K-F环

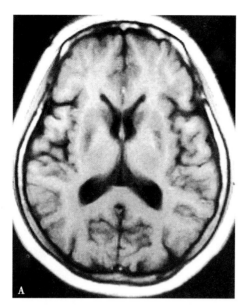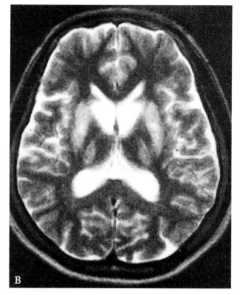

图 5-14-2　Wilson 病 MRI 表现

A. T$_1$WI 双侧豆状核、尾状核和丘脑区呈对称性稍低信号灶；B. T$_2$WI 上呈对称性高信号灶

应由有经验的眼科医师在裂隙灯下检查，必要时由眼科医师会诊确定。

2. 铜蓝蛋白（ceruloplasmin） 由位于 8 号染色体的铜蓝蛋白基因编码。新合成的铜蓝蛋白前体（apoceruloplasmin）获得由 ATP7B 基因转运来的 6 个铜离子后成为具有亚铁氧化酶活性和抗氧化作用的成熟的铜蓝蛋白。肝豆状核变性由于基因突变，铜蓝蛋白前体不能获得足够的铜离子，迅速降解，所以铜蓝蛋白降低。铜蓝蛋白是筛查、诊断肝豆状核变性最早、最常用的指标，要了解其诊断意义、局限性、国内外的差异。

正常人血清铜蓝蛋白为 210～450mg/L。文献报道 5%～45% 肝豆状核变性患者铜蓝蛋白正常。据我院大宗病例分析，平均铜蓝蛋白（71.1±48.7）mg/L，约半数患者小于 50mg/L，仅有 1.5% 的患者正常。发病越早，铜蓝蛋白越低。肝型铜蓝蛋白显著高于脑型。东西方铜蓝蛋白的差异可能是地区差异所致。值得特别注意的是，暴发型铜蓝蛋白多数仅轻度降低，病情好转后铜蓝蛋白明显降低。

一般来说，铜蓝蛋白越低，诊断意义越大。但是，Menks 病（遗传性铜吸收不良）、无铜蓝蛋白血症（aceruloplasmin，铜蓝蛋白基因突变所致）可引起铜蓝蛋白显著降低，不过国内尚未见报道。肾病综合征铜蓝蛋白显著降低（可小于 50mg/L）。各种原因所致肝衰竭、肝豆状核变性杂合子铜蓝蛋白降低，但很少低于 100mg/L。妊娠、急性感染、口服避孕药、恶性肿瘤（如白血病，霍奇金病，肝癌等）结缔组织疾病、硅肺、甲亢等铜蓝蛋白升高。

3. 尿铜（urinary copper excretion） 基础尿铜是指 24 小时尿液中全部铜，反映血液循环中游离铜的多少。临界值：成人 ≥100μg/24h，10 岁以下儿童 ≥40μg/24h。据我院大宗病例统计，其敏感性为 86.7%，特异性为 78.3%。尿铜是诊断暴发性肝豆状核变性最有价值的指标，90% 患者 >1 000μg/24h，最高大达 12 610μg/24h。但是其他原因急慢性肝炎可 ≥100μg/24h。由于其无创、简便、价廉、可重复等优点十分突出，是临床常用的诊断指标。也是判断依从性及疗效的重要指标。

驱铜试验（urinary copper excretion after penicillamine challenge）：是指服用青霉胺当天尿铜。常用的方法是：青霉胺 1.0g，分 4 次空腹服用，测定服药当天 24 小时尿铜。临界值为 ≥1 500μg/24h。敏感性为 70.9%，低于基础尿铜。其最大的优点是特异性高（97.0%），对鉴别诊断有较大帮助。驱铜试验对儿童诊断意义不大，主要原因是目前还没有儿童驱铜试验的诊断标准。

尿量收集不全、饮水不足尿量过少、计量不准是影响结果的主要原因。为了保证实验的可靠，应向患者详细说明试验的注意事项：用干净容器收集 24 小时内的全部尿液，试验期间适当饮水。一般第一天早晨第 1 次上厕所时排空小便，以后每次小便及第二天早晨的第一次小便均要尿到容器中（不加防腐剂），全部尿液送有关医师，由专门的医师计量、取样。

4. **肝铜试验**（hepatic copper concentration） 自 1968 年 Smallwood 等首次报道以来，肝铜试验历来被视为诊断本病的"金标准"，一般认为其临界值为≥250μg/g 干重。2005 年 Ferenci 等根据他们的研究结果，提出最佳的临界值应为≥75μg/g 干重。经过多年的研究，我们建立了标准的肝铜测定方法。我们的研究表明，肝铜的临界值为 210μg/g 干重，敏感性为 98.9%，特异性为 96.0%。肝型肝铜显著高于脑型，10 岁以下儿童显著高于其他年龄组，敏感为 100%，是诊断儿童肝豆状核变性最可靠的方法。肝铜在肝脏的分布不均匀，因此，要用一整条肝组织测定肝铜，才能获得可靠结果。肝铜试验的局限性是其他原因所致慢性胆汁淤积性肝病也可引起肝铜升高。一半以上 PBC 患者肝铜 > 250μg/g 干重，不典型 PBC 以及其他胆汁淤积性肝病可误诊为肝豆状核变性。

5. **基因检查**（genetic test） 1993 年肝豆状核变性基因克隆成功，奠定了基因诊断的基础，这是近年肝豆状核变性研究最重要的进展之一。早期存在的主要问题是阳性率较低，仅 50%～85% 患者发现出 2 个以上的致病突变。但是，近年基因诊断技术发展很快，ATP7B 基因外显子全序列分析技术已经变得简便、快速、经济，阳性率显著增加，并已经商业化。英国的一项研究表明，98% 患者检出 2 个以上致病突变。韩国和我国近年报告的阳性率为 81%～90%。我院近年的阳性率已达为 93%。

基因诊断是无创、准确的诊断技术，发现纯合或复合杂合突变即可确诊，不论是否发病。我们检查了 100 余例非肝豆状核变性患者，无 1 例阳性，特异性为 100%。但在日常临床工作中，阳性率很难达到英国报告的 98%，未发现突变不能排除本病，发现 1 个突变不能诊断本病。根据临床表现、铜代谢试验确诊的肝豆状核变性也无需基因检查证实。

【诊断与鉴别诊断】
（一）本病诊断的特殊性

众所周知，自身免疫性肝炎根据积分分为"确定诊断"和"可能诊断"。无论医师的经验多么丰富，部分患者无法确诊，部分患者通过治疗应答才能确诊。而肝豆状核变性的诊断要做到、也可以做到 100% 准确。如果误诊，可造成加重、死亡或长期接受不必要的治疗严重后果。与自身免疫性肝炎不同，运用肝铜和基因检查等在内的多种诊断方法，本病可以做出明确诊断。如果怀疑本病，因经验或条件原因不能确诊，最好的办法是转诊而不是诊断性治疗。

肝豆状核变性诊断属于证据性诊断而不是排除性诊断，诊断本病应有充分诊断依据，而不是因为排除了其他疾病。本病也属于综合性诊断，单凭任何一项症状、体征或实验室指标不足以确定或排除本病。基因检查阴性不能排除本病。鉴于其综合性诊断的特性，怀疑为本病，要平行进行多项检查，因为同一患者诊断指标异常程度不完全平行，某些指标正常，但是另一些指标可能显著异常，这是避免误诊的最有效方法。

（二）诊断标准

1. **诊断指标**　主要诊断指标如下：
（1）锥体外系症状。
（2）铜蓝蛋白 < 210mg/L。
（3）K-L 环（+）。
（4）尿铜 > 100μg/24h。
（5）驱铜试验 > 1 500μg/24h。
（6）肝铜 > 250μg/g·干重。
（7）基因检测：发现致病突变。

2. **定性诊断标准**　美国肝豆状核变性指南分别绘制了肝型和脑型肝豆状核变性诊断流程图，可供参考。为便于使用，概括为以下几条：
（1）发现纯合或复合杂合致病突变，可诊断肝豆状核变性。
（2）第（1）（2）（3）3 项均阳性，可诊断肝豆状核变性。
（3）任意 4 项或以上阳性，可诊断肝豆状核变性。

3. **定量诊断标准**　根据修订的 2001 年国际肝豆状核变性会议提出的计分系统计分（表 5-14-1）。如积分≥4 分，肝豆状核变性可能性大。如积分 2，3 分，应完善有关检查。如果已完成包括肝铜和基因检查在内的各项检查，积分≤3 分，排除肝豆状核变性。

定量诊断看似复杂，其实比定性诊断更直接、更容易操作，对缺乏经验的医师和不典型的患者更为有用。

（三）鉴别诊断

1. **应筛查的疾病**　本病的临床表现无显著特异性，难以与其他疾病鉴别。对其保持高度的警惕，对可疑患者进行筛查是防止误诊的关键。下列疾病应考虑本病的可能性：
（1）不明原因转氨酶增高、急慢性肝炎、肝硬化、肝脾大。
（2）不明原因暴发性肝衰竭，特别是合并溶血性贫血者。

表 5-14-1　肝豆状核变性诊断计分系统

计分	-1	0	1	2	4
锥体外症状		阴性	阳性		
K-F 环		阴性	阳性		
铜蓝蛋白（mg/L）		>200	100～200	<100	
尿铜（μg/24h）		<100	≥100	≥200	
驱铜试验（μg/24h）		<1 500	≥1 500	≥2 500	
肝铜（μg/g·干重）	<50	<150	150～250	≥250	
致病突变数		0	1		≥2

注：尿铜和驱铜试验按分数较高项计分，不重复计分

（3）不明原因锥体外症状和/或精神异常（包括精神分裂症），特别是合并肝病者。

（4）不明原因关节疼痛、血尿、蛋白尿、其他肾病、溶血、月经失调，特别是合并肝病和神经病者。

（5）肝豆状核变性患者直系亲属（同胞、父母、子女）。

2. 应鉴别的疾病

（1）隐源性胆汁淤积性肝病：可有尿铜、肝铜增加，有的可有 K-F 环，积分≥4 分（最高可达 6 分），达到了肝豆状核变性的诊断标准。鉴别要点：铜蓝蛋白正常、胆酶显著升高等。最可靠的指标是基因检查阴性或仅发现 1 个致病突变。

（2）杂合子合并其他肝病：肝豆状核变性杂合子可合并病毒性肝炎、自身免疫性肝病、酒精性肝病等各种肝病。患者可有铜蓝蛋白降低，尿铜升高，甚至肝铜升高，积分≥4 分，达到肝豆状核变性的诊断标准。鉴别要点：铜蓝蛋白仅轻度降低或正常，尿铜虽升高，但驱铜试验阴性。最可靠的是基因检查阴性或仅发现 1 个致病突变。

（3）印度儿童肝硬化（India childhood cirrhosis, ICC）：是流行于印度次大陆、与铜负荷过量有关的地方性疾病。近几十年来在印度以外国家也发现一种与 ICC 无法区别的肝硬化，称为特发性铜中毒（idiopathic copper toxicosis, ICT）。ICC 和 ICT 常见于 5 岁以下儿童。鉴别要点：铜蓝蛋白正常，基因检查阴性。

（4）无铜蓝蛋白血症（aceruloplasminemia）：又称低铜蓝蛋白血症、铜蓝蛋白缺乏症、无铜蓝蛋白血症导致的全身含铁血黄毒沉着症，是由于铜蓝蛋白基因突变引起的常染色体隐性遗传性疾病。其生化特点是血清铜蓝蛋白缺失和中枢神经系统的铁代谢障碍，病理特点为视网膜和基底神经元变性，临床表现为视网膜变性、糖尿病、神经系统症状，包括共济失调、睑痉挛和痴呆等。本病铜蓝蛋白极度降低、基底节病变和神经症状与肝豆状核变性非常类似。但是本病为铁代谢障碍而非铜代谢异常，尿铜、肝铜均无增加，可与肝豆状核变性鉴别。本病临床罕见，国内尚未见报道。

（5）病毒性肝炎合并肝豆状核变性：病毒性肝炎可合并肝豆状核变性，其临床表现与单纯病毒性肝炎难以区别，因而可掩盖肝豆状核变性的存在。病毒性肝炎应常规筛查肝豆状核变性，排除合并本病的可能性。

【治疗】

最近多个关于本病长期预后的报告已发表。作者 20 多年来亲自诊治本病 800 余例。国外及作者的研究表明，约 85% 的患者长期预后良好，生活、工作、婚育和寿命与常人几乎无差异。经过治疗，不少失代偿期肝硬化恢复正常，有的甚至影像学上也恢复正常。脑型疗效较难预计，但多数有好转或恢复的可能。初诊时症状轻重与长期预后并不完全平行。作者见过多例生活不能自理的患者恢复正常，结婚生子。医师对预后的看法直接影响患者的心态，不要轻易断言患者恢复无望，应给患者和家属更多鼓励和希望。

（一）一般治疗

避免高铜食物，如动物内脏、坚果，贝类、巧克力等，保证充足的营养。合并感染者，要迅速控制继发感染。失代偿期肝硬化应补充血浆和白蛋白，适当利尿，维持水电解质平衡。对黄疸进行性发展、总胆红素≥170mmol/L、血红蛋白降低者，除补充血浆和白蛋白外，还要短期应用糖皮质激素、输血，并监测血红蛋白、凝血酶原时间、总胆红素等。必要时应及早进行血浆置换，考虑肝移植的必要性。

（二）驱铜治疗

1. 驱铜药物及其应用

（1）二巯丙醇（dimercaptopropanol，dimercaprol，BAL）：为重金属螯合剂，是世界上第一个治疗肝豆状核变性的药物，驱铜作用弱，不良反应多，现已少用。用法：成人 2～4mg/（kg·d），分 2 次深部肌内注射，10～14 天为一疗程。停药 1～2 周后给予第二疗程。必要时可重复数个疗程。注射部位应严格消毒，每日在注射部位热敷和红外线照射，避免局部形成硬结。

（2）青霉胺（D-penicillamine）：系青霉素代谢产物，含有游离的巯基，可螯合铜离子，是世界上第一个治疗本病口服药。吸收迅速，生物利用度为 40%～70%，大部分在肝脏代谢，80% 以上的药物及其代谢产物经过肾脏排泄，半衰期为 1.7～7.0 小时。青霉胺可显著增加尿铜排泄，数月后见效，2～6 个月后明显好转。经过长期治疗，肝脏、神经和精神症状和体征可以完全缓解，肝、肾铜含量下降，K-F 环逐渐消退，基底节低密度区消失。本药临床已应用 40 多年，目前仍是治疗本病的重要药物，在发展中国家则是首选药物。

少数患者治疗初期可出现发热、皮疹、淋巴结肿大、白细胞或血小板减少、蛋白尿等早期过敏反应。可减量，给予小剂量糖皮质激素，或停药 1～2 周后再从小剂量开始，逐渐增加剂量（脱敏治疗）。10%～20% 患者治疗中出现神经症状加重、少数患者出现蛋白尿和血尿、个别患者可出现肝功能衰竭、骨髓抑制，发现上述不良反应，应立即停药，改用其他驱铜药物。

用法：初治剂量为 15～20mg/（kg·d），分 3 次于餐前 1 小时或餐后 2 小时服用。维持剂量 10～15mg/（kg·d）。食物对其吸收有很大影响，如在进餐时服用，吸收量减少约 50%。治疗过程中常规补充维生素 B_6 30～60mg/d。

（3）二巯丙磺钠（sodium dimercaptosulphonate，DMPS）：为巯基螯合剂，可显著地促进重金属的排泄。我国首先用于治疗肝豆状核变性。作者 2006 年以来用本品治疗肝豆状核变性 500 余例。研究表明，其排铜作用是青霉胺的 2.6 倍（按本品 0.75g，青霉胺 1.0g 计算），不良反应少于青霉胺，无治后神经症状加重反应，是替代青霉胺的理想药物，是治疗暴发型、重型、脑型肝豆状核变性首选物。不良反应包括发热、牙龈出血、皮疹、白细胞和血小板减少、出血倾向等，均不严重，停药后很快消失。作者发现滴完本品后立即静滴 2g 葡萄糖酸钙可显著减少不良反应。月经期、消化道出血暂停使用。

用法：二巯丙磺钠（0.125 克/支）0.5～0.75g，溶于 5% 葡萄糖注射液 500ml 中缓慢静滴，每天 1 次，连续 5 天为 1 疗程，间隔 2 天，可重复多个疗程。

（4）二巯基丁二酸（dimercaptosuccinic acid，DMSA）/二巯基丁二钠（sodium dimercaptosuccinate，Na-DMS）：是我国研制的广谱重金属螯合剂。作用机制为分子中的 2 个活性巯基能夺取已与组织中酶系统结合的金属，形成稳定的水溶性螯合物由尿中排出。用于治疗多种重金属中毒和肝豆状核变性。药品说明书上提到的不良反应有恶心、呕吐、腹泻、食欲减退、血小板减少等。据作者观察，本品排铜作用弱，远不及青霉胺，而其价位是青霉胺的 6 倍多，所以作者仅用于青霉胺治疗失败者，与锌制联合应用，从未单用。因我们的用量小，未见明显不良反应。二巯基丁二钠供静脉使用，其性质不稳定，必须新鲜配制。

（5）锌盐（zinc）：可诱导肠黏膜细胞合成金属硫蛋白，金属硫蛋白可以结合进入肠黏膜细胞内的铜，阻止铜的吸收。当肠黏膜细胞更新脱落时，铜随粪便排出体外。因每天有大量胃肠液进入胃肠道，锌能阻止胃肠液中的铜的重吸收，实现铜的负平衡，清除体内蓄积的铜。此外，锌还可通过诱导肝细胞合成金属硫蛋白，减轻肝脏铜毒性。最近的文献及作者大量临床观察表明，单纯锌治疗的长期疗效是可靠的。但本品作用缓慢，主要用于无症状者或有症状者的维持治疗，不宜作为急重型患者的初始治疗。文献报道锌的不良反应很少，主要为胃刺激症状，与所用的锌盐的种类有关。据作者观察，恶心、呕吐等不良反应并不少见，餐后 1 小时服用可减轻症状。锌引起的缺铁性贫血比青霉胺多见，治疗期间要常规检查血常规和血清铁水平。

用法：剂量以元素锌计算，成人及大龄儿童为 150～220mg/d，分 3 次口服，相当于葡萄糖酸锌（每片 70mg，含元素锌 10mg）15～21 片，或硫酸锌（每片 25mg，含元素锌 7mg）21～31 片。食物可干扰锌的吸收，应空腹服用。如不能耐受，可餐后 1 小时服用。

（6）曲恩汀（trientine）：化学结构与青霉胺不同，无巯基，通过其环形平面上的 4 个氮原子与铜离子形成稳定的化合物而螯合铜。由于其疗效可靠，不良反应少，近年在欧美国家已取代青霉胺成为治疗肝豆状核变性的首选药，但国内尚无供应。

用法：剂量为 750～1 500mg/d，分 3 次服用，维持剂量为 750mg 或 1 000mg。儿童一般用 20mg/（kg•d），分口服 3 次。应在饭前 1 小时或饭后 2 小时服用。

（7）四硫钼酸盐（tetrathiomolybdate，TM）：可与食物中的铜和蛋白质形成复合物而阻止铜的吸收，是强效、速效抗铜剂，可迅速降低血清游离铜，很少引起神经系统症状的恶化，是神经型患者初始治疗的理想药物。少数患者可发生骨髓抑制，可能与铜缺乏有关。我国市场尚无本药供应。

2. 注意事项

（1）不宜轻易放弃治疗：青霉胺是我国最常用的驱铜药，其药品说明书上列举了多种不良反应和注意事项。因为患者血小板白细胞减少、出血倾向、病情严重等而放弃治疗并非最佳处理方案，理由是：①药物不良反应与病情轻重并不平行，不良反应只有可能性，没有必然性；②只要密切观察，不良反应可及时发现而避免；③如不治疗，除非进行肝移植，否则病情只能越来越重，不可能好转。综合考虑，治疗的风险低于放弃和等待。病情越重越要尽快进行驱铜治疗。

（2）注意治疗后加重反应：青霉胺治疗后神经症状加重反应较常见，脑型初始治疗慎用青霉胺。治后血尿、蛋白尿常见，肝病加重也可发生，血小板白细胞减少偶可发生。驱铜治疗后每月复查血尿常规和肝功能，3 个月后改 2 个月复查 1 次，半年后改为 3～6 个月复查 1 次，出现不良反应，立即换用其他药物。

（3）联合治疗：联合治疗是否优于单药治疗目前尚无定论。

（4）妊娠期治疗：生育是患者的基本要求。包括作者本人在内的越来越多的病例观察表明，驱铜治疗期间生育的孩子并无明显异常。目前并无绝对安全的驱铜药物，而停药的风险极大。妊娠期间继续治疗比停药风险小。

（5）暴发型的治疗：处理原则是快速驱铜治疗，做肝移植的准备：①抗菌：用强用力的抗生素控制、预防感染；②驱铜：用二巯丙磺钠快速驱铜；③抗炎：静滴甲泼尼龙 40～60mg 静滴，每天 1 次，一般 3～5 天；④补充新鲜冷冻血浆，白蛋白，血浆置换等。3～5 天无明显好转，考虑肝移植。

（6）终生治疗：无论治疗效果多好，都不能中断治疗。中断治疗必然复发，易出现神经症状恶化或肝衰竭，治疗难度更大。

（三）肝移植

肝移植是治疗肝豆状核变性的有效方法。欧美肝豆状核变性指南建议暴发性肝豆状核变性立即肝移植。近年我国采用二巯丙磺钠快速驱铜为主的综合治疗，其病死率已显著降低。暴发肝豆状核变性的处理的原则是：立即进行以快速驱铜为主的内科治疗，同时做肝移植的准备，内科治疗无好转可行肝移植。绝大多数代偿期肝硬化不需肝移植。多数失代偿肝硬化驱铜治疗有效。正规驱铜治疗无应答者可考虑肝移植。脑部已经发生器质性损害者肝移是否有效尚无定论。肝移植后不再需要驱铜治疗。

（四）长期随访监测

肝豆状核变性需要终生治疗。为了观察治疗效果、及时发现药物不良反应、了解患者的依从性等，所有患者均应进行定期随访复查，以便及时处理发现问题，调整治疗方案，这是确保治疗成功的关键。监测内容包括临床症状的变化、血尿常规、肝肾功能、尿铜等。如用青霉胺治疗，尿铜以 <500μg/24h 为宜；如果用锌剂治疗，尿铜应少于 75μg/24h。

【预防】

本病患者之间、患者和杂合子之间、杂合子之间婚配所生子代患病概率分别为 100%、75%、50%，他们之间不宜结婚。子女患本病，母亲如欲再生育，应进行产前诊断，防止有病孩子的出生。中南大学湘雅二医院采用本法，多个携带致病基因的胎儿流产，所有产前诊断正常的胎儿出生后正常。

（杨　旭）

推 荐 阅 读

[1] TANZI R E, PETRUKHIN K, CHERNOV I, et al. The Wilson disease gene is a copper transporting ATPase with homology to the Menkes disease gene[J]. Nat Genet，1993，5（4）：344-350.

[2] BULL P C, THOMAS G R, ROMMENS J M, et al. The Wilson disease gene is a putative copper transporting P-type ATPase similar to the Menkes gene[J]. Nat Genet，1993，5（4）：327-337.

[3] 杨旭. 肝豆状核变性 [M]. 长沙：中南大学出版社，2006.

[4] COFFEY A J, DURKIE M, HAGUE S, et al. A genetic study of Wilson's disease in the United Kingdom[J]. Brain，2013，136（Pt 5）：1476-1487.

[5] CHENG N, WANG K, HU W B, et al. Wilson Disease in the South Chinese Han Population[J]. Can J Neurol Sci，2014，41（3）：363-367.

[6] CHENG N，WANG H G，WU W L，et al. Spectrum of ATP7B mutations and genotype-phenotype correlation in a large-scale Chinese patients with Wilson Disease[J]. Clin Genet，2017，92（1）：69-79.

[7] FERENCI P，CACA K，LOUDIANOS G，et al. Diagnosis and phenotypic classification of Wilson disease[J]. Liver Int，2003，23（3）：139-142.

[8] XU R，JIANG Y F，ZHANG Y H，et al. The optimal threshold of serum ceruloplasmin in the diagnosis of Wilson's disease：a large hospital-based study[J]. PLoS One，2018，13（1）：e0190887.

[9] YANG X，TANG X P，ZHANG Y H，et al. Prospective evaluation of the diagnostic accuracy of hepatic copper content，as determined using the entire core of a liver biopsy sample[J]. Hepatology，2015，62（6）：1731-1741.

[10] ROBERTS E A，SCHILSKY M I. Diagnosis and treatment of Wilson disease：an update[J]. Hepatology，2008，47（6）：2089-2111.

[11] BEINHARDT S，LEISS W，STÄTTERMAYER A F，et al. Long-term outcomes of patients with Wilson disease in a large Austrian cohort[J]. Clin Gastroenterol Hepatol，2014，12（4）：683-689.

[12] BREWER G J. Wilson's disease：a clinician's guide to recognition，diagnosis，and management[M]. New York，Springer，2012.

[13] 杨任民，鲍远程，杨兴涛，等. 5 种驱铜药对肝豆状核变性患者排铜作用的比较 [J]. 新药与临床，1987，6（6）：341-342.

[14] 任明山，杨任民，张波，等. 二巯丙磺酸钠与二巯丁二酸或青霉胺治疗肝豆状核变性的比较 [J]. 中国新药与临床杂志，1998，17（1）：23-25.

[15] TIAN Y，GONG G Z，YANG X，et al. Diagnosis and management of fulminant Wilson's disease：a single center's experience[J]. World J Pediatr，2016，12（2）：209-214.

第二节　遗传性血色病

遗传性血色病（hereditary hemochromatosis，HH）又称特发性血色病或原发性血色病，是指由于相关遗传基因的突变，使小肠黏膜对铁的吸收过多，铁在体内过量沉积造成组织损伤，最终导致肝硬化、心肌病、糖尿病、内分泌腺功能减退、皮肤色素沉着和关节病变等临床表现。遗传性血色病现已明确主要是由人类第 6 号染色体 HFE 基因 C282Y 和 H63D 突变所致，少数可由其他基因突变所致。

【流行病学】

HH 是常染色体隐性遗传性疾病，是欧洲民族及其移民后代中最常见的遗传性肝病。在北欧日耳曼民族和凯尔特族后裔的发生率最高，流行率高达 1/200。我国属于低发病率地区及民族，目前尚无大规模流行病学资料，发病率不明，迄今仅有零星个案报道，遍及全国 20 个省、市、自治区。刘玉峰等对 518 份中国河南汉族人血液样本分析发现 22 例 H63D 杂合突变，未见 C282Y 突变，杂合基因突变频率为 4.2%，等位基因突变频率为 2.1%，但单纯 H63D 杂合突变不引起血清铁和转铁蛋白增高，不会引起 HH。而符辉明等对湘西苗族人群进行调查，发现患病率为 0.48%，在 4 个家系中有 24 例 HH。张人玲对北京一个家族 3 代 17 人的筛查发现 4 例 HH。

【发病机制】

1. **铁的吸收和调节**　正常成人体内含铁量为 3～4g，HH 患者体内铁含量高达 20～60g。正常人每日食物中含铁 10～15mg，仅吸收 10% 左右（1.0～1.5mg/d）。小肠根据体内铁的储量调节铁的摄入，如缺铁性贫血时铁吸收增加；反之如体内铁储量增多时，则吸收减少，使体内铁含量处于相对稳定的动态平衡。

食物内的铁从近端小肠黏膜绒毛顶端的肠上皮细胞吸收。其吸收过程和调节相当复杂，有 4 种转运蛋白参与，分别是二价金属离子转运蛋白（DMT1）、肠细胞色素 b（Dcy6，Dcb）、膜铁转运蛋白 1（ferroportin 1，FP1 或称 IREG-1）和膜铁转运辅助蛋白（hephaestin，Hp）。小肠对铁的吸收过程如下：Dcb 将肠腔内食物中的三价铁还原成二价铁，DMT1 将二价铁从肠上皮的刷状缘转运至细胞内，后在 Hp 的作用下转化为三价铁，FP1 将铁由上皮细胞转移至血液循环，完成整个铁吸收过程。其中 DMT1 在铁吸收中的作用十分重要，它是一种位于小肠黏膜上皮细胞刷状缘的跨膜蛋白，是铁吸收的泵蛋白，其 mRNA 的 3' 非翻译区含有一个铁调节元件。DMT1 的表达受机体铁含量的调节，体内缺铁时表达增加，铁过多时表达减少。FP1 和 Hp 则位于小肠上皮细胞的基底侧，将细胞内的铁转移至血液循环。FP1 的表达也受体内铁含量的调节，对于铁吸收的调节十分重要。

转铁蛋白（transferrin，Tf）是一种 β_1 球蛋白，相对分子质量为 76 000，与血浆铁结合，作为组织间铁转运的载体。血浆内 Tf 有 3 种形式：二亚铁 Tf，单高铁 Tf 和脱铁 Tf。Tf 的饱和度取决于亚铁 Tf 和高铁 Tf 的比例。Tf 饱和度为 30% 时，两者比例为 1:2；饱和度为 15% 时，两者比例为 1:5。亚铁 Tf 比高铁 Tf 能更有效地将铁转运至细胞。Tf 与铁的结合能力平均为 33%～35%。Tf 与细胞膜 Tf1 受体（TfR1）的结合是将铁从血浆转运到细胞内的主要方式。铁进入细胞内，一部分被利用，形成血红素或非血红素的蛋白或酶类，剩余部分形成铁蛋白。细胞内铁调节蛋白（IRP）调控 Tf 的产生，受到细胞内铁含量的直接影响。当细胞内铁含量低下时，IRPs 与 IREs 结合牢固，细胞膜 Tf 表达增加，细胞摄取铁增加，同时也使细胞内钠蛋白储量适当调低，以保持细胞铁含量平衡。在铁过多的情况下，IRPs 与 IREs 结合疏松，Tf 表达减少，从而铁摄入细胞减少。

2. 铁的毒性 自然界大量存在的铁为氧化状态的二价铁（Fe^{2+}）或三价铁（Fe^{3+}）。这些铁是许多酶的辅助因子，在呼吸链的电子传递中发挥重要作用，正常情况下血清铁与转铁蛋白结合，转铁蛋白饱和度通常在 30% 左右，当铁结合到转铁蛋白时可阻止机体产生有害氧衍生物如羟自由基等。HH 时转铁蛋白被饱和，多余的血清铁被低分子复合物携带，而后者能催化氧自由基的形成。动物实验表明肝脏、心、胰腺和内分泌腺可大量摄取这些低分子铁复合物，使这些器官中有过多的铁蓄积，而导致组织损伤。损伤机制包括：①正常代谢的需氧细胞，氧进行 4 价还原，在接受 4 个电子过程中依次生成 O_2^-、H_2O_2、$\cdot OH$ 与水。这些氧自由基主要通过超氧化物歧化酶（SOD）、过氧化氢酶及谷胱甘肽过氧化氢酶作用而被清除及灭活。部分 H_2O_2 可经 Haber-Weiss 反应而形成活跃的羟自由基（$\cdot OH$）。Haber-Weiss 反应慢，但 Fe^{3+} 催化该反应产生大量羟自由基，由羟自由基启动的链反应可破坏细胞。当脂质中氢离子被清除后，质膜因过氧化而形成脂质过氧化物（LPO），而 LPO 又可与其他脂质分子反应使链式反应扩展。细胞膜、线粒体、微粒体、溶酶体膜将遭到损伤，不能维持正常的内环境平衡，蛋白质、核酸等也可有类似损伤。②增加胶原生成：铁是前裂解基酶的辅助因子，铁过多可增加肝的前裂解基酶的活性剂 α_1 前胶原 mRNA 成纤维细胞生成，导致肝内胶原沉积。③DNA 损害：如上所述，铁除破坏生物膜外，还可损伤 DNA 导致基因突变。因此铁诱发的 DNA 损伤可能是 HH 发生肝癌的一种启动因素。男性 HH 肝铁储存明显高于女性 HH 患者，近年来男性肝癌危险性增高可能与铁储存增高有关。

3. 铁对肝细胞损害机制 铁导致肝细胞损伤的机制尚未完全阐明，目前认为可通过下述机制造成肝细胞损伤。铁可增加活性氧中间体的生成，后者可导致脂质过氧化，并通过氧化损伤蛋白质和核酸。铁亦可通过减少 T 细胞的生成和降低自然杀伤细胞及 T 辅助细胞的功能，影响抗原特异性细胞反应。铁还可影响肝巨噬细胞介导的免疫反应对丙型肝炎病毒和乙型肝炎病毒的清除；最近证明，铁还可降低肝巨噬细胞促炎细胞因子的产生。此外，铁作为一种强有力的催化剂，促进氧自由基的产生，导致肝细胞亚细胞膜磷脂过氧化损伤，特别是线粒体和微粒体膜的损伤，通过干扰电子转移而导致能量减少，最终导致肝细胞死亡而继发肝纤维化。

4. HFE 基因及变异 HH 的主要致病基因为 HFE，该基因编码一种主要组织相容复合物（MHC）样蛋白分子，该分子与 β_2 微球蛋白互相作用，从而在细胞表面得以正常表达。HFE 基因位于第 6 号染色体短臂 HLA-A 基因组区远端，是 MHC1 基因的家族之一，其编码的蛋白含 343 个氨基酸，称 HFE 蛋白，是一种跨膜蛋白，能与 TfR2 形成复合体，在有 β_2 微球蛋白表达时，将铁摄入细胞内，当隐窝细胞感知体内铁含量，从而调节摄取铁的转运蛋白的基因表达。当隐窝细胞逐渐成熟移行至绒毛顶端时，DMT1 和 FP1 的表达将发生变化，最终影响铁的吸收。

HFE 基因表达于人体整个消化道上皮细胞，以极化形式分布于胃和结肠上皮细胞底侧表面，以非极化形式存在于食管和黏膜下白细胞膜表面及胞质中，在十二指肠陷窝细胞中分布最多。研究表明，HH 患者 HFE 基因可发生 C282Y、H63D、S65C、G83R、1105T、G127、R33M 等突变。其中，C282Y 突变占 85%～90%，是 α_3 祥底 282 位半胱氨酸被酪氨酸取代，其二硫键断裂，不能与 β_2 微球蛋白结合，干扰了细胞内 HFE 的运转，加快 HFE 的分解，使 HFE 在细胞表面的表达减少。TfR1 与 HFE 复合体在十二指肠上皮细胞隐窝表达减少，功能下降，影响 TfR1 与 Tf 的结合，从而降低细胞对铁的摄入。这种情况使隐窝子代细胞吸收铁相关转运蛋白的编程发生改变，当移行至绒毛顶端成熟时，刷状缘 DMT1 和基侧膜 FP1 的表达反馈性地增多，从而使小肠对铁的吸收明显增加，大于每日铁的排泄量，日积月累导致体内铁负荷过多，损伤组织，造成血色病。

【病理】

本病最突出的病理变化是各脏器实质细胞内有

不等量的含铁色素(铁蛋白、铁血黄素)和非铁色素(脂褐素和黑色素)沉积,并伴有纤维化。

1. **肝脏** 铁是肝细胞的直接毒物,主要损伤腺泡1区的肝细胞,2区和3区依次减少。过量铁主要沉积于实质细胞内,而单核-吞噬细胞很少受累。一方面肝细胞内铁过量沉积促进脂质过氧化物(LPO)产生增加,导致微粒体、线粒体和溶酶体的稳定性降低,这些细胞器破裂导致释放出水解酶至胞质进而促发肝细胞损伤和死亡;另一方面,肝巨噬细胞在吞噬受损的含铁肝细胞后被激活,产生成纤维细胞生长因子(FGF)、转化生长因子(TGF)、刺激星状细胞活化,产生大量胶原。铁又是胶原合成中脯氨酸羟化酶的重要辅助因子,进一步加重肝纤维化和肝硬化。

大体检查可见肝大,呈铁锈色或赤红色,肝重增加,平均可达2 000g。镜下观,早期为汇管区纤维化,肝细胞和胆管上皮内含大量铁沉着,以小叶周围区沉着最多,肝巨噬细胞内铁沉着较少。组织化学染色可显示含铁血黄素反应阳性。肝细胞有凋亡或坏死,但无明显炎症反应。纤维化发展成桥状连接包围肝小叶,假小叶形成,最后小叶结构完全破坏,形成肝硬化。

2. **胰腺** 肉眼观呈棕红色,如肝脏,质地坚硬,镜下见胰腺腺泡细胞、胰岛细胞和巨噬细胞内有大量含铁血黄素沉着,伴有小叶内和小叶间明显纤维化,胰岛数目亦减少。

3. **心脏** 心脏明显肥大,可达正常的2~3倍,心肌重度受累,肌纤维数量减少,而被位于肌鞘内的色素取代。可有肌纤维的变性、断裂和坏死。冠状动脉硬化常见。

4. **内分泌腺** 垂体、肾上腺、睾丸、甲状腺和甲状旁腺都有铁色素沉着,伴有程度不等的纤维化。垂体的色素沉着主要在前叶,后叶受影响少。肾上腺皮质色素沉着以球状带最多,束状带次之,网状带最少。睾丸较正常低下,柔软,生殖上皮萎缩,但色素沉着少,在纤维化的结缔组织和血管壁内有明显铁质沉着。

5. **皮肤** 表皮层、毛囊和皮脂腺均萎缩,表皮基底层内黑色素明显增多。表皮内往往无铁质,但可在少数基底细胞内见到。在真皮和汗腺内可有很多细小的含铁血黄素颗粒。在结缔组织、血管壁和游走巨噬细胞内也有铁质沉着。

6. **关节** 滑膜细胞内有含铁血黄素,滑囊内有纤维化,骨质亦可变性。

【临床表现】

本病大多在35~60岁发病,45~60岁者居多,男女比为10:1。HH患者有相当长时间的无症状阶段,以后可表现为非特异性症状,如乏力、皮肤色素沉着、关节酸痛、性欲减退等,往往易被患者忽视。HH患者最主要的症状为皮肤色素沉着、糖尿病、肝硬化和性腺功能减退,其中80%的患者有前3项症状。HH的病程和发展与体内铁沉积直接相关。在35岁之前,极少发生明显的肝损伤,但是一旦年龄超过40岁,肝脏含铁量显著增加,肝活检可有不同程度的纤维化或肝硬化。

为方便临床诊断、治疗和判断预后,可将HH患者分为以下3期:Ⅰ期患者年龄为0~20岁,肝铁含量0~5g,临床无症状;Ⅱ期患者年龄为20~40岁,患者虽有铁负荷过量,但无症状;Ⅲ期患者年龄>40岁,患者有进一步增加的铁负荷及器官损害。

其临床症状按出现率高低依次为软弱无力、糖尿病、色素沉着、体重减轻、性欲减退、腹痛、气急及周围神经炎表现。体征依次为肝大、色素沉着、体毛减少、睾丸萎缩、蜘蛛痣、脾肿大、关节炎、腹水、心脏体征及黄疸。

(一)肝脏

肝纤维化和肝硬化是本病的主要表现和结局。

1. **肝硬化** 绝大多数患者有肝脏肿大,充实或偏坚硬,很少出现压痛。常伴有消化不良、上腹痛、肝区痛、腹胀、黄疸、气短和水肿。脾肿大较少,为30%~60%。黄疸较少见,一般也轻度。腹痛或肝区痛有时明显,可被误诊为急腹症。肝硬化失代偿期可有腹水、腹壁静脉曲张等门静脉高压的体征。蜘蛛痣少见。

2. **肝癌** HH合并肝硬化发生原发性肝细胞癌的危险性为正常人群的200倍左右,约14%的患者可并发肝癌,在放血疗法后仍有发生肝癌的危险。如患者出现病情恶化、肝脏迅速增大、腹痛和腹水,应考虑合并肝癌。

3. **胆汁淤积** HH所伴胆汁淤积属于中毒性胆汁淤积,但并不同于急性铁中毒所致,临床上并不明显,主要表现为长期缓慢的铁沉积于肝脏所致。HH患者出现典型的胆汁淤积少见。

4. **并发症** 由肝硬化、肝癌等终末期肝病所致的并发症主要有腹水、门静脉高压所致食管胃底静脉曲张破裂出血、自发性细菌性腹膜炎、脾功能亢进等。

(二)皮肤色素沉着

85%~100%的病例有此症状,25%~40%作为首发症状出现。皮肤色素呈灰褐色或青铜色，在暴露部位、腋窝、腹股沟、生殖器和陈旧瘢痕处最为显著。30% 的患者眼结膜、眼睑缘和 10%～15% 的患者口腔黏膜亦有色素沉着。皮肤光滑、柔软和干燥，胡须、腋毛、阴毛稀少，与去睾丸者相似。

（三）糖尿病

70%～80% 患者有糖尿病，在 25% 的患者中为首发症状。自觉多饮、多食、多尿，可能并发肾病、神经病变、周围血管病变和视网膜病变。糖尿病可为轻度，不易觉察，仅在作葡萄糖耐量试验时发现。糖尿病可能很容易控制，亦可出现严重胰岛素抵抗。

（四）内分泌异常

性功能减退较常见，特别见于较年轻男性患者中，有性欲减退、勃起功能障碍、睾丸萎缩、阴毛稀少和闭经等。垂体和肾上腺皮质功能也可减退。

（五）心脏

约 1/3 患者有心律失常，15% 可出现心力衰竭、心绞痛或冠状动脉硬化性心脏病。心电图示低电位、T 波变化、期前收缩、心房或心室颤动、束支传导阻滞。X 线检查可见全心扩大，可呈球形、似心包炎表现。部分患者可发生心力衰竭、冠状动脉硬化性心脏病和猝死。

（六）关节

关节痛见于 25%～50% 病例，多见于第 2、3 掌指关节，X 线示囊性和边缘硬化改变。膝和髋关节也可受累。

【辅助检查】

1. **转铁蛋白饱和度（TS）** TS 为诊断 HH 最有用的初筛检查。空腹检查十分重要，可减少 80% 的假阳性。正常值界限男性为 <60%，女性为 <50%，灵敏度 0.92，特异性 0.93，阳性预测值 86%。如将正常界限降至 45%，可增加灵敏度，但降低特异性和阳性预测值。研究表明，TS>45% 可检出 HH 纯合子达 97.9%，正常人群中无假阳性，但包括 22.2% 的杂合子，以及其他继发性铁负荷过多。近年来，测定非饱和铁结合力，如小于 28μmol/L 提示为铁负荷过多。

2. **血清铁和铁蛋白** 血清铁和铁蛋白为提示体内铁贮存的间接标志，缺乏特异性。铁蛋白与 TS 同时检测评估，则很有价值。对于确诊 HH 患者，铁蛋白 >1 000ng/ml 可用于评估肝纤维化的程度。此外，铁蛋白测定有助于检测放血疗法的效果。

3. **基因诊断** 若血清铁代谢检查提示有 HH，可作基因检查以确诊，包括 PCR 法和基因芯片，可

用于高危人群的筛查。典型的 HH 患者 C282Y 基因纯合子占 80%～85%，少数为 C282Y/H63D 杂合子。

【诊断与鉴别诊断】

完整的 HH 临床诊断必须包括肝组织学活检。肝活检可定量分析肝的含铁量，判断疾病的活动程度及纤维化程度，排除其他肝脏疾病。HH 患者铁沉积主要位于肝细胞内。更精确的方法是直接测量干燥后肝组织内铁的含量，以每克肝组织中含多少微克的铁来表示，称肝铁浓度（HIC）。由于肝铁含量因年龄而异，HIC 可以年龄因素进一步校正为肝铁指数（HII）。研究表明，HIC 超过 1 年 1.9μmol/g 可准确鉴别 C282Y 纯合突变的 HH 患者和 C282Y 杂合突变携带者，虽然 HII<1.9 是不能完全排除 HH，但是 HII>1.9，在 C282Y 纯合突变者提示明显的铁负荷过量。在诊断 HH 时，以下疾病应予以排除：酒精性肝硬化，肝炎后肝硬化、糖尿病，Addison 病，银质沉着病，黑变病，性腺萎缩。

HH 的诊断分为血清学铁代谢、遗传学和组织学 3 个步骤。体内铁储存量的间接血清学指标检测为诊断 HH 的第一步。TS 即血清铁与总铁结合力（TIBC）的比率，以百分比表示。美国肝脏病学会（AASLD）血色病诊治指南建议将 TS 测定用于 HH 目标人群的筛查。当男性 TS>60%、女性 >50% 时，诊断 HH 的敏感性、特异性和阳性预测值分别为 92%、93% 和 86%。其他的血清学指标如血清铁及铁蛋白，诊断 HH 的敏感性和特异性均远低于 TS。但是血清铁蛋白的水平与肝铁储量和肝纤维化的程度有一定关系。血清 TS 异常的患者需要进一步的遗传学或基因型检查。从病因上确诊 HH 以及 HFE 基因突变类型。

目前诊断新认识：强调早期诊断，尤其在 HH 进展至第Ⅲ期之前。自 1996 年发现 HFE 血色病相关基因以来，国外通过基因检查诊断的早期 HH 明显增加，血色病定义亦有重要改变，并强调器官功能衰竭之前的早期诊断。在我国，有明确过量铁沉积但尚未出现器官衰竭的患者，多被诊断为含铁血黄素沉积症。此类患者若临床表现和实验室检查证实肝、胰腺、心脏和性腺等器官功能损害和结构破坏，仍可诊断为血色病。目前仍强调肝活检确定肝脏铁沉积和肝纤维化程度。为了达到早期诊断，对高危人群进行有目的的筛查。目标人群包括：①有症状者：原因不明的肝病伴有血清铁检查异常，2 型糖尿病伴有肝大、肝酶增高或心肌疾病、不典型关节病、心脏病和男性性功能低下；②无症状者：已证实为

HH 的第一代亲属、常规体检时血清铁标准异常、意外发现原因不明的肝大或肝酶异常。

【治疗】

（一）治疗原则

由于 HH 导致的器官损伤与体内铁负荷量相关，治疗效果取决于早期诊断和及时有效地纠正铁负荷过剩。HH 的治疗原则包括：①有效地减少体内过剩的铁负荷；②防止肝脏以及其他器官的早期病变；③晚期 HH 患者应保护受损器官的功能，防治器官功能衰竭及并发症；④对有失代偿性肝硬化的患者应考虑肝移植。

首先，对 HH 患者应进行医学教育，让患者更多地了解 HH 的病程，解释治疗方法并取得良好的配合。HH 患者应食用含铁少的食品。服用维生素时，应注意避免含维生素 C 和铁质的品种。饮酒患者必须戒酒，肥胖患者应适当减重。对于同时患乙型或丙型病毒性肝炎的患者应进行适当的抗病毒治疗。铁在实质细胞内，尤其在肝内过量沉积是 HH 的主要病理生理学基础。减少体内铁负荷是本病治疗的关键。

（二）治疗原理

过量铁的吸收和在体内沉积是引起本病的主要机制。正常肠吸收铁分为三相：黏膜摄取、细胞内储存和从浆膜面转移。正常人每日吸收的铁为 1～2mg，遗传性血色病患者铁吸收达每日 3～6mg。已知本病是黏膜摄取和细胞内储存铁与正常人无异，而铁从浆膜面转运入血则明显增加。目前认为本病的代谢缺陷主要在调节铁从肠细胞基底侧面流出的蛋白上。前已述及，MHC1 样蛋白需与 β_2 微球蛋白相互结合方能维持肠细胞正常功能，在 HFE 内 C282Y 突变时，这种结合不能活化，从而导致铁吸收异常。过量铁从肠细胞转移入门静脉循环，引起转铁蛋白饱和度和非转铁蛋白结合性铁增加，过量铁进入肝内并被肝细胞摄取。

本病是遗传性疾病，纠正基因缺陷是最理想的治疗，但由于本病的基因缺陷尚未完全阐明，文献中尚未见有关本病施行基因疗法的报道。由于本病易于早期诊断，放血疗法简便、有效，因此一般认为无需给予基因治疗。

（三）治疗方法

1. 一般治疗

（1）饮食疗法：虽然该病为肠道吸收铁增加导致体内铁负荷过剩，但无需低铁或无铁饮食。无铁饮食因乏味难吃，且一般饮食中含铁量与放血疗法清除的铁量相比微不足道，故一般不列入治疗措施。有人主张口服磷酸盐可结合肠道铁，阻碍铁的吸收，但排量有限，故不作常规治疗。

（2）维生素 C 的应用：HH 患者存在维生素 C 代谢异常。在非洲，某些居民摄食的食物中含铁量很高，以致常发生维生素 C 缺乏和严重的维生素 C 缺乏病。在实质细胞大量铁沉积的情况下，维生素 C 分解代谢增加。输血性血色病患者也偶有维生素 C 缺乏。在去铁胺治疗的同时给予维生素 C 可增加铁的排泄。另一方面，维生素 C 缺乏可减少铁从单核 - 吞噬细胞释放。临床上曾有报道对输血性铁负荷过量患者给予维生素 C 后发生严重心脏损害，患者死于心力衰竭，推测是由于维生素 C 引起铁在体内重新分布，从单核 - 吞噬细胞转移至实质细胞，并使 Fe^{3+} 还原为 Fe^{2+}，以致一些具有毒性作用的氧离子和氢氧根离子形成，造成对心脏的毒害作用。因此对血色病患者，临界性维生素 C 缺乏可能有一定的保护作用。临床上对一般病例无需额外补充维生素 C，即使为了增强去铁胺的疗效而应用，其剂量宜小，每日 100～200mg 即可。

（3）维生素 E 的应用：前已述及，脂质过氧化可能是血色病时组织损害的机制，因此推出抗氧化剂 α- 生育酚（维生素 E 的主要形式）可能有防止或减轻组织损害的作用。已知在伴有继发性血色病的地中海贫血患者，血浆内 α- 生育酚水平与体内铁储量之间呈负相关，脾内 α- 生育酚含量降低，血浆 α- 生育酚减少的同时伴有红细胞内脂质过氧化增加。实验表明，维生素 E 缺乏的动物在注射铁后，体内出现脂质过氧化现象，因此，从理论上给血色病患者补充维生素 E 可能有防止或减轻组织损害的作用。

（4）戒酒：血色病患者应严格戒酒，因为酒精对铁沉积所致的肝损害有协同作用，临床上发现接受放血疗法的患者，如不戒酒，其生存率往往明显低于戒酒的患者。

2. 放血疗法 是消除体内铁储存的唯一措施，也是本病治疗的基础，应注意以下几点：①每周静脉放血全血 500ml，直至红细胞比容降至 0.37 以下；②每 2～3 个月测定转铁蛋白饱和度和铁蛋白，以观察对治疗的反应；③一旦铁储备耗竭，铁蛋白 <50ng/ml，转铁蛋白饱和度 <50%，则静脉放血减少至 2～3 个月放血 1 单位。

（1）方法：每周 1 次或 2 次静脉放血 500ml（相当于铁 250mg）。放血间隔时间以下次放血前血红蛋白和血小板比容未恢复至原有水平为准，一般间隔 1 周为宜。除非患者不能耐受否则治疗初期间隔时间不宜超过 1 个月。疗程视患者原有铁储备量和对治疗的反应而异，对体内铁储量 >30g、年龄较大、病情较重的患者，可能需 2~3 年的时间。Edward 等对 35 例血色病纯合子患者作放血疗法，每次放血 500ml，其中 20 例男性，平均每例放血 68 次；10 例女性，平均每例放血 25 次。

在治疗期间，血清铁蛋白水平进行性下降，在初期下降最明显，平均每移除 2mg 铁可使铁蛋白下降 1ng/ml，后期则下降较少，需移除 4mg 铁才使铁蛋白降低 1ng/ml。血清铁水平和转铁蛋白饱和度在初期往往维持较高水平，直到体内储存铁耗竭才会明显下降，当血清铁蛋白降至 30~50ng/ml，转铁蛋白饱和度降至 50% 以下时，红细胞比容也下降，提示体内已处于缺铁状态。此后，放血的次数应逐步减少，可每 2~3 个月放血 1 次，直至每年 3~6 次，以维持转铁蛋白饱和度在 50% 左右。

（2）疗效：不作放血疗法的患者，5 年生存率为 18%，10 年生存率为 10%，而接受放血疗法的患者，即使有肝硬化存在，其 5 年和 10 年生存率分别可达 66% 和 32%。Milder 等报告接受该疗法的病例在诊断后 5 年和 10 年的总生存率达 70%。

3. 络合剂治疗　去铁胺（deferoxmine，DF；又名去铁敏）是一种络合剂，是一种从特殊的链球菌分离出来的三羟酰胺衍生物，在肝细胞内与铁形成稳定复合物铁羟酰胺酸，最终从肾脏排泄。去铁胺与其他重金属或稀有元素不形成复合物，故不影响其他金属的代谢。

去铁胺血浆半衰期甚短，仅 5~10 分钟，因此必须每天持续输注以获得最大的排铁效应。一般给予静脉输注，每天持续 8~12 小时，每周输注 5~6 次，剂量 0.5~4.0g/d；也可通过输液泵进行皮下持续输注。该药在胃肠内不宜吸收，故不能口服。同样维生素 C 可增加去铁胺的疗效，但因其作为还原剂可促进 Fe^{3+} 转为 Fe^{2+}，引起一些具有毒性的氢氧根离子和氧离子产生，故剂量不易大。

去铁胺的疗效远较放血疗法差，一般每天清除铁 20~90mg，应根据体内铁负荷的间接指标如血清铁蛋白、转铁蛋白饱和度调整其剂量。研究表明该药可提高生存率，阻止肝纤维化的进展。

去铁胺的不良反应主要为对视觉、听觉的影响。有报告 89 例年龄 3~27 岁的患者接受持续皮下输注去铁胺后，其中 22 例出现听力减退，9 例出现视力减退。视力检测于 2 例患者显示中心性视力和偏

心性注视减弱，停药后好转，但视神经萎缩依然存在。另 2 例视力急剧减退的患者在停药后仅部分改善，其中 1 例出现色觉丧失。另有 5 例黄斑区呈褪色性改变，但色觉和视力均正常。上述不良反应主要见于应用较高剂量去铁胺的患者。去铁胺的毒性也发生于血清铁蛋白水平较低的患者，提示未络合铁的去铁胺可在组织内聚集而引起毒性作用。去铁胺也可引起白内障、夜盲等视力障碍。

4. 对症治疗

（1）糖尿病：对于伴有糖尿病的患者，给予胰岛素治疗。但需注意的是，并发于血色病的糖尿病患者胰岛素抵抗的发生率较高，为一般糖尿病的 100 倍以上，这种现象尤多见于出现糖尿病症状后的最初 3 年内和放血疗法开始之前，胰岛素的用量可达到 200~4 840U/d。合并肝损时胰岛素抵抗更易发生，并随着肝功能改善而消减，皮质类固醇对胰岛素抵抗有一定的治疗作用。

（2）肝硬化及其并发症：伴有门静脉高压、腹水、食管胃底静脉曲张者的治疗与一般肝硬化相似；对伴有心律失常和充血性心力衰竭者应予抗心律失常药物和强心利尿剂治疗。

（3）胆汁淤积：临床上少有明显的胆汁淤积，但从理论上讲，尽早排除淤积的胆汁可减少肝硬化、肝癌的发病机会。临床上可采用 S-腺苷蛋氨酸、熊去氧胆酸。

5. 肝移植　放血疗法不能使肝硬化逆转，一旦发生失代偿性肝病，患者已进入肝病终末期，则应考虑肝移植。但患者肝外组织常有较多铁沉积，且与 Wilson 病相比，其导致铁代谢障碍的器官主要在肠道而不在肝脏，所以肝移植后并不能缓解其他脏器的损害和根本纠正铁代谢异常，所以病死率高于因其他原因而接受肝移植者，死因常为感染或心脏并发症。术前给予静脉放血或铁络合剂治疗可降低肝移植术后病死率。

【预后】

本病的预后很大程度上取决于诊断的早晚和采取放血疗法的时机。在 1935 年以前，诊断后平均生存期为 18 个月。从 20 世纪 60 年代开始，生存期明显延长；20 世纪 80 年代后，采用放血疗法者 5 年生存率为 93%，10 年生存率为 77%，15 年生存率为 59%，20 年生存率为 49%，其中包括一些早期病例，预后明显改善。未放血治疗者 5 年生存率为 18%，10 年生存率为 10%。无肝硬化的血色病患者，经放血治疗后，其寿命和生存率与正常人无差

异。HH 同时患慢性乙型肝炎、慢性丙型肝炎、酒精性肝病和肥胖患者的预后较差。出现心力衰竭者预后恶劣，如不予治疗，很少生存 1 年以上。肝功能衰竭和食管静脉曲张出血是终末期表现。本病的主要死亡原因有肝硬化并发症、肝癌、心律失常、心力衰竭和糖尿病。Niedeerau 等报道了 163 例遗传性血色病中 53 例死于血色病相关因素，死因分析结果为肝癌、肝硬化、糖尿病、心脏病分别占全部病理的 30%、19%、6%、6%。

本病预后在很大程度上取决于放血和驱铁治疗的早晚。未治疗的患者常死于糖尿病酮症酸中毒和高渗昏迷、肝功能衰竭、食管胃底静脉曲张破裂出血、心力衰竭及冠心病等。14%～30% 的原发性血色病患者可并发肝癌。研究表明，在肝硬化前期，肝脏病尚可逆转。当放血等使多余的铁全部清除后，肝脏组织的实验室检查可完全恢复正常，患者可有望享有与正常人相同或相近的寿命。

（李 飞 陆伦根）

推 荐 阅 读

[1] CROWNOVER B K，COVEY C J. Hereditary Hemochromatosis[J]. Am Fam Physician，2013，87（3）：183-190.

[2] 宋丽丽，刘玉峰，黄志恒，等. 中国河南汉族人 HFE C282Y 基因突变频率调查 [J]. 中原医刊，2007，34（10）：1-3.

[3] ZHAO N，ZHANG A S，ENNS C A. Iron regulation by Hepcidin[J]. J Clin Invest，2013，123（6）：2337-2343.

[4] DEUGNIER Y，TURLIN B. Pathology of hepatic iron overload[J]. Semin Liver Dis，2011，31（3）：260-271.

[5] FRANCHINI M. Hereditary iorn overload：update on pathophysiology，diagnosis，and treatment[J]. Am J Hematol，2006，81（3）：202-209.

[6] BACON B R，ADAMS P C，KOWDLEY K，et al. Diagnosis and management of hemochromatosis：2011 practice guideline by the American Association for the Study of Liver Diseases[J]. Hepatology，2011，54（1）：328-343.

[7] PIETRANGELO A. Hereditary hemochromatosis：pathogenesis，diagnosis，and treatment[J]. Gastroenterology，2010，139（2）：393-408.

[8] 金晶兰，赵旭，李光明，等. 美国肝病学会血色病诊治指南要点 [J]. 临床肝胆病杂志，2013，29（5）：3-5.

[9] NIEDERAU C，FISCHER R，PERSCHEL A，et al. Long-term survival in patients with hereditary hemochromatosis[J]. Gastroenterology，1996，110（4）：1107-1119.

第三节 α₁- 抗胰蛋白酶缺乏症

α₁- 抗胰蛋白酶缺乏症（α₁-antitrypsin deficiency，AATD）是一种常染色体共显性遗传性疾病。主要是由于编码 α₁- 抗胰蛋白酶（α₁-antitrypsin，AAT）的基因突变引起 AAT 突变体在肝脏沉积，而血浆中蛋白酶抑制剂 AAT 缺乏，从而使中性粒细胞弹性蛋白酶和蛋白酶抑制剂之间的平衡被破坏，中性粒细胞释放的弹性蛋白酶、组蛋白酶不断积累并降解肺组织的弹性蛋白导致肺组织损伤。临床主要表现为肺气肿、慢性支气管炎、慢性肝炎和肝硬化等，少数病例表现为脂膜炎和继发性脉管炎。

本病多发于白种后裔。北美新生儿和北欧普通人群中 AAT 缺乏症的发生率分别为 1:1 600 和 1:2 000。研究表明，AAT 基因突变在人群中的流行率很高，但 AATD 的认知率和诊断率很低。在美国至少有 2 000 万人携带该病相关的 1 个等位基因，至少有 10 万人携带 AATD 相关的纯合基因突变，但估计只有不到 10% 的 AATD 患者被明确诊断，而且自明显症状出现到明确诊断至少延迟 6 年以上。我国尚缺乏相关流行病学调查，AAT 基因突变和 AATD 的流行率尚无确切数据，估计慢性阻塞性肺疾病患者中 2%～5% 由 AATD 引起。

【发病机制】

α₁- 抗胰蛋白酶是一种丝氨酸蛋白酶抑制剂，是人血浆中最重要的蛋白酶抑制剂，主要由肝细胞合成，也可由单核细胞、巨噬细胞、肺泡细胞、肠上皮细胞和角膜上皮细胞合成，其相对分子质量为 52 000，其蛋白组成包括 394 个氨基酸和 3 个与天冬氨酸相偶联的糖基化侧链，这些侧链对延长 α₁- 抗胰蛋白酶分子的半衰期有很重要的作用，血浆中 AAT 的半衰期约 4.5 天。AAT 的主要功能是抑制胰蛋白酶，亦可抑制中性粒细胞弹性蛋白酶的活性，它主要在肺脏中发挥生理功能，保护肺弹性组织免受中性粒细胞弹性蛋白酶的降解。同时，AAT 是一种急性时相反应蛋白，在炎症、感染期患者的血浆中，其含量会增加 3～4 倍，其底物主要是血液循环和肺脏中调控炎症反应的中性粒细胞弹性蛋白酶，该抑制剂承担了血浆对中性粒细胞弹性蛋白酶 90% 以上的抑制能力。炎症反应时中性粒细胞弹性蛋白酶清除异源性物质，消化受损组织并帮助伤口愈合。若其与 AAT 失衡则会导致肺脏降解和炎症恶化。在口服避孕药治疗和妊娠期间，其含量也会增加。

α₁- 抗胰蛋白酶由位于 14 号染色体 q31～32.1 的蛋白酶抑制剂(protein inhibitor, *PI*)基因编码，即 *SERPINA1* 基因，该基因长 12.2kb，包括 4 个编码外显子，3 个非编码的外显子和 6 个内含子。肝细胞和单核细胞都有编码该基因的启动子，分别通过不同的机制介导蛋白表达。*PI* 基因突变将会导致 AAT 的结构或表达量的变化，从而导致其生物学功能改变，进而引起相关病理生理状态。*PI* 基因突变类型很多，目前已发现 150 多个等位基因变体。其等位基因可以分为 4 种：①正常型(血浆 AAT 浓度正常，功能也正常)；②缺陷型(血浆 AAT 浓度减少)；③缺如型(血浆 AAT 检测不到)；④无功能型(血浆 AAT 浓度正常，但功能异常)。

野生型 AAT 基因命名为 M 型 AAT(PI*M)，表现为正常的血浆 AAT 水平，其在人群中的出现频率约为 0.93。AATD 患者中最常见的 AAT 突变体是导致蛋白水平严重下降的 Z 突变(PI*Z)和蛋白水平中等程度下降的 S 突变(PI*S)，其出现频率分别为 0.05 和 0.02。S 突变和 Z 突变相对于 M 型呈显性遗传，无论是纯合子还是与 M 型的杂合子，均表现为遗传性血浆 AAT 水平低下。纯合的 PI*ZZ 突变体是经典 AATD 的主要原因，PI*ZZ 个体中血浆的 AAT 水平仅为 PI*MM 的 10%～15%，PI*MZ 为 PI*MM 的 60%，PI*SZ 为 PI*MM 的 33%。

PI*Z 型为 342 位谷氨酸(GAG)突变为赖氨酸(AAG)，PI*S 型为 264 位的谷氨酸(GAA)突变为缬氨酸(GTA)。还有一些罕见突变，如 Mmalton 型突变是 52 位的苯丙氨酸缺失或 51 位的苯丙氨酸缺失，Siiyama 型突变是 53 位的丝氨酸被苯丙氨酸取代，Mheerlen 型突变是 369 位的脯氨酸被亮氨酸取代，Mprocida 型突变是 41 位的亮氨酸被脯氨酸取代等。正常人基因型为 PI*MM 型。占总人群的 85% 以上，其他 PI*MS、PI*SS、PI*MZ、PI*SZ 和 PI*ZZ 大约占 15%。PI*ZZ 型纯合突变体可引起严重的疾病，这种突变型是引起呼吸道症状的一个危险因素。PI*ZZ 型也可以导致儿童期和成年期的急慢性肝损伤。

AAT 的主要生理功能是保护下呼吸道组织免受中性粒细胞弹性蛋白酶的降解。在正常生理状态下，蛋白酶 - 抗蛋白酶保持平衡状态，这是防止肺气肿发生的重要因素。由基因突变引起的 AAT 缺乏使蛋白酶 - 抗蛋白酶系统失衡导致中性粒细胞弹性蛋白酶在肺部的活性增高，不断水解破坏弹性蛋白，使弹性组织变性，损害支气管上皮，减少纤毛摆动，刺激黏液腺分泌，破坏肺组织的防御系统，从而导致肺部发生不可逆损伤，最终引发肺气肿，并伴随末端气室壁损坏以及末端气室扩张有关的慢性支气管疾病。研究表明，AAT 相对缺乏引起的蛋白酶 - 抗蛋白酶系统失衡是国人肺气肿致病的真正原因，但也有学者认为此类患者血清 AAT 数量并未减少，而是表现为功能不足。AAT 多聚体的形成在肺气肿的进展中发挥重要作用，它可以加速肺部的炎症反应。多聚体主要在较低的 pH 环境下形成，而吸烟可造成轻度酸性环境，加速多聚体的形成，造成肺组织的损伤。

PI*ZZ 突变体可以导致儿童期和成年期的急、慢性肝损伤，聚合作用是该疾病病理生理过程中的一个重要步骤。AAT 主要在肝脏中合成，合成的 AAT 被分泌到血液中发挥作用。PI*ZZ 突变体表达的 Z 型突变蛋白是导致肝脏疾病的重要原因，该突变体会进行错误折叠并发生聚合，而且在肝细胞合成后不能被分泌至细胞外，虽然多数蛋白可被降解，但是在蛋白合成增加时(如急性感染期)，这种缺陷蛋白以聚合物的形式异常堆积于肝细胞的内质网，从而导致肝脏疾病。

【病理】

AATD 所致肺部病理改变主要表现为全小叶型肺气肿。大体检查肺体积显著膨大，边缘钝圆。镜下可见呼吸性细支气管、肺泡管、肺泡囊、肺泡广泛扩张，肺泡壁变薄，肺泡间隔变窄或断裂，肺泡孔扩大，扩张破裂的肺泡相互融合形成较大的囊腔，肺毛细血管明显减少。此外，细支气管可见杯状细胞增多和黏液腺肥大、增生、分泌旺盛，大量黏液潴留，黏膜和黏膜下层充血，浆细胞、淋巴细胞浸润及不同程度纤维化。

AATD 相关性肝病可表现为胆汁淤积性肝病、慢性肝炎、肝硬化和肝癌。早期典型的组织学表现为胆汁淤积、炎性细胞浸润、胆管细胞增生以及肝细胞脂肪变。在门管周围的肝细胞内有 PAS 染色阳性的特征性改变，免疫组化表明此阳性物质为肝细胞内沉积的 AAT 多聚体。随着病情进展，可见肝细胞小片状坏死、汇管区纤维组织沉积、假小叶形成。AATD 所致肝硬化呈现大小结节混合性，肉眼观察见肝脏体积缩小，硬度增加，表面可见大小不等结节和深浅不同的塌陷区。当病情进展至肝硬化，可见脾脏肿大、食管胃底静脉曲张等病理改变。此外，部分病例可发生肝癌。

【临床表现】

AATD 主要有三大临床表现：婴儿期胆汁淤积

性黄疸、进行性肝功能损害及成人肺气肿。

1. 婴幼儿时期肝脏病变 AATD 是婴幼儿时期慢性肝病最常见病因。70% PI*ZZ 突变型新生儿出现肝功能异常，但仅 10% 的患儿出现临床症状。部分新生儿出生后 1 周发展为胆汁淤积性黄疸和肝炎，称为新生儿肝炎综合征，表现为黄疸、瘙痒、食欲缺乏、腹胀、体重增长缓慢和肝脾肿大。实验室检查可表现为总胆红素和结合胆红素、谷丙转氨酶、谷草转氨酶升高，低白蛋白血症、维生素 K 缺乏或肝脏合成功能下降等所致的凝血障碍。幼儿 AATD 可表现为生长发育迟滞、食欲缺乏或肝大。很多携带 AATD 相关 ZZ 型变异体的新生儿不会发生胆汁淤积，部分病例在新生儿晚期或儿童期呈现不明原因的转氨酶升高、肝大，偶有患儿出现肝硬化或急性肝功能衰竭，极罕见的情况下，AATD 患儿不进食或生长发育不良。患儿发展成肺气肿一般需要 10 年时间，因此儿童时期一般看不到肺气肿表现，但是患儿容易患哮喘病。

2. 成年期肝脏疾病临床表现 肝脏是 AATD 患者仅次于肺脏外的第二大受累器官。大部分成年 AATD 患者肝功能检查基本正常或轻微异常，没有任何症状。也可以表现为肝酶异常，但无症状，可发展为肝硬化或肝癌。AATD 患者行尸检发现 43% 的患者存在肝硬化，28% 的患者已经发展到肝癌。因此罹患 AATD 是成年人肝癌发生的高危因素。AATD 相关的慢性活动性肝炎或肝硬化，常伴咳嗽、气急及反复肺部感染等肺气肿表现。病情进展时表现为血清胆红素、氨基转移酶、碱性磷酸酶升高，血清白蛋白降低等。

3. AATD 患者的呼吸道临床表现 由基因突变引起的 AAT 缺乏导致肺泡组织受损，最终导致肺气肿的形成，临床主要表现为 COPD、慢性支气管炎、支气管哮喘和支气管扩张。研究表明，85% 的 AATD 患者存在肺气肿，是 AATD 最常见的表现，一般在早期（40～50 岁）发病，其发病年龄较其他原因所致肺气肿明显提前。另外，30% 的患者表现为慢性支气管炎，4%～30% 的患者有支气管哮喘的表现。肺部疾病最早期的症状，包括气短、咳嗽、咳大量痰、运动功能下降和喘息。症状可以不定时发作，但是，喘息是主要的症状，患者经常被诊断成哮喘病。吸烟或经常被动吸烟以及肺部感染可以加快肺部症状的出现和肺部的损伤。

4. 其他症状 少数患者可出现脂膜炎和继发性脉管炎。脂膜炎表现为坏死性皮炎，可见于全身任何部位，以臀部和四肢多见。

【辅助检查】

1. 血清 AAT 水平测定 AAT 水平的阈值为 $11\mu mol/L$，低于此值时，肺气肿的患病风险大大增加。但需注意的是，由于 AAT 属于急性时相蛋白，因此当炎症、感染、肿瘤、肝病存在时其水平可升高，且不同 AAT 的血清水平也不同，所以单纯测定血清 AAT 不能诊断 AATD。AAT 含量测定只能作为初步筛查实验，并不能确定哪种类型的突变，因此要想检测突变类型还需要做表现型和基因型测定。

2. AAT 表型测定 对定量检测 AAT 水平异常的患者可进行表型检测。根据各种突变蛋白的等电点不同，用等电聚焦法检测。根据各种突变蛋白在 pH 梯度下的电泳迁移率不同将 AAT 分成不同的类型。由于 AAT 分子的微观多态性和突变类型存在多样性，其表型测定需要特定的专业人员实施。此外，由于患者体内 AAT 的含量较低，其表型可能无法测定。CMV 感染时可能出现假性 Z 带，在儿童肝病中 PI*ZZ 型有时可能会与 PI*SZ 型难以区分。尽管该技术有一定的缺陷，但它仍然为 AATD 的筛查和诊断提供了有用的信息。

3. 基因分型 基因分子水平的检测是从全血细胞中提取 DNA，用实时定量 PCR 技术的等位基因特异性扩增来分析已知突变类型。一般利用熔解曲线来检测突变基因。有研究者用双探针法来检测正常和突变基因。最常检测的基因类型是 MM、MZ、SS、SZ 和 ZZ 型，不能检测无效突变类型。如果其他未知的突变类型需要鉴定，可以采用直接测序法或变性梯度凝胶电泳法。

4. 肝脏组织病理学检测 肝活检并不是诊断 AATD 的特异方法，但可以帮助排除其他原因引起的肝脏疾病并且可以评估肝脏病变的严重程度。肝脏组织学分析可以显示门静脉周围肝细胞内和胞质内 ATT 的堆积，在光学显微镜下可看到 HE 染色的嗜酸性包涵体，PAS 染色可突出蓝色背景下的红色球状小体。该小体并非存在于所有的肝细胞中，但观察到 PAS 阳性球状体时需慎重处理，因为其他肝病也会存在类似结构。

【诊断与鉴别诊断】

2003 年美国胸科学会和欧洲呼吸协会已对 AATD 的诊断策略做了相关的概述。目前尚未发现理想的诊断 AATD 的实验室方法，最有效的诊断办法是将定量试验（血浆 AAT 水平的测定）及定性试验（AAT 表现型和基因型检测）结合起来。临床上若疑诊为 AATD，需检测 AAT 的血浆水平、表现型以及基因型，其检测对象包括吸烟或不吸烟的伴有呼吸困难、COPD 或肺气肿症状的年轻人、久治不愈的哮喘患者、不明原因的支气管扩张患者、有相关症状的 AATD 患者的同胞、有出血障碍的新生儿、黄疸迁延不愈者和一些不明原因的肝硬化患者。

该疾病需与其他原因所引起的肺气肿、哮喘、慢性肝病以及新生儿黄疸和严重肝功能异常等相鉴别。

【治疗】

AATD 的治疗目的主要是缓解症状、延缓病程。具体治疗措施包括：①静脉补充人血 AAT，即静脉输注含纯化 AAT 的血浆，使患者血浆 AAT 浓度达 11μmol/L，以维持呼吸道中蛋白酶 - 抗蛋白酶系统的平衡；②给予 AAT 缺乏引起的肺气肿患者支气管扩张药，类固醇和吸氧；③戒烟，接种流感疫苗、肺炎疫苗和乙肝疫苗，避免接触加重病情的有害因素；④终末期肺病或肝病患者可考虑肺移植或肝移植。

1. 人血 AAT 静脉输注　该疗法不仅能提高血浆中 AAT 含量，还能提高支气管肺泡腔液中 AAT 的浓度。因为 PI*SZ 突变型人群血清 AAT 浓度超过 11μmol/L，且该人群不发生肺气肿，因此 11μmol/L 被作为 AAT 静脉输注的目标阈值。美国胸科学会建议，对于 AAT 血浆水平低于 11μmol/L 且确定有气道梗阻（FEV_1 小于 80% 预测值）的患者，使用人血 AAT 进行每周静脉输注。而加拿大胸科学会建议，AAT 增补治疗仅用于已经戒烟且接受最佳内科治疗、FEV_1 为 35%～80% 预测值的 AAT 缺乏患者（AAT<11μmol/L）。具体治疗方案为：患者按 60mg/kg 静脉输注 AAT，能使血浆 ATT 稳定在 11μmol/L 以上水平至少 1 周，从而提高肺上皮细胞表明的 AAT 水平，使蛋白酶 - 抗蛋白酶系统之间平衡，延缓疾病进程。迄今为止，尚无足够规模的随机试验能够确证 AAT 输注疗法的临床有效性。数项研究表明接受 AAT 输注疗法的患者第 1 秒用力呼气容积（FEV_1）下降速度较安慰剂组慢，但患者发生重要结局几乎没有改善。此外还有研究表明接受 AAT 输注治疗并不能减缓 FEV_1 下降速度。静脉输注 AAT 的不良反应不常见，至今没有观察到长期不良反应。尽管目前的 AAT 产品为混合人血浆的纯化物，但尚未报道使用者中发生人类免疫缺陷病毒或肝炎传播病例或出现病毒抗体的病例。

2. 支持治疗　包括戒烟和避免被动吸烟、接种流感疫苗、肺炎疫苗、乙肝疫苗等，避免接触损伤肺和肝脏的致病因素；使用类固醇激素、支气管扩张剂，如 β_2 受体激动剂、胆碱能受体阻断剂等，减轻气道炎症，舒张气道，增加运动耐量，提高生活质量。

3. 肺减容术或肺移植　肺减容术（LVRS）一般指切除 COPD 患者肺气肿最严重的 20%～30% 肺组织。对于 AAT 相关肺气肿患者，在内科治疗无效且肺移植较难实现的情况下，为改善患者严重的气流阻塞症状，肺减容手术是部分患者一种较为理想的选择，可用于肺移植患者的替代选择，或向肺移植过渡的桥梁。

4. 器官移植　对于终末期肺病或肝病患者可考虑肺移植或肝移植。

5. 其他疗法　由于静脉输注人血 AAT 来源有限、费用高昂，并且存在感染病原体和诱发免疫不良反应的风险，数项临床研究试验采用重组 AAT 或转基因 AAT 治疗 AATD，但由于半衰期短，无法达到目标阈值而终止。此外，雾化吸入方式被证明能让人血 AAT 或重组 AAT 直接进入肺部，并且没有观察到诱发或延长支气管痉挛等不良反应，被认为是一种潜在的治疗方案，但目前尚无临床试验表明该给药方式能给 AATD 患者带来确切疗效。近年来，研究人员发现视黄酸能减轻肺气肿小鼠模型的炎症，促进组织修复和功能改善；4- 苯基丁酸能成倍增加 AAT 在 PI*ZZ 转基因小鼠血浆中的含量，卡马西平和熊去氧胆酸能减少 AAT 多聚体在肝细胞内的聚积缓解肝硬化，但临床试验均未表现出良好的治疗效果。

【预后】

目前尚没有通过人群研究来确定 AAT 缺乏症的自然病程，因此仍无法确定生存率估计值，但是不吸烟且无症状个体的生存率似乎相对正常。一项纳入 246 例 PI*ZZ 基因型的 11 年随访研究中，观察到的病死率为 37%。大多数死亡归因于呼吸衰竭（59%），少部分患者（13%）死于肝脏疾病的并发症。FEV1 是 AAT 缺乏个体生存率的主要决定因素，随着 FEV1 降至预测值 35% 以下，病死率呈指数增长。FEV1 值为预测值 15% 的个体的 2 年病死率接近 50%。另一项研究表明，静脉输注人血 AAT 能使 FEV1 介于 35%～49% 的患者 5 年病死率下降 40%。

（李　飞　陆伦根）

推 荐 阅 读

[1]　LAURELL C B, ERIKSSON S. The electrophoretic r_1-globulin pattern of serum in alpha-1-antitrypsin deficiency[J].

Scand J Clin Lab Invest，1963，15：133-140.

[2] ZUO L，PANNELL B K，ZHOU T，et al. Historical role of alpha-1-antitrypsin deficiency in respiratory and hepatic complications[J]. Gene，2016，589（2）：118-122.

[3] DUVOIX A，ROUSSEL B D，LOMAS D A. Molecular pathogenesis of alpha-1-antitrypsin deficiency[J]. Rev Mal Respir，2014，31（10）：992-1002.

[4] LOMAS D A，EVANS D L，FINCH J T，et al. The mechanism of Z alpha 1-antitrypsin accumulation in the liver[J]. Nature，1992，357（6379）：605-607.

[5] SILVERMAN E K，SANDHAUS R A. Clinical practice. Alpha1-antitrypsin deficiency[J]. N Engl J Med，2009，360（26）：2749-2757.

[6] STOLLER J K，SANDHAUS R A，TURINO G，et al. Delay in diagnosis of alpha 1 antitrypsin deficiency[J]. Chest，2005，128（4）：1989-1994.

[7] CHAPMAN K R，BURDON J G，PIITULAINEN E，et al. Intravenous augmentation treatment and lung density in severe alpha1 antitrypsin deficiency（RAPID）：a randomised，double-blind，placebo controlled trial[J]. Lancet，2015，386（9991）：360-368.

[8] RAHAGHI F F，MIRAVITLLES M. Long-term clinical outcomes following treatment with alpha 1-proteinase inhibitor for COPD associated with alpha-1 antitrypsin deficiency: a look at the evidence[J]. Respir Res，2017，18（1）：105.

第十五章

先天性高胆红素血症

第一节　Gilbert 综合征

本病由法国医师 Gilbert 和 Lereboullet 于 1901 年首次描述，以慢性、间歇性、轻度高非结合胆红素血症为特征，无溶血依据和肝脏疾病表现。本病临床并不罕见，是先天性高血胆红素血症最为常见的一种，人群患病率为 3%～7%，男性多见，男女比为（1.5～7）:1。以青年期（5～20 岁）发病最多见。遗传方式可能为常染色体显性遗传，也可呈常染色体隐性遗传。

【病因与发病机制】

正常人的胆红素经单核 - 巨噬细胞系统产生后与白蛋白结合，转运到肝细胞表面后被肝细胞摄取、内化固定并转运到肝微粒体，在胆红素 - 尿嘧啶二磷酸葡萄糖醛酸转移酶（bilirubin-uridine diphosphate glucuronyltransferase，UGT）作用下，一个或两个葡萄糖醛酸基结合到胆红素分子侧链上，生成两种结合胆红素，即胆红素单葡萄糖醛酸酯和胆红素二葡萄糖醛酸酯，并排泌到胆道系统。

本病是因肝细胞对胆红素的摄取和结合能力下降所致。患者肝脏对血清非结合胆红素的清除能力约为正常人的 1/3，UGT 活性减低，对胆红素的结合能力仅为正常人的 1/4，UGT 基因突变是本病的分子遗传学基础。UGT 的同工酶有 15 种以上，包括参与酚和胆红素代谢的 UGT1 家族和参与胆固醇代谢的 UGT2 家族。UGT1 能使非极性的脂溶性酶作用底物变为水溶性物质，进而通过尿液和胆汁排出体外，人的肝脏微粒体含有同一类别的 5 种 UGT1A 互补 DNA（UGT1A1、UGT1A3、UGTIA4、UGT1A6 和 UGT1A9）。胆红素在肝内的代谢主要是通过 UGT1A1 实现的，此过程也可由苯巴比妥诱导的 UGT1A4 参与。

UGT1 基因分为启动子区和编码基因区，编码基因区有 5 个外显子。UGT1A1 基因异常包括两种类型：① TATA 框 TA 插入型：在 UGTlAl 的启动子 TATA 框中一般有 TA 插入，使正常 A（TA）6TAA 突变为 A（TA）7TAA；②点突变型：东方人中多为此类型，其中 UGTlAl 的（Gly71Arg）较为多见，UGTlAl（Pro229GIn）、第 4 外显子（Pro364Leu）、第 5 外显子（Tyr486Asp）的突变等也有报道。这些突变可使其转录减少或其表达的酶活性降低，从而使肝细胞对胆红素的结合能力降低。

除葡萄糖醛酸化不足之外，本病患者可能还存在其他遗传性或获得性胆红素代谢障碍的因素，如肝细胞摄取胆红素障碍或红细胞寿命缩短等，较常见的是嗜胆有机阴离子配体 Y 和 Z 蛋白的缺乏。

【临床表现】

多见于 20～40 岁，很少在青春期前诊断。常无症状，部分患者可有腹部或肝区不适、乏力、恶心，可能为焦虑等精神因素所致，与血清胆红素水平无关。体格检查多无阳性体征，或仅有轻度巩膜黄染。黄疸呈波动性，应激、劳累、饮酒、感染或饥饿状态时可加重。

【辅助检查】

1. **肝功能试验**　除血清非结合胆红素轻度升高外，其他常规肝功能均正常。血清总胆红素一般 < 51.3μmol/L（3mg/dl），少数可高达 102.6μmol/L（6mg/dl）；结合胆红素≤10%。胆红素水平呈波动性，约 1/3 患者有时可正常。尿胆红素阴性。粪中粪胆原正常或轻度减少。

2. **饥饿试验**　每日摄入 1 674kJ（400kcal）热量的饮食，48 小时后测定血清非结合胆红素，本病患者可升高 2～3 倍，而器质性肝病或溶血性黄疸患者的升高幅度较小。血清胆红素升高的机制与饥饿状态时脂肪分解增加使胆红素释放入血、肠蠕动减慢使经肝肠循环的胆红素增加以及肝细胞内胆红素转运蛋白（如 Z 蛋白）和尿嘧啶核苷二磷酸葡萄糖醛酸（为胆红素结合反应中葡萄糖醛酸的供体）的减少有关,而与胆红素 -UGT 活性和肝细胞对胆红素的摄取无明确关系。

3. 利福平试验 在非禁食状态或禁食 12～24 小时后给予利福平 900mg 口服,4～6 小时后测定血清总胆红素浓度可明显升高。据报道,在非禁食状态下血清总胆红素升高 >25.7μmol/L(1.5mg/dl)或在禁食状态下可升高 >32.5μmol/L(1.9mg/dl),对本病诊断的敏感性达 90%～100%,特异性达 100%。

4. 烟酸试验 静脉滴注烟酸(50mg)3 小时后测定血清非结合胆红素,本病患者可升高 2～3 倍,而器质性肝病或溶血性黄疸者的升高幅度不大。烟酸致胆红素升高的机制未明,可能为烟酸使红细胞脆性增加引起胆红素在脾脏产生增多或对胆红素 -UGT 活性的短暂抑制所致。

5. 胆红素清除试验 用放射性核素标记的胆红素作示踪物,静脉滴注 4 小时后测定潴留率,正常人为 10%,而患者为 24%～33%,提示对胆红素的清除能力显著降低(仅为正常人的 1/3)。

6. 肝活组织检查 肝活检组织学正常,或仅有脂褐素样色素沉着,主要分布在中央静脉周围的肝细胞内。电镜检查有时可见轻微异常,主要为滑面内质网肥大或增生,但无特异性。

7. 其他 既往采用磺溴酞钠试验,结果大多正常,少数患者(约 30%)可有轻度潴留(45 分钟时测定的潴留率≤15%);吲哚菁绿试验在约 20% 的患者轻度异常,提示患者肝细胞对阴离子的摄取和 / 或转运存在一定异常。口服胆囊造影示胆囊显影良好。

【诊断与鉴别诊断】

诊断可依据:①慢性、间歇性黄疸或血清非结合胆红素轻度升高,患者一般情况良好;②肝功能试验除非结合胆红素轻度增高外,无异常;③无溶血依据,如伴溶血(约 50%),需作胆红素清除试验证明肝脏对胆红素的清除能力有降低;④肝活检组织学正常(并非必需的)。其他如饥饿试验、利福平试验有助于本病的诊断。

本病需与溶血性黄疸、器质性肝病及 Crigler-Najjar 综合征鉴别(参见本篇章第四节)。

【治疗与预后】

本病对健康无碍,预后良好,无需特殊治疗。胆红素 -UGT 活性诱导剂如苯巴比妥、格鲁米特等可显著降低血清胆红素浓度,糖皮质激素也可通过提高肝细胞对胆红素的摄取和 / 或贮存能力而降低血清胆红素水平,但这些药物一般不推荐使用。

(陈岳祥 施 健)

第二节 Dubin-Johnson 综合征

本病由 Dubin 和 Johnson 于 1954 年首次报道,是一种以慢性、间歇性高结合胆红素血症和肝色素沉着为特征的良性疾病。临床少见,在以色列犹太人中发病率最高,可达 1/1 300。其基本缺陷为肝细胞排泄结合型有机阴离子包括结合胆红素至胆汁的功能障碍。本病遗传方式为常染色体隐性遗传。

【病因与发病机制】

本病是由于毛细胆管上位于 10q24 的多特异性有机阴离子转运蛋白(cMOAT)的基因(ABCC2/MRP2 超家族)缺陷,使肝细胞中结合胆红素及其他有机阴离子向毛细胆管排泄障碍,引起血清结合胆红素升高。MRP2 的功能是介导毛细胆管膜 ATP 依赖的结合型有机阴离子的跨膜转运,故 MRP2 异常可使肝细胞对结合型有机阴离子的排泄发生障碍。已证实本病患者毛细胆管膜完全缺乏 MRP2 表达,MRP2 这种异常表达由其基因在 1066 密码子突变,使 4 个跨膜区和整个第 2 个三磷腺苷结合位点缺失,从而丧失转运非胆汁酸有机阴离子的功能。中国人群中除了 p.R393W(c.1290C > T)、p.Y1275X(c.3938C > G)和 p.V417I(c.1362G > A)等已报道过的突变,近年来还发现了 p.G693R(c.2190G > A)、G808V(c.2536G > T)、p.E647X(c.2052G > T)和 p.G693R(c.2190G > A)等新的突变。有趣的是,患者肝细胞底侧膜的 MRP3 有强表达。MRP3 与 MRP2 为同一家族成员,该蛋白介导 ATP 依赖的结合型有机阴离子转运入血液循环,这可解释患者肝细胞的结合型有机阴离子为何仍能反流入血,并最终引起高结合胆红素血症。

【临床表现】

大多在青春期后发病。主要表现为轻度黄疸和尿色加深。部分患者可有右上腹隐痛、乏力、恶心或呕吐,可能为焦虑等精神因素所致。体格检查除黄疸外,大多无阳性体征,有些患者可有肝脾肿大。黄疸呈波动性,感染、妊娠、口服避孕药时可加重。无皮肤瘙痒。

【辅助检查】

1. 肝功能试验 血清总胆红素常在 34.2～85.5μmol/L(2～3mg/dl),可高达 427.5μmol/L(25mg/dl),结合和非结合胆红素均升高,其中结合胆红素≥50%(平均 60%),胆红素水平呈波动性,偶可正常。少数患者血清空腹和餐后总胆汁酸水平可轻度升高。其他常规肝功能包括酶谱正常。尿胆红素常阳性。

2. 尿中粪卟啉测定 尿中粪卟啉（包括粪卟啉Ⅰ和粪卟啉Ⅲ）的总量正常或较正常略高，但粪卟啉Ⅰ与粪卟啉Ⅲ所占比例明显改变，其中前者>80%（正常人约占25%），后者<20%（正常人占75%），具有诊断价值。而Rotor综合征和后天性肝胆疾病患者尿中粪卟啉总量显著增多，粪卟啉Ⅰ的比例约为65%。

3. 影像学检查 口服胆囊造影胆囊常不显影或显影不良。静脉滴注碘肥胺（iodipamide）后，胆囊可于4～6小时显影。采用^{99m}Tc标记的二甲亚氨基乙酰乙酸（^{99m}Tc-HIDA）进行核素显像，胆囊显影延迟或不显影。

4. 肝脏病理学 肉眼见肝脏色深而发黑。光镜下见细胞内有粗大的棕褐色色素颗粒（图5-15-1），其余正常。色素颗粒常分布在中央静脉周围，多在肝细胞，少数也可在Kupffer细胞内。电镜下见色素颗粒主要位于肝细胞近毛细胆管处，并可能由溶酶体包裹。色素的化学性质尚不十分清楚，可能为脂褐素或为黑色素衍生物，还有文献报道可能为肾上腺素代谢产物的聚合物。色素沉着程度在不同个体间有差异，有些是由遗传决定的，有些受伴随疾病的影响，如患病毒性肝炎时，色素可完全消退，肝炎痊愈后色素可又缓慢再现。

5. 其他 既往采用磺溴酞钠试验，即静脉滴注磺溴酞钠5mg/kg体重，测定45分钟时的潴留率多正常或仅轻度升高（≤20%），但90～120分钟时的潴留率通常>45分钟时。这种回升现象系结合磺溴酞钠不能被肝细胞排泄至胆汁而反流入血所致。有研究表明，患者肝细胞对磺溴酞钠的最大排泄能力几乎为零，而对其摄取和相对贮存能力基本正常。上述血磺溴酞钠的回升现象也见于其他胆汁淤积性肝胆疾病，故对本病缺乏特异性，不具诊断价值。吲哚菁绿由于不需经肝细胞结合即可被排泄，吲哚菁绿试验无类似磺溴酞钠的回升现象。

【诊断与鉴别诊断】

诊断可依据：①长期轻度高结合胆红素血症，患者一般情况良好；②口服胆囊造影不显影或显影不良；③肝活检示肝细胞内有棕褐色色素沉着；④尿中粪卟啉总量正常或较正常略高，粪卟啉Ⅰ>80%。

应与后天性肝胆疾病和Rotor综合征相鉴别，可通过尿中粪卟啉测定和肝活检来进行，后者尿中粪卟啉总量显著增多，粪卟啉Ⅰ的比例约为65%，肝细胞内无色素沉着。

【治疗与预后】

本病对健康无碍，预后良好，无需特殊治疗。因类固醇激素（如口服避孕药）或妊娠会加重黄疸，应予以告知。

（陈岳祥 施 健）

第三节 Rotor综合征

本病由Rotor等于1948年首次报道，以慢性、波动性高结合胆红素为特征。本病与Dubin-Johnson综合征是两种不同的疾病，临床极为罕见，至今仅有有限个案报道。遗传方式为常染色体隐性遗传。

【病因与发病机制】

本病主要是由于肝细胞对胆红素和有机阴离子的摄取、储存和排泄障碍，导致血清结合胆红素和非结合胆红素均增高。其具体分子机制长期未明，直到2012年van de Steeg首次报道SLCO1B1和SLCO1B3双等位基因突变可致溶质载体超家族有机阴离子转运多肽OATP1B1和OATP1B3功能缺陷，导致肝细胞再摄取胆红素葡萄糖醛酸中断，从而引起血清结合胆红素增高。SLCO1B1基因位于12P12.2～P12.1，含15个外显子，其中14个外显子编码大小为691个氨基酸残基的SLCO1B1蛋白。SLCO1B3基因位于12P12.2，同样含15个外显子，其中14个外显子编码大小为702个氨基酸残基的OATP1B3蛋白。OATP1B1和OATP1B3均在肝细胞中表达。人类基因突变数据库（http://www.hgmd.cf.ac.uk/ac/index.php）中目前收录26种SLCO1B1突变，以错义突变和无义突变为主。目前报道的SLCO1B3基因突变仅5种，均为错义突变。

【临床表现】

患者大多无症状，偶可有乏力、右上腹不适或右上腹痛。无肝脾肿大报道。

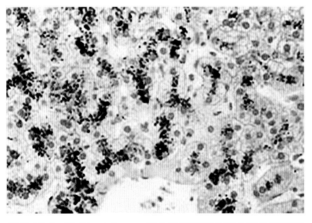

图5-15-1 Dubin-Johnson综合征肝细胞内粗大的色素颗粒

【辅助检查】

血清总胆红素一般在 34.2～85.5μmol/L（2～5mg/dl），通常≤171μmol/L（10mg/dl），结合胆红素>50%（平均60%），胆红素水平呈波动性，也可正常。其他常规肝功能正常。血清空腹和餐后总胆汁酸水平正常。尿胆红素常阳性。口服胆囊造影胆囊显影良好。尿中粪卟啉总量显著增多，粪卟啉Ⅰ的比例约占65%。

此外，既往采用的磺溴酞钠试验可见开始即有潴留，45 分钟时潴留率达 30%～50%（平均34%），90～120 分钟时无回升现象。持续静滴磺溴酞钠表明，患者对磺溴酞钠的最大排泄能力仅轻度或中度降低，而相对贮存能力平均减少90%。

肝病理组织学正常，肝细胞内无色素沉着。

DNA 基因测序如发现 SLCO1B1 和 SLCO1B3 基因双纯合突变可确诊本病。

【诊断与鉴别诊断】

诊断可依据：①慢性、波动性结合胆红素升高，患者一般情况良好；②肝功能试验除结合胆红素轻度增高外，一般无异常；③尿胆红素常阳性；④肝活检组织学正常（非必需的）；⑤尿中粪卟啉总量显著增多，粪卟啉Ⅰ的比例约占65%；⑥磺溴酞钠试验可见开始即有潴留，45 分钟时潴留率达 30%～50%；⑦确诊须根据 SLCO1B1 和 SLCO1B3 基因双纯合突变检测结果。

本病需与 Dubin-Johnson 综合征相鉴别（表5-15-1），也应与其他肝胆疾病相鉴别。

表 5-15-1　Dubin-Johnson 综合征和 Rotor 综合征的鉴别

	Dubin-Johnson 综合征	Rotor 综合征
发病率	少见	罕见
遗传方式	常染色体隐性遗传	常染色体隐性遗传
总胆红素	34.2～85.5μmol/L	34.2～85.5μmol/L
结合胆红素	约占 60%	约占 60%
临床表现	常在青春期后发病 常无症状 偶有肝脾肿大	常在 20 岁前发病 常无症状 无肝脾肿大
肝脏病理学	呈棕黑色（黑肝） 肝细胞内有色素颗粒	正常 肝细胞内无色素颗粒
尿粪卟啉测定	总量正常 粪卟啉Ⅰ>80%	显著增加 粪卟啉Ⅰ约为 65%
口服胆囊造影	胆囊常不显影	胆囊显影良好
磺溴酞钠试验	开始基本正常 有回升现象	开始即明显潴留 无回升现象

【治疗与预后】

因本病不影响健康，一般无需特殊治疗。不过可能因为感染、妊娠、服用口服避孕药物、饮酒等因素而出现黄疸。

（陈岳祥　施　健）

第四节　Crigler-Najjar 综合征

一、Crigler-Najjar 综合征Ⅰ型

本病由 Crigler 和 Najjar 于 1952 年首次报道，以非结合胆红素显著升高伴胆红素脑病（又称核黄疸）为特征，预后极差。临床罕见，全世界迄今仅数百例报道。为胆红素 -UGT 活性完全缺乏或严重缺乏所致，遗传方式为常染色体隐性遗传。

【发病机制】

本病是因肝细胞内胆红素 -UGT 活性完全缺乏或严重缺乏，使非结合胆红素不能与葡萄糖醛酸结合而反流入血所致。已证明患者肝细胞内胆红素 -UGT 活性为零或接近零，对血清胆红素的清除能力仅为正常人的 1%～2%。胆红素 -UGT 活性缺乏是由其基因（UGT1A1）突变所致，UGT1A1 的 5 个外显子均可发生突变，目前报道有近 150 种突变，主要为点突变和缺失突变，其中外显子 2～5 突变使酶羧基端保守区异常，而外显子 1 突变使氨基端可变区异常。外显子 2～5 也为其他 UGT 基因如 UGT1BP、UGT1C、UGT1D、UGT1E、UGT1F 和 UGT1G 所共有，故外显子 2～5 突变除引起胆红素结合障碍外，对非胆红素底物的结合也有障碍（Crigler-Najjar 综合征Ⅰ A 型），而外显子 1 突变仅引起胆红素结合障碍，对非胆红素底物的结合无影响（Crigler-Najjar 综合征Ⅰ B 型）。

【临床表现】

出生 1～3 天即出现黄疸，并逐渐加重。易并发核黄疸而出现痉挛、强直和角弓反张等表现，大多于出生 15 个月内死亡。个别患者核黄疸可迟至 16～20 岁发生。除黄疸和并发核黄疸时的神经系统体征外，无其他阳性体征，脾脏不肿大。

【辅助检查】

1. 肝功能试验　除血清非结合胆红素显著升高外，其余常规肝功能试验均正常。血清总胆红素一般在 256.5～855μmol/L（15～50mg/dl），通常 >342μmol/L（20mg/dl），结合胆红素≤10%。血清胆红素水平可波动，冬天或有伴随疾病时更高。苯巴比妥或其他

酶诱导剂对其无明显影响。尿胆红素阴性。粪中有粪胆原(可能是少量非结合胆红素经胆汁排入肠道或直接由肠黏膜转运至肠腔所致),但较正常人明显减少。

2. 胆红素清除试验 对胆红素的清除能力显著降低,仅为正常人的 1%～2%。血中胆红素的半寿期＞156 小时。

3. 胆汁中胆红素成分分析 胆汁呈无色或淡黄色,仅含微量胆红素,其中非结合胆红素约占 90%,结合胆红素占 10%,且主要为胆红素单葡萄糖醛酸酯(BMG)。

4. 口服胆囊造影 胆囊显影良好。

5. 肝活组织检查 肝活检组织学正常,有时可见少数毛细胆管有散在胆栓。电镜检查可显示滑面内质网增多,但无特异性。

6. 磺溴酞钠试验 试验结果正常。

【诊断与鉴别诊断】

诊断可依据:①出生后出现严重黄疸和核黄疸;②肝功能除血清非结合胆红素显著升高外,无其他异常;③苯巴比妥治疗后血清胆红素下降＜26%。

本病需与 Crigler-Najjar 综合征Ⅱ型和 Gilbert 综合征相鉴别,鉴别要点见表 5-15-2。

【治疗】

治疗目标是使患者血清胆红素水平持续降低。治疗方法如下:

1. 药物治疗 苯巴比妥和其他酶诱导剂治疗无效,目前不推荐应用。口服磷酸钙可俘获肠道胆红素,使血清胆红素浓度轻度降低。

2. 换血或血浆置换 能暂时降低血清胆红素水平,可用于胆红素过高有发生核黄疸可能者。

3. 光疗 可降低患儿血清胆红素水平,部分患儿胆红素可降至 171μmol/L(10mg/dl)以下。但对年龄较大的儿童和成人的疗效差。

4. 肝移植 原位肝移植或活体肝移植是唯一有效措施,应尽早进行。

5. 其他 近期针对胆红素 -UGT 基因的 AAV8 基因治疗正在积极探索中,但目前尚无用于临床的报道。

【预后】

本病预后差,患者大多死于 2 岁以内。除肝移植外,其他降低胆红素的措施虽可一定程度延长患者生命,但最终仍难免发生脑损害。

二、Crigler-Najjar 综合征Ⅱ型

本病由 Arias 于 1962 年首先报道。以非结合胆红素显著升高为特征,核黄疸罕见,预后一般良好。本病由胆红素 -UGT 活性严重缺乏所致,遗传方式为常染色体隐性遗传,也有常染色体显性遗传的报道。

【发病机制】

肝细胞内胆红素 -UGT 活性严重缺乏,其活性平均低于正常人的 10%,从而使非结合胆红素不能完全与葡萄糖醛酸结合而反流入血。与 Crigler-Najjar 综合征Ⅰ型相似,胆红素 -UGT 活性缺乏也是由其基因(*UGT1A1*)突变所致,其中外显子 2～5 突变除引起胆红素结合障碍外,对非胆红素底物的结合也有障碍,外显子 1 突变仅引起胆红素结合障碍。

【临床表现】

多在 1 岁以内起病,也有 34 岁才出现黄疸的报

表 5-15-2 Crigler-Najjar 综合征与 Gilbert 综合征的鉴别

	Crigler-Najjar 综合征		Gilbert 综合征
	Ⅰ型	Ⅱ型	
发病率	罕见	少见	≤7%
遗传方式	隐性遗传	隐性遗传	隐性或显性遗传
总胆红素	常＞342μmol/L	＜342μmol/L	＜51.3μmol/L
临床表现	多在婴儿期起病 核黄疸常见	多在 1 岁内起病 核黄疸罕见	多在 20 岁后发病 常无症状
胆红素 -UGT 活性	测不出	显著降低	降低
伴随缺陷	无	无	可伴轻度溶血 对胆红素摄取障碍
胆汁	微量非结合胆红素 和 BMG	大多为 BMG	BDG 减少 BMG 增多
苯巴比妥对血清胆红素的影响	无	显著下降	下降至正常

道。并发核黄疸者少，绝大多数患儿可进入成年而无脑并发症，智力与发育均正常。

【辅助检查】

1. **肝功能试验**　血清总胆红素一般在 102.6～427.5μmol/L（6～25mg/dl），通常 <342μmol/L（20mg/dl），结合胆红素≤10%。禁食或有伴随疾病时总胆红素可达 684μmol/L（40mg/dl），也可随年龄增长而增高。其他常规肝功能试验均正常，尿胆红素阴性，粪中粪胆原减少。

2. **胆红素清除试验**　对胆红素清除能力显著降低。

3. **胆汁中胆红素成分分析**　与 Crigler-Najjar 综合征Ⅰ型不同，胆汁中胆红素主要为结合胆红素，约占 70%，而非结合胆红素减少（约占 30%），在结合胆红素中以胆红素单葡萄糖醛酸酯（BMG）为主。

4. **口服胆囊造影**　胆囊显影良好。

5. **肝活组织检查**　肝活检组织学正常。

6. **磺溴酞钠试验**　试验结果正常。

【诊断与鉴别诊断】

诊断可依据：①1 岁内出现严重黄疸而无核黄疸；②除血清非结合胆红素显著升高外，其他常规肝功能试验无异常；③无溶血依据；④苯巴比妥治疗后血清胆红素显著下降（≥26%）。

本病需与 Crigler-Najjar 综合征Ⅰ型和 Gilbert 综合征相鉴别，鉴别要点见表 5-15-2。

【治疗与预后】

苯巴比妥和其他酶诱导剂治疗有效，血清胆红素水平可降至 51.3～85.5μmol/L（3～5mg/dl），但不能降至正常。苯巴比妥为每日 60～180mg 分次口服，疗程 2～3 周，或可同时伴用光疗。预后大多良好。

（陈岳祥　施　健）

推 荐 阅 读

[1] FRETZAYAS A，MOUSTAKI M，LIAPI O，et al. Gilbert syndrome[J]. Eur J Pediatr，2012，171（1）：11-15.

[2] RADOI V E，URSU R I，POENARU E，et al. Frequency of the UGT1A1*28 Polymorphism in a Romanian Cohort of Gilbert Syndrome Individuals[J]. J Gastrointestin Liver Dis，2017，26（1）：25-28.

[3] RODRIGUES C，VIEIRA E，SANTOS R，et al. Impact of UGT1A1 gene variants on total bilirubin levels in Gilbert syndrome patients and in healthy subjects[J]. Blood Cells Mol Dis，2012，48（3）：166-172.

[4] EHMER U，KALTHOFF S，FAKUNDINY B，et al. Gilbert syndrome redefined：a complex genetic haplotype influences the regulation of glucuronidation[J]. Hepatology，2012，55（6）：1912-1921.

[5] STRASSBURG C P. Hyperbilirubinemia syndromes（Gilbert-Meulengracht，Crigler-Najjar，Dubin-Johnson，and Rotor syndrome）[J]. Best Pract Res Clin Gastroenterol，2010，24（5）：555-571.

[6] MURTHY G D，BYRON D，SHOEMAKER D，et al. The utility of rifampin in diagnosing Gilbert's syndrome[J]. Am J Gastroenterol，2001，96（4）：1150-1154.

[7] PETERS W H，TE MORSCHE R H，ROELOFS H M. Combined polymorphisms in UDP-glucuronosyltransferases 1A1 and 1A6：implications for patients with Gilbert's syndrome[J]. J Hepatol，2003，38（1）：3-8.

[8] BERNABEU I，MARAZUELA M，LUCAS T，et al. Pegvisomant-induced liver injury is related to the UGT1A1*28 polymorphism of Gilbert's syndrome[J]. J Clin Endocrinol Metab，2010，95（5）：2147-2154.

[9] KEITEL V，NIES A T，BROM M，et al. A common Dubin-Johnson syndrome mutation impairs protein maturation and transport activity of MRP2（ABCC2）[J]. Am J Physiol Gastrointest Liver Physiol，2003，284（1）：G165-G174.

[10] DEVGUN M S，EL-NUJUMI A M，O'DOWD G J，et al. Novel mutations in the Dubin-Johnson syndrome gene ABCC2/MRP2 and associated biochemical changes[J]. Ann Clin Biochem，2012，49（Pt 6）：609-612.

[11] WU L，ZHANG W，JIA S，et al. Mutation analysis of the ABCC2 gene in Chinese patients with Dubin-Johnson syndrome[J]. Exp Ther Med，2018，16（5）：4201-4206.

[12] HREBÍCEK M，JIRASEK T，HARTMANNOVÁ H，et al. Rotor-type hyperbilirubinaemia has no defect in the canalicular bilirubin export pump[J]. Liver Int，2007，27（4）：485-491.

[13] VAN DE STEEG E，STRANECKY V，HARTMANNOVA H，et al. Complete OATP1B1 and OATP1B3 deficiency causes human Rotor syndrome by interrupting conjugated bilirubin reuptake into the liver[J]. J Clin Invest，2012，122（2）：519-528.

[14] PRATT E，SISSUNG T M，FIGG W D. Loss of OATP1B3 function causes Rotor syndrome：implications for potential use of inhibitors in cancer[J]. Cancer Biol Ther，2012，13（14）：1374-1375.

[15] FOX I J，CHOWDHURY J R，KAUFMAN S S，et al. Treatment of the Crigler-Najjar syndrome type I with hepatocyte

transplantation[J]. N Engl J Med，1998，338（20）：1422-1426.

[16] KUMAR P，SASMAL G，GUPTA S，et al. Crigler-Najjar syndrome type 2（CNS type 2）：an unwonted cause of jaundice in adults[J]. J Clin Diagn Res，2017，11（7）：OD05-OD06.

[17] EBRAHIMI A，RAHIM F. Crigler-Najjar syndrome：current perspectives and the application of clinical genetics[J]. Endocr Metab Immune Disord Drug Targets，2018，18（3）：201-211.

[18] GREIG J A，CALCEDO R，KURI-CERVANTES L，et al. AAV8 gene therapy for Crigler-Najjar Syndrome in macaques elicited transgene T cell responses that are resident to the liver[J]. Mol Ther Methods Clin Dev，2018，11：191-201.

[19] GREIG J A，NORDIN J M L，DRAPER C，et al. AAV8 gene therapy rescues the newborn phenotype of a mouse model of Crigler-Najjar[J]. Hum Gene Ther，2018，29（7）：763-770.

第十六章

Caroli病

Caroli病（Caroli disease，CD）又称肝内胆管囊状扩张症或交通性肝内胆管囊状扩张症，是一种少见的先天性肝内胆管囊性病变，其特征性表现为肝内胆管系统多发性或单发性囊状扩张和肝纤维化。1958年，法国学者Jacques Caroli首次描述了这一先天性肝内胆管扩张性疾病。随后将单纯性先天性肝内胆管囊状扩张称为Caroli病；肝内胆管扩张合并先天性肝纤维化（congenital hepatic fibrosis，CHF）者称为Caroli综合征（Caroli syndrome，CS），后者主要表现为胆管囊状扩张和门静脉高压。Caroli病的主要并发症有复发性细菌性胆管炎、肝脓肿、肝内外胆管结石和胆管癌。多数学者认为本病与先天性胆管扩张症有本质区别。治疗原则主要是针对胆管感染以及门静脉高压所致并发症的对症处理；外科治疗包括肝部分切除术和肝移植。

Caroli病发病率约为1/100万，男女发病率相当，约80%的患者30岁以前发病。以往认为本病少见，由于影像诊断技术的进步，发现此病并非罕见。本病预后主要取决于疾病的严重程度和病变范围，以及是否存在门静脉高压或肾脏疾病。

【病因与发病机制】

（一）病因

本病的确切病因尚不十分清楚。一般认为，Caroli病不属于遗传性疾病，与常染色体隐性遗传多囊肾病（autosomal recessive polycystic kidney disease，ARPKD）无关。但是近来有学者认为Caroli病可能与常染色体隐性遗传有一定关系。有文献报道，Caroli病可以影响兄弟姐妹，甚至有一对同胞兄弟分别在26岁及29岁被诊断患有Caroli病。而Caroli综合征有遗传性，其遗传方式系常染色体隐性遗传，常合并常染色体隐性遗传多囊肾病，罕有合并常染色体显性遗传多囊肾病（autosomal dominant polycystic kidney disease，ADPKD）。因此，应该仔细评估患者的家族史。

（二）发病机制

肝内胆管起源于门静脉周围的肝祖细胞，后者围绕门静脉分支由肝门向外周方向延伸形成胆管板，进而重塑形成肝内胆管。正常情况下，胆管板沿门静脉分支形成过程中，胆管板重塑与胆管板形成同步协调进行，肝内胆管也由肝门部向肝脏周边方向逐渐形成。

若胆管板在重塑过程中发生障碍，使过多胚胎状态的胆管板持续存在，则形成胆管板畸形（ductal plate malformation，DPM）。当DPM时，则可导致诸多先天性胆管发育异常性疾病，Caroli病和Caroli综合征就是由于肝内DPM所致。因此，DPM是所有肝脏纤维囊性病变的共同特征，无论是CHF汇管区周围的不规则胆管形成，还是Caroli病的肝内胆管囊状扩张都与DPM密切相关。DPM不但引起胆管发育缺陷，而且导致肝内胚胎型胆管持续存在，其严重程度决定了肝脏囊性疾病解剖学畸形的程度。通常较大的肝内胆管DPM发生Caroli病，而小叶间胆管DPM常导致CHF，从而发生Caroli综合征。

【病理与分型】

（一）病理

Caroli病的基本病理改变是与胆管系统沟通性、多发性肝内胆管囊状扩张。典型病变常位于汇管区，主要累及肝叶段内胆管，可以是一段、局部、一叶或双侧肝内胆管，一般肝脏左叶病变更常见。

大体病理标本可见肝叶内各级胆管呈单个、多个圆形囊样扩张，直径为0.5~5.0cm，呈串珠状或葡萄状，扩张胆管走行迂曲，呈"蛇游动形"。肝门部胆管可呈丛状或树枝状扩张，亦可有相对性狭窄，导致胆流阻力增加和囊性病变进展。切面见有大小不等的多发性胆管囊泡扩张，囊肿与肝内胆管相通，囊腔内有胆汁潴留。扩张胆管周围的肝实质颜色正常，无萎缩。显微镜下肝小叶结构存在。可见囊状扩张的胆管及其引流胆管有纤维组织增生，胆管壁增厚，胆管上皮细胞受压变扁平，有的呈乳头瘤样增生。囊内有多条扩张的小胆管。

本病有以下病理组织学特点：①肝脏汇管区特征性胆管炎伴巨大胆管囊状扩张；②汇管区的门静脉小分支仍明显可见，汇管区之间常有纤维条索相连；③肝小叶结构基本正常，常无肝硬化及门静脉高压表现；④常合并肝内胆管结石、胆管炎和肝脓肿；⑤可合并肾小管扩张或肾囊性病变；⑥肝内胆管扩张和严重门静脉纤维组织增生系 Caroli 综合征的病理特征。

（二）分型

1. **Caroli 分型**　Caroli 于 1968 年及 1973 年根据肝脏与胆管的病理组织学结构将其分为单纯型与汇管区周围纤维化型两类，即Ⅰ型和Ⅱ型。

Ⅰ型：又称单纯型，肝内胆管囊状扩张为其主要表现，扩张的胆管壁可有纤维组织增生；肝实质色泽与质地正常，肝小叶结构正常，与肝硬化及门静脉高压无关。多伴有肝内胆管结石，临床表现为反复发生的胆管感染，可合并肾小管扩张或肾囊性病变。

Ⅱ型：又称汇管区周围纤维化型，除肝内胆管囊状扩张以外，多同时伴有先天性肝纤维化，汇管区和肝小叶周围均有广泛的纤维组织增生，常表现为肝脾肿大和门静脉高压症。基于此型临床表现的多样性，也称之为 Caroli 综合征。

2. **Flanigan 分型**　Flanigan 首先将先天性胆总管囊状扩张归纳为 4 型，其中Ⅳ型为胆总管囊肿合并肝内胆管囊状扩张，随后将单纯性肝内胆管囊状扩张列为 Flanigan 分型的Ⅴ型。因此，有趋势认为 Caroli 病包括 Flanigan Ⅳ型和Ⅴ型。其分型如下：

Ⅰ型：胆总管囊状扩张。

Ⅱ型：胆总管憩室型，多起自胆总管的侧壁。

Ⅲ型：胆总管末端膨出。

Ⅳ型：肝内外胆管囊状扩张（含 Caroli 病）。

Ⅴ型：肝内胆管囊状扩张（Caroli 病）。

3. **黄志强临床分型**　黄志强从外科治疗角度出发，根据 Caroli 病患者囊肿在肝内分布的 CT 表现与病理改变，将其分为以下类型：

Ⅰ型：单纯型或局限型，常呈肝叶性分布，不伴有肝纤维化。

Ⅰa：周围型，囊肿群在肝的周围，一叶或一侧。

Ⅰb：中央型，囊肿群在肝中央部，与肝门处主要肝管相通。

Ⅱ型：弥漫型，常伴有肝纤维化。

Ⅲ型：弥漫型，伴节段性分布的肝内囊肿群。

Ⅳ型：合并胆总管囊状扩张。

【临床表现】

本病常于青少年起病，亦可几十年无明显症状。有些患者因肝内结石反复胆管感染，经多次手术方获得确诊。有些患者经 ERCP 及其他介入诊治后出现临床表现。患者临床表现常与结石梗阻和胆管囊肿感染有关，若囊肿无结石和感染，常无明显症状。因此，症状常发生于成年期或老年期，甚至癌变后才出现症状。

早期临床症状多不典型，可有食欲减退、体重减轻，反复发作的右上腹疼痛、发热，多无黄疸或轻度黄疸。复发性细菌性小胆管炎为其临床特点，此因肝内胆管多发性囊状扩张极易导致胆汁淤积，进而形成胆泥和胆管结石，并发反复发作的细菌性小胆管炎。胆管炎发作时，发热、右上腹痛和黄疸加重，严重者可发生革兰氏阴性杆菌败血症和肝脓肿。小胆管炎、胆管结石和肝内胆管梗阻相互影响，形成恶性循环，促进和加重病变进展。

肝脏常明显增大，感染控制后会很快缩小。肝脏功能相对良好，常无肝功能衰竭表现，但频繁发作的胆管炎可导致终末期肝病。病变累及肾脏时可触及肿大肾脏，常继发有高血压。

Caroli 综合征患者临床表现为胆管发育畸形和先天性肝纤维化引起的门静脉高压。因此，Caroli 综合征除上述临床表现之外，门静脉高压表现明显，可发生食管胃静脉曲张破裂出血。

【并发症】

复发性细菌性胆管炎、败血症、肝脓肿、肝内外胆管结石和胆管癌是 Caroli 病和 Caroli 综合征的主要并发症。

1. **胆管结石**　肝内胆管囊状扩张导致胆汁淤积、胆管感染形成结石。表现为肝内胆管结石或胆管囊肿内结石。

2. **胆管癌**　Caroli 病患者胆管癌发生率较普通人群高 100 倍。有 5%～10% 的 Caroli 综合征患者发生胆管癌。本病癌变风险增加可能与胆汁淤积、胆石的机械性刺激、胆管内的致癌物质和胆管上皮慢性炎症等有关，加之本病属于先天性畸形所致，容易发生细胞癌变。因此，患者若出现新发胆管狭窄或难以解释的临床表现恶化，应考虑发生胆管癌的可能。

3. **其他及其相关疾病**　Caroli 病患者常合并多囊性肾病，诸如性幼稚 - 色素网膜炎 - 多指畸形综合征（Lawrence-Moon-Biedl）、髓质海绵肾和常染色体显性遗传多囊肾病等。

Caroli 综合征患者可并发门静脉高压，如食管胃静脉曲张破裂出血。大约有 60% 的 Caroli 综合征患者累及肾脏。包括常染色体隐性遗传多囊肾病、肾脏管状扩张（髓状海绵肾和皮质囊肿）或少见的常染色体显性遗传多囊肾病。

【辅助检查】

（一）实验室检查

1. 血常规　脾功能亢进时白细胞和血小板均可减少，门静脉高压食管胃静脉曲张破裂出血或门静脉高压性胃病可致贫血，胆管炎或囊内感染时白细胞和中性粒细胞则升高。

2. 肝功能　肝脏具有强大的生物转化和储备功能，疾病早期除碱性磷酸酶和 γ- 谷氨酰转肽酶轻度升高以外，其他指标多正常。但是胆管炎、胆管结石和梗阻的反复发作，对肝脏造成反复打击，引起肝脏慢性损伤进而影响肝功能。常表现为转氨酶增高，碱性磷酸酶明显上升。随着疾病进展，可出现严重的低蛋白血症。由于肝功能异常和 / 或胆汁淤积，维生素 K 吸收不良可引起凝血酶原时间延长和凝血酶原活动度降低。

3. 肾功能　由于患者常伴有海绵肾，血尿素氮和血肌酐常增高，后者也反映了患者肾脏受累的严重程度。

（二）特殊检查

1. B 型超声　操作简便、快速无创，常作为首选方法。本检查可显示肝内囊状扩张胆管的部位、范围和形态。超声影像显示肝内胆管呈囊状、葡萄状或串珠状无回声暗区，边界清晰，后壁回声增强。特异性表现为囊状管腔内有球状突起，有桥自胆管壁伸入管腔内，门静脉小分支部分或全部被扩张胆管包绕，形成"中心点征"（central dot sign）（图 5-16-1）。囊肿之间可见正常胆管声像图，若发现肝内胆管囊肿内合并有结石，则有确诊价值。彩色多普勒超声可显示血流方向和血管扩张情况，血管曲张为门静脉高压的表现，对 Caroli 病和 Caroli 综合征的鉴别有很大帮助。Caroli 病胆管囊肿沿肝内胆管走向分布，并与之相通；而单纯性肝内多发性囊肿与肝内胆管不相通。B 型超声常作为初步诊断的影像学手段。

2. CT 扫描　可清晰显示胆管扩张的部位、范围、形态、大小以及是否合并结石。肝内有多个水样密度囊性病变，囊肿间或其边缘可见与囊肿相通的轻微扩张的细小胆管。此种不成比例的胆管扩张以及与正常胆管相间的特点是鉴别本病与继发性阻塞性

肝内胆管扩张的关键，后者表现为由肝门向末梢逐渐变细的成比例扩张。CT 扫描特征性影像"中心点征"系囊状扩张的中央点状软组织影，平扫时为低密度或等密度影，增强后密度高于肝实质。病理基础系门静脉小支被扩张的胆管囊壁所包绕，并呈轴位投影（图 5-16-2，图 5-16-3）。研究认为"中心点征"足以确定诊断。本病肝门处胆管相对狭窄。囊肿癌变时可发现肝内较低密度占位性病变和肝内转移性癌灶。

3. 磁共振胰胆管造影（MRCP）　MRCP 是一种无创伤性胆管胰管造影技术，可清晰显示肝内外胆管和胰管形态，系诊断本病的最佳方法。MRCP 系根据胰胆管内的液体具有长 T_2 弛豫时间的特性，选

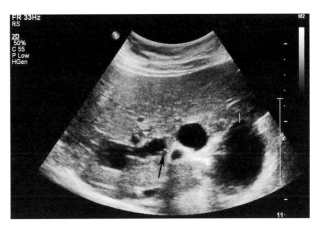

图 5-16-1　肝内囊肿沿胆管分布，呈圆形、梭形液性暗区，可见"中心点征"（箭头指向）

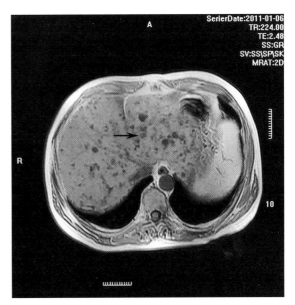

图 5-16-2　CT 平扫显示肝实质内多发小圆形低密度影，可见"中心点征"

用快速采集弛豫增强序列获得重 T_2 加权像（T_2WI），利用 T_2WI 的效果使含水器官组织显影（图 5-16-4）。胆管和胰管内相对静止的液体表现为高信号；实质性器官表现为低信号；流动的血液因为流空效应而无信号。因此，MRCP 无需造影剂就可以清晰的显示胰胆管系统的形态结构，可显示肝内胆管扩张的部位、大小以及有无结石。若重建为三维结构图像以便于观察全貌（图 5-16-4）。MRCP 无造影剂对胰胆管张力的影响，比 ERCP 和 PTC 更能客观、安全地反映生理状态下的胆胰管扩张程度。

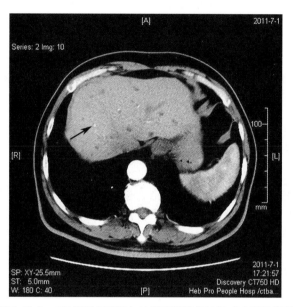

图 5-16-3　CT 增强扫描示与扩张胆管伴行的肝动脉明显增强

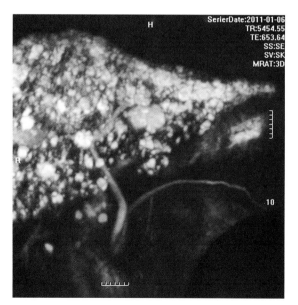

图 5-16-4　MRCP 肝内胆管扩张相互连通，胆总管和胰管无明显异常

4. **PTC 和 ERCP**　尽管两种检查技术能够清楚的显示肝内胆管囊状扩张的大小、形态、数目和肝外胆管等情况，但都属于侵入性检查，可导致严重的并发症，诱发胆管感染、肝脓肿、败血症、胆漏和出血等。临床上为了制订病变肝脏手术切除计划、明确囊肿群的范围与肝内胆管的联系等，可以在应用有效抗生素预防感染的情况下非常谨慎地实施 PTC，但原则上应禁忌 ERCP 检查，否则有可能导致难以控制的肝内胆管感染和败血症。

【诊断与鉴别诊断】

（一）诊断

本病临床表现多不典型，因此，对肝内多发性囊肿，特别是原因不明的寒战、发热和经常出现黄疸者应考虑本病的可能。诊断主要是通过影像学检查，发现肝内有多发性与胆管系统相通的胆管囊状扩张性病变，通常可以确诊。肝穿病理组织学检查有特征性病理改变，对鉴别 Caroli 病与 Caroli 综合征非常重要，但并非诊断所必需的检查。

（二）鉴别诊断

1. **多囊肝**　也属于肝脏多发性囊肿性疾病，但囊肿不与胆管相通，囊液也不含胆汁，亦不并发肝纤维化和肝硬化；而 Caroli 病和 Caroli 综合征系肝内胆管囊状扩张，可伴有肝纤维化和门静脉高压症。本病多无肝脏及胆管受累的临床表现、无胆管炎；也常伴有多囊肾，可因肾功能不良而出现症状。

2. **继发性肝内胆管扩张症**　本病多由于反复发作的胆管炎合并胆管结石或狭窄，导致胆管梗阻逐渐发生胆管扩张；而 Caroli 病无明显的肝外胆管狭窄和梗阻。本病因胆管内压力持续增高，使胆管被动性继发性扩张，胆管呈树枝状扩张，胆管直径逐渐变细，管壁增厚；Caroli 病患者胆管壁有缺陷而变薄，肝内胆管为囊状扩张。本病患者当原发性狭窄或梗阻因素解除后，扩张的肝内胆管可逐渐恢复正常。

3. **原发性硬化性胆管炎（PSC）**　以肝内和肝外胆管慢性进行性炎症、阻塞和纤维化为特征。影像学检查显示胆管狭窄间隔以正常或扩张的胆管，呈典型的串珠样征象。PSC 这种孤立和梭形胆管扩张，与 Caroli 病患者囊状胆管扩张的特征不同，有 75%～90% 的 PSC 患者并发有炎症性肠病。

【治疗】

对 Caroli 病的治疗仍然是一大难题，其最佳治疗方案仍有争论。一般认为，无胆管梗阻或胆管炎者可观察随访；症状轻微者宜首选药物治疗；难以控制的复发性胆管炎可手术治疗。Caroli 病和 Caroli 综合征的基本治疗原则是早期诊断、支持治疗、防治胆管炎及其对门静脉高压并发症的对症治疗。

（一）药物治疗

抗生素主要用于胆管炎和败血症的治疗，预防性使用抗生素能否预防胆管炎尚无定论，但明确诊断后可以相对长时间地应用广谱抗生素，不能早期诊断和治疗的革兰氏阴性杆菌败血症患者病死率很高。对难以控制的复发性胆管炎患者只能手术治疗。ERCP 或 PTC 技术能够胆总管取石，进而改善胆管引流，但是应尽最大可能无菌操作是治疗的关键。

熊去氧胆酸（每天 10～20mg/kg）治疗胆汁淤积，能够增加胆汁流量和脂溶性维生素的吸收。应用利胆与解毒中药可以缓解症状或延长发作间期，但有时效果并不满意。

Caroli 综合征患者可能伴有门静脉高压，甚至发生食管胃静脉曲张破裂出血，对其诊断和治疗参考相关章节。值得注意的是 CHF 儿童食管静脉曲张甚至比肝硬化更常见，因此，建议对 CHF 患者进行内镜筛查。

（二）手术治疗

1. **治疗前评估**　对患者整体身体状况进行评估，掌握对手术的耐受情况；对肝内、肝外病理改变的评估有助于选择手术方式；进而可以按照临床分型设计手术治疗方案。患者诊断确定以后，行 CT 扫描可以显示肝内囊肿群分布的方位、有无结石和肝外胆管扩张与狭窄情况，从而明确手术切除的可行性、手术范围和手术方式。MRCP 则能够提供更清晰的三维结构图像，对手术治疗有重要指导价值。除有特别需要方行 PTC 检查，它有助于明确囊肿群与肝内胆管分支的关系，以便设计手术切除方案，但造影前后必须使用有效足量的抗生素保护。一般情况下禁忌实施 ERCP 检查。

2. **治疗策略**　由于绝大部分 Caroli 病患者病变广泛，外科治疗存在很大困难。临床上也并非所有患者均需要或能有效地实施手术治疗。因此，手术治疗的目的应以治疗并发症为主，根治性手术一般只用于局限性病变。

手术治疗的适应证：①有明显临床症状的患者；②囊肿群限于一叶或一段，手术能彻底切除者；③并发胆管反复感染，肝内外胆管结石者；④并发胆总管囊状扩张者；⑤疑有 Caroli 病恶性变而尚可手术切除者。其中难以控制的复发性胆管炎和肝内胆管结石是最常见的手术适应证。

有以下情况的 Caroli 病患者不应施行手术：①无症状的Ⅱ型病变（黄志强临床分型）应避免无帮助的手术，特别是要禁忌 ERCP 检查；②儿童患者无法矫正的病变；③癌变晚期；④肝纤维化晚期及肝功能不全。对于无法手术治疗的 Caroli 病，原位肝移植术是当前唯一的治疗方法。

3. **手术方式选择**　Ⅰa 型 Caroli 病不合并肝纤维化，彻底切除囊肿群后常能收到最好效果。若囊肿较大且靠近肝脏表面也可行囊肿部分切除后，行肝内胆管与空肠 Roux-Y 吻合，以促进胆汁引流和结石排出，部分病例效果较好。

Ⅰb 型 Caroli 病，囊肿群位于肝中央区连接肝门处，部分囊肿直接与主要肝管相通，囊内有多条与肝门相连的皱襞，其内含门静脉血管，不可能完全切除囊肿。对此类囊肿行最低位的大口囊肿空肠吻合术，即尽量切除囊肿前壁及部分肝组织直达肝门处，使其处于肝脏最低位置，然后将 Roux-Y 肠袢的断端沿肠系膜对侧缘剪开将全部开口覆盖，常能够收到较好的疗效。

对于病变广泛而复杂的 Caroli 病，肝内外引流相结合的治疗方法可能是一种选择。某些患者通过较长时间的引流，肝内囊肿逐渐缩小，引流胆汁由量多、色淡、混浊和多沉渣逐渐转向正常，肝内结石再发也随之减少。一般认为，不宜行囊肿单纯性内引流术，因引流不畅囊内感染将无法控制。

4. **再次手术治疗**　Caroli 病系弥漫性肝内病变，疾病复发和再次手术常见。再次手术主要见于以下情况：①Ⅳ型患者行胆总管囊肿空肠吻合术后，因肝内胆管囊肿未予处理而感染；②肝内胆管囊肿切除不彻底；③肝内胆管囊肿肠道吻合术后感染；④部分囊肿切除肝内结石再发；⑤肝门处胆管狭窄未纠正；⑥囊肿癌变。手术方式主要采取囊肿引流减压、纠正胆管狭窄和囊肿彻底切除等。需要再次手术者病情多复杂，常合并严重的胆管感染，患者长期使用各种抗生素常发生细菌耐药和二重感染，因此，胆汁和血液细菌培养对指导临床用药非常重要，但是确实是临床治疗的难题。

5. **肝移植**　两个肝叶广泛受损伴有进行性肝功能失代偿和门静脉高压者，难治性胆管炎患者可接受肝移植术。ARPKD 儿童进行肝和肾联合移植的指征包括，伴有肾衰竭、复发性胆管炎或难治性门静脉高压症之一者。有研究表明，Caroli 病或 Caroli 综合征患者器官移植后，患者生存率和移植物存活状态都优于或相当于其他病因的移植患者。因此，对于药物和手术规范治疗无效的患者，肝移植有可能成为本病唯一有效的最终选择。

【预后】

Caroli 病和 Caroli 综合征的预后与疾病本身的严重程度、门静脉高压和肾脏受累等密切相关。复发性胆管炎、胆管结石和梗阻患者可因难以控制的感染而死亡；CHF 引起的肝衰竭或门静脉高压增加患者病死率；胆管癌变也影响患者的预后。

（姜慧卿）

推 荐 阅 读

[1] ARNON R，ROSENBERG H K，SUCHY F J. Caroli Disease，Caroli Syndrome，and Congenital Hepatic Fibrosis[M]// MURRAY K F，LARSON A M. Fibrocystic Diseases of the Liver. New York：Humana Press，2010：331-344.

[2] FAGUNDES E D，FERREIRA A R，ROQUETE M L，et al. Clinical and laboratory predictors of esophageal varices in children and adolescents with portal hypertension syndrome[J]. J Pediatr Gastroenterol Nutr，2008，46（2）：178-183.

[3] LEFERE M，THIJS M，DE HERTOGH G，et al. Caroli disease：review of eight cases with emphasis on magnetic resonance imaging features[J]. Eur J Gastroenterol Hepatol，2011，23（7）：578-585.

[4] MILLWALA F，SEGEV D L，THULUVATH P J. Caroli's disease and outcomes after liver transplantation[J]. Liver Transpl，2008，14（1）：11-17.

[5] SUMMERFIELD J A，NAGAFUCHI Y，SHERLOCK S，et al. Hepatobiliary fibropolycystic diseases. A clinical and histological review of 51 patients[J]. J Hepatol，1986，2（2）：141-156.

[6] TOTKAS S，HOHENBERGER P. Cholangiocellular carcinoma associated with segmental Caroli's disease[J]. Eur J Surg Oncol，2000，26（5）：520-521.

[7] VENKATANARASIMHA N，THOMAS R，ARMSTRONG E M，et al. Imaging features of ductal plate malformations in adults[J]. Clin Radiol，2011，66（11）：1086-1093.

[8] WU K L，CHANGCHIEN C S，KUO C M，et al. Caroli's disease – a report of two siblings[J]. Eur J Gastroenterol Hepatol，2002，14（12）：1397-1399.

[9] YONEM O，BAYRAKTAR Y. Clinical characteristics of Caroli's disease[J]. World J Gastroenterol，2007，13（13）：1930-1933.

[10] 董蒨. 先天性肝内胆管扩张症[M]// 董蒨. 小儿肝胆外科学. 北京：人民卫生出版社，2005：352-356.

[11] 黄志强，刘永雄，周宁新，等. Caroli 病外科治疗中的问题[J]. 中华外科杂志，1995，33（11）：666-668.

[12] 石景森. Caroli 病[M]// 陈孝平，陈汉. 肝胆外科学. 北京：人民卫生出版社，2005：324-326.

[13] FAHRNER R，DENNLER S G C，DONDORF F，et al. Liver resection and transplantation in Caroli disease and syndrome[J]. J Visc Surg，2019，156（2）：91-95.

第十七章

肝 囊 肿

肝囊肿（hepatic cysts）是指肝内单发或多发的囊性病变（表5-17-1），是肝脏最常见的良性占位性病变。根据其病因可分为先天性和获得性两大类。前者主要包括单纯性肝囊肿、多囊肝病以及Caroli病；后者主要包括肝棘球幼病、肝囊腺瘤以及创伤性肝囊肿等。临床上以单纯性肝囊肿最为多见。

表5-17-1　肝囊肿的分类

先天性肝囊肿
实质性：①单纯性肝囊肿；②多囊肝病
胆管性：Caroli病
获得性肝囊肿
炎症性：①肝棘球蚴病；②潴留性囊肿
创伤性
肿瘤性：①肝囊腺瘤；②淋巴管瘤；③皮样囊肿

第一节　单纯性肝囊肿

单纯性肝囊肿亦称为孤立性肝囊肿，因大多数患者无症状，既往多认为本病为少见病。但随着现代影像检查技术的不断发展，近年来其检出率不断提高。国外研究报道单纯性肝囊肿发病率在2.5%～18.0%。国内尚无相关报道，本单位去年进行的一项基于上海地区社区人群的流行病学调查显示，肝囊肿发病率为7.6%。

【病因】

目前主要认为肝囊肿产生的原因与胚胎时期肝内胆管发育不良，胆管上皮细胞异常扩增，管腔增大，持续分泌液体有关。也有研究认为该病与年龄增长、肝功能减退有关。

【病理】

囊肿可单发（约95%）或多发（一般不超过4个），常位于肝右前叶。通常为单房性，也可为多房性，偶为带蒂囊肿。其大小从数毫米至数十厘米不等，内

含数毫升至数千毫升的囊液。囊液通常呈碱性，可为透明液、黏液或乳状液，罕含胆汁，有时可因感染、出血而机化。囊壁一般较薄，外被以纤维组织包膜，内衬类似胆管上皮的立方上皮或柱状上皮，偶可见鳞状上皮，一般不与胆管分支沟通。

【临床表现】

本病多见于40～60岁，女性患者居多。大多数囊肿长径小于3cm。其临床表现因囊肿的大小、数量、部位，是否对邻近器官推移、压迫及有无并发症而异。大部分患者长期甚至终生无任何症状。若囊肿过大并靠近包膜，患者可有右季肋或上腹部坠胀不适、疼痛，或扪及包块；查体可见上腹部局限性隆起，触之囊性，呈波动感，但一般无压痛。若囊肿压迫胃肠道，患者可有食欲减退、餐后腹胀及恶心、呕吐。若囊肿压迫胆总管，可出现黄疸。若囊肿压迫门静脉，则可出现门静脉高压的临床表现。另外有一些少见的并发症如深静脉血栓和布-加综合征等均由囊肿压迫相应血管引起。若囊内出血、继发感染或破裂，患者可出现腹痛突然加剧、发热及腹膜刺激征。

【辅助检查】

（一）实验室检查

肝功能大多正常，合并黄疸时可出现高胆红素血症，丙氨酸转移酶、天冬氨酸转移酶、谷氨酰转肽酶及碱性磷酸酶亦可增高。血清肿瘤标志物水平一般正常，而囊液肿瘤标志物CA19-9和CEA偶有升高，尤其在囊肿合并感染或囊内出血时，血清及囊液CA19-9水平均可升高。

（二）B型超声检查

无创且确诊率高，是公认的首选检查方法。可确定囊肿的大小、数目及部位，并能与寄生虫性囊肿、病灶液化及肝外性囊肿相鉴别，亦可显示是否合并肾、胰、脾等其他脏器囊肿。本病在超声下可见肝内单个或多个圆形或椭圆形无回声液性暗区，

壁菲薄，无分隔，边缘光滑；后壁回声增强，多伴有侧壁声影。经长期动态观察，病变多无特殊变化。但若囊肿合并出血或继发感染时，囊肿内部可出现弥漫性低回声，有漂浮征象，囊壁亦可增厚。

（三）CT检查

对肝囊肿的诊断价值与B超类似。典型病变在CT下表现为单个或多个圆形、椭圆形均质水样密度影，CT值在0～15HU，边缘光滑锐利；增强扫描病灶无强化（图5-17-1）。囊壁通常不能显示，但当囊肿紧靠肝包膜或彼此相邻时可见到菲薄的囊壁。

（四）磁共振检查

肝内可见单个或多个边界清楚、光滑锐利的圆形或类圆形病灶，T_1加权呈均匀低信号，少数囊液蛋白含量较高或伴出血时可呈等或高信号；T_2加权呈均匀高信号；增强扫描病灶无强化。

（五）其他影像学检查

对本病诊断价值有限。如囊肿巨大，腹部平片可显示肝影增大，消化道造影可见胃肠推移与受压。核素检查虽然可对囊性病变定位，但不能鉴别病变的性质。

（六）腹腔镜检查

系有创检查方法，可直视观察部分位于肝表面的囊肿，但无法观察全部肝表面，且对位于肝内的囊肿难以确诊。

【诊断与鉴别诊断】

根据临床表现并结合B超、CT等影像学检查，诊断多无困难。但需与以下疾病鉴别。

1. 肝包虫囊肿　患者多有牧区居住史；嗜酸性粒细胞常增多；血清补体结合试验、间接血凝试验及皮内过敏试验可呈阳性；B超下病变囊壁多呈双层结构，较厚，囊内可有大小不等的圆形暗区（子囊），有时还可在圆形暗区内见到更小的圆形暗区（大囊套小囊）。

2. 细菌性肝脓肿　起病急，多有寒战及弛张型高热；白细胞计数升高伴核左移；血细菌培养可阳性；B超下病变呈蜂窝状低回声网状结构或液性暗区，边缘多模糊，回声粗糙、不规则；若在B超引导下穿刺抽得有臭味的脓液可确诊。

3. 阿米巴肝脓肿　起病多缓慢，发病前可有痢疾史；血清免疫试验常阳性；B超等影像学表现类似细菌性肝脓肿；若在B超引导下穿刺抽得巧克力样脓液可确诊。

4. 含囊性病变的肝脏肿瘤　鉴别主要靠影像学检查：①肝囊腺瘤在B超下表现为无回声区为主的囊腔，壁不光整，局部见乳头状相对强回声突入囊腔内；癌变者定期随访可见囊腔内不规则絮状、团块状实质性结构回声逐渐充满囊腔，转变为囊实混合性的非均匀杂乱回声。②转移性肝癌和部分原发性肝癌出现病灶中央液化坏死时，CT表现为靶征或牛眼征（bull eye sign）。

5. 多囊肝病　详见本篇章第二节。

6. 肝外性腹内囊肿　本病亦需与胰腺囊肿、胆总管囊肿、肾积水、肠系膜囊肿、卵巢囊肿等相鉴别，一般通过询问病史及体检，并结合B超、CT等影像学检查，多不难鉴别。

【治疗】

目前关于单纯性肝囊肿的治疗时机尚无统一标准，一般认为直径<5cm且无临床症状的非感染性单纯性肝囊肿，可定期随访，无需治疗。当囊肿直

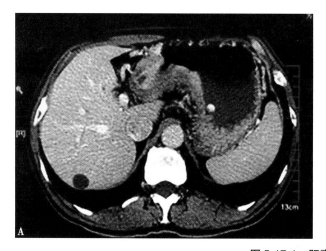
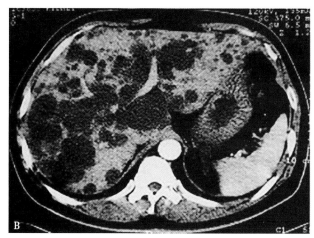

图5-17-1　肝囊肿的CT表现
A. 单纯性肝囊肿（单发）；B. 单纯性肝囊肿（多发）

径>5cm可择期治疗,当出现腹痛、腹胀以及压迫周围脏器等临床症状或出血、感染和破裂等并发症时则需立即治疗。

(一)无并发症的肝囊肿的治疗

1. 囊肿穿刺引流 临床最常用的是在B超引导下对较大的肝囊肿进行经皮穿刺抽液或置管引流,以减轻压迫症状。但此法疗效持续时间短,复发率高,现仅用于紧急缓解临床症状。

2. 囊肿穿刺引流+硬化剂治疗 囊肿穿刺引流并在囊内注入硬化剂,可使囊壁上皮细胞脱水、蛋白凝固变性、细胞坏死而失去分泌功能,且产生无菌性炎症促进囊壁粘连、囊腔封闭。此法较单纯囊肿穿刺引流复发率大大降低,且操作简便、创伤小、安全有效,已成为单纯性肝囊肿的一线治疗方法。

(1)适应证:①长径>5cm,且有临床症状者;②长径虽≤5cm,但临床症状明显者。

(2)禁忌证:①酒精过敏(使用酒精作为硬化剂);②凝血功能障碍;③大量腹水;④囊内出血;⑤囊肿与血管、胆管或腹膜腔交通。

(3)硬化剂选择:既往常用酒精和米诺环素。因为传统硬化剂均为液体,注入囊腔后可能被残留的囊液稀释,影响治疗效果,故目前亦有一些单位使用微泡类的新型硬化剂如乙氧硬化醇等,亦取得良好疗效。以上硬化剂的组合或序贯注射有望进一步提高疗效。

(4)具体方法:分保留法和冲洗法两类。①保留法:抽尽囊液,向囊内注入2%利多卡因10~20ml,2~3分钟后注入无水酒精,注入量为抽出液量的1/3~1/5(一般不超过200ml),保留20分钟。期间变换体位,确保囊壁与酒精充分接触。之后抽尽酒精结束治疗(单次保留法)。若囊肿较大,可即刻或隔日重复硬化(多次保留法)。②冲洗法:抽尽囊液,用20~50ml无水酒精冲洗,再反复注入酒精直至囊液澄清(单阶段冲洗法)。囊肿较大者,亦可隔日重复上述治疗(多阶段冲洗法)。国内现多主张采用冲洗法,治愈率为58.5%~81.5%,有效率为97.7%~100%。国外多主张采用小囊肿置管后单次或2次保留法,大囊肿多次保留法,治愈率为71%~100%,有效率为83%~100%。

(5)不良反应:多较轻微,常见如术后肝区疼痛不适,偶见荨麻疹、肠鸣、酒精中毒或继发感染,少数亦可出现暂时性血清转氨酶增高。

3. 手术治疗 对于非手术疗法效果欠佳、反复复发或反复发生并发症者,可采取手术疗法。手术方法包括开放手术或腹腔镜手术,常用的术式包括囊肿开窗术、囊肿内引流术和部分肝切除术。

(二)肝囊肿并发症的治疗

1. 囊肿并发感染的治疗 临床上首选抗生素治疗,常用的抗生素有喹诺酮类和头孢菌素类。但近期一篇荟萃分析报道抗生素治疗失败率高达70%,其中37%的患者需要穿刺引流治疗,27%的患者需要手术治疗。囊肿感染的复发率为20%,糖尿病、透析和接受器官移植是复发的危险因素。

2. 出血性肝囊肿破裂 是肝囊肿最严重的并发症,病死率高,一旦发现,必须立即接受急诊手术治疗。

(许文萍 施 斌 谢渭芬)

第二节 多 囊 肝 病

多囊肝病是一种常染色体遗传病,国外报道发病率为0.05%~0.53%。多囊肝病可分为3种类型:①伴发于常染色体隐性多囊肾病(autosomal recessive polycystic kidney disease,ARPKD)的常染色体隐性遗传性多囊肝病,该病于婴幼儿期发病,主要累及肾脏,并因此快速进展至死亡。②常染色体显性遗传性多囊肝病(autosomal dominant polycystic liver disease,ADPLD)多见于成人,是常染色体显性遗传性多囊肾病(autosomal dominant polycystic kidney disease,ADPKD)的肾外表现,也可并发胰腺和脾脏囊肿。ADPKD的发病率为0.10%~0.25%,在ADPKD患者中,多囊肝的发病率为45%~68%。③不伴发于多囊肾病的独立型多囊肝病(isolated polycystic liver disease,PCLD)。目前认为该病是常染色体显性遗传性疾病,约占多囊肝病的10%,在人群中的发病率为0.01%。

【病因】

作为常染色体遗传性疾病,多囊肝病主要由致病基因缺失性突变引起。伴发于ARPKD的多囊肝病的致病基因为位于初级纤毛的PKHD1基因。伴发于ADPKD的多囊肝病相关的致病基因为编码多囊蛋白-1(polycystin-1,PC1)的PKD1基因和编码多囊蛋白-2(polycystin-2,PC2)的PKD2基因。其中,85%的患者存在PKD1突变,而15%的患者存在PKD2突变。与PCLD相关的致病基因是PRKCSH和SEC63基因,分别编码肝囊肿蛋白(hepatocystin)和SEC63蛋白,超过10%的患者存在PRKCSH突变,超过5%的患者存在SEC63突变。其余患者缺乏明确的基因诊断，近期，有文章报道 LRP5、ALG8 和 SEC61 亦是致病基因。

初级纤毛是突出于哺乳动物细胞表面一种无运动功能的纤毛结构，包含多种信号受体、离子通道和转运蛋白，是一种信号敏感型细胞器。胆管上皮细胞的初级纤毛突入胆管腔，检测胆汁流动、极性和构成变化。PC1 和 PC2 均是位于初级纤毛基部小体的膜相关糖蛋白。PC1 是一种动力感受器，PC2 是对细胞外流体流动产生应答的钙离子通道蛋白，两者在初级纤毛膜表面形成复合物，调控钙离子内流。若 PKD1 和 PKD2 基因发生突变，则 PC1 和 PC2 蛋白表达异常，初级纤毛功能随之失调，导致钙离子内流减少，第二信使环腺苷酸（cyclic adenosine monophosphate，cAMP）增加，激活下游的液体分泌和细胞增殖相关信号通路，从而发生囊性变。

内质网是蛋白质发生糖基化和折叠最终成熟的细胞器。与 PCLD 相关的致病基因 PRKCSH、SEC63、ALG8 和 SEC61 所编码的蛋白均位于内质网。以上基因发生突变后，可导致 PC1 和 PC2 蛋白折叠异常，产生大量功能异常的蛋白，最终导致 PCLD 发生。

此外，有学者认为多囊肝病不仅是遗传缺陷所致，环境因素及激素的调节（如雌激素、胰泌素等）与其发病亦有一定关系。有证据表明，囊肿包含大量雌激素和胰岛素生长因子受体。培养的人类囊肿细胞在雌激素和胰岛素生长因子 1 的刺激下增殖，这可解释女性患者中有症状的疾病发病率较高。

【病理】

囊肿可弥漫分布于整个肝脏，亦可局限于一叶，大小从数毫米至数十厘米不等。囊壁由纤维组织围绕柱状或立方上皮组成，多较薄，一般与胆管系统无交通。手术切除标本可见数量不等的胆管错构瘤（von Meyenburg 复合体），该复合体表现为成簇的扩张小胆管，被覆单层立方上皮，周围可见纤维间隔。错构瘤和大部分囊肿上皮细胞均为角蛋白 7 阳性，提示其为胆管来源。小囊肿多来源于胆管错构瘤。而较大的囊肿主要被覆扁平胆管上皮，周围可见局灶性肝纤维化，其余肝实质多为正常。根据囊肿数目及分布，Morino 将本病分为 2 型：1 型囊肿较大，个数有限，位于肝脏表面；2 型囊肿较小，遍及全肝，且累及肝后段。而 Gigot 则分为 3 型：Ⅰ型囊肿长径 >10cm，数目 <10 个；Ⅱ型囊肿数目较多，中等大小，囊肿间存在正常肝实质；Ⅲ型与Ⅱ型类似，但囊肿间不存在正常的肝实质。50% 的多囊肝可合并多

囊肾，而 29% 的多囊肾可合并多囊肝。其他如脾、胰、肺、卵巢、精囊、甲状腺等脏器亦可伴有囊肿。

【临床表现】

多有明确家族史。囊肿的数目、大小随年龄增长而增加，女性患者较男性患者囊肿更大，数目更多，妊娠及应用雌激素可促使囊肿生长。无肝外囊肿者临床表现类似于单纯性肝囊肿，患者可长期无临床症状，偶在超声等检查中被发现。少数患者因囊肿逐渐增长，肝脏体积增大，压迫邻近脏器而出现临床症状，如上腹部不适、闷胀、隐痛或扪及包块，或因胆管受压而出现黄疸，亦可以囊内出血、破裂或继发感染为初发表现。肝脏可肿大，触诊表面有大小不等结节，质硬。合并多囊肾者可出现高血压和 / 或血尿、肾区疼痛等表现，亦可伴有颅内动脉瘤、脑血管意外、心力衰竭及尿毒症。

【辅助检查】

参见单纯性肝囊肿。

多囊肝病的实验室检查指标同单纯性肝囊肿一样缺乏诊断特异性。其中部分患者可有血清及囊液 CA19-9 轻度升高，CA-125、CEA 等亦可升高。

此外，亦可采用基因直接测序、连锁分析、高效变性液相色谱仪等技术对相关基因进行检测。但这些检查手段尚无统一标准，费用昂贵且敏感性较差，临床应用尚不成熟。

【诊断与鉴别诊断】

（一）诊断

1. 家族史阳性的多囊肝病诊断　2000 年 Reynolds 提出家族史符合常染色体显性遗传特征的多囊肝病诊断标准：①<40 岁，肝脏出现囊肿；或 >40 岁，肝脏有 ≥4 个囊肿；②>40 岁无肝囊肿者为未受累者；③>40 岁有 1～3 个肝囊肿或 <40 岁无肝囊肿者则为不明确型。通过基因连锁分析证实其诊断敏感性及特异性均为 90% 左右，故该标准为大多数后续研究者所采用。

2. 散发性多囊肝病诊断　对于无明确家族史的多囊肝病诊断争议较大。过去认为肝囊肿 >20 个才能诊断多囊肝病，否则只能诊断为多发单纯性肝囊肿。除了囊肿数目，亦有学者提出囊肿占肝实质比例达 50% 以上有助于多囊肝病的诊断。

（二）鉴别诊断

多囊肝病较易与多发单纯性肝囊肿相混淆，其鉴别要点见表 5-17-2。

此外，多囊肝病尚需与 Caroli 病、肝囊腺瘤、肝包虫囊肿、转移性肝癌、肝脓肿等相鉴别。

表 5-17-2　多囊肝病与多发单纯性肝囊肿的鉴别要点

	多囊肝病	多发单纯性肝囊肿
囊肿数目	>5	≤5
囊肿体积/肝实质	>50%	≤50%
超声	囊肿多呈簇状分布，相互牵连，前后壁回声均较强，后方回声不增强	囊肿呈孤立结构，各个囊肿均具备典型的囊肿声像特征，囊肿间肝组织正常

【治疗】

治疗的时机尚无定论，一般出现临床症状时需要治疗，无症状者可定期随访，无需治疗。治疗方法包括内科药物治疗、微创治疗、手术治疗和基因治疗。治疗的目的是降低囊肿体积，缓解症状，减少并发症。

1. 药物治疗　主要包括生长抑素类药物，如兰瑞肽、奥曲肽和帕瑞肽，和 mTOR 通路抑制剂，如依维莫司。因可抑制 cAMP 分泌，可能发挥减小囊肿体积的效果。现已在多个临床随机对照研究观察生长抑素类药物治疗多囊肝，取得一定效果，肝脏体积减少 2.9%～7.7%，而对照组肝脏体积有所增加。但是生长抑素类药物疗效维持时间不长，远期疗效有待进一步研究。依维莫司在动物模型中被证实可降低多囊肾模型肾脏体积，临床尚未被单独用于多囊肝治疗，仅有一项随机对照研究比较了依维莫司联合奥曲肽与单用奥曲肽对多囊肝病的疗效，但未取得肯定结果。因此，该药在多囊肝患者治疗中的作用有待进一步研究。

2. 微创治疗　主要包括经皮的硬化剂治疗和肝动脉栓塞治疗。对于 Gigot 分型 I 型者，囊肿较大（长径超过 5cm）时可采用超声引导下的囊肿穿刺抽液 + 硬化剂治疗。既往有研究报道多囊肾患者进行肾移植前接受肾动脉栓塞可降低肾囊肿体积，使移植手术更易进行。日本有数个中心报道了利用肝动脉栓塞治疗多囊肝病，可一定程度降低肝脏体积，缓解症状，但其确切疗效有待进一步研究。

3. 手术治疗　包括腹腔镜囊肿开窗术、肝部分切除术和肝移植。对于 Gigot 分型 I 型者，囊肿较大者可酌情采用腹腔镜下囊肿开窗术，但是术后的复发率和需要再次进行手术的患者比率均显著高于单纯性肝囊肿患者，且手术并发症的发生率亦高于单纯性肝囊肿。部分患者还要再接受部分肝切除术。II 型、III 型需行部分肝切除或切除联合囊肿开窗术。

III 型严重病例需行肝移植或肝肾联合移植术。

4. 基因治疗　因为该病为单基因遗传病，基因治疗可能是一个新的方向。合并于 ADPKD 的多囊肝病患者存在 PKD1 或 PKD2 基因突变，我院肾内科已成功开展利用移植前基因诊断（preimplantation genetic diagnosis，PGD），即第三代试管婴儿技术筛选不带有突变基因的胚胎，阻断致病基因遗传，可完全避免下一代患病，从而从源头上治愈该病。

（许文萍　施　斌　谢渭芬）

第三节　肝囊腺瘤

肝囊腺瘤是一种少见的肝脏良性肿瘤，仅占肝囊性病变的 5%。其病因尚不明确，有学者认为肝囊腺瘤起源于先天性胆管缺陷，由原始前肠的残余部分发育而来，可伴发胆管错构瘤。该病可见于幼儿期后的任何时期，但多发于 40 岁以上的女性，可恶变。

【病理】

多与单发单纯性肝囊肿类似，其包膜完整，囊壁大多较薄，内衬柱状或立方上皮。但与单纯性肝囊肿不同，其囊壁可呈乳头状或结节样突向囊内，或形成间隔；囊液多为黏液性。

【临床表现】

缺乏特异性，与单纯性肝囊肿和多囊肝病类似。当病变较大时可表现为上腹部不适、闷胀、隐痛或扪及包块等。

【辅助检查】

（一）影像学检查

有时与单纯性肝囊肿很难鉴别。如 B 超发现肝内有包膜的囊实性包块，无回声区内见中等回声实性团块，团块形态不规则，内部回声与囊壁相连或有蒂时常提示肝囊腺瘤。肝囊腺瘤在 CT 上可表现为囊性低密度病灶，单房或多房，边缘清晰，部分可为囊实性。在 MRI 上可表现为不同信号强度，囊壁分隔或呈乳头状突起，囊内可见多发大小不等的壁结节。如囊壁厚薄不均、毛糙、钙化，周围见卫星灶，远端胆管扩张，增强扫描囊壁、壁结节有强化时则应考虑囊腺癌可能。

（二）B 超引导下穿刺

可抽取囊液，观察其性状，并可行细胞学、肿瘤标志物等检测。部分患者囊液 CA19-9 水平可升高，但据此并不能区分肝囊腺瘤与囊腺癌；囊液 AFP 水平一般正常，据此可与肝细胞癌相鉴别。

表5-17-3 肝囊腺瘤与单纯性肝囊肿的鉴别要点

	肝囊腺瘤	单纯性肝囊肿
囊肿数目	1	≥1
囊肿分隔	多有	多无
乳头状突起	有	无
囊液	黏液性	多为浆液性
囊液 CA19-9	可增高	多不增高
部分切除	易复发	较少复发
恶变	可能（囊腺癌）	极少

【诊断与鉴别诊断】

目前诊断主要主要根据影像学检查和B超引导下穿刺。

肝囊腺瘤需与单纯性肝囊肿相鉴别（表5-17-3），但两者有时很难区分，有肝囊腺瘤被当作单纯性肝囊肿而行腹腔镜囊肿开窗术的报道。故当对肝囊性病变行囊肿开窗术时，需排尽囊液检查整个囊腔，如为单纯性肝囊肿，腔内应光滑；若有多房分隔、结节或乳头状改变，应取活组织行冷冻切片检查，视病理结果采取适当的手术方式。

【治疗】

肝囊腺瘤有恶变可能，因此即使无症状，也应行手术治疗。且因部分切除极易复发并有恶变可能，手术方式宜选用肿瘤完整切除。术中应注意观察囊液性状、囊肿有无分隔以及有无结节或乳头状突起，必要时切取囊壁"增厚"、分隔或乳头状突起部分行术中冰冻病理，获得更为准确的信息。可使部分囊腺癌在术中得到确诊，以便及时确定手术范围。肝囊腺癌较肝脏其他实性肿瘤、胆管细胞癌的预后要好，根治性手术切除是唯一有效的治疗措施，手术范围包括周围部分正常的肝组织或行规则的肝叶切除。

（许文萍 施 斌 谢渭芬）

第四节 创伤性肝囊肿

创伤性肝囊肿系由于肝被膜下深部的组织挫伤形成血肿或液化坏死但被膜保持完整所致。多见于肝外伤后，亦可在肝癌消融治疗（射频、微波等）后发生。一般单发，囊壁多较厚。因其内壁无上皮细胞内衬，故为假性囊肿。囊腔内可含有血液、胆汁及退变的肝组织等混合物，有时可合并化脓性感染。

【临床表现】

囊肿较小时，患者多无明显症状，仅在行B超、CT等检查时发现。囊肿较大时，患者可出现低热、上腹闷胀、疼痛及消化不良表现。合并化脓性感染时，患者可有畏寒、高热及上腹部疼痛加剧。

【辅助检查】

肝功能等实验室检查多无特异性，病史、B超及CT检查是诊断本病的可靠方法。

【治疗】

囊肿较小且症状不明显，估计囊液量在30ml以内者，不需特殊处理，每3个月复查，多数6个月内能自行吸收。伴有低热、腹痛等临床症状，估计囊液量在30ml或50ml以上者，需在B超引导下经皮经肝穿刺直达囊腔，尽量抽尽囊内液体，一般每周1次，3～4次后大多数囊腔明显缩小，且每次抽出液量逐渐减少。若每次抽出液量不减少，则应经皮经肝穿刺置管引流，2周后待流出液减少即可拔管。若经反复穿刺抽液囊腔不见缩小，反而增加，置管2周后引出液不见减少，则可在抽液后注入无水酒精5～10ml，使囊腔周围肝细胞坏死以及迷走胆管闭合。经皮经肝穿刺时须注意无菌操作，防止感染。若囊肿合并化脓性感染时，则按肝脓肿处理。

（许文萍 施 斌 谢渭芬）

推 荐 阅 读

[1] RUNGSINAPORN K, PHAISAKAMAS T. Frequency of abnormalities detected by upper abdominal ultrasound[J]. J Med Assoc Thai, 2008, 91（7）: 1072-1075.

[2] REID-LOMBARDO K M, KHAN S, SCLABAS G. Hepatic cysts and liver abscess[J]. Surg Clin North Am, 2010, 90（4）: 679-697.

[3] GALL T, ONISCU G, MADHAVAN K, et al. Surgical management and long term follow up of non-parasitic hepatic cysts[J]. HPB（Oxford）, 2009, 11（3）: 235-241.

[4] MAZZA O M, FERNANDEZ D L, PEKOLJ J, et al. Management of nonparasitic hepatic cysts[J]. J Am Coll Surg, 2009, 209（6）: 733-739.

[5] GAMBLIN T C, HOLLOWAY S E, HECKMAN J T, et al. Laparoscopic resection of benign hepatic cysts: a new standard[J]. J Am Coll Surg, 2008, 207（5）: 731-736.

[6] DONATI M, STAVROU G A, WELLMANN A, et al. Laparoscopic deroofing of hepatic cysts: The most effective treatment option[J]. Clin Ter, 2010, 161（4）: 345-348.

[7] JURAN B D, LAZARIDIS K N. Genetics of hepatobiliary diseases[J]. Clin Gastroenterol Hepatol, 2006, 4（5）: 548-557.

[8] ROSSETTI S, CHAUVEAU D, KUBLY V, et al. Association of mutation position in polycystic kidney disease 1 (pkd1) gene and development of a vascular phenotype[J]. Lancet, 2003, 361 (9376): 2196-2201.

[9] SCHNELLDORFER T, TORRES V E, ZAKARIA S, et al. Polycystic liver disease: a critical appraisal of hepatic resection, cyst fenestration, and liver transplantation[J]. Ann Surg, 2009, 250 (1): 112-118.

[10] RUSSELL R T, PINSON C W. Surgical management of polycystic liver disease[J]. World J Gastroenterol, 2007, 13 (38): 5052-5059.

[11] QIAN Q, AIRONG L, KING B F, et al. Clinical profile of autosomal dominant polycystic liver disease[J]. Hepatology, 2003, 37 (1): 164-171.

[12] EVERSON G T, HELMKE S M, DOCTOR B. Advances in management of polycystic liver disease[J]. Expert Rev Gastroenterol Hepatol, 2008, 2 (4): 563-576.

[13] KOFFRON A, RAO S, FERRARIO M, et al. Intrahepatic biliary cystadenoma: role of cyst fluid analysis and surgical management in the laparoscopic era[J]. Surgery, 2004, 136 (4): 926-936.

[14] SEO J K, KIM S H, LEE S H, et al. Appropriate diagnosis of biliary cystic tumors: comparison with atypical hepatic simple cysts[J]. Eur J Gastroenterol Hepatol, 2010, 22 (8): 989-996.

[15] LEE J H, LEE K G, PARK H K, et al. Biliary cystadenoma and cystadenocarcinoma of the liver: 10 cases of a single center experience[J]. Hepatogastroenterology, 2009, 56 (91-92): 844-849.

[16] MACEDO F I. Current management of noninfectious hepatic cystic lesions: a review of the literature[J]. World J Hepatol, 2013, 5 (9): 462-469.

[17] ESO Y, FURUTA A, TAKAI A, et al. Ultrasound-guided microfoam sclerotherapy with polidocanol for symptomatic giant hepatic cyst: Initial experience[J]. Hepatol Res, 2018, 48 (12): 1055-1063.

[18] TRECKMANN J W, PAUL A, SGOURAKIS G, et al. Surgical treatment of nonparasitic cysts of the liver: open versus laparoscopic treatment[J]. Am J Surg, 2010, 199 (6): 776-781.

[19] LANTINGA M A, GEUDENS A, GEVERS T J, et al. Systematic review: the management of hepatic cyst infection[J]. Aliment Pharmacol Ther, 2015, 41 (3): 253-261.

[20] MARION Y, BREVARTT C, PLARD L, et al. Hemorrhagic liver cyst rupture: an unusual life-threatening complication of hepatic cyst and literature review[J]. Ann Hepatol, 2013, 12 (2): 336-339.

[21] VAN DE LAARSCHOT L F M, DRENTH J P H. Genetics and mechanisms of hepatic cystogenesis[J]. Biochim Biophys Acta Mol Basis Dis, 2018, 1864 (4 Pt B): 1491-1497.

[22] AUSSILHOU B, DOKMAK S, DONDERO F, et al. Treatment of polycystic liver disease. Update on the management[J]. J Visc Surg, 2018, 155 (6): 471-481.

第十八章

肝脓肿

第一节　细菌性肝脓肿

细菌性肝脓肿（pyogenic liver abscess，PLA）是指化脓性细菌侵入肝脏，造成局部肝组织炎症、坏死、液化，脓液积聚而形成的肝内化脓性感染，是临床常见的肝脏感染性疾病，占所有肝脓肿的 80%。与欧美地区相比，细菌性肝脓肿在亚洲地区的发病率较高。近 30 年来，随着影像学的发展和治疗方法的改进，其诊断率和治愈率得到了较大的提升，病死率明显下降。

【流行病学】

肝脓肿的年发病率估计在 2.3 例/10 万，男性发病率高于女性，为 2.0 : 1～2.7 : 1；细菌性肝脓肿在各国/地区的发病率有所差异，亚洲地区的发病率相对高，我国台湾可达 17.6/10 万，我国大陆地区为 1.1/10 万～3.6/10 万。

细菌性肝脓肿的危险因素包括糖尿病、潜在的肝胆或胰腺疾病及肝移植。地理因素和宿主因素也可能有一定影响，如有报道显示在亚洲某些地区，肺炎克雷伯菌是细菌性肝脓肿的主要原因；数项研究表明细菌性肝脓肿与潜在结直肠癌相关。这些研究结果是否适用于世界其他地区尚未明确。

【病因与病理】

细菌性肝脓肿是由化脓性细菌引起的肝内化脓性感染，亦称化脓性肝脓肿。肝脏接受肝动脉、门静脉双重血供，与胆道、肠道相通，又是腹部较易受伤的实质性脏器，因而受细菌感染机会较高。引发肝脓肿的细菌来源大致可分为以下几条途径：

1. **由胆道疾病所引发**　近 30 年的资料表明，经胆道逆行感染是肝脓肿的主要原因，占整个肝脓肿病因的 40%～60%。常见的胆道病变有肝内外胆道结石、胆道蛔虫、胆道手术及胆管癌等。

2. **门静脉途径的感染**　门静脉系统血行感染曾是肝脓肿的主要病因，现在继发肝脓肿的机会已很少，来源于门静脉的感染在 10% 以下。

3. **直接坏死继发感染或直接扩散引发的感染**　近年由于肝动脉插管栓塞化疗的广泛开展，肝癌组织坏死继发的肝脓肿有所增多，另外肝周围间隙的化脓性感染侵及肝脏也可引发肝脓肿，如胃、十二指肠溃疡穿透至肝脏、膈下脓肿侵及肝脏、异物等。

4. **肝脏的开放或闭合性损伤**　肝脏外伤后形成的血肿和坏死组织，是发生脓肿的重要基础，发生的脓肿多为单个脓肿。

5. **肝动脉途径的感染**　全身性的菌血症、败血症和脓毒血症可经肝动脉途径感染肝脏产生肝脓肿。

6. **隐源性脓肿**　临床上查不出肯定原因，这类脓肿发病率有增多趋势，有的高达 45%，常伴有免疫功能低下和全身代谢性疾病。

肝脓肿最常累及肝右叶，右叶比左叶一般多 3～5 倍，很可能因为与肝左叶和尾状叶相比，右叶更大且血供更丰富。感染的来源在一定程度上决定了脓肿发生在肝脏哪一叶，以及是单发还是多发。原发于肝脏的脓肿与继发于毗邻脏器感染的脓肿是单发的，可位于任一肝叶。如果感染经门静脉到达肝脏，可以发生一个或多个脓肿，大多数位于右叶。左叶受累仅见于门静脉的感染性血栓形成时。如果细菌由动脉循环到达肝脏，则形成许多小的脓肿。源于胆道感染的肝脓肿均匀分布于左右两叶，常为多发。40% 的患者有多发性肝脓肿。

【致病菌】

现已报道多种病原体与肝脓肿有关，这种多变性反映了不同的病因、医疗干预类型（如胆道支架植入术、癌症化疗所致免疫抑制）及地域差异，说明对几乎每例病例都进行微生物学诊断是合理的。细菌性肝脓肿大多为多微生物感染，混合的肠道兼性厌氧菌和厌氧菌是最常见的病原体。

细菌性肝脓肿的致病菌有地域差异。在欧美国家，大肠埃希菌感染最多见，该地区的肝脓肿大多与恶性肿瘤、胆道疾病有关。东亚地区如中国、日本、韩国等研究均报道，肺炎克雷伯菌是导致肝脓肿的主要致病菌。2016年中国的一项关于病原学的分析表明，部分地区细菌性肝脓肿患者的细菌培养结果，革兰氏阴性菌占70%，其中以克雷伯菌属最常见（54%），其次为埃希杆菌属（29%）、肠杆菌属（9%）、变形杆菌属（6%）；在革兰氏阳性菌中，以葡萄球菌属最常见（13%），其次为链球菌属（8%）和肠球菌属（7%）。肺炎克雷伯菌性肝脓肿多伴发于糖尿病患者。一方面，糖尿病患者的葡萄糖降解率减少，为白细胞提供能量功能受抑制，中性粒细胞的趋化功能减弱；另一方面，长期高血糖有利于细菌生长，尤其是呼吸道、泌尿道、皮肤和女性外阴部等处；同时，糖尿病患者易发生血管病变，导致局部血液循环障碍，周围组织供氧减少，不仅影响局部组织对感染的反应，也有利于厌氧菌生长和降低白细胞依赖氧的杀菌能力。

随着厌氧菌培养的进步，目前发现厌氧菌感染的比例逐渐上升，以脆弱类杆菌为主。近年来真菌性（主要是白念珠菌）脓肿有了明显增加，主要原因是广谱抗生素的应用。

【临床表现】

细菌性肝脓肿的典型临床表现是发热和腹痛。其他常见症状包括恶心、呕吐、畏食、体重减轻及不适。约90%的患者出现发热，50%～75%的患者出现腹部症状。腹部症状和体征通常局限于右上腹，可能包括疼痛、肌卫、叩击痛甚至有反跳痛。约半数的肝脓肿患者出现肝大、右上腹压痛或黄疸。缺乏上述表现并不能排除肝脓肿。

【并发症】

脓肿破裂是一种罕见并发症，在韩国一项纳入602例细菌性肝脓肿患者的病例系列研究中，其发生率为3.8%。脓肿长径>6cm及合并肝硬化是脓肿破裂的主要危险因素，大多数破裂发生在肝脏周围或破溃入胸膜腔。

【辅助检查】

（一）实验室和微生物学检查

实验室检查异常包括胆红素和/或肝酶升高。67%～90%的患者出现血清碱性磷酸酶升高，约半数患者出现血清胆红素和天门冬氨酸氨基转移酶（AST）浓度升高。其他实验室异常可能包括白细胞增多、低白蛋白血症及贫血（正细胞正色素性贫血）。

微生物学检查是诊断和治疗的基础。应该留取脓液和血样，在严格无菌和微嗜氧条件下培养，检查需氧和厌氧菌和真菌。在等待培养结果时，样本的革兰氏染色检查可以指导抗生素方案选择。血培养是必要的；高达50%的患者血培养呈阳性。

（二）影像学检查

1. X线检查 右叶肝脓肿可见右膈抬高、活动度减小；并发脓胸或支气管胸膜瘘者，肋膈角消失并有肺内阴影。

2. 超声 超声常作为诊断首选。脓肿前期，病灶为不均匀、边界不清楚的低回声区，周围组织水肿可产生较宽的声圈。肝脓肿液化后，变现为边缘清楚的无回声区，壁厚。脓腔内可随液化程度形成不同的回声表现。

3. CT检查 平扫时，脓腔为单发或多发低密度区，巨大脓腔的内壁不规则。病灶边界多数不清楚，脓肿壁呈稍高于脓腔低于正常肝的环形带。增强扫描后，脓肿壁可呈单环、双环甚至三环，由外到内分别为水肿、纤维肉芽组织和炎性坏死组织的病理结构。

4. MRI检查 具有多序列成像及功能成像的优势，T_1WI中变现为低信号，T_2WI中为高信号。脓肿腔可表现为均匀或不均匀信号，注入对比剂后，肝脓肿典型表现为周边强化，而后病变中央信号缓慢升高。

【诊断与鉴别诊断】

（一）诊断

细菌性肝脓肿是通过病史、临床检查和影像学检查以及脓液抽吸和培养而诊断。

当细菌性肝脓肿诊断已经确定，必须注意众多可以增加病死率的预后因素，并予以纠正。这些因素有低蛋白血症、肾功能改变、胸腔渗出、脓毒性休克和贫血。其他确定的预后因素有多发脓肿、相关的肿瘤、黄疸和白细胞增多症。

（二）鉴别诊断

1. 阿米巴肝脓肿 本病发展过程较为缓慢，主要为发热、肝区疼痛及肝大。粪便检查常能发现阿米巴包囊或滋养体，超声检查脓肿所在部位可显示不均质的液性暗区（表5-18-1）。

2. 右膈下脓肿 多继发于化脓性腹膜炎或上腹部大手术后。全身反应如寒战、发热等和局部体征不如肝脓肿明显，但右肩牵涉痛较显著，深吸气时尤重。X线检查右膈下常有液气面出现，右侧横膈升高，膈肌运动受限。

3. 原发性肝癌 巨块型肝癌中心坏死液化，继发感染时临床表现酷似细菌性肝脓肿，但前者常一

表 5-18-1　阿米巴性肝脓肿与细菌性肝脓肿的鉴别诊断

鉴别要点	阿米巴性肝脓肿	细菌性肝脓肿
病史	有阿米巴肠病史	常继败血症或腹部化脓性疾患后发生
症状	起病较慢、病程长	起病急,毒血症状显著,如寒战、高热、休克、黄疸
肝脏影像	肿大与压痛较显著,可有局部隆起,脓肿常为大型单个,多见于右叶	肿大不显著,局部压痛亦较轻,一般无局部隆起,脓肿以小型、多个为主
肝穿刺	脓量多,大都呈棕褐色,可找到阿米巴滋养体	脓液少,黄白色,细菌培养可获阳性结果,肝组织病理检查可见化脓性病变
实验室	白细胞计数轻、中度增高,细菌培养阴性	白细胞计数,特别是中性粒细胞显著增多,细菌培养可获阳性结果
阿米巴抗体	阳性	阴性
治疗反应	甲硝唑、氯喹、吐根碱等有效	抗生素治疗有效
预后	相对好	易复发

般情况较差,肝痛较著,癌肿肝脏的质地较坚硬,并有结节。甲胎蛋白的测定、B 型超声波检查、腹部 CT、放射性核素肝区扫描、选择性肝动脉造影、磁共振等检查可明显诊断。

4. 胆囊炎　起病急,右上腹痛阵发性加剧,且常有反复发作史。黄疸多见且较深,肝大不显著,胆囊区压痛明显,可作胆囊造影及十二指肠引流予以鉴别。

【治疗】

（一）抗生素治疗

目前尚无随机对照试验评估经验性抗生素治疗方案在治疗细菌性肝脓肿的作用。治疗推荐是基于很可能的感染源,应以当地的细菌耐药模式作为指导。

在未获得脓肿的革兰氏染色和培养结果前,应给予经验性广谱静脉抗生素治疗。推荐首选为甲硝唑联合头孢曲松 / 头孢西丁 / 哌拉西林 - 他唑巴坦 / 环丙沙星 / 左氧氟沙星,备选方案为甲硝唑联合亚胺培南 / 美罗培南 / 多尼培南,临床中多选择三代头孢菌素联合甲硝唑。

无论最初采取何种经验性治疗方案,治疗方案均应在得到培养结果和药敏结果时重新评估。培养获得超过一种微生物,则提示为包括厌氧菌在内的多微生物感染,在这类情况下抗菌谱应继续覆盖厌氧菌。

尚无随机对照试验评估最佳治疗持续时间。这通常根据感染程度及患者对初始治疗的临床反应确定。脓肿难以引流的患者通常需要较长的疗程。对初始引流反应良好的患者应接受 2～4 周静脉抗生素治疗,而引流不完全的患者应接受 4～6 周静脉抗生素治疗。剩余疗程可根据培养结果和药敏试验结果采用特定口服药物完成治疗。若没有培养结果,可合理选择经验性口服抗生素,包括阿莫西林克拉维酸单药治疗或喹诺酮类（环丙沙星或左氧氟沙星）加甲硝唑治疗。

建议临床随访包括疼痛、体温、白细胞计数及血清 C 反应蛋白等指标。仅在临床症状持续或引流不如预期的情况下进行影像学随访。影像学异常比临床和生化指标异常的消退慢得多。有报道,长径 10cm 以下脓肿超声下消退的平均时间为 16 周；10cm 以上脓肿超声下消退的平均时间为 22 周。

（二）脓肿引流

经皮穿刺引流因为其创伤小、定位精准且恢复较快,已经成为细菌性肝脓肿的主要治疗措施。经皮穿刺引流分为经皮穿刺抽脓和置管引流,是在超声 /CT 引导下使用 16～18G 一次性穿刺针抽取脓液,再使用 6～12F 猪尾管植入脓腔内持续引流。部分患者可能因为首次穿刺引流失败或者不彻底需要进行再次或多次穿刺。有研究发现低蛋白血症是首次穿刺引流失败的危险因素。对于一些小脓肿（长径 <3cm）无需也不适合穿刺引流,单纯应用抗生素治疗即可；长径 >5cm 的脓肿则建议抗生素治疗联合经皮穿刺抽脓或持续置管引流。但脓肿未完全液化,或者多房的脓腔则不宜应用经皮穿刺引流治疗。对于使用经皮穿刺抽脓后是否持续置管引流仍存在争议。对于长径≤5cm 的单个脓肿可行经皮穿刺置管引流或细针抽吸,引流管应保留到引流量极小时再拔除（一般最长 7 日）。如果经皮细针抽吸时没有留置引流管,多达一半的患者可能需要进行重复细针抽吸。而对于长径 >5cm 的单个脓肿应优选置管引流,而不是细针抽吸。

（三）手术治疗

传统手术治疗包括肝脓肿切开引流和肝叶切除术。随着腹腔镜技术的成熟，经腹腔镜引流手术安全可靠，在术后护理、患者康复和住院时间方面都要优于传统手术。以下情况需考虑手术干预：

1. 脓液太黏稠无法被吸引。

2. 多个脓肿。

3. 抗感染治疗和经皮穿刺引流后仍有败血症表现。

4. 脓肿破裂。

5. 合并其他腹腔内疾病需一并处理。

对于需要手术干预的脓肿大小尚存争议，有学者认为脓肿长径 > 7.3cm 穿刺效果不好，应该考虑手术；有学者认为长径 >5cm 就可以手术。然而，应行手术引流还是经皮穿刺引流，难以做出一般推荐，通常应由多学科团队制订个体化治疗决策，应考虑到脓肿数量、大小和是否易于达到，外科医师和影像科医师的经验，尤其还要考虑到患者的基础疾病和共存疾病。

对于有既往胆道操作史，肝脓肿（感染）与胆道相通的患者，ERCP 有助于引流肝脓肿。

【预后】

发达国家细菌性肝脓肿的病死率为 1%～2%。细菌性肝脓肿患者死亡的独立危险因素包括需要手术切开引流、合并恶性肿瘤及合并厌氧菌感染。

（李　蕾　沈锡中）

推 荐 阅 读

[1] KAPLAN G G, GREGSON D B, LAUPLAND K B. Population-based study of the epidemiology of and the risk factors for pyogenic liver abscess[J]. Clin Gastroenterol Hepatol, 2004, 2(11): 1032-1038.

[2] TSAI F C, HUANG Y T, CHANG L Y, et al. Pyogenic liver abscess as endemic disease, Taiwan[J]. Emerg Infect Dis, 2008, 14(10): 1592-1600.

[3] KAO W Y, HWANG C Y, CHANG Y T, et al. Cancer risk in patients with pyogenic liver abscess: a nationwide cohort study[J]. Aliment Pharmacol Ther, 2012, 36(5): 467-476.

[4] KOO H C, KIM Y S, KIM S G, et al. Should colonoscopy be performed in patients with cryptogenic liver abscess? [J]. Clin Res Hepatol Gastroenterol, 2013, 37(1): 86-92.

[5] JEONG S W, JANG J Y, LEE T H, et al. Cryptogenic pyogenic liver abscess as the herald of colon cancer[J]. J Gastroenterol Hepatol, 2012, 27(2): 248-255.

[6] LAI H C, LIN C C, CHENG K S, et al. Increased incidence of gastrointestinal cancers among patients with pyogenic liver abscess: a population-based cohort study[J]. Gastroenterology, 2014, 146(1): 129-137.

[7] CHEN S C, HUANG C C, TSAI S J, et al. Severity of disease as main predictor for mortality in patients with pyogenic liver abscess[J]. Am J Surg, 2009, 198(2): 164-172.

[8] LOK K H, LI K F, LI K K, et al. Pyogenic liver abscess: clinical profile, microbiological characteristics, and management in a Hong Kong hospital[J]. J Microbiol Immunol Infect, 2008, 41(6): 483-490.

[9] LAM Y H, WONG S K, LEE D W, et al. ERCP and pyogenic liver abscess[J]. Gastrointest Endosc, 1999, 50(3): 340-344.

[10] JUN C H, YOON J H, WI J W, et al. Risk factors and clinical outcomes for spontaneous rupture of pyogenic liver abscess[J]. J Dig Dis, 2015, 16(1): 31-36.

[11] AHMED S, CHIA C L, JUNNARKAR S P, et al. Percutaneous drainage for giant pyogenic liver abscess--is it safe and sufficient? [J]. Am J Surg, 2016, 211(1): 95-101.

[12] LIAO W I, TSAI S H, YU C Y, et al. Pyogenic liver abscess treated by percutaneous catheter drainage: MDCT measurement for treatment outcome[J]. Eur J Radiol, 2012, 81(4): 609-615.

第二节　阿米巴肝脓肿

阿米巴肝脓肿（amebic liver abscess）是阿米巴病最常见的肠外表现，是溶组织内阿米巴（entamoeba histolytica）原虫沿门静脉系统上行而引起的肝脏感染；以长期发热、右上腹或右下胸痛、全身消耗及肝脏肿大压痛、血白细胞增多等为主要临床表现，且易导致胸部并发症。

【病原】

溶组织内阿米巴感染无处不在，但流行率最高的地方通常在贫穷、卫生条件差的社区。溶组织内阿米巴有包囊期和滋养体期两种形态。多数情况下，原虫寄居于大肠腔内，呈无症状定植状态；也可侵入肠壁，引起腹泻、痢疾甚至结肠炎。大部分感染者是原虫的健康携带者（腔阿米巴病）。每天从他们的粪便中排出将近 $1.5×10^9$ 个包囊。

【流行病学】

阿米巴肝脓肿的发病与阿米巴肠病有密切关系。阿米巴肠病死亡者病理检查见肝脓肿者占 36.6%～

60.0%。结肠阿米巴疾病的分布无性别差异，但是成年男性中的阿米巴肝脓肿（和其他肠外疾病）是其他人群中的7～10倍，最常见于30～50岁。推测激素影响、酒精性肝细胞损害及其他细胞免疫的疾病削弱人体抵抗力时均可诱发本病。

在发达国家，阿米巴病一般见于来自流行地区的移民和前往流行地区的旅行者。阿米巴感染的高发地区包括印度、非洲、墨西哥，以及中美和南美部分地区。阿米巴病在短期旅行者中相对少见，但阿米巴肝脓肿可在短至4日的旅行暴露后发生。

【发病机制】

溶组织内阿米巴可以视为一种带有超常能力的细胞毒性效应细胞，可以杀死不同靶细胞。同时又被当作一种具有原始主动吞噬能力的真核细胞，利用细菌作为主要的营养来源。用来攻击宿主细胞与吞噬细胞的有效装备可以相互重叠。阿米巴的溶组织特性被部分归结为周围细胞溶解的结果，这可以从显微镜下发现的变化得到证实，包括发现核溶解和宿主细胞胞质中超微结构改变等。

体外研究发现，阿米巴通过半乳糖结合凝集素（位于溶组织内阿米巴表面）与宿主细胞结合。对组织侵犯的开始步骤可能是在滋养体释放的蛋白酶帮助下完成的。这种酶能降解细胞外基质成分，如纤连蛋白和层粘连蛋白，还能激活宿主的补体系统。一旦发生接触，阿米巴能通过一种叫阿米巴孔的成空分子（可能是溶脂酶），来溶解靶细胞。

【病理】

阿米巴原虫通常经门静脉到达肝脏，亦可通过肠壁直接侵入肝脏或经淋巴系统进入，造成局部液化性坏死而形成脓肿。脓肿初起无明显的壁，其边缘碎屑中可查见滋养体。为时较久可有多少不一的结缔组织形成的壁。脓肿中央为一大片坏死区，呈巧克力酱样。和阿米巴结肠炎所致的突出的炎性病变相比，肝脏阿米巴感染病理学是由坏死肝细胞、液化细胞和细胞碎屑组成一个局限性病灶，周围包绕一圈结缔组织和一些炎性细胞、少量阿米巴滋养体。毗连的肝实质通常完全正常。

【临床表现】

从流行地区返回的人群中，临床表现通常出现在8～20周内（中位时间12周）。然而，也有报道称在许多年（甚至几十年）后才出现临床表现。阿米巴肝脓肿患者通常表现为1～2周的右上腹疼痛和发热（38.5～39.5℃）。疼痛可向上腹正中、右胸或右肩放射。疼痛通常为钝痛，深呼吸及体位变更时增剧，夜间疼痛常更明显。其他症状包括咳嗽、出汗、不适、体重减轻、畏食和呃逆。在大约50%的病例中，体格检查显示肝脏往往呈弥漫性肿大，病变所在部位有明显的局限性压痛及叩击痛，肝脏下缘钝圆，有充实感，质中坚。部分患者肝区有局限性波动感。黄疸少见且多轻微，多发性脓肿中黄疸的发生率较高。

慢性病例呈衰竭状态，有消瘦、贫血、营养性水肿，发热反不明显。部分晚期患者肝大、质坚，局部隆起，易误为肝癌。

肝脓肿破裂后可进入任何相邻间隙或器官，脓肿扩散至胸部的发生率是扩散至腹腔的近4倍。出现放射到右肩胛和右肩或后背较低区域的胸部疼痛，以及刺激性的干咳症状时，应该提高警惕怀疑阿米巴脓肿破入胸腔可能。一旦破裂发生，患者可以咳出黑巧克力样痰液，伴有呼吸困难。在高达7%的病例中，脓肿破裂进入腹膜而引起腹膜炎。也有继发于阿米巴肝脓肿的肝静脉和下腔静脉血栓形成的报道。

【辅助检查】

（一）实验室检查

1. **血常规** 急性期白细胞总数及中性粒细胞升高，有继发感染时更高，5%患者出现类白血病反应。病程较长时白细胞计数大多接近正常或减少，贫血较明显，红细胞沉降率增快。

2. **肝功能检查** 碱性磷酸酶增高最常见，胆固醇和白蛋白大多降低，约30%患者胆红素水平轻度升高，其他各项指标基本正常。

3. **血清学检查** 大约90%的阿米巴肝脓肿患者可检测到抗体，但血清学试验在最初7日可能为阴性。在流行地区，由于溶组织内阿米巴的既往感染，高达35%的未感染人群中可检测到抗阿米巴抗体。因此，血清学检测阴性有助于排除疾病，但血清学检测呈阳性则无法区分急性感染和既往感染。

（二）影像学检查

1. **肝脏超声检查** 超声波探查无创伤，准确方便，成为诊断肝脓肿的基本方法。阿米巴肝脓肿最常见于肝右叶后部；虽然也有多发性病变，但70%～80%为孤立性被膜下病变。脓肿显示为界限清楚的圆形低回声肿块。B型超声显像敏感性高，但与其他液性病灶鉴别较困难，需作动态观察。

2. **其他影像学检查** CT、MRI、放射性核素扫描等均可显示肝内占位性病变，对阿米巴病和肝癌、肝囊肿鉴别有一定帮助。CT扫描中，脓肿显示为低密度肿块伴周围边缘增强。MRI 中，脓肿在 T_1 加权像上呈低信号强度，在 T_2 加权像上呈高信号强度。脓肿愈合后，其边缘可能钙化形成薄的圆环。在柠檬酸镓和锝标记的硫胶体放射性核素肝脏扫描中，阿米巴脓肿是"冷"脓肿（在一些病例中有明亮的边缘），而细菌性脓肿是"热"脓肿，可资鉴别。

3. X 线检查 常见右侧膈肌抬高，运动受限，胸膜反应或积液，肺底有云雾状阴影等。左叶肝脓肿时胃肠道钡餐透视可见胃小弯受压或十二指肠移位，侧位片见右肋前内侧隆起致心膈角或前膈角消失。偶尔在平片上见肝区不规则透光液-气影，颇具特征性。

【诊断与鉴别诊断】

（一）诊断

诊断肝脏脓肿的临床诊断基本要点为：①右上腹痛、发热、肝脏肿大和压痛；②X 线检查右侧膈肌抬高、运动减弱；③超声波检查显示肝区液平段。若肝穿刺获得典型的脓液，或脓液中找到阿米巴滋养体，或对特异性抗阿米巴药物治疗有良好效应即可确诊为阿米巴肝脓肿。

若患者有发热和右上腹疼痛，并存在相关流行病学史（居住于、移民自或前往流行地区），应怀疑为阿米巴肝脓肿。在这类情况下，肝脏影像学检查可支持该诊断。若影像学检查有提示性表现，应实施确诊性血清学或抗原检测，可辅以粪便的显微镜检查或抗原检测，还可选择行肝脓肿液寄生虫评估。但肝脓肿合并阿米巴结肠炎的情况不常见，因此肝脓肿患者的粪便显微镜检查和 PCR 通常为阴性。

（二）鉴别诊断

1. 原发性肝癌 肝细胞癌患者通常只有与慢性肝病有关的症状，而阿米巴肝脓肿患者通常表现为右上腹疼痛和发热。癌肿肝脏的质地较坚硬，并有结节。可根据甲胎蛋白的测定、影像学检查和组织活检来鉴别。抗阿米巴药物治疗试验有助于鉴别。

2. 细菌性肝脓肿 细菌性肝脓肿和阿米巴肝脓肿的鉴别要点见本篇章第一节"细菌性肝脓肿"（见表 5-18-1）。

3. 血吸虫病 在血吸虫病流行区，易将肝阿米巴病误诊为急性血吸虫病。两者均有发热、腹泻、肝大等表现，但后者肝痛较轻，脾肿大较显著，血象中嗜酸性粒细胞显著增加，大便孵化、乙状结肠镜检查、虫卵可溶性抗原检测有助于鉴别。

4. 棘球蚴病 棘球绦虫（echinococcus）感染和阿米巴肝脓肿都表现为肝脏病变；棘球绦虫感染在囊肿到达 10cm 前不常引发症状，该病通过影像学和血清学检查可与阿米巴肝脓肿相鉴别。抽吸仅用于其他诊断方法的结果不确定时。

【治疗】

根据流行病学、临床表现和影像学表现而疑诊阿米巴肝脓肿的患者，可在等待进一步诊断性评估（包括确诊性抗原或血清学试验，以及评估粪便和肝脓肿脓液中有无寄生虫）期间开始经验性治疗。

（一）药物治疗

一般说来，阿米巴肝脓肿的治疗包括针对组织的抗阿米巴药和针对肠道的抗阿米巴药（以清除肠道的包囊）。

1. 针对组织感染的抗阿米巴药 阿米巴肝脓肿患者应接受甲硝唑治疗（口服，一次 500～750mg，一日 3 次，持续 7～10 天），或替硝唑治疗（一次 2g，一日 1 次，持续 5 天）。这种疗法的治愈率高于 90%。通常不推荐持续时间较短的甲硝唑方案。甲硝唑在胃肠道吸收良好，只要患者能够口服药物并且没有明显的小肠吸收缺陷，则静脉给药治疗并无显著优势。甲硝唑或替硝唑的替代药物包括奥硝唑和硝唑尼特。

2. 针对肠内感染的抗阿米巴药 在治疗侵袭性阿米巴病后，需使用针对肠内感染的抗阿米巴药以清除肠道的包囊，即使粪便显微镜检结果呈阴性。肠内感染可用以下方案之一治疗：巴龙霉素[25～30mg/（kg·d），分 3 次口服给药，持续 7 天]，双碘喹啉[成人：一次 650mg，口服给药，一日 3 次，持续 20 天；儿童：30～40mg/（kg·d），分 3 次口服给药，持续 20 天]，或糠酸二氯尼特[成人：一次 500mg，口服给药，一日 3 次，持续 10 天；儿童：20mg/（kg·d），分 3 次口服，持续 10 天]。

（二）肝穿刺引流

单纯性阿米巴肝脓肿的情况下，在药物治疗基础上加用引流并无额外益处。只有当存在巨大左叶脓肿、恰当抗阿米巴治疗 5 日内无临床缓解，以及不确定诊断的患者，可能需要行治疗性抽吸术、经皮穿刺导管引流术和/或延长甲硝唑疗程。穿刺最好于抗阿米巴药物治疗 2～4 天后进行。穿刺最好在超声波探查定位下进行，每次穿刺应尽量将脓液抽净，脓液量在 200ml 以上者常需在 3～5 天后重复抽吸或置管引流。

（三）肝穿刺引流

阿米巴肝脓肿需手术引流者一般 <5%。其适应证为：

1. 抗阿米巴药物治疗及穿刺引流失败者。

2. 脓肿位置特殊，贴近肝门、大血管或位置过深（距离体表>8cm），穿刺易伤及邻近器官者。

3. 脓肿穿破入腹腔或邻近内脏而引流不畅者。

4. 脓肿中有继发细菌感染，药物治疗不能控制者。

5. 多发性脓肿，使穿刺引流困难或失败者。

6. 左叶肝脓肿易向心包穿破，穿刺易污染腹腔，也应考虑手术。

【预后】

如早期诊断和治疗，单纯性阿米巴肝脓肿的病死率低于1%。死亡风险增加的独立危险因素包括：胆红素水平>3.5mg/dl、血清白蛋白<2.0g/dl、脓肿腔体积较大、多发性脓肿，以及脑病。

（李　蕾　沈锡中）

推 荐 阅 读

[1] HAQUE R, HUSTON C D, HUGHES M, et al. Amebiasis[J]. N Engl J Med, 2003, 348(16): 1565-1573.

[2] ACUNA-SOTO R, MAGUIRE J H, WIRTH D F. Gender distribution in asymptomatic and invasive amebiasis[J]. Am J Gastroenterol, 2000, 95(5): 1277-1283.

[3] STANLEY S L Jr. Amoebiasis[J]. Lancet, 2003, 361(9362): 1025-1034.

[4] PETERSON K M, SINGH U, PETRI W A Jr. Enteric Amebiasis[M]// GUERRANT R, WALKER D H, WELLER P F. Tropical Infectious Diseases: Principles, Pathogens and Practice. 3rd ed. Philadelphia: Saunders Elsevier, 2011.

[5] NESPOLA B, BETZ V, BRUNET J, et al. First case of amebic liver abscess 22 years after the first occurrence[J]. Parasite, 2015, 22: 20.

[6] LACHISH T, WIEDER-FINESOD A, SCHWARTZ E. Amebic Liver Abscess in Israeli Travelers: A Retrospective Study[J]. Am J Trop Med Hyg, 2016, 94(5): 1015-1019.

[7] SODHI K S, OJILI V, SAKHUJA V, et al. Hepatic and inferior vena caval thrombosis: vascular complication of amebic liver abscess[J]. J Emerg Med, 2008, 34(2): 155-157.

[8] CREEMERS-SCHILD D, VAN GENDEREN P J, VISSER L G, et al. Recurrent amebic liver abscesses over a 16-year period: a case report[J]. BMC Res Notes, 2016, 9(1): 472.

[9] STOCKINGER Z T. Colonic ameboma: its appearance on CT: report of a case[J]. Dis Colon Rectum, 2004, 47(4): 527-529.

[10] MARTIN L, BURUTE N, HAIDER E, et al. Occult Amebic Liver Abscess as Cause of Extensive Inferior Vena Cava and Hepatic Vein Thrombosis[J]. Am J Trop Med Hyg, 2017, 97(4): 1214-1217.

[11] WONG W K, FOO P C, OLIVOS-GARCIA A, et al. Parallel ELISAs using crude soluble antigen and excretory-secretory antigen for improved serodiagnosis of amoebic liver abscess[J]. Acta Trop, 2017, 172: 208-212.

[12] CHAVEZ-TAPIA N C, HERNANDEZ-CALLEROS J, TELLEZ-AVILA F I, et al. Image-guided percutaneous procedure plus metronidazole versus metronidazole alone for uncomplicated amoebic liver abscess[J]. Cochrane Database Syst Rev, 2009(1): CD004886.

[13] KHAN U, MIRDHA B R, SAMANTARAY J C, et al. Detection of Entamoeba histolytica using polymerase chain reaction in pus samples from amebic liver abscess[J]. Indian J Gastroenterol, 2006, 25(2): 55-57.

[14] JAISWAL V, GHOSHAL U, BAIJAL S S, et al. Evaluation of antigen detection and polymerase chain reaction for diagnosis of amoebic liver abscess in patients on anti-amoebic treatment[J]. BMC Res Notes, 2012, 5: 416.

[15] OTHMAN N, MOHAMED Z, VERWEIJ J J, et al. Application of real-time polymerase chain reaction in detection of Entamoeba histolytica in pus aspirates of liver abscess patients[J]. Foodborne Pathog Dis, 2010, 7(6): 637-641.

[16] DINOOP K P, PARIJA S C, MANDAL J, et al. Comparison of nested-multiplex, Taqman & SYBR Green real-time PCR in diagnosis of amoebic liver abscess in a tertiary health care institute in India[J]. Indian J Med Res, 2016, 143(1): 49-56.

[17] ABRAMOWICZ M. Drugs for Parasitic Infections[M]. 3rd ed. New Rochelle(NY): The Medical Letter, 2013.

[18] ROSSIGNOL J F, KABIL S M, EL-GOHARY Y, et al. Nitazoxanide in the treatment of amoebiasis[J]. Trans R Soc Trop Med Hyg, 2007, 101(10): 1025-1031.

[19] LAL C, HUGGINS J T, SAHN S A. Parasitic diseases of the pleura[J]. Am J Med Sci, 2013, 345(5): 385-389.

[20] FUNG H B, DOAN T L. Tinidazole: a nitroimidazole antiprotozoal agent[J]. Clin Ther, 2005, 27(12): 1859-1884.

第十九章

肝 移 植

第一节 概　　述

　　肝移植是目前医学发展阶段上,救治终末期肝病患者的终极有效手段。但它贡献给人类的不仅仅是一项"能救命"的医学技术,它不断启迪着人类的想象力,激发人类不断探索。概括地说,至少应该从以下三个方面理解肝移植。

一、学科间融合的典范

　　在技术上,肝移植是现代医学领域里最早体现多学科有效协作与融合的。它广泛涉及了腹部外科学、消化病和肝病学、免疫学、药学、营养学等多学科理论与实践,也融合了影像学、感染防治、麻醉及重症医学、神经与精神病学等知识。甚至供肝的灌注修复、肝移植手术中对血管的吻合处理方式中包含了流体力学和医学工学的理论基础和应用。这种多学科合作,贯穿于肝移植受者从加入等待名单、开始评估治疗、手术准备与实施、肝移植术后围术期管理以及术后远期的随访治疗的全过程中。在理论上,它也与医学和社会伦理价值有着最深度关联。迄今为止,在肝移植领域里的一些"标准",例如肝癌肝移植的适应证与禁忌证、再移植的适应证与禁忌证、供肝分配原则等,都源于医师对医学和社会伦理价值的综合思考与判断,而并非纯粹的科学标准。此外,为了达到促进肝移植受者康复的目的,医师无论在宏观原则或对技术细节的管理上,都需要不断精进。

二、变化引发思考

　　肝移植是一个不断发展变化着的临床和研究领域。供体紧缺和肝移植术后原发病复发是肝移植领域中亟待解决的突出问题。中国是全球慢性肝炎负担最重的国家之一,肝移植能够在中国广泛开展,得益于突破了肝移植术后乙肝复发率高的"瓶颈"。然而,近年来我国通过广泛实施疫苗接种和及时的抗乙肝药物治疗,我国的慢性乙肝患者正在逐渐减少,肝移植受者病因构成中的慢性肝炎比例逐渐减低,而酒精/非酒精性肝病、自身免疫性肝病、药物相关肝病等病种缓慢增加。这一变化提示了肝移植与消化病学科合作的新目标,即预防为主的健康理念。一方面通过推行健康生活方式、主动预防疾病和早期及时诊治疾病;另一方面完善对肝移植术后受者群体的长期管理,防治原发病复发,最大限度地降低对肝移植的需求,从另一侧面缓解供体紧缺。

三、未来的挑战

　　肝移植虽是救治终末期肝病的唯一有效手段,但对受者并非完全"有益无损"。在肝移植领域中还有许多有待探索的科学问题,集中在以下几个方面:

　　1. **实现移植免疫耐受**　随着肝移植广泛开展,免疫抑制剂的各种不良反应逐渐凸显出来。医师们正在努力探寻使移植受者最终摆脱免疫抑制剂的方法。

　　2. **扩大供体来源**　移植医师将努力扩大供体池视为己任,相关研究包括扩大供体标准的研究、器官保存技术的研究、细胞移植、异种移植等。

　　3. **防治原发病复发**　可以这样理解防治原发病复发的重要性:原发病的治疗是医疗的终极目的,肝移植是解决问题的"中间环节"。

　　总之,任何事物都要辩证看待,肝移植是20世纪医学对人类最伟大的贡献之一。但人类对健康的追求不会止步,总会不断给我们提出新的挑战。

（刘懿禾　陆　伟）

第二节　肝移植的适应证、禁忌证和患者评估

　　肝移植的成功开展对肝病内科的诊疗产生了深远影响。目前,肝移植的手术技术和治疗方案等方

面的发展已趋于成熟、稳定，如何将有限的供肝资源合理、高效地分配并移植给适当的受者，从而获得满意的围术期效果，和使受者获得有质量的长期生存，已成为移植领域的关注重点。肝病内科医师正是上述流程中不可或缺的参与者，因此需要熟知肝移植的适应证、禁忌证以及手术时机，以便能够早期识别潜在的肝移植受益者，给予其恰当的评估和治疗，使其能够顺利地接受移植手术，最大限度挽救患者生命。

一、肝移植的适应证和禁忌证

（一）适应证

肝脏移植是终末期肝病的唯一根治方法。当肝移植能够明确地延长处于疾病终末期患者的生存时间，或改善其生活质量时，均应考虑肝移植。

乙肝后肝硬化是我国肝移植最主要的适应证，但在肝移植临床开展的初期，由于缺乏有效预防移植术后 HBV 再感染的治疗方法，肝移植术后乙肝炎复发率超过 80%，因此 HBV 相关疾病一度被认为是肝移植的禁忌证。1999 年，天津市第一中心医院在国内率先尝试使用国产乙肝免疫球蛋白（HBIG）联合拉米夫定预防肝移植术后乙肝复发，取得良好效果，并将该治疗方案向全国推广，显著提高了乙肝相关终末期肝病患者接受肝移植的预后效果。目前，国内各移植中心普遍采用核苷类似物联合 HBIG 的方案来预防肝移植术后乙肝复发，乙型肝炎相关疾病患者在我国肝移植受者中占比已超过 70%，而术后乙肝 5 年复发率仅为 3%～5%。总结前期研究及既往临床实践成果，2016 年由天津市第一中心医院牵头作为执笔单位，联合中华医学会器官移植学分会和肝病学分会专家制定了《中国肝移植乙型肝炎防治指南》，在既往推荐意见的基础上，纳入了供者筛查、HBV 隐匿感染、儿童肝移植 HBV 感染、肝移植受者 HBV 主动免疫的构建等新的研究热点问题。

肝脏肿瘤是肝移植另一主要的适应证，我国成人肝移植受者中肝脏恶性肿瘤（合并或不合并肝硬化）占 40%～50%。国内外移植中心对于 HCC 肝移植的适应证标准研究众多，其中国际上最为通用的是 Milan 标准（单个肿瘤长径 <5cm，或肿瘤个数≤3 个且最大直径均 <3cm，没有大血管侵犯和淋巴结转移）、UCSF 标准（单个肿瘤长径 <6.5cm，或多个肿瘤中最大直径 <4.5cm 且所有肿瘤直径总和 <8cm）以及"Up-to-seven"标准[肿瘤个数与肿瘤的最大直径

（cm）之和≤7，且无肝外转移或大血管侵犯]。各项标准在无大血管侵犯及肝外转移等筛查标准上均达成了共识，但对于肿瘤病灶的大小和数目要求不一，以期尽可能扩大 HCC 肝移植的适用范围，使得更多的患者受益于肝移植手术，同时不明显降低术后总体生存率和无瘤生存率。2017 年 6 月国家卫生计生委发布了《原发性肝癌诊疗规范（2017 年版）》，明确提出了现阶段推荐 HCC 肝移植适应证采用 UCSF 标准。

迄今为止，肝移植已用于治疗数十种肝脏疾病，这些疾病可分类概括为：慢性进展性肝病终末期、肝脏肿瘤、急性肝衰竭、先天性遗传代谢异常以及其他一些少见疾病（表 5-19-1）。肝移植最常见的适应证为多种原因导致的肝硬化，当失代偿期肝硬化患者发生食管胃底曲张静脉破裂出血、顽固性腹水、肝肾综合征、肝肺综合征以及肝性脑病反复发作时，应该纳入移植评估。

表 5-19-1　肝脏移植的适应证分类及其主要适应疾病

1. 良性终末期肝病 　　肝炎后肝硬化失代偿期 　　酒精性肝硬化 　　原发性胆汁性胆管炎 　　自身免疫性肝炎 　　原发性硬化性胆管炎
2. 肝脏肿瘤 　　肝脏恶性肿瘤（肝细胞癌，胆管细胞癌） 　　多发性肝腺瘤 　　巨大肝血管瘤 　　局限于肝内的转移性神经内分泌肿瘤
3. 急性肝衰竭
4. 先天性代谢性疾病 　　胆管闭锁 　　肝内胆管囊状扩张症 　　糖原贮积症 　　酪氨酸血症 　　血红蛋白沉着病 　　1 型 Crigler-Najjar 综合征 　　α 抗胰蛋白酶缺陷症 　　家族性淀粉样变性 　　遗传性高草酸尿症 　　多囊肝
5. 其他 　　隐源性肝硬化 　　Budd-Chiari 综合征 　　肝内胆管结石 　　药物性肝炎 　　肝外伤

（二）禁忌证

肝移植禁忌证分为绝对禁忌证和相对禁忌证。世界各肝移植中心的肝移植禁忌证标准不尽相同，但绝对禁忌证已基本达成共识，而相对禁忌证尚存在部分争议。

肝移植的绝对禁忌证主要包括：①肝外存在难以根治的恶性肿瘤；②存在难以控制的全身感染（包括细菌、真菌、病毒等感染）；③难以戒除的酗酒或吸毒者；④患有严重心、肺、脑、肾等重要器官器质性病变（可接受多器官联合移植者除外）；⑤患有难以控制的心理疾病或精神疾病；⑥患者依从性差，难以配合肝移植治疗或拒绝肝移植治疗。

肝移植相对禁忌证主要包括：①高龄患者，虽然目前国内外尚无统一的年龄界限，但对大于65岁的患者需详细评估各器官功能及手术耐受性；②肝恶性肿瘤侵犯大血管者；③存在上腹部复杂手术史或严重血管、胆管等解剖异常，导致肝移植手术难以施行者；④既往有精神病史；⑤肝胆系统感染所致的败血症；⑥认知能力障碍。

二、肝移植的手术时机与终末期肝病评分

供肝短缺导致等待肝移植的患者数目不断增加且病情日益加重，因此，合理把握肝移植适应证并恰当选择手术时机尤为重要。肝移植手术时机是指对临床疗效和手术风险进行权衡分析后确立的手术干预时段。如果过早对患者施行肝移植，手术风险和终身服用免疫抑制剂等影响可能会超过移植带来的获益。而候选肝移植受者病情越重，术后发生并发症或手术死亡的风险越高。在制订肝脏移植治疗方案时，应积极进行精细评估和术前准备与治疗。

最初，移植中心以等待时间和肝病严重程度来确定等待名单中患者的手术优先级别，各中心缺乏统一的标准。为了建立基于临床证据的评分系统、优化供体分配方案并确定恰当的治疗时机，2002年起美国UNOS肝移植器官分配体系采用了基于肌酐、胆红素和国际标准化比值（INR）三项客观指标的终末期肝病模型（MELD）评分系统来帮助评估患者优先级别。最初，MELD的制订是用于观察胃肠出血后接受TIPS治疗的患者的短期预后，之后的研究发现它能可靠预测不同病因和严重程度的终末期肝病患者的短期生存，遂用于评估移植候选者等待期间的死亡风险。该评分计算公式为：MELD评分 = 9.57 × ln（血清肌酐 mg/dl）+ 3.78 × ln（胆红素 mg/dl）+ 11.2 × ln（INR）+ 6.43 × 病因（胆汁淤积性疾病设定为0，其余病因设定为1），三项实验检验值小于1.0时，统一设定为1.0，计算结果取整数。MELD评分适用于12岁以上患者，公式中设血清肌酐最大值为4.0，超过4.0者或每周至少透析2次者自动赋值为4.0。MELD评分赋分范围为6～40分（超过40分者仅计为40分）。MELD评分≤14的患者如接受肝移植，1年生存率甚至低于不进行肝移植患者，因此，终末期肝病患者当MELD评分≥15时，推荐进入肝移植等待名单。对于MELD评分>30的患者常病情严重，应考虑其移植后死亡和并发症高的风险。评分为15～35者较适宜进行肝脏移植，且肝移植候选者经严格评估，并排除肝移植禁忌证后，以其MELD评分由高到低排序，评分高者优先获得供肝分配。

对于12岁以下肝移植候选者，UNOS建立了儿童终末期肝病模型（PELD）评分系统，该评分能够客观预测儿童移植等待者的3个月死亡风险。PELD采用了血清白蛋白、总胆红素和INR值等实验室指标及生长发育的指标，其计算公式为：PELD评分 = 4.36 × 年龄（1岁以内设定为1，≥1岁设定为0）- 6.87 × ln（血清白蛋白值 g/dl）+ 4.80 × ln（血清总胆红素值 mg/dl）+ 18.57 × ln（INR）+ 6.67 × 生长障碍（低于同年龄平均水平2倍标准差设定为1，反之为0）；三项实验检验值小于1.0时，统一设定为1.0，生长障碍根据年龄和性别进行计算。1岁以内登录的肝移植候选者，将继续保留年龄小于1岁时所赋予的分值（即0.436）直至其年满24个月。

MELD评分也存在一定的局限性，无法反映诸如顽固性腹水、反复发作脑病、上消化道出血及电解质紊乱等并发症对等待移植患者死亡风险的影响。因此，为了增加MELD评分的预测价值，血清钠（MELD-Na）、血清钠和年龄（整合MELD）评分被先后提出。而 ΔMELD（DMELD），代表了MELD随时间的变化，可能是更有效预测患者死亡的指标。

此外，MELD评分存在部分例外情况，如肝硬化肺部并发症、反复发作肝性脑病、淀粉样变性、原发性高草酸尿症、囊性纤维化等疾病的患者，将被分配给额外的加分，以提高他们移植的优先级别。MELD的另一种例外情况是对于以肝细胞癌（HCC）进入等待名单的患者，也会给予一定的加分，与根据实验室指标计算的MELD相加，从而提高HCC患者的优先级别。

除美国外，很多国家也采用MELD评分管理器官分配。我国目前器官分配的决策除MELD评分

以外，还考虑了受者年龄、供受体匹配以及地方/区域优先性等多种因素，以确保器官分配的公平、合理以及有效性。

三、肝移植受者的术前评估

肝移植受者的评估和筛选需要由包括肝病内科医师、移植外科医师、麻醉医师和ICU医师等在内的多学科小组做出，以便对每个患者的利弊进行分析。

（一）高龄患者

通常对于潜在的肝移植受者没有严格的年龄限制，但是大于65岁的患者需要经过多学科评估。高龄患者虽然心血管并发症风险高，但70岁以上患者成功接受肝移植的报道也为数众多，且65岁以上受者在肝移植中所占比例呈升高趋势。该趋势与社会人口结构的老龄化有关，同时也与肝病的流行病学变化相关。目前认为患者生理年龄比实际年龄更重要，是否把年龄在65~70岁或者大于70岁的患者列入候选名单应该在多学科的充分讨论后决定。

（二）心血管系统功能

肝硬化患者心排出量增加，还可合并潜在的心血管功能不全，包括心脏收缩和舒张功能降低和电生理异常，即肝硬化性心肌病。肝病患者的心血管危险因素与冠状动脉疾病有关，术前仔细评估冠心病风险可作为重要指标。所有肝移植候选患者均应进行心电图和超声心动检查，用于排除潜在的心脏疾病。如果患者有多个心血管疾病危险因素，并且年龄大于50岁，可考虑行心肺运动试验，以发现无症状的缺血性心脏疾病。对于高风险的患者，如果怀疑冠心病，则应行冠状动脉造影。

（三）呼吸功能

推荐对所有的肝移植候选患者进行肺功能检测和胸部CT检查。当怀疑有肝肺综合征（HPS）和门静脉性肺动脉高压（PPHTN）时，应该做进一步的检查。

HPS患者肺内血管扩张（肺基底部尤为明显），导致低氧血症，而肝移植可能逆转HPS，是HPS唯一的有效治疗手段。HPS的严重程度通常与肝病的严重程度并不相关，严重HPS甚至可以单独作为肝移植的适应证。因此，对肝肺综合征患者进行恰当的评估是十分重要的，因为氧分压<50mmHg且吸纯氧仍不可逆的患者，肝移植术后存在发生不可逆的呼吸衰竭的风险且围术期死亡风险高。还应注意的是，在大部分HPS患者中，由于手术本身的因素，

患者在肝移植术后第一天可出现呼吸功能恶化，而HPS的改善和逆转可能需要几个月时间。

PPHTN在肝硬化患者中发生率为2%~8%，舒张血管和收缩血管的因子之间的不平衡可能是造成异常的血管生成和肺动脉高压的原因。超声心动检查中肺动脉收缩压高于30mmHg时应怀疑PPHTN的诊断，此时应该行右心导管术来确诊。中度（平均肺动脉压[MPAP]≥35mmHg）和重度（平均肺动脉压≥45mmHg）PPHTN与肝移植术后病死率增加有关。研究报道平均肺动脉压在34~60mmHg的患者接受肝脏移植后病死率超过40%，且所有死亡都发生在移植术后1个月。PPHTN患者肝移植术前的处置包括早期诊断并且应用血管扩张剂治疗。最近，依前列醇（前列环素）、前列环素衍生物（伊洛前列素、曲前列素）、内皮素受体拮抗剂、磷酸二酯酶抑制剂5（西地那非）等药物已被证实可以改善肺血流动力学。对肺血管扩张剂治疗有反应并且MPAP≤35mmHg的PPHTN患者可以考虑肝移植。围术期处置PPHTN的关键，是谨慎避免因急性肺动脉压升高或突然增加的右心室前负荷而导致的右心衰竭。

（四）肾脏功能

合并有肾衰竭的肝硬化患者死亡风险可增加7倍，1个月之内病死率高达50%，因此，在评估肝移植术的风险时，对肾功能的评价是必需的。肝肾综合征通常是肾衰竭的可逆性病因，必须和导致急性肾损伤的其他病因，如炎症、低血容量和肾实质性疾病相鉴别。

肝硬化患者的肾脏功能可通过血尿生化指标、超声以及肾图来评价，必要时应进行菊粉和其他物质的清除试验，甚至肾脏组织活检。终末期肝病患者肾小球滤过率小于30ml/min时，或者当肝肾综合征患者行肾脏替代治疗超过8~12周且肾活检提示纤维化和肾小球硬化超过30%时，需要接受肝肾联合移植。对于肌酐清除率30~60ml/min的患者，是否应行肝肾联合移植尚有争议，需要权衡单独接受肝移植术后，因手术及药物不良反应导致的肾功能恶化的风险，与肾脏供体器官短缺的问题。

（五）感染的筛查

肝硬化患者易发生感染，并可能由此导致多脏器衰竭和死亡。正确评估患者是否存在急性和慢性感染，在肝移植术前筛查潜在的感染并治疗那些可能的致命性感染至关重要，可以避免肝移植术后应用免疫抑制剂导致的感染加重。

肝移植受者的感染筛查可以按不同的人群来分层：第一个层次包括了所有肝移植手术候选者；第二个层次仅针对已进入肝移植手术名单的患者；第三个层次是针对具有危险因素或来自特定的地方性感染疾病高发区的患者。对第一层次的筛查包括人类免疫缺陷病毒（HIV）1、2 抗体，梅毒螺旋体抗体，HBV 血清学，HCV 抗体，HAV 抗体，巨细胞病毒（CMV）和胸部 CT 检查。第二个层次需要额外筛查结核分枝杆菌（病史、PPD 结核菌素试验、干扰素 γ 释放试验），EBV，人类疱疹病毒（HHV），水痘 - 带状疱疹病毒（VZV），单纯疱疹病毒（HSV）以及寄生虫检查等。而针对第三个层面的筛查项目选择，应通过询问患者的既往史和并发症，并结合地方性疾病的流行病学而确定。暴露于灰尘环境的患者需要监测曲霉菌。结核菌素实验（PPD）阳性的患者，在经过仔细评估、除外需要药物联合治疗的活动性结核后，应考虑预防性应用异烟肼。

慢性水肿和细菌易位使肝硬化患者容易发生软组织感染，其中蜂窝织炎是肝硬化患者中最常见的皮肤感染，一旦发生，应推迟肝移植手术。菌血症和侵袭性真菌感染被视为肝移植的禁忌。需要特别提到的是，在发现抗反转录病毒疗法之前，HIV 感染也被认为是肝移植的禁忌证，但随着抗 HIV 治疗取得突破性进展，HIV 感染已不再是肝移植的绝对禁忌。如患者 HIV 已得到控制，临床无艾滋病相关表现，CD4 细胞计数在 $100\sim150/mm^3$ 以上，则可考虑接受肝移植。

（六）营养评价

肝硬化患者多会出现营养不良，甚至发生恶病质。营养不良预示着肝移植术后的生存率降低，BMI 小于 18.5 的患者是最高风险人群。终末期肝病患者的整体状况及营养状况有时难以评估，在严重的肝脏合成功能不全的患者中，常用的生物和临床参数（体重指数、前白蛋白等）是不实用的。近期研究提出，可通过 CT 平扫获取腰大肌厚度，从而诊断少肌症，并由此推测患者移植术后的发病率和病死率。

（七）骨异常的评价

骨质疏松在肝硬化患者，特别是慢性胆汁淤积性疾病的患者中非常常见。检测骨密度可预测病理性骨折的风险，以便及时采取预防措施。女性、低 BMI 和吸烟是肝硬化患者患骨病的危险因素，建议筛查骨密度。

（郑卫萍 陆 伟）

第三节 免疫抑制治疗

新型免疫抑制剂的研发应用、手术技术的进步和麻醉及重症医学的发展是肝移植受者和移植物存活不断提高的保障。20 世纪 70 年代末，环孢素的发现与临床应用，将肝移植受者术后 1 年生存率提高到超过 60%，此后他克莫司、吗替麦考酚酯、西罗莫司以及针对抗原识别途径的多种特异性细胞因子抗体陆续研发应用，进一步改善了肝移植受者的预后。目前，肝移植术后免疫抑制治疗通常采用低剂量、联合应用不同作用机制的免疫抑制剂，以抑制排斥反应并减少免疫抑制剂相关不良反应。

免疫抑制剂大体可分为小分子药物和生物制剂两大类。小分子药物包括糖皮质激素、环孢素、他克莫司、霉酚酸和西罗莫司等。大多数小分子免疫抑制药物均来生自微生物代谢产物或者同种异体免疫反应中重要的靶蛋白。生物制剂则包括多克隆抗胸腺细胞 / 淋巴细胞抗体和单克隆抗体，后者又可进一步分为淋巴细胞耗竭型和非淋巴细胞耗竭型。

一、小分子免疫抑制剂

（一）糖皮质激素

糖皮质激素在肝移植中的应用包括新肝植入时的免疫抑制诱导，维持治疗预防排斥反应，以及急性细胞性排斥反应的治疗。成人肝移植术中新肝期诱导一般采用静脉注射甲泼尼龙 $500\sim1\,000mg$；术后静脉注射甲泼尼龙由 100mg/d（分四次）每日递减 20mg，至术后 1 周序贯为每日口服甲泼尼龙 8mg，通常于术后 $1\sim3$ 个月减量，维持至术后 $3\sim6$ 个月停药。因原发性胆汁性胆管炎、原发性硬化性胆管炎以及自身免疫性肝炎等自身免疫性肝病接受肝移植的患者需要延长服用低剂量糖皮质激素维持治疗的时间。急性细胞性排斥反应的激素冲击治疗通常给予静脉注射甲泼尼龙 $500\sim1\,000mg/d$，$3\sim5$ 天。

长期应用糖皮质激素的不良反应包括骨质疏松、糖尿病、高血压、白内障、高尿酸血症以及痤疮和多毛等外貌改变。排斥反应患者接受激素冲击治疗还可诱发或加重感染，而原发肝病为 HCV 相关患者亦有伴发 HCV RNA 增高甚至严重丙型肝炎复发的报道。

（二）钙调磷酸酶抑制剂

钙调磷酸酶抑制剂（CNIs）是肝移植术后最常应用的免疫抑制剂，包括环孢素（CsA）和他克莫司

（FK506），两者分别与亲环素和FK结合蛋白12相结合，形成的复合物与钙调磷酸酶（T细胞受体信号转导的关键酶）结合并抑制其活性，从而抑制IL-2、γ-干扰素、TNF-α以及共刺激因子CD40等同种异体免疫反应所需细胞因子的合成。他克莫司的抑制效果比环孢素强10～100倍，目前肝移植受者近90%选择该药。肝移植术后，CNIs通常与糖皮质激素和霉酚酸类药物联合应用；随着术后时间的延长，后两种药物可逐渐停用，最终保留CNIs单一免疫抑制剂。

环孢素主要在空肠近端吸收，并在2～4小时内达到血液峰值水平，在体内分布广泛，尤以脂肪、肾脏、肾上腺、胰腺和肝脏组织浓度最高。环孢素主要经肝、通过细胞色素P450系统代谢，通过胆汁排泄，因此肝功能不良的情况下需警惕其药物毒性。环孢素的平均半衰期约为27小时（10～40小时），通常每12小时服药1次，其剂量需要通过监测血药浓度（包括服药后12小时的谷浓度和服药后2小时的峰值浓度）来调节。目标谷值和峰值浓度水平随肝移植术后时间而变化。术后早期，谷值水平在250～300ng/ml较为理想，随着时间的推移可逐渐减低。

他克莫司在十二指肠和空肠吸收，与环孢素不同的是，他克莫司的吸收不需要胆汁的存在。同环孢素一样，经细胞色素P450酶系统代谢。肝移植术后推荐的初始剂量为0.1mg/（kg·d），分两次每12小时服用。术后早期，他克莫司血药浓度谷值水平维持在8～10ng/ml，随着术后时间的推移可逐渐减低。近年来，每日服用1次的他克莫司缓释剂型已经上市，与每日2次的短效制剂有相近的效果与安全性，对提高患者免疫抑制治疗的依从性起到了积极的作用。

CNIs的主要不良反应包括肾毒性、高血压、神经系统异常（震颤、头痛、幻觉、癫痫）、高钾血症、高脂血症、糖尿病等，环孢素还具有多毛和齿龈增生等不良反应。对肝移植受者超过10年的长期随访观察发现，应用CNIs的患者中高达20%会导致慢性肾功能不全，甚至需要接受透析和/或肾移植手术治疗。CNIs的肾毒性被认为是由于其对肾血管的收缩作用引起的，虽然早期毒性导致的肾功能不全可能是可逆的，但晚期肾毒性可导致严重的肾小管间质纤维化和瘢痕形成，最终成为不可逆性损伤。

各种刺激或抑制肝细胞色素P450酶系统的药物均可影响CNIs血药浓度水平，导致免疫抑制不足或毒性反应。常见的可升高CNIs浓度的食物和药物包括西柚汁、钙通道阻滞剂、唑类抗真菌药、大环内酯类抗生素、西沙必利和甲氧氯普胺等促进胃肠动力药、胺碘酮、西咪替丁、奥美拉唑以及蛋白酶抑制剂等药物。特别需要注意的是抗HCV的蛋白酶抑制剂，具有强效的细胞色素P450抑制作用，其在肝移植受者中的应用需密切监测CNIs药物浓度。而巴比妥类药物、卡马西平、苯妥英钠和利福平等药物的应用可降低CNIs血药浓度。

（三）霉酚酸类药物

霉酚酸类药物吗替麦考酚酯（MMF）和麦考酚酸钠（MPS）在体内均经肝代谢，为其活性成分霉酚酸（MPA），通过可逆性抑制次黄嘌呤核苷单磷酸脱氢酶（IMPDH），选择性阻断淋巴细胞增殖。霉酚酸类药物的主要优点在于无肾毒性，与低剂量CNIs联合应用对肾脏功能的保护效果良好；与糖皮质激素和他克莫司联合应用时，预防排斥反应和改善肾功能的效果优于单独应用他克莫司和糖皮质激素，患者和移植物长期存活结果良好。但CNIs撤除后，霉酚酸类单药治疗者急性细胞性排斥反应和激素耐药性排斥反应发生率较高，因此，单独使用此类药物可能还不足以防治肝移植排斥反应。

我国成人肝移植术后早期MMF的通常口服剂量是750mg、每日2次，可根据患者不良反应适当减量。MPS肠溶剂型通过延缓药物至肠道释放，可能有助于缓解部分胃肠道不良反应。霉酚酸类药物的主要不良反应包括骨髓抑制和胃肠道功能紊乱（腹泻、腹痛、恶心、呕吐等），在妊娠妇女中应用可导致妊娠早期自发流产和严重的先天性畸形。因此，有生育需求的肝移植受者必须停用霉酚酸类药物。

（四）西罗莫司（mTOR抑制剂）

西罗莫司是从真菌中分离出的一种大环内酯类抗生素，结构与他克莫司相近。西罗莫司与FKB12结合，通过抑制哺乳动物雷帕霉素靶蛋白（mTOR）而阻断细胞由G1期向S期的转化。西罗莫司口服后在小肠迅速吸收，血药浓度达峰时间为1～2小时；主要经粪便排泄，少量随尿排泄。西罗莫司在肾功能正常的患者中半衰期约为60小时，一般每日给药1次，需监测谷值血药浓度，且研究表明该药的有效性和毒性与其浓度相关，但不同患者间的变异度较大。西罗莫司的常见不良反应包括高脂血症、贫血、白细胞及血小板减少、关节痛以及肺炎等。

既往研究发现，应用西罗莫司的患者伤口感染以及肝动脉/门静脉血栓形成的发生率较高，因而被FDA列入了黑框警告。目前，西罗莫司大多用于发生 CNIs 相关肾损伤的肝移植受者，但也有研究认为西罗莫司同样具有肾毒性。另外，多项研究报道肝细胞癌患者应用西罗莫司可具有抗肿瘤作用，但目前尚缺乏对照研究证实。

二、生物免疫抑制药物

（一）非耗竭型抗体

IL-2 受体抗体（抗 CD25）达利珠单抗和巴利昔单抗已广泛用于肝移植受者。该药与活化 T 细胞表面的 IL-2 受体结合，而 CD25（IL-2 受体 α- 链）的表达需要 T 细胞活化，因此抗 CD25 抗体只会少量消耗 T 细胞，部分预防排斥反应。抗 CD25 抗体通常用于免疫抑制诱导，从而减少 CNIs 和糖皮质激素的使用，一般分别于肝移植术中及术后第 4 天给药，可为肾功能异常的患者在 CNIs 应用前提供一个肾功能恢复的时间窗。该药也可用于无糖皮质激素治疗方案中的诱导免疫抑制。多项研究已证实接受抗 CD25 抗体治疗的肝移植受者术后远期肾功能不全、激素耐药性急性排斥反应以及移植后糖尿病的发生率均较低。但此类制剂应始终与 CNIs 联合应用以避免急性排斥的发生率升高。

（二）耗竭型抗体

多克隆抗体通常是以人胸腺细胞或淋巴细胞作为免疫原、致敏马或兔等动物获得的 IgG，并吸附去除了针对血小板、红细胞等的毒性抗体，制备而成的抗胸腺细胞 / 淋巴细胞球蛋白。多克隆抗体通过多种机制发挥免疫抑制作用，包括补体介导的细胞裂解，增加单核 - 吞噬细胞系统摄取 T 细胞，以及调节淋巴细胞表面受体从而阻断其功能。多克隆抗胸腺细胞球蛋白通常需要应用 3～10 天，可导致严重且持久的淋巴细胞减少症，甚至持续 1 年以上。其他毒性作用还包括血小板减少、细胞因子释放综合征、血清病以及过敏反应等。由于此类抗体可致感染性并发症和移植后淋巴组织增生性疾病高发，目前较少应用于肝移植受者。

OKT3 是一种针对 T 细胞受体（CD3）的小鼠单克隆抗体，与 T 细胞受体结合，启动细胞因子大量释放，导致血液和淋巴结、脾脏等外周淋巴器官中的 T 细胞迅速耗竭。OKT3 用于免疫抑制诱导和排斥反应治疗已经超过 20 年，偶可用于肝移植以治疗激素耐药性细胞性排斥反应。OKT3 的不良反应与细胞因子释放有关，且发生率较高。OKT3 治疗排斥反应期间需预防 CMV、肺孢子虫以及真菌等感染，其使用还可伴发肝移植受者丙型肝炎复发和淋巴组织增生性疾病的发生。

人源化重组抗 CD52 单克隆抗体阿仑单抗（campath）是另一种耗竭型单克隆抗体，其深度耗竭循环淋巴细胞的作用可持续数月甚至长达一年。该药已获批用于治疗难治性慢性 B 淋巴细胞白血病，在肝移植中的应用仍处于实验阶段。

此外，对于特殊肝移植受者，如肾功能不全、丙型肝炎、肝癌等，鉴于免疫抑制剂对于肾功能、病毒复制、肿瘤复发的影响，应给予免疫抑制剂种类及剂量的调整。

（郑卫萍　陆　伟）

第四节　围术期及术后早期
并发症的防治

肝移植受者围术期管理的中心环节，是促进移植肝功能恢复，加速受者康复进程。围绕这个中心环节所做的工作，需要把握移植肝功能改善与全身其他器官功能改善之间的关系，处理好抗排斥反应与感染防治、出血与抗凝等多个平衡。

一、肝移植受者移植肝功能的监测

肝移植术后移植肝功能监测并不是从术后开始，而是从术中开始的。供者的年龄和健康状态，移植肝的冷、热缺血时间，移植肝"零点"活检结果，移植肝获取灌注过程的细节，术中受者的循环状态和内环境变化，手术中外科医师对供肝的操作方式都会对移植肝功能造成影响。移植肝血流开放后胆汁产生的质与量，甚至在手术中外科医师凭肉眼对供肝质量的判断都能在一定程度上预测移植肝功能。所以，负责术后管理的医师与外科医师交流手术过程就像是"询问病史"一样重要。

肝移植术后，医师通过临床表现、化验指标和影像技术三方面监测来综合评价和把握移植肝功能。

（一）临床监测

包括生命体征、意识状态、胆汁的颜色和分泌量、尿量等。移植肝功能不良时，受者可表现低体温、麻醉苏醒缓慢、循环不稳定、胆汁分泌量少且色浅、少尿等。在保留 T 形管的受者，胆汁分泌量和颜色是反映移植肝功能的直观指标，多数患者的胆汁分泌量在移植术后第一天即达到 100ml 以上并逐渐增多，呈金黄色。如果观察到受者苏醒延迟，或精神倦怠嗜睡，伴胆汁分泌量少，应警惕移植肝功能不良。这时，需结合其他指标进行进一步评估。

（二）化验指标监测

肝移植术后需要每日常规监测血常规、肝肾功能和凝血指标。肝移植术后早期由于移植肝遭受缺血再灌注损伤的原因，ALT、AST、AKP、GGT、胆红素都有不同程度升高，伴随移植肝功能逐渐恢复，上述指标在术后数日内将恢复正常。肝移植术后ALT、AST 值超过 5 000IU，且凝血功能也变差时应警惕发生移植肝原发无功（PNF）。受术中补充大量凝血物质的影响，凝血功能可能在术后即刻恢复正常。之后几天内，PTA 短暂下降并不足为虑，在没有临床出血情况时，术后不再补充凝血物质。血乳酸水平也是反映肝功能的指标，美国器官共享联合网络（UNOS）还将乳酸列为 PNF 判断指标之一，但血乳酸的影响因素多，不宜独立作为判断移植肝功能的指标。

（三）超声检查

每日的床旁超声检查是肝移植术后必需的。主要是观察移植肝的形态、血流、胆道和腹腔内积液情况。术后早期出血、肝动脉闭塞或门静脉血栓都是超声检测的"危急值"，需要紧急的外科或介入处理。除此之外，移植肝血流的"正常值"在一个较为宽泛的范围内波动，也存在个体差异，动态观察远较"绝对值"更重要。当 T 管胆汁分泌量少时，超声可以通过监测移植肝形态及血流、肝内外胆道有无扩张、腹水等帮助临床判断。超声造影和弹性检测能提供更多辅助信息。肝动脉造影迄今仍是肝动脉闭塞诊断的"金标准"，有时在诊断同时还可进行适当干预。

二、肝移植术后移植肝功能维护及并发症防治

肝移植术后，移植肝经受的缺血再灌注损伤过程可能会持续到术后 2 周，受供肝和手术过程的影响越多，损伤程度越重，持续时间越长。在此期间，受者的肝功能是波动的和"脆弱的"，要求医师在术后的众多混杂因素中，准确判断肝功能波动的原因，给予相应干预，同时避免不必要的"治疗"，以免加重肝脏负担。

肝移植术后早期并发症包括外科并发症和内科并发症，通常两者之间相互影响。因此，多学科的有效合作才是肝移植成功的保障。肝移植术后早期并发症的防治原则，第一仍然是促进移植肝功能尽快恢复；第二是注意评估一些潜在风险，避免患者卷入到下行的旋涡中。

（一）肝移植术后早期常见外科并发症

在大多数情况下，外科并发症是容易辨认的。许多外科并发症都会在超声检测中显露出来，包括移植肝的血流问题、胆道机械性梗阻、腹腔出血或积液等。超声造影可以显示移植肝血流灌注情况，超声还可以帮助临床医师取得腹腔内积液标本，明确积液的性质。如果是内科医师在负责受者的术后管理，只要每天关注超声检测结果、各引流液的性质与引流量，及时与外科医师有效沟通，便不会遗漏严重的外科问题。

有的问题可能与外科手术有关，但并不是外科手术能解决的，或者手术并非最佳解决办法。肝移植术后比较典型的此类问题是腹腔内感染，包括第三型腹膜炎、一些类型的胆漏等。此类情况，需要多学科有效协作，积极内科治疗的同时，多次微创干预。

（二）肝移植术后早期常见内科并发症

肝移植术后早期常见内科并发症中，一部分是患者在肝移植术前的伴发疾病在肝移植过程中加重；另一部分是伴随肝移植手术创伤和免疫抑制剂应用而来的并发症。前者，多为一些需要坚持长期治疗的慢病。在肝移植术后早期，对这类问题的诊治与管理的重点，是在认真评估相关的危险因素、长期用药与免疫抑制剂等术后用药之间是否存在相互作用等的基础上，决定在肝移植术后何时应恢复治疗（如抗血小板药物），并在整个围术期内均需要对相关危险因素进行防控，对存在药物相互作用的药物进行调整。这也是改善患者预后，提高肝移植术后生存率的重要工作。

伴随肝移植手术创伤和免疫抑制剂应用而来的并发症是本章节讨论的重点。

1. **移植肝缺血再灌注损伤** 受缺血再灌注损伤影响，肝移植术后 3～5 天时，受者的 AST、ALT、GGT 等酶学和胆红素可能发生小幅回升，数日后又恢复正常。临床上根据不同情况给予保肝药物治疗。这时行肝脏活检，病理检查上极难与急性细胞介导的排斥反应相鉴别。最好的"干预"措施是动态而悉心观察，综合判断。

2. **移植肝原发无功** 从移植肝功能恢复延迟到真正的移植肝原发无功（PNF），是移植肝功能不良程度上的递进变化。根据临床表现和化验检查不难做出肝功能不良的判断，难点是判断干扰因素和预测其恢复的可能性，以及确定需要再次肝移植和再移植的时机。PNF 没有统一的诊断标准，有的只是基

于供体资源和伦理的实施再次肝移植的"原则"。美国器官共享联合网络（UNOS）的标准是术后 10 天内发生 ALT≥5 000U/L 且 INR≥3.0 或酸中毒（pH≤7.3）或乳酸盐浓度超出正常 2 倍；美国约翰霍普金斯医院的标准认为，初期移植肝功能不良（IPF）持续 3 天以上，则 PNF 的发生往往不可避免。临床疑似 PNF 时，应及时进行"人工肝"支持治疗。随着技术进步，许多导致移植肝功能不良的原因被认识和被纠正，许多移植肝功能不良的受者在有效的干预和支持下得以免于再移植。所以，这是个最需要"因地制宜"来解决的问题。但无论如何，再移植都需要在患者发生多器官衰竭前进行，否则会增加再移植的失败率。

3. 药物相关性肝损伤　由于移植肝功能的"脆弱"，以及钙调磷酸酶抑制剂类（CNIs）免疫抑制剂的代谢途径容易与多种药物发生相互作用，药物相关性肝损伤是肝移植术后早期非常常见，又很难被察觉的导致移植肝功能不良或延迟恢复的因素。它经常是在肝活检时被病理专家作为肝损伤的病因诊断提出来，而很少由临床医师诊断出来，足见其隐匿性。肝移植术后早期会用到多种药物，"保肝药"、免疫抑制剂、抗菌药物、NSAIDs、抗凝药、抗乙肝病毒药物、静脉营养等都是"常用药"，还会涉及针对原发病和伴发疾病防治的用药。无论医师对所用的药物有多么"驾轻就熟"，都应该坚持"少即是多"的用药理念，并注重考虑药物的药代动力学特性。

4. 急性排斥反应　来源于组织胚胎发育的特殊性，肝脏是免疫"特惠"器官。肝移植术后极罕见"超急性排斥反应"，急性淋巴细胞介导的排斥反应的发生率，在术后 1 周至 1 个月达到高峰，随移植后时间延长而逐渐降低。肝移植术后急性排斥反应的启动途径和发生机制复杂，器官的缺血损伤或感染，特别是病毒感染都与排斥反应发生有共同通路。受者术后免疫抑制剂水平和淋巴细胞水平与排斥反应发生有关联，但这种关联是无序的。急性排斥反应所致肝损伤的临床表现特异性不强，因此，当临床怀疑急性排斥反应时，需要及时行肝穿刺活检明确诊断，以避免临床的干预治疗发生方向性错误。

5. 感染　肝移植早期新发生的内科并发症中，感染占很大比率。术前存在严重感染是肝移植手术的相对禁忌证，需要进行完善的术前评估和治疗再接受肝移植。曾有文献将肝移植术后感染分为早期（术后 30 天内发生）、中期（术后 30～180 天内发生）和晚期感染（术后 180 天后发生），并认为不同阶段感染的病原体构成不同。但由于各移植中心的免疫抑制剂和抗菌药物应用习惯、地域环境、患者群体的不同，感染发生并不总是遵循这样的规律。肝移植术后早期的感染可能涉及更多"少见"的病原微生物，包括少见的条件致病菌、原虫、支原体、衣原体等。为了克服治疗的盲目性，在临床诊疗过程中，特别是在应用抗菌药物前，留取标本进行微生物学检查是必要的。

（1）细菌感染：细菌是肝移植术后早期感染的主要病原体，而超过 50% 的细菌感染发生在术后早期。相关危险因素包括受者年龄、基础疾病、营养不良、免疫抑制剂应用、住院时间长、近期应用抗菌药、体内留置导管、手术时长、术中出血和输血量和移植肝功能等。由此可见，肝移植术后早期细菌感染的防控需从术前、术中、术后多环节综合防控。

肝移植术后预防性抗生素的应用是侧重革兰氏阴性菌的。除遵循抗感染治疗的一般性原则外，肝移植术后早期细菌感染诊治的特殊性在于：

1）由于大剂量糖皮质激素应用，肝移植术后早期感染的临床症状不典型，可以感染性休克为首发表现。不常见的条件致病微生物感染以及混合感染多见，在经验性应用抗菌药物时，还应充分考虑抗菌谱和耐药的风险。

2）移植肝功能不良是受者罹患细菌感染的高风险因素，同样的，受感染和药物不良反应影响，也更易出现肝功能受损，两者互为因果，且极易与急性排斥反应相混淆。

3）去除相关诱因往往是肝移植术后早期感染治疗成功的关键。这些措施包括改善和支持移植肝功能、适度降低免疫抑制程度、积极的营养治疗和肠道黏膜屏障保护、充分的外科引流措施等，以及实施加速康复外科（ERAS）的措施。

（2）真菌感染：肝移植术后早期的真菌感染在一些人群中的发生率会比较高，例如曾经发生真菌感染或真菌定植的受者、术前 MELD 评分高和长期入住 ICU 者，术后发生曲霉菌感染的概率升高；而肝移植术中实施过肠道修补或胆肠吻合、术后的 TPN 治疗都是术后早期发生念珠菌血症的风险因素。目前可应用的抗真菌药物虽多，但都存在肝脏毒性，并且绝大多数抗真菌药物都与 CNIs 有明确的药物相互作用，因此在肝移植术后预防性应用抗真菌药物时，需要谨慎评估利弊。较理想情况是在 HRCT、内镜等技术、G-test、GM 试验和微生物专家的支持下实施抢先治疗。

与普通人群一样，仅痰培养阳性不是肝移植术后诊断呼吸道念珠菌感染的有力证据，通常是定植菌或混合感染。但念珠菌血症在肝移植术后容易成为致命的问题。

丝状真菌感染在肝移植术后的发生率不及骨髓干细胞移植后高，术后对曲霉菌感染实施普遍预防的利弊尚有争议。但对于存在高风险因素的受者，术后应注意筛查。肺部曲霉菌感染凭借其特征性影像学表现，是被认识得最多的；而发生在肝和脑实质的曲霉菌感染，不易诊断，却可导致肝动脉破裂和脑出血而危及生命。毛霉菌感染多由皮肤黏膜破损处侵入，造成快速进展的局部缺血坏死，需要尽早给予两性霉素 B 联合泊沙康唑或氟胞嘧啶治疗，必要时还需要及时手术清创。

隐球菌感染在肝移植术后早期较其他真菌感染少见，一旦发生多预后较差。尚不清楚肝移植术后早期发生的隐球菌感染是否源自受者自身潜伏的感染。

卡氏肺孢子菌肺炎在肝移植术后早期相对更少，其发生多与免疫抑制过度有关。

（3）病毒感染：病毒感染是越来越受到更多关注的领域。对人致病的病毒种类远远超过临床能够进行检测的种类，能够进行有效治疗的病毒感染更少。许多病毒都是普遍易感，疱疹病毒家族有潜伏感染的趋向，当机体免疫力下降时致病，引起的疾病多种多样，威胁移植肝功能和受者健康，是肝移植术后受临床关注最多的病毒感染。特别是该家族中的巨细胞病毒、带状疱疹病毒、EB 病毒等。

巨细胞病毒（CMV）感染是肝移植术后最常见的、可防治的病毒感染。依据供者和受者的 CMV IgG 对肝移植受者术后发生 CMV 感染的风险进行分层，和术后针对 CMV 的监测和预防是被推荐的。由于人类对 CMV 普遍易感，D+/R+ 是最多见的；D+/R- 时，受者发生 CMV 感染的风险最高。目前更昔洛韦对大多数 CMV 感染都是有效的，磷甲酸钠作为二线药物。不断更新的国际和国内指南正致力于提高 CMV 病毒检测的灵敏度和特异性，和规范肝移植术后 CMV 的防治。

除 CMV 外，其他疱疹病毒都可以引起肝移植术后的各种感染，有些甚至是致命的，例如疱疹病毒 -6 感染。

EB 病毒感染在肝移植术后早期表现为单核细胞增多和器官功能损害；在移植术后中远期则与移植术后淋巴细胞增殖性疾病（PTLD）和鼻咽癌发生有明确的关系。

6. 器官功能不全

（1）消化系统功能不全：肝移植是最大型的腹部外科手术，肝移植术后早期，受者的循环、呼吸和肾功能往往备受关注，但消化系统其实是肝移植术后早期受影响最大的，胃潴留、胃食管反流、麻痹性肠梗阻、腹泻、消化道出血、急性胰腺炎、消化性溃疡等都是临床常见问题，部分肝移植受者的胃肠功能甚至持续到术后 3 个月才恢复。受者消化系统的功能好坏，直接影响移植肝功能和受者的预后，临床上应予以足够重视。

如前所述，肝移植术后移植肝原发无功或移植肝功能恢复延迟时，容易发生多器官功能衰竭。如果受者存在移植肝功能不良，需要及时进行全身各器官功能支持与维护，并每日进行评估。再次肝移植需要在受者发生多器官衰竭之前实施。

（2）肾功能不全：肝移植术后早期肾功能不全，一部分是术前存在的肾功能不全的延续，或者与术中发生低血压有关，极少数是由于肝移植术后存在下腔静脉回流受阻等外科相关因素。对术前存在肾功能不全的患者，应评估其接受肝肾联合移植的适应证。肝移植术后早期许多受者有短暂的血肌酐和血胱抑素升高，对于这部分受者的管理，主要是避免脱水、低血压、应用肾毒性药物等各种继发性肾损伤因素，推迟 CNIs 的应用等。真正需要透析治疗的受者是少数，但对于肝移植术后早期存在肾功能不全者，应全面评估各器官功能，推荐适当放宽透析指征，避免受者卷入多器官功能不全的恶性循环。

（3）呼吸功能不全：肝移植术后早期发生呼吸功能不全，是受者 ICU 住院时间延长的重要原因之一。往往与感染、围术期液体管理不佳、手术中大量出血和输血等因素有关。

7. 原发病复发　除遗传代谢性疾病外，感染性肝病、自身免疫性肝病、肝脏肿瘤等疾病在肝移植术后均存在原发病复发的可能性。对原发病复发的防治一直是肝移植领域研究的热点问题。对原发病复发的防治并非肝移植术后中远期管理的问题，而是应置于肝移植治疗的整体框架中，并在术后早期就开始实施。

（1）预防乙型肝炎复发：肝移植术后乙型肝炎复发是肝细胞癌发生的高风险因素，急性纤维瘀胆型肝炎是肝移植术后肝炎复发的特殊类型，可在短期内导致移植肝失功。从移植术中开始实施的抗乙肝免疫球蛋白（HBIG）联合核苷类似物预防肝移植术后乙型肝炎复发，使肝移植术后乙型肝炎复发率由

80% 以上降低至 5% 以下，突破了乙型肝炎作为肝移植相对禁忌证的限制。肝移植术后需要监测 HBIG 滴度和 HBV DNA，并保持良好的抗乙肝药物治疗的依从性。伴随对乙型肝炎发病机制的深入认识，探索肝移植术后防治乙型肝炎新途径是肝移植领域中研究热点之一，包括两种核苷类似物联合应用的免 HBIG 方案和乙肝疫苗在肝移植术后的应用等。

（2）自身免疫性肝病复发：自身免疫性肝病复发或新发的诊断和治疗颇具复杂性。临床上针对自身免疫性肝病受者的免疫抑制剂应用方案与非自身免疫性肝病受者有所不同。

（3）肿瘤复发：肿瘤的问题更加复杂。在肝移植手术清除了体内最大的肿瘤病灶，术后 1 个月内发生的"复发"，多不是真正意义上的肿瘤复发，术前存在血管内癌栓患者是"复发"的高风险人群。

8. 免疫抑制剂相关并发症　肝移植术后应用的钙调磷酸酶抑制剂类（CNIs）药物，治疗窗较窄、药代动力学个体差异大、血药浓度与药效不完全呈线性关系、与多种药物存在相互作用、不良反应多，对 CNIs 进行血药浓度监测和药物代谢的基因检测，有助于增加用药的安全性。在肝移植术后早期常见的 CNIs 的不良反应包括肾损伤、肝损伤和神经系统不良反应。CNIs 相关的肝肾损伤多与剂量相关，因此监测 CNIs 的血药浓度十分必要。CNIs 的神经系统不良反应涵盖了各种各样的神经精神症状，且多与剂量无关，此时需要停用 CNIs 类药物。

（刘懿禾　陆　伟）

第五节　移植术后长期管理

一、常见内科并发症

（一）代谢异常

1. 代谢综合征　代谢综合征由肥胖、2 型糖尿病、糖耐量异常、高血压、高甘油三酯血症等临床疾病所组成，关于代谢综合征的诊断目前尚无统一标准，我国多采用中华医学会糖尿病学分会结合国内研究结果公布的相关标准（2004 标准）。肝移植术后糖尿病的发生率高达 61%，可引发微血管及大血管病变导致较高病死率。由于患心血管疾病的受体手术风险增加，必须进行有效和及时的治疗，改变生活方式，调整免疫抑制剂剂量，以防止严重心血管并发症发生；必须尽快使用药物控制动脉高血压、高脂血症、糖尿病和肥胖；健康的饮食和规律的

锻炼也是有效治疗方案的补充。

2. 肥胖症　肝移植术后近 2/3 的患者体重明显超重，术后 1 年肥胖症的发生率为 21.6%～46.0%。其发生原因与多种因素有关，如供体、受体体重指数较大、术后较高的皮质激素累积用量和以环孢素为基础的免疫抑制剂等。肥胖症会导致心血管疾病发生的危险因素产生（如高血压、糖尿病和高脂血症等），严重影响患者的预后。目前还没有较好的治疗和预防肥胖的方法，通过饮食调节及加强体育锻炼可能起一定的作用。

3. 高血压　高血压是肝移植术后的常见并发症之一。研究显示肝移植术后 1 年和 5 年高血压的发生率分别为 69.1% 和 64.6%。术后早期的血压增高通常是由于体内液体负荷过多和疼痛，而术后晚期的血压增高主要是由于长期服用免疫抑制药物所造成的，包括糖皮质激素、CsA 和他克莫司。CsA 及他克莫司均为钙调磷酸酶阻滞剂，具有较强的脂溶性，能迅速穿透血管平滑肌细胞膜改变血管的紧张度，在肾脏血管中尤为显著，降低肾小球滤过率，导致钠潴留，从而引发高血压。治疗方面应积极查明原因给予相应处理，必要时给予降压药物，通常应用钙离子拮抗剂效果较好，如果难以控制，需要加用一种降压药物。

4. 血脂紊乱　作为肝移植术后常见的并发症，高脂血症显著增加肝移植术后长期的心脑血管并发症的发生率及病死率，肝移植术后 1 年高胆固醇血症的发生率为 31%。肝移植术后较高的高脂血症发生率与术后免疫抑制剂的使用有关，糖皮质激素、CsA 和他克莫司均不同程度地影响血脂代谢，其具体机制不详。

移植术后高脂血症，饮食治疗通常是无效的，减少一个免疫抑制剂如类固醇或 CsA 的剂量可能有效，但这样可能会给患者带来免疫抑制不足的危险。因此，可使用他汀类药物治疗。

5. 糖尿病（高血糖）　肝移植后糖尿病包括既往存在的糖尿病和移植后新发糖尿病（new-onset diabetes mellitus，NODM），大多数 NODM 以胰岛素抵抗为特点，症状呈慢性发展，具有 2 型糖尿病的特点，但也可以出现酮症酸中毒等 1 型糖尿病特征性的严重并发症。肝移植术后糖尿病（post-transplant diabetes mellitus，PTDM）常引发微血管及大血管病变，可导致受者病死率升高，而 PTDM 较高的发病率主要与免疫抑制剂的应用有关。移植术后应常规检测血糖水平。减少免疫抑制剂的剂量可

以降低诱发糖尿病的风险，但可能给肝移植受者带来免疫抑制不足的危险。

6. 骨病　骨病是肝移植术后常见和严重的并发症，主要表现为由于骨量丢失而继发骨折、骨痛以及股骨头坏死等。加强对肝移植术后患者骨病的防治已经日益得到重视。肝移植术后骨病的治疗重点应集中在预防及促进骨结构的形成。具体措施如下：①抑制骨重吸收，如帕米磷酸钠、阿仑磷酸钠、依替磷酸钠，是目前防治移植术后骨质疏松最有前途的药物，帕米磷酸钠具有降低骨循环及预防肝移植术后骨盐丢失作用，但这种效果仅限于松质骨，而对股骨的皮质骨无效；②降钙素，皮下注射或喷鼻；③补充钙剂：1 500mg/d；④补充维生素 D：800～1 000mg/d；⑤类固醇激素最小剂量；⑥骨质疏松症的高危患者停用类固醇；⑦如钙和维生素 D 的治疗不能有效抑制甲状旁腺激素的分泌，患者可以选择行甲状旁腺切除术。

总之，移植前有骨质疏松和骨量减少的患者应每年进行骨密度筛查，正常患者每 2～3 年检测 1 次，此后根据骨密度变化和风险因素进行检查；骨质疏松的肝移植患者应定期进行负重运动和补充钙和维生素 D；骨质疏松症或复发性骨折患者应给予二膦酸盐治疗。

（二）肾功能异常

肝硬化患者肾功能异常在肝移植围术期发生率较高，是影响患者预后的重要因素之一。多数行肝移植的患者术前已伴有不同程度的肾功能损害。而肝脏移植手术和术后并发症又会对内环境和肾灌注产生较大影响，所以肝移植围术期肾功能保护一直受到重视。为了预防肝移植术后发生肾功能不全，术前强调积极控制原发病、改善肝肾脏功能，术中保持血流动力学和内环境的稳定，术后避免肾毒性药物，适当应用血管活性药物和袢利尿药，增加肾血流灌注和尿量，保护肾脏功能。

肝移植术后除了保证器官灌注，防治并发症外，还要注意慎用肾毒性药物：①免疫抑制剂使用应个体化，不宜使用过早，应在肾功能及各项指标基本稳定后，从小剂量开始，在维持有效血药浓度前提下，尽可能减少 CsA、他克莫司等免疫抑制剂的用量，使用对肾功能影响小的免疫抑制剂，如吗替麦考酚酯、达利珠单抗；②抗感染时，应注意抗生素的肾毒性，如两性霉素和万古霉素的肾毒性很大，应注意监测肾功能；③注意药物之间的相互作用，抗真菌药（如氟康唑），抗病毒药可显著增加 CsA 的血

药浓度，应注意调整用量。药物应该使用化学名称。

二、肝移植术后原发病复发

（一）病毒性肝炎

肝移植术后病毒性肝病复发，是晚期同种异体移植物功能障碍的重要原因。

1. 肝移植术后丙型肝炎的预防和治疗　在丙型肝病毒（HCV）RNA 阳性的患者，几乎所有患者肝移植后丙型肝炎复发。与 HCV RNA 阴性患者相比，肝移植受者移植物和患者存活率明显降低。约有 1/3 的 HCV 感染肝移植受者在肝移植后会发生丙型肝炎复发，并有肝功能失代偿和移植物丢失的危险。肝移植术后 1 年出现显著纤维化（metavir score system F2 级）、门静脉高压（HVPG P6 mmHg）或高瞬时弹性成像值（＞8.6kPa）是移植物丢失的极好预测因素。应该定期做检测以评估移植物损伤，并作为这些患者肝移植后丙肝治疗方案的一部分。

肝移植后丙肝病毒感染的抗病毒治疗可以在术后早期开始（预防性治疗），也可以在出现肝损伤时开始。在肝移植后的几个月里，患者仍处于免疫抑制状态，有机会感染或手术并发症的风险，并接受多种药物治疗。目前，所有的 HCV 感染的肝移植患者都应该接受无 IFN 的治疗。直接作用抗病毒药物（DAA）的应用开启了治疗丙型肝炎的新时代，第一代蛋白抑制剂（boceprevir、telaprevir）对 1 型 HCV 感染的患者增加了疗效，但也增加了不良反应，不再建议肝移植受体使用。PegIFN 和 RBV 治疗的疗效较低（SVR 35%），目前不再推荐。sofobuvir/ledipasvir 加 RBV 和 sofosbuvir 加 simeprevir（不论是否加 RBV）是安全的，在基因型 1 和 4 感染的肝移植受者（包括肝硬化患者）中 SVR 率很高。在病情严重的复发者中单独使用 sofobuvir 或与 ledipasvir 联合使用也是安全、有效的。在轻度复发的患者中，ABT450/r、ombitasvir、dasabuvir 和 RBV 的联合治疗效果较好，但由于药物 - 药物相互作用，需要对环孢素和 TAC 进行调整，在肝移植受者中需要更多的药物药代动力学和药物 - 药物相互作用研究数据。

欧洲肝病研究学会《2015 年肝移植临床实践指南》指出，肝移植术后丙型肝炎的预防和治疗：①丙型肝炎复发后应常规评估移植物情况，肝穿刺活组织检查、肝静脉压力梯度测量和肝脏瞬时弹性成像是移植物损伤评估最可靠的方法；②对所有丙型肝炎复发患者，建议直接抗病毒治疗，SVR 与患者预

后相关；③聚乙二醇干扰素 + 利巴韦林（ribavirin，RBV）治疗方案效应率低（SVR 率约为 35%），不再作为 HCV 治疗推荐方案；④在 1 型和 4 型 HCV 感染的肝移植受体中，索非布韦 / 雷迪帕韦 +RBV、索非布韦 + 西米普韦（伴或不伴 RBV）方案安全有效，能获得较高的 SVR。索非布韦单用或联合雷迪帕韦也能在复发的严重病例中发挥作用。

2. 肝移植术后乙型肝炎的预防和治疗　目前预防肝移植后预防 HBV 复发的两大类药物为高效价乙肝免疫球蛋白（HBIG）和核苷类似物（NUCs），HBIG 可能通过几种不同的机制发挥作用，如结合循环病毒颗粒，阻断肝细胞中的 HBV 受体，以及通过抗体依赖性细胞介导的细胞毒性促进受感染细胞的溶解。然而，在肝移植时 HBV DNA 阳性患者，采用 HBIG 单药治疗仍然会导致较高的乙肝复发率。因此，目前预防肝移植后 HBV 感染复发的策略，包括 HBIG 和核苷类似物（NUCs）的结合，成功率高于 90%。由于 HBIG 价格相对昂贵，一些研究在选定的患者中评估低剂量的 HBIG，肌内或皮下注射，甚至免 HBIG 方案的治疗效果。所有小剂量的 HBIG 的预防策略，联合 NUCs 可以有效地防止复发。术后撤除 HBIG 单用 NUCs 的方案适用于 HBeAg 阴性、同时行肝移植时 HBV DNA 阴性的患者。随着 NUCs 的治疗方法越来越有效，是否需要 HBIG 这个问题一直存在争议。在没有检测到 HBV DNA 或 ALT 升高的情况下，仅使用 NUCs 治疗的一些患者可能重新出现 HBsAg 阳性。因此应根据治疗目的的不同而进行方案的选择，如果是预防移植物感染，需要使用 HBIG；如果仅仅是为了控制复发感染，HBIG 可能不是必要的。由于没有针对 HDV 再次感染的专门预防措施，预防 HDV 再次感染的最有效策略是采用 HBIG 和抗病毒药物的标准预防措施治疗 HBV 再感染。

不同的肝移植后预防策略（仅 HBIG、NUCs、HBIG 和 NUCs 的联合和 / 或乙肝疫苗接种）已经在接受抗 HBc 阳性供体肝的患者中进行了测试。然而，因为 NUCs 单药治疗后移植物感染率低（<3%），仍然是最经济有效的治疗方法。HBIG 不应用于 HBsAg 阴性接受了来自抗 HBc 阳性供体肝脏的患者。

总之，肝移植术后预防乙型肝炎复发采用小剂量 HBIG 和 NUCs 的联合是预防 HBV 再感染的有效策略；在肝移植时 HBV DNA 不可检测和没有 NUCs 耐药史的乙肝患者，可以使用低剂量或短疗程（1～3 个月）HBIG 联合 NUCs 治疗，随后应用 NUC 单药治疗；单用恩替卡韦或替诺福韦似乎可有效地控制感染复发，但可能不足以预防乙型肝炎移植物被感染。肝移植术后，乙型肝炎复发的治疗，应及时应用恩替卡韦和替诺福韦。血清抗 -HBs 阴性且接受了抗 -HBc 阳性供肝的患者，应在移植术后立刻开始预防乙型肝炎复发的治疗。在这种情况下，NUCs 单药治疗是性价比最好的治疗方法，而不推荐应用 HBIG。

（二）恶性肿瘤

为了尽量减少移植后 HCC 的复发，肝移植术前严格筛选患者非常重要。移植后肝细胞癌复发率为 8%～20%，肝细胞癌复发通常在肝移植后的前 2 年出现，中位生存率低于 1 年。目前还没有 RCT 研究证明免疫抑制越强，复发风险越高。关于 mTOR 抑制剂对肝癌复发的潜在影响，这仍然是一个有争议的问题。mTOR 抑制剂由于其较低的肾毒性和潜在的抗肿瘤作用，在移植领域得到了广泛的应用。mTOR 通路是细胞增殖和血管生成的关键调控因子。数据显示 mTOR 抑制剂对 HCC 生长的影响是基于临床前的动物模型观察。目前，mTOR 抑制剂已被用于治疗晚期肝癌的多项临床试验，并作为肝细胞癌肝移植和 TACE 术后的辅助治疗，这些试验的结果将在未来几年得出结论。非移植患者的大量 RCT 研究显示，索拉非尼的全身治疗延长了晚期 HCC 患者的生存期。由于大多数在肝移植后肝细胞癌复发与全身肿瘤扩散有关，一些回顾性队列研究、孤立病例报告和小病例对照研究，评估了索拉非尼在这种情况下的安全性和有效性。复发的患者可以通过肝脏切除、射频消融术或 TACE 等方法缓解病情，有些患者可能需要再次移植。

欧洲肝病研究学会《2015 年肝移植临床实践指南》指出，HCC 复发的管理：迄今为止，有证据表明西罗莫司（SRL）不能改善超过 5 年的长期无复发生存率；对于米兰标准内的肝癌患者，SRL 的好处在 3～5 年内明显；肝移植术后 HCC 复发的治疗应个体化。没有证据支持在播散复发的病例中使用索拉非尼；为了及时发现早期和可治愈阶段的肿瘤，肝移植患者应进行癌症筛查，特别是高风险人群；术前为酒精性肝病的移植患者应密切监测上消化道、口腔、咽喉和肺部肿瘤的发生；因炎症性肠病相关的 PSC 而移植的患者，应该每年接受结肠镜检查。

（三）自身免疫性肝病

肝移植术后约有在 10%～50% 的 AIH、PBC 和 PSC 复发；然而，对移植物功能和患者生存的影响很小。而最近的一项研究表明，复发性 PSC 可能导致高达 25% 的肝移植受者的移植物丢失。此外，活体肝移植的 PSC 复发率似乎有所增加。

复发性自身免疫性和胆汁淤积性肝病应通过肝脏活检和 / 或胆管造影进行确认；在因 PBC 和 PSC 移植的患者中预防使用熊去氧胆酸，目前没有证据支持。

（四）酒精性肝病

与其他病因导致终末期肝病行肝移植的患者相比，酒精性肝病患者接受肝移植后治疗效果较好。在肝移植出现症状之前对疾病进行彻底的评估，并在手术后进行随访是取得成功的关键。由于缺乏对酒精复发的普遍接受的定义，复发率变化很大，范围在 10%～50%，正如预期的那样，与非移植人群相比，复发率明显降低。这些研究大多将复发定义为任何酒精使用，而不管酒精量如何。研究表明，大多数患者在肝移植后仍保持节制或仅少量饮酒。长期研究表明，偶尔或适度饮酒不会影响移植物功能或患者生存。近 10%～20% 的复发者会有有害的饮酒模式。尽管文献上存在差异，但大多数研究表明肝移植后有害饮酒与生存率降低有关。在随访 10 年的研究中发现生存率降低非常明显；然而，在 5 年随访的研究中，这种差异并不明显。因此，应该鼓励所有有酒精性肝病阳性病史的患者在肝移植后保持完全戒酒，如果他们在术后恢复正常饮酒，则应进入心理治疗或心理辅导。由于酒精性肝病患者经常是重度吸烟者，所以必须记住，口咽肿瘤的发生率较高，在移植前和移植后应定期对口腔进行全面检查。总之，所有肝移植前诊断为酒精性肝病的患者，应鼓励在肝移植术后戒酒；再次经常饮酒的患者应进入精神治疗或辅导；专科医师应随访和评估肝移植术后酗酒问题。由于饮酒有害，即使不频繁，也会降低患者的生存时间。

（五）NASH

NAFLD 和 NASH，无论是新生的还是复发的，都常见于肝移植术后。肝移植后的 BMI、糖尿病、动脉高压和高脂血症是肝移植后 NAFLD/NASH 的主要危险因素。新发或复发的 NAFLD/NASH 可能表现为血清转氨酶升高和 / 或超声上的典型特征；然而，为了区分 NAFLD/NASH 与其他肝功能检查异常的原因，可能需要进行肝活检。到目前为止，没有证据表明复发性 NASH 可能导致显著的纤维化甚至肝硬化；然而，这些研究大多受随访时间短的限制。除了避免过度增重和控制糖尿病和血脂

异常外，对于复发性 NASH 的预防和治疗没有具体的建议。总之，可能需要肝活检确认复发或新发的 NAFLD/NASH，并排除其他原因引起的肝脏生化指标升高；关于肝移植受者 NAFLD 和 NASH 的预防和治疗没有具体的建议，但要避免超重，控制糖尿病、血脂异常和高血压。

三、长期生活方式随访

（一）生活质量

肝移植术后生活质量应始终作为衡量预后的指标之一。到目前为止，肝移植受者的生活质量测量没有经过严谨的研究，几项研究评估了肝移植后最初几年的生活质量，结果较好；然而，对肝移植后生活质量的长期评价研究却不那么乐观。抑郁和焦虑等通常在移植后的第 1 年有所改善，精神、身体和生活满意度得到显著提高，但长期随访发现其会再次恶化。这主要是由于在移植术后早期，患者感觉到一种新生活的开始，而在长期服药中出现了药物的不良反应，特别是免疫抑制，并且症状还可能逐渐发展。

影响肝移植后长期生活质量的另一个因素是肝病的病因。例如 HCV 肝移植患者，术后活检发现的组织学异常通常被认为是移植后 1～2 年患者焦虑的潜在原因。虽然肝移植后 HCV 复发与生活质量下降之间的具体相关性从未被证实，但与 HCV 阴性患者相比，HCV 复发患者的抑郁、焦虑、恐惧焦虑和偏执思维水平显著提高。又如因自身免疫病接受移植的患者在身体、社会 / 角色功能、个人能力和一般健康感知领域的生活质量均有所下降。就性别而言，肝移植后男性和女性患者不同的生活质量数据仍有争议。通常情况下，男性和女性患者的移植后生活质量没有差异，但也有个别报道认为男性患者的总体生活质量比女性患者高。虽然没有发现肝移植术后患者的肝病病因与恢复工作之间的关系，但仍应特别注意因酒精性肝病行移植的患者，他们失业率风险似乎较高。

（二）依从性

众所周知，任何治疗的有效性不仅取决于正确的治疗选择，而且在很大程度上取决于患者的积极合作。依从性可以定义为一个人的行为在多大程度上符合卫生保健提供者商定的建议。对于移植前后的患者来说，坚持医学处方和免疫抑制治疗对于预防药物并发症是至关重要的，因为药物并发症会对移植物的功能和患者的生存产生负面影响，增加费

用。人口统计学、社会支持和感知健康与不依从性几乎没有关系。术后应首先评估患者对药物治疗方案和生活方式的依从性。对依从性不好的患者应该采用综合措施，如专业教育、心理学家辅导、医师协调等多学科支持。

（三）性功能与妊娠

成功的肝移植可以改善男女性激素紊乱，但免疫抑制药物可能会干扰激素代谢。欧洲肝移植指南建议：生育期的肝移植患者应注意妊娠的可能性，并建议避孕；①在移植后的头 12 个月应避免妊娠，部分移植中心倡导等待 24 个月；②妊娠期间应继续使用免疫抑制。尚没有类固醇、CNIs 和硫唑嘌呤有致畸作用的报道；③不推荐使用吗替麦考酚酯和硫唑嘌呤；④ mTOR 抑制剂可能影响男性受者精子的产生；⑤免疫抑制剂对男女受体性功能障碍的影响，尚需更多的研究。

（四）体育锻炼和控制体重

移植术后，强调患者身体综合能力的提高，包括体育锻炼和控制体重，以便能够胜任工作。但在移植后只有 1/4 的患者做体育锻炼。关于移植后的营养成分和热量摄入的数据分析结果提示，多达 2/3 的研究对象的能量摄入超过了推荐的能量摄入。而体育锻炼是一种有前途但未经证实的干预措施，可以改善实体器官移植受者的心血管功能。体重增加最大的时期发生在前 6 个月之后，这时可以通过饮食干预，降低与肥胖相关的发病率和病死率风险。肝移植患者的身体锻炼是他们术后治疗方案的一部分。

（宋红丽　陆　伟）

第六节　再次移植

成人肝移植术后移植物失功的发生率为 7%～10%，再次移植是此类患者的唯一治疗方法。中国肝移植注册中心（CLTR）数据显示，2016 年我国肝脏移植中再次移植占 2.18%；同年，美国 OPTN/SRTR 数据显示成人再次肝移植占全年肝移植总例数的 4.3%，儿童肝移植中再次移植的比例则为 8.6%。与成人相比，儿童肝移植多采用部分肝移植术式，其移植物体积较小、血管以及胆道管径较细，加之儿童及青少年期依从性不佳，最终导致儿童的再次肝移植比例相对高。

导致再次肝移植的病因可依据其发生时间分为早期和晚期。前者发生于术后数天至数周内，因移植肝原发无功或肝动脉血栓形成等外科技术并发症导致移植肝衰竭而接受再次移植。发生于晚期的再次肝移植常见病因则包括慢性排斥，缺血性胆道疾病，以及肝脏原发病复发（包括 HBV 和 HCV 相关肝病，PBC、PSC 和 AIH 等自身免疫性肝病，以及 NASH 等）。

与首次移植相比，再次肝移植术后受者以及移植肝 5 年存活率减低 10%～15%。国内外多项研究发现，再次移植的时间是影响受者和移植物存活的重要因素，首次肝移植后 30 天内接受再次移植的患者生存率明显低于远期接受再次移植的患者。此外，再次肝移植受者的病死率和并发症发生率也显著高于首次移植患者。再次移植患者最常见的死亡原因为感染和多器官功能衰竭，多发生于术后早期的几周内；其他死因还包括血管并发症、心血管事件、神经系统并发症、肝功能衰竭以及肝脏原发病复发。

虽然再次移植术后病死率较高，但目前对其导致的生存率降低达到何种程度需要避免再次移植手术，尚无共识，也没有公认的、准确的再次移植受者生存预测模型。欧美国家大多采用基于疾病严重程度的 MELD 评分系统，客观、分层评价再次移植等待者，并据此进行器官分配。研究发现，MELD 评分高于 25 分的再次肝移植受者 5 年生存率低于 60%，且随着 MELD 评分升高，受者病死率逐渐升高，其中 MELD 评分高于 30 分者 5 年生存率甚至仅有 20%～40%。只有 MELD 评分较低的部分再次肝移植受者，术后生存率可以与接受首次肝移植的患者相接近。

供肝质量是影响移植手术成功与否的关键，对于再次移植更是尤为重要。虽然多种可能的影响因素仍需进一步深入研究，但目前认为高龄供者和冷缺血时间超过 8 小时是明确的不利因素。

既往认为，HCV 感染也是导致再次肝移植受者高病死率的独立危险因素。但随着高效的直接抗病毒药物（DAA）的广泛临床应用，因丙型肝炎相关疾病接受再次肝移植的患者比例逐渐降低，术后生存率逐渐改善，与胆汁淤积性肝病、酒精性肝病以及隐源性肝病等良性肝病患者的再次肝移植生存率并无明显差异。

目前认为，与再次肝移植的病因相比，对再次肝移植受者的选择应更加侧重考虑疾病的严重程度、与首次肝移植的时间间隔和供肝质量等因素。拟行再次肝移植的患者，应接受比首次移植更为详细的术前检查和评估。

（郑卫萍　陆　伟）

推 荐 阅 读

[1] 中国肝移植注册中心. 2016 中国肝移植科学报告 [R]. 2016.

[2] KIM W R, LAKE J R, SMITH J M, et al. OPTN/SRTR 2016 Annual Data Report: Liver[J]. Am J Transplant, 2018, 18 Suppl 1: 172-253.

[3] ADAM R, KARAM V, DELVART V, et al. Evolution of indications and results of liver transplantation in Europe. A report from the European Liver Transplant Registry (ELTR) [J]. J Hepatol, 2012, 57 (3): 675-688.

[4] DUTKOWSKI P, LINECKER M, DEOLIVEIRA M L, et al. Challenges to liver transplantation and strategies to improve outcomes[J]. Gastroenterology, 2015, 148 (2): 307-323.

[5] 中华医学会器官移植学分会, 中华医学会肝病学分会. 中国肝移植乙型肝炎防治指南 (2016 版) [J]. 中华肝脏病杂志, 2016, 24 (12): 885-891.

[6] KOTTON C N, KUMAR D, CALIENDO A M, et al. The Third International Consensus Guidelines on the Management of Cytomegalovirus in Solid-organ Transplantation[J]. Transplantation, 2018, 102 (6): 900-931.

[7] Righi E. Management of bacterial and fungal infections in end stage liver disease and liver transplantation: Current options and future directions[J]. World J Gastroenterol, 2018, 38 (24): 4311-4329.

[8] LOCK J F, SCHWABAUER E, MARTUS P, et al. Early diagnosis of primary nonfunction and indication for reoperation after liver transplantation[J]. Liver Transpl, 2010, 16 (2): 172-180.

[9] European Association for the Study of the Liver. EASL Clinical Practice Guidelines: Liver transplantation[J]. J Hepatol, 2016, 64 (2): 433-485.

[10] European Association for the Study of the Liver. Recommendations for EASL Clinical Practice Guidelines: liver transplantation (2015) [J]. J Clin Hepatol, 2016, 32 (3): 429-431.

[11] CRESPO G, MARIÑO Z, NAVASA M, et al. Viral hepatitis in liver transplantation[J]. Gastroenterology, 2012, 142 (6): 1373-1383.

[12] CHOLONGITAS E, GOULIS J, AKRIVIADIS E, et al. Hepatitis B immunoglobulin and/or nucleos (t) ide analogues for prophylaxis against hepatitis b virus recurrence after liver transplantation: a systematic review[J]. Liver Transpl, 2011, 17 (10): 1176-1190.

[13] MATTER M S, DECAENS T, ANDERSEN J B, et al. Targeting the mTOR pathway in hepatocellular carcinoma: current state and future trends[J]. J Hepatol, 2014, 60 (4): 855-865.

[14] FAURE S, HERRERO A, JUNG B, et al. Excessive alcohol consumption after liver transplantation impacts on long-term survival, whatever the primary indication[J]. J Hepatol, 2012, 57 (2): 306-312.

[15] PATIL D T, YERIAN L M. Evolution of nonalcoholic fatty liver disease recurrence after liver transplantation[J]. Liver Transpl, 2012, 18 (10): 1147-1153.

[16] BURRA P, DE MARTIN E, GITTO S, et al. Influence of age and gender before and after liver transplantation[J]. Liver Transpl, 2013, 19 (2): 122-134.

[17] DIDSBURY M, MCGEE R G, TONG A, et al. Exercise training in solid organ transplant recipients: a systematic review and meta-analysis[J]. Transplantation, 2013, 95 (5): 679-687.

第 六 篇

胆 系 疾 病

第一章

胆囊疾病

第一节　胆囊炎症性疾病

一、急性胆囊炎

急性胆囊炎（acute cholecystitis）是由于胆囊管梗阻、化学性刺激和细菌感染等因素引起的急性胆囊炎症。其典型临床特征为右上腹阵发性绞痛，伴有明显的压痛和肌紧张。90%～95% 的急性胆囊炎患者合并胆囊结石，称为结石性胆囊炎，5%～10% 的患者无胆囊结石，称为急性非结石性胆囊炎，严重者可发生以胆囊积脓为特征的急性化脓性胆囊炎，甚至出现胆囊壁坏死的坏疽性胆囊炎。

【流行病学】

约 4% 胆囊结石患者可能发生急性胆囊炎，约 20% 急性胆囊炎患者可出现胆绞痛。在患有胆道疾病的住院患者中，20% 患者有急性胆囊炎。急性化脓性胆囊炎患者中，女性发病率高于男性，50 岁以前约为男性的 3 倍，50 岁以后降为 1.5 倍左右。

【病因与发病机制】

（一）胆囊管梗阻

90% 以上的急性胆囊炎是由于结石阻塞胆囊管所致，蛔虫、梨形鞭毛虫、华支睾吸虫、炎性渗出物及胆囊管扭曲畸形、胆囊管周围肿大的淋巴结或肿瘤压迫等原因也可引起胆囊管梗阻。胆囊管梗阻后胆囊内容物滞留，胆汁中的水分被胆囊壁吸收导致胆汁浓缩，胆盐的黏稠度增加，高浓度的胆盐对胆囊黏膜有强烈的刺激作用，可导致胆囊壁的化学性炎症反应。胆囊内容物不断积累，压迫壁内毛细血管，导致胆囊壁供血不足，从而对化学刺激和细菌侵袭的抵抗力下降，产生急性炎症。另外，胆囊内压力增高也可导致炎性介质的释放，如前列腺素 E2、I2 等，从而引起胆囊的炎症反应。胆囊血管的痉挛同样可以造成胆囊壁的供血不足，发生因胆囊供血障碍所致的急性胆囊炎。

（二）胰液反流

胆总管与主胰管共同开口于十二指肠主乳头，当胆胰管的共同通道发生梗阻时，可导致胰液反流进入胆总管和胆囊，胆汁中胆盐可激活胰蛋白酶原，引起胆囊黏膜的炎症，发生化学性急性胆囊炎。

（三）细菌感染

正常胆道中没有细菌或仅有极少数细菌生长，但在胆道疾病的患者中，胆汁细菌培养可有不同程度的阳性率。胆囊切除患者胆汁培养的阳性率在 10% 左右，伴有胆囊收缩功能障碍或伴有胆管结石时阳性率可升至 20%～50%，急性胆囊炎发作 2 天内行手术的患者胆汁中细菌培养阳性率高达 81%。当胆汁内有细菌时，胆盐被细菌分解，产生毒性的胆汁酸，从而进一步损伤胆囊壁。胆道内的细菌以肠源性为主，如大肠埃希菌、克雷伯菌、类链球菌、梭状芽孢杆菌、变形杆菌、肠球菌以及厌氧链球菌。感染的途径有：①逆行感染：蛔虫等将细菌带入胆道，引起胆管梗阻和胆囊胆管的炎症；②血行感染：全身细菌性感染如伤寒、副伤寒、猩红热及败血症等，病原菌可经血流进入胆囊壁引起感染；③经门静脉感染：肠内细菌可随着门静脉血液回流进入肝脏内，如未被单核 - 巨噬细胞吞噬，肝内细菌可以经淋巴管蔓延至胆囊内，或随胆汁排入胆囊，从而引起细菌感染；④邻近脏器感染波及：当邻近脏器存在感染时，可直接蔓延至胆囊或当胆囊有创伤时细菌直接侵犯引起感染。

（四）严重创伤、烧伤或腹部手术后

急性非结石性胆囊炎是一种无胆囊结石的少见的胆囊炎，占急性胆囊炎的 5%～10%，大多数与重症创伤和烧伤、大型手术（心肺分流）、长期禁食、全肠外营养、败血症、糖尿病、动脉硬化、全身性脉管炎、急性肾衰竭等有关。目前研究表明，微循环障碍和胆囊黏膜缺血在其发病机制中发挥重要作用。胆汁淤滞浓缩导致其黏稠度增加和胆囊管梗阻也被

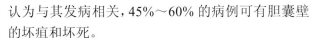

认为与其发病相关，45%～60%的病例可有胆囊壁的坏疽和坏死。

（五）其他原因

妇女在妊娠时由于性激素变化的影响，或在某些手术（如迷走神经切断术）中，或因恐惧、焦虑等精神因素的影响均易使胆囊排空延迟，导致胆囊扩张、胆汁淤积等表现。妊娠妇女由于雌激素和黄体酮水平增加，引起胆石症的发病风险增高。雌激素增加胆固醇分泌，黄体酮则降低胆汁酸分泌，并通过抑制平滑肌而减弱胆囊收缩功能。1%～3% 妊娠妇女患有胆囊结石，30% 妊娠妇女胆囊内有胆泥淤积，约 0.1% 妊娠妇女可发生急性胆囊炎。

部分免疫功能低下患者（如艾滋病、接受骨髓移植的患者）的胆囊伴有隐孢子虫病、微孢子虫病和巨细胞病毒的感染，这些感染可诱发胆囊炎。同时某些药物也可成为引起急性胆囊炎的间接危险因素，如黄体酮、贝特类降脂药、雌激素、噻嗪类利尿剂、头孢曲松钠、奥曲肽、抗胆碱药、氨苯砜、抗生素药物（红霉素、氨苄西林）等，这些药物主要是通过促进结石的形成而引起急性胆囊炎。此外，肝动脉栓塞化疗时可因误栓胆囊动脉，引起急性缺血性胆囊炎。

【病理】

胆囊壁水肿、出血或坏死，炎细胞浸润，甚至出现化脓性炎症和/或脓肿形成。

特殊类型胆囊炎：

1. **黄色肉芽肿性胆囊炎**　胆囊壁呈黄色肉芽肿性增厚，与周围组织器官紧密粘连，胆囊内因有结石，导致压力增高，罗-阿窦（Rokitansky-Achoff sinuses）破裂，胆汁渗漏到胆囊壁，被组织细胞摄取，形成由泡沫细胞构成的肉芽肿样结节，常见浆细胞、巨噬细胞或脂质细胞聚集。

2. **气肿性胆囊炎**　由于包括产气荚膜梭状芽孢杆菌在内的产气厌氧菌的感染可产生气体，导致气肿性胆囊炎，可进展为脓毒血症和坏疽性胆囊炎。

【临床表现】

急性上腹痛是主要临床症状，但急性非结石性胆囊炎的临床表现常不典型，有如下特点：多数在损伤后合并休克和败血症等严重情况下发病，对炎症的局限能力较差，多合并其他器官系统的损伤或功能不全，大多需在重症监护室治疗。

（一）症状

急性胆囊炎发作时的典型表现为急性右上腹或上腹部疼痛，或开始仅有右侧腹胀痛，逐渐发展至阵发性绞痛；常在饱餐、进食油腻食物后诱发，或夜间发作，其原因是夜间仰卧时胆囊内结石容易滑入胆囊管，从而形成嵌顿，导致急性腹痛。当结石或寄生虫嵌顿于胆囊管，腹痛常为绞痛；当胆囊壁炎症蔓延至胆囊浆膜层或影响到壁腹膜时，可有持续性的剧烈疼痛。如局部炎性渗出刺激腹膜，深呼吸时可感疼痛加剧，疼痛可放射至右侧肩部、肩胛和背部等。老年患者对疼痛感知较差，腹痛症状可不典型，甚至可无腹痛症状。常伴有反射性恶心和呕吐，当胆囊管梗阻时可剧烈呕吐，呕吐物内含有胆汁，呕吐后腹痛不能缓解。患者可伴有轻至中度发热，若体温持续升高至 39℃ 以上，可能出现胆囊化脓、坏疽或并发急性胆管炎和肝脓肿等表现。甚至可出现感染性休克危及生命。高热、呕吐和食欲缺乏可引起水电解质紊乱。一般急性胆囊炎不会发生黄疸，但严重感染或合并胆总管梗阻时可出现黄疸。

（二）体征

急性胆囊炎症较重时，腹式呼吸运动减弱。触诊右上腹局限性压痛及肌紧张、Murphy 征阳性。当胆囊积脓、胆囊周围胀肿形成，结石嵌顿于胆囊颈部造成梗阻时，右上腹可扪及肿大且有触痛的胆囊。当胆囊化脓或坏疽导致局限性腹膜炎时，则有压痛、反跳痛及肌紧张。当腹部有广泛的压痛和腹肌紧张时，常提示胆囊穿孔。

【辅助检查】

（一）实验室检查

绝大多数患者白细胞计数升高（10×10^9～15×10^9/L），以中性粒细胞增多为主。在无脱水情况下，外周血白细胞计数超过 20×10^9/L 且有核左移者，常提示病情严重。部分患者可出现血清转氨酶、碱性磷酸酶、谷氨酰胺转肽酶水平的升高。

（二）影像学检查

1. **腹部超声**　超声检查简单易行，且准确率高。胆囊前后径≥4cm，长度≥8cm，胆囊壁增厚，胆囊区明显压痛（超声 Murphy 征阳性）是急性胆囊炎的可靠征象（图 6-1-1）。胆囊壁可显示出强弱不同的两种回声，呈"双边征"，为浆膜下水肿所致。坏疽性胆囊炎时胆囊壁呈不规则显著增厚和破坏，胆囊内部有强弱不均回声。气肿性胆囊炎可出现胆囊壁和囊腔内积气征象。当结石梗阻在胆囊颈部以及同时伴有超声 Murphy 征阳性时，超声诊断胆囊炎的敏感性高达 92%。

2. **CT 和磁共振胆胰管造影（MRCP）**　当腹部的症状不典型或超声不能明确诊断时，可行 CT 扫描。CT 可发现胆囊壁弥漫性、向心性增厚，大于 3mm；

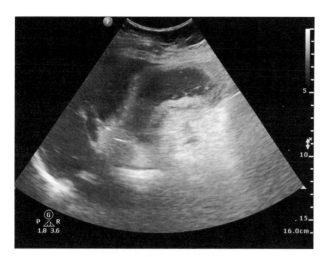

图 6-1-1 急性胆囊炎（超声）

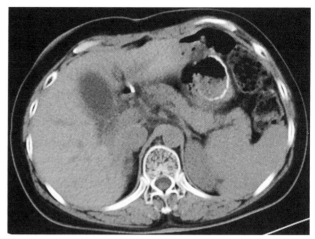

图 6-1-2 急性非结石胆囊炎（CT）

胆囊肿大，横径大于 4.5cm，其内可见结石影；胆囊周围环状低密度影，提示胆囊壁水肿；并发坏疽性穿孔时，可见胆囊周围脂肪间隙消失，胆囊窝内可形成有液平的脓肿，肝胆界面不清，有时可见积气（图 6-1-2）。CT 诊断急性胆囊炎的敏感性、特异性和准确性分别为 91.7%、99.1% 和 94.3%，对于并发胆囊穿孔和囊壁内脓肿形成的诊断价值最大。

MRCP 行 T_2 加权和钆喷酸葡胺（GaDTPA，二乙三胺五醋酸钆喷双葡胺）增强扫描，可提高胆囊壁水肿和脓肿的显像。T_2 加权像单一表现为胆囊周围渗出液，MRCP 诊断敏感性和特异性分别是 91% 和 79%（图 6-1-3）。

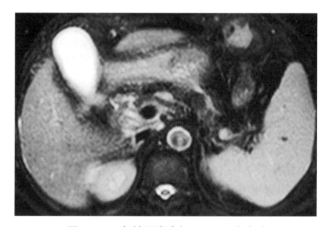

图 6-1-3 急性胆囊炎（MRCP T_2 加权）

【诊断与鉴别诊断】

（一）诊断

1. 疑诊急性胆囊炎

（1）急性上腹痛。

（2）局部炎症体征，如 Murphy 征阳性、右上腹扪及肿块或局部压痛。

（3）全身炎症体征，如发热、外周血白细胞计数升高。

2. 确诊急性胆囊炎 在疑诊急性胆囊炎基础上，具备急性胆囊炎影像学 1 项主要诊断依据或 2 项次要诊断依据可明确诊断。胆囊结石、囊壁增厚、胆管梗阻、周围淋巴结肿大和胆囊周围积液是急性胆囊炎的主要诊断依据，而胆囊扩张和胆汁淤积是次要诊断依据。

3. 急性胆囊炎严重程度

（1）轻度：急性胆囊炎局部轻度炎症改变，无器官功能障碍。

（2）中度：急性胆囊炎具有以下任何一项：白细胞 $> 18 \times 10^9/L$，右上腹触及质软的包块，症状持续超过 72 小时，明显的局部炎症反应（坏疽性胆囊炎或气肿性胆囊炎、胆囊周围或肝脓肿、胆汁性腹膜炎、胆囊穿孔）。

（3）重度：急性胆囊炎伴有以下任何一个器官功能障碍：①心血管系统：血压需多巴胺（$\geqslant 5\mu g/kg$）或肾上腺素维持；②神经系统：意识水平下降；③呼吸系统：$PaO_2/FiO_2 < 300$；④肾脏功能：少尿，肌酐 $> 177\mu mol/L$）。

（二）鉴别诊断

急性胆囊炎需要与急性病毒性肝炎、消化性溃疡穿孔、急性胰腺炎、胆道蛔虫病、急性阑尾炎、肝癌、右下肺炎或右侧胸膜炎、急性心肌梗死等相鉴别。

【并发症】

1. 胆囊穿孔、胆汁性腹膜炎及胆囊周围脓肿 急性胆囊炎导致胆囊壁缺血和坏死，急性穿孔时，胆汁进入腹腔，可有胆汁性腹膜炎；当胆囊穿孔逐渐进行，被周围组织包裹，在胆囊周围形成脓肿。

患者病程中腹痛加重、高热，腹部压痛，肌紧张和反跳痛，外周血白细胞计数持续增高时，应高度怀疑胆囊壁坏疽、穿孔可能。胆汁性腹膜炎患者右上腹疼痛突然缓解，继而出现全腹压痛、肌紧张和反跳痛等弥漫性腹膜炎体征。胆囊周围脓肿患者，右上腹局部炎症体征突出，可打及触痛的脓肿。

2. **胆瘘** 急性胆囊炎或胆囊反复炎症，胆囊穿孔，与邻近的空腔器官穿透形成内瘘。最常见的是胆囊十二指肠瘘。这种胆囊-肠瘘通常由胆囊内大结石引起。如果结石大于3cm，可引起胆结石性肠梗阻。当瘘管形成后，胆囊内容物可顺利进入消化管腔，急性胆囊炎的临床症状可显著改善。临床上胆囊与邻近脏器形成瘘管时常常无典型临床症状，易被忽视。X线腹部平片可见胆管分支有积气，消化道造影或内镜检查可发现瘘管存在。

【治疗】

（一）非手术治疗

应予患者禁食、静脉补液、抗感染和解痉镇痛治疗。禁食可减少胆汁分泌，减低胆囊张力，减轻炎症反应。40%～60%急性胆囊炎患者胆囊内胆汁细菌培养呈阳性。为预防菌血症和化脓性并发症的发生，应选择在血液和胆汁中浓度较高的如三代头孢菌素、喹诺酮类和氨基糖苷类等抗生素。同时应根据血和胆汁细菌培养和药物敏感实验结果调整抗生素。急性胆囊炎常合并有厌氧菌感染，可选择甲硝唑或奥硝唑治疗。解痉镇痛常用哌替啶，慎用吗啡，因吗啡可导致Oddi括约肌张力增高。

（二）手术治疗

手术切除胆囊是急性胆囊炎的首选治疗。手术适应证有：发病时间在48～72小时内；经非手术治疗病情恶化者；胆囊坏疽及穿孔并发弥漫性腹膜炎、急性化脓性胆管炎等；其他患者，特别年老体弱的高危患者，应争取在患者情况处于最佳状态时择期手术。

手术方法力求简单有效，主要包括：

1. **胆囊切除术** 腹腔镜下胆囊切除术（laparoscopic cholecystectomy，LC），具有创伤小、恢复快、痛苦少等优点。与传统开腹手术比较，两者并发症及住院费用相似，但前者术后住院时间显著缩短。

2. **经皮胆囊引流术（percutaneous cholecystostomy）** 在超声或CT及X线引导下进行胆囊穿刺引流（图6-1-4），适宜于严重胆囊炎不能行腹腔镜胆囊摘切除术及有麻醉禁忌的患者。经皮胆囊引流术成功率约97%，临床有效率56%～100%，并发

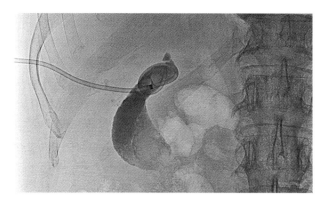

图6-1-4 经皮经肝胆囊穿刺引流术（X线片）

症发生率14%～25%，主要为出血、胆汁性腹膜炎、引流管移位或脱落、引流管引起不适感导致生活质量降低等。

（三）内镜下经十二指肠乳头胆囊引流术

适宜于不能耐受手术或有手术禁忌证的老年患者。在成功经内镜逆行胆胰管造影术（endoscopic retrograde cholangiopancreatography，ERCP）的基础上，导丝由胆囊管进入胆囊，然后植入塑料双猪尾支架于胆囊管行胆囊引流（图6-1-5～图6-1-7）。该技术成功率分别为81%和96%，临床有效率分别为75%和88%，并发症发生率分别为3.6%和6.3%。

【预后】

急性胆囊炎的预后主要与患者年龄、有无并发症及其他疾病有关。老年患者并发化脓性感染或合并其他严重疾病者，死亡风险增加。

二、慢性胆囊炎

慢性胆囊炎（chronic cholecystitis）是胆囊慢性炎症性病变，70%～95%的患者合并胆囊结石，部分患者没有急性胆囊炎发作史，被称为原发性慢性胆囊炎。临床表现为慢性反复发作性上腹部隐痛、嗳气、饱胀、脂餐不耐受等消化不良症状，右上腹压痛为最常见的体征。

【流行病学】

我国合肥地区慢性胆囊炎、胆囊结石患病率约为16%，占所有良性胆囊疾病的74.7%。国外研究报道在接受胆囊切除术的患者中，慢性胆囊炎占92.8%，女性多于男性（79.4% *vs.* 20.6%），发病高峰在50岁左右。

胆囊结石是慢性胆囊炎最常见的危险因素。慢性结石性胆囊炎占所有慢性胆囊炎的90%～95%；慢性非结石性胆囊炎则不常见，仅占所有慢性胆囊炎的4.5%～13%。

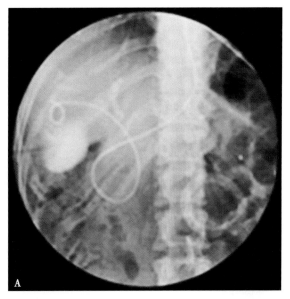

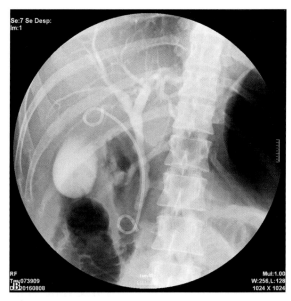

图 6-1-5　内镜下经十二指肠乳头鼻胆管引流术

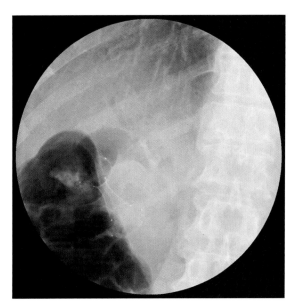

图 6-1-6　经超声引导下胆囊覆膜金属支架植入术

【病因与发病机制】

常见慢性胆囊炎病因如下：

（一）慢性结石性胆囊炎

1. 胆囊结石　是慢性胆囊炎最重要的原因，胆囊结石间断阻塞胆囊管，引起胆囊慢性炎症。此外，胆囊结石长期机械性刺激胆囊壁，反复损伤胆囊黏膜，也与慢性胆囊炎发病有关。对老年慢性胆囊炎患者的研究显示，炎性反应严重程度与结石最大直径呈正相关，与结石数量和患病年龄呈负相关，孤立的大结石是慢性胆囊炎的高危因素。

胆囊反复发生炎症，其黏膜和肌层明显增厚，纤维结缔组织增生，可导致胆囊萎缩，称为慢性萎缩性胆囊炎。部分患者由于炎症及粘连，导致胆囊管完全阻塞，胆囊内残留胆汁部分成分被吸收，胆囊黏膜上皮不断分泌黏液，导致胆囊内充满透明水样液体，即"白胆汁"。

2. 细菌感染　正常胆汁无菌，但在肠道菌群紊乱、Oddi 括约肌功能障碍等情况下，肠道细菌经胆道逆行进入胆囊导致胆囊炎症。研究显示，在急性和慢性胆囊炎患者中，胆汁细菌培养阳性率分别为 72% 和 44%，而伴有黄疸者胆汁培养阳性率高达 90%，不完全性胆管梗阻是细菌感染的重要危险因素。慢性胆囊炎的病原菌主要来源于肠道细菌逆行感染，致病菌的种类与肠菌基本一致，以革兰氏阴性菌为主，占 74.4%。

（二）慢性非结石性胆囊炎

1. 胆囊动力异常　胆囊内淤积的胆汁是慢性非结石性胆囊炎的重要原因。在无结石存在的患者中，当胆囊收缩素刺激闪烁显像（CCK-HIDA）报告胆囊喷射指数降低（<35%），则高度提示为慢性非结石性胆囊炎。

2. 胆囊缺血　多种重症疾病如败血症、休克、严重创伤、烧伤、使用缩血管升压药以及大型非胆道手术等，均可导致胆囊黏膜缺血、发生局部炎性反应甚至坏死。

3. 病毒、寄生虫感染　慢性病毒性胆囊炎是在长期反复发作的病毒性肝炎的基础上，引起的胆囊慢性炎症。慢性寄生虫性胆囊炎系蛔虫残体、角皮或虫卵存留于胆囊内，形成的结石核心或虫体将细菌直接带入胆囊内等因素所致。血吸虫成虫的毒素

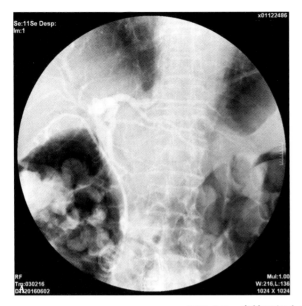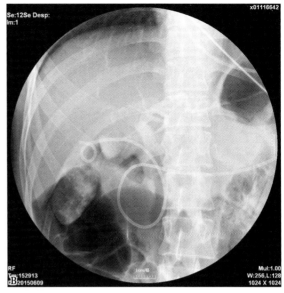

图 6-1-7　内镜下经十二指肠乳头胆囊引流术

A. 鼻胆囊外引流；B. 胆囊塑料支架内引流

或代谢产物、华支睾吸虫、梨形鞭毛虫等均可导致慢性胆囊炎。

4. 饮食因素　长期饥饿、过量进食、营养过度等均可能参与慢性非结石性胆囊炎发生。

急性结石性或非结石性胆囊炎的反复迁延发作，可使胆囊壁纤维组织增生、胆囊壁增厚、囊腔萎缩狭小甚至消失、丧失正常功能，出现胆囊萎缩。

【病理】

胆囊壁增厚，黏膜萎缩和纤维化，常伴有单核细胞、浆细胞、嗜酸性粒细胞与组织细胞浸润。也可出现胆囊壁钙化，进而形成瓷化胆囊。慢性胆囊炎病理学有以下 3 个特征：①单核细胞浸润黏膜下层；②伴有或不伴有肌层和胆囊周围组织纤维化；③胆囊壁组织错构、形态改变。

【临床表现】

与急性胆囊炎类似，常见症状为上腹或右上腹疼痛，向右侧肩胛下区放射，多发生于夜间和饱餐后。慢性胆囊炎急性发作时可出现胆绞痛，每次持续数小时，伴有恶心、呕吐和食欲缺乏等。多数患者进食高脂食物后疼痛加重，系富含脂肪的饮食促进胆囊收缩，从而引发疼痛。患者一般无发热、黄疸。发作间歇期，可无任何症状。中老年患者，平时无明显腹痛等临床症状，而仅在体检、腹部手术时才发现有慢性胆囊炎，称为无痛性胆囊炎。

慢性胆囊炎患者常无明显阳性体征，部分患者可有右上腹压痛。慢性胆囊炎急性发作时，可有胆囊触痛或 Murphy 征阳性。

【辅助检查】

（一）超声

典型超声图像呈胆囊壁增厚或伴有胆囊结石（图 6-1-8）。

如胆囊管阻塞所致的胆囊炎，则可见胆囊肿大，病程较长者可见胆囊萎缩、变形。慢性胆囊炎早期胆囊壁轻度增厚 >3mm 或无明显增厚，仅内壁线粗糙，回声增强。如果炎症明显，胆囊壁增厚，回声增强，边缘模糊，胆囊壁可有低回声带，胆囊内回声可见点状、条状、云絮状或团块回声，甚至伴有声影；体位改变时可见其缓慢移动变形。脂餐试验显示胆囊收缩功能降低或丧失。少数病例因胆囊萎缩，胆囊显示不清，仅可见胆囊区出现一弧形光带，后壁

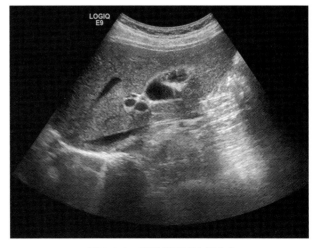

图 6-1-8　慢性胆囊炎（超声）

显示不清。瓷化胆囊的本质是胆囊壁钙化,超声表现为胆囊壁完全钙化,出现半月形强回声伴宽大声影。若为轻度钙化,线性强回声伴不同程度的后方声影;节段性钙化时,可见斑块状强回声伴声影。

(二) CT 和 MRI

CT 常见表现为胆囊壁均匀性增厚,>3mm,甚至可超过 5mm。增强扫描时,增厚的胆囊壁均匀强化(图 6-1-9)。胆囊体积增大,提示胆囊积液;缩小则提示胆囊萎缩。胆囊壁钙化为慢性胆囊炎的特征性表现。CT 诊断慢性胆囊炎的敏感性为 79%,特异性为 99%,准确性为 89%,并不优于超声,因此一般不作为常规检查方法。

MRI 对慢性胆囊炎也有重要诊断价值,其准确率高于 CT(图 6-1-10)。在评估胆囊壁纤维化、胆囊缺血、胆囊周围肝组织水肿、胆囊周围脂肪堆积等方面优于 CT。此外,磁共振胰胆管造影(MRCP)可发现超声和 CT 不易发现的胆囊和胆总管结石。

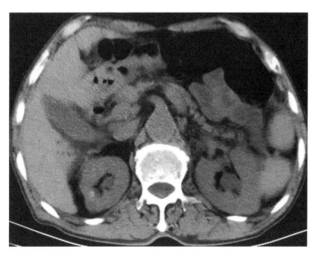

图 6-1-9 慢性胆囊炎(CT)

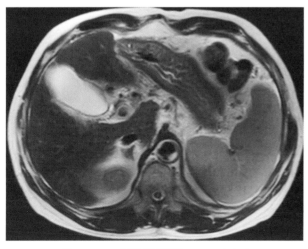

图 6-1-10 慢性胆囊炎(MRI T$_2$ 加权)

(三) 口服胆囊造影

主要用于发现阴性结石,不作为常规检查项目。尽管超声是慢性胆囊炎的首选诊断方法,但口服胆囊造影仍是诊断慢性胆囊炎的一种方法。若临床上高度怀疑胆囊结石而超声检查结果阴性或胆囊不显影时,可以选择口服胆囊造影检查。但近年来,口服胆囊造影检查已少有应用。

(四) 胆囊收缩素胆囊闪烁造影术(CCK-HIDA)

CCK-HIDK 是评估胆囊排空的首选影像学检查,可鉴别是否存在胆囊排空障碍。对怀疑慢性非结石性胆囊炎的患者,可用 CCK-HIDA 评估胆囊动力学改变。阳性表现为胆汁充盈缓慢、喷射指数降低(普通人群喷射指数为 70%,<35% 即为低喷射指数)和胆囊收缩素注射后诱发胆绞痛。

【诊断与鉴别诊断】

慢性胆囊炎的临床表现不典型且无特异性,病史、症状、体征和辅助检查对其诊断并无很高的价值。如果慢性胆囊炎无急性发作及胆绞痛病史,临床上很难诊断。对脂肪饮食不能耐受、腹胀及反复发作的餐后上腹部胀痛不适的患者,经超声检查显示胆囊结石、胆囊壁增厚、胆囊萎缩等可确诊慢性胆囊炎。但常需与急性胆囊炎、消化性溃疡、肝脓肿、功能性消化不良、慢性胰腺炎、冠心病等进行鉴别。

【治疗】

手术切除胆囊是治疗慢性胆囊炎的常用方法。慢性非结石性胆囊炎如反复发作也可行手术切除胆囊,手术后约 96% 的患者症状消失。如慢性非结石性胆囊炎无明显临床症状,一般采用保守治疗;但胆囊萎缩、胆囊有明显局限性增厚者,则需手术切除以防癌变。年轻女性慢性非结石性胆囊炎患者,如症状较轻、影像学检查显示胆囊无明显萎缩且具有一定功能,手术治疗应慎重。近来我国慢性胆囊炎、胆囊结石内科治疗共识对治疗观点稍有改变,重视了内科治疗的作用。对于慢性胆囊炎、胆囊结石的患者,治疗应按是否有症状及并发症进行个体化治疗。治疗目的为控制症状、预防复发和防治并发症。

(一) 慢性胆囊炎的治疗

对无症状的慢性胆囊炎患者,治疗原则是调整饮食,有症状者可对症治疗。对某些高危患者可积极采取胆囊切除治疗。

(二) 有症状的慢性胆囊炎的治疗

治疗原则是控制症状、消除炎症。

1. **解痉止痛** 可用硝酸甘油酯 0.6mg,舌下含服，每 3～4 小时 1 次；异丙嗪 25mg，肌内注射；因吗啡对 Oddi 括约肌张力的影响大于哌替啶，镇痛剂常用哌替啶代替吗啡，一般 50～100mg，肌内注射，同时应用解痉剂可增强镇痛效果。但值得注意的是，解痉止痛治疗不能改变疾病的转归，可能掩盖病情，因此应根据治疗反应调整或停药。

2. 抗感染 预防菌血症和治疗化脓性并发症。根据患者胆汁培养结果、感染严重程度、抗菌药物的耐药性和抗菌谱以及患者的基础疾病合理应用选用抗菌药物；相对于急性胆囊炎，慢性胆囊炎患者可等待胆汁培养及细菌药敏试验结果完善后，再选择抗菌药物，可避免因盲目用药而产生耐药性。在缺乏胆汁培养结果时，推荐哌拉西林/三唑巴坦、头孢哌酮/舒巴坦等治疗；当疑有厌氧菌感染，可加用甲硝唑类药物。

3. 利胆 硫酸镁具有松弛 Oddi 括约肌作用，有助于滞留的胆汁排出。常用 50% 硫酸镁溶液 5～10ml 口服，每日 3 次。

（三）手术治疗

慢性胆囊炎患者出现以下症状和表现，则需要外科手术治疗：①疼痛无缓解或反复发作，影响日常生活和工作；②胆囊壁逐渐增厚≥4mm；③胆囊结石逐渐增多、增大，合并胆囊功能减退或障碍；④胆囊壁呈陶瓷样改变。

【预后】

慢性胆囊炎预后良好，但应警惕胆囊癌的发生。

（吴 寒 曹 俊 郑汝桦）

推 荐 阅 读

[1] STRASBERG S M. Clinical practice. Acute calculous cholecystitis[J]. N Engl J Med, 2008, 358(26): 2804-2811.

[2] BARON T H, GRIMM I S, SWANSTROM L L. Interventional Approaches to Gallbladder Disease[J]. N Engl J Med, 2015, 373(4): 357-365.

[3] OKAMOTO K, SUZUKI K, TAKADA T, et al. Tokyo Guidelines 2018: flowchart for the management of acute cholecystitis[J]. J Hepatobiliary Pancreat Sci, 2018, 25(1): 55-72.

[4] MORI Y, ITOI T, BARON T H, et al. Tokyo Guidelines 2018: management strategies for gallbladder drainage in patients with acute cholecystitis(with videos)[J]. J Hepatobiliary Pancreat Sci, 2018, 25(1): 87-95.

[5] WIDMER J, ALVAREZ P, SHARAIHA R Z, et al. Endoscopic Gallbladder Drainage for Acute Cholecystitis[J]. Clin Endosc, 2015, 48(5): 411-420.

[6] YOKOE M, HATA J, TAKADA T, et al. Tokyo Guidelines 2018: diagnostic criteria and severity grading of acute cholecystitis(with videos)[J]. J Hepatobiliary Pancreat Sci, 2018, 25(1): 41-54.

[7] 于皆平, 沈志祥, 罗和生. 实用消化病学[M]. 3版. 北京: 科学出版社, 2018.

[8] 中华医学杂志编辑委员会. 中国慢性胆囊炎、胆囊结石内科诊疗共识意见[J]. 胃肠病学, 2015, 20(5): 292-296.

[9] 朱丹木, 陈怡, 许晓红, 等. 合肥地区胆囊疾病的流行病学调查[J]. 中华普通外科杂志, 2002, 17(5): 271-272.

第二节　胆 囊 结 石

胆囊结石主要有胆固醇结石、胆色素结石和混合性结石 3 种类型（表 6-1-1）。胆固醇结石组成成分以胆固醇为主，含量占 80% 以上，是胆固醇代谢异常引起，呈白黄、黄色或灰黄，质坚，X 线检查多不显影。胆色素结石组成成分以胆色素为主，分棕色和黑色两种。混合性结石由胆固醇、胆红素、钙盐等多种成分混合组成，根据其所含成分比例的不同而呈现不同的形状和颜色，X 线检查常可显影。混合性结石 60% 发生在胆囊内，40% 发生在胆管内。在美国，80% 胆石症都是胆固醇结石和混合性结石。

【流行病学】

欧洲约 20% 人群患有胆囊结石，对 30～65 岁人群行超声检查发现，18.8% 的女性和 9.5% 的男性患有胆囊结石；美国成年人患病率为 10%～15%。胆囊结石好发于 40～60 岁人群，女性多于男性，男女比例约 1:3。随着年龄增长其性别差异减少，50 岁男女比例为 1:1.5，老年人中男女发病率基本相等。全球成人患病率为 10%～20%，随着人口的老龄化、饮食结构的改变，胆囊结石的患病率逐年上升。

【发病机制】

胆囊结石发生的危险因素分为遗传和外源性因素（表 6-1-2）。外源性危险因素包括性别、年龄、妊娠、体能活动不足、肥胖、营养过剩及代谢综合征等。遗传危险因素包括 ABCG8p.D19H 和 UGT1A1 基因变异体，ABCG5、ABCG8 和 UGT1A1 基因突变，ABCB4、ABCB11、CFTR 或 CYP7A1 基因罕见突变等。肝脏胆固醇转运体基因 ABCG8 是形成胆囊结石最常见的遗传危险因素，约占整个危险因素的 25%。

表 6-1-1　胆囊结石的组成成分和部位

部位	种类	主要组成成分	形态和性质
胆囊	胆固醇结石	胆固醇 >95%	浅黄色，质硬呈球形，表面光滑或桑葚胚样
	胆色素结石	聚合胆红素钙	色黑，质软而脆，小而表面光滑
胆总管	混合胆固醇结石	胆固醇 >50% 和胆红素钙	淡黄色到棕色，质硬，表面光滑呈球形
肝内胆管	棕色结石	胆红素单体钙	棕色，质软脆至硬，多面形状

表 6-1-2　胆囊结石外源性危险因素

代谢综合征相关因素	肥胖，特别是中心性肥胖 ※
	体能活动不足 ※
	胰岛素抵抗和糖尿病 ※
	非酒精性脂肪性肝病 ※
饮食因素	高热量摄入 ※
	高碳水化合物摄入 ※
	高糖负荷 ※
	低纤维摄入 ※
	高血红素铁摄入 ※
胆囊排空障碍的因素	禁食延长 ※
	快速减肥或减肥手术 ※
	体重周期化（指体重重复减少和增加）※
	脊髓损伤 ※
	胃切除术 ※#
增加胆红素肠肝循环因素	肝硬化 ※#
	克罗恩病 ※#
	回肠切除 #
药物因素	激素替代疗法 ※
	奥曲肽 ※
	贝特类 ※
	钙调神经磷酸酶抑制剂 ※

※胆固醇结石；#黑色素结石

年龄是胆石症的主要危险因素，因胆石症行胆囊切除患者中，儿童不到 2%，且其中多是溶血性贫血性疾病所致。但随着儿童肥胖的增多，胆石症可能会提早发生。按照年龄调整的男女胆石症发生比，30～39 岁人群是 1:2.9，50～59 岁人群是 1:1.2。胆石症多发生于青年女性，其中未产妇为 1.3%，经产妇为 13%，其主要机制是雌激素使胆固醇分泌增多，黄体酮使胆囊排空障碍，且妊娠可使疏水与亲水性胆盐平衡失调。

胆石症患者一级亲属中胆石发生率高，比年龄和性别相当的对照者高出 1 倍。在美国，美洲印第安人后裔的胆石症发生率明显增高，特别是 25 岁以上女性印第安人，其胆固醇胆石症发生率达 75%。

人类胆石症发病可能是复杂的基因易感性和环境因素共同导致的。近年来发现结石易感基因即成石基因（lithogenic genes）如下：

ABCG8p.D19H 是人类胆囊结石最常见的遗传危险因素，UDP 葡糖醛酸转移酶家族成员 A1（UGT1A1）、Gilbert 变异体，是男性主要危险因素，这两个基因导致 15% 的人群处于胆囊结石高发病风险状态。一些成石基因的突变可能是胆囊结石形成的主要原因，如常见的胆囊结石相关变异体 ABCG5、ABCG8 和 UGT1A1。另外，ABCB4 基因（编码肝胆外翻酶 floppase）、ABCB11（编码胆盐输出泵）、CFTR（编码囊性纤维化跨膜调节因子）或 CYP7A1（编码胆固醇 7α-羟化酶）罕见突变也可直接通过改变胆盐成分而促进胆囊结石的形成。

其他成石基因多态性（诸如编码载脂蛋白、胆固醇酯转移蛋白及肾上腺素能和核受体）可能代表仅在主要遗传危险因素背景下显示出成石效应。引起溶血性贫血的单基因遗传疾病（如遗传性球形红细胞增多症、镰状细胞贫血、地中海贫血和红细胞酶缺乏症）可增加胆囊结石发生的风险。除了上述基因的缺陷，CFTR 突变引起囊性纤维化也与黑色素结石形成有关。

【病因与胆石形成机制】

正常胆汁是暗绿色或棕黄色的液体，由胆固醇（溶质质量的 4%）、卵磷脂（溶质质量的 24%）和胆盐（溶质质量的 72%）3 种主要脂类及水分（>90%）组成。除了色素结石外，胆汁也包含少量蛋白质和无机盐。根据化学成分和外表颜色，胆石主要分为胆固醇结石和色素结石，两种结石的形成具有独立的病因学机制。

胆囊结石的成因十分复杂，并非单一某种病理因素所致，而是多种因素综合所致。目前认为其基本因素是胆汁的成分和理化性质发生了改变，导致胆汁中的胆固醇呈过饱和状态，易于沉淀析出和结晶而形成结石，另外胆囊结石患者胆汁中可能存在一种促成核因子，通过分泌黏液糖蛋白促使结石形成。胆囊收缩能力减低，胆囊内胆汁淤滞也在结石形成中发挥重要作用。

（一）胆固醇结石

胆固醇结石与胆汁中胆固醇平衡紊乱有关，涉及多因素、复杂的病理生理过程，主要有下列三个方面。

1. **胆汁中胆固醇呈过饱和状态** 胆固醇极难溶于水，胆固醇是强烈的疏水分子，只有与胆盐和卵磷脂一起形成饱和微胶粒及小泡，才能溶于水中。正常胆汁中，胆盐与卵磷脂所形成的微胶粒维持胆固醇在胆汁中的溶解状态。因此，胆固醇可在胆汁中以溶解状态保持相对高的浓度。在正常胆汁中，胆盐、磷脂与胆固醇三种成分之间有一定的浓度比例关系，以维持胆固醇溶解状态，而不析出结晶。1968年，经典的"Admirand-Small 三角"描述了胆盐、磷脂与胆固醇三种成分的关系，并提出胆固醇结石形成的胆汁胆固醇过饱和理论。"Admirand-Small 三角"是用胆固醇、胆盐、磷脂三者的摩尔百分数来表示它们各自在胆汁中的相对浓度。任何一份胆汁标本都可以在三角形坐标中用一个相应的点来表示，并在出现胆固醇结晶的过饱和与无胆固醇结晶的非饱和胆汁之间出现明确的分界线。在三角图上，如果胆盐、磷脂和胆固醇的相应点均落在胆固醇饱和曲线内，则表示胆固醇呈溶解状态，如三种成分相应点落在饱和曲线范围外，则表明胆固醇呈过饱和状态。胆固醇呈过饱和状态容易沉淀析出结晶，进而形成胆固醇结石。另也可用胆固醇饱和指数来定量地描述胆汁的饱和程度，如饱和指数大于1，有利于胆固醇沉淀形成结石（图6-1-11）。

但"Admirand-Small 三角"假说存在一定缺陷，除了胆固醇结石患者胆囊内胆固醇呈过饱和状态外，40%～80% 的正常人胆囊内胆固醇也呈过饱和状态。虽然肝内胆汁的胆固醇饱和度要比胆囊胆汁内高很多，但是胆固醇结石却大都在胆囊内形成，这用"Admirand-Small 三角"难以完全解释。

2. **胆囊中致石因子分泌增加** 胆固醇单水化合物结晶的形成和聚集称为成核现象。由于没有胆石的正常人中也存在分泌胆固醇过饱和胆汁的现象，提示在胆囊结石的形成过程中，存在比胆固醇过饱和更重要的因素，如促胆石形成因子。研究发现，有胆固醇结石的患者胆囊内胆汁发生成核现象要加快许多。过饱和胆汁中富含由胆固醇的"囊泡"（vesivle）相互融合形成多层囊泡，内含不稳定胆固醇，其单水结晶由聚集的多层囊泡中析出，最终这些结晶聚集在被黏蛋白覆盖的胆囊黏膜上并开始成核和成石。成核因子可影响这一过程，包括延缓成核过程的抗核因子和促进成核过程的促成核因子，影响胆汁单层囊泡互相融合成多层囊泡的过程，从而影响成核过程。胆汁中热不稳定的黏蛋白和钙离子是促成核因子，Apo-A1 和 Apo-A2 则是抗成核因子。抗成核因子和促成核因子均存在于正常胆汁中并处于动态平衡。当这一平衡被打破，成核过程便迅速发生。

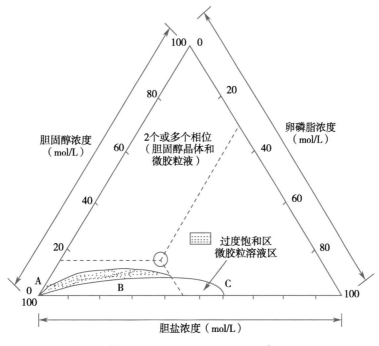

图 6-1-11 Admirand-Small 三角

3. 胆囊收缩功能异常　胆囊排空功能正常时，即使胆汁内存在微小结石也能随胆汁排出，但当胆囊排空功能障碍时，滞留的微结石可能逐渐增大。胆囊收缩素（CCK）是胆囊收缩最有效的刺激剂，正常人群在给予 CCK 后，约 95% 的胆汁可被排空。胆囊收缩减弱与血浆 CCK 水平无关，而与胆囊平滑肌细胞上的 CCK 受体减少有关。

胆囊排空障碍的主要原因是大量的胆固醇从过饱和胆汁中吸收至胆囊上皮细胞中。过量的胆固醇转变为胆固醇酯并储存在黏膜固有层，使平滑肌细胞膜变硬，破坏胆囊收缩素 -1 受体信号级联、解耦 G 蛋白介导的信号转导，引起胆囊收缩功能异常，使胆固醇过饱和的胆汁在胆囊中的滞留时间延长，促进胆固醇结晶逐渐变成微结石和肉眼结石。在胆囊结石形成早期，胆囊即可发生排空障碍，且胆囊收缩减弱的幅度与胆汁的成石指数呈正相关。胆囊收缩功能下降导致过饱和胆汁形成，而过饱和胆汁又抑制 CCK 收缩胆囊，成为结石形成的交互促进因素。高黄体酮水平能降低实验动物的胆囊收缩，从而增加妊娠期结石形成的风险。胆囊排空障碍导致胆盐细菌代谢及次级胆汁酸（脱氧胆酸）形成增加，而次级胆汁酸反过来可促进肝脏分泌胆汁和胆固醇结晶形成。

（二）胆色素结石

胆色素结石形成是由异常的胆红素代谢所引起的，黑色或棕色色素结石的患者胆汁中含有过量的非结合胆红素。黑色色素结石在没有感染的胆囊内形成，在胆红素浓度增高的患者中（慢性溶血性贫血、无效红细胞生成、回肠疾病、回肠扩大切除术或肝硬化等），更易形成黑色色素结石。棕色结石主要由非结合胆红素钙盐和不同比例的胆固醇、脂肪酸、色素、黏蛋白、磷脂和残留细菌构成。棕色结石在所有胆管树内均可形成，特别是在胆道。由于胆道阻塞和胆道感染（特别是大肠埃希菌）导致的胆汁淤积是棕色色素结石形成的两个基本条件。大肠埃希菌所产生的 β- 葡萄糖醛酸酶、磷脂酶 A1 和缀合胆汁酸水解酶等物质，水解胆红素葡萄糖醛酸苷而产生非结合胆红素。非结合胆红素不溶于水，且可通过其羧基与钙结合形成胆红素钙而沉淀，与黏蛋白一起形成棕色结石。

【临床表现】

20%～40% 的胆囊结石患者可始终无明显症状，常在健康体检、腹部手术或尸体解剖时被偶然发现，称无症状性或静止性胆囊结石。有症状的胆囊结石多是因结石移至胆囊颈部或胆囊管发生嵌顿阻塞所致的内脏性疼痛；或结石嵌顿导致胆囊内压力增高，胆囊内胆酸刺激胆囊黏膜，发生急性或慢性胆囊炎。胆囊结石引起的症状常是非特异性的，如右上腹痛、恶心、呕吐、腹胀等。

1. 胆绞痛　是最常见的临床表现，发生于 70%～80% 有症状的患者。胆绞痛通常位于右上腹或上腹部，餐后 15～30 分钟发生，疼痛常放射至右肩胛间区、背部中央或右肩头部，常为持续性绞痛。疼痛可持续 3～4 小时，伴有恶心呕吐。约 1/3 的患者疼痛可突然发作，少数患者其疼痛可突然终止。绞痛发作可能间隔多日或数月。胆绞痛发生后其每年发作的风险比是 6%～40%，但仍有约 30% 的患者在首次胆绞痛发作后不再发作。

2. 消化不良　多数患者仅在进食后，特别是脂餐后，出现上腹部或右上腹部隐痛、饱胀、嗳气等症状。这些症状虽然常见，但缺乏特异性。

3. 胆囊积液　胆囊结石长期嵌顿但未合并感染时，其胆囊逐渐胀大，可于肋缘下触及或超声检出，但无胆囊炎的表现。胆囊胆汁中的胆色素被胆囊黏膜吸收，并分泌黏液性物质而致胆囊积液（图 6-1-12）。此时胆囊积存的液体呈透明无色，称为"白胆汁"。

【辅助检查】

（一）超声

超声下结石表现为回声增强的光团或光斑，其后方常伴有声影，胆囊壁厚度一般在 2～3mm（图 6-1-13），也可发现胆囊壁完全或斑片状钙化（瓷化胆囊）。超声对胆囊结石的正确诊断率超过 95%，是首选的检查手段，但该检查准确率的高低常受患者胃肠道气体多少、检查者的经验以及超声仪器的性能等因素影响。超声检查未能发现结石并不能完全排除结石的诊断。临床怀疑胆囊结石但超声检查阴性时，应进行超声内镜（EUS）或磁共振（MRC）检查，可发现腹部超声不能发现的微结石。

（二）CT

CT 胆囊结石表现：①胆固醇结石：为低密度或等密度结石，平扫多不易显示。口服胆囊造影剂后 CT 扫描为低密度充盈缺损，结石位置可随体位改变而变化。②胆色素结石：为高密度结石，CT 值多在 50HU 以上。如为泥沙样结石，其常沉积于胆囊下部呈高密度，形成胆汁结石平面（图 6-1-14）。③混合性结石：结石边缘呈高密度环而中心呈低密度的结石。④钙胆汁：罕见，与胆囊管梗阻、胆囊感染及胆囊内胆汁碱化等因素有关，胆囊内呈均匀高密度，

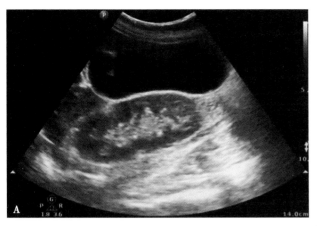
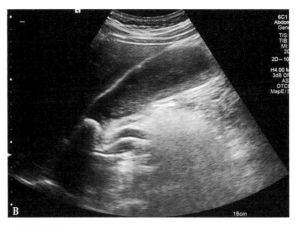

图 6-1-12　胆囊积液（超声）

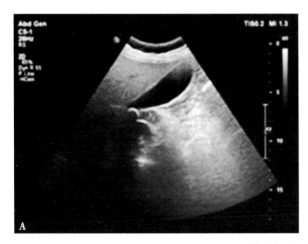
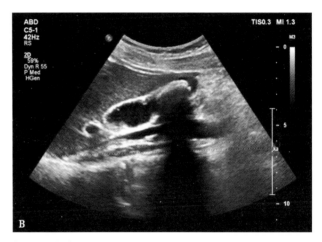

图 6-1-13　胆囊结石（超声）

CT 值常高于 60HU。CT 对胆囊结石的敏感性和特异性分别为 79% 和 100%。

（三）MRI

对软组织结构显示较 CT 更有优势，不需静脉注射造影剂就能显示解剖关系，且有产生伪影少等优点（图 6-1-15）。MRI 诊断胆石症与 CT 基本相同。CT 和 MRI 虽可显示胆囊结石，但其价格昂贵，不推荐常规采用。

【并发症】

胆囊结石可通过生理性管道移行，导致相应器官的损害及并发症，包括：①小结石通过胆囊管进入胆总管，引起继发性胆总管结石；②进入胆总管的小结石致 Oddi 括约肌损伤或嵌顿于壶腹部引发胰腺炎；③结石压迫，导致胆囊 - 十二指肠瘘；④结石经胆囊排至小肠引起肠腔机械性梗阻，即胆石性肠梗阻，如胆石梗阻位于十二指肠，称 Bouveret 综合征；⑤结石致慢性炎症，可诱发胆囊癌；⑥胆囊结石反射性引起心脏功能失调或节律性改变而出现一组临床综合征，称为胆心综合征。

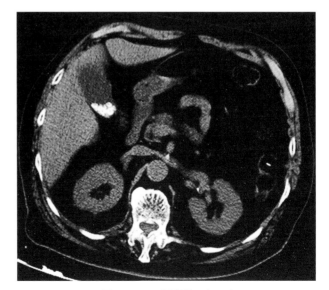

图 6-1-14　胆囊结石（CT）

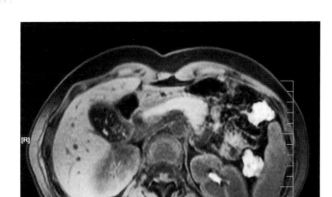
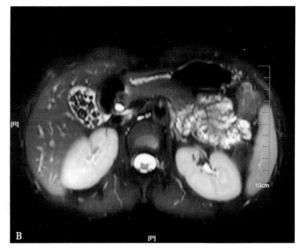

图 6-1-15　胆囊结石（MRI）

Mirizzi 综合征是指较大结石嵌顿和压迫胆囊壶腹部和颈部，引起肝总管狭窄或胆囊胆管瘘，也可致反复发作的胆囊炎、胆管炎及梗阻性黄疸。解剖学变异，尤其是胆囊管与肝总管平行是发生本病的重要条件。Mirizzi 综合征占胆囊切除术患者的 0.7%～1.1%。

【诊断与鉴别诊断】

临床症状和体征不具备特异性，且有相当部分患者无症状，因此，有症状者只能疑诊胆囊结石。确诊胆囊结石需要影像学证据。胆绞痛需与急慢性消化道穿孔、急性胰腺炎、心绞痛、心肌梗死、降主动脉瘤等疾病相鉴别。

【治疗】

胆囊结石的治疗主要是手术切除全部胆囊，因为迄今尚无证据表明使用药物或其他非手术疗法能完全溶解或排尽结石。

（一）外科治疗

胆囊切除术是目前治疗胆囊结石的首选方法，效果明确，适用于有症状和/或有并发症的胆囊结石。

1. 手术指征　无症状胆囊结石发生症状和并发症的累计风险相当低，10 年为 15%，15 年仅为 18%。无症状胆囊结石维持 15 年后，一般不再发展为症状性胆囊结石。因此，对于无症状的胆囊结石，不一定需要立即行胆囊切除，可以观察和随诊。尽管胆囊结石是胆囊肿瘤发病的危险因素。胆囊结石患者胆囊癌的发病率约 1∶10 000，而无胆囊结石的个体约 1∶20 000。由于发病风险较低，所以不推荐对胆囊结石患者实行预防性胆囊切除。

目前胆囊结石手术指征：①胆囊结石长径超过 2～3cm；②伴有胆囊息肉；③胆囊壁增厚；④胆

壁钙化或瓷性胆囊；⑤合并糖尿病，由于糖尿病患者合并胆囊结石易发生脓毒血症，围术期的发病率和死亡风险增加。故在糖尿病控制时，应切除胆囊；⑥老年人和/或有心肺功能障碍者，因一旦急性发作或发生并发症而被迫施行急诊手术时，危险性远较择期性手术大；⑦上腹部其他择期手术时。

2. 手术方式

（1）胆囊切除术：1987 年法国医师行第一例腹腔镜胆囊切除术。目前，这项术式被广泛接受和应用，替代了大部分开腹胆囊切除术。腹腔镜胆囊切除术，是一种微创手术，具有创伤小、痛苦轻、恢复快、住院时间短和遗留瘢痕较小等优点。禁忌证包括：①疑似胆囊癌变者；②合并原发性胆管结石及胆管狭窄者；③腹腔内严重感染及腹膜炎；④疑有腹腔广泛粘连；⑤合并妊娠；⑥有出血倾向或凝血功能障碍者；⑦有严重心肺等重要脏器功能障碍而难以难受全身麻醉及手术者。

（2）内镜下保胆取石术：该术式尚在探索中，未能广泛应用。实施内镜下保胆取石术前提是，胆囊收缩功能正常，具有保留的必要；否则就没有必要保留胆囊。这类手术主要有 2 种方式：①在超声内镜引导下，经胃壁或十二指肠球部肠壁穿刺胆囊，应用自膨式双蘑菇头支架，取出胆囊结石，保留胆囊；②经自然腔道内镜手术（natural orifice transluminal endoscopic surgery，NOTES），用内镜在胃壁开窗，然后内镜从胃壁上窗口进入腹腔找到胆囊，将朝向胃壁的胆囊体行开窗，随后内镜进入胆囊，用取石网篮将胆囊结石从胆囊取出，最后内镜下依次缝合胆囊和胃壁，完成内镜保胆取石手术。对于多数患者，虽然内镜下可以完成保胆取石术，但其治疗性价比仍低于腹腔镜胆囊切除术，术后胆囊和胃或十二指肠球部粘连问题也需重视。

（二）非手术治疗

常用的非手术治疗有口服溶石、灌注溶石、体外震波碎石和中药排石等方法。

熊去氧胆酸可使胆汁中胆汁酸的总量升高，溶解胆固醇结石，主要用于胆囊功能良好、长径＜1cm的胆固醇结石。口服剂量8～12mg/（kg•d），睡前顿服的疗效好于分次服用，至少持续6个月，可使40%的患者结石完全溶解。治疗成功率与胆石直径呈负相关，对多发小结石（＜1mm）效果较好。由于胆囊结石溶解速率非常慢，在结石溶解后的3～5年内，大约50%的患者胆石症复发，仍未能在临床上广泛应用。

（曹　俊　沈永华）

推 荐 阅 读

[1] STINTON L M，SHAFFER E A. Epidemiology of gallbladder disease: cholelithiasis and cancer[J]. Gut Liver，2012，6（2）：172-187.

[2] LAMBERTS M P，DEN OUDSTEN B L，GERRITSEN J J，et al. Prospective multicentre cohort study of patient-reported outcomes after cholecystectomy for uncomplicated symptomatic cholecystolithiasis[J]. Br J Surg，2015，102（11）：1402-1409.

[3] LAMMERT F，GURUSAMY K，KO C W，et al. Gallstones[J]. Nat Rev Dis Primers，2016，2：16024.

[4] GE N，WANG S，WANG S，et al. Endoscopic ultrasound-assisted cholecystogastrostomy by a novel fully covered metal stent for the treatment of gallbladder stones[J]. Endosc Ultrasound，2015，4（2）：152-155

第三节　胆囊肿瘤

胆囊肿瘤是原发于胆囊的良性及恶性肿瘤的统称，多为上皮组织来源，可由慢性炎症等多种病因导致。胆囊肿瘤在我国的发病率为3.8/10万。胆囊肿瘤起病隐匿，主要临床表现可为右上腹疼痛、黄疸、消瘦等。腹部影像学检查如超声、计算机断层扫描（CT）等是发现、评估胆囊肿瘤的重要手段。良性胆囊肿瘤可以转化为恶性胆囊肿瘤，后者的预后较差，晚期胆囊癌的5年生存率不足5%，故胆囊肿瘤的早期诊断及治疗尤为重要。

一、胆囊腺瘤

胆囊腺瘤（gallbladder adenoma）是胆囊常见的良性肿瘤。在胆囊切除标本中约占1%，以中、老年女性多见。胆囊腺瘤多为单发的有蒂息肉，也可多发，外形可呈乳头状或非乳头状，直径为0.5～2.0cm。腺瘤表面可溃破出血、坏死、感染。患者可无明显症状，部分患者可有右上腹轻度不适，偶有右上腹疼痛并向右肩背放射，以及腹胀、恶心、呕吐、厌油以及消化不良等临床症状。胆囊腺瘤癌变率为10%～30%，癌变机会与腺瘤大小及腺瘤是否出血、坏死等呈正相关。有学者认为胆囊腺瘤是胆囊癌的癌前病变，一旦确诊，推荐手术切除。术中应将切除的胆囊连同腺瘤送冷冻切片或快速切片病理检查以明确性质，术后还应作常规石蜡切片、免疫组化等病理检查，如发现癌变则需按胆囊癌的处理原则进行处理。胆囊腺瘤若合并出血、坏死、感染等，也宜尽早进行手术治疗。

二、胆囊癌

胆囊癌（gallbladder cancer）是指发生在胆囊的恶性肿瘤，多为上皮来源，是胆道最常见的恶性病变。胆囊癌分原发性胆囊癌和继发性胆囊癌，后者只占极少一部分，主要来自于消化系肿瘤的侵犯和转移。原发性胆囊癌起病隐匿，患者早期多无典型症状或可表现为上腹部疼痛、消化不良、食欲减退、黄疸等非特异性症状。大部分患者在初次诊断时已属中晚期，即使进行外科手术治疗，胆囊癌的预后仍较差。

【流行病学】

胆囊癌是相对少见的消化系肿瘤。其发病率在消化系统恶性肿瘤中位于胃癌、食管癌、肝癌、结直肠癌、胰腺癌之后，居第6位。2015年，我国约有52 800例新诊断为胆囊癌的患者，人数占全部肿瘤的1.23%；且当年有40 700例患者因胆囊癌而死亡。胆囊癌的发病率随年龄的增长而增加：据统计，超过90%的胆囊癌患者年龄在50岁以上，平均发病年龄为58岁。胆囊癌的发病率在不同性别之间存在一定差异：在20世纪70—80年代，胆囊癌患者中女性约为男性的2倍；但目前性别之间的差异正逐渐变小，我国男女患病比例约为1:1.2。另有国外调查显示，肥胖人群也是胆囊癌的高危群体：对于男性，BMI高于正常值上限$5kg/m^2$者，其胆囊癌发病率约为非肥胖人群的1.6倍。

【发病机制】

胆囊癌发生的确切原因尚未明确，但长期的临床实践和流行病学调查发现许多与胆囊癌密切相关的高危因素。了解胆囊癌的高危因素有助于胆囊癌的早期识别和诊断。

（一）胆囊结石与慢性胆囊炎

国内外统计显示，有40%～90%的胆囊癌患者同时存在胆囊结石。有胆囊结石者发生胆囊癌的危险性较无胆囊结石者高出6～15倍。因结石而手术切除胆囊的标本中，可有1.5%～6.3%意外发现胆囊癌存在，且结石直径与发病率呈显著正相关，直径>30mm结石的胆囊癌发病率是直径<10mm结石的10倍之多。慢性胆囊炎患者胆汁中的胆固醇和胆酸盐，在感染等因素的影响下（特别是厌氧菌梭形芽孢杆菌感染时）可转化成MCA（methyleholanthrene）等致癌物质，直接诱发肿瘤的发生。

胆囊结石及慢性胆囊炎的慢性刺激是胆囊上皮发生持续炎症及反复修复的重要原因。在长期炎症刺激下，黏膜可发生不同类型的增生及化生；单纯上皮增生可转化为不典型增生，甚至发生原位癌。在此背景上，叠加不同种类致癌物质（如MCA等胆汁成分代谢产物）的诱变，胆囊癌的发生概率大大增加。

（二）胆囊腺瘤和胆囊腺肌增生症

胆囊腺瘤是胆囊癌的癌前病变，有10%～30%的胆囊腺瘤可以演变成癌，特别是直径>12mm的腺瘤。数十年前，就有学者报道过由胆囊腺瘤演变成胆囊原位癌的病例。在临床实践中也可发现几乎所有的胆囊原位癌和约20%的浸润性胆囊癌组织内均含有胆囊腺瘤的成分，提示两者之间关系密切。

胆囊腺肌增生症又称胆囊腺肌瘤，本是一种良性疾病。而近年来研究发现，在胆囊腺肌瘤的表面，局限性覆盖含有黏液的黏膜中常见黏液细胞化生，此类化生易于恶变。故胆囊腺肌瘤是具有潜在癌变风险的疾病，应密切关注病变进展，必要时积极处理。

（三）胆囊息肉

胆囊息肉包括胆固醇性息肉、腺瘤性息肉、腺肌瘤等。虽然腺瘤性息肉是一种既非炎症也非肿瘤的增生性病变，但其表面存在上皮增生并伴有肠化生，因此其被认为是潜在的癌前病变，与胆囊癌的发生有关。腺样增生因黏膜上皮伸入肌层而形成的罗-阿窦明显增多，窦口上常有狭窄，致窦内有胆汁潴积、炎症或胆石嵌入，长期刺激下有恶变可能。而腺肌瘤属于胆囊增生性病变，显微镜下以上皮及间质细胞活跃增生形成腺腔样结构为特征，其上皮也可发生不典型增生。

（四）其他

胆囊癌的可能病因还包括原发性硬化性胆管炎、胆胰管汇合异常、慢性伤寒沙门菌感染、肥胖和糖尿病、遗传等多种因素。

【病理】

（一）大体病理

从大体上，胆囊癌的病理分型包括肿块型、浸润型和肿块-浸润混合型。肿块型是指胆囊癌向胆囊腔内突出，外形为大小不等的菜花样病灶，此型占胆囊癌总数的80%～90%。浸润型则表现为胆囊壁增厚，胆囊壁与肝脏紧贴，其易浸润肝脏发生转移，甚至可侵入肝门及胆管树而导致黄疸。多数胆囊癌具有部分浸润型（即肿块-浸润混合型）的特征，常见胆囊壁均匀不等的增厚现象。

（二）组织病理

在组织学上，胆囊癌可分为腺癌、鳞状细胞癌、腺鳞癌、肉瘤以及未分化癌等，其中腺癌占85%以上。腺癌又分为以下几种：①乳头状腺癌：可能由乳头状息肉恶变而来，肿瘤向胆囊腔内生长，影响胆囊排空，肿瘤表面可出现溃疡，易引起感染。肿瘤如果阻塞胆囊颈，可使胆囊肿大，胆囊壁变薄，外形似胆囊脓肿或积液。②浸润型腺癌：较多见，约占腺癌的70%，可导致胆囊缩小，胆囊壁变硬且增厚。③硬化型腺癌：可同时伴有胆道硬化，导致胆道任何部位发生梗阻。④黏液型腺癌：肿瘤松软，容易破溃导致胆囊穿孔。而未分化癌、鳞状上皮细胞癌等胆囊癌组织亚型的恶性程度较高，有生长快和转移早的特点。

（三）转移途径

胆囊癌的特点之一是早期易发生侵袭转移。其转移途径主要有4种：①经黏膜下淋巴组织迁移到局部淋巴结；②直接侵犯肝脏或其他邻近器官；③经血液循环向远处散布以及腹膜转移；④通过活检针道或者外科创伤医源性播散。因胆囊壁仅有较薄的固有层和单一肌层，并且胆囊与肝脏之间无浆膜覆盖阻隔，故胆囊癌易突破胆囊壁发生早期的淋巴和血行转移。胆囊癌细胞可通过胆囊后腹膜途径、胆囊腹腔干途径及胆囊肠系膜途径发生淋巴转移。胆囊癌还可通过侵犯胆囊的引流静脉或胆囊与肝脏的交通静脉向肝脏或全身转移。此外，胆囊癌还可通过局部浸润向肝脏、胆总管、结肠、十二指肠、大网膜或者胃转移。

【临床表现】

胆囊癌早期常无特异性临床表现，或只有慢性胆囊炎或胆囊结石的症状如腹痛、恶心、呕吐等，故早期诊断较为困难。因此，对于胆囊区不适或疼痛的患者，特别是 50 岁以上的中老年患者存在胆囊结石、炎症、息肉者，应进行定期 B 超检查，力争早期诊断。而出现上腹部持续性疼痛、包块、黄疸等，往往提示病变已到晚期，此时诊断虽较容易明确，但治疗效果及预后均很不理想。

（一）症状

1. 右上腹疼痛　是胆囊癌患者常见的临床症状。由于胆囊癌多与胆囊结石、炎症并存，故疼痛性质常与胆囊炎或胆囊结石相似，开始为右上腹不适，继之出现持续性隐痛或钝痛，有时伴阵发性剧痛并向右肩放射。当肿瘤侵犯至浆膜或胆囊床，则出现定位症状。少数肿瘤穿透浆膜，可发生胆囊急性穿孔、腹膜炎，或慢性穿透至其他脏器形成内瘘。值得注意的是，部分胆囊癌患者可以急性胆囊炎为首发表现，此类患者常常是早期胆囊癌，预后较好。

2. 消化道症状　患者可出现消化不良、腹胀、厌油、嗳气、食欲缺乏等症状，可能是由于胆囊癌患者胆汁贮存及排泄功能受损，不能对脂肪物质进行充分的消化所致。

3. 黄疸　往往在病程晚期出现。随着病变的进展，癌组织侵犯胆管，引起胆道梗阻所致。

4. 腹部肿块　病变进展到晚期，右上腹或上腹部可出现肿块。其原因有：①胆囊癌浸润肝脏或周围组织；②肿瘤迅速增长而阻塞胆管，查体可发现肿大的胆囊；③肿瘤侵犯十二指肠引起梗阻，此时可同时出现上消化道梗阻相应表现；④肿瘤侵及肝、胃、胰等腹腔脏器，也可出现相应部位包块。

5. 全身症状　约有 1/4 的患者可出现发热，可能与肿瘤组织局部坏死、感染、炎症因子持续释放等有关。随着疾病的进展，可伴有难以解释的消瘦、乏力、贫血，甚至出现恶病质、全身衰竭等。

（二）体征

1. 黄疸　表现为黏膜、皮肤黄染，多为梗阻性黄疸。一旦黄疸出现，提示病变多已到了晚期。

2. 右上腹包块　右上腹可触及较为光滑肿大的胆囊，与周围组织无粘连时，移动性大；与周围组织有粘连时，可触及明显的不规则肿块，有时还可触到肿大的肝脏、十二指肠梗阻的包块等。

3. 腹水　肿瘤腹膜转移出现腹水的患者，腹部移动性浊音可呈阳性。

【辅助检查】

（一）实验室检查

胆囊癌患者血液检查可出现 CA19-9、CEA 等肿瘤标志物的异常升高。CA19-9 高于 20U/ml 时，诊断胆囊癌的敏感性和特异性均约为 79%。CEA 高于 5ng/ml 时，诊断胆囊癌的特异性约 92.7%，但敏感性仅为 50%。可考虑将这两种肿瘤标志物联合起来提高诊断率。如有条件，细针穿刺胆汁行肿瘤标志物检查的诊断价值更大。对于胆囊癌引起的梗阻性黄疸患者，可出现血胆红素升高，且以结合胆红素升高为主。部分患者可出现胆固醇和碱性磷酸酶升高。长期胆汁淤滞可引起谷草转氨酶和谷丙转氨酶升高、血沉增快等。

（二）影像学检查

1. 超声　腹部超声是胆囊癌诊断和术前评估的首选检查，但对胆囊早癌的诊断效能较差。B 超下胆囊癌可表现为 4 种类型：息肉型、肿块型、厚壁型以及弥漫型。早期胆囊癌可表现为胆囊内形状不规则、不均匀的低回声或等回声影，不伴声影，通常直径超过 10mm，且不随患者体位变化而变化。正常胆囊壁厚度不超过 3mm，而胆囊癌患者可见胆囊局部厚度超过 1cm，这对诊断有重要提示意义。对于进展期发生浸润的胆囊癌，超声下可见胆囊和肝脏分界消失。彩色多普勒超声可显示病灶区血流信号，从而有助于鉴别胆囊癌与其他良性胆囊占位性病变。相比于良性胆囊肿瘤，胆囊癌组织中通常可出现血流信号。胆囊癌组织内血流速度也高于胆囊腺瘤等良性胆囊肿瘤。内镜超声（EUS）近年来也被应用于胆囊癌的诊断。EUS 可在十二指肠球部和降部对于胆囊直接进行扫描，精确显示乳头状高回声或低回声团块及浸润囊壁等结构。

2. CT 检查　CT 检查对肿瘤定性和转移的判断优于 B 超，对胆囊癌的诊断率为 75%～88%。普通扫描也可显示不同大体分型的胆囊癌病变，如胆囊壁增厚不均匀、腔内有位置及形态固定的肿物；或能发现肝转移或淋巴结肿大。动态增强扫描可显示肿块或胆囊壁的强化，延迟期达高峰，从而清晰显示胆囊壁侵犯程度、毗邻器官受累及和淋巴结转移情况。

3. MRI 及 MRCP 检查　胆囊癌在平扫 T_1WI 上呈稍低信号或等信号，在 T_2WI 上为高信号或等信号。MRI 动态增强扫描胆囊壁可见不同程度的持续强化或进行性强化，强化幅度不均匀，部分肿块型病例中央可见无强化区。MRI 检查同时也可显示病变引起的胆管系统扩张以及淋巴结、肝脏转移情况等。诊断不明时，可联合血管成像及磁共振胆管成像（MRCP）。MRCP利用胆汁和胰液作为天然造影剂，在胆道和胰管显像中具有独到的优势。胆囊癌在MRCP上可表现为胆囊腔内软组织肿块或胆囊壁不规则增厚。MRCP对于合并胆胰管梗阻者有较高价值，但对无胆道梗阻的早期胆囊癌效果不如B超。

4. PET-CT检查 对胆囊癌敏感性高，可发现胆囊癌早期病变，可检出长径<10mm的转移病灶，主要用于对胆囊癌的临床分期。

（三）细胞学及组织病理检查

超声或CT引导下的细针穿刺活检（FNAC）是进行细胞学及组织检查的有力手段。可用于对胆囊癌患者进行术前细胞学诊断，也可对已处于晚期且不准备进行手术治疗的胆囊癌患者进行确诊。值得注意的是，虽然活检获得的阳性病理结果能使手术依据更加充分，但其存在相当高的假阴性可能，活检阴性并不能排除胆囊癌的存在。但活检过程中胆囊癌细胞有通过腹膜、穿刺针道种植的风险，对于高度怀疑胆囊癌的患者且可疑病灶能够彻底切除者，不推荐对患者进行术前或术中的组织活检，以避免造成肿瘤的种植播散。此外，对胆管进行刷检以及胆汁的细胞学检查对胆囊癌也有一定诊断意义，能够避免肿瘤的播散和种植，但其诊断的敏感性较低，容易造成漏诊。

【诊断与鉴别诊断】

（一）诊断

胆囊癌的诊断需要全面考虑患者的危险因素、症状、体征、实验室检查以及影像学检查结果，必要时需要依赖于术中和/或术后组织病理检查的结果来综合判断。临床上胆囊癌的早期诊断较为困难，导致能行治愈性手术切除的患者不多，术后5年生存率较低。

（二）胆囊癌的分期

胆囊癌的分期与患者的临床预后有密切关系，目前常用的临床分期主要有Nevin分期和TNM分期。

1. Nevin分期 该分期是由Nevin等在1976年提出的分期方案，主要分期依据是胆囊癌的浸润深度以及累及范围：

Ⅰ期：癌组织仅位于黏膜内，即原位癌。

Ⅱ期：癌肿侵及胆囊黏膜和肌层。

Ⅲ期：癌肿侵及胆囊壁全层。

Ⅳ期：癌肿侵及胆囊壁全层并伴有淋巴结转移。

Ⅴ期：胆囊癌累及肝脏、胆囊周围邻近器官或有远处转移。

2. TNM分期 TNM分期是由国际抗癌联盟（UICC）以及美国癌症联合委员会（AJCC）制定的。该分期系统以肿瘤侵犯范围为基础，能够较好的预测患者预后。具体的分期系统如表6-1-3。

（三）鉴别诊断

胆囊癌需与下列疾病进行鉴别：

1. 胆囊息肉 早期胆囊癌和胆囊息肉不易鉴别。但胆囊息肉一般不出现肿瘤标志物的增高。B超检查时，胆囊息肉、腺瘤等病变在声像图上均可表现为自囊壁凸向腔内的小光团，后方不伴声影。在形态学上，腺瘤、息肉的体积多较小，在3~10mm，基底部窄，表面光整；而小结节型胆囊癌大多在10mm以上，基底宽，表面不光滑。影像学上对于直径>10mm、单个宽基底的息肉，需要警惕胆囊癌可能。同时对于年龄>60岁、既往有胆囊结石或长期慢性胆囊炎病史者，更应高度怀疑胆囊癌，需积极考虑手术可能，并在术中行病理检查进行确诊。

2. 慢性胆囊炎 胆囊癌患者常可出现与慢性胆囊炎类似的临床表现，而胆囊癌患者往往又同时伴有慢性胆囊炎，故胆囊癌容易被误认为慢性胆囊炎，从而延误诊断治疗。值得注意的是，在慢性胆囊炎长期炎症刺激下，黏膜可发生不典型增生，甚至发生原位癌。故对存在胆囊癌危险因素的慢性胆囊炎患者进行诊断时，也应注意早癌的可能。通过超声、CT以及肿瘤标志物等检查有助于慢性胆囊炎和早期胆囊癌的鉴别。

表6-1-3 胆囊癌TNM分期（UICC/AJCC，2009年）

分期	范围
0期	原位癌 $TisN_0M_0$
Ⅰ期	仅侵犯黏膜和肌层（$T_1N_0M_0$）
Ⅱ期	侵犯胆囊壁肌层周围结缔组织（$T_2N_0M_0$）
ⅢA期	侵透浆膜层、直接侵犯肝脏和/或一个邻近器官或组织，如胃、十二指肠、结肠、胰腺、肠系膜、肝外胆管等（$T_3N_0M_0$）
ⅢB期	合并肝门部淋巴结转移（包括胆总管、肝动脉、门静脉及胆囊管淋巴结）（$T_{1\sim3}N_1M_0$）
ⅣA期	侵犯门静脉主干、肝动脉或侵犯两个及两个以上的肝外器官或组织（$T_4N_{0\sim1}M_0$）
ⅣB期	合并远处淋巴结转移（腹腔干、十二指肠旁、胰腺旁、肠系膜上动脉淋巴结）（$T_{1\sim4}N_2M_0$，$T_{1\sim4}N_{1\sim2}M_1$）

肿块型胆囊癌有时需与胆囊内炎性产物堆积、血块及浓缩胆汁相鉴别：胆囊腔内物质团块 B 超检查时可发现在胆囊腔内形成的声学界面，表现为腔内不规则形低回声区，不伴声影，内部回声也可不均匀，分布于胆囊内后壁或颈、体各部位。鉴别的关键在于仔细观察胆囊内低回声与胆囊壁的位置关系（附着还是贴合）。此外，诊断还需结合临床资料，如长期食欲缺乏、进食量减少的各种疾病，可致胆汁萎缩，密度增高。对症状及声像图不典型的病例，短期内复查超声，动态观察腔内异常回声的变化，对鉴别诊断有一定价值。

3. **急性胆囊炎** 部分胆囊癌患者以急性胆囊炎为主要表现，其主要机制是由于胆囊癌伴发的胆囊结石在胆囊颈部形成嵌顿或位于胆囊颈部的肿瘤阻塞胆囊管导致。对于以急性胆囊炎为首发表现者，B 超及 CT 检查若发现胆囊内肿块或胆囊壁局部增厚，需要考虑胆囊癌的可能。胆囊癌合并坏死、感染时，也需要与急性胆囊炎或胆囊坏疽形成的脓肿鉴别，虽然影像学检查可能无法区分，但胆囊癌血供丰富，CA19-9 或 CEA 升高明显。为避免仅为诊断而行腹腔镜或剖腹探查，此时可考虑行超声引导下的细针抽吸活检，有助于获得诊断。

4. **黄色肉芽肿性胆囊炎** 该病是一种特殊类型的胆囊炎症，也可表现为对肝脏和周围组织、器官的侵犯，术前影像检查甚至术中探查很难将两者区别，因而易误诊为胆囊癌而进行不必要的治疗。黄色肉芽肿性胆囊炎患者既往多有糖尿病病史，肿瘤标志物正常。其影像学特点表现为胆囊壁较均匀增厚，胆囊壁呈现"轨道征"，孤立的结节状突起较少见。

【治疗】

目前对于胆囊癌的治疗原则包括早诊早治、及时行根治性切除术。外科根治性切除仍是治愈的唯一机会。放化疗的治疗方案需要进一步规范，靶向治疗、免疫治疗等新疗法的疗效还有待进一步的循证医学证据。

（一）手术治疗

手术治疗是胆囊癌患者的首选治疗方法。临床上对可疑的胆囊癌患者应尽早手术，并根据术中分期和病理结果来决定具体术式。主要的手术方式包括单纯胆囊切除术、胆囊癌根治术和胆囊癌扩大根治术。对于晚期胆囊癌，术前或术中探查确定无法根治切除病灶，或者已经出现远处转移时，应当行姑息性手术。

1. **单纯胆囊切除术** 适用于 Nevin I 期及 UICC I 期病变。这些病变一般因胆囊结石、胆囊炎行胆囊切除后病理检查发现胆囊癌，如局限于胆囊黏膜层，则没有必要再追加手术。有研究认为，此时即使再作手术扩大根治范围，也不一定能改变生存率和预后。但如病理检查切缘浆膜阳性，应行再次手术切除并清扫局部淋巴结。

2. **胆囊癌根治性切除术** 适用于 Nevin II、III、IV 期和 UICC II 期病变。切除范围除胆囊外还包括距胆囊床 2cm 以远的肝楔形切除及胆囊引流区域的淋巴结（如门静脉、肝动脉和肝外胆管周围等淋巴结）清扫术。如癌肿侵犯胰腺后面时，还须加作胰十二指肠切除术。

3. **胆囊癌扩大根治术** 对 Nevin III、IV 期和 UICC III、IVA 期病变，国内、外均有越来越多成功手术治疗的报告。除根治性切除外，切除范围还包括右半肝或右三叶肝切除、胰十二指肠切除、肝动脉和 / 或门静脉重建术。但手术范围的扩大，将明显增加手术的风险，且能否提高治疗效果尚有待商榷。有学者认为，如胆囊癌已侵犯浆膜层，即使作扩大根治术，也不能显著改善预后。

4. **姑息性手术** 适用于晚期胆囊癌（Nevin V 期、UICC IV 期）引起其他并发症如梗阻性黄疸、十二指肠梗阻等。手术目的主要是缓解症状，可行肝总管空肠吻合、经圆韧带入路的左肝管空肠吻合或切开胆管行 U 形管外引流手术等；不能手术的患者可经皮、肝穿刺或经内镜在狭窄部位放置内支撑管引流。有十二指肠或幽门梗阻者，可行胃空肠吻合术。

（二）放射治疗

胆囊癌手术根治切除率较低，行扩大根治术后复发率高，这是导致死亡的主要原因，故术后可考虑加用放射治疗。胆囊癌对放疗有一定敏感性，手术加放疗可延长生命，改善生活质量。目前常用的术后放疗方法包括三维适形放疗、立体定向放疗等。放疗对胆囊癌的治疗意义尚需更多的临床研究证实，如在照射中出现黄疸加深、持续性疼痛，或超声检查病变较前发展，即认为治疗无效，应终止照射。

（三）化学药物治疗

1. **介入化学治疗** 目前常用的介入化疗技术包括选择性胆囊动脉及肝动脉灌注化疗技术等。对邻近肝脏直接浸润的进展期胆囊癌，选择性动脉灌注化疗技术可选择到肝右动脉至胆囊动脉行灌注化疗；若胆囊动脉纤细进入困难，可先将肝右动脉远端分支栓塞，后经肝右动脉主干灌注，药物即可大部分进入胆囊动脉。选择性动脉栓塞治疗则是在灌注化疗的基础上，以碘油抗癌药乳剂栓塞肿瘤血管，以达到阻断肿瘤血供的目的。

2. 全身性化疗　目前以吉西他滨或氟尿嘧啶为基础的化疗已成为晚期胆道肿瘤的标准治疗方案，但效果仍不够理想。对于吉西他滨不敏感的患者，可以考虑使用由替加氟、吉美嘧啶及奥替拉西组成的二线治疗。但总体来说，不同化疗方案对胆囊癌的疗效尚需更多的临床研究证实。

（四）治疗新进展

近年来，随着肿瘤个性化治疗理念的推动及高通量测序技术的发展，人们对胆囊癌的认识也越来越深刻。在胆囊癌患者中，约19%可发生HER2基因扩增及高表达。有学者试用HER2抑制剂曲妥单抗（trastuzumab）联合紫杉醇对已发生肝转移且吉西他滨耐药的胆囊癌患者进行治疗，可使转移病灶体积缩小至原先的1/4，且CA19-9降低至原先的1/10；另有一项单一使用曲妥单抗治疗无法手术切除晚期胆囊癌的Ⅱ期临床研究（NCT00478140）也显示出了初步的效果。除此之外，胆囊癌中WNT/β-catenin、Hedgehog、HGF/c-MET等信号通路均呈激活状态，针对它们的特异性抑制剂如DKK1有望成为潜在的胆囊癌靶向药物，目前正受到广泛关注。免疫治疗及细胞治疗胆囊癌的效果，目前正在研究之中，尚未有公认的推荐靶点或方案。

【预后】

胆囊癌预后与胆囊癌的临床分期密切相关。局限于胆囊黏膜和固有层的患者术后效果较好，行单纯胆囊切除术后5年生存率可达85%～100%；T_2期患者行扩大根治切除术后5年生存率可达59%～

61%；而晚期胆囊癌术后1年生存率低于80%，5年生存率则低于5%。因此，早期切除合并慢性结石、慢性炎症或腺瘤样息肉的胆囊，是预防胆囊癌发生的必要手段。

（陈东风　王　涛　杨仕明）

推 荐 阅 读

[1] CHEN W, ZHENG R, BAADE P D, et al. Cancer statistics in China, 2015[J]. CA Cancer J Clin, 2016, 66（2）: 115-132.

[2] RENEHAN A G, TYSON M, EGGER M, et al. Body-mass index and incidence of cancer: a systematic review and meta-analysis of prospective observational studies[J]. Lancet, 2008, 371（9612）: 569-578.

[3] SORSCHER S. Marked radiographic response of a HER-2-overexpressing biliary cancer to trastuzumab[J]. Cancer Manag Res, 2013, 9: 1-3.

[4] LI M, ZHANG Z, LI X, et al. Whole-exome and targeted gene sequencing of gallbladder carcinoma identifies recurrent mutations in the ErbB pathway[J]. Nat Genet, 2014, 46（8）: 872-876.

[5] 徐明, 杨超, 季福. 吉西他滨与胆囊癌化疗耐药[J]. 肝胆胰外科杂志, 2013, 26（2）: 170-175.

[6] KATAYOSE Y, OHTSUKA H, KITAMURA Y, et al. An analysis of a second-line S-1 monotherapy for gemcitabine-refractory biliary tract cancer[J]. Hepatogastroenterology, 2012, 59（115）: 691-695.

[7] VALLE J W, LAMARCA A, GOYAL L, et al. New Horizons for Precision Medicine in Biliary Tract Cancers[J]. Cancer Discov, 2017, 7（9）: 943-962.

第二章

胆 道 疾 病

第一节　肝内外胆管结石

胆管结石是我国常见的胆道疾病，由于其病变复杂、复发率高，且常引起严重的并发症，是我国胆道良性疾病死亡的主要原因之一。按结石的形成部位分为原发性和继发性胆管结石，原发性胆管结石是指发生于肝内外胆管而非来自胆囊的结石。继发性胆管结石是指由于各种原因导致胆囊结石排至胆管内的结石。根据结石所在部位，分为肝外胆管结石和肝内胆管结石。

【流行病学】

过去50年中，我国的胆道疾病以胆石症、胆道感染、胆道寄生虫为主，其中原发性胆管结石约占胆石症的50.0%，多发于我国沿海、西南、南方地区，男女性之间发病率无显著差别。随着我国人民生活水平的提高，胆道疾病的疾病谱也有很大的变化。其中，继发性胆总管结石的比例逐渐增高，原发性胆管结石及比例逐年减少。1983—1985年中华外科学会对全国11 342例胆石症手术病例进行了调查，结果显示52.8%为胆囊结石，11.0%为继发性胆管结石，20.1%为原发性胆管结石，肝内胆管结石占16.1%。10年之后（1992年）的第二次全国调查发现，在3 911例胆石手术患者中，胆囊结石相对发病率明显上升，达79.9%，原发性胆管结石发病率降至6.1%，肝内胆管结石为4.7%。这些变化反映了一些大都市胆石症发病率的现状，而在农村，肝内胆管结石的发病率仍然较高。

胆囊结石在西方国家和日本非常普遍。美国大约有15%的人口患有胆囊结石，每年超过70万例胆囊切除术，其中有10%～15%的患者同时存在胆总管结石。在无胆囊结石的情况下存在胆总管结石的报道较少见，提示西方国家原发性胆管结石较为罕见，而继发性胆管结石较常见。相比之下，日本胆石症的总体患病率约10%，其中胆管结石的患病率随着年龄的增长而增加。

【病因】

原发性胆管结石按其化学成分，分为胆红素结石、胆固醇结石和混合性结石。其中绝大部分为胆红素结石。一项关于日本411例胆管结石调查数据显示，胆红素钙结石占84%，胆固醇结石占11%，混合性结石占5%。我国1 673例胆管结石调查发现，胆红素结石占66.9%，胆固醇结石占17.8%，混合性结石和黑色结石占15.3%。

胆管结石的病因目前还不完全清楚。流行病学调查发现，胆管结石在农村的患病率高于城市，低收入者高于高收入者。其患病率差别可能与细菌感染和寄生虫感染有关。结石的形成与胆道慢性炎症、细菌感染、胆道蛔虫、胆汁淤滞、营养不良等因素有关。胆管内慢性炎症是导致结石形成的重要因素，胆汁淤滞是结石形成的必要条件。胆流滞缓并有胆道慢性炎症最易形成肝内外胆管结石。

（一）环境和生活习惯

原发性胆管结石发病率具有明显的地域差异，东亚国家是高发区，欧美国家罕见，这可能与环境因素和饮食习惯有关。高脂饮食影响胆汁的排泄，导致胆汁淤积、细菌感染，促进胆管结石的形成。长期低蛋白饮食可致胆管的葡糖醛酸内酯水平降低，促进胆红素钙结石的发生发展。近年来，随着经济的发展，我国人民饮食结构的改变，肝内胆管结石发病率有下降趋势。但我国西南地区仍较东部沿海地区高，这可能与生活环境和经济水平相关。因此，生活方式、环境条件是原发性胆管结石的重要成因。

（二）胆道感染

正常胆道是无菌的，而并发胆管结石的胆道内常见细菌为大肠埃希菌、克雷伯菌、肠球菌、假单胞菌、脆弱类杆菌的混合感染。这些细菌来源于肠道，其侵入途径有逆行感染、血源性、经门静脉途径，以及来自肠道的感染性疾病。其中最主要的感染途径

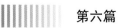

是经 Oddi 括约肌的上行感染。大肠埃希菌等细菌及感染的组织细胞均可分泌葡萄糖醛酸苷酶，使胆汁中的非结合性胆红素分解与钙结合而形成胆红素钙结石。Oddi 括约肌功能性障碍，是胆道感染的反复发生及加重的因素。十二指肠乳头旁憩室引起的 Oddi 括约肌功能性失调是肝外原发性胆管结石复发的主要原因。

（三）胆汁瘀滞因素

胆汁淤滞是形成结石的必备条件之一。胆汁淤滞有利于细菌繁殖，大量产生葡萄糖醛酸苷酶，两者相结合则易发结石。如肝内胆管解剖畸形，尤其是右侧叶段胆管汇入左肝管的变异，汇入口常狭窄，导致胆汁引流不畅。Ⅰ型、Ⅳ型胆管囊肿并发肝内胆管结石者常与肝门部胆管瓣膜或索状狭窄有关。其他如右肝动脉在肝总管前方跨过及门静脉右肝叶段支从肝胆管前方走行、压迫均是导致胆总管梗阻的因素。

（四）胆道寄生虫病

蛔虫或蛔虫卵可作为肝内胆管结石的核心，因此寄生虫在结石形成中起着重要作用。中华分支睾吸虫是最早确定与胆管结石形成有关的寄生虫。吸虫感染时，肝内胆管腔内炎症、胆管壁增厚、黏膜上皮增生、胆管内寄生虫虫体和虫卵均可成为结石核心。胆道蛔虫是比中华分支睾吸虫更常见的胆道寄生虫感染，它可导致胆管狭窄、胆管内结石形成。中华分支睾吸虫和胆道蛔虫感染多侵犯左肝管，这也是肝内胆管结石多位于肝左叶的一个原因。蛔虫在胆管内引起结石的方式主要有：死亡虫体在胆道内腐败、碎裂形成结石核心；虫体被排出，但蛔虫引起的胆道感染持续存在，是形成结石的重要原因；蛔虫残体在胆管内成为结石核心；蛔虫引起的胆管局部免疫反应，抗原抗体复合物也可能参与结石形成。

胆管内胆固醇结石的病因至今尚未完全清楚。在胆固醇结石患者中，有的即使无胆管狭窄，胆汁培养也无细菌生长，而其肝胆管成石指数却明显上升。这提示，在肝内胆固醇结石的形成中，胆道感染并非主要因素，可能与胆汁分泌的过饱和及胆汁淤滞有关。从结石的化学成分而言，肝内混合性结石实际上是胆红素钙结石向胆固醇结石的一种过渡阶段，随着饮食习惯的改变和环境卫生的改善，胆色素结石成分有逐渐减少而胆固醇结石成分逐渐增加的趋势。

【病理】

胆总管结石引起的病理变化主要取决于结石造成的梗阻及有无继发胆道感染。由结石造成的梗阻一般是不完全的和间断性的。梗阻近侧的胆管可有不同程度的扩张和管壁增厚，胆管内常有胆汁淤积，容易继发革兰氏阴性杆菌感染。梗阻和感染可使近侧胆管内形成更多的结石，可因胆管梗阻不完全，一般较少影响肝脏。壶腹部结石易导致胆道完全梗阻，此时如发生胆道感染，将产生胆道高压。胆管内的脓性胆汁和细菌毒素经胆道逆行，突破血胆屏障进入血流，引起胆源性败血症、休克、即急性梗阻性化脓性胆管炎。此时常有肝细胞损害，肝细胞坏死，甚至形成胆源性肝脓肿。

肝胆管结石的临床病理特点是：①结石沿肝内病变胆管树呈区段性分布。②结石常并存不同程度的肝胆管狭窄，而胆管狭窄是引起结石形成和复发的重要因素。肝胆管结石合并一级分支以上肝管的狭窄时，易导致受累肝段或亚肝段萎缩；合并双侧肝门部胆管狭窄者，晚期常发生胆汁性肝硬化及胆源性门静脉高压症。③由于长期反复发作的胆道梗阻和/或感染可导致肝胆管结石的病变区域内胆管树、伴行血管及肝实质弥漫而不可逆性损害，包括胆管壁结构破坏、多发性胆管狭窄和不规则性胆管扩张、胆管积脓、门静脉及肝动脉小分支狭窄、肝实质纤维化和萎缩、慢性肝脓肿、继发性肝内胆管癌等毁损性病变，这类病变只有手术切除才能得到有效治疗。④在肝胆管结石的病变范围内肝组织发生萎缩，而正常肝组织增大，形成肝脏萎缩增生性改变，即萎缩增生复合征。这一病理特征对于判断肝胆管结石的病变部位和选择合理治疗方法具有重要意义。

【分型】

根据结石在肝内的分布、相应肝管和肝脏的病变程度以及合并肝外胆管结石的情况，分为 2 个主要类型和 1 个附加型，可根据不同的分型选择相应的手术方案。

Ⅰ型：区域型。结石沿肝内胆管树局限性分布于一个或几个肝段内，常合并病变区段肝管的狭窄及受累肝段的萎缩。临床表现可为静止型、梗阻型或胆管炎型。

Ⅱ型：弥漫型。结石遍布双侧肝叶胆管内，根据肝实质病变情况，又分为 3 种亚型：

Ⅱa 型：弥漫型不伴有明显的肝实质纤维化和萎缩。

Ⅱb 型：弥漫型伴有区域性肝实质纤维化和萎缩，通常合并萎缩肝脏区段主肝管的狭窄。

Ⅱc 型：弥漫型伴有肝实质广泛性纤维化而形成继发性胆汁性肝硬化和门静脉高压症，通常伴有左右肝管或汇合部以下胆管的严重狭窄。

E 型：（附加型）指合并肝外胆管结石。根据 Oddi 括约肌功能状态，又分为 3 个亚型。Ea 为 Oddi 括约肌正常；Eb 为 Oddi 括约肌松弛；Ec 为 Oddi 括约肌狭窄。

【临床表现】

肝内外胆管结石的临床表现主要取决于是否并发胆管梗阻及继发感染，无梗阻及感染时可无明显临床表现或症状轻微，仅有上腹隐痛不适或消化功能减退，常在体检时才被发现。如结石阻塞胆管并继发胆管炎，会出现 Charcot 三联症——腹痛、寒战发热和黄疸，严重者可能会出现休克及精神症状，称为 Reynolds 五联症。

1. **腹痛** 大多数胆总管结石都有胆绞痛，这是胆管结石向下移动，嵌于胆总管下端或壶腹部，引起胆总管暂时性阻塞，刺激壶腹括约肌和胆管平滑肌痉挛所致。腹痛多位于剑突下和右上腹部，呈阵发性剧烈绞痛，可向右后背部放射，可伴有恶心、呕吐等症状。

2. **寒战高热** 约 2/3 胆管结石患者，在腹痛之后，可出现寒战发热。这是因为胆管内压升高，胆道感染逆行扩散，使细菌和毒素通过肝窦到肝静脉，再向上逆行进入血液循环引起全身感染中毒症状。

3. **黄疸** 胆管结石嵌顿于壶腹部时，在胆绞痛、寒战高热过后 12～24 小时，可出现黄疸。黄疸轻度升高，呈波动性的特点。黄疸时可有尿变茶色，粪便变灰白色。单纯肝内胆管结石常不引起黄疸，双侧肝胆管结石伴有肝胆管狭窄时可呈持续性黄疸。少数胆管结石患者也可表现为无痛性黄疸。

上述三种临床症状可以单独出现，也可以先后出现，当发生各种严重并发症如急性胰腺炎、肝脓肿、胆道出血、胆汁性肝硬化、门静脉高压症以及肝胆管癌等会出现相应的临床症状。

体格检查可有皮肤巩膜黄染，剑突下和右上腹深压痛，如感染较重可有右上腹肌紧张，肝区叩击痛，严重病例可有弥漫性腹膜炎体征。低位胆道梗阻者可触及肿大胆囊。肝内胆管结石出现肝硬化时可有肝脾大、腹水、腹壁静脉曲张等肝硬化的体征。

【辅助检查】

（一）实验室检查

无临床表现的患者实验室检查常常无明显异常，或仅表现为轻度肝功能受损，血清碱性磷酸酶及谷氨酰转肽酶升高。当胆管结石引起胆道梗阻及胆管炎时，有显著的白细胞和中性多核白细胞升高，合并严重的化脓性胆管炎时，白细胞计数常升高至 $20×10^9/L$ 以上，部分患者血培养常阳性多为革兰氏阴性杆菌，降钙素原可明显升高，提示脓毒血症，重症感染时常常合并血小板降低。肝功能常呈明显的损害，表现为转氨酶的急剧升高，多在 24～72 小时后下降，血清胆红素、碱性磷酸酶、谷氨酰转肽酶明显升高，当胆道梗阻改善后，血清胆红素及酶学的改变亦迅速下降。当合并肝硬化时可出现低蛋白血症、肝功能改变、凝血功能异常等表现。

（二）影像学检查

1. **腹部超声** 腹部超声检查方便实用，对于肝内外胆管结石的诊断具有重要意义，可作为首诊方法。超声影像表现为肝内外胆管扩张、胆总管扩张、胆管腔内异常强回声团或稍强回声团，后方伴声影，与胆管管壁可分离。超声对肝内胆管结石的诊断率较高，对肝外胆管结石相对低，敏感度为 73%，特异度为 91%，因其价廉、安全、检查方便、可重复性强，可作为临床最基本的检查手段，但由于检查时易受胃肠气体的干扰和腹壁脂肪的影响，且该方法对操作人员技术依赖性较大，尤其是对于胆总管下段和乳头口结石，超声检查不易诊断，漏诊率较高。对于整个肝内外胆道系统的评估也存在较大局限性。

2. **超声内镜** 超声内镜（endoscopic ultrasonography，EUS）是另一种具有较高精确率的诊断方法，其对胆管结石的诊断率超过 MRCP，但是目前它不作为常规应用来诊断胆总管结石。超声内镜的敏感性是 93%，特异性是 97%，阳性检出率是 98%，阴性检出率是 88%。EUS 可近距离检查胆管、胰腺，避免了消化道气体影响对超声的影响，能清晰地显示胆管和胰腺，对胆胰疾病的诊断有较高的灵敏度及特异度可达 93%～99%，尤其对胆总管小结石（长径 <5mm），其在诊断上的优势更为明显。

3. **胆管腔内超声**（intraductal ultrasonography，IDUS） IDUS 常在实施 ERCP 同时使用，对于 ERCP 阴性的可疑胆总管结石可行 IDUS 检查，与 ERCP 相比，其优势在于发现微小结石，避免了 X 射线下胆管造影，避免其可能导致的胆管炎或胰腺炎，具有一定临床应用价值。

4. **腹腔镜超声**（laparoscopic ultrasonography，LUS） 术中超声对结石、病变区域和病肝切除范围进行准确定位，对肝胆管狭窄或扩张程度进行准确判定，探查是否合并肝脓肿、肝胆管细胞癌等，明确肝内重要管道结构走向及其与病变肝段的毗邻关系。病变肝段切除后探查预留肝段内有无结石残留，引导术中胆道镜取石。

5. 腹部 CT 不同研究中 CT 对胆管结石诊断的敏感性为 65%～93%，特异性为 68～96%，尤其是 CT 阴性结石时，准确性会明显降低。另外 CT 检查会使受检者暴露于电离辐射和对比剂注射的潜在危害下，因此在检查效能不优于其他手段时，不常规推荐。但 CT 增强扫描检查可明确肝实质改变以及肝内外胆道及结石的整体情况，且可初步明确是否合并胆管癌，在肝胆管结石的术前评估中发挥极其重要的作用，在肝切除手术的术前评估中也具有重要意义。

6. 磁共振及磁共振胆胰管成像（MRI/MRCP） MRCP 检查可以通过图像重建获得高质量的肝内外胆管树的整体表现，对于明确胆管狭窄部分具有重要意义，MRI 增强扫描的不同序列对于排除胆管癌亦有一定意义。由于影像学检查的飞速进步，特别是 CT 和 MRI 硬件和各种图形重建软件的开发利用，无创的评估手段几乎可以获得与 ERCP 及经皮肝穿刺胆道造影检查相近的效果。MRCP 对胆总管下端结石以及微小结石、泥沙样结石诊断率较低。其次，对体内带有心脏起搏器、脑动脉瘤夹、内支架等不可取出的金属制品、有幽闭恐惧症或一些高龄及无法配合患者不宜行 MRI/MRCP，也限制了 MRI/MRCP 的应用。

7. 内镜下逆行胰胆管造影术（endoscopic retrograde cholangio-pancreatography，ERCP） ERCP 是公认的诊断胆总管结石的"金标准"，胆总管结石在 ERCP 造影中表现为透亮负影，区别于充盈缺损，然而其发现小结石和泥沙样结石的准确度值得怀疑。胆管内造影剂充盈不足和充盈过度都会导致胆总管和肝内胆管结石被遗漏。有时，不能将结石和气泡区分开。ERCP 结合胆管超声对胆管结石和胆泥具有更高的诊断率。由于 ERCP 具有一定的创伤性和风险，费用较高，术后发生胰腺炎、急性胆管炎、出血、穿孔等并发症的概率较高，因此原则上不建议实施单纯诊断性 ERCP。

8. 经皮经肝胆道造影术（percutaneous trans-hepatic cholangiography，PTC） PTC 能清晰地显示胆系的解剖图像，并能显示结石在肝内外胆管的分布、大小、形态、胆管狭窄和扩张以及胆管的变异等。同 ERCP 一样，PTC 为有创性操作，能够引起出血、胆漏、胆管炎等风险，一般用于胆管结石合并

胆管炎的治疗，很少单纯用于诊断。

9. 术中胆管造影（intraoperation cholangiography，IOC） 术中胆道造影在行腹腔镜胆囊切除术时经胆囊管行胆管造影，进行术中诊断，若有结石则行进一步治疗。该方法直接、明确、术前无需检查。缺点是需腹腔镜和胆道镜联合应用，且对技术要求较高。

【诊断与鉴别诊断】

肝内外胆管结石的诊断主要依据病史、临床表现、影像学及实验室检查结果。术前评估的内容应包括结石大小、位置、有无胆管狭窄、胆道解剖变异、肝内胆管结石分布情况、肝脏功能代偿状态、全身状况以及对手术的耐受能力，根据上述情况选择合适的治疗方法。

对肝功能的评估：除常规肝功能和凝血功能检查外，要注意黄疸程度、出血倾向、腹水、双下肢水肿、腹壁静脉曲张等表现，必要时行胃镜检查以明确有无食管胃底静脉曲张，据以判断肝功能代偿状态以及是否合并肝硬化和门静脉高压症据此判断肝功能代偿状态以及是否合并肝硬化和门静脉高压症。

与肝内外胆管结石需要鉴别的疾病包括：胆囊结石合并急性胆囊炎、急性胰腺炎、上消化道穿孔、肝脓肿、肝胆管癌、膈下脓肿、大叶性肺炎等。通过详细的询问病史、典型的临床表现、体格检查、影像学及实验室检查，肝内外胆管结石不难与上述疾病鉴别，但应注意肝内外胆管结石可能会合并胆囊炎、急性胰腺炎、肝脓肿及肝胆管癌等疾病，在诊断胆管结石的同时应注意鉴别诊断。

【并发症】

1. 胆源性胰腺炎 胆总管结石嵌顿于壶腹部或迁移过程中引起 Oddi 括约肌痉挛，可引起胆汁逆流，激活胰酶原而导致急性胆源性胰腺炎，表现为上腹部疼痛，伴或不伴皮肤巩膜黄染，实验室检查提示血尿淀粉酶及脂肪酶升高。行腹部彩超及腹部 CT 可明确诊断。

2. 重症急性胆管炎 即急性梗阻性化脓性胆管炎或胆源性脓毒症。是胆管结石的常见并发症和主要致死原因。诊断依据是确认肝胆管结石合并胆道感染并伴有全身脓毒症表现。

3. 胆源性肝脓肿 是肝内胆管结石继发急性化脓性胆管炎的后期表现。脓肿发生在病变肝管引流范围内。根据病史、急性胆管炎、脓毒症综合征及上腹部疼痛等典型临床表现，结合超声和 CT 检查不难做出正确诊断。必要时还可作超声或 CT 引导

下诊断性肝脓肿穿刺以获确诊。

4. 胆道出血 由于结石梗阻继发胆道化脓性感染，受累区域胆管黏膜多发性溃疡侵蚀伴行肝动脉或门静脉支可导致胆道大出血；胆源性肝脓肿也可溃入胆道及邻近的肝内血管分支而发生胆道大出血。胆道出血典型的临床表现为突然发作的胆绞痛，继之出现呕血或便血、黄疸或黄疸加深，呈周期性发作，间歇期为5～14天。其诊断依靠病史、典型临床表现并结合影像学检查，超声和CT有助于出血的原发病灶的定位和定性诊断；选择性肝动脉造影或栓塞术是胆道出血最有价值的诊断和治疗方法。

5. 肝胆管癌 肝内胆管结石合并肝胆管癌是发生在迁延性胆管炎的基础上。病变胆管上皮及管壁腺体的异型增生是胆管癌的癌前病变。患者常有长期反复发作的肝内胆管结石的病史及多次胆道手术史，近期内肝胆管梗阻迅速加重，可表现为频繁发作的重症胆管炎或胆瘘。诊断依据临床表现、影像学征象、升高的CEA或CA19-9以及病理学检查。

6. 胆汁性肝硬化及门静脉高压症 由于胆管结石引起胆管长期梗阻和感染，造成肝实质弥漫性损害和纤维化，导致继发性胆汁性肝硬化和门静脉高压症。典型的临床表现：较长时间的胆道病史，表现为持续性的梗阻性黄疸或频繁发作的胆管炎；肝脾肿大、食管胃底静脉曲张；肝功能损害、低蛋白血症、贫血。

【治疗】
（一）肝外胆管结石治疗

肝外胆管结石的治疗方法包括开腹手术、腹腔镜手术、内镜治疗及经皮经肝治疗。有荟萃分析研究比较了胆总管结石的内镜治疗和外科治疗，结果显示结石移除率、病死率、并发症出现概率无显著差异。但是，ERCP较外科手术具有创伤小、效果好、恢复快等优点。目前，ERCP是单纯胆总管结石的主要治疗方式。胆总管结石合并胆囊结石的患者，可考虑3种方式处理：ERCP胆管取石＋腹腔镜胆囊切除；腹腔镜下胆囊切除及胆道探查手术；开腹胆囊切除加胆道探查手术。手术方式可根据患者意愿及治疗单位的具体情况决定。

1. 开腹手术 开腹（胆囊切除）胆总管切开探查、取石、T管引流术，该术式为胆总管结石治疗的规范化术式，对技术要求不高，但其创伤大、恢复时间长、术后并发症高，随着腹腔镜和内镜技术的发展，其所占的比例逐渐减少，但在大多数的基层医院仍广泛应用。在不适宜行微创手术或内镜治疗的

重症胆管炎患者，此术式也是唯一有效的选择。此外，因传统的胆总管切开探查有一定的盲目性，阴性率可达20%，为避免不必要的T管留置引发的并发症，有文献报道可于胆囊切除后行经胆囊管造影或经胆囊管胆管镜探查取石，降低其阴性率及并发症，在腔镜技术发展相对滞后的基层医院，具有推广价值。

2. 腹腔镜手术 腹腔镜胆囊切除＋胆管探查术，优点是胆囊结石和胆总管结石可以一次性取出，成功率高，对胃肠道干扰小，腹腔镜下胆道镜取石及不用胆道探条探查胆管下端的方法对胆道及乳头的刺激小，术后水肿轻，恢复比开腹手术快，且避免EST所引起的相关并发症。对于重症胆管炎患者，还可以急诊行内镜下鼻胆管引流胆管减压，再二期行腹腔镜胆管探查术，鼻胆管并可作为寻找胆总管提供标记及缝合T管时作为支撑。但腹腔镜下缝合胆总管及胆道镜取石需要熟练掌握腹腔镜外科及胆道镜操作技术，且术后因腹腔内粘连较轻，T管窦道形成时间较长，拔管时间需适当延长。

3. ERCP取石术 ERCP治疗胆总管结石已有近50年的历史，其具有痛苦小，恢复快等优点，且不受前次胆石症术后胆管周围粘连等限制，目前是治疗单纯胆总管结石的主要方式。ERCP取石常用的手术方式包括：

（1）乳头括约肌切开（endoscopic sphincterotomy，EST）：EST应在选择性胆管深插管之后，确诊胆总管结石并有可能予以取出时实施。建议采用拉式弓形刀，并保留导丝以便进出胆道。电流模式可采用纯切、混合或脉冲模式等。胆管EST应沿胆道的轴线方向进行切开，一般为乳头的11点至12点方向，应缓缓匀速切开。避免在同一部位通电时间过长，或行"拉链式"快速切开。应根据结石的大小以及胆管壶腹段的长度决定切口的长度，还应避免"外大内小"的无效切开，以便于结石取出为原则。

（2）乳头气囊扩张（endoscopic papillary balloon dilation，EPBD）：EPBD可以作为代替EST的另一种处理方式，具有降低术后出血并发症、操作相对容易、有可能部分保留括约肌功能等优点，尤其适合年轻患者、胆囊未切除、肝硬化、凝血功能差、憩室旁乳头、乳头有效切开困难以及毕Ⅱ式胃切除术后患者等；但EPBD可能增加ERCP术后胰腺炎的风险。根据结石的大小及胆总管下段的粗细选择适宜直径的气囊，一般采用与结石大小相仿但不超过胆管口径的气囊；建议采用带有压力表的注射器，

应用稀释的造影剂进行加压；应在透视监控下逐级缓慢增加压力，直至狭窄环消失或到达满意的口径。避免盲目或快速加压造成组织损伤。采用大口径气囊（>10mm）扩张前，建议先行小到中等的乳头括约肌切开。有助于胆管开口的有效扩张，并减少PEP的发生。

内镜下乳头括约肌扩大球囊扩张术（endoscopic papillary large balloon dilation, EPLBD），应用的是一个直径12～20mm的大球囊，目前已应用于内镜下取石。EPLBD通常应用于EST之后，但也有单独应用的报道。一项RCT的Meta分析比较了EST与EPLBD在有较大结石的情况下，机械碎石后的结石移除率，结果无显著差异（97.35% vs. 96.35%）。EPLBD术后出血较EST显著降低，术后胰腺炎、穿孔以及胆管炎的出现无显著差异。EPLBD临床应用的时间较短，严重并发症的报道较为有限，使用时应更加谨慎。作者认为大气囊扩张可能引起胆道括约肌的撕裂而导致严重的出血、穿孔等并发症，还需大量病例的临床研究来证实。

（3）网篮或取石球囊取石：Dormia取石网篮和球形气囊是最常用的取石工具，前者一般用于取出中小结石，后者多用于较小结石及碎片的清除。取石应遵循"先下后上""先小后大"的原则，逐一取出结石，避免一次套取过多结石引起嵌顿。将结石拖出乳头时避免暴力外拉，而是通过"向下"弯曲内镜头端、推入并右旋镜身，使用力方向与胆管轴向一致，有利于结石的取出。取石后可用气囊进行肝内外胆管的探查，"清扫"及堵塞造影，以免遗漏结石（图6-2-1）。

（4）支架治疗：对于内镜下难以清除的胆总管结石病例，尤其是高龄、不适合手术的患者，可在胆管内留置塑料支架，有助于引流胆汁、控制感染、减少发作频度，起到一定的姑息性治疗作用，部分较疏松的结石还有可能逐步缩小。长期留置的支架一旦发生阻塞需及时更换。

（5）鼻胆管引流的应用：是一种临时性引流措施，主要适用于已存在胆管化脓性感染、结石尚未取净需要再次内镜介入或手术治疗、怀疑尚有结石残留或担心发生胆道感染的病例。

（6）胰管支架的应用：短期留置胰管支架有助于预防PEP，或减轻胰腺炎的严重程度。对于高风险的病例，如插管困难、采用预切开进入胆管、气囊扩张乳头或SOD患者等，如条件许可，建议预防性短期留置胰管支架。

（二）肝内胆管结石治疗

肝内胆管的治疗包括手术治疗及内镜治疗，其中手术治疗仍是肝内胆管结石的主要治疗方法。

1. 内镜治疗　包括胆道镜及十二指肠镜及经口胆道镜治疗。

（1）胆道镜治疗：胆道镜技术已成为内镜治疗肝内胆管结石最主要的手段之一，胆道镜技术主要包括术前胆道镜、经皮经肝胆道镜、术中胆道镜、术后胆道镜等几种方式。胆道镜下取石的方法包括网篮取石、活检钳钳夹取石、激光碎石、液电碎石等。胆道镜镜身作为扩张器将开口扩大，也可用微波烧灼治疗，管状狭窄可用气囊导管扩张，或用特殊扩张探条扩张后放置支架，行支撑治疗。

1）术中胆道镜：胆道术中，胆道镜经肝胆管造口或胆总管造口处直接进入肝内胆道进行治疗，由于有手术者的协助，取石成功率很高，约95%。因此，术中胆道镜应列为肝内胆管结石的常规操作，可以取代术中胆道造影。

2）经皮经肝胆道镜（percutaneous transhepatic cholangioscopy, PTCS）：经皮经肝胆道镜是以非手术方法先行经皮经肝胆道造影术（PTC），然后再行PTC窦道扩张术，待窦道被扩张至能容纳纤维或电子胆道镜进入胆道时再行检查和治疗。

3）术后胆道镜：指胆道外科手术后再经胆道窦道口，插入胆道镜。最常见的是经T管窦道插入，也可经肝内胆管造瘘术后通道，胆肠吻合口、空肠盲襻皮下造瘘可等方法插入。通过T管在胆道镜下对肝内胆管狭窄行机械性扩张及激光或液电碎石的结石清除的成功率是87%，并发症的发生率是13.1%，主要是轻度的胆道出血和发热。因此，不论经皮或经T管行胆管狭窄扩张术及支架植入对于治疗肝内胆管结石伴有胆管狭窄的患者均是安全有效的，且结石的复发率很低。

（2）十二指肠镜治疗：

1）ERCP取石：对于原发性肝内胆管结石，原则上不是ERCP适应证。肝内胆管多个分支内存在大量结石，尤其是合并肝管狭窄者，ERCP常无法解除肝管狭窄及完全清除结石，一般不宜行EST。肝内外胆管结石，如果肝内结石无法清除，应慎行EST取石，除非肝外胆管结石已造成胆管梗阻感染。通过ERCP途径，由于肝内胆管结石患者往往胆管狭窄扭曲，结石嵌顿使造影不良，结石清除率不高。

2）经口胆道子母镜治疗：胆道子母镜可在直视下进行观察胆道黏膜病变，做出对病变的定位和定

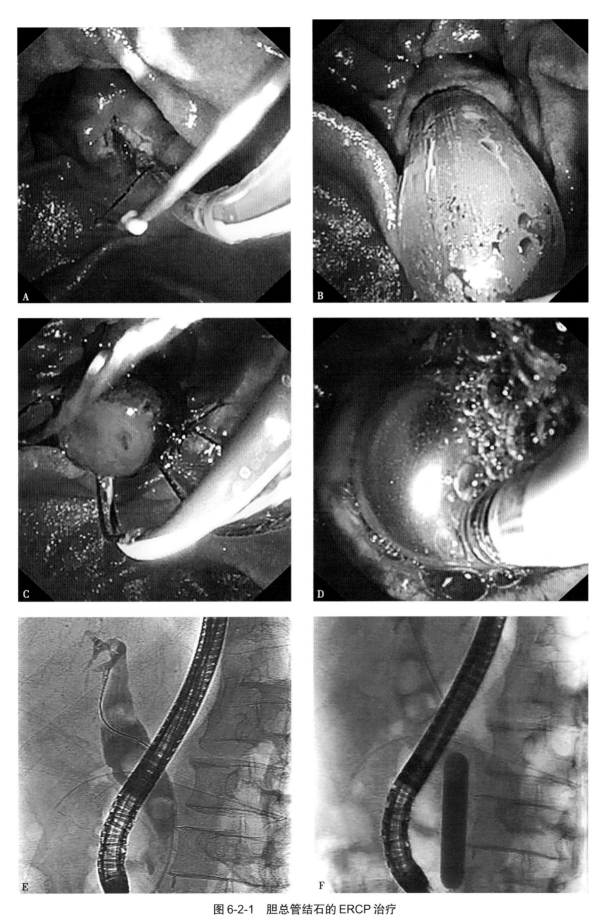

图 6-2-1 胆总管结石的 ERCP 治疗

A. EST；B. EPBD；C. 网篮取石术；D. 取石球囊取石术；E. 造影提示胆总管多发结石伴胆管扩张；F. EPBD 术

性诊断，并可在直视下取出肝内胆管结石。

对于原发性肝胆管结石，可采用腹腔镜、胆道镜、十二指肠镜三镜联合治疗。首先经十二指肠镜，行 EST，取出肝外胆管结石；而后经腹腔镜行胆囊切除及结合胆道镜行肝胆管探查，球囊导管扩张术解除肝门部狭窄；术后 1 个月行胆道镜或十二指肠镜治疗残余结石及肝内外胆管内支撑引流术，三镜联合可以提高治愈率，避免多次开腹手术。

2. 手术治疗 有明显临床症状的肝胆管结石需要治疗。对于症状不明显的静止型结石是否需要手术治疗，目前意见尚未统一。鉴于随病程演进和病变发展，多数病例将出现明显症状且有受累肝管恶变的可能，对于静止型结石也多主张积极手术治疗或经皮经肝胆道镜取石治疗。

肝内胆管结石的治疗主要靠外科手术，原则是去除病灶，取尽结石，矫正狭窄，通畅引流，防止复发。针对肝胆管结石复杂的肝内外胆道及肝脏病变有多种手术和非手术治疗方法，应根据肝内胆管结石数量及分布范围、肝管狭窄的部位和程度、肝脏的病理改变、肝脏功能状态及患者的全身状况，制订针对具体病例的个体化治疗方案并选择合适的手术方法。肝胆管结石的手术治疗方式主要有 4 种：胆管切开取石术、肝部分切除术、肝门部肝胆管成形重建术及肝移植。

肝内外胆管结石临床治疗中，应采取个体化方案，运用微创外科及内镜治疗，缓解症状，并可能相对彻底取尽结石。

（李 文 张炳勇）

推 荐 阅 读

[1] SUZUKI Y，MORI T，YOKOYAMA M，et al. Hepatolithiasis: analysis of Japanese nationwide surveys over a period of 40 years[J]. J Hepatobiliary Pancreat Sci，2015，21（9）：617-622.

[2] SUZUKI Y，MORI T，ABE N，et al. Predictive factors for cholangiocarcinoma associated with hepatolithiasis determined on the basis of Japanese Multicenter study[J]. Hepatol Res，2012，42（2）：166-170.

[3] GILJACA V，GURUSAMY K S，TAKWOINGI Y，et al. Endoscopic ultrasound versus magnetic resonance cholangiopancreatography for common bile duct stones[J]. Cochrane Database Syst Rev，2015（2）：CD011549.

[4] WILLIAMS E，BECKINGHAM L，EL SAYED G，et al. Updated guideline on the management of common bile duct stones（CBDS）[J]. Gut，2017，66（5）：765-782.

[5] BENJAMINOV F，STEIN A，LICHTMAN G，et al. Consecutive versus separate sessions of endoscopic ultrasound（EUS）and endoscopic retrograde cholangiopancreatography（ERCP）for symptomatic choledocholithiasis[J]. Surg Endosc，2013，27（6）：2117-2121.

[6] 中国医师协会外科医师分会微创外科医师专业委员会. 腹腔镜治疗肝胆管结石病的专家共识（2013 版）[J]. 中华消化外科杂志，2013，12：1-5.

[7] LI C，WEN T. Surgical management of hepatolithiasis: A minireview[J]. Intractable Rare Dis Res，2017，6（2）：102-105.

[8] ZHANG Z，LIU Z，LIU L，et al. Strategies of minimally invasive treatment for intrahepatic and extrahepatic bile duct stones[J]. Front Med，2017，11（4）：576-589.

[9] 韩志敏，张凤奎. 经皮肝胆道镜术两种不同路径治疗复杂肝内外胆管结石的临床疗效比较 [J]. 肝胆外科杂志，2016，24：422-425.

[10] JIN R A，WANG Y，YU H，et al. Total laparoscopic left hepatectomy for primary hepatolithiasis: Eight-year experience in a single center[J]. Surgery，2016，159（3）：834-841.

[11] GUAN T，FANG C，MO Z，et al. Long-Term Outcomes of Hepatectomy for Bilateral Hepatolithiasis with Three-Dimensional Reconstruction: A Propensity Score Matching Analysis[J]. J Laparoendosc Adv Surg Tech A，2016，26（9）：680-688.

[12] 谢璐，杨建锋，楼颂梅，等. 内镜超声检查在经内镜逆行胰胆管造影术前诊断胆总管结石的临床价值 [J]. 中华消化内镜杂志，2018，35（3）：163-167

[13] 慎华平，张国雷，张鸣杰，等. ERCP＋EST 联合 LC 治疗胆囊结石伴胆总管结石的疗效评价 [J]. 肝胆胰外科杂志，2014，26（5）：359-361.

第二节 急性梗阻性化脓性胆管炎

急性梗阻性化脓性胆管炎（acute obstructive suppurative cholangitis，AOSC）是胆道感染的严重阶段，系因急性胆道梗阻并继发细菌性化脓性感染所致，严重者可引起胆源性休克等多器官功能衰竭。

【病因与发病机制】

胆总管结石是最常见的梗阻原因。其他原因包括胆管肿瘤、胆道寄生虫、胆道良性狭窄、先天性胆道畸形、原发性硬化性胆管炎等。随着手术水平及微创介入治疗技术的发展，由胆肠吻合、内镜逆行胰胆管造影（endoscopic retrograde cholangiopancreatography，ERCP）、置放内支架、经皮肝穿刺胆管造影（percutaneous transhepatic cholangiography，PTC）等引起的狭窄逐渐增多。梗阻的部位最多见于胆总管下端，也可见于肝内胆管，单纯肝内胆管感染又称为肝胆管炎。

造成急性梗阻性化脓性胆管炎的致病菌以革兰氏阴性杆菌为主，其中大肠埃希菌最常见，铜绿假单胞菌、变形杆菌和克雷伯菌次之。在革兰氏阳性杆菌感染中，以肠球菌常见，且有25%～30%合并厌氧菌感染。胆道梗阻严重，管腔内压越高，病情越重；当胆管内压高达30cmH$_2$O时，胆汁中的细菌和毒素即可逆行进入肝窦，并通过肝静脉进入体循环，大量的细菌毒素引起全身炎症反应、血流动力学改变，产生严重的脓毒血症，导致感染性休克。

AOSC胆管腔内充满脓性胆汁或脓液，胆管内压力不断增高，胆管壁黏膜充血水肿，上皮细胞糜烂、坏死、脱落，管壁增厚，可有散在小溃疡形成，胆管壁有不同程度的炎性细胞浸润等病理改变，由此可进一步加重胆管梗阻。在胆管高压作用下，肝脏可肿大，肝细胞肿胀、变性，汇管区炎性细胞浸润，胆小管内胆汁淤积。病变后期肝细胞发生大片坏死，可形成肝内多发性小脓肿，胆小管可破裂。

【临床表现】

（一）临床表现

男女发病比例接近，青壮年多见。多数患者有反复胆道感染病史和/或胆道手术史。发病急，进展迅速，病情凶险。根据患者胆道梗阻的部位，梗阻的程度以及胆道感染程度的不同，临床表现也不尽相同。

1. 左右肝管汇合以上部位梗阻合并感染 黄疸较轻，可有腹痛，以高热寒战为主要临床表现，常伴有恶心、呕吐等消化道症状。腹部多无明显腹膜炎体征，常表现肝脾肿大；一侧肝管梗阻可出现不对称性肝大，患侧肝区压痛和叩痛。重症肝胆管炎时，也可出现感染性休克等表现。

2. 肝外胆管梗阻合并感染 突发持续腹痛、寒战高热和黄疸，是本病的典型症状，称为夏科（Charcot）三联症。可伴有恶心呕吐，当胆管梗阻和感染进一步加重时，可出现神志改变和低血压，与之前的三项统称为Reynolds五联症。部分患者皮肤巩膜黄染尚不明显时，即可出现血压下降、脉搏增快、神志淡漠、甚至嗜睡、昏迷等症状；合并休克可表现为烦躁不安、谵妄等。如未予及时有效的治疗，病情继续恶化，可在短时间内出现严重的感染中毒性休克，严重者可在短期内死亡。

（二）体征

发热，体温常呈弛张热或持续升高达39～40℃以上，脉搏快而弱，可达120～140次/min，血压降低，呼吸浅快，皮肤巩膜黄染，剑突下压痛和肌紧张，可有腹膜刺激征，Murphy征阳性，如合并有肝脓肿时可触及肿大的肝脏并有压痛或肝区叩痛，胆总管梗阻者可扪及肿大的胆囊。

（三）辅助检查

1. 实验室 白细胞计数可超过20×10^9/L，中性粒细胞胞质内可出现中毒颗粒。肝功能有不同程度的损害，凝血酶原时间延长，血总胆红素升高，以结合胆红素升高为主，尿胆红素阳性，ALT、AST、rGGT、ALP等均有不同程度的升高。动脉血气分析可有氧分压下降、氧饱和度降低。多数患者出现代谢性酸中毒及脱水、低钠血症等电解质紊乱。血培养可有细菌生长。

2. 腹部超声 是诊断AOSC的无创初始检查，特异性较高，但敏感性差。超声检查可发现肝内外胆管不同程度扩张，胆总管或肝内胆管结石，胆管壁增厚，胆囊增大以及胆道蛔虫，肝脓肿，膈下脓肿等。胆总管下端易受胃肠道气体干扰，超声显示不清时，可行CT检查。

3. CT 不受肠道气体等因素影响，可显示肝胆系统不同水平、不同层面的图像，能明确梗阻的部位和原因，以及胆道扩张的范围，有助于诊断胆管炎，明确其病因。

4. 磁共振胰胆管造影（magnetic retrograde cholangiopancreatography，MRCP） MRCP可以清晰地显示肝内外胆管树的全貌，阻塞部位和范围，图像不受梗阻部位的限制，是一种无创伤性的胆道显像技术，有助于诊断急性胆管炎、评估炎症程度和了解病因。

5. 超声内镜（endoscopicultrasonography，EUS） EUS可以对胆总管，尤其是可以对胆总管下段与壶腹部进行近距离超声检查，不受气体干扰，准确性高，可发现超声或CT难以发现的阴性结石，且可在EUS下对胆管进行穿刺，兼有诊断和治疗双重作用。

【诊断与鉴别诊断】

（一）诊断

AOSC病情发展迅速，短时间内可因全身炎症反应综合征和／或脓毒血症造成 MODS。因此，及时诊断及评估病情十分重要。典型的 Charcot 三联症，已构成急性胆管炎的诊断；当患者具备腹痛、寒战高热、黄疸、休克和精神症状五联症时，一般不难诊断 AOSC，影像学检查可进一步确诊。在急性梗阻性肝胆管炎中，由于梗阻的部位较高，肝外胆管无梗阻，临床症状可不典型，疼痛不明显，可无黄疸或黄疸程度很轻，且无腹膜刺激征象，而以全身感染和肝区叩痛为主要表现，诊断时应特别注意。如肝内胆管结石并发的急性化脓性胆管炎，因症状不典型，如无腹痛和黄疸等，常常会延误诊断。

（二）鉴别诊断

详细了解患者的病史，症状以及体征等，依据患者的相关检查，常需与以下疾病相鉴别。

1. 急性炎症

（1）急性胆囊炎：多在进食油腻食物后或午夜突发右上腹剧烈疼痛，向右肩背部放射，伴有恶心、呕吐，超声检查见胆囊壁毛糙、渗出、增厚、胆囊内结石则有助于诊断。病情严重者或胆囊内结石脱落至胆总管引起胆道梗阻可表现为 AOSC 症状。

（2）急性胰腺炎：常因过度进食、酗酒诱发，表现为突发剧烈腹痛，呈持续性，常向左腰背部放射，可伴腹胀、恶心、呕吐、发热，血淀粉酶及脂肪酶超过正常值高限的 3 倍，腹部 CT 显示胰腺急性水肿、渗出病变。

（3）急性阑尾炎：以转移性右下腹疼痛为特点。右下腹麦氏点局限性压痛，结肠充气试验常阳性。需注意妊娠妇女、老年人等特殊类型的急性阑尾炎。

（4）右侧胸膜炎、右下大叶性肺炎以及膈胸膜炎等：均可引起不同程度的高热、腹痛，胸部 CT 或其他呼吸道症状有助于鉴别。

2. 消化道穿孔性疾病

（1）胃十二指肠溃疡穿孔：患者多有上消化道溃疡病史，突发剧烈腹痛、腹膜刺激征和腹部 X 线片见膈下游离气体是其特点。

（2）胃癌穿孔：患者年龄通常较大，全身情况差，明显消瘦，曾呕吐咖啡样胃内容物，穿孔前腹痛不规律，口服抑酸药无效。

（3）急性肠穿孔：可因肠坏死、溃疡或外伤等原因引起，多见于肠伤寒、肠结核、急性出血坏死性肠炎、结肠阿米巴病等。

3. 梗阻或绞窄性疾病

（1）急性肠梗阻：急性机械性肠梗阻最常见，腹部立位 X 线片常可见气液平面及肠腔扩张。

（2）腹腔脏器急性扭转：胃、大网膜、卵巢等均可发生急性扭转，但很少见。

【治疗】

迅速解除胆道梗阻，胆道引流，控制感染抗休克。当胆管内压降低后，患者病情常常能暂时改善，有利于争取时间进行进一步治疗。

（一）一般治疗

对休克患者，应积极进行液体复苏，在补充晶体液时，应注意补充蛋白，恢复有效循环血容量，纠正水、电解质紊乱和酸碱失衡。

（二）抗菌治疗

对疑诊急性胆管炎的患者，尤其是感染性休克患者，应立即经验性使用抗菌药物，控制感染的发展。在进行经皮、内镜或任何手术操作前，也应予以抗菌治疗。AOSC 常为多重耐药菌感染，首选含 β 内酰胺酶抑制剂的复合制剂（如头孢哌酮／舒巴坦、氨苄西林／舒巴坦、哌拉西林／他唑巴坦）、第三代和四代头孢菌素（头孢哌酮、头孢曲松）、单环类药物（氨曲南）；如果无效，可改用碳青霉烯类药物，如美罗培南、亚胺培南／西司他丁。有胆肠吻合病史的患者，抗菌药物应经验性地覆盖厌氧菌。AOSC 抗菌治疗应至少持续 5～7 天，可根据症状、体征改善以及白细胞计数等指标确定停药时间。感染得到控制后，抗菌药物疗程一般不超过 7 天。

应尽可能进行胆汁和血液培养，在明确致病菌后，根据药敏试验结果选择合适的抗菌药物，避免出现双重感染或细菌耐药。

（三）紧急胆道减压引流

降低胆道压力，才有可能中止胆汁或细菌逆流入血液，阻断病情的进一步恶化，减少抗菌药物的使用。胆道减压引流方式力求简单有效，主要包括：

1. 微创减压　首选治疗性 ERCP，包括：内镜下乳头括约肌切开（endoscopic sphincterotomy，EST）、经内镜鼻胆管引流术（endoscopic nasobiliary drainage，ENBD）或胆管支架内引流术（endoscopic biliary stenting，EBS）。患者病情容许，可在 EST 基础上，取出胆道结石，再进行引流。当患者病情危重，可以先行 ENBD，引流减压，待病情缓解，再在内镜下取石。ENBD 为外引流，可以观察引流液的情况，但引流管给患者带来不适感，一般适宜于短期引流；EBS 为内引流，患者感觉舒适，但不能观察引流液，无法行胆道冲洗和造影，两者如何选择主要取决于患者的病情。

对高位胆管梗阻，如肝门或肝门以上肝内胆

管肿瘤、结石或狭窄引起胆道梗阻所致的急性胆管炎，宜采用经皮经肝胆管穿刺引流（percutaneous transhepatic cholangial drainage，PTCD），常可缓解症状和感染，但引流管容易脱落，可能被结石或肿瘤堵塞而失效，多用于肿瘤患者的姑息治疗。

近年发展的超声内镜下胆管引流技术（endoscopic ultrasound-guided biliary drainage，EUSBD），可在上消化道梗阻无法找到乳头时，在超声内镜引导下对胆管进行穿刺引流，也可作为ERCP失败后的替代手段，但技术尚不成熟，仍需进一步临床研究。

对胆道减压引流困难的患者，如：①结石较大或多发结石等，建议分两次进行：先行胆管引流，待炎症得到控制后再经内镜清除结石；②若患者存在凝血功能障碍，推荐EBS作为首选引流方式，尽量避免EST；③对于正在接受抗凝治疗的AOSC患者，由于抗凝药物停药后发生血栓的风险增加，胆管引流方式的选择应权衡手术出血风险与血栓栓塞风险；④对于消化道重建患者，球囊小肠镜辅助内镜逆行胰胆管造影（balloon enteroscopy-assisted ERCP，BE-ERCP）可作为术后解剖异常的急性胆管炎患者进行胆管引流的一线治疗方式。

2. **手术减压** 胆总管切开减压T管引流，如果患者内镜下胆道引流和PTCD失败，或存在禁忌证时，可考虑行开腹胆道引流术，先放置T管引流解除梗阻，待二期手术解决胆道梗阻病因。胆总管内结石应力争取净，尽量缩短手术时间。大多数患者在手术切开胆总管紧急减压后，患者的血压就会有回升，病情有可能立即趋于稳定，但对较高位置的肝内胆管梗阻，胆总管切开往往不能有效减压。术中冲洗肝内外胆管，吸出脓液减轻中毒症状，如手术中发现有较大的脓肿，可一并处理，如为多发小脓肿，则只能行胆管引流。选择合适的T形管以备术后引流或取石。胆囊造口术难以达到充分有效减压和引流胆汁的目的，一般不宜采用，仅在术中难于顺利显露胆总管时方可采用胆囊造口术。

对伴有肝内胆管结石合并肝胆管狭窄者，可用胆道探子扩张狭窄处，冲洗肝内胆管并将引流管放置在狭窄以上的肝胆管内。术中不必强求取净结石，残余结石可待术后用胆道镜取出。术中抽取胆汁作细菌培养和药物敏感试验，对术后抗生素的选择有指导意义，若胆汁细菌培养为阳性，则提示急性胆管炎病情严重、预后不佳。急诊胆管减压引流一般不可能完全去除病因，如不作后续治疗，可能会反复发作。如患者一般情况恢复，宜在1～3个月后根据病因选择合适的手术方法。

【预后】

随着诊疗技术的提高及强有力抗菌药物的应用，急性胆管炎的病死率有了明显的下降。轻型急性胆管炎治疗效果较好，其死亡与基础疾病或手术并发症有关。而急性重型胆管炎的病死率仍然较高达12.3%～34%，其中AOSC合并中毒性休克者病死率为22.4%～40%，合并胆源性肝脓肿者病死率为40.0%～53.3%，出现多器官功能衰竭者预后极差，病死率高达60%～70%。

（丁 震 郑 勇）

推 荐 阅 读

[1] KIRIYAMA S，KOZAKA K，TAKADA T，et al. Tokyo Guidelines 2018：diagnostic criteria and severity grading of acute cholangitis（with videos）[J]. J Hepatobiliary Pancreat Sci，2018，25（1）：17-30.

[2] Takada T. Tokyo Guidelines 2018：updated Tokyo Guidelines for the management of acute cholangitis/acute cholecystitis[J]. J Hepatobiliary Pancreat Sci，2018，25（1）：1-2.

[3] GOMI H，SOLOMKIN J S，SCHLOSSBERG D，et al. Tokyo Guidelines 2018：antimicrobial therapy for acute cholangitis andcholecystitis[J]. J Hepatobiliary Pancreat Sci，2018，25（1）：3-16.

[4] MAYUMI T，OKAMOTO K，TAKADA T，et al. Tokyo Guidelines 2018：management bundles for acute cholangitis and cholecystitis[J]. J Hepatobiliary Pancreat Sci，2018，25（1）：96-100.

[5] MIURA F，OKAMOTO K，TAKADA T，et al. Tokyo Guidelines 2018：initial management of acute biliary infection and flowchart for acute cholangitis[J]. J Hepatobiliary Pancreat Sci，2018，25（1）：31-40.

[6] GRAVITO-SOARES E，GRAVITO-SOARES M，GOMES D，et al. Clinical applicability of Tokyo guidelines 2018/2013 in diagnosis and severity evaluation of acute cholangitis and determination of a new severity model[J]. Scand J Gastroenterol，2018，53（3）：329-334.

[7] TSUCHIYA T，SOFUNI A，TSUJI S，et al. Endoscopic management of acute cholangitis according to the TG13[J]. Dig Endosc，2017，29 Suppl 2：94-99.

[8] WILLIAMS E，BECKINGHAM I，EL SAYED G，et al. Updated guideline on the management of common bile duct stones（CBDS）[J]. Gut，2017，66（5）：765-782.

[9] MUKAI S，ITOI T，BARON T H，et al. Indications and

techniques of biliary drainage for acute cholangitis in updated Tokyo Guidelines 2018[J]. J Hepatobiliary Pancreat Sci, 2017, 24（10）：537-549.

[10] SPORTES A, CAMUS M, GREGET M, et al. Endoscopic ultrasound-guided hepaticogastrostomy *versus* percutaneous transhepatic drainage for malignant biliary obstruction after failed endoscopic retrograde cholangiopancreatography：a retrospective expertise-based study from two centers[J]. Therap Adv Gastroenterol, 2017, 10（6）：483-493.

[11] 赵玉沛, 陈孝平. 外科学 [M]. 3 版. 北京：人民卫生出版社, 2015：588-589.

[12] 吴孟超, 吴在德, 吴肇汉. 外科学 [M]. 8 版. 北京：人民卫生出版社, 2013：461-462.

第三节　良性胆管狭窄

良性胆管狭窄（benign biliary stricture，BBS）是指非肿瘤原因如胆管损伤、复发性胆管炎等导致的胆管纤维组织增生、管壁变厚、瘢痕挛缩形成的胆管腔局限性狭窄，进而出现胆道梗阻、胆道感染等系列临床表现。肝内外胆管均可发生狭窄，一般以肝门部及肝内胆管为主，狭窄多呈环形或长段形，可多处同时存在，多由医源性胆管损伤、肝胆管结石及胆管炎反复发作所致。近年来，随着肝脏外科手术和腹腔镜胆囊切除术的广泛开展，医源性胆管损伤及良性胆管狭窄的发生率也随之升高。临床上常表现为腹痛、寒战、高热、间歇性黄疸。长期胆管狭窄及胆道感染可导致结石形成及胆汁淤积性肝硬化。该病早期可行抗生素治疗，手术则是 BBS 主要治疗手段。由于胆管狭窄病变的复杂性和多样性，如何根据不同病因及狭窄部位选择合理有效的治疗方案仍是亟待解决的难题。

【病因与发病机制】

（一）病因

1. 医源性胆管损伤　是胆管良性狭窄最常见病因，主要包括开腹或腹腔镜胆囊切除术、胆总管探查术、胃大部切除术、胰十二指肠切除术及肝移植术等各种腹部手术。其中 90% 发生于胆囊切除术后，腹腔镜胆囊切除术后胆管损伤性狭窄发生率（0.5%～0.9%）高于开腹胆囊切除术（约 0.2%）。手术致胆管狭窄多为胆管损伤部位的纤维瘢痕性狭窄。肝移植手术也是导致术后胆道狭窄的一个主要原因，其中以吻合口狭窄最为常见，与吻合口血供、炎症反应及术者胆道重建技术有关。肝移植术后非吻合口狭窄常累及肝内多段胆管，与肝动脉闭塞引起的缺血、移植器官低灌注、较长的冷热缺血时间、缺血再灌注、巨细胞病毒感染等因素密切相关。

医源性胆管损伤的发生机制主要包括器械损伤、热力损伤、化学损伤和缺血损伤等。胆管的器械损伤与术者操作有关，靠近胆管壁的钳夹、结扎、缝扎均有可能损伤胆管。电外科手术器械使用不当，热传导效应可损伤胆管壁，引起术后迟发型胆管狭窄。使用无水乙醇等溶液进行化学性消融治疗时易侵蚀胆管，造成其组织变性坏死及硬化狭窄。术中解剖不清误伤变异肝外动脉、胆管周围组织剥离过多均易产生缺血性胆管损伤。

2. 肝胆管结石　该病是肝胆外科常见疾病，与胆汁淤积、饮食、寄生虫和细菌感染等关系密切。胆管狭窄是肝胆管结石常见并发症之一。结石导致胆管慢性损伤及反复感染，引起肝内外胆管狭窄，并与肝胆管结石合并存在，并相互加重。狭窄常呈环形，并在胆管周围形成增厚瘢痕，狭窄长短不一，可单发或多发。肝胆管结石合并肝胆管狭窄若不及时治疗易导致严重化脓性胆管炎，甚至危及生命。

3. 慢性胰腺炎　也是引起良性胆管狭窄的病因之一，患病率为 3%～46%，平均 6%。由于远端胆、胰管解剖上的特殊性，使得胆、胰疾病互相影响。胰头部慢性炎症常累及胆管远端，引起胆汁引流不畅，使胆管壁发生纤维化、狭窄，肿大的胰头部也可直接压迫胆总管造成胆管狭窄。自身免疫性胰腺炎也可累及胆管下段，出现胆管狭窄。慢性胰腺炎引起的胆管良性狭窄首先与胰腺及胆管恶性肿瘤伴发的恶性胆管狭窄相鉴别。

4. 慢性胆管炎　慢性胆管炎包括原发性硬化性胆管炎和继发性硬化性胆管炎。原发性硬化性胆管炎是一种慢性胆汁淤积性自身免疫性肝病，其特征为肝内外胆管进行性炎症和纤维化，进而导致多灶性胆管狭窄。大约 50% 的原发性硬化性胆管炎发生胆管狭窄。免疫学介导的胆管损伤可能是原发性硬化性胆管炎发病的主要机制，长期胆道梗阻、炎症和感染导致胆管破坏的继发性硬化性胆管炎及继发性胆汁性肝硬化最终也会导致胆管进行性狭窄。

5. 其他　其他少见病因还包括腹部外伤、胆道蛔虫症、先天性胆管囊肿，门静脉海绵样变性压迫、淋巴浆细胞性硬化性胰腺炎及胆管炎、滤泡性胆管炎等。

（二）发病机制

胆管狭窄的发病机制尚未明确。各种原因导致胆管损伤后，瘢痕形成是最基本的病理变化，瘢痕性挛缩进一步导致胆管狭窄。在胆管上皮修复过程中，上皮细胞修复缓慢，慢性炎症刺激持续存在，与成纤维细胞过度激活，以及黏膜下层胶原过度沉积，共同导致胆管修复不良。近来发现很多因素共同参与胆管损伤后的修复，目前研究最多的就是 TGFβ₁ 及肌成纤维细胞（MFB），CTGF 作为 TGFβ₁ 下游靶基因，也是重要的纤维化促进因子。

胆汁在胆道瘢痕的形成过程中也有重要作用。当肝外胆道损伤时，胆道黏膜的完整性被破坏，胆汁浸入胆管壁的黏膜下层，刺激黏膜下成纤维细胞活化增殖，大量的肌成纤维细胞分泌过量的胶原，导致胆道愈合缓慢。在胆汁持续刺激下，胆道病理性瘢痕增生，胆道狭窄形成。胆汁淤积亦可继发革兰氏阴性肠道杆菌感染，引起胆管炎的反复发作，导致肝细胞的损伤，甚至引起肝硬化。伴有胆外漏者，肝损害虽较轻，但常可继发腹腔感染或功能性消化不良。

此外，细胞凋亡相关基因，如 Bcl-2 蛋白与 Bax 蛋白的表达可能与胆道良性狭窄发生有关。Fas/FasL 途径能抑制肌成纤维细胞的增殖，促进细胞凋亡。P53 及 c-myc、c-fos 等抑癌基因与原癌基因也可能参与胆道良性狭窄的形成。总之，胆管良性狭窄形成的发病机制仍需进一步研究证实。

【临床表现】

（一）病史与症状

患者一般具有胆道及上腹部手术或外伤史，或反复发作胆管炎、胆石症及慢性胰腺炎病史。

1. 多数早期无明显症状，仅表现为腹胀、消化不良等非特异症状。数周至数年后可出现间断性上腹钝痛、寒战高热、黄疸、大便灰白等胆道梗阻表现。

2. 患者手术及外伤后 24 小时内若出现胆道感染或明显梗阻症状，可有典型的 Charcot 三联症，即腹痛、寒战高热、黄疸。

3. 慢性患者可出现间歇性黄疸、不规则热型、发热后出现黄疸加深、胆汁性肝硬化或无黄疸性胆管炎等表现。严重者病情发展快，迅速恶化，甚至可出现重症急性化脓性胆管炎、败血症等。

（二）体征

1. 发作期上腹压痛。

2. 黄疸以皮肤、巩膜黄染为主。

3. 肝大、脾大，肝区叩痛及压痛阳性或 Murphy 征阳性。

4. 可有门静脉高压症的征象等。

【辅助检查】

（一）实验室检查

血生化常提示谷丙转氨酶、碱性磷酸酶、谷氨酰转肽酶、总胆红素、结合胆红素或血淀粉酶等指标升高，白、球蛋白比例倒置；血清 IgG4 或 IgM 水平可升高；急性发作时血常规提示白细胞、中性粒细胞数增多；血培养可呈阳性。

（二）影像学及内镜相关检查

1. **腹部超声**　适用于以黄疸为首发症状者，对肝内外胆管扩张或胆道结石较为敏感，可显示狭窄近端胆管扩张和／或结石的声像图。胆管结石的典型声像图表现为胆管内强回声后伴声影，可伴有梗阻以上胆管扩张。腹部超声的突出优势在于操作简便、安全无创，是诊断肝门胆管狭窄的首选，且可作为筛查手段，能显著提高肝门胆管狭窄定性、定位诊断。但对中下段胆管狭窄的病因和疾病性质缺乏敏感性，往往仅显示为节段性胆管扩张、胆管壁回声增强管壁增厚等非特异性改变。

2. **腹部 CT**　腹部 CT 扫查可清楚地显示胆管结石的分布、胆管扩张及肝实质病变情况，对胆管扩张、胆管炎等具有较好的诊断作用。与腹部超声类似，CT 主要通过识别狭窄上方的扩张胆管从而间接反映胆管狭窄的存在，但 CT 检查具有放射性，对阴性结石和泥沙样结石检出率低，且对可能存在的胆管狭窄的诊断价值有限，后续仍需胆道造影进一步明确诊断及评估狭窄段。

3. **磁共振胰胆管造影技术**（magnetic retrograde cholangio-pancreatography，MRCP）　MRCP 是检测胆管狭窄和胆管结石敏感性最高的无创检查，可清晰显示胆道的自然解剖走行及异常病变，包括胆管狭窄的部位、边缘、长度，以及狭窄以上胆管系统的扩张情况。MRCP 与 CT 联合检查的效果优于单独胆管造影，可避免急性胰腺炎风险，对于胆管完全梗阻者，可显示梗阻部位以上的肝脏、胆囊结构，并能从多层次、多角度对梗阻病变进行观察，但无法进行介入治疗。对肝门部梗阻病变术前行 MRCP 有助于指导 ERCP 下胆管支架植入治疗。

MRCP 检查提示良性胆道狭窄特点是规则、对称和短段狭窄，而恶性狭窄通常表现为不规则、不对称和长段缩窄，尤其是狭窄长度≥14mm 时恶性可能大。研究显示 MRCP 对胆管狭窄的诊断敏感度、特异度及准确性均接近 100%，并且具有无创、无放射性及不需对比剂等优势，是目前诊断胆道狭窄的首选检查手段。但 MRCP 对明确狭窄性质、胆管末端及其周围病变的诊断准确性及敏感性相对低，而且尚不能在诊断的同时对病变进行活检和介入治疗。

4. 经皮经肝胆道造影（percutaneous transhepatic cholangiography，PTC） 适用于伴有肝内胆管扩张的胆管狭窄患者，不仅可明确胆管狭窄的部位，且可置管引流进行减黄。PTC 对显示胆管狭窄部位以上胆管较 ERCP 有优势，但操作中也有出现并发症的风险，不作常规检查手段，目前主要作为治疗手段。

5. 静脉胆道造影 适用于疑有胆道良性狭窄，需要进一步明确诊断者。X 线下判别特征是胆管狭窄部位、形态及范围、狭窄段上方胆管扩张。肝内胆管结石的影像为造影剂分布不匀，显影迟缓、浅淡，狭窄，扩张交替，有时造影剂分布呈斑块状。

6. 内镜逆行胰胆管造影（endoscopic retrograde cholangiopancreatography，ERCP） 作为一种诊疗一体的手段是诊断狭窄的"金标准"，可以较清楚地显示胆管狭窄的部位、范围、狭窄段以上胆管扩张程度及结石等，并可同时行胆管引流、取石及扩张等辅助治疗，还可借助狭窄段胆管上皮细胞刷检或胆管腔内组织活检等手段明确狭窄性质。尽管 ERCP 引导下细胞刷检和组织活检的诊断特异性高达 99.0% 和 99.2%，但诊断敏感性仅 45.0% 和 48.1%，因此，可结合胆管腔内超声（intraductal ultrasonography，IDUS）、经口胆道镜、共聚焦激光内镜、荧光原位杂交技术（fluorescence in Situ hybridization，FISH）等手段提高诊断敏感性与准确性。ERCP 具有安全、有效、侵入性小及可重复性等优点，作为一种介入治疗手段，但具有一定创伤性，其在诊断中的地位已逐渐被 MRCP 所替代，更适用于胆道引流或放置支架缓解或解除梗阻治疗。

良性胆道狭窄 ERCP 判断标准：恶性狭窄胆道造影时显示长度＞10mm、不对称及不规则狭窄。良性病变显示狭窄长度短、规则和对称性狭窄。IDUS 判断标准是恶性狭窄表现为正常胆管壁三层结构破坏，低回声浸润性病变边缘不规则，回声不均匀，或浸润至周围组织。良性狭窄胆管壁三层结构存在，管壁光滑，或有回声均匀的管壁增厚但无低回声病变浸润征象。

7. 超声内镜（endoscopic ultrasonography，EUS） 能明确观察胆管、壶腹部、胰头部及周围淋巴结、血管等情况，并可对可疑恶变组织进行超声内镜引导下细针穿刺活检（endoscopic ultrasonography guided fine needle aspiration，EUS-FNA）协助诊断。

若 EUS 显示胰头部肿物，胆管壁结构紊乱或胆管壁厚度≥3mm，往往提示恶性可能。单纯 EUS 检查诊断胆管良恶性的敏感度和特异度分别为 78% 和 84%。而 EUS-FNA 诊断胆管良恶性病变的敏感度和特异度最高可达 89% 和 100%。EUS-FNA 诊断近端胆管恶性病变其敏感度高于远端胆管病变。而 IDUS 通过对胆管狭窄部位病变超声图特征，可以初步判断良、恶性，在 X 线引导下定位病变并进行靶向活检，有助于提高诊断阳性率，但对于肝门部狭窄诊断敏感度相对低。

8. 胆道镜 近年来单人操作经口胆道镜以及 Spy Glass 胆管镜（Spy Glass direct visualization system）在用于诊断不明性质的胆管狭窄越来越受欢迎。Spy Glass 胆管镜下直视检查及其引导下活检检出胆管恶性狭窄的敏感性、特异性、准确性分别为 100% *vs.* 64.2%、90% *vs.* 100%、96.7% *vs.* 73.6%。胆道镜的优势在于对胆管病变进行直视下诊断及活检，但成像质量欠佳，临床难以普及。

9. 激光共聚焦显微内镜（confocal laser endomicroscopy，CLE） 是一种将共聚焦激光显微镜整合于传统内镜的新型内镜下显微成像技术，可在内镜检查的同时进行实时的体内组织学诊断，动态观察放大 1 000 倍的特定组织表面的细胞、血管、基底膜及间质等形态结构，实现内镜下的"光学活检"功能。与 ERCP 或胆管镜联合应用可即时判断病变性质，进而对可疑病灶进行靶向活检。为降低假阳性率，巴黎分类在迈阿密分类基础上补充了良性病变中炎性狭窄的 pCLE 表现：①白色细条带增多（血管充血）；②黑色颗粒状结构；③腺体间距增大＞20μm；④网状结构增粗。

【诊断与鉴别诊断】

（一）确定胆道狭窄

1. 有胆管损伤或反复发作的胆管炎、胆石症及慢性胰腺炎病史；早期无明显症状，仅表现为腹胀、恶心、呕吐等消化不良症状，当狭窄明显时可出现腹痛、寒战高热、阻塞性黄疸等临床表现，严重者病情发展快，可迅速恶化，甚至出现重症急性化脓性胆管炎、败血症等。此外，还可出现皮肤、巩膜黄染、肝大、右上腹压痛阳性或肝区叩痛及 Murphy 征阳性等体征。

2. 谷丙转氨酶、碱性磷酸酶、谷氨酰转肽酶、总胆红素、结合胆红素等指标升高；血常规提示白细胞、中性粒细胞数增多；血清 IgG4 或 IgM 等水平可升高；CT、MRCP、ERCP、EUS 等影像学及各种内镜检查能够显示胆管狭窄部位、形态范围及梗阻以上胆管扩张等均有助于明确诊断。

（二）鉴别良恶性胆道狭窄

1. 良性胆管狭窄 除影像学提示良性，主要通过活检病理或各种细胞学检查阴性，且至少随访 12 个月以上，未见恶性征象。根据术前影像学结果，对胆管狭窄进行分型，常用 Bismuth 分型：Ⅰ型，左右肝管汇合部下方肝总管或胆管残端长度 >2cm；Ⅱ型，左右肝管汇合部下方肝总管残端长度 <2cm；Ⅲ型，左右肝管汇合部完整，左右肝管系统相通；Ⅳ型，左右肝管汇合部损伤，左右肝管系统不相通；Ⅴ型，Ⅰ型、Ⅱ型或Ⅲ型＋右侧副肝管狭窄。

2. 恶性胆管狭窄 由肿瘤性病变引起的胆管腔内占位或腔外压迫所致狭窄，病变早期与良性胆管狭窄难以鉴别。胆道造影显示狭窄长度 >10mm、不对称及不规则狭窄。IDUS 表现为正常胆管壁三层结构破坏，低回声浸润性病变边缘不规则，回声不均匀，或浸润至周围组织。除肝内外胆管癌，胆囊癌、胰头癌、壶腹部癌等恶性肿瘤也会侵犯或压迫胆管致其狭窄，进行性加重，一般预后较差。

【治疗】

良性胆道狭窄的治疗原则是解除胆管梗阻，以获得长期胆道畅通以及维护肝脏功能为主要目标。以一般治疗、外科手术、内镜治疗和放射介入治疗相结合的多途径综合治疗模式为主，具体治疗方式应根据患者狭窄部位的不同、狭窄程度的大小及患者自身身体状况综合分析。其中内镜介入治疗具有创伤小、恢复时间短、可重复性等优点，已成为大多数良性胆管狭窄患者的一线选择。内镜治疗良性胆管狭窄的有效性、临床成功率和结局大多依赖于其特殊的病因、所用的内镜治疗技术及合适配件和支架的选择等。

（一）一般治疗

对胆管结石、复杂性肝门部胆管狭窄、肝移植术后状态和原发性硬化性胆管炎等，应预防性应用抗生素，有效控制胆道感染；同时予以高糖高蛋白饮食，改善营养状况；补充能量合剂和维生素 K、B、C 维护肝脏及全身免疫系统等。

（二）外科手术

手术治疗原则是切除狭窄的瘢痕病变，修复和重建胆道，具体手术方式依赖胆道梗阻的时间、狭窄类型、程度、病理状态以及患者的一般情况决定。对医源性胆管狭窄采用的狭窄瘢痕切除、胆管对端吻合术，由于其再狭窄率高，近年开始采用狭窄段纵行切开后，用带血管蒂空肠瓣、胃壁瓣、圆韧带等修复可有效降低复发率。目前认为，胆管空肠 RouxenY 吻合术是损伤性胆管狭窄治疗的"金标准"，是疗效较好的胆道重建术式，需严格掌握其手术适应证。对于难以重建的肝段或肝叶胆管损伤以及继发区段性肝坏死、肝脓肿或肝管结石病例，可将病变胆管与受累区段肝脏一并切除。对于复杂胆管损伤后继发胆汁性肝硬化造成终末期胆病的患者，肝移植可能是唯一有效的手段。

手术时机的选择：术中发现的损伤，应及时妥善处理；术后近期出现黄疸或腹膜炎应立即再手术。若局部炎症不重，应根据情况行修复术；若局部炎症重，估计修复难以成功，可先行近端胆管引流 3～6 周，待炎症消退后再手术。对晚期狭窄，特别是修复后的再狭窄，宜行必要的诊断检查，如超声、CT、ERCP 等明确病变程度及范围后，择期行确定性手术。

（三）内镜治疗

ERCP 常常用于良恶性胆管狭窄的诊断和治疗，亚太共识意见指出，内镜下胆道球囊扩张与放置支架的应用成为良性胆道狭窄的一线治疗方案。内镜下狭窄扩张后放置多根塑料支架能够有效解除良性胆管狭窄梗阻，保持胆管长期通畅。近年来，全覆膜自膨式胆道金属支架（fully covered self-expandable metal stent, FCSEMS）由于其与塑料支架类似的疗效而渐渐应用于临床，有文献报道其有效率为 77.8%，FCSEMS 的优势在于内镜下放置支架的次数少及支架放置时间较短，但缺点是支架移位率高。

肝移植术后吻合口狭窄和局部非吻合口狭窄的单纯球囊扩张复发率高，而球囊扩张后单支或多支支架植入可维持导管通畅。早期干预效果更好，较外科手术修复有长期满意疗效。FCSEMS 可有效缓解慢性胰腺炎引起的胆管狭窄，对 IgG4 相关性胆管狭窄患者，建议在内科治疗基础上若出现严重梗阻性黄疸或急性胆管炎发作时再行 ERCP 下植入胆管支架引流。此外，气囊辅助小肠镜下 ERCP 治疗有助于提高胆肠吻合术后解除狭窄的成功率。EUS 引导下穿刺胆管引流术可用于 ERCP 失败或手术改变解剖结构导致十二指肠乳头寻找困难患者的治疗。

（四）经皮经肝胆道引流（PTCD）

PTCD 主要包括内引流术和外引流术。内引流术可将胆汁引流入胆管，且不引起电解质紊乱，减黄效果较好，适用于早期恶性胆管狭窄及肝门部良性胆管狭窄患者。当导丝无法通过狭窄区段或多种引流方法失败时,可行外引流术。尽管 ERCP 成功率可达 90%,但仍有部分患者造影失败或胆管深插管失败,此时可采用 PTCD。

【预后】

胆管损伤后能否早期发现,并予以合理的早期处理是直接影响预后的关键因素。早期发现并及时处理对于提高疗效、减少胆管狭窄的形成至关重要。良性胆管狭窄处理的难易程度、手术的风险性、预后差别大,影响预后的因素很多。医护人员应严格按照操作常规,减少医源性损伤的发生;患者也应养成良好的生活习惯,避免腹部外伤;积极治疗胆管结石、感染等原发疾病,以预防胆管狭窄的发生。

(李　鹏　郑鹏远)

推 荐 阅 读

[1] HU B, SUN B, CAI Q, et al. Asia-Pacific consensus guidelines for endoscopic management of benign biliary strictures[J]. Gastrointest Endosc, 2017, 86(1): 44-58.

[2] KAFFES A J. Management of benign biliary strictures: current status and perspective[J]. J Hepatobiliary Pancreat Sci, 2015, 22(9): 657-663.

[3] 王曙光. 胆管损伤与损伤性胆管狭窄修复的相关问题探讨 [J]. 临床肝胆病杂志, 2017, 33(2): 256-259.

第四节　胆道出血

胆道出血(hemobilia)是由于各种原因导致胆管与伴行血管间形成异常通道(瘘管或病理性通道)引起的上消化道出血。出血的部位可源自胆管的任何部位,其中半数来自肝内胆管,源自胆囊和肝外胆管者各占 25%。胆管伴行的肝动脉分支出血最为多见,来自门静脉者次之。其典型临床症状为腹痛、黄疸和消化道出血,即 Quincke 三联症,但只有 22%~35% 的胆道出血患者会出现上述典型症状。

【流行病学】

胆道出血在临床上并不常见,文献中多为个案报道,总体患病率难以准确统计。胆道出血最早在 1654 年由 Glisson 在《肝脏解剖》中报道,直到 1948 年 Sandblom 首次提出胆道出血这一概念,并在 1973 年收集世界文献报道 355 例,其中包括 59 例(16.6%)医源性出血和 137 例(38.6%)创伤性出血。1987 年 Yoshida 等报道了 103 例胆道出血,其中包括 41% 的医源性出血和 19% 的创伤性出血。2001 年 Green 等统计了 222 例胆道出血患者,医源性出血占 65%。

既往我国报道胆道出血的病因主要为肝胆管结石、胆道感染、胆道蛔虫等。近年医源性胆道出血的报道逐渐增多,可见随着肝胆系手术及介入技术的发展,医源性因素成为胆道出血的首要原因。近年来,对于胆道出血的病因、诊断和治疗方法上均发生了很多变化,其病死率已由 20 世纪 70 年代的 25% 下降到 5% 左右。

【病因与发病机制】

肝脏内、外胆管与血管毗邻,周围有丰富的血管丛及滋养血管。胆管与血管间的特殊伴行关系是胆道出血的解剖基础。

(一)肝外胆管出血

1. 黏膜下血管丛出血　肝外胆管的血供主要来自十二指肠后动脉、十二指肠上动脉、肝固有动脉及胆囊动脉。这些动脉围绕胆总管形成周围血管丛,血管丛穿入胆管壁形成黏膜下血管丛。在急性胆管炎时,黏膜下血管丛充血、扩张,黏膜表面形成溃疡,特别是有结石梗阻及狭窄上方容易发生自发性出血;在胆道手术探查、胆道取石等情况下也可发生出血,但此种出血量小,常可自然停止。

2. 动脉分支出血　胆总管的血管走行呈轴向,主要血流自下而上,约占 62%,在胆总管壁的 3 点钟和 9 点钟位置处有 2 支较粗的动脉,分别称为 3 点钟动脉和 9 点钟动脉;另外,约有 1/3 的人有 1 支门静脉后动脉,紧贴胆总管后壁,起源于腹腔动脉或肠系膜上动脉,先向右行,在门静脉和胰头后面向上,达十二指肠以上的胆总管下段,以后行程不一。手术误伤、T 形管安置不当、结石嵌顿及胆管感染等均可形成门静脉后动脉 - 胆总管瘘从而导致胆道出血。该种出血起病急、出血量大、变化快,如处置不及时可导致患者死亡。肝右动脉一般紧贴肝总管后壁走行,并在一定程度上压迫胆管,当该部位有急性炎症和胆管扩张时则更为明显。胆管黏膜上的穿透性溃疡可直接侵蚀胆管后的一段肝右动脉,形成肝右动脉 - 胆管瘘导致出血。

3. 肝动脉瘤破裂出血　由于动脉瘤直接压迫胆管所致,此时的动脉壁多呈粥样硬化改变,此种类型国内少见。

(二)肝内胆管出血

肝内胆管与肝固有动脉和门静脉的各级分支在肝内被结缔组织鞘包裹在一起,组成 Glisson 系统,各管道间相互毗邻且分支稠密。因此,来源于肝内胆管出血的概率远高于肝外胆管。肝内胆管出血亦可继发于肝脏外伤、肝脏肿瘤、肝脓肿等,此时出血可以是多处且量较大。化脓性胆管炎后期，局部肝组织坏死，结构破坏，肝脓肿可破溃至肝内胆管、门静脉、肝动脉；当有大面积坏死时，可发生胆道大量出血。肝内弥漫性小胆管炎、胆管周围炎、多发小脓肿时汇管区小叶间胆管与小叶间静脉沟通发生多个小胆管血管瘘，多处小胆管出血可汇集成胆道大出血。

【临床表现】

胆道出血的临床表现主要与出血量、出血时间和出血速度有关。胆道出血的典型症状为黄疸、上腹疼痛和消化道出血，即 Quincke 三联症。仅当大量出血时才会出现上述症状。据已有文献报道，只有 22%～35% 的患者出现典型的 Quincke 三联症。胆道出血有周期性的特点，其原因为：出血后，凝血块形成并堵塞胆管致出血停止，此时胆道内压力升高，可引起胆管梗阻或括约肌痉挛，从而发生胆绞痛及黄疸。随着凝血块被胆汁溶解，胆道再通，腹痛及黄疸随之缓解，到下次出血时腹痛和黄疸又再次出现。此过程反复出现，具有周期性特点，间歇期一般为 5～14 天。少量出血时，因血液与胆汁表面张力及比重的差异不能混合，导致凝血块形成，进而使胆道梗阻。根据梗阻部位的不同，可出现胆囊炎、胆管炎或胰腺炎。胆道出血缓慢而量少的则无典型的临床表现，可仅有黑便或便潜血阳性，诊断困难。缓慢的胆道出血很难被及时发现，最后可导致慢性贫血。残留在胆道中的凝血块可逐渐发展成结石。

1. 症状 ①发热寒战、黄疸和上腹绞痛后出现呕血、黑便，伴肩背部放射痛；②出血可自行停止，出血后上述症状即可缓解；③出血 1 周左右发作 1 次，反复出现，可有周期性发作的特点。

2. 体征 ①上腹压痛、肌紧张，肝脏、胆囊肿大有触痛；②贫血貌和皮肤巩膜黄染；③肠鸣音活跃；④休克体征。

【辅助检查】

（一）实验室检查

1. 贫血和出血 血红蛋白、红细胞、血细胞比容降低，血尿素氮升高，大便潜血阳性等。

2. 胆道梗阻 转氨酶、胆红素、碱性磷酸酶、谷氨酰胺转移酶均可升高，并存在间歇性改变规律。

3. 胆道感染 血白细胞、中性粒细胞、C 反应蛋白升高。

4. 其他 如肿瘤相关标记物异常等。

（二）CT 血管造影（CT angiography，CTA）

CTA 对胆道出血的定性及定位具有一定价值。

出血急性期表现高密度影，如血液流入胆囊时，CT 平扫可发现胆囊内密度增加；血液凝固成凝血块时呈等、低密度表现；合并感染时胆管壁增厚，有强化。CTA 既可直接发现从胆道及肝实质溢出的对比剂，又可间接发现胆道扩张、胆道或胆囊内血栓形成、假性动脉瘤及动静脉瘘等。同时，CTA 具有快速、非侵入性、低辐射等优点。

（三）数字减影血管造影（digital subtraction angiography，DSA）

DSA 对诊断原因不明的胆道出血具有重要价值。其对胆道出血的诊断具有很高的敏感性，其诊断准确率为 88%～100%，但出血量 <0.5ml/min 时则难以发现病变血管。DSA 能准确发现出血部位及其来源，同时可了解肝动脉的变异情况。胆道出血的直接表现为动脉期造影剂呈团状或柱状外溢，肝实质内出现片状造影剂影：动脉-胆道瘘征象。间接表现为假性动脉瘤，呈囊状或圆形，显影早，消散晚。DSA 不但可以准确地发现出血病灶，还可以立即行经导管动脉栓塞（transcatheter arterial embolization，TAE）止血。

（四）内镜检查

上消化道内镜可诊断约 60% 的胆道出血病例，十二指肠镜可直接观察十二指肠乳头，若看到有血液或凝血块从十二指肠乳头流出可将出血定位于胆道系统或胰腺，且可排除其他原因所致上消化道出血。但十二指肠镜的检出率依赖于出血量和持续时间。

ERCP 在胆道出血诊治中有重要作用。首先，ERCP 可评估出血量、出血速度，其次胆道造影可以明确出血原因、充盈缺损类型和位置及胆道扩张的程度。ERCP 造影可见特征性的不规则充盈缺损，有时胆道扩张可能是胆道出血的唯一特征影像。充盈缺损的形状是多变的，若凝血块形成胆管铸型可表现为长条状的充盈缺损，有的可表现为较小的球形缺损（这时需注意与胆道结石鉴别）。肝动脉瘤、假性动脉瘤和胆脂瘤表现为胆管上的压迹。

超声内镜（endoscopic ultrasonography，EUS）对发现假性动脉瘤具有一定价值，还可协助发现 ERCP 无法明确诊断的胆道系统凝血块，亦可用于门静脉性胆道出血的诊断。超声若发现起源于动脉的囊性病变，其内有典型的往复流动，可考虑为假性动脉瘤。若与肝动脉伴行的胆道中出现异常血流信号，则提示有活动性胆道出血的存在。胆道内凝血块则表现为：扩张胆道内有不均匀的中低回声团块，其内没有多普勒信号。

（五）放射性核素显像

放射性核素显像能显示肝胆系肿瘤、炎症、外伤等，对胆道出血的病因有一定诊断帮助。有报道显示 ^{99m}Tc 标记的红细胞显像可探测出 0.1ml/min 的出血，但由于核医学显像的解剖定位不准确，出血位置难以确定，其诊断价值目前尚存争议。

（六）腹部超声检查

超声检查对胆道出血诊断有一定帮助，但仅通过随机某次超声检查难以与结石等病变鉴别，诊断率低，且无法定位出血部位。但结合病史及追踪复查，可对胆道出血做出辅助诊断，并通过对超声图像变化的监测了解胆道出血的转归。

（七）手术探查

经上述方法均无法明确胆道出血部位时，可选择剖腹探查明确诊断。术中应依序探查胃、十二指肠、肝、胰、脾，排除其他原因的出血后再探查胆道。

【诊断与鉴别诊断】

胆道出血是上消化道出血的少见原因，因其发生率较低，在诊断中通常容易被忽视。其间歇出血的特性也给诊断带来困难。根据病史、临床表现及上述辅助检查，一般可明确诊断。如上腹部外伤、医源性操作（肝胆手术、有创胆道介入术等）、严重肝胆道感染后出现腹痛、黄疸或上消化道出血，需警惕胆道出血的可能。以上消化道出血为主要临床表现时，通常首选内镜检查寻找出血部位，若内镜检查结果为阴性，则可根据血流动力学情况以及出血量来判断下一步检查。若血流动力学不稳定或大量出血，常首选 DSA 检查，诊断准确率高，且发现责任血管时可及时行栓塞治疗；若出血量较小，可选择 CTA 检查。放射性核素检查、超声检查、超声内镜等可作为辅助检查手段协助明确病因。上述检查均不能明确出血部位时，则须行腹部探查手术明确诊断。

胆道出血主要与导致上消化道出血的其他疾病进行鉴别，通过胃十二指肠镜、CTA、DSA 等检查多能明确诊断；另外，胆道出血在胆囊及胆道中形成凝血块在 B 超中易与结石混淆，此时应结合病例特点及其他检查明确诊断，避免误诊漏诊。

【治疗】

胆道出血的治疗原则主要为去除病因，尽快止血，并维持胆道引流通畅。治疗方法的选择取决于血流动力学情况、出血量大小、病因学及责任血管的来源（动脉或静脉）。

（一）保守治疗

1. 大量出血时，静脉补液、输血等维持循环血容量及水电解质平衡。

2. 全身应用止血药、生长抑素等治疗。

3. 考虑合并感染时，联合、足量应用抗生素治疗。

4. 术后带 T 管的患者可采用经 T 管注药，如去甲肾上腺素、过氧化氢等。

（二）经导管动脉栓塞术（transcatheter arterial embolization, TAE）

TAE 是目前治疗胆道大量出血安全而有效的方法。这一技术是基于肝脏具有双重血供这一解剖学基础。行 TAE 治疗前，尤其对于肝移植患者，应行腹腔动脉造影以确保门静脉开放，避免发生缺血性肝坏死。栓塞剂有弹簧圈、吸收性明胶海绵、聚乙烯醇颗粒、微球及液体胶等，其中以弹簧圈及吸收性明胶海绵较为常用。这些材料可单独使用，也可联合应用以达到更好的止血效果。可脱弹簧圈应谨慎选择，尤其在肝移植及血管解剖畸形的患者中耐受性低。液体胶（n-BCA 或 Onyx）适用于血管畸形或多支血管供血的假性动脉瘤。不推荐对肝动脉的重要分支进行经验性栓塞，即使门静脉血供正常也有发生肝坏死、肝脓肿或胆管狭窄等并发症的风险。在大量胆道出血危及生命时，尽管有肝衰竭风险，也可考虑栓塞肝总或肝固有动脉。一篇 2012 年发表的文献综述回顾了 11 项 TAE 治疗医源性胆道出血的临床研究，结果显示总体成功率为 84%。失败的病例主要因为无法定位责任血管或是遗漏了某些侧支交通。TAE 治疗胆道出血的优点包括不需要麻醉，创伤小，安全性较高，保留导管可重复栓塞，较肝动脉结扎止血效果可靠且简单易行。但 TAE 不能处理梗阻性黄疸及胆囊炎，病情恶化时仍需手术解除胆道梗阻并引流。

（三）内镜下逆行胰胆管造影术（endoscopic retrograde cholangiopancreatography, ERCP）

ERCP 是胆胰疾病的重要诊治手段，在非医源性胆道出血的治疗中具有重要价值，能同时起到止血和解除梗阻的作用。对于胆道出血的患者，可根据出血原因、出血速度、出血量、胆道情况等不同，联合或分别采取：去甲肾上腺素盐水冲洗、内镜下十二指肠乳头括约肌切开术（endoscopic sphincterotomy, EST）、内镜下胆道取石术、内镜下鼻胆管引流术（endoscopic nasobiliary drainage, ENBD）、内镜下胆道支架引流术（endoscopic retrograde biliary stent drainage, ERBD）、射频消融术（radio Frequency ablation, RFA）、内镜下胆管金属支架植入术（endoscopic metal biliary endoprothesis，EMBE）、覆膜自扩张金属支架（covered self-expandable metal stent，CSEMS）等，进行止血及原发病治疗，并可动态观察治疗后的病情变化。胆道结石引起的胆道出血首选 EST，将胆道结石取出。去除病因后，有些患者出血可自行停止，若胆道结石嵌顿时间较长引起溃疡面较大，取石后溃疡面持续渗血则须行进一步处理（如去甲肾上腺盐水冲洗），出血停止后可行 ENBD，有助于保持引流通畅并判断术后胆道出血是否停止。胆道感染并发的胆道出血常伴有不同程度的胆道狭窄，可予球囊扩张胆道或支架植入，既可以保持引流通畅，也可以起到压迫止血作用。继发于肿瘤的胆道出血，可行内镜下 RFA 对肿瘤组织进行烧灼，热凝止血的同时也可以使肿瘤组织坏死脱落，解除部分梗阻，术后行支架植入保持胆道引流通畅。括约肌切开术后胆道出血或出血位置位于血管远端（如十二指肠乳头或壶腹部）可选择表面喷洒或组织注射去甲肾上腺素盐水、单极或双极电凝、止血夹等。虽然一般认为胆道大出血首选 TAE 或手术治疗，但也有研究表明，ERCP 植入覆膜金属支架治疗大量胆道出血安全有效。内镜下治疗胆道出血不仅能进行止血治疗，还能解除胆道梗阻，维持胆道引流通畅，是一种安全、有效、微创的治疗方法。

（四）外科手术

外科手术也是治疗胆道出血的重要手段之一。当保守治疗、内镜治疗及血管栓塞治疗均不能有效止血时，有必要进行外科手术治疗；另外，手术治疗也可适用于肿瘤、胆石症、胆系感染等原发疾病的处理。外科手术主要包括：肝动脉结扎，假性动脉瘤切除，肝叶、段切除，胆囊切除及胆总管引流术。合理选择手术方式是提高疗效的关键。应根据术前检查及术中细致的探查找出原发病灶和出血部位，选择合理的手术方式。据文献报道，外科手术治疗胆道出血的成功率可达 90%，但其死亡率也高达 10%。

（孙　刚　齐诗蕊）

推 荐 阅 读

[1] NAVULURI R. Hemobilia[J]. Semin Intervent Radiol，2016，33（4）：324-331.

[2] BERRY R，HAN J，GIROTRA M，et al. Hemobilia: Perspective and role of the advanced endoscopist[J]. Gastroenterol Res Pract，2018，2018：3670739.

[3] CATHCART S，BIRK J W，TADROS M，et al. Hemobilia:

An uncommon but notable cause of upper gastrointestinal bleeding[J]. J Clin Gastroenterol，2017，51（9）：796-804.

[4] GREEN M H，DUELL R M，JOHNSON C D，et al. Haemobilia[J]. British J Surgery，2001，88：773-786.

[5] MURUGESAN S D，SATHYANESAN J，LAKSHMANAN A，et al. Massive hemobilia: a diagnostic and therapeutic challenge[J]. World J Surg，2014，38（7）：1755-1762.

[6] TYAGI P，SACHDEVA S，AGARWAL A K，et al. Terlipressin in control of acute hemobilia during therapeutic ERCP in patient with portal biliopathy[J]. Surg Laparosc Endosc Percutan Tech，2009，19（5）：e198-e201.

[7] MARYNISSEN T，MALEUX G，HEYE S，et al. Transcatheter arterial embolization for iatrogenic hemobilia is a safe and effective procedure: case series and review of the literature[J]. Eur J Gastroenterol Hepatol，2012，24（8）：905-909.

[8] FENG W，YUE D，ZAIMING L，et al. Hemobilia following laparoscopic cholecystectomy: computed tomography findings and clinical outcome of transcatheter arterial embolization[J]. Acta Radiol，2017，58（1）：46-52.

[9] 郑加贺，迟源，王传卓，等. 经皮肝穿刺胆道引流术后肝动脉出血的介入治疗 [J]. 医学影像学杂志，2017，11：2135-2138.

[10] 陆磊. 非医源性胆道出血的内镜下治疗 [J]. 中国微创外科杂志，2016，6：522-524.

[11] IRANI S，BARON T H，LAW R，et al. Endoscopic treatment of nonstricture-related benign biliary diseases using covered self-expandable metal stents[J]. Endoscopy，2015，47（4）：315-321.

第五节　胆 管 肿 瘤

胆管系统肿瘤包括胆囊和胆管（左、右肝管至胆总管下段的肝外胆管）肿瘤，有良恶性之分，恶性肿瘤以癌占多数。胆管癌按所发生的部位可分为肝内胆管癌和肝外胆管癌两大类。肝内胆管癌起源于肝内胆管及其分支至小叶间细胆管树的衬覆上皮；肝外胆管癌又以胆囊管与肝总管汇合点为界分为肝门部胆管癌和远端胆管癌。胆管癌约占所有消化道恶性肿瘤的 3%，可引起胆管各个层面的梗阻，其诊断和治疗困难，主要症状是胆道的恶性梗阻。由于症状出现晚，治疗效果欠佳，往往预后不良。

【流行病学】

胆管癌是一种少见的恶性肿瘤，占恶性肿瘤的不足 2%，但在肝胆原发性恶性肿瘤中，胆管癌居第 2 位。全球的胆管癌的总体发病率为 1.2/10 万，而我国的胆管癌的发病率已经达到 6/10 万。近年来流行病学调查结果显示，肝内胆管癌的发病率和死亡率呈逐年上升趋势，其中 2/3 的患者超过 65 岁，而年龄超过 80 岁者发病率增加近 10 倍，男性高于女性。

慢性胆道炎症是胆管癌的主要危险因素。在慢性寄生虫感染的流行区域，如我国和泰国，华支睾吸虫及后睾吸虫造成的慢性胆道感染和胆管癌发生的相关性十分明显。而在西方国家，原发性硬化性胆管炎（primary sclerotic cholangitis，PSC）则是胆管癌的重要因素。高龄、男性、Caroli 病、胆管腺瘤、多囊肝以及肥胖、糖尿病、病毒性肝炎、吸烟、饮酒等也与胆管肿瘤的发生密切相关。

【病因与病理】
（一）病因

绝大多数胆管癌病因尚难确定，但一系列危险因素造成胆管上皮的长期炎症及慢性损伤，在胆管肿瘤中发挥重要作用。原发性硬化性胆管炎是临床少见疾病，多见于中年男性。病理学特征是胆管系统的炎症、纤维化及狭窄，可伴或不伴有溃疡性结肠炎，国外报道有 10%～20% 的患者最终发展为胆管癌。胆总管囊肿及 Caroli 病等少见的先天性胆管系统纤维囊肿性疾病被认为与胆管癌的发生相关。有 10% 的胆总管囊肿患者会发生胆管癌，年发病率为 1%，在 15～20 年后达到高峰。而在我国，华支睾吸虫及后睾吸虫造成的慢性胆道感染和胆管癌发生密切相关。胆管癌罕见于肝硬化，并与丙型肝炎等病毒性感染的关系不明显。胆管癌其他危险因素包括多囊肝、肝内胆管结石、毒物接触史、遗传性疾病等。胆管上皮内瘤变、导管内乳头状肿瘤、胆管微小错构瘤被认为是胆管癌的癌前病变。

（二）病理学分型
1. 肝内胆管癌

（1）大体类型：肿块型、管周浸润型和管内生长型。通常管内生长型病人的预后好于肿块型或管周浸润型。胆管囊腺癌是一类以形成囊腔为特征的肝内胆管肿瘤，手术切除预后较好。

（2）组织学类型：腺癌最常见，偶可见腺鳞癌、鳞癌、黏液表皮样癌、类癌及未分化癌等类型。

2. 肝外胆管癌

（1）大体类型：息肉型、结节型、硬化缩窄型和弥漫浸润型。结节型和硬化型倾向于侵犯周围组织，弥漫浸润型倾向于沿胆管扩散，两者切除率和治愈率均较低。息肉型可因脱落而发生转移，肿瘤局限于胆管壁者手术治疗预后较好。

（2）组织学类型：腺癌最常见，少见类型有黏液腺癌、透明细胞腺癌、印戒细胞癌、腺鳞癌、未分化癌和神经内分泌肿瘤等。

【临床表现】

早期胆管癌并无特异性表现，仅仅表现为体重减轻、食欲减退等。进展期胆管癌因肿瘤部位及大小不同，其临床表现不尽相同。肝内胆管癌病人早期常无特殊临床症状，随着病情的进展，可出现腹部不适、腹痛、乏力、恶心、上腹肿块、黄疸、发热等症状，黄疸较少见。肝门部胆管癌一般不引起临床症状，除非梗阻累及双侧胆道，其症状和黄疸的程度与梗阻的水平直接相关。肝外胆管癌出现胆道梗阻时，高胆红素血症可导致恶心、皮肤瘙痒、尿色加深、巩膜黄染、陶土样便等。无论哪一型胆管癌，出现胆道梗阻时一般已经到了疾病晚期。除胆道梗阻外，疾病会迅速发生局部侵袭，压迫或阻塞如胃、十二指肠、血管等邻近器官，出现消化道的梗阻。如果出现疼痛，通常会出现在中上腹或右上腹，可能有背部放射痛，腰背痛说明肿瘤已侵犯腹膜后，也预示着肿瘤可能无法切除。

【诊断】

对于怀疑有胆道梗阻的患者，首先应进行的实验室检查，包括肝功能、肿瘤标志物。进一步的影像学检查应在根据病史、体征和血清学检查怀疑有胆道恶性肿瘤的基础上进行。

（一）实验室检查

1. 血液检查　虽然肝功能检查对于胆管癌的诊断没有特异性，但可提示有无胆道梗阻。胆红素等指标升高的程度取决于梗阻的位置、严重程度和是否慢性梗阻。肝内胆管的肿瘤可以仅出现碱性磷酸酶升高，慢性胆道梗阻患者可能出现凝血酶原时间的延长。

2. 肿瘤标志物　肿瘤标志物也是非特异性的，由于其在肿瘤与良性疾病有显著的重叠，并且在疾病的早期敏感性也较低。癌胚抗原（CEA）和糖类抗原（CA19-9）临床使用最为广泛。CEA 本身对于诊断胆管癌既不敏感也不够特异。CEA 升高也可见于良性疾病，如胃炎、消化性溃疡、慢性阻塞性肺疾病、糖尿病以及其他急慢性炎症，但是其可监测肿瘤复发，CEA 升高在肿瘤患者可提示肿瘤复发的可能。血清 CA19-9 作为胆管癌的检测指标已被临床广泛使用。主要的局限是敏感性和特异性均不高，患者有各种胆胰疾病，包括胰腺炎、胆管炎、胰腺癌和恶性肿瘤都可以发现 CA19-9 升高。此外，各种原因引起的胆道梗阻都可导致血清 CA19-9 升高。

（二）影像学检查

绝大多数患者在专科诊治前已行腹部超声检查，超声下胆管癌的主要表现是肝外胆管或肝内胆管明显扩张。多普勒超声检查可明确胆道梗阻的部位，可判断肿瘤是否侵及血管，为外科手术决策提供支持。其敏感性与特异性分别为 93% 和 99%。对于无痛性黄疸，CT 和 MRI 仍是首选的检查方法。MRCP 作为一种无创的检测方法，可以获取肝内胆管和肝外胆管的可靠、精确的解剖学信息，指导诊断及治疗计划。增强 CT 扫描对于发现胆道肿瘤、了解胆道梗阻水平较为敏感，并可了解相关淋巴结情况。正电子发射断层扫描（PET-CT）可检测到小于 1cm 的结节性胆管癌，但其对浸润性肿瘤检测不够敏感，且其灵敏度还依赖于临床医生的经验。另外，有研究报道 PET-CT 检测对于提高未发现的远处转移灶有一定的成功率价值。

（三）内镜检查

1. **超声内镜（EUS）** EUS 可以评估肝门部胆管癌并可以行超声内镜引导下细针穿刺吸取术（EUS-FNA），用以评估肝门淋巴结病变和邻近的肝脏病变（图 6-2-2）。EUS 与 ERCP 比较显著的优势是创伤小，可为不需要引流的患者提供诊断信息。

2. **ERCP** ERCP 是获得组织学诊断的首选方法，并能进行胆道引流。其他方法可提高 ERCP 对狭窄的检查水平，包括经口胆道镜、共聚焦成像、导管内超声（intraductal ultrasonography，IDUS）、窄带成像（NBI）。在初次 ERCP 时，应该尽量尝试在直视和组织病理学角度做出诊断，因为导管和支架操作会影响后续操作的判断。

3. **导管内超声（IDUS）** IDUS 探头直径约为 2mm，可以无需胆管括约肌切开而沿导丝置入。IDUS 能比胆道镜更准确的确定肿瘤的纵向范围（图 6-2-3）。但随着经口胆道镜的进一步熟练操作与普及，IDUS 已较少使用。

4. **经口胆道镜** 经口胆道镜有可能成为最常用的观察胆道的手段，因其不但可以在直视下进一步明确狭窄的性质，还可以进行靶向活检，尤其现在的 2 代 SpyGlass 更能清晰地显示胆道恶性肿瘤形态。

5. **共聚焦激光显微镜（CLE）** 目前已被应用到内镜检查中。CLE 使用低功率的激光照射组织，检

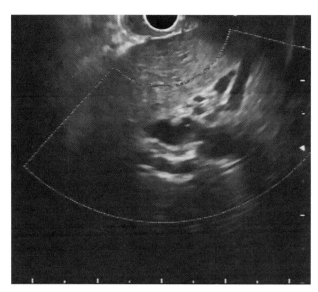

图 6-2-2 超声内镜提示肝内胆管扩张

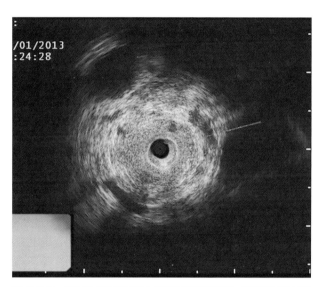

图 6-2-3 IDUS 提示胆管内不规则略低回声，胆管壁层次不清晰

测反射的荧光。一项多中心研究发现，ERCP 联合探头共聚焦显微镜（pCLE）比 ERCP 联合组织学检查的准确率更高。

（四）组织学诊断

关于术前是否必须要有病理依据目前仍有争议，超声内镜或 CT 引导下穿刺虽然可以进行组织学检查，但是有可能在操作过程中导致种植转移。

1. **细胞学** 在进行 ERCP 检查过程中，可进行胆汁细胞学检查，但其阳性率仅为 30%，刷检也只有 35~69% 的敏感性，特异性为 90%。

2. **组织学** ERCP 检查过程中，可以使用胆道镜在直视下进行定向活检，也可以透视引导下活检。

当在胆道狭窄处活检与刷检同时进行时,可明显提高肿瘤阳性诊断率。

【治疗】

胆管恶性肿瘤的治疗首先要明确肿瘤的分期情况。CT 和 MRI 可明确肿瘤生长部位、血管侵袭情况和有无转移等信息。EUS 可以获取胆管和周围肿大淋巴结的标本,而 ERCP 则可以通过活检或刷检提高诊断率。一般情况下,影像学就可提示肿瘤诊断并能精确进行分期,但仍有一部分患者需要靠手术和术后病理明确诊断和分期。肿瘤分期对明确是否能进行手术切除根治非常关键。

（一）肝内及肝门部胆管癌

对于肝内及肝门部胆管癌来说,大部分不可切除且预后较差。对于不适合手术切除的患者,可通过胆肠吻合、PTC 或 ERCP 引流以改善临床症状。

1. 手术引流　一般情况下主要用于本来计划进行根治性手术,术中发现无法切除时,术中行旁路手术。

2. PTC 和 ERCP　如采用影像学介导的方法引流,ERCP 是首选方法。但是研究发现,比较 PTC 和 ERCP 两种方法,PTC 具有成功率高、胆管炎发生率低的优点。随着 ERCP 技术的发展和推广,非选择性造影剂的使用以及自膨式金属支架的应用,ERCP 相关胆管炎发生率已经明显下降,自膨式金属支架也使支架堵塞率显著下降。在降低胆管炎发生的同时,也降低了重复干预的必要性和医疗成本。同时,PTC 也有造成肿瘤种植转移的可能,其出血的发生率也高于 ERCP。这些因素再加上患者不愿意进行外引流的社会因素,使 PTC 不会成为首选,而通常在内镜治疗失败的情况下使用。

3. EUS 介导胆汁引流（EUS-BD）　EUS 主要用于 ERCP 操作不成功或解剖结构发生变化时,是一种对经皮引导下穿刺引流的替代疗法。同时可以安排在首次 ERCP 操作过程中,从而避免重复麻醉和额外的操作,另一个优点是 EUS 胆道引流是内引流,患者较易接受。

4. 影像学介导下支架放置　由于对解剖的理解加深、断层成像技术的进步和胆道金属支架的广泛使用,影像学介导下支架放置现已应用较少。但在一些 ERCP 技术不成熟的单位,其仍不失为一种 ERCP 的替代疗法。

5. 光动力疗法（photodynamic therapy，PDT）
通过静脉注射光敏剂,其可在肿瘤细胞中选择性聚积,通过 ERCP 用特定波长的光照可激活肿瘤部位的光敏剂,释放具有细胞毒性的活性氧,可对肿瘤细胞造成破坏,从而达到局部控制肿瘤的作用。有研究发现,PDT 单独使用可以延缓肿瘤生长,与金属支架联合使用能明显提高支架的通畅性,延长生存时间。与化学治疗药物联用可获得一定疗效。同时还有研究显示,对于拟行肝移植的肝门部胆管癌患者,行 PDT 可以辅助局部治疗,减少等待肝源过程中疾病进展的概率。近年来随着胆道镜的发展,从胆道镜下行 PDT 并可以在胆道镜下观察治疗效果,使得 PDT 的治疗更加精准。目前总体看来,PDT 作为不可切除肝门部胆管癌的局部治疗是有效且安全可行的,但对于是否可用于术后复发的患者,以及是否可作为新辅助治疗尚需要进一步研究。

6. 内镜下射频消融术（radio frequency ablation，RFA）　RFA 可以产生热损伤,导致细胞凝固性坏死,在原发性肝癌等肿瘤的治疗中已有较成熟的应用,近年来有学者尝试内镜下的射频消融治疗胆管癌,为一些不能手术切除的患者提供了治疗手段。有研究显示,射频消融可以较好地控制局部肿瘤,在支架前行射频消融可提高支架植入的成功率,对于覆膜金属支架闭塞的患者行射频消融可使支架再通（图 6-2-4）。一项 Meta 分析比较 RFA 联合胆道支架植入与单纯支架植入在患者生存期、支架通畅率和不良事件的差异,结果表明,RFA 能明显改善恶性胆管狭窄患者的支架通畅性,增加支架通畅时间,安全有效,且 RFA 治疗胆管癌出现胆管炎、急性胆囊炎、胰腺炎和胆道出血风险无明显增加。

7. ERCP 治疗原则　对于肝内或肝门部胆管癌患者进行 ERCP 检查前,要充分评估胆道情况,认真研判影像,了解肝叶解剖及胆管汇合处常见的解剖变异。

（1）预防性使用抗生素:ERCP 治疗肝内或肝门部胆管癌时,即使很小心注入造影剂,仍有一些被污染的胆管不能够被引流,因此为避免胆管炎,应常规给予抗生素治疗。

（2）仅针对拟引流的肝段进行选择性插管及注入造影剂:一旦影像学显示导丝已经成功地植入目的胆管,回抽切开刀或造影导管,有胆汁流出,则可缓慢注入造影剂。必要时可先行空气造影,透视下显示为扩张的肝内胆管,再注入造影剂,可以显著减少进入未引流胆管的可能性（图 6-2-5）。也可以留置导丝于目的胆管,更换鼻胆引流管,利用其侧孔较多,反复抽吸扩张胆管内胆汁,并可应用生理盐水进行胆道冲洗。

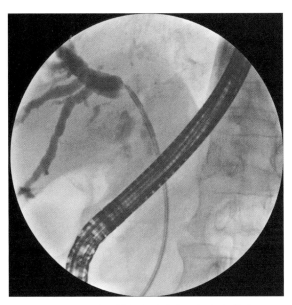

图 6-2-4 采用射频消融治疗肝门部胆管癌

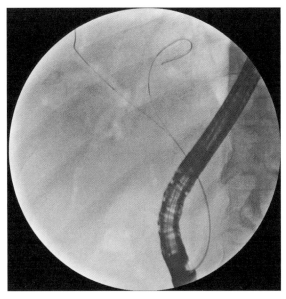

图 6-2-6 肝门部胆管癌行空气造影,Bismuth Ⅱ型

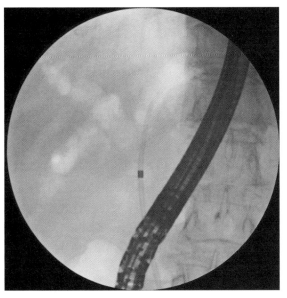

图 6-2-5 肝门部胆管癌行空气造影,Bismuth Ⅰ型,肝内胆管明显扩张

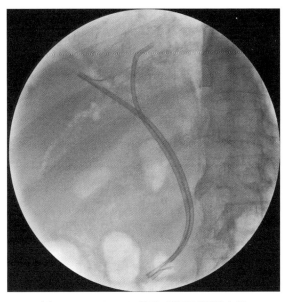

图 6-2-7 Bismuth Ⅱ型,放置双塑料支架

(3)插管后乳头括约肌切开与否,应根据下一步拟实施的治疗方案确定,如需要放入多根塑料支架或金属支架,常需行 EST(图 6-2-6～图 6-2-8)。

(4)可考虑应用胆道镜对病变处进行评估和取材,应对所有病例均进行组织取样,至少要进行细胞刷检。

(5)支架植入肝内或肝门部胆管癌患者姑息性支架植入的目标是通畅引流足够体积的肝脏(50% 或更多),不论单侧、双侧或多段支架植入,在 Bismuth Ⅰ型肝门部胆管癌患者中,普遍认为只需植入单根支架。然而对于 Bismuth Ⅱ～Ⅳ型肝门部胆管癌患者,双侧还是单侧引流尚未达成共识。一般肝右叶占肝脏 55%～60% 的体积,而左叶和尾叶分别覆盖肝体积的 30%～35% 和 10%。引流超过 50% 肝脏体积的情况通常需要 1 个以上的支架,应用双侧支架还是多段支架,取决于个人解剖结构。此外,在尝试胆道引流之前,需要通过非侵入性影像方法评估胆管的缩窄情况及异常解剖结构。内镜胆道引流治疗晚期肝门部胆管癌应由经验丰富的胆道内镜医师进行,并提供多学科支持。对于肝门部胆管癌患者的内镜下金属支架植入术,需要经验丰富的操作者。另外,在执行这种高难度 ERCP 操作时,需要

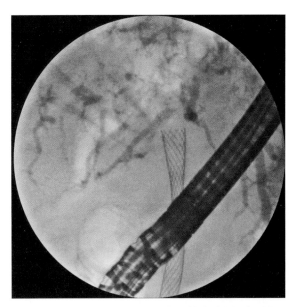

图 6-2-8　Bismuth Ⅰ型，肝门部胆管癌放置金属支架

多学科支持。例如，当胆管阻塞没有获得有效引流时，往往需要采用另一种方法，如及时经皮胆道引流，否则可能导致 ERCP 术后胆管炎。对于进展期 Bismuth Ⅲ～Ⅳ型的肝门部胆管癌患者，胆管梗阻缓解的成功率较低，且 ERCP 术后胆管炎发生率较高，可采用经皮支架植入、PTCD 或 EUS-BD。在不能切除的肝门部胆管癌患者中，经皮和内镜下支架植入与手术胆道旁路引流相比是更有效和微创的方法。经皮支架植入的优点是可以精确选择引流的肝叶，理论上这种方法可以降低胆管炎的发生率，但会导致穿刺部位的疼痛及潜在的肿瘤种植转移。

（二）肝外胆管癌

1. **根治性手术**　对于可切除的肝外胆管恶性肿瘤，在手术前不推荐常规实施经内镜胆管引流，除非患者严重营养不良、化脓性胆管炎、肝肾功能严重受损及其他原因需推迟手术。远端胆管癌可选择改良 Whipple 术、胆管切除术和肝胆切除术，其 5 年生存率可在 20%～30%。对于手术前是否需要经内镜胆汁引流，现有的研究结论仍有争议。术前进行内镜下胆汁引流将增加菌血症、真菌易位、术后败血症及伤口感染的风险，同时可能增加住院时间和总费用。一项 Meta 分析显示，术前胆汁引流和直接外科手术相比，发病率、病死率和并发症发生率之间无明显差异，并且术前进行内镜下胆汁引流会增加住院时间和费用。

2. **姑息性治疗**　对于不可切除的胆管恶性肿瘤导致梗阻的患者，初始植入支架应选择塑料支架或自膨式覆膜金属支架从而进行胆管减压治疗，尤其

是对于诊断和治疗决策尚未决定的患者，不仅可以减轻症状而且能提高患者的生活质量。在化学治疗前进行支架植入也是必要的，以避免化学治疗药物造成的肝毒性，自膨式覆膜金属支架被推荐应用于拟行新辅助化疗的患者。由于非覆膜金属支架存在内镜下取出困难、增加手术难度等缺点，在未评估肿瘤能否手术切除之前不应植入非覆膜金属支架。如果初始的塑料支架阻塞，对于预期生存时间超过 6 个月的患者，建议更换金属支架。大部分使用塑料支架的胆管恶性狭窄病例至少需要更换支架 1 次。金属支架较塑料支架有较多的优点，金属支架的通畅率明显高于塑料支架（图 6-2-9，图 6-2-10）。

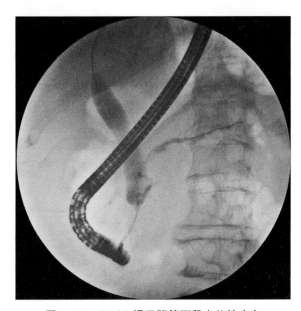

图 6-2-9　ERCP 提示胆管下段占位性病变

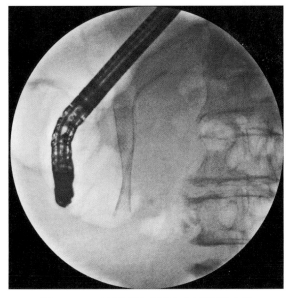

图 6-2-10　放置胆道金属支架及胰管支架

对于生存期超过 6 个月的患者，植入金属支架者行 ERCP 的次数更少、住院时间更短、并发症更少。其他研究也显示，对于生存期超过 6 个月的患者，金属支架的成本效益更佳，而塑料支架对于生存期较短的患者更有益。肿瘤长入金属支架的网眼内将造成胆道梗阻，可以通过在金属支架腔内植入塑料支架或者金属支架解决。远端胆管癌常改变正常解剖结构，导致 ERCP 插管失败。这种情况下可尝试其他内镜技术，包括 EUS-ERCP 会师术、EUS 引导下经皮经肝支架植入术和 EUS 引导下经胃壁 SEMS 支架植入术。

【预后】

尽管胆管肿瘤的诊断和治疗水平都有所提高，但大多数患者的肿瘤在发现时就无法进行手术切除，其中位生存期仅为 4 个月。随着内镜技术的发展，内镜处理胆管梗阻的姑息治疗部分替代了外科手术治疗。但对于肝门部或近端胆管癌的处理远比远端胆管更为复杂，需要对肝胆解剖有全面的了解。金属或塑料支架的选择应个体化，取决于是否考虑手术及后续消融治疗。

（麻树人　张迎春）

推 荐 阅 读

[1] 郭学刚，吴开春. 内镜逆行胰胆管造影 ERCP[M]. 北京：人民军医出版社，2009.

[2] 中华医学会消化内镜分会 ERCP 学组. ERCP 诊治指南（2010 版）[M]. 上海：上海科学技术出版社，2010.

[3] 智发朝，麻树人. 胆胰疾病内镜治疗学 [M]. 北京：科学出版社，2012.

[4] 苑新建，李柏文，蔡晓波. ERCP 理论与操作 [M]. 上海：上海科学技术出版社，2018.

[5] 胡冰. ERCP 临床诊疗图解 [M]. 上海：上海科学技术出版社，2010.

[6] 李家速. 2018 年欧洲胃肠内镜学会指南更新：内镜下胆管支架置入的指征、支架选择和疗效 [J]. 临床肝胆病杂志，2018，34（11）：2311-2315.

[7] 中华医学会消化内镜学分会 ERCP 学组，中国医师协会消化医师分会胆胰学组，国家消化系统疾病临床医学研究中心. 中国 ERCP 指南（2018 版）[J]. 中华消化内镜杂志，2018，35（11）：777-813.

[8] 中国医师协会内镜医师分会消化内镜专业委员会，中国医师协会胰腺病专业委员会，《中华消化杂志》编辑部，等. ERCP 围手术期用药专家共识意见 [J]. 中华消化内镜杂志，2018，35（10）：704-712.

[9] BARON T H，KOZAREK R A，CARR-LOCKE D L. ERCP[M]. 2nd ed. Philadelphia，PA：Elsevier Saunders，2013.

[10] Cotton P B，LEUNG J W. ERCP：The Fundamentals[M]. 2nd ed. Oxford，UK：Wiley-Blackwell，2015.

第三章

Oddi 括约肌障碍

胆总管下段和胰管末端在十二指肠壁内汇合成一共同通道,此处管道稍显膨大,即胆胰壶腹,开口于十二指肠主乳头。在胆总管远端、胰腺壶腹和胰管末端有一簇平滑肌包绕,称为 Oddi 括约肌(sphincter of Oddi, SO),包括胆总管括约肌、胰管括约肌和壶腹括约肌。其中,壶腹括约肌在调节胆汁及胰液排出,防止十二指肠内容物反流的生理过程中起主要作用。Oddi 括约肌功能障碍(sphincter of Oddi dysfunction, SOD)是 Oddi 括约肌(SO)收缩异常致患者胆汁、胰液排泄受阻,使胆管、胰管内压力增高而引起的一系列临床综合征,表现为腹痛、胰腺炎、肝功能异常等。目前,SOD 的诊断及治疗仍是临床工作中较为棘手的问题。

【流行病学】

SOD 的发病率逐年上升,SOD 的发病与年龄、性别无关,多发生于胆囊切除术后患者,部分发生于胆囊完整的患者。据统计,SOD 在美国的患病率约为 1%,胆囊切除术后患者中 SOD 的患病率为 10%~20%,其中 90% 为女性。国内尚缺乏大型流行病学资料。

【发病机制】

SO 的功能受神经和激素的双重调节。调节 SO 运动的神经包括交感神经、副交感神经和十二指肠肠壁神经元构成的神经网络。调节 SO 的激素包括胆囊收缩素(cholecystokinin, CCK)、胃泌素、一氧化氮合酶(nitric oxide synthase, NOS)和血管活性肠肽(vasoactive intestinal peptide, VIP)等。其中,CCK 是促进 SO 舒张的主要激素。抑制性神经递质 VIP 和 NOS,广泛分布在 SO、十二指肠肌层、黏膜层,可通过局部神经分泌调节 CCK 对 SO 的作用。

SOD 是一种良性、无结石的胆管系统疾病,其病因较复杂,涉及:① SO 长期受微生物感染、机械刺激等影响,胆管末端慢性炎症及纤维化,导致全部或部分括约肌发生狭窄。②大部分切除胆囊的患者,胆囊、胆总管、SO 以及十二指肠的神经网络的完整性受损,对 SO 舒缩功能失去控制,导致腹痛。胆囊切除术后患者 SO 对局部刺激的痛觉神经敏感性增加,抑制性神经递质 NOS 和 VIP 耗损,神经通路中的兴奋性递质相对增多,也是其腹痛的原因之一。③胆管炎症抑制 CCK 诱发的 SO 肌电运动;高胆固醇饮食使 SO 基础压升高。这些因素相互作用,构成 SOD 的病理生理基础。

Oddi 括约肌狭窄与 Vater 乳头炎总称为缩窄性乳头炎(stenosing papillitis),是 SOD 中的一种以 SO 结构异常为特点的类型。约 90% 的缩窄性乳头炎患者合并有胆囊结石或胆总管结石,结石通过十二指肠乳头、手术操作致 Vater 壶腹损伤等继发 SO 慢性炎症及纤维化均可导致硬化、SO 狭窄。长期的 Oddi 括约肌痉挛也可导致 Oddi 括约肌运动障碍、组织狭窄及硬化。

【临床表现】

SOD 典型的临床表现为反复发作性胆绞痛,主要由胆汁、胰液排出不畅引起胆胰管高压所致。患者也常以不明原因的腹痛、腹泻及腹胀等症状就诊,因缺乏理想的诊断方法,易误诊为胃炎、肠炎、胆囊术后综合征等,造成患者反复就诊、经历大量检查。口服药物治疗,效果多不满意。

【辅助检查】

（一）实验室检查

部分患可有一过性 ALT、AST、ALP、血淀粉酶及脂肪酶升高。

（二）影像学检查

部分患者在超声、CT 及 MRCP 检查中,可发现胆、胰管扩张。

（三）内镜检查

内镜下 ERCP 对诊断缩窄性乳头炎具有一定优势,可有如下发现:①十二指肠乳头开口较小、质地较硬、乳头充血;②导丝探查进入乳头困难,甚至需要进行预切开，且切开刀进入乳头阻力大；③造影显示胆总管下段狭窄。若具备上述 1 项或 2 项，应疑诊缩窄性乳头炎，具备①＋②、①＋③、②＋③、①＋②＋③，则可诊断缩窄性乳头炎。

ERCP 注入造影剂后，如胆管直径＞12mm 或造影后 45 分钟，患者立位仍有造影剂残存，提示SOD。当该检查受到插管方法和一些人为因素的影响时，需结合十二指肠乳头病变进行综合判断。

（四）SO 测压（sphincter of Oddi manometry，SOM）

将有压力传感器的测压管经十二指肠乳头插入胆管、胰管和壶腹部括约肌进行直接测压。目前测压途径有三种：内镜下、术中及经 T 管 SO 测压。SOD 患者的测压异常表现为：基础压力升高，大于40mmHg，收缩幅度超过 240mmHg 或收缩频率＞10次/min。

由于胆汁及胰液量、胆囊及胆管舒缩、SO 舒缩等因素都可影响 SO 压力测定，测压数据并不仅反映 SO 的舒缩状态，SOM 测定的必要性及临床价值在近年受到越来越多的质疑。尽管其仍被功能性胃肠病罗马 IV 标准推荐，但作为一种有创操作，术后胰腺炎发生率为 15%～30%，临床应谨慎使用。

（五）肝胆管闪烁扫描（hepatobiliary scrintigraphy，HBS）

HBS 技术用于诊断 SOD 已超过 20 年，是一种无创检查方法。该方法根据动态显像剂 ^{99m} 锝 -2,6 二甲基乙酰替苯亚氨基二醋酸（^{99m}Tc-HIDA）在胆管系统的排泄时间，判断胆汁流出道状况。SOD 患者在该检查中常表现为显影剂在胆管 - 小肠清除时间延长（肝门部到十二指肠时间＞10 分钟），完全排泄时间延长（＞30～60 分钟），同时 CCK 不能加速胆汁引流。HBS 可作为 SO 测压检查前的无创筛查手段。

【诊断】

SOD 最常见的临床症状为上腹部和 / 或右上腹痛，也可表现为腹泻、腹胀。除外明显器质性病变，需与其他可引起上腹痛的功能性胃肠病相鉴别。不伴有缩窄性乳头炎的 SOD 属于功能性胃肠病。

SOD 分型几经演变，目前在 Milwaukee 分型基础上进一步完善为 3 型（表 6-3-1）。

【治疗】

治疗原则是使胆汁及胰液顺利流入十二指肠，从而缓解患者胆绞痛的症状，阻止疾病的进展。临床上应按 SOD 的不同类型和不同程度采用个体化治疗的方案。

（一）内镜治疗

1. **内镜下括约肌切开术**（endoscopic sphincterotomy，EST）　I 型 SOD 多为 SO 器质性狭窄而非功能性改变，经验性 EST 能使 90% I 型 SOD 明显改善其症状，故强烈推荐 I 型患者行 EST。EST 可缓解 70% II 型患者的疼痛，其疗效尚存在争议。对括约肌基础压高的 II 型患者，EST 的长期疗效较好。对疼痛或胆管扩张同时反复出现肝功能异常的患者（II 型）经验性行 EST 治疗可能获益，但可能诱发胰腺炎。EST 对 III 型 SOD 患者的长期疗效均不理想，且并发症发生率较高，患者获益少，不推荐 III 型患者接受 EST 治疗。

2. **内镜下乳头球囊扩张术**（endoscopic retrograde papillary balloon dilatation，EPBD）　近年来，亚洲学者积极开展 EPBD 对 SOD 进行治疗。相比EST，接受 EPBD 治疗的患者尽管短期并发症如胰腺炎并不减少，住院天数也相近，但长期并发症如胆管炎、胆管结石的发生率则相对低。此外，EPBD术后并发症的发生还与操作者的操作技巧、熟练程度有关。由于 EPBD 的操作较 EST 稍困难，其安全性和有效性有待进一步研究证实。

3. **内镜下支架引流**　EST 术前预防性胰管内植入支架可降低术后并发胰腺炎的风险；同时，还能减轻胰腺炎的严重程度。但其疗效尚不确定，因此，内镜下支架引流的疗效还有待评估。

4. **SO 肉毒素注射**　内镜下向 SO 注射肉毒素（botulinum toxin，BTX）也可以缓解部分 SOD 患者的症状。BTX 通过拮抗钙离子通道，抑制胆碱能神经，解除 SO 痉挛。但此方法疗效不能持久，且这种给药方式具有侵袭性，故临床应用有限。目前局部

表 6-3-1　SOD 分型

	一过性 ALT、AST、ALP/AMY、LIP 升高 2 倍以上	胆总管 >12mm/ 胰管 >6mm	SOM 阳性率（%）
I 型	两者均有	两者均有	65～100
II 型	只有其中 1 项	只有其中 1 项	50～65
III 型	两者均无	两者均无	12～60

注：胆管型：一过性 ALT、AST、ALP 升高 2 倍以上；胰管型：一过性血淀粉酶（AMY）、脂肪酶（LIP）升高 2 倍以上

注射 BTX 主要用来筛选可能对 EST 治疗有较好反应的 SOD 患者。

（二）药物治疗

钙通道拮抗剂如硝苯地平，硝酸酯类药物如单硝酸异山梨酯、硝酸甘油，临床应用最早，能改善部分 SOD 患者的症状，但由于较多的心血管不良反应，现已较少使用。东莨菪碱、奥曲肽可降低 SO 的基础压，可缓解胆绞痛。磷酸二酯酶抑制剂（伐地那非）可有效降低 SO 压力，不良反应少，临床应用前景好。部分抗抑郁药对 SOD 有一定疗效，其中阿米替林最常用。近年研发的调节胃肠道神经激素途径的新型靶向药物有望用于 SOD 的治疗。

（杨爱明　周永宁）

推 荐 阅 读

[1] 陶颖，李敏，宋陆军. Oddi 括约肌功能障碍的诊治进展 [J]. 中华肝胆外科杂志，2018，24：495-499.

[2] HEETUN Z S, ZEB F, CULLEN G, et al. Biliary sphincter of Oddi dysfunction: response rates after ERCP and sphincterotomy in a 5-year ERCP series and proposal for new practical guidelines[J]. Eur J Gastroenterol Hepatol, 2011, 23（4）：327-333.

[3] 田真壹，庄晓君，陈旻湖. Oddi 括约肌功能障碍的诊治进展 [J]. 胃肠病学，2017，22（8）：494-497.

[4] COTTON P B, DURKALSKI V, ROMAGNUOLO J, et al. Effect of endoscopic sphincterotomy for suspected sphincter of Oddi dysfunction on pain-related disability following cholecystectomy: the EPISOD randomized clinical trial[J]. JAMA, 2014, 311: 2101-2109.

[5] WILCOX C M. Endoscopic therapy for sphincter of Oddi dysfunction in idiopathic pancreatitis: from empiric to scientific[J]. Gastroenterol, 2012, 143: 1423-1426.

[6] COTTON P B, ELTA G H, CARTER C R, et al. Rome Ⅳ. Gallbladder and Sphincter of Oddi Disorders[J]. Gastroenterol, 2016. pii: S0016-5085（16）00224-9.

[7] ROMAGNUOLO J. Recent research on sphincter of oddi dysfunction[J]. Gastroenterol Hepatol（N Y），2014, 10: 441-443.

[8] YAGHOOBI M, ROMAGNUOLO J. Sphincter of Oddi Dysfunction: Updates from the Recent Literature[J]. Curr Gastroenterol Rep, 2015, 17: 31.

第四章

胆道寄生虫病

第一节　胆道蛔虫病

似蚓蛔线虫简称蛔虫，是寄生于人类肠道最大的线虫，也是感染人体最常见的寄生虫之一。蛔虫主要通过含有蛔虫卵的水或食物传播，人是蛔虫唯一的终末宿主。胆道蛔虫病是肠道蛔虫病的一种严重并发症，是指寄生于人体小肠段的蛔虫因饥饿、胃酸减少或驱虫不当等因素，经十二指肠乳头钻入胆道引起急性上腹痛或胆道感染。该病多发生于农村及偏远山区，以儿童及青少年多见，女性多见。临床表现为上腹部阵发性、剧烈钻顶样疼痛，恶心、呕吐等。发作间期可无任何不适。发作时可引起胆管炎、胆管梗阻、肝脓肿等并发症，严重者可危及生命。

【流行病学】

蛔虫病在世界各地广泛流行，最常见于热带和亚热带地区。温暖潮湿的土壤利于蛔虫卵孵化，落后的卫生条件容易导致蛔虫感染。在感染人群分布上，以亚洲人居多（73%），非洲人占 12%，南美洲人占 8%。胆道蛔虫病是最为常见的肠道蛔虫病并发症，可发病于任何年龄，以儿童及青少年常见。因随着年龄增长，多次感染后会产生一定免疫力，同时随着年龄增长，免疫力增加，成人感染率较低。女性较为常见，男女比例可达 1∶3。可能因高雌孕激素水平的原因，妊娠妇女更易发病。我国胆道蛔虫病主要集中在中部和西部地区，农村较为多见，近年来随着健康教育的实施及卫生宣传的推广，发病率已有所下降。

【病因】

蛔虫感染可通过以下几种途径：①间接食入排泄在粪便里的蛔虫卵；②食用未经烹熟的含有蛔虫幼虫的猪或鸡的肝脏；③吸入空气中含有蛔虫卵的灰尘；④通过胎盘传播。后两种途径较为罕见。

蛔虫感染后寄生于人体小肠，成虫在感染后 9～11 周开始产卵，蛔虫卵随粪便排入土壤，在适宜环境条件下 2～4 周内孵化并获得感染性，随水或食物被人体吞食后，4 天内在小肠中孵化并释放幼虫，随着盲肠或结肠黏膜迁移穿过肠壁，通过门静脉系统循环进入肝脏，随后可到达肺部穿破肺组织到达肺泡腔。幼虫于 10～14 天内在肺泡中发育，沿支气管上移到达咽部，重新被吞咽后回到小肠中再次发育为成虫。大多数成虫寄生于小肠中下段，也可寄生在消化道任何地方，或偶尔异位于其他器官组织。

胆道蛔虫病的发病因素包括：①蛔虫有喜碱厌酸的特性及钻孔习性，低胃酸可诱导蛔虫上行至十二指肠，通过胆胰壶腹开口钻入胆管中。②人体全身或局部疾病造成消化道功能紊乱，如发热、恶心、呕吐、驱虫不当等激惹蛔虫异常活动，促使蛔虫窜入十二指肠。③手术刺激后，可引起 Oddi 括约肌病理或生理性松弛，便于蛔虫钻入。如胆囊切除术后胆囊收缩素水平显著提高，和促胰液素共同作用导致 Oddi 括约肌松弛，并且胆总管代偿性扩张，为机体提供胆汁储存空间的同时，也为蛔虫提供了寄生场所。

蛔虫进入胆道后大多停留在胆总管，也可进一步上行至肝总管或左右肝管。因胆囊管较细、胆囊管与胆总管之间的角度较大且有螺旋状 Heiste 黏膜瓣的阻碍作用，蛔虫很少进入胆囊。蛔虫进入胆道后有时也可能退回至十二指肠内，其具体机制尚不明确，可能机制如下：①虫体部分进入胆道，留于十二指肠内的部分虫体和虫尾在肠蠕动或药物刺激下折返退出胆道；②抗痉挛药物使 Oddi 括约肌松弛，合并胆囊收缩的促进作用，虫体被排出胆道；③胆道扩张时，蛔虫自行调转身体并钻出胆道；④蛔虫死亡后随胆汁排出。

【发病机制】

蛔虫进入胆道后，分泌多种多肽引起过敏反应，并刺激 Oddi 括约肌导致其强烈痉挛，出现典型的胆绞痛症状。同时导致胆汁淤积，并因肠道细菌（主要是革兰氏阴性杆菌和厌氧菌）被带入胆道而引起化脓性胆管炎、胆囊炎和胰腺炎等并发症。蛔虫也可上行进入肝内胆道，损伤肝实质，引起炎症、坏死甚至脓肿形成。罕见情况下，虫体也可引起胆囊管梗阻，造成胆囊积脓。蛔虫进入胆道引起的堵塞多为不完全性，故黄疸少见。

胆道蛔虫是肝胆管结石形成的重要成因之一。活体蛔虫产生的 β-葡萄糖苷酶水解可溶性结合胆红素，形成不可溶的非结合胆红素，沉淀为胆红素钙，以此为基础促使肝内外结石的形成。进入胆道的蛔虫大多数死在胆道内，死亡或分解的蛔虫可导致胆管黏膜损伤，释放大量嗜酸性粒细胞从而引发纤维性反应，大量浆细胞和巨噬细胞浸润致密的纤维组织，在蛔虫卵、蛔虫碎片周围形成钙化灶，最终形成结石。

【病理】

该病主要病理改变为嗜酸性粒细胞浸润、浆液渗出性炎症。蛔虫及带入的肠道细菌可引起胆管炎症，进而导致化脓性胆管炎、胆囊炎、胰腺炎、肝实质炎性坏死、肝脓肿形成、胆石症等。严重者可出现胆汁性腹膜炎、胆道出血、中毒性休克等。

【临床表现】

（一）症状

1. 腹痛　腹痛是本病的典型表现，常为突发剑突下钻顶样剧烈绞痛，向右肩及背部放射，患者可出现面色苍白、辗转反侧、坐卧不安、大汗淋漓、十分痛苦，可伴恶心、呕吐甚至吐出蛔虫。腹痛间歇发作，呈阵发性，持续时间长短不一，间歇期患者可如常人无症状或仅感右上腹隐痛。当出现并发症时，腹痛的部位或性质会发生相应的改变。如出现胆道感染时可表现为持续性腹痛；急性胰腺炎时，腹痛可扩展至左上腹及腰背部；胆道穿孔时可有全腹持续性剧痛及腹膜刺激征表现；胆道出血时部分患者可表现出化脓性胆管炎的腹痛、发热和黄疸的夏科三联症。

2. 恶心、呕吐　多伴随腹痛发生，呕吐物多为胃内容物，可含胆汁或黄染的蛔虫。部分患者表现为"干呕"，不能正常进食。

3. 全身症状　早期无明显发热和黄疸，寒战发热多于发病 24 小时合并胆道感染时发生，体温升高与腹痛程度不成比例。单纯胆道蛔虫因虫体圆滑，不易造成胆道完全梗阻，若反复胆道感染及炎症引起胆道梗阻时，在梗阻后 24~48 小时可出现明显黄疸。

（二）体征

体征和腹痛程度不相符，常常腹痛剧烈，而体征轻微。早期表现为腹软或仅剑突下轻微压痛，无反跳痛及肌紧张。若晚期合并胆管及周围炎症或胆道穿孔时，可有腹膜刺激征（腹部压痛、反跳痛和肌紧张）。合并其他并发症时，可触及肿大且有压痛的肝脏、胆囊等。

【辅助检查】

（一）实验室检查

1. 病原学检查　粪便涂片显微镜下可观察到蛔虫卵。蛔虫卵在感染至少 40 天后可出现在粪便中，如果只是单纯雄性蛔虫感染，粪便中蛔虫卵检测可能为阴性。胃十二指肠液镜检也可发现蛔虫卵。

2. 血常规　症状早期，外周血嗜酸性粒细胞变化不明显，随着症状发展，几天后可出现血嗜酸性粒细胞增高。嗜酸性粒细胞水平通常在 5%~12%，也可高达 30%~50%。

3. 痰液　痰液中可发现嗜酸性粒细胞和夏科•雷登晶体。

4. 其他　感染早期血清免疫球蛋白 IgG 和 IgE 升高，但血清学研究多用于流行病学调查，而非疾病的临床诊断。PCR 技术（聚合酶链式反应）相比粪便显微镜检查有更高的敏感性和特异性，但尚未成为常规诊断手段。

（二）影像学检查

1. 超声　超声是诊断胆道蛔虫病常用的手段，安全、无创且具有较高的敏感性和特异性。胆道内虫体表现为无声影的管状回声结构，直径 3~6mm。虫体可平行于胆道，也可蜷曲（图 6-4-1）。如果胆道内多发蛔虫，虫体在胆道内密集排列，超声下为无定形表现，呈高回声的假性肿瘤。超声还可观察到蛔虫在胆道内的缓慢移动，如果连续几天观察蛔虫没有改变位置，蛔虫可能已死亡。超声也有可能仅观察到钙化的虫体或碎片。

超声检查胆道蛔虫的表现有：①线样征：单条线样或弯曲不伴声影的回声结构；②细线样征：多条长线样回声结构；③管样征：单条长而厚的不伴声影的回声结构内有中空的无回声区。其他伴随表现包括胆管扩张，胆囊肿大伴扩张，有胆汁淤积回声；残留虫体形成的结石则表现为伴有声影的高回声结构。

2. CT　典型 CT 表现为增强扫描时牛眼样改变。对合并肝脏或胰腺疾病的胆道蛔虫病患者，CT 影像学对胆道蛔虫的诊断有一定价值。

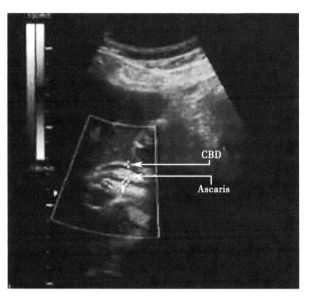

图 6-4-1 超声影像下示胆总管蛔虫

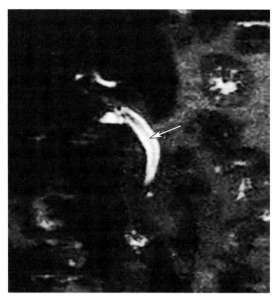

图 6-4-2 薄层 MRCP 示胆道蛔虫呈线样充盈缺损

3. 磁共振胆管造影（MRCP） 胆道蛔虫在 MRCP 检查中表现为胆管内线样低信号充盈缺损（图 6-4-2）。"三线征"是胆道蛔虫的特征性征象，在薄层 MRCP 上，最中间一条高信号为蛔虫肠道，旁边两条低信号为虫体，最外边两条高信号为胆汁（图 6-4-3）。

4. 经内镜逆行胰胆管造影检查（ERCP） ERCP 对胆道蛔虫具有独特的诊断及治疗价值（图 6-4-4）。不仅可观察到十二指肠乳头处的蛔虫，还可对胆管内的虫体进行影像重建，呈现为长线样、尖端逐渐变细平滑的充盈缺损（图 6-4-5）。

【诊断与鉴别诊断】

（一）诊断

根据胆道蛔虫症的好发年龄及突发上腹部剧烈钻顶样疼痛，伴恶心呕吐等病史，结合实验室及影像学检查等即可诊断。

（二）鉴别诊断

1. 急性胆管炎 表现为上腹痛、寒战发热和黄疸三联症，腹痛无钻顶感。可出现轻度肝大、白细胞增多、胆红素升高、肝酶升高。可进展为化脓性胆管炎。需注意胆道蛔虫病合并急性胆管炎。

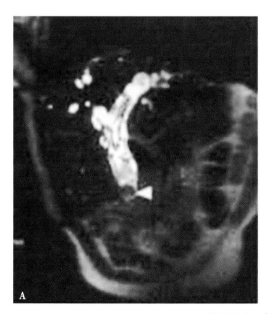

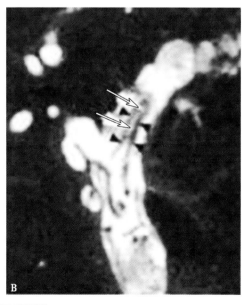

图 6-4-3 薄层 MRCP

A. 与胆道长轴平行的虫体，扩张胆总管及远端结石；B. 特异性的"三线征"

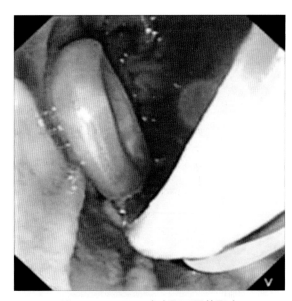

图 6-4-4 ERCP 术中取石网篮取虫

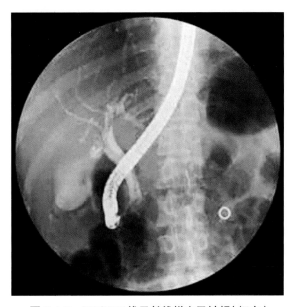

图 6-4-5 ERCP X 线示长线样充盈缺损（蛔虫）

2. **急性胰腺炎** 上腹或偏左出现持续性腹痛，向腰背部放射。血清淀粉酶、脂肪酶明显增高。也需注意胆道蛔虫病合并急性胰腺炎。

3. **急性胆囊炎** 右季肋部疼痛且 Murphy 征阳性。疼痛可以放射至右肩或肩胛间区。右上腹压痛，可触及包块。一般为低热不伴寒战，胆囊肿大并可有渗出，胆囊内可见胆泥积聚的征象。

4. **胃十二指肠溃疡急性穿孔** 发病急骤，剧烈腹痛迅速波及全腹，查体可见腹膜刺激征。X 线立位平片检查有膈下游离气体。

【并发症】

胆道蛔虫病可引发较多严重的并发症，如急性

胆管炎、急性胰腺炎、肝脓肿、胆道出血、胆道穿孔、胆道结石、脓毒血症等。

【治疗】

胆道蛔虫病的治疗包括非手术治疗和手术治疗，其治疗原则为解痉镇痛、驱虫、控制感染和纠正水电解质代谢紊乱。常规将非手术治疗作为一线治疗，若对非手术治疗无效或有严重并发症的患者可考虑手术治疗。

（一）保守治疗

保守治疗对大多数患者有效，症状缓解率可达68%～80%。其治疗方案包括禁食、静脉补液、抗生素、解痉镇痛及驱虫。

1. **解痉镇痛** 可应用抗胆碱能药物如阿托品或山莨菪碱（654-2）。前者肌内或皮下注射，成人每次0.5～1.0mg，儿童每次 0.01～0.03mg/kg。后者肌内或静脉注射。若解痉药物止痛效果欠佳时，可联合应用镇痛药物如肌内注射盐酸哌替啶 50～75mg，应注意此药可以引起 Oddi 括约肌痉挛和收缩的不良反应。

2. **驱虫** 可选用苯并咪唑类药物（阿苯达唑、甲苯咪唑）或双羟萘酸噻嘧啶等。对于无急性并发症、非孕成年人和儿童，一线药物为苯并咪唑类药物，如阿苯达唑（空腹口服 400mg，单次给药），甲苯咪唑（一次口服 500mg 或每次口服 100mg，一天 2 次，连用 2～3 天）。苯并咪唑类药物的不良反应包括一过性胃肠不适、头痛和罕见的白细胞减少等。因苯并咪唑类药物有潜在的致畸作用，妊娠期妇女可应用双羟萘酸噻嘧啶。用法为 11mg/kg，单次给药，最大剂量 1g。其不良反应有胃肠功能紊乱、头痛、皮疹、发热等。还可口服 33% 硫酸镁溶液（10ml，3 次 / 天）、中医汤药如胆道驱蛔汤等进行驱虫治疗。

3. **控制感染** 因蛔虫将肠道定植菌群带入胆道中，导致胆道细菌感染。推荐针对革兰氏阴性杆菌的广谱抗生素，大剂量、短疗程，必要时可合并厌氧菌药物治疗。

4. **纠正水电解质代谢紊乱与酸碱平衡失调** 对于全身中毒症状重、有并发症者，应予以禁食、静脉补液、维持水电解质酸碱平衡治疗。

（二）内镜治疗

保守治疗无效时可考虑内镜下取虫治疗；或虫体在胆道中超过 3 周，可能已经死亡而不能自行退出胆道，需内镜下取虫。可用十二指肠镜、胆道镜等借助活检钳、网篮等工具取出（图 6-4-6）。对于有经验的医师，通过胆胰壶腹开口钳取虫体的成功率可达 100%，从胆管或胰管中钳取成功率可达 90%。

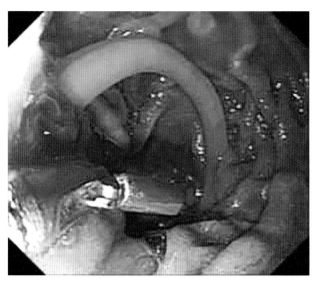

图 6-4-6　内镜下活检钳钳取蛔虫

应尽可能不行 Oddi 括约肌切开术，避免日后反复胆道蛔虫病。一般取出蛔虫后，症状通常迅速缓解。内镜下治疗失败的原因可能包括合并胆管结石或狭窄影响了虫体的清除，或者器械无法到达胆囊或肝内胆管中取虫。

（三）手术治疗

经非手术治疗失败者可考虑手术治疗。其他适应证还包括：①合并胆管结石，胆管梗阻，易发生梗阻性化脓性胆管炎者；②出现胆道大出血、胆道穿孔、严重胆道感染或肝脓肿等并发症者；③重症急性胰腺炎者经积极内科治疗无效者；④经治疗后急性症状缓解，但非手术治疗后 4～6 周检查仍有胆总管扩张或胆管内死虫残留者。手术方法为胆总管探查、取虫及 T 管引流。一般无需切除胆囊，除非有蛔虫侵入或病变严重，可考虑切除胆囊。术中如果全身情况许可，均应行大量盐水及抗菌药物冲洗胆道，以排除虫卵，控制感染。术后还需驱虫治疗，避免蛔虫病复发。

【预后与预防】

胆道蛔虫病及时治疗后，患者预后一般较好。治疗后 2～3 周应随访以确认蛔虫是否被清除，如果粪便中仍查到虫卵，提示蛔虫清除不充分或再次感染，需再次治疗。因本病有家族聚集倾向，如果发现持续性或重复感染，应对家庭成员进行粪便检查及相应的治疗。

改善公共卫生状况、切断传播途径、健康教育、彻底的驱虫治疗对预防本病十分重要。应养成良好的卫生习惯，不使用生水、饭前便后洗手等。

（胡　兵　袁湘蕾）

推 荐 阅 读

[1] ASTUDILLO J A, SPORN E, SERRANO B, et al. Ascariasis in the hepatobiliary system: laparoscopic management[J]. J Am College Surg, 2008, 207（4）: 527-532.

[2] DING Z X, YUAN J H, CHONG V, et al. 3 T MR cholangiopancreatography appearances of biliary ascariasis[J]. Clin Radiol, 2011, 66（3）: 275-277.

[3] MURRELL K D, ERIKSEN L, NANSEN P, et al. Ascarissuum: a revision of its early migratory path and implications for human ascariasis[J]. J Parasitol, 1997, 83（2）: 255-260.

[4] PULLAN R L, SMITH J L, JASRASARIA R, et al. Global numbers of infection and disease burden of soil transmitted helminth infections in 2010[J]. Parasit Vectors, 2014, 7: 37.

第二节　中华分支睾吸虫病

中华分支睾吸虫（*Clonorchis sinensis*）简称华支睾吸虫，又称肝吸虫（liver fluke）。成虫寄生于人体内，引起华支睾吸虫病（clonorchiasis），又称肝吸虫病。其典型生活史包括成虫、虫卵、毛蚴、孢蚴、尾蚴、囊蚴及童虫阶段。成虫体型狭长，背腹扁平，前端稍窄，后端圆钝，似葵花籽，体表无棘，大小（10～25）mm ×（3～5）mm。当成虫寄生于肝胆管内时，可继发胆道感染、胆管狭窄及胆道梗阻。亦可刺激胆管黏膜引起炎症及增生，甚至可诱发胆管癌或胆管细胞性肝癌。死亡的虫体可成为原发性胆管结石及肝内胆管结石的内核，从而逐渐形成结石。

【流行病学】

华支睾吸虫主要分布在亚洲，如中国、日本和东南亚国家，是我国农村及水网分布较广地区的地方流行性疾病。我国广东、福建、四川、贵州及台湾等地都有流行或病例报道。其传染源可为排出虫卵的患者、感染者以及受感染的家畜和野生动物。在某些地区，人可能是主要传染源；在另一些地区则以畜或兽为主要传染源。该疾病只在畜或兽之间传播，人可因偶然介入接触而感染，因此华支睾吸虫也是自然免疫源性疾病。本病的主要传播途径是"粪 - 口"传播。如广东部分区域属水网发达地带，淡水养殖普及，因喜食"生鱼、生虾"而感染。居民感染以青壮年为主，但也有儿童在野外烤食小鱼虾而致病。在广州市约 40% 的胆道疾病由华支睾吸虫引起，其中并发胆道结石达 60%。

【病因】

进食被华支睾吸虫污染的生鱼、生虾是肝吸虫病的主要病因。当囊蚴进入人体后，在消化液的作用下囊壁被软化，囊内幼虫的酶系统被激活，此时幼虫在十二指肠破囊而出，脱囊后的尾蚴经胆管逆行而上，部分幼虫短时间内可到达肝内胆管，幼虫也可以通过血管或穿过肠壁经血液循环进入肝内胆管。囊蚴进入人体后发育为成虫；在犬猫等体内20～30天、人约30天后可以检测到虫卵排出。成虫寿命可达20～30年。华支睾吸虫成虫定植于胆道系统后可引起胆管炎症、纤维化等疾病，而其虫卵及死亡虫体与胆汁内物质相互作用形成胆管结石。也有华支睾吸虫感染引起胆管上皮增生而引起腺癌的文献报道。

【发病机制】

寄生于胆道系统的华支睾吸虫，通过虫体的机械性刺激及其分泌物的各种酶性物质导致胆管上皮细胞损伤，诱发炎症反应，最终导致胆管壁肿胀、纤维化及胆管狭窄。胆汁流出不畅容易引起细菌感染导致胆管炎或急性胆囊炎。另一方面，死亡虫体、虫卵、脱落的胆管上皮细胞与胆汁中的胆红素钙混合成为结石的核心，进一步形成结石，引起胆囊结石、胆管结石，发生胆道梗阻和胆管炎。

【病理】

虫体及虫卵可引起所在胆管的嗜酸性粒细胞浸润及炎症、胆管细胞增生、纤维化。幼虫逆行进入胆道时带入细菌可导致胆管渗出性炎或化脓性炎，甚至可发生急性化脓性胆管炎。

【临床表现】

常见临床表现为上腹不适、肝区疼痛、食欲不佳、腹泻和全身乏力等，但也有部分患者无明显症状。当华支睾吸虫引发胆管结石、胆管炎时会出现恶心、呕吐、黄疸、高热、寒战甚至休克等。常见体征有肝大，因成虫主要分布在左肝，故肝左叶增大较明显。肝脏质软，有轻压痛，偶有脾肿大。严重感染者在晚期可出现肝硬化，当进入肝硬化失代偿期可出现腹水、感染、食管胃底静脉曲张破裂出血甚至死亡。儿童和青少年感染华支睾吸虫后，临床表现往往较重，死亡率也较高。除上述消化道症状外，华支睾吸虫病还可出现营养不良、贫血、低蛋白血症、水肿和发育障碍等，极少数可致侏儒症。

【辅助检查】

（一）病原学检查

粪便中找到华支睾吸虫卵是确诊的主要证据。

一般在感染后1个月可在大便中可发现华支睾吸虫卵。检测方法较多，但最常用的是涂片法和集卵法。可多次进行大便检查，以提高华支睾吸虫卵的阳性发现率。

因华支睾吸虫卵与其他吸虫卵在形态及大小上极为相似，容易造成误诊，故需根据其形态特征进行鉴别。

（二）免疫学诊断

华支睾吸虫血清学免疫诊断开展较早，在临床诊断和流行病学调查中被广泛使用。常用方法为皮内试验、间接荧光抗体试验（IFAT）、间接血凝试验（IHA）、酶联免疫吸附试验（ELISA）。其中ELISA既能检测血中循环抗原也能检测血清中抗体，其阳性率为88.8%～98.31%。

（三）影像学检查

1. **超声** 主要表现为肝内粗细不均的高回声点，也可有小斑片或团块状回声、弥漫性中小胆管不同程度扩张，胆囊壁粗糙、增厚、回声增强。当引起胆总管结石及感染时，超声可见胆道系统扩张，在肝外胆管内可发现较多的强回声，可伴有声影。

2. **CT** CT对华支睾吸虫诊断价值较大，可发现肝内胆管均匀扩张，肝外胆管可无明显扩张，肝内胆管扩张直径与长度比＜1∶10。肝内胆管呈囊状扩张且主要分布在肝周，其特征性征象是肝脏外周区域扩张胆管的直径大小相近。当合并胆总管结石时，可见胆总管扩张，胆总管内可见高密度结石影。

【诊断与鉴别诊断】

（一）诊断

由于华支睾吸虫病的临床表现不甚典型，诊断时应详细询问病史，明确是否有食用淡水生鱼、生虾的经历，若粪便查到华支睾吸虫的虫卵可以确诊。血中嗜酸性粒细胞增高及特异的免疫学检查有助于确诊，超声及CT可以进一步提供诊断信息。

（二）鉴别诊断

临床上华支睾吸虫诊断有时较为困难，需与急、慢性胆囊炎、原发性胆管结石、胃、十二指肠溃疡等鉴别。

【治疗】

除针对寄生虫本身的治疗外，应当针对是否有胆管狭窄、胆管结石所致的胆道梗阻和炎症适时进行ERCP或手术治疗以解除胆道梗阻，并综合采取控制感染和纠正水、电解质失衡等治疗手段。除非出现严重的并发症，大多数患者可采用非手术治疗。

（一）内科治疗

1. **驱虫治疗**　目前应用较多的是吡喹酮与阿苯达唑。吡喹酮为首选药物，其用法是总剂量为210mg/kg，平均分为每天 3 次，连服 3 天。阿苯达唑对肠道多种线虫具有高效，对华支睾吸虫也有效，一般按体重每天 10mg/kg，分 2 次口服，连服 7 天。治疗后 6 个月虫卵转阴率可达 100%，偶有口干、乏力、嗜睡、头晕等不良反应，停药后可自行缓解。

2. **解痉镇痛**　当合并胆道结石或梗阻时，可应用抗胆碱能药物如阿托品、山莨菪碱（654-2）解除胆道痉挛，起到一定的镇痛作用。哌替啶能抑制大脑皮质痛觉区，具有镇痛效应，但同时有收缩胆道平滑肌的作用，使胆道张力增强加重疼痛，须与阿托品合用。也可选用阿托品与吗啡或氯丙嗪等联用以缓解症状。

3. **控制感染**　对可疑并发感染或已经证实有系统性感染者可使用抗生素。由于幼虫带入胆管的细菌多为革兰氏阴性杆菌，临床上常采用氨基糖苷类、喹诺酮类或甲硝唑、替硝唑等抗生素治疗。

（二）内镜治疗

出现胆总管结石及梗阻性黄疸时，可用经 ERCP 行取石及鼻胆管引流等方法进行治疗。

（三）手术治疗

1. **适应证**　目前对非手术治疗（包括 ERCP 等）失败者或出现以下并发症者，应考虑外科手术治疗：①胆道大出血；②胆道坏死、穿孔、腹膜炎；③重症急性胰腺炎；④合并胆道结石、胆总管梗阻、急性梗阻性化脓性胆管炎等，且经积极的内科及内镜治疗无效者。

2. **手术方式**　有胆囊结石、肝内胆管结石或胆总管结石可选择行胆囊切除术、部分肝叶切除或胆总管探查取石术。发生肝脓肿、胆囊及胆管穿孔、胆道出血者，也应给予相应手术处理。

【预后】

华支睾吸虫病最突出的临床损害是反复的胆道炎症、吸虫残体结石形成及胆道梗阻，有时临床上处理较困难。若能在早期诊断基础上及时有效的治疗，并对其伴发症进行恰当处理，一般预后较好。

（陈东风　周银斌　魏艳玲）

第三节　胆道布氏姜片吸虫

布氏姜片吸虫（*Fasciolopsis buski*）简称姜片虫。其虫体肥厚，背腹扁平，前窄后宽，形似姜片，虫体长20～75mm，宽 8～20mm。其生活史包括成虫、虫卵、毛蚴、胞蚴、母雷蚴、子雷蚴、尾蚴、囊蚴数个发育阶段。人因食用囊蚴污染的水生植物如红菱、荸荠等感染。随着生态系统的改变，我国布氏姜片吸虫的感染率已由 8.5%～92.86% 降至目前的 0.01%～0.19%。布氏姜片虫主要寄生于小肠，偶尔侵入胆道后可导致胆道梗阻和化脓性感染，引发相应症状。诊断主要通过病原学检查，如粪便检查到虫卵可以确诊，也有手术过程中取出虫体而确诊。口服去氢吐根素可治疗姜片吸虫感染。发生胆管化脓性炎症及胆道梗阻时，可以通过 ERCP 或手术取出虫体并行胆道引流等方法治疗。

（陈东风　周银斌　魏艳玲）

推 荐 阅 读

[1] YAN C，WANG Y H，YU Q，et al. *Clonorchis sinensis*, excretory/secretory products promote the secretion of TNF-alpha in the mouse intrahepatic biliary epithelial cells via Toll-like receptor 4[J]. Parasit Vectors，2015，8（1）：559.

[2] XU Y，LIN J，BIAN M，et al. CsRNASET2 is an important component of *Clonorchis sinensis* responsible for eliciting Th2 immune response[J]. Parasitol Res，2015，114（6）：2371-2379.

[3] QIAN M B，UTZINGER J，KEISER J，et al. Clonorchiasis[J]. Lancet，2016，387（10020）：800-810.

[4] QIAO T. *Clonorcis sinensis* eggs are associated with calcium carbonate gallbladder stones[J]. Acta Trop，2014，138：28-37.

[5] JANG K T，HONG S M，LEE K T，et al. Intraductal papillary neoplasm of the bile duct associated with *Clonorchis sinensis* infection[J]. Virchows Archiv，2008，453（6）：589-598.

[6] 亓文磊，张若岩，柴文刚，等. 胆道外科手术中及术后发现肝吸虫病 15 例临床分析 [J]. 临床肝胆病杂志，2016，32（11）：2134-2137.

[7] 杨益超，李树林，谭裕光，等. 广西肝吸虫流行区人群及淡水鱼扇棘单睾吸虫感染调查 [J]. 应用预防医学，2012，18（2）：75-77.

第 七 篇

胰 腺 疾 病

第一章

急性胰腺炎

急性胰腺炎（acute pancreatitis，AP）是临床常见的消化系统急症之一，首先由荷兰解剖学家 Nicholaes Tulp（1593—1674 年）描述。目前 AP 被认为是多种病因导致胰腺组织自身消化所致的胰腺水肿、出血及坏死等炎性损伤，急性上腹痛是其主要临床症状，伴有血淀粉酶或脂肪酶升高，多数患者病情轻，预后好；少数患者炎症放大，出现持续器官功能障碍及胰腺坏死感染，病死率高。

【流行病学】

AP 全球年发病率为 13/10 万～45/10 万，男女差别不大。酒精所致 AP 则多见于男性，胆源性 AP 更多见于女性。AP 在我国常见，估计每年约有 40 万人罹患 AP。2009—2013 年期间，美国 AP 相关的病死率从 1.62% 降至 0.79%。不同 AP 病因的病死率相近，超过 48 小时的持续器官衰竭（persistent organ failure，POF）和胰腺坏死感染是 AP 的重要死因。

【病因】

最常见的 2 个病因是胆石及饮酒，其他因素包括高甘油三酯血症、胰管阻塞、食物过量、特殊感染、外伤及手术等。部分患者的致病因素不是单一的，而是复合因素共同作用所致。

（一）胆道疾病

胆石症及胆道感染等是 AP 的主要病因，胆石症最为常见。胆源性 AP 在 AP 病因构成比中约占 40%。由于 70%～80% 的胰管与胆总管汇合成共同通道开口于十二指肠壶腹部，一旦结石、蛔虫嵌顿在壶腹部、胆管内炎症或胆石移行时损伤 Oddi 括约肌等，将使胰管流出道不畅，胰管内高压。微小胆石（长径 < 3mm）容易导致 AP，因其在胆道系统内的流动性及常用影像学方法难以识别，增加了临床诊断的困难。

（二）饮酒

酒精性 AP 在 AP 病因构成比中约占 30%。50～80g/d 的摄入酒精量即可导致 AP，对于女性，酒精导致 AP 的阈值可降低至 40g/d。酒精在胰腺中通过氧化和非氧化通路得以代谢，氧化通路中产生的大量活性氧促进胰酶提前激活并损伤线粒体。同时，非氧化代谢通路中产生的大量游离脂肪酸乙酯导致胰腺腺细胞中 Ca^{2+} 水平明显增加，也可促进胰酶提前活化。

（三）高甘油三酯血症

高甘油三酯血症（hypertriglyceridemia，HTG）在 AP 病因构成比中位居第 3 位，约 10%。高甘油三酯血症胰腺炎（hypertriglyceridemia pancreatitis，HTGP）在中青年（< 50 岁）患者中相对多见，男性多于女性；而胆源性胰腺炎更常见于老年患者（> 70 岁）。妊娠期 HTGP 发病率约为 1 例 /2.5 × 10⁴ 妊娠妇女。

HTG 是指在空腹状态下，血浆中甘油三酯（TG）水平 > 1.7mmol/L，各地由于所采用的测试方法不同，可有一些差异。根据血 TG 水平可分为：轻度，1.7～2.2mmol/L；中度，2.3～11.2mmol/L；重度，11.3～22.4mmol/L；极重度，> 22.4mmol/L。HTG 分原发和继发性两类。原发性 HTG 可分为 5 种亚型，I、IV、V 型 HTG 增加了 HTGP 的风险。I 型 HTG 较少见，由于乳糜微粒代谢障碍，平时血 TG 水平多为重度升高，在没有诱因时即可引发 AP。这些患者通常有相关基因异常，婴儿期即出现乳糜微粒血症，可在儿童期发生 AP。IV、V 型 HTG 较多见，属常染色体显性异常，多系复杂环境因素所致。继发性 HTG 患者平时血 TG 水平多为轻中度升高，在酒精、肥胖、糖尿病、妊娠及药物等诱因作用下，血 TG 水平急剧升高至重度，引发或加重 AP。高达 50% 的 AP 患者可因多种因素出现一过性的血 TG 升高，如病前高脂饮食致肠道吸收脂质增加；AP 时由于应激，脂解激素（儿茶酚胺、胰高血糖素等）释放增多，促进脂肪组织的分解，TG 升高。引起 AP 的 HTG 阈值，美国与欧洲设定的阈值分别为 11.3mmol/L 及

10mmol/L。HTG 既可作为始动病因触发 AP，AP 过程中显著升高的 TG 亦可加重 AP，两者之间的恶性循环推动病情发展。

（四）胰管阻塞

胰管结石、蛔虫、狭窄、肿瘤（胰腺导管内乳头状黏液肿瘤、壶腹周围癌及胰腺癌）可引起胰管阻塞和胰管内压升高。胰腺分裂症是一种胰腺发育过程中主、副胰管未融合的先天性发育不全，大部分胰液经狭小的副乳头引流，容易发生引流不畅，导致胰管内高压，常导致 AP 反复发作。

（五）食物

胆石、饮酒、HTG 及胰管阻塞所导致的 AP，常因进食较多动物脂肪、高胆固醇、红肉及蛋类而促进其发病，可能与这些食物诱导胰酶分泌有关，大量胰液不能充分引流，胰管内压力增加。

（六）手术、创伤与内镜诊疗

手术、腹部钝挫伤等损伤胰腺组织或导致胰腺严重血液循环障碍，可引起 AP。经内镜逆行胆胰管造影（endoscopic retrograde cholangiopancreatography，ERCP）术后 AP 发生率约为 3.5%。年轻患者、十二指肠乳头球囊扩张、逆行胰管注射造影剂、括约肌预切、Oddi 括约肌功能异常被认为是 ERCP 术后 AP 的高危因素。经口推进式小肠镜的长时间操作，也可以引发 AP。

（七）药物

药物性 AP 分为 2 型：①Ⅰ型：AP 的复发与某种药物存在明确的相关性，再给药之后可在数小时至数天期间 AP 复发，其中Ⅰa 型没有混杂其他 AP 因素；Ⅰb 型可能混有其他 AP 病因。②Ⅱ型：不符合Ⅰ型，但服药与 AP 的发生有时间关联。涉及这两型的药物多达 120 种，包括胺碘酮、全反义视黄酸、硫唑嘌呤、地塞米松、依那普利、呋噻咪、氢化可的松、异烟肼、氯沙坦、辛伐他汀、丙戊酸、美沙拉秦、甲硝唑、四环素等，这些药物性 AP 多以病例报道为主，其与 AP 的因果关联证据依然不足。

药物性 AP 的可能机制有：①高敏反应，潜伏期可达 4~8 周，与剂量无关，如硫唑嘌呤、甲硝唑、四环素等；②药物蓄积的毒性反应，可在某种药物使用后数月发生，如丙戊酸；一些引起 HTG 的药物也属于此类。药物性胰腺炎通常比较轻，常可自限。

（八）感染、局部及全身炎症

急性胰腺炎可继发于腮腺炎病毒、柯萨奇病毒、EB 病毒、轮状病毒、支原体等多种感染，常随感染痊愈而自行缓解。十二指肠降段疾病，如球后穿透溃疡、邻近十二指肠乳头的肠憩室炎可波及胰腺。各种自身免疫性血管炎、胰腺血管栓塞等血管疾病可影响胰腺血供。近年文献报道，炎症性肠病（inflammatory bowel disease，IBD）增加了 AP 发生的风险，这既可能是 IBD 合并自身免疫性胰腺炎Ⅱ型的缘故，也可能与服用硫唑嘌呤有关。此外，在全身炎症反应时，胰腺也可出现炎性损伤。

（九）遗传

钙感应受体（calcium-sensing receptor，CASR）、胰蛋白酶原基因（trypsinogen gene，PRSS1）和胰蛋白酶抑制剂基因（trypsin inhibitor Kazal type 1，SPINK1）的突变 / 上调、囊性纤维化跨膜调节因子（cystic fibrosis transmembrane regulator，CFTR）的变异参与 AP 发病。

仍有一些 AP 病因不明，称为特发性 AP；微胆石所致 AP，由于临床诊断困难，占特发性 AP 病因的 60%~80%。

【病理生理】

（一）胰酶合成、活化的生理学

生理状况下，消化酶原和溶酶体水解酶均在腺泡细胞粗面内质网中合成。溶酶体水解酶在糖基化、磷酸化后，被高尔基器的甘露糖 -6 磷酸化受体摄取，转运到溶酶体前体内，溶酶体水解酶与甘露糖 -6 磷酸化受体解离。胰蛋白酶原在粗面内质网 -高尔基器 - 酶原颗粒转运过程中不与甘露糖 -6 磷酸化受体结合。通过两种不同的途径，同在粗面内质网合成的消化酶原和溶酶体水解酶被最终"分选"到不同的分泌泡内，分别形成了消化酶原颗粒和溶酶体（图 7-1-1）。

在各种生理刺激下，腺泡细胞内 Ca^{2+} 浓度升高，在溶酶体的帮助下，酶原颗粒与腺泡细胞顶部胞膜融合并以胞吐的方式分泌到腺泡中。各种消化酶原汇入胰管后经十二指肠乳头进入十二指肠，在肠激酶的作用下，胰蛋白酶原首先活化，活化的胰蛋白酶级联式地激活其他消化酶原，发挥消化食物的功能。

（二）胰蛋白酶活化控制体系

胰蛋白酶原有三种形式，阳离子胰蛋白酶原（PRSS1）是主要形式，约占 65%；其次是阴离子胰蛋白酶原（PRSS2），约占 30%，中性胰蛋白酶原（PRSS3），约占 5%。PRSS3 具有裂解或失活胰蛋白酶的作用。胰蛋白酶分子是由一个单肽折叠而成的酶，其活性位点位于单链连接的两个球状域之间。胰蛋白酶原活性多肽（trypsinogen activation peptide，TAP）是一

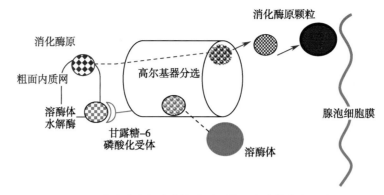

图 7-1-1 胰腺腺泡细胞消化酶原颗粒和溶酶体合成及分泌

种由八个氨基酸构成的酶，在肠激酶等裂解胰蛋白酶原之前，维持胰蛋白酶原处于无活性状态。TAP被裂解时，胰蛋白酶原即被活化。非特异性胰酶抑制剂如 Y 酶、α_1- 抗胰蛋白酶、α_2 巨球蛋白等也可失活胰蛋白酶。这些自身防御机制使胰腺在合成和运输消化酶原的过程中不发生自身消化。胰蛋白酶活化控制体系如图 7-1-2 所示。

（三）发病机制

1. 胰管内高压导致胰蛋白酶原在腺泡细胞内提前活化 这是 AP 发生的主要病理生理机制。在胰管内高压、胰腺微循环障碍等病理条件下，腺泡细胞顶部肌动蛋白骨架受损，酶原颗粒分泌受阻。同时胞内 Ca^{2+} 浓度持续升高，细胞内钙的失衡，一方面使含有溶酶体酶的细胞器质膜脆性升高，增加胞内溶酶体与酶原颗粒融合；另一方面使消化酶原与溶酶体水解酶进入高尔基器后，出现"分选"错误，溶酶体组织蛋白酶 B 促使胰蛋白酶原活化，继而激活其他消化酶原。此外，腺泡细胞间紧密连接被破坏，部分酶原颗粒或已活化的胰酶从腺泡细胞基底外侧部释放到胰腺间质。当腺泡细胞内和细胞间质中活化的胰酶超过胰腺酶抑制物的灭活能力，引起胰腺组织自身消化。活化的胰酶、自身消化时释放的溶酶体水解酶及细胞内升高的 Ca^{2+} 水平均可激活多条炎症信号通路，导致炎症反应，其中核因子 -κB（nuclear factor-κB，NF-κB）被认为是炎症反应的枢纽分子，它的下游系列炎症介质如肿瘤坏死因子 α（tumor necrosis factor-α，TNF-α）、白细胞介素 -1（interleukin-1，IL-1）、花生四烯酸代谢产物（前列腺素、血小板活化因子）、活性氧等均可增加血管通透性，导致大量炎性渗出；促进小血管血栓形成，微循环障碍，胰腺出血、坏死。

2. 酒精及高甘油三酯血症 脂质的堆积可能诱发内质网应激反应，腺泡细胞质内 Ca^{2+} 浓度增加，活化 NF-κB，启动一系列炎症级联反应，引发 AP；渗出腺泡细胞外的胰腺脂肪酶对胰腺内或其周围 TG 的降解，导致游离脂肪酸（free fatty acids，FFAs）

图 7-1-2 腺泡细胞内胰蛋白酶生理水平控制的机制

绿色箭头：促进；红色线条：抑制。胰蛋白酶原在酶原颗粒中不被活化；当胰管内高压或 CASR 突变时，腺泡细胞内 Ca^{2+} 浓度升高，促进胰蛋白酶原活化为胰蛋白酶同时又抑制其降解；活化的胰蛋白酶自身可以裂解（绿色箭头），也可被糜蛋白酶 -C（chymotrypsin-C，CTRC）降解，被 CFTR 排泌入十二指肠，从而避免胰腺的损伤。过量的胰蛋白酶可损伤腺泡细胞，急性炎症反应促使 SPINK1 迅速上调，抑制胰蛋白酶原的自身活化及对腺泡细胞的损伤。蓝色字标识的受体、酶等调节因子如有突变，容易诱发胰腺炎

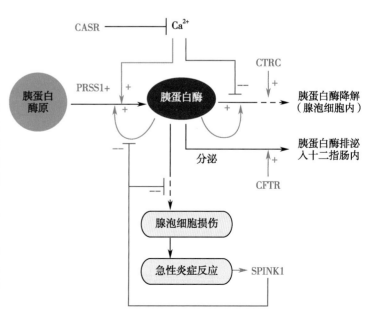

增加，损伤腺泡细胞和小血管；过多的 FFAs 聚集诱发酸中毒，激活胰蛋白酶原，导致腺泡细胞自身消化，启动 AP；胰腺毛细血管床内过度堆积的 FFAs 和乳糜微粒导致毛细血管堵塞，致胰腺处于缺血状态；同时，外周循环血内 TG 及乳糜微粒的增多可引起系统性的血流动力学改变，血液黏滞度增加，加重胰腺缺血、坏死。

（四）重症急性胰腺炎（severe acute pancreatitis，SAP）的发生

AP 病初，大量炎性渗出导致循环血容量降低，持续组织器官灌注不足、缺氧引起肠缺血再灌注，小肠微生态骤变，对肠黏膜具有保护作用的厌氧菌比例显著降低，需氧菌大量繁殖，增加的脂多糖激活 TLRs（toll-like receptors）-NF-κB- 炎症介质信号转导通路，促使肠黏膜淋巴细胞归巢增加，活化肠黏膜肥大细胞，减少中性粒细胞凋亡、延长其寿命，诸多细胞分子机制引发的肠黏膜天然免疫，以正反馈方式放大 AP 引起的炎症反应，导致全身性炎症反应综合征（systemic inflammatory response syndrome，SIRS），大量促炎细胞因子释放入血，炎症不再局限于胰腺，引起器官功能持续衰竭。

（五）AP 不同阶段的免疫反应特点

在 AP 早期 SIRS 发生同时，体内也产生抗炎细胞因子、多肽等，炎症与抗炎的博弈，影响着 AP 的转归。当机体有足够抗炎能力时，炎症反应可被控制在一定的程度，器官功能障碍容易纠正；若机体抗炎能力不敌强烈的炎症反应时，器官衰竭持续不缓，AP 进展为 SAP；在剧烈炎症反应的后期，虽然持续器官衰竭得以度过，由于大量免疫细胞、炎性介质的消耗，机体免疫功能受抑，容易发生各种感染。

【病理】
（一）急性胰腺炎病理

美国麻省总医院的病理学家 Reginald Fitz（1843—1913 年）首先系统描述了 AP 的不同病理类型，提出了 AP 可因炎症程度分为水肿型及出血坏死型。出血坏死型既可从水肿型发展而来，也可在发病初即有出血及坏死。

1. 急性水肿型 亦称间质型。此型较多见，占 90% 以上。胰腺肿大变硬，病变可累及部分或整个胰腺，以尾部为多见。组织学检查，间质中有充血、水肿和炎细胞浸润，可有轻微的灶性脂肪坏死，少有出血。

2. 急性出血坏死型 此型相对少。除上述水肿型的病理特点外，胰腺、周围脂肪组织坏死以及出血是本型的特点。肉眼可见胰腺内有灰白色或黄色斑块的脂肪组织坏死病变，出血严重者，则胰腺呈棕黑色并伴有新鲜出血。单纯胰腺实质坏死、胰周脂肪坏死及胰腺实质伴胰周脂肪坏死发生的概率分别约为 5%、20% 及 75%。组织学检查见胰腺坏死病变呈间隔性小叶周围分布，坏死灶外周有炎性细胞包绕；常见静脉炎、淋巴管炎和血栓形成。

（1）不同阶段的胰腺坏死：急性坏死物集聚（acute necrotic collection，ANC）即胰腺内、胰周或胰腺远隔间隙液体积聚，含有实性及液体成分，通常边界不清，缺乏包膜，可以单发或多发。随着病变周围网膜包裹、纤维组织增生，实性及液性坏死物被包裹、局限，这种成熟的、包膜界限分明的囊实性结构称为包裹之坏死物（walled-off necrosis，WON）。

（2）胰腺假性囊肿（pancreatic pseudocyst）：多在坏死性胰腺炎病程 4 周左右出现，初期为液体积聚，无明显囊壁，此后形成的囊壁由肉芽或纤维组织构成，缺乏上皮（与真性囊肿的区别所在），囊内无菌生长，含有胰酶。假性囊肿形态多样、大小不一，容积可波动于 10～5 000ml。假性囊肿可以延伸至横结肠系膜、肾前、肾后间隙以及后腹膜。

（3）胰瘘（pancreatic fistula）：胰腺炎症致胰管破裂，胰液从胰管漏出，即为胰瘘。胰内瘘是难以吸收的胰腺假性囊肿及胰性胸、腹腔积液的原因。胰液经腹腔引流管或切口流出体表，为胰外瘘。

（4）胰腺脓肿（pancreatic abscess）/ 感染：在 ANC、WON 及胰腺假性囊肿基础上感染，发展为脓肿。

（5）左侧门静脉高压（left-side portal hypertension，LSPH）：胰腺严重坏死、大量渗出、假性囊肿压迫和迁延不愈之炎症，导致脾静脉血栓形成，继而脾大、胃底静脉曲张。

（二）SAP 导致其他的器官损伤

小肠、肺、肝、肾等脏器常有急性炎性损伤病理改变；胰腺脂肪坏死可累及肠系膜、大网膜、胸膜等，大量炎性渗出导致腹、胸腔积液。少数患者可有腹部皮下瘀斑、腹壁水肿、臀部皮下脂肪坏死等。

【临床表现】
（一）症状及体征

患者常呈急性腹痛，起病较急，多有较明确起病时间，但不像急性腹腔脏器穿孔那样突然起病；腹痛常较剧烈且持续不缓，多位于中左上腹、甚至全腹，部分患者腹痛向背部放射。患者病初可伴有恶心、呕吐，轻度发热。体检可发现腹肌紧张，中上腹压痛，肠鸣音减少，轻度脱水貌。

（二）全身并发症

严重者可陆续出现表7-1-1列出的部分症状、体征。

AP最重要的全身并发症是全身炎症反应综合征、脏器功能持续衰竭、脓毒症和胰性脑病等。

1. 全身炎症反应综合征（SIRS） 发生于AP早期，符合以下临床表现中的两项及以上，可以诊断为SIRS：①心率＞90次/min；②体温＜36℃或＞38℃；③白细胞总数＜4×10⁹/L或＞12×10⁹/L；④呼吸频率＞20次/min或PCO₂＜32mmHg。SIRS持续存在将增加器官衰竭发生的风险。

2. 器官衰竭 常见急性呼吸窘迫综合征、循环及肾衰竭等，多发生于AP早期，出现两个以上器官功能衰竭称为多脏器功能衰竭。器官衰竭诊断常用Marshall评分系统（表7-1-2），Marshall评分≥2分，即为器官衰竭。

肠功能衰竭表现为腹腔间隔室综合征（abdominal compartment syndrome，ACS），其症状及体征列于表7-1-1，腹内压（IAP）或膀胱压（UBP）测定≥20mmHg。ACS导致的腹内高压可影响腹腔脏器的血流，进一步影响各器官功能，促进多器官功能不全综合征（multiple organ dysfunction syndrome，MODS）。急性肝衰竭表现为病程中出现Ⅱ期及以上肝性脑病，并伴有：①极度乏力，明显畏食、腹胀、恶心、呕吐等严重消化道症状；②短期内黄疸进行性加深；③出血倾向明显，血浆凝血酶原活动度≤40%（或INR≥1.5），且排除其他原因；④肝脏进行性缩小。

3. 全身感染 SAP患者合并脓毒症，主要以革兰氏阴性杆菌感染为主，也可有真菌感染，病死率可高达50%～80%。

4. 胰性脑病（pancreatic encephalopathy，PE） 可发生于起病早期，也可发生于疾病恢复期，是AP的严重并发症之一，可表现为耳鸣、复视、谵妄、语言障碍及肢体僵硬、昏迷等。

（三）胰腺局部并发症

1. ANC 发生于病程早期，腹胀、腹痛是其主要症状。

2. 胰腺假性囊肿、WON及胰腺脓肿 多见于SAP病程4周左右，大的囊肿及WON可有腹胀、消化道梗阻、营养不良等症状，上腹部膨隆。半数长径＜5cm的假性囊肿可在6周内自行吸收。当胰腺假性囊肿、WON进展为胰腺脓肿时，腹胀、腹痛、呕吐、消瘦及营养不良等症状持续不缓，体温＞38.5℃；若腹膜后间隙有感染，可表现为腰部明显压痛，甚至可出现腰部丰满、皮肤发红或凹陷性水肿。

3. LSPH 表现为呕血、腹胀，可扪及脾大。

【辅助检查】

（一）诊断AP的重要标志物

血清淀粉酶与脂肪酶超过正常上限（upper limit of normal，ULN）3倍可诊断AP，胆石症、胆囊炎、消化性溃疡等急腹症时，血清胰酶一般低于2倍ULN。血清胰酶高低与病情程度无确切关联，部分

表7-1-1 SAP的症状、体征及相应的病理生理改变

症状及体征	病理生理改变
低血压、休克	大量炎性渗出、严重炎症反应及出血
全腹膨隆、张力较高，广泛压痛及反跳痛，移动性浊音阳性，肠鸣少而弱，甚至消失	肠麻痹、腹膜炎、腹腔间隔室综合征
呼吸困难	肺间质水肿，成人呼吸窘迫综合征，胸腔积液；严重肠麻痹及腹膜炎
黄疸加深	胆总管下端梗阻；肝损伤
少尿、无尿	休克、肾功能不全
体温持续升高或不降	严重炎症反应及感染
Grey-Turner征，Gullen征	胰腺出血及严重炎症反应
腹壁水肿	严重腹膜炎
上消化道出血	应激性溃疡
臀部红斑，躯干、下肢散在多发结节样脂肪坏死	脂膜炎
意识障碍，精神失常	胰性脑病

表7-1-2 器官衰竭Marshall评分系统

	0	1	2	3	4
呼吸（PaO₂/FiO₂）	＞400	300～400	200～300	100～200	＜100
循环（收缩压，mmHg）	＞90	＜90 可补液纠正	＜90 补液不能纠正	＜90 pH＜7.3	＜90 pH＜7.2
肾脏（Cr，μmol/L）	＜134	134～169	170～310	311～439	＞439

注：PaO₂：动脉血氧分压，正常值95～100mmHg；FiO₂：吸入氧浓度，按照空气（21%）、2L/min（25%）、4L/min（30%）、6～8L/min（40%）、9～10L/min（50%）换算

SAP 患者血清胰酶可不升高。

1. 淀粉酶　血清淀粉酶于起病后 6～24 小时开始升高，48 小时开始下降，3～7 天降至正常。由于唾液腺也可产生淀粉酶，当患者尿淀粉酶升高而血淀粉酶不高时，应考虑其来源于唾液腺。胰源性胸腹水、胰腺假性囊肿中的淀粉酶常明显升高。

2. 脂肪酶　血清脂肪酶于起病后 4～8 小时开始升高，峰值多在病后 24 小时左右，8～24 天降至正常，对就诊较晚的患者有诊断价值，其敏感性和特异性均略优于血淀粉酶。

（二）反映病理生理变化的实验室检测指标
（表 7-1-3）

（三）了解胰腺等脏器形态改变

1. 腹部超声　是急性胰腺炎在发病初期 24～48 小时的常规初筛影像学检查。可见胰腺肿大及胰内、胰周回声异常，同时有助于判断有无胆道疾病。因常受胃肠道积气的影响，对 AP 不能做出准确判断。当胰腺发生假性囊肿时，常用腹部超声诊断、

随访及协助穿刺定位。

2. 腹部 CT　平扫有助于确定有无胰腺炎；增强 CT 一般应在起病 5 天后进行，有助于区分液体积聚和了解坏死的范围，旨在对胰腺炎程度进行分级（图 7-1-3，表 7-1-4）。

表 7-1-3　反映病理生理变化的实验室检测指标

检测指标	病理生理变化
白细胞↑	炎症或感染
C 反应蛋白>150mg/L	提示胰腺组织坏死
血糖（无糖尿病史）↑	胰岛素释放减少、胰血高糖素释放增加、胰腺坏死
TB、AST、ALT↑	胆道梗阻、肝损伤
白蛋白↓	大量炎性渗出、肝损伤
BUN、肌酐↑	休克、肾功能不全
血氧分压↓	成人呼吸窘迫综合征
血钙<2mmol/L	Ca^{2+} 内流入腺泡细胞，胰腺坏死
甘油三酯↑	既是 AP 的病因，也可能是其后果
血钠、钾、pH 异常	肾功能受损、内环境紊乱

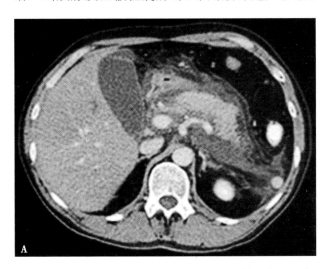
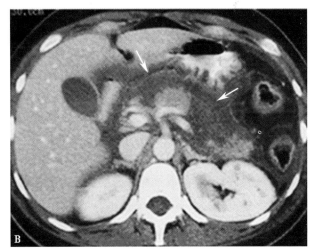
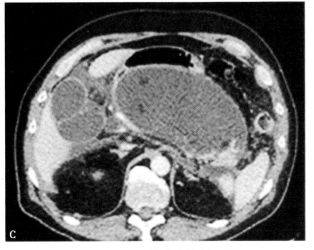

图 7-1-3　AP 的胰腺病变（CT）

A. 急性胰周液体积聚；B. 包裹性坏死；C. 胰腺假性囊肿

表7-1-4　急性胰腺炎CT评分

评分	胰腺炎症反应	胰腺坏死	胰腺外并发症
0	胰腺形态正常	无坏死	
2	胰腺＋胰周炎性改变	坏死＜30%	胸、腹腔积液，脾、门静脉血栓，胃流出道梗阻等
4	单发或多个积液区或胰周脂肪坏死	坏死＞30%	

注：CT评分≥4分，为MSAP或SAP

【诊断与鉴别诊断】

AP诊断应包括下列内容：

（一）确定是否为AP

具备下列3项中任意2项，可诊断AP：①急性、持续中上腹痛；②血淀粉酶或脂肪酶＞3倍ULN；③AP的典型影像学改变。

（二）确定AP程度

根据器官衰竭、胰腺坏死及胰腺感染情况（表7-1-5），将AP分为下列4种程度：①轻症急性胰腺炎（mild acute pancreatitis，MAP）；②中度重症急性胰腺炎（moderately SAP，MSAP）；③SAP；④危重急性胰腺炎（critical AP，CAP）。

胰腺感染性坏死通常根据：①临床疑诊，在WON或胰腺假性囊肿的基础上出现持续发热，病程4周左右血白细胞计数持续升高或降而再升、降钙素原（procalcitonin，PCT）＞2μg/L（通常＞10μg/L）。②影像学显示WON或胰腺假性囊肿内出现气泡征象，约42%胰腺感染性坏死呈现此征象。③高度怀疑胰腺感染而临床证据不足时，可在CT、超声引导下行胰腺或胰周穿刺，抽取物涂片查细菌或培养阳性。由于穿刺培养阳性率低，不推荐作为常规诊断胰腺感染。

表7-1-5　AP程度诊断

	MAP	MSAP	SAP	CAP
器官衰竭	无	＜48小时内恢复	＞48小时	＞48小时
	和	和/或	或	和
胰腺坏死	无	无菌性	感染性	感染性

由于AP病情变化大，其程度诊断并非在入院初即可确定。推荐采用急性生理慢性健康-Ⅱ评分（acute physiological and chronic health evaluation Ⅱ，APACHE Ⅱ）或BISAP等评分系统，量化病情程度。起病初期，包含12项指标的APACHE Ⅱ评分＜8分时，病死率＜4%；APACHE Ⅱ评分＞8分时，SAP及CAP风险约为70%，病死率为11%～18%。BISAP[blood urea nitrogen（BUN），impaired mental status，SIRS，age，and pleural effusion]评分由血尿素氮＞8.9mmol/L、意识状态差、SIRS、年龄＞60岁、胸腔积液5项指标构成，每项1分，0分的病死率＜1%，5分的病死率升至22%。

（三）病因诊断

住院期间应努力使大部分（80%）患者的病因得以明确。尽早解除病因有助于缩短病程、预防SAP及避免日后复发。胆道疾病仍是AP的首要病因，可循表7-1-6归纳的步骤搜寻。应注意多个病因共同作用的可能。CT主要用于AP病情程度的评估，在胆胰管病因搜寻方面不及MRCP敏感、准确，故不适宜用于AP病因诊断。

约10%的胰腺癌患者在诊断确定前2年曾发生过AP，因此，对于60岁左右或高龄患者发生AP，应随访胰腺CT，及时发现潜藏的胰腺癌。

（四）鉴别诊断

AP常需与胆石症、消化性溃疡、心肌梗死及急性肠梗阻等鉴别。

1. 胆石症　既可是AP的病因，而与AP共存；也可单独发生。临床症状常难以区别胆石症与AP，血清胰腺酶学及胰腺、胆道的影像学均有助于鉴别两者，也可为AP寻找病因。

表7-1-6　急性胆源性胰腺炎病因诊断步骤

I	病史	酒精摄入史，病前进食情况，药物服用史，家族史，既往病史	当血甘油三酯＜11.3mmol/L，血钙不高，酒精、饮食、药物史、胆胰超声无阳性发现时
	初筛检查	腹部超声、肝功、血甘油三酯、血钙	
II	MRCP	无阳性发现，临床高度怀疑胆源性病因	
III	ERCP/EUS	胆源性病因多可明确	

2. **消化性溃疡**　多为慢性、周期性上腹疼痛，但出现急性穿孔并发症时，需与 AP 鉴别。典型的消化性溃疡急性穿孔，常有急性腹膜炎体征，腹部 CT 可见腹腔游离气体，而胰腺没有急性渗出的征象，血清淀粉酶及脂肪酶水平可以升高，通常不超过正常高限的 3 倍。当消化性溃疡向胰腺穿透时，常伴发 AP，此时，可没有急性腹膜炎体征，腹部 CT 也可没有腹腔游离气体的征象，但胰腺可有急性炎症的变化，血清淀粉酶及脂肪酶水平可以达到 AP 的诊断要求。腹部增强 CT 显示的胃或十二指肠壁炎性病变有助于诊断。高度疑诊时，可行胃镜明确诊断。

3. **心肌梗死**　可以急性上腹痛为首发症状。当老年、高血压、冠脉病变患者出现急性上腹痛时，应注意检测和动态观察心肌及胰腺酶学指标变化，心电图是心肌梗死诊断的重要依据，对疑诊患者应随访其变化，及时诊断。

4. **急性肠梗阻**　AP 发生后常伴有肠蠕动功能减弱，临床症状及体征与肠梗阻相同，患者腹痛、腹胀明显，肠鸣音减弱。单纯急性肠梗阻，通常血淀粉酶及脂肪酶难以达到 AP 的诊断标准，腹部 CT 胰腺也没有急性炎症征象。但高位小肠梗阻也可引发 AP，因此临床诊断不是简单地相互排斥，需要根据患者具体情况，考虑是否两者共存？还是仅有其一。

【治疗】

AP 治疗目标为：寻找并去除病因，控制炎症，防止重症，避免复发。

AP，即使是 SAP，应尽可能采用内科及内镜治疗，临床实践表明，SAP 时经历大的手术创伤将加重全身炎症反应，增加病死率。如诊断为胆源性急性胰腺炎，宜尽可能在本次住院期间完成内镜治疗或在康复后择期行胆囊切除术，避免今后复发。胰腺局部并发症应在内科治疗至少 4 周以后，考虑内镜或外科手术治疗。

（一）监护

从炎症反应到器官功能障碍至持续器官衰竭，可经历时间不等的发展过程，病情变化较多，对下列 SAP 高危人群应予细致的监护，一般间隔 12 小时应评估病情，根据症状、体征、实验室数据、影像学变化及时了解病情发展。

1. **SAP 的高危人群**

（1）超重 / 肥胖：目前亚洲将 BMI > 25kg/m² 定为超重，BMI > 28kg/m² 为肥胖。肥胖是一种慢性炎症，可被视为"前炎性状态"。肥胖者 SAP 的自然发生率为 20.3%，是非肥胖者的 3 倍，血 TNF-α、IL-6、

CRP 等均较非肥胖者明显升高，肥胖是 SAP 的独立危险因素之一。肥胖 AP 患者的病死率（OR = 2.1，95%CI：1.0～4.8）明显增加。我国肥胖人群近 10 年已从 3.6% 跃增到 7.1%，重视对肥胖人群 SAP 的预防，将产生良好的治疗性价比，取得良好的社会效益。

（2）老龄（> 60 岁）：由于免疫机制受损、共存的其他疾病影响肝、肾、心肺功能，使老龄患者的重要器官对炎性损伤的耐受能力降低，容易出现 POF，老龄 SAP 病死率（17.0%）约为中年患者（5.3%）的 3 倍。

（3）妊娠：妊娠期 SAP 发病率上升为 30%～40%，明显高于非妊娠 AP，且多发生在妊娠后期，可导致母婴双亡（20%～50%）的严重后果，其严重社会及家庭问题在避孕药广泛使用、高龄孕产妇数量逐年增高时尤为突出。

（4）长期饮酒者：因肠道菌群改变、肠黏膜炎症反应水平高于健康者、重要脏器功能受损易于发展为 SAP。

2. **预警 SAP 的实验指标**　MCV > 40%，BUN > 8.9mmol/L，甘油三酯 > 11mmol/L，血钙 < 1.5mmol/L，血白蛋白 < 35g/L，血糖 > 10mmol/L，CRP > 150mg/L，TB、ALT、AST 等升高均应给予重视。

（二）器官支持

1. **液体复苏**　AP 病初，大量炎症介质释放，血管扩张及炎性渗出导致循环血容量降低，进而组织器官灌注不足，组织缺氧。液体复苏旨在迅速纠正组织缺氧，是维持血容量及水、电解质平衡的重要措施，是 AP 病程最初 24 小时的关键治疗。液体复苏不当是 AP 加重的常见原因之一，但最基础的补液措施却缺乏较充分的临床研究。由于炎症反应的差异，病初 24 小时内需要个体化考虑补液量。MSAP 患者在没有大量失血情况下，补液量宜控制在 2 500～4 000ml/d。用晶体进行液体复苏时，应注意补充乳酸林格平衡液，避免大量生理盐水扩容，导致氯离子堆积。缺氧致组织中乳酸堆积，代谢性酸中毒较常见，应积极补充碳酸氢钠。重症患者胰腺大量渗液，蛋白丢失，应注意补充清蛋白，才能有效维持脏器功能。补液量应根据每日出量考虑，每 6～8 小时根据患者心率、呼吸、血压、尿量、血气分析及 pH、血尿素氮、肌酐等指标，调整补液量及速度。对于老龄患者，补液速度过快，易出现急性肺水肿和低渗性脑病，而此时血容量不足可能仍未纠正，所以，应采用输液泵匀速补液。

2. 呼吸功能支持　一般可予鼻导管、面罩给氧，力争使动脉氧饱和度＞95%。当出现急性肺损伤、呼吸窘迫时，应给予无创正压机械通气，并根据尿量、血压、动脉血 pH 等参数调整补液量，总液量宜＜2 000ml/d，适当使用利尿剂。出现严重持续呼吸衰竭，应转入 ICU 进行呼吸支持。

3. 胃肠功能维护　导泻及口服抗生素有助于减轻肠腔内细菌、毒素在肠屏障功能受损时的细菌移位及减轻肠道炎症反应。导泻可减少肠腔内细菌过生长，促进肠蠕动，有助于维护肠黏膜屏障。可予以芒硝（硫酸钠）40g + 开水 600ml 分次饮入。大便排出后，可给予乳果糖，保持大便每 1～2 日 1 次。口服抗生素可用左氧氟沙星 0.5g，每日 1 次，疗程 4 天。胃肠减压有助于减轻腹胀，必要时可以使用。

4. 连续性肾脏替代治疗（continuous renal replacement therapy，CRRT）　当患者出现难以纠正的急性肾损伤时，血清肌酐增至基线水平 2～3 倍，或尿量＜0.5ml/（kg•h），时间达 12 小时，可行 CRRT。该治疗可清除体内代谢废物、毒物，纠正水电解质紊乱，确保营养支持，促进肾功能恢复。在严重 HTGP 时，该治疗有助于清除循环中的甘油三酯及乳糜微粒，降低对胰腺的进一步损伤，有利于患者肺、肾、脑等重要器官功能改善和恢复，避免病情恶化。

（三）减少胰液分泌

1. 禁食　食物是胰液分泌的天然刺激物，起病后短期禁食，降低胰液分泌，减少胰酶对胰腺的自身消化。让胰腺休息一直是治疗 AP 的理论基础，但 AP 时，腺泡细胞呈广泛凋亡甚至是坏死状态，胰腺外分泌功能严重受损，通过禁食抑制胰液分泌对胰腺炎的治疗效果有限。病初 48 小时内禁食，有助于缓解腹胀和腹痛。

2. 生长抑素及其类似物　胃肠黏膜 D 细胞合成的生长抑素可抑制胰泌素和缩胆囊素刺激的胰液基础分泌。

（四）抗炎治疗

1. 液体复苏　成功的液体复苏是早期控制 AP 引发全身炎症反应的关键措施之一。

2. 生长抑素（somatostatin，SST）　主要由胃肠道内分泌细胞及神经末梢释放，是一种多功能免疫 - 神经 - 体液调节肽。30 年前在认识这个调节肽的功能时，发现其具有抑制胰腺外分泌功能的作用，从"让胰腺休息"的策略考虑，将 SST 或 SST 类似物奥曲肽应用于 AP 及 SAP 的治疗，在获得良好的临床疗效的同时，也一直存在争议。研究发现，AP 患者在早期即有腺泡外分泌功能不足，传统内科治疗中的抑制胰酶分泌的理念因此被质疑。

近 10 年的基础研究陆续发现，内分泌源性的 SST 通过抑制肠黏膜 TLRs-NF-κB- 炎症介质信号转导通路，减少肠淋巴细胞归巢、抑制肠黏膜肥大细胞脱颗粒、增加中性粒细胞凋亡、抑制小肠上皮细胞 IFN-γ 表达等多途径抑制炎症反应，循环中 IL-6 及 TNF-α 水平明显降低。AP 时由于肠黏膜的缺血性损伤，内分泌源性的 SST 明显降低，血 SST 水平普遍低于健康对照者，这一抗炎多肽的减少，是 SAP 发展的重要因素之一。与此同时，神经分泌源性的 SST 则显著增加，通过促进 Oddi 环形括约肌的收缩，增加胰管流出道的阻力，促进 AP 的自身消化。外源性补充 SST/ 奥曲肽，可显著逆转多途径上调的炎症反应，松弛 Oddi 括约肌，减少胰腺自身消化。SST/ 奥曲肽对 SAP 进展时免疫 - 神经 - 体液网络具有多方位的调节作用，以往的负面临床效果源于对该抗炎多肽的药理机制认识不足，未能在 SAP 早期及时外源性补充这一抗炎多肽。在目前尚不能实时监测循环 SST 水平时，对 MAP 患者，起病后立即静脉滴注 SST 250μg/h/ 奥曲肽 25μg×3 天。对于 MSAP 及 SAP，则应在病初给予静脉滴注 SST 500μg/h/ 奥曲肽 50μg×3 天，SST 250μg/h/ 奥曲肽 25μg×4 天；奥曲肽 100μg，皮下注射，每天 3 次 ×3 天。这个剂量降阶梯方案可使血 SST 水平接近正常，有助于机体炎症与抗炎之间趋于平衡。临床随机对照研究表明，早期、足量替代性补充这一抗炎多肽可使 SAP 发生率降低 23%，胰腺局部并发症降低 15%，SAP 患者也因此明显获益。

3. 早期肠内营养　肠道是全身炎症反应的策源地，早期肠内营养有助于控制全身炎症反应，详见下文。

（五）镇痛

多数患者在静脉滴注生长抑素或奥曲肽后，腹痛可得到明显缓解。对严重腹痛者，可肌内注射哌替啶止痛，每次 50～100mg。由于吗啡可增加 Oddi 括约肌压力、胆碱能受体拮抗剂如阿托品可诱发或加重肠麻痹，故均不宜使用。

（六）预防和抗感染

AP 本是化学性炎症，但在胰腺坏死的基础上，病程后期极易并发感染，是病情向 SAP 和 CAP 发展甚至死亡的重要原因之一。感染源主要来自肠道，在病程的早期采取措施，尽早恢复胃肠功能，早期给予肠内营养，均有利于防止胰腺感染。

1. 早期肠内营养 MSAP 及 SAP 时，修复受损的肠黏膜屏障需要早期肠内营养，它能显著下调 AP 患者病死率、感染率和 MODS 发生率。进食时机与肠道炎症控制程度有关，一般在没有呕吐、肠道通畅时，即可考虑。MAP 患者肠道功能影响不严重，可在病程的第 1 天就试餐。在有效液体复苏和抗炎治疗后，SAP 患者可在病程的第 2～3 天，肠道功能开始恢复时，给予经口营养，可先饮入 5% 葡萄糖盐水，逐渐给予少量易消化的谷类食物及预消化的要素营养剂，逐步恢复正常进食，多数患者依从性好。

2. 预防性全身使用抗生素 轻症胰腺炎不需使用抗生素预防胰腺感染。当在病程的第 1 周确定胰腺坏死超过 1/3 时，即使没有感染证据，推荐使用亚胺培南或美罗培南 7～10 天，有助于减少坏死的胰腺继发感染。虽然三代头孢菌素、喹诺酮类及甲硝唑可以穿透血胰屏障，但这些药物预防胰腺感染的成功率低于亚胺培南或美罗培南，因此，不宜作为首选。

3. 避免早期手术 早期清理胰腺坏死的手术将增加病死率，应避免。如果胰腺局部并发症没有感染证据、没有导致消化道梗阻，尽可能通过器官支持、抗炎等药物治疗，使炎性渗出逐渐自行吸收，胰管内瘘自行修复。过早的微创引流及手术干预，将增加感染机会。

4. 胰腺感染 多系大肠埃希菌、假单胞菌属、克雷伯菌、肠球菌属等单一菌感染。疑诊或确定胰腺感染时，首选亚胺培南或美罗培南，抗感染治疗一般需要 2 周左右，疗程中可降阶梯使用头孢类联合抗厌氧菌的甲硝唑或喹诺酮类。在抗生素使用超过半个月后，真菌及革兰氏阳性菌感染的可能性显著增加。如疑有真菌感染，可经验性应用抗真菌药。在充分抗生素治疗后，脓肿不能吸收，胰腺感染已得到局限，可行内镜或经皮腹腔引流或灌洗，如果仍不能控制感染，可施行坏死组织清除和引流手术。

（七）胆源性 AP 的对因治疗

对胆总管结石性梗阻、急性化脓性胆管炎、胆源性败血症等胆源性 AP 应尽早行治疗性 ERCP。内镜下 Oddi 括约肌切开术、取石术、放置鼻胆管引流等，既有助于降低胰管内高压，又可迅速控制感染。这种微创对因治疗，疗效肯定，创伤小，可迅速缓解症状、改善预后、缩短病程、节省治疗费用，避免急性胰腺炎复发。适宜于 ERCP 治疗的其他病因包括：Oddi 括约肌功能障碍、胆道蛔虫、肝吸虫等。由于泥沙样微胆石、Oddi 括约肌功能障碍难以通过影像学获得明确诊断，需要动态观察病情，细致收集证据，ERCP 具有诊断兼治疗的作用。

胆囊结石性胰腺炎首次发作后，60% 的患者将可能再次复发胰腺炎，其中约 25%～30% 的复发多在首次 AP 发生后的 6～18 周内，随着时间的推移，复发概率将随之增加。因此，应在首次轻症胰腺炎恢复后 7～14 天期间实施胆囊切除术。SAP 则应在恢复后 3 周考虑作胆囊切除术。胆囊结石性 AP，短期内不能切除胆囊，可行 EST，避免加重 AP 及复发。

胆总管结石、胰腺分裂、胰管先天性狭窄、慢性胰腺炎、壶腹周围癌、胰腺癌等多在急性胰腺炎恢复后择期手术，尽可能选用微创方式。

（八）胰腺局部并发症

1. 胰腺假性囊肿 长径 < 4cm 囊肿几乎均可自行吸收。长径 > 6cm 者或多发囊肿则自行吸收的机会较小，在观察 6～8 周后，若无缩小和吸收的趋势，出现：①囊肿导致消化道梗阻；②伴有感染时，可考虑引流，其方式包括：经皮穿刺引流、内镜引流、外科引流。

2. 出现需手术处理的并发症 胰腺周围的血管常常因胰酶的"自体消化"作用或感染坏死组织的腐蚀而致出血，有时出血量很大，危及患者生命。一旦发生大出血，可通过血管介入手术止血，以挽救患者生命。此外，肠瘘也是常见的并发症（结肠瘘发病率最高），这种并发症必将带来腹腔内的严重感染和全身中毒，应及时发现，尽早进行手术。SAP 导致的腹腔间隔室综合征，多数可通过对因、抗炎、器官支持等治疗逐渐缓解，极少患者需要开腹减压手术。LSPH 导致胃底静脉破裂出血，可危及生命，开腹胃底静脉断流术及脾切除术是传统治疗方法，由于复杂的胃底、脾门区炎性粘连，手术难以实施时，可通过血管介入行脾静脉成形术。

【预后】

轻症患者常在 1 周左右康复，不留后遗症，约 25% 的 AP 可能发展为 SAP。无菌性胰腺坏死病死率为 12%，感染性胰腺坏死的病死率可达 30%。经历 POF 的患者容易发生胰腺假性囊肿、脓肿和脾静脉栓塞等并发症，遗留不同程度胰腺功能不全。未去除病因的部分患者可经常复发 AP，反复炎症及纤维化可演变为慢性胰腺炎。

【预防】

积极治疗胆胰疾病，适度饮酒及进食，部分患者需严格戒酒。

（唐承薇）

推 荐 阅 读

[1] ELKHOULY M A, SALAZAR M J, SIMONS-LINARES C R. Hypertriglyceridemia-associated drug-induced acute pancreatitis[J]. Pancreas, 2019, 48（1）: 22-35.

[2] MANDALIA A, WAMSTEKER E J, DIMAGNO M J. Recent advances in understanding and managing acute pancreatitis[J].Version 2.F1000Res, 2018[2019-01-10], 7. pii: F1000 Faculty Rev-959..

[3] MADÁCSY T, PALLAGI P, MALETH J. Cystic Fibrosis of the Pancreas: The Role of CFTR Channel in the Regulation of Intracellular Ca^{2+} Signaling and Mitochondrial Function in the Exocrine Pancreas[J].Front Physiol, 2018, 9: 1585.

[4] ROBERTS K M, NAHIKIAN-NELMS M, UKLEJA A, et al. Nutritional Aspects of Acute Pancreatitis[J]. Gastroenterol Clin North Am, 2018, 47: 77-94.

[5] PETROV M S, YADAV D. Global epidemiology and holistic prevention of pancreatitis[J]. Nat Rev Gastroenterol Hepatol, 2019, 16（3）: 175-184.

[6] 葛均波. 内科学 [M]. 北京: 人民卫生出版社, 2017.

[7] VAN DIJK S M, HALLENSLEBEN N D L, VAN SANTVOORT H C, et al. Acute pancreatitis: recent advances through randomised trials[J]. Gut, 2017, 66（11）: 2024-2032.

[8] 潘国宗. 中华医学百科全书•消化病学 [M]. 北京: 中国协和医科大学出版社, 2015.

[9] LIU L, TAN Q H, HU B, et al. Somatostatin is a key factor in the modulation of B cell immunity in an intestinal ischemia-reperfusion model in macaques[J]. PLoS One, 2015, 10: e0133692.

[10] GUO Z Z, WANG P, YI Z H, et al. The Crosstalk between Gut inflammation and gastrointestinal disorders during acute pancreatitis[J]. Curr Pharm Des, 2014, 20（7）: 1051-1062.

[11] WANG R, YANG F, WU H, et al. High-dose vs low-dose octreotide in the treatment of acute pancreatitis. A randomized clinical trial[J]. Peptides, 2013, 40: 57-64.

[12] SAH R P, DAWRA R K, SALUJA A K. New insights into the pathogenesis of pancreatitis[J]. Curr Opin Gastroenterol, 2013, 29（5）: 523-530.

[13] BANKS P A, BOLLEN T L, DERVENIS C, et al. Classification of acute pancreatitis--2012: revision of the Atlanta classification and definitions by international consensus[J]. Gut, 2013, 62: 102-111.

[14] DELLINGER E P, FORSMARK C E, LAYER P, et al. Determinant-Based Classification of Acute Pancreatitis Severity An International Multidisciplinary Consultation[J]. Ann Surg, 2012, 256（6）: 875-880.

[15] YANG F, WU H, LI Y Q, et al. Prevention of severe acute pancreatitis with octreotide in obese patients: A prospective multi-center randomized controlled trial[J]. Pancreas, 2012, 41: 1206-1212.

[16] LI J, WANG R, TANG C. Somatostatin and octreotide on the treatment of acute pancreatitis - basic and clinical studies for three decades[J]. Curr Pharm Des, 2011, 17: 1594-1601.

[17] WU H, LIU L, TAN Q H, et al. Somatostatin limits intestinal ischemia-reperfusion injury in macaques via suppression of TLR4-NF-kB cytokine pathway[J]. J Gastrointestinal Surg, 2009, 13: 983-993.

[18] MORTELE K J, WIESNER W, INTRIERE L, et al. A Modified CT Severity Index for Evaluating Acute Pancreatitis: Improved Correlation with Patient Outcome[J]. AJR Am J Roentgenol, 2004, 183（5）: 1261-1265.

第二章

慢性胰腺炎

慢性胰腺炎（chronic pancreatitis，CP）是各种病因引起的胰腺组织进行性慢性炎症性疾病，基本病理特征包括腺泡萎缩、破坏和间质纤维化，常伴有胰腺实质钙化、胰管扩张、胰腺假性囊肿形成，主要临床表现包括反复发作的上腹部疼痛和胰腺内、外分泌功能不全。

【流行病学】

CP 的发病率与患病率尚缺乏大规模人群研究的数据。现有的流行病学调查表明，CP 的发病率呈逐年增长的趋势，其全球的发病率为 9.62/10 万，病死率为 0.09/10 万，男性患病约为女性的 2 倍。印度是全球范围内 CP 发病率最高的国家，达到 125/10 万，美国成人的发病率、患病率分别为 24.7/10 万、91.9/10 万，日本 CP 的发病率、患病率分别为 14/10 万、52/10 万。我国 CP 的患病率约为 13/10 万。

【病因】

目前认为 CP 的病因复杂，M-ANNHEIM 分类系统将 CP 的危险因素分为饮酒（A）、吸烟（N）、营养（N）、遗传因素（H）、输出导管因素（E）、免疫因素（I）以及混杂、少见和变化的代谢因素（M）。TIGAR-O 分类法将 CP 的病因归为毒物代谢性（toxic）、特发性（idiopathic）、遗传性（genetic）、自身免疫性（autoimmune）、复发性和重症急性胰腺炎相关性（recurrent）与梗阻性（obstructive）六大类，每类细分为若干小类，对应不同的易感因素。毒物代谢性因素主要包括酒精和烟草，其中酗酒是 CP 的主要致病因素之一，在我国约占 20%，而在日本与西方国家占 50%～60%，如果 CP 患者的平均乙醇摄入量 >80g/d（男）或 60g/d（女），持续 2 年以上，并排除其他病因，则定义为酒精性慢性胰腺炎（alcoholic chronic pancreatitis，ACP）。吸烟被认为是 CP 的独立危险因素，吸烟量达到每日 20 支以上可增加慢性胰腺炎的风险至非吸烟人群的 1.87 倍。特发性慢性胰腺炎（idiopathic chronic pancreatitis，ICP）指排除任何已知病因的 CP 患者，

在我国较为常见，常见的致病突变为 SPINK1c.194+2T>C。基因突变是 CP 的重要发病因素，主要包括 PRSS1、PRSS2、SPINK1、CTRC、CASR、CFTR 等与胰蛋白酶途径相关的基因，在 CP 患者两代或以上的亲属中，存在至少 2 个一级亲属或至少 3 个二级亲属患有 CP 或 RAP，定义为遗传性慢性胰腺炎，其属于常染色体显性遗传，以 PRSS1 基因突变多见，而散发性胰腺炎中 SPINK1 基因和 CFTR 基因较为常见。自身免疫性胰腺炎（autoimmune pancreatitis，AIP）是一种由自身免疫异常引起的特殊类型的 CP，常表现为黄疸、弥漫性或局限性胰腺肿大、胰管不规则狭窄、血清 IgG4 升高，类固醇治疗效果明显，但复发率较高。复发性急性胰腺炎（recurrent acute pancreatitis，RAP）是一种特殊类型的胰腺炎，指至少有两次急性胰腺炎（acute pancreatitis，AP）的发作病史，且缓解期内无胰腺组织或功能的异常改变。目前认为 RAP 是 CP 发生的高危因素，约有 1/3 的 RAP 患者最终演变为 CP。慢性梗阻性胰腺炎在临床中并非不常见，主要包括胰腺或胆管的肿瘤、Oddi 括约肌功能障碍、环状胰腺及其他先天畸形、AP 或胰腺创伤后的胰管狭窄。

【发病机制】

目前 CP 的发病机制尚未完全清楚，随着研究的深入，我们认识到 CP 是由遗传、环境、代谢和/或其他致病因素共同引起，关于这些因素如何导致 CP 的发生，目前有四大经典学说试图进行解释，包括：①毒性代谢学说：该学说认为与酒精性肝病类似，酒精能对胰腺腺泡细胞产生直接的毒性作用，改变细胞内的物质代谢，促进脂质积聚并产生脂肪变性和细胞坏死，最终引起广泛纤维化；②氧化应激学说：该学说认为混合功能氧化酶（mixed function oxidase，MFO）过度活跃是胰腺疾病的根源所在，MFO 在催化有害物质解毒的过程中能产生一系列活性分子，导致氧化剂与抗氧化剂的失衡，形成一

种氧化应激状态,这些活性分子能通过脂质过氧化损伤胰腺细胞的细胞膜,继而出现溶酶体和酶原颗粒脆性增加并出现自溶、肥大细胞脱颗粒、血小板聚集,随之出现胰腺炎症、组织损伤和纤维化;③结石-胰管梗阻学说:该学说认为酒精能通过某种途径增加胰液的成石性,继而出现蛋白栓和胰石,结石与胰液引流不畅形成恶性循环,当梗阻发展到后期,胰腺出现萎缩和纤维化;④坏死-纤维化学说:该学说认为 AP 与 CP 密切相关,AP 反复发作引起胰腺炎症和坏死,促进胰腺导管周围区域的瘢痕形成,从而促进小导管的阻塞、胰液引流不畅,继而出现胰石,胰石引起胰管梗阻导致胰腺萎缩和纤维化。

【病理】

CP 的基本病理表现包括胰腺实质的破坏、间质纤维化、炎细胞浸润、导管扩张、囊肿形成等,不同病因引起的病理表现接近,但纤维化模式似乎有各自特点,阻塞性胰腺炎以单纯小叶内的纤维化为主,ACP 常表现为叶间纤维化,遗传学慢性胰腺炎以管周纤维化为主,AIP 则兼有为叶间纤维化和管周纤维化。在 CP 的早期,肉眼观可无显著异常,镜下可见间质的纤维化,分支胰管(branch pancreatic duct,BPD)内可见结石与蛋白栓。晚期腺体常表现为结节状,镜下可见胰管狭窄、扩张、结石形成,腺泡细胞萎缩,并可见囊肿和小脓肿的形成。

【临床表现】

CP 的临床表现主要包括间断上腹痛和胰腺功能减退。发作性上腹部疼痛是其典型表现,发生率超过 60%,可伴有腰背部的放射痛,疼痛发生频率和持续时间不定,常因饮酒或高脂饮食诱发。腹痛可分为间歇性腹痛和持续性腹痛两型,前者包括 AP 以及间断发作的疼痛,后者表现为频繁的腹痛加重和 / 或长期连续的腹痛。在疾病早期,腹痛持续时间常较短,间歇期较长,随着疾病加重,发作频率升高,持续时间延长,间歇期变短,在无痛期间可表现为上腹部的持续不适或隐痛,但部分患者随着胰腺外分泌功能不断下降,腹痛症状反而减轻,甚至消失。腹痛发作时,患者可采取坐位、屈膝进行缓解,躺下时腹痛加剧,即出现特殊的胰腺体位。

胰腺外分泌功能不全(pancreatic exocrine insufficiency,PEI)是指进餐后胰酶的分泌量难以维持正常的食物消化,当胰腺外分泌功能丧失 90% 以上才会出现明显的 PEI,表现为消瘦、饭后腹胀、食欲减退、脂肪消化和吸收不良,甚至出现脂肪泻,每日排便次数增多,粪便有恶臭味,呈泡沫状且浮于水面

上,镜检可见脂滴和肌纤维。若不及时治疗,可导致循环中脂溶性维生素水平降低,导致皮肤粗糙、夜盲症、出血倾向等。胰腺内分泌功能不全即出现糖代谢障碍,包括糖耐量异常和糖尿病,约 1/3 的 CP 患者表现为显性糖尿病,约 1/3 患者仅表现为糖耐量异常。

【辅助检查】

(一)影像学检查

1. X 线平片　早期 CP 常无明显征象,中晚期 CP 患者可见局部或弥漫性胰腺钙化,局部胰腺钙化的特异性较差,可出现在胰腺癌、实性假乳头状瘤等其他胰腺疾病,而弥漫性胰腺钙化对 CP 来说具有特异性,但敏感性并不高,多在患病多年以后才能出现。

2. 超声检查　常作为 CP 的初筛检查,部分患者可见伴有声影的胰腺高回声病灶、胰腺大小改变、胰管形态异常、胰腺假性囊肿等,但敏感度和特异度较低,需与胰腺癌、炎性假瘤进行鉴别。

3. 计算机断层扫描(computer tomography,CT)检查　CP 诊断的首选检查,典型表现是胰腺萎缩、钙化(图 7-2-1A)及胰管扩张,敏感性和特异性分别在 80% 和 90% 以上。胰腺萎缩可以局限性或完全性,可伴有脂肪替代,此时腺体密度明显下降(呈负值),弥漫性萎缩也可见于糖尿病患者,此时难以分辨因果关系,部分 CP 患者也可出现胰腺体积增大,多为弥漫性,提示伴有假性囊肿或炎性水肿,也可出现胰头局限性肿大,需与肿瘤、炎性假瘤进行鉴别。多数 CP 患者的 CT 显示不同程度的胰管扩张,扩张可累及全部胰腺,也可局限在某部,或与狭窄交替同时存在,胰管扩张的范围与阻塞部位有关。CT 是显示胰腺钙化的最优方法,平扫 CT 检查即可发现微小钙化灶,钙化可在胰腺实质或胰管内,需与胰腺周围淋巴结或脾动脉钙化鉴别,ACP 的钙化发生率约为 84%,高于其他病因者。约 1/3 的 CP 患者合并假性囊肿,其与 AP 不同,CP 并发的囊肿主要位于胰腺内,常多发,囊壁较厚,可伴有钙化。

4. 磁共振成像(magnetic resonance imaging,MRI)和磁共振胆管成像(magnetic resonance cholangiopancreatography,MRCP)检查　常规 MRI 检查对 CP 的诊断价值与 CT 类似,与 CT 相比,MRI 扫描对胰腺钙化的显示不如 CT,但对 CP 的胰腺形态学改变更敏感,包括胰腺萎缩、胰管扩张等,且能了解胰腺纤维化的程度,能更早期地诊断 CP。CP 合并的假性囊肿在 T_1WI 呈低信号,T_2WI 呈高信号影,

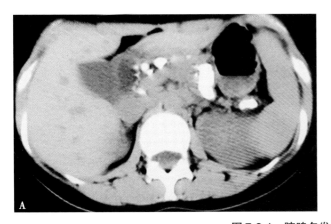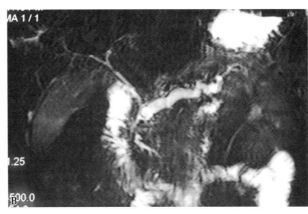

图 7-2-1 胰腺多发结石和主胰管扩张
A. 上腹部 CT 示胰腺多发结石；B. MRCP 示主胰管扩张，可见多发充盈缺损影，胰腺轻度萎缩

MRI 对小囊肿的敏感性与特异性较 CT 高。MRCP 主要用于检查胆胰管的病变，包括胆管狭窄或扩张、主胰管（main pancreatic duct，MPD）扩张（图 7-2-1B），根据其扩张表现来鉴别判断 CP 和胰腺癌，MRCP 还能直接显示胰腺病灶，根据其形态特征和增强后的血流动力学特点来进行诊断。磁共振检查也可用于评估胰腺的外分泌功能，在静脉注射胰泌素后行磁共振胰管成像，观察胰液在十二指肠中的充盈情况，以此判断 PEI 的严重程度，该方法将形态学和功能学相结合，不仅能观察胰管形态，还能对 PEI 进行半定量评估，提高了 PEI 的早期诊断率，且侵入性小，无需行十二指肠管或内镜检查，便于 CP 患者治疗后的随访。

5. 超声内镜（endoscopic ultrasonography，EUS）检查 主要表现为胰腺实质和胰管异常、胰腺结石、假性囊肿，其敏感性较高，对早期 CP 的诊断具有优势。EUS 显示胰腺实质内散在的点状或条状高回声，常伴有 MPD 不规则扩张，可见胰腺大结石呈粗大的弧形、圆形或椭圆形致密强回声，伴有"彗星尾征"，有助于 CP 的确诊。假性囊肿多呈无回声的不规则或圆形肿物，囊壁较薄，内壁光滑，且后发伴增强效应。对于难以判别良恶性的胰腺肿块，可在 EUS 引导下行细针穿刺活检（FNA），用于肿块型 CP 与胰腺癌的鉴别诊断。

6. 内镜逆行胆胰管造影（endoscopic retrograde cholangiopancreatography，ERCP）检查 ERCP 是诊断胆胰疾病的"金标准"，通过内镜下十二指肠乳头插管注入造影剂，从而逆行显示胆、胰管，但该检查属于有创操作，单纯诊断性的 ERCP 逐渐被 MRCP 所替代。1983 年提出的剑桥分级标准根据 ERCP 下的胰腺表现将 CP 分为 5 级，包括正常（MPD 和

BPD 均正常）、可疑（MPD 正常，BPD 的病变数量 <3）、轻度（MPD 正常，BPD 的病变数量 >3）、中度（MPD 病变，BPD 的病变数量 >3）、重度（中度病变基础上合并其他特征，包括 MPD 堵塞、充盈缺损、严重不规则扩张、长径 >1cm 的大囊肿）。此外，ERCP 还能对部分 CP 患者进行病因学诊断，还能在术中获得胰液或细胞标本，用于后续的细胞学检查、肿瘤标志物分析和突变基因筛查，帮助良恶性的鉴别。

7. 胰管镜 操作者能直接观察胰管内的病变情况，同时能收集胰液，进行组织学活检或细胞刷片等检查，有助于 CP 的早期诊断与鉴别诊断，但费用昂贵，仅在少数单位有开展。

（二）实验室检查

1. 内分泌功能 可通过检测空腹血糖、随机血糖、糖化血红蛋白、口服葡萄糖耐量试验来判断有无合并糖尿病，建议 CP 患者每年至少检查 1 次血糖状况，必要时检查胰岛素和 C 肽水平。CP 合并糖尿病患者的血糖波动大，被认为是"脆性糖尿病"，胰岛细胞的自身抗体均阴性，胰腺 PP 细胞分泌的胰多肽（pancreatic polypeptide）基线水平降低。

2. 外分泌功能 尽管多年前即开始应用于临床，但进度缓慢，尚无统一标准，且应用不多。

（1）直接法：包括胰泌素试验和胰泌素 - 雨蛙素试验，通过静脉注射胰泌素或胰泌素联合雨蛙素来刺激胰腺分泌，收集十二指肠液后进行检测，是判断胰腺外分泌功能的"金标准"，敏感性和特异性较高，但属于侵入性检查，成本较高，临床应用受限。

（2）间接法：包括粪便检测、血液检测、尿液检测与呼气试验，与直接检测相比，间接检测法具有操作简单、无创、成本低等优点，尽管敏感性和特异性较差，但临床应用更广泛，常用的主要是粪弹

性蛋白酶检测,采用酶联免疫黏附法检测粪便中的弹性蛋白酶水平,当弹性蛋白酶<200μg/g粪便,可诊断为轻度PEI,若<100μg/g粪便,则为重度PEI,此方法在CP患者中诊断PEI的敏感性、特异性分别为94%、93%,对中重度PEI的诊断敏感性接近100%,但对于轻度PEI的灵敏度不高(63%)。^{13}C呼气试验是指受试者口服^{13}C标记的底物(如甘油三油酸酯、胆固醇辛酸盐等)后,通过光谱测定法或红外线分析法测定呼出气中含有特殊标记的CO_2含量,以此间接评估胰腺外分泌功能。

3. **基因检测**　该方法主要适用于起病年龄<20岁的青少年CP患者、有胰腺疾病家族史以及ICP患者,采集患者的外周静脉血,抽提DNA后进行基因测序分析。

4. **其他检查**　在常规实验室检查中,血常规、电解质水平常正常,除非因呕吐或食物摄入严重不足。CP患者的血清淀粉酶和脂肪酶水平可正常或轻度升高,急性发作期、合并假性囊肿时可见血清的淀粉酶水平升高,若合并胸腔或腹腔积液,胸、腹水的淀粉酶含量常显著升高。糖类抗原19-9(CA19-9)是胰腺癌临床应用价值的肿瘤标志物,但少数CP患者也可升高,多为轻度,若持续升高应高度怀疑胰腺癌。此外,血钙、血脂、甲状旁腺功能、IgG4等检查有助于判断CP的病因,血白蛋白、血镁、脂溶性维生素水平等有助于判断营养状况。

【诊断与鉴别诊断】

(一)诊断流程与标准

主要诊断依据包括:①影像学典型表现;②组织学典型表现(表7-2-1)。

次要诊断依据:①血淀粉酶水平异常;②反复发作的上腹痛;③PEI表现;④胰腺内分泌功能不全表现;⑤基因检测发现与CP相关的致病突变;⑥大量饮酒史,平均乙醇摄入量>80g/d(男)或60g/d(女),且持续2年以上。

CP诊断流程如下:当患者出现反复胰腺炎发作或上腹痛,腹部平片或超声检查有胰腺异常,同时出现PEI表现时,应怀疑CP可能,及时进行影像学检查(CT/MRI/MRCP/EUS)和实验室检查,当出现影像学或组织学的典型表现(至少1项主要诊断依据)时,可确诊CP,若出现影像学或组织学的非典型表现(表7-2-1),同时次要诊断依据至少2个,则同样确诊CP,否则为疑诊CP。

确诊CP后,可根据有无出现胰腺功能不全分为代偿期和失代偿期,也可分为5期:亚临床期(0期,

表7-2-1　慢性胰腺炎影像学与组织学特征

影像学特征性表现

典型特征

　a. 胰管结石

　b. 分布于整个胰腺的多发性钙化

　c. ERCP提示MPD和BPD不规则扩张

　d. ERCP提示MPD完全或部分狭窄,伴上游MPD和BPD不规则扩张

不典型表现

　a. MRCP提示MPD和BPD不规则扩张

　b. ERCP提示单纯MPD不规则扩张,或伴有蛋白栓,或全胰腺散在不同程度BPD扩张

　c. CT显示MPD全程不规则扩张,伴有形态学的不规则改变

　d. 超声或EUS提示胰腺内高回声病变,或胰管不规则扩张伴形态学的不规则改变

组织学特征性表现

典型表现:外分泌腺的实质变少伴不规则纤维化,纤维化主要分布于小叶间隙,形成"硬化"样小结节改变

不典型表现:外分泌腺的实质减少伴小叶间纤维化,或小叶内和小叶间纤维化

无临床症状)、无胰腺功能不全期(1期,仅有AP发作史或反复腹痛史)、部分胰腺功能不全期(2期,内分泌或外分泌功能不全)、完全胰腺功能不全期(3期,内分泌和外分泌功能均不全)、无痛终末期(4期,内分泌和外分泌功能均不全,且无疼痛表现),据此选择治疗方案和预后评估。

(二)鉴别诊断

主要是肿块型CP与胰腺癌进行鉴别。有10%～36%的CP患者的胰头部可出现局灶性肿块,肿块的性质判断影响了其临床治疗方法,具有重要意义。在CP背景下,临床上鉴别肿块型CP与胰腺癌非常困难,两者的临床特征、影像学表现、肿瘤标志物等类似,且两者可互为因果,需联合以下检查进行综合判断:①影像学:常规影像学检查方法的鉴别诊断能力有限,故目前主要依靠组织学、细胞学和基因检测,其中EUS的鉴别价值较高,包括组织弹性成像技术与EUS-FNA,但有一定的假阴性率,正电子发射体层摄影(positron emitter tomography,PET)检查的鉴别诊断价值更高,但价格昂贵,难以广泛应用;②血液检测:敏感性和特异性均较低,鉴别价值不大,指标包括CA19-9、黏蛋白1、间质金属蛋白酶7、癌胚抗原等其他肿瘤标志物;③分子学诊断:诊断物质包括血液、胰液、胰腺组织或细胞,常用

指标包括癌基因（K-ras、Her-2 等）、抑癌基因（p53、p16 等）、染色体或染色体片段丢失（LOH 等），其中 K-ras 基因是胰腺癌突变率最高的基因，但目前临床上仍缺乏满意的分子标志物，需联合多个标志物进行分子学诊断。

【治疗】

CP 的治疗原则是去除病因，控制症状，改善胰腺功能，防治并发症，提高生活质量。目前认为 CP 的治疗是内科、外科、消化内镜、麻醉、营养等多学科的综合治疗，可考虑采用药物→体外震波碎石术→内镜介入治疗→外科手术（medicine→ESWL→endotherapy→surgery，MEES）的阶梯治疗模式。

（一）一般治疗

患者应戒烟、绝对禁酒，调整饮食结构，避免高脂饮食和暴饮暴食，适当运动、补充脂溶性维生素与微量元素，慎用糖皮质激素、雌激素、甲基多巴等可能与发病相关药物，在发作期间给予高热量和高蛋白饮食，必要时给予肠内、外营养支持。

（二）内科治疗

1. 胰腺外分泌功能不全治疗　外源性胰酶替代治疗（PERT）是 PEI 的标准治疗方法，通过进食时提供充足的胰酶制剂，以帮助营养物质的消化和吸收，减轻患者腹痛、脂肪泻等症状，改善患者的营养状况，提高生活质量，且最好在餐中服用，胰酶需要量与吸收消化不良之间并不呈线性相关，故推荐胰酶剂量依个体递增至最低有效剂量，效果不佳时可联合应用质子泵抑制剂、H_2 受体拮抗剂等抑酸药。现代化的胰酶制剂是具有肠溶包衣的超微微粒球体内的胰腺提取物，由于肠溶包衣的保护，这些酶在胃内低 pH 环境下不会被胃酸降解，但在十二指肠高 pH 环境下肠溶包衣降解，释放出胰酶帮助消化、吸收。PERT 的治疗指征是体质量下降、出现脂肪泻与每日粪脂排出 >15g（每日饮食含大约 100g 脂肪），也有学者认为所有 PEI 患者均应接受胰酶替代治疗。此外，应合理进行营养支持，适当补充脂溶性维生素（主要是维生素 D），症状不缓解时可考虑提高食物中链甘油三酯的百分比，不仅能提供热能，还能促进脂溶性维生素的吸收，减少脂肪泻。

2. 胰腺内分泌功能不全治疗　首先改善饮食结构和生活方式，提倡糖尿病饮食，根据糖尿病的进展程度及其他并发症的发生情况制订降糖措施，尽量选择口服降糖药，对怀疑存在胰岛素抵抗且无服药禁忌证者，首选二甲双胍进行血糖控制，其他降糖药的不良反应较多，必要时加用促胰岛素分泌药

物。对于严重营养不良、症状性高血糖、口服降糖药物疗效不佳者，应选择胰岛素治疗，注射期间注意预防低血糖发作。

（三）内镜介入治疗

1. 胰管结石　根据 X 线能否透过，胰管结石可分为阳性结石和阴性结石，两者可单独出现，也可合并存在，常分布在胰头部。根据结石的位置，又可分为 MPD 结石和 BPD 结石，目前临床上主要针对 MPD 结石进行治疗，尤其是位于胰头、体部的结石，MPD 梗阻与患者的腹痛症状有关，内镜治疗是 MPD 梗阻的首选治疗方法。对于体积较小（长径 ≤5mm）的 MPD 结石，采用 ERCP 多能成功取出石、完成引流。对于体积较大（长径 >5mm）或内镜取石失败的 MPD 阳性结石，首选体外震波碎石术（ESWL）进行治疗，ESWL 是应用冲击波发生器产生的冲击波，将高能量高压力作用于结石，从而使结石被击碎，碎石成功后再通过 ERCP 取出结石（图 7-2-2）。ESWL＋ERCP 术对 MPD 结石的完全清除率、MPD 引流率分别达 70%、90% 以上，能使多数胰管结石患者避免了外科手术，对患者疼痛症状缓解与胰腺功能的保存改善有重要意义。对于青少年 CP 患者、胰腺外科术后结石复发等特殊 CP 患者，内镜介入治疗（ESWL、ERCP）同样是一种安全有效的治疗方法，能有效缓解患者的腹痛，减轻胰腺炎的发生（图 7-2-3）。ESWL 的禁忌证包括胰腺恶性

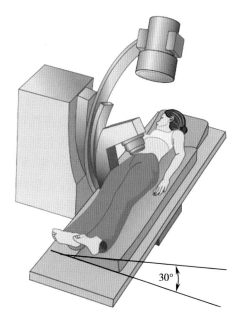

图 7-2-2　最新水囊式 ESWL 系统示意图
引自 LI B R，LIAO Z，DU T T，et al. Risk factors for complications of pancreatic extracorporeal shock wave lithotripsy[J]. Endoscopy，2014，46（12）：1092-1100

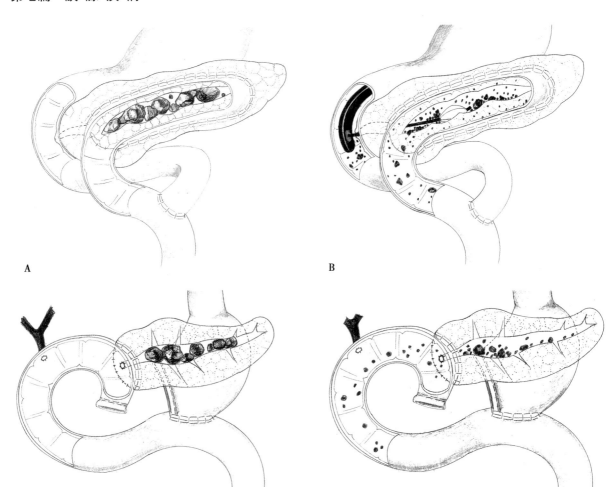

图 7-2-3　外科术后胰管结石复发患者 ESWL 手术前后结石清除的示意图

结石被碎成直径不足 3mm 的小片段。A. ESWL 术前状态：侧式胰肠吻合术（LPJ）后主胰管出现结石复发；B. ESWL 术后状态：碎裂的结石自动从 LPJ 术胰腺空肠吻合口（PJA）的胰管排出或由 ERCP 术中网篮取出；C. ESWL 术前状态：Whipple 术后主胰管出现结石复发；D. ESWL 术后状态：碎裂的结石自动从 Whipple 术 PJA 的胰管排出。引自 WANG D，JI J T，XIN L，et al. Extracorporeal shock wave lithotripsy for chronic pancreatitis patients with stones after pancreatic surgery[J]. Pancreas，2018，47（5）：609-616

病变、胰腺脓肿、凝血功能障碍、腹腔动脉瘤、巨大肝囊肿、肾囊肿等。ESWL 术后不良事件可分为一过性有害事件和并发症两大类，前者包括局部皮肤瘀斑、血尿、高淀粉酶血症、一过性腹痛、肝功能损伤等，是冲击波引起的一过性损伤，无需特殊的医疗干预及延长住院时间；后者指需要临床处理的、影响治疗流程与住院时间的并发症，总发生率约为 6.7%，主要包括术后急性胰腺炎、出血、穿孔、感染、"石街"等，大多数患者经过内科保守治疗后痊愈。

2. **MPD 狭窄**　首选 ERCP＋胰管支架植入术，以此解除狭窄、引流胰液，术中可切开胰管括约肌、扩张胰管，反复插管失败者可考虑进行副乳头插管，术后能使疼痛缓解率达 70% 以上。通常选择塑料胰管支架，通常留置 6～12 个月，可视情况定期更

换支架，效果不佳时可考虑植入多根塑料支架或选择全覆膜自膨式金属支架。若反复行 ERCP 术仍失败者，可考虑进行 EUS 引导下胰管引流术，但该手术的操作难度、手术风险高，仅推荐内镜介入治疗有丰富经验的单位开展。

3. **胰腺假性囊肿**　CP 并发胰腺假性囊肿（pancreatic pseudocysts，PPCs）的发生率为 10.4%～11.9%，主要是由 MPD 内的大结石继发产生，根据其与结石、MPD 的位置可分为 3 种类型（图 7-2-4）。当假性囊肿持续增大、引起明显不适，或出现感染、破裂、出血等并发症时，应首选内镜介入治疗，其对无并发症的胰腺假性囊肿的治疗成功率超过 70% 以上，效果与外科手术相当。对于位于胰头或体部、体积不足 6cm 的交通性假性囊肿，首选内镜下经

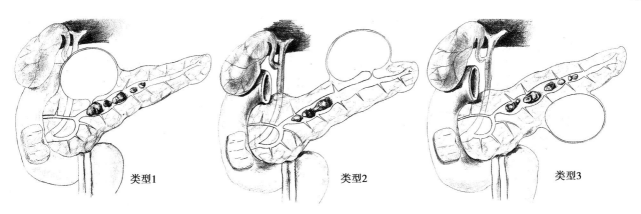

类型1   类型2   类型3

图 7-2-4 继发于钙化性慢性胰腺炎的胰腺假性囊肿类型

类型 1：胰腺假性囊肿（PPCs）与主胰管（MPD）的大结石直接相关，即这种交通型 PPCs 位于大结石附近，该结石阻塞了 MPD 从而直接导致 PPCs 的产生；类型 2：PPCs 与大结石间接相关，即 PPCs 与阻塞 MPD 的结石有一定距离，结石间接引起 PPCs 的产生；类型 3：PPCs 与大结石似乎没有相关性，即非交通型 PPCs 与主胰管的结石同时共存，但两者之间也许有极小的、ERCP 无法检测出的交通通道。引自 LI B R, LIAO Z, DU T T, et al. Extracorporeal shock wave lithotripsy is a safe and effective treatment for pancreatic stones coexisting with pancreatic pseudocysts[J]. Gastrointest Endosc，2016，84（1）：69-78

十二指肠乳头引流，对于非交通性假性囊肿这可考虑行 EUS 引导下经胃十二指肠壁引流术。

4. 胆总管狭窄 CP 并发胆总管狭窄的发生率约为 15.8%，男性患者的发生风险高于女性，近一半患者出现黄疸、胆管炎、肝功能减退等相关症状。当胆总管狭窄合并黄疸、胆管炎或持续 1 个月以上的胆汁淤积时，首选行 ERCP＋胆管支架植入术，术中可植入多根塑料支架，效果优于单根塑料，通常留置 6～12 个月，可视情况定期更换支架，其长期有效率达到 90%，与全覆膜自膨式金属支架的效果接近。

（四）外科手术

手术指征：①内科治疗无法缓解的顽固性腹痛；②合并消化系统梗阻、胰腺假性囊肿、假性动脉瘤、门静脉高压伴出血、胰瘘等；③多次内镜介入治疗失败者。根据病因具体病情（如是否有胰管结石、胰管扩张、胆管梗阻等）、手术者经验等因素选择适合的手术方式，遵循个体化的治疗原则。目前临床上常用的手术方式主要包括胰管引流术、胰腺切除术、联合术式三类。胰管引流术主要是胰管空肠侧 - 侧吻合术（Partington 术），适用于 MPD 结石 / 扩张、胰头部无炎性肿块者，术中纵形切开 MPD，清理胰管内的结石，然后行胰管空肠 Roux-en-Y 侧 - 侧吻合，必要时可切除部分胰腺组织来进行引流。该术式的优点是操作简单、安全，可尽量保留胰腺组织与功能。胰腺切除术包括胰十二指肠切除术（包括标准术式与保留幽门的术式）、中段胰腺切除术、胰体尾切除术、全胰切除术。联合术式包括保留十二指肠的胰头切除术（Beger 术）、Frey 术、Izbicki 术（即改良 Frey 术）、Berne 术。

【预后】

CP 是一种胰腺组织结构和功能进行性损害的疾病，病因复杂，病程长，病程复杂，多数患者以腹痛为首发症状，之后依次出现不同程度的胰腺外分泌与内分泌功能不全，部分患者可出现胰腺假性囊肿、胆总管狭窄、消化道出血、胰源性门静脉高压等并发症，各研究中心报道的并发症发生率有较大差异，其对疾病转归的影响尚无明确结论。少数患者可进展为胰腺癌，其发生风险约是正常人群的 20 倍。CP 中死亡病例多由于其并发症所致，包括严重营养不良、糖尿病、继发感染、胰腺癌、代谢紊乱等。

【预防】

CP 的病因主要与酒精、胆道疾病有关，故预防的关键在于少饮酒和积极治疗胆道疾病。CP 确诊后应积极给予个体化治疗，防止并发症的发生，建议进行定期随访，内容包括病史询问、体格检查、影像学检查（如腹部超声、CT、MRI/MRCP）和实验室检查（如血糖、肿瘤标志物），评估胰腺内、外分泌功能、营养状况和生活质量。对于有胰腺癌高危因素，且难以鉴别肿块型 CP 和胰腺癌者，建议每 3 个月随访 1 次，包括影像学检查和肿瘤标志物等，若无明显异常，可适当延长随访时间。当出现急性发作时，应及时到医院按 AP 作进一步处理。对于伴有胆道疾病者，应进行积极治疗，必要时行外科手术治疗，以帮助胰腺疾病的康复。

（杜奕奇 胡良皞 曾祥鹏）

推 荐 阅 读

[1] BACHMANN K, TOMKOETTER L, KUTUP A, et al. Is the Whipple procedure harmful for long-term outcome in treatment of chronic pancreatitis? 15-years follow-up comparing the outcome after pylorus-preserving pancreatoduodenectomy and Frey procedure in chronic pancreatitis[J]. Ann Surg, 2013, 258(5): 815-820.

[2] WANG L W, LI Z S, LI S D, et al. Prevalence and clinical features of chronic pancreatitis in China: a retrospective multicenter analysis over 10 years[J]. Pancreas, 2009, 38(3): 248-254.

[3] COTE G A, YADAV D, SLIVKA A, et al. Alcohol and smoking as risk factors in an epidemiology study of patients with chronic pancreatitis[J]. Clin Gastroenterol Hepatol, 2011, 9(3): 266-273.

[4] ZOU W B, TANG X Y, ZHOU D Z, et al. SPINK1, PRSS1, CTRC, and CFTR Genotypes Influence Disease Onset and Clinical Outcomes in Chronic Pancreatitis[J]. Clin Transl Gastroenterol, 2018, 11(9): 204.

[5] MARTÍNEZ J, ABAD-GONZÁLEZ A, APARICIO J R, et al. The Spanish Pancreatic Club recommendations for the diagnosis and treatment of chronic pancreatitis: part 1 (diagnosis)[J]. Pancreatology, 2013, 13(1): 8-17.

[6] HAO L, BI Y W, ZHANG D, et al. Risk Factors and Nomogram for Common Bile Duct Stricture in Chronic Pancreatitis: A Cohort of 2153 Patients[J]. J Clin Gastroenterol, 2019, 53(3): e91-e100.

[7] 中国医师协会胰腺病专业委会员慢性胰腺炎专委会. 慢性胰腺炎诊治指南(2018)[J]. 中华胰腺病杂志, 2018, 18(5): 289-296.

[8] 中华医学会外科学分会胰腺外科学组. 慢性胰腺炎诊治指南(2014)[J]. 临床肝胆病杂志, 2015, 31(3): 322-326.

[9] HAO L, PAN J, WANG D, et al. Risk factors and nomogram for pancreatic pseudocysts in chronic pancreatitis: A cohort of 1998 patients[J]. J Gastroenterol Hepatol, 2017, 32(7): 1403-1411.

[10] MAYERLE J, HOFFMEISTER A, WERNER J, et al. Chronic pancreatitis--definition, etiology, investigation and treatment[J]. Dtsch Arztebl Int, 2013, 110(22): 387-393.

[11] HAO L, ZENG X P, XIN L, et al. Incidence of and risk factors for pancreatic cancer in chronic pancreatitis: A cohort of 1656 patients[J]. Dig Liver Dis, 2017, 49(11): 1249-1256.

[12] WANG D, BI Y W, JI J T, et al. Extracorporeal shock wave lithotripsy is safe and effective for pediatric patients with chronic pancreatitis[J]. Endoscopy, 2017, 49(5): 447-455.

[13] 周雪峰, 钟海. 内镜下治疗慢性胰腺炎的临床疗效及对患者腹痛症状改善程度的研究[J]. 中国内镜杂志, 2017, 23(10): 83-86.

[14] ZENG X P, ZHU X Y, LI B R, et al. Spatial Distribution of Pancreatic Stones in Chronic Pancreatitis[J]. Pancreas, 2018, 47(7): 864-870.

[15] PAN J, XIN L, WANG D, et al. Risk Factors for Diabetes Mellitus in Chronic Pancreatitis: A Cohort of 2011 Patients[J]. Medicine(Baltimore), 2016, 95(14): e3251.

[16] 叶博, 胡良皞, 廖专, 等. 2180 例慢性胰腺炎临床特征及治疗模式变迁分析[J]. 中华消化内镜杂志, 2013, 30(1): 10-14.

[17] LI B R, PAN J, DU T T, et al. Risk Factors for Steatorrhea in Chronic Pancreatitis: A Cohort of 2, 153 Patients[J]. Sci Rep, 2016, 6: 21381.

[18] LI B R, LIAO Z, DU T T, et al. Extracorporeal shock wave lithotripsy is a safe and effective treatment for pancreatic stones coexisting with pancreatic pseudocysts[J]. Gastrointest Endosc, 2016, 84(1): 69-78.

[19] 吴嘉钏, 卢祜, 方一, 等. 儿童和青少年慢性胰腺炎患者临床特征及内镜诊治效果分析[J]. 中华消化内镜杂志, 2015, 4: 229-233.

[20] HU L H, YE B, YANG Y G, et al. Extracorporeal Shock Wave Lithotripsy for Chinese Patients With Pancreatic Stones: A Prospective Study of 214 Cases[J]. Pancreas, 2016, 45(2): 298-305.

[21] LI B R, LIAO Z, DU T T, et al. Risk factors for complications of pancreatic extracorporeal shock wave lithotripsy[J]. Endoscopy, 2014, 46(12): 1092-1100.

[22] WANG D, JI J T, XIN L, et al. Extracorporeal Shock Wave Lithotripsy for Chronic Pancreatitis Patients With Stones After Pancreatic Surgery[J]. Pancreas, 2018, 47(5): 609-616.

第三章

特殊类型胰腺炎

第一节　高脂血症性胰腺炎

高甘油三酯血症（hypertriglyceridemia，HTG）与急性胰腺炎（acute pancreatitis，AP）的发生、发展、疗效、复发和预后等密切相关，已成为继胆道疾病和酗酒后 AP 的重要病因。当血清甘油三酯（triglyceride，TG）浓度≥11.3mmol/L，或 TG 值在 5.6～11.3mmol/L 伴血清呈乳状致的 AP 被称为高脂血症性胰腺炎（hyperlipidemic acute pancreatitis，HLAP），或应严格称为高甘油三酯血症性胰腺炎（hypertriglyceridemic pancreatitis，HTGP）。

【流行病学】

高脂血症性胰腺炎的发病受到人种、地域、年代和饮食等诸多因素影响，HTGP 的人群流行病学资料少见。回顾性研究显示，TG>1 000mg/dl 患者 AP 的发病率约为 20%。另一项前瞻性研究则显示，TG 水平的高低与 AP 发病率显著相关，TG>1 772mg/dl 组 AP 发生率为 16%，而 TG 886～1 772mg/dl 组仅为 3%。应使用法定剂量单位。

现有发病学研究多采用 HTG 占 AP 病因的构成比为指标。早期因未对 HTGP 的诊断标准达成共识，HTGP 占比从 32.5%～56.0% 不等，当中大部分研究仅有 TG 水平轻度升高，而在 AP 早期伴有轻至中度 HTG 的现象非常普遍。一般将血清 TG 浓度≥11.3mmol/L 或 TG 值在 5.6～11.3mmol/L，但伴血清脂浊者诊断为 HTGP。

随着国内经济的发展，生活方式的改变，HTGP 占 AP 病因的构成比逐渐提高，且区域差异逐步凸显。2011 年上海城区和郊区 HTGP 占比分别为 24% 和 11%，到了 2016 年城区和郊区 HTGP 占比是 23% 和 28%，城郊比例已发生逆转。发病人群特征方面，在年龄低于 50 岁人群中，HTGP 男性发病率较高；在年龄大于 70 岁人群中，则以胆源性胰腺炎更为多见。妊娠期间因遗传性 HTG 致 AP 的年发病率大约 1/25 000，美国一项妊娠期 AP 调查中，HTGP 占比为 30%。

目前 HTG 已经成为我国 AP 的第二大病因，应通过健康教育、媒体科普等各种方式提倡低脂饮食、体育锻炼、控制体重、降低血脂，从而降低 AP 的发生率。

【病因】

（一）遗传性 HTG

高脂血症（HL）按 Frederickson 标准分为 5 型，其中 I 型、IV 型和 V 型以 HTG 为主，II 型和 III 型则为单纯高胆固醇血症或合并轻中度 HTG。高 TG 性胰腺炎主要见于 I 型、V 型及少数 IV 型，与胆固醇无关。

I 型 HL 包括家族性脂蛋白脂酶（LPL）缺乏和家族性载脂蛋白 C（ApoC II）缺乏，为少见的常染色体隐性遗传疾病。该病多在婴儿或儿童期开始发病，TG 和乳糜颗粒（CM）水平受饮食脂肪摄入量影响。LPL 是一种肝外酶，位于周围组织毛细血管表面，参与血浆中 CM 和极低密度脂蛋白（VLDL）的分解代谢；ApoC II 是 LPL 的激活剂，其遗传缺陷可导致 LPL 不能激活。LPL 缺乏或活性降低影响 CM 和 VLDL 代谢，造成 CM 和 VLDL 在血中积聚引发 AP。V 型 HL 为遗传性高甘油三酯血症，一般仅有 TG 水平上升，家族史对诊断有重要意义。IV 型 HL 为混合性家族性高脂血症，是常染色体显性遗传病，主要为 VLDL 的分泌增多，不仅有 TG 的上升，还伴有胆固醇的升高；当同时存在 TG 升高的继发因素时，可刺激 TG 浓度进一步上升，导致 AP 发生。

（二）继发性 HTG

1. **糖尿病**　1 型和 2 型糖尿病患者血糖控制不理想时常有 TG 升高，以餐后尤为明显，可引起 AP 发生。1 型糖尿病血清胰岛素水平低下，可影响 LPL 的合成，使 LPL 浓度下降，血清 CM 浓度升高；2 型糖尿病 HL 较为严重，可能与肥胖、高胰岛素血症或胰岛素抵抗等因素有关，瘦素、抵抗素、脂联素和肿瘤坏死因子α等细胞因子也起一定的作用。

2. **酒精**　AP 的内源性 TG 升高被认为与早期的酗酒行为相关，但单纯的酗酒行为并不足以导致 TG 升高从而引发 AP。Cameron 发现大部分存在酗酒行为的 AP 患者，早前就已经出现脂类代谢障碍。在 AP 的缓解期，存在酗酒行为的患者如果摄入高脂饮食，90% 患者会出现 TG 水平 > 500mg/dl，约 60% 患者发生类似 AP 症状，当 TG 水平下降后症状可缓解。而无脂类代谢异常的人群，单纯饮酒不足以使 TG 升高至引发 AP 的水平。

3. **药物**　某些药物也可引起 HTGP，以他莫昔芬（三苯氧胺）和雌激素报道多见。他莫昔芬（三苯氧胺）广泛应用于伴雌激素受体阳性乳腺癌的辅助治疗，Glueck 发现 39% 接受他莫昔芬或雌激素替代治疗的妇女存在 HTG，其中 10 例 TG > 13.56mmol/L，而在 TG > 16.95mmol/L 患者中，57% 因 AP 住院，24% 发生类似 AP 的腹痛。Perego 报道 1 例变性手术前使用雌激素治疗导致高脂血症性重症急性胰腺炎（hyperlipidemia severe acute pancreatitis）HL-SAP，并最终死亡的病例，认为在雌激素治疗前后应注意血脂水平。他莫昔芬和雌激素引起 HL 的具体机制尚不清楚，推测与 LPL 及肝脏 TG 脂肪酶活性降低，导致 TG 和 VLDL 升高有关。

其他可引起 HTG 的药物包括噻嗪类利尿剂、糖皮质激素、脂肪乳、β- 肾上腺素能受体阻滞剂、干扰素、天门冬酰胺酶、维生素 A、异丙酚和米氮平等。

4. **妊娠**　妊娠妇女体内高胰岛素血症、ApoC Ⅱ水平降低以及雌激素升高，均可使 TG 和 VLDL 增加，在妊娠晚期尤其明显，50% 以上妊娠期 AP 发生于晚孕 TG 高峰期。当脂代谢基因异常时，与 HTG 的作用相互叠加，更易发生 AP。妊娠期 HLAP 虽较罕见，一旦发生病死率达 21%，严重威胁母婴安全。

5. **其他因素**　一些遗传多态性与 HTGP 相关，尽管对于这些遗传因子的作用以及它们如何增加对 HTGP 的易感性知之甚少。甲状腺功能减退和慢性肾功能不全引起的 HL 不会增加 AP 的发生率。

【发病机制】

HTGP 的发病机制尚不十分清楚，目前有两种病理生理学假说较为清晰，另外还有其他假说如：炎症反应、微循环障碍、氧化应激、钙超载、基因多态性及代谢异常等。

（一）游离脂肪酸假说

1969 年 Havel 提出游离脂肪酸（FFA）致 AP 的发病机制假说，认为胰腺及其周围高浓度的 TG 被胰脂肪酶水解后，局部产生大量 FFA。正常时与白蛋白结合，对细胞无毒性；若 FFA 过多，超出白蛋白的结合能力，就会损伤胰腺腺泡细胞和小血管，导致 AP 的发生。随后体内外实验证实，HTG 和高 FFA 确实可加重胰腺细胞和组织的损伤。

目前推测 FFA 对细胞损伤的机制：①损伤胰腺腺泡细胞：通过降低胰腺内 pH，诱发酸中毒，增强溶酶体水解酶的活性，激活胰蛋白酶原，促发一系列胰酶酶原活化，导致胰腺腺泡细胞严重的自身消化；或通过脂质过氧化反应对细胞膜的毒性作用直接损伤胰腺腺泡细胞；②损伤胰腺毛细血管内皮细胞：通过加强肿瘤坏死因子等细胞因子的毒性效应引起生物膜损伤、通透性增加，导致胰腺微循环障碍，血流动力学异常，甚至形成微血栓；③刺激胰腺外分泌增加，导致胰液黏稠分泌不畅，阻塞微小胰管；④通过其皂化剂样作用使胰腺间质崩解，胰腺自溶、释放有毒物质入血。

（二）血浆高黏度假说

HTG 使得血浆中脂蛋白中分子最大的乳糜微粒水平升高，血浆黏度增加。血浆高黏度将导致毛细血管堵塞和缺血，从而增强酸中毒并最终触发 AP。

尽管患者存在 HTG 背景，但大部分患者仍很少发生 AP。HTGP 多发生在患者同时伴有可致 TG 进一步升高的继发因素，包括糖尿病、酒精中毒、妊娠、药物和遗传异常。

【临床表现】

HTGP 患者最初的临床表现类似于其他病因 AP。然而由于 HTGP 临床严重程度和并发症率更高，因此准确诊断对提供最合适治疗和预防复发起关键作用。

（一）AP 的诊断

AP 诊断主要根据临床表现、实验室检查（主要为血清淀粉酶、血清脂肪酶和生化检查）和影像学等来确立，一般需以下 3 点中的 2 点，①具有急性胰腺炎特征性腹痛（急性发作的持续性严重上腹痛，常可放散到背部）；②血清淀粉酶和（或）脂肪酶≥正常值上限 3 倍；③急性胰腺炎特征性的 CT 表现。

（二）AP 发作的定义

AP 发作是指从腹痛发作的时间开始（不是指患者入院的时间）。应该留意患者从发作到入院这段时间间隔（涉及血清 TG 清除）。患者病情严重需转入三级医院时，应留意从发作，到第一次入院和转院之间的时间间隔。分层记录数据分别地评估直接入院的患者和经其他医院转入的患者的预后。

（三）HTGP 的严重度分级

据 2017 年美国回顾性研究显示，HTGP 患者在所有病因 AP 中病死率最高，并发症发生率也较高，容易并发胰腺或胰周坏死，TG 升高与持续性或多器官功能衰竭相关。因此，疾病早期对 HTGP 严重度的评估十分重要。

针对 HTGP 严重度分级可参照新修订的亚特兰大标准，分为轻症胰腺炎（MAP）、中度重症急性胰腺炎（MSAP）、重症胰腺炎（SAP）。短暂性器官功能衰竭持续时间 <48 小时，持续器官衰竭持续时间 >48 小时。局部并发症包括胰周液体积聚、急性坏死性积聚、假性囊肿和包裹性坏死，而全身并发症是指急性胰腺炎导致基础共存疾病的恶化。

1. **轻症急性胰腺炎** MAP 的特征是无器官功能衰竭，且无局部或全身并发症。

2. **中度重症急性胰腺炎** MSAP 的特征是存在短暂性器官功能衰竭，合并有局部或全身并发症，但无持续性器官功能衰竭。MSAP 在不干预的情况下可能会恢复（如短暂性器官功能衰竭或急性液体积聚），或可能需要更长时间的专科治疗（如有广泛的无菌坏死，但无器官功能衰竭）。MSAP 的病死率远低于 SAP。

3. **重症急性胰腺炎** SAP 的特征是持续性器官功能衰竭。持续性器官功能衰竭可累及单个或多个器官，患者常有一种或多种局部并发症。在发病最初数日内即有持续性器官功能衰竭的患者，会增加死亡的风险，病死率可高达 36%～50%。持续性器官功能衰竭的患者中，发生感染性坏死者病死率极高。

（四）预后评分系统

目前临床上评估 HTGP 多沿用评价 AP 严重度和预后的评分系统，包括 Ranson 评分、AP 床旁严重指数（BISAP，表 7-3-1）、APACHE-Ⅱ、SIRS 评分（表 7-3-2）、SOFA 评分、CT 严重指数（CTSI）及改良 CTSI（MCTSI）等。其中 BISAP 简便易行、效果较好，对器官衰竭作用与 APACHE-Ⅱ近似，优于 CRP、Ranson、CTSI 评分。

【辅助检查】

（一）实验室检查

1. **血淀粉酶** 血清淀粉酶（AMS）升高为 AP 重要诊断指标，但并非绝对要超过 3 倍。大多数 HTGP 患者血淀粉酶正常或轻度增高，仅 36% 患者血 AMS 升高 3 倍于正常值。学者提出 HTGP 患者血 AMS 水平不高与血内存在淀粉酶抗体有关，当 TG 水平

表 7-3-1 BISAP 评分

指标	结果
BUN（1 分）	>25mg/dl
意识障碍（1 分）	Glasgow 休克指数 <15
SIRS（1 分）	详见表 7-3-2
年龄（1 分）	>60 岁
胸腔积液（1 分）	影像学可见胸腔积液

注：以上 5 项，24 小时内出现 1 项记 1 分，总分为 5 分，≥3 分需考虑 MSAP 或 SAP

表 7-3-2 全身性炎症反应综合征（SIRS）

具备以下 2 条或以上标准
脉搏 >90 次/min
呼吸频率 >20 次/min 或 PCO_2 <32mmHg
直肠体温 <36℃ 或 >38℃
白细胞计数 <4 000/mm³ 或 >12 000/mm³

下降后该抗体随之消失。对 HTG 患者，若有腹痛等 AP 的临床表现，实验室报告患者血清呈脂浊，不能因血淀粉酶数值正常而否定 AP 的诊断，应注意 HLAP 发生的可能。

2. **血脂检测** HTGP 患者入院时（治疗前）基础血 TG 值≥11.30mmol/L；或血 TG 值虽为 5.65～11.30mmol/L，但血清呈脂浊者；胆固醇数值可轻度升高或正常。由于乳状血清一般在禁食 48～72 小时后即可完全清除（亦有人认为禁食 12～14 小时即可清除），故 AP 患者应立即检查血脂，或将血标本低温保存（4℃冰箱过夜后可在表面形成乳白奶油状层）备次日检测。

3. **脂肪廓清实验** 可测试 AP 患者对口服或静脉脂肪制剂的耐受性和预测 HTGP 的发生，但预测价值十分有限。

（二）影像检查

1. **增强 CT** 增强 CT 是排除疑似 AP、判断严重程度及确认并发症的最佳影像学检查，可采用 CTSI 评分系统进行评估，但其不足之处是不能与器官衰竭、胰腺外并发症、血管并发症等联系评估。而 2004 年修订的 MCTSI 不仅反映器官衰竭及胰腺外并发症，还可针对积液量与性质、胰腺坏死范围进行了简化评估，是较为完善的 AP 分级方法（表 7-3-3）。

2. **腹部超声** 入院时的腹部超声检查不仅可以诊断 AP，还可以对协助判断病因，如发现胆道结石或胆总管扩张，提示胰腺炎可能为胆源性。超声对

表 7-3-3 MCTSI 评分方法

胰腺炎症	分值	坏死	分值	胰外并发症	分值
正常	0	无	0	胸腔积液腹水、血管胃肠道等	2
胰腺±胰周炎症	2	30%	2		
≥1 处积液或胰周脂肪坏死	4	>30%	4		

注: MCTSI 评分 0～2 分为轻度, 4～6 分为中度, 8～10 分为重度

后期局部并发症如胰腺脓肿、胰腺假性囊肿的诊断亦有价值。

3. 磁共振成像(MRI)和 MRCP 诊断胰腺炎和判断病情轻重的价值正在评估之中。该技术在显示胰管解剖结构和检测胆总管结石方面优于 CT。

【诊断与鉴别诊断】

（一）HTGP 的诊断

1. 首先符合 AP 的诊断。

2. 治疗前的基础血 TG 值≥11.30mmol/L; 或血 TG 值虽为 5.65～11.30mmol/L, 但血清呈脂浊者。

3. 血 AMS 升高不足 3 倍者, 需具有胰腺炎的影像学证据（如 CT、超声）。

4. 进行 AP 病因的鉴别诊断, 应排除 AP 的其他致病因素如胆道结石 / 微结石、酒精性、肿瘤性、缺血性、Oddi 括约肌功能障碍、药物性 AP 和细菌病毒感染等。

（二）鉴别诊断

1. 不同病因鉴别诊断

（1）胆源性胰腺炎: 包括胆管炎症、结石、寄生虫、水肿、痉挛等原因导致的急性胰腺炎, 可经过影像学检查包括超声、CT、MRCP 或超声内镜等明确诊断。

（2）酒精性胰腺炎: 近期有大量的饮酒史可作为诊断酒精性胰腺炎的参考, 酒精能直接损伤胰腺, 还能刺激胰液分泌, 并引起十二指肠乳头水肿和 Oddi 括约肌痉挛, 最后造成胰管内压力增高, 细小胰管破裂, 胰液进入腺泡周围组织。

（3）胰管阻塞: 胰管结石、蛔虫、肿瘤、狭窄, 主、副胰管分裂。影像学检查可帮助诊断, 部分需经手术后病理诊断。

（4）医源性、外伤性胰腺炎: 多发生在腹腔手术、ERCP 术后, 有明确的手术病史。

（5）代谢障碍: 高脂血症, 高血糖, 甲状旁腺肿瘤, 维生素 D 过高导致的高钙血症会导致胰管钙化, 胰酶提前激活导致胰腺炎。相关的代谢血清学

检查可进行鉴别诊断。

（6）药物: 多在 2 个月内有明确的可诱发胰腺炎的药物服用史, 包括: 吩噻嗪利尿剂、糖皮质激素、硫唑嘌呤、磺胺类等药物。

（7）感染及全身炎症: 对于严重感染及全身炎症的患者, 应警惕胰腺可作为靶器官受累。

（8）其他自身免疫性血管炎、胰腺血管栓塞或基因突变。

2. 其他疾病鉴别诊断

（1）急性胆道疾患: 常有绞痛发作史, 疼痛多在右上腹, 常向右肩背部放射, Murphy 征阳性, 血尿淀粉酶正常或轻度升高。但需注意胆道疾病与 AP 呈因果关系而并存。

（2）消化性溃疡穿孔: 有长期溃疡病史, 突然发病, 腹痛剧烈可迅速波及全腹, 腹肌板样强直, 肝浊音界消失, X 线透视膈下可见游离气体, 血清淀粉酶轻度升高。

（3）急性心肌梗死: 可突然发生上腹部疼痛, 伴恶心、呕吐、但血淀粉酶多不升高, 并有典型的心电图改变以资鉴别。

（4）急性肠梗阻: 特别是高位绞窄性肠梗阻, 可有剧烈腹痛、呕吐与休克现象, 但其腹痛为阵发性绞痛。X 线显示典型机械性肠梗阻, 且血清淀粉酶正常或轻度升高。

（5）其他: 需注意与肠系膜血管栓塞, 脾破裂、异位妊娠破裂及糖尿病等相鉴别。

【治疗】

HTGP 的治疗目的为快速降低 TG 水平、控制 AP 急性发作和预防复发。血 TG 浓度迅速降至 5.6mmol/L 以下可减轻腹痛。禁食、降脂药物、去除 TG 升高的继发性因素一般可使 TG 降低, 目前已使用不同的治疗方案降低血清 TG 水平, 但尚无公认的管理 HTGP 的治疗指南。

（一）HTGP 的初始管理

AP 急性期的治疗是成功管理 HTGP 的关键。据报道, 约 50% 的死亡发生在 AP 的急性期（发病后的前 14 天）。HTGP 的初始管理与其他病因的 AP 类似, 包括禁食、积极的静脉补液以及疼痛管理等对症治疗。在最初的 24～48 小时内给予积极的静脉液体复苏治疗, 采用 250～500ml/h 的等渗晶体溶液（乳酸林格液优先）。禁食可减少胰液分泌, 从而减少胰腺的损伤, 阻止疾病进一步发展。肠内营养不仅可以提供营养支持, 还有益于恢复肠道功能和预防肠道细菌移位。

在 HTGP 的初始管理之后,降低血清 TG 水平可降低复发风险,研究已证明维持 TG 水平 <500mg/dl 可加速患者临床症状的改善。HTGP 的最重要治疗是快速降低血脂,目前可采用的方法包括:胰岛素、肝素、单采血浆 / 血浆置换、抗高血脂药物(包括纤维酸)和 ω-3 脂肪酸等治疗方式来降低 HTGP 患者血清 TG 的水平。

1. 胰岛素在 HTGP 中的作用 脂蛋白脂肪酶(LPL)是在肌肉和脂肪组织的毛细血管内皮细胞中表达的酶。它将 TG 水解成甘油和脂肪酸,从而催化乳糜微粒的分解,在脂肪代谢的调节中起主要作用。胰岛素是用于降低 HTG 患者血清 TG 水平的方法之一,通过刺激 LPL 活性,有效地降低 TG 水平并增加乳糜微粒的降解。胰岛素可以通过皮下或静脉内给药。与皮下给药途径相比,静脉内(IV)给药途径更方便,因为基于药代动力学参数更容易滴定胰岛素剂量。连续输注的静脉注射胰岛素[0.1~0.4U/(kg·h)]对于患有和不患有 2 型糖尿病的严重 HTGP 患者有效。在非 T2DM 患者中,胰岛素给药 72 小时内 TG 水平降至低于 1 000mg/dl。除了作为单一疗法有效之外,胰岛素在 HTGP 的管理中亦显示出协同功效。

2. 肝素在 HTGP 中的作用 肝素是用于降低血清 TG 水平的另一种治疗方式。肝素刺激内皮 LPL 释放到循环中,其反过来降低血清 TG 水平。小剂量静脉推注肝素对 LPL 具有更显著的内在亲和力,导致血清 TG 水平降低。几个病例报告的结果表明,小剂量静脉注射肝素(每 4~6 小时给药 18 个单位 /kg)比静脉注射肝素更有效。但应注意因 LPL 耗竭可能产生的相反作用。肝素和胰岛素的联合应用可用作重症 HTGP 的一线治疗。在胰岛素和肝素静脉输注治疗后 24 小时内,患者 24 小时内 TG 水平均降低 50%。因此,联合使用肝素和胰岛素增加 LPL 活性将有助于快速对抗重症 AP 患者中的 HTG。

3. 血浆置换(单采血浆 / 血浆置换)在 HTGP 中的作用 最近的一系列案例研究表明,重症 HTGP 患者接受治疗性血浆置换(TPE)后,临床症状明显改善。根据结果,有人提出 TPE 是重症 HTG(>2 000mg/dl)患者的较好治疗方案,也能有效治疗重症 HTGP。TPE 不仅能够快速降低 TG 水平,还对炎症介质如白细胞介素 -1 和肿瘤坏死因子 -α 有显著影响。血浆置换术在发病率和病死率方面具有显著的临床益处。

最近的研究表明,血浆置换不会改善预后,He 等在 66 例 HTGP 患者的随机试验中证实,尽管高容量血液滤过(HVHF)能够在 9 小时内迅速降低 TG 水平,但总体临床结果与肝素和胰岛素治疗组相当。PE 同时存在包括过敏反应和输液相关的感染在内的相关安全性问题,使用成本较高,在一定程度上限制其临床应用。

(二)妊娠期 HTGP 治疗方案

由于性激素变化后发生的生理变化,妊娠妇女血清 TG 水平通常较高(大多数发生在妊娠晚期)。妊娠妇女初始治疗的关键目标是降低血清 TG 水平,在可用的治疗选择中,ω-3 脂肪酸是降低妊娠期 HTGP 患者血清 TG 水平的安全治疗选择之一。治疗性血浆置换(单采血浆 / 血浆置换)可被视为 HTGP 妊娠妇女的一线治疗选择,可诱导 TG 水平迅速下降,并在预防妊娠妇女 HTGP 或 HTG 引起的严重并发症中发挥重要作用。

【预防】

综合管理 HTGP 是预防复发的关键。最重要的是改变生活方式,包括低饱和脂肪和富含 ω3 脂肪酸的饮食、减重、避免饮酒、控制糖尿病以及限制摄入碳水化合物等二次触发因素是成功管理 HTGP 的关键。体重减轻与血清 TG 水平降低之间存在密切关系;除了降脂治疗外,患者应遵循饮食咨询,更好地选择食物以降低 TG 水平;建议咨询内分泌专家,以有效管理血脂和血糖水平。为防止复发性 HTGP,TG 水平应保持在 500mg/dl 以下。

贝特类药物是血脂异常患者最常见的治疗方案之一,耐受性良好,通过刺激 LPL 的释放诱导 TG 水平降低。HMG-CoA 还原酶抑制剂如他汀类药物不能用作 HTGP 长期治疗的单一疗法,因其降低 TG 的作用偏弱。但与贝特类药物联合使用,对于单用贝特类无效的重症 HTGP 患者具有一定的协同作用。烟酸(维生素 B)等抗高血脂药物具有较弱的降低 TG 的作用,并通过减少 VLDL 和 TG 起作用;但由于其相关的不良反应,例如潮红,胃肠道紊乱和肝毒性,烟酸的使用受到限制。实验表明每日约 1g 的 ω-3 脂肪酸是治疗的最低有效剂量,每日剂量为 3~4g,可使 HTG 患者的 TG 水平降低 30%~50%。

【小结】

HTG 逐渐成为 AP 重要病因,HTGP 的发病上升势头明显,具有重症化和复发性特点,其发病机制尚未能清楚阐明,暂无公认的治疗指南,需在今后临床研究工作中进一步探讨和研究。

(周永健 黄耀星 贾 林 聂玉强)

推 荐 阅 读

[1] BAKKER O J，VAN BRUNSCHOT S，VAN SANTVOORT H C，et al. Early versus On-Demand Nasoenteric Tube Feeding in Acute Pancreatitis[J]. N Engl J Med，2014，371（21）：1983-1993.

[2] BALACHANDRA S，VIRLOS I T，KING N K，et al. Hyperlipidaemia and outcome in acute pancreatitis[J]. Int J Clin Pract，2006，60（2）：156-159.

[3] CHARLESWORTH A，STEGER A，CROOK M A. Hyper-lipidemic Acute Pancreatitis and the Apolipoprotein E4 Allele[J]. Pancreas，2017，46（1）：e3-e4.

[4] COTÉ G A，IMPERIALE T F，SCHMIDT S E，et al. Similar Efficacies of Biliary，With or Without Pancreatic，Sphincterotomy in Treatment of Idiopathic Recurrent Acute Pancreatitis[J]. Gastroenterology，2012，143（6）：1502-1509.e1.

[5] CROCKETT S，FALCK-YTTER Y，WANI S，et al. Acute Pancreatitis Guideline[J]. Gastroenterology，2018，154（4）：1102.

[6] EWALD N，HARDT P D，KLOER H U. Severe hypertrigly-ceridemia and pancreatitis：presentation and management[J]. Curr Opin Lipidol，2009，20（6）：497-504.

[7] GUO L，ZHENG T，HU G，et al. Continuous Renal Replacement Therapy in Successful Treatment of a Patient With Hyperlipidemic Acute Pancreatitis[J]. Ther Apher Dial，2015，19（5）：518-521.

[8] KIM H S，MOON J H，CHOI H J，et al. The role of intraductal US in the management of idiopathic recurrent pancreatitis without a definite cause on ERCP[J]. Gastrointest Endosc，2011，73（6）：1148-1154.

[9] LÉVY P，BORUCHOWICZ A，HASTIER P，et al. Diagnostic criteria in predicting a biliary origin of acute pancreatitis in the era of endoscopic ultrasound：Multicentre prospective evaluation of 213 patients[J]. Pancreatology，2005，5（4-5）：450-456.

[10] YANG L，ZHAO Z，ZHOU K，et al. Acute Hyperlipidemic Pancreatitis Accompanied by Chylous Ascites with Normal Amylase and Lipase in Pregnancy[J]. J Clin Lipidol，2017，11（4）：1091-1094.

[11] LINDKVIST B，APPELROS S，REGNÉR S，et al. A prospective cohort study on risk of acute pancreatitis related to serum triglycerides，cholesterol and fasting glucose[J]. Pancreatology，2012，12（4）：317-324.

[12] PEDERSEN S B，LANGSTED A，NORDESTGAARD B G. Nonfasting Mild-to-Moderate Hypertriglyceridemia and Risk of Acute Pancreatitis[J]. JAMA Intern Med，2016，176（12）：1834-1842.

[13] RASHID N，SHARMA P P，SCOTT RD，et al. Severe hypertriglyceridemia and factors associated with acute pancreatitis in an integrated health care system[J]. J Clin Lipidol，2016，10（4）：880-890.

[14] SCHERER J，SINGH V P，PITCHUMONI C S，et al. Issues in Hypertriglyceridemic Pancreatitis：An Update[J]. J Clin Gastroenterol，2014，48（3）：195-203.

[15] STEFANUTTI C，LABBADIA G，MOROZZI C. Severe Hypertriglyceridemia-Related Acute Pancreatitis[J]. Ther Apher Dial，2013，17（2）：130-137.

[16] WANG H L，YU K J.. Sequential blood purification therapy for critical patients with hyperlipidemic severe acute pancreatitis[J]. World J Gastroenterol，2015，21（20）：6304-6309.

[17] YIN G，CANG X，YU G，et al. Different Clinical Presentations of Hyperlipidemic Acute Pancreatitis[J]. Pancreas，2015，44（7）：1105-1110.

第二节　自身免疫性胰腺炎

自身免疫性胰腺炎（autoimmune pancreatitis，AIP）是由自身免疫介导的特殊类型的慢性胰腺炎，占全部慢性胰腺炎的4%～13%，其特点包括：临床表现为无痛性梗阻性黄疸、伴或不伴胰腺实质肿块；组织学上表现为淋巴细胞、浆细胞浸润及慢性纤维化；治疗上对激素类药物高度敏感。

AIP的概念最早由日本学者Yoshida等在1995年提出，随着对AIP的认识逐渐深入，AIP病例报道不断增多，各国AIP诊断标准相继问世，2011年国际胰腺病学会发布了AIP国际共识，明确了诊断标准及分型，将AIP分为两种独特临床和组织病理学亚型，1型为淋巴浆细胞硬化性胰腺炎（lymphoplasmacytic sclerosing pancreatitis，LPSP），其特点是受累组织器官大量IgG4阳性浆细胞浸润；2型为特发性导管中心型胰腺炎（idiopathic duct-centric chronic pancreatitis，IDCP），其特征是以胰腺导管为中心、粒细胞上皮内浸润性病变。

【流行病学】

1型AIP多见于60～70岁亚洲人群，男性多于女性，一项日本的全国性调查发现AIP总体患病率为 4.6/10 万，发病率 1.4/10 万，男女比例 3.2∶1，发病平均年龄 66.3 岁；2 型 AIP 好发于 40～50 岁人群，以欧美人多见，无明显性别差异。

【病因】

AIP 病因尚不明确。AIP 患者常伴有多种非特异性自身抗体异常表达、组织病理学可见大量淋巴细胞、浆细胞浸润，激素治疗有效，这些提示 AIP 的发生与自身免疫有关。

【发病机制】

AIP 的发病机制尚不明确，目前研究认为可能有以下几个方面：

（一）体液免疫

AIP 患者常出现胰腺外器官（如胆管、涎腺以及肾小管等）受累且病理所见相似，提示胰腺与这些器官之间可能存在共同抗原。AIP 患者中抗碳酸酐酶抗体、抗乳铁蛋白抗体阳性率较高，故有学者认为两者可能是 AIP 的靶抗原。此外，部分患者抗核抗体、类风湿因子等阳性，也提示 AIP 发病机制可能与体液免疫相关。AIP 患者血清 IgG4 升高及受累器官大量 IgG4 阳性浆细胞浸润的意义尚不明确，可能是机体对未知触发因素的一种继发反应。

（二）细胞免疫

AIP 的效应细胞尚不清楚，AIP 患者胰腺组织及外周血 $CD4^+$ 及 $CD8^+$ 的 T 细胞显著增加，提示其发病机制可能与 T 细胞有关。目前研究认为可能机制是 Th1 细胞产生的细胞因子参与诱发 AIP 的发生和/或疾病状态的维持，Th2 细胞产生的细胞因子与病程进展有关。此外，有学者研究发现 AIP 患者胰腺组织中淋巴毒素（lymphotoxin，LT）αβ 的 mRNA 水平升高，抑制小鼠 LTβR 信号通路，可以减少小鼠 AIP 表现，提示 LTαβ 可能是 AIP 发病机制中的促进因素。

（三）遗传因素

AIP 易感因素在不同种族、不同地域之间有所不同，提示遗传因素可能参与了 AIP 的发病机制。Kawa 等报道 HLA DRB1*0405-DQB1*0401 单倍体基因型是日本 AIP 的易感基因。Umemura 等报道 Fc 受体样 3 基因多态性与日本 AIP 发病相关。

（四）微生物感染

Guarneri 等报道，人类 CA-Ⅱ（carbonic anhydrase Ⅱ，碳酸酐酶 Ⅱ）与幽门螺杆菌（*H.pylori*）α-CA 在分子结构上具有高度同源性，提示 *H.pylori* 感染可能触发胰腺的炎症反应，但 *H.pylori* 与 AIP 的相关性尚未被证实。

（五）补体系统

Muraki 等发现 AIP 患者活动期血清循环免疫复合物水平增高，且与血清补体水平降低显著相关，提示补体系统激活可能参与了组织器官损伤。

【病理】

根据病理学表现不同，AIP 分为 1 型、2 型。1 型 AIP 特点是胰管周围淋巴细胞、浆细胞浸润，无粒细胞浸润，炎性细胞浸润于导管上皮下，导管上皮未受浸润或损害；胰管及静脉周围弥漫性席纹状纤维化，尤以胰腺周围脂肪组织纤维化显著；闭塞性静脉炎；免疫组化显示受累组织器官大量 IgG4 阳性浆细胞浸润。病程后期胰腺腺泡萎缩，偶见残存腺泡（图 7-3-1）。

2 型 AIP 特点为中、小胰管管腔及导管上皮内有大量粒细胞浸润，导致导管上皮毁损、管腔闭塞，有时可见小叶内导管有微脓肿，腺泡内也可有粒细胞浸润；免疫组化显示没有或仅少量 IgG4 阳性浆细胞（≤10 个/高倍视野）。

AIP 很少有导管内蛋白栓、结石、钙化等典型慢性胰腺炎的病理学表现。

【临床表现】

（一）胰腺表现

1 型 AIP 患者最常见为无痛性梗阻性黄疸，多为轻度，可呈进行性或间歇性，其次为胰腺肿块、弥漫性或局灶性胰腺肿大、胰管狭窄等。2 型 AIP 患者常表现为反复发作的急性胰腺炎，见于 50% 患者，其次为无痛性梗阻性黄疸、局限性胰腺肿块以及胰管狭窄。

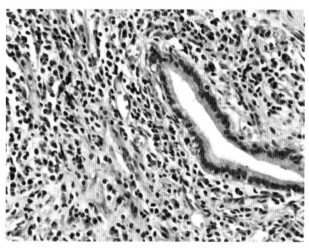

图 7-3-1　1 型 AIP 病理学表现

HE 染色（×200）提示胰腺腺泡萎缩，间质纤维组织弥漫增生，较多淋巴细胞、浆细胞浸润。胰腺导管轻度扩张，周边大量 IgG4 阳性的浆细胞浸润

其他可有非特异性症状如体重减轻、糖尿病、上腹部或上腹不适以及腹泻等。少数患者无明显不适，仅在体检时发现胰腺肿大。

（二）胰腺外表现

目前认为，1 型 AIP 为一种系统性疾病即 IgG4 相关性疾病（IgG4-related disorder，IgG4-RD）的胰腺表现，故胰腺外侵犯较为常见，高达 80% 的患者合并 IgG4 相关性胆管炎（IgG4-associated cholangitis，IAC），可出现梗阻性黄疸。胆总管胰腺段受累时易被误诊为胰腺癌，肛门及肝内胆管受累时易被误诊为原发性硬化性胆管炎。其他胰腺外累及包括为眼眶炎性假瘤、硬化性涎腺炎、肺间质纤维化及结节、腹膜后纤维化以及小管间质性肾炎等。2 型 AIP 极少合并胰腺外侵犯，20%～30% 患者常合并炎症性肠病，尤其是溃疡性结肠炎。

【辅助检查】

（一）实验室检查

肝功能检查，大部分患者表现为梗阻性黄疸，如血清总胆红素升高，以结合胆红素升高为主，GGT 及 ALP 升高等。

约 2/3 的 1 型 AIP 患者血清 IgG4 水平升高，大于正常值 2 倍，故目前倾向于认为 1 型 AIP 是 IgG4 相关性疾病的胰腺表现。此外，约 1/4 的 2 型 AIP 患者血清 IgG4 水平升高。

部分患者血清非特异性的自身抗体阳性，包括抗碳酸酐酶抗体、抗乳铁蛋白抗体、抗线粒体抗体、抗平滑肌抗体、抗甲状腺球蛋白抗体等。

近期也有学者报道部分患者幽门螺杆菌纤溶酶原结合蛋白的部分氨基酸序列抗体阳性，提示可能与幽门螺杆菌感染有关，但尚未证实。

（二）影像学检查

1. **腹部超声** AIP 的超声表现不典型，弥漫型 AIP 表现为胰腺弥漫性肿大、回声减低，局灶型 AIP 仅表现为局灶性低回声肿块，对胆总管及胰管显示不清。

2. **腹部 CT** 目前是 AIP 诊断和鉴别诊断的首选方法。弥漫型 AIP 的典型 CT 特征为胰腺弥漫性肿大，呈"腊肠状"。CT 平扫病变呈低或等密度，增强扫描动脉期病变部位强化不均匀性降低，呈"雪片状"，门静脉期和延迟期呈现较均匀的延迟中等强化，胰腺周围呈增厚的包膜样结构，即"胶囊征（capsule）"或"晕征（rim sign）"，是反映胰周脂肪组织慢性炎性纤维化的过程，此征象是与胰腺癌鉴别的有力佐证。局灶型 AIP 常位于胰头，其次为胰尾，

病灶区呈等或低密度炎肿块，即所谓"假肿瘤征"（图 7-3-2）。

胆总管胰腺段常出现狭窄，管壁光整，狭窄段以上肝内外胆管可呈不同程度的扩张，主胰管常呈弥漫性狭窄，一般不扩张，胰周血管常无明显侵犯或包埋。伴发胰腺外免疫性疾病，如腹膜后纤维化，可表现为主动脉被包绕征象（图 7-3-3），硬化性肠系膜炎表现为软组织肿块包绕肠系膜血管，常位于小肠根部。伴发肾脏病变常表现为双肾皮质多发圆形、楔形或弥漫性斑片状低密度灶，少数病灶可呈等密度，孤立圆形灶少见，增强扫描示病灶轻度持续强化（图 7-3-4）。

3. **MRI 及 MPCP** AIP 的 MRI 影像特征与 CT 类似，表现为胰腺弥漫性、局灶性或多灶性肿大。T$_1$WI 脂肪抑制上呈中低信号，T$_2$WI 上呈稍高信号，增强早期病灶不均匀轻度强化，延迟扫描进行持续强化。胰周增厚的包膜样结构呈现"胶囊征"或"晕征"（图 7-3-5）。

AIP 另一特征性征象为主胰管狭窄，狭窄可呈弥漫性或节段性，MRCP 显示弥漫性主胰管狭窄长度常 >3cm，节段性狭窄的上游主胰管一般不扩张。局灶性 AIP 主胰管不完全狭窄，胆管和主胰管穿透肿块，即所谓的"导管穿行征（duct-penetrating sign）"，可作为导管良性狭窄的特征性征象。此外，约 78% AIP 患者伴有 IAC，胆总管胰腺段最易受累，其次为肝门部和肝内胆管，其特点为胆管壁显著增厚、呈连续性，管腔变窄，外缘光滑，动脉晚期和延迟期表现为均质强化，无血管浸润。

4. **EUS** AIP 典型的 EUS 征象为胰腺弥漫性肿大，腺体回声明显减低，周围可见低回声包鞘状外缘，即"腊肠样"改变，对于诊断 AIP 有较高的特异性，但敏感性不足（26.7%）。另也可表现为局限性肿大的低回声病变，多位于胰头，与胰头癌鉴别困难。晚期可出现胰腺钙化、结石或囊肿。胰管弥漫性或节段性狭窄，表现为直径变细且累及范围较长，管壁呈高回声或低回声性增厚，胰管扩张少见。胆总管受累时常表现为胰腺内段狭窄伴上游胆管扩张，管壁呈显著性、均匀性增厚，增厚的管壁外层和内层为高回声，中间为低回声，呈典型的"三明治"样改变。此外，腹腔内淋巴结受累时 EUS 可见胰腺周围、腹腔干等区域淋巴结肿大，累及门静脉或肠系膜上静脉时易与胰腺癌混淆。EUS 引导下细针穿刺抽吸（fine needle aspiration，FNA）对于 AIP 的诊断、分期以及与胰腺癌的鉴别具有一定价值，但有

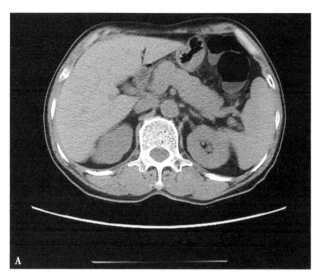

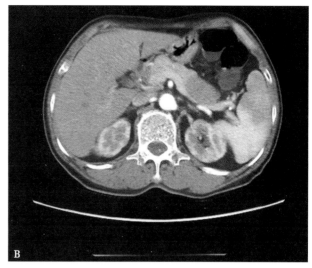

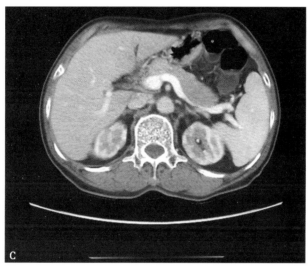

图 7-3-2 局灶型 AIP 的 CT 表现

A. 平扫示胰腺体尾部稍肿大；B. 增强扫描动脉期胰腺尾部见一低密度占位性病灶；C. 门静脉期病灶延迟性强化，呈等密度

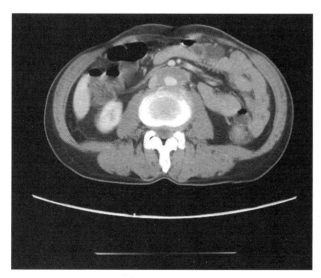

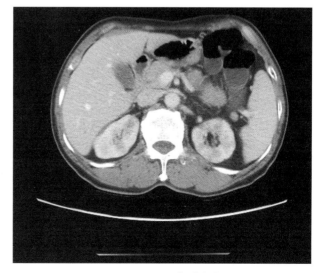

图 7-3-3 AIP 腹膜后纤维化

主动脉被包绕征象

图 7-3-4 AIP 肾脏病变

双肾增强散在片状稍低密度区，提示双肾受累

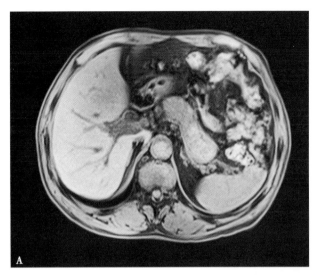

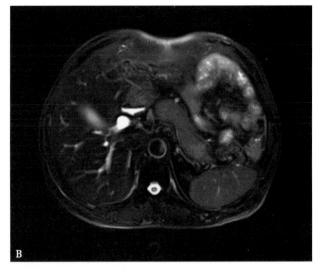

图 7-3-5 弥漫型 AIP 的 MRI 表现

A. T₁WI 脂肪抑制显示胰腺弥漫性肿胀，失去"羽毛状"外观，呈"腊肠样"表现；B. T₂WI 胰腺呈弥漫稍高信号，呈腊肠状，胰周增厚呈"胶囊征"

时难以获得足够的标本量，EUS 引导下 Tru-cut 活检较 FNA 能够获取更充分的标本量，对于 AIP 的诊断具有更高的敏感性和特异性。此外，EUS 新技术如弹性成像、对比剂增强的 EUS、计算机辅助的 EUS 等可能对 AIP 的诊断有更好的前景，但尚需进一步临床研究证实。

5. **ERCP** 因可能诱发急性胰腺炎，故不推荐作为常规检查，只有在其他表现不典型时可考虑。典型患者可见胰管弥漫性狭窄（超过 1/3 胰管长度）或多发性狭窄，狭窄段上游胰管一般不扩张。目前认为单纯 ERCP 诊断 AIP 的准确性不高，也难以鉴别 IAC 与原发性硬化性胆管炎（PSC）和胆管癌。

6. **PET-CT** AIP 典型 PET-CT 特征为不均匀、多灶性 ¹⁸F-FDG 摄取浓聚，但由于大部分 AIP 及胰腺癌均具有 ¹⁸F-FDG 摄取浓聚，故 PET-CT 用于 AIP 的诊断及与胰腺癌的鉴别诊断的价值尚不明确。

【诊断与鉴别诊断】

（一）诊断

典型 AIP 诊断并不困难，如无痛性梗阻性黄疸、胰腺弥漫性肿大及"腊肠样"表现、血清 IgG4 升高等。不典型 AIP 较易误诊，尤其是表现为胰腺局灶性肿块、血管侵犯、血清 IgG4 水平不高的患者。

AIP 的首个诊断标准是日本胰腺学会于 2002 年提出，主要从血清学、影像学、组织学三个方面进行定义，强调影像学表现。随后，美国 Mayo Clinic 于 2007 年推出了 HISORt（histology, imaging, serology, other organ involvement, and response to steroid）标准，从组织学、影像学、血清学、其他器官受累、类固醇激素治疗反应等方面定义，强调组织学诊断。上述标准均针对的是 1 型 AIP。直到 2011 年，国际胰腺病学协会制定了 AIP 国际诊断标准（International Consensus Diagnostic Criteria，ICDC），首次为 AIP 的两种亚型提供诊断标准见表 7-3-4 和表 7-3-5。

ICDC 诊断标准较为复杂，《中华胰腺病杂志》编委会于 2012 年制定了我国 AIP 共识草案，提出了我国 AIP 诊断标准。

1. **影像学** 典型的 CT、MRI、ERCP 或 EUS 征象。

2. **实验室检查** 血清 IgG4 水平升高。

3. **胰腺外器官受累** 肝门部或肝内胆管狭窄、泪腺或涎腺受累、肺门淋巴结肿大、腹膜后纤维化等。

4. **组织病理学** 病理所见为：①淋巴浆细胞硬化性胰腺炎（LPSP），免疫组化显示 IgG4 阳性细胞 > 10 个 / 高倍视野；②胰腺导管周围有大量中性粒细胞浸润并导致导管上皮损害（IDCP）。

5. **激素疗效** 激素治疗后胰腺和 / 或胰腺外表现迅速消退或明显改善。

下列任何一组均可诊断。

A 组：胰腺组织病理学①或②。

B 组：典型影像学征象 + 血清 IgG4 水平升高或典型胰腺外器官受累表现。

C 组：非典型的影像学征象 + 血清 IgG4 水平升高和（或）其他脏器中出现 IgG4 阳性细胞 + 除外胰腺肿瘤 + 激素疗效显著。

表 7-3-4　1 型 AIP 诊断标准

	1 级	2 级
P：实质影像	胰腺弥漫性肿大伴增强延迟	胰腺局部或局灶肿大伴延迟
D：导管影像	弥漫性（>1/3 主胰管长度）或多发主胰管狭窄，无上游胰管明显扩张	胰腺局部或局灶主胰管狭窄，无上游胰管明显扩张（内径<5mm）
S：血清学	IgG4>2 倍正常上限	IgG4>1～2 倍正常上限
O：胰腺外表现	A 或 B A．胰腺外器官组织学具备以下任何 3 项 （1）大量淋巴细胞浸润伴纤维化，无粒细胞浸润 （2）席纹样纤维化 （3）闭塞性静脉炎 （4）大量 IgG4⁺ 细胞（>10/HPF） B．典型的影像学至少具备以下一项 （1）局部/多发高位胆管或合并远端胆管的狭窄 （2）腹膜后纤维化	A 或 B A．胰腺外器官组织学（包括胆道内镜穿刺活检）具备以下 2 项 （1）大量淋巴细胞浸润伴纤维化，无粒细胞浸润 （2）大量 IgG4⁺ 细胞（>10/HPF） B．体检或影像学具备以下至少 1 项 （1）对称性涎腺或泪腺肿大 （2）与 AIP 相关的肾脏影像学描述
H：胰腺组织病理	LPSP 表现（活检或手术标本） 具备以下至少 3 条 （1）导管周围淋巴浆细胞浸润而无粒细胞浸润 （2）闭塞性静脉炎 （3）席纹样纤维化 （4）大量 IgG4⁺ 细胞（>10/HPF）	LPSP 表现（活检） 具备以下任何 2 条 （1）导管周围淋巴浆细胞浸润而无粒细胞浸润 （2）闭塞性静脉炎 （3）席纹样纤维化 （4）大量 IgG4⁺ 细胞（>10/HPF）
R：激素治疗效果	胰腺或胰腺外表现短期内（<2 周）消退或明显改善	
诊断条件	确诊：H1+P 或 S/O/H 或 P2+（D/S1/O1/H1≥2 项）或 S1/O1+R 或 D1+S2/O2/H2+R 疑诊：S2/O2/H2+R	

表 7-3-5　2 型 AIP 诊断标准

	1 级	2 级
P：实质影像	胰腺弥漫性肿大伴增强延迟	胰腺局部或局灶肿大伴延迟
D：导管影像	弥漫性（>1/3 主胰管长度）或多发主胰管狭窄，无上游胰管明显扩张	胰腺局部或局灶主胰管狭窄，无上游胰管明显扩张（内径<5mm）
S：血清学	IgG4>2 倍正常上限	IgG4>1～2 倍正常上限
O：胰腺外表现		炎症性肠病
H：胰腺组织病理	IDCP 具备以下 2 条 具备以下至少 3 条 （1）导管壁粒细胞浸润伴或不伴腺粒细胞浸润 （2）少量或无 IgG4⁺ 细胞（0～10/HPF）	具备以下 2 条 具备以下任何 2 条 （1）粒细胞及淋巴浆细胞浸润 （2）少量或无 IgG4⁺ 细胞（0～10/HPF）
R：激素治疗效果	胰腺或胰腺外表现短期内（<2 周）消退或明显改善	
诊断条件	确诊：P+D+H1 或 P+D+H2+OR 疑诊：P+D+H2+R 或 P+D+O+R	

（二）鉴别诊断

1. **胰腺癌**　AIP 主要需与胰腺癌鉴别，后者临床表现常有上腹痛及胰腺外分泌功能不足的表现如腹泻等，晚期可有恶病质表现，影像学上表现为胰腺乏血供性肿块，密度不均匀，常有邻近器官侵犯或远处转移，胰管呈突然截断征象，狭窄上游胰管常有扩张，胆总管近端无扩张，肿瘤指标 CA19-9 明显升高，血清 IgG4 升高者少见（10%），罕有大于 2 倍正常值上限者（1%），鉴别困难时可行 EUS 引导下胰腺活检。尽管如此，仍有部分 AIP 被误诊为胰腺癌而行手术切除，约占所有胰十二指肠切除术的 2.5%。

2. 原发性硬化性胆管炎（PSC）　AIP 伴发 IAC 时影像学表现与 PSC 相似，但后者常表现为胆管带状、串珠样或截枝样狭窄，而 IAC 多为末端胆管狭窄。

3. 胆管癌　AIP 伴发的 IAC 还需与胆管癌鉴别，后者超声内镜下呈不均匀低回声团块。血清 IgG4、自身抗体及肿瘤标记物检测也有助于鉴别。

4. 酒精性慢性胰腺炎　患者一般年龄较轻，临床症状较重，主胰管明显扩张、胰腺实质萎缩，常伴胰腺钙化、结石、假性囊肿，自身抗体多阴性，IgG4 正常。

5. 胰腺炎性假瘤　多发生于胰头部，表现为胰头部局灶性包块，多见于中年男性，多有典型的胰腺炎症状，CT 常可发现假性囊肿或胰周渗出，自身抗体阴性。

【治疗】

10%～25% 的 AIP 患者可能不经任何治疗即自行缓解，有研究认为自发性缓解的因素包括无黄疸、无糖尿病、无胆管狭窄、IgG4 水平正常以及胰腺局灶性肿大。对于无症状 AIP 患者，建议在激素治疗前随访 1～2 周观察是否自发缓解。2016 年国际胰腺病协会 AIP 国际共识制定的治疗指征如下：①有症状患者：胰腺受累，如梗阻性黄疸、腹痛、背痛；其他器官受累，如胆管狭窄继发黄疸；②无症状患者：胰腺受累，影像学提示持续存在的胰腺占位；其他器官受累，伴有 IAC 且肝功能持续异常的。

AIP 的治疗包括诱导缓解、维持治疗、复发治疗等。

（一）诱导缓解

1. 类固醇激素　对于所有未经治疗或活动期 AIP 患者，类固醇激素是无使用禁忌患者的首选药物。起始剂量为泼尼松 0.6～1.0mg/（kg•d）（最小剂量为 20mg/d），基于患者临床表现、生化指标、影像学检查的变化情况，治疗 2～4 周后开始减量。减量方案国际上尚未达成共识，日本专家提倡每 1～2 周减 5～10mg，直到减到 20mg/d，再每 2 周减 5mg。欧美国家提倡泼尼松 40mg/d 连服 4 周，之后每周减量 5mg 直至停药，目的在于实现快速缓解病情的同时尽可能避免激素不良反应。两种方案孰优孰劣尚需更多的循证医学证据支持。诱导治疗的总疗程应持续 12 周。

2. 利妥昔单抗　AIP 患者炎性浸润中 CD20+ 的 B 淋巴细胞比例较高，利妥昔单抗即 CD20 单克隆抗体，可以通过结合细胞表面抗原 CD20 诱导 B 淋巴细胞凋亡。利妥昔单抗是目前除激素外唯一能单独诱导缓解的药物，尤其适用于大剂量激素不能耐受或存在激素治疗禁忌的患者。

3. 免疫调节剂　硫唑嘌呤、巯嘌呤或吗替麦考酚酯等单独用于诱导缓解疗效不佳，不推荐作为一线用药，可用于激素治疗无效的患者。

（二）维持治疗

2 型 AIP 患者的复发率仅为 9%，故无需维持治疗。对于疾病活动度较低的 1 型 AIP 患者，如局限性胰腺受累、激素治疗反应迅速、影像学显示病灶完全缓解、血清 IgG4 水平恢复正常者，不需要维持治疗。尽管没有较高级别证据，日本等亚洲国家的研究表明诱导缓解后类固醇激素单药维持治疗可能对部分患者有益。对于部分 1 型 AIP 患者治疗后影像学显示病灶缓解延迟、血清 IgG4 持续高水平，或治疗前至少累及 2 个胰腺外器官或伴有 IAC 的患者，推荐使用低剂量激素、免疫调节剂或者利妥昔单抗等长期维持治疗。维持治疗的持续时间尚有争议，日本专家推荐 2.5～7.5mg/d 的小剂量糖皮质激素维持治疗至少 3 年，当影像学或血清学改善时再考虑停药。

（三）复发患者的治疗

2 型 AIP 复发率约为 9%，1 型 AIP 复发率较高，为 20%～40%。AIP 患者的复发大部分发生于激素治疗中断以后（67%），也可以发生于激素减量过程中（15%）以及激素维持治疗过程中（18%）。复发的危险因素尚不明确，可能的征象包括：治疗前血清 IgG4 水平 > 正常值上限 4 倍、激素治疗后血清 IgG4 水平持续高位、胰腺弥漫性肿大、ICA 以及多个器官受累等。

复发的治疗方案尚无"金标准"，日本 AIP 指南推荐首选激素治疗，对于大多数复发患者，应用初始治疗剂量的激素仍可诱导缓解，但减量过程需更加缓慢。免疫抑制剂可用于反复复发或激素耐药的 AIP 患者，但单独应用效果不佳，可在疾病缓解期激素减量时与激素重叠使用 6～8 周。利妥昔单抗可用于因耐药或严重不良反应不能使用激素和免疫抑制剂的 1 型 AIP 患者，但起效较慢，合并黄疸的患者需先行激素治疗 4～6 周。

（四）其他治疗

轻度黄疸且无感染征象者，不推荐常规 ERCP 检查或治疗。黄疸较重的患者可考虑 ERCP 引流胆汁。对于临床难以排除恶性肿瘤、伴有梗阻性黄疸且对药物治疗效果欠佳或需长期胆汁引流者可考虑手术。对胰腺内、外分泌功能不全者应给予相应治疗。

【预后】

大部分 AIP 患者经激素治疗后短期预后较好，但长期预后尚无共识。部分 AIP 病情反复可形成胰腺结石（7%）。虽有进展或合并胰腺癌的个案报道，但 AIP 与胰腺癌的相关性尚不明确，建议对病程较长的 AIP 患者定期随访。

（栾富娟 陈卫昌）

推 荐 阅 读

[1] OKAZAKI K, CHARI S T, FRULLONI L, et al. International consensus for the treatment of autoimmune pancreatitis[J]. Pancreatology, 2017, 17(1): 1-6.

[2] 赵旭东, 马永薮, 杨尹默. 2016 年国际胰腺病共识: 自身免疫性胰腺炎的治疗 [J]. 临床肝胆病杂志, 2017, 33(4): 623-626.

[3] 孙备, 冀亮. 2016 年国际胰腺病学协会《自身免疫性胰腺炎治疗专家共识》解读 [J]. 中国实用外科杂志, 2017, 37(2): 153-156.

[4] OKAZAKI K, KAWA S, KAMISAWA T, et al. Amendment of the Japanese Consensus Guidelines for Autoimmune Pancreatitis, 2013 I. Concept and diagnosis of autoimmune pancreatitis[J]. J Gastroenterol, 2014, 49(4): 567-588.

[5] OKAZAKI K, KAWA S, KAMISAWA T, et al. Amendment of the Japanese Consensus Guidelines for Autoimmune Pancreatitis, 2013 Ⅱ.Extrapancreatic lesions, differential diagnosis[J]. J Gastroenterol, 2014, 49(5): 765-784.

[6] OKAZAKI K, KAWA S, KAMISAWA T, et al. Amendment of the Japanese Consensus Guidelines for Autoimmune Pancreatitis, 2013 Ⅲ.Treatment and prognosis of autoimmune pancreatitis[J]. J Gastroenterol, 2014, 49(6): 961-970.

[7] SHIMOSEGAWA T, CHARI S T, FRULLONI L, et al. International consensus diagnostic criteria for autoimmune pancreatitis: guidelines of the International Association of Pancreatology[J]. Pancreas, 2011, 40(3): 352-358.

[8] 《中华胰腺病杂志》编委会. 我国自身免疫性胰腺炎共识意见（草案 2012, 上海）[J]. 中华胰腺病杂志, 2012, 12(6): 410-418.

[9] 韩朝飞, 左朝晖, 赵佳正, 等. 自身免疫性胰腺炎的国际统一诊断标准 [J]. 中华胰腺病杂志, 2012, 12(1): 67-80.

[10] KAMISAWA T, ZEN Y, NAKAZAWA T, et al. Advances in IgG4-related pancreatobiliary diseases[J]. Lancet Gastroenterol Hepatol, 2018, 8(3): 575-585.

[11] NAGPAL S J S, SHARMA A, CHARI S T. Autoimmune Pancreatitis[J]. Am J Gastroenterol, 2018, 113(9): 1301-1309.

[12] UCHIDA K, OKAZAKI K. Clinical and pathophysiological aspects of type 1 autoimmune pancreatitis[J].J Gastroenterol, 2018, 53(4): 475-483.

[13] OKAZAKI K, UCHIDA K. Current concept of autoimmune pancreatitis and IgG4-related disease[J]. Am J Gastroenterol, 2018, 113(10): 1412-1416.

[14] DE PRETIS N, DE MARCHI G, FRULLONI L. Diagnosis and treatment of autoimmune pancreatitis[J].Curr Opin Gastroenterol, 2018, 34(5): 362-366.

[15] 郭涛, 杨爱明, 钱家鸣. 自身免疫性胰腺炎的超声内镜特征表现及相关诊断进展 [J]. 中华胰腺病杂志, 2017, 17(2): 137-139.

[16] 孟茜茜, 辛磊, 李兆申. 自身免疫性胰腺炎药物进展研究 [J]. 中华胰腺病杂志, 2017, 17(5): 357-361.

[17] SANDRASEGARAN K, MENIAS C O. Imaging in Autoimmune Pancreatitis and Immunoglobulin G4-Related Disease of the Abdomen[J]. Gastroenterol Clin North Am, 2018, 47(3): 603-619.

[18] MADHANI K, FARRELL J J. Management of Autoimmune Pancreatitis[J]. Gastrointest Endosc Clin N Am, 2018, 28(4): 493-519.

[19] NEGRELLI R, BONINSEGNA E, AVESANI G, et al. Type 1 and Type 2 Autoimmune Pancreatitis: Distinctive Clinical and Pathological Features, But Are There Any Differences at Magnetic Resonance? Experience From a Referral Center[J]. Pancreas, 2018, 47(9): 1115-1122.

[20] CHATTERJEE S, OPPONG K W, SCOTT J S, et al. Autoimmune pancreatitis - diagnosis, management and longterm follow-up[J]. J Gastrointestin Liver Dis, 2014, 23(2): 179-185.

第三节 逆行胰胆管造影术后胰腺炎

内镜下逆行胰胆管造影术（endoscopic retrograde cholangiopancreatography，ERCP）是指将内镜插至十二指肠的降部，并经十二指肠乳头开口部或瘘口等部位插入相关器械，向胰胆管内注入造影剂。若仅注入造影剂显示胰胆管或进行细胞刷检、活检取材或 Oddi 括约肌测压等诊断目的检查称为诊断性ERCP；若通过各种器械对胰胆管病变进行治疗性操作则称为治疗性 ERCP。ERCP 术后胰腺炎（post-ERCP pancreatitis，PEP）是 ERCP 操作最常见的并发症，其定义是 ERCP 术后出现的急性胰腺炎相关临床症状，包括新出现或加重的腹痛，伴有术后 24 小时血清淀粉酶以及脂肪酶高于正常上限 3 倍以上。

【流行病学】

国外早期报道 PEP 发生率约 10%，1996—2007 年有报道 PEP 发生率 1.3%～5.4%，国内在 2009 年报道 PEP 发生率 4.3%，在高危患者中 PEP 发生率可超过 25%，虽然在 PEP 中有 90% 为轻型胰腺炎，但仍有 10% 的患者进展为重型胰腺炎。

【病因与发病机制】

PEP 的发病机制并不完全清楚，目前认为与多种因素有关，主要有机械因素、炎性因子方面的因素。

1. **机械因素**　胰管插管、造影剂注入等，导致胰管上皮的损伤，如注入造影剂压力过高所致胰管上皮损伤，细胞间的紧密连接崩解，胰管内容物流入组织间隙，从而引起急性炎性反应。Freeman 等认为中等以上程度困难插管是 PEP 独立危险因素。正常情况下，胰蛋白酶激活是在十二指肠内或在胰管腔内，而 ERCP 插管所致 Oddi 括约肌收缩、痉挛，EST 可致十二指肠乳头水肿，均致使胰液排泌障碍，胰蛋白酶提前激活，引起胰腺自体消化，发生胰腺炎。此外，胰管插管过深等情况也会导致 PEP 发生，有研究显示主胰管显影后高淀粉酶血症发生率达 31%，而只做胆管造影的发生率为 24%，两者无统计学差异，显示出机械性操作并非完全引起高淀粉酶血症的原因，也有研究显示多次胰管造影才是PEP 的危险因素。

2. **化学因素**　造影剂本身也会胰腺炎，主要与造影剂的渗透压及离子浓度有关，应使用低渗透压的造影剂，最好是非离子型造影剂，可以减少 PEP 发生。

3. **炎性因子**　炎性介质，是胰腺炎发病的重要因素，如肿瘤坏死因子（TNF）-α、白细胞介素（IL）-6、IL-10 等因子，可由单核 - 巨噬细胞系统受感染等因素刺激后大量释放。炎性因子可引起核因子 κB（NF-κB）的核迁移，此为炎症瀑布效应形成的关键步骤之一，在诱导急性胰腺炎的动物模型中已证实，阻断 NF-κB 活化能降低试验急性胰腺炎动物模型的血清淀粉酶水平。

4. **患者因素**　与患者相关的危险因素包括年轻、女性、疑有 Oddi 括约肌功能障碍（SOD）、PEP 病史、复发性胰腺炎病史、胆总管无扩张等。

5. **操作者因素**　ERCP 经历（操作总例数、每年操作例数）、个人因素（性格、内镜操作熟练程度、操作经验）、其他因素（ERCP 设备、政策、助手水平等）。

【病理】

同非 ERCP 术后急性胰腺炎，病理损伤主要有胰腺间质炎症和组织坏死两方面，间质炎症时，显微镜下以间质水肿、炎性细胞浸润为主，坏死多发生于外周胰腺，也可以累及全胰腺，重者可有出血。PEP 的胰腺实质坏死的范围会比非 ERCP 后急性胰腺炎更大，坏死物的感染发生更早，且发生率更高。

【临床表现】

可参照非 ERCP 后急性胰腺炎。

（一）症状

1. **腹痛**　有明确的 ERCP 操作史，可为中上腹部持续疼痛，发作时前倾位略缓解，重者可为腹膜炎，表现为相应腹部疼痛甚至全腹痛，极重者可突发休克。

2. **恶心、呕吐**　可能为炎症刺激胃壁所致。

3. **发热**　多见于急性炎症、胰腺组织坏死等。

4. **低血压及休克**　见于极重者。

（二）体征

1. **发热**　PEP 患者体温大部分正常或仅轻度升高，但仍有部分患者呈逐渐升高趋势，严重者可呈持续高热。

2. **腹部压痛**　为 PEP 患者最常见的体征，轻者为上腹部深压痛，程度较轻，较重者可累及全腹，伴有腹膜刺激征（压痛、反跳痛和肌紧张）。

3. **腹部包块**　当出现胰腺假性囊肿或坏死物集聚等并发症时可于上腹部触及包块。

4. **皮下瘀斑**　胰液致坏死溶解的组织沿组织间隙到达皮下，并溶解皮下脂肪，而使毛细血管破裂出血，使局部皮肤呈青紫色，有的可融成大片状，在腰部前下腹壁，亦可在脐周出现。

5. **肠鸣音变化**　因炎症刺激及感染等因素导致麻痹性肠梗阻，腹部可闻及肠鸣音减弱甚至消失，该体征是判断胰腺炎患者恢复饮食的重要依据。

6. **腹水征**　胰腺渗出或周围脏器受累后渗出造成腹腔积液，腹水量较少时不易查及，较重时可出现移动性浊音甚至震水音。

7. **重症胰腺炎**　当 PEP 发展为重症胰腺炎时可出现呼吸系统、泌尿系统、神经系统等多脏器、多系统体征，特点同非 ERCP 术后胰腺炎。

（三）并发症

1. 局部并发症　急性胰周液体积聚和急性坏死物积聚、胰腺假性囊肿、包裹性坏死。

2. 全身并发症　ARDS、急性肾衰竭、心律失常和心功能衰竭、消化道出血、凝血异常、中枢神经系统异常、高血糖、水电解质酸碱失衡、SIRS。

【辅助检查】

（一）实验室检查

1. 淀粉酶　起病初期可正常或仅轻度升高，后可逐渐升高至高于正常上限 3 倍。

2. 脂肪酶　血清脂肪酶特异性较淀粉酶高，且升高时间较血清淀粉酶提前，具备检测条件的诊疗中心可常规进行脂肪酶检测，提高 PEP 诊断敏感性及特异性。

3. 其他指标　可有白细胞计数增高，可有血糖升高，可伴有胆红素升高和转氨酶异常。

（二）影像学检查

临床怀疑 PEP 时，建议行 B 超或 CT 检查，当 B 超图像显示受限不能明确诊断时，建议使用 CT 代替。因 B 超提供信息量有限，通常采用 CT 检查评估 PEP 严重程度，轻者病变多位于胰腺头颈部。可有胰腺增大、边缘不规则、胰腺低密度区、胰周脂肪炎症改变、胰内及胰周液体积聚等。MR 对 PEP 的诊断价值同 CT 相仿，且对鉴别是否存在出血坏死性病灶较 CT 更为敏感，但因检查过程相对复杂等因素，急诊 MR 检查受到一定的限制。

【诊断与鉴别诊断】

采用如下临床定义可更有效的诊断 PEP，①典型腹痛症状；②ERCP 后 24 小时血淀粉酶、脂肪酶超过正常上限的 3 倍；③CT 提示胰腺炎。只要符合以上 3 个指标中的任意 2 项，即可诊断 PEP。

对于鉴别诊断，应主要注意排除胆囊炎、胆石症、急性肠梗阻以及其他 ERCP 术后的急性并发症引起的症状，特别是与 ERCP 术后胆管炎、穿孔、高淀粉酶血症等相鉴别。胆囊炎、胆石症的腹痛主要表现为右上腹的隐痛或持续性疼痛，并向右肩部放射，常伴发热、恶心、呕吐，可有黄疸；体检可见右上腹压痛、Murphy 征阳性，或可触及肿大胆囊；淀粉酶可升高，但一般不会超过正常上限 3 倍；超声、CT、MRCP 常可明确结石及胆囊炎性改变，而无胰腺炎的典型影像学表现。急性肠梗阻多表现为脐周阵发性绞痛，伴呕吐与排便、排气停止；腹部体检可见肠型，压痛明显，且肠鸣音亢进，腹部平片可见肠管扩张及气 - 液平面；而在 SAP 中并发麻痹性肠梗阻时，则主要表现为腹胀明显，肠鸣音减弱或消失。由于 ERCP 为侵入性、经肠道的逆行操作，故易诱发胆道感染。亦可出现术后腹痛，但常伴发热，体温高于 38℃，且需除外胆囊炎、肺部等其他感染引起的发热。ERCP 术后出现不明原因的上腹部疼痛，应警惕术后穿孔，主要表现为疼痛进行性加剧；体检有腹膜刺激征，肠鸣音减弱或消失；腹部 X 线可见腹膜后及膈下游离气体。ERCP 术后的高淀粉酶血症其特点为血清淀粉酶一过性升高（≥100U/L），升高幅度常较低，多在 1～2 天内恢复正常，且通常不伴腹痛及相关影像学改变；提示胰腺可能有轻微损伤，但约 5% 的患者仍具有发展为 PEP 的可能，故亦应警惕。

【预防】

本病为 ERCP 术后最常见、最严重的并发症，可造成巨大医疗支出，应重点预防其发生，严格把握适应证，避免诊断性 ERCP，术前完善评估及准备。此外，可在药物、机械、人员方面给予预防。

（一）药物预防

根据发病机制，预防用药可分为四大类：

1. 阻断炎性反应　这类药物包括非甾体类抗炎药、糖皮质激素、抗氧化剂、抗生素和免疫调节药物。到目前为止，关于非甾体类抗炎药的临床试验最多且结果最理想。

（1）非甾体类抗炎药（NSAIDs）：其具有良好的解热镇痛和抗炎的功效，是临床使用最广泛的药物之一。花生四烯酸是合成前列腺素（PG）的主要前体。PG 的合成包括如下步骤，首先，磷脂酶 A2 水解花生四烯酸，后者被环氧合酶（COX）的前列腺素合成酶 -2 活化氧化产生 PGH2，然后 PGH2 通过其他特异性合酶转化为有生物活性的终末产物如 PGD2、PGE2、PGF2 和 PGI2 或血栓素 A2（TXA2），通过受体的介导转出细胞，通过一系列生物作用，发挥其生理和病理作用，细胞因子所介导的炎症级联反应发挥了重要的作用，由此产生的炎症放大效应可导致全身炎症反应综合征、器官功能障碍和促 / 抗炎因子失衡，导致代偿性抗炎反应综合征，出现二次打击。中断这种级联反应点之一是预防 PEP 的有效手段。ERCP 后立即测血清磷脂酶 A2 水平升高显著，并于 24 小时后恢复到基础水平。PEP 与 PLA2 的过早激活和过度释放有关，PLA2 是一种重要的中心炎症因子，广泛分布于细胞质膜、细胞器膜，活化的 PLA2 催化并水解细胞膜的甘油磷脂产生一系列的炎症介质（如 TNF-α、IL、白三烯等）。

此外，PLA2 还通过产生氧自由基、抑制氧化应激诱导的细胞凋亡等途径进一步加重胰腺组织的坏死，使胰腺炎趋向于重症化。包括吲哚美辛在内的多种 NSAID，是强效 PLA2 及 COX 抑制剂，能阻止中性粒细胞趋化、黏附作用，从而阻断这一炎症反应的关键步骤。基于 NSAID 有效、低价、安全、分布广等特点，其经直肠给药是现临床指南推荐的 PEP 预防用药。

近期有多中心临床研究显示，只要不存在用药禁忌，无论患者 PEP 危险分层如何，术前应常规应用肛塞吲哚美辛。

（2）选择性 COX-2 抑制剂：随着 NSAID 研究的进展，选择性 COX-2 抑制剂也大量进入了临床研究，目前认为在生理情况下，COX-2 可能参与生殖和分娩等少数过程。在病理情况下，COX-2 参与炎症及肿瘤的形成，在炎症、疼痛和发热中起重要的作用。COX-2 主要位于内质网和核膜，因此 COX-2 产生的 PG 产物可能优先进入细胞核内，调节靶基因的转录。急性胰腺炎包括了复杂的瀑布样级联反应，消化酶异常激活，导致局部和全身系统的炎症反应。且参与调节急性胰腺炎严重程度及肺损伤情况，包括活化 NF-κB、促进热休克蛋白和诱导型一氧化氮合酶（iNOS）的表达合成，活化中性粒细胞等。NF-κB 是控制前炎性因子表达的重要转录因子之一，COX-2 的诱导表达可能是激活 NF-κB 所必需的，应用 COX-2 选择性抑制剂可降低血清 PG 水平，还可以降低急性胰腺炎的系统性损伤，可作为防治急性胰腺炎的新方法，使用 COX-2 选择性抑制剂可以预防急性胰腺炎。塞来昔布作为选择性 COX-2 抑制剂可显著降低急性胰腺炎大鼠模型血清淀粉酶、TNF-α、IL-1β、IL-6、IL-8 水平，减轻胰腺损伤，提示塞来昔布可减轻胰腺炎损伤的程度，可成为预防及治疗胰腺炎的辅助药物。

（3）糖皮质激素及抗氧化剂（如乙酰半胱氨酸、β- 胡萝卜素、别嘌醇等）、抗生素等药物研究过少，仍需进一步研究。

2. 抑制蛋白酶活性　蛋白酶的激活和积聚是造成急性胰腺炎及其并发症的重要因素，而蛋白酶抑制剂能有效抑制胰蛋白酶、磷脂酶 A2、纤维蛋白水解酶、激肽释放酶的活性，所以理论上此类药物可用于 PEP 的预防。

（1）加贝酯：在 ERCP 前半小时至术中持续应用加贝酯匀速静脉点滴可降低 PEP 发生率。

（2）乌司他丁：乌司他丁半衰期较长，同时还具有抑制氧自由基、细胞因子和炎症介质产生的作用，但是所需剂量较大。

（3）萘莫司他：可能有预防效果，但目前观察样本量较小，仍需进一步大样本临床试验研究。

（4）肝素：虽有研究证实其预防 PEP 作用，但因其可能存在的出血风险，不推荐临床用于预防 PEP。

3. 减少胰液分泌　在 PEP 的发病机制中，胰腺的排泌增加和引流失衡为重要因素，生长抑素及其类似物奥曲肽能抑制胰腺的外分泌功能，预防 PEP 发生。但此类药物花费较高，临床应用受限，临床常用药物为生长抑素、奥曲肽。

4. 降低十二指肠乳头括约肌压力

（1）硝酸甘油：硝酸甘油具有舒张消化道平滑肌作用，尤其松弛胆道 Oddi 括约肌作用较明显，从而抑制 Oddi 括约肌收缩，加速胆道内容物向十二指肠内排注。硝酸甘油可以降低 TXA2 含量及 TXA2 与 PGI2 比值，改善胰腺微循环。已被临床应用预防 PEP。

（2）其他：如钙拮抗剂、局部应用利多卡因、肾上腺素、肉毒杆菌毒素，由于观察例数较少，疗效不确定，尚不能应用于临床。

（二）机械预防

1. 导丝辅助插管　与操作者技巧有关，作为 ERCP 标准插管方法，应予遵循。

2. 鼻胆引流管（ENBD）　有研究证实其显著降低术后高淀粉酶血症的发生，减少了内镜下十二指肠乳头括约肌切开术（EST）患者的住院时间，但未显著降低 PEP 的发生率。

3. 植入胰管支架　术中植入临时胰管支架可以有效避免十二指肠乳头水肿、奥迪括约肌痉挛，同时促进胰液引流，研究表明胰管支架植入使 PEP 发生率明显降低，还可以降低 PEP 严重程度，对于 PEP 高危患者，胰管支架应成为标准型预防措施。研究显示，直径 >5Fr、长度 >5cm 的胰管支架效果较好，临床实践工作中，推荐使用可自发脱落的 5Fr 胰管支架，当支架没有脱落时可进行内镜拔出。ERCP 放置胰管支架对操作者技术要求较高，放置失败反而会引起 PEP 发生率升高，应由经验丰富的医师进行。需要注意的是，虽然胰管支架能降低 PEP 及化脓性胆管炎的发生率，但不能促进已发生的 PEP 恢复。

（三）人员

推荐建立标准的培训体系，使用模拟教学设备，对于不同困难程度的 ERCP 操作，应有完备的团队实施 ERCP。

【治疗】

轻者仅需禁食术日，可自行恢复，严重者可参照非 ERCP 后急性胰腺炎治疗。

【预后】

同非 ERCP 后急性胰腺炎，日本厚生劳动省制定的 MHLW 严重程度评定标准可用于 PEP 分级，但对于伴有胆管炎或者肾功能损伤的患者来说，此标准评价 PEP 严重程度可能比实际情况更重。PEP 预后取决于病变程度及有无并发症，轻者预后良好，可于数日内恢复正常，无后遗症。

（郝建宇　王良静）

推 荐 阅 读

[1] GOTTLIEB K，SHERMAN S. ERCP and endoscopic biliary sphincterotomy-induced pancreatitis[J]. Gastrointest Clin N Am，1988，8（1）：87-114.

[2] 中华医学会消化内镜分会 ERCP 学组. ERCP 诊治指南（2010 版）（一）[J]. 中华消化内镜杂志，2010，27（3）：113-118.

[3] FOGEL E L，EVERSMAN D. Sphincter of Oddi dysfunction：pancreatobiliary sphincterotomy with pancreatic stent placement has a lower rate of pancreatitis than biliary sphincterotomy alone[J]. Endoscopy，2002，34（4）：280-285.

[4] Testoni PA. Preventing post-ERCP pancreatitis：where are we? JOP，2003，4（1）：22-32.

[5] FREEMAN M L，DISARIO J A. Risk factors for post-ERCP pancreatitis：a prospective，multicenter study[J]. Gastrointest Endosc，2001，54（4）：425-434.

[6] SKUDE G，WEHLIN I. Hyperamylasemiaa after duodenoscopy and retrograde cholangiopanereatography[J]. Gut，1976，17：127-132.

[7] DERNOLS A，DEVIERE J. New frontier in the pharmacological prevention of post-ERCP pancreatitis：The Cytokines[J]. JOP，2003，4（1）：49-57.

[8] DUNN J A，LI C. Therapeutic modification of nuclear factor kappa B binding activity and tumor necrosis factor-α gene expression during acute biliary pancreatitis[J]. Am Surg，1997，63（17）：1036-1043.

[9] 许晓倩，李兆申. ERCP 术后胰腺炎 [J]. 胰腺病学，2003，3（4）：243-247.

[10] PLASVSIC I，ŽITINIĆ I，MIKOLASEVIC I，et al. Endoscopic retrograde cholangiopancreatography-induced and non-endoscopic retrograde cholangiopancreatographyinduced acute pancreatitis：Two distinct clinical and immu-nological entities?[J]. World J Gastrointest Endosc，2018，10（10）：259-266.

[11] MARTIN L，FREEMAN M. Complications of endoscopicbiliary sphincterotomy[J]. N Engl J Med，1996，335：909-919.

[12] COTTON P B，LEHMAN G. Endoscopic sphincterotomy complications and their management：an attempt at consensus[J]. Gastrointest Endosc，1991，37（3）：383-393.

[13] ARTIFON E L，CHU A. A comparison of the consensus and clinical definitions of pancreatitis with a proposal to redefine post-endoscopic retrograde cholangiopancreatography pancreatitis[J]. Pancreas，2010，39（4）：530-535.

[14] XIONG G S，WU S M. Clinical trial of gabexate in the prophylaxis of post-endoscopic retrograde cholangiopancreatography pancreatitis[J]. Braz J Med Biol Res，2006，39（1）：85-90.

[15] CHEN S，SHI H. Role of ulinastatin in preventing post-endoscopic retrograde cholangiopancreatography pancreatitis：the Emperor's New Clothes or Aladdin's Magic Lamp?[J]. Pancreas，2010，39（8）：1231-1237.

[16] YOO K S，HUH K R. Nafamostat mesilate for prevention of post-endoscopic retrograde cholangiopancreatography pancreatitis：a prospective，randomized，double-blind，controlled trial[J]. Pancreas，2011，40（2）：181-186.

[17] 步丽梅，汤茂春，徐敏. 环氧合酶 -2 与急性胰腺炎研究进展 [J]. 世界华人消化杂志，2010，18（18）：1919-1922.

[18] 李荣，韩真. 细胞因子与内镜逆行胰胆管造影术后胰腺炎关系的研究进展 [J]. 世界华人消化杂志，2011，19（20）：2146-2152.

[19] FUNAKOSHI A，FURUKAWA M，YAMADA Y，et al. Clinical studies of serum phospholipase A2 immunoreactivity[J]. Nihon Shokakibyo Gakkai Zasshi，1989，86（5）：1136-1140.

[20] YAMAMOTO K，SHINOMURA Y，TOJO H，et al. Serum pancreatic phospholipase A2 and prophospholipase A2 in acute pancreatitis and after endoscopic retrograde pancreatography[J]. Gastroenterol Jpn，1993，28（5）：679-686.

[21] KUDO I，MURAKAMI M. Phospholipase A2 enzymes[J]. Prostaglandins Other Lipid Mediat，2002，68-69：3-58.

[22] SELEZNEV K，ZHAO C. Calcium-independent phospholipase A2 localizes in and protects mitochondria during apoptotic induction by staurosporine[J]. J Biol Chem，2006，281（31）：22275-22288.

[23] DUMONCEAU J M，ANDRIULLI A，ELMUNZER B J，

et al. European society of gastroinestinal endoscopy（ESGE）guideline: prophylaxis of post-ERCP pancreatitis[J]. Endoscopy，2010，42（6）: 503-515.

[24] LUO H，ZHAO L，LEUNG J，et al. Routine pre-procedural rectal indometacin versus selective post-procedural rectal indometacin to prevent pancreatitis in patients undergoing endoscopic retrograde cholangiopancreatography: a multicentre，single-blinded，randomised controlled trial[J]. Lancet，2016，387（10035）: 2293-2301.

[25] BHATIA M，WONG F L，CAO Y，et al. Pathophysiology of acute pancreatitis[J]. Pancreatology，2005，5（2-3）: 132-144.

[26] SEO S W，JUNG W S. Selective cyclooxygenase-2 inhibitor ameliorates cholecystokinin-octapeptide-induced acute pancreatitis in rats[J]. World J Gastroenterol，2007，13（16）: 2298-2304.

[27] 薛翠华，高振军. 塞来昔布对大鼠重症急性胰腺炎血清 TNF-α，IL-1β，IL-6 及 IL-8 水平的影响 [J]. 江苏大学学报（医学版），2009，19（6）: 496-504.

[28] YANG J，PENG J Y，PANG E J，et al. Efficacy of endoscopic nasobiliary drainage for the prevention of post-endoscopic retrograde cholangiopancreatography pancreatits and cholangtitis after repeated clearance of common bile duct stones: experience from a Chinese center[J]. Dig Endosc，2013，25（4）: 453-458.

[29] MAZAKI T，MADO K，MASUDA H，et al. Prophylactic pancreatic stent placement and post-ERCP pancreatitis: an update meta-analysis[J]. J Gastroenterol，2014，49（2）: 343-355.

[30] FREEMAN M L. Current status of endoscopic stenting of the pancreatic duct as prophylaxis against post-ERCP pancreatitis[J]. Gastroenterol Hepatol（N Y），2012，9（8）: 618-620.

第四节　特发性胰腺炎

临床上 10%～30% 的急、慢性胰腺炎患者通过病史、体检、实验室检查和常规的影像学（包括腹部超声、CT 和 MRI）评估后仍然难以确定病因，称为特发性胰腺炎（idiopathic pancreatitis，IP）。IP 虽然指一组病因未明的胰腺炎，但随着影像技术的发展及内镜逆行胰胆管造影（ERCP）、超声内镜（EUS）在临床上的广泛开展，约 90% 可明确病因，如胆道微结石、Oddi 括约肌功能障碍（SOD）、胰腺及壶腹

周围良恶性肿瘤、胰腺或胆道组织解剖结构异常等。其他如基因变异（遗传性胰腺炎）、自身免疫异常、高钙血症、药物等亦为 IP 潜在病因。

目前尚无统一公认的分类标准，通常将其分为急性和慢性特发性胰腺炎：特发性急性胰腺炎（idiopathic acute pancreatitis，IAP）、特发性急性复发性胰腺炎（idiopathic acute recurrent pancreatitis，IARP）和特发性慢性胰腺炎（idiopathic chronic pancreatitis，ICP）等。临床上以特发性急性胰腺炎最为常见，由于病因不明，仅以对症治疗，具有反复发作倾向。

【临床表现】

（一）特发性急性胰腺炎及特发性急性复发性胰腺炎

临床表现与急性胰腺炎类似，与病情轻重、病理类型和诊治是否及时密切相关。

1. **腹痛**　腹痛为本病的主要表现和首发症状，突然起病，程度轻重不一，可为钝痛、刀割样痛、钻痛或绞痛，呈持续性，可有阵发性加剧。疼痛部位多在中上腹，可向腰背部呈带状放射，取弯腰抱膝位可减轻疼痛。

2. **恶心、呕吐及腹胀**　多在起病后出现，呕吐食物和胆汁，呕吐后腹痛并不减轻，多伴有腹胀，甚至出现麻痹性肠梗阻。

3. **发热**　多数患者有中度以上发热，持续 3～5 天。持续发热 1 周以上不退或逐日升高、白细胞升高者应怀疑有继发感染，如胰腺脓肿或胆道感染等。

4. **低血压或休克**　重症胰腺炎常发生低血压或休克，患者烦躁不安、皮肤苍白、湿冷等，有极少数休克可突然发生，甚至发生猝死。

5. **水、电解质、酸碱平衡及代谢紊乱**　患者多有轻重不等的脱水，低钾血症，呕吐频繁可有代谢性碱中毒。重症者尚有明显脱水与代谢性酸中毒，低钙血症（< 2mmol/L），部分伴血糖增高，偶可发生糖尿病酮症酸中毒或高渗性昏迷。

（二）特发性慢性胰腺炎

慢性胰腺炎的病程常超过数年，临床表现为无症状期与症状轻重不等的发作期的交替出现，也可无明显症状而发展为胰腺功能不全的表现。典型病例可出现五联征：腹痛、胰腺钙化、胰腺假性囊肿、脂肪泻及糖尿病。当胰头肿大和纤维化肿块及胰腺囊肿压迫胆总管，可出现黄疸，少数患者可出现腹水和胸腔积液、消化性溃疡和上消化道出血、多发性脂肪坏死、血栓性静脉炎或静脉血栓形成及精神症状。

【辅助检查】

（一）实验室检查

拟诊断 IAP 的患者应完善急性胰腺炎相关实验室检查指标，包括血常规、血尿淀粉酶（血淀粉酶在起病后 6～12 小时开始升高，48 小时开始下降；尿淀粉酶发病后 12～14 小时开始升高，下降缓慢）、血脂肪酶（起病后 24～72 小时开始上升，持续 7～10 天，特异性较高）、CRP、生化检查及影像学检查。拟诊断 ICP 的患者应完善慢性胰腺炎相关实验室检查指标，包括胰腺外分泌功能试验（直接及间接刺激试验）、吸收功能试验、血尿淀粉酶监测、胰腺内分泌功能检测（血清缩胆囊素、血浆胰多肽、空腹血浆胰岛素水平）及影像学检测。而对于 IP 患者应完善以下实验室检查进一步明确病因：

1. **血钙及血脂检测** 高钙血症可以引起胰管钙化，增加胰液分泌和促进胰蛋白酶原激活引发胰腺炎。高甘油三酯血症引起的胰腺微循环障碍诱发胰腺炎。

2. **血清肿瘤学标志物** 对于胰腺肿瘤高危人群（年龄 >40 岁、有胰腺肿瘤的家族史、突发糖尿病、有长期吸烟饮酒史）的 IP 患者，应该进行 CA19-9 等肿瘤相关指标的检测。

3. **免疫指标检查** 测定 IAP 患者中怀疑为自身免疫性胰腺炎的患者的抗核抗体和血清 IgG4 浓度。

4. **基因检测** 目前对 IAP 患者进行基因检测还存有争议。很多变异的基因甚至无法用商业上的技术检测出来（大多数商业上应用的检测基因变异的元件只能检测出已知的 1 200 个 CFTR 变异位点中的不到 100 个），即使检测出来有基因变异也没有特定的治疗方法。而且基因检测发现异常结果可能会对患者有负面影响。如果一定要进行基因检测，也应该在有经验的遗传学专家的指导和参与下进行。

（二）影像学检查

由于 MRCP 和 EUS 较高的诊断率和较好的安全性，有 2 次以上 IAP 发作或初次发作症状较重的患者可行 MRCP 或 EUS 检查。MRCP 和 EUS 有助于发现胆系石，其敏感性和特异性可达 90%～100%，还可以明确胆系、胰腺结构和功能异常。胰泌素刺激后行 MRCP 检查还可以帮助诊断腹部外伤后的胰管分裂，EUS 还有助于发现胆汁微结石或胆泥，亦可通过 EUS 在 CCK 刺激后从十二指肠收集胆汁进行胆汁分析。如果 MRCP 或 EUS 确定了复发性胰腺炎的原因，则可对病因进行治疗。

如果 MRCP 或 EUS 检查阴性，可以考虑进行十二指肠乳头括约肌测压（SOM）、胆汁分析及 ERCP 检查。ERCP 和辅助检查结合可发现胆系、胰腺结构和功能异常。IAP 患者 ERCP 检查时行 SOM 和胆汁分析，其异常诊断率可达 70%～85%。ERCP 检查有较高的并发症发生率，特别是 IAP 患者 ERCP 后急性胰腺炎发生率更高。

【诊断与鉴别诊断】

（一）诊断

IAP 及 IARP 按照急性胰腺炎的诊断标准进行诊断，急性胰腺炎临床上符合以下 3 项特征中的 2 项即可诊断：①与 AP 符合的腹痛（急性、突发、持续、剧烈的上腹部疼痛，常向背部放射）；②血清淀粉酶和 / 或脂肪酶活性至少 >3 倍正常上限值；③腹部影像学检查符合急性胰腺炎影像学改变。IAP 及 IARP 不同于急性胰腺炎的是通过病史、体检、实验室检查和常规的影像学（包括腹部超声、CT 和 MRCP）评估后仍然难以确定病因。

ICP 是指排除了任何已知原因的慢性胰腺炎患者。慢性胰腺炎诊断标准如下：主要诊断依据：①影像学典型慢性胰腺炎表现；②组织学典型表现。次要诊断依据：①反复发作上腹部疼痛；②血淀粉酶异常；③胰腺外分泌功能不全表现；④胰腺内分泌功能不全表现。主要诊断依据满足 1 项即可确诊；影像学或组织学呈现不典型表现，同时次要诊断依据至少满足 2 项即可确诊。

（二）鉴别诊断

IAP 及 IARP 发作时要注意与消化性溃疡急性穿孔、胆石症和急性胆囊炎、急性肠梗阻等急腹症及以腹痛、恶心等消化道症状为主要表现的心肌梗死、腹主动脉夹层等其他脏器疾病相鉴别。

ICP 要注意与胰腺癌、消化性溃疡及原发性胰腺萎缩等可导致腹痛为主要表现的疾病相鉴别。

【治疗】

（一）IAP 及 IARP 的治疗

应遵循急性胰腺治疗的治疗原则，主要措施：①禁食；②胃肠减压：必要时置鼻胃管持续吸引胃肠减压，适用于腹痛、腹胀、呕吐严重者；③静脉输液，积极补足血容量，维持水电解质和酸碱平衡，注意维持热能供应；④止痛：腹痛剧烈者可予哌替啶；⑤抗生素：由于急性胰腺炎是属化学性炎症，抗生素并非必要；如疑合并感染，则必须使用；⑥抑酸治疗：临床习惯应用 H_2 受体拮抗剂或质子泵抑制剂静脉给药，认为可通过抑制胃酸而抑制胰液分泌，兼有预防应激性溃疡的作用；⑦减少胰液分泌：生长抑素及奥曲肽具有抑制胰液和胰酶分泌，抑制胰酶合成的作用；⑧抑制胰酶活性：抑肽酶或加贝酯。重症胰腺炎必须采取综合性措施，积极抢救治疗。轻症常在一周内恢复，不留后遗症。重症病情凶险，预后差，病死率在20%～40%。

根据目前的临床证据和许多专家的观点，也可以考虑按照以下3方面策略对IAP患者进行处理：①对＞40岁的且只发作过一次程度轻的IAP患者和胰腺肿瘤低危人群（年龄＜40岁、无吸烟史、无胰腺肿瘤家族史）患者可以不必做进一步检查和干预，仅对症治疗急性胰腺炎；②如果患者已超过40岁且发作过多次或者首次发作很严重或者为胰腺肿瘤的高危人群，建议进一步检查或治疗；③经验性胆囊切除：目前专家们较一致认为，经验性的胆囊切除是IAP患者特别是复发多次的患者一种合理的治疗措施。

（二）ICP的治疗

原则为去除病因、控制症状、改善胰腺功能、治疗并发症和提高生活质量等。ICP的治疗是内科、外科、消化内镜、麻醉及营养等多学科的综合治疗，建议采取内科药物→体外震波碎石→内镜介入→外科手术的（medicine→ESWL→endotherapy→surgery，MEES）阶梯治疗模式。其中内科药物治疗主要是应用外源性胰酶替代治疗改善患者外分泌功能不全、有效控制患者血糖及应用胰酶制剂和止痛药缓解患者腹痛。而对于胰管结石、胰管狭窄、胰腺假性囊肿、胆管狭窄等药物治疗效果不好的患者积极采取体外震波碎石、内镜介入及外科手术治疗。

IP虽然病因不明确，但是随着诊断技术和水平的不断提高，大部分患者仍可以找到确切的病因。只有明确IAP的病因，才能进行针对病因的合理治疗，从而达到根治病因、预防复发的效果。

（王小玮　田字彬）

推 荐 阅 读

[1] ZILIO M B, EYFF T F, AZEREDO-DA-SILVA A L F, et al. A systematic review and meta-analysis of the aetiology of acute pancreatitis[J]. HPB（Oxford），2019, 21（3）：259-267.

[2] GUDA N M, TRIKUDANATHAN G, FREEMAN M L. Idiopathic recurrent acute pancreatitis[J]. Lancet Gastroenterol Hepatol，2018, 10（3）：720-728.

[3] HAO L, WANG L S, LIU Y, et al. The different course of alcoholic and idiopathic chronic pancreatitis: A long-term study of 2,037 patients[J]. PLoS One，2018, 13（6）：1-15.

[4] 中国医师协会胰腺病专业委员会慢性胰腺炎专委会. 慢性胰腺炎诊治指南（2018，广州）[J]. 中华胰腺病杂志，2018, 18（5）：289-296.

[5] SOMANI P, SUNKARA T, SHARMA M. Role of endoscopic ultrasound in idiopathic pancreatitis[J]. World J Gastroenterol，2017, 23（38）：6952-6961.

[6] D'AMATA G, REGA M, VIOLA V, et al. Chyloperitoneum associated with idiopathic pancreatitis: case report and review of the literature[J]. G Chir，2016, 37（4）：167-170.

[7] SAFARI M T, MIRI M B, EBADI S, et al. Comparing the Roles of EUS, ERCP and MRCP in Idiopathic Acute Recurrent Pancreatitis[J]. Clin Med Insights Gastroenterol，2016, 9：35-39.

[8] MD P S, MD U N. Role of ERCP in Patients With Idiopathic Recurrent Acute Pancreatitis[J]. Curr Treat Options Gastroenterol，2016, 14（3）：327, 339.

[9] HART P A, ZEN Y, CHARI S T. Recent Advances in Autoimmune Pancreatitis[J]. Gastroenterology，2015, 149（1）：39-51.

[10] TESTONI P A. Acute recurrent pancreatitis: Etiopathogenesis, diagnosis and treatment[J]. World J Gastroenterol，2014, 45（20）：16891-16901.

[11] KEDIA S, DHINGRA R, GARG P K. Recurrent acute pancreatitis: an approach to diagnosis and management[J]. Trop Gastroenterol，2013, 34（3）：123, 135.

[12] 中华医学会消化病分会（胰腺疾病学组）. 中国急性胰腺炎诊治指南（2013年，上海）[J]. 中华消化杂志，2013, 33（4）：3-7.

[13] 叶小峰，沈云志. 特发性急性胰腺炎的诊断进展[J]. 国际消化病杂志，2010, 30（3）：153-155.

[14] WITT H, APTE M V, KEIM V, et al. Chronic pancreatitis: challenges and advances in pathogenesis, genetics, diagnosis, and therapy[J]. Gastroenterology，2007, 132（4）：1557-1573.

[15] 王昆宁，徐敏，王兴鹏. 特发性胰腺炎[J]. 胰腺病学，2007, 7（1）：54-55.

[16] DRAGANOV P, FORSMARK C E. "Idiopathic" pancreatitis[J]. Gastroenterology，2005, 128（3）：756-763.

[17] THORBOLL J, VILMANN P, JACOBSEN B, et al. Endoscopic ultrasonography in detection of cholelithiasis in patients with biliary pain and negative transabdominal ultrasonography[J]. Scand J Gastroenterol，2004, 39（3）：267-269.

[18] VAN BRUMMELEN S E, VENNEMAN N G, VAN

ERPECUM K J, et al. Acute idiopathic pancreatitis: does it really exist or is it a myth?[J]. Scand J Gastroenterol Suppl, 2003, 239（?）: 117-122.

[19] COYLE W J, PINEAU B C, TARNASKY P R, et al. Evaluation of unexplained acute and acute recurrent pancreatitis using endoscopic retrograde cholangiopancreatography, sphincter of Oddi manometry and endoscopic ultrasound[J]. Endoscopy, 2002, 34（8）: 6176-6123.

[20] LEVY M J, GEENEN J E. Idiopathic acute recurrent pancreatitis[J]. Am J Gastroenterol, 2001, 96（9）: 2540-2555.

[21] WARD J B, PETERSEN O H, JENKINS S A, et al. Is an elevated concentration of acinar cytosolic free ionised calcium the trigger for acute pancreatitis?[J]. Lancet, 1995, 8981（346）: 1016-1019.

第五节　遗传性胰腺炎

遗传性胰腺炎（hereditary pancreatitis, HP）这种缩写与幽门螺杆菌（Helicobacter pylori, H.pylori, HP）相同，容易产生歧义，是一种少见的、原因不明的常染色体显性遗传病，外显率约80%。1952年，HP由Comfort和Steinberg首次描述，当时一个家族中共6位胰腺炎患者被报道出来。目前，HP确切的流行病学资料缺乏，相关研究主要来自于欧洲、北美洲和日本；国内报道较少，多为病例报道。遗传性CP是CP的一种少见类型，在西方国家约占1%，在我国所占比例稍高，约7%。HP病因尚不清楚，目前认为主要与影响胰腺消化酶类活性的基因缺陷等遗传因素有关。1996年，从包括47位成员的HP家族中鉴定出了相关标记物，位于第7号染色体长臂上，表现为阳离子胰蛋白酶原基因（cationic trypsinogen gene, PRSS1）突变，至此第一个HP基因缺陷被鉴定出来。HP最常见的基因突变涉及PRSS1、CFTR、SPINK1和CTRC等。HP疾病进程中可出现急性或慢性胰腺炎相关临床表现，儿童期出现反复发作的急性胰腺炎是其特征，一般明确诊断的年龄在5～19岁，部分患者成人后才首次发病，后续可进展为慢性胰腺炎。HP与其他原因导致的胰腺炎相比，具有阳性家族史，发病年龄早和胰腺癌发病率高等特点。

【临床表现】

HP多于儿童期发病，疾病进程中可出现急性或慢性胰腺炎相关临床表现。HP病程初期多表现为反复发作的急性胰腺炎，临床表现为突然发作的腹痛、恶心和呕吐等。腹痛多于餐后出现，主要位于上腹部，可向腰背部放射，前屈位时疼痛可减轻。腹痛每次持续时间不等，每年可多次发作，间歇期上腹部隐痛仍可存在。相当一部分HP患者经历急性胰腺炎多次发作后会进展为慢性胰腺炎，也有部分患者可直接以慢性胰腺炎表现为主，可出现反复发作的上腹部持续性或间歇性腹痛，以及体重下降、营养吸收不良和脂肪泻等胰腺外分泌功能不全和糖尿病等胰腺内分泌功能不全表现。慢性胰腺炎阶段可出现胰管结石/狭窄/不规则扩张，胰腺假性囊肿形成，以及胆道/十二指肠梗阻、胰源性门静脉高压/胸腹水和假性动脉瘤等少见并发症。基于西方人群的研究显示，HP患者中83%出现上腹痛，61%出现胰腺实质钙化，23%出现胰腺假性囊肿形成，35%～37%出现胰腺外分泌功能不全表现，26%～32%出现胰腺内分泌功能不全表现。

HP发病年龄越轻其临床表现可能越重，其严重程度及发作频率到成年后可能会减轻。一项来源于欧洲的基于418例的HP患者的研究显示，存在PRSS1相关基因位点R122H突变时的平均年龄为10岁左右，而存在N291突变的平均年龄约14.5岁。另外，腹痛发作次数在不同性别及基因突变间并无显示差异，但住院时间在存在N291突变的HP患者中较R122H突变和基因突变阴性的患者显著降低。基于我国人群的研究显示HP症状首发年龄平均25.5岁，确诊年龄30岁左右，最主要的影像学特征为胰腺钙化。

【辅助检查】

（一）实验室检查

1. 常规实验室检查　常规可行血尿淀粉酶和脂肪酶、肝肾功能、血常规、血糖、血脂、血钙等电解质检测；必要时可行甲状旁腺素、自身免疫指标、肿瘤标记物、炎症指标和动脉血气分析检测。

2. 胰腺内外分泌功能检测　直接试验是评估胰腺外分泌功能最敏感和特异的方法，但为侵入性检查，成本高，临床应用受限。间接试验包括粪便检测、呼气试验、尿液试验和血液检测，其敏感度和特异度相对不足。胰腺内分泌功能检测方面可行空腹血糖、随机血糖或口服葡萄糖耐量试验，以及糖化血红蛋白、血清胰岛素和C肽等指标检测。

3. 基因检测　临床上高度怀疑HP时可行相关基因突变检测。HP常见基因突变包括PRSS1、PRSS2、CFTR、SPINK1、CTRC和CPA1等。有研究显示，超过80%的HP患者存在PRSS1基因突变，PRSS1基因突变常见位点包括 p.R122H 和 p.N29I 等，少见的突变位点包括 A16V、R122C、N29T、D22G 和 K23R 等。基于中国人群的研究显示，HP 患者 PRSS1 基因的 R122H、N29I 和 A16V 位点突变率分别为 60%、25% 和 5%。HP 患者中 PRSS1 基因突变较为常见，部分散发性胰腺炎患者中可存在 SPINK1 和 CFTR 等基因突变。此外，其他 HP 相关基因如 SPINK1 突变位点包括 p.N34S、c.194＋2T＞C 和 p.P45S 等，PRSS2 常见突变位点为 G191R。基于我国人群的研究显示 HP 患者中 PRSS1 基因 R122H/R122C、N29I 和 A16V 基因突变率分别为 60%、25% 和 5%。当然，HP 基因突变谱和频率在不同人种中可能存在差异，但不同基因突变 HP 患者的临床表现可能并无显著异质性。此外，HP 仍存在未知的基因突变没有被鉴定出来，如基于日本人群的研究显示有 30% 左右的 HP 家族并没有携带已知的易感基因。随着高通量测序技术的发展，相信会有越来越多的 HP 相关基因突变被鉴定出来。现阶段，临床上仍未常规开展 HP 相关突变基因的检测，如临床上疑诊 HP 可在征得患者同意后，采集外周静脉血 DNA 进行相关基因突变的检测，但需在有资质的机构进行。

（二）影像学检查

计算机断层扫描（computed tomography，CT）和磁共振（magnetic resonance imaging，MRI）等影像学检查可显示胰腺急性炎症渗出范围及严重程度，以及慢性胰腺炎相关胰腺形态学改变，如胰管扩张/狭窄、胰腺结石、胰腺钙化和胰腺假性囊肿等胰腺局部并发症。腹部超声可用于临床初步筛查，其敏感性不高。磁共振胆胰管呈像（magnetic resonance cholangiopancreatography，MRCP）可有效显示胰胆管病变的部位、范围和程度等。当 HP 处于慢性胰腺炎阶段时，X 线可显示胰腺区域钙化灶或阳性结石影。

（三）内镜检查

内镜下逆行胰胆管造影（endoscopic retrograde colangiopancreatography，ERCP）和超声内镜（endoscopic ultrasound，EUS）是非常重要的内镜检查手段，可用于评估胆胰系统异常，可显示胰腺实质萎缩、纤维化及钙化，胰管扩张/狭窄/结石，以及胰腺假性囊肿形成等局部并发症。ERCP 为有创性检查，有发生术后胰腺炎等并发症的风险。对于肿块型慢性胰腺炎与胰腺癌鉴别困难时，在 EUS、体表超声和 CT 引导下可行胰腺穿刺活检明确诊断。有条件的单位可行胰管镜检查，以观察胰管内病变并能收集胰液、

细胞刷片及组织活检，有助于慢性胰腺炎早期诊断及胰腺癌鉴别诊断。

【诊断与鉴别诊断】

HP 被认为是一种由遗传因素导致的胰腺急慢性炎症性疾病。HP 急性胰腺炎发作时可出现典型腹痛症状，血清淀粉酶和/或脂肪酶水平高于正常上限值 3 倍以上，腹部影像学检查符合急性胰腺炎改变。HP 处于慢性胰腺炎阶段时，以反复发作的上腹痛和胰腺内外分泌功能不全为主要表现，可伴有胰腺实质萎缩/纤维化/钙化、胰管结石、胰管狭窄/不规则扩张和胰腺假性囊肿形成等。HP 诊断前时需排除酒精性、胆源性、高脂血症、药物性、高甲状旁腺素和胰腺分裂等因素。HP 除具有一般急慢性胰腺炎特点外，还需具备以下特征性表现，如 HP 多于儿童期发病，有家族聚集性，并且罹患胰腺癌的风险较高。现阶段，国内外关于 HP 的诊断标准并未形成共识意见，欧洲遗传性胰腺炎和胰腺癌注册中心（European Registry of Hereditary Pancreatitis and Pancreatic Cancer，EUROPAC）和我国中华医学会消化内镜学分会颁布的《慢性胰腺炎诊治指南》中，多采用以下标准诊断 HP：家族内两代或以上亲属中，存在至少 2 个一级亲属或至少 3 个二级亲属罹患慢性胰腺炎或复发性急性胰腺炎；HP 相关基因突变检测有助于明确诊断。

HP 需与以下几种胰腺炎和胰腺癌相鉴别：①特发性胰腺炎病因不清，虽好发于儿童，但其发病年龄较 HP 晚，且并发症相对少。HP 与特发性胰腺炎鉴别困难，HP 最初多误诊为特发性胰腺炎，此时可考虑行基因检测进一步明确诊断。②酒精性胰腺炎多有饮酒史，发病年龄较晚，误诊率相对低。HP 与酒精性胰腺炎临床表现相似，但 HP 有儿童期发病、阳性家族史和基因检测阳性等特征。③HP 患者罹患胰腺癌的风险显著高于其他类型胰腺炎患者，当出现肿块型慢性胰腺炎时与胰腺癌鉴别困难，此时可考虑 EUS/CT 引导下穿刺活检明确诊断。

【治疗】

HP 的治疗包括去除环境诱发因素，饮食生活方式调节，控制症状，改善胰腺功能，并发症治疗，提高生活质量，胰腺癌随访监测等。针对 HP 应强调早期诊断、个体化和多学科联合治疗策略。

（一）一般治疗

建议患者避免诱发或加重胰腺炎的环境因素，如禁酒，戒烟，避免高脂肪、高蛋白饮食，调节情绪压力等。HP 患者较普通人群罹患胰腺癌的风险增

加 50 倍，需要对 HP 患者进行长期随访监测。

（二）药物治疗

HP 处于急性胰腺炎阶段时，药物治疗主要包括抑制胰酶分泌（生长抑素及其类似物和质子泵抑制剂等）、抑制胰酶活性（乌司他丁和加贝酯等）和镇痛治疗。HP 处于慢性胰腺炎阶段，存在胰腺外分泌功能不全时需要补充胰酶制剂（米曲菌胰酶和胰酶肠溶胶囊等）改善消化吸收功能障碍，效果不佳可增加剂量或联合服用质子泵抑制剂；出现胰腺内分泌功能不全时根据糖尿病进展程度及并发症情况选择口服降糖药物治疗，口服疗效不佳者选择胰岛素治疗。镇痛药物应尽量先用非甾体抗炎药物等非成瘾性镇痛药物，除非患者存在用药禁忌或无法耐受药物不良反应。部分患者给予胰酶制剂和抗氧化剂可控制胰源性疼痛。三环类抗抑郁药物和加巴喷丁等可能对缓解胰源性疼痛会有帮助。如需使用阿片类镇痛药物，尽量选择长效类，应警惕镇痛药成瘾和药物依赖性。国外研究显示生长抑素及其类似物对于缓解胰源性疼痛无明显作用，不推荐应用于 HP 疼痛的治疗。

（三）内镜治疗

内镜治疗对于缓解疼痛和治疗相关并发症等疗效确切。内镜下胰管括约肌切开术、胰管狭窄扩张术、胰管支架植入术和胰管结石取石术等，可解除胰管梗阻，改善疼痛症状，减少发作次数。对于部分胰管结石较多、较大的患者，ERCP 取石困难，可尝试先行胰管结石体外震波碎石术，后续进行胰管取石治疗。对于 ERCP 胰管插管困难的患者，可尝试 EUS 引导下的穿刺置管引流解除胰管梗阻。另外，ERCP 和 EUS 等内镜下治疗可对胰腺假性囊肿等胰腺局部并发症进行治疗，包括 EUS 引导下穿刺置管引流和胰管支架植入等。如出现肿块型胰腺炎导致胆道梗阻，可行内镜下胆管支架植入术；如与胰腺癌鉴别困难时可考虑行 EUS 评估，必要时穿刺活检。

有研究显示约 76% 的慢性胰腺炎患者接受内镜治疗后可避免外科手术干预。有研究报道在接受内镜治疗的 HP 患儿中，约 64% 的腹痛症状得到完全缓解，81% 腹痛症状减轻。有研究对 HP 患者进行长达 39 年的随访观察显示，内镜治疗可使腹痛症状显著改善，麻醉性镇痛药物使用和住院频率显著降低，但约 90% 接受外科干预的患者需要再次行内镜治疗。目前，关于内镜治疗和外科干预对 HP 疗效的优劣并无定论，有观点认为外科干预后腹痛缓解持续时间较内镜治疗更长，但需考虑年龄和并存病等因素的影响。有观点认为针对 HP 患者建议采取升阶梯治疗策略，建议首先采取内镜治疗，如内镜治疗失败或效果不佳可考虑外科手术干预。

（四）外科手术治疗

HP 的外科手术治疗需严格掌握适应证。HP 患者经多次内镜下治疗后顽固性疼痛仍无法缓解，内镜治疗无法解除的胰管梗阻，内镜治疗无效的胰腺坏死 / 假性囊肿等并发症，以及疑有癌变的患者可考虑外科手术治疗。外科手术方式包括胰空肠侧 - 侧吻合术、胰腺部分切除术、全胰腺切除术、全胰腺切除术联合胰岛细胞自体移植术等。诸多研究推荐胰空肠侧 - 侧吻合术，该术式较胰腺部分切除术具有引流广泛并尽可能保留胰腺实质的优势，安全性好，具有较低的病死率。有研究对接受胰空肠侧 - 侧吻合术的 HP 患儿长达 9 年的随访观察显示术后腹痛症状消失，可停止使用镇痛药物，胰腺内外分泌功能维持正常。

（五）其他治疗方式

随着高通量测序技术的发展，HP 相关基因突变研究将不断深入，为未来开展 HP 的基因治疗提供了较为广阔的前景。

（王子恺　李　闻　杨云生）

推 荐 阅 读

[1] COMFORT M W, STEINBERG A G. Pedigree of a family with hereditary chronic relapsing pancreatitis[J]. Gastroenterology, 1952, 21(1): 54-63.

[2] RÖSCH T, DANIEL S, SCHOLZ M, et al. Endoscopic treatment of chronic pancreatitis: a multicenter study of 1000 patients with long-term follow-up[J]. Endoscopy, 2002, 34(10): 765-771.

[3] MASAMUNE A, KIKUTA K, HAMADA S, et al. Nationwide survey of hereditary pancreatitis in Japan[J]. J Gastroenterol, 2018, 53(1): 152-160.

[4] SUN X T, HU L H, XIA T, et al. Clinical Features and Endoscopic Treatment of Chinese Patients With Hereditary Pancreatitis[J]. Pancreas, 2015, 44(1): 59-63.

[5] DAI L N, CHEN Y W, YAN W H, et al. Hereditary pancreatitis of 3 Chinese children: Case report and literature review[J]. Medicine (Baltimore), 2016, 95(36): e4604.

[6] LE B L, BIGNON J D, RAGUÉNÈS O, et al. The hereditary pancreatitis gene maps to long arm of chromosome 7[J]. Hum Mol Genet, 1996, 5(4): 549-554.

[7] RAPHAEL K L, WILLINGHAM F F. Hereditary pancreatitis: current perspectives[J]. Clin Exp Gastroenterol, 2016, 9: 197-207.

[8] PODDAR U, YACHHA S K, MATHIAS A, et al. Genetic predisposition and its impact on natural history of idiopathic acute and acute recurrent pancreatitis in children[J]. Dig Liver Dis, 2015, 47(8): 709-714.

[9] REBOURS V, BOUTRON-RUAULT M C, SCHNEE M, et al. The natural history of hereditary pancreatitis: a national series[J]. Gut, 2009, 58(1): 97-103.

[10] LOWENFELS A B, MAISONNEUVE P, DIMAGNO E P, et al. Hereditary pancreatitis and the risk of pancreatic cancer. International Hereditary Pancreatitis Study Group[J]. J Natl Cancer Inst, 1997, 89(6): 442-446.

[11] DYTZ M G, MARCELINO P A, DE CASTRO SANTOS O, et al. Clinical aspects of pancreatogenic diabetes secondary to hereditary pancreatitis[J]. Diabetol Metab Syndr, 2017, 9: 4.

[12]《中华胰腺病杂志》编委会, 中华医学会消化内镜学分会. 慢性胰腺炎诊治指南（2012, 上海）[J]. 中华内科杂志, 2012, 51(11): 922-924.

[13] 中华医学会消化病学分会胰腺疾病学组, 中华胰腺病杂志编辑委员会, 中华消化杂志编辑委员会. 中国急性胰腺炎诊治指南（2013 年, 上海）[J]. 中华消化杂志, 2013, 33(4): 217-222.

[14] MASAMUNE A. Genetics of pancreatitis: the 2014 update[J]. Tohoku J Exp Med, 2014, 232(2): 69-77.

[15] SHELTON C A, UMAPATHY C, STELLO K, et al. Hereditary Pancreatitis in the United States: Survival and Rates of Pancreatic Cancer[J]. Am J Gastroenterol, 2018, 113(9): 1376-1384.

[16] PATEL M R, EPPOLITO A L, WILLINGHAM F F. Hereditary pancreatitis for the endoscopist[J]. Therap Adv Gastroenterol, 2013, 6(2): 169-179.

[17] SOLOMON S, WHITCOMB D C. Genetics of pancreatitis: an update for clinicians and genetic counselors[J]. Curr Gastroenterol Rep, 2012, 14(2): 112-117.

[18] HOWES N, LERCH M M, GREENHALF W, et al. Clinical and genetic characteristics of hereditary pancreatitis in Europe[J]. Clin Gastroenterol Hepatol, 2004, 3(2): 252-261.

[19] LOWENFELS A B, MAISONNEUVE P, WHITCOMB D C, et al. Cigarette smoking as a risk factor for pancreatic cancer in patients with hereditary pancreatitis[J]. JAMA, 2001, 286(2): 169-170.

[20] ORACZ G, KOLODZIEJCZYK E, SOBCZYNSKA-TOMASZEWSKA A, et al. The clinical course of hereditary pancreatitis in children - A comprehensive analysis of 41 cases[J]. Pancreatology, 2016, 16(4): 535-541.

[21] MAUBACH J, MACPHERSON A J, GLOOR B, et al. EUS-guided pancreaticogastrostomy and transgastric peroral pancreatoscopy with electrohydraulic lithotripsy in a patient with chronic hereditary pancreatitis and several intraductal stones[J]. VideoGIE, 2018, 8(3): 238-240.

[22] LI Z S, WANG W, LIAO Z, et al. A long-term follow-up study on endoscopic management of children and adolescents with chronic pancreatitis[J]. Am J Gastroenterol, 2010, 105(8): 1884-1892.

[23] DEVER J B, IRANI S, BRANDABUR J, et al. Outcomes of interventional ERCP in hereditary pancreatitis[J]. J Clin Gastroenterol, 2010, 44(1): 46-51.

[24] CEPPA E P, PITT H A, HUNTER J L, et al. Hereditary pancreatitis: endoscopic and surgical management[J]. J Gastrointest Surg, 2013, 17(5): 847-856.

[25] KARGL S, KIENBAUER M, DUBA H C, et al. Therapeutic step-up strategy for management of hereditary pancreatitis in children[J]. J Pediatr Surg, 2015, 50(4): 511-514.

[26] CLIFTON M S, PELAYO J C, Cortes RA, et al. Surgical treatment of childhood recurrent pancreatitis[J]. J Pediatr Surg, 2007, 42(7): 1203-1207.

第六节　其他类型的胰腺炎

一、妊娠期急性胰腺炎

妊娠期急性胰腺炎（acute pancreatitis in pregnancy, APIP）是一种少见的妊娠期急腹症。APIP 的发病受地区、种族和生活方式的影响。文献报告西方国家 APIP 的发病率为 1/12 000～1/1 000, 东亚地区为 1/1 000～42/1 000。APIP 的发病机制、临床表现和诊断标准与非孕产妇急性胰腺炎（AP）相似, 但妊娠这一特殊的生理状态增加了疾病治疗的难度。APIP 患者的细胞因子和炎症介质会通过胎盘, 从而影响胎儿发育, 严重时可引起胎儿宫内窘迫甚至死亡, 胎儿异常也会影响孕产妇的预后。因此, APIP 的处理原则有别于普通 AP。

【病因】

胆石症是 APIP 最常见的病因。妊娠期胆石症发病风险增加，原因包括：①妊娠期雌激素、孕激素、胰岛素和泌乳素分泌增多，导致胆汁分泌量增加；②雌激素抑制肝细胞钠离子通道，改变了胆汁成分，促进胆固醇结晶和胆泥形成；③孕激素降低胆道系统平滑肌张力，导致胆囊排空障碍；④妊娠晚期增大的子宫对胆囊和胆管的机械压迫作用。

酗酒是西方国家 APIP 第 2 位常见的病因，占 7%～12%。中国孕产妇极少饮酒，故酒精造成 APIP 在我国较为少见。高甘油三酯血症是我国 APIP 的第 2 位常见病因，在部分医疗结构已接近甚至超过胆石症，这一点有别于西方国家。妊娠期高甘油三酯血症的发病机制包括三个方面：①生理因素；②非遗传因素；③遗传因素。妊娠期甘油三酯可出现生理性升高，于妊娠晚期达高峰，可达到孕前的 2～4 倍，但单纯生理性升高一般不超过 3.4mmol/L。非遗传因素方面主要是孕产妇饮食无节制，过度摄入高油、高糖食物，缺少运动等。最后，少数孕产妇在孕前即患有遗传性高甘油三酯血症，包括 Frederickson Ⅰ型和Ⅴ型高脂血症、载脂蛋白 E 基因突变等。高甘油三酯血症所致 APIP 常病情较重，预后较其他病因所致 APIP 更差。

APIP 与妊娠相关的其他病因尚有子痫、妊娠期急性脂肪肝、产后大出血、围生期感染等。药物引起的 APIP 值得重视，包括美沙拉秦、二甲双胍、非甾体类抗炎药、他汀类降脂药、红霉素、磺胺类、对乙酰氨基酚等。其他病因还包括甲状旁腺功能亢进、自身免疫病、创伤、手术等，但较少见。

【临床表现】

理论上 APIP 可见于妊娠任何阶段，但以妊娠晚期居多。Ramin 等报告妊娠早期、妊娠中期和妊娠晚期的患者比例分别为 19%、26%、53%，产后仅占 2%。国内 APIP 患者妊娠早期、妊娠中期和妊娠晚期的比例分别为 3.1%、34.9% 和 62.1%（表 7-3-6）。

（一）症状和体征

90% 的 APIP 患者有腹痛，通常位于上腹部，偶有全腹痛，少数病例向后背或肩部放射。腹痛多为持续性，程度剧烈。可伴有恶心、呕吐、发热、意识障碍等症状，呕吐后腹痛不缓解。APIP 早期一般仅有中低度发热，若有高热伴寒战，应警惕合并急性化脓性胆管炎。体格检查可有体温升高、脉搏加快、呼吸急促、血压下降、黄疸、腹部压痛、反跳痛、腹肌紧张、移动性浊音阳性、肠鸣音减弱或者消失等体征。典型的 Grey-Turner 征和 Cullen 征很少出现。

通过 APIP 的症状和体征可预测病情走势。若

入院后最初 24 小时全身炎症反应综合征（SIRS）始终不缓解，往往提示病情危重。SIRS 的诊断标准为符合以下临床表现中的两项及以上：①心率 > 90 次 /min；②体温 < 36℃ 或 > 38℃；③白细胞总数 < 4×10^9/L 或 > 12×10^9/L；④呼吸频率 > 20 次 /min 或 PCO_2 < 32mmHg。

（二）并发症

中度和重度 APIP 患者可出现局部及全身并发症。局部并发症包括急性胰周液体积聚、急性坏死物积聚、假性囊肿、包裹性坏死、感染性坏死。全身并发症主要是各脏器功能衰竭，包括休克、急性呼吸衰竭、急性肾衰竭等。推荐应用改良的 CT 严重程度评分（MCTSI）来评估 APIP 的局部并发症，用改良的 Marshall 评分来判断脏器衰竭的严重程度。出现脏器衰竭是 APIP 患者终止妊娠的适应证。表 7-3-6 总结了我国 APIP 患者的基本资料。

【辅助检查】

（一）实验室检查

1. 血淀粉酶和脂肪酶　APIP 的诊断标准与非妊娠妇女 AP 相同，即血淀粉酶和 / 或脂肪酶升高至正常上限 3 倍以上。血脂肪酶升高诊断 APIP 的敏感性（82%）和特异性（90%）高于血淀粉酶，且升高持续时间更长（10～15 天）。对于高甘油三酯血症所致 APIP，乳糜血可能干扰淀粉酶的测定，此时脂肪酶的诊断价值更大。

2. 其他实验室检查　血白细胞和 C 反应蛋白通常有不同程度地升高。血钙离子浓度可有下降。胆源性 APIP 易引起转氨酶、碱性磷酸酶（ALP）和胆红素升高，是重要的诊断线索。值得一提的是，妊娠期胎盘滋养体细胞可合成并分泌 ALP，造成 ALP 生理性升高，在妊娠晚期达峰（3～4 倍），故需结合其他指标综合判断。重症 APIP 患者可有血肌酐（Cr）、尿素氮（BUN）和红细胞比容（HCT）升高，提示有效循环容量不足，是液体复苏的主要监测指标。高甘油三酯血症是 APIP 的重要病因，应将血甘油三酯水平列为妊娠期常规检查。血甘油三酯超过 11.3mmol/L 的孕产妇，应高度警惕 APIP 的发生。

（二）影像学检查

1. 超声　腹部超声能显示胆囊结石、胆管扩张、胰腺肿胀坏死、胰周渗出等情况，有利于及早发现胎儿宫内窘迫、胎死宫内等异常，且可重复检查，无放射性，是 APIP 患者的首选。不足之处是易受肠道气体和增大的子宫干扰，显示胰腺病变有时受限。

表7-3-6　国内4家医院妊娠期急性胰腺炎患者基本资料汇总*

	病例数（%）n=195
病因	
胆源性	68（34.9）
高脂血症性	69（35.4）
其他病因	11（5.6）
特发性	47（24.1）
妊娠期	
早期（0～13周）	6（3.1）
中期（14～27周）	68（34.9）
晚期（>28周）	121（62.1）
严重程度分类	
轻度	94（48.2）
中度	74（37.9）
重度	27（13.8）
局部并发症	
急性胰周液体积聚	51（26.3）
假性囊肿	8（4.1）
急性坏死物积聚	8（4.1）
包裹性坏死	4（2.1）
器官功能障碍	
呼吸	36（18.5）
循环	5（2.6）
肾脏	8（4.1）
多器官衰竭	9（4.6）

*4家医院包括：中国医学科学院北京协和医院、中山大学附属第一医院、南昌大学第一附属医院、安徽医科大学第一附属医院。原始数据来自参考文献4～8

2. CT　CT是普通AP患者评估病情严重度（局部并发症）的首选，但顾虑射线对胎儿的影响，妊娠期应用受限。对于妊娠中晚期APIP患者，根据病情需要可谨慎应用CT来评估腹腔内胰腺及其他脏器状况。已决定终止妊娠的患者可以选择CT检查。

3. 磁共振成像和超声内镜　两种检查对母胎影响均甚小。磁共振成像（MRI）有助于评估胰腺损伤及胆道病变。有学者认为MRI在妊娠早期可能对胎儿带来热损伤，但对于妊娠晚期患者而言，MRI是安全的检查方式。超声内镜（EUS）对胰腺和胆总管病变的敏感性很高，可发现长径5mm以下的胆总管小结石。

4. 逆行胰胆管造影（ERCP）　有辐射风险，仅用于明确有胆总管结石且需要治疗的患者。有条件的单位可考虑在EUS引导下取石治疗。

（三）腹腔压力监测

监测腹腔压力对于APIP患者意义重大。孕产妇的腹腔压力有生理性升高，较非妊娠妇女增加5～7mmHg。重症APIP可进一步增加腹腔压力，对循环、呼吸和胎儿产生不利影响。当腹腔压力持续超过20mmHg且合并休克、呼吸衰竭或肾衰竭时，被称为腹腔间隔室综合征（ACS）。ACS可引起胎儿宫内窘迫、胎死宫内和孕产妇死亡，是APIP病情危重的征象。临床一般用膀胱内压来反映腹腔内压。测量方法是在患者平卧位时留置导尿管以排空膀胱，向膀胱内注入50ml生理盐水，然后测量导尿管水柱距离耻骨联合的高度。

【诊断与鉴别诊断】

APIP的诊断标准与普通AP相同，即以下3项符合2项或以上：①急性上腹部疼痛和压痛；②血淀粉酶/脂肪酶升高3倍以上；③影像学检查符合AP。高甘油三酯血症所致APIP的诊断标准为：①符合AP诊断标准；②血甘油三酯≥11.3mmol/L或在5.65～11.3mmol/L且血清呈乳糜状。

APIP需要和急性阑尾炎、急性胆囊炎、肠梗阻、胃肠道穿孔、肾结石等其他急腹症鉴别，还要和早产、胎盘早剥、HELLP综合征等产科急症区分。通过详细询问病史、体检，辅以血清胰酶检测和影像学检查，一般不难鉴别。

APIP的严重程度分类同普通AP，即根据修订版亚特兰大标准分为轻度、中度和重度。

【治疗】

（一）一般治疗

APIP的一般治疗同普通AP患者，包括禁食、补液、镇痛、营养支持等。高甘油三酯血症性APIP应低脂饮食，短期禁用脂肪乳剂。推荐早期给予肠内营养。对于可能发展为重症的APIP患者，须及早给予液体复苏，但应注意监测以避免肺水肿和腹腔高压。

（二）药物治疗

同普通AP患者，须注意药物的妊娠安全性。H_2受体拮抗剂、质子泵抑制剂、生长抑素、蛋白酶抑制剂（乌司他丁、加贝酯）、头孢类和青霉素类抗生素属于FDA妊娠分级的B级，即动物实验未发现对胎儿有危害，但临床数据不能肯定其不良反应。碳青霉烯类抗生素（亚胺培南）和贝特类/烟酸类降脂药属于妊娠C级，即动物实验发现对胎儿有危害，但缺乏临床数据证实，仅在用药获益明确超过风险时才加以应用。他汀类降脂药属于X类（有致畸风险），妊娠期禁用。

（三）降脂治疗

小剂量胰岛素可增加脂蛋白酶（LPL）活性，促进乳糜微粒降解，从而达到降脂作用。肝素和低分子肝素可促进与内皮细胞结合的 LPL 释放入血，短暂起到降脂作用，但长期使用可引起 LPL 耗竭，造成甘油三酯水平反弹。对于血甘油三酯水平极高的患者，可短期应用血液净化治疗，有利于降低血脂水平并去除体内炎症因子和细胞。但血液净化属于有创治疗，有一定并发症风险且价格昂贵，目前还难以普遍应用。

（四）手术

针对胰腺和胰周坏死感染的手术原则同普通 AP。主张用升阶梯（step-up）的方法，早期尽量选择微创方法（介入、内镜）引流坏死物，从而避免开放手术。对于胆源性 APIP 的胆囊切除，手术时机和方式尚无统一规定。一般建议在妊娠早期尽量保守治疗，妊娠中期可选择腹腔镜下胆囊切除，妊娠晚期保守治疗或者 ERCP 治疗，产后可选择腹腔镜下胆囊切除。

（五）妊娠的处理

APIP 本身并非终止妊娠的适应证，终止妊娠也不应作为 APIP 的治疗手段。是否终止妊娠，应在保全孕产妇生命的前提下，视胎儿在宫内的情况而定。对于轻度和中度 APIP，通过保守治疗大多可控制病情，从而避免医源性引产、流产。对于重度 APIP 或治疗后病情无好转，或出现明显的早产、流产、胎儿窘迫甚至死胎，应及时终止妊娠。终止妊娠的方式可选择引产或剖宫取胎术，应尽量缩短产程，减少妊娠妇女体力和能量的消耗。围生期设法保障孕产妇安全，并努力提高胎儿存活率。

【预后】

20 世纪 80—90 年代，APIP 的孕产妇和围产儿病死率一度高达 37% 和 11%～37%。由于 AP 诊疗和围生期医学的进步，目前 APIP 的孕产妇病死率已降至 0～1%，围产儿病死率降至 0～18%。表 7-3-7 总结了我国 APIP 患者的预后，严重并发症如早产、流产、胎儿死亡、孕产妇死亡等多见于中度和重度 APIP。

二、药物性胰腺炎

急性胰腺炎（acute pancreatitis，AP）是指多种病因引起的胰酶激活，继以胰腺炎症反应为主要特征，伴或不伴有其他器官功能改变的疾病。常见病因包括胆石症、高甘油三酯血症、饮酒等。药物也是诱发 AP 的病因之一，被称为药物性胰腺炎（drug-

表 7-3-7　国内 4 家医院妊娠期急性胰腺炎患者的母婴预后[*]

	轻度急性胰腺炎（$n=94$）	中度急性胰腺炎（$n=74$）	重度急性胰腺炎（$n=27$）
足月顺产	32（34.0）	11（14.9）	1（3.7）
终止妊娠	28（29.8）	17（23.0）	15（55.6）
早产	7（7.4）	11（14.9）	9（33.3）
流产	3（3.2）	3（4.1）	2（7.4）
围产儿死亡	6（6.4）	9（12.2）	16（59.3）
孕产妇死亡	0	0	4（14.8）

[*] 四家医院包括：中国医学科学院北京协和医院、中山大学附属第一医院、南昌大学第一附属医院、安徽医科大学第一附属医院。原始数据来自参考文献 4～8

induced pancreatitis，DIP）。20 世纪 50 年代，国外最早报道氯噻酮和可的松可导致 DIP。此后文献数量不断增多，迄今已有数百种药物被认为与 AP 有关。

【流行病学】

以往曾认为，DIP 较为少见。1995 年 Lankisch 等报告 DIP 仅占所有 AP 的 1.5%（22/1613）。但此后病例数量不断增多。2007 年 Mennecier 等报告 DIP 占所有 AP 患者的 6.5%（9/138），在非酒精性、非胆源性 AP 中更是高达 21%（9/43）。2010 年 Vinklerova 等的研究中，DIP 占 170 例 AP 患者的 5.3%，仅次于胆石症（53%）和酒精（17%）。2011 年 Spanier 等在荷兰进行了一项多中心研究，显示住院 AP 患者中明确为 DIP 者占 5.4%，可能为 DIP 者占 12.5%。有 26.2% 的 AP 患者入院前使用了明确可引起 DIP 的药物；41.6% 的复发性 AP 患者发病前使用了很可能或可能引起 DIP 的药物，且在入院时并未停用。2013 年 Durous 等研究了德国 51 家医院的 112 例特发性 AP 患者，发现其中 64 例（57.1%）明确是或很可能是 DIP。由此可见，近年来在 AP 病因研究中 DIP 得到了更多关注，以往很可能对其估计过低。

【病因】

各类药物诱发 DIP 的机制不同，同一种药物也可能通过多种机制损伤胰腺。根据损伤机制的不同，可将 DIP 的病因分为以下几类：对胰胆管的影响；毒性作用；代谢异常；免疫介导；血管机制。随着研究的不断深入，更多的发病机制将被揭示出来。

（一）对胰胆管的影响

1. **胆石症**　某些药物可通过增加胆石症风险而诱发 DIP。例如，头孢曲松在体内部分通过胆汁排泄，可引起胆泥或微结石。他汀类降脂药可增加胆汁中的胆固醇成分从而造成结石。长期应用双嘧达莫或奥曲肽可在胆汁中形成结晶。锯棕榈（saw palmetoo）提取物也有类似的作用。

2. Oddi 括约肌　一些药物如大环内酯类抗生素、奥曲肽、阿片类药物和可待因等可改变胃肠道平滑肌张力，引起 Oddi 括约肌功能紊乱，从而造成 DIP。奥曲肽既可改变胆汁成分，也对 Oddi 括约肌产生影响，与 DIP 的关系较为密切。一些非甾体类抗炎药（NSAID）如舒林酸、布洛芬、双氯芬酸等，还可能导致 Oddi 括约肌水肿、狭窄。

3. 胰管　阿司匹林和 NSAID 抑制前列腺素形成，而生理状态下前列腺素对胰管上皮细胞有保护作用。前列腺素被药物过度抑制后可引起胰管梗阻以及导管上皮细胞通透性增加，促使胰酶提早激活。

（二）毒性作用

由于毒素需要时间累积，故这类药物首次引起 DIP 的潜伏期通常较长（1 个月以上）。药物的胰腺毒性作用多样，与各自的药理机制有关。例如，左旋门冬可阻断胰腺腺泡细胞内蛋白质合成。核苷酸反转录酶抑制物（NRTI）可抑制胰腺腺泡细胞内线粒体活性。喷他脒对胰腺 β 细胞具有直接毒性。甲硝唑可形成多种过氧化物损伤胰腺细胞。四环素、米诺环素和替加环素的胆汁浓度很高，可通过有毒性的中间代谢产物损伤胰腺。

（三）代谢异常

1. 高甘油三酯血症　多种药物可通过抑制脂蛋白酶活性，减少血甘油三酯（TG）分解和转运，从而造成高 TG 血症。TG≥11.3mmol/L 时 AP 风险明显增加。这类药物包括：丙泊酚、视黄酸衍生物、雌激素、黄体酮、β 受体阻滞剂、呋塞米、噻嗪类利尿剂、HIV 蛋白酶抑制剂等。

2. 高钙血症　细胞外钙离子浓度增加可诱导胰腺腺泡细胞内胰蛋白酶原提早激活，造成胰腺炎症、坏死。可能引起高钙血症的药物包括维生素 D、噻嗪类利尿剂、静脉钙剂等。噻嗪类利尿剂的不良反应既包括高 TG 血症，也包括高钙血症，故引起 DIP 的风险相对高。

（四）免疫介导

药物或其中间代谢产物作为抗原，可通过自身免疫介导对胰腺造成损伤。这类 DIP 与药物剂量无关，故首次引起 DIP 的半衰期通常较短（1 个月以内），再次用药时可在短时间（数小时至数天）内再度引起 DIP。代表性药物包括：美沙拉秦、硫唑嘌呤及磺胺类抗生素。

（五）血管机制

某些静脉造影剂（如碘帕醇）可影响胰腺微循环，造成胰腺缺血和炎症，其机制与造影剂肾病类似。血管紧张素转换酶抑制剂（如依那普利）和血管紧张素受体拮抗剂（如氯沙坦）可引起胰腺局部血管性水肿，胰管梗阻，从而 DIP。

【临床表现】

大多数 DIP 为轻度 AP，病情呈自限性，及时停药并辅以一定的支持治疗，病情可缓解。但也有引起重度 AP 甚至致死的报道。DIP 较少引起慢性胰腺炎，但若 AP 反复发作造成胰腺不可逆的损伤，出现外分泌和内分泌功能不全，也可能发展为慢性胰腺炎。DIP 患者一般很少出现皮疹、淋巴结肿大、血嗜酸性粒细胞升高、IgE 增高等提示变态反应的临床表现。

【诊断与鉴别诊断】

DIP 通常都是个体发病，且可能与其他病因重叠，故有时不易判断药物与 AP 之间的因果关系。根据医学伦理的要求，也不允许临床轻易实施"激发试验"，因此 DIP 的诊断有一定的难度。医师对 DIP 有足够的认识，是正确诊断的关键因素。以往对 DIP 发病率估计过低，对其认识不足可能是原因之一。

准确估计药物造成 DIP 的风险，是诊断 DIP 的前提。随着研究资料的不断积累，已有多种药物分类标准协助临床判断 DIP 的可能性。目前应用较多的是 Mallory 和 Kern Jr. 标准和 Badelov 标准（表 7-3-8）。Mallor 和 Kern Jr. 标准综合考虑了用药与 DIP 的时间关系、能否排除其他病因、停药后是否好转以及再次用药的后果，将 DIP 分为 A（确诊）、B（很可能）和 C（可能）三类。Badelov 标准在确诊病例（Ⅰ类）中，又根据能否排除其他病因分为Ⅰa 类（能排除）和Ⅰb 类（不能排除）。

某些药物属于不同分类标准均公认的 DIP 的明确病因，熟悉这些药物有助于临床及早诊断 DIP（表 7-3-9）。另一方面，不同药物引起 DIP 时有不同的潜伏期，这也是诊断的重要依据（表 7-3-10）。

因此，对怀疑 AP 的患者应仔细了解病史，首先排除 AP 的常见病因，包括胆石症病史、饮酒史、手术及外伤史、个人及家族胰腺炎病史等。常见病因和其他病因均不能解释 AP 时，务必要仔细询问患者的用药史，包括从用药到 AP 发生的时间（潜伏期）。药物种类和潜伏期均符合 DIP 的特点，停药后病情缓解，并且排除了其他病因，则诊断 DIP 是合理的。

表 7-3-8 可引起急性胰腺炎的药物分类标准

证据强度	Mallory 和 Kern Jr. 标准*		Badelov 标准#	
	分类	定义	分类	定义
明确	A	符合全部 4 项	I	至少报道 1 例患者激发试验阳性。可排除其他病因为 I a,否则为 I b
很可能	B	仅符合①②③	II	至少报道 4 例患者,且≥75% 的患者潜伏期一致
可能	C	仅有个案报告,不能排除其他病因	III	至少报道 2 例患者,但无激发试验或潜伏期数据
			IV	至少报道 1 例患者,但无激发试验或潜伏期数据

*Mallory 和 Ken Jr. 标准:①应用可疑药物期间发生胰腺炎;②可排除胰腺炎的其他病因;③停药后症状消失;④再次用药后胰腺炎复发(激发试验),详见参考文献 15。# Badelov 标准:①病例报告的数量;②能否排除胰腺炎的其他病因;③有无明确的潜伏期;④再次用药胰腺炎是否复发,详见参考文献 16

表 7-3-9 明确可引起急性胰腺炎的药物*

药物种类	药物名称
抗病毒药	双脱氧胸苷、奈非那韦、拉米夫定、利巴韦林、干扰素
抗细菌药	红霉素、克拉霉素、甲硝唑、四环素、磺胺甲噁唑、呋喃唑酮、头孢曲松、氨苄西林、异烟肼、利福平、氨苯砜
抗寄生虫药	喷他脒
降脂药	普法他汀、辛伐他汀、苯扎贝特
解热镇痛抗炎药	对乙酰氨基酚、吲哚美辛、萘普生、双氯芬酸、舒林酸
消化系统药物	美沙拉秦、西咪替丁、雷尼替丁、奥美拉唑、生长抑素
心血管系统药物	卡托普利、依那普利、赖诺普利、氯沙坦、胺碘酮、普鲁卡因、α-甲基多巴
泌尿系统用药	呋塞米、氢氯噻嗪、氯噻嗪
内分泌系统药物	二甲双胍、卡比马唑、雌激素、达那唑
免疫系统药物	氢化可的松、地塞米松、硫唑嘌呤、巯嘌呤、环孢素、他克莫司
抗肿瘤药物	左旋门冬、阿糖胞苷、全反式视黄酸、异环磷酰胺、紫杉醇、他莫昔芬
神经精神药物	麦角胺、丙戊酸、卡马西平、利培酮、氯氮平、舍曲林
其他药物	阿仑膦酸钠、可待因、丙泊酚、奥利司他、医用大麻

*引自参考文献 14~17

【治疗】

DIP 一旦发生,其治疗同其他 AP。重点在于预防 DIP。尤其要避免在 AP 病因不明时,仍然继续应用可疑药物,造成 DIP 反复发作,导致不必要的胰腺功能损害。如果患者服用了 DIP 的可疑药物,应尽量停用。如果病情需要不能停用,也应优先选择其他种类的药物代替,其次选择同类别的其他药物。再次使用该药需十分谨慎,仅在收益明确大于风险,并且与患者充分沟通、医患双方达成一致后方能使用。用药期间应密切观察,若再次使用药物后 AP 再次发作,该药物即为 DIP 得明确病因,应彻底停用。

三、嗜酸性胰腺炎

嗜酸性胰腺炎(eosinophilic pancreatitis,EP)是一种以嗜酸性粒细胞局限或弥漫浸润胰腺,伴血嗜酸性粒细胞和 IgE 升高为特点的慢性胰腺炎症。临床上 EP 以腹痛和梗阻性黄疸为主要表现,需要和慢性胰腺炎、胰腺癌和自身免疫性胰腺炎相鉴别。

EP 是一种罕见的疾病。Abraham 等报告,在霍普金斯医院的 3375 例胰腺外科手术患者中,仅 26 例胰腺标本出现嗜酸性粒细胞浸润,其中仅 3 例明确诊断为 EP。国内 EP 病例最早于 2012 年由郭晓钟等首先报告。目前国内外仅有少数个案报告。

【病因】

发病机制仍不是很清楚。EP 患者的胰腺间质、腺泡细胞及胰管上皮细胞周围可见以大量嗜酸性粒细胞为主的炎细胞浸润,伴有嗜酸性粒细胞血管炎,并发假性囊肿时局部可有高密度嗜酸性粒细胞浸润。由于该病常伴有血嗜酸性粒细胞和 IgE 升高,部分患者可合并其他器官变态反应性疾病,加之对糖皮质激素治疗反应好,故推测很可能与免疫介导的变态反应有关。食物不耐受、牛奶过敏、寄生虫感染、肿瘤、中毒,药物等被认为很可能是该病的潜在病因。Mahohar 等报告,芥末、乳制品、蛋类、鱼、香蕉和猕猴桃等食物可诱发胰腺炎,其中部分病例表现符合 EP。

【临床表现】

多数患者隐匿起病。男性多见,男女比例约 2:1,

表 7-3-10 明确可引起急性胰腺炎的一些常用药物的潜伏期*

药物种类	药物名称	用药剂量	首次用药潜伏期	再次用药潜伏期
抗病毒药	奈非那韦	2.25g/d	2 个月	4 天
	拉米夫定	100mg/d	3 天	1 天
抗细菌药	甲硝唑	750mg/d	12 天	3～7 天
	四环素	1g/d	9 天	9 天
	磺胺甲噁唑	125mg/d	6 小时	6 小时
	异烟肼	300mg/d	11～21 天	8 小时至 5 天
抗寄生虫药	喷他脒	60mg/2w	6 周至 8 个月	2～10 天
降脂药	普法他汀	20mg/d	6 个月	3 天
	辛伐他汀	20mg/d	6 个月	7 天
解热镇痛抗炎药	舒林酸	300mg/d	1 个月至 5.5 年	1～2 个月
消化系统药物	美沙拉秦	1.2g/d～2.4g/d	6 周至 1 年	1～2 天
	奥美拉唑	20mg/d	2 个月	2 天
心血管系统药物	依那普利	10mg/d～20mg/d	5 周至 1 年	6 小时至 10 天
	氯沙坦	50mg/d	3～7 天	1～3 天
	胺碘酮	共 600mg	4 天	3 天
泌尿系统用药	呋塞米	40mg/d	5 周	1 天
内分泌系统药物	卡比马唑	45mg/d	30 天	1 天
免疫系统药物	氢化可的松	400mg/d	2 天	2 天
	硫唑嘌呤	50mg/d～100mg/d	20～27 天	2 小时至 2 天
抗肿瘤药物	阿糖胞苷	0.2g/m²～0.5g/m²	8～13 天	4～12 天
	全反式视黄酸	45mg/m²～600mg/m²	4 天至 2 周	3～8 天
神经精神药物	丙戊酸	1.5g/d～2g/d	6～17 个月	2～3 个月
其他药物	可待因	40mg/d～60mg/d	1.5～3 小时	1～2 小时

*引自参考文献 16

发病年龄 14～74 岁,平均 47 岁。梗阻性黄疸是 EP 最突出的临床症状,可伴有腹痛、恶心、呕吐、食欲下降和消瘦。阻塞性黄疸主要由于胰腺肿大和 / 或胰腺假性囊肿压迫胆管所致,部分病例可合并嗜酸性粒细胞性胆管炎,造成胆管纤维性硬化性狭窄。

少数患者可出现急性腹痛,血淀粉酶和脂肪酶升高,类似急性胰腺炎。出现梗阻性黄疸的患者可有胆红素和胆管酶(ALP、GGT)的升高。胡志刚等总结了国内外共 20 例 EP 患者,发现 60% 的患者血嗜酸性粒细胞间歇或持续性升高,大多同时伴有免疫球蛋白 IgE 增高。65% 的 EP 患者影像学检查发现胰腺肿块样增大伴水肿,可伴有胰周渗出。其中胰头增大 9 例(45%),全胰增大 2 例(10%),胰尾增大 2 例(10%),有 2 例(10%)出现假性囊肿。5 例(25%)患者存在胰管全程或局限性狭窄,局限性狭窄远端可见胰管扩张。另外有 7 例(35%)患者合并胆管狭窄。

EP 可以单独出现,也可以伴随其他部位的嗜酸性粒细胞相关性并发症,例如嗜酸性胃肠炎、皮肤过敏、哮喘等。少数患者血嗜酸性粒细胞持续升高,甚至超过 1.5×10^9/L。

【诊断与鉴别诊断】

对于出现上述临床表现和并发症,且除外了寄生虫、肿瘤、药物等其他病因所致血嗜酸性粒细胞升高,应考虑 EP 的可能性。通过超声内镜细针活检(EUS-FNA)等方法取得胰腺组织进行病理学检查,是诊断的"金标准"。EP 典型的组织学改变为胰腺导管周围、腺泡及腺泡间以嗜酸性粒细胞为主的弥漫性炎细胞浸润。对于无法行组织学检查的患者,可谨慎给予糖皮质激素诊断性治疗,若短时间内观察到肿大的胰腺缩小,血嗜酸性粒细胞和 IgE 下降,黄疸减轻,则考虑诊断为 EP 的可能性大。

EP 需要和慢性胰腺炎、胰腺癌和自身免疫性胰腺炎相鉴别。普通慢性胰腺炎患者大多有长期饮酒史,血嗜酸性粒细胞和 IgE 不升高或仅有轻度升高,胰腺实质以萎缩为主,可伴有钙化,而胰腺肿大较少见。胰腺癌（PAC）易造成阻塞性黄疸，少数PAC 也可伴有血嗜酸性粒细胞升高，故与 EP 区分非常重要。鉴别诊断的线索包括：① PAC 局灶占位效应更明显，且胰头癌常伴有胰体尾不同程度的萎缩。EP 一般无此种改变。② EP 除了胰腺肿大，往往还伴有胰周水肿和渗出，而 PAC 很少出现类似现象。③ EP 的胰管狭窄多为全程，而 PAC 通常为局限性胰管狭窄，伴狭窄远端胰管扩张。自身免疫性胰腺炎（AIP）的临床症状与影像特征与 EP 极为相似，但两者也有明显的不同：① AIP 以血 IgG4 升高为主，很少出现嗜酸性粒细胞和 IgE 升高；② AIP 的胰腺肿大多为全胰增大（"腊肠样"改变），单纯胰头或胰尾增大不多见；③ AIP 的组织学异常以免疫组化 IgG4 阳性的淋巴细胞和浆细胞浸润为主，可有少量嗜酸性粒细胞，但通常不会有大量嗜酸性粒细胞浸润。

【治疗】

EP 预后较好，很少危及生命，故应努力争取确诊，从而避免不必要的手术。治疗首选糖皮质激素（起始剂量相当于每天 0.5～0.8mg/kg 的泼尼松），一般用药后 1～2 周实验室指标即有明显好转，以血嗜酸性粒细胞下降最为显著。对于激素的疗程目前缺少共识，可维持起始剂量应用 4 周左右，然后视病情需要规律减量。治疗 2～3 个月后，实验室指标可完全恢复正常，甚至胰胆管狭窄也可完全消失。

对于胰管或胆管明显狭窄的患者，可在内镜下植入支架，以达到减轻腹痛、引流胆汁的目的。

四、手术及创伤性胰腺炎

手术和创伤不是急性胰腺炎的常见病因。文献报告，手术后急性胰腺炎（postoperative acute pancreatitis, PAP）在非胰腺手术中发生率可达 5%，其中以腹部手术最为常见。创伤性胰腺炎（pancreatic trauma, PT）在腹部外伤中也并不常见，约占腹部钝器伤（blunt trauma）的 2% 和枪伤（gunshot）及锐器伤（stab wound）的 20%～30%。PT 的严重程度取决于创伤性质，部分患者的胰腺炎有时会被创伤所掩盖，延误诊断可能造成严重后果。PT 患者的病死率高达 9%～34%，早期诊断并合理处置可改善预后。

【发病机制】

PAP 的发病机制较为复杂，包括：①胰腺损伤：上消化道手术如胃癌根治术、脾脏切除术、胆总管手术等，有可能直接损伤胰腺。一些手术并发症如吻合口漏、胆漏等可刺激胰腺而引发 PAP。②胰管

梗阻或反流：胆总管探查术若操作不当，可能引起十二指肠乳头水肿、狭窄，进而影响胰液分泌；胃空肠吻合术的输入袢留置过长，可引起十二指肠腔内压力升高，造成胆汁和肠内容物反流入胰管。③围术期其他致病因素所致：包括缺血再灌注、休克、感染、药物等。因此，PAP 不仅见于腹部手术，还可见于其他部位的手术，包括心脏、肺、骨关节、盆腔等。④术后生理改变：这一点在减重手术（bariatric surgery）体现得最为明显。推测病因可能是术后胆汁成分改变，促进胆泥和微结石形成。术后减重过快的患者 PAP 风险更高。

胰腺位于腹膜后相当于第 1～2 腰椎水平，其前方有肠管和腹壁保护，通常情况下受伤概率较小。在外力作用下，最容易发生损伤的是胰头和胰颈的交界处。典型的 PT 多见于发生机动车交通事故时，安全带对乘客腹部的勒压，使得腰椎对胰腺产生反作用力，造成胰腺挫伤（contusion）甚至撕裂伤（laceration）。PT 很少单独存在，约 60% 的 PT 患者合并十二指肠损伤，80%～90% 合并腹部其他脏器损伤。因此，PT 的处理往往是复合伤、多发伤治疗的一部分。

【诊断】

由于手术后伤口疼痛、腹胀、镇静等原因，PAP 的早期诊断有一定难度。PAP 最早可发生于手术当日，但多见于术后 1～4 天。症状常不典型，可能无明显腹痛，但大多有腹胀，可伴有恶心、呕吐、发热等。严重者可出现心率增快，呼吸急促、血压下降、少尿、无尿。因此，对于术后不明原因的腹胀、腹痛，伴或不伴有其他脏器功能不全，而又不能用其他原因解释的患者，应怀疑 PAP。

PT 的诊断有一定的复杂性。典型的 PT 三联症包括上腹痛、高淀粉酶血症和血白细胞增高，但完全具备这些表现的患者并不多。早期诊断 PT 对于改善预后十分重要。对于怀疑 PT 的患者，除了检测血清胰酶，推荐腹腔灌洗并测定灌洗液的淀粉酶。腹腔灌洗液淀粉酶持续显著升高且排除其他因素（例如肠穿孔）是诊断 PT 的有力证据。腹部超声对于 PT 诊断价值有限。CT 可用于评估胰腺实质损伤，在 CT 上胰腺挫伤一般表现为局灶或弥漫性低密度影，而胰腺撕裂伤则表现为与胰腺长轴垂直的线样低密度影。CT 的不足之处是对主胰管显示受限。文献报告 CT 判断主胰管损伤的准确率仅有 43%。20%～40% 的 PT 患者创伤后 12 小时的 CT 为假阴性，故早期 CT 阴性并不能排除 PT。MRCP

显示胰管的准确性优于 CT，但检查时间较长，不适合危重患者。ERCP 在 PT 患者中应用日益增多。ERCP 不仅可以显示主胰管形态，还可植入胰管支架，有可能成功治疗主胰管损伤的患者，还可用于处理主胰管断裂的晚期并发症（如假性囊肿、胰瘘等）。但 ERCP 为创伤性操作，有可能加重患者病情，故应谨慎把握适应证。

【治疗】

PAP 的治疗原则同其他 AP 患者，多数情况下保守治疗可以奏效。对于胰腺坏死、感染的严重 PAP 病例，必要时可通过穿刺引流等微创方法控制胰腺局部并发症，尽量避免早期开放手术清创。预计较长时间不能进食的患者，主张尽早植入空肠营养管进行肠内营养支持。提高对本病的认识是预防 PAP 的关键。术前应做好充分的准备，加强围术期管理，维持术前、术中及术后循环稳定，避免低血压引起胰腺血流灌注不足和微循环障碍。手术操作轻柔、细致，尽量减轻对胰腺的刺激和损伤。术后加强监测，一旦发生 PAP 应及早诊断并治疗。

PT 的治疗原则取决于患者整体病情是否稳定，有无其他器官创伤，以及胰腺损伤的严重程度。美国创伤外科协会制定了胰腺外伤的严重程度分级标准（表 7-3-11）。对于 I 级和 II 级损伤的 PT 患者，若未合并其他脏器外伤，可给予保守治疗。III 级损伤以上的患者中，少数可通过 ERCP 植入胰管支架以保持主胰管通畅，从而避免手术，但多数仍需手术治疗。特别是创伤后生命体征不稳定，怀疑合并腹腔内出血、实质脏器破裂或空腔脏器穿孔的患者，更应该积极手术探查。根据 PT 的部位、性质和严重程度，可选择的术式包括胰十二指肠切除术、十二指肠转流术、胰体尾切除术、胰空肠吻合术等。

表 7-3-11　胰腺创伤的分级*

分级	损伤	定义
I 级	血肿	轻微挫伤，主胰管完好
	撕裂	浅表撕裂伤，主胰管完好
II 级	血肿	严重挫裂伤，但主胰管完好
	撕裂	严重撕裂伤，但主胰管完好
III 级	撕裂	胰腺体尾部断裂，或胰腺实质撕裂伴主胰管损伤
IV 级	撕裂	胰腺头颈部断裂，或胰腺实质撕裂伴壶腹部损伤
V 级	撕裂	胰头部严重毁损

*引自参考文献 35

五、热带性胰腺炎

热带性胰腺炎（tropical pancreatitis，TP）是一种好发于青少年的非酒精性钙化性慢性胰腺炎。TP 流行于热带发展中国家，其特征是发病年龄小，病情进展快，胰管显著扩张伴结石形成，晚期易出现糖尿病，进展为胰腺癌的风险较高。

1959 年 Zuidema 率先报告 TP。1998 年 Mohan 等建议将 TP 统称为纤维钙化性胰腺炎，并将进展为糖尿病的 TP 称为胰腺纤维钙化性糖尿病（fibrocalculous pancreatic diabetes，FCPD）。TP 好发于印度南部地区，当地发病率达 114/10 万～200/10 万，而西方国家发病率仅有 3.5/10 万～4/10 万，患病率为 10/10 万～15/10 万。TP 和 FCPD 在我国少见。截止到 2018 年我国报告 58 例 TP 患者，其中男性 41 例（70.7%），多为成人，以南方地区多见。

TP 的发病机制尚未完全探明，但目前倾向于是环境和遗传因素共同作用的结果。环境因素方面，营养不良、食用木薯带来的毒性作用以及微量元素缺乏可能是疾病的促进因素，但单个因素均不足以构成全部病因。遗传方面近年来取得一定进展。TP 的家族聚集现象约占全部病例的 8%。SPINK1、PRSS、CFTR、CTRC、CPA1 等基因被认为是 TP 的易感基因。

典型的 TP 病程被描述为"儿童起病、青春期糖尿病、成年死亡"。但不同患者之间的异质性很大。与酒精性慢性胰腺炎患者类似，TP 患者的典型症状三联症包括腹痛、糖尿病和脂肪泻。腹痛在病程初期比较明显，而随着病情进展至胰腺内分泌和 / 或外分泌功能明显损害时，腹痛趋于减轻甚至消失。多数学者认为 FCPD 是 TP 的终末状态，每年约 6% 的 TP 患者进展为 FCPD。FCPD 血糖升高明显，往往需要用胰岛素控制血糖，但很少发生酮症。

目前 TP 的诊断标准包括：①符合 WHO 关于糖尿病的定义；②消瘦，BMI 一般小于 20kg/m²；③儿童期常有反复腹痛病史；④影像学检查提示胰管扩张、结石、纤维化；⑤可排除慢性胰腺炎的其他病因，如酗酒等；⑥需要应用胰岛素控制血糖。

TP 主要是和酒精性慢性胰腺炎相鉴别，两者不同点在于 TP 有不同的易感基因、患者起病年龄更小、社会经济地位较低、胰腺导管扩张和结石形成更为显著、糖尿病发病早且进展快、发生胰腺癌的风险更高。

TP 的治疗原则同其他慢性胰腺炎。包括镇痛、补充胰酶制剂、营养支持、控制血糖等。对于疼痛顽固且保守治疗无效的患者，可考虑手术治疗。近年来随着医疗条件的进步和营养状况的改善，TP 患者预后有所好转，平均寿命已经超过酒精性慢性胰腺炎，但仍低于普通 2 型糖尿病患者。

（吴　东　张志广）

推 荐 阅 读

[1] PAPADAKIS E P, SARIGIANNI M, MIKHAILIDIS D P. Acute pancreatitis in pregnancy: an overview[J]. Eur J Obstet Gynecol Reprod Biol, 2011, 159(2): 261-266.

[2] 贺芳, 唐小林. 妊娠合并急性胰腺炎的研究进展 [J]. 中华产科急救电子杂志, 2016, 5(1): 55-57.

[3] RAMIN K D, RAMIN S M, RICHEY S D, et al. Acute pancreatitis in pregnancy[J]. Am Am J Obstet Gynecol, 1995, 173(1): 187-191.

[4] 马良坤, 梁红丽, 杨剑秋. 妊娠合并急性重症胰腺炎的处理 [J]. 中国医刊, 2008, 43(10): 69-71.

[5] 吴东, 须晋, 彭劲民, 等. 病例讨论第 454 例—孕 29 周腹痛、高脂血症、多器官功能衰竭 [J]. 中华内科杂志, 2017, 56(2): 157-160.

[6] LUO L, ZEN H, XU H, et al. Clinical characteristics of acute pancreatitis in pregnancy: experience based on 121 cases[J]. Arch Gynecol Obstet, 2018, 297(2): 333-339.

[7] 黄晨松, 陈伟, 张昆松, 等. 妊娠合并急性胰腺炎的临床诊治分析 [J]. 中华普通外科学文献（电子版）, 2018, 12(3): 192-195.

[8] TANG M, XU J M, SONG S S, et al. What may cause fetus loss from acute pancreatitis in pregnancy: Analysis of 54 cases[J]. Medicine(Baltimore), 2018, 97(7): e9755.

[9] 王笑薇, 孙昀. 妊娠合并高脂血症性急性胰腺炎的诊治进展 [J]. 中华胰腺病杂志, 2018, 18(1): 62-64.

[10] LANKISCH P G, DRÖGE M, GOTTESLEBEN F. Drug induced acute pancreatitis: incidence and severity[J]. Gut, 1995, 37(4): 565-567.

[11] MENNECIER D, PONS F, ARVERS P, et al. Incidence and severity of non-alcoholic and non-biliary pancreatitis in a gastroenterology department[J]. Gastroenterol Clin Biol, 2007, 31(8-9 Pt1): 664-667.

[12] VINKLEROVÁ I, PROCHÁZKA M, PROCHÁZKA V, et al. Incidence, severity and etiology of drug induced acute pancreatitis[J]. Dig Dis Sci, 2010, 55(10): 2977-2981.

[13] SPANIER B W, TUYNMAN H A, VAN DER HULST R W, et al. Acute pancreatitis and concomitant use of pancre-atitis-associated drugs[J]. Am J Gastroenterol, 2011, 106(12): 2183-2188.

[14] DOUROS A, BRONDER E, ANDERSOHN F, et al. Drug-induced acute pancreatitis: results from the hospital-based Berlin case-control surveillance study of 102 cases[J]. Aliment Pharmacol Ther, 2013, 38(7): 825-834.

[15] MALLORY A, KERN F Jr. Drug-induced pancreatitis: a critical review[J]. Gastroenterology, 1980, 78(4): 813-820.

[16] BADALOV N, BARADARIAN R, ISWARA K, et al. Drug-induced acute pancreatitis: an evidence-based review[J]. Clin Gastroenterol Hepatol, 2007, 6(5): 648-661.

[17] KSIADZYNA D. Drug-induced acute pancreatitis related to medications commonly used in gastroenterology[J]. Eur J Intern Med, 2011, 22(1): 20-25.

[18] HUNG W Y, ABREU LANFRANCO O. Contemporary review of drug-induced pancreatitis: A different perspective[J]. World J Gastrointest Pathophysiol, 2014, 5(4): 405-415.

[19] 王淑君, 钱家鸣. 药源性胰腺炎研究进展 [J]. 药物不良反应杂志, 2014, 16(6): 359-361.

[20] VILAR S, HARPAZ R, SANTANA L, et al. Enhancing adverse drug event detection in electronic health records using molecular structure similarity: application to pancreatitis[J]. PLoS One, 2012, 7: e41471.

[21] 郭晓钟, 胡志刚, 崔钟敏. 嗜酸性胰腺炎 [J]. 中华消化杂志, 2012, 32(5): 348-349.

[22] 胡志刚, 郭晓钟, 崔今姬, 等. 嗜酸性胰腺炎的临床特点 [J]. 中华胰腺病杂志, 2012, 12(6): 422-424.

[23] MANOHAR M, VERMA A K, UPPARAHALLI VENKATE-SHAIAH S, et al. Food-induced acute pancreatitis[J]. Dig Dis Sci, 2017, 62(12): 3287-3297.

[24] ABRAHAM S C, LEACH S, YEO C J, Eosinophilic pancreatitis and increased eosinophils in the pancreas[J]. Am J Surg Pathol, 2003, 27(3): 334-342.

[25] REPPUCCI J, CHANG M, HUGHES S, et al. Eosinophilic pancreatitis: a rare cause of recurrent acute pancreatitis[J]. Case Rep Gastroenterol, 2017, 11(1): 120-126.

[26] TIAN L, FU P, DONG X, et al. Eosinophilic pancreati-tis: Three case reports and literature review[J]. Mol Clin Oncol, 2016, 4(4): 559-562.

[27] 林擎天. 手术后急性胰腺炎的防治 [J]. 肝胆胰外科杂志, 2005, 17(4): 261-263.

[28] FENG F, TAN H, LI X, et al. Incidence and Risk Factors of acute pancreatitis after scoliosis surgery: a prospective study[J]. Spine(Phila Pa 1976), 2018, 43(9): 630-636.

[29] KUMARAVEL A, ZELISKO A, SCHAUER P, et al. Acute pancreatitis in patients after bariatric surgery: incidence, outcomes, and risk factors[J]. Obes Surg, 2014, 24(12): 2025-2030.

[30] CHUNG J W, RYU S H, JO J H, et al. Clinical implications and risk factors of acute pancreatitis after cardiac valve surgery[J]. Yonsei Med J, 2013, 54(1): 154-159.

[31] RAMSEY P S, PODRATZ K C. Acute pancreatitis after gynecologic and obstetric surgery[J]. Am J Obstet Gynecol, 1999, 181(3): 542-546.

[32] 项和平, 李贺, 张长乐. 手术后急性胰腺炎的诊断和治疗[J]. 中华急诊医学杂志, 2012, 21(8): 908-910.

[33] DEBI U, KAUR R, PRASAD K K, et al. Pancreatic trauma: a concise review[J]. World J Gastroenterol, 2013, 47(19): 9003-9011.

[34] 苏楠. 32 例急性创伤后胰腺炎机制分析及诊治体会[J].

中国现代药物应用, 2013, 10(7): 24-25.

[35] CAMPBELL R, KENNEDY T. The management of pancreatic and pancreaticoduodenal injuries[J]. Br J Surg, 1980, 67(12): 845-850.

[36] ZUIDEMA P J. Cirrhosis and disseminated calcification of the pancreas in patients with malnutrition[J]. Trop Geogr Med, 1959, 11(1): 70-74.

[37] Mohan V, Nagalotimath S J, Yajnik CS, et al. Fibrocaleulous pancreatic diabetes[J]. Diabetes Metab Rev, 1998, 14(2): 153-170.

[38] 叶绍珍, 钱光相. 胰纤维化结石性糖尿病(附 10 例报告)[J]. 中华内分泌代谢杂志, 1991, 7: 198-200.

[39] Paliwal S, Bhaskar S, Mani KR, et al Comprehensive screening of chymotrypsin C(CTRC)gene in tropical calcific pancreatitis identifies novel variants[J]. Gut, 2013, 62(11): 1602-1606.

第四章

胰　腺　癌

胰腺癌是一种致死性很高的消化系统肿瘤，其突出的特点是发病率和病死率居高不下。一旦确诊，约80%以上的患者属于晚期，研究推测到2030年它将成为第二大癌症死亡原因，而其他大多数肿瘤呈下降趋势。究其原因是发病机制不清、缺乏特异性临床表现、早期诊断十分困难，尚无筛选胰腺癌高危患者的标准方案及现有的治疗手段极其有限。目前，外科根治性手术可能是治愈胰腺癌的重要手段，而其他的治疗方法多以改善患者症状及延长生存期为目的。

【流行病学】

胰腺癌在近40年中的生存率无明显变化，是全世界致死率最高的恶性肿瘤之一。2018年全球癌症数据库（GLOBOCAN）的统计显示，新发胰腺癌458 918人，死亡432 242人；与2012年相比分别增长了26.35%和23.43%，居癌症发病率的第14位，是第七大癌症死亡原因。美国2018年胰腺癌新发病例55 440例，死亡病例44 330例，占全部癌症死因的第4位；我国2018年肿瘤流行病学调查发现胰腺癌发病率位于第9位；2017年的全国调查还发现胰腺癌患者5年生存率较10年前下降了4.5%。

胰腺癌的发病率在地区和人群中差别很大。2018年胰腺癌的发病率在东欧（男性9.9/10万，女性5.8/10万）和西欧（男性9.5/10万，女性7.2/10万）地区最高，在中南亚（男性1.1/10万，女性1/10万）发病率最低。2012年全球统计数数据报道发病率最高的国家（捷克共和国，9.7/10万）和最低的国家（巴基斯坦，0.5/10万）之间相差约20倍。每年新增病例的55.5%出现在较发达地区。我国2018年肿瘤流行病学调查发现胰腺癌发病率在东部地区位于肿瘤的第8位（2.84%），中部、西部地区位于第10位（2.11%、2.16%）。此外，有研究发现城市居民胰腺癌的发病率高于乡村，提出了环境、饮食、医疗条件等可能是相关因素。

在性别方面，男女的发病率比例为（1.1~2.5）:1，近几年流行病学研究发现，性别差异呈逐渐缩小的趋势。GLOBOCAN 2018发现在高发病地区的东欧，男女发病率比例为1.7:1，而在低发病地区的中南亚，该比例为：1.1:1。2012年全球报道男性胰腺癌的发病率最高亚美尼亚（11.9/10万）和捷克共和国（11.8/10万），相比之下，发病率最低的是巴基斯坦男性（0.5/10万）和几内亚（0.4/10万）。女性胰腺癌发病率最高的地区是北美洲（6.4/10万）、西欧（6.3/10万），发病率最低的是中非和玻利尼西亚（<1/10万）。中国抗癌协会胰腺癌专业委员会对1900年1月1日至2000年12月31日时间内的胰腺癌调查研究发现，男女比例为1.9:1。同时段全国疾病监测点报道的男女比例为1.51:1。此外，还发现该时间段男女胰腺癌病死率均呈上升趋势，女性增长更明显；男性发病率高于女性。我国2017年肿瘤流行病学调查发现：胰腺癌的病死率在男性患者中居第6位，女性患者中居第7位。上述差异的原因目前尚不清楚，有研究提出男性发病率较高可能与过多的环境暴露、吸烟和酗酒等不良生活习惯有关。

在年龄方面，胰腺癌患者中以老年人多见，几乎90%的病例在55岁以后诊断。在美国约80%患者被发现在60~80岁，平均年龄为63岁，40岁以下患者非常少见。日本的胰腺癌患者大于60岁以上多见，高峰病死年龄在70~80岁。我国1991—2000年全国疾病监测点报告胰腺癌病死病例中60岁以上患者占69.62%，65~84岁患者的病死率达到平均水平5倍以上。另一项在8省2市14家三级甲等医院进行的调查统计了胰腺癌患者为2 340例，60岁以上患者占为48.7%。原因分析显示，可能与老年人机体免疫防御机制下降有关。

种族与移民对胰腺癌的发病可能有影响。例如，在美国，黑种人的胰腺癌发生率显著高于白种人，并进一步分析发现胰腺癌高风险可能与黑种人的吸烟、代谢、肥胖、饮酒、糖尿病和低收入水平等因素有关。移居美国的日本人及其后代与本土日本人的胰腺癌发病率有显著差异，且病死率是本土日本人的 2 倍。中国目前没有开展不同种族间胰腺癌发病率与病死率的调查研究。

研究发现约 5% 胰腺癌的发病风险与职业暴露有关。但职场环境接触中，有毒和致癌的材料与胰腺癌发病的明确关系仍不明晰。有研究提出职业因素可能与癌基因有关，例如有机氯化合物可增强 K-ras 诱变剂的活性，而不是引起该基因的突变，并推测可能存在基因和环境的交互作用。另有研究通过回顾性分析 22 个职业和环境与胰腺癌发病的关系，发现石棉、农药、住宅的氡、煤炭产品、焊接产品和辐射是常见暴露因素。此外，工业现场附近的居民也受到关注，研究发现相比生活在炼油厂和食品加工厂 4.83 公里（3 英里）以内的居民，较外部居民患胰腺癌的风险有成倍增加。

此外，研究还发现，胰腺癌的发生可能在不同生育次数、首胎年龄、离婚或分居、易疲劳、血型、过敏体质等人群中有差异，相关大样本的流行病学研究可进一步明确这些人群与胰腺癌发病的关系。

【病因与发病机制】

现有研究结果尚难清晰解析胰腺癌的病因和发病机制，但目前较统一的看法是胰腺癌的发生和发展是一个涉及物理、化学和生物等因素均参的多病因、多步骤复杂变化的过程；其中，持续引起人体内组织结构、代谢和基因表达的异常，并以基因表达异常为核心机制的过程。

研究发现，胰腺癌的发病与众多危险因素有关，除年龄外，仅吸烟与胰腺癌发病的关系被明确证实。美国国立癌症研究所（NCI）将胰腺癌的危险因素汇总为：①年龄 60 岁以上；②吸烟；③糖尿病；④男性；⑤非洲裔美国人；⑥有胰腺癌或其他肿瘤家族史；⑦慢性胰腺炎。

（一）吸烟

吸烟已被公认是胰腺癌发病的最危险因素。一项包括 82 项研究的荟萃分析发现，吸烟者患胰腺癌的相对危险度达 1.7。与非吸烟者相比，吸烟导致胰腺癌风险增加 75%，且这种风险在戒烟后至少持续 10 年。发生胰腺癌还与吸烟量呈正相关，大于 40 支 / 日的吸烟者危险度增加 10 倍；吸烟量增加 5 支 / 日，胰腺癌发病风险增加 27%。多项大样本队列研究显示：吸烟大于 20 支 / 日，发生胰腺癌的优势比

为 1.4～3.6。中国上海市 1996 年的病例对照研究也发现，吸烟人群发生胰腺癌的危险性增加，男性和女性的相对危险度（95%CI）分别为 1.5（1.1～2.7）和 1.5（0.9～2.5），并随吸烟者每日吸烟支数、吸烟年限和包 / 年数的增加而增高。此外，还发现如吸烟者戒烟 5 年以上，其胰腺癌风险降至不吸烟者水平；被动吸烟胰腺癌风险增加约 40%，如儿童期存在被动吸烟情况，成年后胰腺癌发病风险增加 1 倍。在发病机制方面，动物模型研究显示，烟草中含有的亚硝胺类代谢产物经肝脏分泌胆汁进入胆道，再反流入胰管，可改变胰腺导管细胞 DNA 甲基化的稳定性，激发 K-ras 等致癌基因，诱发胰腺癌。此外，对吸烟者进行尸检也可发现其胰腺导管细胞增生及细胞核不典型改变等表现。

（二）肥胖或超重

2007 年世界癌症研究基金和美国癌症研究所证实，超重或肥胖可增加胰腺癌的发病风险。美国癌症协会的一项研究发现，肥胖与胰腺癌病死率的增加有关：与正常体重指数（BMI<25kg/m²）的男性和女性相比，肥胖男性和女性（BMI≥30kg/m²）患胰腺癌的风险相对危险度达 2.08。另有多个大型队列研究及荟萃分析证实了这点。一项纳入 21 项前瞻性队列研究（包括 3 495 981 人和 8 062 例胰腺癌患者的荟萃分析发现，BMI 每增加 5 个单位，男性可增加 16%（95%CI：6%～17%）的发病风险，而女性能增加 10%（95%CI：2%～19%）的发病风险。该研究还发现以女性群体更明显的一个现象：腰臀比越高（即中心型肥胖者）其胰腺癌发病风险越高，且该风险增加与 BMI 无关。肥胖与胰腺癌发病的具体机制尚不清楚，有研究提出可能与肥胖伴随的慢性炎症、内质网应激和线粒体功能异常所导致的自噬活性降低有关。

（三）糖尿病

目前针对糖尿病是胰腺癌的病因，还是胰腺癌的临床表现之一仍存在争议。有研究发现，患有 1 型糖尿病和 2 型糖尿病的患者，其胰腺癌的发病风险增加了 1 倍。来自意大利的研究发现约 9.7% 的胰腺癌患者归因于糖尿病。美国国家癌症研究所的研究提示，糖尿病患者发生胰腺癌风险可增加 1.8 倍，尤其是西班牙男性和亚洲人。另有研究发现，胰腺癌发病风险随着糖尿病病程的延长而降低；此外，口服治疗糖尿病药物或应用胰岛素与降低胰腺癌风险有关；这些均提示糖尿病与胰腺癌发病有密切的关系。目前，糖尿病引起胰腺癌的机制仍不明。

在动物模型研究中发现,外周胰岛素抵抗能刺激胰岛细胞分化从而增强对胰腺的致癌作用,这可能是糖尿病与胰腺癌发病相关的一种机制。有研究发现,高胰岛素血症既是肥胖又是非胰岛素依赖性糖尿病的特征,可能在胰腺致癌过程中起重要作用。

(四)慢性胰腺炎

由于慢性胰腺炎和胰腺癌患者有遗传史、高龄、男性、吸烟、饮酒、饮食过度者等诸多共同的危险因素,两者的相关性得到认同。尤其是遗传性慢性胰腺炎患者,在年龄达到 70 岁时,发生胰腺癌的累积危险性达到 40%,如果双亲同时存在这种遗传模式,胰腺癌的累积危险性甚至达到近 75%。1993 年对欧、美 6 个国家的 2015 例慢性胰腺炎患者进行了(7.4±6.2)年的随访后报道,共检出胰腺癌 56 例,发病率为 2.7%;随访超过 2 年的患者,胰腺癌发生率稳步上升;慢性胰腺炎发病 10 年及 20 年后,胰腺癌的累计发生率分别为 1.8%(95%CI:1.0%～2.6%)和 4.0%(95%CI:2.0%～5.9%)。2009 年美国一项与同年龄段、性别相匹配的健康对照研究发现,存在慢性胰腺炎病史的调查组人群,其胰腺癌发病风险增加 7.2 倍,其中年龄低于 55 岁患胰腺癌风险较健康对照增加 10 倍;慢性胰腺炎病程为少于 3 年、3～10 年、大于 10 年者患胰腺癌风险分别为 29%、2.6%、1.8%。2017 年一项荟萃分析发现诊断慢性胰腺炎 5 年内的患者发生胰腺癌的风险增加了近 8 倍。并建议在诊断为慢性胰腺炎后的第一年进行密切的随访,以避免忽视胰腺癌。中国抗癌协会胰腺癌专业委员会对我国 2 340 例胰腺癌患者回顾性分析发现,2.3% 的胰腺癌患者有慢性胰腺炎病史。另一项汇总了 9 个病例对照的研究发现,2 034 例胰腺癌患者中有 65 例患慢性胰腺炎,4 039 例对照者中仅有 37 例患慢性胰腺炎。胰腺癌尸体解剖的研究发现其中慢性胰腺炎的发生率更高,但此类研究无法确定两者发生的先后顺序。总之,慢性胰腺炎与胰腺癌的相关性明确,但两者的因果关系仍不确定。从发病机制来讲,两者存在的共同危险因素可能是经过慢性胰腺变形成后才体现其易感因子的致病作用,也可能是这些危险因素通过不同的分子机制诱发了慢性胰腺炎和胰腺癌。

(五)饮食

饮食涉及多种食材,其对胰腺癌的影响各有不同。有证据表明,摄取红色、加工过的或高温烹饪的肉类可能增加患胰腺癌的风险。2016 年英国的一项大型队列研究发现,与普通肉食者相比,低肉食者及素食者胰腺癌病死率降低 30%～45%,而纯素食者降低约 50%。2017 年的一项队列研究发现食用红肉和加工肉可能会增加男性患胰腺癌的风险,但女性却没有。2018 年一项前瞻性研究纳入了 138 266 名男性和女性,分析了他们的肉类消费状况与胰腺癌患病之间的风险关联,得出结论:肉类消费与胰腺癌风险的关系尚不清楚,仍需长期摄入后进一步的研究予以明确。流行病学研究发现,水果和蔬菜的摄入量与胰腺癌的风险呈负相关,日本的一项队列研究发现经常吃大量水果的男性可降低 50% 的胰腺癌发病风险。针对水果和蔬菜对胰腺癌有预防作用的研究进一步发现此类水果或蔬菜含有丰富的黄酮类橙皮苷、芦丁和地奥司明。其中,黄酮类化合物已被证明具有抗肿瘤、抗增殖和促凋亡特性。而含有的类胡萝卜素如 β 胡萝卜素和叶黄素、柠檬苦素类化合物如柠檬苦素、诺米林,均具抗癌特性。而欧美多项前瞻性、在超过 520 000 人的队列研究却发现,多吃水果和蔬菜并不能减少胰腺癌风险。

其他研究发现,在女性中经常吃坚果与胰腺癌的发病风险呈负相关。而不论男女每天饮用 60g 以上的白酒,胰腺癌发病风险增加,且与饮用啤酒或葡萄酒无关。有研究发现,每天饮用超过 3 杯咖啡可增加胰腺癌发病风险 2 倍,且此作用与吸烟无关;而另有多项研究却提出,饮用咖啡并不增加胰腺癌的风险。多项研究显示饮茶和胰腺癌的发病没有因果关联。在中国的一项研究发现,与不经常饮茶的人相比,定期饮用绿茶的女性患胰腺癌的风险减少 32%。总之,食物对胰腺癌发病的具体机制仍不明确,尚没有某种食物与胰腺癌存在明确相关性的报道。

(六)手术史

胃大部分切除、胆囊切除术、阑尾切除术、扁桃体摘除术后与胰腺癌发病的相关性逐渐得到认识。研究发现行胃大部分切除术后的 15～20 年,胰腺癌发病的相对危险度为 2～7。对因消化性溃疡而手术的 34 000 例患者进行的前瞻性研究发现,该人群患胰腺癌的相对危险度达 2.62(95%CI:1.0～6.9)。有报道显示胆囊切除术史的患者,胰腺癌发病的相对危险度为 1～1.5;但也有研究提出胆囊切除术与胰腺癌的发病无关。我国通过比较 493 例病理确诊胰腺癌的阑尾切除术、胃部分切除术、胆囊切除术及扁桃体摘除术后患者与 1 031 例年龄、性别、居住地、经济收入频数匹配的同来源的非肿瘤患者发现,阑尾切除术为胰腺癌发病的独立危险因素，胆囊切除术及胃部分切除术是可疑危险因素，扁桃体摘除对胰腺癌的作用尚无法确定。针对发病机制，有研究者认为胃大部切除和胆囊切除术后，上消化道结构和功能发生改变，十二指肠液和胆汁可能向胰管倒流，致癌物质积累后刺激胰腺导管上皮细胞增生，激活 K-ras 等可能的癌基因，诱发胰腺癌。而扁桃体和阑尾手术，可能与两种淋巴器官切除后，机体抵抗某些致癌物质的功能受到影响有关，但这仍停留在理论阶段，仍需进一步的研究予以证实。

（七）遗传因素

遗传史与胰腺癌发病的相关性越来越得到认同。瑞典和德国的 2 项前瞻性研究发现，有家族史的个人，患胰腺癌的风险明显增加 2~3 倍。进一步分析发现，患胰腺癌的危险分层受家庭成员中患胰腺癌的数量和亲近关系影响，例如有两个一级亲属有胰腺癌病史，其本人终身患病风险为 8%~12%，有 3 个或更多的一级胰腺癌亲属其终身患病风险达40%。另有研究发现，与胰腺癌发病相关的遗传家族性疾病除家族性胰腺癌外，还包括 Peutz-Jeghers 综合征、黑色素瘤综合征、家族性乳腺癌和卵巢癌等，与总人群相比，此类人群患胰腺癌风险增加3.5~132 倍。

（八）感染及其他因素

幽门螺杆菌与胰腺癌发病的相关性受到关注，但仍不明确。1998 年澳大利亚的一项病例对照研究发现，胰腺癌的 H.pylori 感染率为 65%，H.pylori 阳性者与阴性者发生胰腺癌的风险比为 2.1（95%CI：1.1~4.1）；但也有研究报道两者无相关性。2008 年瑞典的一项回顾性病例对照研究，分析比较了随机选取的 87 例胰腺癌患者与 263 例未发病的同性别、年龄健康者，结果并未发现 H.pylori 抗体阳性者发生胰腺癌的更高风险。2016 年美国前瞻性队列研究发现口腔细菌的整体系统组成与胰腺癌发病风险之间并无显著相关性。但按照预选择方法筛选与胰腺癌相关的口腔细菌种类发现，齿周卟啉单胞菌、伴放线菌聚集菌与胰腺癌发病风险增加密切相关。梭杆菌门纤毛菌属与胰腺癌发病风险降低有关。乙型肝炎病毒（HBV）与胰腺癌发病是否相关，国内报道亦有不同结果。美国一项纳入 476 例胰腺癌患者与879 例年龄、性别和种族匹配的健康者进行对照研究发现，抗 -HBc（+）/ 抗 -HBs（+）者胰腺癌风险增加1.8 倍（95%CI：0.9~3.1），抗 -HBc（+）/ 抗 -HBs（-）患胰腺癌风险增加 3.4 倍（95%CI：1.3~9.1）。中国

一项纳入 943 例胰腺癌患者与 1128 例相匹配的对照研究发现，慢性乙型肝炎及 HBsAg 携带者患胰腺癌的风险显著增加（OR=1.60，95%CI：1.15~2.24）。韩国的一项研究发现 201 975 人中诊断胰腺癌 664例，却未发现 HBsAg 阳性与胰腺癌的相关性。此外，其他可能涉及胰腺癌相关因素有生育史、药物、咖啡、便秘等，因此胰腺癌的发病因素仍不清晰，仍需要进一步研究予以明确。

【病理】

（一）导管腺癌及癌前病变

胰腺外分泌肿瘤的主要依据组织分化特征、临床病理特征及生物学行为进行分类。胰腺外分泌肿瘤主要是导管腺癌及其特殊类型，其生长迅速，侵袭性强，预后极差。

1. **胰腺上皮内瘤变** 胰腺上皮内瘤变（pancreatic intraepithelial neoplasia，PanIN）是指胰腺小导管内出现的微小局灶性上皮细胞异型增生的过程，是导管腺癌的癌前病变。PanIN 发生时上皮表现为扁平状或乳头状增生，细胞由立方形转变为柱状，伴有不同程度的黏蛋白产生和异型性。根据上述特点的异型程度分为轻、中、重度 PanIN。

2. **导管腺癌** 胰腺导管腺癌是胰腺癌最常见的类型，占胰腺癌的 80%~90%。此类肿瘤的大体表现为质硬肿块或粗大结节，切面呈灰白或黄白色，边界欠清，少部分还表现为胶冻状、囊状或乳头状，如有出血坏死则质地较软。依据肿瘤细胞的分化程度和排列结构，将其分为高分化、中分化和低分化腺癌。高分化导管腺癌的病理特征是细胞异型性小，有较明显的间质纤维增生，腺管结构相对少、不完整，腺体排列杂乱。如果紧邻小血管的地方发现腺体结构即使异型性小，也要怀疑高分化腺癌。中分化的导管腺癌组织呈大小不规则的腺管状、筛状或实性片状排列，细胞的异型性较高分化导管腺癌更明显。低分化导管腺癌的癌细胞异型性大、核极向消失、核仁显著，核分裂象增多；其排列呈实体的条索状或巢状，仅见少许不规则腺腔样结构。

3. **腺鳞癌** 腺鳞癌由不同比例的腺癌和鳞癌成分混合，且鳞癌成分超过 30%。形成的原因是部分导管腺癌发生局灶的鳞状上皮化生所致。

4. **胶样癌（黏液性非囊性癌）** 临床较少见，肿瘤大体上呈半透明胶冻状；组织切片中肿瘤细胞成团状或散在分布，顶端充满黏液呈多角形至高柱状，细胞外黏液丰富，故细胞悬浮于大片"黏液湖"内或边缘，也可呈单个散在的"印戒"样。

5. 肝样腺癌　肝样腺癌可以单独出现，也可与导管腺癌或腺泡细胞癌伴随出现，另有部分是神经内分泌肿瘤局部向肝细胞分化所致。组织切片中肿瘤细胞大，胞质被显示丰富红染，细胞核大，核仁大而明显，且表达 AFP、Nepal-1 等肝细胞标记。细胞以梁索状或巢状分布，其间以血窦间隔。

6. 髓样癌　在胰腺癌中非常少见，肿瘤大体呈结节状或实性片状生长。肿瘤细胞分化差，异型明显，间质少，可与导管腺癌的间质明显增生相鉴别。细胞间有丰富的淋巴浆细胞浸润。

7. 印戒细胞癌　胰腺癌中较罕见的类型，恶性程度高。组织切片中肿瘤细胞呈圆形，胞质丰富、充满黏液，细胞核被挤压于胞质一侧呈"印戒"样。细胞弥散分布，或呈条索状、链状浸润间质，无腺管形成。临床应鉴别胃印戒细胞癌侵犯胰腺。

8. 其他　未分化癌又称为多形性癌、肉瘤样癌或间变性癌，胰腺原发少见，肿瘤由多形性大细胞、巨细胞和（或）梭形细胞构成，形态像肉瘤。应注意与无色素性恶性黑色素瘤、横纹肌肉瘤、脂肪肉瘤、恶性纤维组织细胞瘤等相鉴别。伴有破骨细胞样巨细胞的未分化癌是腺导管腺癌的特殊亚型，组织学特点为多形性的癌细胞弥漫浸润，伴有破骨细胞样巨细胞反应，免疫组化显示巨细胞 CD68 阳性，上皮标记阴性。

（二）腺泡细胞肿瘤

1. 腺泡细胞囊腺瘤　多为良性，是向腺泡细胞分化的胰腺囊性病变，大体上呈多房囊性外观。囊肿内衬的上皮细胞胞质呈嗜酸性颗粒状，表达胰酶，细胞无异型性和增殖活性，呈现腺泡细胞特征，单层或小簇状排列。

2. 腺泡细胞癌　临床较少见，肿块多位于胰头，大体表现为体积大、边界清楚、分叶状，切面质软、鲜黄或粉红色，可伴出血、坏死。肿瘤实质丰富，间质少。组织切片中肿瘤细胞呈形态单一、大小一致的圆形，胞质丰富，嗜伊红颗粒状。细胞核大小一致，异型性小，局部拥挤或重叠，核染色质较空，核仁明显。细胞成实性巢团状、梁状或腺泡状排列。腺泡细胞癌出现明显囊性病变时称为腺泡细胞囊腺癌，预后与经典的腺泡细胞癌没有差别。

（三）浆液性囊性肿瘤

1. 浆液性囊腺瘤　浆液性囊腺瘤（serous cystadenoma，SCN）是较少见的胰腺良性囊性肿瘤，占所有外分泌胰腺肿瘤的 2%。大体病理表现为边界清楚的多房囊性肿块，切面大小不等的囊腔组成的海绵状或蜂窝状结构，由宽窄不等的纤维间隔，较典型表现为中央星状痕，常伴有钙化，囊内的浆液呈清亮水样。组织切片中浆液性囊腺瘤细胞界限清楚，胞质富含糖原，粉红色或透亮，细胞核大小一致、呈小圆形，均匀深染。

2. 浆液性囊腺癌　浆液性囊腺癌非常少见，可有侵袭进入周围器官，甚至转移至远隔器官，但肿瘤生长缓慢，预后较好。组织切片中肿瘤细胞形态无明显多形性。

（四）导管内乳头状黏液性肿瘤

导管内乳头状黏液性肿瘤（intraductal papillary mucinous neoplasm，IPMN）直接起源于主胰管或分支导管的导管上皮，分为主胰管型、分支胰管型、混合型 3 类。组织切片中可见扩张的导管，内衬典型的乳头状黏液性上皮，分为胃型、肠型、胰胆管型和嗜酸细胞型。胃型上皮细胞与胃小凹上皮相似，多位于分支导管，低至中度异型性。肠型上皮细胞与肠道的绒毛状腺瘤形态相似，多位于主导管，中至高度异型性。胰胆管型上皮少见，多位于主导管，细胞呈立方形或矮柱状，形成细分支乳头状结构，细胞质较少，细胞核居中，高度异型。嗜酸细胞型上皮细胞常具有复杂的树状分支结构，乳头结构内间质纤细，被覆 2~5 层立方或柱状上皮细胞，高度异型，胞质内见大量嗜酸性颗粒。

（五）黏液性囊性肿瘤

黏液性囊性肿瘤（mutinous cystic neoplasm，MCN）占胰腺原发肿瘤的 10%，多发作于胰体尾部，通常与胰腺导管系统无关。肿瘤大体呈粗大分叶状或小结节状，有完整包膜；切面呈多房囊性或蜂窝状，囊壁厚、光滑，可为单层高柱状、立方形或扁平上皮；部分间乳头状上皮突入囊腔，多呈高柱状，假复层排列。囊内充满胶冻样黏液。卵巢样间质是区分 MCN 和 IPMN 的关键。

（六）实性假乳头状肿瘤

实性假乳头状肿瘤较少见。肿瘤个体多数较大，长径约 10cm，边界清楚，分叶。体积较小的肿瘤多呈实性，较大者更多表现为囊性或囊实性，常见坏死及出血。组织切片中肿瘤的实性区由小而一致的圆形细胞以片状、条索状或梁状排列，伴有不同程度的硬化间质。肿瘤细胞的胞质呈嗜酸性或空泡状，有的可见嗜酸性透明小体，PAS 染色阳性。细胞核呈圆形或卵圆形，可见锯齿状核或核沟，核分裂少，血管丰富，管壁可透明变性。少数病例存在恶性侵袭性表现，此类肿瘤细胞形态不规则，出现核分裂象及胞核异型性,或有肿瘤细胞突破包膜、浸润周围血管、神经、组织等。

(七)胰母细胞瘤

胰母细胞瘤是罕见的胰腺恶性肿瘤,多发作于胰头或胰体部,通常体积较大,界限清楚,部分肿瘤有包膜。切面黄白色,可有出血、坏死或囊性变。肿瘤组织由上皮和间叶成分混合构成。肿瘤细胞排列成实体片状、巢状、腺泡状或管状,其间由致密的纤维间质分隔。肿瘤细胞立方形或多角形,胞质量中等,含 PAS 阳性颗粒;核卵圆形,轻至中度异型,可见核仁。肿瘤常见核分裂,可与实性假乳头状肿瘤相鉴别。肿瘤细胞间常可见到化生的鳞状细胞巢,可较明确的与其他任何胰腺实性肿瘤相鉴别。

(八)混合性肿瘤

此类肿瘤由导管腺癌、腺泡细胞癌或神经内分泌癌混合构成,且组织学诊断需每种成分的比例超过 30%。根据混合的成分命名为:混合性腺泡 - 导管癌,混合性腺泡 - 神经内分泌癌、混合性腺泡 - 神经内分泌 - 导管癌、混合性导管 - 神经内分泌癌等。

(九)神经内分泌肿瘤

详见第九篇第六章第四节。

【临床表现】

由于胰腺位于腹膜后的解剖学特点,使胰腺癌的临床表现缺乏特异性,主要因病变的严重程度及病变范围而不同,导致患者就诊时多已处于临床晚期。因此,临床中仍需注意与胰腺癌相关的临床症状及体征。

(一)临床症状

胰腺癌发病早期可无任何临床症状,或表现多种非特异性表现,如食欲缺乏、体重逐渐减轻等,通常不被患者重视。如到医院就诊,此类症状与胃肠、肝胆疾病较易混淆,临床医师可能忽视胰腺癌的可能。胰腺癌出现临床表现,与肿瘤的发病部位、病程早晚、有无转移及邻近器官受累的情况有关。因此,对可疑的首发症状,临床医师应予以足够关注。现有研究将以下几点列为临床高度重视的胰腺癌相关的临床表现:①年龄超过 40 岁,有长期大量吸烟史、梗阻性黄疸;②不能解释的近期出现的体重减轻,体重下降大于原体重的 10%;③无法解释的上腹部或腰背部疼痛;④不能解释的消化不良;⑤突然出现的高血糖或糖尿病,且缺乏糖尿病家族史、肥胖等易感因素;⑥反复发作"特发性"胰腺炎;⑦不能解释的脂肪泻等。具体的临床症状:

1. 腹痛 约 50% 以上的胰腺癌患者以腹痛为就诊主诉。因胰腺癌发病部位和引起疼痛机制不同,其腹痛可呈多种表现。由于胰腺血管及神经非常丰富,并与腹膜后神经丛相邻,当胰腺癌病变扩展、转移侵及腹膜时,胰头癌可引起右上腹痛,胰体尾癌偏左侧腹痛,部分可涉及全腹。典型胰腺癌的腹痛在患者呈仰卧时明显,以夜间较明显,常迫使患者以端坐位或向前弯腰、屈膝体位减轻疼痛,多因癌肿浸润或压迫腹腔神经丛所致。胰腺癌还可导致胰腺肿大,压迫胰管,进而造成胰管梗阻、扭曲、扩张及压力增高,出现上腹部持续性或间歇性疼痛。如并发胰腺炎,还可引起内脏神经痛。早期胰头癌伴有胰管阻塞者,如饮酒或进食油腻食物可促进胆汁和胰液分泌,短时间内增加了胆道、胰管压力,刺激神经冲动并经内脏神经传入交感神经,常表现为中上腹部较广泛、不易定位、性质较模糊的饱胀不适和隐痛或钝痛,且进行性加重,甚至难以忍受。胰腺癌进展期腰背痛可明显加剧,或限于双季肋部束带状,多因胰腺癌沿神经鞘向腹膜后神经丛转移。

2. 黄疸 黄疸是胰腺癌尤其是胰头癌的重要临床症状,且多出现在病程晚期。因胰腺癌肿侵犯或压迫胆总管下段,患者多表现为梗阻性黄疸,伴有尿黄、陶土样大便、皮肤瘙痒等表现。黄疸多呈进行性加重,可能有检查数值的轻微波动,但不可能消退。分析波动的原因,如病程处在早期,与壶腹周围的炎症消退有关;在病程晚期,则可能与侵入胆总管下端的癌瘤溃烂所致。胰体尾癌较少出现黄疸,多因波及胰头所致。部分患者出现黄疸则是癌肿肝脏转移引起。

3. 体重减轻 相较于其他消化道肿瘤,胰腺癌发生的体重减轻最为明显。发病短期内可使体重减轻 15kg 以上,表现为明显的消瘦,并伴有周身乏力等症状。部分患者为进行性消瘦为首发症状就诊。体重下降可因患者食欲缺乏,或虽有食欲但进食后出现上腹不适或诱发腹痛而不敢进食有关。此外,胰腺癌伴发胰腺外分泌功能不良或胰管梗阻胰液流出不畅,影响食物的消化及吸收有关。

4. 其他症状 约 14% 的患者在就诊中是以急性胰腺炎的临床表现为首发症状,多大于 40 岁以上的患者。如胰腺癌导致胰岛组织破坏,出现内分泌功能受损,可引起突然性的高血糖、糖尿病或原有糖尿病无明显诱因的加重。极少数患者还可出现游走性血栓性静脉炎,可能与胰腺癌分泌某些促凝物质有关。此外,临床有因脂膜炎、黑棘皮病、湿疹性皮炎、低血糖、眼眶部转移性肿瘤、脑血管意外等症状就诊的患者，故临床医师遇到类似情况应充分重视胰腺癌的发病可能，选择及时的辅助检查措施予以鉴别。

（二）体征

胰头癌在病程晚期可在体表触及肿块，性质多为不规则的结节状，质地坚硬，活动度差，并伴有压痛。如癌肿压迫或侵犯引起肝外胆道梗阻时，体检可发现皮肤、巩膜黄染，常因瘙痒出现皮肤抓痕，可触及肿大的胆囊，但无压痛，称为 Courvoisier 征。如胰腺癌出现肝脏转移时，可扪及肝表面不平或肿块。如有腹膜转移、门静脉血栓形成常导致腹腔积液形成，导致腹部膨隆，移动性浊音阳性等体征。如胰腺癌包绕、压迫腹主动脉或降主动脉时，腹部听诊可闻及吹风样血管杂音。

【辅助检查】

胰腺癌的辅助检查方法包括一般实验室检查、肿瘤标志物检查、影像学检查及内镜检查等。

（一）一般实验室检查

1. **常规检查** 血常规检查通常无异常，但中、晚期患者可出现血红细胞、血红蛋白及血小板减少，在合并感染时可见白细胞升高。可出现红细胞沉降率升高。胰腺癌患者因肿瘤可破坏胰岛细胞，出现高血糖或糖耐量异常，对胰腺癌的诊断具有一定的参考价值。在胰腺癌晚期可出现丙氨酸氨基转移酶和门冬氨酸氨基转移酶升高；γ- 谷氨酰转肽酶及碱性磷酸酶排泄受阻，可出现增高；由于肝脏蛋白合成功能下降，导致血清总蛋白、白蛋白和前白蛋白降低。在发生胆道梗阻时，可出现血清总胆红素升高，且以结合胆红素为主，总胆汁酸亦有明显升高。

在胰腺癌患者早期可出现尿比重的改变，晚期可导致尿比重进一步增加。伴有胆道梗阻时，尿胆红素则由弱阳性变为强阳性。在胰岛受累时，尿糖出现阳性。粪便常规无明显异常。中晚期患者可出现隐血阳性。合并胆道梗阻及胰腺外分泌功能不足时，粪便颜色可变浅，甚至呈白陶土样及脂肪泻。

2. **酶学检查**

（1）淀粉酶：在胰腺癌早期，血和尿淀粉酶可升高，而当胰腺癌进展到中、晚期，血或尿淀粉酶可降至正常。

（2）脂肪酶：在部分胰腺癌患者合并胰管梗阻时，血清脂肪酶可出现升高，而后期胰腺组织大量破坏时则降低。

（3）胰弹力蛋白酶：在胰腺癌患者血清中，人胰弹力蛋白酶（human pancreatic elastase，HPE）水平可有不同程度的升高。在胰腺癌发生广泛浸润后，HPE 水平下降。HPE 对胰头癌诊断的敏感性较胰腺其他部位癌肿为高，这可能与胰头部位血管丰富有关。

（4）胰蛋白酶 - 肌酐清除率比值：研究发现胰腺癌患者血清胰蛋白酶 - 肌酐清除率比值（trypsin-creatinine clearance ratio，Ctr/Ccr）可增加，这可能与肿瘤阻塞胰管，导致亚临床胰腺炎有关。Ctr/Ccr 的检测有可能成为临床诊断胰腺癌的方法之一。

（5）其他酶学检查：胰型核糖核酸酶及脱氧核糖核酸酶 -1、α1- 抗胰蛋白酶、胰型 γ- 谷氨酰转肽酶、组织蛋白酶 L、半乳糖基转移酶Ⅱ、尿激酶纤维蛋白原激活剂及其受体、胰分泌性胰蛋白酶抑制物、环氧合酶 -2（cyclooxygenase-2，COX-2）及骨桥蛋白等在胰腺癌患者的血清中具有不同程度的表达。目前，其在临床中的应用甚少，缺乏客观评价的证据。

（二）胰腺外分泌功能检查

胰腺外分泌功能的测定，可评估胰腺分泌功能，但不确定判断受损原因。直接测定法有助于发现轻度的胰腺分泌功能障碍，而间接测定法适用于胰腺功能严重受损者。当今，由于试剂、操作较复杂及对胰腺炎症和胰腺癌的鉴别缺乏特异性等原因，临床基本不用于胰腺癌诊断。

1. **直接测定法** 应用直接测定法监测胰腺的外分泌功能，其结果分析与胰腺的受损程度无关。胰泌素 - 促胰酶素试验和 Lundh 标准餐等试验。

2. **间接测定法** 粪糜蛋白酶测定在粪内的活性约占胰腺分泌酶的 5%，可作为慢性胰腺炎筛查和疗效观察指标，该法简单易行。BT-PABA 可反映胰腺外分泌功能，其检出率较糜蛋白酶法高。粪便脂肪含量检测、呼气试验及粪便弹力酶 -1（CFA-1）测定可反映胰腺外分泌功能。

（三）胰腺癌的肿瘤标志物检查

肿瘤标志物是指可以在肿瘤患者的组织、体液和排泄物中检出的肿瘤相关物质，它能够反映肿瘤演变过程以及肿瘤相关基因的激活或失活程度。特异性高的肿瘤标志物是早期诊断的理想工具，同时对监测肿瘤是否发生转移、是否复发，判断临床疗效以及随访观察有较高的意义。现有的肿瘤标志物对胰腺癌的诊断，尤其早期诊断缺乏敏感性及特异性，是目前急需解决的问题。

1. **肿瘤相关抗原** 肿瘤相关抗原在肿瘤细胞和正常细胞中均存在，仅在肿瘤过度增殖时表达量有较为明显的变化。与胰腺癌诊断相关的血清肿瘤标志物有 10 余种，主要包括糖类抗原 CA19-9、CA24-2、CA50、CA12-5 和 CEA 等。

CA19-9 升高常见于胰腺癌患者，但在大肠癌、胆管癌、胃癌、壶腹癌及肝癌等也可不同程度的升高。CA19-9 对胰腺癌诊断的敏感性为 69%～93%，特异性为 44%～99%。除上述消化道肿瘤外，一些良性疾病也可引起 CA19-9 的增高：如胰腺炎、良性梗阻性黄疸等。

CA24-2 对胰腺癌诊断的特异性较高（约为 92.2%），不易受肝实质损害及胆汁淤积的影响，但其敏感性（约为 85.7%）低于 CA19-9。此外，CA24-2 水平与肿瘤 TNM 分期呈正相关，与患者生存期呈负相关。

CA50 为血型相关性抗原，在多种消化系统恶性疾病中表达增多，是一种广谱的肿瘤标志物；在一些消化系统良性疾病中也可升高。CA50 对胰腺癌诊断的敏感性为 69%～95%，特异性为 56%～90%。

CA12-5 对胰腺癌的诊断的敏感性不高（约为 73%），故不适用于单独诊断胰腺癌，多与 CA19-9、CA24-2 等联合使用，提高诊断敏感性及特异性。

CEA 在结肠、胃和胰腺等多种肿瘤组织中均有表达。CEA 对胰腺癌的诊断特异性 50%～80% 和敏感性为 30%～50%。对于进展期的胰腺癌，CEA 与其他肿瘤标志物如 CA19-9、CA24-2 等结合使用，可提高诊断阳性率。由于 CEA 有较高的假阴性及假阳性率，不适用于无症状人群的筛查。

POA 诊断早期胰腺癌敏感性差，进展期胰腺癌敏感性在 70% 左右。

DU-PAN-2 在胎儿多种组织中有表达，DU-PAN-2 诊断胰腺癌的敏感性约为 72%～82%，胰腺癌癌性腹水中可见 DU-PAN-2 明显升高。DU-PAN-2 的表达与 Lewis 血型无关，故对于 CA19-9 和 CEA 阴性的胰腺癌，DU-PAN-2 有较好的诊断价值。

前列腺干细胞抗原（PSCA）在胰腺其他恶性肿瘤中以及胰腺良性肿瘤中也可见升高，但升高不明显。

恶性肿瘤相关因子（TSGF）是近年来发现的一种新型恶性肿瘤抗原标志物，TSGF 诊断胰腺癌的敏感度（91.6%）和特异度（93.5%）。

胰腺炎相关蛋白（PAP）CAM17 和 KOC 是一类新型肿瘤标志物，有相关的基础研究，临床应用价值有待验证。

目前针对胰腺癌的血清学标志物尚缺少特异性的指标，联合检测血清中多种标志物可提高胰腺癌的检出率，并可指导临床治疗。

2. 相关基因蛋白的表达　胰腺从正常组织转化为肿瘤组织的过程中涉及多种基因的变化，包括致癌基因、抑癌基因以及转移相关基因等。

（1）胰腺癌相关的致癌基因：有 K-ras 基因、HER-2/neu/C-erbB 基因、端粒酶基因等。Ras 基因是最常见的活化癌基因，高达 70%～90% 的胰腺癌具有 K-ras 基因第 12 位密码子的点突变，且可能是胰腺癌发生的早期事件。

HER-2/neu 基因与 V-erbB 具有高度同源性，其在胰腺导管腺癌中的 Her-2/neu 阳性表达率高达 73.3%，过表达率为 43.3%；而在胰腺良性病变中其阳性率仅为 30%，过表达率为零，这说明 Her-2/neu 基因的过表达与胰腺癌的发生关系密切。

近年的一些研究指出约有 90% 的恶性肿瘤细胞端粒酶呈活化状态。端粒酶活性表达与胰腺癌组织的大小、淋巴结转移、临床及病理分期、分化程度等相关。

（2）胰腺癌相关的抑癌基因：有 p53 基因、p16 基因、DPC4、DCC、PTEN 等。P53 基因有正常和突变两种类型。其在胰腺癌患者中的总体突变率为 60% 左右。研究提示检测胰液和粪便中 p53 基因突变有益于早期发现胰腺癌。

DPC4 基因在胰腺癌中的改变主要是纯合性缺失和突变。总体发生率约为 50%，而在其他肿瘤中总体发生率通常低于 10%。因此认为 DPC4 基因的缺失也是判断胰腺癌预后的一个指标。

PTEN 基因具有负性调节细胞的黏附，抑制肿瘤细胞的浸润和转移。PTEN 蛋白表达的高低与胰腺癌肿瘤 TNM 分期相关。

（3）胰腺癌转移相关基因：与胰腺癌转移相关的基因包括 KAI1 基因、金属基质蛋白酶、钙粘连蛋白、CD44、血管内皮生长因子等。

KAI1 基因在非转移原发胰腺癌中具有中度、高度表达。与原发胰腺癌相比，其相应的淋巴结转移及肝转移癌中 KAI1 mRNA 表达水平均显著降低。郭晓钟等进一步将 pCMV-KAI1 重组质粒转染至人高转移性胰腺癌细胞株 MiaPaCaⅡ中，结果发现转染后胰腺癌细胞穿透基底膜的数量较转染前明显减少，细胞运动能力也明显减弱。其降解基质膜和细胞外基质的能力和侵袭转移能力均有所下降。由此认为，KAI1 基因在控制胰腺癌细胞转移的过程中可能是通过抑制癌细胞的侵袭及运动功能来实现的。基质金属蛋白酶（MMP）是一类与肿瘤关系十分密切的蛋白水解酶。研究发现，胰腺癌中的阳性率为91.6%，慢性胰腺炎中阳性率仅为18.2%，而正常胰腺组织则检测不到MMP-2活性。血管内皮生长因子（VEGF）在64%的胰腺癌组织中可以检测到VEGF蛋白的强阳性表达。CD44在恶性肿瘤的浸润与转移过程中也发挥着重要作用。研究发现，钙黏蛋白（cadherin）在40%的原发性胰腺癌和55%的转移性胰腺癌中存在E-cadherin的表达，并且转移性胰腺癌中E-cadherin的表达与神经浸润和组织类型相关。这些基因有可能作为胰腺癌转移及预后不良的生物学标志之一。

恶性肿瘤的发生是多阶段、多步骤、多基因突变的连续性累积过程，因此为克服单项分子生物学指标检测存在的敏感性、特异性的不足，常需要联合检测多种基因。当然，上述相关基因的临床应用尚需进一步大量的研究观察和证实。

（四）影像学检查

胰腺癌的影像学检查，目前主要包括X线、超声、CT、MRI、PET/CT等。通过影像学对胰腺癌的实质、形态、大小、周围组织及淋巴结的转移情况进行分析，对准确诊断胰腺癌和治疗，以及对术后的预后判断均提供了良好的手段。

1. 胰腺癌的胃肠道钡剂检查

（1）梗阻：若胰头部出现肿瘤压迫或浸润十二指肠壁导致黄疸时显示上段梗阻。

（2）胃外压性改变：胰头癌肿大可对胃窦部大弯侧形成压迫性改变征象，胰体癌主要从后方对胃体后壁形成压迫性改变，胰尾癌可对胃底后壁小弯侧形成压迫性改变或直接侵犯上述相应部分导致形成外压性充盈缺损。

（3）胃底静脉曲张：胰体尾癌会造成脾静脉栓塞，可形成胃短静脉为中心的主要侧支循环，最终形成胃底静脉曲张。当排除肝硬化的诊断时，应考虑胰腺癌的可能。

（4）十二指肠：当发现十二指肠内侧缘呈"双边征"及壁僵硬征象、十二指肠内侧缘呈倒"3"征、十二指肠扩大、肿瘤浸润部分的边缘皱襞呈锯齿状充盈缺损及溃疡时，通常提示胰腺占位的存在。并与其他胰腺及胰周疾病如胰腺炎，胰腺囊肿，胰腺周围淋巴结肿大，后腹膜肿物等相鉴别。

（5）小肠和结肠：胰腺癌对小肠及结肠引起的改变是由于十二指肠空肠曲位于胰体部后下方；当胰体癌时可直接浸润压迫，甚至导致梗阻，引起胃十二指肠扩张。另外，胰腺因通过横结肠系膜与横结肠邻接，肿瘤可能会直接浸润横结肠；引起一侧性压迫性改变，正常黏膜结构消失，边缘呈棘状，对侧呈继发性囊状膨出。

（6）腹膜种植：胰腺癌晚期可产生癌性腹膜炎。在腹腔积液易潴留的部位可出现癌细胞的种植转移。做结肠造影见直肠前壁、乙状结肠上部、回肠末端等可出现压迹及棘状边缘变化。

2. 超声检查　胰腺癌超声检查直接征象主要以低回声型常见，但还有部分超声检查呈高回声型和混合回声型，少数超声检查为等回声型及无回声型。间接征象的许多声像图表现为胆囊增大、肝内胆管及胆总管增宽，系胰头癌压迫胆总管会导致梗阻以上部位的胆管扩张所致。有些胰头癌表现的是高位梗阻，胆总管不宽、胆囊亦不大，这可能是因为肝门部转移的淋巴结肿大压迫所致。胰管也可因肿瘤部位的不同出现迂曲、中断、移位扭曲等。胰腺癌肝脏转移时表现为肝内多发的小低回声或等回声，有时呈"牛眼征"。伴有淋巴结转移时可在胰腺周围、腹主动脉、下腔静脉、腹腔动脉、肠系膜上动脉和静脉周围显示椭圆形或扁圆形的淋巴结低回声，较大时可相互融合，边界清晰，内部回声较低且均匀，肝门部的淋巴结甚至也可显示肿大。胰腺癌合并腹水者可在下腹部腹腔内显示液性暗区。胰腺癌本身血流不是很丰富，当彩色多普勒超声检查时，肿块内部可显示无或仅见少许彩色的血流。

3. CT检查　胰腺癌CT检查时表现为胰腺局部体积或全部体积增大，但也可仅表现为胰腺头、体、尾比例失调，见局部隆起及胰腺周围脂肪界限中断。CT平扫可见病灶处呈现等密度或稍低密度，与正常胰腺组织界限相较欠清晰。胰腺癌的血供较差，增强CT扫描明显低于周边正常胰腺组织的低强化区，同时可见胰腺周围血管（肠系膜动静脉、腹腔动脉、门静脉）挤压和移位。胰腺癌几乎无钙化表现，若是发现钙化灶，则有可能是在原慢性胰腺炎疾病基础上合并了胰腺癌。

胰腺癌CT诊断的间接征象主要为胆道低位梗阻，癌肿对周边组织进行挤压、侵袭，并导致出现胰腺周围脏器及淋巴结转移等相关表现。典型的"双管征"是由扩张的胆总管和主胰管形成的。胰腺癌肿对周边组织的挤压、侵犯主要表现为邻近组织、器官（主要包括十二指肠降段及水平段、胃体、脾脏及结肠脾曲等）的移位，与周围组织、器官分界不清，而邻近脏器可见软组织密度结节或团块影。胰腺钩突癌表现为胰腺钩突部由正常的三角形变为球形，并可挤压周边血管，并不引起明显的胆总管梗阻征象。弥漫性胰腺癌，主要表现为胰腺原有的羽毛状结构消失，胰腺组织被软组织密度取代，而无明显强化。血行转移和淋巴转移是胰腺癌的主要转移方式。血行转移最常见的器官是肝脏，增强扫描可清晰显示典型的"牛眼征"。淋巴转移最常见的转移部位分别是肝门部、腹腔及腹膜后淋巴结。增强扫描可见多发的团块状软组织密度灶，有时可互相融合。腹水也可由 CT 显现出来。

4. 胰腺癌的 MRI 影像诊断 MRI 影像诊断胰腺癌与 CT 影像诊断胰腺癌的主要是依据是癌肿引起的占位效应，所导致的胰腺形态学改变。影像可表现为胰腺各部比例失调，也可见局部不相称的肿大。肿块形态一般表现为不规则，边缘清楚或模糊。在胰腺癌的诊断中，T_1 和 T_2 加权所观察的侧重点是不同的。胰腺和胰腺周围脂肪层能由 T_1 加权图像清晰地显示出来，因此 T_1 加权图像可明确胰腺癌的脂肪浸润、出血以及淋巴结肿大等主要征象。T_2 加权图像对呈现胰腺内或胰腺周围的积液和胰腺肿瘤以及钙化是非常有益的。由于胰腺癌的血供少，肿块信号往往不均匀，增强扫描后无明显强化。脾静脉和门静脉受累导致闭塞常常伴有侧支循环的形成，表现为在脾门和胃底附近增粗扭曲的条状或团状无信号血管影。

应用 PET/CT 诊断胰腺癌是结合了 PET 与 CT 优势，集前者的功能显像和后者的解剖显像于一身，这不仅能够准确显示肿瘤病灶的范围、大小及与毗邻器官和组织间的关系，尚能够鉴别肿瘤的性质，提供肿瘤分子生物学活性信息，并且有助于指导临床是否进行手术治疗以及使用何种术式。目前，18F-FDG 是 PET/CT 最常用的显像剂。PET/CT 检查范围广泛，遗漏的病灶较少，它不仅能筛查出早期肿瘤组织原发病灶，而且有助于对肿瘤组织进行 TNM 分期，因此，对那些形态学检查阴性，但血浆肿瘤标志物升高的患者更具有重要的意义。

（五）胰腺癌的内镜检查

1. 内镜下逆行胰胆管造影 内镜下逆行胰胆管造影（encoscopic retrograde cholangio-pancreatography，ERCP）是利用十二指肠镜寻找到十二指肠乳头开口，将造影导管或乳头切开刀插入胰、胆管内，向胰管或胆管内注入适量的造影剂使得胰管或胆管显影。ERCP 主要通过胰管及胆总管的解剖形态学变化对胰腺癌做出诊断，对胆管末端和胰管阻塞或有异常改变者有较大的诊断价值。另外，胰腺癌还具有一些特有的 ERCP 征象，如"双管征""软藤征"，

这些征象对胰腺癌诊断有着相对特异性的价值。因绝大多数胰腺癌均起源于胰管上皮，所以在内镜下行胰管刷检细胞学检查在胰腺癌的诊断中具有较高的地位。刷检获得的标本即可用于传统的细胞学检查，也可用于癌基因突变的检测。ERCP 对早期胰腺癌的诊断价值有限，且由于其侵袭性和相关并发症，诊断性 ERCP 逐渐被侵袭性更小和更敏感的技术所取代，磁共振胰胆管成像（magnetic resonance cholangiopancreatography，MRCP）以其无创、不应用造影剂等优点，在很大程度上取代了 ERCP。

2. 超声内镜 超声内镜（endoscopic ultrasonography，EUS）近年来已逐渐成为诊断胰腺相关疾病的重要检查技术，大多数将 EUS 作为体表超声、CT 和 ERCP 等检查途径的补充与完善。目前已有多种类型的超声内镜应用于临床。与 CT 扫描技术相比，对长径小于 3cm 的胰腺癌的诊断，EUS 的敏感性更佳，平均诊断率达 97%。EUS 操作较为困难，其成功率依赖于操作者的经验。

随着纵轴超声内镜的问世，超声内镜对胰腺癌的诊断不仅只局限于超声图像的评估。由于纵轴超声内镜的图像与镜身纵轴平行，使得对病变进行 FNA 更安全、可靠，如同时具备彩色多普勒功能，可以更好地避开血管进行穿刺活检。在胰腺癌病例，当胰液细胞学和刷检细胞学证据不足时，可考虑 EUS-FNA。在鉴别慢性胰腺炎与胰腺癌时，也推荐应用 EUS-FNA。EUS-FNA 对胰腺癌诊断的敏感性、特异性、准确率分别为 92.6%、88.6% 及 91.8%，而并发症发生率不到 2%。另外，EUS-FNA 也存在着并发症的危险。

3. 胰管内超声 胰管内超声（intraductal endoscopic ultrasonography，IDUS）采用的是高频率扫描，探头接近病灶，能较为清晰显示胰管腔内、管壁及其三维图像，可显著提高胰腺癌的早期诊断率，对于小胰腺癌的诊断也具有重要意义，并有助于一些少见、复杂胰腺疾病的诊断。IDUS 操作难度大，探头昂贵，且较易损坏，临床推广受到一定的限制。

4. 胰管镜 胰管镜是通过导管经十二指肠乳头进入主胰管内。Takekoshi 等于 1974 年首先在临床上应用，其主要功能是在胰管镜下获取胰液或用特殊的细胞刷行脱落细胞学检查，分为细、超细胰管镜两种。细胰管镜（直径 3.3～4.5mm）可行组织活检，但须行乳头肌切开术（EST）才能进入主胰管。超细胰管镜（直径 0.75～0.8mm）则无需行 EST，但不能行组织活检。胰管镜可明显提高临床医师对胰管

内的微小病变的发现，尤其对胰腺癌与慢性胰腺炎的鉴别诊断具有重要意义。胰管镜能在胰管病变部位获取胰液，尤其有助于早期胰腺癌的诊断。胰管镜检查要求两位内镜医师、耗时较长、价格昂贵、影像质量不高、并发症的危险性高。

5. 腹腔镜 腹腔镜探查可以发现胰腺癌在腹膜、肠系膜、肝表面等处的微小转移灶，并可进行病理组织学检查。在评估胰腺癌侵犯门静脉、肠系膜血管方面，腹腔镜检查的敏感性、特异性和准确性均显著高于 CT 检查。

【诊断与鉴别诊断】

胰腺癌的早期诊断困难。当患者出现明显的食欲缺乏、消瘦、进行性无痛性黄疸及发现腹部包块时，一般属晚期。对于 40 岁以上出现无诱因消瘦、乏力、上腹不适或腹痛、不能解释的糖尿病或糖尿病突然加重、腰背部酸痛、多发性深静脉炎或游走性静脉炎、有胰腺癌家族史及慢性胰腺炎等应视为胰腺癌的高危人群，需警惕胰腺癌的可能性。由于胰腺癌临床表现缺乏特异性等特点，在临床诊治过程中，应注意与以下疾病相鉴别。

（一）急性胰腺炎

急性胰腺炎多有暴饮暴食、胆石症、饮酒史，病情发作急骤。腹痛是急性胰腺炎的主要症状，以上腹痛多见，向背部放散，急性发作，呈持续性，可伴有恶心、呕吐。另一常见症状是发热，多因急性炎症、坏死胰腺组织继发感染或继发真菌感染所致。此外，急性胰腺炎可合并全身多脏器功能不全，或多脏器功能衰竭。部分胰腺炎是以胰腺癌为病因，临床易忽视，需予以鉴别。

（二）慢性胰腺炎

慢性胰腺炎患者常有胰腺肿块、黄疸等临床表现，与胰腺癌鉴别诊断困难。应注意患者有否长期大量饮酒及遗传胰腺疾病等病史。临床典型病例的五联症包括：上腹痛、胰腺钙化、胰腺假性囊肿、糖尿病和脂肪泻。慢性胰腺炎可出现胰腺外分泌功能下降，早期仅有食欲减退、腹胀等症状，其后随着脂肪酶分泌减少至 10% 以下时出现脂肪泻。后期患者逐渐消瘦、营养不良。慢性胰腺炎还可出现胰腺内分泌功能不全，初期可检测到糖耐量异常，逐渐加重呈现糖尿病症状。慢性胰腺炎导致胰头部肿胀或假性囊肿压迫胆总管，则可出现黄疸。

慢性胰腺炎急性发作时局部 18F-FDG 摄取增高，在 PET/CT 中亦有显影，需根据病史予以判断。通过氨基酸代谢显像剂等其他显像剂增加慢性胰腺炎与胰腺癌鉴别诊断敏感性的方法。弹性成像是一种检测组织硬度的方法，利用超声内镜辅助弹性成像的方法，检测慢性胰腺炎多呈一致性改变，而胰腺癌则呈不一致改变，有助于两者的鉴别。

（三）自身免疫性胰腺炎

自身免疫性胰腺炎（autoimmune pancreatitis，AIP）具有特殊的临床、病理和免疫学表现，是一种特殊类型的慢性胰腺炎，且常伴有其他自身免疫性疾病。Ⅰ型 AIP 发病人群通常为老年男性，首发症状是梗阻性黄疸，可有胰腺外器官受累，临床常见也是最典型的是血清 IgG4 升高，诊断敏感性好，可用于胰腺癌的鉴别。对激素治疗敏感。Ⅱ型 AIP 发病人群在 40 岁左右，没有性别差异，以急性胰腺炎临床表现多见，并与炎症性肠病有较高的相关性。阻塞性黄疸是 AIP 的典型症状，无腹部疼痛或有轻度上腹部疼痛，此表现较难与胰腺癌鉴别。AIP 在 ERCP、MRCP 检查中典型表现是主胰管不规则狭窄。少数患者可发展为糖尿病及胰腺外分泌功能不全。

（四）胰腺少见肿瘤

胰腺癌通常是指胰腺导管上皮的导管腺癌，约占胰腺恶性肿瘤的 90%。胰腺少见肿瘤是指胰腺浆液性囊腺瘤/囊腺癌、黏液性囊腺瘤/囊腺癌、实性假乳头状肿瘤和导管内乳头状黏液性肿瘤。因此，在胰腺癌的诊断中应予以甄别。

（五）消化性溃疡

消化性溃疡以中上腹部慢性、周期性、节律性疼痛为典型临床表现，胃镜检查可对消化道溃疡的部位、大小、性质进行直接窥视，此外，还可进行组织活检以确诊溃疡的性质。易与胰腺癌鉴别。

（六）慢性胆囊炎

慢性胆囊炎是一种慢性迁延性疾病，其特征是症状反复发作。其主要临床症状主要是右上腹钝痛、胀痛、坠痛或不适。此外，嗳气、反酸、烧心、消化不良等亦较常见。部分患者血液检查显示中性粒细胞上升也可检测到转氨酶、转肽酶和碱性磷酸酶的升高。血清胆红素常伴随胆管梗阻而升高。X 线胆囊造影检查可显示胆囊形态、是否有结石、寄生虫等。慢性胆囊炎的间接征象为胆囊不显影或显影较胆总管轻，这是由于胆囊管梗阻或胆囊浓缩功能减弱所致。超声及 CT 检查常显示胆囊壁增厚、粗糙、积水或结石。以上可与胰腺癌鉴别。

（七）胆石症

胆石症无胆管阻塞不继发感染时，常无明显症状。如结石阻塞胆管，可能发生黄疸、感染和/或急性胆管炎。上腹部疼痛剧烈或绞痛，并伴有恶心、呕吐，其次是Charcot三联症，即寒战、高热、黄疸。严重感染可导致感染性休克，甚至危及生命。化验血常规中白细胞上升并以中性粒细胞上升为主。肝功能有不同程度的损害。超声检查对胆管有无扩张、结石位置等有一定意义，CT检查对胆总管下段结石的诊断敏感性优于超声。经皮肝穿刺胆管造影（percutaneous transhepatic cholangiography，PTC）和ERCP能显示胆管梗阻、扩张或狭窄，对胆道结石的大小、数量、位置诊断敏感性较高。还可通过置管引流（PTCD）进行治疗。

（八）急性病毒性肝炎

急性病毒性肝炎以黄疸和乏力为常见症状，还可出现食欲缺乏、右上腹疼痛、腹胀等症状。实验室检查显示肝功能异常。急性病毒性肝炎患者影像学检查多无阳性结果，或可见轻度肝脏肿大；胰腺癌患者影像学可见胰腺占位性病变，胰管、胆管扩张等，其与急性病毒性肝炎的鉴别不难。

（九）壶腹周围癌

从解剖结构讲，壶腹周围与胰头非常接近，因此两者出现疾病的临床表现较为相似。进行性黄疸是一种典型的临床症状，少数黄疸患者由于肿瘤坏死、胆管再通而表现为黄疸消退或下降，其后再升高的波动性变化。临床还有尿色深、大便颜色浅和皮肤瘙痒等症状。随着病情加重，患者常有消耗表现。此外，还可因并发的胆道感染而表现为寒战或高烧，甚至出现感染性休克。如并发腹膜和门静脉转移可出现腹腔积液。肿瘤侵及十二指肠，可引起上消化道梗阻或消化道出血。CT可显示肿瘤的位置与轮廓。ERCP可窥视十二指肠内侧壁和乳头，还可获取组织，进行病理检查以确诊病变，有助于鉴别壶腹癌及胰腺癌。

（十）胆管癌

胆管癌患者临床多表现为进展性、无痛性、梗阻性黄疸，并伴有周身皮肤瘙痒、尿深色和粪色浅。还可伴有胆管炎的表现，即有寒战、发热等。超声检查多可发现胆管扩张，以中、下段胆管癌较明显，肿瘤可见光团并无声影。PTC、ERCP检查可发现病变处胆管呈偏心性狭窄、不规则充盈缺损、完全梗阻及近端胆管扩张等征象。MRCP对胆管梗阻的部位、胆管扩张的显影较好，还有助于判断肿瘤大小、侵及范围、与周围组织关系等。

总之，胰腺癌诊断过程中需详细询问病史，根据患者临床症状、体征，有侧重的选择实验室检查及影像学检查方法，进行综合判断，以有效地与胰腺外器官及胰腺本身其他疾病相鉴别。

【治疗】

胰腺癌的治疗手段主要包括外科手术、化疗、放射治疗、免疫治疗和靶向药物治疗等。其中外科根治性手术是目前唯一可能彻底治愈胰腺癌的治疗手段，而其他治疗方法均系姑息性治疗，主要治疗目的是缓解患者临床症状和延长生存期。胰腺癌的治疗流程图见图7-4-1。

（一）化疗

对于无法行根治性手术治疗的进展期和伴有转移的胰腺癌患者而言，化疗是其最主要的姑息性治疗手段。然而现有的化疗方案在延长患者生存期和缓解胰腺癌症状方面的作用并不十分令人满意。联合化疗可以在一定程度上延长生存期，但是由于其明显的不良反应，只能应用于身体状况较好的患者。临床实践中往往根据患者的身体状况来决定患者是接受单药化疗还是联合化疗。多药治疗方案有可能增强患者的抗肿瘤应答，但同时也意味着更强的药物毒性和更多的不良事件。掌握如何处理这些化疗导致的不良反应对于患者的预后也是非常重要的。

1. 吉西他滨　最初用于胰腺癌治疗的药物是氟尿嘧啶及其类似物。1997年开始，吉西他滨作为一线治疗药物用于胰腺癌的治疗。大量研究表明，吉

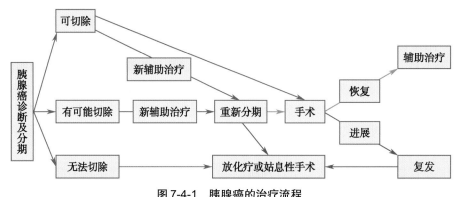

图7-4-1　胰腺癌的治疗流程

西他滨在延长生存期和缓解症状方面都优于氟尿嘧啶，并且表现出更低的不良反应。新近研发出一种吉西他滨的脂类结合物——CO-101，可以降低胰腺癌对吉西他滨的耐药性。一种升级的吉西他滨制剂——Acelarin，目前正处于Ⅲ期临床研究中，以期能够改善肿瘤的耐药性问题。也有尝试向吉西他滨添加磷酰胺基序的研究，试图解决应用吉西他滨后的耐药问题，目前的研究结果显示该方法可以增加胰腺癌细胞内吉西他滨的药物浓度。

2. 以吉西他滨为基础的联合化疗　由于吉西他滨在胰腺癌的治疗中取得了较氟尿嘧啶更好的治疗效果，随后出现了多种以吉西他滨为基础的联合治疗方案，希望能进一步改善患者预后。在 2005 年，一项包括顺铂、表柔比星、氟尿嘧啶和吉西他滨的治疗方案用于进展期胰腺癌的治疗。该方案取得了较明显的治疗效果，同时伴有中等程度的血液系统不良反应，但是由于样本量较小，影响了对于其临床价值的判断。S-1 与吉西他滨联用可以改善多项临床指标，尽管该项治疗方案可以导致白细胞减少、血小板减少等血液系统不良反应，根据来自亚洲的多项随机对照研究结果，S-1/ 吉西他滨联合治疗方案已成为胰腺癌一线治疗手段之一。一项Ⅲ期临床试验评估了吉西他滨与表皮生长因子抑制剂联合治疗进展期和伴有转移的胰腺癌的治疗效果，其结果显示该方案可以明显提升患者的中位生存率和总体生存期。基于上述研究结果，美国 FDA 批准了吉西他滨 / 表皮生长因子抑制剂用于胰腺癌的治疗，并已成为在临床中针对进展期和无法切除胰腺癌治疗时优先选择的方案之一。以吉西他滨为基础联合卡培他滨的治疗方案可以延长患者的生存期，吉西他滨、卡培他滨和厄洛替尼联合是目前胰腺癌系统治疗的选择方案之一，但只适用于身体状况较好的患者。欧洲胰腺癌研究学组的临床研究证实了吉西他滨 / 卡培他滨作为辅助治疗的应用价值。

3. 紫杉醇　紫杉醇制剂也被考虑用于胰腺癌的治疗。然而由于其可溶性差，不能有效输送到肿瘤部位，导致其治疗效果不尽如人意。但是白蛋白结合型紫杉醇制剂与吉西他滨联用治疗进展期胰腺癌取得了较好的效果，主要是由于融合的白蛋白提高了紫杉醇和吉西他滨进入肿瘤的效率，从而使得两种药物产生了协同作用。Ⅲ期临床试验表明，这种治疗方案明显优于吉西他滨单药治疗方案，但是伴有血细胞减少等较为严重的不良反应。鉴于该方案明显提高了患者的生存期，美国 FDA 批准该方案作

为进展期和伴有转移胰腺癌的一线治疗手段。新近的一项研究评估了该方案对Ⅳ期胰腺癌的治疗效果，结果发现可以提高患者的生活质量和临床应答反应。紫杉醇制剂给药方式的调整，可能会降低其不良反应。

4. FOLFIRINOX 方案　该方案是多种药物的联合治疗方式，包括伊立替康、奥沙利铂、氟尿嘧啶和左旋亚叶酸钙，已被视为胰腺癌的一线治疗手段，尤其适用于发生转移的胰腺癌。Ⅰ期临床试验显示了该方案的抗癌效果，而Ⅱ期和Ⅲ期试验则证实了其抗癌效果，这些试验主要是对比了该方案与吉西他滨单药治疗的临床疗效。几乎在所有的观察指标中 FOLFIRINOX 方案都显示出了优势，包括总体生存期、疾病无进展生存期和 1 年生存率。然而该方案的安全性差强人意，其导致不良反应的发生率增高，包括血小板降低、中性粒细胞减少、发热、腹泻等。同吉西他滨相比，FOLFIRINOX 方案能够更好地改善患者的生活质量。该方案适用于 75 岁以下且身体状况良好的患者。为了改善患者对该方案的耐受性，目前有一些对其进行调整的方案推出，治疗效果尚有待进一步评估。

5. 辅助化疗和新辅助化疗　一些Ⅲ期临床试验显示，对于无转移胰腺癌患者行手术治疗后给予辅助化疗可以带来生存获益。目前以吉西他滨和氟尿嘧啶为基础的术后化疗是标准的处理方式，经治疗后平均总体生存期可延长 2~5 个月。但是关于辅助化疗仍有争议，因为有的临床研究显示了辅助化疗可以带来明确的生存获益，而另有研究则认为辅助化疗并未能延长患者生存期。约 60% 行手术切除的患者因为发现早期肿瘤进展或术后恢复期过长无法接受术后辅助化疗。因此，对于明确诊断及进行分期时未发现远处转移的胰腺癌患者，推荐的一线治疗方法是新辅助化疗。新辅助化疗的目的是减少肿瘤负荷，由此可能使肿瘤的分期降级，接受效果更为确实的外科切除治疗，并降低胰腺切除过程中发生种植的风险。术前治疗可以避免部分患者因术后恢复期过长而延误术后治疗，并对早期的微转移进行治疗。很多计划接受辅助化疗的患者因术后并发症、恢复期过长及早期复发而推迟甚至取消了辅助化疗，而新辅助化疗可以使这部分患者受益。关于新辅助化疗也有一些人表现出担忧，如术前治疗期间肿瘤在不断进展、可能导致手术并发症的增加等。目前研究显示，接受和不接受术前化疗患者之间的手术并发症发生率和病死率并无差异。而且

新辅助化疗可以使得一些患者避免不必要的手术，这些患者往往在术前治疗中发现了肿瘤进展，从而可以筛选出哪些最有可能从进一步治疗中获益的患者。但是上述观点仍存在争议，而且目前缺乏大样本随机对照研究支持新辅助化疗的优越性，NCCN指南未将新辅助化疗列为常规治疗手段。有多种手段用于术前治疗，如同时放化疗、化疗后行放疗、单独化疗等，现在无法判断哪一种治疗策略更具优势。对于一个胰腺癌患者，哪种治疗方式最佳、治疗持续的时间以及何时开始治疗都需要进一步的研究来明确。关于术前化疗优于术后化疗的观点也没有形成共识，因此该治疗方法在应用中也存在争议。

（二）放射治疗

研究表明，放射治疗同化疗相结合的治疗方式比单独采取放射治疗在延长胰腺癌患者生存期方面更具优势，放化疗结合的治疗效果也优于单用化疗药物，因此目前临床多采用放射与化疗相结合的治疗手段。多项前瞻性研究显示，术前给予胰腺癌患者新辅助放射治疗及化疗，可以使手术切除率达到87%～100%。有研究显示，对于胰腺癌患者在术前给予新辅助放射治疗结合新辅助化疗，并在外科手术中给予术中放射治疗，可以降低患者的复发率。术后给予患者辅助性放化疗可以延长患者的生存期及2年存活率。新出现的立体定向放疗技术可以提高治疗的精准性，避免对其他脏器的损害，减少放疗次数，具有一定优势。调强适形放疗技术使得射线集中作用于肿瘤组织，避免对周围正常组织的损伤。

（三）靶向治疗

胰腺癌在关键信号通路中的基因突变表现出很强的异质性。大约有95%的胰腺癌病例伴有K-ras基因突变，其中最为常见的K-ras基因的突变。K-ras基因突变被认为是胰腺癌发生的早期事件，在肿瘤的发展中，K-ras突变和其他基因突变共同作用促进肿瘤的不断进展。其他常见的基因突变包括CDKN2、SMAD4/DPC4、BRCA2、MLH1和PRSS1等。此外，50%～70%胰腺癌患者伴有p53基因突变，该基因突变可以促进胰腺上皮内肿瘤向胰腺癌的恶性转化。众多的基因突变导致了细胞增生、凋亡和分化过程中关键信号通路的调控异常。胰腺癌的发生涉及12个不同信号通路中约60余种基因突变。在上述信号通路中，Hedgehog、Notch、Wnt、TGF-β、RAS/MAPK/PI3K和JAK-STAT通路与胰腺的正常发生有关，因此这些通路的异常被认为与胰腺癌的发生有关。此外，一些源自肿瘤组织和肿瘤

周围组织的分子和通路，如EGFR介导的通路、促血管生成通路和胚胎发育通路可以影响胰腺癌对治疗的敏感性和患者的预后。鉴于多种信号通路的调控在胰腺癌的发生发展中出现异常并促进肿瘤发展，靶向治疗有可能增强已有的胰腺癌治疗措施的疗效。靶向治疗已成功应用于多种实体肿瘤的治疗，如2002年美国FDA批准了格列卫用于转移性胃肠道肿瘤的治疗，此后这种治疗方法广泛应用于临床，用于治疗结直肠癌、黑色素瘤和非小细胞肺癌的靶向药物相继批准使用于临床。然而，由于胰腺癌的异质性和复杂的基质相互作用，目前的靶向治疗手段在胰腺癌的治疗中并未显示出较标准治疗更好的效果。唯一的例外是厄洛替尼，该药物与吉西他滨合用可以改善胰腺癌患者的生存期。尽管很多关于胰腺癌靶向治疗的研究在临床前期研究显示了较好疗效，但是在Ⅱ/Ⅲ期临床试验中并未取得令人满意的效果。目前仍有很多处于Ⅰ/Ⅰb期的研究显示了令人鼓舞的结果，有待于Ⅱ/Ⅲ期临床试验的验证。

（四）免疫治疗

免疫治疗正成为进展期胰腺癌患者的一项新的治疗选择。在很多种恶性肿瘤的治疗中，诱导抗肿瘤应答被证明是一种有效的治疗手段。但目前关于免疫治疗在胰腺癌治疗中的研究结果报道并不一致。对于胰腺癌的免疫治疗可以通过以下途径来实现：检查点抑制剂、疫苗、单克隆抗体、过继细胞转移、病毒和细胞因子。免疫检查点抑制剂通过刺激或阻断免疫系统调控物的活性来强化已经存在的抗癌应答，以利于更彻底的清除肿瘤细胞。程序化死亡受体1（PD-1）和其配体（PDL-1）是最重要的检查点信号途径之一。它们表达于肿瘤相关淋巴细胞，在肿瘤的发生过程中它们涉及免疫应答的抑制，因此认为其是肿瘤免疫抵抗的机制之一。以该途径为靶向，应当可以诱导T细胞的活性，杀灭肿瘤细胞。目前正在对以PD-1和PDL-1为靶点的抗体进行研究。针对另一个检查点抑制剂CTLA-4的抗体药物，如易普利姆玛，正在进行Ⅰ/Ⅱ期的临床研究。此外，还有多种类似药物，如nivolumab、pembrolizumab和durvalumab，它们的单药及联合治疗方案正在进行相关试验研究。到目前为止，上述药物的初步研究结果尚未体现出更优越的疗效。为了克服胰腺癌基质的免疫抑制活性，针对CD40的靶向治疗逐渐成为新的增强抗肿瘤活性的措施。有研究认为，通过CD40激动剂增强CD40活性可以

改善 T 细胞依赖的免疫应答，最终抑制肿瘤的进展。将 CD40 激动剂和吉西他滨联合应用的治疗方案正在进行临床试验。以疫苗为基础的治疗策略是增强机体对胰腺癌相关抗原的免疫应答，但遗憾的是，现有的疫苗 GV1001 和 PANVAC-V 都没有获得优于标准治疗的临床效果。目前有多项疫苗与靶向药物联合的治疗方案在进行临床试验。多种单克隆抗体也用于了胰腺癌的治疗。单克隆抗体 cetuximab 治疗胰腺癌的 I 期试验显示了较好的效果，但进一步的研究并未体现出生存优势。一些其他单克隆抗体（抗 HER-3、抗 Trop-2 和抗 CA19-9）的 I/II 期临床试验正在进行中。过继细胞治疗正在成为增强机体免疫应答的一种强有力工具。它是通过移除患者的 T 细胞，然后通过遗传或化学手段增强其活性，再将 T 细胞重新输注回人体而发挥治疗作用。目前正在研究的过继细胞治疗主要涉及抗 MAGE-A3 蛋白、NY-ESO-1 抗原和 CAR T 细胞。病毒 ParvOryx 和 Reolysin 专门在 RAS 转化细胞中复制，有可能作为抗胰腺癌工具导致癌细胞的自我破坏。总的看来，有多种免疫治疗的手段可用于胰腺癌的治疗，一些临床前期的研究显示了较好的效果，但是大多数研究仍处于早期阶段，需要更多的研究来证实其在胰腺癌治疗中的价值。

（五）外科手术治疗

对于可切除的胰腺癌，外科根治性手术是首选的治疗方式。胰腺癌是否能够切除，主要是根据其对血管的累及程度和是否发生远处转移来判定，同时也要考虑到肿瘤的位置、局部浸润情况、外科医师的技术水平和患者的身体状况。

根治性手术方式包括：胰十二指肠切除术、远端胰腺切除术、全胰切除术。术中发现无法行根治性手术的情况下，可采用姑息性外科治疗手段，主要包括支架植入和旁路手术，以缓解患者的胆道梗阻或胃流出道梗阻症状。胰十二指肠切除术是 Whipple 和 Kausch 于 20 世纪发明的术式，主要包括探查、切除和重建三个手术步骤，是目前治疗胰头癌最常采用的术式。与既往的手术方式相比，胰十二指肠切除术安全性高，其手术相关病死率和并发症发生率较低。全胰切除术需严格掌握手术指征，因为全胰切除术后患者因代谢紊乱，恢复缓慢且生活质量低。最近几年关于胰腺手术切除范围和程度进行了很多讨论，但目前并没有某种改良术式体现出优于标准胰十二指肠切除术的优势。决定胰腺癌手术是否成功及患者预后的最主要因素是 R0 切除，即组织学证实外科手术切除标本的切缘无肿瘤浸润。R1 和 R2 切除，即在显微镜下或大体标本上发现标本切缘肿瘤浸润，往往意味着较短的存活期。对于有可能切除和局部进展期的胰腺癌，应考虑行血管切除和肠系膜上静脉 / 门静脉重建术。已经有系列研究证实，行肠系膜上静脉 / 门静脉或动脉血管切除后达到 R0 切除标准的病例，其生存期不低于标准的胰十二指肠切除术，可以达到与可切除胰腺癌相似的治疗效果。对于胰腺体尾部癌伴有静脉累及的病例，有学者提出行广泛胰腺切除连同腹腔动脉干切除治疗，但临床研究较少，尚无法确定其临床疗效如何。在某些病例，可能需要同时行脾脏切除术，关于是否保留脾脏及其对患者预后的影响尚有争议。肿瘤的大小是最重要的独立预后因素。研究发现，越大的肿瘤越容易发生静脉侵袭，显微镜下切缘阳性（R1 切除）的概率越高。较大肿瘤切除时失血量较多，而失血量也是一项预后因素。在确诊为胰腺癌的患者中，只有 2% 的肿瘤小于 2cm。另一项术中的预后因素是探查淋巴结和阴性淋巴结的比值，可以提示胰腺癌的转移程度。关于扩大的淋巴结清除术是否比标准的淋巴结清除术更能延长患者的生存期，并未达成统一的共识。有研究显示，R0 切除率和患者生存期的提高有赖于切除阴性淋巴结的数目。尽管能够接受外科手术的患者仅占少数，近年来接受外科手术患者的生存期得到了提高，手术相关病死率低于 5%。外科手术的效果和患者的长期存活与淋巴结转移有关，也与手术医师的技术水平及所在医院的手术例数相关。然而，即使患者接受了成功的外科切除手术，其中位生存期仅 20 个月，5 年存活率仅 20%。40% 外科手术治疗的患者在术后 6～24 个月出现肿瘤复发，说明在患者术前及术后给予其他辅助治疗是很有必要的。

【预后】

尽管在胰腺癌的治疗方面进行了非常多的努力和尝试，但胰腺癌仍是预后最差的恶性实体瘤之一。在最近的数十年中，胰腺癌的临床治疗效果并没有得到明显的改善。能够接受外科根治性手术的患者仅占少数，即使接受了外科手术，其 5 年存活率仍低于 30%。吉西他滨及其他药物治疗也未能提供十分令人满意的治疗效果。因此迫切需要新的更为有效的胰腺癌治疗方法，以改善胰腺癌患者的预后。由小分子衍生的治疗手段及免疫治疗可能会给胰腺癌患者带来新的希望。

（刘　旭　李宏宇　邵晓冬　郭晓钟）

推 荐 阅 读

[1] 郭晓钟，钱家鸣，王兴鹏. 胰腺肿瘤学 [M]. 北京：人民军医出版社，2012.

[2] MCGUIRE S. World Cancer Report 2014.Geneva, Switzerland: World Health Organization, International Agency for Research on Cancer, WHO Press, 2015[J]. Adv Nutr, 2016, 7（2）：418-419.

[3] FERLAY J, COLOMBET M, SOERJOMATARAM I, et al. Cancer incidence and mortality patterns in Europe: Estimates for 40 countries and 25 major cancers in 2018[J]. Eur J Cancer, 2018, 103: 356-387.

[4] BRAY F, FERLAY J, SOERJOMATARAM I, et al. Global cancer statistics 2018: GLOBOCAN estimates of incidence and mortality worldwide for 36 cancers in 185 countries[J]. CA Cancer J Clin, 2018, 68（6）：394-424.

[5] SIEGEL R L, MILLER K D, JEMAL A. Cancer statistics, 2018[J]. CA Cancer J Clin, 2018; 68（1）：7-30.

[6] MIYOSHI E, KAMADA Y. Application of glycoscience to the early detection of pancreatic cancer[J]. Cancer Sci, 2016, 107（10）：1357.

[7] GUO J, XIE K, ZHENG S, et al. Molecular Biomarkers of Pancreatic Intraepithelial Neoplasia and Their Implications in Early Diagnosis and Therapeutic Intervention of Pancreatic Cancer[J]. Int J Biol Sci, 2016, 12（3）：292.

[8] KISIEL J B, RAIMONDO M, WILLIAM R, et al. New DNA Methylation Markers for Pancreatic Cancer: Discovery, Tissue Validation, and Pilot Testing in Pancreatic Juice[J]. Clin Cancer Res, 2015, 21（19）：4473.

[9] DIETRICH C F, DONG Y, FROEHLICH E, et al. Dynamic contrast-enhanced endoscopic ultrasound: A quantification method[J]. Endosc Ultrasound, 2017, 6（1）：12.

[10] REITZ D, GERGER A, SEIDEL J, et al. Combination of tumour markers CEA and CA19-9 improves the prognostic prediction in patients with pancreatic cancer[J]. J Clin Pathol, 2015, 68（6）：427.

[11] TREADWELL J R, ZAFAR H M, MITCHELL M D, et al. Imaging Tests for the Diagnosis and Staging of Pancreatic Adenocarcinoma A Meta-Analysis[J]. Pancreas, 2016, 45（6）：789.

[12] ADAMSKA A, DOMENICHINI A, FALASCA M. Pancreatic ductal adenocarcinoma: current and evolving therapies[J]. Int J Mol Sci, 2017, 18: 1338.

[13] ROTH M, BERLIN J D. Current concepts in the treatment of resectable pancreatic cancer[J]. Curr Oncol Rep, 2018, 20: 39.

[14] ELLENRIEDER V, KÖNIG A, SEUFFERLEIN T. Current standard and future perspectives in first and second line treatment of metastatic pancreatic adenocarcinoma[J]. Digestion, 2016, 94: 44-49.

[15] MASIAK-SEGIT W, RAWICZ-PRUSZYNSKI K, SKORZEWSKA M, et al. Surgical treatment of pancreatic cancer[J]. Pol Przegl Chir, 2018, 90: 45-53.

[16] SATO-DAHLMAN M, WIRTH K, YAMAMOTO M. Role of gene therapy in pancreatic cancer-a review[J]. Cancers, 2018, 10: 103.

第五章

胰腺囊性病变

第一节　胰腺真性囊肿

胰腺真性囊肿在胰腺囊肿中较为少见，仅占胰腺囊肿中的约10%，囊肿壁是由胰腺上皮细胞构成，上皮细胞仍具有一定的分泌功能。在真性胰腺囊肿中，以潴留性囊肿最为多见。胰腺真性囊肿多无明显的症状体征。

【病因与流行病学】

胰腺真性囊肿在临床较为少见，在中国主要分布在华北、华东地区，以女性多见，并集中于30～50年龄段。按病因分型主要分为先天性和继发性。先天性较为少见，一般由于小儿的胰腺导管、腺泡的发育异常所致。继发性包括退行性囊肿、潴留性囊肿以及寄生虫性囊肿等类型，其中潴留性囊肿是临床较为常见的一种类型，其发生原因多由于胰管引流不畅导致的胰液潴留。

【临床表现】

临床表现与真性囊肿的原发疾病、大小、类型以及囊肿所在部位有关。体积小的囊肿多无症状和体征。有症状者也大多表现为程度不同的一些消化症状，这些症状大多不具特异性，比如腹痛腹胀、恶心呕吐等。发现腹部肿块也是其就诊的主要原因之一。当囊肿压迫胰腺和周围组织器官时，可出现相应的临床表现，如梗阻性黄疸、幽门梗阻、尿路梗阻、肾盂积水以及腹水或门静脉高压。并发症包括囊肿继发感染引起的发热、败血症，囊内出血出现的囊肿迅速增大和休克症状，以及囊肿破裂出现的急性腹膜炎表现。其他伴随症状包括体重减轻，胰腺外分泌功能不全。可合并慢性胰腺炎、胆石症、肝肾囊肿及胰腺癌，但较为少见。

【诊断与鉴别诊断】

诊断：目前的影像学方法只能对其做定位诊断，治疗前的定性诊断较为困难。CT和MRI能明确囊肿部位、大小、厚度，囊肿内部的解剖结构和囊内新生物，以及探明囊肿与周围脏器血管的位置关系。超声内镜（endoscopic ultrasonography，EUS）是鉴别胰腺囊肿的重要方法，医师可以通过EUS直接观察积液腔、评估包裹积液的囊壁，以及评估积液与肠腔之间的距离，积液可进行细胞学检验，必须明确积液是否来自胰腺囊性肿瘤而非包裹性胰腺积液，因为将囊性肿瘤当作包裹性积液治疗可导致严重并发症。

鉴别诊断：易误诊。主要须与肿瘤性胰腺囊肿、假性囊肿、其他胰腺囊性病变相鉴别。通过临床表现、MRCP（MRI联合磁共振胆胰管成像）、超声内镜引导下的细针抽吸活检（EUS+FNA），对囊肿液进行细胞学检查和肿瘤标志物检测可以分辨是否为囊性肿瘤和肿瘤的类别。真性囊肿囊性病变内壁衬有立方上皮层，较为罕见，通常无症状。横断面成像中（MRCP/CT）若囊肿长径>3cm，囊肿内有实性成分，主胰管扩张，则需要警惕恶性病变的危险。对于通过（EUS+FNA）获得的囊肿液，可以进行细胞学、肿瘤标志物和分子标志物分析。例如浆液性囊性肿瘤积液常稀薄并呈血性，并可发现存在立方形糖原染色细胞，黏液性囊性肿瘤常为黏性，可能发现存在异型性水平不同的柱状细胞，且肿瘤标志物CEA常常增高等。

【治疗】

对于胰腺真性囊肿的治疗，目前主流观点认为除了推荐早期手术治疗之外并无特异的治疗办法，这主要出于以下几个原因：①早期疏通阻塞的胰管，可以有效减缓囊肿对于胰腺的占位性损伤，减轻消化道症状以及延缓慢性胰腺炎的进展；②由于与囊性肿瘤难以鉴别，早期切除送冰冻活检有利于防治囊腺瘤的潜在恶变可能；③真性囊肿如若发生破裂、感染，容易导致腹膜炎、腹腔脓肿、胰瘘等严重并发症，危及生命。也有专家认为如果是多囊性囊肿和囊肿长径<2cm，可以考虑暂缓手术，等待符合满足手术适应证的条件。

胰腺真性囊肿的手术适应证：①伴随临床症状；②不能明确是否有囊性恶性病变；③有增大趋势。手术最终目的为切除囊肿，在手术中应先探查是否有肿瘤，再送冷冻切片做病理检查进一步明确。根据囊肿与主胰管的相互关系、自身的位置、体积特征，手术可分为：①单纯囊肿切除术：真性囊肿的体积较小，位置较浅，与周围组织无粘连；②胰腺节段切除（包括保留或不保留脾脏的胰体尾切除，保留十二指肠的胰头切除等）；③胰十二指肠切除。后两种切除术创伤较大，术后可能并发胰瘘、胰腺功能不全以及腹腔感染，影响预后。囊肿若经术中冷冻切片证实可能癌变，需果断施行胰十二指肠切除术，避免发生严重后果。

【预后】

胰腺真性囊肿多为良性病变，如若能够早期诊断，积极手术治疗，预后一般良好。

（曾 悦 张国新）

推 荐 阅 读

[1] KHALID A，BRUGGE W. ACG practice guidelines for the diagnosis and management of neoplastic pancreatic cysts[J]. Am J Gastroenterol，2007，102（10）：2339-2349.

[2] BRIAN K，GOH P，TAN Y M. Non-neoplastic cystic and cystic-like lesions of the pancreas：may mimic pancreatic cystic neoplasms[J]. ANZ J Surg，2006，76（5）：325-331.

[3] 高晓阳，邱敏霞，丁炎波，等. 胰腺囊性疾病临床诊断分析 [J]. 胰腺病学，2007，7（4）：242-244.

[4] FERNÁNDEZ-DEL CASTILLO C，TARGARONA J，THAYER S P，et al. Incidentalpancreaticcysts：clinic pathologic characteristics and comparison with symptomatic patients[J]. Arch Surg，2003，138（4）：427.

[5] GNEALON W H，WALSER E. Duct drainage done is sufficient in the operative management of pancreatic pseudocyst in patients with chronic pancreatitis[J]. Ann Surg，2003，237（5）：614-620.

[6] JEURNINK S M，VLEGGAAR F P，SIERSEMA P D. Overview of the clinical problem：facts and current issues of mucinous cystic neoplasms of the pancreas[J]. Dig Liver Dis，2008，40（11）：837-846.

第二节 胰腺假性囊肿

胰腺假性囊肿（pancreatic pseudocyst，PPC）是胰腺囊性病变中较为常见的一种病变，一般在急性和慢性胰腺炎等胰腺损伤后形成。胰腺假性囊肿位于胰腺外，囊壁边界清楚，不存在固体物质和胰腺坏死。2012 年重新修订的 Atlanta 分类对于在急性胰腺炎以及慢性胰腺炎发生急性液体积聚后，在发病后期（4～8 周）形成了由纤维或肉芽组织包裹的囊性病变，称之为胰腺假性囊肿。

【病因与流行病学】

胰腺假性囊肿约占胰腺囊性病变的 75%，其中，发生在急性胰腺炎后的概率为 6.0%～18.5%，发生在慢性胰腺炎后的概率为 20%～40%，慢性胰腺炎中的酒精性类型最易形成假性囊肿，发生率可高达 70%～78%。

【临床表现】

胰腺假性囊肿是伴发在胰腺炎症后的常见并发症，常在急性重症胰腺炎发病后 4 周左右出现。一开始表现为积聚的液体，但并无可见的囊壁。而具有周围肉芽组织和纤维组织的假性囊肿往往在病变进展后出现。临床表现是根据假性囊肿的大小和部位而定，以及是否有感染。当假性囊肿长径＜6cm时，一般不会出现临床症状。较大的会引起腹痛、腹胀、恶心、呕吐等非特异的症状。假性囊肿的并发症包括：感染后形成脓肿，或进一步引发全身脓毒血症，多为革兰氏阴性杆菌；侵蚀邻近血管可导致假性动脉瘤；出血，包括胃肠道出血和腹腔内出血；瘘管形成，可和腹腔或胸腔成瘘，较常见的是胃和十二指肠；囊肿破裂；胰性腹水和胰性胸腔积液；胃十二指肠梗阻；阻塞性黄疸；节段性门静脉高压。

【诊断与鉴别诊断】

确诊主要依赖于影像学检查（图 7-5-1）。B 超是筛选和随访胰腺假性囊肿的首选手段，其诊断的敏感度为 88%～100%，特异度为 92%～98%，但是难以发现长径＜2cm 的病变。CT 可以显示假性囊肿的一般特征和周围的解剖结构，包括假性囊肿的位置、大小、囊肿壁的厚度和以及囊内的结构，但是与其他胰腺囊性病变做鉴别诊断时价值有限。

ERCP 可以准确地显示胰胆管的解剖，明确胰管是否被胆道压迫，以及是否有交通支出现在胰管与假性囊肿之间，并且可对假性囊肿做进一步的治疗。MRI 对判定囊液成分方面优于 CT，有助于与其他囊性病变相鉴别。EUS 对于直径＜2cm 的病变诊断价值优于 CT，且 EUS 引导下的细针穿刺术既可抽取囊液做检查，也可做穿刺活检，以明确囊肿性质。此外，EUS 还可进一步用于内镜下的假性囊肿的治疗。胰腺假性囊肿的成像检查典型表现为：

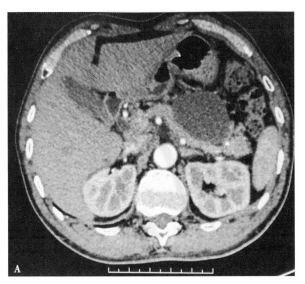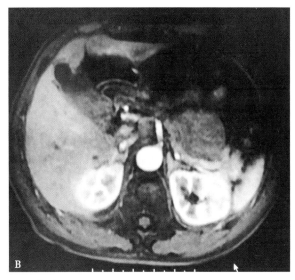

图 7-5-1 胰腺假性囊肿
A. CT；B. MRI。图片来源于上海市第一人民医院消化科

圆形或者椭圆形的积液，通常在胰腺外，液体密度均一且没有非液体成分，囊壁边界清楚并将积液包裹在内。

胰腺假性囊肿主要需与胰腺囊性肿瘤相鉴别，以及胰腺实体肿瘤的囊性变和罕见的非肿瘤性胰腺囊肿。胰腺囊性肿瘤分为 4 种亚型：浆液性囊性肿瘤、黏液性囊性肿瘤、胰腺导管内乳头状黏液性肿瘤、实性假乳头状肿瘤。浆液性囊性肿瘤绝大多数为无症状的良性病变，50% 的患者可以根据 EUS-FNA 进行确诊，穿刺液中出现黏液和癌胚抗原 > 192μg/L 可特征性排除黏液性囊腺瘤。胰腺导管内乳头状黏液性肿瘤起源于胰腺导管上皮，呈乳头状生长，由于黏液分泌较多，可能会引起包括主胰管和 / 或分支胰管在内的进行性扩张或囊变，绝大多数可以根据临床和影像学进行诊断，而不是组织学。MRI 能清晰显示囊性占位的内部结构。最重要的是 MRCP 能较好地显影胰腺导管的交通。实性假乳头状肿瘤通常以胰腺头部以及尾部多见，较易发生钙化，影像学分为囊实性，囊性及实性，外生性生长为主，不易造成胆总管及胰管扩张。对于胰腺假性囊肿和胰腺囊性肿瘤鉴别来说，因为 EUS 可以显示囊壁的结构和囊内的成分，常用 EUS 来评估胰腺的囊性病变，结合细针抽吸活检，可以辨别囊性肿瘤和假性囊肿，如果出现边界清楚的分隔、强回声黏蛋白或者包块病变则提示囊性肿瘤而非假性囊肿。

【治疗】

无症状、无并发症、无增大趋势的胰腺假性囊肿可保守治疗定期随访。大多数假性囊肿可在 1～6 个月内吸收缩小。

当患者出现由假性囊肿引起的临床症状或并发症或经随访假性囊肿长径仍超过 6cm 并有增大趋势时，应进行引流处理。具体分为以下几种措施：

1. **经皮引流** 在 B 超或 CT 引导下进行假性囊肿的单根或多根导管引流术。其操作简单、创伤小、费用经济。最常见的是经皮经胃引流，且并发症少。其次是经腹腔、后腹膜、十二指肠、肝脏。对于感染性的胰腺假性囊肿，经皮引流是最好的治疗措施。它的并发症包括出血、继发感染败血症、腹腔或胸腔损伤等。经皮穿刺置管引流术无需等待囊肿壁成熟，具有创伤小、操作便捷、成功率高，可反复进行并改善临床预后的优点，对于全身状况差的患者较为适用。

2. **经内镜下引流** 多选择内镜下经十二指肠乳头支架植入或者穿过胃和十二指肠的透壁引流。此方法适用于囊肿较大，内镜下观察到消化道受压迫显著；囊肿壁成熟，囊肿与消化道距离 <1cm；胰管与囊肿壁无交通。内镜下透壁引流 / 清除胰壁坏死（WON）的进行是利用双猪尾塑料（DP）支架、全覆膜自膨式金属支架（FCSEMS）或新型管腔并列完全覆膜自膨式金属支架（LAMS）。经研究表明，使用 FCSEMS 和 LAMS 的超声内镜引导下引流 / 清创优于使用 DP 支架。为获得 WON 缓解，使用 LAMS 所需进行的操作次数明显低于使用 FCSEMS 和 DP 支架。40%～70% 的胰腺假性囊肿与胰管有相通现象。此时，对于存在胰管 - 囊肿交通、胰管狭窄的患者，可以选用经内镜下的经十二指肠乳头的引流术。

即在内镜下切开十二指肠乳头，并在胰管内放置尽量靠近囊肿的支架。手术内容包括胆管和胰管的括约肌切开术，然后经球囊扩张植入支架，在囊肿和主胰管或分支胰管之间形成桥接以达到引流的最终目的。当囊肿较大，压迫胃和十二指肠且出现症状时，推荐使用穿过胃和十二指肠的透壁引流术。如果存在胰腺坏死、没有成熟的囊壁包围积液、积液内出现假性动脉瘤，内镜下引流难度可能提升甚至无法实施。内镜下引流的主要并发症是出血、腹膜后穿孔、感染和支架堵塞。引流前通过 EUS 和内镜下细针定位可以有效地降低出血和腹膜后穿孔的发生率。

3. 经自然腔道引流 根据假性囊肿的位置，经胃或十二指肠的内镜下的引流术。对于内镜下观察到的囊肿较大或者是消化道显著受压迫的患者，可以使用内镜下经胃十二指肠引流术，这一技术也适用于囊肿壁成熟、与消化道距离小于 1cm 或者囊肿壁与胰管无交通的患者。运用针状切开刀切开囊壁，在注入造影剂显影之后，植入支架或者安放鼻囊肿引流导管进行囊液和坏死物质的引流。支架一般放置 2～4 个月直至囊肿消失。该治疗的并发症包括出血、穿孔和败血症，以及引流治疗中假性囊肿中坏死物的继发感染（<7%）。因此，该治疗的成功秘诀在于假性囊肿必须与胃或十二指肠有着尽可能好的通路以保证有效的引流。一般来说，胰腺头部和体部假性囊肿、囊肿壁厚度<1cm 还是能明显降低病死率，以及慢性胰腺炎并发假性囊肿的引流成功率较高。尽管经内镜下引流的并发症和复发率较高，但是与开腹手术相比，它还是明显降低了病死率。

4. 腹腔镜手术 与传统手术相比，腹腔镜手术有着最小的创伤性。它是通过腹腔镜对假性囊肿行胃肠道造瘘术并去除其存在的坏死物质，可分为胃内、经胃和胃外引流 3 种引流方式。当假性囊肿位于胰尾时，则需要行 Roux-en-Y 假性囊肿空肠吻合术或者环状假囊肿吻合术。此治疗方式术后恢复快，手术成功率高（近 89%），且几乎无术后复发率。当出现出血时，则需要开腹手术。与经内镜和经皮引流相比，它在胰腺坏死物质的同时，通过假性囊肿胃肠造瘘，可以更有效地进行引流，且能减少引流道不充分引起的阻塞、出血和继发感染等并发症。但是其远期的复发率与开腹手术相近（5%～20%）。

5. 开腹手术 外科引流术多用于内镜处理失败、内镜引流后积液复发或者不符合内镜或经皮穿刺引流的患者。开腹手术首选胰腺假性囊肿内引流技术，这项技术主要针对成熟且无并发症的假性囊肿。手术类型的选择是根据假性囊肿的位置以及离它最近的胃肠道器官决定的，手术通过空肠的 Roux-en-Y 肠袢建立，常见的类型包括囊肿胃引流术、囊肿十二指肠吻合术和囊肿空肠吻合术。对于紧密黏附于胃后壁的胰腺假性囊肿，可以选择囊肿胃引流术，位于胰头及钩突的假性囊肿，则选囊肿十二指肠吻合术。剩余的假性囊肿类型，尤其是直径>15cm 的假性囊肿，则首选囊肿空肠吻合术。假性囊肿切除术因为病死率高，且导致糖尿病、慢性胰瘘或慢性胰功能不全等严重的并发症，而较少被选择。外引流技术在过去较多使用，因为容易导致出血和继发感染，现在仅在很可能发生吻合口裂开的情况下（假性囊肿意外感染或者囊肿壁未成熟、无法固定缝线或误诊）使用，且假性囊肿复发率和病死率较高。无论选择何种手术引流方式，囊肿壁活检都是必需的，因为病变可能并非胰腺假性囊肿，而是真正的囊肿或囊性瘤变。综合所有开腹手术治疗，术后病死率低于 1%，但术后并发症发病率接近 30%，假性囊肿复发率接近 6%。

综上所述，虽然经皮引流和内镜下引流方法具有安全性好、效率高、适用于一般病情较差患者等优点，但对于大型的假性囊肿或者出现进展性并发症的假性囊肿，手术引流技术作为过去的优先选择，仍是不可替代的。通过对适应证和并发症的全面认识，有助于医师做出最有效的，最具有实际意义的临床决策，从而帮助患者获得较好的预后结果。

【预后】

有研究发现，急性胰腺炎后的假性囊肿较慢性胰腺炎后的假性囊肿易于缓解。胰腺假性囊肿的数目往往与预后无关，而胰管结石、胰管扩展或囊肿内有分隔等因素的存在可能会影响假性囊肿的吸收。

（曾 悦 袁耀宗）

推 荐 阅 读

[1] DAVID O I, GRIGOREAN V T. Therapeutical Aspects Regarding Pancreatic Pseudocysts[J]. Chirurgia, 2018, 113(3): 353-362.

[2] NEMES R, GEORGESCU I, MARGARITESCU D, et al. The pancreatic pseudocyst--late complication of the severe acute pancreatitis. Therapeutic options[J]. Chirurgia, 2006, 101(3): 259-265.

[3] GURUSAMY K S, PALLARI E, HAWKINS N, et al. Manage-

ment strategies for pancreatic pseudocysts[J]. Cochrane Database Syst Rev, 2016, 4: CD011392.

[4] PAN G, WAN M H, XIE K L, et al. Classification and Management of Pancreatic Pseudocysts[J]. Medicine, 2015, 94(24): e960.

[5] HABASHI S, DRAGANOV P V. Pancreatic pseudocyst[J]. World J Gastroenterol, 2009, 15(1): 38-47.

[6] BANKS P A, BOLLEN T L, DERVENIS C, et al. Classification of acute pancreatitis--2012: revision of the Atlanta classification and definitions by international consensus[J]. Gut, 2013, 62(1): 102-111.

[7] SPERTI C, CAPPELLAZZO F, PASQUALI C, et al. Cystic neoplasms of the pancreas: problems in differential diagnosis[J]. Am Surg, 1993, 59(11): 740.

[8] LEWANDROWSKI K B, SOUTHERN J F, PINS M R, et al. Cyst fluid analysis in the differential diagnosis of pancreatic cysts. A comparison of pseudocysts, serous cystadenomas, mucinous cystic neoplasms, and mucinous cystadenocarcinoma[J]. Ann Surg, 1993, 217(1): 41-47.

[9] GLUCK M, ROSS A, IRANI S, et al. Dual modality drainage for symptomatic walled-off pancreatic necrosis reduces length of hospitalization, radiological procedures, and number of endoscopies compared to standard percutaneous drainage[J]. J Gastrointest Surg, 2012, 16(2): 248-256.

[10] YASUDA I, NAKASHIMA M, IWAI T, et al. Japanese multicenter experience of endoscopic necrosectomy for infected walled-off pancreatic necrosis: The JENIPaN study[J]. Endoscopy, 2013, 45(8): 627-634.

[11] BERGMAN S, MELVIN W S. Operative and nonoperative management of pancreatic pseudocysts[J]. Surg Clin North Am, 2007, 87(6): 1447-1460.

[12] PARK A E, HENIFORD B T. Therapeutic laparoscopy of the pancreas[J]. Ann Surg, 2002, 236(2): 149-158.

[13] DÁVILA-CERVANTES A, GÓMEZ F, CHAN C, et al. Laparoscopic drainage of pancreatic pseudocysts[J]. Surg Endosc, 2004, 18(10): 1420-1426.

[14] ADAMS D B, ANDERSON M C. Percutaneous catheter drainage compared with internal drainage in the management of pancreatic pseudocyst[J]. Ann Surg, 1992, 215(6): 571-576.

[15] ELTA G H, ENESTVEDT B K, SAUER B G, et al. ACG Clinical Guideline: Diagnosis and Management of Pancreatic Cysts[J]. Am J Gastroenterol, 2018, 113(4): 464-479.

[16] ANDALIB I, DAWOD E, KAHALEH M. Modern Management of Pancreatic Fluid Collections[J]. J Clin Gastroenterol, 2018, 52(2): 97-104.

第三节　胰腺囊腺瘤与囊腺癌

近年来随着影像学技术日益发展和广泛应用，胰腺囊性肿瘤的检出率逐年升高，除去浆液性囊腺瘤（serous cystic adenoma, SCA）、黏液性囊性肿瘤（mucinous cystic tumors, MCT）、胰腺导管内乳头状黏液瘤（intraductal papillary mucinous tumor, IPMN）、实性假乳头状瘤（solid pseudopapillary neoplasm, SPN）这4种常见肿瘤外，一些既往认为罕见的胰腺囊性肿瘤，如囊性导管腺癌、囊性神经内分泌肿瘤、囊性淋巴管瘤、淋巴上皮囊肿等疾病也较前增多。但是囊腺瘤（包括浆液性和黏液性）仍然是最常见的胰腺囊性病变，本节予以重点介绍。

【流行病学】

国内外各研究中心报道的胰腺囊腺瘤和囊腺癌的发病率差异较大，所以目前尚不知该类疾病的确切发病率。总体而言好发于中年妇女，男女比例为1:(4~8)，其中浆液性囊腺瘤的好发年龄为55~75岁；而黏液性囊腺瘤则较年轻，常见年龄为40~60岁。较实性胰腺癌患者，胰腺囊腺瘤患者的总体平均年龄较为年轻。

【发病机制】

胰腺囊腺瘤的确切发病机制目前尚不明确，文献报道其来源可能有以下几方面：①由异位的消化道始基细胞或十二指肠畸变的Brunner腺侵入；②起源于腺管的腺泡细胞；③起源于胰管上皮；④残留的胎生组织。该疾病可发生于胰腺的任何部位，胰腺体尾部略为多见，瘤体大小不一，常呈不规则圆形，表面光滑，包膜完整，与正常胰腺组织有较明确的分界，与毗邻脏器和周围组织无明显粘连，肿瘤的囊壁厚薄不均。囊壁覆盖上皮细胞，良性者为囊腺瘤，恶性者为囊腺癌，由黏液性囊腺瘤恶变而来。囊腺癌一般不呈浸润性生长，晚期癌肿表现可出现浸润性变化，有粗大的血管所围绕，并累及周围组织和器官，可出现局部淋巴结或肝脏转移。

【病理】

根据囊腺瘤的形态、起源和生物学特征，Campagno等最早于1978年将其分为浆液性囊腺瘤和黏液性囊腺瘤两个类型。浆液性囊腺瘤以小囊为主，由数量众多的小囊组成称为胰腺小囊性或微囊性囊腺瘤，切面呈蜂窝多孔状，囊内有结缔组织间隔将囊肿分成许多小囊肿，其内皮由单层扁平细胞或立方细胞组成。一般而言，瘤细胞无异型性和核分裂象，囊肿内壁光滑无乳头状突起，浆液性囊腺瘤恶变极为罕见。其内含有清澈稀薄的浆液，由立方上皮细胞分泌。大约50%的浆液性囊腺瘤位于胰头钩突部，其余的位于胰腺的颈、体、尾部。肿瘤长径从小于1cm至20cm不等。从切面上看，典型的浆液性囊腺瘤有大量的小囊，充满清澈的液体，大小共1mm到数厘米，呈海绵状或蜂窝状外观。文献报道约26%的浆液性囊腺瘤病理上也可为单房或大囊类型，但是与经典的微囊型一样，临床上和组织学上都为良性病变。

黏液性囊腺瘤特点是囊肿较大，切面多为大的单房性或多房性囊肿，囊内充满黏稠的黏液物质或血性液体，无糖原存在，囊壁内皮由柱状细胞组成，大体病理呈致密纤维化改变，约10%的病例有钙化。80%以上的黏液性囊性肿瘤见于中老年女性，多数位于胰腺体尾部。黏液性囊腺瘤有潜在的恶变危险，被认为是黏液性囊腺癌的癌前病变。

胰腺黏液性囊腺癌起源于胰腺大导管的上皮或由同一起源的良性囊腺瘤恶变而来。有文献报道包括原位癌和侵袭性癌在内的胰腺黏液性囊腺癌占黏液性囊性肿瘤的34%~48%。其切面呈单房亦可为多房，囊内液体呈黏液状或胶状，亦可呈褐色或血性并有坏死组织混杂。囊肿壁衬以产生黏液的高柱状上皮细胞及杯状细胞，细胞常有不典型增生，可见核分裂象，细胞质内及囊内黏液中含有大量的黏蛋白而无糖原。囊肿内壁上可见乳头状或菜花状突起，上皮下可见出血坏死区及钙化灶。由囊腺瘤恶变来的病例，同一囊内尚可见到囊腺瘤、囊腺癌以及囊腺瘤倾向恶变的多种图像。

需要指出，影像学上判定为"黏液性囊性肿瘤"的病例，包含了从潜在恶变的良性病变到侵袭性生长的癌肿的一系列病变，其中黏液性囊腺癌的特征是部分瘤体组织发生了异质性改变，仅靠活检或术中冰冻，因取材较少并不能除外恶性改变，需要广泛的取样来排除肿瘤局部已经恶变的可能，为此需要对整个肿瘤标本进行切片。

【临床表现】

胰腺囊腺瘤生长缓慢，一般病史较长，可达数十年。此类疾病缺乏特异临床表现，常见症状有上腹部不适或疼痛、餐后饱胀、消瘦，少见的症状有黄疸和腹部可触及肿块。多数来医院就诊患者是体检行

影像学检查时偶然发现的。胰腺囊腺癌常由黏液性囊腺瘤恶变而来，可有消化道出血和肝转移等症状。

（一）腹痛

常常是最早期出现的症状，可为隐痛、胀痛或闷胀不适。腹痛原因可能是肿瘤逐渐增大，囊内张力增高所致。肿瘤逐渐增大可压迫胃、十二指肠、横结肠等，使其移位并出现消化道不全梗阻的症状，所以除腹痛外尚可伴有食欲减退、恶心、呕吐、消化不良和体重下降等症状和体征。

（二）腹部肿块

腹部包块作为主要的症状和体征，往往是患者就诊的主要原因。肿块多位于上腹正中或左上腹部，肿块大小差异较大，小者仅能触及，大者可占据整个腹腔，肿块深在呈圆形或椭圆形、质韧，巨大肿块触之有囊样感，一般无触痛。少数位于胰头部的囊性肿瘤，因囊肿压迫胆总管而发生黄疸，当肿瘤压迫脾静脉或侵及脾静脉时可使其发生栓塞，表现为脾脏增大，并且可引起胃底和食管下段静脉曲张，甚至发生呕血。个别情况下，特别是在囊腺癌患者中，肿瘤可侵犯胃、十二指肠、横结肠，并破溃进入消化道引起少见的消化道出血表现。

（三）肝转移

胰腺黏液性囊腺瘤可恶变为胰腺囊腺癌，出现肝内转移性病灶，表现为肝内同时存在单个或多个的囊实性占位。

（四）并发症

1. **囊内出血感染** 当囊性肿瘤发生囊内出血坏死、感染时，可出现肿块突然增大、腹痛加剧、发热。也有因囊肿破裂、囊液流入腹腔内出现腹膜炎症状的报道。

2. **急性胰腺炎或糖尿病** 肿瘤压迫或侵犯主胰管导致胰液引流不畅，不到5%的患者表现为急性胰腺炎发作；肿瘤破坏胰腺实质可导致内分泌功能不全，患者出现糖尿病或糖耐量异常。

【辅助检查】

（一）实验室检查

1. **血清肿瘤标记物** 囊腺瘤患者血清肿瘤标志物，如CEA、CA19-9等基本正常。囊腺癌患者血清CA19-9可明显升高，手术切除后下降，肿瘤复发、转移，可再度升高，术前即存在CA19-9升高的胰腺囊腺癌患者，该指标可作为术后监测复发的指标。需要指出，相当一部分囊腺癌患者CA19-9、CEA均在正常水平，不能根据血清肿瘤标志物是否正常排除病理上恶变的可能。

2. **囊液分析**　术前或术中抽吸囊液做酶学、癌标和细胞学检查有一定的鉴别诊断价值。获取囊液的途径有经皮 B 超引导或者内镜超声引导下细针穿刺、术中穿刺抽吸、ERCP 经十二指肠穿刺抽吸和腹腔镜检查并穿刺抽吸。囊液分析常用项目有：

（1）细胞学检查：该方法对诊断黏液性肿瘤价值较大，若囊液涂片观察到含有糖原的黏液或黏液细胞，即诊断黏液性囊性肿瘤。文献报道其诊断黏液性囊腺瘤的敏感性为 54%～87%，黏液性囊腺癌为 50%～75%。发现恶性肿瘤细胞即可确诊囊腺癌，但由于肿瘤仅可能局部恶变，因此没有阳性发现不能排除囊腺癌。约 60% 的胰腺囊性肿瘤囊液可能无脱落的上皮细胞，因此，当囊液呈炎性表现而无上皮细胞时并不能鉴别胰腺假性囊肿和囊性肿瘤。

（2）淀粉酶：胰腺假性囊肿是最常见的胰腺囊性病变，其囊液淀粉酶明显升高，而囊性肿瘤一般不与主胰管相通，囊液淀粉酶多不升高，有一定鉴别意义。但是也有文献报道，部分肿瘤的囊液淀粉酶可升高，因此囊液淀粉酶检测的意义在于，如果该指标很低则可以排除假性囊肿的可能。

（3）糖类抗原：相较血清中的肿瘤标记，囊液中的肿瘤标记物的特异性更高。Pinto 等报道的囊液 CEA 水平，黏液性囊腺瘤为 22ng/ml，黏液性囊腺癌为 141ng/ml，明显高于假性囊肿 3.2ng/ml 和浆液性囊腺瘤 8.2ng/ml；Lewandrowski 等报道，当 CEA ＞26ng/ml 时，即提示为黏液性肿瘤，但其高低与肿瘤良恶性并不相关，考虑到黏液性囊腺瘤和囊腺癌均需手术切除，因此囊液 CEA 水平高低对于治疗的选择意义较大。其他的糖类抗原，如 CA19-9、CA15-3、CA72-4 等对于鉴别囊性肿瘤性质的意义文献报道不一，有学者认为根据囊液中糖类抗原水平鉴别假性囊肿与囊性肿瘤并不可靠。

（4）相对黏稠度（RV）：Lewandrowski 采用定量黏度计（Ostwald 黏度计）测定囊液的 RV，与正常血浆 RV（1.4～1.8）比较，结果表明，当 RV＞1.63 时，诊断黏液性囊肿的敏感性为 89%，特异性为 100%；如果 RV＜1.63 则提示为非黏液性囊肿。此法最大优点是测定迅速，适合术中使用，但临床开展甚少。

（二）影像学检查

1. **腹部 X 线片**　腹部 X 线片扫描常发现肿瘤壁有钙化，估计 10%～18% 的胰腺浆液性囊肿的患者 X 线片上有肿瘤钙化，常表现为位于中央星状瘢痕中的钙化，常呈现出日光放射状图案，该特点对于定性诊断有重要提示意义。黏液性囊腺瘤也可以合并钙化改变，多表现为周边钙化。

2. **超声**　近些年来，随着超声技术的不断进步，特别是内镜超声的广泛应用，临床医师发现超声对于显示肿瘤内部结构、分隔情况及赘生物时优于 CT。

（1）浆液性囊腺瘤：在超声图像上常显示囊肿和实质混合，当肿瘤由大量的极小囊肿（＜2mm）构成时，仍呈均质实性表现；如囊肿长径较大（5～20mm），则表现多房性，每个房紧密相连呈蜂巢样结构，该影像学特点对于确诊为浆液性囊腺瘤有重要提示意义；中心强回声伴声影，提示有钙化。

（2）黏液性囊腺瘤和囊腺癌：可表现为单房或多房，但多房者每个房的直径相对大，常有后壁增强效应。房内有时可见粗大不规则的乳头状赘生物由囊壁突入囊内。

3. **CT**　在显示胰腺囊肿的钙化、位置、囊壁厚度及血液循环方面优于超声。平扫 CT 上根据肿瘤中结缔组织含量，其密度介于水和肌肉之间，但浆液性囊腺瘤可显示为均质性低密度团块，CT 值 10～16HU，可呈分叶状，有时可见钙化点及星芒状的钙化。由于浆液性囊腺瘤内有丰富的毛细血管网，因此，增强扫描后，肿物呈弥漫均质性或局部相对增强，边界清楚以及显示出蜂巢样或放射相互交织的间隔。相当一部分浆液性囊腺瘤没有上述典型表现，Warshaw 等报道仅有 50% 的浆液性囊腺瘤在 CT 上表现为多发的小囊肿，而星芒状的钙化仅占 11% 的患者。黏液性囊腺瘤 CT 平扫显示较大的单房厚壁囊肿，其密度接近于水，界限清楚。囊内有时可见线状或弧形的薄分隔，亦可以多囊的形式出现，并可见由囊壁向腔内生长的低密度赘生物，在较大的囊壁上可见沿囊壁生长的子囊。增强扫描尤其是动态大剂量造影时，可见囊壁、赘生物及囊内间隔均有所增强。黏液性囊腺癌影像学表现类似黏液囊腺瘤，鉴别诊断困难，如果肿瘤有浸润和远处转移特征，则高度提示为黏液性囊腺癌。

4. **MRI**　磁共振影像清晰度高于 CT，可以进一步反映囊液、肿瘤的成分，对于明确诊断有重要意义。浆液性囊腺瘤其内可见蜂巢状分隔，在 T_1 加权像上肿瘤表现为均匀一致的低信号，而在 T_2 加权像上表现为高信号。黏液性囊腺瘤或囊腺癌表现为圆形或不规则的椭圆形肿物，可见其内部线状分隔。构成肿瘤的各房之间信号在 T_1 和 T_2 加权像上均不相同，亦可见大的乳头状赘生物突入囊内。造成各房之间信号不一的原因可能与囊内出血、囊液内蛋白质含量、肿瘤内囊实性成分之间的比例不同等原因有关,虽非特异表现,但对鉴别有帮助。

【诊断与鉴别诊断】

胰腺囊性病变谱包含众多疾病,且囊腺瘤或囊腺癌临床症状不典型,病程进展缓慢,肿瘤外观有时缺乏特异性改变,给术前准确定性带来一定困难,常常导致误诊误治。当遇到有前述的临床表现时,要仔细与下列疾病鉴别:

1. 胰腺假性囊肿 假性囊肿特别是非典型者,因其内含有凝血块、坏死组织或周边钙化加之囊壁厚薄不均,很难与黏液性囊腺瘤相互区别,但假性囊肿在逆行胰管造影(ERCP)或磁共振胆胰管水成像(MRCP)上多见囊肿与主胰管相通(60%~65%),而囊腺瘤则较少相通。假性囊肿在 ERCP 上还常表现出慢性胰腺炎胰管的改变,囊肿壁光滑,增强时囊壁及其实性成分无强化。病变部位以外的胰腺内可见钙化点。除以上影像学鉴别外,典型的胰腺炎病史或外伤史以及术中特异性的发现亦有助于鉴别诊断。

2. 导管内乳头状黏液瘤(IPMN) IPMN 可分为主胰管型、分支胰管型和混合型,影像学表现与多囊的囊腺瘤很相似,但它属于导管内的病损,以下特点可供鉴别:①多囊性肿物,多伴有主胰管扩张;②内镜检查可见主乳头内排出黏液,ERCP 显示扩张的胰管内有充盈缺损;③肿瘤多位于胰头部。

3. 神经内分泌肿瘤囊性变 文献报道,当神经内分泌肿瘤长径>3cm 时,中央可有坏死,可出现单房甚至是多房性厚壁囊肿,也可有钙化。但增强扫描时此类肿瘤的强化程度大大超过了胰腺囊腺瘤。难以与囊腺瘤相鉴别时,需结合穿刺或术中活检。

4. 实性假乳头状肿瘤 多见于年轻女性,影像学上肿瘤往往体积较大,有清楚的边界,内部结构为实性成分为主,囊实混合或厚壁囊肿,在囊内或囊壁可见到钙化。Ohtomo 等发现 MRI 上可显示肿瘤边缘的纤维囊以及囊内出血,被认为具有一定的诊断意义。

【治疗】

胰腺浆液性囊腺瘤作为一种良性肿瘤,极少见恶变,国内外文献仅见数十例个案报道而已。考虑到胰腺手术有一定的并发症发生率,因此对于无症状的浆液性囊腺瘤,特别是长径<3cm 时,建议予以定期观察,无需积极治疗,只有在定性诊断困难、直径较大出现临床症状时,才建议行外科治疗。如果肿瘤较小,在保证不伤及胰管、胆管等重要结构情况下可行肿瘤剜除术。位于胰颈部或体部近端的病例,

可选择胰腺中段切除术,尽量多地保留胰腺实质,减少糖尿病的风险。如果肿瘤直径较大,根据肿瘤的部位,可能需要行保留十二指肠的胰头切除术、胰头十二指肠切除术或胰体尾切除术。浆液性囊腺瘤胰体尾切除术时不必切除脾脏,因为此病变绝大多数为良性,无需淋巴清扫,即使在脾动脉无法保留情况下,因脾脏可通过胃短血管供血而得到保留。

所有的胰腺黏液性囊性肿瘤都应手术切除,因为只有肿瘤被完整切除才能进行广泛的组织学取材以确定肿瘤是否存在恶变。即使病理检查是黏液性囊腺瘤,大多数也将会发展为癌,作为一种癌前病变,也应积极治疗。该肿瘤对化疗、放疗均不敏感,手术是唯一的治疗方法。常有完整的包膜,且好发于胰腺体尾部,小的囊腺瘤可予以摘除或胰体尾切除,术中冰冻病理如提示有恶性成分,则需行包括脾脏在内的胰体尾切除,以清除潜在侵袭转移的淋巴结。

胰腺囊腺癌恶性程度较低,发展缓慢,早中期患者其病灶界限相对清楚,即使与邻近脏器有粘连和浸润,也应积极行根治性切除。胰腺头部囊腺癌应行胰头十二指肠切除术,当病灶累及全胰时可行根治性全胰切除术。手术时要注意保护肿瘤完整性,不要切破肿瘤,因为内容物溢出可引起肿瘤播散。对于肝转移的病例,如果原发病灶能够全部切除,可同时行肝转移瘤切除,以延长生存期。

【预后】

浆液性囊腺瘤和良性的黏液性囊腺瘤手术切除后可长期生存,文献报道外科完整切除的患者,其治愈率可达 100%。黏液性囊腺瘤基础上恶变的患者,恶性程度低,生长缓慢,转移较晚,术后亦可获得长期生存。即使是侵袭性黏液性囊腺癌的患者,5 年生存率为 30%~40%,手术效果明显优于胰腺导管腺癌。

【预防】

目前胰腺囊腺瘤或囊腺癌病因并不明确,定期体检是及早发现本病的主要手段。凡原因不明、长期上腹闷胀、疼痛不适,反复发作胰腺炎者应作相应影像学检查,早发现早治疗,力争切除病灶,可以提高本病的治愈率。

(王鹏飞 蔡守旺)

推 荐 阅 读

[1] SAHANI D V. Pancreatic cysts 3 cm or smaller: how aggressive should treatment be?[J]. Radiology, 2006, 238: 912-919.

[2] ALLEN P J. A selective approach to the resection of cystic lesions of the pancreas: results from 539 consecutive patients[J]. Ann Surg, 2006, 244: 572-582.

[3] CANNON J W. Diagnosis and management of pancreatic pseudocysts: what is the evidence?[J]. J Am Coll Surg, 2009, 209: 385-393.

[4] CRIPPA S. Mucin-producing neoplasms of the pancreas: an analysis of distinguishing clinical and epidemiologic characteristics[J]. Clin Gastroenterol Hepatol, 2010, 8: 213-219.

[5] FERRONE C R. Current trends in pancreatic cystic neoplasms[J]. Arch Surg, 2009, 144: 448-454.

[6] KING J C. Pancreatic serous cystadenocarcinoma: a case report and review of the literature[J]. J Gastrointest Surg, 2009, 13: 1864-1868.

[7] NARA S. Preoperative evaluation of invasive and noninvasive intraductal papillary-mucinous neoplasms of the pancreas: clinical, radiological, and pathological analysis of 123 cases[J]. Pancreas, 2009, 38: 8-16.

[8] SAINANI N I. Comparative performance of MDCT and MRI with MR cholangiopancreatography in characterizing small pancreatic cysts[J]. AJR Am J Roentgenol, 2009, 193: 722-731.

[9] SPINELLI K S. Cystic pancreatic neoplasms: observe or operate[J]. Ann Surg, 2004, 239: 651-657.

[10] TSENG J F. Serous cystadenoma of the pancreas: tumor growth rates and recommendations for treatment[J]. Ann Surg, 2005, 242: 413-419.

[11] TANAKA M. International consensus guidelines 2012 for the management of IPMN and MCN of the pancreas[J]. Pancreatology, 2012, 12: 183-197.

[12] VAN DER WAAIJ L A. Cyst fluid analysis in the differential diagnosis of pancreatic cystic lesions: a pooled analysis[J]. Gastrointest Endosc, 2005, 62: 383-389.

第四节　胰管内乳头状黏液瘤

胰管内乳头状黏液瘤(intraductal papillary mucinous neoplasm, IPMN)是一种较少见的胰腺囊性肿瘤,于1980年首次被日本的Ohhash报道。1982年Ohhash对该病的描述为主胰管不同程度的扩张,肿大的大乳头和分泌过量的黏液。既往由于对其认识不足,以往多诊断为慢性胰腺炎或黏液性囊腺瘤。IPMN和IPMT(intraductal papillary mucinous tumor)是同一个疾病的称谓。

1996年世界卫生组织(WHO)首次将其从黏液性囊性肿瘤(MCN)分离出来,被认为是一种独立的疾病。WHO将IPMN定义为由乳头状增生的黏液分泌上皮细胞构成的、伴或不伴过度黏液产生及胰管囊性扩张的特殊病理类型,其比例占原发性胰腺囊性肿瘤的20%~25%。IPMN为癌前病变,与结直肠癌的发病过程类似,遵循腺瘤到腺癌的发展顺序,病变过程极其缓慢,通常为15~20年。近年来由于新的影像学、分子生物学和内镜技术的引入以及患者就诊意识的提高,IPMN的发现率较以往大大提高。近10年来对IPMN的诊断和治疗增加了较多新的认识。

【流行病学】

IPMN真正的患病率和发病率不好定义。IPMN好发于老年人,最多见于60~70岁,男女之比约2:1。2000年McDonald等报道,IPMN每年的发病率为1/281 000。一项依据1985—2005年美国国立癌症研究所数据库(SEER)进行的调查显示,调整年龄和性别后IPMN的标准发病率为4.35/10万。欧美地区IPMN男女发病率相近,东亚地区则更多见于男性。国内IPMN的准确发病率尚少有明确数据,国外统计术后病理结果显示IPMN占胰腺切除样本的15%,发病率约为0.8/100万。2016年韩国一项研究对21 745例无症状人群进行腹部CT扫描健康筛查中,共发现457例胰腺囊性肿瘤,其中376为IPMN。对根据肿瘤累及胰管的部位将IPMN分为主胰管型、分支胰管型及混合型3种类型。主胰管型IPMN多见于老年患者,绝大多数起源于胰头部,常导致主胰管扭曲并呈弥漫性或节段性扩张,胰管扩张也可延伸至分支胰管使其呈现囊性改变。分支胰管型IPMN多见于年轻患者,好发于胰腺钩突部,也可累及胰尾。IPMN患者多在60岁左右时出现临床表现,有研究显示侵袭性IPMN的发病年龄较良性者晚5~6年。

【病因与发病机制】

（一）病因

IPMN的确切病因仍不清楚。2013年的一项病例对照研究发现,既往有糖尿病史(尤其是使用胰岛素)、慢性胰腺炎和胰腺导管腺癌家族史都是相关的危险因素。IPMN的发病与吸烟、酗酒等因素无显著相关性。但吸烟可能加速IPMN恶性进展。

（二）发病机制

发病机制尚不清楚,目前主要是对于IPMN基因易感性的研究。如研究发现,一些遗传疾病(如

McCune Albright 综合征），涉及 GNAS 基因突变，更易患 IPMN。GNAS 和 K-ras 的突变经常在 IPMN 发现，甚至在侵袭性疾病发展之前的早期癌变。与其他囊性肿瘤或与 IPMN 无关的浸润性腺癌相比，GNAS 突变似乎对 IPMN 特别特异性。家族性胰腺癌患者的囊性病变占 42%，在外科标本中 IPMN 是常见的表现。在 p16-Leiden 突变的个体中，囊性病变并不常见（16%），只有少数表现出组织学上的 IPMN。然而，在 p16-Leiden 突变的患者中，囊性病变在随访期间显示出更具攻击性的行为，与 FPC 组相比，胰腺导管腺癌（PDAC）更常见（7% vs. 0.8%）。在另一项研究中，39%（84/216）的高危个体（胰腺癌家族史或易感生殖系突变）有囊性病变，大多数（60.7%）有多发性病变。在 60～69 岁的受试者中，胰腺病变的患病率随年龄增加而增加，高达 53%，38%（82/216）的患者证实或怀疑为 IPMN。家族性 IPMN 可能存在，但需要更多的研究。K-ras 基因突变也是 IPMN 分子生物学研究的热点。

【病理】

IPMN 的基本病理改变是胰管内分泌黏液异常上皮，导致胰管内大量的黏液潴留，黏液淤滞和胰管扩张。根据胰腺上皮细胞显示不同程度的异型增生将 IPMN 分为低度异型增生（以前称为腺瘤）、中度异型增生（以前称为边界性肿瘤）、高度异型增生（以前称为原位癌）和浸润性癌。在巴尔的摩胰腺肿瘤前体病变共识会议上，分类系统从 3 层系统改为 2 层系统，将以前被分为低级别和中级别的 IPMN，现均被分为低级别 IPMN。组织学上，根据形态学和免疫组织化学特征，IPMN 可分为 4 种亚型：胃、肠、胰胆和癌细胞。一般来说，胃型 IPMN 通常显示低度异型增生，肠型 IPMN 通常显示中度或高度异型增生，而较少见的胰胆型和癌细胞型 IPMN 通常显示高度异型增生。侵袭性 IPMN 的 2 种主要病理组织学类型，一种是胶体癌，其典型来源于肠型 IPMN；另一种为管状癌，来源于胰胆管型 IPMN。

【临床表现】

（一）临床表现

临床症状和体征取决于导管扩张的程度和产生黏液的量，其临床表现多无特征性，以上腹痛、乏力、食欲缺乏、消瘦较为常见。据报道，20%～50% 的 IPMN 患者有反复发作的胰腺炎病史。主要是由于 IPMN 可分泌黏胨样物质，造成胰液流通不畅及主胰管内压力增高，可导致急性胰腺炎反复发作或慢性胰腺炎，相应的表现包括中上腹疼痛，可放射至后背、梗阻性黄疸、体重下降、脂肪泻、糖尿病等。此外，长期的胰管阻塞还可导致阻塞性慢性胰腺炎，临床上可有腹痛、糖尿病、脂肪泻等慢性胰腺炎的表现。

约 10% 的患者可出现黄疸，但其发生率低于一般的胰腺癌，主要是由于肿瘤分泌的大量黏液阻塞胆总管所致，还有部分是因肿瘤侵犯胆总管造成胆总管狭窄。还有约 20% 的 IPMN 患者无临床症状，实验室检查也无异常，尤其是分支胰管型 IPMN，通常都是在其他原因行影像学检查时被发现。

（二）分类

根据胰腺导管系统的解剖学受累及影像学特点，IPMN 可分为主导管（MD-IPMN）、分支导管（BD-IPMN）或混合型 IPMN。MD-IPMN 的特征是主胰管节段性或弥漫性扩张 >5mm，无其他梗阻原因。在以前的指南中采用了低主胰管 MPD 扩张阈值（5mm），增加了 MD-IPMN 的放射诊断的敏感性，而不失去特异性。然而，5～9mm 的主胰管扩张不是紧急手术的指征。长径大于 5mm 的胰腺囊肿与主胰管相通，应视为 BD-IPMN。混合型患者同时符合 MD-IPMN 和 BD-IPMN 标准。

【辅助检查】

（一）超声内镜检查（EUS）

EUS 是将超声探头植入胃肠腔内探测胰腺，可避免肠道气体的干扰，探头离胰腺更近，显示也更清楚。MD-IPMN 表现为局限性或弥漫性主胰管扩张，可伴有胰管内结节，胰腺实质多有萎缩（图 7-5-2）。BD-IPMN 可见多个 5～20mm 的囊性低回声区，呈葡萄串样，胰管轻度扩张。混合型表现为主、支胰管均呈囊性扩张。提示恶性变的超声特征包括：主胰管直径 >1cm；BD-IPMN 的囊性病变最大径 >3cm 伴不规则的较厚分隔；囊壁内结节样增生，最大径 >1cm。EUS 还可获取活组织、胰液或囊液行细胞学和分子生物学检查以辅助判断肿瘤的恶性转变。

（二）影像学检查

CT 和 MRI 有助于明确肿瘤扩展的范围、周围血管浸润程度及局部或远处是否有淋巴结转移（图 7-5-3）。MRCP 可见主胰管弥漫性或节段性扩张，伴或不伴分支胰管扩张（图 7-5-4）。

（三）内镜下逆行胰胆管造影（ERCP）

内镜下见十二指肠主乳头呈典型的"鱼嘴状张开"伴黏液或黏胨样物质溢出时可基本确诊 IPMN。此外，还可进行胰管内超声、胰管镜来辅助诊断，并可收集胰液进行相关检查，以辅助判断肿瘤的恶性转变（图 7-5-5）。

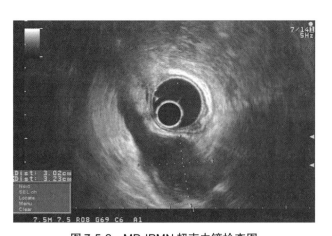

图 7-5-2　MD-IPMN 超声内镜检查图

超声所见：胰腺内部回声欠均匀，胰管全程扩张，无扭曲，体尾部胰管扩张明显，最宽处约 0.7cm，体尾部可见一 3.6cm× 4.5cm 无回声区，与胰管相通

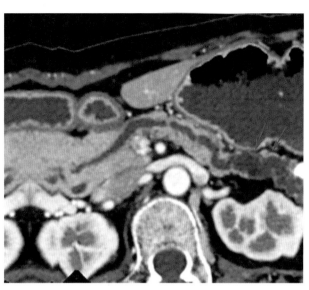

图 7-5-3　主胰管型 IPMN 的 CT 图像示例

CT 图像显示沿胰管曲面重建可见主胰管全程扩张，以胰尾部胰管扩张为主（箭头所指）

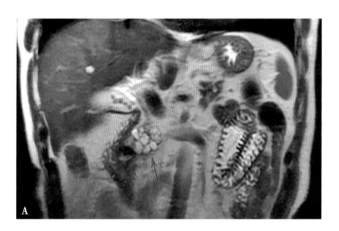

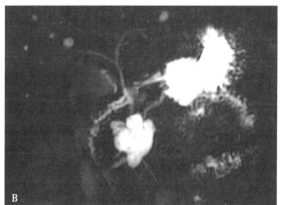

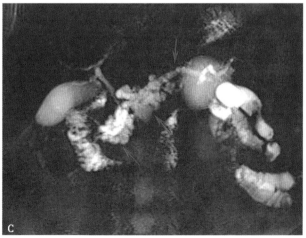

图 7-5-4　IPMN 的磁共振图像示例

A. BD-IPMN 在 T₂ 加权成像冠状位显示胰头部分支胰管呈多囊样扩张（箭头所指）；B. BD-IPMN 在 MRCP 显示多囊样扩张的分支胰管下游主胰管扩张（箭头所指）；C. 混合型 IPMN：MRCP 显示主胰管及分支胰管均扩张（箭头所指），分支胰管呈多囊样扩张

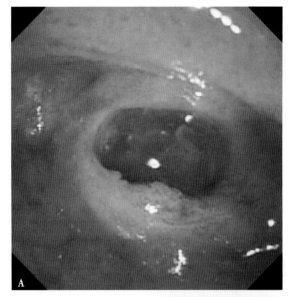
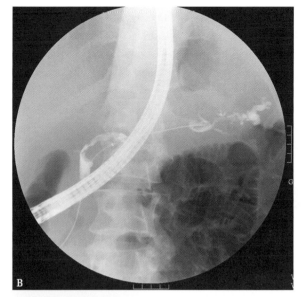
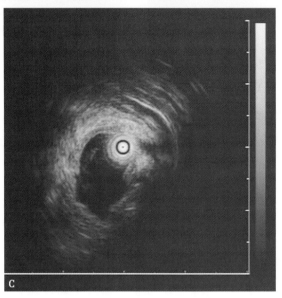

图 7-5-5　IPMN 的 ERCP 图像示例

A. ERCP 白光下观察，主乳头开口呈鱼嘴样，开口可见胶冻样黏液；B. ERCP 胰管造影，胰管全程扩张，以体尾部明显，体尾部可见不规则充盈缺损影；C. ERCP 下 IDUS 可见胰体尾部胰管呈囊性扩张，管壁可见高回声隆起

【诊断与鉴别诊断】

IPMN 的诊断主要依靠内镜及影像学方法确定。IPMN 需与慢性胰腺炎、黏液性囊性肿瘤及胰腺导管细胞癌相鉴别。

【治疗】

（一）手术切除

IPMN 具潜在的恶变可能，外科手术切除病灶为 IPMN 治疗的首选方案。由于主胰管型 IPMN 恶变倾向大，2004 年 Sendai 共识意见推荐主胰管型 IPMN 或混合型 IPMN，无论有无症状均应手术切除。手术方式根据肿瘤的部位分为全胰腺切除术、胰十二指肠切除术、胰腺远端切除术等。

（二）内镜治疗

对于不具备手术条件的患者，内镜下支架引流解除由黏液堵塞、外压或恶性浸润引起的胆管、胰管梗阻是有效的姑息治疗方法。最近有研究报道了主胰管型 IPMN 的光动力治疗，光敏剂通过静脉途径给药，ERCP 下进行胰管插管，激光束插入导管内进行弥散照射，直接杀伤内皮细胞，减少黏液产生，治疗后影像学和组织学检查证实 IPMN 病灶缩小，症状获改善。

（三）其他治疗

新辅助治疗和辅助治疗在侵袭性疾病中的作用 IPMN 仍不清楚。有证据表明，辅助化疗优于单独手术，尤其是在晚期阶段的患者。此外，还有报道向胰腺囊性肿瘤中注射乙醇进行治疗。

【预后与随访】

MD-IPMN 具有较高的恶性转化风险，在 BD-IPMN 中恶性肿瘤风险从 19%～30% 不等，MD-IPMN 中高达 40%～60%。但有些低度异型增生的 IPMN 可能不会进展为高度异型增生或浸润性癌。

2012 年国际共识指南认为，没有高危因素（主胰管≥10mm，实质成分高）的患者应在 3～6 个月后接受 MRI/MRCP 或 CT，然后每年结合包括血清学标志物的临床检查。IPMN 术后无残余病变的，在术后 2 年和 5 年进行复查。如果手术边缘存在低度或中度异型增生，应每年进行 2 次 MRCP 和体格检查。

最新的福冈共识指出：未手术切除的 IPMN 随访方案，取决于患者年龄、家族史、症状、并发症、胰腺癌风险以及患者的选择等进行综合判断。在文献中很少有证据来指导 IPMN 的随访频率和方式。所有术后 IPMN 患者，包括那些手术切缘阴性的非侵袭性 IPMN 患者，均应在切除后接受监测，以免出现新发的 IPMN 或伴发胰腺导管腺癌。

（邹多武）

推 荐 阅 读

[1] ARONSSON L，ANDERSSON R，ANSARI D.Intraductal papillary mucinous neoplasm of the pancreas-epidemiology，risk factors，diagnosis，and management[J].Scand J Gastroenterol，2017，52（8）：803-815.

[2] TANAKA M，FERNÁNDEZ-DEL CASTILLO C，KAMISAWA T，et al. Revisions of international consensus Fukuoka guidelines for the management of IPMN of the pancreas[J]. Pancreatology，2017，17（5）：738-753.

[3] 李兆申，许国铭. 胰腺疾病内镜诊断与治疗学 [M]. 上海：第二军医大学出版社，2004.

[4] 苑刚，宋健，钟慧闽. 胆管胰管内导管内乳头状黏液瘤内镜逆行胰胆管造影诊治特点 [J]. 中华消化病与影像杂志（电子版），2013，4（3）：26-28.

第五节　胰腺囊性纤维化

囊性纤维化（cystic fibrosis，CF）是我们人体第 7 对染色体 CF 基因突变引起的常染色体隐性遗传病，常影响消化系统及呼吸系统。当胰腺受累出现外分泌功能不全时就会引起胰腺腺泡细胞变性和继发的胰腺囊性纤维化（cystic fibrosis of pancreas），临床上常表现为脂肪泻、腹痛及体重下降等胰腺本身症状及肺部感染、不全性肠梗阻等胰腺外症状。本病为婴幼儿及青少年多发的遗传性胰腺疾病，具有明显的种族性和地区性，欧美白人常见，非洲及亚裔人较少见。

【临床表现】

胰腺囊性纤维化患者多为 CF 累及胰腺所致，其临床表现主要分为胰腺症状及胰腺外症状。

（一）胰腺症状

由于胰腺组织本身发生囊性纤维化，从而使胰液的分泌量及含酶浓度显著降低，表现为胰腺外分泌功能障碍，多于 1 岁内出现。随着患儿年龄增长表现出慢性胰腺炎的一些典型症状，如腹痛、脂肪泻、水肿及体重减轻等，有些患儿后期甚至出现糖尿病，最近也有报道其可诱发特发性急性胰腺炎。

（二）胰腺外症状

1. 若消化系统受累，在新生儿期可有排便增加，胎粪可呈黏稠胶状如油灰样的黑色物质，可引起腹膜炎或胎粪性肠梗阻。另外有些患儿可发生肝硬化，并出现贫血、眼干燥症、低蛋白血症、水肿及维生素 K 缺乏症等一系列症状。

2. 若呼吸系统受累，可出现反复呼吸道感染，以痰液黏稠为特点，常可培养出铜绿假单胞菌及金黄色葡萄球菌，后期可出现慢性支气管炎、支气管肺炎或支气管扩张症，严重者发生气胸或咯血，晚期常见呼吸衰竭、肺心病及心功能不全。

3. 若内分泌系统受累，患儿多汗，汗液、泪液及唾液内的氯化物及钠含量增多，水及电解质。

【辅助检查】

（一）实验室检查

1. 由于患者汗液内氯化物及钠的分泌明显增多，所以若其浓度高于正常人 2～5 倍（正常 Na^+ 10～80mmol/L；Cl^- 6～60mmol/L）具有显著诊断意义，其确诊率可达 99%。汗液试验（sweat test）是对胰腺囊性纤维化的主要诊断方法。

2. 十二指肠引流液中胰酶水平低下，特别是胰蛋白酶的缺乏具有诊断价值。

3. 因胰酶缺乏易发生消化吸收不良，患者粪便中常有较多脂肪滴。

4. 有 20%～30% 患者的糖耐量试验异常。

（二）影像学检查

1. 胰腺囊性纤维化患者腹部 B 超和 CT 成像表现为胰腺纤维化，即胰腺萎缩（图 7-5-6），胰腺表面不均，胰腺导管囊状扩张，可见大小不等的囊肿，弥

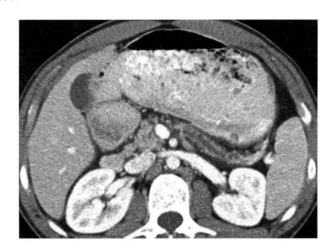

图 7-5-6　胰腺萎缩

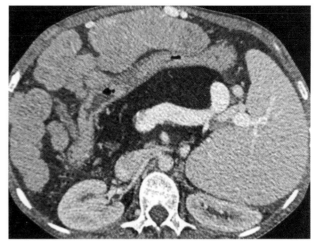

图 7-5-8　胰腺脂肪化

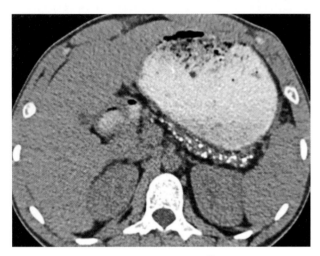

图 7-5-7　胰腺钙化及萎缩

漫分布的钙化（图 7-5-7），增强扫描显示实质强化明显减弱。部分患者主要以胰腺脂肪化为主（图 7-5-8），即整体胰腺组织被脂肪取代，但轮廓正常。有学者通过传统的 B 超技术行点剪切波弹性成像技术，发现胰腺囊性纤维化患者切波速度显著低于正常人，可能会成为未来无创检查的新方向。

2. 胰腺囊性纤维化患者常可出现胎粪性肠梗阻，其典型的腹部 X 线片表现为梗阻上端小肠扩张充气或有液平，胎粪中有散在的小气泡（肥皂泡征），若伴有胎粪性腹膜炎，X 线片上尚可见细条或斑片状钙化影。

3. 胰腺囊性纤维化累及呼吸系统时，通过胸部 X 线片可见局限性或较广泛的肺不张、支气管炎、支气管肺炎、肺大疱、肺气肿、肺脓肿、支气管扩张及肺纤维化改变。

（三）内镜检查

1. 少数患者胃镜检查可发现食管静脉曲张、十二指肠液黏稠，ERCP 造影显示胰腺管节段性囊状扩张。

2. 结肠镜可发现隐窝宽大、扩张，有较多的黏稠黏液滞留。

3. 腹腔镜检查可见胰腺表面呈不规则结节状，质地变硬纤维化、肝脏脂肪变性后肿大，局灶或弥漫性胆汁性肝硬化。

（四）病理学检查

在 B 超或 CT 导引下作胰腺、肝穿刺活检，病理可表现为胰腺丧失外分泌组织，周围纤维组织增生及炎性细胞浸润，大部分胰腺被脂肪和纤维结缔组织代替（图 7-5-9）；肝组织呈胆汁性肝硬化病变和结石形成。

【诊断与鉴别诊断】

（一）诊断

目前国内外对于胰腺囊性纤维化的诊断缺乏系统的诊断标准，主要通过突变基因筛查和临床表现进行诊断。

1. CF 的相关基因被命名为囊性纤维化跨膜传导调节因子（cystic fibrosis transmembrane conductance regulator，CFTR），CF 就是由该基因突变导致的。目前已经发现上千种 CFTR 突变基因，但主要为欧美国家数据，使用欧美 CFTR 常见突变基因组成的突变筛查平台来筛查我国的 CF 患者往往没有阳性结果。所以基于欧美 CFTR 突变谱建立的 CF 筛查平台对中国裔的患者并不适用，需要收集我国 CF 患者的突变基因数据建立我国的 CF 筛查平台来协助诊断胰腺囊性纤维化。

2. 目前胰腺囊性纤维化的诊断我国主要还是通过临床表现。若患者存在典型的胰腺外分泌功能障碍，如脂肪泻、营养不良及体重下降等，实验室检查发现十二指肠液中各种酶缺乏，特别是胰蛋白酶缺

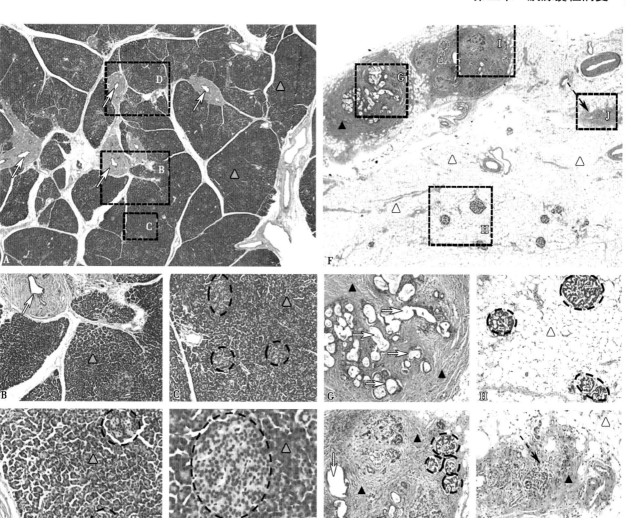

图 7-5-9　胰腺囊性纤维化病理图片

乏,汗液内氯化物及钠明显增高,以及影像学提示胰腺纤维化或脂肪化均应该考虑该疾病。特别是患者若同时合并有慢性呼吸道疾病,更应该高度怀疑该疾病。

(二)鉴别诊断

本病主要为胰腺外分泌功能障碍,且影像学上可出现胰腺萎缩、大小不等的囊肿及脂肪化,故需与慢性胰腺炎、胰腺分泌功能障碍、胰腺多发囊肿及胰腺囊腺瘤等相鉴别。胰腺囊性纤维化患者多为婴幼儿及青少年,常合并其他系统疾病,特别是呼吸系统,可以作为重要的鉴别诊断依据。累及呼吸系统时需要和慢性阻塞性肺气肿、支气管炎、支气管扩张等疾病相鉴别;累及消化系统时则需和肝硬化门静脉高压症、肠梗阻等疾病相鉴别。

【治疗】

胰腺囊性纤维化因常合并多器官受累,以综合治疗为主,加强营养支持治疗及相关并发症治疗。

1. 针对胰腺外分泌功能不足的治疗方案还是胰酶替代治疗。最有效的胰酶制剂含有 pH 敏感的胰脂肪酶、肠溶性微球体或微片。饮食建议给予低脂肪、中等量糖类、高蛋白、高热量的饮食,另外多种维生素(脂溶性维生素 A、维生素 D 应给双倍剂量)、微量元素制剂特别是铁锌的补充同样尤为重要。因患者氯化物及钠在汗液中丢失较多,若出汗多需及时补充盐类。对于胰酶剂量要求较高的患者,适当给予质子泵抑制剂可以提高胰酶治疗效果。病情严重者可给要素饮食或肠道外营养。由于有 1%～2% 儿童患者合并糖尿病,成年人可上升至 13%,合并糖尿病时建议给予胰岛素治疗。

2. 累及其他器官时,治疗主要以对症及治疗并发症为主。若呼吸系统受累,如肺部感染的患者,因其常见感染细菌为铜绿假单胞菌及金黄色葡萄球菌,可给予环丙沙星、羧苄西林,头孢哌酮等广谱抗生素抗感染治疗,一般需连续给药 10 天左右。鼓励咳痰、体位引流，选择蒸汽吸入和超声雾化（加适量胰蛋白酶）吸入等治疗方式，促进黏稠痰液排出。气管吸痰或支气管镜灌洗主要用于治疗大量黏液堵塞支气管。若消化系统受累，少年患者可应用 10% N-乙酰半胱氨酸口服，或 10% N-乙酰半胱氨酸加胰酶制剂灌肠。不全性胎粪性肠梗阻可通过口服含有胰酶的等渗盐水、山梨醇或甘露醇、平衡液灌肠等轻泻剂保守治疗。若治疗效果不佳，出现完全性肠梗阻甚至合并肠扭转、肠坏死、肠穿孔者则需要手术治疗。肝硬化合并门静脉高压症出现食管胃底静脉曲张出血则建议内镜、门 - 体静脉分流术或外科手术治疗。

3. 自从 1989 年 CF 致病基因 CFTR 被克隆定位以来，基因治疗 CF 已成为研究热点，但目前最新的研究结果仍仅限于改善肺功能及降低糖尿病发生，临床治疗前景仍需要进一步验证。

（黄 鑫 祝 荫）

推 荐 阅 读

[1] DESAI C S, VONDERAU J S, MCCALL R, et al. Pancreatic cystosis in patients with cystic fibrosis: A qualitative systematic review[J]. Pancreatology, 2018, 18（7）: 700-704.

[2] VAN BIERVLIET S, HAUSER B, VERHULST S, et al. Probiotics in cystic fibrosis patients: A double blind crossover placebo controlled study: Pilot study from the ESPGHAN Working Group on Pancreas/CF[J]. Clin Nutr ESPEN, 2018, 27: 59-65.

[3] PFAHLER M H C, KRATZER W, LEICHSENRING M, et al. Point shear wave elastography of the pancreas in patients with cystic fibrosis: a comparison with healthy controls[J]. Abdom Radiol（NY）, 2018, 43（9）: 2384-2390.

[4] ROTTI P G, XIE W, POUDEL A, et al. Pancreatic and Islet Remodeling in Cystic Fibrosis Transmembrane Conductance Regulator（CFTR）Knockout Ferrets[J]. Am J Pathol, 2018, 188（4）: 876-890.

[5] BARBAS A S, DIB M J, AL-ADRA D P, et al. Combined lung-liver-pancreas transplantation in a recipient with cystic fibrosis[J]..J Cyst Fibros, 2018, 17（1）: e1-e4.

[6] MARSON F A L, BERTUZZO C S, DE ARAUJO T K, et al. Pancreatic Insufficiency in Cystic Fibrosis: Influence of Inflammatory Response Genes[J]. Pancreas, 2018, 47（1）: 99-109.

[7] CALVO-LERMA J, MARTÍNEZ-BARONA S, MASIP E, et al. Pancreatic enzyme replacement therapy in cystic fibrosis: dose, variability and coefficient of fat absorption[J]. Rev Esp Enferm Dig, 2017, 109（10）: 684-689.

[8] KESSLER L, ABÉLY M. Pancreatic infringement exocrine and endocrine in cystic fibrosis[J]. Arch Pediatr, 2016, 23（12S）: 12S21-12S32.

[9] 宋彬, 李兆申. 胰腺囊性纤维化研究进展 [J]. 胰腺病学, 2005, 5（2）: 126-128.

[10] COHN J A, FRIEDMAN K J, NOONE P G, et al. Relation between Mutations of the Cystic Fibrosis Gene and Idiopathic Pancreatitis[J]. N Engl J Med, 1998, 339: 653-658.

[11] LAVELLE L P, MCEVOY S H, NI MHURCHU E, et al. Cystic Fibrosis below the Diaphragm: Abdominal Findings in Adult Patients[J].Radiographics, 2015, 35（3）: 680-695.

第六章

先天性胰腺疾病

第一节 胰腺分裂

胰腺分裂（pancreas divisum，PD）是胰腺背侧及腹侧胰管的不融合或部分融合，是胰腺导管解剖异常中最为常见的原因。胰腺先天性异常和变异存在于 10% 的一般人群中。当此类患者出现反复发作的急慢性胰腺炎症及胰腺源性腹部疼痛症状时，称为胰腺分裂症。

【流行病学】

PD 占胰腺解剖异常的 3%～14%，是胰腺解剖异常最常见的类型，其中完全型的发病率占 71%，不完全型占 23%，背侧胰管型占 6%。PD 是慢性和复发性胰腺炎的易患因素，还是特发性胰腺炎共存的因素之一。胰腺分裂被发现的概率取决于检查人群中胰腺炎患者数量以及造影技术是否能完整显示胰腺系统。有多项研究证明，胰腺炎患者的胰腺分裂发生率高于胆道疾病、不明原因腹痛等对照人群。

【分型】

胰腺由背侧和腹侧胰腺原基融合而成，后两者由胚胎前肠发育而来，如果在胚胎期未能融合则会导致胰腺分裂。根据分裂的特征不同，胰腺分裂主要分为 3 个亚型：①完全胰腺分裂：开口于较大的大乳头的腹侧小胰管，以及开口于较小的小乳头的较大背侧胰管，完全没有融合，最为常见约占 80%；②不完全胰腺分裂：腹侧胰管的一条小分支与背侧胰管相通；③反向分裂：孤立的小背胰节段出现反向分裂。

【临床表现】

绝大部分 PD（95%）无症状，仅在偶然的检查中被发现。有症状的 PD 表现为发作不频繁的胰胆型疼痛或轻症急性胰腺炎（MAP）；也可表现为复发性胰胆型疼痛、重症急性胰腺炎（SAP）和慢性胰腺炎。慢性胰腺炎可能伴发慢性腹部疼痛和胰腺功能不全。饮酒是复发性胰腺炎的危险因素，抽烟则是 PD 慢性胰腺炎的常见危险因子。

【诊断与鉴别诊断】

PD 的诊断主要依赖于影像学检查，即内镜下逆行胆胰管造影（endoscopic retrograde cholangiopancreatography，ERCP）、磁共振胰胆管成像（MR cholangiopancreatography，MRCP）、计算机断层扫描（computed tomography，CT）和超声内镜（endoscopic ultrasonography，EUS），用于胰腺分裂的诊断评估取决于患者的临床表现。

95% 以上的 PD 患者并没有相关症状。对于腹部 CT 可显示胰腺分裂证据但无急慢性胰腺炎或者相关并发症（如假性囊肿）证据的无症状患者，不需进一步评估胰腺。如腹部 CT 可以显示胰管，PD 的图像可表现为背侧胰管从前上方经过胆总管末段，并单独汇入小乳头。PD 患者若存在背侧胰管扩张和 / 或局限于胰腺背侧区域的慢性胰腺炎改变，则提示存在病理性小乳头狭窄。此外，显示腹侧胰腺和背侧胰腺之间存在一层脂肪也提示胰腺分裂。

CT 常常用于诊断分析慢性腹痛患者的胰腺大小、轮廓和局灶的病变。然而，相较于胰腺实质，CT 显示清晰的胰管结构要相对困难。薄层螺旋 CT 可以利用三维重建技术得到高质量的立体图像，它诊断胰腺分裂的标准为：背、腹胰管未融合以及胆总管与背胰管直接相连。EUS 相较于其他的诊断方法，它的优点在于更加安全可靠并相对准确。尤其是当遇到反复副乳头插管失败时，EUS 可提供胰管成像辅助诊断。EUS 对 PD 的诊断具有较高的敏感度、特异度，应用前景广阔，但目前尚无公认、统一的诊断标准。

ERCP 不仅可显示胰腺分裂证据，并且可对患者计划行内镜下的治疗（图 7-6-1）。ERCP 中对断胰腺分裂有诊断价值的表现包括：短而细的腹侧胰管在大乳头处开口，开口于小乳头的背侧胰管充盈胰液，引流方向从胰尾至胰头。背侧胰管的扩张和 / 或背侧胰腺慢性胰腺炎提示小乳头狭窄。其他提示

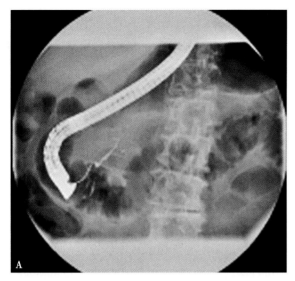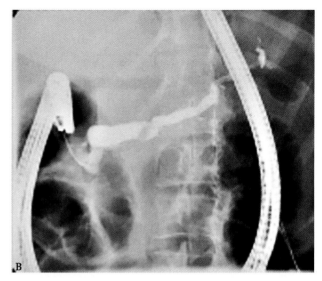

图 7-6-1 ERCP（荧光透视图像）

A. 通过大乳头造影剂注射腹侧小胰管；B. 通过小乳头注射进大的背侧胰管（另一位胰腺分裂患者）。引自 RUSTAGI T，GOLIOTO M. Diagnosis and therapy of pancreas divisum by ERCP: a single center experience[J]. J Dig Dis, 2013, 14（2）: 93-99

胰腺分裂但无诊断意义的 ERCP 表现包括：末端胰管囊性扩张（背侧胰管末端囊肿）、背侧胰管的造影剂引流速度缓慢（>12 分钟）以及背侧胰管造影期间诱发疼痛。在大约 2% 的患者中，背侧胰管造影显示一个孤立的小胰管系统（孤立的背侧节段），其类似于正常的腹侧胰腺。发现上述情况时必须进行大乳头插管造影以观察主胰管。在确诊了 PD 之后，ERCP 还可对胰腺体部和尾部进行引流。目前的 ERCP 技术可以保证诊断出 90%～95% 的 PD 患者，但存在术后胰腺炎并发症的发生率。

对于有症状或存在胰腺炎 / 相关并发症证据的 PD 患者，推荐进行促胰液素 - 增强 MRCP 检查。MRCP（图 7-6-2）技术在近年来才刚刚兴起，虽然 MRCP 的空间分辨力比不上 ERCP，重建之后的图像比较容易把小病变掩盖。通过信号没有办法区分胆道内的气体、血块以及结石，对诊断炎性的病变特异性会比较差。但是，随着设备软件以及硬件的不断完善，技术的分辨能力和速度的不断提高，MRCP 在临床诊疗中占据了越来越重要的地位。目前，促胰液素 - 增强 MRCP 是诊断胰腺分裂的首选影像学方法。对于无胰腺分裂相关症状但 CT 检查发现胰腺炎或者相关并发症疑诊 PD 者，也推荐使用促胰液素 - 增强 MRCP 检查。虽然促胰液素 - 增强 MRCP 检查可以提升胰管分支的显影率，但是也存在一些局限，它反映的是胆胰管的静态情况，对胆管远端小结石的显影效果不佳，并且它不能代替 PTC 的可同时行胆道引流作用和 ERCP 的可同时行

EST、取石等治疗作用。对胰腺分裂有诊断意义的 MRCP 表现包括：见背侧胰管从胆总管前方经过并在上方汇入小乳头以及可见独立的腹侧胰管。如有需要，也会应用超声内镜对胰腺进行更细致的评估。

PD 需与其他胰腺先天性解剖异常，以及其他引起胰腺导管异常的疾病相鉴别。另外，胰腺体尾部缺失、慢性胰腺炎症以及胰腺癌也需要与 PD 相鉴别。鉴别的主要特征如下：慢性胰腺炎患者有时候

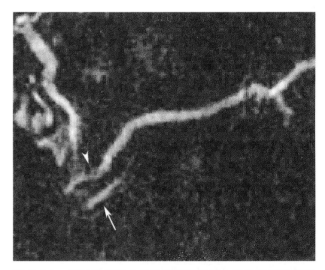

图 7-6-2 通过使用具有松弛增强的半傅立叶快速采集获得的冠状 MRCP 图像（∞/822）显示腹侧导管（箭头）和背侧胰管（箭头）

引自 MANFREDI R, COSTAMAGNA G, BRIZI M G, et al. Pancreas divisum and "santorinicele": diagnosis with dynamic MR cholangiopancreatography with secretin stimulation[J]. Radiology, 2000, 217（2）: 403-408

因体尾部发生纤维变性导致胰管线样狭窄，影像学上会被误以为腹侧胰管；胰腺癌多表现为胰管不规则的狭窄或者突然中断；胰体尾缺失者通过 ERCP 造影以及辅助 CT，B 超即可加以鉴别。

【治疗】

对 PD 的处理原则取决于患者临床表现。无症状者，无需进一步评估和治疗 PD。轻度疼痛或发作不频繁的患者，建议进行急性和慢性胰腺炎的内科保守治疗。临床症状严重，并出现反复发作性疼痛、急性或慢性胰腺炎者，则须进行治疗。

治疗包括内镜治疗和外科手术。内镜治疗为内镜下括约肌的切开术，分为拉式样括约肌切开和针刀技术。应根据患者的共存疾病、意愿和当地医疗机构的技术条件来选择适当的治疗方法。与外科手术相比，内镜下括约肌切开优势在于创伤较小，但有可能出现 ERCP 后胰腺炎、乳头再狭窄和支架堵塞。长期支架植入有多种并发症，包括支架闭塞和移位、胰腺炎、胰管穿孔和假囊肿形成。

症状性 PD 的内镜下治疗方法主要有内镜下副乳头括约肌切开术（minor papilla endoscopic sphincterotomy，MiES）、内镜下副胰管支架植入术（endoscopic dorsal duct stent insertion，EDSi）、内镜下括约肌切开联合副胰管支架植入术（endoscopic sphincterotomy combined with stenting，ESCS）及内镜下副乳头扩张术（minor papilla endoscopic dilation，MiED）。相关的研究表明，MiES 治疗症状性 PD 疗效确切，且特别适用于急性复发性胰腺炎（RAP）型 PD。EDSi 是指内镜下经副乳头于副胰管内植入支架进而解除胰管内的高压状态，达到治疗症状性 PD 的目的。ESCS 是在 MiES 的基础上联合 EDSi，解除了副胰管的高压状态，同时避免了 MiES 术后常见的副乳头再狭窄。ESCS 治疗 RAP 型 PD 效果与 EDSi 相似，ESCS 治疗慢性胰腺炎（CP）型 PD 亦有较好疗效，建议 CP 型 PD 常规先行 ESCS 或 EDSi 治疗，无效则再行外科干预。MiED 是应用内镜辅助器械如探条、球囊导管等来扩张狭窄的副乳头进而达到引流胰液、解除胰管高压状态的一种方法，主要有探条扩张术及球囊扩张术。但是单纯应用 MiED 治疗症状性 PD 明显增加创伤性胰腺炎的发生率，故不推荐为症状性 PD 的常规治疗手段。外科手术仅推荐在于内镜治疗失败或者无法施行内镜治疗的患者。由于手术有着潜在的病死率和致残率，并且要考虑保留内分泌和外分泌的功能，手术时机的选择和范围须因人而异。手术方式包括小乳头括约肌切开术或括约肌成形术。特定病例也实行副胰管空肠侧 - 侧吻合术、胰腺腹部或全部切除术。近年来，腹腔镜技术的快速发展，使得外科手术成为内镜治疗 PD 失败者的弥补治疗措施。总体来说，慢性胰腺炎或慢性腹痛患者的疗效较特发性复发性胰腺炎差。

（曾　悦）

推 荐 阅 读

[1] BULOW R，SIMON P，THIEL R，et al. Anatomic variants of the pancreatic duct and their clinical relevance：an MR-guided study in the general population[J]. Eur Radiol，2014，24（12）：3142-3149.

[2] RUSTAGI T，NJEI B. Magnetic resonance cholangiopancreatography in the diagnosis of pancreas divisum：a systematic review and meta-analysis[J]. Pancreas，2014，43（6）：823-828.

[3] MANFREDI R，COSTAMAGNA G，BRIZI M G，et al. Pancreas divisum and "santorinicele"：diagnosis with dynamic MR cholangiopancreatography with secretin stimulation[J]. Radiology，2000，217（2）：403-408.

[4] RUSTAGI T，GOLIOTO M. Diagnosis and therapy of pancreas divisum by ERCP：a single center experience[J]. J Dig Dis，2013，14（2）：93-99.

[5] LIAO Z，GAO R，WANG W，et al. A systematic review on endoscopic detection rate，endotherapy，and surgery for pancreas divisum[J]. Endoscopy，2009，41（5）：439-444.

[6] KANTH R，SAMJI N S，INAGANTI A，et al. Endotherapy in symptomatic pancreas divisum：a systematic review[J]. Pancreatology，2014，14（4）：244-250.

[7] HEYRIES L，BARTHET M，DELVASTO C，et al. Long-term results of endoscopic management of pancreas divisum with recurrent acute pancreatitis[J]. Gastrointest Endosc，2002，55（3）：376.

[8] SANDRASEGARAN K，PATEL A，FOGEL E L，et al. Annular pancreas in adults[J]. AJR Am J Roentgenol，2009，193（2）：455-460.

[9] CHAVAN R，KALAPALA R，NABI Z，et al. Reverse sphincterotomy of the minor papilla via the major papilla for chronic pancreatitis with incomplete pancreas divisum[J]. Endoscopy，2017，49（S 01）：E119-e20.

[10] PAPPAS S G，PILGRIM C H，KEIM R，et al. The Frey procedure for chronic pancreatitis secondary to pancreas divisum[J]. JAMA Surg，2013，148（11）：1057-1062.

第二节 异 位 胰 腺

异位胰腺（heterotopic pancreas，HP）又称副胰腺或迷走胰腺，是指与正常胰腺无解剖和血管联系且孤立的胰腺组织，属于一种先天发育异常，临床上发病率较低。其发病机制目前仍不清楚，但多数学者认为异位胰腺是胚胎发育时腹侧和背侧保留在原肠壁内的一个或几个胰腺始基随原肠上段旋转过程中随肠道纵形生长发育而被带走形成。根据组织结构的不同，1973 年 Gaspar-Fuentes 等在 Heinrich 分型的基础上将胃异位胰腺分为 4 型：Ⅰ型由胰岛细胞、导管和胰腺腺泡组成；Ⅱ型由胰腺导管组成；Ⅲ型由胰腺腺泡组成（外分泌型）；Ⅳ型则由胰岛细胞组成（内分泌型）。异位胰腺多见于 40～60 岁，男性居多，好发于胃和十二指肠，也可见于小肠的任何部位（如 Meckel 憩室）、大网膜、肠系膜及胆囊等部位。

【临床表现】

多数异位胰腺患者无明显临床症状，可在健康体检、手术或尸检中偶然发现，少数患者根据其生长部位及是否发生并发症而出现相应的临床症状，主要包括胃肠道症状及胃肠道外症状。

1. **胃肠道症状** 常见的胃肠道症状包括恶心、呕吐、反酸、嗳气、腹痛、腹胀及慢性失血等。临床上根据病变位置、大小及性质等不同，异位胰腺可分为隐匿型、溃疡型、出血型、肿瘤型、憩室型及梗阻型；隐匿型无任何临床症状；溃疡型以胃肠道黏膜溃疡为主要临床表现；出血型以消化道出血为主要临床表现；肿瘤型以胃肠壁增厚、黏膜局部隆起为主要临床表现；憩室型以憩室内炎、憩室内出血为主要临床表现；梗阻型则以幽门梗阻、肠梗阻及肠套叠等为主要表现。

2. **胃肠道外症状** 异位胰腺可出现在腹腔内任何部位，亦可出现在纵隔和肺部等部位，根据其出现的部位不同，表现出不同的临床症状，如部分异位胰腺发生于肝脏、胆囊、壶腹部等，可继发胆道梗阻而出现黄疸。

3. **并发症** 异位胰腺与正常胰腺一样，可发生正常胰腺组织的各类疾病，如急慢性胰腺炎、胰腺假性囊肿及胰岛细胞瘤等。异位胰腺很少发生恶变，有学者提出异位胰腺癌变的诊断标准：①癌变须发生于异位胰腺组织内或其邻近部位；②胰腺组织和癌组织在病理学上要有明确的可见的直接转化带；③非肿瘤性胰腺组织须具有成熟完全的胰腺组织结构。

【辅助检查】

（一）内镜检查

1. **胃镜检查** 胃镜检查是上消化道异位胰腺最常用的检查手段，胃异位胰腺好发于胃窦，以胃窦大弯为主，常表现为半球形、类圆形扁平隆起或圆形，病灶直径多在几毫米至几厘米之间，其典型内镜表现呈脐样隆起中央凹陷性病变（图 7-6-3A）。

2. **超声内镜检查** 近年来内镜技术高速发展，尤其是 EUS 技术使部分异位胰腺在术前已诊断明确，超声内镜可根据病变的大小、形态、起源层次、回声特点及边缘情况等特征确定胃肠道病变的性质和来源，对异位胰腺的临床诊断与其他黏膜下病变的鉴别提供了有力依据，消化道异位胰腺的典型内镜表现是脐样隆起中央凹陷性病变，病灶起源以黏膜下层多见（图 7-6-3B），部分累及固有肌层，极少部分累及全层，内部常呈现出不均匀性低回声、等回声或混合回声，内部常伴不均匀的高回声光点，部分可见管腔样结构和腺管开口。EUS 引导下细针穿刺活检可作为术前确诊异位胰腺的一种方法，文献报道敏感度为 80%～100%，EUS 不仅有助于诊断，还可指导其内镜下治疗，对于胃镜下疑似异位胰腺的病例，应首选 EUS 检查，以协助诊断及指导治疗。

（二）影像学检查

1. **X 线钡餐** 胃异位胰腺的特征性表现为"脐凹征"和"中央导管征"。

2. **CT 检查** 胃肠道的异位胰腺多起源于黏膜下，形状呈类圆形，在 CT 扫描时，平扫时密度和增强时的强化方式与正常胰腺组织相似，部分可表现出特征性的影像学征象，如"脐凹征"和"中央导管征"，这与黏膜下病灶向腔内生长有关，由于异位胰腺构成组分不同，增强 CT 扫描时其强化程度也不同。

（三）病理学检查

病理活检仍是确诊异位胰腺的"金标准"，Heinrich 在 1909 年将胃异位胰腺分为 3 种类型：1 型，具有完整的胰腺结构包括胰腺导管、胰腺腺泡和胰岛细胞；2 型，含有胰腺腺泡和导管，不含胰岛细胞；3 型，仅有胰腺导管。1973 年 Gaspar-Fuentes 等在 Heinrich 分型的基础上，将胃异位胰腺分为 4 型：Ⅰ型由胰岛细胞、导管和胰腺腺泡组成；Ⅱ型由胰腺导管组成；Ⅲ型由胰腺腺泡组成；Ⅳ型则由胰岛细胞组成。临床上Ⅱ型较为多见，其余 3 型均较少见。

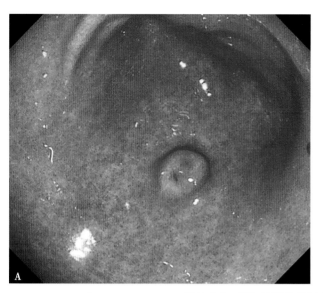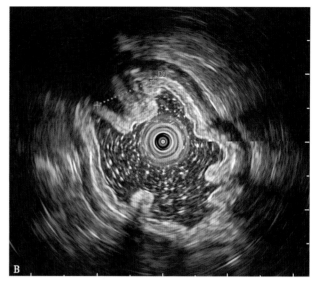

图 7-6-3　胃异位胰腺普通内镜下和超声内镜下的表现

A. 胃窦部大弯一直径约 0.8cm 隆起性病变,表面有凹陷;B. 病灶处可见混杂偏高回声团块,起源于黏膜下层;病灶部分区域可见管状无回声结构

【诊断与鉴别诊断】

临床上异位胰腺患者大多没有症状,部分可出现腹部不适、腹痛、消化道出血及梗阻等症状,但均无特异性表现,临床难以根据症状确诊。对异位胰腺的诊断仍有赖于内镜、超声内镜及 CT 等检查,但由于部分病灶在形态上缺乏特异性,内镜、超声内镜与 CT 图像缺乏典型性,加之无法常规通过内镜取得黏膜下病灶的组织标本,确诊相对困难,可考虑行 EUS 下细针穿刺活检或术后病理活检确诊。

发生于胃肠道的异位胰腺患者,其影像学诊断往往容易和腺瘤样息肉、胃肠道肿瘤、间质瘤及淋巴瘤等混淆,应注意鉴别:①异位胰腺形态相对规则,多向腔内生长,而消化道间质瘤形态多不规则,病灶内可出现坏死、囊变及出血等可能;②异位胰腺病灶多起源于黏膜下层,紧贴肌层,胃肠道黏膜光滑、管壁柔软,而胃肠道恶性肿瘤患者有管壁增厚、僵硬,黏膜中断等表现;③异位胰腺病灶一般较小,长径多小于 4cm;而肠癌或者发生恶变的胃肠道间质瘤患者病灶相对大,常有管腔内狭窄和周围组织侵犯等情况;④异位胰腺 CT 平扫时的密度或增强扫描时强化特点与正常胰腺一致,强化较为显著,而胃肠道息肉、腺瘤或淋巴瘤 CT 平扫时多呈均匀稍低密度影,增强扫描则表现为轻 - 中度强化影。

【治疗】

目前对于异位胰腺是否需要处理临床上仍存在分歧,有学者认为异位胰腺若未引起明显临床症状,可长期随访观察,但亦有学者认为患者的长期随访不仅增加了其经济负担,亦加重了其精神压力,故有必要切除病灶,以获取完整准确的病理学资料。但对于异位胰腺病变较大或症状明显的患者,则建议内镜或者手术切除。

（一）内镜下治疗

1. 内镜下黏膜切除术(endoscopic mucosal resection,EMR) 临床上主要用于病灶起源于黏膜层的较小病变,其操作相对简单,且并发症发生率相对低,但存在病灶残留风险,尤其是对于起源于黏膜下层甚至固有肌层的病变,原则上不建议选择 EMR 术。

2. 内镜黏膜下剥离术(endoscopic submucosal dissection,ESD) ESD 术是目前切除胃肠道异位胰腺主要的手术方式(图 7-6-4),对于病变较大,位于黏膜下层、固有肌层的病灶,优先选择 ESD 术,其完整切除率较 EMR 高,但操作难度大、手术时间长及并发症相对多,当病灶侵及固有肌层,剥离病变时极易穿孔,但仍可行内镜下闭合,若内镜下闭合困难,则需外科干预。

（二）手术治疗

对于病灶较大或有临床症状且内镜无法切除的异位胰腺,建议采取手术切除,手术方式取决于发病部位。有学者认为术中意外发现的异位胰腺一经确认,综合考虑病变发生并发症的可能性及评估手术的风险,应尽可能于手术中一并切除。

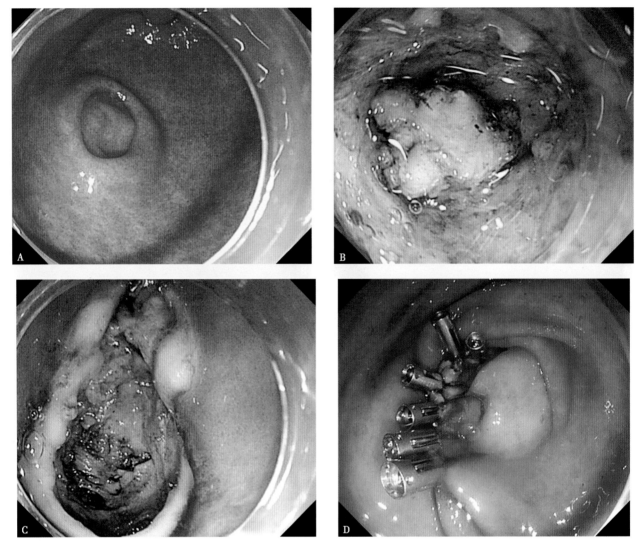

图 7-6-4　胃异位胰腺内镜黏膜下剥离术

A. 胃窦大弯一直径约 2.0cm 隆起性病变；B. 行内镜黏膜下剥离术，剥离出黄白色病灶；C. 病灶切除后创面；D. 钛夹夹闭创面

（雷宇鹏　祝　荫）

推 荐 阅 读

[1] TRIFAN A，TARCOVEANU E，DANCIU M，et al. Gastric heterotopic pancreas：an unusual case and review of the literature[J]. J Gastrointestin Liver Dis，2012，21（2）：209-212.

[2] 刁红亮，于民，罗超英，等. 起源于胃壁的异位胰腺癌 [J]. 中华消化外科杂志，2016，15（11）：1123-1124.

[3] SLACK J M. Developmental biology of the pancreas[J]. Development，1995，121（6）：1569-1580.

[4] LIU Y M，SHEN H P，LI X，et al. Heterotopic pancreas：a clinical analysis of nine patients and review of literature[J]. Am Surg，2012，78（3）：E141-E143.

[5] WEI R，WANG Q B，CHEN Q H，et al. Upper gastrointestinal tract heterotopic pancreas：findings from CT and endoscopic imaging with histopathologic correlation[J]. Clin Imaging，2011，35（5）：353-359.

[6] ENDO S，SAITO R，OCHI D，et al. Effectiveness of an endoscopic biopsy procedure using EUS-FNA and EMR-C for diagnosing adenocarcinoma arising from ectopic pancreas：Two case reports and a literature review[J]. Intern Med，2014，53（10）：1055-1062.

[7] ULRYCH J，FRYBA V，SKALOVA H，et al. Premalignant and malignant lesions of the heterotopic pancreas in the esophagus：A case report and review of the literature[J]. J Gastrointestin Liver Dis，2015. 24（2）：235-239.

[8] KISHIKI T，ABE N，SUGIYAMA M，et al. Inflammatory mass formation caused by gastric ectopic pancreas：report

of a case[J]. Surg Today, 2013, 43（12）: 1448-1451.

[9] SHESHE A A, YUSUF I. Ectopic Pancreas Causing Partial Gastric Outlet Obstruction: A Case Report and Review of Literature[J].Niger J Surg, 2018, 24（1）: 56-59.

[10] WEI R, WANG Q B, CHEN Q H, et al. Upper gastrointestinal tract heterotopic pancreas: findings from CT and endoscopic imaging with histopathologic correlation[J]. Clin Imaging, 2011, 35（5）: 353-539.

[11] SHARMA S P, SOHAIL S K, MAKKAWI S, et al. Heterotopic pancreatic tissue in the gallbladder[J].Saudi Med J, 2018, 39（8）: 834-837.

[12] LI L M, FENG L Y, CHEN X H, et al. Gastric heterotopic pancreas and stromal tumors smaller than 3 cm in diameter: clinical and computed tomography findings[J].Cancer Imaging, 2018, 18（1）: 26.

[13] CALABRESE E, LOLLI E, MACCIONI F, et al.Complete heterotopic pancreas[J]. Dig Liver Dis, 2018, 50（9）: 969.

[14] GUILLOUS L, NORDBACK P, GERBER C, et al. Ductal adenocarcinoma arising in a heterotopic pancreas situated in hiatal hernia[J]. Arch Pathol Lab Med, 1994, 118（5）: 568-571.

[15] GASPAR FUENTES A, CAMPOS TARRECH J M, FERNANDEZ BURGI J L, et al. Pancreatic ectopias[J]. Rev Esp Enferm Apar Dig, 1973, 39（3）: 255-268.

[16] TANAKA T, OMOTE R, OKAZAKI N, et al. Gastric neuroendocrine tumor arising from heterotopic pancreas[J]. Clin J Gastroenterol, 2018, 11（1）: 34-37.

[17] 吴志涛. 腹部异位胰腺的 CT 诊断 [J]. 临床分析实用医技杂志, 2017, 24（10）: 1059-1061.

[18] 胡小红, 王成. 腹部异位胰腺的 CT 诊断 [J]. 中国 CT 和 MRI 杂志, 2017, 15（1）: 73-76.

第七章

胰腺外分泌功能不全

胰腺是人体内仅次于肝脏的第二大外分泌器官，由胰腺腺泡细胞以及小的导管管壁细胞分泌的胰液，内含十余种重要的消化酶，是化学性消化的核心。胰酶是具有生理活性的复合酶，其中胰淀粉酶、胰脂肪酶、胰蛋白酶和糜蛋白酶是最重要的几种消化酶。

胰腺外分泌功能不全（pancreatic exocrine insufficiency，PEI）是指由于各种原因引起的人体自身的胰酶分泌不足或胰酶分泌不同步，而导致患者出现营养消化吸收不良等症状。PEI 主要有 3 个方面原因：①胰腺实质功能衰退或损伤，胰腺合成能力下降；②胰管阻塞；③分泌反馈失衡，对胰酶生成的刺激减弱。由①和②导致的为原发性 PEI，由③导致的为继发性 PEI。PEI 的病因包括慢性胰腺炎（chronic pancreatitis，CP）、急性胰腺炎（acute pancreatitis，AP）、胃切除术后、肠切除术后、胰腺切除术后、囊性纤维化、胰腺癌、乳糜泻和糖尿病等（表 7-7-1）。

【临床表现】

胰腺具有极强的储备能力和代偿机制，只有当 90% 的胰腺外分泌功能缺失才出现 PEI 典型临床症状——脂肪泻。早、中期 PEI 可无任何临床症状。PEI 主要临床表现为腹胀等腹部症状、脂肪泻以及因消化不良造成的体重下降和营养相关并发症。

表 7-7-1　PEI 的病因

胰腺实质功能衰退	胰管梗阻	分泌反馈失衡
慢性胰腺炎	胰腺肿瘤	克罗恩病
急性胰腺炎	胰腺外伤	糖尿病
囊性纤维化		胃切除术后
胰腺肿瘤		肠切除术后
胰腺切除术后		卓 - 艾综合征
		乳糜泻
		肠易激综合征
		艾滋病

（一）腹部症状

患者多会出现畏食、呕吐、腹部胀气、反胃、恶心、餐后饱胀、早饱、嗳气、烧心等消化不良症状。腹部胀气与 PEI 直接相关，胰淀粉酶缺乏导致碳水化合物消化不全。未消化的碳水化合物未被吸收，到达大肠被细菌分解，产气（氢气和甲烷）增多，导致腹部胀气。

（二）脂肪泻

当脂肪酶的分泌量仅为正常水平的 5%～10% 时，脂类物质随粪便过多排出而出现脂肪泻，常表现为松散、多脂、伴有恶臭的粪便。PEI 不一定都发生脂肪泻，但出现脂肪泻肯定存在严重的 PEI。

（三）体重下降和营养相关并发症

脂肪在三大物质中产能最多，平均每克脂肪可以产生 38kJ 能量，故轻中度脂肪泻患者尚可通过增加食物摄入维持体重，但重度脂肪泻患者往往伴随体重下降。PEI 患者体内各种消化酶含量不足，严重时会造成一系列营养相关并发症：①脂肪吸收不良影响脂溶性维生素的代谢；维生素 D 含量偏低表现为骨量减少、骨质疏松、骨软化症等骨骼疾病；维生素 A 缺乏造成夜盲和视力损害等；维生素 E、K 不足与神经系统疾病和凝血功能紊乱有关。②蛋白质吸收不良导致必需氨基酸和脂蛋白水平降低，患者免疫力低下，增加感染风险。③体内循环缺乏微量营养素、脂溶性维生素和脂蛋白，心血管事件风险显著增加。

【辅助检查】

目前检测胰腺外分泌功能（pancreatic exocrine function，PEF）的方法主要分为直接检测法和间接检测法。

（一）直接检测法

包括胰泌素试验和胰泌素 - 雨蛙素试验、内镜下胰腺功能检测、胰泌素刺激下的磁共振胰管成像技术和胰泌素刺激下的弥散加权磁共振成像技术等。胰泌素试验和胰泌素 - 雨蛙素试验是检测 PEF 的"金标准"，敏感性和特异性均超过 90%，可对 PEI 的严重程度进行分级。内镜下胰腺功能检测无需留置十二指肠管，相对方便、省时，与留置十二指肠管的传统方法相比，对于诊断 PEI 并无差异。胰泌素刺激下的磁共振胰管成像技术和胰泌素刺激下的弥散加权磁共振成像技术既能观察胰管形态，又可以半定量评估 PEF，将形态学和功能学结合，既提高 PEI 诊断的准确性，又可以针对 PEI 的各种病因进行鉴别诊断，临床应用日趋广泛。

（二）间接检测法

包括血清中胰蛋白酶和营养物质含量的检测、粪便脂肪检测、粪便弹性蛋白酶 -1 和糜蛋白酶的检测、^{13}C 呼气试验和 H_2 呼气试验、尿液中特定物质的检测等。检测血清中胰蛋白酶和营养物质含量可以预测高危患者是否存在 PEI，并且指导胰酶替代治疗（pancreatic enzyme replacement therapy，PERT）。粪便脂肪检测提供了诊断脂肪泻的方法，但结果阳性尚不能说明脂肪泻由 PEI 引起。粪便中酶的检测尤适用于 PEI 的筛查和确诊患者的长期随访。呼气试验具有很高的敏感性和特异性，有学者认为其可以作为粪便脂肪检测的替代方法。尿液中特定物质的检测目前仅在部分欧洲国家使用。

【诊断】

直接检测法虽具有较高的准确性，但检测方法有创、相对繁琐，而无创的间接检测法准确性又相对低。但目前我国开展上述检测方法的单位极少，大多仅仅作科研用途，因此早期和中期的 PEI 均未能得到及时的诊断和治疗。临床上通常通过患者主诉、基础疾病、排便情况、营养指数及体重减轻等来判断，一旦怀疑 PEI，可采用 PERT 试验性治疗，如症状改善可进一步证实 PEI 的诊断。

【治疗】

PEI 不仅会引起患者腹胀、消化不良和脂肪泻等症状，还会导致体重下降及营养不良，如体内必需氨基酸、脂肪酸、微量营养物和脂溶性维生素、高密度脂蛋白 C、载脂蛋白 A～I 和脂蛋白 A 等水平低，以及由此导致的骨质疏松、免疫力下降等表现，严重影响患者生活质量，威胁生命。因此必须引起临床上的足够重视，以早期、及时、足量、长期治疗为原则。治疗目的在于改善消化功能、缓解相关腹部症状、延缓疾病进展、预防及消除营养相关并发症。当前治疗方法主要包括去除病因、饮食调节、PERT 等。

（一）病因治疗

主要包括针对 CP 的内镜微创治疗、体外震波碎石和外科手术，针对 AP 的药物和外科治疗，针对胰腺肿瘤的外科切除术等。继发性 PEI 应注重原发疾病的治疗。原发病经过有效治疗后可以部分改善胰腺外分泌功能。

（二）饮食调节

1. **戒烟酒**　戒酒可以延缓 PEF 的进一步破坏；吸烟被认为是 CP 的独立危险因素，持续吸烟会加速 CP 患者胰管钙化，增加发生 PEI 的可能。

2. **维持正常脂肪含量**　曾有学者推崇通过低脂饮食避免发生脂肪泻，但会造成体重减轻和脂溶性维生素缺乏，这种观念已被弃用。通过 PERT，大多数 PEI 患者可以耐受正常脂肪含量的饮食，少量多餐即可确保足量营养素的摄入。

3. **均衡膳食**　豆类等较难消化的食物应避免食用；富含纤维的物质增加胰脂肪酶分泌的同时抑制其活性，不宜过多食用；中链三酰甘油由肠道黏膜直接吸收，无需胰酶作用便可提供能量，应推荐食用。必要时给予补充维生素。

（三）PERT

无论何种病因导致的 PEI，PERT 均是首选治疗。PERT 目的在于在进食同时提供充足的胰酶，以帮助营养物质的消化。推荐 PEI 患者餐中服用胰酶制剂，效果优于餐前和餐后服用。

PERT 指征包括：①体重减轻；②每日粪脂排出 >15g（每日饮食含脂量大于 100g）；③脂肪泻；④消化不良，尤其是常规方法治疗效果差的患者。目前循证医学证据均表明 PERT 可显著减轻 PEI 患者的腹痛、脂肪泻、消化不良等症状，改善营养状态，提高生活质量。

1. **剂型**　理想的胰酶制剂应该具有下列特点：①酶含量高，特别是脂肪酶；②能抵抗在胃内被酸灭活；③按适当的比例与营养物质同步排入十二指肠；④在十二指肠内碱性环境下迅速释放出活性酶。目前我国胰酶制剂种类较多，不同制剂中消化酶含量均不一致，应根据患者的饮食结构等，选用合适的制剂。

2. **剂量**　口服胰酶制剂的剂量理论上要根据症状轻重程度、患者体形、进餐量多少、粪便脂肪含量以及营养状况等多方面因素决定，按个体化决定给药剂量。但是临床上往往选用更为简便的方案，即以脂肪酶计，诊疗指南首选含高活性脂肪酶的微粒胰酶胶囊。胰酶剂量需要依个体递增至最低有效剂量。我国胰腺外分泌功能不全诊治规范推荐成人初始剂量为 25 000～40 000IU 脂肪酶 / 餐，随后可递增至 75 000～80 000IU 脂肪酶 / 餐。澳大利亚胰酶使用专家共识和意大利慢性胰腺炎指南推荐剂量为 25 000～40 000IU 脂肪酶 / 餐，餐中服用。美国胃肠病学会推荐剂量为 40 000～50 000IU 脂肪酶 / 餐，每次吃零食服 20 000～25 000IU 脂肪酶。

3. **治疗时机** 临床上可通过患者营养状况评估，包括体重、BMI、血浆蛋白、脂溶性维生素、镁和淋巴细胞计数等，间接诊断 PEI，即使无胰腺外分泌功能检测的结果，也可考虑进行 PERT 试验性治疗，如症状改善可进一步证实 PEI 的诊断。因此，建议临床上一旦怀疑 PEI，即可行 PERT。

4. **不良反应** PERT 的不良反应少见且多数较轻，主要包括恶心、呕吐、胃肠胀气、痛性痉挛、便秘和腹泻等。此外，口服胰酶制剂能与叶酸形成不溶性复合物，从而影响叶酸的吸收。由于大多数胰酶制剂是猪来源的，对猪蛋白质过敏者不能耐受此种制剂。既往报道应用胰酶治疗的囊性纤维化患者出现了罕见的纤维化大肠病，研究表明其发生与大剂量长期应用胰酶制剂有关。

5. **疗效判断** 胰酶替代治疗是依据体重、腹泻、腹痛及腹胀等情况的改善，判断治疗疗效。如果上述症状未得到改善，说明胰酶替代疗效差，可能由多种原因：①患者的顺应性差：如患者未遵医嘱服用药物；②误诊：脂肪泻为非胰源性因素造成；③用药剂量不足：给予胰酶替代治疗剂量不足；④胃酸使胰酶制剂失活：胃内低 pH 引起胰酶失活，胰酶未能作用，疗效欠佳，可联用质子泵抑制剂抑制胃酸的分泌；⑤胰酶制剂与食物非同时排入十二指肠：直径小于 1.4mm 的胰酶微粒可与食糜同时排入十二指肠，这样酶的活性得到最大的发挥。如应胰酶治疗后效果不佳，随后的治疗措施推荐如下：①增加胰酶剂量（为初始剂量的 2～3 倍）；②检查患者依从性：当剂量增加后，疗效仍欠佳，应检查遵医嘱治疗情况；③重新审视诊断：若患者依从性佳，疗效不理想，则考虑是否存在误诊，是否为胰腺外分泌不足，还应考虑贾第鞭毛虫病及肠道细菌过度生长等疾病；④抑制胃酸：如果为胃切除术后的患者，应给非耐酸性酶制剂治疗；如果胃十二指肠功能紊乱，应予非耐酸性酶微粒与 H$_2$ 受体阻滞剂或质子泵抑制剂联合治疗；⑤如上述措施无效，应排除其他引起肠道吸收功能紊乱的疾病（如腹腔疾病）。

（陈广成　陈其奎）

推 荐 阅 读

[1] 《中华胰腺病杂志》编委会. 中国胰腺外分泌功能不全诊治规范（草案）[J]. 中华胰腺病杂志, 2013, 13（1）: 45-48.

[2] 中华医学会消化病学分会胃肠动力学组, 中华医学会消化病学分会胃肠功能性疾病协作组. 中国功能性消化不良专家共识意见（2015, 上海）[J]. 中华消化杂志, 2016, 36（4）: 217-229.

[3] WHITCOMB D C, SHIMOSEGAWA T, CHARI S T, et al. International consensus statements on early chronic Pancreatitis. Recommendations from the working group for the international consensus guidelines for chronic pancreatitis in collaboration with The International Association of Pancreato'ogy, American Pancreatic Association, Japan Pancreas Society, PancreasFest Working Group and European Pancreatic Club[J]. Pancreatology, 2018, 18（5）: 516-527.

[4] LÖHR J M, DOMINGUEZ-MUNOZ E, ROSENDAHL J, et al. United European Gastroenterology evidence-based guidelines for the diagnosis and therapy of chronic pancreatitis（HaPanEU）[J]. United European Gastroenterol J, 2017, 5（2）: 153-199.

[5] 柯美云, 孙晓红, 钱家鸣, 等. 复方消化酶治疗消化不良患者的疗效和安全性随机双盲安慰剂对照多中心临床试验 [J]. 中华消化杂志, 2008, 28（3）: 179-182.

第八章

胰腺少见疾病

第一节　胰　腺　结　核

结核病是由结核分枝杆菌（*Mycobacterium tuber-culosis*, MTB）引起的经呼吸道传播的传染病，在全球广泛流行，是世界性的重大公共卫生问题之一。世界卫生组织 2016 年报道，2015 年全球新发结核病 1 040 万例，140 万人死于该病，防治形势依然严峻。我国是除印度之外，全世界结核病患者数量增幅最快的国家，患病人数也占世界第 2 位。随着艾滋病、糖尿病等免疫缺陷患者增多，结核病的发生还有进一步增加的趋势。

据统计，5%～12% 结核病患者会出现腹部器官受累，并不少见，尤其在合并有全身性粟粒性结核病的患者。腹部结核多发生于肝、脾、肠、腹膜，其中肠结核好发于回盲部，但原发于胰腺的结核性病变仍然罕见。国外文献报道在粟粒性结核病患者尸检中累及胰腺者仅 4.7%～14%。发病年龄以中青年多见，80% 患者集中在 20～35 岁，老年人少见，以女性多见，男女比例约 1:2。

【临床表现】

胰腺结核起病缓慢而隐匿，病程一般超过 6 个月。胰腺结核感染途径主要有：①血行播散：多继发于肺结核和淋巴结结核等；②直接蔓延：腹腔结核经肝脏、脾脏、腹腔内淋巴结破溃直接侵犯胰腺；③消化道传播：吞食被结核分枝杆菌污染的食物或含结核分枝杆菌的痰液经十二指肠乳头逆行侵犯胰管。胰腺结核的临床表现缺乏特异性，结合相关文献，其临床主要表现为三个方面：①全身中毒表现，如发热、盗汗、体重下降、消瘦、贫血等；②腹部症状和体征：腹痛、腹胀、腹部包块等；③胰外表现：胰腺结核可以累及胆道和胰周器官及血管导致相关症状，如梗阻性黄疸、胃肠道出血、区域性门静脉高压症等。

【辅助检查】

胰腺结核的实验室检查缺乏特异性。文献报道，70% 患者红细胞沉降率上升，并有不同程度的贫血。若并发胰腺炎则可有不同程度的淀粉酶升高。2/3 患者胸部 X 线检查无明显异常表现，部分患者结核菌素试验阳性。

胰腺结核的超声图像具有自身的特点。超声图像多表现为低回声区，但因为胰腺结核的炎性渗出、纤维包裹、干酪样坏死、液化、钙化与正常胰腺组织形成很好的声学界面，不同期病理变化会引起不同的声像特征，故也会表现为线条样强回声、无回声、强光点、强光斑等。而胰腺结核的低回声往往较胰腺癌的回声更低，且均匀，边界清楚，可见线条样强回声包绕，有包膜或部分包膜，有多个病灶且相互融合，并常伴周围淋巴结肿大，但无回声衰减，对周围组织无恶性浸润现象。

CT 常表现为局灶性肿块，呈实性或囊实性，多呈现低密度灶，有的可见边缘强化或分隔强化，有时可见钙化。胰腺结核也可表现为胰腺多发结节，但胰腺弥漫肿胀少见。有的患者可见腹腔或腹膜后淋巴结肿大。目前认为，若肿大淋巴结在 CT 上呈现中心低密度，边缘环形强化，并可融合成花环状改变，则提示淋巴结结核，这是推断存在胰腺结核的重要影像学改变。胰腺结核的超声内镜（EUS）下改变缺乏特异性，可以表现为胰腺的囊性或实性占位，酷似胰腺癌，临床上往往难以鉴别，大部分病例需要 EUS-FNA 下组织学确诊。EUS、ERCP、MRCP 对于胰腺结核和胰腺癌的鉴别具有一定的意义，胰腺结核患者的胰管多数正常或仅胰管轻度扩张、胆总管下段轻度狭窄，而胰腺癌常见胰管异常，且可较早侵犯胆总管，表现为鼠尾征、双管征。

【诊断与鉴别诊断】

胰腺结核的定性诊断比较困难，可能与下列因素有关：①发病率低、临床表现无特异性、临床医师对此认知不足；②胰腺结核的一般实验室及生化免疫检查临床意义不大。国内文献报道，B 超对胰腺结核的误诊率高达 76.9% 以上，而部分地区 CT 的误诊率甚至达到 100%。

对胰腺病变合并以下因素者，应将胰腺结核列为鉴别诊断之一：①有结核病史或结核密切接触史，或其他部位活动性结核证据者；②存在先天性或获得性免疫缺陷者，如 AIDS、糖尿病患者或应用免疫抑制剂者；③结核菌素试验阳性，伴血沉增快及球蛋白升高者；④腹部 CT 提示胰腺局限性增大，呈低密度，伴周边增强或内部分隔形成；同时伴腹腔多发淋巴结肿大，并呈现特征性的中心低密度，边缘环形强化的表现；⑤ EUS 是诊断胰腺结核的重要手段，大部分诊断不明的病例需要 EUS-FNA 下获取组织标本进行确诊。

临床上胰腺结核主要需与胰腺癌、慢性胰腺炎、淋巴瘤等相鉴别。对于临床考虑胰腺结核的患者，进一步的定性诊断需借助于术前活检或术中探查获取病理诊断。目前临床上在 B 超、CT 或超声内镜引导下对胰腺肿块作细针穿刺活检，简便易行、创伤性小、敏感性高，标本中找到抗酸杆菌或干酪样坏死即可明确，是目前诊断胰腺结核的"金标准"。

【治疗】

胰腺结核的临床治疗措施应依据不同的情形而定。对于已明确胰腺结核的诊断且无明显并发症者，可先选择正规抗结核治疗及对症处理，抗结核药物及疗程的选择与其他结核病无异，同样要遵循早期、联合、适量、规律、全程等原则，治疗过程中应注意定期复查肝肾功能及其他不良反应的监测。

如临床尚不能确诊尤其是与胰腺癌难以鉴别者，应尽早手术探查，手术目的是明确诊断，清除病灶，解决相关并发症。术中应在胰腺肿块及胰周、腹腔淋巴结等处多点取材做冰冻病理检查，明确是否为结核病变。若术中明确为结核病变又无胆道或胃肠梗阻表现者，则可终止进一步手术，术后给予抗结核治疗。如已形成胰腺脓肿或合并有胆道、胃肠梗阻并发症，则需行相应的病灶清除 + 外引流术或胆肠、胃肠内引流术。对局限于胰腺头部的结核病变，一般不考虑做胰十二指肠切除术。

（陈广成　陈其奎）

推 荐 阅 读

[1] CHAUDHARY P, BHADANA U, ARORA M P. Pancreatic tuberculosis[J]. Indian J Surg, 2015, 77（6）: 517-524.

[2] TORRES U S, MATSUMOTO C, DE MACEDO NETO A C. Common and uncommon benign pancreatic lesions mimicking malignancy: Imaging update and review[J]. Semin Ultrasound CT MR, 2018, 39（2）: 206-219.

[3] 吴丽权，朱薇，李跃，等. 超声和超声内镜引导下穿刺活检术在胰腺结核中的诊断分析 [J]. 实用医学杂志，2017, 33（8）: 1357-1359.

第二节　胰腺寄生虫病

一、胰腺蛔虫病

蛔虫病在我国是常见病与多发病，胰管蛔虫病则较少见，据报道约占肠道蛔虫病伴发症的 0.2%，此症是肠道蛔虫病严重并发症之一。

蛔虫主要寄生在人体小肠内而引起肠道蛔虫病，其本身症状一般说来并不严重，但是当宿主状况发生改变如发热、呕吐、摄入刺激性食物或服用驱虫药物不当时，因蛔虫有钻孔习性，故蛔虫可侵入与肠道相同的胰管而引起胰腺蛔虫病。蛔虫钻入胰管后，可引起胰管阻塞、机械性损伤、细菌感染及毒素作用等，此时胰液排除受阻，胰腺内胰液瘀滞，胰管内压力增高而破裂，胰液则进入胰腺间质而引起胰腺组织的自身消化。此外，若胰管和胆道的共同通道被蛔虫阻塞，当胆囊收缩胆管内压力增高超过胰管压力时，胆汁便可反流入胰管内激活胰酶原而同样引起急性胰腺水肿、出血及坏死。

胰管蛔虫病发病多为青少年，但儿童少见，可能与儿童的十二指肠乳头开口较小，蛔虫难以钻入有关。胰腺蛔虫病患者多有胆道手术史，如胆囊切除、胆总管切开取石或括约肌形成术。曾行 ERCP 下括约肌切开术的患者，由于其乳头开口扩大，方便蛔虫进出而更容易罹患胰腺蛔虫病。

胰腺蛔虫病的临床症状与急性胰腺炎相似，加之病例少见，极易被临床医师混淆和忽略。患者常表现为突发上腹部剧痛或脐周痛，可有阵发性加重，向左肩、背部及腰部放射，常伴恶心、呕吐，有时呕吐物可以发现蛔虫。血淀粉酶高于正常。绝大多数患者有排、吐蛔虫史，粪检蛔虫卵阳性。

胰腺蛔虫病的诊断依据较为简单：①患者居住在蛔虫病流行地区或有蛔虫病史；②有典型突发上腹痛症状，呕吐物有时可见蛔虫；③血淀粉酶升高；④影像学发现蛔虫位于胰管或乳头处即可确诊。其中影像学检查可行 B 超、CT、ERCP 等，B 超应为首选。B 超下可见到胰管内蛔虫的位置、大小、是否存活，同时可观察胰腺是否肿大，胰管是否扩张，是否合并腹水以及邻近器官的病变。经内镜逆行ERCP，可对本病做出诊断与治疗。CT也能对本病做出诊断，CT扫描能清楚显示胰腺的形态、大小、胰管结构与周围组织所发生的病变关系，尤其对并发重症急性胰腺炎的诊断有重要价值，能做出对本病的诊断、监察和预后的判断。

胰腺蛔虫病的治疗应根据患者具体情况，区别对待，制订相应治疗方案：①对单纯胰腺蛔虫病，采取非手术疗法，驱虫可在剧痛时进行，尽量使用麻痹型驱虫药，以利于蛔虫排除胰管，防治滞留或死于胰管内。②若胰腺蛔虫病顽固性腹部绞痛者，常提示蛔虫体部分嵌顿于壶腹部，尾端仍在十二指肠乳头外，引起壶腹括约肌的强烈痉挛，可紧急行内镜或ERCP将虫体取出，在透视或电视屏监护下以缓慢点滴样向胰管内注入氟尿嘧啶，可有效地抑制胰腺泡细胞内的蛋白合成，达到虫出病愈的良好效果。③对并发重症急性胰腺炎者，则需手术治疗。手术应做好术前准备，纠正内环境紊乱，加强支持治疗。

二、胰腺包囊虫病

胰腺棘球蚴病较为罕见，是细粒棘球绦虫的钩蚴通过肝、肺两道屏障进入体循环到达胰腺所致，其发病率小于棘球蚴病的1%。临床表现主要是包囊对周围组织器官的压迫症状，取决于囊肿的大小和解剖部位。胰腺包囊在胰头较为常见，占50%，多因发现上腹部包块并进行性增大，疼痛、消瘦、黄疸等症状就诊。

胰腺包囊虫病在临床上可通过血清学检测以及B超、CT等进行诊断。包虫皮内试验为包虫的特异性试验，阳性率达90%～95%。CT可显示病变位置、形态、大小、囊壁、囊内情况以及与邻近组织的关系。典型包虫囊肿CT表现具有一定特征性，如囊壁或囊内钙化、双层囊壁、囊内含有子囊、塌陷卷缩的内囊膜等诊断不难。本病应与胰腺假性囊肿、潴留性囊肿、单纯性囊肿及胰腺囊腺瘤和囊腺癌相鉴别。

本病主要是手术治疗，将囊肿连同囊壁完整地摘除。若包虫囊肿为多发性或者难以切除时，可予甲苯咪唑或阿苯达唑治疗。

（陈广成　陈其奎）

推 荐 阅 读

[1] 黄耀星，贾林. 寄生虫相关性胰腺疾病 [J]. 胰腺病学，2006，2：116-118.

[2] 皮均宁，刘秀芝，张秀静. 蛔虫性胰腺炎误诊1例分析 [J].

人民军医，2013，56（2）：231.

[3] 柯霜枝，林彩芬. 蛔虫性胰腺炎136例分析 [J]. 中国寄生虫病防治杂志，1998，11（4）：319.

[4] 阮淑仪. 蛔虫性胰腺炎3例报告 [J]. 腹部外科，1999，4（1）：41.

[5] 黄志寅，唐承薇. 肠道微生态与急性胰腺炎 [J]. 临床内科杂志，2016，33（10）：659-661.

第三节　缺血性胰腺病

胰腺血供丰富，尤其胰头部，故单纯缺血性胰腺疾病非常罕见。但也有腹腔动脉硬化、外伤或肠系膜扭转等因素造成胰腺慢性供血不足，慢性胰腺炎反复发作的报道。本节主要讨论胰腺梗死。胰腺梗死（pancreatic infarction）是指胰腺动脉突然发生堵塞而引起的急性胰腺梗死以及随之出现的急腹症状、体征。发病年龄为35～70岁。

【病因】

胰腺梗死多发生在胰体尾部。由于胰头部血管供应丰富，有胰十二指肠上前、上后动脉及下前、下后动脉，于胰头前、后靠近十二指肠降部互相吻合，形成十二指肠前、后动脉弓，由弓上发出细小分支供应胰头前、后部及十二指肠。有资料显示，有25%患者胰体尾部的血供仅来源于一条胰下动脉（又称胰横动脉），且此动脉与脾动脉间不相交通，故一旦此动脉血栓形成或栓塞，易导致胰腺梗死。也有研究表明，胰腺梗死之所以多在胰体尾部，是因为胰下动脉与脾动脉吻合支很细微的缘故。

【临床表现】

缺血性胰腺病好发于高血压（尤其是动脉夹层）、动脉粥样硬化、房颤、高凝倾向等患者。多表现上腹部，乃至全腹剧烈疼痛，可向左腰背放射，伴腹胀、恶心、呕吐或发热。体检有腹肌紧张、上腹压痛或反跳痛。血淀粉酶可以不增高，B超检查可见胰体、尾部有边界清晰、不规则形回声异常区。CT检查病灶区表现为轮廓分明、均匀的低密度区，增强后病灶无强化，血管重建后可见罪犯血管。

【诊断与鉴别诊断】

本病应与出血坏死性胰腺炎及急性肠系膜血管缺血性疾病相鉴别。突发上腹剧烈疼痛，腹肌紧张伴压痛、反跳痛，血、尿淀粉酶正常，但B超示胰体、尾部有异常回声。CT检查发现胰实质有低密度不规则透亮区时应疑及本病。确诊本病需要依赖于CT血管重建或血管造影。

【治疗】

诊断明确或高度怀疑本病者，均应立即外科手术。术中根据病情可行胰腺坏死组织清除术、半胰切除术或胰次全切除术。

本病易延误诊断，病死率高。如能早期诊断、及时手术治疗则预后尚好。

（陈广成　陈其奎）

推 荐 阅 读

[1] 赵玉沛. 胰腺病学 [M]. 北京：人民卫生出版社，2007.

[2] 漆德芳，张泰昌. 消化系统血管病 [M]. 济南：山东科学技术出版社，2004.

[3] WANG R, ZHU J M, QI R D. Acute ischemic pancreatitis secondary to Aortic Dissection[J]. Ann Vasc Surg, 2018, 52: 85-89.

[4] JONSELL G, BOUTELIER P. Observations during treatment of acute necrotizing pancreatitis with surgical ablation[J]. Surg Gynecol Obstet, 1979, 148（3）: 385-386.

第四节　胰腺少见恶性肿瘤

据文献报道，5%～15% 的胰腺肿瘤被称为胰腺少见肿瘤病变，也被称为非导管型胰腺新生物，其中既包括了胰腺良性病变，也涵盖了胰腺低度恶性以及恶性病变。该篇从少见胰腺实体瘤、胰腺神经内分泌肿瘤以及胰腺囊性肿瘤三方面对胰腺少见恶性肿瘤进行归纳总结，旨在加强对胰腺少见恶性肿瘤的认识。

一、少见胰腺实体瘤

少见的胰腺实体肿瘤包括腺癌变种，如胰腺腺泡细胞癌、未分化癌、腺鳞癌、胶样癌、髓样癌等。其他肿瘤包括肉瘤、胰母细胞瘤或淋巴瘤、肝样癌等。

（一）胰腺腺泡细胞癌（pancreatic acinar cell carcinoma，PACC）

是一种少见的胰腺外分泌肿瘤，仅占胰腺癌的 1%～2%，PACC 是来源于腺泡的恶性肿瘤，该病平均发病年龄相对年轻，在 50 岁左右，男女之比为 2∶1。PACC 常表现为非特异性的体征或症状，如腹痛、体重减轻或腹部肿块等。有时会出现"Schmid"三联症，即皮下脂肪坏死、多关节痛及嗜酸性粒细胞增多。目前国内外影像学方面的文献报道少，主要集中于 CT 与磁共振成像（MRI），超声较罕见。PACC 可发生于胰腺各个部位，发生于导管内较罕

见，累及全胰腺更为少见。与常见的导管腺癌相比，PACC 侵袭性较低，呈膨胀性生长，"嗜神经生长"与"血管性浸润"的特点并不显著。手术是局限期肿瘤的选择，结肠癌的化疗药也用于 PACC 的治疗。PACC 患者预后通常较差，平均总体存活率为 5～38 个月。反复手术、新型和辅助的放化疗及局部治疗可以使患者生存期延长。

（二）胰腺未分化癌（anaplastic pancreatic carcinomas，APCs）

是一种罕见的肿瘤，在所有胰腺外分泌肿瘤中占 2%～7%，主要位于胰尾，病变可分布于整个胰腺，其生长及转移较快，最常见的远处转移器官为肝脏和肺，亦有报道转移至肌肉。患者具有无特征性的临床表现，例如腹痛、腹胀、腹部包块、体重减轻等。肿瘤标志物 CEA、CA19-9 可正常或轻度升高。CT 检查中可见实性或囊性的不规则肿块并有明显的强化。未分化癌表达多样上皮组织标志物，特征标志物为 CD68 和 vimentin 阳性。因该肿瘤生长迅速，多数患者就诊时肿瘤长径已超过 5cm，>50% 的患者肿瘤长径大于 10cm。由于患者发现时已经处于晚期不能切除且已发生转移或是即使切除后较早出现复发，未分化癌的患者预后比常规导管腺癌患者差，目前尚无理想的治疗方法，但手术切除肿瘤仍然对患者预后有益，目前针对该胰腺肿瘤的辅助治疗经验仅被个案报道，故放化疗治疗尚未有肯定的结论。基于肿瘤恶性程度高，建议术后密切随访。

（三）腺鳞癌（adenosquamous carcinoma，ASC）

是一种少见的侵袭性胰腺癌亚型，具有腺状和鳞状分化，占所有胰腺恶性肿瘤的 0.9%～4.4%。腺鳞癌和普通胰腺癌术前鉴别诊断很困难。腺鳞癌在男性中易发（男女比例为 1.5∶1），平均年龄为 62 岁。发病时最常见的症状为体重减轻、黄疸和非特异性腹痛。腺鳞癌呈侵袭性生长，影像学检查中表现为胰腺肿块中央易发生坏死、囊变、腺细胞分泌黏液（图 7-8-1）。易侵犯周围器官、大血管以及易淋巴结转移导致患者预后不良。对于局部晚期或转移性 ASC 患者术后平均中位生存时间为 5.5 个月。放化疗对胰腺腺鳞癌不敏感，手术治疗是目前提高患者生活质量及延长患者生存时间唯一方法。因此早发现、早期手术以及后期支持治疗是提高疗效的关键。

（四）胶样癌（colloid carcinoma of the pancreas，CC）

又称为黏液性非囊性癌，占胰腺外分泌癌的

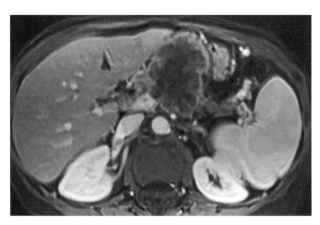

图 7-8-1　CT 下 ASC 成像

引自 STAUFFER J A，ASBUN H J. Rare Tumors and Lesions of the Pancreas[J]. Surg Clin North Am，2018，98（1）：169-188

1%～3%。WHO 定义胶样癌是少见的胰腺导管腺癌亚型，细胞外黏液成分占 50% 以上，有时可见印戒细胞，黏液湖周围部分被分化好的立方状黏液上皮细胞覆盖。临床表现多为腹痛、背痛、消化不良、黄疸及糖尿病等，约半数患者有慢性胰腺炎病史。CC 的诊断依赖于病理检查。研究证实 CC 确实可呈浸润性生长，但生长较为缓慢。治疗方法是手术治疗，术后化疗、放疗辅助治疗，预后较好。

（五）髓样癌（medullary carcinoma of the pancreas）

是一种低分化腺癌亚型，其组织学特征类似于乳腺癌和大肠髓质癌，是一种典型的合胞生长模式，细胞分化程度低。这种肿瘤大多数（69%）K-ras 基因呈野生型。部分肿瘤呈现微卫星不稳定性（MSI）的典型遗传特征。

（六）胰母细胞瘤（pancreatoblastoma）

胰母细胞瘤常发生于 10 岁以内的儿童，但在成人较为罕见。其病因学尚不明确，但研究报道其与一些遗传综合征相关联。大部分的患者其肿瘤位于胰头部位。实验室检查可见癌胚抗原（CEA）、甲胎蛋白（AFP）以及 CA19-9 非特异性的增高。绝大部分的患者发现时肿瘤已位于晚期，常伴有肝脏转移，提示预后不良。

（七）胰腺平滑肌肉瘤（primary leiomyosarcoma）

目前英文文献报道的病例数量仅 40 例，胰腺平滑肌肉瘤由胰腺基质成分组成，其来源主要认为是胰腺导管的平滑肌细胞或者胰腺导管壁。肿瘤在胰腺的部位及发病性别上并没有倾向性。通常血清学指标均在正常范围之内，影像学缺乏特异性的图像特征，表现为非均质的、囊性或者混杂的富血管肿瘤。当瘤体增大引起出血、坏死时常被发现。组织病理及特异性的基质免疫组化检测可确诊。治疗方式通常为局部手术切除。该肿瘤侵袭性高，预后较差，平均中位生存时间为 48 个月。

（八）胰腺淋巴瘤（primary pancreatic lymphoma，PPL）

胰腺淋巴瘤主要是非霍奇金淋巴瘤，通常发生在胰头，伴有胰腺周围的淋巴结病变。影像学主要表现为胰腺内局部包裹完整的病变或者是胰腺的弥漫性增大。CT 以及 MRI 图像上呈现为均质的肿瘤，胰头部位的肿瘤不伴主胰管的扩张，伴淋巴结增大，向胰周或者上腹部器官浸润性的生长均是诊断胰腺淋巴瘤的线索，通常不伴有钙化及坏死。一般通过超声内镜下穿刺活检术（EUS-FNA）取得病理后确诊（图 7-8-2）。通常在手术前先行放化疗治疗。

（九）肝样癌（hepatoid carcinomas，HCs）

肝样癌（HCs）为恶性肝外上皮细胞形成的肝外新生物，其具有肝细胞癌的形态学及免疫组织学特征，文献报道患者平均年龄为 52.9，女性发病率为 36.4%，男性发病率为 63.6%。类似于 HCC，患者可有 AFP 升高。当具有临床表现时通常瘤体体积已较大且进入到了晚期，患者的临床表现可有压迫症状如恶心呕吐、上腹部或背部疼痛、黄疸、体重减轻等，肿瘤进展迅速，因此其预后较差。针对该疾病，目前并没有确切的诊断细则，但是形态学及免疫组织学是必需的（图 7-8-3）。当下治疗方法似乎并不标准化且效率较低，一些个案报道使用靶向酪氨酸激酶抑制剂可有一定的疗效。彻底的外科治疗是提高长期存活率的唯一治疗手段，但对于术后如何进行后续的治疗尚无太多经验可循。因为疾病罕见，故疾病的自然进程以及预后尚不能精确估计，从确诊起，3 年患者病死率约为 50%。

二、胰腺神经内分泌肿瘤（pancreatic neuroendocrine neoplasms，pNENs）

pNENs 约占原发性胰腺肿瘤的 3%。如果肿瘤分泌的激素能引起相应的临床症状，归为功能性 NENs；如果血和尿液中可以检测到胰多肽等激素水平升高，却无相关症状（即肿瘤压迫的表现），通常归为无功能性 NENs。功能性 pNENs 中常见的为胰岛素瘤，一般位于胰腺。其余的功能性 pNENs 均少见，统称为罕见功能性胰腺神经内分泌肿瘤（rare functional pancreatic neuroendocrine tumors，RFTs），包括生长激素瘤、生长抑素瘤、胰高糖素瘤等（表 7-8-1）。因

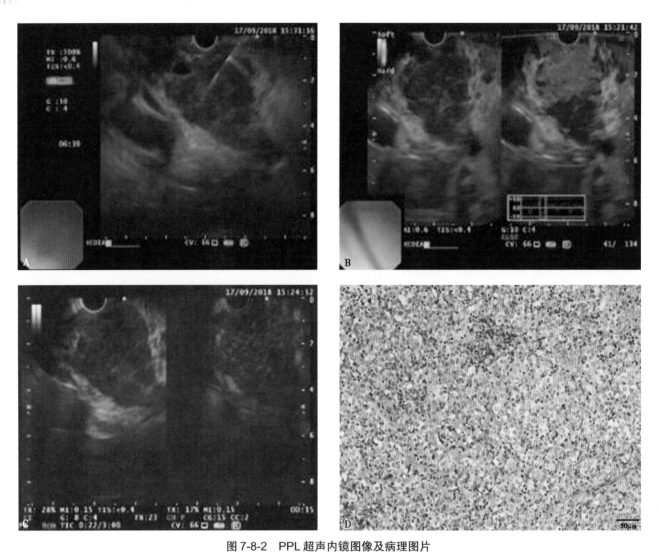

图 7-8-2　PPL 超声内镜图像及病理图片

A. 超声内镜图像；B. 超声内镜弹性成像图像；C. 造影增强超声内镜图像；D. PPL 病理图像。图片来自于中南大学湘雅三医院消化内科

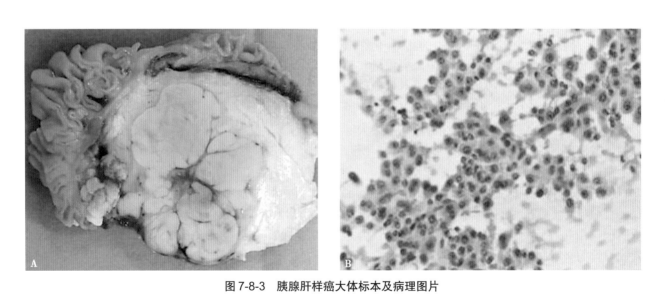

图 7-8-3　胰腺肝样癌大体标本及病理图片

引自 MARCHEGIANI G，GAREER H，PARISI A，et al. Pancreatic Hepatoid Carcinoma: A Review of the Literature. Dig Surg，2013，30：425-433

表 7-8-1　pNENs 概况和常见类型的临床表现

肿瘤类型	所占比例（%）	分泌激素	恶性所占比例	主要症状
功能性 pNENs				
常见类型				
胰岛素瘤	20～30	胰岛素	＜10	低血糖、中枢神经系统症状
胃泌素瘤	15～20	促胃液素	60～90	难治性消化道溃疡、上腹部疼痛、腹泻等卓 - 艾综合征
罕见类型				
胰高糖素瘤	1～3	胰高血糖素	50～80	游走性坏死性红斑、糖耐量受损、体重下降
生长抑素瘤	0～1	生长抑素	＞70	糖尿病、胆石症、腹泻（症状可能不典型）
ACTH 瘤	少见	ACTH	＞95	库欣综合征
VIP 瘤	2～4	VIP	40～70	腹泻、低钾血症、脱水
无功能 pNENs	10～50		40～70	可有肿块压迫引起的相关症状

注：ACTH：促肾上腺皮质激素（adrenocorticotropic hormone）；VIP：血管活性肠肽（vasoactive intestinal peptide）；ZES：卓 - 艾综合征（Zollinger-Ellison syndrome）

肿瘤类型和分化程度相差较大，故 NENs 的临床症状和体征不具有特异性，为延误诊断的重要原因。推荐的影像学检测手段包括 CT、MRI、PET-CT、超声检查、超声内镜、生长抑素受体显像及选择性血管造影等。常规检测手段一般包括 CT、MRI、超声和超声内镜。CT 联合 MRI 的灵敏度在 75%～79%，必要时可行 EUS-FNA 明确。手术为主要治疗手段，也是唯一有希望治愈 pNENs 的治疗方法。对于无法手术切除的局部晚期及转移性 pNENs 的药物治疗主要包括了生物治疗、化疗、肽受体放射性核素治疗及靶向治疗。

三、胰腺囊性肿瘤（pancreatic cystic neoplasms，PCN）

胰腺囊性肿瘤在普通人群中的发病率为 2%～45%，其生物学行为涵盖良性到恶性病变的不同类型（表 7-8-2）。

（一）黏液性囊性肿瘤（mucinous cystic neoplasms，MCN）

是胰腺囊性上皮性肿瘤，几乎均发生于成年女性，按照上皮发育程度，MCN 可分为低度分化不良、中度分化不良及高度分化不良。高度分化不良即属于原位癌，MCN 大多发生于胰腺体、尾部（图 7-8-4）。最常见的症状是腹部不适或疼痛，不同之处是患者常描述腹痛位于上腹部，并向两侧腰肋部放射，除此之外也可能出现一些非特异性的恶性表现，如体重减轻、食欲缺乏、阻塞性黄疸。MCN≥40mm 应行手术治疗。对于有症状或存在危险因素（如附壁结节）的 MCN，无论肿瘤大小，建议手术治疗。无危险因素（如可疑的附壁结节或症状）时，＜40mm 的 MCN 拟诊患者可进行随访观察。

（二）实性假乳头状瘤（solid pseudopapillary neoplasm，SPN）

为胰腺罕见肿瘤之一，已有相关报道的文献数目少于 1000 篇。患者的平均年龄为 25 岁，女性患者占 85%。SPN 通常被认为是良性或者低度恶性的肿瘤。随着瘤体的体积增大，可引起周围组织及器官的局部压迫症状。CT 影像学表现为边界清晰、包裹性的浆液或实性肿块（图 7-8-5）。其实性部位常位于四周，而出血和产生的囊液聚集在中心。诊断

表 7-8-2　胰腺囊性肿瘤的不同类型

类别	疾病名称
上皮源性肿瘤	各种类型的 IPMN、MCN、SCN、浆液性囊腺癌、囊性神经内分泌瘤（G1 级，G2 级）、腺泡细胞囊腺瘤、囊性腺泡细胞癌、实性假乳头状瘤、副脾上皮样囊肿、囊性错构瘤、囊性畸胎瘤（上皮样囊肿）、囊性导管腺癌、囊性转移性上皮性肿瘤
非上皮源性肿瘤	良性非上皮性肿瘤（如淋巴管瘤）、恶性非上皮性肿瘤（如肉瘤）
上皮源性非肿瘤性疾病	淋巴上皮囊肿、黏液性非肿瘤性囊肿、肠源性囊肿、潴留性囊肿 / 个体发育不良性囊肿、壶腹旁十二指肠壁囊肿、子宫内膜异位性囊肿、先天性囊肿（在畸形综合征）
非上皮源性、非肿瘤性疾病	胰腺炎相关的假性囊肿、寄生虫性囊肿

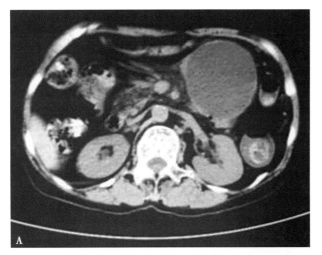
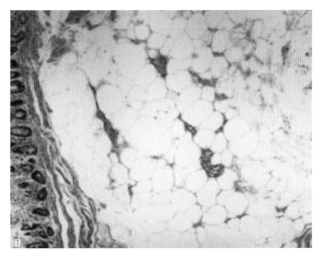

图 7-8-4　胰腺黏液性囊性肿瘤 CT 图像及病理图片

图片来自于中南大学湘雅三医院

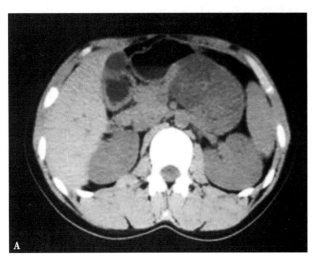
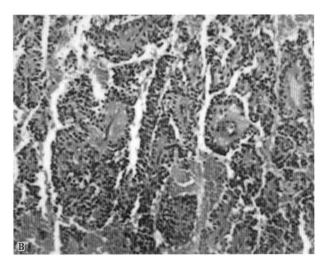

图 7-8-5　胰腺实性假乳头状瘤 CT 图像及病理图片

图片来自于中南大学湘雅三医院

的关键是瘤体的纤维囊，其在增强 CT 以及 MRI 上为增强表现。EUS-FNA 是重要的诊断手段，可将诊断率提高至 80% 以上，并且可用于风险分层评估。SPN 一方面因其瘤体体积较大，且有恶性转化的可能，通常需要手术切除。患者的 5 年生存率约为95%，5 年后复发率约为 10%。

（三）胰腺血管淋巴管瘤（pancreatic hemolymphangioma）

血管淋巴管瘤属于淋巴管和微静脉的混合畸形，胰腺血管淋巴管瘤发生率较低，据文献报道，其仅占胰腺肿瘤的 0.1%。该肿瘤多见于成年人，以 50 岁以上多见，女性好发，男女比例为 1∶8。患者临床症状多缺乏特异性，可表现为上腹部疼痛或上腹部不适感、恶心、呕吐等，肿瘤标志物多在正常值范围。

CT 显示该肿瘤瘤体长径常 >10cm，胰头部多见，CT 表现多不典型，多呈边界清晰的圆形或不规则形不均质肿块，内见分隔，与胰腺其他囊实性或囊性肿瘤类似，确诊需结合病理学检查。治疗方面，尽管胰腺血管淋巴管瘤为良性肿瘤，但仍有复发或侵袭可能，外科手术切除是主要的治疗手段，尤其当瘤体压迫邻近组织时。术后需常规行 CT 检查定期随访，目前未见胰腺血管淋巴管瘤术后复发的报道。

（王晓艳　田　力　李静泊）

推 荐 阅 读

[1] KETWAROO G A, MORTELE K J, SAWHNEY M S. Pancreatic Cystic Neoplasms: An Update. Gastroenterol[J]. Clin North Am, 2016, 45（1）: 1-14.

[2] 中国临床肿瘤学会神经内分泌肿瘤专家委员会. 中国胃肠胰神经内分泌肿瘤专家共识（2016 年版）[J]. 临床肿瘤学杂志，2016，21（10）：927-946.

[3] FALCONI M，ERIKSSON B，KALTSAS G，et al. Consensus Conference participants，ENETS Consensus Guidelines Update for the Management of Patients with Functional Pancreatic Neuroendocrine Tumors and Non-Functional Pancreatic Neuroendocrine Tumors[J]. Neuroendocrinology，2016，103（2）：153-171.

第 八 篇

功能性胃肠病

在我们临床接诊的具有消化道症状的患者中，有 30%～50% 经过临床检查后并没有发现有器质性疾病，故称它们为功能性胃肠疾病（functional gastrointestinal disorders，FGIDs）。这类患者没有特异的解剖学异常或病理生理学改变，更没有血清学的标志，相当多的患者只能通过其陈述（即症状）得知疾病的存在。

这类疾病的人群患病率高，随着现代化的发展，人们各方面的压力增加，FGIDs 有逐年增加的趋势，虽然 FGIDs 不是致死性疾病，但由于其慢性复发发作，迁延难愈，给患者工作、生活、娱乐等方面带来诸多影响，大大降低了患者的生活质量，成为消化科医师临床遇到的疑难临床问题之一，花费了医师非常多的时间，也花费了相当多的医疗资源。

多数 FGIDs 的病因和发病机制尚未完全阐明。与"器质性疾病"寻找异常证据不同，对"功能性疾病"的认识逐渐从二元回归模式转化为更加整体化的生物 - 心理 - 社会模式，对病理生理学改变的探索由单一的动力异常转变为寻找包括神经胃肠病学和脑 - 肠互动等多方面的异常证据，目前又将 FGIDs 称为肠 - 脑互动异常（disorders of gut-brain interaction），而非决然认为 FGIDs 是完全的功能性疾病。

缺乏形态学和生化指标的异常，就给临床客观诊断带来很大困难，既往学者们多将 FGIDs 作为"排除性诊断"，即排除了各种器质性疾病后才给患者下诊断，如果这样，多数患者将会接受不必要的检查，承担不必要的高额医疗费。罗马委员会根据专家们的临床流行病学追踪、FGIDs 的症状组合分析等，建立了 FGIDs 的症状诊断标准、分型诊断标准，为临床医师诊断 FGIDs，为标化 FGIDs 的研究、药物观察提供了依据，罗马标准已成为国际语言，成为功能性胃肠病分类与诊断的统一标准。但是在对新的罗马 IV 标准的实践中我们已注意到有些内容与我国的临床实际有偏差，编写专家针对这些情况，提出在临床应用时需要结合我国人群发病特点、我们自己的指南意见。

按照最新的罗马 IV 对 FGIDs 的分类，涉及成人与儿童，FGIDs 包括食管、胃十二指肠、肠道、直肠肛门、胆囊与 Oddi 括约肌，共 8 章 32 类功能性疾病，因为篇幅的限制我们无法将所有的 FGIDs 收纳入本书中，只是介绍了成人 FGIDs，对临床十分常见的疾病进行了重点介绍，对临床较为常见的进行了简述。

（侯晓华　张　军）

第一章

功能性食管病

功能性食管病（functional esophageal disorders）以食管疾病的慢性症状为表现，未发现结构、炎症、动力或代谢性疾病的证据。功能性食管疾病的机制仍不明确，目前食管检查手段发现的病理生理学改变尚难以确定常见食管功能性疾病症状的产生机制。与胃肠道的其他功能性胃肠疾病（FGIDs）相似，各种功能性食管疾病之间、与其他部位功能性疾病之间的症状重叠常见，还可与器质性或黏膜疾病重叠，极难鉴别诊断。在功能性食管疾病中，需要详细考虑和排除口腔咽喉部、肺部和心脏的因素，需排除胃食管反流病（GERD）和嗜酸细胞性食管炎引起的症状。社会心理因素是功能性食管疾病常见的诱发因素，增加了医疗资源的消耗，降低了患者生活质量。尽管对功能性食管疾病的认识还不够深入，需要今后进一步研究，但功能性食管病所涉及的功能性胸痛、功能性烧心、功能性吞咽困难、食管高敏感、癔球症都是十分常见的临床问题，需要消化科医师了解。

第一节　功能性胸痛

食管源性功能性胸痛（functional chest pain of presumed esophageal origin），简称功能性胸痛（functional chest pain，FCP），是最常见的非心源性胸痛（noncardiac chest pain，NCCP）。国际上通常将FCP定义为：位于胸部中线部位的疼痛，潜在起源于食管，符合内脏性疼痛特点，但不能用反流性疾病或其他黏膜疾病和动力异常来解释。FCP治疗目标是控制疼痛发作的频率和强度，提高生活质量。目前FCP以药物治疗为主，辅以心理治疗。

【流行病学】

流行病学研究提示，FCP属于临床常见的症状之一，虽然功能性食管病的整体患病率尚不清楚，但基于整体人群的调查研究发现，社区中FCP的患病率保持在23%~33%，年龄在15~34岁的患病率是>45岁年龄段患病率的2倍，且男女患病率相等。除去年龄与性别因素，根据地理位置差异，FCP的患病率也有不同：美国的FCP患病率较高（23%），欧洲的患病率与美国相似（24%），相比之下，亚洲国家的FCP的患病率普遍较低，中国为14%、韩国为13%、尤其是日本，FCP患病率最低（5.3%），而澳大利亚的FCP患病率最高（33%）。

【病因与发病机制】

目前尚不清楚FCP的确切病因与发病机制。目前大多数学者认为FCP的病因可能为：内脏超敏反应、食管动力异常、自主神经功能紊乱、精神心理因素等，可能是一种或多种因素的相互作用。

（一）内脏超敏反应

内脏超敏反应是一种有意识的刺激知觉增强的状态，与外周刺激的强度无关。内脏超敏反应在FCP的发生、发展中起重要作用，被认为是FCP的生物标志物和机制之一，但其具体致病机制尚不清楚。临床FCP患者往往表现为食管或更广泛的内脏超敏反应，其中涉及的机制较为复杂，主要集中在以下几个方面：大脑内脏感觉处理异常、食管感受器异常与运动障碍、食管周围结构损伤等。

（二）食管动力异常

据报道，在约30%的非心源性胸痛患者中可检测到食管动力功能的异常。食管轻度动力障碍被认为是食管对伤害性及物理刺激高敏感的标志，属于FCP的附带现象。目前推测食管张力过大导致的组织缺血、食管纵行肌持续收缩均可能是FCP的诱因。

（三）自主神经功能紊乱

有证据显示FCP患者会出现自主神经功能紊乱。FCP患者迷走神经功能较低，经食管内电刺激或机械刺激后迷走神经活动增加。由于副交感神经系统具备镇痛效应，食管疼痛感增强可能反映食管迷走神经调节的异常。

（四）精神心理因素

除内脏超敏反应外，精神心理因素在 FCP 的发生、发展过程中同样发挥了重要的作用。研究显示，恐慌、焦虑、抑郁、神经质和躯体化等心理障碍在 FCP 患者中极为常见。精神心理障碍能够显著降低食管痛阈，这表明上述精神心理障碍可能与机体中枢及周围神经组织相互作用，通过神经及体液途径促进 FCP 的发生、发展。

【临床表现】

FCP 的临床表现主要为来源于食管、非烧灼性的胸骨后疼痛，具有内脏痛的性质，可为钝痛、痉挛痛或压榨感，并向背部、颈部、手臂等部位放射，有时与心绞痛相似，疼痛持续时间不等，通常为数分钟，偶尔持续数小时，多半可自行缓解或服用抗酸、解痉药物后缓解，同时伴有一定精神障碍，如：焦虑、躯体化、抑郁和恐慌等。

【辅助检查】

临床确诊 FCP 之前，应对患者进行一系列检查以排除心源性、食管器质性与运动障碍性疾病。排除性诊断的检查主要包括：冠状动脉造影、心脏灌注断层显像与心电图；上消化道内镜；食管功能性检查有高分辨率食管测压、动态 24 小时食管 pH 及阻抗监测；精神心理分析与评估。

（一）冠状动脉造影、心脏灌注断层显像与心电图

目前，冠状动脉造影是一种排除心源性胸痛常用而有效的方法。冠状动脉造影能够清楚显示冠脉管腔情况，对冠脉的病变部位、范围、严重程度、血管壁的情况等明确诊断，能够精准定位心源性胸痛。心脏灌注断层显像主要用于评估胸痛患者的心肌血流量改变，可评价冠脉狭窄引起的心肌血流灌注变化及侧支循环功能，确定心源性胸痛的冠状动脉病变范围。心电图主要对造成心源性胸痛的各类心律失常和传导阻滞的诊断分析具有一定价值。

（二）上消化道内镜

上消化道内镜可针对食管黏膜进行直视检查，可排除食管黏膜损伤及异常，同时还是排除胃食管反流病（gastroesophageal reflux disease，GERD）与嗜酸细胞性食管炎（eosinophilic esophagitis，EoE）的最佳检查方法。研究发现，通过上消化道内镜对高度怀疑 FCP 的患者进行检查，发现 24%～31% 的患者具有食管黏膜损伤。上消化道内镜能够高效地排除食管器质性疾病，但目前没有证据显示上消化道

肿瘤仅表现为胸痛而不伴随其他症状，因此 NCCP 的上消化道内镜评估中不包括肿瘤。

（三）高分辨率食管测压与动态 24 小时食管 pH、阻抗监测

高分辨率食管测压是诊断食管运动功能障碍的最佳工具，可对食管收缩波的振幅、形态和传播以及食管上、下括约肌的功能进行评估，能够有效地排除食管运动障碍性疾病。动态 24 小时食管 pH、阻抗监测也能够及时发现患者的食管酸暴露异常。

（四）精神心理分析与评估

由于 FCP 患者的精神心理异常发生率很高，因此诊断 FCP 还需由心理学家或精神病学家进行精神心理分析与评估。临床可见多种 FCP 患者伴随的精神心理障碍，例如恐慌、焦虑、抑郁、神经质和躯体化等。

【诊断与鉴别诊断】

（一）诊断标准

罗马Ⅳ中对于 FCP 的诊断标准必须满足以下所有条件：①胸骨后疼痛或不适（应排除心脏原因）；②无烧心和吞咽困难等与食管相关的症状；③无胃食管反流或 EoE 导致该症状的证据；④无主要的食管动力障碍性疾病（包括贲门失弛缓症、食管胃连接部（gastroesophageal junction，EGJ）流出道梗阻、弥漫性食管痉挛、Jackhammer 食管、蠕动缺失。

诊断前症状出现至少 6 个月，近 3 个月符合以上诊断标准，且症状出现频度为至少每周 1 日。

（二）鉴别诊断

对于胸痛患者，仅通过询问患者的病史和体格检查并不能可靠地将食管源性胸痛与心源性胸痛区分开来，常需要进行初步的心脏评估。一旦排除心脏原因，应对患者胸痛症状的食管因素进行回顾。

1. GERD　排除 GERD 是诊断 FCP 的重要环节，进行食管侵入性检查前可先进行经验性治疗或 PPI 试验：GERD 患者通过 2～3 个月的经验性治疗后，胸痛症状一般明显缓解，同时 PPI 试验呈阳性。而 FCP 患者接受经验性治疗后胸痛症状无好转，并且对 PPI 试验无反应。同时，动态 24 小时食管 pH 监测能够准确发现 GERD 患者的异常酸暴露时间，而接受监测的 FCP 患者酸暴露时间正常。

2. 嗜酸细胞性食管炎（EoE）　EoE 导致的胸痛与 FCP 类似，需通过上消化道内镜活检鉴别。EoE 患者食管组织内可见明显的嗜酸性粒细胞浸润（≥15 个 / 每高倍视野），而 FCP 患者组织内的嗜酸性粒细胞数目正常。

3. 胡桃夹食管 食管测压是鉴别胡桃夹食管与FCP的最佳评估方法。胡桃夹食管的动力障碍与胸痛的发生一致，为高振幅蠕动收缩，并伴收缩时间延长，一般超过16kPa（120mmHg）或峰值超过26.7kPa（200mmHg），时间超过7秒。而FCP的动力障碍与胸痛的关系不明确，胸痛发作与动力障碍出现的时间并不一致。

【治疗】

FCP患者的治疗仍然是一个具有挑战性的问题。目前，FCP的治疗主要为调节疼痛的药物治疗（抗抑郁药）及精神心理治疗。

（一）抗抑郁药

抗抑郁药在治疗FCP过程中取得了良好疗效。研究证实，抗抑郁药能够有效调节中枢与周围组织的内脏超敏反应，降低从食管到大脑皮质的传入信号的敏感性，即减少神经元兴奋传递。抗抑郁药组与安慰剂组相比，71%的FCP患者胸痛症状减轻。此外，抗抑郁药在治疗FCP患者精神心理障碍方面也取得了瞩目成绩，抗抑郁药显著降低了FCP患者的焦虑、抑郁发作，尤其对惊恐障碍具有良好效果。目前，临床治疗FCP常用的抗抑郁药有：三环类抗抑郁药、选择性5-HT再摄取抑制剂（SSRIs）、去甲肾上腺素再摄取抑制剂（SNRIs）与曲唑酮。

（二）精神心理治疗

FCP患者往往伴有精神心理障碍，如：焦虑、抑郁和惊恐障碍等。精神心理疗法在该类患者中具有重要的价值，经过早期心理干预将阻止上述症状的发生。目前，临床疗效较好的精神心理治疗方法主要有：认知行为疗法、催眠疗法、基于生物反馈的神经肌肉修复、能量愈合疗法及其他心理疗法。

【预后与预防】

FCP的患病率高、长期病死率低，10年内病死率仅为1%。同时，FCP患者普遍活动受限、无法正常工作、医疗保健费用高。尽管FCP患者的心脏检查结果正常，但反复发作的胸痛症状导致FCP患者频繁入院接受治疗，医疗费用的显著增加为个人及国家增添了沉重的负担。研究表明，FCP患者的生活质量因病显著下降，且大部分FCP患者尚无有效的应对措施。同时，FCP患者往往伴有精神心理障碍，如：恐惧症、强迫症和躯体疲劳。因此，FCP患者虽然病死率低，但在精神心理障碍发病和整体生活质量方面预后很差。

（张 军 狄 佳）

推 荐 阅 读

[1] AZIZ Q，FASS R，GYAWALI C P，et al. Functional esophageal disorders[J]. Gastroenterology, 2016. pii: S0016-5085（16）00178-5.

[2] ORTIZ-GARRIDO O，ORTIZ-OLVERA N X，GONZÁLEZ-MARTÍNEZ M，et al. Clinical assessment and health-related quality of life in patients with non-cardiac chest pain[J]. Rev Gastroenterol Mex, 2015，80（2）：121-129.

[3] PARK S W，LEE H，LEE H J，et al. Esophageal mucosal mast cell infiltration and changes in segmental smooth muscle contraction in noncardiac chest pain[J]. Dis Esophagus，2015，28（6）：512-519.

[4] MIN Y W，CHOI K，PYO J H，et al. Impaired esophageal mucosal integrity may play a causative role in patients with nongastroesophageal reflux disease-related noncardiac chest pain[J]. Medicine（Baltimore），2015，94（51）：e2295.

[5] WEIJENBORG P W，DE SCHEPPER H S，SMOUT A J，et al. Effects of antidepressants in patients with functional esophageal disorders or gastroesophageal reflux disease：a systematic review[J]. Clin Gastroenterol Hepatol，2015，13（2）：251-259.

[6] MIN Y W，RHEE P L. Noncardiac Chest Pain：Update on the Diagnosis and Management[J]. Korean J Gastroenterol，2015，65（2）：76-84.

第二节 功能性烧心

功能性烧心（functional heartburn，FH）是指发作性胸骨后烧灼样不适或疼痛，足量的抑酸治疗无效，且缺乏胃食管反流病（GERD）、黏膜的组织病理异常、主要的动力障碍性或结构性疾病的证据。FH的诊断主要取决于是否能排除GERD引起的症状。

【流行病学】

目前仍然缺乏FH的流行病学数据。早期来自三级转诊中心的研究发现，约50%的烧心患者食管黏膜无肉眼可见的受损，然而后来在社区中进行的一项研究则报告了内镜阴性的烧心患者高达70%，目前这部分患者被认为是考虑非糜烂性反流病（NERD）、反流高敏感或者FH。而且随着诊断标准的不断更新以及临床背景的不同，其各自所占的比例也有所不同。目前FH研究数据多来自三级转诊中心，当患者在停用PPI进行pH-阻抗监测时，国外研究发现FH在内镜阴性的烧心中占21%～39%，国内研究报道了 FH 占 22%～45%；当患者在服用 PPI 进行 pH- 阻抗监测，FH 在难治性烧心中占 35%～75%，国内未见相关的报道。最近国外也有一项研究报道了在所有烧心患者中 FH 的患病率约为 21%。但是，由于这些研究对象都存在一定的选择性，所以上述数据可能存在偏移。

【病因与发病机制】

FH 感知症状产生的机制仍不明。目前学界普遍的观点认为内脏感知改变是主要的决定因素，心理因素可能也起一定的作用。

（一）内脏高敏感

与 NERD 患者相比，FH 患者对机械性和化学性刺激更加敏感。数个研究显示，球囊扩张可引发烧心症状（而非胸痛）。最近的假说认为，食管高敏感与食管黏膜屏障的受损有关，FH 患者破损的食管黏膜可使生理性的或者未明的腔内 / 黏膜触发物激活痛觉受体，并随后产生信号通过迷走或脊髓神经传入中枢神经系统，从而产生症状。然而，也有人认为食管机械和化学感受器敏感性升高可能仅仅是部分 FH 患者烧心症状产生的的原因。此外，中枢对食管信号的异常处理也参与了食管高敏感的发生，食管球囊扩张和食管酸滴注诱发的皮层电位、正电子断层扫描（PET）或功能性磁共振成像等研究表明，健康人和有食管症状者对伤害性 / 生理性刺激的中枢处理过程存在差异。

（二）心理因素

目前心理因素在 FH 中的作用研究仍缺乏。数个急性应激试验（噪声应激或睡眠剥夺）提示应激能增强 GERD 患者对食管酸性物质的感知。另一项研究提示，FH 患者焦虑程度更严重、躯体化评分更高。这些均为 FH 患者存在多种精神心理异常提供了进一步证据。当然，心理因素可能不是大多数 FH 患者症状产生的首要原因，但如果不及时识别和控制这些相关因素，可能会加重 FH 的症状，因此及时识别和控制 FH 患者的心理异常很重要。

【临床表现】

FH 患者临床表现与 GERD 症状相似，表现为起源于剑突且沿胸骨后向上放射的发作性烧灼感，通常在白天发作，特定的食物、平卧或弯腰可诱发或加重症状。但 FH 对质子泵抑制剂（PPI）治疗效果差。FH 可与其他功能性胃肠病并存，如功能性消化不良和肠易激综合征。此外，FH 可合并精神心理异常，如焦虑、抑郁、躯体化。

【辅助检查】

目前 FH 的诊断主要依赖于以下多个检查的结果，尤其是上消化道内镜和动态反流监测检查。

（一）上消化道内镜检查

我国上消化道内镜检查普及率高，尤其对于有典型烧心症状的中老年患者和 / 或合并警报症状应为首选检查。一方面，可对食管黏膜进行直观的观察，有助于排除糜烂性食管炎（EE）、Barrett 食管和 / 或肿瘤等。此外，也可进行食管黏膜活检，高达 35% 的嗜酸细胞性食管炎（EoE）可有烧心症状，所以当怀疑患者为 EoE 时，特别是在持有吞咽困难和烧心的患者中，即使内镜下食管黏膜正常仍进行食管活检以排除 EoE 是重要的；另一方面，食管黏膜病理学（包括炎症、基底细胞增生、乳头状增生、细胞间隙增加等）对于鉴别 NERD、反流高敏感、FH 有一定的临床意义；但诊断 FH 前不推荐常规进行活检检查。

（二）动态反流监测

1. 食管 24 小时 pH 监测　可发现存在食管酸暴露异常或酸反流与症状相关的患者，但不能监测非酸反流与症状的关系。

2. 食管 24 小时 pH- 阻抗监测　随着阻抗技术在食管反流监测的应用，弥补了单纯 pH 监测的不足，24 小时 pH- 阻抗监测能详细获取患者食管内的所有反流（包括酸和非酸反流）、确定反流方向以及症状与反流的关系，使胃食管反流的监测更加全面；另外，2018 年发布的《GERD 里昂共识》中提到，两个基于阻抗的参数即平均夜间基线阻抗（MNBI）和反流后吞咽诱导的蠕动波（PSPW），可能是有助于鉴别功能性烧心和 GERD，但这两个参数目前仍是探索性的，未来需要进一步的研究以评估其价值；24 小时 pH- 阻抗监测能增加 GERD 患者的检出率，减少 FH 患者的比例，但其诊断 FH 的权重仍不明确。

3. 食管无线 pH 监测　监测时间可延长至 48 小时或 96 小时，能更真实地反映异常酸反流情况，且安全性、耐受性均较好。尤其适用于无法耐受鼻导管、高度怀疑 GERD 但导管 pH 监测阴性的患者。但由于其无法检测非酸反流且价格昂贵，目前在国内尚未广泛推行。

（三）PPI 试验

PPI 试验使用方便、价廉，得到广泛支持，而且有研究发现，与 NERD、反流高敏感相比，FH 患者对 PPI 治疗反应是最差的；此外考虑到动态反流监测技术的局限，尤其是可能降低敏感性且症状 - 反流关联程度分析存在缺陷，罗马Ⅳ建议应该将 PPI 治疗无效纳入诊断标准，所以推荐用于初治的烧心患者。

（四）食管高分辨率测压（HRM）

通常在反流监测前进行，可定位下食管括约肌，指导放置 pH 或者 pH- 阻抗导管；并且由于在一些主要的食管动力障碍疾病如贲门失弛缓症，烧心的患病率可高达 35%，所以 HRM 被推荐使用以排除主要的原发性食管动力障碍。

【诊断与鉴别诊断】

FH 的诊断主要仍依赖于两项侵入性检查：上消化道内镜检查及动态反流监测。内镜检查主要排除反流引起的食管黏膜损伤，动态反流监测用于识别食管酸暴露和症状与反流的相关性情况。

目前根据最新的罗马Ⅳ标准，FH 的诊断标准必须包括以下所有条件：①胸骨后烧灼样不适或疼痛；②优化的抑酸治疗症状无减轻；③无胃食管反流（酸暴露时间增加和 / 或反流相关症状）或 EoE 导致该症状的证据；④无主要的食管动力障碍性疾病［包括贲门失弛缓症、食管胃连接部（EGJ）流出道梗阻、弥漫性食管痉挛、Jackhammer 食管、蠕动缺失］。

诊断前症状出现至少 6 个月，近 3 个月符合以上标准，且症状出现频度为至少每周 2 日。

鉴别诊断：主要需与 GERD、反流高敏感、EoE 和一些主要的动力障碍性疾病（如贲门失弛缓症）等引起烧心的疾病相鉴别；对于有警报征象的烧心患者，要高度警惕肿瘤等器质性疾病；此外，由于有些患者会将上腹烧灼感与烧心相混淆，所以临床上应注意详细询问病史。

【治疗】

FH 的治疗很大程度上仍是经验性治疗，因此推荐个体化治疗。在临床实践中，临床医师应该宽慰患者并避免过度的侵入性检查。

（一）抑酸治疗

临床上常常将抑酸剂作为 FH 的初始经验性治疗药物，尤其是在行动态反流监测前。虽然有研究表明在经 pH- 阻抗监测确诊的 FH 患者中抑酸作用有限，但以罗马Ⅲ定义的 FH 的一项研究中，仍有少部分（约占 25%）FH 患者对 PPI 治疗有反应。因此，对于 FH 患者，仍推荐将抑酸药作为最佳初始治疗，但经优化 PPI 治疗效果仍差的时候，应及时减少甚至停止其使用，尝试其他可能有效的治疗。

（二）疼痛调节剂

由于病理生理学主要涉及内脏高敏感，大多数专家推荐使用疼痛调节剂如低剂量的三环类抗抑郁药（TCAs）、选择性 5-HT 再摄取抑制剂。尽管这些药物在 FH 中的治疗数据有限，但这些药物被证实在其他功能性食管疾病如功能性胸痛、食管高敏感的患者中是有效的。一般情况下，TCAs 用量常低于标准剂量，并根据每个患者的情况仔细调整剂量。此外，在开这些药的时候，要考虑其不良反应和患者的依从性问题。

（三）心理干预

心理干预（如催眠疗法、针灸疗法）也可在 FH 患者中被考虑。有限的研究表明，食管定向的催眠疗法似乎对功能性烧心有效。尽管证据有限，但当所有其他治疗方法都用尽时，这些方法可能有用。

FH 的患者应避免行抗反流手术。一些研究报道了术前 pH 监测正常的患者术后转归差。抗反流手术有效的预测因素包括：患者酸暴露异常和 / 或症状与反流的相关性为阳性，这不属于 FH 的范畴治疗。

【预后与预防】

FH 的长期预后尚不清楚，但需要意识到 FH 的慢性持续性，法国有一项随访研究显示：2/3 的 FH 患者在随访 2 年后仍然存在症状，约 20% 症状严重程度和频率减轻。有限的证据提示，大多数 FH 患者在随访中其诊断变更不大。但常常伴有精神心理障碍，如焦虑、抑郁和躯体化，且频繁就医，明显影响其整体生活质量。由于 FH 属于良性疾病，宽慰患者很重要。

（张　军　张阿静）

推 荐 阅 读

[1] FASS R，SIFRIM D. Management of heartburn not responding to proton pump inhibitors[J]. Gut，2009，58（2）：295-309.

[2] HACHEM C，SHAHEEN N J. Diagnosis and Management of Functional Heartburn[J]. Am J Gastroenterol，2016，111（1）：53-61.

[3] GYAWALI C P，KAHRILAS P J，SAVARINO E，et al. Modern diagnosis of GERD：the Lyon Consensus[J]. Gut，2018，67（7）：1351-1362.

第三节　反流高敏感

反流高敏感（reflux hypersensitivity）是指患者临床表现为烧心、胸痛等类似胃食管反流病的症状，但内镜检查无食管炎及 Barrett 食管等反流造成的黏膜损伤表现，且食管 pH- 阻抗监测亦无病理性反流的证据，并监测到生理性反流引发食管症状。符合此标准的患者可能对抗反流治疗有效，也可能对调节食管敏感性的治疗有效。真正的胃食管反流病可能会与反流高敏感重叠发生。这些患者表现为质子泵抑制剂（PPI）治疗后患者酸暴露正常，但仍有反流症状，且症状与反流事件相关。

【流行病学】

反流高敏感的流行病病学及患病率尚不清楚。但可以从非糜烂性反流病（NERD）的患者进行推测。大部分 NERD 患者的诊断是基于内镜阴性而反流症状阳性，而并非依靠 pH- 阻抗监测结果。有研究显示，37%～60% 的 NERD 患者食管 pH 监测结果是正常的，而剩余的患者中只有不到 20% 的患者酸暴露正常但其症状与酸暴露相关，符合反流高敏感的诊断。因此推测在以往诊断 NERD 的患者中，仅对酸反流敏感的患者并不多见。应用 pH- 阻抗监测对 NERD 患者进行更为细致的分类，可观察到 40% 的患者存在反流指标的异常，36% 的患者无异常反流，但症状与反流相关，即反流高敏感；其余 24% 的患者食管 pH- 阻抗监测无病理性反流，且症状与生理性反流无关，提示为功能性烧心。

反流高敏感也可能与 GERD 重叠。如果存在病理性反流或糜烂性食管炎的患者在应用 PPI 时，仍存在反流症状，若此时行 pH- 阻抗监测示反流指标恢复正常，但症状与反流事件相关，可考虑反流高敏感与 GERD 的重叠。目前尚缺乏此方面流行病学资料。

【病因与发病机制】

反流高敏感的病理生理机制与周围和 / 或中枢神经系统敏化作用导致的食管高敏感、中枢神经对内脏刺激的处理过程的异常、自主神经活动改变及精神心理异常相关。反流高敏感和功能性烧心及功能性胸痛构成感知性功能性食管疾病谱，其症状源于生理性反流事件的化学和机械刺激，主要由于炎性趋化因子等介导致黏膜屏障受损，进而使食管黏膜下层的神经末梢敏化。有研究发现，在 NERD 的患者中，食管高敏感可能与神经源性炎症有关，这些神经源性炎症与 P 物质的释放及其受体（神经激肽 1 受体，NK1R）表达增多相关，而 NK1R 则可能与酸敏感受体 TRPV1（瞬时受体电位离子通道辣椒素受体 1）及蛋白酶激活受体 2 的活化相关。推测在这些食管高敏感的患者中，酸敏感受体表达的上调可能加强了食管感觉的感受性。

既往研究表明，酸诱发的食管症状感知在精神心理应激情况下会被强化。在心理应激时，中枢介导的处理过程可以改变自主神经系统活性、调节脊髓对疼痛信号的传导，而外周肥大细胞脱颗粒可改变胃肠道黏膜通透性。这些机制提示心理应激可放大患者对生理性刺激的敏感性。与反流相关的非心源性胸痛与惊恐障碍、焦虑及抑郁明显相关。非心源性胸痛合并精神心理异常时患者对治疗的满意度降低，生活质量更差。因此，与功能性烧心、功能性胸痛等其他功能性食管疾病相似，精神心理因素在反流高敏感患者中起着重要的作用。

【临床表现】

反流高敏感患者的临床症状是以反酸、烧心、胸痛为主要表现，与功能性烧心及 NERD 患者类似，仅凭症状常难以区分。反流高敏感患者内镜病理检查结果，可能会出现组织学超微结构的改变，如 DIS 增宽，但出现的概率并不高。与有异常酸暴露的 NERD 患者不同，反流高敏感的患者对于 PPI 治疗的反应一般较差。

反流高敏感最关键的表现在于 pH- 阻抗监测的结果提示患者酸暴露正常，而反流事件与症状间有明显相关性。

【辅助检查】

（一）内镜检查

在我国上消化道肿瘤高发的背景下，我国的胃食管反流病共识意见中明确提出对于有反流症状的初治患者，应首先行内镜检查。内镜检查可明确患者是否具有食管炎症病变（包括嗜酸细胞性食管炎等）、Barrett 食管、食管及贲门恶性肿瘤、消化性溃疡等器质性疾病。反流高敏感患者常规内镜下食管黏膜多无异常表现。

（二）食管 pH 监测或 pH- 阻抗监测

食管 pH 监测只能发现酸反流事件与症状间的相关性，而 pH- 阻抗监测还能同时发现除酸反流外的其他类型的反流事件（如弱酸反流、非酸反流或气体反流）与症状间的关系。诊断反流高敏感要求在无论是否服用 PPI 的情况下，其酸暴露指标均在正常范围内即生理性反流，而反流事件与症状之间有相关性。症状与反流的相关性可通过 2 种试验来评估：与反流相关的症状次数与总症状次数的简单比率（SI）和通过统计学计算得出的症状与反流事件发生关联的概率（SAP）。SAP 综合了检测的时间、反流事件次数、症状发生次数和与反流关联的症状次数等计算得出。在症状次数过少或过多时，SI 可能会出现偏移；而 SAP 除了症状次数外还纳入了其他数据进行统计，因此更为可靠。当症状与反流相关的概率小于 5% 时定义为试验阳性（其对应于 $P < 0.05$ 或 SAP > 95%）。

（三）食管高分辨率测压（high resolution manometry, HRM）

在诊断反流高敏感之前，还应进行 HRM 检查以排除主要的食管动力障碍性疾病：如贲门失弛缓症、食管胃连接部流出道梗阻、弥漫性食管痉挛、蠕动缺失、Jackhammer 食管等。

而一些轻度的食管动力异常，如 IEM、收缩波中断、高波幅收缩等食管收缩波异常，可能与反流高敏感同时存在。反流高敏感的患者的 HRM 发现，酸敏感患者食管体部收缩力主要在食管远端，而 GERD 患者则收缩力呈均匀分布。

【诊断与鉴别诊断】

反流高敏感的诊断，主要依靠反酸、烧心、胸痛等反流症状，内镜阴性，pH- 阻抗监测提示酸暴露在正常范围，即生理性反流，但症状与反流事件间有相关性，即症状与反流事件发生关联的概率（SAP）> 95%。

反流高敏感的诊断参考罗马 IV 诊断标准。必须包括以下所有条件：①胸骨后症状，包括烧心和胸痛；②内镜检查正常，无嗜酸细胞性食管炎导致该症状的证据；③无主要的食管动力障碍性疾病，如贲门失弛缓症 / 食管胃连接部（EGJ）流出道梗阻、弥漫性食管痉挛、Jackhammer 食管、蠕动缺失；④有反流事件诱发症状的证据，但 pH 或 pH- 阻抗监测显示食管酸暴露正常（对抑酸治疗有效不排除此诊断）。和其他功能性胃肠病类似，诊断前症状出现至少 6 个月，近 3 个月符合以上诊断标准，且症状出现频度至少每周 2 日。

由于反流高敏感临床症状并无特异性，因此在临床中应与其他的食管疾病予以鉴别。首先在内镜检查中，除外食管炎症性病变（包括嗜酸细胞性食管炎）、Barrett 食管、食管胃的占位性病变等器质性的病变。通过食管的高分辨测压，可鉴别出部分具有反流症状的主要的食管动力障碍性疾病，如贲门失弛缓症。若患者内镜检查及 HRM 均无明显异常，还应与功能性烧心、NERD 相鉴别。这三者临床表现类似，但 NERD 患者在 pH- 阻抗监测中可见到异常酸暴露或反流事件的明显增加，其中酸暴露患者对于 PPI 的治疗效果较好，是重要的鉴别点。而反流高敏感与功能性烧心的鉴别点在于前者存在症状与反流相关。

【治疗】

（一）PPI

对于反流高敏感的患者，抑酸治疗的效果要优于其他功能性食管疾病。酸敏感的患者可能对于标准或双倍剂量的 PPI 有效；但若只是对弱酸或非酸敏感，则患者一般对 PPI 效果不理想。有研究显示，PPI 可以减少食管高敏感患者的胸痛症状，但对于功能性胸痛患者则无效。因此推测尽管抑酸治疗缺乏短期疗效，但这种治疗方式可能有利于逆转食管的高敏感趋势。

（二）疼痛调节剂

是治疗反流高敏感的主流方式，包括三环类抗抑郁药物 TCAs、5- 羟色胺再摄取抑制剂 SSRI 等。有研究发现 SSRI 类药物西酞普兰较安慰剂更能有效地控制反流高敏感患者的烧心症状。但这类药物的应用均为经验性，尚缺乏此类药物在反流高敏感患者中的有效性研究。

（三）精神心理治疗

包括认知行为疗法、生物反馈和催眠疗法等。与功能性烧心及功能性胸痛相似，反流高敏感与 NERD 相比，更具精神心理异常的倾向。精神心理异常可以加重食管的高敏感。故当 PPI 及疼痛调节剂仍不能有效缓解症状时，加用上述精神心理治疗可能有益。

（四）抗反流手术治疗

有限的证据显示，在 PPI 治疗无效、症状与酸和弱酸反流相关者行抗反流手术可能有效。有研究显示，予酸暴露时间正常且症状关联阳性的患者行胃底折叠术可减少酸和弱酸反流，而使患者从胃底折叠术中获益。但这些研究仍只是初步发现，对于反流高敏感的患者，行抗反流手术仍需充分评估，慎重考虑。

（蓝　宇　张灵云）

推 荐 阅 读

[1] BOECKXSTAENS G, EL-SERAG H B, SMOUT A J, et al. Symptomatic reflux disease: the present, the past and the future[J]. Gut, 2014, 63（7）: 1185-1193.

[2] WEIJENBORG P W, CREMONINI F, SMOUT A J, et al. PPI therapy is equally effective in well-defined non-erosive reflux disease and in reflux esophagitis: a meta-analysis[J]. Neurogastroenterol Motil, 2012, 24（8）: 747-757, e350.

[3] SAVARINO E, TUTUIAN R, ZENTILIN P, et al. Characteristics of reflux episodes and symptom association in patients

with erosive esophagitis and nonerosive reflux disease: study using combined impedance-pH off therapy[J]. Am J Gastroenterol, 2010, 105（5）: 1053-1061.

第四节 功能性吞咽困难

功能性吞咽困难（functional dysphagia）是指食团在食管运送过程中"受阻"而产生食管部位的梗阻停滞感或食团传输异常感，无能解释其症状的食管黏膜病变、结构或动力异常等黏膜炎症和/或结构改变。而HRM检查可对吞咽困难患者的食管动力有更多的了解，除外主要的食管动力障碍性疾病，更好地解释患者吞咽困难的症状。

【流行病学】

功能吞咽困难的实际患病率目前尚不明确，但可能会比较低。有研究对600例50～79岁的人群进行的调查显示，单纯性吞咽困难症状的发生率为3%左右。若进一步接受检查，部分患者最后诊断为口咽性吞咽困难或其他器质性疾病导致的吞咽困难。对单纯吞咽困难的患者行内镜检查，可发现3/4的患者存在胃食管反流病、嗜酸细胞性食管炎等食管结构或黏膜病变。即使是内镜无明显异常的患者，通过HRM等检查，也还可能发现贲门失弛缓症、弥漫性食管痉挛、Jackhammer食管等主要的食管动力及顺应性异常的疾病，进一步减少了功能性吞咽困难患者的数量。因此，在功能性食管疾病中，功能性吞咽困难的患病率是最低的。

【病因与发病机制】

一般认为，食管动力异常和内脏感觉异常共同作用导致了功能性吞咽困难患者的症状。

（一）食管的痉挛性和同步收缩

可引起食团滞留继发吞咽困难症状的发生。目前多认为，若无LES的松弛障碍，极少出现单纯间断性同步或期前收缩，但对初诊为功能性吞咽困难的患者，食管内球囊扩张可以在近70%的患者中诱发食管体部的同步收缩，而无症状的对照组则无此表现。提示这可能是功能性吞咽困难患者症状发生的一个可能机制。高频超声检查可检测食管的纵行肌收缩，可观察到在功能性吞咽困难的部分患者中食管环行肌和纵行肌的不同步收缩。

（二）蠕动缺失或弱蠕动

食管体部蠕动时压力<30～35mmHg导致的蠕动功能障碍或蠕动波中断都有可能引起吞咽困难症状。当食管蠕动波幅小于35～40mmHg时，食管排

空功能逐渐下降。在不明原因的功能性吞咽困难患者中，蠕动障碍和无效蠕动的发生频率增加。但这些轻度食管动力障碍及可能造成的食管内食团的滞留的情况与吞咽困难的相关性尚缺乏足够的证据。

（三）食管腔内感觉异常

一些正常受试者在行食管远端腔内球囊扩张也可诱发"食管黏附"感，而食管远端的酸化可能引发高敏感食管的强力收缩而引起吞咽困难。各种腔内理化及机械刺激均可诱发吞咽困难，因此推测功能性吞咽困难的患者存在内脏感知调控的偏差，外周神经敏化可导致食管感觉的增强。

（四）精神心理因素

焦虑、抑郁和躯体化症状在有吞咽困难和非特异性动力障碍的患者中更为常见。急性应激反应、工作压力、不良的环境刺激（如亲友患食管癌曾出现类似症状）等，可增加内脏的敏感性，并有可能通过中枢因素加重食管动力异常，从而影响食管对食团的运输。

【临床表现】

临床表现为有固体或液体黏附于食管或食物通过食管时有异物感，可反复发作，无明显的进行性加重趋势，症状加重与情绪紧张有关。内镜检查无黏膜炎症及结构变化，HRM无主要的食管动力障碍性疾病。

【辅助检查】

（一）内镜检查

对于具有吞咽困难的患者，建议内镜检查排除器质性病变。功能性吞咽困难患者常规内镜下食管黏膜多无异常发现。内镜检查可明确患者是否具有GERD、其他食管炎症病变（包括嗜酸细胞性食管炎等）、食管贲门占位等器质性疾病。鉴于嗜酸细胞性食管炎内镜下可以无特殊发现，食管黏膜病理活检对诊断有帮助。

（二）食管钡餐造影

随着内镜的普及，以及嗜酸细胞性食管炎发病率的增加，食管钡餐造影已不作为功能性吞咽困难患者主要的检查手段。但食管造影在除外肿瘤占位及其他食管动力障碍性疾病，如贲门失弛缓症，弥漫性食管痉挛等仍有其价值。在钡餐造影检查时，尤其在使用固体食团进行食管钡餐造影时（如药片、饼干等），有助于发现不易觉察的收缩环或狭窄，因此，在内镜难以耐受或不愿内镜检查的患者中，仍推荐钡餐造影检查。

（三）食管高分辨测压（highresolutionmemnometry，HRM）

目前 HRM 是评估食管蠕动功能的首选方法。对于有吞咽困难症状的患者，若内镜和 / 或食管造影无明显阳性发现，可直接选择 HRM 检查。HRM 检查可以发现主要的食管动力障碍性疾病，如贲门失弛缓症、食管胃连接部流出道梗阻、弥漫性食管痉挛、蠕动缺失、Jackhammer 食管等。这些食管运动障碍性疾病均可出现吞咽困难症状，应和功能性吞咽困难进行鉴别。在 HRM 测定过程中，可以使用激发试验，如多次快速吞咽、自由饮水和食物吞咽，以提高食管传输异常的诊断率，确定吞咽困难的病因。但这些激发试验目前在临床中并未得到广泛应用。

（四）食管 pH 监测或 pH- 阻抗监测

主要适用于伴随有烧心或反流症状的吞咽困难患者，在酸暴露异常的 NERD 患者，也可因酸刺激引起食管体部高幅蠕动波，导致吞咽困难症状的发生。

（五）食管 EndoFLIP（内镜下功能性腔道成像探针）技术和高频食管超声

食管 EndoFLIP 可以发现食管和 EGJ 扩张的异常，尤其是在嗜酸细胞性食管炎的患者，其扩张可导致吞咽困难和食物嵌顿。高频食管超声可能有助于发现食管纵行肌和环行肌的不同步收缩。食管 EndoFLIP 和高频食管超声并不是临床常用的检查方法，目前还只限于临床研究，仍需评估其临床应用的价值。

【诊断与鉴别诊断】

功能性吞咽困难的诊断主要为除外诊断。患者有典型的吞咽困难症状，但除外能解释其症状的食管黏膜病变、结构或动力异常等黏膜炎症和 / 或结构改变后可考虑此疾病。

诊断参照罗马 Ⅳ 功能性吞咽困难的诊断标准：必须包括以下所有条件，诊断前症状出现至少 6 个月，近 3 个月符合以上诊断标准，且症状出现频度至少每周 1 日：①固体和 / 或液体食物通过食管时有黏附、滞留或通过异常的感觉；②无食管黏膜或结构异常导致该症状的证据；③无胃食管反流或嗜酸细胞性食管炎导致该症状的证据；④无贲门失弛缓症 / 食管胃连接部（EGJ）流出道梗阻、弥漫性食管痉挛、Jackhammer 食管、蠕动缺失等主要的食管动力障碍性疾病。

诊断功能性吞咽困难之前，尚需除外以下疾病：

1. 口咽部病变　比如慢性咽炎，部分患者描述为吞咽困难，但通过详尽的问诊，多可以鉴别，应结合查体、喉镜检查等除外口咽部病变。

2. 食管黏膜器质性疾病及食管外病变　部分食管炎症性病变（包括反流性食管炎、嗜酸细胞性食管炎）、Barrett 食管、食管裂孔疝、食管占位性病变等器质性的食管病变，或食管外病变压迫食管也可导致吞咽困难的症状，对于吞咽困难的患者，应完善内镜、胸部 CT 检查除外此类疾病。

3. 食管动力性疾病　主要的食管动力障碍性疾病，如贲门失弛缓症、食管胃连接部流出道梗阻、弥漫性食管痉挛、蠕动缺失、Jackhammer 食管等，也可导致吞咽困难症状，但在 HRM 检查时均有典型表现，应予以除外。

【治疗】

（一）行为治疗

功能性吞咽困难可自发缓解，预后好。症状轻微的患者不必采取特殊治疗。可予以患者安慰、避免诱发因素、坐位进食、仔细咀嚼食物、尽量进食液体食物等。

（二）抗反流治疗

所有患者均可尝试应用，通常应用 PPI 2～4 周，但若治疗无效，且无反流或食管炎证据时应停药。

（三）其他药物

包括平滑肌松弛剂、抗胆碱能药物和抗焦虑抑郁药物。平滑肌松弛剂有可能改善非特异性痉挛性动力障碍相关的食管传输功能异常引起的吞咽困难。但在蠕动障碍患者中，促动力药物及抗胆碱能药物无明显改善作用。抗抑郁药物可使用三环类抗抑郁药（TCAs）、曲唑酮、5- 羟色胺再摄取抑制剂（SSRIs）及 5- 羟色胺去甲肾上腺素再摄取抑制剂（SNRIs）。这类药物既能够调节中枢痛觉，又能够在一定程度上调节外周痛觉，增强下行抑制通路，故对调节内脏高敏感性和其他功能性食管症状有效。TCAs 通常从低剂量开始，晚睡前单次服用，每 1～2 周增加 25%～50% 的剂量，用最小剂量达到治疗效果。

（四）机械性干预

探条扩张的方法对部分吞咽困难的患者有效，治疗后症状有所改善，主要应用于一些非特异性痉挛性动力障碍相关的吞咽困难患者。但经内镜球囊扩张效果不佳。也有研究对食管体部有过强收缩而远端食管排空延迟的患者食管体部注射肉毒杆菌毒素，可改善症状。尚需更多证据支持此类方法。

（蓝　宇　张灵云）

推荐阅读

[1] AZIZ Q, FASS R, GYAWALI C P, et al. Functional Esophageal Disorders[J]. Gastroenterology, 2016. pii: S0016-5085（16）00178-5.

[2] KUMAR A R, KATZ P O. Functional esophageal disorders: a review of diagnosis and management[J]. Expert Rev Gastroenterol Hepatol, 2013, 7（5）: 453-461.

第五节　癔　球　症

癔球症（globus）是指咽喉部持续或间歇性非疼痛性哽咽感或异物感，中医称之为"梅核气"，是临床上消化内科、耳鼻咽喉科最为常见的症状之一。癔球症可持续或间歇发作，容易慢性化，是一种常见的功能性食管疾病，被罗马Ⅳ工作委员会列为功能性胃肠病的 A4。

【流行病学】

国外研究显示癔球症患者约占耳鼻喉科新转诊患者的 4%，癔球感发生率在正常人群中可达 46%，男女患病率相似。国内研究显示：广州人群的癔球症症状终生患病率为 21.46%，占耳鼻喉科门诊就诊患者的 1.28%，女性稍多（59.75%），夏秋季多发。发病高峰年龄 45～54 岁，多因紧张、焦虑和抑郁等因素诱发，其中城区人群患病率（26.48%）显著高于农村人群（16.41%），具有明显的城乡差异。多达 75% 的患者症状持续至少 3 年，近 50% 的患者症状持续超过 7 年，近 50% 的患者就诊 10 次以上。

【病因与发病机制】

（一）病因

癔球症的病因仍不明确，可能包括以下原因：

1. 胃食管反流病/食管咽反流　癔球感患者常合并胃食管反流病（gastroesophageal reflux disease, GERD）/咽喉反流（laryngopharyngeal reflux, LPR），部分反流患者常表现为咽异物感，且经 PPI 治疗后大部分患者症状有所缓解。因此，GERD/LPR 被认为是癔球症的病因之一，但不是所有研究都支持 GERD 是癔球症的病因。有研究表明癔球症患者与对照组间的食管酸暴露参数并无明显差异。目前，两者关系存在争议，且根据罗马Ⅳ诊断标准，癔球症诊断需排除 GERD/LPR。如果抑酸治疗后癔球感改善，则支持两者间存在联系。若癔球症患者无典型的胃食管反流症状，且试验性抑酸治疗失败时，应考虑其他病因。

2. 动力功能异常　食管动力功能异常也被认为是癔球症可能的发病原因之一。许多研究提示癔球症症状严重程度与上食管括约肌（upper esophageal sphincter, UES）静息压、UES 残余压等因素有关，高压型患者癔球症症状持续时间长、症状严重程度高、焦虑状态更严重。但也有学者认为 UES 与癔球症间并无相关。现有的研究结果质量参差不齐，检测仪器及试验方法并不统一，且大部分癔球症患者都没有严格按照罗马诊断标准筛选，说服力有限。此外，食管动力障碍如贲门失弛缓等可能以癔球症为临床表现，但目前无研究支持癔球症的食管动力异常发生率更高。

3. 内脏高敏感　Cook 等用球囊扩张食管，发现癔球症患者与正常对照组都会出现类似的 UES 增压，但球囊扩张能引起更多的癔球症患者产生癔球感症状，且需要扩张的容积也更低。Chen 等用球囊扩张癔球症患者和对照组食管，并记录第一次感觉出现和疼痛出现时球囊的体积，结果发现癔球症患者食管内脏敏感性明显高于对照组。

4. 食管胃黏膜异位（gastric inlet patch）　食管胃黏膜异位与癔球症关系密切。部分癔球症患者行上消化道内镜检查，发现在下咽部或在近端食管有小片状异常黏膜，活检发现含有胃黏膜，且行射频消融治疗后症状消失，提出食管上段胃黏膜异位是癔球症病因。有研究发现食管上段胃黏膜异位是仅次于非糜烂性反流导致咽异物感的常见病因。

5. 精神心理因素　大部分研究认为精神心理因素在癔球症中起到一定作用。贾林等学者采用罗马Ⅳ标准开展了流行病学调查，发现癔球症患者焦虑、抑郁评分及睡眠质量指数量表评分均显著高于非癔球症患者，且具有较高的焦虑抑郁发生率。城市癔球症患者的焦虑抑郁情绪评分及所占百分比较农村患者显著偏高，提示精神心理因素在癔球症的发病过程中有着重要的作用。但也有少部分研究认为癔球症患者与对照组焦虑、抑郁程度没有明显差异。焦虑和抑郁状态不是诊断癔球症的必要条件，但性格特征、心理应激等精神因素可以加重或者诱发症状，在癔球症患者的诊断和治疗中应重视这些因素的影响。

6. 结构异常　癔球症的诊断应排除明显的器质性病变如肿瘤、严重炎症，但部分研究认为癔球症患者可能存在细微的咽喉部和颈部结构异常，如颈椎骨质增生、颈蹼、环咽肌嵴、舌根肥大、会厌后倾或甲状腺异常肿大。但这些改变与癔球症之间相关联的证据还不够充分。对以上的结构异常施行手术治疗疗效尚不确切，风险可能大于获益。需注意的是，由于癔球感可能继发于结构异常，因此仍需做必要详细的排除性检查。

（二）发病机制

癔球症的发病机制仍不明确，可能存在如下机制：

1. 机械性或化学性刺激

（1）食管咽反流可直接刺激口咽部，并导致炎症。

（2）食管酸化或扩张引起上食管括约肌反射性收缩。

（3）食管胃黏膜异位导致异位胃黏膜的酸分泌和敏感位置提高。

2. UES 及食管功能异常

（1）源于食管的异常感觉通过高敏感的迷走神经传导至颈部。

（2）原发食管动力障碍和食团传输受阻导致食管扩张，食管逆行性增压通过迷走神经反射引起 UES 收缩。异常食团传输，不协调收缩动力障碍可引起类似反射，导致咽喉部哽噎感。

（3）环咽肌痉挛，导致 UES 静息压及残余压明显升高，可刺激迷走神经兴奋性增高，从而引起皮质感觉中枢兴奋，并反射性地使咽部产生异物团块感。

3. 脑 - 肠轴机制　精神心理因素在癔球症的发病中可能与脑 - 肠轴机制有关。中枢神经系统与肠神经系统经脑 - 肠轴交互作用失调，并由此导致食管敏感性增高和运动功能紊乱，可能是导致癔球症症状发生的重要病理生理机制之一。癔球症患者血浆中降钙素基因相关肽、P 物质水平升高和神经肽 Y 水平下降可能导致患者食管高敏感和动力紊乱，从而诱发患者的癔球症症状发生。贾林等学者发现焦虑抑郁相关的 SLC6A4 基因及 COMTval158met 基因可能为癔球症发病的易感基因。

【临床表现】

癔球症主要表现为咽喉部持续或间歇性非疼痛性哽咽感或异物感。对异物感的其他描述包括有一种特别东西滞留的感觉、黏液聚集的感觉、被束缚的感觉甚至窒息感。症状在餐间更明显，吞咽时可有症状或症状有所改善。癔球症患者可合并有腹痛、腹胀、便秘、腹泻等消化道症状。与其他的功能性胃肠病一样，具有难治性、易复发、多种症状重叠等特点，给患者工作和生活带来严重困扰。临床上常用癔球症症状评分量表（Glasgow Edinburgh Throat Scale，GETS）来评判患者症状的严重程度。

【辅助检查】

目前尚无癔球症诊断的"金标准"，主要靠详细的病史询问和检查排除其他相关病因。

（一）上消化道钡餐

可发现部分食管裂孔疝、胃食管反流病、贲门失弛缓及环咽肌痉挛，但尚不能明确上述疾病与癔球症关系，对于咽喉部及上消化道肿瘤诊断率较低，故其在癔球症中诊断价值有限。

（二）内镜检查

内镜检查包括电子喉镜检查及上消化道内镜检查。可以在直视下观察咽喉部及上消化道器质性病变，对排除咽喉部及上消化道非功能性疾病所致癔球感有重要价值。

（三）食管 24 小时 pH 及阻抗检测

可分辨反流物为酸、弱酸及非酸反流，并可鉴别反流物液体、气体或混合反流，判断反流与症状之间的关系（详见第二篇第二章第一节"胃食管反流病"）。

（四）高分辨食管测压（high-resolution manometry，HRM）

可以清晰描绘 UES、移行带、胃食管连接处等的位置，在每次吞咽过程中呈现 UES、食管体部、胃食管连接处压力的动态变化，对各类的食管动力障碍性疾病如贲门失弛缓、食管裂孔疝具有更高的诊断率。

【诊断与鉴别诊断】

根据罗马 IV 的癔球症的诊断标准，必须包括以下所有条件：

1. 持续或间断性的、非疼痛性的咽喉部哽噎感或异物感，体格检查、喉镜或内镜检查未发现结构性病变。

（1）感觉在餐间出现。

（2）无吞咽困难或吞咽疼。

（3）食管近端无胃黏膜异位。

2. 无胃食管反流或嗜酸细胞性食管炎导致该症状的证据。

3. 无主要的食管动力障碍性疾病（包括贲门失弛缓、食管胃连接处流出道梗阻、弥漫性食管痉挛、Jackhammer 食管、食管失蠕动）。

诊断前症状出现至少 6 个月，近 3 个月符合以上诊断标准，且症状出现频度为至少每周 1 日。

在癔球症的诊断过程中需对器质性疾病进行鉴别。尤其当患者合并有体重下降、吞咽痛、吞咽困难等报警症状时，更推荐做进一步检查以排除器质性改变。首先进行喉镜检查排查咽喉部可能存在的炎症或结构性改变。若无异常，进一步排查有无GERD，给予质子泵抑制剂（pump proton inhibitor, PPI）经验性治疗4～8周评估GERD对癔球症的影响，若症状减轻则继续治疗。若患者对PPI治疗无效，需行上消化道内镜检查进一步明确有无食管黏膜或结构改变如食管胃黏膜异位、嗜酸细胞性食管炎。若PPI治疗无效且内镜检查正常，可采用高分辨食管测压进一步行食管动力评估，以排除食管原发动力障碍性疾病。若患者未发现上述疾病，则可诊断为癔球症。

【治疗】

癔球症诊断建立在排除明显器质性、结构性改变基础上，因此治疗重点可针对可能产生症状的病因或机制。

（一）PPI试验性治疗

癔球症可与胃食管反流病共存，也可能导致癔球症症状加重。在排除结构性病变后，可使用PPI试验性治疗4～8周。若PPI治疗4～8周无效则应停用。PPI治疗失败的难治性癔球症患者应考虑其他方法，如合用减少一过性下食管括约肌松弛频率的药物或促动力药物等。

（二）消融治疗

上消化道内镜检查已成为癔球症患者评估和治疗的重要组成部分。消融治疗异位胃黏膜可改善患者的咽喉部症状，尤其是当患者生活质量明显受损时，可考虑消融治疗。目前消融技术包括氩离子凝固术和射频消融，两者疗效相当。

（三）精神心理相关治疗

大部分研究均认为癔球症与心理因素有关，癔球症明确诊断后治疗重点是解释和宽慰，使患者明白这是一种良性的病程，且预后良好。不经治疗约50%患者都可获得症状减轻或缓解。建议患者避免一些可能会加重癔球症症状的行为例如反复干咽、清嗓等；饮食上忌辛辣刺激及过多饮用茶和咖啡；戒烟、戒酒；餐后散步；缓慢进食。抗焦虑抑郁药物治疗癔球症疗效仍存在争议。部分学者认为小剂量阿米替林（25mg/d）对一般癔球症患者耐受良好且有效，帕罗西汀被推荐用于难治性癔球症的治疗。但罗马Ⅳ认为目前仍无明确对照试验证明抗抑郁治疗对癔球症有效，因此使用抗抑郁药时需综合考虑药物不良反应，除非疗效显著，否则使用时要短疗程。

（四）中医药治疗

目前中医药治疗癔球症在临床实践中有一定的效果。主要采用个体化治疗，以理气、化痰和疏肝解郁为主要原则。内治法多采用半夏厚朴汤《金匮要略》和四七汤《太平惠民和剂局方》，外治法可采用针灸疗法、经皮穴位电刺激等方法。但其起效慢、易复发，其确切疗效尚需进一步证实。

总之，癔球症患者评估需严格排除结构性、炎症性、反流及动力障碍性疾病。应尽可能避免使用侵入性操作及不良反应大的药物，因其风险和获益不明确。可以着重进行宽慰和松弛治疗。

【预后与预防】

癔球症表现为良性的自然病程，但容易慢性化。积极治疗可能存在的结构性、炎症性、反流及动力障碍性疾病，提高患者对疾病的认知、调整不良生活方式和精神心理可能起到一定的预防作用。

（曾艳凌　林志辉）

推 荐 阅 读

[1] DROSSMAN D A. 罗马Ⅳ：功能性胃肠病（中文翻译版），第2卷[M]. 方秀才，侯晓华，译. 北京：科学出版社，2016.

[2] JÄRVENPÄÄ P, ARKKILA P, AALTONEN L M. Globus pharyngeus: A review of its etiology, diagnosis and treatment[J]. Eur Arch Otorhinolaryngol, 2018, 275（8）：1945-1953.

[3] 唐贝，贾林，蔡厚达，等. 广州地区人群癔球症的发病学特征及城乡差异[J]. 中华行为医学与脑科学杂志，2016, 25（6）：537-541.

[4] CHEN D Y, JIA L, GU X, et al. Comparison of paroxetine and amitriptyline in the treatment of refractory globuspharyngeus[J]. Dig Liver Dis, 2016, 48（9）：1012-1017.

第二章

功能性胃十二指肠病

功能性胃十二指肠病临床上十分常见，普通人群中大概有 20% 的慢性消化系统症状可归因于胃十二指肠功能紊乱，且绝大部分都找不到器质性疾病的证据，即为我们所说的功能性胃十二指肠疾病。确定的功能性胃十二指肠病病因及病理生理机制至今尚未完全阐明，目前缺乏有效的客观诊断手段，临床上主要以症状诊断结合相关检查排除常见器质性疾病来确定患者是否为功能性胃十二指肠病，而治疗方法也存在明显的个体异质性，强调个体化治疗原则。

随着现代医学科学技术的蓬勃发展，功能性胃十二指肠病的研究日趋深入，罗马标准亦不断更新和提升。2000 年罗马 II 标准将功能性胃十二指肠病分为功能性消化不良、吞气症和功能性呕吐；而功能性消化不良包括溃疡样、运动障碍样和非特异性消化不良。2006 年罗马 III 将功能性胃十二指肠病分为 4 种类型：功能性消化不良、嗳气症、恶心和呕吐症和反刍综合征；功能性消化不良根据餐后饱胀不适，早饱，中上腹痛和上腹烧灼感等 4 个症状分为 2 个亚型：餐后不适综合征和上腹痛综合征。

2016 年罗马 IV 标准对功能性胃十二指肠病分类沿用了罗马 III 标准，但在功能性消化不良 2 个亚型诊断标准中，症状的频率和严重程度有改变；罗马 III 共识认为吞气是嗳气症的发病机制，而罗马 IV 将胃上嗳气和胃嗳气明确区分开来；恶心和呕吐症中新增大麻素剧吐综合征的诊断标准。新的罗马 IV 在功能性胃十二指肠病的发病机制，诊断方法及治疗方面都有更新，修改及补充。

第一节　功能性消化不良

消化不良（dyspepsia）是临床十分常见的一组上腹（胃十二指肠）症状，包括器质性和功能性两大类。根据中国功能性消化不良专家共识意见（2015），消化不良指位于上腹部的一个或一组症状，主要包括上腹部疼痛、上腹部烧灼感、餐后饱胀感及早饱，也包括上腹胀气、嗳气、恶心和呕吐等症状。当慢性消化不良症状不能用器质性、系统性或代谢性疾病等来解释其症状产生的原因时，即为功能性消化不良（functional dyspepsia，FD）。根据罗马 IV 标准，功能性消化不良包括两种亚型：①餐后不适综合征（postprandial distress syndrome，PDS）；②上腹痛综合征（epigastric pain syndrome，EPS），而 PDS 与 EPS 可重叠出现。

【流行病学】

流行病学调查显示，消化不良广泛存在，但目前基于罗马 IV 标准的流行病学调查较少，且东西方稍有差异。既往基于罗马 III 标准的研究显示欧美国家消化不良的患病率为 17%～20%，其中 FD 患病率为 11%～16%；而亚洲 FD 总患病率为 8%～23%，在中国 FD 患病率则为 10%～30%，占消化科门诊患者的 20%～40%；2018 年基于罗马 IV 标准的诊断调查显示欧美 FD 患病率为 9%，亚洲目前尚无新的流行病学研究。消化不良症状可发生于任何年龄组，西方国家以 18～34 岁年龄组多发，而东方国家则在 50～59 岁年龄阶段人群患病率较高，女性较男性更易患病，比值为（1.24～1.50）∶1。

与消化不良发生相关的危险因素众多，目前已知的危险因素有年龄增长、吸烟、城市化程度、特应性疾病、自身免疫性疾病、*H.pylori* 感染、非甾体抗炎药（NSAIDS）的使用、离婚、过敏史、高脂高辣椒素饮食、焦虑抑郁等。

【病因与发病机制】

（一）病因

FD 的病因尚不明确，目前认为多种因素参与其中。

1. **遗传及基因多态性**　目前发现多种基因的多态性与 FD 相关，例如 G 蛋白 β3 亚单位（GNB3

基因的多态性可增加 FD 发病风险；CD14T 等位基因突变在 FD 中更为普遍，CD14 纯合子 TT 基因型（rs2569190，介导脂多糖反应）与较低的上腹部疼痛评分相关，杂合子 CT 基因型与较高的上腹部烧灼及恶心评分相关；巨噬细胞迁移抑制因子的杂合子 GC 基因型在消化不良患者中较常见，纯合子 CC 基因型和辣椒素受体 1 基因（TRPV1）的 C 等位基因在健康对照人群中较普遍；一氧化氮合酶（NOS）基因也与 FD 有关。尽管 FD 基因多态性研究较多，但各基因与 FD 之间的相关性尚未在不同特征的大规模人群中得到验证，其引起 FD 症状的具体机制亦未阐明，相关证据等级不高。

2. **饮食、生活方式等多种因素** 有学者认为某些特定饮食可能与 FD 症状相关，如与腹胀症状有关的食物可能包括牛奶、豆类、洋葱、香蕉、碳酸饮料，而与胃灼热症状相关的食物包括咖啡、奶酪、洋葱、胡椒、牛奶、巧克力等。研究调查发现饮食不规律、进食速度过快、不吃正餐、额外加餐等不良生活习惯与 FD 的症状亦相关。但是，以上结论目前仍缺乏高质量的研究证据支持。而且，不同国家、地区和人群的饮食习惯、生活方式差异巨大，与 FD 发病之间的确切关系及相关机制难以准确验证。

3. **社会心理因素** 功能性消化不良是一种与心理社会因素异常有关的疾病，这些异常主要来源于神经官能症、自主神经功能紊乱和焦虑、躯体疾病、不良生活应激事件、异常个性特征和应对方式等，其中最常见的为焦虑、抑郁。研究表明与健康人群相比，FD 患者生活质量降低，其社会功能、情感职能、精神健康维度和精神心理健康总评分显著降低。FD 与精神心理异常谁因，谁果，仍需考量。一方面，胃肠道可能引起中枢神经系统的症状，另一方面，大脑也可能是胃肠道症状的主要驱动者。澳大利亚一项持续 12 年的功能性胃肠病（functional gastrointestinal disorders，FGIDs）问卷调查显示，在基线期无 FGIDs，但具有较高焦虑水平的受访者，随访发现焦虑是新发 FGIDs 的独立预测因子；而在基线期无焦虑和抑郁，但有 FGIDs 的受访者，随访时有明显的焦虑及抑郁倾向。以上结果提示 FGIDs 中双向脑 - 肠通路的存在。也有研究证实了基线期的焦虑可以使 FD 患病风险增加 7.6 倍，并且主要与 PDS 症状相关。国内学者对北京、成都和广州 6 家三级综合医院的 305 例 FD 患者进行调查，发现 FD 患者中存在抑郁和焦虑症状的比例分别达到 13.8% 和 19.7%，有 9.8% 的 FD 患者同时存在焦虑和抑郁症状。

4. **感染后消化不良** 有研究显示，急性细菌性、病毒性、寄生虫性胃肠炎发生后，FD 患病风险增加 2.5 倍，患 FD 和 IBS 重叠综合征的风险同样增加。感染程度更重或者吸烟的患者，有更高的风险。日本研究者发现感染后消化不良患者十二指肠嗜酸性粒细胞增多，并且更易发生胃容受性受损及早饱症状，提示十二指肠嗜酸性粒细胞的浸润可能发生在肠道感染后，并且与近端胃功能障碍的发生相关。有人提出假说，如果感染局限于近端肠道，患者更容易出现 FD 症状，但当涉及远端肠道或结肠时，可能会出现 IBS 症状。如果近端和远端肠道同时受累，IBS 和 FD 的重叠综合征更有可能发生，当然这种假说需要更多的数据来证实。关于 *H.pylori* 感染在 FD 中的作用一直存在争议，根据京都 *H.pylori* 胃炎全球共识，目前公认 *H.pylori* 胃炎是消化不良的原因之一，建议对 *H.pylori* 阳性的胃炎患者行根除治疗，如消化不良症状得以长期缓解，可以认为症状为 *H.pylori* 胃炎引起，有别于 FD。

（二）发病机制

1. **胃排空障碍及延迟** 胃排空的直接动力是胃和十二指肠的压力差。大部分 FD 患者胃排空速度正常，而胃排空延迟发生率差异较大（10%～40%），研究最多的为固体食物排空延迟，尤其在伴严重恶心、呕吐的患者及女性患者中发生率较高，固体胃排空延迟可能导致餐后饱胀感。也有研究显示 FD 患者腹胀症状与胃液体排空延迟相关。部分功能性消化不良患者的胃排空减慢与胃窦运动能力减退相关，但其与症状直接的关系并不确定。少数 FD 患者（不足 5%）存在胃排空加快。FD 患者胃排空障碍的机制尚不明确，但正常胃排空受食物、精神心理、体内环境等多种因素影响，其主要调控机制包括中枢神经系统及胃肠神经通路、Cajal 细胞网络、胃内局部神经反射及幽门的调控，其中任何一环出现问题，均可能导致胃排空异常。

2. **胃容受性受损** 胃容受性舒张是指进食刺激口腔、咽部、食管等处的感受器，反射性引起近端胃舒张以容纳食物，是由进餐诱发的迷走 - 迷走反射调控，并由胃壁氮能神经的活动介导。有研究显示胃容受性受损发生在大概 50% 的 FD 患者中，并且与早饱、腹胀、体重下降等消化不良症状相关，且焦虑在 PDS 患者发生胃容受性受损的过程中可能起到一定作用。胃容受性受损可导致胃内食物分布异常，食物被重新分布至远端胃，这可能是部分 FD 患者胃排空加速的原因。

3. 胃和十二指肠的高敏感　胃十二指肠高敏感性在 FD 症状发生和发展中有重要作用，其中包括对机械刺激及化学刺激的高敏感。胃对机械刺激的高敏感性可导致腹痛、嗳气、体重减轻等，有 37.4% 的 FD 患者存在胃对机械刺激的感觉高敏，其发生率在各亚型中无明显差异，存在感觉高敏的患者往往有较高的症状评分。有研究观察到 FD 患者餐后对胃扩张的高敏感与进餐相关症状的严重程度相关。FD 患者对化学刺激如腔内酸度也表现出高敏状态，如向胃中直接注入 0.1mol/L 的盐酸，FD 患者出现消化不良症状的比例和严重程度显著增高。有研究表明，在健康人中持续的十二指肠酸灌注可诱导腹胀、烧心、恶心等症状的产生及加重，而 FD 患者可能有更高的腔内内源性的酸暴露，十二指肠酸化可诱导近端胃松弛，增加胃对扩张的敏感性。

4. 十二指肠低度炎症　瑞典的一项研究显示在 FD 患者中，十二指肠嗜酸性粒细胞明显增加，伴随嗜酸性粒细胞脱颗粒增多，且此现象也被其他研究证实。人们在部分患有 FD 与 IBS 重叠患者的十二指肠内发现了增多的肥大细胞及其脱颗粒情况，而嗜酸性粒细胞本身亦可激活肥大细胞。肥大细胞脱颗粒释放的组胺、5- 羟色胺、前列腺素及嗜酸性粒细胞脱颗粒释放的碱性蛋白、过氧化物酶、神经毒素等可共同刺激肠神经系统，诱导平滑肌收缩，最终导致腹痛、腹胀、早饱等症状。吸烟可增加该现象在人群中的发生风险。引起十二指肠嗜酸性粒细胞及肥大细胞浸润的原因尚不清楚，对食草类动物的暴露可能导致十二指肠的嗜酸性粒细胞炎症。食物的过敏或不耐受，尤其是进食小麦等食物，也可能导致十二指肠肥大细胞的增多，但尚需进一步证实。也有研究显示，FD 患者黏膜屏障功能受损与十二指肠低度嗜酸性粒细胞浸润和紧密连接蛋白表达异常相关。

5. 脑 - 肠轴异常　近年来，脑 - 肠轴异常在功能性胃肠病发病中的作用越来越受到重视。胃肠道运动，感觉和分泌活动的有效调节需与中枢神经系统，自主神经系统（交感和副交感神经）和肠神经系统的交互活动相协调，5- 羟色胺能神经和肾上腺素能神经在其中发挥重要角色。各种脑肠肽也同样涉足了 FD 的病理生理变化，如：促肾上腺皮质激素释放激素分泌增加可致胃高敏状态；P 物质参与了胃肠感觉的调节；5- 羟色胺、肥大细胞参与了应激对胃肠动力的影响；一氧化氮（NO）在消化道抑制了胃平滑肌的收缩。FD 患者生长抑素水平升高，胃排空延迟者胃动素水平下降等。

神经影像学的进展帮助我们理解脑 - 肠互动的双向作用。FD 的神经影像学研究发现初级和次级躯体感觉中枢、前扣带回的认知 / 情感区域、前额叶的有关记忆的区域如海马体及杏仁体均在影像上显示异常。重复的内脏感觉信号（肠 - 脑）及中枢对于疼痛及肠道功能的异常调节（脑 - 肠）可能与 FD 发生有关，并且这些通路的激活途径不同，中枢心理因素（如焦虑、抑郁）、肠道环境因素（如致病菌的感染、肠道微生物的改变、食物过敏、炎症等）均可导致脑 - 肠轴异常。

【临床表现】

FD 患者无特异性临床表现，症状反复发作，病程长短不一。

（一）餐后饱胀、早饱

餐后饱胀和早饱是 FD 患者最常见症状，约 60% 以上 FD 患者可有此类症状。餐后饱胀即患者进餐后感觉食物较长时间停留在胃内，早饱即患者进食较少的餐量就感到胃饱胀不适。这两种症状与进餐相关，常影响患者的饮食。

（二）中上腹痛、烧灼感

20%～40% FD 患者有中上腹疼痛和烧灼感症状。中上腹痛或上腹部烧灼感与进餐关系并不明显，可发生在餐后，也可发生在空腹时，甚至进食后可能改善症状。主要部位为胸骨下端到脐之间，两侧锁骨中线以内，腹痛主观感觉强烈，患者常认为有组织损伤，影响工作和生活，一般无放射痛，持续时间长短不定，排气排便一般不能缓解。上腹部烧灼感需与烧心相鉴别。

餐后饱胀、早饱和中上腹痛、烧灼感症状可共存，重叠率为 16%～20%。

（三）其他胃肠道症状

FD 患者其他胃肠道症状包括上腹胀气、嗳气、恶心和呕吐等。上腹胀气注意与客观观察到的上腹膨胀相区别；嗳气常与餐后饱胀、早饱和上腹胀气重叠存在；呕吐同时伴腹肌和胸肌收缩，注意与反流症状相区别。

FD 与其他功能性胃肠病的重叠很常见。FD 与肠易激综合征（IBS）的重叠率为 25%～55%，与胃食管反流病（GERD）重叠率约为 50%。

（四）胃肠外症状

胃肠道外的症状主要包括焦虑、抑郁、睡眠障碍、注意力不集中等精神心理异常。部分患者可有四肢关节痛、头痛、胸痛、头晕、气促、心悸等躯体化症状。

（五）体征

FD 患者多无明显的阳性体征，部分中上腹痛患者可能有腹部轻压痛。

【辅助检查】

（一）常规检查

诊断 FD 需首先排除器质性疾病引起的相关症状。在寄生虫感染流行区域，建议行相应粪或血清的寄生虫病原学检测；多饮、多食、出汗、消瘦者等可行甲状腺功能检查以排除甲状腺功能亢进；胆胰疾病等均可出现消化不良症状，需通过包括血常规、血生物化学、粪便隐血、腹部超声或 CT 等检查加以排除；此外部分患者还需根据具体情况行结肠镜、上腹部 CT 或 MRI 检查排除恶性肿瘤如肝癌、胰腺癌等。

（二）上消化道内镜检查

上消化道内镜检查（包括胃十二指肠活检）在诊断 FD 患者中起重要作用，我国上消化道内镜检查普及率高，价格相对便宜，已经成为上消化道疾病患者的重要诊断步骤。中国上消化道肿瘤的发生率也较欧美国家高，尤其是食管癌和胃癌，这些患者往往以消化不良症状为主要表现，及时行上消化道内镜检查可以减少上消化道肿瘤的漏诊。2015年中国 FD 共识中将上消化道内镜作为初诊 FD 患者需行的检查之一，而无需像欧美国家一样待经验性治疗无效后再选择上消化道内镜进行评估。

（三）*H.pylori* 的检测

H.pylori 在上消化道系统疾病包括慢性胃炎、消化性溃疡和胃癌等发病中有重要作用，其在 FD 中的作用也早已受到关注。感染地区，部分地区 *H.pylori* 的感染率可高达 70%，有 Meta 分析提示中国地区 FD 患者在根除 *H.pylori* 后其消化不良症状可改善的 OR 值为 3.61，因此检测 *H.pylori* 成为经验性治疗无效的 FD 患者的重要评估手段。临床上常用检测幽门螺杆菌的方法有 ^{13}C、^{14}C 尿素呼气试验和快速尿素酶试验法，尿素呼气试验无创，简便；而快速尿素酶试验法需行胃镜下活检。

（四）胃感觉运动功能检测

胃排空延迟与胃容受性下降是 FD 的重要发病机制，因此胃感觉运动功能检测主要为胃排空试验和胃容受性检测。

临床上常用的检测胃排空的方法包括核素法和氢呼气法。放射性核素显像符合人体生理状况，准确性和特异性高，是测定胃排空的"金标准"，但患者要接受小剂量的射线照射，且需一定的检查设备，

价格较昂贵。氢呼气法操作较简便，安全性高，但结果准确性稍逊于核素法。检测胃容受性的方法之一为电子恒压法，结果较准确，但具有侵入性，检查带来的不适甚至痛苦难以被患者接受；另一种方法为负荷试验，包括饮水及营养液体试餐，其简便易行，无侵入性，但其操作方法无统一标准，影响因素众多，准确性较差。

由于胃排空及胃容受性的检测操作较为复杂，对实验室技术要求高，难以在临床上常规开展，所以不推荐其为临床常规检查项目。但当 FD 与胃轻瘫鉴别困难时，可考虑行上述检测，帮助明确诊断。

【诊断与鉴别诊断】

（一）诊断标准

根据罗马 IV 标准功能性消化不良的诊断标准见表 8-2-1。

餐后不适综合征（PDS）的诊断必须至少包括餐后饱胀不适或早饱不适感其中之 1 或 2 项，且至少每周出现 3 日。上腹痛综合征（EPS）的诊断须至少包括中上腹痛、中上腹烧灼不适其中 1 项或 2 项，且至少每周出现 1 日。PDS 及 EPS 诊断均首先应满足 FD 的诊断标准，且诊断前症状至少出现 6 个月，近 3 个月符合以上诊断标准。

对消化不良患者的评估包括症状频率和严重程度，心理状态，有无报警症状等。需要注意的是 FD 为排他性诊断，需排除各种器质性疾病所引起的消化不良症状，因此对消化不良的患者应进行详细的病史询问和全面体格检查，如有报警症状的患者应进行内镜检查及相关实验室检查、影像学检查，以排除器质性和代谢性疾病。报警症状包括年龄 >40岁、消瘦、黑便、贫血、进行性吞咽困难、持续性呕吐和上消化道肿瘤家族史等。亚洲地区对早期胃镜检查在消化不良患者中作用的 Meta 分析提示，报警症状和年龄对预测消化不良患者肿瘤的作用有限，所以推荐及时进行内镜检查。

表 8-2-1 罗马 IV 功能性消化不良的诊断标准 *

1. 包括以下 1 项或多项
a. 餐后饱胀不适
b. 早饱不适感
c. 中上腹痛
d. 中上腹烧灼不适
2. 无可以解释上述症状的结构性疾病的证据（包括胃镜检查）

* 诊断前症状出现至少 6 个月，近 3 个月符合以上诊断标准。诊断 PDS 和 / 或 EPS 必须符合以上标准

无报警症状的未经检查的消化不良患者多数为FD，因此对这类患者可根据症状进行经验性治疗，如治疗有效，则考虑为功能性消化不良诊断；如治疗后症状无缓解，应进行相应检查，排除器质性疾病。此外，对经验性治疗无效并拟诊为FD患者推荐 *H.pylori* 的检测和治疗方案，根除 *H. pylori* 后症状缓解的患者属于继发性消化不良。

功能性消化不良的诊断流程见图8-2-1。

（二）鉴别诊断

1. FD与继发性消化不良的鉴别　继发性消化不良指患者有明确的器质性或代谢性疾病引起的消化不良症状，这些疾病通过传统的诊断方法可以确定，随着原发病的改善或控制，消化不良症状也会随之好转或消失。包括食管、胃和十二指肠的各种器质性疾病如消化性溃疡、胃癌等，各种肝胆胰的疾病，由全身或其他系统性疾病引起的消化道症状如糖尿病、肾病、风湿免疫类疾病和神经精神类疾病，药物如NSAIDs引起的症状等。由于可引起消化道症状疾病繁多，全面的辅助检查，对于FD的诊断显得尤为重要。通过传统诊断方法不能明确可解释消化不良症状原因的患者，被归为FD。

2. 重叠症状与鉴别诊断　区分FD与GERD并不容易，因为食管症状通常与胃十二指肠症状共存。国内有研究证实病理性酸反流可发生在超过25%的FD患者中，并且在有上腹部烧灼感的患者中更常见。

烧心指胸骨后烧灼感，目前烧心不再被认为是胃十二指肠症状，也不完全发生在餐后。另外有证据表明烧心对GERD有中度特异性。此外，GERD症状与FD症状常同时存在，可能提示着两者有类似的病理生理学机制。最近有研究观察到GERD中经常发生的短暂性食管下括约肌松弛（TLESRs）与胃容受性有密切关系，提示着机械感受器的激活与TLESRs的发生有关。在临床实践中，如果患者烧心和进餐相关的消化不良症状并存，而内镜检查结果阴性，足量抑酸治疗后，所有症状缓解，那应该考虑诊断GERD。但是如果消化不良症状仍持续存在，在排除其他问题后应诊断FD。

IBS常与消化不良症状重叠，其重叠率在30%～60%，且这种重叠在消化不良症状较重的患者中更易发生，比起EPS，IBS与FD的重叠在PDS中，尤其是存在餐后饱胀感症状的患者中更易发生。且有研究显示，与普通人群相比，FD患者未来IBS的患病风险增加8倍。两者的病理生理学机制较为类似，包括焦虑、胃肠动力的改变、内脏高敏性等。低度炎症、黏膜免疫系统的激活及黏膜通透性改变在两种疾病中均有提及。可见的腹部膨隆经常提示肠道疾病，上腹痛和胀气常由饮食诱发，罗马Ⅳ标准建议，如果这些症状可在排气或排便后基本缓解，应考虑下消化道来源而不属于消化不良症状，但因缺乏足够证据，未纳入诊断标准。

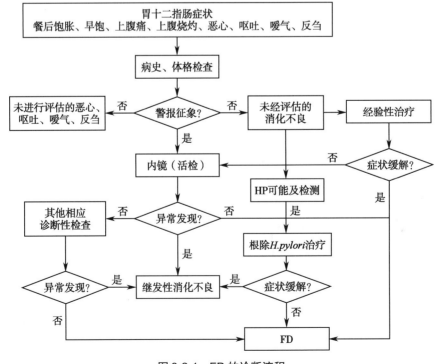

图8-2-1　FD的诊断流程

胃轻瘫与 FD 的鉴别则更为困难，胃轻瘫的特点是餐后饱胀感、早饱、腹痛、恶心和呕吐，所有症状都可在 FD 患者中出现。最具有区别的一点是胃排空延迟，然而胃排空延迟与胃轻瘫症状之间的关系很弱，胃排空时间的检测方法稳定性较差，并且促动力药在胃轻瘫治疗的疗效很局限。更复杂的是 20%～25% 的 FD 患者也有胃排空延迟的情况。胃轻瘫和 FD 没有严格的区分方法，但有观点认为胃轻瘫更有可能出现反复发作的呕吐。更严格的界定胃排空异常可能对胃轻瘫的诊断有所帮助。

【治疗】

FD 发病的病理生理机制与多种因素有关，目前尚无标准治疗方案。根据罗马Ⅳ标准及中国功能性消化不良专家共识意见（2015），其治疗主要包括药物治疗、非药物治疗两个方面。FD 的治疗流程见图 8-2-2。

（一）改变生活方式

对于 FD 患者首要的是安慰、教育指导及沟通，但其有效性尚未得到研究证实。常推荐 FD 患者的饮食及生活习惯调整包括少量多餐、避免高脂饮食、避免 NSAIDs、咖啡、酒精、吸烟等。

（二）药物治疗

1. **根除 *H.pylori* 感染**　国内外许多大样本高质量的研究发现根除 *H.pylori* 可使部分 FD 患者的症状得到改善。在新加坡进行的一项随机对照试验表明，比起西方国家患者，亚洲的 FD 患者可能从根除 *H.pylori* 治疗中获益更多。并且上腹部烧灼感及烧心症状在根除治疗后获得更大程度的改善，提示 EPS 患者在 *H.pylori* 根除治疗中获益更多。2015 年中国 FD 共识亦推荐根除 *H.pylori* 治疗，认为对于 *H.pylori* 感染的 FD 患者，根除 *H.pylori* 能使部分患者受益。根除 *H.pylori* 除能改善 FD 的症状外，还能减少发生消化性溃疡、胃癌和胃淋巴瘤的风险。

2. **抑酸药物**　目前各国共识意见均认为抑酸剂可作为 FD 治疗中的常用药物，主要包括质子泵抑制剂（proton pump inhibitor, PPI）及 H_2 受体拮抗剂（H_2RA）。常用的 PPI 包括奥美拉唑、兰索拉唑、泮托拉唑、埃索美拉唑及雷贝拉唑；常用的 H_2RA 包括西咪替丁、法莫替丁和雷尼替丁。PPI 与 H_2RA 的疗效部分与抑酸机制有关，部分与抑酸外的机制有关，如 PPI 被证实可以显著下调嗜酸性粒细胞趋化因子的基因表达，抑制嗜酸性粒细胞趋化因子的释放，在 FD 患者则可能改善十二指肠嗜酸性粒细胞过多的情况。2015 年中国 FD 共识中对抑酸药物的使用

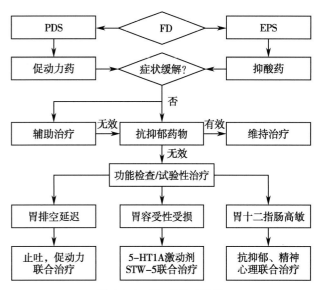

图 8-2-2　FD 的治疗流程

作了说明，推荐 H_2RA 和 PPI 的治疗疗程一般为 4～8 周，如症状改善不理想，应考虑调整治疗药物。在控制 FD 症状方面，大剂量 PPI 治疗并不优于标准剂量。PPI 治疗对表现为 EPS 亚型的 FD 患者有显著疗效，而对动力障碍为主的 FD 患者疗效不佳，因此对 PDS 患者不推荐首选 PPI 制剂。其不良反应可包括便秘、腹泻、恶心、肝酶升高、总胆红素升高、头痛、失眠、皮肤、皮疹等。

3. **促动力药**　由于相当部分 FD 患者存在胃排空延迟和胃容受性舒张功能下降，因此促动力药物是 FD 治疗中的重要药物，主要包括多巴胺 D2 受体拮抗剂、5-HT 受体激动剂等。2015 年中国 FD 共识对促动力药物的地位依然给予肯定，促胃肠动力药可作为 FD 特别是 PDS 的首选经验性治疗，促动力药物治疗疗程一般为 2～8 周，有助于缓解 FD 患者上腹胀、早饱等进餐相关的上腹部症状。多潘立酮（domperidone）是一种多巴胺 D_2 受体拮抗剂，主要作用于周围神经系统，但在 FD 中的有效性数据非常有限，推荐剂量为每天 3 次，每次 10mg；伊托必利（itopride）也是一种多巴胺 D_2 受体拮抗剂，其既可阻断多巴胺 D_2 受体，又可抑制乙酰胆碱酯酶活性，其在大部分研究中对缓解 FD 症状的效果优于安慰剂组，推荐剂量为每天 3 次，每次 50mg；莫沙必利为一种 5-HT 受体激动剂，因其心血管不良反应小，可用于 FD 治疗，推荐剂量为每天 3 次，每次 5mg；甲氧氯普胺（metoclopramide）为多巴胺 D_2 受体拮抗剂，同时有轻度的 5-HT 激动作用，但因有严重的中枢神经系统不良反应，表现为困倦、躁动、易激动、抑郁、肌张力障碍和迟发性不自主运动等，其

不再被推荐在 FD 中使用；其他在不同国家可以使用的促动力剂包括氯波必利、西尼必利等。在国内应用较多的促动力药物主要是多潘立酮、莫沙必利和伊托必利。消化道出血、机械性肠梗阻、穿孔、心肝肾功能不全者慎用。

4. **胃底舒张药物**　胃容受性功能受损是 FD 症状产生的一个重要病理生理机制，其被作为新的治疗靶点，可通过激活 5-HT_{1A} 受体、抑制胆碱能神经松弛近端胃而改善。5-HT_{1A} 激动剂坦度螺酮（tandospirone）及丁螺环酮（buspirone）的临床研究显示其对 FD 的疗效优于安慰剂。丁螺环酮每日 3 次，每次 10mg 的治疗对 PDS 症状，尤其是早饱的改善效果明显。也有研究证实坦度螺酮可以改善上腹痛不适感。其他松弛胃底的药物包括治疗偏头痛的曲坦类药物如舒马曲坦和复方草药制剂 STW-5（机制未明，由 9 种草药成分组成：苦屈花、当归根、水飞蓟、香芹籽、甘草根、白屈菜、甘菊花、蜜蜂花叶以及薄荷叶）。阿考替胺（acotiamide）是一种胆碱酯酶抑制剂，可同时加快胃排空速度及增加胃的容受性，其在日本批准用于 FD 治疗，值得注意的是，该药物对 PDS 有效而对 EPS 无效。

5. **中枢作用药物**　FD 患者常伴有焦虑、抑郁等精神心理障碍，精神药物特别是抗抑郁药，也常被用于功能性胃肠病治疗。有研究表明，精神药物治疗 FD 能明显改善症状，但研究多为小样本，质量差。其机制目前尚不清楚，但普遍认为其除了抗抑郁、焦虑作用外，中枢作用药物还可通过提高内脏感觉阈值、调节中枢的痛觉传导通路、调节激素水平等改善 FD 症状。目前为止最大规模的研究来自北美，结果提示与安慰剂相比，小剂量三环类药物阿米替林（amitriptyline）治疗 FD 有效，而足量的 5-HT 再摄取抑制剂艾司西酞普兰则无效，三环类药物仅对上腹痛症状有效，而对 PDS 症状无效。米氮平（mirtazapine）是一种可以对多种神经递质受体产生作用的抗抑郁药物，研究发现其对于伴有体重下降的 FD 患者有明显效果，除了可以增加体重外，也可以改善早饱、恶心等症状。对于 FD 患者是否给予抗焦虑抑郁治疗应有针对性的选择。如患者的焦虑抑郁症状比较明显，应建议患者咨询精神心理科医师，进行更专业的治疗。

6. **以肠道菌群为靶点的药物**　益生菌被广泛用在功能性胃肠病的辅助治疗中，日本对 FD 患者的研究发现，与安慰剂相比，使用格氏乳杆菌（lactobacillus gasseri OLL2716）治疗组症状改善。另一项日本研究发现，有上消化道症状的成人饮用含有双歧杆菌的牛奶（bifidobacterium bifidum YIT10347）虽然不能加快胃排空，但可改善各种餐后不适症状及上腹痛症状。中国香港一项研究表明与安慰剂组相比，每日 3 次，每次 400mg，持续 8 周的利福昔明治疗可使 FD 患者症状得到缓解，其中嗳气、腹胀和餐后饱胀感缓解最明显。利福昔明主要被认为通过发挥抗炎作用，来缓解 FD 症状。

7. **消化酶可作为 FD 的辅助治疗**　消化酶制剂有助于食物的消化吸收。国内一项随机双盲、双模拟、阳性药物平行对照的多中心研究入组了 203 例消化不良患者，分组给予复方消化酶片剂和复方消化酶胶囊治疗，两组的总有效率分别为 80.2% 和 79.4%，由此认为复方消化酶制剂能有效缓解 FD 患者的症状，但仍需要更多的高质量临床研究来证实消化酶对于 FD 症状的缓解作用。

8. **中草药治疗**　加味六君子汤（Rikkunshito）是一种深受欢迎的日本传统药物，有研究表明治疗第 8 周时，治疗组患者整体的症状改善率高于安慰剂组，但无统计学意义。复方制剂 STW5（Iberogast）主要由屈曲花新鲜植物提取物组成，可以舒张胃底，有研究证实其对 FD 患者有效。

（三）非药物治疗

1. **穴位刺激治疗对 FD 症状有一定疗效**　穴位刺激治疗 FD 的高质量研究较少，绝大部分的研究来自我国中医领域。在临床中常选用的 4 种穴位刺激治疗方案分别为经皮穴位电刺激、电针、毫针针刺和穴位埋线。随机对照实验显示，与安慰剂组相比，针刺组消化不良症状有明显改善。也有研究证实，与普通针刺相比，经皮电针刺激在难治性消化不良中更为有效。穴位通常选择以足阳明经脉和任脉为主，能改善 FD 患者上腹痛、反酸、嗳气、腹胀、食欲缺乏等症状。但也有部分研究证实经典穴位刺激和非确定穴位（经典穴位旁 10～20mm 处）刺激，均可改善消化不良症状，提示穴位刺激治疗虽然能改善 FD 患者的症状，但是也不能除外安慰剂效应。目前针灸、电针刺激影响胃肠动力，改善 FD 症状的机制尚不明确，但我们研究发现电针足三里可通过调节肠神经细胞和肠神经胶质细胞、对 ICC 表型及 ICC-ENS 产生影响、从而改善胃肠动力。

2. **精神心理治疗对伴有焦虑抑郁的 FD 有效**　精神心理治疗可明显改善患者焦虑、抑郁状态，并可使患者生活质量得到一定程度改善。关于心理治疗的疗效，目前研究不多，国内有研究显示，认知行为治疗联合常规药物治疗对 FD 症状改善的总体有效率相比单用药物治疗高（可达 89%），且复发率更低。有研究显示睡眠治疗和认知 - 行为治疗对 FD 患者有效，但因样本少和治疗组匹配差，结果难以令人信服。心理治疗可作为症状严重、药物治疗无效的 FD 患者的补救治疗。

【预后与预防】

FD 是一种良性疾病，其症状虽可反复发作，影响患者生活质量，但并不会危及患者生命，经过科学合理治疗后可达到缓解。加强对生活方式的引导，改变不良饮食习惯，避免过冷过热、过饥过饱，平时注意情绪管理，避免产生紧张、焦虑、抑郁等负面情绪，积极进行健康教育和心理干预，及时调整心情，戒烟戒酒等均可对 FD 发生起到预防作用。

（刘　诗）

推 荐 阅 读

[1] 中华医学会消化病学分会胃肠动力学组. 中国功能性消化不良专家共识意见（2015 年，上海）[J]. 中华消化杂志，2016，36（4）：217-229.

[2] TALLEY N J. Functional Dyspepsia：Advances in Diagnosis and Therapy[J]. Gut Liver，2017，11（3）：349-357.

[3] FAN K，TALLEY N J. Functional dyspepsia and duodenal eosinophilia：A new model[J]. J Dig Dis，2017，18（12）：667-677.

[4] TACK J，CAMILLERI M. New developments in the treatment of gastroparesis and functional dyspepsia[J]. Curr Opin Pharmacol，2018，43：111-117.

[5] BLACK C J，HOUGHTON L A，FORD A C. Insights into the evaluation and management of dyspepsia：recent developments and new guidelines[J]. Therap Adv Gastroenterol，2018，11：1756284818805597.

[6] MAHADEVA S，FORD A C. Clinical and epidemiological differences in functional dyspepsia between the East and the West[J]. Neurogastroenterol Motil，2016，28（2）：167-174.

[7] AZIZ I，PALSSON O S，TÖRNBLOM H，et al. Epidemiology，clinical characteristics，and associations for symptom-based Rome Ⅳ functional dyspepsia in adults in the USA，Canada，and the UK：a cross-sectional population-based study[J]. Lancet Gastroenterol Hepatol，2018，4（3）：252-262.

[8] 侯晓华. 功能性消化不良 100 问 [M]. 武汉：湖北科学技术出版社，2011.

第二节　嗳　气　症

嗳气为一种生理现象，表现为气体由上消化道经口腔逸出，并在咽部发出声音。若嗳气发作频繁，导致日常生活困扰，则为过度嗳气。过度嗳气可为其他疾病的伴随症状，如胃食管反流病、消化性溃疡、消化道肿瘤等；亦可为独立的疾病。后者即为嗳气症。因此嗳气症定义为令人不适的过度嗳气（足以影响日常生活），源自食管或胃。

近年来随着食管腔内阻抗 -pH 监测技术的发展，对嗳气症患者的气体传输过程有了明确的认识，根据其气体来源可分为胃上嗳气及胃内嗳气。前者为行为异常，气体经过咽部吞入食管后未进入胃内，直接在食管逆行排出；后者气体从胃内经过一过性食管下括约肌松弛（tLESR）的机制到达食管后排出。既往常将吞气症视为胃上嗳气，近年来的研究发现吞气症患者常常表现为腹胀或腹部膨隆，仅有少部分患者出现过度嗳气的症状，因此目前将吞气症排除在嗳气症之外。嗳气症的治疗需根据其发生机制相应进行个体化治疗。

【流行病学】

嗳气作为一种常见的生理现象，可在正常人中出现，据报道正常人每天平均有 30 次嗳气。目前缺乏嗳气症作为独立疾病的患病率调查，由于嗳气往往作为其他疾病的伴随症状，包括胃食管反流病、消化性溃疡、消化道肿瘤及功能性消化不良等，我们仅能从其他疾病的流行病学调查中大致了解其患病情况。据报道，在具有消化不良症状的普通人群中，约 50% 存在嗳气症状；且在这些患者中，超过 20% 患者因嗳气导致日常生活的中度到重度困扰。胃食管反流病患者中 40%～49% 存在嗳气，据报道这些患者中嗳气的类型多为胃上嗳气，且这类患者对质子泵抑制剂治疗的疗效欠佳。

【病因与发病机制】

嗳气是一种正常的生理现象，通过嗳气可避免胃内过多的气体积聚。生理状态下，经口腔吞入的过量气体进入胃内或者进食碳酸类饮料后，容易导致胃内气体积聚，引起胃内压增高，进而引起胃扩张，从而诱发 tLESR，气体随之从胃腔进入食管腔引起食管腔扩张诱发食管上括约肌松弛，此时气体可从食管腔经口排出，这一过程称为嗳气。根据食管多通道腔内阻抗 -pH 监测对嗳气患者的检测，目前可将嗳气分为胃上嗳气及胃内嗳气。胃内嗳气的发生机制与生理性嗳气相同,只是发作频率更高。

胃上嗳气可通过两种不同的机制发生,最常见的机制为以膈肌向腹侧移动为主要特征的"吸气法",膈肌的移动产生与深呼吸类似的胸腔负压,这一过程中声门关闭的时候食管上括约肌松弛,使气体可从等大气压的咽部流入胸腔负压的食管,随后由于用力食管内的气体迅速经口排出,患者自我感觉为嗳气。在此,食管上括约肌在气体吸入前已经松弛,有别于胃内嗳气的过程中食管上括约肌的松弛为嗳气发生的最后步骤。此外,由于这一机制中气体流入食管为压力梯度所驱动,其流动速度快。胃上嗳气发生的另一种机制被称为"注气法",这一机制中咽部压力同步升高,推动气体进入食管,此时升高的咽部压力与不变的食管腔压力之间的压力梯度推动了气体的流动。咽部压力的同步升高来源于舌根的收缩,而不是咽的蠕动性收缩。

有研究指出胃上嗳气的启动来源于胃肠道不适感受的自主反应,患者往往诉腹胀或胃部不适,试图通过主观动作减少不适感。随着疾病发展,患者忽略了其主观意图。有研究发现患者的症状在睡眠时鲜有发生,亦支持其为主观行为。而且,患者注意力被分散的时候,嗳气症状发作明显减少,提示心理因素在其发生机制中有一定作用。健康人中经常观察到其刻意的嗳气,亦提示其行为的异常。

【临床表现】

嗳气症患者临床表现以嗳气为主要症状,且症状发作频繁,对其日常生活、工作及社交等已经造成困扰。部分患者可能伴随功能性消化不良及胃食管反流病的症状,包括上腹痛、上腹胀、餐后饱胀感、早饱、烧心及反流等。患者嗳气症状往往在安静状态下发作较活动或者说话等时频繁。

胃上嗳气对患者的生活质量影响明显,因此很多患者表现为焦虑、抑郁等精神状态。

【辅助检查】

对于嗳气症的检查主要通过系列检查排除上消化道器质性疾病并对其进行分型。

（一）上消化道内镜检查

上消化道内镜为上消化道症状患者的基本检查手段,通过内镜检查可排除上消化道的器质性病变,包括消化性溃疡、肿瘤等。嗳气症患者往往内镜下并无阳性发现。

（二）食管多通道腔内阻抗 -pH 监测

食管多通道腔内阻抗 -pH 监测可对嗳气症患者进行分型。胃内嗳气患者表现为从最远端通道起始至最近端通道的阻抗值逆行上升,其阻抗值至少超过 3 000Ω(图 8-2-3)。胃上嗳气患者则表现为首先从最近端通道至最远端通道阻抗值的顺行上升,随后该气体从最远端通道开始迅速清除至最近端通道,表现为阻抗值从最远端通道开始至最近端通道迅速降低至基线水平(图 8-2-4)。

（三）腹部彩色多普勒

腹部彩色多普勒可对来源于肝、胆、胰、脾等消化道脏器的器质性进行排除,部分患者在进行该检查时可观察到肠管积气增多。

（四）腹部 X 线照片

因过量吞气导致嗳气症的患者进行腹部 X 线照片可发现肠道气体增多,但临床上这部分患者往往主诉腹胀或者腹部膨隆。

（五）心理评估

嗳气症尤其是胃上嗳气患者往往合并精神心理

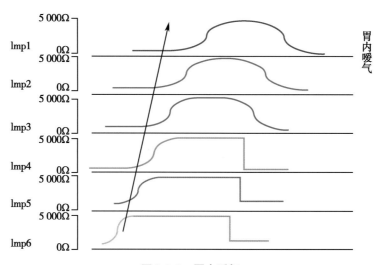

图 8-2-3　胃内嗳气

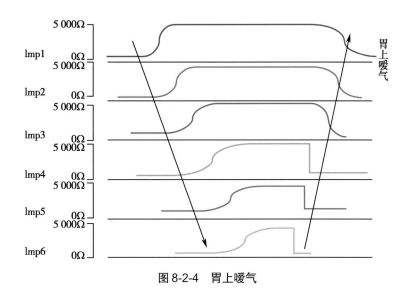

图 8-2-4　胃上嗳气

异常及行为异常,容易使患者产生孤立、自卑的心理,因此心理评估对这些患者非常必要。

【诊断与鉴别诊断】

嗳气症的诊断目前主要采用功能性胃肠病的罗马 Ⅳ 标准。根据该标准,嗳气症的诊断需符合以下条件:令人不适的嗳气(足以影响日常生活),源自食管和胃,症状超过每周 3 日。根据其气体来源分为过度胃上嗳气(源自食管)及过度胃内嗳气(源自胃)。若观察到频繁、反复的嗳气,支持胃上嗳气;而胃嗳气尚无明确的临床关联;必要时需要根据腔内阻抗监测区分胃上嗳气和胃内嗳气。对于病程,则要求诊断前症状出现至少 6 个月,近 3 个月符合以上标准。

嗳气症需要与吞气症进行鉴别。既往常将吞气症视为胃上嗳气,近年来的研究发现吞气症指过度吞入气体,导致胃内及肠道气体积聚,临床症状表现腹胀或腹部膨隆,少部分患者可有过度嗳气症状出现。腹部 X 线照片可见肠道气体过多。因此目前将吞气症排除在嗳气症之外。

嗳气亦须与呃逆鉴别。呃逆为强力、非意志性、痉挛性吸气肌肉的收缩,伴声门突然关闭,可见特征性声响。呃逆可由各种原因引起,包括周围神经的刺激(疱疹,肺部病变或操作)或者中枢神经损害,以及系统性疾病等,呃逆多为短时及自限性现象。其临床评估包括病史,症状特点,血液检查,心电图,胸部 CT 及上消化道内镜等,一般不需要行食管阻抗检查。嗳气与呃逆的鉴别见表 8-2-2。

【治疗】

嗳气症的治疗根据其发生机制采用不同的治疗手段。

表 8-2-2　嗳气症与呃逆的鉴别

	嗳气症	呃逆
主观意愿	胃上嗳气自主发生	非自主
发作时伴随声响	伴或不伴	可有特征性声响
原因	行为异常或进食过量碳酸类食物等	周围及中枢神经病变,系统性疾病
发作时限	胃上嗳气往往病程较长	短期、具有自限性
食管阻抗监测	有助于诊断及分型	非必要检查

(一)胃上嗳气的治疗

目前对胃上嗳气患者并无特别有效的治疗方法。嗳气容易使患者产生孤立、自卑的心理,因此宽慰患者非常重要。需要向患者解释嗳气症状及该症状发生的机制,使其放心;同时亦须让患者接受这一症状为行为异常所致。由于患者很难接受该症状源于行为异常,医师可向患者示范胃上嗳气发生的过程,以自身示范的方式让患者接受相关概念。

Hemmink 等通过小样本的研究探讨了语言疗法对胃上嗳气患者的疗效。治疗的第一步首先对患者解释嗳气发生的机制,随之训练患者正常的呼吸模式,还有声门训练、发声训练等。这一小样本的研究证实了语言疗法对胃上嗳气的有效性。

行为疗法也是胃上嗳气患者的治疗选择之一。既往行为疗效对嗳气的治疗仅限于个案报道。Cicrang 等对嗳气患者进行行为治疗,第一个疗程为 7 天的自我记录,每天记录四个时段(早餐、午餐、晚餐和睡前)各 5 分钟的嗳气次数。通过记录,让患者认识到嗳气大多发生在什么时候,以便针对性的治疗。

随后的治疗方法可总结为 ABACAD，A 代表非干预状态，B 代表主动的吞咽空气动作，C 为主动控制吞咽，D 为放松的腹式呼吸。部分患者可以减少嗳气次数，但也有患者症状反复，需要反复治疗。行为治疗往往需要借助耐心的解释。Sifrim 等首次通过较大样本的研究证实了认知行为疗法对胃上嗳气的疗效。作者纳入了 51 例经过食管阻抗 -pH 监测证实的胃上嗳气患者进行认知及行为的治疗，结果显示胃上嗳气次数等各项的客观指标及主观的生活质量评分均得到明显改善。

（二）胃内嗳气的治疗

对于胃内嗳气还要区分慢性规律性的嗳气和突然出现的急性嗳气。后者多见于有精神障碍和神经病变的患者，可以采用胃肠减压的方式。多数患者属于前者，饮食上建议避免进食过硬甜食及嚼口香糖，以及产气较多的碳酸饮料。改变过饱和过快的进食习惯，提倡小口吞咽。

除一般治疗外，可以选择表面活性物质，比如二甲聚硅氧烷或二甲硅油，以减少肠道气体的产生。巴氯芬可增强食管下括约肌的功能、减少吞咽的频率、作用于中枢可影响行为，以及作用于迷走传入神经，减少胃机械敏感性，胃内嗳气患者的发生机制之一为 tLESR，因此其可能有效。使用方法为巴氯芬 10mg，一天 3 次，主要不良反应为嗜睡、恶心。一项针对嗳气症或拟诊反刍综合征患者的研究中显示，巴氯芬可减少嗳气症状。

语言疗法及膈肌呼吸训练对胃内嗳气患者可能有效，但缺乏有力的临床研究证据。对于功能性消化不良或胃食管反流病引起的嗳气症状，应首先针对原发病治疗。

【预后】

大多数嗳气症患者预后良好，但其症状反复，影响患者社交，对患者生活质量影响较大。对患者症状的解释及宽慰有助于患者的症状缓解。

（肖英莲）

推 荐 阅 读

[1] BREDENOORD A J，WEUSTEN B L，TIMMER R，et al. Relationships between air swallowing，intragastric air，belching and gastro-oesophageal reflux[J]. Neurogastroenterol Motil，2005，17（3）：341-347.

[2] BREDENOORD A J，WEUSTEN B L，TIMMER R，et al. Air swallowing，belching，and reflux in patients with gastroesophageal reflux disease[J]. Am J Gastroenterol，2006，101（8）：1721-1726.

[3] HEMMINK G J，WEUSTEN B L，BREDENOORD A J，et al. Aerophagia：excessive air swallowing demonstrated by esophageal impedance monitoring[J]. Clin Gastroenterol Hepatol，2009，7（10）：1127-1129.

[4] KESSING B F，BREDENOORD A J，VELOSA M，et al. Supragastric belches are the main determinants of troublesome belching symptoms in patients with gastro-oesophageal reflux disease[J]. Aliment Pharmacol Ther，2012，35（9）：1073-1079.

[5] LI J，XIAO Y，PENG S，et al. Characteristics of belching，swallowing，and gastroesophageal reflux in belching patients based on Rome Ⅲ criteria[J]. J Gastroenterol Hepatol，2013，28（8）：1282-1287.

[6] BLONDEAU K，BOECXSTAENS V，ROMMEL N，et al. Baclofen improves symptoms and reduces postprandial flow events in patients with rumination and supragastric belching[J]. Clin Gastroenterol Hepatol，2012，10（4）：379-384.

[7] STANGHELLINI V，CHAN F K，HASLER W L，et al. Gastroduodenal Disorders[J]. Gastroenterology，2016，150（6）：1380-1392.

第三节　其他功能性胃十二指肠病

一、反刍综合征

反刍多见于一些具有多个区域和多腔室胃的动物（如羊、牛等）。具有多腔胃室的动物，存留于近端胃腔的食物通过协调的逆蠕动以及伴随的 LES 松弛被推送回口腔内，随后反刍的食物可被再咀嚼和吞咽。该过程可通过减小食物微粒以及增加酸暴露面积的机制，有利于消化。在人类，反刍综合征指将刚咽下的食物反复、不费力的反入口腔，再咀嚼，再咽下或吐出。目前，成人反刍综合征并未被临床充分重视，国内报道不多。该疾病往往被误诊为胃轻瘫、胃食管反流病（GERD）或归为不能解释原因的"呕吐"。

【发病机制】

反刍综合征具体病因不明。部分患者反刍症状发作前有明确的负性生活事件，推测其可能与心理障碍有关；国外报道反刍与暴食症密切相关；此外，我国研究发现成人反刍综合征患者和健康对照组在常暴饮暴食、常挑食、常食辛辣、常食干硬以及常吃水果等方面的差异有统计学意义，并发现体重是反刍综合征的独立危险因素。

近年来随着食管阻抗和高分辨率食管测压（HRM）方法的应用，反刍综合征的病理生理机制研究越来越深入，主要包括：

1. LES 松弛与腹腔内压力同步升高 阻抗联合 HRM 监测的研究显示，89% 的反刍事件在液体向食管 - 口腔推送前或同步出现了胃内压升高，这提示胃内压增高可能是反刍的动力。

2. 正常餐后胃内压力升高超过 LES 屏障的压力 76% 的成人反刍患者表现为腹 - 胃缩紧（R 波）产生的压力超过 LES 屏障压，而 11% 患者一过性食管下括约肌松弛（TLESR）增多。

【诊断与鉴别诊断】

（一）罗马Ⅳ反刍综合征的诊断标准 *

1. 必须包括以下所有条件

（1）持续或反复地将刚咽下的食物反入口腔中，继之吐出或再咀嚼后咽下。

（2）反刍之前无干呕。

* 诊断前症状出现至少 6 个月，近 3 个月符合以上诊断标准。

2. 支持条件

（1）毫不费力的反刍之前通常无恶心。

（2）反出物含有可辨认的食物，无异味。

（3）反出物变酸味后发作趋于停止。

（二）诊断方法

有选择性的应用食管阻抗联合食管测压或胃窦 - 十二指肠压力测定有助于诊断。如检查发现延伸至近端食管的反流事件，且此事件与腹内压增高（>30mmHg）密切相关，则支持反刍综合征的诊断。

（三）鉴别诊断

1. GERD 反刍与胃食管反流症状类似，以下几点有助于鉴别：①在 GERD 中反流物的成分主要是胃酸、胃蛋白酶和十二指肠液等液性物质，很少有固体食物的反流；② GERD 的反流可在任何时间发生，而反刍则仅发生于餐后；③ GERD 在躺下或弯腰时更易发生，直立位不易发生，而反刍直立位亦可发生；④ GERD 在反流时无咀嚼现象；⑤ GERD 患者在内镜或钡餐检查时可发现食管炎，24 小时食管 pH 监测 pH<4 的时间超过正常，反刍者则不是这样。

2. 贲门失弛缓症 贲门失弛缓症在进餐时或在餐后可发生潴留食物的反流，但反流的食物内混有宿食，可伴有臭味；而反刍者反流的食物为刚摄入的食物；贲门失弛缓症患者在内镜检查或钡餐检查时可发现食管扩张，食管测压有 LES 基础压力增高，反刍者则无此表现。

3. 神经性畏食症 神经性畏食症多见于女性，为享受美味或满足食欲，往往在进餐时大量摄入食物，但为了保持体型，餐后又设法将食物吐出。与反刍不同的是，这些患者不会把吐出的食物再咀嚼和咽下。

4. 呕吐 以下几点有助于鉴别：①呕吐较为费力，而反刍不费力；②呕吐物常有酸味或苦味，反刍食物则没有；③呕吐可在餐后较长时间内发生，反刍则在餐后马上发生；④呕吐时不会再咀嚼；⑤内镜检查、消化道造影检查和胃肠动力检查有助于区分呕吐和反刍。

【治疗】

反刍综合征的治疗研究还不充分，目前针对该病的主要疗法包括改善生活方式、药物、行为治疗和外科手术。

（一）改善生活方式

虽然尚无充分证据说明生活方式的改善可以明显缓解反刍综合征的症状，但是临床仍建议对该疾病首先应改变不良生活方式。

（二）药物治疗

1. 质子泵抑制剂 能缓解烧心症状，保护食管黏膜免受反刍物损伤。但同时这类药物也能延长反刍时间，这主要是因为此类药物可减弱胃内食物酸化过程，而酸化过程也是反刍逐渐终止的过程。

2. 巴氯芬（GABA 激动剂） 可减少 TLESR，尤其是对于 LES 压力升高的患者，可缓解近 50% 反流事件；多数促动力药可引起 LES 压力轻度升高，可能有助于减少反刍症状的发生；另外，有研究发现左舒必利也可用于本病治疗。

（三）行为治疗

反刍综合征治疗的关键是行为改变。有研究采用膈肌呼吸方法（患者一只手放在胸部，另外一只手放在腹部，放在腹壁上的手伴随呼吸而移动）治疗本病，有效率约为 43%。

（四）外科手术

有小样本研究显示，对于行为治疗无效的患者，Nissen 胃底折叠术能够改善反刍症状。但有创治疗对本病的治疗效果尚待进一步评估。

二、恶心和呕吐症

恶心和呕吐是临床常见症状，其中恶心是用来描述上腹部或咽喉部体验到要呕吐的迫切不适感，是一种主观症状。而呕吐则是用来形容腹部和胸壁肌肉协同收缩导致胃肠道内容物经口快速有力排出这一症状。在罗马Ⅳ标准中，恶心和呕吐症已经由原来的慢性特发性恶心、功能性呕吐及周期性呕吐综合征3种分型修订为慢性恶心呕吐综合征（chronic nausea vomiting syndrome，CNVS）、周期性呕吐综合征及大麻素剧吐综合征3种分型。这里我们主要介绍前2种分型。

三、慢性恶心呕吐综合征

罗马Ⅲ标准中，功能性呕吐由于术语容易被混淆和带有轻蔑的意思，在临床实践中少有诊断，在文献中也往往被忽略，因此缺乏强有力的科学证据。因此，罗马Ⅳ委员会对恶心和呕吐症的诊断标准做了一些修改。由于缺乏描述不同诊断方法的数据，而且恶心的处理与临床观察到恶心与呕吐症状密切相关，因此将之前各自独立的分类合并为慢性恶心呕吐综合征。

【发病机制】

恶心和呕吐虽然很常见，但其病因尚不清楚。本病发病机制是否与周期性呕吐综合征存在显著差异也不明确。在糖尿病或特发性胃轻瘫患者中有1/2～1/3符合罗马Ⅲ所描述的慢性特发性恶心综合征，有近40%患者符合功能性呕吐的诊断标准，这提示自主神经功能失调可能是病因之一；我国有研究发现，功能性呕吐以青年女性为主，发病主要与情绪改变、环境应激有关，且多合并精神心理状态及人格特征异常，这提示心理社会因素对本病有重要作用。

病理生理机制方面，我国研究指出，本病患者存在餐后胃肌电活动紊乱、排空延迟、容受性障碍和感觉高敏；且进一步通过功能核磁研究发现，本病患者静息态下边缘系统多个脑区活动异常，这提示本病的发病可能是脑-肠互动异常的结果。

【诊断与鉴别诊断】

（一）诊断标准

罗马Ⅳ中对于慢性恶心呕吐综合征的诊断标准如下：必须满足以下所有条件，并且诊断前症状出现至少6个月，近3个月符合以下标准：

1. 令人不适的恶心（以致影响日常活动），出现至少每周1日和/或呕吐发作每周1次或多次。

2. 不包括自行诱发的呕吐、进食障碍、反食或反刍。

3. 常规检查（包括胃镜检查）未发现可解释上述症状的器质性、系统性或代谢性疾病的证据。

（二）鉴别诊断

1. **功能性疾病鉴别**　本病的诊断首先应证实临床表现与罗马Ⅳ诊断标准一致，主要是通过症状发作的时间特点将周期性呕吐综合征与慢性恶心呕吐综合征相区分（周期性呕吐综合征具体诊断详见下节）。而大麻素剧吐综合征则存在大麻应用史及热水泡澡或淋浴可缓解症状等明显鉴别点。

2. **器质性疾病鉴别**

（1）生化检查在电解质和酸碱平衡紊乱时是必要的，高钙血症、甲状腺功能低下及Addison病时也需要进行生化检查。

（2）需要评估患者有无胃十二指肠疾病和小肠梗阻时，胃镜、小肠造影或CT/MR小肠成像则显得至关重要。

（3）当上述检查正常时，临床医师需要根据患者症状选择进行食管pH监测、胃排空或胃窦-十二指肠压力测定来辅助诊断。

（4）其他情况如暴食症、急性间歇性卟啉病合并中枢神经系统症状和脂肪酸氧化障碍等罕见情况也会出现呕吐症状，需要注意鉴别。

【治疗】

目前常用的抗呕吐药物包括：组胺H_1受体拮抗剂（如异丙嗪）、毒蕈碱M_1受体拮抗剂（如东莨菪碱）、多巴胺D_2受体拮抗剂（如普鲁氯嗪）、5-羟色胺（5-HT_3）受体拮抗剂（如昂丹司琼）、神经激肽NK_1受体拮抗剂（如阿瑞匹坦）和大麻素（屈大麻酚）。其中5-HT_3受体拮抗剂因其很强的控制呕吐作用而对单纯恶心病例效果欠佳。同时有报道，临床上常用的抗抑郁药物米氮平也可以治疗恶心。

胃电刺激临床上已经应用来治疗胃轻瘫，可以减轻患者上消化道症状，改善生活质量。但以上方法是否适用于本病，尚待进一步研究。此外，个别文献认为认知和社会技能训练具有一定的治疗作用。

祖国医学从辨证论治的角度也对本病的治疗进行了一些探索，但尚缺乏高质量临床研究的证据。

四、周期性呕吐综合征

呕吐，不同于反流或反刍，是指腹部和胸壁肌肉收缩使胃或肠道内容物经口有力排出。周期性呕吐综合征（cyclic vomiting syndrome，CVS）是功能性胃十二指肠疾病中的一种，其特征是以固定模式反复发作、剧烈的呕吐，发作间期可恢复健康状态，间隔期可持续数周至数月。其病程包括 4 个阶段：①呕吐前驱期：表现为苍白、出汗、恶心；②剧烈呕吐：每日发作次数可多达 30 次，常伴随上腹或全腹疼痛和 / 或腹泻；③恢复期：恶心和呕吐症状逐渐缓解；④无呕吐症状的发作间期。虽然发作间期患者可恢复健康状态，但约半数成人 CVS 主诉在发作间期有恶心或消化不良的症状，这提示部分患者在发作间期并非全无症状。在发病年龄上 CVS 儿童及成人均可发病，但临床表现并不一致，有研究显示成人发作持续时间更长，发作频率更高。该病在我国社区人群的流行病学资料尚缺乏。

【发病机制】

CVS 是脑 - 肠互动异常导致的疾病，病因未明，可能涉及多因素。我国研究发现，军人 CVS 的发病可能与精神、心理、吸烟、年龄、和受教育程度密切相关。该病具体的病理生理机制尚不明确，目前讨论较多的内容主要包括生理因素及心理障碍、偏头痛、遗传因素及食物过敏等。

（一）生理因素及心理障碍

相关生理因素的特征尚未清楚。研究表明，本病症状发作间期，50%～80% 的 CVS 患者胃排空过速（仅极少部分 CVS 患者胃排空延迟）。

CVS 患者多存在自主神经功能障碍（包括复杂区域性疼痛综合征和立位心动过速综合征等）；部分患者自主神经功能检查结果异常：可检测到直立位脉搏和血压的变化、副交感神经对深吸气的反应受损以及与交感神经异常有关的皮肤改变。此外，研究发现，部分 CVS 患者存在心理障碍：84% 的 CVS 患者存在焦虑症，78% 的患者存在轻中度抑郁。

（二）偏头痛

偏头痛与儿童 CVS 相关，研究显示 24%～70% 的成人患者也有偏头痛或偏头痛家族史。CVS 可与偏头痛发作具有类似的特征（包括情景性发作、间歇期无症状、固定发作模式，伴随苍白、敏感和乏力等），但两者是合并存在还是具有某种因果关系还不明确。

（三）遗传因素及线粒体病

TUBBS 基因编码的 β- 微管蛋白 3 突变可导致 CVS 在内的多种疾病。目前研究显示约半数儿童 CVS 可能来自母体遗传，这可能与线粒体 DNA 变异相关：儿童 CVS 患者具有 16519T 和 3010A 线粒体 DNA 多态性；合并神经肌肉疾病和生长迟缓的 CVS 患者有核苷 10970-14118 线粒体 DNA 的缺失；某些线粒体病（如中链酰基辅酶 A 脱氢酶缺乏、线粒体脑病、乳酸血症和卒中样综合征）可表现为类似于 CVS 的间断性呕吐。以上这些都提示线粒体异常可能是本病的病因之一。

（四）食物过敏

部分患者存在食物过敏（如牛奶、大豆、蛋类食物等），或对巧克力或奶酪等食物不耐受，这提示食物过敏因素可能是本病发生的病因之一。

【诊断与鉴别诊断】

（一）罗马Ⅳ标准中，周期性呕吐综合征的诊断标准

1. 成人周期性呕吐综合征的诊断标准

（1）有固定模式的发作性呕吐，呈急性发作，持续时间少于 1 周。

（2）最近 1 年内间断发作 3 次，近 6 个月至少发作 3 次、间隔至少 1 周。

（3）发作间隔期无呕吐，但可以存在其他轻微症状。

诊断前症状出现至少 6 个月，近 3 个月符合以上诊断标准。

有偏头痛史或偏头痛家族史可作为本病支持点。

2. 儿童周期性呕吐综合征的诊断标准

（1）6 个月内有 2 次或 2 次以上剧烈的、持续恶心和阵发性呕吐，持续数小时至数日。

（2）每位患者有固定的发作模式。

（3）发作间隔期数周至数月，发作间期患者可恢复至基线健康状态。

（4）经评估，症状不能归咎于其他疾病情况。

（二）检查方法

根据患者具体临床表现选择检查方式。这些检查方式包括排除器质性疾病的各种检查以及胃肠道功能检查。

以下检查可以用来排除潜在的器质性疾病：胃镜、小肠造影或 CT/MR 小肠成像可用于除外有无胃十二指肠病和小肠梗阻等器质性疾病；生化检查能除外电解质和酸碱平衡紊乱、高钙血症、甲状腺功能低下和 Addison 病等内分泌及代谢疾病。

如果上述检查正常，必要时可进一步行胃肠道功能检查，如胃排空功能评估，可行胃窦 - 十二指肠压力测定；或考虑食管 pH 检测除外非典型 GERD 等疾病。

某些特殊情况可出现 CVS，完善尿氨基乙酰丙酸和胆色素原检查筛查急性间歇性卟啉病。血氨浓度、血浆氨基酸和尿有机酸定量等均有助于协助诊断。

（三）鉴别诊断

周期性呕吐综合征需要鉴别的疾病范围广泛。各种导致反复剧烈呕吐的疾病都需要和本病鉴别。除胃肠道疾病以外，中枢神经系统疾病、内分泌及代谢性疾病均可能出现类似症状，根据病史、伴随症状等进行针对性检查，必要时行胃肠道功能检查有助于鉴别。

需要注意的是，某些特殊疾病可出现 CVS 样临床表现，须进行针对性检查：如完善尿氨基乙酰丙酸和胆色素原检查筛查急性间歇性卟啉病；此外，血氨浓度、血浆氨基酸和尿有机酸定量等亦均有助于鉴别诊断。

【治疗】

周期性呕吐综合征的治疗主要以药物治疗为主，根据疾病不同时期给予不同治疗方案，包括发作前驱期、呕吐期对症治疗及发作间期的预防再发作治疗。

（一）对症治疗

包括支持治疗和对症药物治疗。支持治疗包括静脉输注 10% 葡萄糖及补钾（对部分患者有效）；对症药物治疗主要包括抗呕吐药物，如普鲁氯嗪、甲氧氯普胺和氟哌啶醇，以 $5-HT_3$ 拮抗剂疗效更优。近年来研究发现，儿童急性 CVS 选用 NK_1 拮抗剂阿瑞匹坦能减少年住院次数、呕吐持续时间和严重程度。

除抗呕吐药物以外，患者急性发作时可静脉应用苯二氮䓬类镇静药物（如劳拉西泮）；阿片制剂可用于发作期并伴有疼痛的患者；也有研究发现，应用抗偏头痛药物（如 $5-TH_{1B,1D}$ 受体激动剂曲马舒坦）治疗呕吐，对于有偏头痛病史及家族史的儿童 CVS 疗效更佳；我国研究发现丙戊酸钠也可用于治疗儿童周期性呕吐。

（二）预防用药

预防性治疗的适应证包括发病频率 >1 次 / 月或病情严重（出现如脱水或电解质失衡及急诊就诊或住院的频率较高）。

三环类抗抑郁药物，如阿米替林，能减少 CVS 发作的频率和持续时间，有研究显示其具有预防 CVS 发作的效果（成人有效应答率为 76%，儿童为 68%），但对于具有并发症或部分症状严重的患者预防效果较差。

对于三环类药物预防无效的部分患者可考虑选用抗惊厥药物，如苯巴比妥、苯妥英钠、卡马西平、托吡酯和丙戊酸钠等。有数据显示此类药物可减少呕吐发作次数。

其他预防药物，包括 β 受体阻滞剂（如普萘洛尔）、赛庚啶和线粒体稳定剂（如左旋卡尼汀、辅酶 Q10）。有研究称辅酶 Q10 和三环类抗抑郁药预防效果相当且不良反应更少。我国部分研究显示上述药物联合应用于儿童效果更佳。

（王邦茂）

推 荐 阅 读

[1] SHAY S S, JOHNSON L F, WONG R K, et al. Rumination, heartburn, and daytime gastroesophageal reflux. A case study with mechanism defined and successfully treated with biofeedback therapy[J]. J Clin Gastroenterol, 1986, 8（2）: 115-126.

[2] TUCKER E, KNOWLES K, WRIGHT J, et al. Rumination variations: aetiology and classification of abnormal behavioural responses to digestive symptoms based on high-resolution manometry studies[J]. Aliment Pharmacol Ther, 2013, 37（2）: 263-274.

[3] KESSING B F, BREDENOORD A J, SMOUT A J. Objective manometric criteria for the rumination syndrome[J]. Am J Gastroenterol, 2014, 109（1）: 52-59.

[4] BLONDEAU K, BOECXSTAENS V, ROMMEL N, et al. Baclofen improves symptoms and reduces postprandial flow events in patients with rumination and supragastric belching[J]. Clin Gastroenterol Hepatol, 2012, 10（4）: 379-384.

[5] PATEL A, SAYUK G S, KUSHNIR V M, et al. Sensory neuromodulators in functional nausea and vomiting: predictors of response[J]. Postgrad Med J, 2013, 89（1049）: 131-136.

[6] HEJAZI R A, MCCALLUM R W. Review article: cyclic vomiting syndrome in adults rediscovering and redefining an old entity[J]. Aliment Pharmacol Ther, 2011, 34（3）: 263-273.

[7] LEE L Y, ABBOTT L, MOODIE S, et al. Cyclic vomiting syndrome in 28 patients: demographics, features and outcomes[J]. Eur J Gastroenterol Hepatol, 2012, 24（8）: 939.

[8] CRISTOFORI F, THAPAR N, SALIAKELLIS E, et al. Efficacy of the neurokinin-1 receptor antagonist aprepitant in children with cyclical vomiting syndrome[J]. Aliment Pharmacol Ther, 2014, 40（3）: 309-317.

[9] 吴丽丽, 崔立红, 彭丽华, 等. 海军某部官兵成人反刍综合征的流行病学调查及相关影响因素分析 [J]. 解放军医学杂志, 2013, 38（6）: 457-460.

肠道肛门功能性疾病包括功能性肠病（functional bowel disorders，FBDs）、肛门直肠疾病（anorectal disorders）。

FBDs 是指症状源于中、下消化道的一组慢性胃肠道疾病，主要临床表现为腹痛、胀气、腹部膨胀、排便习惯异常（包括便秘、腹泻或便秘腹泻交替）、粪便性状异常（粪便稀糊、水样、干结）等。FBDs 分为：肠易激综合征（irritable bowel syndrome，IBS）；功能性便秘（functional constipation，FC）；功能性腹泻（functional diarrhea，FDr）；功能性腹胀/腹部膨胀（functional abdominal bloating/distension，FAB/D）；非特异性功能性肠病（unspecified FBD，U-FBD）。虽然 FBDs 被区分为不同的疾病，但彼此间仍有明显的重叠现象，随着时间推移，患者经常从一种类型转变为另一类型，故在无法鉴别的时候临床医师常常不进行疾病的具体诊断，而称之为 FBDs，对以对症治疗为主措施没有影响。

肛门直肠疾病包括大便失禁、功能性肛门直肠疼痛、功能性排便障碍（functional disorders of defecation，FDD）。FDD 的诊断需要结合异常的诊断性检查结果，而大便失禁、功能性肛门直肠疼痛是根据特异性症状来定义。需要指出的是罗马 IV 标准将"功能性肛门直肠疾病"中的"功能性"删除了，特别是大便失禁的患者，很难区分"器质性"和"功能性"，不少患者发现肛门直肠结构和/或功能的异常，但难以用结构异常或功能异常来解释其症状，留待今后研究证实。

第一节　肠易激综合征

肠易激综合征（irritable bowel syndrome，IBS）是一种常见的功能性肠病，其临床特征为反复发作的腹痛或腹部不适，伴有排便习惯改变或排便性状改变，常规检查缺乏可解释症状的形态学和生化指标的异常。根据排便习惯改变的主要表现将 IBS 分为 4 个主要亚型：便秘型（IBS with predominant constipation，IBS-C）、腹泻型（IBS with predominant diarrhea，IBS-D）、混合型（IBS with mixed bowel habits，IBS-M）和未定型（IBS unclassified，IBS-U）。尽管 IBS 是功能性的疾病，但对生活质量影响的严重程度并不比器质性疾病低，患者往往反复就医和用药，耗费了大量的医疗资源，是消化科医师重点关注的疾病。

【流行病学】

IBS 的患病率和发病率存在较大的差异，与种族、社会、环境和文化的不同有关，也与诊断标准、调查人群和调查手段的不同有关。研究显示，IBS 的人群总体患病率为 11.2%（95%CI：9.8%～12.8%），发病率为 1.35%～1.50%。总体而言，欧美人群 IBS 患病率为 10%～22%，而中国人群 IBS 患病率为 1.0%～16.0%，总体患病率为 6.5%，消化专科门诊就诊的 IBS 患病率为 10%～30%。

IBS 症状可发生于任何年龄组，各年龄组患病率有所不同，以年龄 20～50 岁之间多发。西方国家女性较男性 IBS 患病率更高，为（2.0～2.5）:1，但亚洲的一些研究显示男性 IBS 患病率较女性稍高或男女无差异，我国人群 IBS 患病率女性略高于男性，但就诊患者女性明显高于男性，东西方国家的差异可能与种族或文化相关。国内研究显示 IBS-D 最多见，国外研究也显示 IBS-D 和 IBS-M 较 IBS-C 更常见；其中女性患者中排便困难和大便干结多见，而男性以腹泻和稀便为主。

【病因与发病机制】

（一）病因

IBS 的病因仍不明确，是多因素综合作用的结果。既存在可增加疾病易感性的因素，如遗传、环境和心理社会等因素；也存在与症状产生和发作相关的因素，如感染、饮食和慢性应激等因素。此外，不同病因可引起不同的 IBS 症状群，而在不同亚型患者的病因也可能不同。

1. 遗传及基因多态性 遗传因素可能会促进 IBS 的发生，部分 IBS 患者有家族性发病倾向，研究显示同卵双生患者双方发病率显著高于异卵双生患者。此外，多种功能蛋白的基因单核苷酸多态性（single nucleotide polymorphisms，SNPs）改变与部分 IBS 患者发病相关，目前较明确的包括炎症因子如 TNF-α 和 IL-10 等基因多态性，神经递质代谢或转运蛋白如 5-HT 转运体和受体基因多态性等。IBS 患者与正常人相比更有可能存在 TNF-α（-308 G/A）SNP 杂合子，而高合成 IL-10（-1082G/A）SNP 中 GG 基因型可以降低 IBS 的患病风险。IBS 人群中，5-HT 转运酶（serotonin transporter，SERT）基因 SLC6A4 启动子区的 5-HT 转运体相关多态性区（5-HTTLPR）变化明显高于正常人群。

2. 心理社会因素 IBS 存在多种精神心理共病，如焦抑、抑郁、睡眠障碍等，这些精神心理共病是 IBS 的危险因素，并且预示着患者更差的生活质量和预后。IBS 患者具有很高的神经质水平，神经质被认为是 IBS 最明显的病理性人格特征。此外，近 2/3 的 IBS 患者有负性生活事件经历（如失业、家人死亡、性虐待、体罚、手术和婚姻破裂等）和某些社会问题（工作、经济和人际关系等），这些生活中的慢性应激是造成心理问题的重要原因。越来越多的证据提示童年或成年时期经历的长期持续的应激因子与 IBS 发病或症状发作相关联。童年时期的创伤性经历（主要是虐待史和母爱剥离）是成年人 IBS 发生的独立危险因素，童年时期通过社会学习获得疾病行为也与成年后 IBS 的发生明显相关。最近的研究发现父母的不良养育方式（惩罚、过度保护和忽视）增加了儿童 IBS 的发生率。

3. 饮食因素 食物不耐受、饮食不洁被认为可能是 IBS 症状复发的诱因或伴随情况，特别是食物不耐受研究较多，以碳水化合物不耐受为主，如麸质、谷类、奶制品、果糖等常诱发或加重 IBS 患者的症状，可能与患者耐受性差，或食物引起产气以及肠菌群改变有关。少数 IBS 患者伴有食物过敏，可能存在血清 IgE 升高以及黏膜 IgE 阳性细胞增多。研究显示，可发酵寡聚糖、单糖、二糖、多糖和多元醇（FODMAPs）可以加重或诱发部分患者 IBS 症状，可能与这类小分子物质不被小肠吸收有关，一方面在肠腔内形成高渗，促进水液分泌和加快肠道蠕动，另一方面在结肠内被菌群发酵产生大量气体与短链脂肪酸，引起肠腔扩张、刺激结肠收缩，共同导致敏感个体出现腹痛和排便频率增加。

4. 肠道菌群紊乱 研究发现 IBS 患者的肠道菌群与健康个体有差异。多数研究显示 IBS 患者肠道菌群结构变化，如厚壁菌门的丰度更高而拟杆菌门丰度较低，双歧杆菌和乳酸杆菌数量减少而肠杆菌数量增多，双歧杆菌 / 肠杆菌比值降低，并且黏膜菌群中类杆菌和梭菌增多而拟杆菌减少。补充益生菌后患者的症状明显改善，也充分说明肠道菌群紊乱在 IBS 发病中的作用。肠道菌群失调可能破坏肠黏膜屏障，激活肠道免疫，促进内脏高敏感发生和胃肠动力异常，在 IBS 发病中起重要作用。此外，小肠细菌过度生长（small intestinal bacterial overgrowth，SIBO）被认为与 IBS 有关，尤其是与腹胀和排便异常等症状有关。虽然有相当多的研究探讨 SIBO 与 IBS 之间的相关性，但目前还存在争议，多数 SIBO 的诊断基于乳果糖或葡萄糖氢呼气试验，很难被重复，且有报道通过 SIBO 诊断"金标准"（空肠引流液培养和小肠细菌计数）方法的研究并未发现 IBS 存在 SIBO 的明显证据。因此，SIBO 与 IBS 的关系还有待进一步证明。

5. 感染后 IBS 部分 IBS 患者有胃肠道急性感染的病史，已有的研究证实胃肠道感染为诱发肠易激综合征明确病因之一，称之为感染后 IBS（post-infectious irritable syndrome，PI-IBS）。肠道感染后发生 IBS 的比例为 3.6%～36.0%，平均患病率为 11.5%。细菌性胃肠炎感染后 12 个月内发展为 IBS 的风险升高 6.4 倍，而 24～36 个月风险降至 3.9 倍，其中引起明显黏膜损伤的侵袭性或产毒性病原微生物，如空肠弯曲杆菌、沙门菌和志贺杆菌等，是最常见引起 PI-IBS 的细菌。病毒性胃肠炎后发展为 PI-IBS 的风险相对低。寄生虫感染包括阿米巴原虫、贾第鞭毛虫、布氏旋毛虫、血吸虫等也可导致 PI-IBS。我国研究证实志贺痢疾杆菌感染是 IBS 发生的危险因素。

（二）发病机制

IBS 的病理生理机制复杂，不同个体可能存在不同的或多个发病机制（图 8-3-1）。目前一致认为各种因素引起"脑 - 肠轴"失调，导致相应地不同的病理生理机制，可能是产生 IBS 症状的关键，包括但不局限于胃肠动力紊乱、内脏高敏感性、肠道通透性增加、免疫激活以及肠道微生态改变。

1. 脑 - 肠轴失调 脑 - 肠轴失调包括中枢神经系统异常、自主神经系统异常和肠神经系统异常，可能导致胃肠动力紊乱、内脏高敏感等。中枢神经

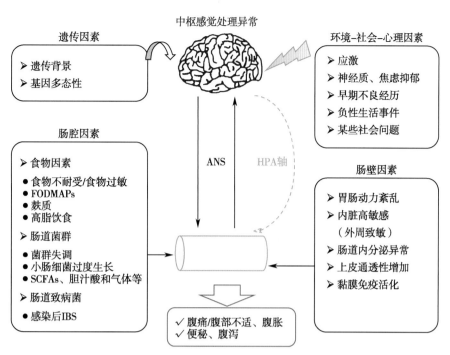

图 8-3-1 IBS 病因与病理生理机制

系统对肠道传入信号的处理及对肠神经系统的调节异常与 IBS 的发病有关。研究显示 IBS 患者直肠扩张刺激增加前中部扣带回皮质（ACC/MCC）、前额叶皮质（PFC）、岛叶皮质（IC）及丘脑等区域活动性，以 ACC 最为显著，而且与正常对照组比较，IBS 患者上述区域对疼痛刺激的反应更加明显。与健康人相比，某些 IBS 患者亚群存在交感神经张力增高和/或迷走神经张力下降等自主神经系统（autonomic nervous system，ANS）失衡，以及下丘脑-垂体-肾上腺轴（hypothalamic-pituitary-adrenal axis，HPA）功能紊乱，这种现象也可见于慢性应激状态。中枢和外周的促肾上腺皮质激素释放因子（corticotropin releasing factor，CRF）信号通路异常激活参与了 IBS 中的胃肠道动力改变、通透性改变以及应激引起的内脏痛觉过敏。肠神经系统异常的结果主要来自于对动物模型的实验，包括肠神经系统可塑性改变，以及 ENS 相关的神经递质（如 5-HT、SP、CGRP 等）、受体或离子通道（如 TRPV1、Nav1.9、Cav3.2 等）的异常。

2. 胃肠动力障碍 胃肠动力异常被认为是 IBS 症状发生的重要病理生理机制，不仅累及结肠，还可能存在小肠、肛门直肠以及食管和胃等广泛的胃肠道运动异常。

（1）结肠运动异常：肠道传输时间研究已经间接证实了胃肠道动力障碍，发现 IBS-D 患者胃肠道传输加速，而 IBS-C 患者传输变慢。IBS 患者，特别是以便秘或腹痛为主要症状者，结肠慢波频率的明显增加，导致分节运动加强，其结果是肠内容物推进减慢，水分被吸收过度而致便秘，同时也常产生痉挛性便秘和腹痛。非便秘型 IBS 患者中高幅蠕动收缩（high amplitude propagated contraction，HAPCs）及结肠推进运动的频率增加，反之，便秘型者 HAPC 明显减少。HAPC 主要出现在进食或排便前后，推进肠内容物长距离移动，正常人每天 6～8 次，夜间睡眠时基本不出现 HAPsC，异常增加的 HAPCs 可能与 IBS 患者腹泻和疼痛发生有一定关联。IBS 患者袋状往返运动的频率明显增加，说明 IBS 患者结直肠抑制反射受损；部分患者餐后结肠推进性蠕动增加，乙状结肠动力增加。

（2）小肠运动异常：IBS-D 患者小肠内容物转运速度加快，而 IBS-C 患者小肠转运速度减慢，小肠通过时间延长。IBS-D 患者消化间期移行性复合运动（migrating motor complex，MMC）周期较正常人缩短，而 IBS-C 患者则明显延长。此外，MMC 各相持续时间的变化、Ⅲ相波幅及动力指数、Ⅲ相波中断及传导障碍等异常现象存在于 IBS 患者；相当多的患者小肠丛状收缩增加，在 IBS-D 及 IBS-C 两种亚型患者均有发生。

（3）肛门直肠运动异常：IBS 肛门直肠运动异常主要表现在肛门直肠静息压、肛门直肠自控功能和直肠顺应性的改变，不同 IBS 分型变化存在差异。IBS 患者的肛门内括约肌压、直肠内压及肛门直肠压差均显著低于正常人，提示由于括约肌压力降低，屏障作用减弱，不能抵抗向下推进的粪便，导致腹泻或大便窘迫感。而便秘型 IBS 肛管内压力明显升高，肛门括约肌对其上段直肠内气囊充气扩张的反应迟缓，不易产生便意，排便时肛门外括约肌有不协调异常收缩。IBS 患者直肠对肠腔扩张的顺应性降低，易受肠内容物刺激产生排便反射。

（4）食管和胃运动异常：有部分研究显示 IBS 患者食管和胃也存在动力异常，如下食管括约肌压力较低，食管体部重复性收缩和自主收缩增多，食管下段对气囊扩张的耐受性差，近端胃舒张功能受损，胃排空异常等，这些变化有可能与 IBS 患者重叠出现的上消化道症状有关。

3. 内脏高敏感性　内脏高敏感是 IBS 的核心发病机制，在 IBS 症状发生中有重要作用。IBS 患者肠道对机械、化学或温度等刺激的敏感性增高，表现为痛觉过敏（对有害刺激的疼痛评级增加或疼痛阈值降低）和异常疼痛（在生理状态下不引起痛觉的刺激也能诱发疼痛）。IBS 的内脏高敏感还表现为对进食刺激的高反应性，进食后可诱发与内脏高敏感有关的症状，包括腹痛、腹胀、饱胀或胀气，以及排便急迫感等。内脏感觉功能障碍涉及肠道、脊髓和大脑多个水平。

（1）外周致敏：IBS 患者存在外周神经致敏，传入神经纤维兴奋性增加。研究表明肠道组织中的炎症和非炎症介质起着重要的作用，可通过初级传入感觉神经兴奋增加，或促进神经可塑性改变而引起外周致敏。如部分 IBS 患者结肠黏膜肥大细胞数量及脱颗粒明显增加，且肥大细胞与肠神经纤维毗邻分布，释放组胺、前列腺素、肝素、5-HT、白三烯等介质，具有明显的致痛作用。有研究发现 IBS 患者结肠活检中神经纤维密度增加，TRPV1、SP、CGRP 阳性神经元数量增加，与 IBS 患者疼痛严重程度相关。

（2）脊髓致敏：脊髓背角是内脏感觉产生的关键部位，研究发现，IBS 内脏高敏感模型动物脊髓背角神经元 c-Fos 表达增加，神经元活化，兴奋性增高。原因可能与肠道传入脊髓的伤害性信号增多，致使脊髓背角神经元兴奋性呈活性依赖性升高，产生可塑性改变，进而对正常刺激反应增强、对刺激反应阈值降低和接受区域扩大等变化，对外周刺激消除后高兴奋性的维持具有重要作用。

（3）中枢致敏：IBS 患者直肠扩张后大脑活动反射区域（如扣带皮质区、岛叶等）对直肠扩张反应表现出较正常人更高的兴奋性，表明中枢敏感性增高。

长期反复出现内脏疼痛的 IBS 患者有大脑内微观结构的变化，特别是在与融合感觉信息和情绪情感调节有关的区域。临床研究发现在疾病严重期间，患者有明显的心理损害和生活应激，伴有内脏疼痛阈值降低，同时中扣带回皮质、岛叶皮质活动增强；当临床症状好转、心理障碍改善，直肠扩张的阈值增加，中扣带回皮质、岛叶皮质活动恢复。但目前仍不能确定这些改变与症状的特异性关系。

4. 肠道通透性异常　肠道通透性增加参与 IBS 的发病。通过口服乳果糖 / 甘露醇研究发现 IBS 患者的肠道通透性明显异常，结肠活检组织学也证实 IBS 患者肠上皮完整性存在异常、紧密连接中断，并且与 IBS 亚型相关性不大。多种因素包括食物不耐受、肠道菌群失调、免疫异常以及心理因素如应激等均可能导致肠道屏障功能受损。动物研究中证实慢性肠道通透性增加可以引起一系列肠道病理生理改变，包括肠道免疫激活、肠道感觉过敏、肠道平滑肌收缩异常等，很有可能是始动因素之一。

5. 免疫功能紊乱　IBS 患者肠道局部存在低度的免疫激活。在腹泻型和混合型 IBS 患者升结肠、横结肠、降结肠和直肠上皮内淋巴细胞数量明显增加，小肠黏膜固有层 T 淋巴细胞数量增多。IBS 患者空肠、回肠、结肠肥大细胞数量明显增加，脱颗粒增加，其分泌的介质如组胺、类胰蛋白酶增加，而 IBS 患者肠嗜铬细胞增加也会使 5-HT 分泌增加，IBS 患者直肠巨噬细胞来源的 IL-1β 表达明显增加。这些因子会作用与肠道平滑肌和神经，从而影响肠道生理功能。此外，IBS 还存在 Th1/Th2 平衡漂移、Th17 比例升高、CD4$^+$/CD25$^+$ Treg 比例下降及促炎（如 TNF-α、IL-1β、IL-6 等）和抑炎（如 IL-10 等）因子失衡。

研究发现 IBS 患者可能存在外周血免疫异常，如 IBS 患者外周血单个核细胞和巨噬细胞 IL-6 和 IL-8 增多，分泌更多的促炎症因子，此外，IBS 患者外周血活化的 T 细胞数量增加，相应的细胞因子如 IL-5 和 IL-13 表达水平也增加，同时，IBS 患者外周血 B 细胞活化水平较正常人增高。

【临床表现】

IBS 起病隐匿，常反复发作，病程至少 6 个月，可长达数年至数十年，其临床特征是慢性、反复发作的腹痛或者腹部不适，同时伴有排便频率和 / 或粪便性状的改变。

（一）腹痛和腹胀、腹部不适

腹痛是 IBS 最突出的症状，最常发生在进食后和排便前，多数在排便或排气后明显缓解或减轻。疼痛的部位可以是局限性，也可能范围较广且定位模糊，西方以左下腹多见，我国及亚洲患者以脐周及上腹更为多见。疼痛性质以钝痛和胀痛最多，也可呈绞痛、锐痛、刀割样痛，一般无放射痛，偶可牵涉至腰背部、季肋部或会阴部。腹痛的程度多为轻中度，大多可以耐受，极少因剧痛而影响工作和生活。腹痛多为阵发性，持续数分钟至数十分钟，少数可持续数小时，罕见有持续几天者，需要注意的是无睡眠中痛醒者。

由于语言文化的差异，西方普遍认为对腹部不适（discomfort）的理解模糊不清或无相应描述，因而为使国际上各地区定义更加一致，罗马Ⅳ标准将"腹部不适"从 IBS 的诊断中去除。但在中国及亚洲地区，对腹部不适有较为明确的理解，即难以用腹痛来形容的不适感，并且腹部不适症状在 IBS 患者中比例很高，近半 IBS 患者仅有腹部不适而无明显腹痛症状。此外，腹胀也是中国人群 IBS 常见的症状（52.8%），主要是胀气（bloating），即腹部气体膨胀的不适感，是主观性腹胀，也有患者的腹胀有客观的体征，称为腹部膨胀（distension）。因为腹胀、腹部不适在我国 IBS 的患者占比非常高，中国专家们讨论后建议腹部不适、腹胀可以作为 IBS 的临床诊断，但为保持与国际统一在科学研究中仍采取罗马Ⅳ诊断标准。

（二）排便习惯与大便性状改变

大便改变表现为性状和 / 或次数异常，患者可有腹泻、便秘，或腹泻便秘交替，有些伴有排便过程不适（费力、急迫感、排便不尽感）。

1. **腹泻** 每日大便数次增加，多为 3～5 次，极少数可达 10 余次，多在晨起或餐后发生，腹泻不会发生在夜间，无大便失禁。粪便多呈稀糊状，部分患者可为水样，可有黏液但无脓血便，也有患者出现最初排出的粪便为成形软便，随后为溏便或黏液便，最后为稀水样便。便前常伴有腹部绞痛或有排便窘迫感，排便后这些症状消失或缓解。腹泻可持续数十年，但极少因腹泻而致营养不良、脱水、水电解质和酸碱平衡失调，也不影响患者的生长发育。腹泻常在精神紧张、情绪变化、劳累、受凉、不当饮食时发生。肠道推进性运动过快和分泌亢进可能是 IBS 腹泻的机制。

2. **便秘** 每周仅排便 1～2 次，严重者甚至 1～2 周排便 1 次，粪便呈羊粪状或粟子状，干硬。多数便秘患者伴有腹痛或腹部不适，排便后腹部症状可

有不同程度缓解。便秘呈缓慢渐进性，排便频率逐渐变小，患者对各种泻剂的敏感性亦逐渐迟钝，甚至完全无效，需要灌肠方可排便。便秘发生的机制可能为肠内容物推进缓慢，非推进性、分节收缩增加，水分被过度吸收，排便阈值增高等有关。

3. **便秘与腹泻交替** 部分患者表现为便秘与腹泻交替，一段时间为便秘，一段时间出现腹泻。便秘与腹泻交替的频率及病程因人而异，差别较大。亦有经过一段时间的便秘腹泻交替后转变成持续便秘或持续腹泻者。引起便秘与腹泻交替的原因可能是消化道功能紊乱不稳定，或受不同的诱因作用所致，也有小部分是医源性的，腹泻患者不适当地使用止泻剂导致便秘，而便秘患者应用导泻剂不当又可引起腹泻。

4. **排便过程不适** 便秘患者往往伴有排便困难、排便费力、肛门阻塞感，而腹泻患者便前多有排便窘迫感。部分 IBS 患者还可能有排便不尽感、直肠坠胀感。

（三）其他胃肠症状

IBS 常与功能性消化不良、胃食管反流病等上消化道疾病重叠，表现为上腹痛、上腹灼热、早饱、餐后饱胀、暖气、恶心等胃十二指肠症状，以及烧心、反流、吞咽梗阻感或异物感等食管症状。研究显示，IBS 患者中有 31.5% 同时符合功能性消化不良的诊断，而 24.8% 的功能性消化不良患者同时符合 IBS 的诊断，但是根据我们的研究发现有不少 IBS 患者因为其主诉上消化道症状而被认为是胃部疾病进行胃镜检查，所有提醒医师注意对于主诉为上消化道症状的患者一定要了解其是否有腹泻、便秘，以免诊断错误。约 37.5% 的 IBS 患者合并胃食管反流症状，且有症状重叠的 IBS 患者其肠道症状更严重。

（四）胃肠外症状

相当多 IBS 患者伴有焦虑、抑郁、疑病、睡眠障碍等精神心理异常，表现为躯体化症状，部分患者并存纤维性肌痛、慢性盆腔痛和慢性疲劳综合征等。部分 IBS 患者可能伴有如头痛、胸闷、胸痛、心悸、气促、手心潮热等症状，但程度一般较轻。也可伴有如尿频、尿急、夜尿、排尿不尽感、性欲减低、性交痛等泌尿生殖系统症状。胃肠外症状可能与伴有的神经精神异常有关。

（五）体征

多无明显的阳性体征，部分患者可能有腹部轻压痛，但绝无反跳痛及肌紧张。部分患者可触及腊

肠样肠管。部分患者肛门直肠指诊时存在肛门痉挛、直肠触痛，但肠黏膜光滑，指套无血迹。听诊无特殊发现，腹痛、腹泻时可闻及肠鸣音亢进。

【辅助检查】

（一）结肠镜检查

对于有报警症状和体征的患者需要进行结肠镜检查，排除器质性疾病。对于 40 岁以下，有典型 IBS 症状以及无报警症状的患者不推荐常规检查结肠镜。腹部超声、腹部或盆腔 CT、全消化道造影有助于排除腹部器质性疾病。

（二）实验室检查

对初诊或不能排除器质性疾病者，需完善血、尿、粪三大常规和血生化检查，如白细胞升高，粪和尿检查发现脓细胞、红细胞，粪中含大量脂肪或发现寄生虫卵等均提示为器质性疾病。血沉增快亦提示器质性疾病。

C- 反应蛋白和钙卫蛋白有助于鉴别 IBS 与 IBD。伴有多饮、多食、出汗、消瘦者等可行甲状腺功能检查以排除甲状腺疾病。对经验性治疗无效的 IBS-D 和 IBS-M 患者应行血清抗肌内膜抗体和谷氨酰胺转移酶抗体水平定性检测，以排除乳糜泻。粪便细菌、寄生虫及虫卵分析对以腹泻为主要症状的患者有一定意义，特别是在感染性腹泻发病较高的发展中国家。

呼吸氢试验对 SIBO 诊断有一定作用，还可以了解肠道对单糖的耐受情况（如乳糖不耐受、果糖不耐受）、了解肠道传输时间，但不作为 IBS 诊断的常规检查。此外，肌电图、胃肠传输时间、胃肠和肛管测压等功能检查对于深入了解其病理生理变化及运动异常的类型有一定的作用。

【诊断与鉴别诊断】

（一）排除器质性疾病

对于有报警症状和体征的患者应慎重排除器质性疾病：①发热、体重下降 >3kg、便血或黑粪、贫血、腹部包块，夜间腹泻、腹痛，以及其他不能用功能性疾病解释的症状和体征者；②新近出现持续的大便习惯（频率、性状）改变或发作形式发生改变或症状逐步加重者；③有结直肠癌、乳糜泄及 IBD 家族史者；④年龄≥40 岁者；⑤短期经验性治疗无效。

（二）诊断标准

IBS 的诊断是基于临床症状的，因此详细地询问病史和细致的系统体格检查在 IBS 的诊断和鉴别诊断中至关重要。

1. 诊断标准　目前采用国际公认的罗马Ⅳ标

表 8-3-1　IBS 的罗马Ⅳ诊断标准

反复发作的腹痛，近 3 个月内平均发作至少 1 日 / 周，伴有以下 2 项或 2 项以上：

1. 与排便相关

2. 伴有排便频率的改变

3. 伴有粪便性状（外观）改变

*诊断前症状出现至少 6 个月，近 3 个月符合以上诊断标准

表 8-3-2　IBS 的罗马Ⅳ亚型分类标准

1. 便秘型 IBS（IBS-C）	粪便性状 1 型或 2 型 >25%，且 6 型或 7 型 <25%
2. 腹泻型 IBS（IBS-D）	粪便性状 6 型或 7 型 >25%，且 1 型或 2 型 <25%
3. 混合型 IBS（IBS-M）	粪便性状 1 型或 2 型 >25%，且 6 型或 7 型 >25%
4. 未定型 IBS（IBS-U）	排便习惯无法准确归入以上 3 型中的任何一型

准（表 8-3-1）。此外，支持诊断的常见症状有：①排便频率异常：每周排便少于 3 次，或每日排便多于 3 次；②粪便性状异常：干球粪或硬粪，或糊状粪 / 稀水粪；③排便费力；④排便急迫感、排便不尽、排黏液以及腹胀。

2. IBS 分型　根据患者粪便性状的不同，罗马Ⅳ诊断标准进一步将 IBS 分为四种亚型，分别为 IBS 便秘型、IBS 腹泻型、IBS 混合型、IBS 未定型（表 8-3-2）。粪便性状分型采用 Bristol 粪便性状量表：1 型为分散的干球粪，如坚果，很难排出；2 型为腊肠状，多块的；3 型为腊肠样，表面有裂缝；4 型为腊肠样或蛇状，光滑而柔软；5 型为柔软团块，边缘清楚（容易排出）；6 型为软片状，边缘毛糙，或糊状粪；7 型为水样粪，无固形成分。其中，1～2 型为便秘，6～7 型为腹泻，不少亚洲患者认为 3 型也属便秘。

（三）鉴别诊断

根据患者的典型症状，在没有"报警症状"的前提下根据罗马Ⅳ标准做出 IBS 的诊断。需要与 IBS 进行鉴别的疾病主要是引起腹痛、腹泻和便秘等排便习惯改变的其他功能性肠病，以及胃肠道或全身性器质性疾病。

1. 引起腹胀、腹泻和便秘等排便习惯改变的其他功能性肠病　IBS 需与功能性便秘（FC）和功能性腹泻（FDr）相鉴别，其中功能性便秘以排便困难、排便次数少或排便不尽感为主要表现，而功能性腹泻以反复排稀便或者水样便为主要表现，FC 和 FDr 一

般没有或较少伴有腹痛和/或腹部不适症状，即使有轻微腹部症状，但不是主诉症状。

需要指出的是 IBS 患者常伴有腹胀症状，尤其是在中国 IBS 患者中较常见（52.8%），故需与功能性腹胀/腹部膨胀（FAB/D）相鉴别，后者以反复发作的腹部胀气（bloating）和/或膨胀（distension）为主要表现，且没有或很少发生便秘或腹泻等排便习惯异常和腹痛症状，但这些症状的发生频率和严重程度不是该患者的关键描述。

临床会遇到难以将功能性肠病的各类疾病、分型区分开来的情况，而且同一患者在不同时期会有不同的表现，各种情况相互重叠、相互转化。

2. 引起腹痛、腹泻和便秘等排便习惯改变的胃肠道或全身性器质性疾病

（1）腹痛的鉴别诊断：对腹痛位于上腹部或右上腹，餐后疼痛明显者，应与胆系和胰腺疾病相鉴别。B 超检查、粪脂定性或定量以及胰外分泌检查，必要时行逆行胰胆管造影检查有助于诊断。对腹痛位于下腹部，伴有或不伴有排尿异常或月经异常者，应与泌尿系统疾病及妇科疾病鉴别。腹痛位于脐周者，需与肠道蛔虫症鉴别。腹痛位于剑突下者，应与消化性溃疡、慢性胃炎鉴别，内镜检查是最可靠的方法。

（2）腹泻的鉴别诊断：以腹泻为主者，主要应与感染性腹泻和吸收不良综合征鉴别，另外乳糜泻、结直肠肿瘤、甲状腺功能亢进也常见。如粪常规检查见大量白细胞、红细胞、脓细胞、大量黏液，提示感染性腹泻，应进一步作细菌学及寄生虫学检查，明确感染原。与吸收不良的鉴别需作有关吸收不良的试验和粪脂检查。IBS 与乳糖不耐受症的鉴别较困难，乳糖吸收试验及氢呼气试验阳性是乳糖不耐受症诊断的可靠标准。如因条件限制不能作这两项检查，可试行无乳糖饮食治疗，如腹泻很快缓解，则有利于诊断。对伴有多饮、多食、出汗、消瘦者等可行甲状腺功能检查以排除甲状腺功能亢进引起的腹泻。

（3）便秘的鉴别诊断：以便秘为主者，应与药物不良反应所致的便秘、结直肠器质性疾病所致便秘鉴别。详细询问病史，充分了解药物作用及不良反应，停药后便秘改善有助于药物所致便秘的诊断。结直肠器质性疾病所致的便秘主要见于肿瘤和各种炎症所致的肠腔狭窄，除各自的临床特点外，结肠镜检查是确诊的主要手段。肛门直肠和盆底结构功能异常引起的便秘以排便费力、肛门直肠堵塞感、排便不尽感等症状明显，多需要手法辅助排便，通常需

借助肛门直肠功能检测和胃肠传输时间测定鉴别。肛门直肠指诊可出现模拟排便时肛门括约肌不松弛或持续收缩，缩肛能力减弱；肛门直肠测压可出现模拟排便时肛门括约肌或盆底肌不协调性收缩，直肠推进力不足和/或直肠感觉阈值提高等。

【治疗】

IBS 的治疗主要是遵循个体化对症处理原则，治疗目标是消除患者顾虑，减轻或缓解症状，减少发作的频率及程度，提高生活质量。由于 IBS 的病因和发病机制复杂，目前尚无一种方法或药物有肯定的疗效，针对每个 IBS 患者，均需要个体化细致分析病因、病理生理改变、分型、心理因素、诱发因素等。

（一）一般治疗

首先应该建立良好的医患关系，安慰和建立良好的医患关系是有效、经济的治疗方法，也是所有治疗方法得以有效实施的基础。IBS 患者多有反复发生的症状，存在羞愧、害怕和无助感，感觉不被医师、家庭和朋友所理解，因此在对 IBS 患者问诊时应详细耐心，与患者建立良好的联盟，共同对付疾病。了解患者害怕什么，并用患者能够理解的语言，向患者进行充分的解释，回答患者关心的问题，使患者真正了解和认知 IBS 的发病因素、病程特点，对患者进行支持，给患者以希望。嘱患者调整生活方式，鼓励患者加强锻炼，按规律的排便习惯。嘱患者记录 2 周内的生活方式，包括症状、排便、饮食以及用药等，确定哪些是症状的诱因，从而采取相应的调整。

（二）饮食治疗

饮食疗法的原则是以患者自己的体验为依据，避免或减少诱发 IBS 症状的食品，如对消化道的不良刺激、引起的过敏或不耐受、消化道内易产气的食物等。目前尚无特定的食谱及摄食规律适合于所有的患者。从已有的研究表明可能与以下饮食有关：过度饮食、辛辣食物、高脂/油腻食物、奶制品、碳水化合物、咖啡因、酒精以及高蛋白食物等。

膳食纤维的摄入可能对某些 IBS 患者有益，尤其是便秘型 IBS 患者，可改善 IBS 患者的肠道功能，但不可溶的纤维素能导致腹胀和腹部不适的症状，从而加重 IBS 患者的症状，而可溶性纤维素如车前草能改善 IBS 患者的症状。同时，某些形式的纤维，特别是麸皮，可能会加重 IBS 患者腹胀、排气增多和腹泻的症状。因此，对于纤维素摄入尚存在争议，对于便秘患者可增加纤维素，但对于腹痛、腹胀等症状为主的患者需要减少纤维素的摄入。

无麸质饮食和低FODMAP饮食近年来被作为重要的或辅助治疗IBS的措施。研究显示无麸质饮食可以显著改善部分IBS-D患者症状，减少了排便次数，同时降低了小肠通透性，对于这部分患者持续无麸质饮食明显降低IBS症状的复发率（40% vs. 68%，P<0.05）。近年来，研究显示限制FODMAP（可酵解的低聚糖、双糖、单糖及多元醇）饮食对部分亚型IBS患者有效，主要通过减少体内发酵而显著改善症状，多项回顾性和前瞻性对照试验显示接受低FODMAP饮食疗法的IBS患者，在改善生活质量和总体胃肠道症状方面获益，且不同亚型IBS患者在低FODMAP饮食时均可获得更满意的粪便性状，但只有IBS-D亚型患者在排便次数方面有改善。

（三）药物治疗

1. 便秘症状的药物治疗（表8-3-3）

（1）缓泻剂：一般主张使用作用温和的缓泻药以减少不良反应和药物依赖性，常用高渗性泻剂或容积性泻剂。高渗性泻剂常用的为聚乙二醇（PEG）、乳果糖，容积性泻剂主要有欧车前子、甲基纤维素和多羧钙，这些药物不被肠道吸收，可吸附水分或通过高渗透性增加肠道内水分，使大便容量增加，促进肠运动。对腹胀明显者，应慎用高渗性泻药（如山梨醇、乳果糖等），因为此类药物不被吸收，在结肠部分细菌分解产生气体而加重腹胀。可酌情选用润滑性泻剂如蓖麻油、液体石蜡、甘油等，盐类泻剂如硫酸镁，容积性泻剂如纤维素。应尽可能避免长期应用刺激性泻剂（如酚酞类及大黄、番泻叶等蒽醌类），因为这类泻剂有较强的刺激肠运动的作用，易引起或加重便前腹痛，且长期使用会导致结肠黑变病。

（2）促动力剂：普芦卡必利是选择性5-HT$_4$受体激动剂，对慢传输型便秘患者有治疗作用，具有选择性强、不良反应少及对肠道的促动力作用强的特点。普芦卡必利（每天2mg，口服）可以改善慢性便秘的症状，包括排便频率，粪便的连续性和排便费力。最常见的不良反应是头痛、恶心和腹泻，但通常是短暂的，往往发生在开始治疗的24小时内。

（3）促分泌剂：促分泌药物是通过位于管腔内肠上皮细胞顶端表面的氯离子通道来发挥作用的。

鲁比前列酮（lubiprostone）是前列腺素的衍生物，其主要机制是选择性激活肠上皮2型氯离子通道（ClC-2），通过增加氯离子分泌，进而驱动水钠的细胞旁被动转运。同时，鲁比前列酮也可能直接作用于平滑肌前列腺素E1受体，对消化道动力有一定的促进作用。研究显示，鲁比前列酮（24μg每天2次

口服）治疗12周，改善IBS-C患者便秘症状，整体有效率明显优于安慰剂（17.9% vs. 10.1%，P<0.05）。由于临床研究数据绝大多数来自于女性，目前鲁比前列酮已经被批准用来治疗成年女性的IBS-C，其主要的不良反应为恶心、腹泻和腹痛，禁用于胃肠道梗阻和妊娠患者。

利那洛肽（linaclotide）是含有14个氨基酸的短肽，作用于肠上皮细胞鸟苷酸环化酶C（GC-C）受体，提高胞内cGMP的浓度，激活肠上皮细胞顶膜上氯离子通道CFTR而促进氯离子分泌。利那洛肽还可以提高结肠疼痛的阈值，促进完全自发肠道蠕动。为期12周的随机对照临床试验中，利那洛肽（290μg每天1次口服）治疗慢性便秘患者在增加排便频率和改善粪便的连续性，减轻排便费力感和整体便秘症状方面优于安慰剂（33.7% vs. 13.9%，P<0.05）。目前利那洛肽被批准用于治疗成年IBS-C患者，腹泻是最常见的不良事件。另一种GC-C激动剂——plecanatide，三期临床试验结果显示可以改善IBS-C患者腹痛和排便习惯。

（4）胆汁酸调节剂：增加肠道内胆汁酸含量可能有效改善IBS-C患者症状。胆汁酸补充剂鹅脱氧胆酸（CDCA）是一种初级胆汁酸，当剂量达到750～1000mg/d时会显著促进结肠分泌和加快结肠传输，改善粪便性状、增加排便频率。回肠胆汁酸转运体抑制剂（如elobixibat）则可抑制回肠胆汁酸重吸收，增加结肠胆汁酸浓度，进而促进肠道分泌和排便，目前处于Ⅲ临床试验，有望用于IBS-C患者治疗。

2. 腹泻症状的药物治疗（表8-3-4）

（1）止泻剂：对腹泻症状较轻者，可选用吸附剂止泻，如八面体蒙脱石，可以吸附水分及致病菌，提高消化道黏膜保护力，促进黏膜修复，同时它还可以调整和恢复结肠运动功能，降低结肠的敏感性。对腹泻症状较重者，可选用减慢肠运动的止泻剂，如μ-阿片受体激动剂。洛哌丁胺（loperamide）是外周μ-阿片受体激动剂，可以减缓结肠传输，增加水和离子的吸收。研究显示洛哌丁胺可改善粪便性状，减少了排便频率，但对腹痛症状缓解不明显。过量服用易引起便秘，应注意剂量个体化。艾沙度林（eluxadoline）是混合型μ-阿片受体激动剂/δ阿片受体拮抗剂，对肠道蠕动的抑制作用较洛哌丁胺弱。艾沙度林（100mg每天1次口服）治疗12周，IBS-C患者的总体症状改善率明显高于安慰剂（27.5% vs. 16.2%，P<0.05），美国FDA已批准艾沙度林用于IBS-D的治疗。

表 8-3-3 IBS 便秘症状的药物治疗

药物类型	作用机制	代表药物（成人剂量）
缓泻剂		
容积性泻剂	可吸附水分，增加粪便含水量和大便容量	欧车前（3.5g，每日 1~3 次） 甲基纤维素（500mg，每日 1~3 次） 多羧钙（1.25g，每天 1~3 次）
渗透性泻剂	不被肠道吸收，通过提高渗透性增加肠道内水分	聚乙二醇（10g，每天 1~2 次） 乳果糖（10g，每天 1~3 次）
刺激性泻剂	刺激肠道分泌和蠕动	比沙可啶（5~10mg，每日 1 次） 番泻叶（15mg，每日 1 次）
润滑性泻剂	局部滑润并软化粪便	液体石蜡（5~10ml，每天 1~3 次） 多库酯（100mg，每天 1~3 次）
促动力剂		
5-HT$_4$ 激动剂	与肠肌间神经丛 5-HT$_4$ 受体结合后，能增加胆碱能神经递质的释放，促进肠道推进运动	普芦卡必利（1~2mg，每日 1 次）
促分泌剂		
ClC-2 激活剂	选择性激活肠上皮 2 型氯离子通道，通过增加氯离子分泌，进而驱动水分泌	鲁比前列酮（24μg，每日 2 次，与餐同服）
GC-C 激动剂	作用于肠上皮细胞鸟苷酸环化酶 C 受体，提高胞内 cGMP 的浓度，激活 CFTR 氯离子通道	利那洛肽（290μg，每日 1 次） plecanatide（III 期临床试验）
胆汁酸调节剂		
胆汁酸补充剂	促进结肠分泌和加快结肠传输	鹅脱氧胆酸（CDCA）
回肠胆汁酸转运体抑制剂	抑制回肠胆汁酸重吸收，增加结肠胆汁酸浓度，进而促进肠道分泌和排便	elobixibat（III 期临床试验）

表 8-3-4 IBS 腹泻症状的药物治疗

药物类型	作用机制	代表药物（成人剂量）
吸附性止泻剂	主要吸附水分及致病菌	八面体蒙脱石（3g，每日 3 次）
μ-阿片受体激动剂	可以减缓结肠传输，增加水和离子的吸收	洛哌丁胺（4mg，每日 1~2 次） 艾沙度林（100mg，每日 1 次）
5-HT$_3$ 受体拮抗剂	可使结肠松弛，减慢小肠转运，提高内脏感觉阈值	阿洛司琼（0.5mg，每日 2 次）
抗生素	肠道不可吸收的广谱抗生素	利福昔明（550mg，每日 3 次）
其他		
胆汁酸螯合剂	减少胆汁酸对肠道分泌和运动的促进作用	考来维仑（1.875mg，每日 2 次）
活性炭吸附剂	通过吸附作用减少肠道内外源性物质对肠道的刺激作用，降低内脏高敏感性和肠道通透性	AST420（临床试验）
氯通道抑制剂	抑制肠上皮细胞 cAMP 和钙激活氯离子通道，抑制肠道分泌	crofelemer（临床试验）

（2）5-HT$_3$ 拮抗剂：阿洛司琼是一种高度选择性 5-HT$_3$ 受体拮抗剂，可以使结肠松弛，提高内脏感觉阈值，减慢小肠转运。阿洛司琼治疗女性 IBS-D 患者时可以有效缓解腹痛、减少排便次数和减轻直肠紧迫感。但是因其能导致便秘、缺血性肠炎等较严重的不良反应限制了临床应用，美国 FDA 仅批准阿洛司琼可以应用最低的初始剂量（0.5mg 每天 2 次口服）来治疗患有严重 IBS-D 的女性患者。另外的

研究还发现 5-HT$_3$ 受体拮抗剂雷莫司琼和昂丹司琼对 IBS-D 有效。

（3）利福昔明：利福昔明是一种不可吸收的广谱抗生素，美国 FDA 批准利福昔明用于治疗非便秘型 IBS。多中心临床试验提示短期内使用能改善 IBS 患者的粪便硬度、腹胀、腹痛及整体症状。荟萃分析显示，利福昔明（550mg 每天 3 次口服）改善 IBS 整体症状方面明显优于安慰剂（治疗获益率 =9.8%；

NNT＝10.2），且不良事件与安慰剂无明显差异。此外，对于利福昔明治疗后复发的 IBS-D 患者，利福昔明再使用同样有效，明显优于安慰剂（32.6% *vs.* 25.0%，*P*＜0.05）。

（4）其他：胆汁酸螯合剂（如考来维仑）通过降低肠道内胆汁酸浓度，减少胆汁酸对肠道分泌和运动的促进作用，改善 IBS-D 患者腹泻症状，目前仅有少量临床研究支持。此外，活性炭吸附剂（如 AST420）为口服肠道内吸附剂，吸附肠道内毒物，减少肠道内外源性物质对肠道的刺激作用，降低内脏高敏感性和肠道通透性，使非便秘型 IBS 患者腹痛或腹部不适的时间减少，粪便性状改善，同时未发现显著不良反应。氯离子分泌抑制剂（如 crofelemer）是一种从植物中提取的前花青素寡聚物，可以抑制肠上皮细胞 cAMP 和钙激活氯离子通道，抑制肠道分泌。临床研究显示，较大剂量 crofelemer（500mg，每天 2 次）能够延长女性 IBS-D 患者腹部不适或腹痛的缓解天数，其有效性和安全性还需大样本临床试验评估。

3. 腹痛症状的药物治疗（表 8-3-5）

（1）解痉剂：包括抗胆碱能药或平滑肌松弛剂，可以抑制消化道收缩。纳入 12 种不同解痉剂的荟萃分析显示，解痉剂对于 IBS 腹痛治疗有效（治疗获益率＝19.8%；NNT＝5.1）。消化道选择性钙离子拮抗剂，如匹维溴铵和奥替溴胺，可以减少 IBS 患者平滑肌峰电位频率，解除平滑肌痉挛，抑制餐后结肠运动反应，减轻无益的肠道痉挛性收缩、增强肠道通过时间和生理性蠕动，对许多药物引起的胃肠平滑肌收缩也有抑制作用。解痉剂还可减轻 IBS 患者的腹痛症状，对腹泻和便秘也有一定疗效。其他解痉剂如抗胆碱药（如东莨菪碱），平滑肌抑制剂（如美贝维林和阿尔维林）以及外周阿片受体激动剂（曲美布汀）等对缓解 IBS 腹痛均有一定的作用。解痉剂虽可以短期内缓解 IBS 患者腹痛的症状，但长期效果尚不明确。

（2）抗抑郁药：抗抑郁药可以降低内脏敏感性，从而缓解腹痛，同时处理 IBS 患者并存的心理障碍，常用的药物包括三环类抗抑郁药（TCAs）和选择性 5-HT 再摄取抑制剂（SSRIs）。抗抑郁药治疗 IBS 剂量应比抗抑郁症治疗量小，可以缓解 IBS 总体症状和腹痛症状，即使对于没有明显伴随精神和心理障碍表现的患者也有效。总的来说，TCAs 对于控制 IBS 症状有效（与安慰剂比较 RR 值 0.66，95%CI：0.57～0.76），特别是 IBS-D 患者，能够有效缓解 IBS 总体症状、减轻腹痛。目前仅有有限的资料对 SSRIs 治疗 IBS 的有效性进行研究，结论存在争议，有待进一步大样本研究来评估。

（3）其他：近来研究显示，选择性神经激肽 NK2 受体拮抗剂（如 ibodutant）可以改善女性 IBS 患者整体症状和腹部疼痛不适，呈现剂量依赖性，ibodutant 10mg 治疗组效果显著优于安慰剂，且安全性和耐受性较好。此外，针对不同靶点的新药，如肥大细

表 8-3-5　IBS 腹痛症状的药物治疗

药物类型	作用机制	代表药物（成人剂量）
解痉剂		
抗胆碱药	抑制平滑肌收缩	东莨菪碱（0.2mg，每日 3～4 次）
钙离子拮抗剂	选择性消化道钙拮抗，抑制平滑肌收缩	匹维溴铵（50mg，每日 3 次） 奥替溴铵（40mg，每日 3 次）
平滑肌松弛剂	直接作用于胃肠道平滑肌，松弛平滑肌	美贝维林（135mg，每日 3 次） 阿尔维林（60mg，每日 3 次）
胃肠动力调节剂	对胃肠道平滑肌具有双向调节作用	曲美布汀（0.1～0.2g，每日 3 次）
抗抑郁药		
TCAs	抗抑郁作用，降低内脏敏感性	阿米替林（10～150mg，睡前） 地昔帕明（10～150mg，睡前）
SSRIs	选择性抑制 5-HT 再摄取 抗抑郁作用，降低内脏敏感性	帕罗西汀（20～50mg，每天 1 次） 西酞普兰（20mg，每天 1 次） 氟西汀（10～40mg，每天 1 次）
其他		
NK2 受体拮抗剂	选择性抑制神经激肽 NK2 受体	ibodutant（Ⅲ 期临床试验）
CRF1 受体拮抗剂	缓解内脏高敏感和结肠动力障碍	pexacerfont（Ⅱ 期临床试验）

胞稳定剂/H1受体拮抗剂(如酮替芬和色甘酸钠)、CRF1受体拮抗剂(如pexacerfont)以及色氨酸羟化酶抑制剂等,也有临床研究显示对部分IBS治疗有效,但尚需更多地临床数据支持。

(四)菌群调节治疗

益生菌可能对IBS患者有益,其机制可能包括调节肠道细菌群落、调节黏膜免疫功能、恢复黏膜屏障功能等。研究表明,常用的益生菌如双歧杆菌和乳酸杆菌可以减少IBS患者腹痛、腹胀、排便不尽感等,且没有明显不良反应,对腹泻患者的效果得到认可,对便秘的作用需要进一步研究证实。纳入了43个随机临床试验的荟萃分析显示益生菌治疗IBS有效,且IBS症状持续的RR值为0.79(95%CI:0.70～0.89)。由于研究设计不同,使用益生菌菌种和剂量剂型以及持续时间的差异,导致现有的研究结果差异较大,针对IBS不同亚型应该选取的益生菌种类、剂量和用药时间尚不明确。总体上讲,多菌种多菌株优于单一菌株,具有足够数量的活菌也是保证益生菌治疗效果的关键。此外,粪菌移植(fecal microbial transplantation,FMT)治疗IBS已经有病例报告和小样本非对照的病例研究。初步报道表明这种治疗很有前景,但是FMT的疗效和安全性仍需要大样本的随机对照试验来进一步证实。

(五)心理行为学治疗

心理行为学治疗包括认知行为治疗(cognitive behavioral therapy,CBT)、催眠疗法、松弛疗法、生物反馈治疗、情绪意识训练等。认知行为治疗主要用来识别和校正消极的扭曲的思维方式;催眠疗法主要运用语言暗示来改变患者感觉、感知和思想或行为;多种放松方法来舒缓肌肉紧张和从消化道症状恶化的感觉中自主唤醒。纳入27个随机临床试验的荟萃分析显示认知行为治疗、催眠疗法和松弛疗法对于改善IBS的总体症状,提高IBS患者的生活质量,无改善的RR值为0.68(95%CI:0.61～0.76),但临床研究质量等级偏低且异质性较高。心理行为学治疗可用于难治性IBS患者和作为药物治疗的辅助治疗。

(六)补充及替代治疗

中药治疗和针灸疗法等补充替代治疗已经成为越来越多功能性胃肠病或IBS患者的选择。研究表明中药和针灸对IBS有一定的疗效。根据不同的中医辨证,治疗IBS的中药组方很多,其中研究较广泛为痛泻要方,纳入12个随机临床研究的荟萃分析显示,痛泻要方治疗IBS-D明显优于安慰剂(57.5% vs.32.5%,$P=0.017$)。我们的基础研究显示痛泻药方在抑制胃肠平滑肌运动、肠上皮水液分泌以及调节内脏感觉等方面呈现多靶点作用,对于存在多重病理生理改变的IBS-D治疗具有明显优势。另外,一些小样本研究发现针灸对于腹泻、便秘、腹痛症状缓解有一定效果,提高内脏疼痛阈值,但是也有相当多的研究报道针灸疗法与假针灸治疗相比没有明显差异。总而言之,目前针对中药和针灸等补充替代疗法的临床研究缺乏或大多数研究质量很低,难以得出可靠的结论,需要更为严格的多中心随机对照研究来证实。

【预后与预防】

IBS病程长,反复发作,但预后一般较好。一项系统性回顾研究发现,12%～18%患者在2年的中位随访期内症状消失,而32%～68%的IBS患者在长达12年的随访期内症状无改善甚至加重。预后不好的危险因素包括严重心理障碍、病程长和有既往手术史等。

(侯晓华)

推 荐 阅 读

[1] DROSSMAN D A. 罗马Ⅳ:功能性胃肠病(中文翻译版),第2卷[M]. 方秀才,侯晓华,译. 北京:科学出版社,2016.

[2] 中华医学会消化病学分会. 中国肠易激综合征专家共识意见[J]. 中华消化杂志,2016,36(5):299-312.

[3] QUIGLEY E M,FRIED M,GWEE K A,et al. World Gastroenterology Organisation Global Guidelines Irritable Bowel Syndrome:A Global Perspective Update September 2015[J]. J Clin Gastroenterol,2016,50(9):704-713.

[4] BAI T,XIA J,JIANG Y,et al. Comparison of the Rome Ⅳ and Rome Ⅲ criteria for IBS diagnosis:A cross-sectional survey[J]. J Gastroenterol Hepatol,2017,32(5):1018-1025.

[5] GWEE K A,GHOSHAL U C,CHEN M. Irritable bowel syndrome in Asia:Pathogenesis,natural history,epidemiology,and management[J]. J Gastroenterol Hepatol,2018,33(1):99-110.

[6] ZHANG L,SONG J,HOU X. Mast Cells and Irritable Bowel Syndrome:From the Bench to the Bedside[J]. J Neurogastroenterol Motil,2016,22(2):181-192.

[7] SIAH K T H,GONG X,YANG X J,et al. Rome Foundation-Asian working team report:Asian functional gastrointestinal disorder symptom clusters[J]. Gut,2018,67(6):1071-1077.

[8] XIONG L，GONG X，SIAH K T，et al. Rome foundation Asian working team report：Real world treatment experience of Asian patients with functional bowel disorders[J]. J Gastroenterol Hepatol，2017，32（8）：1450-1456.

[9] SPERBER A D，DUMITRASCU D，FUKUDO S，et al. The global prevalence of IBS in adults remains elusive due to the heterogeneity of studies：a Rome Foundation working team literature review[J]. Gut，2017，66（6）：1075-1082.

[10] CAMILLERI M，BOECKXSTAENS G. Dietary and pharmacological treatment of abdominal pain in IBS[J]. Gut，2017，66（5）：966-974.

第二节 功能性便秘

功能性便秘（functional constipation，FC）是慢性便秘的主要病因，以排便次数减少、粪便干结、排便费力等为主要表现，缺乏器质性、生化学等异常，病程至少6个月。

【流行病学】

我国的整群随机流行病学调查资料表明，符合罗马Ⅱ诊断标准的成人慢性便秘的患病率为3.6%～12.9%；老年人患病率高达20.3%～40.1%。女性高于男性，男女之比为1:（1.77～4.59）。农村便秘患病率高于城市。患病率存在地区差异，还与流行病学样本选取、采用的便秘判断标准以及调查方式等有关。

慢性便秘的发生与饮食、疲劳、精神状态等因素有关。高脂饮食、女性吸烟、低体质指数、低文化者更易发生便秘。此外，FC的诊断需要更严格的临床排查或相关的辅助检查明确排除器质性疾病和代谢性疾病等引起的便秘，区分FC和功能性排便障碍（functional defecation disorders，FDD）还需要进行相应的病理生理学评估，因此，尚缺乏FC在普通人群中的准确患病率资料。

【病因与发病机制】

（一）病因

流行病学研究报道的主要是慢性便秘的病因。与FC发病相关或使症状加重的因素有：早期排便训练不佳、纤维素摄入不足、身体状况较差、缺乏体力活动、内分泌功能紊乱、应激和创伤、精神心理障碍、受虐待、受家庭成员中便秘患者的影响、对排便行为的不正确认知、合并用药等。FC多发于育龄期妇女，可能与女性激素紊乱有关（图8-3-2）。

（二）发病机制

国内资料显示，在就诊的慢性便秘患者中，FC占58.4%，其中49.2%患者存在肠道传输延缓。由此推测，结肠慢传输是FC中主要的病理生理改变。

1. 结肠传输延缓 结肠集团运动是维持结肠动力最重要的形式，集团运动常见于餐后，由胃-结肠反射引起。研究发现慢传输型FC患者空腹时结肠集团运动减少，餐后集团运动亦显著减少，导致结肠传输延缓。结肠传输延缓是慢传输型FC的主要病理生理，表现为全结肠传输减慢和结肠各段传输减慢，其中以全结肠、左半结肠减慢较为多见。国内研究表明，和健康对照者相比，FC患者48小时和72小时结肠对不透X线标记物的排出率分别为50.3%±3.2%和74.17%±1.45%，明显慢于健康对照者（85.19%±4.28%和98.33%±1.95%）；结肠传

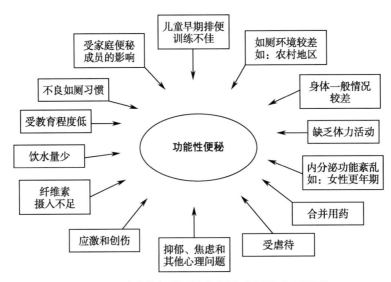

图 8-3-2 功能性便秘可能的病因/诱因和加重因素

输延缓者，48 小时时标记物多存留在右半结肠，在 72 小时时标记物主要存留在左半结肠和乙状结肠，表明结肠各段的传输均受影响。和便秘型肠易激综合征（irritable bowel syndrome with predominant constipation，IBS-C）患者相比，FC 患者乙状结肠传输时间延长更明显。

2. **结肠动力异常**　FC 患者结肠动力指数下降，表现为结肠对清晨觉醒和进餐的收缩反应明显低于健康对照者；结肠传输延缓与结肠收缩减少、缺乏高幅推进性收缩、对进餐引起的胃 - 结肠反射迟钝有关。24 小时结肠压力监测发现，难治性便秘患者结肠缺乏推进性收缩波、对睡醒和进餐缺乏反应，表现为结肠无力。采用无线胶囊技术通过联合检测肠腔 pH 和压力，发现结肠传输时间明显延缓的 FC 患者结肠收缩次数和压力曲线下面积明显低于正常对照者和传输时间正常或轻度延缓的便秘患者，且结肠动力由结肠近段向远段无明显逐渐加强。有学者认为：FC 患者可能存在目前显微镜下尚不能显示的肌性改变，特别在结肠无力的患者，这是结肠动力低下的基础。

3. **直肠肛门功能的异常**　临床上常见慢传输型 FC 患者合并有排便障碍。FC 患者也可存在直肠感觉阈值显著增高，直肠最大耐受量增加。部分 FC 患者以排便障碍为主要表现，存在不协调排便（即试图排便时肛门括约肌或盆底肌不协调性收缩）或在试图排便时直肠推进力不足，这两种亚型属于功能性排便障碍（参见本篇章第三节"功能性排便障碍"）。

4. **小肠动力异常**　FC 患者还存在小肠和胃动力、胆囊功能异常。在结肠传输延缓和结肠传输正常的患者，均存在小肠动力的异常，包括空腹和餐后动力异常，缺乏移行性复合运动、动力参数的改变。FC 患者，在结肠传输延缓同时胃排空速率低于正常对照者。说明大部分慢传输型便秘患者可能是全胃肠道运动功能障碍所致；在部分患者，结肠传输减慢可能是全胃肠动力障碍的主要部分，这也提示肠神经调控机制在其发病中的重要性。

5. **肠神经系统的改变**　正常的结肠动力有赖于平滑肌、肠神经系统（enteric nervous system，ENS）和脑 - 肠轴功能的正常。FC 患者结肠动力低下与平滑肌对肽能神经递质（如 P 物质、VIP）反应性下降、肌间神经丛抑制性神经递质一氧化氮的增加有关。乙状结肠环形肌对电场刺激引起的收缩反应模式发生改变，表明 ENS 功能异常。ENS 的变化还影响肠道的分泌而参与便秘的发生。在结肠无力的患者，左半结肠黏膜肌层和环形肌层 5-HT 受体表达明显减少，环形肌层 5-HT 受体水平与结肠传输时间呈正相关，提示在该结肠肠段同时存在 5-HT 兴奋性受体减少与抑制性受体增加。已经证实有多种激素可影响结肠的运动，引起便秘。

慢传输型 FC 患者经常规病理检查多无异常，部分严重便秘患者结直肠某些组织形态学改变需要特殊检查才能发现，主要表现在 ENS、Cajal 间质细胞等。组织学改变包括：嗜银性神经元数目减少，残余细胞体积变小、皱缩、轻度肿胀、染色不均匀；神经节内胞核变性增多；神经元对 S-100 蛋白免疫反应性异常增高；肠神经节细胞空泡变性，重度神经节炎；神经丝（neurofilament，NF）明显减少，甚至缺损；对血管活性肠肽呈阳性反应的神经纤维密度下降等。还可有 Cajal 间质细胞变性。此外，患者结肠各层组织 Cajal 间质细胞密度比对照组明显减少、变性。

【临床表现】

FC 患者主要表现为自发排便次数（spontaneous bowel movements，SBM）减少（<3 次 / 周）、粪便干硬（指 Bristol 粪便性状量表的 1 型和 2 型粪便）。由于粪便干结，可出现排便费力，也可有排便时肛门直肠堵塞感、排便不尽感，甚至需要手法辅助排便等。

SBM 是指在不服用补救性泻剂或手法辅助情况下的自主排便，相对于罗马Ⅲ诊断标准中的排便次数（bowel movements，BM），SBM 更能体现患者肠道功能的真实情况。对长期服用泻剂或依赖开塞露、灌肠辅助排便的患者，可酌情建议停药后评估症状及其严重程度。粪便性状与全胃肠传输时间具有一定相关性，干硬粪便提示结肠传输时间延长。

在便秘症状谱中，排便次数减少、粪便干硬常提示结肠传输延缓所致；如排便费力突出、排便时肛门直肠堵塞感、排便不尽感、需要手法辅助则提示可能为排便障碍。缺乏便意是慢性便秘患者常见症状，它提示直肠感觉功能减退，导致难以启动有效的排便反射，粪便长时间存留在直肠内，水分被过度吸收，粪便更加干硬。部分患者有定时排便、想排便而排不出（空排）、排便急迫感、每次排便量少、大便失禁等现象，这些症状可能与肛门直肠功能异常有关。

老年患者对便秘的感受和描述可能不准确，自行服用通便药或采用灌肠也会影响患者的症状。FC 常见的伴随症状有腹胀、腹部不适、黏液便、肛门直肠疼痛；也可存在腹痛，但腹痛程度较轻，与排便无明显相关性。

FC 患者病程较长，可表现为持续性，也可为间断出现或时轻时重，与情绪、生活习惯改变、出差或季节有关。对长期便秘患者，如排便习惯和粪便性状发生变化，需警惕新近发生器质性疾病的可能性。

便秘通常不会对营养状况造成影响。FC 患者在体格检查多无明显腹部体征，部分 FC 患者可触及乙状结肠袢和盲肠袢，肠鸣音正常。若出现肠型、肠蠕动波和肠鸣音改变需要与机械性和假性肠梗阻鉴别。肛门直肠指诊可触及直肠内多量干硬粪块，如肛诊时存在缩肛无力、力排时肛门括约肌不能松弛提示患者可能存在 FDD。

此外，FC 患者常伴睡眠障碍、紧张沮丧情绪，或表现为焦虑、惊恐、抑郁、强迫等，伴有自主神经功能紊乱的症状。精神心理因素是引起或加重便秘的因素，也使患者放大对便秘的感受及其对生活的影响，影响治疗效果。

【诊断】

（一）诊断标准和注意事项

FC 的诊断依据罗马Ⅳ诊断标准（表 8-3-6），该标准并没有要求必须经过辅助检查排除器质性疾病和结构形态学改变方可诊断功能性便秘，在"中国慢性便秘的诊治指南（2007 年和 2013 年）"的修订中，专家们考虑到我国的实际情况仍强调对年龄 >40 岁、有警报征象的慢性便秘患者应进行必要的实验室检查和结肠镜、影像学检查，以明确排除器质性、代谢性疾病。因此，对慢性便秘患者应详细询问病史，并进行全面体格检查，为诊断和鉴别诊断提供第一手资料。

对于便秘患者，问诊时要注意便秘症状的特点，如便意、排便次数、粪便性状和排便费力程度等，便秘的伴随症状以及有无警报征象、基础疾病、药物因素等，还要注意患者的饮食结构、便秘的诱因、对疾病的认知程度和心理状态等。

对慢性便秘患者的体格检查强调全身检查、重点检查腹部和肛门直肠。常规肛门指诊可获得排除肛门直肠器质性病变的第一手资料。在肛门指诊时，要了解患者肛门括约肌的紧张度，嘱患者做缩紧肛门的动作，了解括约肌的紧张度（相当于肛门直肠压力测定时的缩榨压），肛门括约肌紧张度降低可能是合并大便失禁的原因，紧张度过高会导致排便障碍。对存在肛门直肠疼痛的患者，向后牵拉耻骨直肠肌出现触痛，提示可能为肛提肌综合征；有经验的医师可通过触诊耻骨直肠肌、直肠前突的囊

表 8-3-6　罗马Ⅳ功能性便秘的诊断标准*

1. 必须包括以下 2 项或 2 项以上**：
   a. 1/4（25%）以上的排便感到费力
   b. 1/4（25%）以上的排便为干球粪或硬粪（Bristol 粪便性状量表 1～2 型）
   c. 1/4（25%）以上的排便有不尽感
   d. 1/4（25%）以上的排便有肛门直肠梗阻 / 堵塞感
   e. 1/4（25%）以上的排便需要手法辅助（如用手指协助排便、盆底支持）
   f. 每周自发排便少于 3 次
2. 在不用泻剂时很少出现稀便
3. 不符合肠易激综合征的诊断标准

* 诊断前症状出现至少 6 个月，近 3 个月符合以上诊断标准。
** 以研究为目的时，如患者符合阿片引起的便秘（opioid-induced constipation, OIC）的诊断标准，就不应诊断 FC，因为难以区分阿片的不良反应和其他原因的便秘，但临床医师要注意 FC 和阿片引起的便秘两者可重叠

袋、直肠内黏膜堆积等体征，初步判断是否存在肛门直肠形态结构性疾病（耻骨直肠肌肥厚、直肠前突、直肠黏膜脱垂等）。肛门指诊时嘱患者用力排便，如手指反而被夹紧，提示患者可能存在不协调性排便。

粪便常规和隐血试验简便、易行、价廉，可以作为筛查、监测器质性疾病的首选检查。

对大部分 FC 患者来说，通过详细病史采集、体格检查，如粪便隐血试验阴性，且无明显警报征象，结合罗马Ⅵ诊断标准可以做出 FC 的诊断，必要时结合胃肠通过时间测定和肛门直肠测压等明确患者为单纯的 FC 和 / 或 FDD。对有警报征象的患者应有针对性进行检查，排除器质性疾病引起的便秘。对临床拟诊的 FC 患者应在治疗后定期随诊，如患者病情变化，要及时安排相应检查，避免遗漏器质性疾病。切忌硬套罗马Ⅳ诊断标准。

FC 患者可合并痔、肛裂、直肠前突和直肠脱垂等；也可与其他功能性胃肠病、肠道器质性疾病重叠。

（二）有针对性地选择辅助检查和检查流程

慢性便秘的病因包括功能性疾病（如 FC、FDD、IBS-C、阿片引起的便秘）、动力性疾病（如假性肠梗阻、巨结肠）、形态结构的改变（如结肠冗长、直肠前突）、器质性疾病（如肿瘤、炎症性肠病）和药物引起的便秘等，以 FC 最常见。对年龄 >40 岁的慢性便秘初诊患者，特别对伴有警报征象的患者需要辅助检查以明确排除器质性疾病。警报征象包括：便血、粪便隐血阳性、发热、贫血和乏力、消瘦、明显腹

痛、腹部包块、血癌胚抗原升高、有结直肠腺瘤史和结直肠肿瘤家族史等。

根据患者的具体情况选择辅助检查项目。美国的大宗研究数据表明，单纯的便秘患者结肠镜检查发现较大息肉和可疑癌的风险并不比常规结直肠癌筛查的人群高。对需要结直肠检查的患者可参考表 8-3-7 建议选择排除器质性疾病的检查项目。

对排除了器质性疾病的慢性便秘患者，如果临床症状较重、对常规治疗疗效不佳，需要进一步了解是否存在结直肠形态改变（指结肠冗长、直肠前突等）和结直肠功能异常（指 FC、FDD 等）。对多数患者，从症状本身难以区分是形态改变还是功能异常拟或两者同时存在所致便秘，也难以判断形态结构与功能改变孰因孰果。医师可以根据患者的主要症状群来判断患者便秘可能的病理生理机制，以排便次数减少、粪便干硬为主要表现提示结肠传输延缓（慢传输型便秘），以排便费力、排便时肛门直肠堵塞感、需要手法辅助排便等为主要表现的患者可能存在出口梗阻（包括形态改变和功能异常）。表 8-3-8 列出了为非器质性慢性便秘患者选择结直肠肛门形态和功能评估检查的建议。需要指出的是，上述检查并非慢性便秘患者必须进行的检查，在临床上可根据各医疗机构的资源有针对性地选择使用。对难治性便秘患者，特别是考虑手术治疗时，要对患者的结直肠和肛门形态、功能进行全面精细的评估（如有条件的单位可选择磁共振排粪造影），为外科选择最佳的手术方式提供参考。

胃肠传输时间测定：检测胃肠传输时间（gastrointestinal transit time，GITT）包括不透 X 线标记物法、核素法和氢呼气法；以不透 X 线标记物法在临床应用最广泛：①患者连续 3 日服用不同性状的标记物，于第 4 日拍摄腹平片，根据标记物在肠道的分布，计算不同肠段的通过时间；②简易法是一次顿服不透 X 线标志物（通常 20 个），于 48 小时、72 小时拍摄腹部平片，如 48 小时时 70% 标记物在乙状结肠以上提示存在结肠慢传输，如 80% 标记物存留于乙状结肠和直肠，则提示功能性排便障碍。也有学者认为，不透 X 线标记物法能检测出结肠传输延缓。

核素法测定胃肠通过时间通常采用 ^{111}铟 -DTPA，与不透 X 线标记物法比较，核素法能准确测定左半结肠或右半结肠的传输时间，对结肠切除术的患者有帮助。但核素检查需要一定的设备、价格昂贵，在我国尚不能普及。

肛门直肠压力测定：肛门直肠压力测定主要评估患者是否存在功能性排便障碍（参见第八篇 功能性胃肠病 第三章 肠道肛门疾病 第三节 功能性排

表 8-3-7　慢性便秘患者结直肠检查的建议

	结肠镜	钡剂灌肠	CT 结肠重建
粪便隐血阳性 CEA 高 结直肠癌家族史	+++	+	++
儿童、青少年发病，慢传输症状为主	++	+++	+
年老体弱 结肠镜耐受差 腹盆腔肿瘤累及结直肠 结肠扩张、狭窄	+	++	+++

注：+～+++ 表示推荐的强度，+++ 表示首选推荐

表 8-3-8　非器质性慢性便秘患者选择结直肠形态和功能评估检查的建议

	功能异常			形态改变	
	传输延缓	排便障碍	感觉	结肠冗长等	直肠前突等
胃肠传输时间（GITT）	+++	+	−	−	−
肛门直肠测压（ARM）	−/+	+++	+++	−	−
三维高分辨 ARM		+++	+++	−	耻骨直肠肌痉挛
球囊逼出试验	−	+（初筛）	±	−	±
排粪造影	−	++	±	±	+++
磁共振排粪造影	−	+++	±	+	+++
肛周肌电图		++			
阴部神经终末电位潜伏期	−	+	±		盆神经损伤

注：+～+++ 表示推荐的强度，+++ 表示首选推荐。钡灌肠、CT 仿真结肠镜可检出结肠冗长，肛门直肠超声检查可检出肛门括约肌的缺损，未在此表中列出。结肠压力测定是诊断结肠无力（colonic inertia）的有力佐证，是难治性便秘患者全结肠切除术的指征，尚未列为常规检查

便障碍）。对难治性便秘患者，可行结肠压力监测，明确有无结肠无力。由于结肠测压需要经结肠镜放置测压导管，肠道蠕动可使逆行放置的测压导管位置变动，肠道准备本身也可能影响结肠压力，目前该方法主要用于临床研究。

以上所介绍的辅助检查按检查的目的可以分为排除器质性疾病的检查和评估结直肠肛门形态结构与功能的检查两大类，有些检查可同时了解有无器质性疾病和形态（如钡剂灌肠）、形态结构和功能（如排粪造影），读者可参考流程图（图 8-3-3）优化选择辅助检查。

在诊断 FC 的同时，要重视对患者精神心理状态的了解，必要时行心理评估，分析心理异常和便秘的因果关系。常用的心理评估量表有 Zung 氏焦虑自评量表（SAS）、Zung 氏抑郁自评量表（SDS）、广泛性焦虑障碍量表（GAD-7）、PHQ-9 抑郁检测量表、汉密顿抑郁量表（HAMD）和汉密顿焦虑量表（HAMA），后者为他评量表。需要指出的是，量表检出的抑郁、焦虑只是症状诊断（抑郁状态或焦虑状态），抑郁症

和焦虑症等精神心理疾病的诊断有赖于精神心理专科医师根据专门的诊断量表来做出判断。

（三）鉴别诊断

1. 慢性特发性便秘 在近年发表的新药治疗慢性便秘的临床试验中（特别是促分泌剂和促动力剂），均沿用了慢性特发性便秘（idiopathic constipation）一词，特发性便秘是指无明确病因的慢性便秘，理论上讲，特发性便秘和功能性便秘属于同义词。美国著名学者 Michael Camilleri 在 *Therapeutic Advances in Gastroenterology* 杂志撰文，专门阐述在临床药物试验中纳入特发性便秘的重要性，他认为，按照"罗马Ⅲ：功能性便秘"诊断标准纳入慢性便秘患者参加药物试验，其中以排便障碍为主要表现者对泻剂、促分泌药和促动力药反应差，势必影响疗效的评价，因而他提出了特发性便秘的判断标准：①慢性便秘表现为：a. 至少 25% 的排便为干球粪或硬粪；b. 每周排便少于 3 次。②不用泻剂时很少出现稀便。③不符合肠易激综合征的诊断标准。④不符合排便障碍的诊断标准，即缺乏以下几项：a. 排便费力程度为

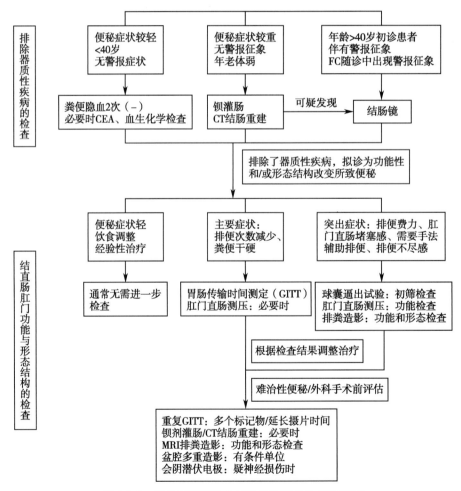

图 8-3-3 慢性便秘诊治中辅助检查优化选择流程图

3～4 级（用 5 级标准，0 指没有，4 级最重）；b. 至少 25% 的排便需要手法辅助（如用手指协助排便、盆底支持）。由此可见，特发性便秘是特指慢性便秘中没有明确病因、以排干硬粪和排便次数减少为主要表现的一组患者，而无明显排便障碍的 FC，只是这些患者是根据症状筛选、以慢传输症状为主要表现的 FC 患者。和 FC 只是表述上不同，无需鉴别诊断。

2. **阿片引起的便秘（opioid-induced constipation，OIC）** 特指阿片类药物作用于胃肠道和中枢神经系统所导致的便秘。在罗马诊断标准中强调患者的便秘是：①在开始使用阿片、改变剂型或增加剂量过程中新出现的或加重的便秘症状，且必须包括下列 2 项或 2 项以上：a. 1/4（25%）以上的排便感到费力；b. 1/4（25%）以上的排便为干球粪或硬粪（Bristol 粪便性状量表 1～2 型）；c. 1/4（25%）以上的排便有不尽感；d. 1/4（25%）以上的排便有肛门直肠梗阻 / 堵塞感；e. 1/4（25%）以上的排便需要手法辅助（如用手指协助排便、盆底支持）；f. 每周自发排便少于 3 次。②不用泻剂时很少出现稀粪。对 OIC 的诊断没有病程的要求。如患者符合 OIC 标准，就不诊断 FC，因为难以区分阿片的不良反应和其他原因的便秘，但临床医师要注意 FC 和 OIC 两者重叠。OIC 患者可伴有反流、吞咽困难、恶心、呕吐、早饱感、腹胀、腹部膨胀等胃肠道其他部位的表现。结合典型的阿片类药物使用史，不难鉴别诊断。

3. **功能性排便障碍（FDD）和其他原因引起的排便障碍（出口梗阻型便秘）** FDD 患者以排便费力、排便时肛门直肠堵塞感、需要手法辅助排便和排便不尽感等症状更为突出，部分患者为成形便或稀粪，排便费力仍很严重。肛门直肠指诊发现患者力排时肛门括约肌不能放松，或收缩状态，缩肛能力减弱。肛门直肠功能检查发现患者在试图排便时肛门括约肌或盆底肌出现不协调收缩或直肠推进力不足、感觉阈值异常。部分 FDD 合并有结肠传输延缓。因此，有时仅从临床症状上难以区分两者，鉴别诊断需要借助胃肠传输时间测定和肛门直肠功能检查。

除 FDD 外，肛门直肠和盆底形态结构改变，如直肠前突、直肠内套叠、耻骨直肠肌综合征、直肠孤立溃疡综合征、盆底疝等，也可以引起 FDD；引起"出口梗阻"的原因可以是功能性的（如不协调性排便），也可以是形态改变（如直肠前突），或两者并存，属于慢性便秘分类中的出口梗阻型便秘。从严格意义上讲，FDD 和出口梗阻型便秘所涵盖的病例略有

表 8-3-9 功能性排便障碍和出口梗阻性便秘主要病理生理比较

	功能性排便障碍	出口梗阻型便秘
盆底肌不协调性收缩	+++	±～++
直肠推进力不足	+++	±～++
直肠感觉功能异常	++	±～++
直肠肛管结构性改变	-～±	+～+++

不同。表 8-3-9 可以帮助读者比较理解以上的内容。因此，在现阶段不能强求以 FDD 取代出口梗阻性便秘一词。一些特殊的排便现象对便秘病因判断有提示作用，如：需要按压下腹部或需要手指深入阴道向后压迫直肠方可排出粪便，提示其可能存在直肠前突。

4. **便秘型肠易激综合征（IBS-C）** 与 FC 同属功能性肠病，均表现为便秘；但 IBS-C 患者以腹痛或腹部不适为主要表现，腹痛或腹部不适的发作伴随排便次数减少和粪便变干。罗马 Ⅳ 诊断标准强调 FC 的诊断应该排除 IBS，也就是说当患者症状符合 IBS 的诊断时，不再考虑 FC。实际上，89.5% 的 IBS-C 患者同时符合 FC 的诊断，符合 FC 诊断标准的患者中，43.8% 符合 IBS-C 的诊断。44.8% 的 FC 患者也存在一定程度的腹痛、腹部不适，只是多数患者（76.1%）腹痛≤1 次 / 月，或其他症状达不到 IBS-C 诊断标准；反而，IBS-C 便秘症状和严重程度不比 FC 轻。前瞻性研究表明，在诊断 FC 和 IBS-C 的患者中，各有 1/3 的患者在 1 年后诊断发生转换，这可能是疾病的自然病程、对治疗的反应，或两者兼而有之，这使得单纯依据罗马诊断标准区分 FC 和 IBS-C、研究各自的病理生理和相互转换的机制更具挑战性。基于此，罗马 Ⅳ 提出功能性肠病症状谱概念，强调不同类型的功能性肠病可以看作是连续存在的症状谱，有着共同的病理生理机制，只是不同的患者、在不同的时期其主要症状及其程度有所不同而已。因此，在临床实践中鉴别 FC 和 IBS-C 的意义不大，可根据患者最主要的不适症状可能的病理生理机制选择治疗。但在临床研究和临床药物试验中，仍应该严格按照诊断标准纳入受试者。

5. **慢性假性肠梗阻和先天性巨结肠** 慢性假性肠梗阻累及结肠时可表现为顽固性便秘、肠梗阻，患者腹胀明显，很少或不出现高调肠鸣音。腹平片可显示肠道气液平，肠管高度扩张。由于肠道肌肉和 / 或神经病变，常规通便治疗效果有限。在慢性假性肠梗阻中，有肿瘤引起伴癌综合征的报道。严重的

慢性便秘患者合并粪块嵌塞，出现肠梗阻，当梗阻解除后肠管扩张很快恢复正常，对这样的病例不考虑假性肠梗阻的诊断。

先天性巨结肠是一种常见的先天性消化道畸形，主要累及直肠和乙状结肠，受累肠壁肌间和黏膜下层神经节细胞缺失，神经丛内副交感神经纤维大量增生，乙酰胆碱增多，使肠壁处于持续痉挛状态。成年患者常表现为严重便秘、腹胀和不全肠梗阻。借助 CT 结肠重建或钡剂灌肠上典型的表现有助于鉴别诊断。

6. 结直肠肿瘤　结直肠肿瘤特别是直肠癌患者可表现为便秘，部分患者因为便秘而忽略了直肠癌的警觉。排便习惯改变、粪便变形、便血以及其他警报征象提示结直肠肿瘤的可能性，常规肛门直肠指诊十分重要，对指套染血、粪潜血阳性的患者及时结肠镜检查。美国最近发表的一项包括 41 775 例结肠镜普查资料的回顾性分析表明，单一的便秘症状者在结肠镜时阳性率并不增加，便秘伴有便血、粪便隐血阳性、贫血和体重减轻者在结肠镜筛查中检出可疑肿瘤或长径 >9mm 息肉的概率增加。因此，对慢性便秘患者，常规了解警报征象显得十分重要。需要注意的是，直肠下段的病灶在钡灌肠检查中容易漏诊。因此，对有警报征象的患者进一步结直肠的检查也要结合患者的具体情况选择，避免漏诊。

此外，中国抗癌协会结直肠癌专业委员会对国内 18 家省级大医院 1980—2008 年 31 246 例结直肠癌患者的临床病理资料进行了分析，发现：与西方国家不同的是，至 2000 年，我国 45 岁以下结直肠癌所占比例仍高达 19.53%，年轻结直肠癌患者在诊断时大多数属于进展期癌且手术治疗预后较差，建议对年龄 >40 岁的慢性便秘患者进行结肠镜检查，特别是对伴有警报征象的患者，在中国慢性便秘指南中对此反复强调。为排除肿瘤或了解肿瘤部位和范围等，也可行结肠气钡对比造影、CT 结肠重建等影像学检查。影像学检查还能同时了解是否有结构性 / 形态改变，如结肠冗长、肠管扩张、狭窄、套叠等。

7. 炎症性肠病　包括溃疡性结肠炎和克罗恩病，多数患者表现为腹泻、脓血便、腹痛、发热等，少数患者为便秘，容易误诊为 FC。多次粪便检查、炎症指标和内镜、X 线检查有助于鉴别诊断。

8. 系统性和代谢性疾病　糖尿病、甲状腺功能减低、系统性硬化等系统性疾病均可引起便秘，当原发病表现不明显时，易被忽略。

9. 药物因素引起的便秘　明确的药物引起的便秘不列入 FC 范畴。引起便秘的药物包括：阿片类药物、精神类药物、抗痉挛剂、抗胆碱能药物、多巴胺能药物、钙通道拮抗剂、胆汁酸结合类药物、非甾体类消炎药、钙剂和铁剂等。

【治疗】

FC 治疗目的是缓解症状，恢复正常肠动力和排便生理功能。

（一）治疗原则

个体化的综合治疗是本病的治疗原则。包括帮助患者认识便秘的因素、去除诱因，推荐合理膳食结构，增加饮水量和运动量，建立正确的排便习惯，解除患者对排便的心理负担，调整精神心理状态；需长期应用通便药者要避免滥用泻剂；外科手术应严格掌握适应证。

（二）通便药

药物治疗是 FC 患者的主要治疗。通便药有以下几类，药物的主要作用机制、代表药物和剂量列于表 8-3-10。这里介绍几种新的通便药。

1. 促动力剂——普芦卡必利（prucalopride）　我国现有的普芦卡必利是一种高选择性、高亲和力的 5- 羟色胺 4（5-HT$_4$）受体激动剂，其与肠肌间神经丛 5-HT$_4$ 受体结合后，能增加胆碱能神经递质的释放，刺激结肠产生高幅推进性收缩波。早先在美国进行的多中心Ⅲ期临床试验纳入了 620 例完全自发排便（spontaneous complete bowel movements，SCBM）≤2 次 / 周的重度慢性便秘患者，随机分组口服普芦卡必利 2mg/d、4mg/d 和安慰剂，结果表明 SCBM≥3 次 / 周患者比例数分别为 30.9%、28.4% 和 12.0%；在 12 周治疗中，SCBM 每周增加 1 次或以上患者比例数分别为 47.3%、46.6% 和 25.8%（$P<0.001$）。在欧美进行的另 2 项类似研究取得了近似的结果。普芦卡必利在增加患者 SCBM 的同时，也使患者对便秘严重程度的感受和便秘相关的生活质量得到改善。柯美云等在亚太地区对慢性便秘患者口服普芦卡必利 2mg/d 和安慰剂的疗效进行了比较研究，其中 92.4% 患者为亚洲人，患者入组时平均自发排便次数（SBM）为 1.1 次 / 周，SCBM 为 0.3 次 / 周，普芦卡必利治疗 12 周后 33.3% 患者 SCBM≥3 次 / 周，明显高于安慰剂组（10.3%，$P<0.001$）。普芦卡必利主要不良反应有恶心、腹泻、腹痛和头痛等，但较轻微。在随机对照临床试验结束后继续参加开放性研究、长期口服普芦卡必利 2～4mg/d 患者中，因胃肠道不良反应和头痛而停药患者 <5%。

表 8-3-10 常用的通便药

类别	主要作用机制	代表药物	成人剂量
膳食纤维制剂	增加粪便体积	小麦纤维素颗粒	3.5g, 每日 2~3 次
容积类轻泻剂	增加粪便含水量	欧车前亲水胶	3.5g, 每日 1~3 次
渗透性泻剂	不吸收糖类, 增加粪便体积和含水量	乳果糖	10g, 每日 1~3 次
		聚乙二醇	10g, 每日 1~2 次
促分泌剂	增加肠液和离子分泌	鲁比前列酮	24μg, 每日
		利那洛肽	145μg, 每日
促动力剂	增加肠道动力	普芦卡必利	2mg, 每日 1 次
刺激性泻剂	刺激肠道蠕动	比沙可啶	5~10mg, 每日 1 次
中成药	导滞消积	六味安消胶囊	1.5~3g, 每日 2~3 次

欧洲一项对 65 岁及以上老人的研究，纳入 300 例以排便次数≤2 次/周的慢性便秘患者，随机分组使用普芦卡必利 1mg/d、2mg/d、4mg/d 或安慰剂 4 周，结果发现普芦卡必利 1mg/d 治疗 4 周后 60% 老年患者 SCBM 增加 1 次/周，明显高于安慰剂组（34%）；治疗前后心电图监测均未发现各剂量组和安慰剂组间 Q-T 间期延长存在显著性差异。

2. **选择性 2 型氯离子通道激活剂——鲁比前列酮**（lubiprostone） 鲁比前列酮是一种二环脂肪酸类前列腺素 E1 衍生物，选择性激活肠上皮的 2 型氯通道（CIC-2），增加肠液中氯离子浓度、不影响血电解质平衡；富含氯离子的肠液加速小肠和结肠的肠道传输功能。在西方人群和日本人群中进行的多项临床试验证实，该药可显著增加慢性便秘患者 SBM，对便秘的疗效呈剂量反应效应（用量为 24~72μg/d）。口服鲁比前列酮 24μg/d, 1 周后 SBM 为 5.69 次/周（安慰剂组 3.46 次/周, $P = 0.000\,1$）。开放性研究显示，127 例慢性特发性便秘患者延长用药 48 周（用量约合 40.8μg/d），耐受性好，便秘症状持续改善。常见不良反应有恶心、腹泻、腹胀、头痛和腹痛。

IBS-C 患者口服鲁比前列酮每次 8μg, 一日 2 次，总体疗效优于安慰剂。动物和人体研究表明，其能逆转吗啡对黏膜分泌的抑制，有效治疗吗啡引起的便秘。

3. **鸟苷酸环化酶激动剂——利那洛肽**（linaclotide） 利那洛肽是由 14 个氨基酸组成的多肽，它与肠上皮细胞的鸟苷酸环化酶 C 受体（GC-C）结合、使肠上皮细胞内环磷酸鸟苷（cGMP）水平升高、诱导氯离子和碳酸盐分泌进入肠腔、加速肠道传输。两项多中心、随机、双盲、安慰剂对照临床研究，共

纳入慢性便秘患者 1 276 例，随机分组接受利那洛肽 145μg/d、290μg/d 和安慰剂治疗 12 周，利那洛肽治疗组 SCBM 为 16.0%~21.3%，均高于安慰剂组（3.3%~6.0%），患者便秘相关生活质量明显改善。荟萃分析显示其对慢性便秘和 IBS-C 的疗效均优于安慰剂。常见不良反应有腹泻、腹痛和腹胀等。

在临床上，应根据患者便秘症状的严重程度、可能的病理生理机制、药效、安全性、药物依赖性以及费效比选择使用通便药，同时要考虑患者的特殊性。便秘可能的病理生理机制可以通过主要便秘症状来初步判断，如患者以排便次数减少、粪便干硬为主要表现，提示其可能为慢传输型便秘；如以排便费力、排便时肛门直肠堵塞感、需要手法辅助排便、排便不尽感为主要表现，则提示其可能为排便障碍；对重度和难治性便秘患者则建议行胃肠传输时间测定和肛门直肠压力测定等检查明确病理生理机制，同时了解是否合并存在形态结构的改变。药物选择原则可参考以下原则。

对轻度便秘、老年患者：首选膳食纤维制剂或溶剂性泻剂，疗效温和，安全性好；从小剂量开始，逐渐增加剂量，避免严重腹泻等不良反应。对中重度便秘患者：首选渗透性泻剂，根据患者症状严重程度给予足量；必要时可尝试聚乙二醇 4000 和乳果糖合用，减少单一用药剂量超量。对重度慢传输型 FC 患者：渗透性泻剂与促动力剂合用可提高疗效。孕产妇便秘患者：首选膳食纤维制剂和乳果糖，哺乳期妇女可以服用聚乙二醇 4000。对便秘合并 FD 的患者可合并使用莫沙必利或伊托必利。

便秘新药的选择：普芦卡必利治疗特发性便秘和慢性便秘的循证资料较多，疗效肯定，包括老年患者。对常规药物无效的、特别合并慢传输型便秘

的女性患者,可使用。鲁比前列酮和利那洛肽从不同的机制促进肠道分泌,二药在国外均已通过严格的临床试验,可用于慢传输型便秘的治疗;鲁比前列酮对吗啡引起的便秘有效。目前,我国已经完成或正在进行临床药物试验。

许多中药和中成药对便秘有效,要注意含有刺激性泻剂成分对肠道的不良作用(泻剂结肠/黑变病)。

刺激性泻剂限于短期间断使用;开塞露、灌肠等是临时性通便措施,对长期卧床和终末期患者可作为主要治疗手段。

对合并明显焦虑、抑郁的便秘患者,使用通便药同时,酌情选择抗抑郁焦虑药物,注意避免有便秘不良反应的药物。有关 FC 患者抗抑郁焦虑治疗的前瞻性研究较少。选择性 5-HT 再摄取抑制剂盐酸舍曲林有腹泻的不良反应,对便秘患者可优先考虑;盐酸帕罗西汀对强迫症有效,可在心理科医师指导下使用。必要时请心理精神专科医师会诊,或者多学科联合治疗。

在慢性便秘的药物治疗中,一定要注意指导患者对便意的培养、正常排便习惯的训练,恢复正常的排便生理。建议药物起效后巩固治疗至少 4 周,然后逐渐减量、停用,对于顽固性便秘、老年患者,维持治疗和减量过程要延长,以患者在减量后能维持正常的自发排便为原则;对停药困难的患者,尽量选择安全性好的药物,以最小剂量维持。

(三)其他治疗

生物反馈训练是治疗 FDD 的有效方法。有资料表明,生物反馈治疗对结肠传输延缓为主要表现的 FC 也有一定的治疗作用。但从治疗经济学角度看,不推荐生物反馈治疗单纯的慢传输型 FC。在没有生物反馈训练条件的医院,对大便失禁、不协调排便的患者,还可以通过肛诊指导患者训练肛门直肠功能,对大便失禁的患者嘱其重复做提肛动作、夹紧手指、增强括约肌的紧张度;对不协调排便的患者嘱其在力排时做"鼓肚子"并放松肛门括约肌、使手指不被夹紧并向外推,让患者掌握要领后回家坚持每日训练。

近年来的研究表明,针灸能促进肠道运动,治疗 FC。对慢传输型便秘患者,选天枢、大肠俞、腹结等穴位针灸,或电针治疗,或配以穴位注射,或穴位埋入羊肠线,均能有效缓解便秘症状,对部分难治性便秘也有满意的效果。有研究报道,骶神经电刺激治疗对顽固性便秘有效。

国内也有采用大肠水疗治疗 FC 的报道,疗效需要循证证据验证。长期水疗不利于正常便意、排便习惯的培养,不应提倡。

(四)手术治疗

当患者便秘严重影响工作和生活,且经过至少 6 个月严格的非手术治疗无效时,可考虑手术治疗。手术方式包括全结肠切除、结肠次全切除术。当结直肠多种形态学异常同时存在时,手术治疗主要病变的同时还应治疗合并的病变。手术有并发症和复发的风险。因此要严格掌握手术适应证、慎重选择。术前全面检查评估结直肠解剖结构和功能。术后给予相应的药物维持治疗。

(五)分级诊治

根据便秘的轻重采取分级诊断、分层治疗的原则既达到正确诊断、合理有效治疗,又减少不必要的检查和降低治疗费用。"第一级诊治"适用于轻、中度便秘患者。经验性治疗 2~4 周,包括一般治疗、膳食纤维制剂、容积类轻泻剂、渗透性泻剂、促动力剂。"第二级诊治"对经验治疗无效、检查未发现器质性疾病的便秘患者,可增加泻剂量或联合用药,加强心理治疗。"第三级诊治"针对第二级诊治无效患者,检查明确肠道解剖结构和功能异常的类型,必要时多学科会诊,制订合理的治疗方案,包括精神心理治疗和手术治疗。

【预防】

养成良好的饮食和排便习惯,加强运动。排便习惯和对排便的认知与便秘密切关系。如厕条件、排便时不专注(如看书、玩手机)会影响排便;盲目追求不留"宿便"反复如厕、久蹲、用力排便,可导致排便障碍。晨起和晚餐后结肠运动活跃,适合训练和培养规律排便习惯。

儿童期规范的排便习惯是预防 FC 的有效方法。一项对儿童 FC 治疗后长达 11 年的随访,发现有效治疗后 75% 患者能维持疗效,约 1/4 患者便秘持续至 16 岁,症状持续与患儿发病年龄较大、发病后未能及时治疗以及排便次数少有关。

饮食在 FC 的防治中均有重要意义。鼓励每日饮水量应达到 1 500~2 000ml(在没有限制饮水的情况下);每日膳食纤维摄入量为 20~30g,以不溶性膳食纤维为主(70%~75%),富含膳食纤维主食类食物有玉米面、糙米、莜麦、燕麦、荞麦、高粱米等,副食类食物有芹菜、韭菜、白菜、油菜、菠菜、笋类、苹果、海藻类和魔芋等。同时保证能量、蛋白质、油脂的摄入量,特别是老年人。

(方秀才)

推 荐 阅 读

[1] DROSSMAN D A. 罗马Ⅳ：功能性胃肠病（中文翻译版），第 2 卷 [M]. 方秀才，侯晓华，译. 北京：科学出版社，2016.

[2] 中华医学会消化病学分会胃肠动力学组，中华医学会外科学分会结直肠肛门外科学组. 中国慢性便秘诊治指南（2013，武汉）[J]. 中华消化杂志，2013，33（5）：291-297.

[3] 方秀才，刘宝华. 慢性便秘 [M]. 北京：人民卫生出版社，2015.

第三节 功能性排便障碍

功能性排便障碍（functional defecation disorders，FDD）是指不协调排便（即试图排便时肛门括约肌或盆底肌不协调性收缩）或在试图排便时直肠推进力不足所导致的排便困难。功能性排便障碍患者主要表现为排便费时或费力、排便不尽感、肛门直肠梗阻/阻塞感，或需要手法辅助排便等。

【流行病学】

北美一项流行病学研究显示，1999—2008 年间，该地区整体人群功能性排便障碍发病率为每年 19.3/10 万人，女性高于男性，男女之比为 1∶4.8。另一项针对西方女性的流行病学资料表明：女性功能性排便障碍患病率为 26.8%，老年女性更高，阴道分娩和多次妊娠是排便障碍的危险因素。国外不同三级转诊中心，慢性便秘患者中功能性排便障碍的比例差异较大，为 20%～81% 不等。

国内尚缺乏功能排便障碍的流行病学资料。北京协和医院报道该院就诊的慢性便秘患者中功能性排便障碍的比例约为 50.8%；江苏省人民医院报道的慢性便秘患者中这一比例约为 64.2%。

【病因与发病机制】

（一）病因

功能性排便障碍可能是多因素影响的结果，包括：早期排便训练不佳、对排便行为的不正确认知、学习适应不良、应激和创伤、精神心理障碍、性虐待、产科创伤、合并用药等。

（二）发病机制

1. **盆底肌不协调性收缩** 正常排便是腹壁和直肠收缩引起直肠内压力升高，同时盆底肌（特别是耻骨直肠肌）和肛门括约肌松弛的协同过程。肛门直肠测压显示约半数的便秘患者在排便过程中腹肌、直肠、肛门括约肌不能有效地协调运动，如排便时肛门松弛不充分，盆底肌肉及肛门外括约肌的不协调性收缩，最终导致协同失调。目前认为这种协同失调与患者未养成良好的排便习惯有关。如精神紧张、肛门疼痛等因素造成正常便意被忽视，排便过程受到干扰，长期可使患者排便时躯体内脏反射活动产生异常，排便相关肌群协同失调，诱发便秘的产生。有研究显示这种不良排便习惯的形成可追溯到童年时期，有 1/3 童年时存在便秘的患儿在青春期以后仍表现出严重的便秘症状。

2. **肛门内括约肌功能障碍** 由于肛门内括约肌抑制反射（rectoanal inhibitory reflex，RAIR）缺失或不完全，肛门痉挛所引起的肛门静息压增高，或者两者同时存在可导致排便困难。

3. **直肠敏感性降低** 直肠低敏感（rectal hyposensitivity，RH）可能由于患者长期忽略便意，主动抑制排便，因而中枢对传入神经信号刺激产生兴奋的阈值升高。另一方面，感觉神经元异常可能也是直肠低敏感的原因之一。两种病理生理机制引起的直肠低敏感均可导致粪便滞留在直肠内，无法引起排便反射。有研究显示大约 60% 的功能性排便障碍患者存在直肠低敏感。

4. **肛门直肠解剖异常** 直肠前突、直肠黏膜脱垂、会阴下降等因素导致的解剖结构异常可产生排便困难及排便不尽等症状。

【临床表现】

功能性排便障碍除具有功能性便秘的临床表现外（请参见第八篇 功能性胃肠病 第三章 肠道肛门疾病 第一节 肠易激综合征及第二节 功能性便秘），还具有一定的特征性。功能性排便障碍的特征性表现主要有排便费时或费力、排便不尽感、肛门直肠梗阻/阻塞感等。另外，近 2/3 排便障碍的患者需要手法辅助排便，但就诊时少有患者会主动告知医师他们在排便时是通过手指辅助解决嵌顿于肛门的粪便。因此在临床询问患者病史的过程中，应当建立良好的医患关系、详细且全面地了解病情。

部分功能性排便障碍患者可不伴有排便次数的降低，粪便不干结，但常常因排便时肛门不完全松弛而使粪便细条状或扁平状。

此外，功能性排便障碍患者常常合并有焦急、不安、情绪低落、频繁如厕排便等，或伴有自主神经功能紊乱的症状。60% 功能性排便障碍患者存在不同程度的睡眠障碍，睡眠障碍可加重功能性排便障碍患者排便不尽感、肛门直肠梗阻/阻塞感。

【诊断】

（一）诊断流程

1. 病史及体格检查　询问功能性排便障碍的症状特点，关注伴随症状、基础疾病、药物等；注意关注患者的精神心理状态。

肛门直肠指诊有助于排除肛门直肠器质性疾病，了解肛门括约肌和耻骨直肠肌的功能。当患者用力排便（模拟排便动作，试图排出直肠内的手指）时，括约肌不能松弛，甚至夹紧指诊手指则提示存在盆底肌不协调性收缩。在进行指诊时，检查者另一只手放在患者的腹部，还可以了解腹肌协助排便的力量，如指诊时排便力量不足或腹肌无力，提示排便推进力不足。直肠指诊时甄别是否存在排便障碍非常实用、有效的手段。

2. 实验室、影像学及内镜检查　粪便常规和隐血检查。对年龄 >40 岁、伴有警报征象者应进行必要的实验室检查、影像学检查和结肠镜检查。

3. 诊断标准　功能性排便障碍的诊断和分型依据罗马Ⅳ诊断标准（表 8-3-11，表 8-3-12），要求患者符合功能性便秘（请参见本章第二节）和 / 或便秘型肠易激综合征的诊断标准（请参见本章第一节）。

（二）辅助检查

根据罗马Ⅳ诊断标准，功能性排便障碍的诊断必须结合症状和肛门直肠功能检查；全面精细地评估患者结直肠和肛门形态、功能，为选择最佳治疗方式提供参考。详见本章第二节（见表 8-3-8），为非器质性慢性便秘患者选择结直肠肛门形态和功能评估检查的建议，本节将按照 2018 年肛门直肠功能检查的专家共识（伦敦），详述以下检查。

1. 球囊逼出试验　将带球囊的导管置于直肠并充气（50ml），患者取坐位 / 或半卧位，尽力将球囊排出，记录球囊排出的时间和费力程度，以反映肛门直肠的感觉阈值及对球囊的排出能力。大多数临床研究的正常值为 1 分钟，功能性排便障碍患者常无法在 1 分钟内排出球囊。球囊逼出试验是功能性排便障碍的初筛检查，该试验对盆底肌不协调性收缩诊断的敏感度为 88%，阳性预测值为 64%，阴性预测值为 97%。但球囊排出试验结果正常并不能完全排除盆底肌不协调性收缩的可能，也不能确定排便障碍的发病机制，且排出球囊与排出硬便的意义可能不完全一致，结果应结合临床情况综合分析。此外，球囊逼出试验还具有检测装置、检测方法难以标化等局限性。

2. 肛门直肠压力测定　肛门直肠压力测定是将

表 8-3-11　罗马Ⅳ功能性排便障碍的诊断标准*

1. 必须符合功能性便秘和 / 或便秘型肠易激综合征的诊断标准

2. 在反复试图排便过程中，需经以下 3 项检查中的 2 项证实有特征性排出功能下降：
   （1）球囊逼出试验异常
   （2）压力测定或肛周体表肌电图检查显示肛门直肠排便模式异常
   （3）影像学检查显示直肠排空能力下降

*诊断前症状出现至少 6 个月，近 3 个月符合以上诊断标准

表 8-3-12　罗马Ⅳ功能性排便障碍的分型及诊断标准*

排便推进力不足	压力测定显示直肠推进力不足，伴或不伴肛门括约肌和 / 或盆底肌不协调性收缩**
不协调性排便	肛周体表肌电图或压力测定显示在试图排便的过程中，盆底肌不协调性收缩，但有足够的推进力

*诊断前症状出现至少 6 个月，近 3 个月符合以上诊断标准。
**该检查标准应采用年龄和性别相应的正常值

压力测定仪器置入肛管和直肠，嘱患者收缩、放松肛门或嘱患者做模拟排便动作，依次测定肛管静息压、缩榨压、力排时直肠和肛门括约肌压力变化、直肠感觉功能和直肠肛门抑制反射（rectanal inhibitory reflex，RAIR）。表 8-3-13 列出了常见测压参数及其所反映的肛门直肠生理功能。图 8-3-4 为肛门直肠压力测定的标准化操作流程。

肛门直肠压力测定设备包括传统的水灌注测压系统、高分辨率固态测压系统、3D 高分辨率测压系统。与传统的水灌注测压系统相比，高分辨率测压增加了压力传感器的数量，能够更加全面地反映腔内压力变化。并且，高分辨率测压以时空图显像模

表 8-3-13　常见测压参数及其所反映的肛门直肠生理功能*

测压参数	肛门直肠生理功能
肛管静息压	肛门内括约肌功能
肛管缩榨压	肛门外括约肌功能
肛管高压区长度	肛管括约肌功能长度
直肠排便压	模拟排便时直肠压力
肛门残余压	模拟排便时肛门压力
肛门直肠抑制反射	直肠扩张时，内括约肌反射性松弛
初始感觉阈值、初始排便阈值、最大耐受阈值	直肠顺应性和敏感性

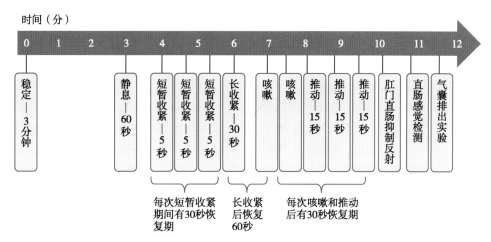

图 8-3-4　肛门直肠压力测定的标化操作流程

式，使测压结果更加直观明了。目前高分辨率测压系统已发展到 3D 时代，这种新方法可完整显示肛门直肠三维立体解剖结构，实时反映肛门括约肌功能，具有更好的直观性。

　　肛门直肠压力测定是评价排便障碍非常基本且重要的检查手段，不仅能够判断患者有无直肠肛管运动不协调、是否存在用力排便时直肠压力上升不足（排便推进力不足），是否缺乏 RAIR 及直肠感觉阈值等，还有助于甄别在模拟排便时患者肛门直肠动力、感觉功能异常的类型。一项非对照研究纳入了100 例患者，使用带 6 个感受器的固态测压系统，能区别检测出 4 种亚型的不协调排便，其中 I 型和Ⅲ型，表现为不协调性排便（图 8-3-5），I 型以直肠内压力升

高（≥45mmHg），同时肛门括约肌收缩引起肛管压力升高为特征；Ⅲ型为直肠内压力升高（≥45mmHg），而肛门括约肌不松弛或松弛不充分（<20%）。Ⅱ型反映直肠推进力不足（直肠内压 <45mmHg），伴有肛门括约肌松弛不良或肛门括约肌收缩。Ⅳ型为直肠推进力不足（直肠内压 <45mmHg），肛门括约肌不松弛或松弛不充分（<20%）。除了上述动力异常外，排便障碍的患者约 60% 存在初始感觉阈值和排便感觉阈值的异常，还可同时伴随直肠顺应性升高。

　　肛门直肠压力测定除用于便秘和排便障碍的诊断，还可根据肛门直肠压力测定结果、制订个体化生物反馈方案、评估生物反馈疗效。然而，尚缺乏大型临床研究来确定中国人测压参数的正常范围。

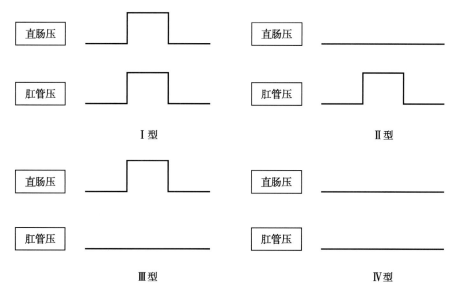

图 8-3-5　功能性排便障碍的亚型

I 型：直肠内压力升高，肛管压力矛盾性上升；Ⅱ型：直肠推进力不足，肛管压力矛盾性上升；Ⅲ型：直肠内压力升高，肛门括约肌不松弛或松弛不充分；Ⅳ型：直肠推进力不足，肛门括约肌不松弛或松弛不充分

此外，肛门直肠压力测定结果存在一定程度的假阳性，可能与检查环境有关。因此，单一依靠肛门直肠压力测定不足以全面诊断排便障碍。

3. **肌电图**　盆底肌电图（electromyography，EMG）检查是用针电极、柱状膜电极或丝状电极分别描记肛门外括约肌和耻骨直肠肌的电活动，用于了解盆底肌肉的功能状态及神经支配情况。盆底肌电图检查可用于判断盆底肌的功能活动状态，如盆底失弛缓综合征中盆底肌的反常点活动。还可用于评定盆底肌功能失常的原因，如先天性或创伤性盆底肌肉缺损，肌电活动减弱或消失及病理性电活动。通过盆底肌电图检查，有助于排便障碍的鉴别，有助于诊断耻骨直肠肌综合征以及诊断肛门外括约肌病变引起的大便失禁。但有研究显示，肌电图诊断特异性不高，对于大便失禁和排便障碍患者，有结果重叠现象，因此，盆底肌电图检查很少单独使用，往往和其他肛门直肠功能检测技术如肛门直肠测压、阴部神经潜伏期检查等协同应用评估肛门直肠功能。

4. **排粪造影**　排粪造影通常是将 150～300ml 硫酸钡与增稠剂混匀达到软粪的稠度，灌入患者直肠内，在静息和用力排便过程中，分别摄取侧位像（≥2 张／秒）。该检查能发现结构异常（直肠前突、肠疝、肠套叠、直肠脱垂和巨结肠），评估一些功能参数（静息和力排时的肛门直肠角、会阴下降、肛管直径、耻骨直肠肌压迹以及直肠排空程度）。排粪造影用于肛门直肠测压和球囊逼出试验结果不明确或检查结果与临床印象不一致，或者患者模拟排便时盆底松弛正常而不能排出球囊时。有排便障碍的患者常表现为肛提肌收缩障碍，造影剂滞留时间延长或不能排出，直肠无收缩。此外，一些研究发现，有典型排便障碍症状的患者，球囊逼出试验和盆底肌电图正常时，排粪造影能显示直肠排空能力下降。本检查可能因患者受检查环境影响出现假阳性或假阴性的结果。

磁共振（MRI）排粪造影是实时显示肛门直肠运动和直肠排空的方法，该技术是目前盆底研究最佳的影像检查手段。MRI 排粪造影的优势有：①动态影像中更好地显示直肠和肛管周围的软组织，包括膀胱、子宫和小肠；②肛门内 MRI 能更清晰显示肛门括约肌和肛提肌；③没有放射性辐射。MRI 尤其适用于球囊逼出试验正常的患者、确定解剖改变、指导外科手术治疗（如对有阴道挤压和膀胱膨出的脱肛患者，或子宫脱垂需要手术治疗的患者）。但由于 MRI 排粪造影缺乏标准数据，尚未广泛开展。

（三）鉴别诊断

本病需要与肛门直肠器质性疾病和形态结构性改变所引起的排便障碍相鉴别，如痔、肛门直肠肿物、直肠脱垂、直肠炎和直肠孤立性溃疡综合征等。详细询问病史、直肠指诊及必要的辅助检查如直肠镜或结肠镜有助于鉴别诊断。结肠镜检查时需要特别注意对肛管直肠的观察，必要时镜身反转检查；此外，结肠镜还能够了解是否长期应用刺激性泻剂引起的结肠黑变病。

【治疗】

功能性排便障碍的治疗首先应遵循慢性便秘的标准治疗方案（请参见本章第二节），其次是有针对性的治疗，如生物反馈、骶神经刺激、肉毒毒素注射及手术治疗。

（一）生物反馈

生物反馈是一种在行为疗法基础上发展的心理治疗技术，治疗原理是将直肠及肛门括约肌的压力或肌电信号、以视觉或听觉形式呈现给患者、使患者理解这些信号所对应的病理变化、学习正确排便动作（即直肠收缩时、肛门括约肌放松），反复练习，使不协调的盆底肌恢复正常。2015 年，美国及欧洲神经胃肠病学和动力学会在生物反馈治疗肛管直肠疾病共识意见中推荐，将生物反馈用于短期和长期治疗不协调性排便（Ⅰ级证据，A 级推荐），暂不推荐用于无排便障碍型便秘。

已有大量国外随机对照研究证实了生物反馈治疗慢性便秘的疗效，症状改善率为 44%～100%。国内研究报道，生物反馈治疗慢性便秘的有效率为 50%～80%。生物反馈疗法主要 3 种模式：压力生物反馈系统、肌电图生物反馈系统及球囊排出训练。尚无证据表明哪种生物反馈技术更好，但肌电图生物反馈操作简单、患者易接受，近年的研究多为肌电图生物反馈。

生物反馈的疗程：国内外多数医院采用"短期强化治疗方案"（每次 1 小时，每周 2～7 次，连续 10 次），所得疗效在 70%～80% 之间。有一项研究发现：长期维持治疗（短期强化治疗 3 个月后，每隔 3 个月重复治疗 1 次至 1 年），所有患者的便秘都得到长期改善。Rao 等推荐采用"个体化治疗方案"（根据疗效决定疗程）；Rao 同时提出：每次 1 小时，至少 2 周 1 次，共 4～6 次的治疗是必需的。林琳等采用的方案是：每周在医院训练 2～3 次，10 次／疗程。治疗期间和治疗结束后，患者需坚持家庭训练。林琳等报道生物反馈对排便障碍型便秘的近远期疗效均高于单纯慢传输型的便秘（近期：79.8%∶31.5%；远期：73%∶28.5%）；生物反馈对排便推进力不足和不协调性排便的疗效无显著差异（81.5%∶76.8%）。

影响生物反馈疗效的主要因素：病程的长短、患者的依从性。便秘病程越长、患者接受泻剂和灌肠等治疗的次数越多、结直肠动力和感觉功能受损越严重、生物反馈的远期疗效就越差。虽然生物反馈是功能性排便障碍的一线治疗方案，但有适应证的患者仅44%～48%接受了正规的生物反馈治疗。各种负性因素导致半数以上的患者对治疗缺乏信心、依从性较差，未能坚持家庭训练，这是近期疗效好和远期疗效差的原因。

尤其强调，生物反馈的疗效应该来自综合评估系统：包括症状、生活质量、精神心理状态、结肠传输时间、肛门直肠功能等主客观指标的"综合评价体系"。目前发表的多数文章均以便秘症状改善作为疗效的终点（便次减少、排便费力、排便梗阻感等），没有明确的主要次要指标，容易增加假阳性率。且现有文章很少评价便秘患者生活质量及精神心理状态，越来越多研究已表明，便秘严重影响患者的生活质量和精神心理状态，两者均会加重便秘。因此，忽视生物反馈对患者生活质量及精神心理的影响，极易造成医师和患者的结论不一致，甚至夸大疗效。

总之，生物反馈治疗功能性排便障碍的疗效是肯定的，但需规范生物反馈治疗方案，明确合理的评价指标，最大程度地减少各种因素对疗效的影响。

（二）骶神经刺激

骶神经刺激（sacral nerve stimulation，SNS）自20世纪90年代起逐步用于治疗顽固性便秘。SNS可能通过影响盆底传入神经或中枢两个层面起效，另外，SNS可使直肠壁放松，直肠敏感性提高。

SNS治疗慢性便秘的疗效尚有争议。一项长期随访研究显示，SNS可改善慢性便秘的症状，尤其对排便障碍疗效较佳。但是，近期一项观察研究纳入了44例临时SNS治疗的慢性便秘患者，其中15例植入了永久SNS，长期随访中仅5例症状缓解。目前SNS治疗功能性排便障碍的证据尚不充分。当功能性排便障碍患者的便秘症状持续超过1年且其他治疗无效时，可考虑行SNS。

（三）肉毒毒素注射

肉毒毒素可抑制乙酰胆碱释放，松弛肛门括约肌，改善排便障碍症状。近期一项回顾性研究：联合使用"注射肉毒毒素＋生物反馈"可有效治疗难治性盆底肌痉挛所致的便秘。但大量临床研究表明，肉毒毒素注射治疗慢性便秘的远期疗效不佳，目前注射肉毒毒素仅作为难治性便秘患者、外科术前的尝试性手段。

（四）手术治疗

需要手术的功能性排便障碍有：引起松弛性排便紊乱的疾病（直肠前膨出症、直肠内套叠、直肠前突、直肠黏膜内脱垂）；引起痉挛性排便紊乱的疾病（盆底痉挛综合征、耻骨直肠肌综合征等）。顽固性排便障碍病程长，病因复杂多变，想通过简单手术彻底解决是非常困难的，必须全面分析各种因素对排便的影响，从而严掌握适应证。

【预防】

功能性排便障碍的预防参考本章第二节，重要的是在儿童时期养成良好的排便习惯，加强运动，尤其女性需加强盆底功能锻炼，避免反复如厕、久蹲、用力排便。

（林　琳　汤玉蓉　俞　汀）

推 荐 阅 读

[1] DROSSMAN D A. 罗马Ⅳ：功能性胃肠病（中文翻译版），第2卷[M]. 方秀才，侯晓华，译. 北京：科学出版社，2016.

[2] 俞汀，汤玉蓉，吴高珏，等. 如何提高生物反馈治疗慢性便秘的疗效[J]. 中华内科杂志，2016，55（4）：330-331.

[3] BHARUCHA A E，WALD A M. Anorectal disorders[J]. Am J Gastroenterol，2010，105（4）：786-794.

[4] RAO S S，SINGH S. Clinical utility of colonic and anorectal manometry in chronic constipation[J]. J Clin Gastroenterol，2010，44（9）：597-609.

第四节　其他功能性肛肠病

一、大便失禁

大便失禁（fecal incontinence，FI）是指反复发生的不能控制的粪质排出，症状持续至少3个月，包括被动型大便失禁（患者无意识的粪便外漏）、急迫型大便失禁（患者有意识但主观无法控制）和漏粪（紧随1次正常排便之后的粪便漏出）。

【流行病学】

FI是一种常见症状，我国尚无大便失禁的大样本流行病学资料，局部地区的患病率在0.7%～1.28%。美国人群大便失禁患病率约8.3%，欧洲人群患病率为 5.0%～19.6% 不等。在尿失禁的人群中，大便失禁患病率更高，男女患病率相近或男性略低，70 岁以上人群患病率显著升高。

【病因与发病机制】

（一）病因

大便失禁的病因复杂，因此关注大便失禁危险因素更为合适。腹泻、排便急迫及慢性疾病负担是社区人群中大便失禁的独立危险因素。大便失禁的主要危险因素有：肛门括约肌损伤，吸烟，胆囊切除术，高龄，骨盆结构紊乱，肛门直肠炎症如溃疡性结肠炎，中枢神经系统疾病如痴呆、卒中、脊髓病变、多系统萎缩、多发性硬化症，体力活动减少。肛门括约肌损伤的原因：①创伤：产科或手术创伤；②非创伤性：硬皮病，内括约肌变薄；③神经病变：拉伸伤，产科创伤，糖尿病等。

（二）发病机制

排便是复杂而协调的反射性动作（参见本章第三节）。大便失禁由肠道紊乱引起，包括腹泻和 / 或肛门直肠功能障碍（肛门括约肌无力，直肠顺应性下降，直肠感觉增强或减弱等），多数患者有一种以上的异常。大便失禁老年女性常有肛门内外括约肌无力、肛门静息压和收缩压降低。神经性损伤可发生于中枢神经系统到肛门外括约肌的任何水平、导致肛门括约肌无力。神经源性损伤常见原因：周围神经病（如糖尿病），阴部神经拉伤或产伤。另外，大便失禁还与耻骨直肠肌萎缩、去神经支配和功能受损有关。过度牵拉会导致会阴下降、损伤阴部神经、使肛门直肠角度更加钝化。

大便失禁患者直肠感觉减弱时，直肠内粪便无法引起肛门外括约肌收缩，引起 FI。相反，FI 的直肠高敏感、可能继发于对直肠扩张的过度收缩或直肠容量减少，可以解释排便急迫的症状。

除肛门直肠功能障碍外，抑郁评分高与大便失禁患者生活质量严重受损相关。大便失禁会加重患者负面情绪、社会和心理问题（严重的社会孤立感、自尊心显著受损、工作能力下降和人际关系受影响）。

【诊断】

（一）诊断流程

1. 病史及体格检查 大便失禁高危人群包括：身体虚弱的老人，任何原因导致腹泻的患者，近期产妇（尤其三度以上产伤），神经或脊髓疾病的患者，严重认知障碍或学习障碍的患者，尿失禁、盆腔器官或直肠脱垂、肛周瘙痒、疼痛患者，结肠切除术、肛门手术或盆腔放疗的患者。对高危人群应仔细询问失禁症状、严重程度和危险因素，评估患者的应对能力、心理状况和生活质量。内裤有污渍、弄脏衣物和漏粪可以用来反映失禁的性质和严重程度。

体格检查包括会阴部检查和肛门直肠指诊。前者检查会阴部有无瘘管、皮炎、瘢痕、皮肤抓痕、痔、肛裂等，上述情况提示括约肌功能异常。此外可指导患者做排便动作，检查有无会阴过度下降或直肠脱垂。肛门直肠指诊有助于检查有无直肠肿块、粪便潴留、括约肌松弛或不协调性收缩，检查可在患者缩肛和排便动作时进行。

2. 实验室、影像学及内镜检查 进行粪便常规及隐血检查。对年龄＞40 岁、伴有警报征象者完成实验室、影像学检查和结肠镜。

3. 诊断标准 大便失禁的诊断依据罗马Ⅳ诊断标准（表 8-3-14）。大部分患者可以通过询问病史、肛门指诊、肛门直肠压力测定、腔内超声及排粪造影等检查进行确诊，必要时可行神经电生理和 MRI 等检查辅助佐证。

表 8-3-14 罗马Ⅳ大便失禁的诊断标准*

年龄至少 4 岁，反复发生不能控制的粪便排出

* 近 3 个月符合以上标准。以研究为目的时，症状出现至少 6 个月，近期大便失禁 2～4 次，超过 4 周

（二）肛门直肠功能检查

大便失禁的诊断较为容易。辅助检查目的是评价肛门括约肌功能，评估病情严重度，指导医师手术。

1. 肛门直肠压力测定 肛门直肠压力测定的原理、方法参见本篇第三章第三节讨论。肛门直肠压力测定是大便失禁最重要的检查手段，主要参数有：肛管静息压和缩榨压、肛门内括约肌抑制反射、直肠扩张的阈值、直肠顺应性。其中肛管静息压和缩榨压是关键参数。大便失禁患者肛管静息压和缩榨压显著降低，直肠肛门抑制反射消失或直肠顺应性明显减弱。

注意的是，肛门括约肌压力随着年龄的增长而下降，女性则更低，判断结果时应考虑年龄和性别。尚可同时做直肠感觉功能检查、球囊排出试验。

2. 肛门神经生理检测 肛门括约肌肌电图和阴部神经末梢运动潜伏期（PNTMLs）是评估肛门直肠神经功能的重要工具。PNTMLs 可鉴别括约肌障碍由肌肉损伤或神经损伤引起。肛门括约肌肌电图是检测肛门外括约肌，大便失禁患者多为肛门括约肌电活动减弱。

3. 影像学检查 还可考虑肛门超声或肛门直肠 MRI 检查。肛管内外超声和 MRI 的结果通常相似。肛管超声可以看到内括约肌、测量括约肌厚度、括约肌缺损位置及缺损比例或角度、指导医师手术。

MRI 可区分肛门外括约肌撕裂和瘢痕、识别外括约肌萎缩。影像学检查可评估肛门内、外括约肌的完整性，对手术有较大帮助。但影像学图像与临床表现之间的相关性较差，需结合症状综合评估病情。

4. 其他检查 对于难治性大便失禁考虑外科治疗者，可选择恒压器评估直肠顺应性和感觉功能、动态 MRI 或排粪造影评估骨盆移动等。

【治疗】

大便失禁不罕见，多呈进行性加重，保守或手术的疗效较差，复发率较高，严重影响患者的生活质量。部分患者简单治疗即可有效。复杂的大便失禁需要多学科干预，包括精神心理、康复、肛肠、泌尿等专科联合诊治。此外，不同的治疗观点，缺乏规范化的诊治流程，急需制订完善的阶梯式治疗链以确保疗效。

（一）支持治疗

1. 去除病因 如粪便嵌塞、饮食因素、炎症性肠病、痴呆、神经病变等，行病因学治疗。

2. 调整生活方式 指导患者定时排便，及时如厕、及时排空肠道。饮食治疗（如 FODMAP 饮食）可使粪便性状恢复正常，去除相关的饮食因素；腹泻患者在增加膳食纤维的同时限制饮水。无外伤的大便失禁患者，建议进行提肛锻炼、间断收缩和放松肛门。

3. 皮肤护理 长期卧床的大便失禁患者要作好皮肤护理。及时处理粪便并清洁皮肤；肛周感染时，可局部使用抗生素。可使用一次性尿垫、肛门控制塞、卫生棉条和自制引流袋等。

4. 心理指导 失禁患者多存在心理障碍，应予患者心理支持治疗。鼓励患者主动交流，回归社会。

（二）生物反馈训练

若保守治疗不理想，可尝试生物反馈。生物反馈的原理及方法详见本章第三节。生物反馈训练主要针对中重度急迫性大便失禁伴随焦虑情绪和肛门括约肌收缩压减低的患者。建议生物反馈的疗程为 6 次，每 2 周 1 次。随机对照研究显示生物反馈治疗大便失禁优于凯格尔运动（Kegel exercises），整体症状改善率达 76%，消失率达 44%。另一研究表明，4 周生物反馈的有效率高于传统疗法。生物反馈治疗能最大限度地恢复肛直肠功能，提高生活质量。

（三）微创治疗

骶神经刺激（sacral nerve stimulation，SNS）和肛管黏膜下注射填充剂目前已被美国食品和药品监督管理局（FDA）批准用于大便失禁治疗。SNS 可激发肛门外括约肌收缩。当临时性 SNS（常 2～4 周）有效后，再植入永久性 SNS。研究显示 90% 患者可由临时性 SNS 过渡到永久性 SNS，其中 63% 的患者随访 5 年，36% 完全节制排便，89% 的患者治疗有效。但 SNS 设备昂贵，有骶骨畸形或外伤患者不能应用。相比 SNS，胫神经刺激更为方便，且经济实用，也可明显改善症状，但临床疗效尚存在争议。

填充剂注射法：将生物相容性材料注入肛周黏膜下或括约肌间隙来紧缩肛管，一项纳入了 206 例患者的研究显示，将"6 个月内失禁事件减少达到 50%"作为有效指标，注射组有效率（52%）明显高于假性注射组（31%）。该治疗未明显改善大便失禁患者的生活质量，故有效性需要研究。

磁性括约肌替代疗法：一项新的大便失禁治疗技术。原理是利用磁环（一串磁芯的钛珠），植入肛周。用力排便时突破磁珠吸引力、磁珠分开、打开肛门。磁性括约肌的疗效尚待证实。

（四）直肠清洗

排便习惯调整和生物反馈失败的大便失禁患者可以尝试周期性直肠清洗。这种方法可以避免患者当日（短时间）大便失禁。几项回顾性研究显示，该方法单独使用或者联合其他方法、对部分失禁有效，尤其对神经性肠道功能障碍的患者。

（五）手术治疗

当保守治疗、生物反馈无效时可考虑手术治疗。影像学检查（腔内超声和 MRI 等）证实肛门括约肌有缺损。常用肛门括约肌修补术、肛门括约肌成形术、人工括约肌植入等。一项系统综述显示，不同手术方法及手术与电刺激、直肠冲洗的疗效无明显差异。

【预防】

养成良好的排便习惯定时排便（晨起后排便为宜），蹲厕不要过久。戒除排便看书、看报等不良习惯。

选用内裤、手纸：内裤应选质软且薄的棉布制品，不要穿粗布或化纤品。手纸应以薄、软、褶小均匀为最宜。

莫忽视肛门清洗，每天冲洗肛门 2 次，一次是大便后立即清洗，另一次是在睡前清洗，以免污染内裤。

定期做坐浴是肛门保健的好方法。轻微的肛门疾患,坐浴会收到明显效果。温水坐浴时间一般20～30分钟,以促进肛周血液循环。

二、功能性肛门直肠疼痛

功能性肛门直肠疼痛(functional anorectal pain,FAP)是指非器质性疾病引起的肛门直肠疼痛,罗马Ⅳ诊断标准将功能性肛门直肠疼痛分为3种:肛提肌综合征(levator ani syndrome,LVAS)、非特异性功能性肛门直肠疼痛和痉挛性肛门直肠疼痛(proctalgia fugax,PF)。三者的区别:疼痛持续时间和是否存在肛门直肠触痛。痉挛性肛门直肠疼痛时间短,发作间歇期无症状。而肛提肌综合征和非特异性功能性肛门直肠疼痛持续至少30分钟。既往罗马Ⅲ标准将肛提肌综合征和非特异性肛门直肠疼痛统称为慢性肛门直肠疼痛(chronic proctalgia,CP)。

【流行病学】

国外流行病学研究显示美国人群,各种因素所致肛门直肠疼痛患病率约11.6%,肛提肌综合征患病率约6.6%,多见于女性。痉挛性肛门直肠疼痛患病率为8%～18%,以残疾人多见,且大多发病在青春期前。

我国尚无普通人群的流行病学研究。一项来自全国5家三级医院的多中心分层问卷调查发现:921例慢性便秘患者中,慢性肛门直肠痛26例(2.9%)、痉挛性肛门直肠疼痛111例(12.2%),两者常发及频发者分别为88.5%和73.9%。该研究还发现三级医院便秘患者慢性肛门直肠疼痛检出率高于一级医院,痉挛性肛门直肠疼痛检出率无差别,女性便秘患者疼痛率更高,疼痛会加重便秘的肛门直肠症状、睡眠及精神心理障碍。

【病因与发病机制】

先天性、物理损伤(外伤、过重体力活动、老龄)、术后并发症(经腹直肠切除术、肛门瘘管术、肛裂内侧切术等)所导致的盆底肌群及会阴神经异常是引发肛提肌综合征的主要因素。如盆底肌Ⅰ型和Ⅱ型肌纤维功能异常、导致盆底肌张力高、压迫会阴神经、血管收缩、局部缺血缺氧、最终肌肉收缩时间延长而损伤,产生疼痛。对括约肌张力过高的患者(经产妇、会阴下降综合征等)研究发现,皆因耻骨直肠肌压力过高而导致疼痛。盆底组织若神经受压,或交感神经传导过度,或传导一些异常刺激至脊髓丘脑和脊髓网状束,皆可引起肛门直肠区疼痛。非特异性肛门直肠疼痛由于发病率低,病例较少,病因及发病机制尚不明确。

Gary等发现有痉挛性肛门直肠疼痛家族史的患者肛门内括约肌较厚,且直肠静息压较高,推测发病与遗传有关。女性发病率较高,可能与妇科疾病有关。

长期抑郁和焦虑的人群易发生功能性肛门直肠疼痛,女性为著。生物-心理-社会模式提出,焦虑等心理障碍不仅增加盆底肌群的紧张度,而且通过脑-肠轴引发胃肠生理学改变,直接导致疼痛。

【临床表现】

1. **肛提肌综合征**　慢性或复发性直肠疼痛或隐痛。为模糊的钝痛或直肠内压迫感,坐位时加重。肛门指诊发现肛提肌过度收缩,且触痛部位不对称。肛提肌收缩时触痛是区别肛提肌综合征和非特异性肛门直肠疼痛的特征。

2. **非特异性功能性肛门直肠疼痛**　疼痛也可持续30分钟以上,与肛提肌综合征的区别是,肛门指诊向后牵拉耻骨直肠肌时不疼痛。

3. **痉挛性肛门直肠疼痛**　是直肠部位突发的、短暂的一过性疼痛,疼痛持续数秒到数分钟(一般不超过15分钟),突然发作,可自行缓解。90%的患者疼痛位于直肠。发作稀少,51%的患者典型发作每年少于5次。疼痛可以绞痛、啮咬痛或刺痛,部分放射至臀部、会阴及腹部,更甚者穿孔或昏厥;50%的患者疼痛发作时中断正常活动,夜间发作可痛醒。便秘、月经、饮酒、寒冷等可加重症状。

【诊断与鉴别诊断】

(一)肛提肌综合征

肛提肌综合征的诊断主要基于特殊的临床症状,合理的临床检查(肛门直肠指诊、乙状结肠镜、排粪造影、超声、骨盆MRI)排除其他原因的疼痛(克罗恩病、肛裂、痔等)及相关症状(排便障碍)。患者有长期不良坐姿史,疼痛是模糊钝痛或直肠压榨感,坐位加重。此外,典型的疼痛还有周期性:夜间消失,早上轻微,下午最严重。肛门指诊向后牵拉耻骨直肠肌有触痛,触痛不对称。肛提肌综合征的诊断需依据罗马Ⅳ诊断标准(表8-3-15)。

表8-3-15　罗马Ⅳ肛提肌综合征的诊断标准*

1. 慢性或复发性直肠疼痛或隐痛
2. 发作持续30分钟或更长
3. 向后牵拉耻骨直肠肌时有触痛
4. 排除其他原因导致的直肠疼痛,如缺血、炎症性肠病、肌间脓肿、肛裂、血栓性痔、前列腺炎、尾骨痛和明显的盆底结构性改变

*诊断前症状出现至少6个月,近3个月符合以上所有标准

肛提肌综合征鉴别诊断：如非特异性肛门直肠疼痛、痉挛性肛门直肠疼痛、尾骨痛、罕见的家族遗传性直肠痛、盆底或马尾部肿瘤、子宫内膜异位症、其他妇产科疾病等。还需与其他盆底疼痛鉴别：常见的痉挛性肛门直肠疼痛和尾骨痛。痉挛性肛门直肠疼痛详见下述。尾骨痛常见于器质性病变（急性创伤、不良坐姿或久坐引起的慢性损伤、骶尾关节炎等）；尾骨痛多见于女性和年老体弱的患者；患者尾骨有触痛，坐位疼痛剧烈，通过按摩尾骨可以缓解。

（二）非特异性肛门直肠疼痛

罗马Ⅳ中非特异性功能性肛门直肠痛的诊断标准为：完全符合慢性肛门痛诊断标准，肛门指诊从后牵拉耻骨直肠肌时无触痛。目前病例较少见。

（三）痉挛性肛门直肠疼痛

痉挛性肛门直肠疼痛发作前一般无诱因，应激、排便、便秘可能是触发因素。疼痛持续几秒至几分钟，呈痉挛样、针刺样、压榨样或电灼样，突然发作突然缓解，不遗留任何不适；疼痛发作无规律、夜间较频繁，常被痛醒，影响睡眠。痉挛性肛门直肠疼痛的诊断需依据罗马Ⅳ诊断标准（表8-3-16）。

临床上要排除肛门、直结肠及盆腔的器质性疾病：痔、肛裂、肛周脓肿、肛瘘、肿瘤、前列腺炎、子宫内膜异位症等。还需与其他的盆底疼痛相鉴别：常见的是肛提肌综合征和尾骨痛。肛提肌综合征、非特异性肛门直肠疼痛、痉挛性肛门直肠疼痛的鉴别诊断参见表8-3-17。

表8-3-16 罗马Ⅳ痉挛性肛门直肠疼痛的诊断标准*

1. 反复发作的位于直肠部的疼痛，与排便无关
2. 发作持续数秒至数分钟，最长时间30分钟
3. 发作间歇期无肛门直肠疼痛
4. 排除其他原因导致的直肠疼痛，如缺血、炎症性肠病、肌间脓肿、肛裂、血栓性痔、前列腺炎、尾骨痛和明显的盆底结构性改变

*诊断前症状出现至少6个月，近3个月符合以上所有标准

【治疗】
（一）肛提肌综合征
1. 物理治疗

（1）温水坐浴：40℃温水坐浴，可以降低肛管压力，缓解疼痛。

（2）局部按摩：手指按摩肛提肌缓解疼痛。局部按摩配合直肠透热治疗、放松训练等疗法。Riot等对101例肛提肌综合征患者采用尾骨肌按摩结合盆底关节物理治疗，72%的患者经过1～2个疗程后症状缓解，这一综合疗法说明肌肉、骨骼韧带异常会引起肛提肌综合征。

（3）电刺激疗法（electrogalvanic muscle stimulation, EGS）：EGS是电刺激引起痉挛的肌肉自发收缩和疲劳，从而减轻疼痛。使用高频电刺激直接刺激肛提肌、解除痉挛，疼痛改善率在40%～91%，但无随机对照研究。永久性SNS可长期缓解肛门直肠痛，尤其适合药物和生物反馈无效的患者。

2. 局部注射疗法
曾有研究发现，在肛提肌内注射肉毒素、可以缓解盆底肌痉挛和过度活动的疼痛。但最新的随机对照研究显示：肛门括约肌注射肉毒菌素治疗肛提肌综合征没有效果。一项前瞻性研究比较EGS和局部注射（在肛提肌肌腱最明显触痛点注射40mg曲安西龙丙酮化合物＋1ml 2%利多卡因）治疗肛提肌综合征，局部注射疗效明显优于EGS组，短期疗效显著，随访12个月症状减轻。最近，Langford等也采用布比卡因＋利多卡因＋曲安西龙在肛提肌触痛点局部注射治疗慢性盆底痛，有效率可达72%。

3. 生物反馈
生物反馈广泛用于功能性肛门直肠疾病的治疗。参见本章第三节详细阐述。目前已有研究指出，生物反馈治疗肛提肌综合征的疗效在30%～40%，尚缺乏高质量的研究来证实生物反馈疗效。

4. 针灸
可以刺激中枢神经系统中内啡肽、复合胺、乙酰胆碱、P物质、降钙素基因相关肽、神经肽Y等物质的释放、产生镇痛效应。国内学者针刺

表8-3-17 肛提肌综合征、非特异性肛门直肠疼痛、痉挛性肛门直肠疼痛的鉴别

	肛提肌综合征	非特异性肛门直肠疼痛	痉挛性肛门直肠疼痛
疼痛特点	慢性或复发性直肠钝痛	同肛提肌综合征	突发突止的直肠绞痛、啮咬痛或刺痛
持续时间	发作持续≥30分钟	同肛提肌综合征	发作持续≤30分钟
发作频率	频繁	频繁	稀少
体征	肛门指诊向后牵拉耻骨直肠肌有触痛	肛门指诊向后牵拉耻骨直肠肌无触痛	——

治疗肛门直肠神经痛，取穴：大椎，长强，大肠俞，秩边，合谷，委中，针刺采用泻法，10次一疗程，总有效率约为93.1%。

5. 其他 肛提肌综合征患者常伴心理问题，需要心理科参与治疗。适当的抗抑郁抗焦虑药物，可以改善症状。

（二）痉挛性肛门直肠疼痛

此病发作突然、时间短、发作稀少，无法对症治疗及预防。此病的无害性，消除患者疑虑即可。对于发作频繁、症状较重、严重影响生活的可予以物理治疗或药物治疗。其中，物理治疗、生物反馈、针灸及精神心理治疗与肛提肌综合征类似。

治疗痉挛性肛门直肠疼痛的药物有：①口服药：Ca^{2+}离子拮抗剂。硝苯地平能有效降低肛门内括约肌压力、缓解疼痛，用于遗传性内括约肌病变引起的痉挛性肛门直肠疼痛。地尔硫䓬可作为痉挛性肛门直肠疼痛的预防性药物，也可减轻遗传性内括约肌病变引起的痉挛性肛门直肠疼痛。解痉药和止痛药也有报道用于痉挛性肛门直肠疼痛的治疗。②外用药：局部涂抹0.3%硝酸甘油软膏能缓解疼痛，且无严重不良反应。③吸入药：已有随机对照实验，吸入沙丁胺醇能明显减短剧烈疼痛时间，对疼痛超过20分钟的患者更有效。

神经阻滞疗法：原理在于痉挛性肛门直肠疼痛患者会阴部神经高敏感。用含12%利多卡因和1.25mg的醋酸倍他米松的神经阻滞药、注射入肛门指诊的会阴神经敏感点，短期有效率90%，长期有效率约70%。

【预防】

功能性肛门直肠疼痛的预防主要包括避免用力排便，减少手术伤及调整精神心理状态等。

（林　琳　汤玉蓉　俞　汀）

推 荐 阅 读

[1] DROSSMAN D A. 罗马Ⅳ：功能性胃肠病（中文翻译版），第2卷 [M]. 方秀才，侯晓华，译. 北京：科学出版社，2016.

[2] 辛海威，方秀才，高峻，等. 慢性便秘伴发肛门直肠疼痛的全国多中心分层调查研究 [J]. 中华消化杂志，2011，31（6）：364-367.

[3] BHARUCHA A E, LEE T H. Anorectal and Pelvic Pain[J]. Mayo Clin Proc, 2016, 91（10）：1471-1486.

第四章

胆囊与 Oddi 括约肌疾病

Oddi 括约肌（又称肝胰壶腹括约肌）由包绕胆管、胰管开口处及胆管和胰管的共同管道周围的括约肌组成。消化间期 Oddi 括约肌以自发紧张性收缩调节胆汁流量，使肝脏分泌的胆汁约 80% 进入胆囊，餐后括约肌松弛，配合胆囊收缩，使胆汁流入十二指肠。目前认为 Oddi 括约肌功能障碍（sphincter of Oddi dysfunction，SOD）是胆囊切除术后患者腹痛的主要原因，而测压是确定 SOD 的"金标准"。根据罗马 IV 诊断标准，胆源性疼痛包括胆囊功能障碍和胆管 Oddi 括约肌功能障碍。除胆管 SO 功能障碍外，Oddi 括约肌功能障碍还包括胰管 SO 功能障碍。

SOD 在普通人群中的估计发病率为 1.5%，而据报道，在特发性复发性胰腺炎人群中的发病率高达 72%。然而，由于缺乏特异性生物标志物或诊断标准，以及继发性 SOD（如乳头狭窄，硬化性乳头炎，梗阻性癌等）更多见等因素影响，SOD 的真实患病率难以确定。

第一节 胆源性疼痛

胆道运动异常和 Oddi 括约肌功能障碍如不引起疼痛症状，不容易受到重视。胆源性疼痛是指持续 30 分钟或以上的上腹部和 / 或右上腹部疼痛；疼痛发作间歇期常常不等；疼痛程度影响患者的日常活动；与排便、改变体位和抑酸剂无明显相关。

无胆囊结石或其他结构性病变的胆源性疼痛被称为胆囊功能障碍。

SO 功能障碍是指 SO 功能异常伴有（或引起）胆源性（和胰源性）疼痛、肝酶和 / 或胰酶升高、胆总管扩张和反复发作的胰腺炎。通常认为胆管括约肌功能障碍更易引起胆道症状，而胰管括约肌障碍易引起胰腺病变，但也有动力测定研究表明两者常共存。

【流行病学】
胆囊功能障碍的发病率尚无数据。一项对 1981

年 2 月至 1982 年 4 月进行的大型人群研究报道中发现，7.6% 的男性和 20.7% 的女性经历过胆源性疼痛而不伴超声可见的胆囊结石。另一项美国调查显示，81% 因"未归类的胆囊疾病"和 46% 因"慢性胆囊炎"住院的患者病因是胆囊运动障碍。

很多胆囊切除术后患者有持续性或发作性的疼痛。文献报道的 SOD 的发病率为 1%～37%，可能由于定义不同及观察人群不同所致差异较大。择期手术患者比急诊手术患者发生率高，无胆囊结石以及伴随其他非典型症状的患者发生率也较高。目前报道的研究中，中年女性较为常见。

【病因与发病机制】
（一）胆囊功能障碍
胆囊运动功能障碍常表现为胆囊收缩运动降低，排空功能下降，其常见的病因有：①原发性胆囊平滑肌病变；②由慢性胆囊炎或胆汁改变引起的继发性胆囊平滑肌病变；③神经或激素调节异常；④血液循环中抑制性物质和激素的作用。临床上胆囊结石患者常伴胆囊运动障碍。实验研究表明给狗喂食易致结石食物，先出现胆囊运动障碍，继而发生胆囊结石。妊娠妇女常出现胆囊容积增大，胆囊排空障碍，分娩后常可恢复。长期静脉高营养及长期使用生长抑素的患者常有胆囊排空障碍。

（二）胆源性 SOD
胆源性 SOD 确切的病因和发病机制尚未阐明。

胆源性 SOD 的危险因素包括胆囊先天性发育不全，此外还有术前胆石症、胆结石碎石、肝移植和酗酒等。与甲状腺功能减退有关的胆道延迟排空也是 SOD 的另一个危险因素。此外，甲状腺功能减退症患者患胆结石风险明显增加，是继发于甲状腺素松弛的缺失。研究还发现，肠易激综合征（IBS）患者的 SOD 风险增加。据报道，与没有 IBS 的胆囊切除术后患者相比，接受胆囊切除术的 IBS 患者对 CCK 的括约肌松弛特性表现出更迟钝的反应。但 IBS 患者 SOD 的患病率和发病率尚不清楚,因为 IBS 和 SOD 常常存在症状重叠,较难诊断 IBS 中的 SOD。

原发性 Oddi 括约肌运动功能障碍常无胆管结石等明确病因,肝胰壶腹括约肌狭窄或其运动功能紊乱为其主要病因。十二指肠乳头纤维化、腺体或平滑肌增生、平滑肌肥厚均可致肝胰壶腹括约肌狭窄。肝胰壶腹括约肌基础压力升高,静脉注射胆囊收缩素或其他平滑肌松弛剂后压力下降,常提示肝胰壶腹括约肌紧张性增高;肝胰壶腹括约肌基础收缩频率加快,逆行性收缩增加,提示存在神经肌肉协调性紊乱;而对胆囊收缩素出现矛盾反应,则说明存在神经分布缺陷,使其仅表现为对平滑肌组织的直接兴奋作用。这些均为肝胰壶腹括约肌运动功能紊乱的表现。

此外,目前认为胆囊与胆管及周围脏器存在神经联络,推测胆囊切除术造成神经的中断可影响括约肌功能。痛觉神经系统致敏亦可能参与其发病机制。痛觉神经系统致敏可发生于背根神经节、脊髓和更高层面的,各个患者的确切定位各异,由此造成疾病难以治疗。

现有数据表明,拟诊 SOD 的患者 ERCP 术后胰腺炎风险较高。这一现象可能是这类患者存在异常神经生理改变的最有力证据。

【临床表现】

本病主要表现为腹痛,疼痛常位于上腹部或右上腹部,并可向肩背部放射,同时伴恶心、呕吐。每次发作可持续 3~4 小时,用解痉剂可减轻症状,约几周或数月发作 1 次。部分患者可表现为持续性上腹不适,在此基础上伴有急性发作。胆源性 SOD 患者腹痛用鸦片类镇痛药无效,甚至可加重发作。

急性发作时,体检可发现患者辗转不安,不停更换体位,以求减轻腹痛,腹部触诊常无阳性发现,可有上腹部或右上腹轻压痛。少数患者可有巩膜轻度黄染。

【辅助检查】

(一)胆囊功能障碍

1. **腹部超声脂餐法** 腹部超声可较准确地计算胆囊容积。脂餐后胆囊收缩,胆囊容积改变间接反应胆囊运动功能。脂餐影响因素较多,可静脉注射 CCK-8 后观察胆囊容积改变。正常情况下,脂餐或静脉注射 CCK-8 后胆囊排空指数 >70%,如 <40% 则为异常。

2. **逆行胰胆管造影(ERCP)** ERCP 主要用于排除其他胆道和胰腺病变,还可进行 Oddi 括约肌压力

测定,以除外 SOD。

3. **CCK 激发试验** 目前多采用和验证的方法是缓慢静脉注射 CCK 类似物,尤其是 30 分钟内注入 CCK-8 的方法。胆囊排空通常用胆囊排空指数描述,即 CCK 刺激后胆囊区净闪烁计数的变化百分比。但该方法敏感性低,假阳性高。

4. **核素扫描** 常用 ^{99m}Tc- 二氨基乙酰乙酸来检测胆囊运动功能,若排空指数 <40% 为异常。

(二)胆管 SO 功能障碍

1. **实验室检查** 肝功检测是反映胆汁排泄的有效指标。胆管 SO 功能紊乱时,可使胆汁排出受阻,部分患者可出现肝功异常升高。但在诊断 Oddi 括约肌功能紊乱时,必须先除外其他原因引起的胆汁排出受阻。

2. **ERCP 及内镜下 Oddi 括约肌测压** Oddi 括约肌位于胆道出口处,被认为是胆汁排泄的关键调节因素,SO 的主要功能是维持胆道内压力的平稳。SO 压力变化可以影响胆囊充盈和胆汁流入十二指肠。SO 压力过高(24mmHg)可以阻断胆汁排泄,并造成肝脏损害;而压力过低造成过量胆汁流入十二指肠甚至十二指肠 - 胆道逆流。SO 可在压力变化时动态调整张力。胆管内压力升高可通过局部抑制性神经反射引起 SO 松弛。如前所述胆囊的运动也可通过包括腹腔神经丛在内的局部神经反射性松弛 SO。深入研究人体的 Oddi 括约肌的技术难度较大,也存在安全性的担忧。目前研究显示消化间期 SO 存在 2 种运动方式。A 期 SO 运动见于十二指肠 Ⅰ、Ⅱ、Ⅳ 期,收缩每 3 秒 1 次并持续约 5 秒,就时程而言是 SO 的主要运动方式。较短暂的 B 期 SO 运动主要见于十二指肠 Ⅲ 期,表现为高频高幅度收缩。除了这些节律性收缩外,SO 静息压力在消化间期也有改变,十二指肠 Ⅲ 和 Ⅳ 期静息压力升高。引起 SO 节律性和强直性收缩压变化的机制未明,十二指肠 -SO 括约肌的局部神经反射可能比迷走神经起更主要的调节作用。餐后 Oddi 括约肌的压力下降,壶腹的节律性收缩消失。

既往多使用灌注式三通道胆管测压导管进行检测,因灌注的水会流进胆管或胰管,因此测压所致的胰腺炎并发症较多,此外,所得的数据较复杂,较难分析。现有袖套式感受器型带导丝侧孔的测压导管,检测时,先插入导丝,再顺导丝插入测压导管,可大大提高成功率;此外,灌注的水直接流入十二指肠腔,不会流入胆管或胰管,因此大大降低测压所致胰腺炎的发生率(图 8-4-1)。

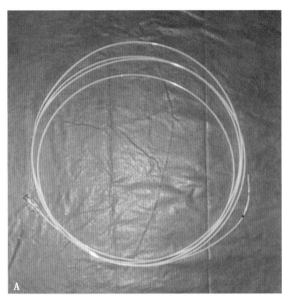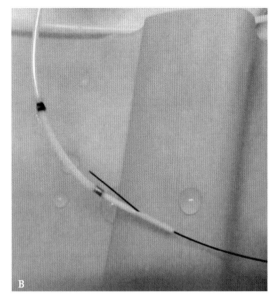

图 8-4-1　袖套式胆管测压导管
A. 袖套式感受器型测压导管；B. 导丝从测压导管的前端插入

既往认为临床疑有 SOD 患者均为本检查的适应证。目前有观点认为，对于有胆管阻塞依据的患者（原 I 型 SOD）应该直接行内镜下括约肌切开术而不必行测压，因为这部分患者的临床有效率很高（90%）且测压假阴性也较多。推荐对缺乏明确梗阻依据的患者（可疑 II 型 SOD）进行 SO 测压。ERCP 检查禁忌患者均为本项检查禁忌证，其中包括有上消化道狭窄、梗阻，估计内镜不可能抵达十二指肠降段者；有心肺功能不全及其他内镜检查禁忌者；急性胰腺炎或慢性胰腺炎急性发作者。

结果分析：

（1）正常：基础压力比胆总管高 5～15mmHg，比十二指肠压力高 15～30mmHg，收缩频率为 3～6次 /min，多为顺式蠕动。

（2）异常（图 8-4-2）：①基础压力升高≥40mmHg；②收缩幅度超过 240mmHg；③收缩频率≥ 7 次 /min；④逆行性收缩超过 50%。

3. **胃镜、超声内镜和影像学检查**　主要用于除外器质性疾病，如残余结石，胆管狭窄，消化性溃疡，脂肪肝等。

4. **肝胆核素扫描（HBS）**　肝胆核素扫描（hepatobiliary scintigraphy，HBS）通过静脉注射放射性核素后描记其在肝胆系统分泌的时间 - 活性曲线。本技术被用于描述胆汁流入十二指肠的速度，以判断是否存在梗阻的证据。

5. **其他运动功能检查**　可借助吗啡 - 新斯的明激发试验、B 超等了解 Oddi 括约肌运动情况。

【诊断与鉴别诊断】

诊断的首要步骤是详细询问病史和体格检查，然后进行常规的肝脏相关血液检查、上消化道内镜和腹部影像学检查。

（一）胆源性疼痛的诊断标准（表 8-4-1）

表 8-4-1　胆源性疼痛的罗马 IV 诊断标准

上腹部和 / 或右上腹部疼痛符合下列全部条件：
1. 疼痛逐渐加重至稳定水平，持续 30 分钟或更长时间
2. 发作间歇期不等（不是每日发作）
3. 疼痛程度影响患者的日常活动或迫使患者急诊
4. 与排便的相关性不明显（<20%）
5. 改变体位或抑酸治疗疼痛无明显减轻（<20%）
支持条件：
疼痛可伴有以下表现
1. 恶心和呕吐
2. 放射至背部和 / 或右肩胛下区
3. 半夜痛醒

（二）胆囊功能障碍的诊断标准（表 8-4-2）

表 8-4-2　胆囊功能障碍的罗马 IV 诊断标准

必须包括下列 2 项：
1. 符合胆源性疼痛的诊断标准
2. 无胆囊结石或其他结构性疾病
支持标准：
1. 胆囊核素显像显示胆囊排空指数低
2. 肝酶、结合胆红素和淀粉酶 / 胰酶正常

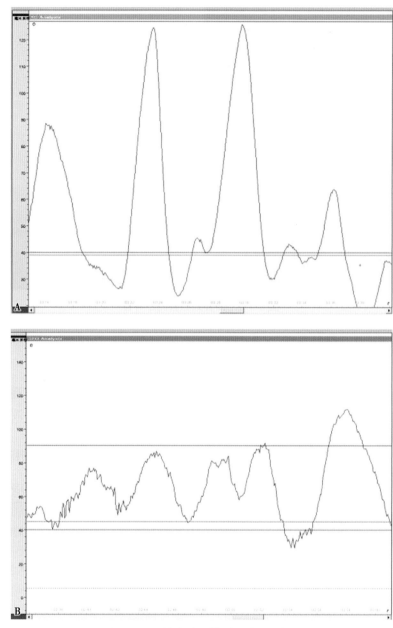

图 8-4-2　袖套式胆管测压结果示例

A. 基础压力增高（69.6mmHg），收缩幅度正常，收缩频率过快（12.7 次 /min）；

B. 基础压力及收缩幅度正常，收缩频率过快（13.4 次 /min）

（三）胆管 SO 功能障碍的诊断标准（表 8-4-3，图 8-4-3）

表 8-4-3　胆管 SO 功能障碍的罗马Ⅳ诊断标准

必须包括以下所有条件：
1. 符合胆源性疼痛的诊断标准
2. 肝酶升高或胆管扩张，但非同时存在
3. 无胆管结石或其他结构性疾病
支持标准：
1. 淀粉酶 / 脂肪酶正常
2. Oddi 括约肌压力测定异常
3. 肝胆核素显像异常

（四）鉴别诊断

胆囊切除术后疼痛首先要除外器质性疾病导致，如胆道器质性病变（残余结石、残留胆囊、胆管狭窄等），胰腺炎、脂肪肝、消化性溃疡、功能性消化不良、肠易激综合征、神经肌肉疾病等其他腹腔脏器疾病。

【治疗】

（一）胆囊功能障碍

胆囊功能障碍的症状往往可以自愈，不建议进行早期干预。治疗原则为：有明确病因者对因治疗，现无明确病因者应尽力恢复胆囊排空指数。

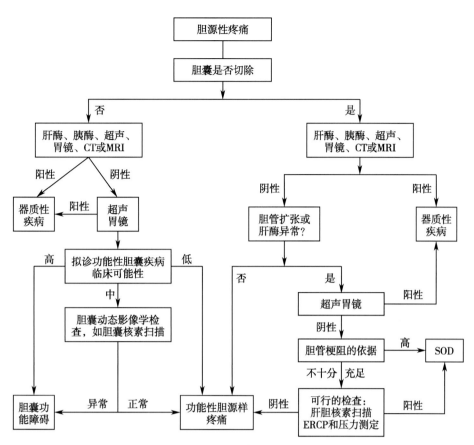

图 8-4-3　胆源性疼痛诊断流程图

1. **药物治疗**　既往有研究表明胃肠促运力药可改善胆囊排空功能,减轻患者的症状,改善胆囊排空指数,提示该类药可能是治疗胆囊运动障碍的有效药物。此外,还可予以解痉,调节神经功能或熊去氧胆酸等药物。但这些治疗方法的价值尚未得到评价。

2. **手术治疗**　手术切除胆囊曾被认为是治疗胆囊运动功能障碍最有效的方法。因为胆囊排空障碍最终可致胆囊结石,因此症状反复发作患者,如有明确胆囊排空障碍的证据,应手术切除胆囊。但仍需进一步设计严格的随机对照研究进一步证实,特别是对非典型症状的胆囊功能性障碍及伴有胆管扩张或一过性肝功能异常的患者。

值得注意的是,随着超声内镜的普及,很多既往研究认为是胆囊功能障碍的患者目前发现存在胆囊微结石。此外,目前尚无针对超声内镜阴性患者的研究,有待于进一步开展严格的前瞻性研究。

(二)胆管 SO 功能障碍

目前的治疗主要基于专家共识,主要包括药物治疗、内镜治疗和外科手术。

1. **药物治疗**　短时测压研究显示多种药物可降低括约肌基础压力,可能被用于治疗。如硝苯地平,5 型磷酸二酯酶抑制剂,曲美布汀,丁溴酸东莨菪碱,奥曲肽和一氧化氮都被证明能降低胆源性 SOD 患者和无症状志愿者的括约肌基础压力。组胺 H_2 受体拮抗剂、甲磺酸加贝酯、乌司他丁和胃动力药也能抑制 SO 运动。度洛西汀亦被用于治疗 SOD。目前多数药物治疗试验规模较小,时间较短,且多被用于预测内镜介入的有效性。

2. **内镜下括约肌切开术**　内镜下括约肌切开术被广泛用于可疑的括约肌动力障碍和狭窄。共识推荐对有确定 SO 梗阻依据的患者(原 I 型 SOD)行内镜下括约肌切开术而无需测压。针对原 II 型 SOD 患者进行的研究大多都是回顾性、非盲法的,也未采用客观的评价指标,目前括约肌切开的证据不强。对仅表现为胆源性腹痛,实验室检查和影像学检查正常的患者(原 III 型 SOD),Cotton PB 等人开展的 EPISOD 研究表明,不应该对这类 SOD 患者行测压。这类患者行胆道或双括约肌切开术后的预后与假手术组比无优势,测压也不能预测治疗后反应。仍需进一步研究明确哪些临床特征和检查能够预测对括约肌切开有效。SOD 患者介入治疗后并发症风险较高,尤其是 ERCP 术后胰腺炎。此外，还包括出血、十二指肠后壁穿孔、远期再狭窄等。

3. 外科治疗 内镜下括约肌切开术失败的 SOD 患者可以行外科括约肌成形术。内镜下括约肌切开术后症状复发是外科括约肌成形术的指征。

4. 胆囊未切除的胆道 SOD 患者 目前关于胆囊未切除患者是否可能存在 SOD 的研究数据有限，多数学者认为不存在这种病例。目前观点认为，除外临床研究，一般不建议对胆囊未切除且无胆囊结石的患者行 ERCP、测压和括约肌切开术。

（邹多武）

第二节 胰管 SO 功能障碍

过去曾认为 Oddi 括约肌功能障碍可以引起胰源性腹痛而不伴有胰腺炎证据（血清淀粉酶或脂肪酶高于 3 倍正常上限和 / 或影像学依据）。既往将胰管 SO 功能障碍分为 3 种类型，Ⅰ型胰管 SO 功能障碍有典型的胰源性疼痛，血清淀粉酶或脂肪酶至少 1 次大于正常上限 2 倍，伴有胰管扩张（胰头部 >6mm，胰腺体部 >5mm），ERCP 示胰管排空时间延长（>9 分钟）；Ⅱ型胰管 SO 功能障碍有典型的胰源性疼痛和 1～2 项异常；Ⅲ型胰管 SO 功能障碍仅有典型的胰源性疼痛。但目前没有证据表明 SOD 可以引起胰腺疼痛。此外，胰管扩张甚少见于"不明原因上腹痛"患者，而主要见于慢性胰腺炎和胰腺导管内乳头状黏液肿瘤（IPMN）。疼痛特征常不特异，与胆源性腹痛或其他功能性疾病重叠。淀粉酶和脂肪酶的轻度增高可见于正常人和非胰源性腹痛的患者。鉴于上述原因，专家建议仅讨论 SOD 和不明原因的复发性胰腺炎的关联。

【流行病学】

早期的小规模研究发现可能由于胰管 SO 功能障碍导致复发性急性胰腺炎的患者多见于 40 岁以上的女性患者。多数报道的病例按常用胰腺炎严重程度评分标准评判属于轻型。少数患者是在使用可待因等阿片类药物后发作胰腺炎。与食物关系不大。

【病因与发病机制】

胰管 SO 功能障碍的确切病因和发病机制尚未完全阐明，可能与以下因素有关。

1. 胆汁或胰液流动异常 既往研究显示 SOD 可能会因胆汁或胰液流动异常增加急性胰腺炎发生的风险。有澳大利亚学者应用胆道和胰腺解剖与人类的解剖结构相似的负鼠进行了一项研究，发现结合胰管结扎与应用胆囊收缩素 / 分泌素刺激胰腺外分泌，可诱发急性胰腺炎。现有动物研究和多种临床疾病情况表明括约肌梗阻可以引起胰腺炎，如乳头肿瘤 / 结石排出引起间断性梗阻等。

2. 括约肌本身的过度收缩 目前推测括约肌本身的过度收缩可以造成胰腺炎。Cote 等人的研究显示，78% 以上的患者存在胰管括约肌压力升高，且胰管括约肌压力升高的患者如不治疗，反复发作的可能性要高 3.5 倍。但该研究同时发现，胆胰管括约肌同时切开并不比单纯胆管括约肌切开更有效。推测，这类患者胰管括约肌异常可能只是伴随现象或以往发作造成的后果，甚至是其他未知原因引起。仍有待于进一步研究探索和证实。

3. 胰源性 SOD 与胰腺炎 关于 SOD 和急性胰腺炎之间的关系，人体内直接研究甚少。有学者通过观察研究认为 SOD 可增加胰管内压力，但并不是这单一因素诱发了胰腺炎。此外，研究发现高钙血症和高脂血症亦会引起 SO 功能异常，从侧面提示 SO 在一定程度上参与急性胰腺炎的发生。多项研究发现，特发性急性复发性胰腺炎（IARP）存在异常 SO 压力测定的比率较高，提示 IARP 患者很可能有 SOD。胰管 SOD 与慢性胰腺炎之间的关系尚不明确。目前研究发现，各种病因引起的慢性胰腺炎患者中有 50%～87% 伴有 SOD。病因明确的慢性胰腺炎患者中 SOD 的高发生率提示慢性炎症可以引起 SOD；但尚不明确 SOD 是否是慢性胰腺炎的致病和疾病进展的独立因素。

【临床表现】

临床上，胰管 SO 功能障碍多表现为反复发作的不明原因的胰腺炎。症状与其他急性胰腺炎相似，可表现为轻度腹痛，多位于中上腹或左上腹部，可放射至腰背部，亦可伴有恶心，呕吐，发热等。腹痛可因进食加剧，多伴有血清淀粉酶和脂肪酶的升高。通常在这些患者中找不到其他可诱发胰腺炎的原因，并且可以分类为特发性急性复发性胰腺炎（IARP）。当胰管和胆管括约肌都存在功能障碍，则患者的腹痛范围常常更为广泛，实验室检查发现肝酶和胰酶可同时升高。

【辅助检查】

1. 实验室检查 胰管 SO 功能紊乱时，可使胰液排出受阻，血清淀粉酶或脂肪酶升高。但在诊断 Oddi 括约肌功能紊乱时，必须先除外其他可引起胰腺炎的病因。

2. 腹部超声、超声内镜和影像学检查 主要用于排除其他可引起胰腺炎的各种病因。

3. ERCP 和胰管压力测定　如果未能明确患者的反复发作胰腺炎的病因,可以实施 ERCP 和测压。SO 压力测定被认为是诊断胰管 SO 功能紊乱的"金标准"方法。进行胰管压力测定的方法与胆管压力测定相似,在测压过程中,一般是导管是插入十二指肠并校准至 0mmHg。接下来将导管插入胰管 30 秒。测压前患者应避免抑制 Oddi 括约肌功能的药物,如抗胆碱药、硝酸盐和钙通道阻滞剂,以及可刺激 Oddi 括约肌的药物,如阿片类药物和胆碱能药物。但是 SO 压力测定也有一些缺陷,如需要操作者技艺熟练,需特定的检测设备,在国内尚未广泛开展,有增加术后胰腺炎的风险。SO 短时的压力测定并不能动态反应 SO 的实际情况。此外,孤立性观察 SO 的基础压力无法分辨是 SO 的运动障碍引起的异常还是解剖狭窄所致。

4. 其他诊断试验　静脉注射胰泌素后通过 MRCP 观察胰管直径的变化是一受关注的方法。有研究表明检测结果与括约肌测压结果间无关联,但能预测不明病因的胰腺炎患者括约肌切开术的有效性。这一方法值得进一步研究。还有报道通过内镜下括约肌内注射肉毒素和短期放置胰管支架的方法进行诊断。但前者作用持续时间较短,不适合发作频率不高的患者。后者则因支架可能引起胰管损伤,因此已较少被采用。

【诊断与鉴别诊断】

(一)胰管 SO 功能障碍的诊断标准(表 8-4-4)

表 8-4-4　胰管 SO 功能障碍的罗马Ⅳ诊断标准

必须同时包括以下所有条件:
1. 明确的急性胰腺炎反复发作[典型的疼痛伴血清淀粉酶或脂肪酶>3 倍正常上限和/或影像学急性胰腺炎依据]
2. 排除其他胰腺炎病因
3. 超声内镜无异常
4. 括约肌测压结果异常

(二)鉴别诊断

需要除外其他原因引起的胰腺炎,如饮酒、吸烟、胆囊结石、药物、高甘油三酯血症、高钙血症、遗传因素、肿瘤、外伤和少见的感染与自身免疫病因。

【治疗】

告诫患者避免可能引起复发的因素(酒精和阿片类药物)。尽管有些药物(如解痉药和钙通道阻断剂)被证明能松弛括约肌,但尚未有研究确定这些药物在此疾病情况下有效。既往通过外科手术行完全性的 SO 切开,随着内镜技术的不断发展,内镜治疗已快速取代了外科手术,但至今此方面的研究较少,仅有少量病例系列报告,其远期疗效及术后复发狭窄等问题尚存争议。此外,内镜下胰腺疾病治疗的急性和远期并发症风险较大,如 ERCP 术后胰腺炎和乳头再狭窄;其中乳头再狭窄可造成更频繁的胰腺炎发作和慢性腹痛。有观点认为对胆囊未切除的不明原因胰腺炎患者,微结石是其发作的可能病因,因此可行胆管括约肌切开术并使用熊去氧胆酸,或行经验性胆囊切除术。单纯行胆管括约肌切开术和胆胰管双括约肌切开术的有效率报道亦不尽相同。仍需进一步研究需要明确针对括约肌的治疗是否有效,术式的选择(是胆管、胰管单切开疗效好,还是双括约肌切开术疗效更佳),以及不同治疗方法的有效率和并发症发生率等。但应注意的是,如果进行 ERCP,需要告知患者治疗仅有于约 50% 的有效率,而术后短期内的操作相关胰腺炎发生率是 15%,并且有远期发生括约肌再狭窄的可能性。

【预后与预防】

阿片类药物已被报道可引发胰腺炎,其对 SO 的影响可能是其引起胰腺炎的病因,因此应告知患者此类药物的相关风险。

(邹多武)

推 荐 阅 读

[1] AFGHANI E, LO S K, COVINGTON P S, et al. Sphincter of Oddi Function and Risk Factors for Dysfunction[J]. Front Nutr, 2017, 4: 1.

[2] 莫剑忠. 江绍基胃肠病学 [M]. 上海:上海科学技术出版社, 2014.

[3] DROSSMAN D A. 罗马Ⅳ:功能性胃肠病(中文翻译版),第 2 卷 [M]. 方秀才,侯晓华,译. 北京:科学出版社, 2016.

[4] TARNASKY P R. Post-cholecystectomy syndrome and sphincter of Oddi dysfunction: past, present and future[J]. Expert Rev Gastroenterol Hepatol, 2016, 10(12): 1359-1372.

第 九 篇

消化系统其他疾病

第一章

腹 膜 疾 病

第一节 结核性腹膜炎

结核性腹膜炎（tuberculous peritonitis）是由结核分枝杆菌感染腹膜后引起的慢性弥漫性腹膜炎症，大多数继发于肠道、输卵管等腹盆腔脏器及肺等其他部位的结核病变，主要的感染途径有直接蔓延和血行播散感染。根据病理解剖学特点，结核性腹膜炎可分为渗出型、粘连型和干酪型三种类型。本病一般起病缓慢，早期症状较轻，但也有少数病例急性起病，以急性腹痛或骤起高热为主要的首发临床表现。腹水检查、影像学检查均能够提供重要的诊断信息，腹腔镜或腹膜穿刺活检有确诊意义。治疗的关键是给予抗结核化学药物治疗，应遵循"早期、适量、联合、规律、全程"的抗结核治疗原则。抗结核治疗的同时，应注意全身支持治疗及对症处理，腹水较多者可进行腹腔穿刺抽液缓解症状，必要时可联合使用皮质激素治疗，有外科手术指征时应及时转外科治疗。

【流行病学】

本病可见于任何年龄段，但以 20～40 岁的中青年人群发病最为多见，女性多于男性，男女发病比例约为 1:2。结核性腹膜炎在临床中并不少见，临床医师应加强对本病的认识，避免误诊或漏诊情况的发生。有研究表明，大约有 1/3 的结核性腹膜炎患者伴发活动性的肺结核，1/3 的患者伴有肺部非活动性纤维病灶或钙化灶，而另外有 1/3 的本病患者肺部不存在结核病灶。

【病因】

结核性腹膜炎由结核分枝杆菌感染腹膜后引起，绝大多数继发于肠道、输卵管等腹盆腔脏器及肺等其他部位的结核病变，主要的感染途径有直接蔓延和血行播散感染。

1. 直接蔓延　多数患者的结核性腹膜炎继发于腹腔内脏器结核病灶的直接蔓延，常见的原发病灶

有肠结核、肠系膜淋巴结结核、输卵管结核、盆腔结核等，少数是肠系膜淋巴结干酪样坏死发生破溃引起的。

2. 血行播散感染　少数病例是由血行播散感染引起的，常见的原发结核病灶有活动性肺结核（原发感染或粟粒性肺结核）、骨结核、关节结核、泌尿生殖系统结核等，可同时伴有结核性多浆膜炎、结核性脑炎等。

【发病机制】

结核分枝杆菌通过各种途径感染腹膜后，引起腹膜的浆液性或浆液纤维素性炎症，从而产生浆液性渗出液，产生腹腔积液，并可引起脱水、蛋白质丢失和电解质紊乱。腹膜炎被控制后，会遗留纤维粘连，但一般不严重，如果粘连严重则可导致肠梗阻。结核分枝杆菌引起的全身免疫反应和超敏反应可导致结核结节的形成和干酪样坏死。干酪样坏死病变迅速坏死并液化，从而导致机体发生高热、消瘦、低蛋白血症以及腹膜刺激征等临床表现。

【病理】

根据病理解剖学特点，结核性腹膜炎可分为渗出型、粘连型和干酪型三种类型，前两型较为多见。在病情发展过程中，上述各种类型病变可以并存，称为混合型。

1. 渗出型　渗出型病变一般出现在结核病变的早期，此时病变组织菌量多、毒力大，引起的变态反应强。病理学改变为腹膜有不同程度的充血和水肿，表面覆有纤维蛋白渗出物，可有黄白色或灰白色细小的结核结节，随着病情进展可融合为大结节。腹水为少至中量，多为草黄色，也可以为血性，偶有乳糜性腹水。此期腹水吸收后可出现肠粘连而形成包裹性积液。

2. 粘连型　本型常由渗出型腹膜炎在腹水吸收后形成，所以腹水一般为少量。病理变化主要以粘连为主。由于大量纤维组织增生，腹膜明显增厚，肠

系膜、大网膜也会增厚、缩短、变硬并卷缩成团块状。腹膜、肠系膜、肠系膜淋巴结及肠管间可发生粘连并形成包块，包块压迫或粘连肠管而引起肠梗阻。少数病例腹腔脏器、肠管、大网膜等结构相互粘连成团而导致腹腔闭塞。

3. 干酪型 干酪型多由渗出型或粘连型发展演变而来，病情较重且常见并发症。病理以干酪样坏死为主，坏死可形成结核性脓肿，病变导致肠管、大网膜、肠系膜或腹腔内脏器之间互相粘连，分割成多个小房，小房向肠管、腹腔、阴道穿透而形成窦道或瘘管。这一类型多见于严重感染及机体抵抗力极度低下的患者，由于对结核性病变的早期诊断和早期治疗，本型现已少见。

【临床表现】

结核性腹膜炎的临床表现因感染途径、机体免疫力、病理类型等的不同而各不相同。本病一般起病缓慢，病情隐匿，早期症状较轻，但也有少数病例急性起病，以急性腹痛或骤起高热为主要的首发临床表现。

（一）症状

1. 全身症状 主要是发热、盗汗等全身性的结核毒血症表现。热型以弛张型最为常见，多为中到低热，少数患者有稽留热。高热伴有明显毒血症的患者体温可达 $39\sim40^{\circ}C$，多见于渗出型、干酪型以及伴有粟粒型肺结核的患者。发病后期会有营养不良的全身症状，如贫血、消瘦、水肿、口角炎等。

2. 腹痛 腹痛是结核性腹膜炎的主要症状。疼痛一般位于下腹部、脐周等部位，有时为全腹痛，早期腹痛症状不明显，病情进展后可出现持续性隐痛或钝痛，部分患者始终无腹痛表现。当结核性腹膜炎伴有不同程度肠梗阻时，可出现相应的阵发性腹痛甚至严重绞痛症状。腹腔内结核性干酪样坏死发生破溃引起急性腹膜炎时，可出现剧烈腹痛等急腹症的表现。

3. 腹胀 腹胀也是结核性腹膜炎的常见症状。中等量腹水即可出现明显腹胀症状，但部分患者的腹胀不伴有腹水，或出现在腹水之前，考虑腹胀为肠管胀气引起。

4. 腹泻和便秘 结核性腹膜炎会导致肠功能紊乱，引起腹泻症状，患者粪便多为糊状，一般无黏液脓血便，每天不超过 $3\sim4$ 次。肠管内瘘也可引起腹泻。部分患者腹泻和便秘交替出现。

5. 其他症状 可出现恶心、呕吐、食欲减退等非特异性消化道症状，多由腹膜炎、肠梗阻等原因引起。同时合并存在其他结核原发病灶的患者，可有结核原发灶相应的临床表现。

（二）体征

1. 腹水 多数结核性腹膜炎患者会有腹水，一般为少量至中量。根据腹水量的不同，体检可有移动性浊音、液波震颤等体征。

2. 腹壁揉面感 由于结核性腹膜炎一般病变发展较慢，对腹膜刺激缓慢，并且常合并腹膜增厚及肠管、肠系膜的相互粘连，因此形成腹壁柔韧而有抵抗力、不易压陷的腹壁揉面感或柔韧感，是本病的一种典型体征。

3. 腹部肿块 多见于粘连型和干酪型的结核性腹膜炎患者，肿块由增厚的大网膜、粘连的肠段、腹部器官、干酪样坏死物以及肿大的肠系膜淋巴结等形成，肿块多位于脐周、右下腹，触诊肿块形状、大小不一，表面不平整，边缘多不规则，有时呈结节状，活动度小。

4. 腹部压痛 结核性腹膜炎患者一般腹部压痛不明显，有时可合并腹肌紧张、腹部压痛及反跳痛的腹膜炎体征，见于干酪型病例或合并肠梗阻、肠穿孔等急腹症的情况。

5. 肠鸣音活跃或亢进 病情较轻时患者的腹部听诊肠鸣音可无异常，有腹泻症状时肠鸣音可活跃，合并肠梗阻时可有肠鸣音亢进，有时听诊可闻及气过水声。

（三）并发症

本病最常见的并发症为肠梗阻，多见于粘连型结核性腹膜炎导致的粘连型肠梗阻。梗阻严重时近端肠段可发生急性穿孔。另外一种常见并且严重的并发症是肠瘘，多见于干酪型病变，常同时伴有腹腔脓肿。

【辅助检查】

（一）实验室检查

患者白细胞计数一般在正常范围，腹腔结核病灶急性扩散或干酪样脓肿时可有白细胞计数增高。多数患者有轻至中度贫血，血红蛋白低于 $100g/L$，少数患者可发生重度贫血，血红蛋白低于 $60g/L$。病情活动时血沉可增快，病程较长病情较严重者可有低蛋白血症等营养不良性表现。

（二）结核分枝杆菌相关实验室检查

患者结核菌素（PPD）试验结果强阳性有助于本病的诊断，但 PPD 试验阳性率偏低，结果为阴性者不可排除诊断。血液 T-spot TB 试验结果阳性对结核感染的诊断很有价值。

（三）腹水检查

有腹水的患者应常规进行腹水检查,对鉴别腹水的性质、明确诊断、指导治疗有重要价值。结核性腹膜炎的腹水常为草绿色渗出液,静置后可见自然凝固块,有时可见淡血色及乳糜性腹水。腹水比重常大于 1.018,白细胞计数超过 $500×10^6$/L,以淋巴细胞为主,蛋白质定量在 25g/L 以上,血清 - 腹水白蛋白梯度(SAAG)< 11g/L。结核性腹膜炎腹水检查中较为特异性的指标是腺苷脱氨酶(ADA)。ADA 主要由单核细胞和巨噬细胞分泌,广泛存在于全身组织,与 T 淋巴细胞增殖分化有密切关系。结核性腹膜炎时,结核分枝杆菌刺激下发生细胞免疫,淋巴细胞明显增多,因此 ADA 水平可明显升高。结核性腹膜炎患者腹水 ADA 一般在 30～70U/L,如 ADA 明显升高,大于 100U/L 时,常提示合并化脓性感染。

腹水中查找结核分枝杆菌及结核分枝杆菌培养可常规送检,但阳性率较低。腹水脱落细胞学检查有助于排查癌性腹水。

（四）影像学检查

腹部超声检查的最主要应用价值是协助评估腹水,包括腹水定量、穿刺定位、治疗效果评估等,以及鉴别实质性、炎性或包裹性积液。超声检查还可以有助于鉴别腹部肿块的性质,并可探查淋巴结肿大情况。

胸部 X 线检查有助于发现陈旧性或活动性肺结核病灶或胸膜渗出性改变。腹部平片可见到钙化的肠系膜淋巴结结核在腹腔内形成的大小不等的斑点状或结节状钙化影。钡餐检查可见小肠积气扩张、活动减退,甚至有肠管固定并相互牵扯压迫、排列成梳状等肠粘连或肠梗阻的表现。患者有腹水时可有肠管漂浮征象,腹水量大时双侧膈肌升高,小肠肠管分离。发生肠穿孔时可见膈下游离气体。

CT 和 MRI 检查对结核性腹膜炎的诊断和鉴别诊断均有较大帮助。腹膜增厚在 CT 下可表现为腹膜上出现的小米粒样结节,周围伴不同程度的渗出和增殖,或腹膜上的软组织结节影。患者合并少量腹水即可在 CT 检查时发现,表现为新月形低密度影,常位于肝、脾外侧或结肠沟旁。粘连型腹膜炎时,腹水形成包裹性积液,网膜呈小扁块状增厚并有不同程度强化,肠系膜增厚呈线状、星芒状改变,肠系膜可见肿大的淋巴结,如有淋巴结钙化及环形强化则有重要诊断价值。干酪型结核性腹膜炎患者 CT 可见腹腔内多发囊样病灶,囊内为干酪样坏死

物。CT 和 MRI 检查也有助于腹腔包块的性质判断及鉴别诊断。

（五）腹腔镜检查

腹腔镜检查最适合于渗出型结核性腹膜炎合并腹水的患者。腹腔镜下可见腹膜、网膜、腹腔脏器表面散在灰白色粟粒样结节,浆膜表面失去正常光泽。腹腔镜下活组织检查对本病有确诊价值。但腹腔镜检查为有创检查,腹膜有广泛粘连者禁忌行腹腔镜检查。

（六）腹膜穿刺活检

腹膜穿刺活检可获取组织病理学诊断,有确诊价值。

【诊断与鉴别诊断】

（一）诊断

有以下情况时应考虑结核性腹膜炎的诊断:①中青年患者,尤其是女性患者有结核病史或其他器官结核的证据;②长期不明原因的发热、盗汗、乏力、消瘦,有腹痛、腹水、腹胀、腹壁揉面感或腹部包块的症状和体征;③腹水检查为渗出液,淋巴细胞为主,ADA 增高;④影像学检查有肠粘连等征象;⑤PPD 试验、T-spot TB 试验、腹水结核分枝杆菌培养等病原学相关检查结果阳性。

典型病例可做出临床诊断,不典型病例排除禁忌后行抗结核治疗 2 周以上有效也可确诊。诊断困难的患者可行腹腔镜或腹膜穿刺获取活组织病理检查,符合结核病理即可确诊。

（二）鉴别诊断

1. 以腹水为主要表现者

（1）肝硬化腹水:肝硬化腹水检查总蛋白<25g/L,且一般合并失代偿期肝硬化的临床表现及实验室检查结果,鉴别诊断多无困难。肝硬化腹水合并感染时腹水可同样表现为渗出液,但腹水细胞学检查以多形核为主,普通细菌培养为阳性。当肝硬化腹水合并结核性腹膜炎时,与原发性细菌性腹膜炎鉴别有难度。如果患者腹水白细胞升高但以淋巴细胞升高为主,细菌培养结果为阴性,而患者又有结核病史、结核患者密切接触史或有其他部位结核时,应注意肝硬化合并结核性腹膜炎的可能,此种情况下可多次进行腹水相关化验检查,有助于提高诊断的阳性率,帮助寻找鉴别诊断的依据。

（2）腹腔恶性肿瘤:恶性淋巴瘤、腹膜转移癌、腹膜间皮瘤等多种腹腔恶性肿瘤均可导致腹水。当肿瘤原发灶隐蔽而腹膜已有广泛转移者,与结核性腹水鉴别较为困难。血清及腹水肿瘤标志物检测对

鉴别诊断有提示意义，腹水细胞学查见癌细胞可确定为恶性肿瘤所致腹水，但需要根据患者病史，以及影像学等辅助检查结果，进一步寻找原发癌灶。多种方法均无法明确诊断时，可进行腹膜活检或腹腔镜检查甚至剖腹探查，可明确腹水原因。条件允许时，可以进行诊断性抗结核治疗。

（3）其他疾病引起的腹水：产生漏出液性质腹水的常见疾病有肝硬化、慢性肾炎、慢性右心衰、缩窄性心包炎、低蛋白血症等，腹水实验室相关检查可协助鉴别腹水为漏出液或渗出液，结合不同疾病的临床表现及实验室、影像学检查结果可进行相应鉴别诊断。

2. 以腹部包块为主要表现者 结核性腹膜炎会有腹部包块，需要与腹腔、盆腔肿瘤以及克罗恩病等容易形成腹部包块的疾病相鉴别。肿块位于右下腹时需要与阑尾周围脓肿相鉴别，女性患者的下腹部包块需要与卵巢肿瘤相鉴别。患者的病史、影像学检查等信息可帮助进行鉴别诊断。

3. 以腹痛为主要表现者 腹痛症状需与消化性溃疡、炎症性肠病、慢性阑尾炎、慢性胰腺炎等腹痛相关的疾病进行鉴别。结核性腹膜炎患者出现干酪样坏死破溃或肠梗阻时，可出现急性腹痛等急性腹膜炎表现，此时应与急性阑尾炎、急性胆道感染、急性胰腺炎等内外科常见急腹症进行鉴别。

4. 以发热为主要表现者 结核性腹膜炎的发热与结核中毒症状有关，表现为盗汗与发热，合并感染时也可出现发热，均需要与其他各种原因引起的发热相鉴别。

【治疗】

结核性腹膜炎治疗的关键是给予规范的抗结核化学药物治疗，以达到早日康复、避免复发和防止并发症的目的。抗结核治疗的原则同样也是"早期、适量、联合、规律、全程"。抗结核治疗的同时，应注意全身支持治疗及对症处理，腹水较多者可进行腹腔穿刺抽液缓解症状，必要时可联合使用激素治疗，有外科手术指征时应及时转外科治疗。

（一）一般治疗

对不同病情严重程度及处于不同疾病时期的患者，给予不同的一般治疗措施，包括改善饮食、加强营养、卧床休息、对症治疗结核中毒症状等。

对一般情况较好，病情较轻的患者，可适当给予易消化食物，症状减轻后可给予高热量、高蛋白饮食，以加强能量供给，增强体质。由于高纤维素饮食可增加肠道蠕动，可能会诱发或加重肠梗阻症

状，对粘连型或干酪型结核性腹膜炎患者，应给予含纤维素少、蛋白质和维生素丰富、热量高的半流质饮食。对不能进食的患者，应给予足够的肠外营养，病情允许后尽快恢复肠内营养。病情严重合并中重度贫血患者，可适当给予输血等支持治疗。

（二）抗结核化学药物治疗

结核性腹膜炎的抗结核化学药物的使用应严格遵守合理化疗的原则：①早期：早期诊断、早期应用抗结核药物，迅速发挥早期杀菌作用；②适量：选用合适的剂量和给药方案，在保证患者能够耐受药物不良反应的前提下，发挥最大的杀菌和抑菌作用；③联合：联合用药以增强疗效并防止耐药；④规律：按照方案和疗程坚持用药，以保证治疗成功并防止产生耐药；⑤全程：要足疗程用药，治疗时间过短容易导致结核复发。

目前认为结核性腹膜炎的治疗可选用与肺结核治疗相同的药物和治疗方案。一线抗结核药物有 5 种：异烟肼（INH）、利福平（RIF）、吡嗪酰胺（PZA）、乙胺丁醇（EMB）和链霉素（SM）。初治的成年结核患者必须采用标准化的治疗方案，新病例的治疗方案分为两个阶段：2 个月的强化期，联合使用 3～4 个杀菌药；之后为 4～6 个月的巩固期，药物可减少，但仍需保留灭菌药，以清除残余菌并防止复发。可选用异烟肼（INH）、利福平（RIF）、吡嗪酰胺（PZA）和乙胺丁醇（EMB），每日用药 1 次，进行 2 个月的强化期治疗。之后再选用异烟肼（INH）和利福平（RIF），每日用药 1 次，进行 4 个月的巩固期治疗。同时，还有一些抗结核的二线药物，如氨硫脲、卷曲霉素、环丝霉素、乙硫异烟肼、对氨基水杨酸以及喹诺酮类药物等，这些药物抗结核作用相对弱，不良反应多。发生耐药时可以通过药敏试验对治疗药物进行调整，无药敏试验条件时可根据用药史分析估计耐药情况并调整治疗药物。

对渗出型病例，抗结核治疗过程中症状会有明显减轻，但同样应强调全程规范治疗，禁止自行停药。对粘连型或干酪型病例，由于纤维增生，药物不易进入病灶达到有效浓度，必要时可考虑加强抗结核药物的联合应用，并延长治疗疗程。

（三）肾上腺皮质激素的联合应用

对于腹水型结核性腹膜炎患者，在合理应用抗结核药物的基础上，联合使用皮质激素可迅速减轻全身中毒症状，提高机体抵抗力，改善一般状况。对于有高热、大量渗出腹水的患者，皮质激素可有效减少腹水渗出，加快吸收，减少粘连，减轻结核中

毒症状。皮质激素起始用量为 30～40mg/d，使用时间不宜过长，一般为 4～8 周，腹水减少或症状缓解后应逐步减量，每周减少 5mg。结核中毒症状较轻、腹水量少、慢性腹膜炎患者不推荐使用皮质激素。患者腹水趋于结核性化脓性并发肠结核以及干酪型结核性腹膜炎时，禁用皮质激素。

（四）腹腔穿刺抽液及腹腔内药物注射治疗

对于合并腹水的结核性腹膜炎患者，腹腔穿刺抽液既可以协助诊断与鉴别诊断，也是合并大量腹水患者缓解症状的重要治疗方式。腹水抽取的量可根据患者情况而定，放液速度应缓慢，注意观察有无不良反应。抽液后可向腹腔内直接注射抗结核药物和地塞米松，促进腹水吸收，减少粘连。

（五）并发症的治疗

合并继发感染时应及时给予经验性抗生素治疗，并根据药敏结果及时调整抗生素的使用。合并不完全肠梗阻的患者，可给予胃肠减压，并注意维持水电解质平衡。发生肠瘘时应注意加强营养支持治疗，以促进瘘管闭合。

（六）手术治疗

手术适应证有：①并发完全性、急性肠梗阻，或并发不完全肠梗阻，经保守治疗无效且病情逐渐加重时，可通过粘连松解术、肠管引流术、粘连肿块切除术等不同手术方式进行外科干预治疗；②腹壁瘘及肠瘘经抗结核治疗与加强营养而不能闭合者，可切除瘘管，清除腹腔脓腔病灶；③肠穿孔、腹腔淋巴结破溃形成化脓性腹膜炎或急性结核性腹膜炎时，应手术修补肠穿孔，切除病区肠管及腹腔内的化脓物；④疾病诊断困难，无法与急腹症鉴别时可考虑剖腹探查。

【预后】

结核性腹膜炎的预后与疾病的病理类型、有无并发症、并发症的严重程度以及是否给予早期诊断、早期治疗密切相关。本病的早期诊断与规范治疗可使本病有良好的预后。就诊或确诊晚、治疗不规范、并发症严重的患者，预后较差，如有严重并发症，有时可危及生命。

【预防】

本病的常规预防措施与肺结核一致：①控制传染源：定期进行肺部健康检查，实施严格的结核登记管理制度；②切断传播途径：开展群众性卫生运动，促进人民养成良好的卫生习惯，不随地吐痰；③接种卡介苗：我国规定出生后即接种卡介苗，阴性者应加种。除了以上常规措施外，对肺、肠、肠系

膜、输卵管等病灶的结核应进行早期诊断并给予规范的治疗，避免结核病灶的直接蔓延或血行播散。

（李延青）

推 荐 阅 读

[1] 金辉，燕善军. 结核性腹膜炎诊断技术的研究进展 [J]. 胃肠病学和肝病学杂志，2013，22（8）：830-832.

[2] 姜泊. 胃肠病学 [M]. 北京：人民卫生出版社，2015.

[3] SALEH M A, HAMMAD E, RAMADAN M M, et al. Use of adenosine deaminase measurements and QuantiFERON in the rapid diagnosis of tuberculous peritonitis[J]. J Med Microbiol, 2012, 61（Pt 4）：514-519.

[4] TAO L, NING H J, NIE H M, et al. Diagnostic value of adenosine deaminase in ascites for tuberculosis ascites: a meta-analysis[J]. Diagn Microbiol Infect Dis, 2014, 79（1）：102-107.

[5] CHOW K M, CHOW V C, SZETO C C. Indication for peritoneal biopsy in tuberculous peritonitis[J]. Am J Surg, 2003, 185（6）：567-573.

[6] BHARGAVA D K, SHRINIWAS, CHOPRA P, et al. Peritoneal tuberculosis: laparoscopic patterns and its diagnostic accuracy[J]. Am J Gastroenterol, 1992, 87（1）：109-112.

[7] 武秀媛. 56 例结核性腹膜炎患者临床分析 [J]. 中华消化杂志，2010，30（10）：778-779.

[8] 莫剑忠，江石湖，萧树东. 江绍基胃肠病学 [M]. 上海：上海科学技术出版社，2014.

[9] SONI H, BELLAM B L, RAO R K, et al. Use of steroids for abdominal tuberculosis: a systematic review and meta-analysis[J]. Infection, 2019, 47（3）：387-394.

[10] VAID U, KANE G C. Tuberculous Peritonitis[J]. Microbiol Spectr, 2017, 5（1）.

[11] 于皆平，沈志祥，罗和生. 实用消化病学 [M]. 3 版. 北京：科学出版社，2017.

第二节　腹膜间皮瘤

腹膜间皮瘤（peritoneal mesothelioma，PM）是原发于腹膜间皮和间皮下层细胞的肿瘤，该病起病隐匿，缺乏特异性临床表现，影像学及腹水检查有助于诊断和鉴别诊断，腹腔镜活检有确诊价值。目前推荐选择手术治疗切除病灶、术前或术后联合化疗和放疗的综合治疗措施。

【流行病学】

腹膜间皮瘤是临床少见病，总体发病率在 1/100

万～2/100万,有报道男性发病多于女性,男女比例大约在2∶1,多数发病年龄在40～60岁。

【病因】

腹膜间皮瘤的病因尚不完全清楚。流行病学研究证实,石棉粉尘是恶性腹膜间皮瘤的主要致病因素,60%～80%的病例与石棉暴露有关,其中以青石棉致病性最强,其次是铁石棉和温石棉。从接触石棉粉尘到疾病发生一般在20～40年,发病高峰在接触石棉粉尘45年之后。其他多种因素如天然纤维或人造纤维接触、氟石接触、病毒感染、慢性炎症刺激、放射性物质接触以及遗传易感性等也可能与腹膜间皮瘤的发病有关。另外,有研究发现,约50%的间皮瘤患者活组织标本中存在猿猴病毒SV40,提示SV40可能与腹膜间皮瘤的发生有关。

【发病机制】

腹膜间皮瘤的发病机制尚不清楚,流行病学显示石棉粉尘的接触是重要病因。石棉粉尘主要通过呼吸道进入人体,然后通过横膈或血流、淋巴管进入腹腔,沉积在腹膜组织形成石棉小体,引起炎症反应,诱导产生多种细胞因子,抑制自然杀伤细胞的活性,从而抑制自身免疫系统的抗癌免疫监视功能,使腹膜间皮细胞再生过程发生异常,这个过程中可能包含了间皮细胞基因组成、有丝分裂、染色体等的多种异常,并最终导致腹膜恶性间皮瘤的发生。

【病理】

根据肿瘤的生长方式和大体形态,可将腹膜间皮瘤分为局限型和弥漫型。局限型较少见,可为良性或恶性,一般有包膜,主要侵犯局部腹膜;临床常见的为弥漫型,多为恶性肿瘤,可侵犯腹膜的任何部位,且多沿腹膜浆膜面和间皮下组织扩散蔓延。腹膜间皮瘤的大体病理可见腹膜表面广泛分布的多发肿瘤结节,结节大小不等,直径从数毫米至数厘米,可呈乳头状、粟粒状或块状,多个结节可相互融合,形成较大的肿块。肿瘤晚期可形成"冰冻腹腔",即腹腔脏器被白色或半透明的坚硬肿瘤组织覆盖,类似"冰冻"的效果。

根据WHO分类方法,腹膜间皮瘤可分为3个组织学亚型:上皮型、纤维型和混合型。局限型腹膜间皮瘤组织学分型多为纤维型和混合型,而弥漫型多为上皮型。上皮型镜下可表现为多种形态,可呈管状乳头小细胞样形态,有时有腺样囊性癌样及印戒细胞样等少见类型表现。纤维型腹膜间皮瘤呈纤维瘤样及梭形细胞样,个别病例可有骨化生及软骨化生。混合型可同时有上皮和纤维成分,并可有

两种不同成分的过渡移行表现,或细胞形态介于上皮和纤维之间。

【临床表现】

腹膜间皮瘤一般起病隐匿,临床表现缺乏特异性。早期多无明显症状,当病变长到一定大小或累及胃肠道等相应器官后才出现症状。

常见的临床表现有腹痛、腹胀、腹水及腹部肿块。腹痛多为持续性隐痛或胀痛,也可为阵发性绞痛或突发剧烈疼痛。病情进展过程中腹痛的性质和部位可发生变化。一般认为腹痛的发生与下述因素有关:肿瘤侵犯壁层或脏腹膜;肿瘤与胃肠道等腹腔及盆腔脏器粘连后形成肠梗阻;腹腔内脏器发生扭转;肿瘤引起的大量腹水引起的压迫;肿瘤形成的腹部肿块压迫等。上述多种因素也可引起腹胀症状。腹水发生率较高,且多为顽固性,常表现为血性渗出液。肿瘤进展形成肿块后可触及腹部肿块,是本病临床较为多见的体征,部分患者可因发现腹部肿块而首诊。肿块可单发或多发,大小不一,质地较硬,表面呈结节状或不规则状,触之有压痛。如患者合并大量腹水,可腹腔穿刺放腹水后进一步了解腹部肿块的情况。

部分患者可有畏食、恶心、呕吐、腹泻或便秘等非特异性消化道症状。部分患者可有发热、乏力、贫血、体重下降甚至恶病质等全身性的临床表现,个别患者可反复出现低血糖、低钠血症、高钾血症,考虑可能与肿瘤组织产生胰岛素样物质及异位加压素、ACTH有关。消化道出血、腹股沟斜疝等并发症在部分患者中也有发生。当患者出现伴发咳嗽、胸痛、呼吸困难、胸腔积液等情况时,应注意考虑合并胸膜间皮瘤的可能。

腹膜间皮瘤可侵犯邻近组织和脏器,但一般很少侵犯脏器深部,一般无淋巴结转移。但恶性腹膜间皮瘤也可发生局部浸润、种植转移、淋巴及血行转移,病变可直接侵及胃肠道、腹壁、肝脏、胆囊、胰腺、膀胱、前列腺等器官,也可通过转移侵犯淋巴结及肝脏、肺脏、心脏、肾脏、肾上腺、骨髓等器官组织。

腹膜间皮瘤目前尚无普遍接受的分期方法,恶性腹膜间皮瘤的Butchart分期对选择治疗方案有一定帮助:Ⅰ期,肿瘤局限于腹膜;Ⅱ期,肿瘤侵犯腹腔内淋巴结;Ⅲ期,肿瘤向腹腔以外淋巴结转移;Ⅳ期,发生远处血行转移。

【辅助检查】

(一)实验室检查

可有贫血、低蛋白血症,部分患者有CA12-5、

CA15-3 升高。有报道血清中间皮素、间皮素相关蛋白、骨桥素等对腹膜间皮瘤的早期诊断有一定价值，但尚待进一步大样本临床试验深入研究。

（二）影像学检查

超声检查对腹水的诊断较为准确，可对腹水进行定量、定位判断，并协助进行腹腔穿刺。超声还可观察到肿瘤形成的肿块，以及腹膜片状和结节状增厚、腹膜线上的结节、肿块等特征。

消化道 X 线钡餐造影有助于排除原发消化道肿瘤引起的腹膜转移癌，但原发消化道肿瘤的确诊应依赖胃肠镜检查及病理活检。腹膜间皮瘤肿块较大压迫胃肠道时，可有相应的 X 线下表现：胃肠排空延迟，因被肿瘤推挤而导致肠袢间距增宽甚至变形、移位，消化道外形呈锯齿状而黏膜面正常，肿块较大时可发现肿瘤的软组织影。

CT 检查时，局限型腹膜间皮瘤可表现为腹腔内巨大囊实性肿块，囊性为主伴有多发囊腔，腔壁厚薄不均，可有结节；实质部分可见强化。而弥漫型腹膜间皮瘤 CT 下可发现脏层和壁腹膜的弥漫性不规则增厚并有强化，脏腹膜受累严重时，增厚、僵硬的腹膜肿瘤可使相邻的肝脏、脾脏、胰腺等脏器因挤压和覆盖而变形，表面不光滑。大网膜受累时可相互粘连形成饼状，肠系膜受累时可有肠系膜不规则增厚、星状或褶皱状包块，肠道受累时可显示肠壁增厚。CT 也可以显示患者的腹水征象，以及肿瘤进展形成的腹腔或盆腔肿块。CT 检查对明确腹膜间皮瘤的具体位置、病变大小、囊性或实性、腹水多少等有重要价值，但影像学特征难以与腹膜转移瘤、结核性腹膜炎、肝硬化腹水等鉴别。

（三）正电子发射体层摄影术

正电子发射体层摄影术（PET-CT）可对肿瘤病变进行定性、定位，可用于腹膜间皮瘤的诊断、分期、疗效评价及复发监测，但此项检查价格较高，费效比仍有待进一步临床试验探讨。

（四）腹水检查

腹水可为草黄色或血性渗出液。腹膜间皮瘤的腹水化验检查有以下主要特点：①间皮瘤细胞具有较强的分泌透明质酸的功能，所以透明质酸爱尔士蓝染色及胶质铁染色阳性，并且阳性染色可被透明质酸分解而使染色转阴，因此最终的爱尔士蓝染色为阴性。恶性腹膜间皮瘤腹水中透明质酸含量对诊断有重要意义，透明质酸水平 >50mg/L 对恶性腹膜间皮瘤诊断有一定意义，>0.8g/L 只见于恶性腹膜间皮瘤，而感染、转移性肿瘤等其他原因引起的

腹水透明质酸浓度升高水平多较低。②间皮瘤细胞可以分泌中性黏多糖，PAS 染色为阳性，并呈细颗粒状分布于细胞质内并且可以被淀粉酶消化。而黏液卡红染色为阴性，因为黏液卡红只对酸性黏多糖染色，对中性黏多糖不染色。③间皮组织中缺乏 CEA，因此腹水中 CEA 含量高于 10～15μg/L 对排除恶性腹膜间皮瘤有一定价值。④如果腹水中绒毛膜促性腺激素水平升高而血中水平正常，多提示为腹膜间皮瘤为恶性类型。⑤腹水中如果有胶原存在多提示为腹膜间皮瘤，可与转移性腺癌鉴别。⑥腹水细胞学在诊断中有一定的应用价值，因为恶性腹膜间皮瘤细胞之间的连接较疏松容易脱落，但阳性率并不是非常高，如果腹水中发现大量异型或非典型间皮细胞或瘤细胞，可通过测量细胞核和细胞质面积、核浆比等参数，协助诊断。在抽取腹水之前可让患者卧位情况下左右翻转，使腹水有形成分从底部泛起后抽取，可提高腹水细胞学的阳性率。

除了常规细胞学检查中腹水 PAS 染色阳性、爱尔士蓝和 CEA 阴性以外，恶性腹膜间皮瘤细胞的免疫组化染色也有特殊之处。①细胞角蛋白阳性：间皮瘤细胞有双向分化的特点，一方面向上皮细胞分化，一方面向成纤维细胞分化，而细胞角蛋白可标记间皮源性肿瘤，所以腹膜间皮瘤细胞的细胞角蛋白染色阳性；②上皮细胞膜抗原（EMA）阳性：EMA 广泛分布在各种上皮、炎症、增生的上皮细胞中表达增加，分化不良或未分化肿瘤中保存完好，所以间皮瘤 EMA 染色阳性；③波形蛋白阳性：波形蛋白是间叶组织的肿瘤标志物，存在于正常或发生病变的间叶组织中，所以间皮瘤的波形蛋白染色阳性；④纤维连接蛋白：纤维连接蛋白是一种细胞外非胶原糖蛋白，主要由成纤维细胞、肝细胞、血管内皮细胞产生，上皮细胞中含量较低或缺乏，染色多为阴性，而间叶组织染色为阳性，因此，如果恶性腹膜间皮瘤以纤维成分为主，则纤维连接蛋白染色阳性，如果以上皮成分为主，则纤维连接蛋白染色为阴性。有研究发现几乎所有腹膜转移癌患者的 Ber-EP4 均为阳性，而恶性腹膜间皮瘤的表达率仅为 0.87%，提示 Ber-EP4 是鉴别腹膜转移癌和恶性腹膜间皮瘤非常有价值的指标。

（五）腹腔镜及腹膜穿刺活检

腹膜间皮瘤在腹腔镜下可见腹膜壁层、脏层及大网膜上弥漫分布的大小不等的结节、斑块及肿物。腹腔镜可在直视下可于壁层、脏腹膜及大网膜等病变处取活检。电子显微镜检查是确诊腹膜间皮瘤的

重要方法,该病超微结构的主要特征有:瘤细胞表面密集、细长、刷状的微绒毛,呈现飘带样,细胞核巨大、核仁突出,细胞质内较多张力微丝、糖原颗粒或均质样嗜铷颗粒,细胞间桥粒增多,有断续或双层的基膜。而转移性腺癌电镜下微绒毛少而短,呈棒状。腹腔镜检查取活检有确诊意义,并且可以帮助排除腹腔、盆腔内其他器官的病变及腹膜炎症性疾病和转移瘤。超声或 CT 引导下腹膜穿刺也可以获得腹膜活检标本,此方法简便易行,创伤较小,为提高阳性率可进行多次穿刺活检。

【诊断与鉴别诊断】

腹膜间皮瘤起病隐匿,并且缺乏特异性临床表现,临床非常容易漏诊或误诊。对于长期腹痛、腹胀、腹水以及存在腹部肿块的患者,在排除其他常见病因之后,应考虑本病存在的可能。影像学检查发现腹膜相关的特征性表现应进一步考虑本病的诊断。存在腹水的患者,应注意留取腹水送检透明质酸等本病相关的各种化验,腹水中查见间皮瘤细胞则非常有意义。免疫组化检查结果有特异性诊断价值。腹膜间皮瘤的确诊依赖于病理活检,必要时可进行电子显微镜检查。

腹膜间皮瘤需要与多种疾病进行鉴别诊断,主要是各种累及腹膜的疾病,包括各种原因导致的腹膜炎、各种腹腔或盆腔器官的恶性肿瘤腹膜转移相鉴别。有腹水表现者,还需要与肝硬化等可能引起腹水的疾病相鉴别。还需要注意与腹膜后肿瘤、胰腺肿瘤或囊肿、肠系膜肿瘤等疾病进行鉴别。

患者的病史、临床表现、影像学检查均有助于其他疾病的诊断,影像学检查有助于判断肝胆胰以及卵巢等原发肿瘤的来源,胃肠镜检查有助于发现胃肠道原发肿瘤,影像学引导下的腹膜穿刺或腹腔镜腹膜活检的病理检查对确诊腹膜间皮瘤有重要意义。

【治疗】

腹膜间皮瘤目前尚无标准的治疗方案,推荐首选治疗方式为手术切除肿瘤、术后进行放疗或化疗的综合治疗策略。

(一)手术治疗

对于 Butchart 分期为 I 期、II 期的患者,首选手术治疗。肿瘤瘤体较小、病变局限者,尽量完整切除肿瘤及受累器官组织。如果病变广泛,无法完全切除瘤体,可进行姑息性切除,并尽量减小残留肿瘤结节的大小,以尽量缓解患者的肠梗阻等症状,并可改善患者预后。良性和低度恶性的腹膜间皮瘤,手术切除

效果较好,但存在复发可能,复发后可再次手术治疗。

(二)化学治疗

腹膜间皮瘤对化疗属于中度敏感,术前诱导化疗、术中及术后辅助化疗均可明显提升治疗效果,减少肿瘤复发,改善患者预后。常用的化疗药物包括多柔比星(ADM)、博来霉素(BLM)、顺铂(DDP)、长春新碱(VCR)、环磷酰胺(CTX)以及榄香烯乳等,单独应用时以多柔比星效果最好。化疗方案包括 DDP+ADM、DDP+CTX+VCR 或 CTX+VCR+BLM 等。有研究发现,培美曲塞联合顺铂全身化疗对不可手术的腹膜间皮瘤患者治疗效果较好,而且肿瘤进展后再使用此方案仍然有效。但是单纯全身静脉化疗难以保证腹膜腔内的化疗药物浓度,因此有推荐采用腹腔内注射(如顺铂)联合全身化疗(如顺铂+环磷酰胺+长春新碱)的治疗方式。腹腔内注射用药化疗可提高肿瘤局部的药物浓度,有助于消灭术后残留病灶,减少复发,还可以使部分无法进行手术的患者肿块减小、腹水减少,同时减少全身不良反应,改善患者生活质量和预后。也有研究探讨了肠系膜动脉插管化疗治疗腹膜间皮瘤,认为具有较好的疗效,临床可酌情考虑。多项研究评估了肿瘤细胞减灭术(cytoreductive surgery,CRS)加术中和术后腹腔热灌注化疗(hyperthermic introperitoneal chemotherapy,HIPEC)治疗恶性腹膜间皮瘤的效果,发现 CRS 加 HIPEC 是恶性腹膜间皮瘤的有效治疗方法。另有研究认为血清 CA12-5 对患者疗效评估和病情监测有一定作用,化疗敏感者血清 CA12-5 可下降至正常水平。

(三)放射治疗

腹膜间皮瘤对放疗有一定的敏感性,但不如胸膜间皮瘤敏感。手术切除不彻底或无法切除的患者可选择放射治疗。放疗时可选用 ^{60}Co 或 186kV 的 X 线作为照射源,根据病变范围决定全腹照射或局部照射,通过内放射治疗,使腹膜间皮瘤组织及小血管硬化,同时可杀伤腹水中游离的肿瘤细胞,从而缓解病情。

(四)生物疗法

白细胞介素、干扰素、肿瘤坏死因子等生物疗法,可以直接杀伤肿瘤细胞,或分泌抗癌相关的细胞因子,调节机体免疫功能,维持机体免疫效应细胞的增殖、分化功能,发挥治疗作用,可以作为手术、化疗和放疗之外的辅助疗法。

【预后】

良性腹膜间皮瘤经手术等积极治疗预后相对

好，但有复发倾向。恶性腹膜间皮瘤病情进展较快，预后较差，多数报道认为生存期不超过 1 年，死因多为肠道梗阻或恶病质。肿瘤的 Butchart 分期、肿瘤细胞的恶性程度、患者的全身基础状况、手术的彻底性、患者对化疗及放疗的敏感性等因素均与患者预后相关。

【预防】

流行病学研究证实，接触石棉粉尘是恶性腹膜间皮瘤的主要致病因素，其他多种因素如天然纤维或人造纤维接触、氟石接触、放射性物质接触等也可能与腹膜间皮瘤的发病有关，在日常工作和生活中应尽量避免接触此类相关物质，如因工作等原因无法避免接触，应做好防护措施。

（李延青）

推荐阅读

[1] KURIMOTO R, KISHIMOTO T, NAGAI Y, et al. Malignant peritoneal mesothelioma: quantitative analysis of asbestos burden[J]. Pathol Int, 2009, 59(11): 823-827.

[2] 莫剑忠，江石湖，萧树东. 江绍基胃肠病学 [M]. 上海：上海科学技术出版社，2014.

[3] BARATTI D, KUSAMURA S, DERACO M. Diffuse malignant peritoneal mesothelioma: systematic review of clinical management and biological research[J]. J Surg Oncol, 2011, 103(8): 822-831.

[4] 于皆平，沈志祥，罗和生. 实用消化病学 [M]. 3 版. 北京：科学出版社，2017.

[5] 林果为，王吉耀，葛均波. 实用内科学 [M]. 15 版. 北京：人民卫生出版社，2017.

[6] MUNKHOLM-LARSEN S, CAO C Q, YAN T D. Malignant peritoneal mesothelioma[J]. World J Gastrointest Surg, 2009, 30(1): 38-48.

[7] 魏思忱，郑国启，白文元. 恶性腹膜间皮瘤的研究进展 [J]. 中华消化杂志，2014, 34(3): 212-214.

[8] 姜泊. 胃肠病学 [M]. 北京：人民卫生出版社，2015.

[9] SOUZA F F, JAGGANATHAN J, RAMAYIA N, et al. Recurrent malignant peritoneal mesothelioma: radiological manifestations[J]. Abdom Imaging, 2010, 35(3): 315-321.

[10] 魏思忱，郑国启，王志刚，等. 沧州地区 162 例腹膜恶性间皮瘤临床资料回顾性分析 [J]. 中华内科杂志，2013, 52(7): 599-601.

[11] 郑国启，张国尊，刘雅刚，等. 恶性腹膜间皮瘤 14 例临床分析 [J]. 中华消化杂志，2014, 34(4): 266-269.

[12] WANG J, GAO L, TANG S, et al. A retrospective analysis on the diagnostic value of ultrasound-guided percutaneous biopsy for peritoneal lesions[J]. World J Surg Oncol, 2013, 11: 251.

[13] 王建宏，雷一鸣，李涛，等. 超声对恶性腹膜间皮瘤的诊断价值 [J]. 临床超声医学杂志，2013, 15(2): 98-100.

[14] 李雁，周云峰，梁寒，等. 细胞减灭术加腹腔热灌注化疗治疗腹膜表面肿瘤的专家共识 [J]. 中国肿瘤临床，2015, 42(4): 198-206.

第三节　腹膜其他肿瘤

一、腹膜假黏液瘤

腹膜假黏液瘤（pseudomyxoma peritonei，PMP）是一种临床少见的，以黏液性肿瘤细胞产生的黏液在腹腔内积聚再分布为特征的恶性临床综合征，主要特征为黏液性胶冻样腹水、腹膜和网膜种植及卵巢受累，可导致腹腔闭塞和肠梗阻等并发症。PMP 是腹膜转移性肿瘤的一种特殊表现，其最大可能起源于阑尾原发黏液性肿瘤，偶尔来自其他器官的黏液性肿瘤，包括卵巢、结肠、脐尿管和胰腺，其组织学有低级别和高级别之分。根据其临床发展过程和组织病理学表现，PMP 分为 3 型，即偏向于良性病变过程的腹膜腺黏液蛋白沉积病（disseminated peritoneal adenomucinosis, DPAM）、较恶性的腹膜黏液蛋白癌病（peritoneal mucinous carcinomatsis, PMCA）和兼有 DPAM 和 PMCA 混合特征的中间型（peritoneal mucinous carcinomatosis with intermediate or discordant features, PMCA-I/D）。PMP 的临床治疗以肿瘤细胞减灭术（cytoreductive surgery, CRS）＋腹腔热灌注化疗（hyperthermic introperitoneal chemotherapy, HIPEC）为标准方案。PMP 死亡原因常为手术后复发肠外压迫性肠梗阻、手术相关并发症及长期消耗致衰竭。

【临床表现】

PMP 多 50 岁左右发病，女性偏多。病程数月至数年不等，有长达 10 余年的报道。

（一）症状

早期不明显，一般情况良好，后期因腹水进行性增长及其对腹膜的刺激会引起腹胀、腹痛、恶心和呕吐、盆腔下坠感以及泌尿系统症状；PMP 后期因腹腔大量黏液性肿块可导致粘连性完全或不完全性肠梗阻，少数未经治疗的患者还可出现梗阻性黄疸、胃肠道瘘，以及消瘦、贫血等肿瘤恶病质表现。

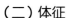

（二）体征

常见腹部膨隆、全腹或右下腹肿块、腹水征阳性、发生肠梗阻时可出现肠鸣音亢进及闻及气过水声，但腹水黏稠度高时可无移动性浊音。偶见黄疸。PMP腹部压痛常不明显，也无腹壁曲张静脉，可与肝硬化腹水鉴别。此外，男性可见腹股沟疝，有时行腹股沟疝手术时可发现疝囊内有胶状物；女性妇科检查时有时可触及卵巢肿块。直肠指诊有时可触及肠腔外肿块。

【诊断与鉴别诊断】

（一）诊断

PMP诊断困难，易误诊，术前确诊较困难，通常是在剖腹探查时发现而诊断，术前诊断常为阑尾炎或卵巢肿瘤。要考虑到PMP的可能性，需要详细了解病史，并认识PMP典型的影像学特征，最终诊断须经过病理学及细胞学确诊。

1. **腹腔穿刺** 若能穿刺发现黏液性腹腔积液，并且黏液或腹膜种植中有肿瘤细胞对本病的诊断具有决定的意义。细针不易穿出黏稠积液时应更换粗针在B超引导下多部位穿刺，穿刺液常为白色或淡黄色的黏冻状不易流动的液体。腹水常规生化可查见纤维蛋白、红细胞，蛋白含量较高，Rivalta试验常阳性，但恶性细胞不易发现。

2. **影像学检查** PMP的诊断主要依靠CT检查，影像学表现具有特征性，并可通过CT评估切除可能性及预后。CT可以发现早期阑尾周围黏液及合并阑尾肿瘤，肿瘤在腹腔和盆腔内呈特征性的周边分布，小肠和肠系膜相对不受累，并向中心移位（"再分布现象"）；晚期可见典型黏液腹水造成肝、脾和肠系膜的"扇贝征"显像。横膈下表面可能因黏液肿瘤的大型囊性肿块而增厚。超声也是常用的检查方法，典型者表现为不动性回声的腹水，伴因邻近腹膜种植的外在压迫所致的肝、脾缘的"扇形"显像，这种回声特征与低回声区相间。

3. **其他检查** CEA（56%～75%）、CA19-9（58%～67%）、CA12-5（60%）可能升高，对手术完成率和生存期具有提示价值，可用于术后随访。腹腔镜探查也可用于诊断。

（二）鉴别诊断

PMP主要应与肝硬化、Budd-Chiari综合征、结核性腹膜炎、腹腔囊肿、腹膜囊肿、肝癌、腹膜间皮瘤、卵巢肿瘤及其引起的腹水进行鉴别。同时也要与其他腹腔囊肿性疾病如卵巢及附件囊肿、巧克力囊肿、肝囊肿、肾囊肿等鉴别；以及与其他腹部包块疾病

的鉴别，如恶性淋巴瘤、结缔组织病、克罗恩病等。有时PMP与具有黏蛋白分泌特性的腹膜癌病极难鉴别，两者重叠征象较多，CEA组化染色对两病的鉴别有重要意义。

【治疗】

本病难以根治，治疗以手术治疗为主，最大程度上清除腹腔胶冻样腹水、包块。目前国内专家达成的共识是CRS后行HIPEC。首次手术一般应切除阑尾，卵巢，网膜等原发灶，黏液病变应尽可能清除，如有必要可切除其他脏器。HIPEC是将化疗药物加热至44℃左右进行腹腔内热化疗，可提高药物对肿瘤的细胞毒性作用，全身不良反应也较低，有效的化疗药物主要是顺铂、丝裂霉素C和氟尿嘧啶等。HIPEC有术后应用和术中应用两种方案，后者的优点是有助于可以改善药物在腹腔内的分布和最大程度减少残余肿瘤负荷。据报道，CRS联合HIPEC治疗PMP 5年生存率可达到66%～97%，不良事件率为27%～44%，病死率为2.7%～13.0%。

其他治疗如放疗、黏液溶解治疗、光动力治疗、免疫治疗疗效均不肯定，尚需要进一步研究和评估。

二、腹膜神经胶质瘤病

腹膜神经胶质瘤病（gliomatosis peritonei, GP）由Neuhauser于1906年首次报道，是卵巢畸胎瘤患者腹膜表面发生成熟神经胶质组织的结节状种植，主要发生于未成熟畸胎瘤（ovarian immature teratoma, OIT），成熟畸胎瘤少见。GP属临床罕见病，易误诊为原发肿瘤的恶性转移。目前认为GP的起源有2种理论：来源于畸胎瘤包膜破裂通过腹膜种植，或通过血管、淋巴管播散；或来源于腹膜表面或体腔上皮下多潜能干细胞或间充质细胞，在特定的环境条件下多中心同时发生的胶质定向分化。GP大部分报道为生物学行为上属良性经过，可无症状持续存在，发生成纤维细胞化并最终消失，但也有复发发生恶性转化为胶质母细胞瘤的报道。

【临床表现】

GP国内平均发病年龄17.6岁（5～32岁），国外15.4岁（10个月～46岁），多为女性。临床症状主要为卵巢未成熟畸胎瘤表现，早期症状不明显，晚期可出现腹胀、腹部肿块和腹水。肿瘤浸润和压迫神经可引起腹部或下肢疼痛，压迫静脉可引起下肢水肿，另外可有腹膜刺激征和消化道症状。体检可见腹水征阳性，女性可触及阴道后穹隆实性肿块等。

【诊断与鉴别诊断】

GP 多于原发病同时发现或手术或二次手术时发现。根据临床表现、影像学可首先判断卵巢畸胎瘤的存在。OIT 患者血清肿瘤标志物 CA12-5 敏感性高，AFP 特异性可达 100%。CT 和超声可发现腹、盆腔软组织腹膜囊性或实性结节及肿块，伴网膜饼和腹水，以及类似畸胎瘤的附件或盆腔肿块。腹腔镜或剖腹探查可查见卵巢肿块，腹膜种植结节多表现为弥漫性长径多小于 1cm 的粟粒状结节，严重者结节可融合形成"冰冻骨盆"。原发畸胎瘤体积通常较大，国内外平均长径分别为 22cm（8～40cm）和 26cm（6～35cm），需由病理确诊。腹水可查见恶性肿瘤细胞团。本病需要与腹膜转移性肿瘤、腹膜结核相鉴别。

【治疗】

治疗应根据 OIT 的分期及分级，采取手术切除原发肿瘤及受累组织器官，如大网膜、阑尾等，或手术辅以化学治疗。是否需要针对 GP 行相应化疗，其临床意义有待进一步研究，一般来说 Ⅰ 级 ⅠA 期和有成熟种植灶（0 级）的肿瘤不需辅助化疗，Ⅱ 级和 Ⅲ 级肿瘤包括 ⅠA 期、有未成熟种植灶的患者需要辅助化疗。患者经治疗后可长期带瘤生存，但易复发，复发后可再次手术，且需长期随访。

三、腹膜转移性肿瘤

腹膜转移性肿瘤（peritoneal metastatic carcinoma），或称腹膜继发性肿瘤，是指原发灶癌细胞经血运、淋巴转移至腹膜或肿瘤直接浸润、种植于腹膜所形成的腹膜肿瘤。腹膜转移性肿瘤、原发性腹膜癌和腹膜间皮瘤共同称为腹膜表面肿瘤（peritoneal surface malignancies），称为腹膜癌病（peritoneal carcinomatosis，PC）或腹膜癌。腹膜转移性肿瘤的原发癌主要起源于胃、结肠和卵巢，其次为胰腺、胆道或子宫，原发性肝癌、肺癌、乳腺癌、阑尾黏液癌以及白血病也可转移侵及腹膜。此外，有时临床上可出现原发灶不明转移癌（carcinoma of unknown primary origin，CUP），虽经过各种检查，仍不能发现原发灶，可能病灶较小、部位隐匿或位于黏膜下等原因而不易发现，但肿瘤的生物学行为呈高度恶性，较早发生转移。

【临床表现】

患者首先有原发癌所致的临床表现，累及腹膜时，早期出现的症状是腹胀和腹水，体检时移动性浊音阳性，腹水量大时可出现呼吸困难、下肢水肿等压迫症状。腹部包块也常见，常多发，放腹水后易扪及，具有一定活动度，肿瘤侵及腹壁时可固定，质硬，伴有触痛。此外，易伴随消化道症状，如食欲缺乏、恶心、呕吐、腹痛、腹泻。肿瘤播种可引起腹膜炎、肠系膜栓，恶性粘连可导致出现肠梗阻、黄疸、疼痛。全身症状可有进行性消瘦、乏力、贫血等。

【诊断与鉴别诊断】

腹膜转移性肿瘤的诊断需结合原发病史，并充分利用腹水脱落细胞学、影像学、甚至腹腔镜或必要时剖腹探查等手段，获得活组织标本以明确诊断。原发灶明确的、术后的腹膜转移癌诊断并不困难，但应注意明确肿瘤种植范围及程度；原发灶不明确的腹膜转移癌，应结合肿瘤组织学特点积极寻找原发灶，以制订下一步治疗方案。腹膜转移性肿瘤需与腹膜间皮瘤、腹膜淋巴瘤、腹膜结核、弥漫性腹膜平滑肌瘤病等其他腹膜疾病鉴别。

1. 腹水检查　腹水或腹腔灌洗液细胞学是诊断腹腔内游离癌细胞的"金标准"，查到肿瘤细胞阳性对诊断有极大帮助，但检出率较低，可能需反复多次抽取腹水。腹水多为渗出液，可呈血性，淋巴细胞比例较高，LDH 显著升高。

2. 影像学　分静态影像和动态影像检查，主要用于患者筛选，制订 CRS 方案。静态影像是增强 CT＋多平面重建，诊断 PC 敏感性及特异性分别为 78.1% 和 92.3%，对长径≥0.5cm 的病灶，敏感性为 90%，<0.5cm 的病灶，敏感性为 42.6%。PC 的典型 CT 表现包括：腹膜呈条状增厚强化；大网膜结节状、条状、云絮状增厚并强化；肠管不对称增厚或不规则狭窄并强化；小肠系膜呈结节状、"椒盐征"增厚并强化；腹腔及肠间隙积液。动态影像指胃肠动态造影，通过观察造影剂通过各肠段时间，了解肠管蠕动、分布状况，判断有无肠管梗阻、肠系膜挛缩等情况。

3. 血清肿瘤标志物　血清肿瘤标志物如癌胚抗原（CEA）、癌抗原 12-5（CA12-5）、癌抗原 19-9（CA19-9）、癌抗原 72-4（CA72-4）升高与腹膜转移呈正相关，但用于诊断的敏感性和阳性预测值均较差，仅可作为辅助诊断而非诊断依据。对已明确的 PC 患者，推荐术前 CEA＋CA12-5＋CA19-9 联合检测，其分别可辅助判断肿瘤侵袭程度、腹水形成和腹膜肿瘤负荷程度、腹水或原发灶癌细胞的增生活性。

4. 腹腔镜探查　为有创检查，可以评估腹腔内的转移情况，了解腹膜转移的分布和大小，并获得明确的组织学及细胞学证据，用于指导制订临床治疗策略，弥补影像学检查的局限性，评估治疗疗效及监测疾病进展。

【治疗】

对大多数腹膜转移性肿瘤，治疗目标是姑息性治疗而非治愈，但能达到 R0 切除的局限孤立的腹膜转移病灶，可考虑手术治疗。过去认为 PC 属广泛转移，常放弃积极治疗导致预后差、中位生存期短（约 6 个月）。随着对肿瘤生物学行为研究的深入及治疗技术的进步，对 PC 的认识也发生了较大转变，认为 PC 属局域性病变，而非广泛转移，并创建了对合适的患者以 CRS 加术中和术后早期 HIPEC 为主的综合治疗策略，并逐渐在欧美、亚太地区部分肿瘤治疗中心推广，我国 2015 年也制定了针对合适的 PC 患者 CRS＋HIPEC 治疗专家共识，于 2017 年也对分别对胃癌、结直肠癌腹膜转移诊治制定了独立的专家共识。目前推荐 CRS＋HIPEC 治疗策略作为阑尾黏液癌、结直肠癌腹膜转移癌、恶性间皮瘤的标准治疗，作为卵巢癌、胃癌腹膜转移癌的推荐治疗。

2015 腹膜表面肿瘤 CRS＋HIPEC 治疗专家共识制定的 CRS＋HIPEC 适应证和禁忌证为：对于腹、盆腔肿瘤来源的腹膜癌，包括胃癌、阑尾癌、卵巢癌、原发性腹膜癌和腹膜间皮瘤等，若原发灶能行根治性切除或最大程度细胞减灭，且无远处广泛转移，下列情况可行 HIPEC：①年龄 20～75 岁；② KPS 评分＞70 分；③术中腹腔内游离癌细胞检测阳性；④腹膜转移：腹膜癌指数（peritoneal carcinomatosis index，PCI）＜20；⑤高危腹膜播散患者，如肿瘤穿孔、完全肠梗阻、肿瘤穿透浆膜层或侵及邻近器官者。禁忌证：①年龄＞75 岁或＜20 岁；②术前常规检查发现远处器官（肝脏、肺、脑或全身骨）多处转移或腹膜后淋巴结转移；③小肠系膜中 - 重度挛缩；④常规手术有明显禁忌证。

1. 肿瘤细胞减灭术　CRS 目的是消除所有腹膜及腹盆腔肉眼可见癌组织及被肿瘤侵及的腹膜、网膜、系膜、器官和组织，以减轻肿瘤负荷。CRS 手术切除的彻底性是影响患者预后的重要因素，但创伤较大，并发症也较多。

2. 腹腔热灌注化疗　与全身化疗相比，HIPEC 借助腹膜 - 血浆屏障的存在，可使化疗药物浓度可以达到同一时间血浆药物浓度的 20～1 000 倍，同时热疗（44～45℃）对于肿瘤细胞具有杀伤和化疗增敏作用，并能增加化疗药物对肿瘤组织的穿透力。术中灌洗能够均匀地将热量和化疗药物传递到腹腔

的各个部分，以减少腹腔内残余游离肿瘤细胞。常用化疗药物为顺铂、奥沙利铂、丝裂霉素和多西他赛等。

3. 全身系统化疗　CRS＋HIPEC 方案后系统的全身化疗仍然是重要的治疗环节，对巩固疗效、预防复发、延长患者生存时间和提高生活质量均有重要意义。

4. 对症治疗　对腹膜广泛播散、自身不能耐受根治性手术的患者不推荐应用高强度治疗，主要采用对症治疗减轻患者痛苦，提高患者的生活质量。

（李延青）

推 荐 阅 读

[1] CARR N J, CECIL T D, MOHAMED F, et al. A Consensus for Classification and Pathologic Reporting of Pseudomyxoma Peritonei and Associated Appendiceal Neoplasia[J]. Am J Surg Pathol, 2016, 40（1）: 14-26.

[2] MISDRAJI J. Mucinous epithelial neoplasms of the appendix and pseudomyxoma peritonei[J]. Mod Pathol, 2015, 28 Suppl 1: S67-S79.

[3] LI Y, ZHOU Y F, LIANG H, et al. Chinese expert consensus on cytoreductive surgery and hyperthermic intraperitoneal chemotherapy for peritoneal malignancies[J]. World J Gastroenterol, 2016, 22（30）: 6906-6916.

[4] MÜLLER A M, SÖNDGEN D, STRUNZ R, et al. Gliomatosis peritonei: a report of two cases and review of the literature[J]. Eur J Obstet Gynecol Reprod Biol, 2002, 100: 213-222.

[5] UMEKAWA T, TABATA T, TANIDA K, et al. Growing teratoma syndrome as an unusual cause of gliomatosis peritonei: a case report[J]. Gynecol Oncol, 2005, 99: 761-763.

[6] OKAMOTO D, ISHIGAMI K, YOSHIMITSU K, et al. Gliomatosis peritonei associated with immature ovarian teratoma: a mimicker of peritoneal dissemination of malignant diseases[J]. J Comput Assist Tomogr, 2007, 31: 317-319.

[7] 陶瑜, 胡缓芳. 腹膜神经胶质瘤病 [J]. 中华病理学杂志, 1994, 23（2）: 76-78.

[8] 李小平, 崔恒, 魏丽惠, 等. 卵巢未成熟畸胎瘤合并腹膜胶质瘤病（附 4 例临床分析）[J]. 中国妇产科临床杂志, 2004, 5（4）: 276-278.

[9] ROSSI C R, DERACO M, DE SIMONE M, et al. Hyperthermic intraperitoneal intraoperative chemotherapy after cytoreductive surgery for the treatment of abdominal

sarcomatosis[J]. Cancer, 2004, 100（9）: 1943-1950.

[10] 李雁, 周云峰, 梁寒, 等. 细胞减灭术加腹腔热灌注化疗治疗腹膜表面肿瘤的专家共识 [J]. 中国肿瘤临床, 2015, 42（4）: 198-206.

[11] 赵志勋, 裴炜, 熊斌, 等. 结直肠癌腹膜转移诊治中国专家意见（2017）[J]. 中华结直肠疾病电子杂志, 2017, 6（5）: 360-366.

[12] 中国抗癌协会胃癌专业委员会. 胃癌腹膜转移防治中国专家共识 [J]. 中华胃肠外科杂志, 2017, 20（5）: 481-490.

[13] 姜泊. 胃肠病学 [M]. 北京: 人民卫生出版社, 2015.

[14] 莫剑忠, 江石湖, 萧树东. 江绍基胃肠病学 [M]. 上海: 上海科学技术出版社, 2014.

[15] 于皆平, 沈志祥, 罗和生. 实用消化病学 [M]. 2 版. 北京: 科学出版社, 2008.

第二章

腹膜后疾病

第一节　腹膜后出血

腹膜后出血指腹膜后器官、血管的损伤和出血，常为急性进行性，易在腹膜后疏松组织内广泛扩散浸润，形成巨大血肿。本病最常见于钝挫性或穿透性创伤引起的腹膜后器官及其血管复合性损伤，亦可见于多种原因引起的腹膜后病理性出血，如出血性坏死性胰腺炎、出血性疾病或抗凝治疗所致凝血功能低下、血管畸形或发育缺陷、腹膜后肿瘤、结节性多发性动脉炎等。也有部分腹膜后出血原因难以明确。少量或缓慢出血的症状缺乏特异性，常被组织和器官的损伤症状所掩盖，可形成包裹性血肿而发生机化或吸收。急性大量出血可迅速导致低血容量性休克，腹膜后组织受压，病死率高。本病关键在于早期识别、诊断和评估，注意与腹膜内出血等相鉴别，除少数出血量少以外，一般都需要行手术治疗。

【临床表现】

临床表现主要取决于出血速度、出血量、出血原因和累及范围，如出血量不多，范围局限，很难有固定的典型表现。并发复合性损伤时，出血症状容易被掩盖。本病多数患者进展很快，在数小时或数日内出现症状，少数临床过程较隐匿，较迟才出现贫血和包块。

（一）症状

1. 腹痛　为最早出现和最常见的症状。腹痛程度和范围不一，可表现为全腹疼痛或局限于出血部位的疼痛，可伴恶心、呕吐等。偶见放射到髋部、背部、下肢。

2. 血肿压迫症状　腹膜后血肿压迫肠系膜血管可致局部或广泛缺血性肠坏死。血肿压迫腹腔神经丛可导致腹胀、便秘、腹泻等，亦可压迫十二指肠引起十二指肠扩张，压迫肾静脉引起肾病综合征，压迫下腔静脉引起下肢水肿和血栓性静脉炎等。

3. 肠麻痹　肠麻痹主要出现在腹膜后出血量不大时，当腹膜后出血量较大时，患者直接进入低血容量休克而不表现肠麻痹症状。患者可表现为便秘或轻度腹泻、肠鸣减弱、腹胀等。随着病情发展可发生麻痹性肠梗阻。

（二）体征

体检可有腹部和腰部压痛，腹壁紧张和反跳痛多不显著，伴有肠麻痹时肠鸣音消失；可触及腹部压痛性包块，如由动脉瘤出血，则包块快速增大；在腰部和腹壁可见到皮下出血、瘀斑，偶在腹股沟和阴囊处、大腿和肛周见皮下出血。盆腔腹膜后血肿时，直肠指诊可触及波动感。血肿也可刺激腰大肌发生痉挛，引起患侧大腿屈曲。

（三）并发症

1. 出血性休克　急性大量出血可迅速引起出血性休克，表现为烦躁、意识障碍、皮肤苍白、四肢厥冷、心率加快、脉弱、血压进行性下降，伴有少尿或无尿，如不及时治疗可导致死亡。

2. 急性肾衰竭　大量失血导致肾血管收缩，肾小管坏死，表现为少尿、无尿、水电解质及酸碱平衡紊乱。

3. 麻痹性肠梗阻　当血肿破入腹腔，或伴有腹内脏器损伤，以及血肿刺激腹腔静脉丛时可伴发肠麻痹。

【诊断】

腹膜后出血误诊率较高，其原因是对腹腔内脏器损伤并发腹膜后的出血认识不足，出血症状常不明显，易被其他部位或器官的损伤掩盖。因而早期诊断尤为关键，特别是对于合并休克的患者而言。诊断主要根据以下几点：

（一）病史

对于创伤性出血或血肿，应详细了解患者腹部外伤史，包括致伤原因、受伤时间、创伤范围、演变过程，明确为开放性或闭合性损伤、是否伴随脏器损伤等；无外伤史者，应详细了解可能造成凝血功能障碍的疾病史、药物史及其他伴随症状。

（二）临床表现

患者可有腹部疼痛、压痛及反跳痛，血肿较大时可触及侧腹部、腰骶部或盆部包块，可伴有直肠刺激征、肠麻痹、胃肠道自主神经紊乱症状等。急性大量失血通常出现失血性休克症状和体征。

（三）辅助检查

血常规提示初期白细胞稍高或正常，红细胞略降低，而出血量大时红细胞及血红蛋白可显著减低。胰腺损伤时，血清淀粉酶及尿淀粉酶均增高。肾挫裂伤时可出现血尿及蛋白尿。X线检查有助于发现骨折线或包块阴影，超声对于实质脏器损伤及血肿、积液较为敏感。CT及MRI检查对于明确出血部位、范围、程度、原因及检出肿瘤具有重要价值。怀疑出血且难以明确者，可行腹腔穿刺、血管造影、核素扫描或排泄性肾盂造影。

【治疗】

治疗方案取决于是否有腹腔内脏器损伤、腹膜是否完整、血肿所在部位和血肿类型（稳定型、扩展型或搏动型）。患者如并发休克，应首先纠正休克。

（一）非手术治疗

在严密观察生命体征、详细评估的基础上，对于腹膜后出血量较小、病情稳定、无明显症状或有轻度症状、血压脉搏稳定，或者经输血输液后血压脉搏稳定者，可不需要手术。如出血量较大，有明显血压下降表现者，应及时有效地补充血容量、纠正休克。输血、输液时应首选上腔静脉系统，应避免选择下肢静脉，以免术中压迫下腔静脉或修补下腔静脉而影响输液效果。可给予止血药物、血管加压素，预防性给予抗生素防止感染。由抗凝剂或出血性疾病引起者，一般须停用抗凝剂或治疗原发疾病。

（二）手术治疗

腹膜后出血手术适应证包括：①腹部钝性伤后有明显的失血性休克或腹膜炎体征；②证实有腹腔脏器损伤或血管损伤；③骨盆骨折大出血或开放性骨盆骨折疑有大血管损伤者；④穿透伤所致的腹膜后血肿；⑤非手术治疗后患者血压、脉搏及一般情况仍未好转，或者一度好转后又迅速恶化。手术应在保证血源、有效补液的基础上进行，尽量探查明确出血原因、损伤部位，并针对出血和脏器损伤给予相应有效处理。

（左秀丽）

推 荐 阅 读

[1] LINDNER A, ZIERZ S. Images in clinical medicine. Retroperitoneal hemorrhage[J]. N Engl J Med, 2001, 344（5）: 348.

[2] 吴孟超, 吴在德. 黄家驷外科学[M]. 7版. 北京: 人民卫生出版社, 2008.

[3] FELICIANO D V. Management of traumatic retroperitoneal hematoma[J]. Ann Surg, 1990, 211（2）: 109-123.

[4] OTAL P, AURIOL J, DELCHIER M C, et al. Intra- and Retroperitoneal Hemorrhages[M]// TAOUREL P. CT of the Acute Abdomen. Berlin: Springer, 2010: 343-357.

[5] 李志军, 张建国, 马建新, 等. 腹膜后间隙出血的诊治[J]. 中华泌尿外科杂志, 2007, 28（8）: 529-532.

第二节　腹膜后感染

腹膜后感染（retroperitoneal infection）是腹膜后间隙邻近器官或组织的炎症、损伤或穿孔及败血症等引起的继发性感染。常见病因包括腹膜后阑尾炎、结肠憩室炎、重症胰腺炎、胆道疾病和十二指肠球后溃疡穿孔以及外伤性穿孔等。因为腹膜后间隙解剖范围大、组织疏松、血运较差及对感染的控制能力低于腹腔，所以感染容易沿该间隙扩散，且易较早形成脓肿，因不易引流，故病程长。肾周脓肿常继发于肾盂积脓破裂，化脓性和结核性脊椎炎形成脓肿可沿腰大肌延伸至腹股沟部或经股环延伸至大腿根部。腹膜后感染的常见致病菌包括大肠埃希菌、金黄色葡萄球菌、变形杆菌、厌氧菌、链球菌等。

【临床表现】

腹膜后感染和腹膜后脓肿的临床特点是全身症状与腹部体征不符，表现为全身症状重，腹部体征轻。主要包括：

（一）全身中毒症状

主要症状有发热、寒战、盗汗。可有恶心呕吐、畏食、体重减轻及全身衰竭等。有些患者除全身衰竭外很少有其他症状。

（二）局部症状

多数病例有腹部两侧或腰背部疼痛等相关部位疼痛，并可伴有涉及下背、髋关节、大腿或膝关节的放射痛。

（三）体征

常见体征包括发热、心动过速，肋脊角或腹部饱满伴有局限性轻压痛等，部分患者可触到有触痛的包块(有时需经直肠或骨盆检查才能触到),还可出现患部皮下水肿、阴囊肿胀或脊柱侧弯等。肾周脓肿时脊肋角膨隆,有触痛,腰人肌痉挛;如累及髂腰肌时,有脊椎侧弯与同侧病变髋关节屈曲内旋和伸直痛感。如脓肿破溃进入腹腔、小肠、结肠、阴道、胸膜、纵隔、支气管、心包或血管,可出现相应表现。

(四)原发疾病症状与体征

除腹膜后感染征象外,还应注意原发疾病相应的症状和体征。

【诊断】

1. **病史**　常有原发病的病史。

2. **症状和体征**　应结合腹痛、腰背部疼痛、发热、寒战、脊柱侧弯等症状和体征进行诊断。

3. **实验室检查**　外周血白细胞计数升高,中性粒细胞比例增高。重者可有中毒颗粒及贫血。败血症时血液细菌培养阳性。尿常规大多正常,如出现蛋白尿、脓尿或细菌尿则提示肾盂肾炎、肾周围脓肿可能。

4. **B超检查**　是快速可靠的诊断方法,可探及腹膜后某区域的液性暗区回声,并可确定其大小、部位,并可引导穿刺抽液,进行生化、病理学和细菌学检查。

5. **X线检查**　腹部X线平片可显示胸腔积液、肺不张、膈肌抬高、腰大肌阴影模糊或消失、脓肿部位的软组织肿块影、肾影模糊不清,有时可见脓肿处有气液平面,脊柱弯曲、肠麻痹等。

6. **CT及MRI检查**　有较高的解剖分辨率和诊断率,能提供脓肿的准确位置,并显示周围脏器的关系。

【治疗】

1. 给予有效的抗生素,积极控制感染,使炎症消散或局限,对一般情况好,脓肿直径小于3cm者可单用抗生素治疗。

2. 加强全身支持治疗　根据患者全身状况,补充足够的营养物质。

3. 积极发现和处理原发病灶。

4. 对于病情较重、脓肿较大、经非手术治疗无效者,应及时行穿刺置管引流、手术切开引流或腹腔镜下经腹引流。

(左秀丽)

推 荐 阅 读

[1] CHINGKOE C M, JAHED A, LORETO M P, et al. Retro-peritoneal Fasciitis: Spectrum of CT Findings in the Abdo-men and Pelvis[J]. Radiographics, 2015, 35(4): 1095-1107.

[2] WATAGANARA T, SUTANTAWIBUL A, ANUWUT-NAVIN S, et al. Puerperal retroperitoneal abscess caused by Clostridium difficile: case report and review of the literature[J]. Surg Infect(Larchmt), 2014, 15(6): 829-833.

[3] 林果为,王吉耀,葛均波.实用内科学[M]. 15版.北京:人民卫生出版社,2017.

第三节　腹膜后纤维化

腹膜后纤维化(retroperitoneal fibrosis, RPF)可分为原发性和继发性,为腹膜后的脂肪和结缔组织发生的慢性非特异性炎症伴纤维组织进行性增生。增生纤维组织包绕腹膜后血管、淋巴管和输尿管,引起血栓性静脉炎、动脉供血不足、淋巴管阻塞、输尿管梗阻乃至尿毒症等。偶有报道纤维化扩展至纵隔、胆管或肠系膜者。

该病病因迄今不明,可能与机体对某种慢性感染和刺激(如腹膜后蜂窝织炎、淋巴管炎、血肿、肿瘤及放射治疗等)产生的非特异性反应有关;长期应用药物如麦角碱及其衍生物、肾上腺素β受体阻断药等可能增加腹膜后纤维化风险;近期研究发现,部分腹膜后纤维化存在病变组织中大量IgG4$^+$浆细胞浸润和血清IgG4水平升高,称为IgG4相关性腹膜后纤维化。

【临床表现】

本病平均发病年龄为55~60岁,男女之比约为2:1。起病隐匿,病程漫长,可有自限性。临床上可分为早期和后期。

(一)早期

多以疼痛为首发症状。患者感单侧或双侧下腹外侧、腰骶部和下腹部持续性钝痛,位置多不明确。疼痛轻到中度,夜间加重,多不随体位变化,也可在身体前屈或俯卧时减轻,多数对非甾体类抗炎药反应好。腰痛可放射至腹股沟、会阴及大腿前内侧。患者可感到腰骶部、盆部异物感或扪及包块,同时伴有胃肠道症状如恶心、食欲缺乏、下腹胀痛等,便秘和肠梗阻表现较罕见。部分患者有低热、乏力、白细胞增多和红细胞沉降率加快。

(二)后期

主要是并发症的表现。输尿管阻塞可引起肾盂积水、肾盂肾炎,表现为腰部及肋脊角叩痛、尿频、夜尿增多或少尿、无尿,严重者出现肾衰竭和肾性高血压。累及门静脉或脾静脉导致门静脉高压，出现食管胃底静脉曲张和腹水；累及下腔静脉可引起下肢水肿、周围静脉血栓形成；腹膜或肠系膜淋巴回流受阻，可引起蛋白丢失性肠病或吸收障碍；累及精索静脉引起阴茎肿胀或阴囊水肿。较少见有胆总管狭窄引起的黄疸和髂动脉受压引起的间歇跛行等。

患者可合并系统性慢性炎性纤维化病变；亦可与硬化性胆管炎、慢性纵隔炎、胃肠道淀粉样变、纤维性海绵体炎、恶性肿瘤等疾病并存。

【诊断】

腹膜后纤维化的临床表现和实验室检测不特异。患者可有麦角碱及其衍生类药物长期应用史，早期出现疼痛和系统性慢性炎症表现，少数患者在腹部或盆腔可扪及一个模糊的肿块，后期出现尿毒症表现。血液检查可有贫血、血白细胞轻度增多、红细胞沉降率增快，IgG4、IL-6 水平升高，血浆 $\alpha2$- 球蛋白、γ- 球蛋白、尿素氮、肌酐升高，自身抗体阳性。

其诊断主要依赖影像学检查。CT 可见较高密度纤维性斑块包绕腹膜后大血管、肾盂积水和下腔静脉缩窄，MRI 示 T_1 相低信号、T_2 相高或等信号纤维斑块，两者均有助于确定纤维斑块的大小、范围和排除血肿、肿瘤等继发因素。典型静脉或逆行性肾盂造影显示单侧或双侧输尿管向内侧移位，在第 5 腰椎水平的输尿管节段有狭窄，近段扩张，具有一定诊断价值。怀疑腹膜后纤维化但症状及影像学不典型，或影像学提示恶性的，可以考虑行腹膜后组织活检，但活检确诊率较低。

【治疗】

（一）糖皮质激素

早期应用可使病变进程减缓，亦用作术前准备或术后预防复发。最初剂量每日 30～60mg 泼尼松，病情稳定后逐渐减量至最低有效维持量最少 3 个月。糖皮质激素与其他免疫抑制剂如他莫昔芬、硫唑嘌呤联用的疗效尚有待观察。出现并发症者应用糖皮质激素多无效。

（二）手术治疗

出现尿路梗阻、肾积水，可行一侧或双侧输尿管游离减压术、经皮肾造瘘引流术或盆腔自体肾移植术等，一般不需做纤维斑块的切除。术后复发较常见。

（三）排除继发因素

有麦角类、β 受体阻滞剂、氯喹等药物长期应用者，如无禁忌应停药，病变进程多终止或缓解。由恶性肿瘤所致腹膜后纤维化，预后差，常死于肾衰竭。

（左秀丽）

推 荐 阅 读

[1] VAGLIO A, SALVARANI C, BUZIO C. Retroperitoneal fibrosis[J]. Lancet, 2006, 367（9506）: 241-251.

[2] VAGLIO A, MARITATI F. Idiopathic retroperitoneal fibrosis[J]. J Am Soc Nephrol, 2016, 27（7）: 1880-1889.

[3] URBAN M L, PALMISANO A, NICASTRO M, et al. Idiopathic and secondary forms of retroperitoneal fibrosis: a diagnostic approach[J]. Rev Med Interne, 2015, 36（1）: 15-21.

[4] LIAN L, WANG C, TIAN J L. IgG4-related retroperitoneal fibrosis: a newly characterized disease[J]. Int J Rheum Dis, 2016, 19（11）: 1049-1055.

第四节　腹膜后肿瘤

腹膜后肿瘤（retroperitoneal tumors）系指发生在腹膜后腔的各种组织肿瘤，腹膜后腔（retroperitoneum）是指位于横膈以下和盆膈以上，后壁腹膜与腹横筋膜间的潜在腔隙，是软组织肿瘤的好发部位之一。腹膜后肿瘤包括原发性腹膜后肿瘤和转移性腹膜后肿瘤，其中，原发性腹膜后肿瘤的组织来源包括腹膜后间隙的脂肪、平滑肌、结缔组织、血管、筋膜、神经组织、淋巴组织以及胚胎生殖泌尿残余组织等，不包括腹膜后脏器如胰腺、肾脏、肾上腺等实质性脏器肿瘤和转移肿瘤。

原发性腹膜后肿瘤可分为良性和恶性两种类型，恶性肿瘤较良性肿瘤多，约占 80%，其中肉瘤占原发性腹膜后肿瘤的 1/3。恶性的腹膜后肿瘤以淋巴瘤、脂肪肉瘤、平滑肌肉瘤、纤维肉瘤、恶性畸胎瘤等为多见，其中脂肪肉瘤和平滑肌肉瘤分别占 70% 和 15%；良性肿瘤以脂肪瘤、良性神经源性肿瘤（神经鞘瘤，神经纤维瘤）、副神经节瘤、纤维瘤病、肾血管平滑肌脂肪瘤等为多见。原发性腹膜后肿瘤的高发年龄为 50～60 岁，男性发生率略高于女性。

【临床表现】

腹膜后间隙的解剖范围广、部位深、组织结构疏松，腹膜后肿瘤可在此腔隙中隐匿生长而无明显受限，故除部分能分泌化学介质的具有内分泌功能的肿瘤外，大多数肿瘤早期常无症状，直至随着肿瘤体积的增大，产生腹部膨隆、器官压迫或者在就医检查时偶然发现。主要临床表现如下：

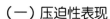

（一）压迫性表现

常为首发症状。常表现为胀、酸、麻、痛等，以腰背痛、腹痛以及下肢痛较为常见。疼痛的性质和程度与肿瘤侵袭的部位及范围有关。随肿瘤生长，患者可逐渐出现腹胀感。肿瘤压迫胃可出现食量减少、进食后上腹部饱胀感、恶心、呕吐等；压迫门静脉或肝静脉时可出现肝外型门静脉高压症表现，出现内痔和脐周静脉曲张，甚至食管和胃底静脉曲张，严重者可引发破裂出血；压迫胆总管可出现梗阻性黄疸表现；压迫小肠可引起脐周腹痛、腹胀，严重者引发肠梗阻；压迫刺激直肠可引起排便次数增多、里急后重，肿瘤向肠腔破溃可引发便血；压迫输尿管可引起肾盂积水；压迫刺激膀胱可产生尿频、尿急；压迫静脉和淋巴管时可引起相应部位的回流障碍，表现为下肢水肿、腹壁静脉曲张、阴囊水肿、精索静脉曲张等症状；压迫动脉时听诊可闻及杂音。

（二）占位性表现

腹部和盆腔肿块是主要的占位表现。肿瘤多位于上腹部或上腹部一侧，开始发生于下腹部者较少。肿块多为单发，形状可为球形、橄榄形或不规则形等。取膝肘卧位双手触诊肿瘤不向前垂，并在腹前壁叩诊呈鼓音，则证明肿瘤位于腹膜后，但较大肿瘤亦可表现为腹前壁叩诊浊音。腹膜后肿瘤一般无触痛，少数有轻触痛，恶性肿瘤可出现中心坏死、出血，继发感染或者破裂时触痛明显，且腹肌紧张，有反跳痛和发热。

（三）毒性反应表现

肿瘤细胞和坏死组织所产生的大量毒素被吸收后，表现为发热、乏力、食欲减退、体重下降等，后期可出现恶病质。

（四）内分泌功能紊乱表现

主要是能产生内分泌功能的肿瘤引起的全身症状，如嗜铬细胞瘤可引发高血压，部分腹膜后肉瘤可引起腹泻并伴有低钾血症、消瘦和高血压等表现。

（五）合并其他并发症的表现

1. **贫血** 肿瘤破溃出血，可导致贫血，严重者可出现低血容量性休克甚至死亡。此外，恶性肿瘤生长导致的消耗，也会引起贫血。

2. **急性腹膜炎** 肿瘤坏死破溃或出血时，刺激腹膜可引起腹痛、腹肌紧张、压痛、反跳痛等局部症状体征。

3. **电解质紊乱** 肿瘤压迫胃肠道时，可出现食欲下降、恶心呕吐、腹泻等，导致体内电解质摄入减少和流失增加，引发低钾血症、低钠血症等。

【诊断】

腹膜后肿瘤的诊断可分为影像学诊断与病理学诊断两部分。此外，必要的实验室检查对帮助诊断、鉴别肿瘤类型及评估预后起到重要作用。

（一）实验室检查

血液与尿液检查主要用于鉴别及诊断内分泌功能性肿瘤。成人的嗜铬细胞瘤和儿童的成神经细胞瘤尿中 VMA 高于正常。胚胎生殖泌尿残留组织演变的肿瘤患者血清中 AFP 升高，并对判断手术的彻底性、有无复发及推测预后有价值。贫血、血象升高、红细胞沉降率增快等可见于部分恶性肿瘤患者。

（二）影像学诊断

1. **腹部正侧位 X 线平片和腰椎片** 可发现腹部软组织肿块致密影，并帮助判断部分腹内器官有无移位、受压等。如发现有成熟的骨质、牙齿、钙化等影像则考虑为畸胎瘤特征；如腰椎 X 线片中显示椎间孔扩大甚至骨质破坏，则考虑为神经根肿瘤特征。

2. **消化道钡餐和钡剂灌肠** 可用于鉴别胃肠道肿瘤或腹腔内肿瘤，了解消化道受压程度。但应注意腹膜后器官如胰腺或肾的囊肿、大肿瘤及腹腔内肿瘤亦可导致胃肠道移位，应结合其他检查仔细鉴别。

3. **超声检查** 经腹壁超声是目前最简单易行且最经济的腹部肿瘤初筛检查手段，能显示肿块的部位、大小、数目、内部囊实性质以及同周围脏器的关系。亦可发现后腹膜肿大的淋巴结。可引导穿刺活检进行细胞学检查。

4. **CT 和 MRI 检查** CT 是目前腹膜后肿瘤定位和定性诊断中应用最广泛的影像学检查手段，可显示较小的肿瘤，并能准确了解肿瘤的部位、大小、累及范围、与周围脏器、大血管的关系以及是否合并有淋巴结肿大。近年来，多排螺旋 CT 在空间分辨率和后处理技术方面的提高，更强化了其在该类肿瘤检查方面的作用。增强 CT 扫描及其基础上的血管成像技术，有助于准确评估肿瘤自身的血供情况以及与邻近大血管的关系，为手术风险评估和方案的设计提供了有力依据。对钙化、骨化等肿瘤特性的显示优势，也明显优于 MRI 检查。2015 版北京大学肿瘤医院发布的专家共识推荐 CT 检查用于腹膜后肿瘤患者治疗前、中、后肿瘤情况的评估，以及对可疑病灶的随访。与 CT 相比，MRI 具有更高的组织分辨率，对肿瘤内脂肪、水分含量、黏液间质、胶原纤维、细胞密度、出血坏死、囊变等具有更高敏感度，可作为腹膜后肿瘤患者治疗前、中、后肿瘤情况评估以及对可疑病灶随访的首选手段，有时需与CT检查联合应用。

5. PET-CT 检查　作为一种功能性影像学手段，以18FDG作为显像剂的PET-CT检查在腹膜后肿瘤诊治中的地位日趋凸显，渐被视为MRI以及CT等常规检查的有力辅助工具。对腹膜后肿瘤的诊断和良恶性鉴别具有重要价值，并可用于全身功能性评估而成为恶性肿瘤分期的重要手段。另外，它还可用于腹膜后肿瘤的穿刺活检部位选择、手术彻底性评估及疗效随访等。

6. 血管造影　用于了解肿瘤血供及血管分布情况，并可显示周围血管受侵程度。同时可进行术前化疗与介入栓塞治疗。

7. 静脉或逆行肾盂造影　可显示输尿管、肾移位、局部压迫、浸润等。

（三）病理学诊断

病理学检查是腹膜后肿瘤组织病理学诊断的"金标准"，也是获得较准确的组织病理学分级以及其他肿瘤生物学行为评价指标的最佳方式。准确而详细的病理学检查，可以为进一步个体化治疗方案的制订提供可靠的依据。

对于是否所有腹膜后肿瘤均需进行治疗前活检，目前尚有很大争议，专家共识推荐：①影像学检查评估为初始可切除的病例，除非入组临床研究项目，或不能除外淋巴瘤、尤因肉瘤、胃肠间质瘤、转移性肿瘤等（手术常不作为首选治疗手段），无需进行术前活组织检查；②影像学检查评估为初始不可切除，或已有不适于手术切除的远位转移者，治疗前须行活检，为进一步治疗方案的制订提供依据。

多数情况下腹膜后肉瘤的病理学类型需与分级和分期等因素相结合，才能较准确地评估疾病程度和预后、指导治疗方案的制订。法国癌症中心联盟肉瘤学组（FNCLCC）制定的软组织肉瘤分级系统，是目前国际上最广为接受的肉瘤分级标准。而对于肿瘤分期，目前推荐使用美国癌症联合会（AJCC）的软组织肉瘤分期系统。

【治疗】

腹膜后肿瘤除淋巴瘤外，在无手术禁忌情况下，均应以手术治疗为首选，辅以化疗、放疗等综合治疗方案。完整的手术切除是腹膜后肉瘤唯一可能的治愈性治疗方式，但大部分患者在术后发生了局部复发，并导致多达75%的肉瘤相关死亡。影响局部复发和总体预后的因素包括切缘阴性的完全切除、肿瘤分级、病灶数量和组织学亚型，而手术达到切缘完全阴性的可能性取决于肿瘤生物学、对相邻内脏器官和血管结构的侵犯程度、外科医师经验和高容量中心的手术管理。因此，术前应进行综合性术前评估，在手术适应证范围内和保证安全的前提下，尽可能在符合安全切缘标准的情况下彻底切除肿瘤。

化疗对淋巴瘤、低分化脂肪肉瘤、恶性纤维组织病、滑膜细胞肉瘤及原发性神经外胚肿瘤有效。对不能切除或部分切除患者，术后化疗能缓解症状，延长生存期。对于尤因肉瘤等亚型，化疗是初级治疗的重要组成部分，可以提高生存率。多柔比星和异环磷酰胺等药物在晚期肉瘤缓解症状性姑息治疗中有作用。越来越多的证据支持使用特定的化学治疗剂靶向某些组织学亚型，例如紫杉烷类用于血管肉瘤，吉西他滨和多西他赛用于平滑肌肉瘤，曲贝替定用于平滑肌肉瘤和黏液样/圆形细胞脂肪肉瘤。

放射治疗对腹膜后肿瘤效果不佳，目前认为，术中放疗可提高疗效，但术后放化疗对预后无明显影响。由于腹膜后恶性肿瘤多与对放疗敏感的内脏器官毗邻，且不同组织类型的肿瘤对放疗的敏感度各异，因此放疗在腹膜后恶性肿瘤中的应用有限。很多研究针对腹膜后肉瘤患者管理中术前、术中和术后放疗的可行性和结果进行了回顾性和观察性分析，发现虽然术后放疗可以根据分级和边缘状况选择对复发风险最高的患者开展，但在术后环境中，相邻结构将占据并黏附于肿瘤床，增加了辐射相关毒性的风险。

治疗后随访是肿瘤患者综合管理的重要组成部分，对腹膜后肿瘤患者应定期随访，建议每6个月行CT复查，以利于早期发现肿瘤复发，并对提高复发肿瘤的切除率有益。

（左秀丽）

推 荐 阅 读

[1] VAN ROGGEN J F, HOGENDOORN P C. Soft tissue tumours of the retroperitoneum[J]. Sarcoma, 2000, 4: 17-26.

[2] OSMAN S, LEHNERT B E, ELOJEIMY S, et al. A comprehensive review of the retroperitoneal anatomy, neoplasms, and pattern of disease spread[J]. Curr Probl Diagn Radiol, 2013, 42（5）: 191-208.

[3] 郝纯毅. 北京大学肿瘤医院原发性腹膜后软组织肿瘤诊治专家共识（2015）[J]. 中国实用外科杂志, 2015（11）: 1198-1205.

[4] STRAUSS D C，HAYES A J，THOMAS J M. Retroperito-neal tumours：review of management[J]. Ann R Coll Surg Engl，2011，93（4）：275-280.

[5] HUEMAN M T，HERMAN J M，AHUJA N. Management of retroperitoneal sarcomas[J]. Surg Clin North Am，2008，88（3）：583-597.

[6] WEE-STEKLY W W，MUELLER M D. Retroperitoneal tumors in the pelvis: a diagnostic challenge in gynecology[J]. Front Surg，2014，1：49.

[7] GHOLAMI S，JACOBS C D，KAPP D S，et al. The value of surgery for retroperitoneal sarcoma[J]. Sarcoma，2009，2009：605840.

第三章

肠系膜疾病

第一节　肠系膜淋巴结炎

肠系膜淋巴结炎（mesenteric lymphadenitis）是指病毒、细菌或寄生虫等感染机体后，经肠淋巴管，进入肠系膜淋巴结而引起的炎性疾病。急性肠系膜淋巴结炎常在上呼吸道或肠道感染后发生，表现为自限性疾病，多见于儿童，发病周期一般小于 4 周。慢性肠系膜淋巴结炎多伴发于肠结核或结核性腹膜炎，系结核分枝杆菌进入肠系膜淋巴结所致。

近年来，多数学者认为，本病由柯萨奇 B 病毒或其他病毒所致，极少数可由细菌、支原体或寄生虫感染引起。由于远端回肠的肠系膜淋巴引流丰富，回肠远端及升结肠区域淋巴结较多，上呼吸道或肠道感染后病毒可沿血液循环到达该区域淋巴结，引起回肠末端肠系膜淋巴结炎。同时由于回盲瓣的关闭作用，肠内毒素或细菌代谢产物在回肠末端滞留时间较长而易于吸收，是造成肠系膜淋巴结炎好发于回盲部的又一重要因素。由于儿童机体发育尚不完善，各种肠道细菌、病毒、毒素等都可能透过肠黏膜引起肠系膜淋巴结炎，故本病多见于儿童。

【临床表现】

临床表现为发病前常有咽痛、咳嗽、发热、倦怠不适等上呼吸道感染症状，继之出现腹痛、恶心呕吐、腹泻、便秘等消化道感染症状。发病早期即有发热，体温波动在 38.0～38.5℃，发热先于腹痛。腹痛一般范围较广泛，以脐周及右下腹多见，表现为隐痛或痉挛性疼痛，少数患者呈现剧烈疼痛。脐部及右下腹均可有明显压痛，范围比较广泛，压痛点不固定，少有反跳痛及腹肌紧张。约 15% 患者有颈部淋巴结肿大，有时在右下腹扪及有压痛的小结节样肿物，为肿大的肠系膜淋巴结。如患者发生急性化脓性淋巴结炎时，临床表现除了持续性剧烈腹痛以外，常伴有高热、恶心以及呕吐，化验可见白细胞计数显著升高等中毒症状。

【诊断】

1. **临床表现**　发病前有上呼吸道感染或肠道感染的症状。可有脐周及右下腹部疼痛以及相应部位压痛。

2. **血常规**　白细胞计数一般正常或略升高，淋巴细胞计数相对增高，C- 反应蛋白升高。

3. **B 型超声波**　为该病首选检查，表现为腹腔淋巴结呈多发性、均匀性肿大，外形光滑完整，皮髓质分界清，呈低回声改变，右下腹小肠肠系膜或腹侧腰大肌群≥3 个淋巴结肿大，并且至少一个肿大的淋巴结长径≥5mm，或≥8mm 更具临床价值。彩色多普勒血流显像示淋巴结内血流信号增多，分布规则，动静脉均可测及，多为低速高阻改变。

4. **CT 检查**　可显示病变部位淋巴结大小、数量或形态特征等，对诊断有一定帮助。

5. **其他**　血清学检查对一些病原菌的诊断有帮助；有时，该病需要在剖腹探查术后才能诊断。

【治疗】

（一）内科治疗

肠系膜淋巴结炎与病毒、细菌或寄生虫感染有关，故以治疗病原和对症处理为原则，包括：①禁食或流质饮食；②静脉输液补充热量及电解质等；③本病诊断确立，并考虑细菌感染，应立即开始应用抗生素治疗，再根据所分离的病原菌的药敏情况调整抗生素；④由病毒所致者应联合应用抗病毒药物；⑤结核性肠系膜淋巴炎应用抗结核药物治疗；⑥严密观察病情，尤其是观察体温、心率及腹痛的变化，并可酌情使用非甾体类抗炎药止痛。

（二）外科治疗

若右下腹包块较大，经抗感染治疗后症状缓解不明显，诊断不明确，需排除其他急腹症时，可考虑剖腹探查手术。术后加强支持疗法，并给予抗生素治疗。

（田德安　晏　维）

推 荐 阅 读

[1] BERK J E, HAUBRICH W S, KALSER M H, et al. Gastroenterology[M]. Washington：W.B.Saunders Company，1985.

[2] BLATTNER R J. Acute mesenteric lymphadenitis[J]. J Pediatr, 1969, 74：479-481.

[3] BENETTI C, CONFICCONI E, HAMITAGA F, et al. Course of acute nonspecific mesenteric lymphadenitis: single-center experience[J]. Eur J Pediatr, 2018, 177（2）: 243-246.

[4] GROSS I, SIEDNER-WEINTRAUB Y, STIBBE S, et al. Characteristics of mesenteric lymphadenitis in comparison with those of acute appendicitis in children[J]. Eur J Pediatr, 2017, 176（2）: 199-205.

[5] HELBLING R, CONFICCONI E, WYTTENBACH M, et al. Acute Nonspecific Mesenteric Lymphadenitis: More Than "No Need for Surgery"[J]. Biomed Res Int, 2017, 2017: 9784565.

[6] BERTELLI L, MASETTI R, BARDASI G, et al. Two cases of abdominal pain in children with mesenteric lymphadenitis due to Yersinia pseudotuberculosis infection[J]. J Pediatr, 2014, 165（2）: 411.

[7] ZVIEDRE A, ENGELIS A, TRETJAKOVS P, et al. Role of serum cytokines in acute appendicitis and acute mesenteric lymphadenitis among children[J]. Medicina（Kaunas）, 2016, 52（5）: 291-297.

[8] TOORENVLIET B, VELLEKOOP A, BAKKER R, et al. Clinical differentiation between acute appendicitis and acute mesenteric lymphadenitis in children[J]. Eur J Pediatr Surg, 2011, 21（2）: 120-123.

[9] KIM D Y, BANG S, PARK B K, et al. Tuberculous mesenteric lymphadenitis involving the gastric wall: case report[J]. Gastrointest Endosc, 2005, 62（5）: 799-802.

[10] KANEKO K, TSUDA M. Ultrasound-based decision making in the treatment of acute appendicitis in children[J]. Eur J Pediatr, 2004, 39（9）: 1316-1320.

[11] GARCIA-CORBEIRA P, RAMOS J M, AGUADO J M, et al. Six cases in which mesenteric lymphadenitis due to non-typhi Salmonella caused an appendicitis-like syndrome[J]. Clin Infect Dis, 1995, 21（1）: 231-232.

第二节　肠系膜脂膜炎

肠系膜脂膜炎（mesenteric panniculitis）发病率极低，是罕见病。该病又被称为肠系膜脂肪营养不良、硬化性肠系膜炎、收缩性肠系膜炎或肠系膜Weber-Christian病等。肠系膜脂膜炎为慢性非特异性炎症，多累及肠系膜脂肪组织，好发于小肠系膜，以空肠系膜最为常见，部分患者结肠系膜也可受累，偶累及后腹膜、胰腺周围和大网膜区域。该病以肠系膜增厚为主要病理改变，表现为慢性炎性细胞浸润、脂肪组织纤维化及坏死，形成"假肿瘤包块"，属于良性类瘤样病变。肠系膜脂膜炎虽为良性病变，但除单独发生外，也可与部分恶性病变伴随出现。

该病病因尚不明确，可能与腹部手术、细菌感染、溃疡病及局部缺血等所引起的肠系膜损伤后非特异性反应有关。于血管炎、风湿病、肉芽肿疾病及恶性肿瘤患者中发病率较高。

【临床表现】

肠系膜脂膜炎临床表现不典型，缺乏特异性，以腹胀、上腹痛、发热、食欲缺乏及消瘦等为主要表现。该病可发生于各年龄组，多见于中老年男性患者。多数患者无自觉症状，在出现症状的患者中，首发症状多为腹痛或腹部包块。腹痛常以隐痛为主，也可呈痉挛性痛，病程可迁延数年。包块部位随受累肠系膜肠段而异，质地较硬，且多伴有压痛。其他常见症状包括食欲减退、恶心、呕吐、不规律发热、腹泻、便秘及消瘦等，其轻重程度与腹部包块部位、大小及对邻近脏器有无压迫等因素有关。当包块巨大或肠系膜过度纤维化时，可引起肠梗阻。病变如侵及肠系膜或浆膜下时，可引起肠系膜淋巴管阻塞，导致黏膜下淋巴管扩张，甚至引起乳糜胸腔积液和腹水。

【诊断】

肠系膜脂膜炎的诊断非常困难。由于该病罕见，且脂膜炎所形成的腹部包块缺乏特异性检查方法，不易引起临床医师的警惕，多数病例经剖腹探查、病理检查后才能确诊。以下几种检查方法可为临床诊断提供参考：

1. B型超声波检查　肠系膜脂膜炎所致的腹部包块多表现为边界不清楚的强回声肿块影，其内如见低回声区，常提示脂肪组织坏死、液化，中心若见更强回声区，常提示钙化存在。炎症和纤维化时可表现为边界清楚的略强回声影。彩色多普勒超声检查可观察肠系膜上动脉、肠系膜上静脉及其分支肠系膜血管有无压迫移位等表现。

2. **X线检查**　当包块较大对胃肠道产生推移或压迫时,X线钡餐造影或钡剂灌肠检查可显示肠腔局限性扩张、狭窄,如累及结肠系膜,病变处可呈"拇指纹"样改变,常易误诊为结肠癌。

3. **CT与MRI检查**　CT为无创、方便的检查方法,肠系膜脂膜炎的CT表现有一定特异性。炎性渗出型为初期病变,CT多表现为肠系膜脂肪密度增高,但依然低于水,且发生雾样或磨玻璃样改变,病灶周围或内部出现少许纤维条状影,有或无完整假包膜。纤维化型为中期病变,CT多表现为软组织肿块形成,部分肠系膜血管出现狭窄、栓塞或静脉曲张,最终形成侧支循环。脂肪坏死型进一步发展的结果为纤维化,称收缩性肠系膜炎。CT表现多为肠系膜根部出现以脂肪为主的肿块影,且内部密度比正常脂肪密度要高。MRI检查对诊断虽无特异性,但MRI显示脂肪、软组织成分和血管是否受累优于CT。

4. **血管造影**　血管造影可显示肿块的血供情况,肠系膜上动脉造影常可显示肠动脉远端分支有无不规则扭曲、聚集或闭塞等。

5. **腹腔镜检查或剖腹探查**　腹腔镜检查可在直视下发现肿块,取活检送病理检查。肉眼可观察到呈橡胶样或质地坚硬的结节样病灶,切面呈黄色或棕黄色,其内散在不规则无色的坏死或液化脂肪组织。其组织学特征主要为由坏死变性的脂肪组织、噬脂细胞、淋巴细胞、浆细胞、嗜酸性粒细胞和纤维组织所形成"假肿瘤结节",其内可见钙化、出血和血管内血栓形成。肠系膜外观缩短、增厚。

该病的诊断应根据临床表现、B超、X线检查、CT、MRI和血管造影等结果综合判断,并排除急性胰腺炎、腹腔内及肠道感染等疾病引起的脂肪坏死,若无法排除其他疾病,则可行腹腔镜检查或剖腹探查明确。

【治疗】

一般治疗是去除诱发因素,急性发作期应卧床休息,合并感染者应给予足量的抗生素控制感染。对于无临床症状的轻型病例,可不行特殊治疗,如手术。但肠系膜脂膜炎患者有明显腹痛、腹部包块等临床表现者;腹部巨大包块已压迫肠腔,导致肠腔高度狭窄或梗阻者;或临床表现与结肠癌、恶性淋巴瘤等鉴别有困难者,需采取手术确诊。文献报道提示,对肠系膜脂膜炎患者采用手术联合糖皮质

激素治疗有效。纤维化脂肪组织切除后常有复发的可能,对已切除包块的患者,还应进行长期的随访。当脂膜炎患者出现发热、恶心、呕吐及腹泻等症状,或病变向全身扩展时,可采用抗感染和(或)免疫抑制剂、化疗等措施,如应用皮质类固醇、黄体酮结合秋水仙碱、硫唑嘌呤或环磷酰胺等。糖皮质激素有保护细胞溶酶体膜的作用,从而可减轻炎症反应,缓解临床症状,但停药后症状较易复发,需引起重视。

(田德安　晏　维)

推 荐 阅 读

[1] GOLDMAN L, SCHAFER A I. Goldman-Cecil Medicine[M]. 25th ed. Netherlands: Elsevier, 2015.

[2] 翟建春,石安斌,杨秋云,等. 肠系膜脂膜炎的临床症状、CT影像特点及病理分析[J]. 中国CT和MRI杂志, 2017, 15(3): 115-117.

[3] 李浩,王飞,石岩,等. 肠系膜脂膜炎的CT影像学特征及其与恶性肿瘤的关系[J]. 中国继续医学教育, 2017, 23(9): 56-58.

[4] SHARMA P, YADAV S, NEEDHAM C M, et al. Sclerosing mesenteritis: a systematic review of 192 cases[J]. Clin J Gastroenterol, 2017, 10(2): 103-111.

[5] AKRAM S, PARDI D S, SCHAFFNER J A, et al. Sclerosing mesenteritis: clinical features, treatment, and outcome in ninety-two patients[J]. Clin Gastroenterol Hepatol, 2007, 5(5): 589-596, 523-524.

[6] GRIESER C, DENECKE T, LANGREHR J, et al. Sclerosing mesenteritis as a rare cause of upper abdominal pain and digestive disorders[J]. Acta Radiol, 2008, 49(7): 744-746.

[7] GREEN M S, CHHABRA R, GOYAL H. Sclerosing mesenteritis: a comprehensive clinical review[J]. Ann Transl Med, 2018, 17(6): 336-341.

[8] KAYA C, BOZKURT E, YAZICI P, et al. Approach to the diagnosis and treatment of mesenteric panniculitis from the surgical point of view[J]. Turk J Surg, 2018, 34(2): 121-124.

[9] ISSA I, BAYDOUN H. Mesenteric panniculitis: various presentations and treatment regimens[J]. World J Gastroenterol, 2009, 30(15): 3827-3830.

[10] KARA T, CANYIGIT M. Relationship between abdominal trauma or surgery and mesenteric panniculitis[J]. World J Gastroenterol, 2009, 48(15): 6139.

第三节　肠系膜缺血

肠系膜缺血（mesenteric ischemia）又称肠系膜血管缺血性疾病，系各种原因导致的肠系膜血管血流减少或停止，引起相应肠管血供不足或中断，严重者发生肠梗死。根据肠系膜缺血发生的缓急程度，可将其分为两大类：①急性肠系膜缺血：包括动脉和静脉栓塞、血栓形成，以及继发于低血流状态时的血管收缩。动脉病变主要有肠系膜上动脉栓塞、肠系膜上动脉血栓形成和非阻塞性肠系膜缺血。静脉病变主要有肠系膜静脉血栓形成。动脉病变比静脉病变多见。肠系膜上动脉栓塞最为常见，占急性肠系膜缺血的 40%～50%。②慢性肠系膜缺血：又称缺血性肠绞痛，多由于肠管血流障碍反复短暂发作所致。动脉硬化是慢性肠系膜缺血的主要病因。女性与男性的发病比例为 4:1，发病年龄多在 50～60 岁。慢性肠系膜缺血症患者发生急性血管血栓形成的危险性增加。临床上急性肠系膜缺血比慢性肠系膜缺血多见。

一、急性肠系膜缺血

【临床表现】

不论何种原因引起的急性肠系膜缺血，主要临床症状均表现为不同程度的腹痛。腹痛多突发性，剧烈且弥漫，止痛药无效，伴有呕吐。缺血严重者导致肠黏膜糜烂或溃疡等损害时，可出现大便隐血阳性或血便。早期腹部体征不明显，腹痛局限和腹膜炎体征出现提示肠管坏死。

【辅助检查】

1. **实验室检查**　传统指标缺少特异性，早期白细胞计数一般正常，但随着缺血程度的加重，可增至 $20 \times 10^9/L$ 以上。肠型脂肪酸结合蛋白、D-二聚体等指标诊断 AMI 的敏感性和特异性较高。由于血管外间隙继发体液积聚和呕吐，可表现为血液浓缩如血细胞比容增加。代谢性酸中毒程度与缺血范围和持续时间有关。血清乳酸盐水平反映肠管低灌注的程度和时间。经过充分支持治疗后，持续碱缺乏提示可能发生肠梗死。血淀粉酶升高出现相对晚，常提示肠坏死。

2. **X 线腹部平片**　早期无明显异常，随着病情进展可表现为充气的肠袢。肠麻痹时可见肠壁水肿增厚。

3. **选择性肠系膜上动脉造影**　是疑诊此病时的最重要诊断方法。可观察肠系膜动脉的血流、血管痉挛和侧支循环情况，并可鉴别动脉栓塞、血栓形成或血管痉挛，还可经导管行注射治疗。栓子表现为动脉内锐利的圆形或半月形充盈缺损，伴远端血流完全或不完全闭塞。血栓形成则显示为血管影突然中断，伴反应性血管收缩、管腔缩小。血管痉挛影像表现为有缩窄但无中断，可有动脉分支收缩和扩张交替，动脉弓痉挛。

4. **多普勒超声**　有利于观察肠系膜血管的形态、梗阻部位以及血流减少情况，术中对判断肠管活力也有一定的价值。

5. **CT 和 MRI**　CT 强化后有时能显示动脉闭塞或肠系膜或门静脉系统的血栓形成和侧支血管影。CT 血管造影具诊断价值，可显示肠系膜血管充盈缺损，有助于诊断，同时可用于鉴别非血管因素引起的急腹症。MRI 和 MRA 对急性肠系膜缺血病变的诊断价值与 CT 相近，且具有无辐射、可重现及精度高等优点。

【诊断】

突发性腹痛，剧烈且弥漫，在排除其他急腹症后，腹部血管影像检查有阳性发现，综合分析后，做出诊断。

【治疗】

（一）一般治疗

应用广谱抗生素，纠正电解质、代谢性酸中毒等，积极补充营养。休克者及时补液，必要时输血。根据患者病情可采用抗凝、抗血栓治疗。抗凝治疗可用低分子肝素，监测凝血及纤溶指标，对有出血和出血倾向既往史、严重肝肾功能不全、活动性消化溃疡者，应慎用抗凝治疗。为解除血管剧烈痉挛，可选用血管扩张剂注入栓塞动脉的近端，也可行肌内或静脉注射。

（二）介入治疗

目前介入治疗在临床上治疗急性肠系膜缺血已得到了广泛的应用，主要包括经导管灌注血管扩张剂、经导管溶栓等。一旦急性肠系膜缺血的诊断通过动脉造影检查成立，肠系膜上动脉根部显影清楚，且导管可插入的话，即可开始直接给予血管扩张药物，如罂粟碱或硝酸甘油，进行连续灌注。也有学者提出机械取栓术及动脉长鞘吸栓术应用于急性肠系膜上动脉血栓形成的治疗。动脉造影显示非阻塞性肠系膜缺血的病例，多可通过导管给药的非手术治疗方法成功缓解。但若已出现腹膜炎体征时，仍应立即进行开腹探查。早期诊断并在腹膜炎体征出现前行选择性动脉导管溶栓治疗可降低急性肠系膜缺血患者的死亡率。

（三）手术治疗

不能及时溶栓或病情持续恶化者应行手术治疗。手术治疗目的在于解除肠系膜血管的阻塞，尽快恢复肠管的血液供应，切除已坏死肠管。可依据肠管的色泽、收缩或活动性、动脉搏动、边缘有无出血及蠕动情况来判断阻塞远端肠管的活力。术中尽最大可能地恢复缺血肠管的血运，保留有生机的肠段。

手术采用腹部正中长切口。根据缺血肠管的范围和严重程度决定手术方式。血管重建的手术方法取决于引起缺血的原因。

二、慢性肠系膜缺血

【临床表现】

典型临床表现是餐后腹痛、畏食、体重减轻的"三联症"。常有心脏病或周围血管病的病史。

1. **腹痛**　为最常见的临床表现。多表现为间歇性中上腹痛，其特点是发生于餐后 15～30 分钟，并持续 1～2 小时，后逐渐减轻，一般位于上腹或脐周，可向背部放射，疼痛发作时抗酸药无效，疼痛性质不一。随着血管阻塞的进展，腹痛呈进行性加重，发作日益频繁，持续时间逐渐延长。

2. **消瘦、体重减轻和营养不良**　随着血管阻塞的进展，餐后腹痛加重，患者被迫限制进食量和改变食物种类，久而久之发生畏食，逐渐出现消瘦、体重减轻和营养不良。患者体重减轻可达 9～10kg，因此常被疑诊为恶性肿瘤。

3. **其他表现**　60%～90% 患者在上腹部可听到收缩期血管杂音，但无特异性。严重动脉硬化性闭塞患者还可存在颈动脉或股动脉杂音以及周围血管搏动减弱等表现。

【辅助检查】

1. **实验室检查**　一般无异常。可有吸收不良表现，粪便苏丹Ⅲ染色、D- 木糖试验、维生素 A 耐量实验及 ^{131}I 甘油三酯吸收试验可见异常，以及血清维生素 B_{12} 与 β- 胡萝卜素水平下降，但无特异性。24 小时粪便脂肪定量大于 7g 有诊断意义。其他还可出现贫血、白细胞减少、低蛋白血症、低胆固醇血症、粪便隐血阳性等。

2. **超声**　对肠缺血病变有较高的敏感性，能显示腹腔内主要动脉狭窄和闭塞。多普勒超声可了解血流速度，可判断动脉狭窄程度、部位，并能显示腹腔内主要动脉的斑块、狭窄及闭塞的大小、程度及部位。

3. **MRI 和 CTA**　MRI 可以检测到动脉血流量的变化。腹部 CTA 检查可显示肠系膜血管狭窄的情况，有助于诊断，且可以排除胆囊炎、胰腺炎和腹部肿块。多排螺旋 CT 血管成像（MSCTA）能够显示主动脉、肠系膜动脉粥样斑块及其引起的肠系膜动脉狭窄和梗阻，侧支循环形成情况。与急性肠系膜缺血不同，慢性肠系膜缺血患者小肠壁多表现正常，除非合并急性血栓形成。

4. **血管造影**　为诊断此病最可靠的检查。对疑诊患者应尽早进行腹腔动脉、肠系膜上动脉、肠系膜下动脉造影，以显示血管狭窄、闭塞部位、性质、范围和程度以及侧支循环建立情况。如血管造影禁忌或不能下结论，患者症状严重时，应手术探查。

【诊断】

本病临床表现复杂，缺乏特征性的症状和体征，临床上少见，诊断相当困难。年龄较大的患者如出现原因不明的餐后腹痛伴体重减轻，腹痛发作程度和持续时间与进食量有关，应高度怀疑本病。影像学阳性发现，有助于确定诊断。

【治疗】

（一）非手术治疗

1. **内科治疗**　适用于症状轻的患者：①治疗原发病，消除病因，治疗和预防感染；②少量多次进餐，避免进食过度，补充复合维生素。肠内营养难以满足营养需求时，可静脉补充营养；③血管扩张药物可改善肠缺血，减轻症状；④可予以华法林抗凝治疗，根据患者个体化调整剂量。

2. **介入治疗**　在肠系膜动脉狭窄处采用气囊导管扩张术和 / 或放置支架，具有较好的疗效。

（二）手术治疗

如非手术治疗效果不佳或血管狭窄严重，患者一般状态尚好时，可考虑手术治疗。若小动脉分支广泛硬化狭窄或广泛小血管炎者不适宜手术。基本术式有三种，即动脉内膜剥脱、血管旁路（人工材料或自体材料）、重新再植内脏血管。术式包括肠系膜上动脉重建、肠系膜下动脉重建、腹腔动脉重建。手术成功率90%，病死率为 4%～15%。

（田德安　晏　维）

推 荐 阅 读

[1] DENNIS L, ANTHONY S, STEPHEN L, et al. Harrison's gastroenterology and hepatology[M]. 3rd ed. Beijing:

McGraw-Hill，2017.

[2] MAZZEI M A. Acute mesenteric ischemia: guidelines of the World Society of Emergency Surgery: a brief radiological commentary[J]. World J Emerg Surg，2018，13：34.

[3] VAN DIJK L J D，HARKI J，VAN NOORD D，et al. Detection of mesenteric ischemia by means of endoscopic visible light spectroscopy after luminal feeding[J]. Gastrointest Endosc，2019，89（1）：94-102.

[4] CLAIR D G，BEACH J M. Mesenteric Ischemia[J]. N Engl J Med，2016，374（10）：959-968.

[5] DATTANI N D，HORVATH R. Acute mesenteric ischemia[J]. CMAJ，2016，188（11）：820.

[6] RUSSELL C E，WADHERA R K，PIAZZA G. Mesenteric venous thrombosis[J]. Circulation，2015，131（18）：1599-1603.

[7] Expert Panel on Interventional Radiology. ACR Appropriateness Criteria® Radiologic Management of Mesenteric Ischemia[J]. J Am Coll Radiol，2017，14（5S）：S266-S271.

[8] BERTONI S，BALLABENI V，BAROCELLI E，et al. Mesenteric ischemia-reperfusion: an overview of preclinical drug strategies[J]. Drug Discov Today，2018，23（7）：1416-1425.

[9] PILLAI A K，KALVA S P，HSU S L，et al. Quality Improvement Guidelines for Mesenteric Angioplasty and Stent Placement for the Treatment of Chronic Mesenteric Ischemia[J]. J Vasc Interv Radiol，2018，29（5）：642-647.

[10] BERTONI S，BALLABENI V，BAROCELLI E，et al. Mesenteric ischemia-reperfusion: an overview of preclinical drug strategies[J]. Drug Discov Today，2018，23（7）：1416-1425.

[11] YANG S，GUO J，NI Q，et al. Enteral nutrition improves clinical outcome and reduces costs of acute mesenteric ischaemia after recanalisation in the intensive care unit[J]. Clin Nutr，2019，38（1）：398-406.

第四节　肠系膜肿瘤

肠系膜肿瘤（mesenteric tumor）较少见，临床误诊率高。肠系膜肿瘤可分为原发性和继发性肠系膜肿瘤。继发性肠系膜肿瘤多数由腹腔内脏器的恶性肿瘤转移而来，如肝脏、胰腺、胃肠道和卵巢等。原发性肠系膜肿瘤是指原发于肠系膜的肿瘤，可来源于肠系膜中的任何组织细胞。原发性肠系膜肿瘤较继发性少见，但组织学类型复杂。原发性肠系膜肿瘤分为良性和恶性肿瘤，以良性肿瘤居多。良性肿瘤包括纤维瘤、淋巴管瘤、平滑肌瘤、神经纤维瘤、脂肪瘤、神经节瘤、血管瘤及畸胎瘤等。恶性肿瘤中以淋巴瘤及平滑肌肉瘤最为常见。

【临床表现】

原发性肠系膜肿瘤发病隐匿，早期无特异性表现。随着病情发展，瘤体增大出现临床症状，主要表现为腹部包块和腹痛、腹胀、发热，腹痛可呈间歇性剧烈发作，发作时可伴有便血或腹泻、呕吐。其他常见症状有食欲缺乏、消瘦、贫血、乏力等，少数患者以急腹症就诊。包块的位置与其所在的肠系膜部位有关，通常无明显压痛，伴有继发感染或肿瘤组织中心坏死时有压痛。包块的活动度主要取决于肿瘤的生长部位。肠系膜肿瘤所致症状与肿瘤部位、大小及性质有关：肿瘤压迫肠管时，可产生肠梗阻症状；压迫门静脉或下腔静脉时，可产生腹水或下肢水肿；压迫输尿管，可引起肾盂积水。少数原发性肠系膜恶性肿瘤以转移灶临床表现为首发症状。

【诊断】

原发性肠系膜肿瘤早期临床表现及实验室检查均无特异性，早期诊断十分困难，部分肠系膜肿瘤需手术探查方能确诊。临床诊断常依据以下辅助检查：

1. X线　X线钡餐造影或钡剂灌肠检查可排除肠腔内的肿瘤性病变，间接地确定肿瘤与胃肠的关系。肠系膜恶性肿瘤侵入肠壁时，可出现肠壁僵硬、黏膜皱襞增粗或中断、钡剂通过缓慢等现象。

2. 超声　包块与腹腔内脏器无联系，而与肠管紧密相连时应高度怀疑本病。包块回声随肿瘤类型而异：原发性肠系膜恶性肿瘤可扫查到低回声区；低度恶性者可有包膜；高度恶性者不一定有包膜，形态不规则，内部回声强弱不等、分布不匀。在超声引导下行包块细针穿刺，进行细胞学检查有助于明确肿瘤性质。

3. CT　可了解肠系膜肿瘤的大小、结构、和毗邻器官的关系以及周围器官组织有无受累。肠系膜肿瘤特征性的CT表现：肠系膜脂肪呈"螺环征"；肠管环的固定、包绕和受压推移；包绕肠系膜血管形成"夹心饼"征等。CT检查是诊断肠系膜肿瘤的重要依据，可为制订手术方案提供参考。

4. 选择性肠系膜上动脉造影及腹腔镜检查　选择性肠系膜上动脉造影检查有助于发现某些血运丰富的肠系膜肿瘤，表现为血管增粗增多、包绕成团、造影剂滞留。腹腔镜检查既可确定肿瘤的位置，又可取活检送病理确定肿瘤的性质。

【治疗】

对不明原因的腹腔包块，高度怀疑本病者，应及早行腹腔镜检查或开腹探查。肠系膜肿瘤最有效的治疗方式是手术切除。切除术一般包括单纯肿瘤切除及肿瘤加肠管切除。肿瘤是否能彻底切除，与肿瘤的性质、大小、发生部位有关。肠系膜肿瘤若并发肠梗阻、肠扭转，应尽早行剖腹探查，再决定手术方式。

良性肿瘤一般可行单纯肿瘤切除，彻底切除者预后良好，若切除不彻底，某些肿瘤如脂肪瘤、纤维瘤、平滑肌瘤等有复发可能，可考虑再次手术。

恶性肿瘤就诊时通常已是病程晚期，根治切除率较低，预后较差。由于肿瘤对周围组织的浸润，尤其是浸润肠系膜血管后，彻底切除肿瘤十分困难。恶性肿瘤多较大或与周围组织粘连紧密，尽量行肿瘤完整切除；与肠管关系密切或有淋巴转移者应同时行肠管切除和/或淋巴结清扫术。恶性肿瘤多发癌结节或广泛转移者，可行姑息性切除术。对于不能手术切除或姑息性切除者，根据肠系膜肿瘤的病理类型、恶性程度、患者年龄等因素综合判断，在手术的基础上辅以适当的放疗、化疗及支持治疗。

（田德安　晏　维）

推 荐 阅 读

[1] GOLDMAN L, SCHAFER A I. Goldman-Cecil Medicine[M]. 25th ed. Netherlands: Elsevier, 2015.

[2] YALCIN Y, BOZKURT K K, CIRIS I M, et al. Primary Extra-Gastrointestinal Stromal Tumor of Mesenteric Root: a Rare Version of a Soft Tissue Tumor Located on a Critical Region[J]. J Gastrointest Cancer, 2018, 49: 513-516.

[3] TARCHOULI M, BOUNAIM A, BOUDHAS A, et al. Mesenteric stromal tumor: an unusual cause of abdominal mass[J]. Pan Afr Med J, 2015, 2 1: 161.

[4] SECK M, KA I, CISSE M, et al. Mesenteric stromal tumor: report of a rare case and review of literature[J]. Pan Afr Med J, 2015, 21: 306.

[5] XU L, WEN G, DING Y, et al. A lethal mesenteric gastrointestinal stromal tumor: a case report and review of the literature[J]. Int J Clin Exp Pathol, 2015, 8: 11715-11721.

[6] FEDERICI S, MORDENTI M, DOMENICHELLI V, et al. Successful combined treatment for giant mesenteric desmoid tumor: case report and review of the literature[J]. J Pediatr Surg, 2012, 47: e25-e30.

[7] 汪仕友. 原发性肠系膜肿瘤的 CT 特点 [J]. 中国现代普通外科进展, 2015, 18（4）: 331-333.

[8] 李小荣, 欧陕兴, 钱民, 等. 原发性肠系膜肿瘤的 CT 诊断 [J]. 放射学实践, 2008, 23（1）: 37-40.

第四章

网 膜 疾 病

网膜是指连于胃的腹膜结构，大网膜是其中一部分，呈裙状遮蔽在小肠、结肠等腹腔脏器前方，上缘附着于胃大弯，覆盖胃前、后壁的腹膜自胃大弯和十二指肠起始部下延，形成大网膜的前 2 层，约至脐以下平面即折向上成为后 2 层，上达横结肠，包绕横结肠后与横结肠系膜相续连。成人大网膜的 4 层结构多已愈合。由胃大弯下延的 2 层腹膜，特别是右半侧常与横结肠愈着，称为胃结肠韧带。大网膜常呈筛状，含有脂肪及吞噬细胞，具有重要的防御功能。

大网膜下缘完全游离，活动性很大，并具有渗出、吸收及修复等诸多生理功能，当下腹部存在炎性病灶、外伤及外伤创面时（特别是阑尾切除术及子宫附件手术），大网膜快速移动并接近病灶，以限制炎症扩散，促进渗出吸收，加强腹膜及内脏手术创伤的修复、愈合。当存在恶性肿瘤大网膜转移时，渗出较多，易产生大量腹水，因此在肿瘤腹腔灌注化疗前通常切除大网膜。

第一节 网 膜 炎

网膜炎（omentitis）是发生于大网膜的炎症，根据发病机制可分为原发性（primary omentitis）和继发性（secondary omentitis）2 类。原发性网膜炎临床上极少见，病因不明，通常累及右下段大网膜，可能与该部位大网膜脂肪丰富、游离度高有关。其临床表现无特异性，剖腹探查前诊断困难，易与急性阑尾炎、急性胆囊炎、急性 Meckel 憩室炎等混淆。特发性节段性大网膜梗死（idiopathic segmental infarction of the greater omentum, ISIGO）临床表现与原发性网膜炎相似，病理检查可见梗死灶，并伴有炎细胞浸润和静脉血栓形成，可能为原发性网膜炎的一种类型。继发性网膜炎是腹腔内肿物、炎性病灶、嵌顿疝等疾病的继发性炎性改变。由于大网膜具有很强的粘连能力，当腹腔内存在炎症或脏器穿孔时，大网膜向病灶处移动，使炎症局限，同时也引发自身的炎症反应，导致充血、水肿甚至坏死；亦或由于腹腔内粘连、嵌顿疝等情况，导致大网膜扭转、卡压等，引发网膜炎。继发性网膜炎相对常见，多在手术处理原发疾病时发现。

【临床表现】

原发性网膜炎好发于成年男性，主要症状为右下腹或右侧中腹部疼痛，呈持续性，无放射痛，进展缓慢，消化道症状较轻，可有恶心、呕吐，伴有中度发热，疼痛明显的部位可出现腹膜刺激征，偶可扪及压痛性肿块，白细胞计数、C- 反应蛋白及血沉可有轻中度升高。继发性网膜炎主要表现为原发疾病症状，其本身症状多为原发疾病症状所掩盖。

【诊断】

原发性网膜炎缺乏特异性表现，术前诊断十分困难。对合并有急性腹痛、发热及腹膜刺激征者，在排除其他可能导致急腹症的疾病后，应考虑本病的可能。腹部超声、腹部 CT 检查有助于了解炎症的位置，并排除腹腔内其他病变。继发性网膜炎多于处理原发疾病的过程中得到诊断。

【治疗】

手术中确诊为原发性网膜炎时，需切除大网膜的病变部分，预后良好。继发性网膜炎以治疗原发疾病为主，必要时可一并手术切除部分大网膜。

（张 翔 戴 勇）

第二节 大网膜扭转

大网膜扭转（omental infarction, OI）是指因大网膜发生异常旋转而导致的急性大网膜局部血液循环障碍。依据发病原因，大网膜扭转可分为原发性和继发性 2 类。

原发性大网膜扭转具体病因不甚清楚，当大网膜存在解剖异常，如网膜上有舌形突出、副网膜，或者网膜相对肥大或蒂较长时，在剧烈运动、体位突变、胃肠蠕动增加、腹内压力突变等足以引起大网膜移动的情况下，可能发生原发性扭转，这类扭转均为单极性，即只有一个固定点：发病部位。原发性扭转较为罕见，但近年来儿童中此类型发病的报道增多，有学者认为与儿童肥胖发病增多有关。

继发性大网膜扭转常因腹腔内其他病变造成，如腹腔内炎症、腹部创伤或术后、肿瘤、腹壁疝等，网膜局部与相应病灶粘连，使其存在两个固定点。在大网膜位置移动时，两固定点中间的网膜发生双极性扭转，即有两个固定点。该类型与原发性扭转相比较为常见，发病者多为腹股沟疝患者。

不论原发性还是继发性扭转，大网膜均绕单一中轴旋转，顺时针方向较多，圈数不定，可为全网膜或部分网膜扭转。

【临床表现】

大网膜扭转后可发生充血、水肿、甚至坏死，并导致急性炎症反应，造成严重的腹膜刺激征。扭转梗死的网膜可逐渐形成纤维块状物，甚至脱落入腹腔成为游离物。

本病初起症状为突发的脐周或全腹疼痛，为绞痛，呈持续性并逐渐加重，可伴恶心、呕吐等症状。后腹痛局限，以右侧为多，活动时疼痛明显。腹部体检可有局限性腹膜炎体征，局部压痛、反跳痛，伴腹肌紧张。扭转网膜较大、腹壁较薄时，偶可于触诊时扪及痛性包块。腹腔穿刺时可抽出浆液或血性液。体温一般不高，白细胞计数和 C- 反应蛋白可有轻至中度上升。

【诊断】

大网膜扭转不易与急性胆囊炎、急性阑尾炎、卵巢囊肿蒂扭转等其他急腹症相鉴别，腹部手术探查发现扭转、梗死或脱落的网膜为诊断的"金标准"。近年来有文献报道腹部影像学检查如超声、CT 等可作为辅助检查手段帮助诊断，但其特异性及敏感性仍有待进一步考证。

【治疗】

因疼痛难以缓解，不易与其他急腹症相鉴别，一般不采取保守治疗，常需手术探查，如发现扭转的网膜则行切除。原发性扭转的预后相对好，继发性扭转的预后取决于其诱发病因。

（夏平钿　戴　勇）

第三节　大网膜粘连综合征

大网膜粘连综合征指腹部炎症或手术后，大网膜与下腹部的脏器或壁腹膜间发生粘连所引起的特殊症状，是腹部外科手术，特别是下腹部手术（多发生于阑尾切除术或盆腔手术后）后少见的并发症，文献报道其发生率约为 0.05%。因缺乏特异性表现易致误诊，给患者带来经济和精神上负担，影响劳动力，重者可以出现致命的并发症。大网膜粘连综合征由 Howitz 于 1888 年首先报道，后经 Mccann 进一步详细描述。

【临床表现】

大网膜粘连综合征的临床表现复杂多样，缺乏特异性，多于腹部手术后 2 周至数年内发生。主要表现为反复腹痛胀、便秘等一系列消化道及结肠不全梗阻的表现，腹痛胀常因进食、体位改变及活动时加重。腹痛多在餐后半小时左右发生，呈阵发性胀痛，严重者可出现持续性绞痛，阵发性加重，取屈身侧卧位时可明显缓解甚至消失。可伴恶心、呕吐、食欲缺乏等症状，并有不同程度的便秘，一般 3～7 天排便 1 次，重者可 10 天 1 次或更久。躯干伸直腹部有牵扯痛，走路常呈弯腰状。体检常于右腹触及饱满的升结肠，光滑而左右移位，排便后体积缩小，腹部切口瘢痕区压痛，肌紧张及反跳痛不明显。

【诊断】

1. 腹部尤其是下腹部手术史。

2. 出现反复腹痛胀、便秘等一系列消化道及结肠不全梗阻的表现，腹痛胀常因进食、体位改变及活动时加重。

3. 常因肢体上举而发生原手术切口处腹痛或上举过程中发生撕裂样痛，其后腹痛减轻。

4. 体检发现原手术切口下固定性压痛伴腹内牵拉性痛并立即听诊可闻及高调肠鸣音。

5. 伸腰试验阳性　患者站立位，检查者用手压下腹部压痛处，嘱其腰部背伸，腹痛加重者试验阳性。

6. X 线表现　X 线检查患者有阳性发现，典型病例可见横结肠下降呈 V 字形，横结肠扩张、伸长或角状改变，呈局限性或分段痉挛，蠕动增强，钡剂排空迟缓。

7. 粘连脏器的牵拉表现如下坠、排尿痛等。

临床上有上述表现之四项者即可诊断。有表现之一者且临床表现用其他疾病不能解释且有腹部手术史可考虑本病，切不可轻易诊断为其他类似性疾病。消化道造影检查可发现结肠不全梗阻的征象。诊断时要详细询问病史，系统体检、全面分析，反复检查，综合判断才能做出正确诊断。

【治疗】

根据病程长短、症状的严重程度决定。非手术治疗适用于症状轻，仅偶尔发作者，采用调理饮食、腹部理疗，并应用解痉及通便的药物可使症状缓解。手术治疗适用于症状显著、病程长、明显影响健康和劳动者，切除部分大网膜，解除对横结肠的压迫和牵拉，并使保留部分的游离端不致再与原粘连处愈着，多数可获满意效果。

大网膜粘连综合征的预防也非常重要，术中及术后应注意以下问题：手术时勿将网膜覆盖固定于下腹脏器如阑尾残端，以免增加粘连的机会；术中如发现血供不全的大网膜应予以切除，以免日后因炎症而与下腹壁发生粘连；关腹前平展大网膜并复位，勿将大网膜缝合于切口处，腹膜尽量外翻，使腹腔面光滑，以减少粘连机会；分离阑尾系膜时，要避免损伤盲肠浆膜，如已损伤必须细致修补；处理残端时切勿将消毒液溢染残端外的组织；术后促进胃肠蠕动，以减少粘连发生。

综上所述，上腹部手术后的大网膜粘连综合征，一般表现为腹痛、腹胀、便秘或躯干不能伸直等，血象检查大都正常，钡餐检查多为阴性，故这种病不易明确诊断。对剖腹术后远期发生腹痛者应详细询问病史，多方排除，确诊后手术治疗以解除症状，实施腹部手术时应细心操作，在一定程度上以预防，以减少本病的发生。

（郭　炜　戴　勇）

推 荐 阅 读

[1] 吴孟超，吴在德. 黄家驷外科学 [M]. 7 版. 北京：人民卫生出版社，2008：1360-1361.

[2] 张泰臻，赵乾元. 原发性急性大网膜炎六例诊治体会 [J]. 实用外科杂志，1985 年 5 卷 5 期.

[3] SAFIOLEAS M，STAMATAKOS M，GIASLAKIOTIS K，et al. Acute abdomen due to primary omentitis: a case report[J]. Int Semin Surg Oncol，2007，4：19.

[4] GARG A G，SINGH A K. Inflammatory fatty masses of the abdomen[J]. Semin Ultrasound CT MR，2008，29（5）：378-385.

[5] JOSHI S，CUTHBERT G A，KERWAT R. Omental torsion, a rare cause of acute abdomen[J]. BMJ Case Rep，2016，2016. pii: bcr2015213118.

[6] ESTEVAO-COSTA J，ALVARENGA A S，FRAGOSO A C，et al. Omental infarction: a reappraisal of conservative management in children[J]. Acta Med Port，2014，27（4）：433-436.

[7] LE ROUX F，GENNUSO F，LIPSKER A，et al. Omental torsion，a rare cause of acute surgical abdomen[J]. J Visc Surg，2013，150（6）：421-422.

[8] 吴孟超. 腹部外科学 [M]. 上海：上海科学技术文献出版社，1992.

[9] 赵战群. 大网膜粘连综合征 24 例诊治体会 [J]. 陕西医学杂志，2010，39（10）：1389-1390.

[10] 王洪绪. 大网膜粘连综合征诊断方法的探讨 [J]. 中华外科杂志，1965，13（8）：717.

第五章

横 膈 疾 病

第一节 膈 疝

膈疝系指腹腔内容物经膈肌缺损、裂隙或薄弱处向胸腔内突出所形成的疝，可分为先天性膈疝、创伤性膈疝和食管裂孔疝。先天性膈疝主要表现为先天性食管裂孔疝、先天性胸骨旁裂孔疝和先天性胸腹膜裂孔疝。创伤性膈疝可因腹压异常升高导致膈肌破裂形成疝，亦可由锐器直接刺伤膈肌形成疝。食管裂孔疝是膈疝的另一种表现形式，其发生机制主要是食管裂孔松弛增宽、腹压增大而导致部分食管、胃结构经食管裂孔突入胸腔。

【临床表现】

膈疝的主要临床表现来自受累腹腔脏器和胸腔组织压迫。疝入胸腔的腹腔器官组织可因局部压迫、绞窄而表现出相应的临床症状。轻者仅表现为腹痛、腹胀等症状，上腹部可有压痛或无明显体征；严重者可表现为腹痛、腹胀、恶心呕吐、排气排便停止等急、慢性肠梗阻症状；若疝入的内容物进一步发生绞窄、嵌顿，患者除肠梗阻症状外，还可出现剧烈腹痛、发热等症状，体检可有腹部压痛、反跳痛，部分患者可及压痛性包块，严重者可出现血压降低、脉搏增快等休克表现。

疝入胸腔的内容物可压迫胸腔组织而导致呼吸困难、发绀等症状，严重者可出现循环衰竭表现。体格检查可见心界变化、纵隔及气管移位。新生儿膈疝可同时出现肺脏发育迟缓或以此为首要表现，患儿可表现为持续的肺动脉高压。

【诊断】

新生儿或创伤后患者如出现腹痛、肠梗阻等腹部症状，应注意膈疝可能。超声、CT等影像学检查可见膈肌连续性中断或部分未显示，典型征象包括"领口征"和"悬挂征"。前者系指腹腔内容物通过膈肌裂口时局部缩窄似"领口"，后者指腹腔脏器失去膈肌支撑而贴于后胸壁或断裂的膈肌游离缘

向近侧胸壁内侧移位的表现。手术探查为诊断"金标准"。

【治疗】

创伤性膈疝、出现局部脏器受压嵌顿、绞窄的膈疝，呼吸循环障碍者，一经发现应尽快手术治疗。术中应积极修复破裂膈肌，还纳移位脏器，减轻胸腔压迫，恢复呼吸、循环和消化功能。围术期应注意评估患者心肺功能，纠正休克。

（司小北　蓝　宇）

推 荐 阅 读

[1] VERLA M A, STYLE C C, OLUTOYE O O. Prenatal intervention for the management of congenital diaphragmatic hernia[J]. Pediatr Surg Int, 2018, 34: 579-587

[2] CHANDRASEKHARAN P K, RAWAT M, MADAPPA R, et al. Congenital Diaphragmatic hernia - a review[J]. Matern Health Neonatol Perinatol, 2017, 3: 6

[3] LIU S, DAI M, YE B, et al. Diaphragmatic hernia as a rare complication of colonoscopy: Case report and literature review[J]. Medicine (Baltimore), 2018, 97: e9660

[4] PIETSCH B, WESSEL L, GRUBER S, et al. Relationship between volume and outcome for congenital diaphragmatic hernia: a systematic review protocol[J]. Syst Rev, 2018, 7 (1): 185.

第二节 膈下脓肿

膈下脓肿依据病因可分为原发性膈下脓肿和继发性膈下脓肿。原发性膈下脓肿临床少见，文献报道仅占10%左右，继发性膈下脓肿常继发于腹内脏器穿孔、外伤或腹部手术后。

膈下脓肿的发生与膈肌及其周围组织中淋巴、血液系统循环丰富有关，加之膈肌淋巴管网与周围脏器组织淋巴管网相互交通，更加利于感染的扩散。

此外，随着膈肌运动，膈肌组织处于周期性负压状态，进一步促进了周围组织淋巴液、血液向膈肌的回流。因此即便是原发性膈下脓肿，往往也可在胸腔、腹腔找到原发感染灶。

【临床表现】

膈下脓肿的主要表现为发热伴上腹部不适、疼痛，症状多持续。膈肌刺激可继发肩痛和呃逆。体征可有腹部压痛、反跳痛、腹肌紧张等。

膈下脓肿因主要累及区域的不同，临床表现可有不同：主要表现为上腹部触痛性肿块，需注意与肝癌或肝脓肿鉴别；胸部有原发感染灶或膈下脓肿累及胸膜者表现为咳嗽、胸痛等胸膜炎症状，可并发胸腔积液；感染累及腹膜，患者除腹痛外，可出现腹部压痛、反跳痛、腹肌紧张等腹膜炎表现。

【诊断】

患者存在呼吸道感染、腹腔感染或胸腹部手术、外伤等诱因，同时出现发热、腹痛、腹部包块、咳嗽等症状，应疑诊膈下脓肿。X线检查可见右侧膈肌抬高、运动幅度减弱、胃膈间隙增宽等直接征象以及胸腔积液等间接征象，CT检查能确定脓肿的部位、大小及与周围脏器的关系，可增加诊断的准确性。腹部彩超可见液性暗区，诊断性腹腔穿刺抽出脓液，则诊断成立。

【治疗】

1. **抗感染与支持治疗**　全身应用抗生素治疗是膈下脓肿的首要治疗。在无病原学检查以前，初始治疗应选择覆盖肠需氧菌和厌氧菌的广谱抗生素及甲硝唑或替硝唑等抗厌氧菌药物。如已成功获得病原学资料，依据药物敏感结果调整抗生素治疗方案。同时应依据患者情况酌情补液、纠正电解质紊乱及加强营养支持治疗。

2. **脓腔穿刺抽液或置管引流**　B超或CT引导下行经皮膈下脓肿穿刺术抽取脓液，并于局部注射抗生素治疗，可有效控制脓肿病灶发展，减少脓血症、感染性休克等并发症风险，病灶较大者可进一步行置管引流术。

3. **手术治疗**　对多房脓肿或穿刺路径不能避开腹腔脏器者，可行手术切开脓肿引流。手术方式可依据手术路径分为经前腹壁入路手术（适用于左右膈下位置较为靠前、贴近前腹壁的脓肿）、经后腰部入路手术（适用于位置靠上靠后的膈下脓肿）及经胸壁入路手术（适用于右肝上间隙高位脓肿）。

（司小北　蓝　宇）

推 荐 阅 读

[1] FATAAR S, SCHULMAN A. Pseudo-subphrenic abscess[J]. Clin Radiol, 1981, 32: 157-161.

[2] FRECENTESE D F, WEDRO B C. Subphrenic abscess: a pulmonary presentation[J]. Am J Emerg Med, 1987, 5: 512-515.

[3] 杨维良，聂刚，赵刚，等. 原发性膈下脓肿（附18例报告）[J]. 中国普通外科杂志，2000, 9(5): 448-449.

第三节　膈肌麻痹

膈肌麻痹系指各种原因引起的膈神经和/或膈肌损伤继而导致的膈肌麻痹和萎缩。生理状态下，膈肌在膈神经支配下完成不自主的节律运动和自主运动，并在呼吸运动过程中发挥重要的作用。膈肌麻痹常以呼吸困难为主要表现，但由于缺乏特征性的临床表现，临床上误诊、漏诊率较高。

膈肌麻痹可分为单侧膈肌麻痹和双侧膈肌麻痹，以单侧膈肌麻痹多见。常见原因如下：①创伤：膈神经由同侧第3～5颈神经支形成，除外伤直接导致的膈神经受损以外，累及上述水平神经根的颈胸部创伤均可引起膈肌麻痹。②涉及胸部及纵隔的手术，包括纵隔肿瘤、肺癌、心包切除、冠脉搭桥、心内直视手术。心脏手术是引起膈肌麻痹的常见原因之一，可能与术中心包内放置冰泥导致膈神经冻伤有关；冷冻球囊消融治疗房颤损伤膈神经亦可引起膈肌麻痹。③感染与炎症：常见于肺炎、胸膜炎等胸部感染性疾病，局部炎症反应可累及膈肌和/或膈神经系统而引起膈肌麻痹。④肿瘤压迫：肿瘤（如纵隔肿瘤、支气管肺癌）、主动脉瘤、胸内甲状腺等胸部病变可因压迫膈神经而引起膈肌麻痹。⑤自身免疫性疾病：血管炎、系统性红斑狼疮等自身免疫性疾病亦可累及膈肌而导致膈肌麻痹。⑥代谢性疾病：可见于糖尿病周围神经病变患者。⑦特发性膈肌麻痹：少部分患者原因不明称为特发性单侧膈肌麻痹。

【临床表现】

膈肌麻痹最典型的临床表现是运动性呼吸困难和端坐呼吸。由于膈肌呼吸运动功能障碍，患者可出现限制性通气功能障碍及低通气状态，并进一步导致低氧血症，临床表现的严重程度与起病快慢、单/双侧受累有关。轻者可无临床症状，严重者可致呼吸衰竭危及生命，部分患者还可出现轻度发热、胸闷、咳嗽、咳少量白色黏痰或白色泡沫痰、心悸以及胃肠道症状等非特异性临床表现，易与心功能不全混淆。双侧膈肌麻痹呼吸困难症状更为严重，体检可见腹部反常呼吸，可表现为重度劳力性呼吸困难和平卧位呼吸困难，并可因呼吸衰竭而诱发肺源性心脏病、肺不张、肺炎等并发症。

单侧膈肌麻痹视诊呼吸运动可见患侧胸廓活动范围缩小，肋骨较对侧相同水平上移，听诊可闻及细小湿啰音。双侧膈肌麻痹体征可不明显，严重者视诊可见矛盾呼吸运动，平卧位时明显。

【诊断】

临床上表现为劳累性呼吸困难或平卧位呼吸困难，存在膈肌麻痹可能诱因者，应注意排查有无膈肌麻痹。目前常用辅助检查包括最大跨膈压检测、影像学检查、膈肌电生理检查等。

最大跨膈压检测是诊断膈肌麻痹的"金标准"。检测方法为：于上消化道内置入测压导管，分别检测食管下 1/3 和胃内压力，两者压力最大值即为最大跨膈压。生理状态下，吸气过程中食管内压力下降，胃内压力升高，两者变化幅度相反。膈肌麻痹状态下，由于膈肌收缩舒张功能障碍，可表现为食管内压力和胃内压力同向变化，甚至跨膈压为 0kPa。膈神经传导及膈肌肌电图有助于明确膈肌功能障碍。

影像学检查主要适用于单侧膈肌麻痹的诊断，对于双侧膈肌麻痹诊断效度有限。X 线胸片和胸部 CT 可显示患侧膈肌抬高、肺容积缩小，但需与其他可导致上述体征的疾病相鉴别。胸透可动态观察患者呼吸运动过程，对于单侧膈肌麻痹具有更高的诊断价值，检查过程中患者平卧，做闭口经鼻呼吸运动，阳性者可见患侧膈肌无活动或矛盾运动。

【治疗】

首先明确病因学诊断，并积极治疗原发病。单纯针对膈肌麻痹的治疗如下：

1. **常规支持治疗**　对于因膈肌麻痹而影响呼吸功能的患者，应予以呼吸机辅助通气治疗以维持正常的氧合水平。

2. **膈肌起搏术**　适用于膈神经保持完整的单侧膈神经麻痹患者，通过刺激膈神经达到改善膈肌麻痹的作用。

3. **膈肌折叠术**　通过将膈肌折叠后缝合或直接切除松弛膈肌后对接缝合改善膈肌张力及呼吸功能。该法治疗效果尚存争议。

（司小北　蓝　宇）

推 荐 阅 读

[1] GROTH S S, ANDRADE R S. Diaphragm plication for eventration or paralysis: a review of the literature[J]. Ann Thorac Surg, 2010, 89（6）: S2146-S2150.

[2] CELIK S, CELIK M, AYDEMIR B, et al. Long-term results of diaphragmatic plication in adults with unilateral diaphragm paralysis[J]. J Cardiothorac Surg, 2010, 5: 111

第四节　膈 肌 痉 挛

膈肌痉挛系指各种原因导致膈肌不自主的强有力的痉挛性收缩，多由不良刺激作用于膈肌局部、膈神经、迷走神经或 3～5 颈髓以上中枢神经引起，可发生于各年龄组患者。

依据膈肌痉挛轻重程度可分为呃逆、膈肌痉挛、膈肌扑动。呃逆是最常见的膈肌痉挛表现，发作频率为 4～60 次 /min，如超过 48 小时不缓解则称为顽固性呃逆或持续性呃逆，多提示可能因器质性病变所致。膈肌扑动又称为 Leeuwenhoek 病，系指膈肌快速、节律性、不自主的收缩运动，发作时膈肌收缩频率可达 100～300 次 /min。该病较少见，国内外仅有少数个案报道。

除健康人的短暂性膈肌痉挛外，膈肌痉挛常继发于神经系统疾病。中枢性原因包括颅脑肿瘤、颅脑损伤、颅脑感染、脑血管疾病、脱髓鞘病变等，周围性原因包括膈上病变（如呼吸系统疾病、食管疾病）、纵隔病变（如心脏疾病、主动脉疾病等）、膈肌病变（如膈肌局部肿瘤浸润、先天性膈肌疾病、膈周围感染等）和膈下病变（如胆囊、胃、肝脏等系统疾病、腹腔感染等）。此外，膈肌痉挛的发生还与精神因素、电解质紊乱（如低钙血症、低钠血症）和药物（如地塞米松、磺胺类药物等）有关。

【临床表现】

单次膈肌痉挛表现为吸气期声门突然关闭，同时伴发短促而有特征性的"呃"声。临床上膈肌痉挛大多表现为短暂性呃逆，可自行缓解。顽固性呃逆往往可进一步引起失眠、无力、精神差、抑郁状态等。膈肌扑动发作时患者可出现呼吸困难、胸痛、腹痛、胸壁和 / 或腹壁运动障碍等症状，此时上述膈肌痉挛的特征性表现不明显，容易误诊。

【诊断】

短暂性呃逆往往具有膈肌痉挛的特征性表现，并可自行缓解，易于诊断。顽固性呃逆需仔细询问病史，排查各种相关器质性病变以明确病因学诊断。对于临床疑诊膈肌扑动的患者，超声和胸腹部透视可直接观察膈肌运动而明确诊断，膈肌电生理检查可记录膈肌异常电活动有助于诊断。

【治疗】

针对继发于明确病因的膈肌痉挛，积极予以原发病治疗。单纯缓解膈肌痉挛症状的治疗如下：

1. **干扰神经治疗** 包括干扰迷走神经传入（如用力伸舌、刺激悬雍垂或咽部等）、刺激迷走神经（如 Vasalva 动作、颈动脉按摩、眶上按压等）、干扰膈神经传导（如节律性叩击第 5 颈椎、膈神经电刺激治疗等）。此外由于呃逆的频率随着动脉 PCO_2 的下降而增加，并随着 PCO_2 的升高而减少，闭气等干扰正常呼吸运动的方式同样具有终止膈肌痉挛的作用。

2. **药物治疗** 部分药物可能具有抑制膈肌痉挛的作用，主要包括 GABA-β 受体激动剂（巴氯芬）、抗精神病药（氯丙嗪、氟哌啶醇）、抗癫痫药（丙戊酸钠、卡马西平）、作用于多巴胺受体的药物（甲氧氯普胺）等。

3. **中医药治疗** 针灸治疗：穴位选取中脘、内关、足三里、太冲穴。亦有穴位注射氯丙嗪、东莨菪碱等治疗顽固性呃逆。

4. **手术治疗** 膈神经阻断术可用于顽固性呃逆的治疗，但可能会造成膈肌功能永久性丧失，故应慎重。

膈肌扑动的治疗目前尚无公认有效的方法。既往文献报道卡马西平、苯妥英钠可能具有治疗作用，于第 4 颈椎水平注射布比卡因或甲泼尼龙阻断膈神经治疗亦可能用于膈肌扑动的治疗。

（司小北 蓝 宇）

推荐阅读

[1] STEGER M, SCHNEEMANN M, FOX M. Systemic review: the pathogenesis and pharmacological treatment of hiccups[J]. Aliment Pharmacol Ther, 2015, 42 (9): 1037-1050.

[2] NAUSHEEN F, MOHSIN H, LAKHAN S E. Neurotransmitters in hiccups[J]. Springerplus, 2016, 5 (1): 1357.

[3] KOHSE E K, HOLLMANN M W, BARDENHEUER H J, et al. Chronic Hiccups: An Underestimated Problem[J]. Anesth Analg, 2017, 125 (4): 1169-1183.

第六章

消化系统神经内分泌肿瘤

第一节 概 述

神经内分泌肿瘤（neuroendocrine neoplasms，NENs）是一组起源于肽能神经元和神经内分泌细胞，临床表现为惰性、缓慢生长的低度恶性到高转移性等显著恶性的一系列异质性肿瘤，可发生于全身多种器官和组织。根据其胚胎起源部位，可分为前肠、中肠和后肠来源性肿瘤，前肠肿瘤发生于呼吸道、胸腺、甲状腺、甲状旁腺、口咽至十二指肠乳头前之间的消化管和胰腺、肝胆，中肠肿瘤发生于十二指肠乳头后直到横结肠右 2/3 之间消化管，后肠肿瘤发生于横结肠左 1/3 至肛管上段的消化管及膀胱、尿道。其中胃肠胰神经内分泌肿瘤（gastroenteropancreatic neuroendocrine neoplasms，GEP-NENs）最常见，占所有神经内分泌肿瘤的 55%～70%。根据肿瘤是否分泌过量激素及患者是否表现激素相关临床症状，可将 NENs 分为功能性神经内分泌肿瘤（functional neuroendocrine neoplasms，F-NENs）和非功能性神经内分泌肿瘤（nonfunctional neuroendocrine neoplasms，NF-NENs），NF-NENs 较 F-NENs 更为常见。F-NENs 多位于胰腺，常见的有胰岛素瘤、胃泌素瘤、胰高血糖素瘤，较少见的有血管活性肠肽瘤（vasoactive intestinal peptide tumor，VIPoma）、胰多肽瘤、生长抑素瘤、异位促肾上腺皮质激素瘤（ectopic adrenocorticotrophic hormone secreting adenoma，ACTHoma）等。

【流行病学】

NENs 是一类少见疾病，但其发病率正逐渐增高。美国流行病学研究显示其发病率在过去 30 年间不断上升，从 1.09/10 万人（1973 年）增加到 6.98/10 万人（2012 年），女性的发病率稍高，为 52.7%。欧美人群消化系统神经内分泌肿瘤最常见的原发部位为小肠、直肠及胰腺。我国台湾的流行病学数据亦显示神经内分泌肿瘤的发病率在不断上升，从 0.30/10 万人（1996 年）增加到 1.51/10 万人（2008 年）。我国消化系统神经内分泌肿瘤患者最常见的原发部位为胰腺，其次为直肠和胃，小肠神经内分泌肿瘤相对欧美白人少见。近年来，由于临床诊断水平的提升及影像学检查的发展，NENs 的检出率亦不断上升。

【临床表现】

（一）症状特点

NENs 具有显著的异质性，不同部位肿瘤的生物学行为和临床特点差异较大，临床表现主要与分泌的激素类型、肿瘤对周围组织的压迫及转移有关。NF-NENs 患者起病隐匿，肿瘤进展时表现出局部侵犯和远处转移相关症状，主要为非特异性消化道症状，如腹痛、恶心、呕吐、黄疸、肠梗阻、消化道出血等，当肿瘤体积较大时，可在原发灶或转移灶所在部位触及肿物。而 F-NENs 患者的症状主要由肿瘤所分泌的不同激素所导致，包括卓 - 艾（Zollinger-Ellison）综合征、Wipple 三联症、糖尿病、腹泻、胆石症、类癌综合征（Carcinoid syndrome）、库欣综合征（Cushing syndrome）等（表 9-6-1）。

（二）类癌综合征

类癌综合征是部分前肠和中肠神经内分泌肿瘤较特异的临床表现，是由于肿瘤所分泌的多种肽类和胺类激素如组胺、激肽、5- 羟色胺、前列腺素等进入体循环，引起发作性腹痛、腹泻、皮肤潮红、心脏瓣膜病、毛细血管扩张、喘息、糙皮病等临床表现的综合征，严重时可以出现威胁生命的类癌危象。类癌综合征多发生于肿瘤出现肝转移后，所分泌的激素不能被肝脏灭活而大量进入体循环，从而导致各种激素相关症状。体力活动、麻醉、手术或化疗等引起激素大量分泌时可发生类癌危象，临床上常表现为突然出现严重而普遍的皮肤潮红，常持续数小时至数日；腹泻明显并伴有腹痛；严重的支气管痉挛；中枢神经系统症状常见，轻度头晕、眩晕至嗜睡和深度昏迷皆可出现；心血管方面可表现为心动

表 9-6-1　常见功能性神经内分泌肿瘤临床表现及相关激素

肿瘤类型	激素	主要表现
胰岛素瘤	胰岛素	低血糖综合征（Wipple 三联症）
胃泌素瘤	胃泌素	卓 - 艾（Zollinger-Ellison）综合征
血管活性肠肽瘤	血管活性肠肽	腹泻、低钾血症、脱水
胰高血糖素瘤	胰高血糖素	坏死游走性红斑、糖耐量异常、消瘦
生长抑素瘤	生长抑素	糖尿病、胆石症、腹泻
促肾上腺皮质激素瘤	促肾上腺皮质激素	库欣综合征
部分前肠和中肠神经内分泌肿瘤	激肽、5- 羟色胺、组胺	类癌综合征

过速、心律失常、高血压或严重低血压。类癌综合征患者 60%～80% 会发生类癌性心脏病（carcinoid heart disease）。类癌性心脏病主要病理表现为心瓣膜和心内膜纤维性增厚，多发生在右侧心腔，临床上出现以三尖瓣关闭不全及狭窄、肺动脉瓣关闭不全及狭窄等为主要临床表现的心脏疾病。但有约 10% 的类癌性心脏病也累及左心。

【诊断】

（一）定性诊断

NENs 的临床表现各异，仅有非特异性症状时通常难以诊断，而若出现典型 Zollinger-Ellison 综合征、Wipple 三联症、类癌综合征、库欣综合征等功能性症状时应高度怀疑 NENs。此外，若实验室检查发现空腹血清嗜铬素 A（chromogranin A，CgA）明显增高，也高度提示 NENs，最终确诊主要依靠病理诊断。

（二）定位诊断

消化内镜（包括胃镜、肠镜、小肠镜及胶囊内镜）、CT、MRI、腹部超声、超声内镜、生长抑素受体显像（somatostatin receptor scintigraphy，SRS）及 PET/CT 都是 NENs 定位诊断的重要手段。

CT、MRI 是 NENs 最基本的影像学检查，神经内分泌肿瘤大部分富血供，在 CT 和 MRI 增强扫描下呈现富血供肿瘤的特点。CT 对淋巴结及肝转移灶的诊断敏感性可达 80%～90%，但是对体积较小的原发肿瘤及肝外肿瘤的敏感性较低，原发灶位于小肠时更不易发现，此时应用 CT 血管造影（CT angiography，CTA）及 CT 小肠造影（CT enterography，CTE）可以很大程度提高检出率。MRI 对胰腺和盆腔 NENs 的敏感性较高，MRI 增强扫描时利用特殊的肝特异性对比造影剂普美显，可以极大地提高肝转移性灶的检出率，也可辅助 NENs 肝转移灶与肝血管瘤或其他肝脏良性肿瘤的鉴别。

消化内镜能够直观地检出消化道的 NENs，并可对肿瘤进行组织活检。超声内镜可评估消化道 NENs 的浸润深度和胰腺 NENs 的大小及胃肠胰 NENs 的区域淋巴结情况，利于肿瘤分期。腹部超声可以对肝脏、胰腺、腹腔淋巴结转移的 NENs 进行初步筛查，腹部超声和超声内镜引导下穿刺活检可以协助肿瘤组织学诊断。SRS 主要利用大部分胃肠胰 NENs 高表达生长抑素受体（somatostatin receptors，SSTRs）这一特性，静脉注射放射性核素标记的生长抑素类似物（somatostatin analogues，SSAs）后，放射性标记物聚集于高表达 SSTRs 的 NENs 的原发灶及转移灶并显影，有助于 NENs 的定位及分期，但生长抑素受体显像采用的 SPECT（single photon emission computed tomography）扫描的空间分辨率较差，对于准确评估肿瘤负荷价值有限。近年来新发展的采用 ^{68} 镓（^{68}Ga）标记生长抑素类似物的 PET/CT 扫描（^{68}Ga-SSA-PET/CT）对 NENs 具有极高的灵敏度和特异度，目前正逐渐取代 SRS 用于 NENs 的定位诊断及分期。常规 ^{18}F-FDG-PET/CT 对于分化好的神经内分泌瘤的敏感性不高，当 ^{18}F-FDG-PET/CT 显示高代谢时，多提示肿瘤分级较高或生物学行为恶性。结合 ^{68}Ga-SSA-PET/CT 和 ^{18}F-FDG-PET/CT 的双扫描可同期观察肿瘤代谢及 SSTRs 表达情况，不仅可用于肿瘤的定位和分期，还可以进一步指导治疗方案的选择。

（三）循环生物标志物

这类生物标志物主要为神经内分泌肿瘤细胞分泌的特定激素或者是在神经内分泌肿瘤细胞中含量较高并可分泌入血的生物活性物质。前者为特定功能性肿瘤的特异性标志物，如胰岛素即为胰岛素瘤的特异性标志物，胃泌素则为胃泌素瘤的特异性标志物；后者则在功能性和非功能性肿瘤中均可能升高，为神经内分泌肿瘤的"通用标志物"，如嗜铬素 A，神经元特异性烯醇化酶等。

1. 嗜铬素 A（chromogranin A，CgA）　CgA 存

在于大部分神经内分泌肿瘤细胞的大分泌颗粒基质中，与肽类或胺类激素共同释放，它还是血管生成抑制因子、胰抑素等几种功能肽的前体，是目前公认最有价值的神经内分泌肿瘤（无论是功能性还是非功能性）的"通用"肿瘤标记物。血清或血浆 CgA 升高对神经内分泌肿瘤诊断的敏感性和特异性在 70%～100%，CgA 也与肿瘤负荷、复发转移以及预后相关，但后肠来源的神经内分泌肿瘤和胰岛素瘤 CgA 升高不明显。CgA 检测前应排除质子泵抑制剂（proton pump inhibitor，PPI）使用、慢性萎缩性胃炎、肾功能损伤等其他可导致 CgA 假阳性升高的因素的影响。

2. **嗜铬素 B（chromogranin B，CgB）** CgB 也是嗜铬粒蛋白家族成员，主要由直肠神经内分泌肿瘤细胞分泌，血清水平受肾功能不全和质子泵抑制剂使用影响较小，主要用于直肠神经内分泌肿瘤诊断。

3. **神经元特异性烯醇化酶（neuron-specific enolase，NSE）** NSE 也是一种 GEP-NENs 的通用标志物，在 30%～50% 患者中存在 NSE 升高，尤其在分化差的神经内分泌癌中升高较为显著，对肿瘤病情监测、疗效评估具有一定意义。但肝硬化、肾功能不全、心衰或合并自身免疫性疾病时可能假阳性升高。

4. **胰多肽（Panoreatiopolypeptide，PP）** 由部分胰腺和中肠神经内分泌肿瘤细胞所分泌。单独使用 PP 诊断 GEP-NENs 的灵敏度与特异度均不高，与 CgA 联合可能提高诊断的敏感性。腹泻、肠炎、慢性肾功能不全或使用止泻药物可能导致 PP 假阳性升高。

5. **5-羟基吲哚乙酸（5-hydroxyindoleacetic acid，5-HIAA）** 5-HIAA 为 5-羟色胺的代谢产物，尿液中 5-HIAA 水平异常升高提示可能合并类癌综合征，对于功能性小肠神经内分泌肿瘤的诊断具有重要价值，5-HIAA 在辅助诊断类癌心脏病方面具有较高的灵敏度和特异度。24 小时尿 5-HIAA 排出量波动很大，而且受食物的影响，如吃马铃薯、香蕉、菠萝后，尿中 5-HIAA 排出量增加，因此需反复多次验尿（至少 2 个 24 小时），且要禁食上述食物 24 小时后所得结果才较为可靠。

6. **胰岛素** 胰岛素瘤是最常见的功能性胰岛细胞瘤，不恰当的胰岛素分泌导致严重低血糖状态为其突出临床表现，是器质性低血糖的常见病因。胰岛素浓度检测有助于早期识别肿瘤性质，协助诊断，同时可以作为肿瘤是否复发的监测指标。

7. **胃泌素** 血清胃泌素是由胃肠道 G 细胞分泌的多肽类激素，其与胆囊收缩素受体结合后通过一系列信号转导而发挥生物学效应，主要参与刺激胃酸分泌、营养胃肠道黏膜、促进胃肠道消化酶分泌等。胃泌素瘤可导致胃泌素异常升高，继发卓-艾综合征，术前术后检测胃泌素水平可协助判断肿瘤是否切除干净。除神经内分泌肿瘤外，萎缩性胃炎、长期服用质子泵抑制剂也能导致胃泌素分泌升高。

8. **生长抑素** 生长抑素是一种环状 14 肽或 28 肽激素，可通过与细胞膜上的 SSTR 结合，发挥抑制多种胃肠胰激素分泌、调节胃肠道蠕动，降低门静脉血流等各种生理作用。生长抑素瘤异常分泌生长抑素，可以通过抑制胃肠胰激素的分泌，导致糖尿病、脂肪泻、低血糖、胆石症等。

9. **胰高血糖素** 胰高血糖素是 29 个氨基酸组成的直链多肽，由胰岛 α 细胞分泌，具有促进糖原分解和糖异生作用，与胰岛素同是决定血糖水平的重要因素。胰高血糖素瘤产生过量胰高血糖素，可能继发坏死性游走性红斑、糖耐量异常、静脉血栓等临床表现。

10. **血管活性肠肽** 血管活性肠肽（vasoactive intestinal peptide，VIP）瘤是胰岛 D1 细胞起源的肿瘤，由于 D1 细胞分泌大量血管活性肠肽，进而引起严重腹泻、低钾、胃酸缺乏等表现。空腹血清 VIP 水平高于 200ng/L 对诊断 VIP 瘤具有重要意义。

11. **其他** 近些年随着科技发展，循环肿瘤细胞、mi-RNA 等新型循环标志物也逐渐用于 GEP-NENs 的疾病诊断、病情监测和预后判断，但其敏感性及特异性需要进一步研究。

【病理诊断与分期】

2010 年世界卫生组织（WHO）根据病理分化程度，将胃肠胰神经内分泌肿瘤分为分化好的神经内分泌瘤（neuroendocrine tumor，NET）、分化差的神经内分泌癌（neuroendocrine carcinoma，NEC）以及混合性腺神经内分泌癌（mixed adenoneuroendocrine carcinoma，MANEC），MANEC 是指同时具有腺管形成的经典型腺癌和神经内分泌肿瘤形态特点的上皮性肿瘤，每种成分至少各占肿瘤的 30%，均为恶性。进一步根据肿瘤组织分化程度和增殖活性将胃肠胰神经内分泌肿瘤分为 3 级（表 9-6-2）。NET 常为 G1、G2 级，而 NEC 均为 G3 级。但 G3 级中又包括一类肿瘤组织分化较好，增殖指数超过 20%（一般不超过 60%）的肿瘤，2013 版中国胃肠胰神经内分泌肿瘤病理诊断共识将这一类肿瘤称之为高增

表 9-6-2 胃肠胰神经内分泌肿瘤病理分级标准
（WHO 2010 年）

分级	核分裂象数（个 /10HPF）	Ki-67 阳性指数（%）
G1，低级别	< 2	≤ 2
G2，中级别	2～20	3～20
G3，高级别	> 20	> 20

注：10HPF = 2mm²；Ki-67 阳性指数指用 MIB1 抗体，在核标记最强的区域计数 500～2 000 个细胞的阳性百分比。少数情况下，核分裂象数与 Ki-67 阳性指数所对应的分级不一致，此时应采用分级更高的结果

殖活性神经内分泌瘤，国外文献称之为 G3 级 NET。分化好的神经内分泌瘤具有典型的组织病理学形态特点，可表现为实性巢团状、梁索状、腺样、管状腺泡样、缎带状或假菊形团状，细胞形态多较一致，免疫组化多呈嗜铬素 A（CgA）及突触素（Syn）染色阳性。对于功能性神经内分泌瘤，相应激素免疫组化染色也多呈阳性，如胃泌素瘤免疫组化多呈胃泌素染色阳性。分化差的神经内分泌癌细胞往往排列不规则，呈器官样、巢团状或弥漫性分布，坏死较多见。神经内分泌癌可再分为大细胞神经内分泌癌（large cell neuroendocrine carcinoma，LCNEC）和小细胞神经内分泌癌（small cell neuroendocrine carcinoma，SCNEC），LCNEC 免疫组化 CgA 及 Syn 染色多呈阳性，而这两个标志物在 SCNEC 中表达率较低。

神经内分泌肿瘤分期目前国际上采用欧洲神经内分泌肿瘤学会（European Neuroendocrine Tumor Society，ENETS）2006—2007 年发布的 ENETS 分期和美国癌症联合委员会（American Joint Committee Cancer，AJCC）和国际抗癌联盟（Union of International Cancer，UICC）2016 年 10 月发布的 AJCC/UICC 分期（第八版）两套分期系统，根据肿瘤大小、侵犯深度、淋巴结转移和远处转移情况进行综合分期。两套分期系统大致一致。

【治疗】

手术（包括内镜下手术）仍是局限性 NENs 的首选治疗方式，而对于晚期不可切除的肿瘤，生长抑素类似物（somatostatin analogues，SSAs）、靶向药物、化疗、肽受体放射性核素治疗（peptide receptor radionuclide therapy，PRRT）等是主要的治疗方式，具体治疗方案应根据肿瘤部位、功能状态、病理分级、肿瘤分期、生长抑素受体表达情况以及药物毒性谱等因素进行选择。

【预后】

随着诊断和治疗水平的提高，消化系统神经内分泌肿瘤的 5 年生存率在不断提高。但由于 NENs 具有显著的异质性，其预后也具有明显的差别，主要的预后影响因素包括原发肿瘤的部位、肿瘤的分级分期、功能状态等。NENs 总体中位生存期为 112 个月，但发生远处转移时，中位生存期仅为 12 个月。从部位来看，阑尾及直肠神经内分泌肿瘤预后较好，而胰腺和小肠的神经内分泌肿瘤预后较差。另外，患者的全身状况、治疗方式的选择、经济条件等都会对预后产生影响，应结合各种因素进行综合判断。早发现、早诊断并行手术治疗是提高患者生存期和治愈率的关键。

（陈 洁 李景南）

第二节 胃神经内分泌肿瘤

【流行病学】

胃神经内分泌肿瘤（gastric neuroendocrine neoplasms，G-NENs）是一类主要起源于胃内肠嗜铬样（enterochromaffin-like，ECL）细胞的少见肿瘤。G-NENs 过去曾被认为是一种罕见的疾病，近 30 年来，随着消化内镜的广泛应用、内镜技术的进步以及对疾病认识的提高，G-NENs 的发病率和患病率呈逐渐上升趋势。1973 年美国监测、流行病学与最终结果数据库（SEER）统计 G-NENs 发病率为（0～0.2）/10 万，2012 年估计其发病率为（0.4～0.6）/10 万。西方国家 G-NENs 占 GEP-NENs 的 5%～23%，亚洲地区 G-NENs 占 GEP-NENs 的 4.3%～26.1%。近年来，我国学者对 G-NENs 的报道逐渐增多，但由于全国性统计系统尚不完善，缺乏对 G-NENs 的详细流行病学数据。2012 年，郭林杰等回顾分析国内 1954 年至 2011 年间发表的所有相关文献，共总结胃肠胰神经内分泌肿瘤（gastroenteropancreatic neuroendocrine neoplasms，GEP-NENs）11 671 例，其中 G-NENs 共 838 例，占 7.2%。2017 年，范金虎等回顾性分析了 2001—2010 全国 23 家三甲医院 GEP-NENs 共 2 041 例，其中 G-NENs 共 551 例，占 27.0%。

【分型与临床特点】

胃神经内分泌肿瘤除了与其他部位神经内分泌肿瘤一样有分级和分期的概念外，这个部位的神经内分泌肿瘤由于其细胞起源的特别，以及存在不同的背景疾病和发病机制，临床上还有分型的概念。胃神经内分泌肿瘤临床上包括分化好的 I 型、II 型

和Ⅲ型胃神经内分泌瘤（NET）以及分化差的胃神经内分泌癌（NEC）。不同分型的胃神经内分泌肿瘤在发病机制、临床表现、诊断、治疗和预后方面各具特点。

正常胃黏膜里分布着三大类调节胃酸分泌的神经内分泌细胞，包括 G 细胞、ECL 细胞和 D 细胞。其中 G 细胞主要分布于胃窦，可以分泌胃泌素，刺激胃酸分泌，ECL 细胞主要分布于胃底和胃体的泌酸黏膜，可以分泌组胺，也刺激胃酸分泌；D 细胞则分布于全胃，分泌生长抑素，抑制胃酸分泌。胃神经内分泌肿瘤主要起源于 ECL 细胞，但其生长与瘤变又会受到胃泌素的刺激和调控，从而形成临床上不同的分型。

（一）Ⅰ型胃神经内分泌瘤（Ⅰ型 G-NET）

Ⅰ型 G-NET 是胃神经内分泌肿瘤中最常见的类型，占 70%～80%，其发病机制为：各种原因导致的慢性萎缩性胃炎基础上出现胃酸缺乏，反馈性引起胃窦部位的 G 细胞分泌过多的胃泌素，血中持续升高的胃泌素可促使分布于胃体或胃底的 ECL 细胞增生，进而瘤变，从而产生Ⅰ型 G-NET。与Ⅰ型 G-NET 相关的慢性萎缩性胃炎最常见为自身免疫性萎缩性胃炎，患者由于体内出现针对壁细胞或内因子的自身抗体，除了导致萎缩性胃炎，还可导致铁和维生素 B_{12} 吸收不良，并继发缺铁性或巨幼红细胞性贫血。Ⅰ型 G-NET 往往是胃镜检查偶然发现的，表现为多发性息肉样病变或者黏膜下肿物，长径多小于 1cm，病理上多为分化好的 G1 和 G2 NET，好发于胃体或胃底，合并萎缩性胃炎，并存在胃酸缺乏和高胃泌素血症。

（二）Ⅱ型胃神经内分泌瘤（Ⅱ型 G-NET）

Ⅱ型 G-NET 罕见，其发病也与血中胃泌素水平过高有关，但这种升高的胃泌素不是来自 G 细胞，而是来自于胃泌素瘤。胃泌素瘤是另一类神经内分泌肿瘤，好发于十二指肠和胰腺，这种肿瘤可以不受任何调控地分泌过多的胃泌素，这些由肿瘤异位产生的胃泌素一方面刺激胃酸过多分泌，造成胃壁肥厚，多发性消化道溃疡，另一方面也能促使胃 ECL 细胞增生瘤变，这样基础上产生的胃神经内分泌肿瘤称为Ⅱ型 G-NET。Ⅱ型 G-NET 实质上为在胃泌素瘤基础上继发的第二肿瘤。胃泌素瘤本身既可以是散发的，也可以是多发性内分泌腺瘤病 1 型（multiple endocrine neoplasia type 1，MEN-1），一种由 MEN-1 基因突变引起的常染色体显性遗传性疾病的一个组成部分。Ⅱ型 G-NET 胃镜下表现为胃底体黏膜的广

泛肥厚、水肿、溃疡及糜烂，以及在此基础上的多发大量息肉样或者黏膜下病变，病理上多为分化好的 G1 和 G2 NET。这类患者胃酸和胃泌素水平均明显升高。如果临床发现Ⅱ型 G-NET，一定要进一步去寻找导致高胃泌素水平的胃泌素瘤（主要在十二指肠或者胰腺部位寻找），以及做垂体、甲状旁腺和肾上腺相关激素和影像检查，了解是否存在 MEN-1。

（三）Ⅲ型胃神经内分泌瘤（Ⅲ型 G-NET）

Ⅲ型 G-NET 与Ⅰ型和Ⅱ型的发病机制不同，与高胃泌素血症或其他基础疾病无关。Ⅲ型 G-NET 临床上无高胃泌素血症，胃镜下肿瘤常为单发，直径常多大于 2cm，呈息肉样或隆起溃疡型病变，分布于全胃，病理上为分化好的 G1、G2 和 G3 NET，以 G3 NET 为多见（表 9-6-3）。

【临床表现】

G-NENs 的临床表现具有高度异质性。Ⅰ型和Ⅱ型 G-NET，虽然起源于分泌组胺的 ECL 细胞，但绝大部分肿瘤是非功能的，因此其临床表现多数为相关疾病的症状而不是肿瘤本身导致的症状。Ⅰ型 G-NET 可有上腹部不适，腹胀，早饱等慢性萎缩性胃炎的非特异性消化不良症状；如果继发于自身免疫性萎缩性胃炎，由于胃壁细胞破坏，胃酸、内因子分泌减少，影响铁、维生素 B_{12} 吸收，常合并缺铁性贫血或巨幼红细胞性贫血。部分患者可伴发自身免疫性甲状腺疾病。Ⅱ型 G-NET 临床表现为胃泌素瘤导致的卓 - 艾综合征，包括难治性消化性溃疡、上腹部疼痛、腹泻等。如果胃泌素瘤是 MEN-1 相关的，患者往往还合并垂体腺瘤、甲状旁腺增生或腺瘤、肾上腺皮质腺瘤，临床表现为头痛、视野缺损、闭经、溢乳、高钙血症、继发肾结石等症状。Ⅲ型 G-NET 和分化差的胃神经内分泌癌（G-NEC）绝大部分也为非功能性肿瘤，主要表现为肿瘤本身和转移病灶导致的占位症状，包括腹痛、黑便、腹部包块、消瘦等。

【诊断与鉴别诊断】

（一）临床诊断

出现上腹部不适、腹胀、早饱、腹痛、不明原因贫血、卓 - 艾综合征等临床症状要排查胃神经内分泌肿瘤，胃镜和超声胃镜检查可以发现原发病灶。最终诊断包括病理诊断和分型诊断，必须结合实验室检查、影像学检查、内镜或超声引导下穿刺活检进行综合诊断。

（二）实验室检查

CgA 和 NSE 是神经内分泌肿瘤的通用标记物，

表 9-6-3 胃神经内分泌肿瘤临床分型总结

特征	Ⅰ型	Ⅱ型	Ⅲ型
占 G-NENs 比例（%）	70～80	5～6	14～25
肿瘤特点	长径通常为 <1～2cm 的病灶，65% 的病例多发，78% 为息肉样	长径小（<1～2cm）、多发、息肉样病灶	孤立，长径大（>2cm）息肉样、溃疡型病灶
分布部位	胃底、胃体	胃底、胃体	全胃
相关疾病	慢性萎缩性胃炎（自身免疫性萎缩性胃炎常见）	胃泌素瘤（散发或 MEN-1 相关）	无
病理	G1 和 G2 NET	G1 和 G2 NET	G1、G2 和 G3 NET
血清胃泌素水平	升高	升高	正常
胃内 pH	明显升高	明显降低	正常
转移比例（%）	2～5	10～30	50～100
肿瘤相关病死率（%）	0	<10	25～30

Ⅰ型、Ⅱ型、Ⅲ型 G-NET 常有血清 CgA 水平的升高；NSE 升高多见于Ⅲ型 G3 NET，以及 G-NEC。Ⅰ型和Ⅱ型 G-NET 均合并高胃泌素血症，如临床发现 G-NET，应做血清胃泌素和胃内 pH 检测，协助分型诊断。Ⅰ型 G-NET 胃泌素高同时胃内 pH 也明显升高；Ⅱ型 G-NET 则胃泌素显著升高同时胃内 pH 降低。Ⅰ型 G-NET 还应评估贫血情况，血清铁和维生素 B_{12} 水平，完善壁细胞抗体、内因子抗体等检查。Ⅱ型 G-NET 如果与 MEN-1 相关，应同时完善垂体、甲状腺、甲状旁腺、胰腺、肾上腺等腺体的相关肿瘤影像检查及功能评估，并做 MEN-1 基因突变检测。

（三）内镜表现

Ⅰ型和Ⅱ型 G-NET 胃镜下多表现为多发息肉样隆起，超声胃镜下病变多局限于黏膜层或黏膜下层，以胃底和胃体部最为多见。Ⅰ型 G-NET 多伴有慢性萎缩性胃炎。Ⅱ型 G-NET 多伴有胃黏膜的广泛充血、肥大、溃疡及糜烂，除胃以外，食管下段、十二指肠多发溃疡及糜烂也常见。Ⅲ型 G-NET 内镜表现多样，包括巨大息肉、结节样隆起、溃疡型病变等，常为单发，全胃均可发生。分化差的胃神经内分泌癌（G-NEC）内镜下表现可为隆起型或巨大溃疡型病变，相对好发于近端胃，特别是胃食管结合部。

（四）影像学特点

CT 和 MRI 检查可帮助判断有无淋巴结和远处脏器转移，有助于评估受累部位和肿瘤分期。低病理级别 G-NENs 主要表现为息肉样或结节样隆起，高病理级别 G-NENs 可表现为局部胃壁不规则增厚或溃疡，病变向浆膜外生长。SRS、^{68}Ga-SSA-PET/CT 除了可协助评估肿瘤分期，还能判断肿瘤生长抑素受体表达与否，^{18}F-FDG-PET/CT 则主要反映肿瘤细胞增殖和葡萄糖代谢能力，与 G-NENs 的恶性程度相关。

（五）鉴别诊断

G-NENs 主要与胃息肉及其他原发胃部肿瘤相鉴别，包括胃淋巴瘤、间质瘤、胃腺癌等。主要依靠组织病理学明确诊断。

【治疗】

G-NENs 的治疗应综合考虑肿瘤临床分型、病理分级、分期、是否表达生长抑素受体等因素，多学科协作制订治疗方案。和其他部位 NET 不同，由于 G-NET 存在不同临床分型，根据分型制订 NET 本身和相关疾病的治疗方案尤为重要。

（一）内镜及手术治疗

1. Ⅰ型 G-NET　Ⅰ型 G-NET 多局限于黏膜层或黏膜下层，常为胃底、胃体多发、散在的小息肉，远处转移风险较小。由于Ⅰ型 G-NET 多为惰性生长，微小病灶可长期随访观察。有研究者推荐以活检钳钳除所有可见病灶，对于长径 >5mm 的病灶行内镜黏膜切除术。由于内镜操作存在出血、穿孔等潜在风险，现尚无随机对照试验证实积极治疗微小病灶具有明确获益，因此目前 ENETS 指南推荐：对于长径≥1cm 的肿瘤，可考虑内镜下切除。但极少数Ⅰ型 G-NET 也存在累及固有肌层甚至转移风险，建议术前行超声内镜检查评估肿瘤浸润深度，明确是否有胃周淋巴结转移，如肿瘤局限于黏膜层或黏膜下层、无淋巴结转移，可选择内镜黏膜下剥离术、内镜黏膜切除术等方法切除病灶。Ⅰ型 G-NET 如肿瘤浸润超过黏膜下层、内镜切除术后切缘阳性或存在淋巴结转移，建议行外科手术治疗，包括胃部分切除术或根治性切除术。

2. **Ⅱ型G-NET**　Ⅱ型G-NET也表现为多发小息肉（长径＜1cm），病灶通常位于黏膜-黏膜下层。除内镜下切除病灶外，如病灶长径＞2cm、胃内多发病灶或肿瘤侵及肌层，可考虑外科手术治疗。Ⅱ型G-NET手术治疗的另一大主要目的是去除高胃泌素血症的根源——胃泌素瘤。胃泌素瘤常见于十二指肠和胰腺，胃泌素瘤根治术后高胃泌素血症解除，胃内G-NET病灶可能缩小甚至消失。如无法明确胃泌素瘤部位，根据患者意愿、是否耐受手术以及有无手术禁忌证，全胃切除术也是一种治疗选择，但手术可能导致严重远期并发症，不作为常规治疗推荐。

3. **Ⅲ型G-NET**　Ⅲ型G-NET多为单发病灶，形态可呈息肉、隆起型或溃疡型，病灶浸润常超过黏膜下层，50%以上的患者合并淋巴结转移或远处转移。仅极少部分Ⅲ型G-NET，G1和G2的小病灶（长径≤1cm，浸润不超过固有肌层）可采用内镜下切除术。余Ⅲ型G-NET根据大小、分级、分期进行外科治疗，行肿瘤局部切除或胃部分或全胃切除＋淋巴结清扫术。肝脏是最常见的转移部位，对于仅有肝转移者，如绝大部分转移灶局限于同一肝叶，建议首选手术切除。如肝转移灶不可切除，可考虑局部动脉栓塞、射频消融等治疗手段。

4. **分化差的胃神经内分泌癌**　局限期可采取手术治疗，原则同胃腺癌，行部分胃或全胃切除＋区域淋巴结清扫术，术后用神经内分泌癌的化疗方案行辅助化疗。

（二）Ⅰ型和Ⅱ型G-NET相关疾病的内科治疗

Ⅰ型G-NET相关疾病的处理：针对萎缩性胃炎，如合并幽门螺杆菌感染，需根除幽门螺杆菌；如为自身免疫性萎缩性胃炎继发贫血，需要补充维生素B_{12}和铁剂；质子泵抑制剂在萎缩性胃炎的患者因为可以导致胃泌素的进一步升高，因此在Ⅰ型G-NET患者原则上禁用。Ⅱ型G-NET合并高胃泌素血症导致的卓-艾综合征，需要大剂量使用质子泵抑制剂抑制胃酸分泌，并同时加用生长抑素类似物抑制胃泌素分泌。

（三）G-NENs的药物治疗

晚期不可切除的G-NENs的药物治疗主要包括生物治疗、靶向治疗和化疗。

1. **生物治疗**　用于胃神经内分泌瘤的生物治疗药物主要为SSAs。SSAs（包括奥曲肽、兰瑞肽及其相应的长效制剂）通过与肿瘤细胞表面的生长抑素受体（特别是2和5两个受体亚型）结合，发挥抗肿瘤激素分泌及抗肿瘤增殖的作用。SSAs主要适用于分化良好的G1/G2级神经内分泌瘤，推荐用于Ki-67指数在10%以下且肿瘤生长抑素受体表达阳性的患者。多数患者对SSAs类药物耐受性较高，不良反应较少，且往往比较轻微，其不良反应主要与SSAs抑制胃肠道蠕动及抑制胰腺外分泌功能有关。常见不良反应有恶心、腹胀、脂肪泻等，多可通过对症治疗缓解，此外，长期使用SSAs类药物可增加胆囊结石的患病率。

2. **靶向治疗**　目前可用于胃神经内分泌肿瘤治疗的靶向药物为依维莫司，依维莫司是雷帕霉素类似物，通过靶向抑制哺乳动物雷帕霉素靶蛋白（mammalian target of rapamycin，mTOR）复合物中的mTORC1发挥抗肿瘤增殖作用。依维莫司可作为晚期分化良好的G1/G2级胃神经内分泌瘤的二线治疗药物，适用于SSAs治疗后进展的胃神经内分泌瘤患者。

3. **化疗**　胃神经内分泌肿瘤目前可用的化疗方案有替莫唑胺单药或联合卡培他滨以及以铂类为基础的化疗方案（如顺铂联合依托泊苷，即EP方案），前者主要适用于G2和G3级NET，而后者是G3级神经内分泌癌（G3-NEC）患者的一线化疗方案。

（四）核素治疗

PRRT利用放射性核素（目前常用的主要为^{90}Y及^{177}Lu）标记的SSAs，杀伤表达SSTRs的肿瘤细胞，一般用于一线药物治疗失败的晚期神经内分泌瘤患者。目前指南推荐PRRT用于晚期G1或G2级神经内分泌瘤的患者，可作为SSAs或依维莫司治疗失败的二线治疗方案。其主要毒性为骨髓毒性和肾毒性。

【预后】

G-NENs预后与肿瘤临床分型、病理分级和分期、是否可以手术切除等因素相关。Ⅰ型G-NET预后最佳，若肿瘤局限于黏膜下层，且2年内无复发，患者生存率与普通人群无差异。10%～30%的2型G-NENs可能发生远处转移，常见转移部位包括肝脏和腹部淋巴结，年龄校正生存率超过90%。3型G-NENs转移率为50%～100%，年龄校正生存率70%～75%。

（李景南　陈　洁）

第三节　肠道神经内分泌肿瘤

【流行病学】

肠道神经内分泌肿瘤包括十二指肠、空回肠、阑尾、结肠和直肠的神经内分泌肿瘤，其中，小肠是

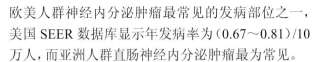

欧美人群神经内分泌肿瘤最常见的发病部位之一，美国 SEER 数据库显示年发病率为（0.67～0.81）/10 万人，而亚洲人群直肠神经内分泌肿瘤最为常见。

【临床表现】

由于 NENs 具有显著异质性，因此不同部位肠道 NENs 的临床表现也多不相同。

（一）十二指肠神经内分泌肿瘤

十二指肠神经内分泌肿瘤较少见，占所有十二指肠原发肿瘤的 1%～3%。大部分十二指肠神经内分泌肿瘤为无功能的，患者通常无明显临床症状，多在上消化道内镜检查时发现，10% 左右的十二指肠神经内分泌肿瘤患者可出现卓 - 艾综合征、类癌综合征等功能性症状。约 20% 的患者肿瘤发生于壶腹部，可引起腹痛、梗阻性黄疸、胰腺炎和消化道出血等症状。

（二）空回肠神经内分泌肿瘤

空回肠神经内分泌肿瘤好发于 50～60 岁人群，占所有小肠原发肿瘤的 30%～50%，主要位于远端回肠，可多发，通常在寻找转移性肿瘤的原发灶或体检时偶然发现。主要症状为腹痛、恶心、呕吐、腹泻、体重下降、乏力等，甚至出现肠道出血，极少数患者还可表现为不明原因的发热。消化道症状主要与小肠动力障碍、肠梗阻、肠系膜缺血等有关。另外，即使原发肿瘤较小，肿瘤激素分泌所导致的广泛性系膜反应性纤维化也可导致小肠部分或完全梗阻及肠系膜缺血。类癌综合征在空回肠神经内分泌肿瘤中较为常见，95% 肝转移患者可出现（具体类癌综合征表现见第一节）。

（三）阑尾神经内分泌肿瘤

阑尾神经内分泌肿瘤是阑尾最常见的肿瘤，多在阑尾炎手术后偶然发现，其发生率为（3～5）/1 000 次阑尾切除术。好发年龄为 40～50 岁，大多数患者无明显临床症状。由于阑尾神经内分泌肿瘤好发于阑尾远 1/3 段，因此梗阻症状较为少见，进展期患者可出现肿瘤压迫症状，极少数发生转移的患者表现出转移部位相关症状和类癌综合征。绝大多数阑尾神经内分泌肿瘤恶性度极低，预后较好。但有一种特殊类型的阑尾神经内分泌肿瘤，称为阑尾杯状细胞类癌，这种肿瘤同时具有神经内分泌癌和腺癌的特点，常发生于阑尾中 1/3 段，可出现梗阻和弥漫性阑尾炎症状，其恶性程度较高，10% 患者在诊断时已经出现腹膜转移、盆腔转移或者肝转移。

（四）结直肠神经内分泌肿瘤

结肠神经内分泌肿瘤主要位于盲肠，其次为回盲部。早期患者通常无任何临床症状，随着肿瘤的进展，可出现腹痛、畏食、肠道出血及体重下降，并可触及腹部肿块，小于 5% 的患者可出现类癌综合征，常见于近端结肠神经内分泌肿瘤。超过 90% 的患者肿瘤长径超过 2cm，病理类型为 NEC 或者 MANEC，40% 左右患者在确诊时出现淋巴结或远处转移，预后较差。

直肠神经内分泌肿瘤大部分无临床症状，多于肠镜检查时偶然发现，少数患者可出现便血、疼痛、大便习惯改变等非特异性症状。直肠神经内分泌肿瘤病理类型大部分为 G1 和 G2 级 NET，大部分分期为 I 期，预后较好，其总体远处转移率在 2%～8%。直肠神经内分泌肿瘤的转移率与其肿瘤大小密切相关，长径＜1cm 的肿瘤转移率不超过 3%；长径在 1～2cm 的肿瘤，转移率大概在 10%～15%；长径＞2cm 的肿瘤，转移率则高达 60%～80%。

【诊断与鉴别诊断】

（一）临床诊断

腹痛、恶心、呕吐、黄疸、腹泻、体重下降、乏力、胃肠道出血等非特异性消化道症状时不排除神经内分泌肿瘤，类癌综合征提示小肠来源的可能性大。诊断必须结合实验室检查、影像学检查，确诊需要内镜或超声引导下穿刺活检进行病理诊断。

（二）实验室检查

1. **血清 CgA**　血清 CgA 增高，肿瘤负荷较大或发生转移时升高更为明显，但后肠来源的神经内分泌肿瘤 CgA 升高不明显，检测前应排除质子泵抑制剂使用、慢性萎缩性胃炎、肾功能损伤等其他因素的影响。

2. **24 小时尿 5- 羟吲哚乙酸**（5-hydroxyindole-acetic，5-HIAA）　5-HIAA 为 5- 羟色胺的代谢产物，对于功能性小肠神经内分泌肿瘤的诊断具有重要价值，类癌综合征患者 24 小时尿 5-HIAA 水平可达 100～3 000mg/24h（正常小于 50mmol/24h）。多种食物及药物可对其浓度产生影响，检测时应注意排除。

3. **胰多肽**（panoreatiopolypeptide，PP）　直肠神经内分泌肿瘤中 CgA 联合 PP 可提高诊断的敏感性。

（三）内镜表现

肠道 NENs 起病隐匿，早期不具有典型的临床症状，因此内镜检查对提高病变检出率尤为重要。肠道 NENs 在内镜下表现多样，大小不等，可单发也可多发。分化好的 NET 多表现为黏膜下灰白色、灰褐色、灰黄色或黄色半球形隆起、广基无蒂肿物或结节状隆起，典型者呈小蘑菇样、甜面圈样病变，表面黏膜光滑，中央稍凹陷，质地较硬，容易推动。少数可表现为息肉样病变。而分化差的 NEC 表面常伴有溃疡及出血，与周围组织粘连，界限不清晰，质地偏硬或中等偏硬，切面为灰白色，底部凹凸不平，边界有隆起，质地较脆。由于 NENs 病灶多位于黏膜固有层或黏膜下层，活检时应注意至少取到黏膜下层组织才利于病理诊断。超声内镜通常用于十二指肠及长径 >1cm 的直肠神经内分泌肿瘤，评估肿瘤深度及周围淋巴结及脏器受累情况，作为 CT 检查的重要补充，以及内镜下肿瘤切除的重要参考。

（四）影像学特点

除内镜外，肠道神经内分泌肿瘤常用的影像检查还包括 CT、MRI、SRS 以及 PET-CT。由于 NENs 多为富血供肿瘤，CT 增强扫描动脉期肿瘤常明显强化，且多沿黏膜下层浸润生长。CT 易发现小肠神经内分泌肿瘤侵犯肠系膜引起的系膜收缩及钙化等增生性反应，但对较小的原发灶敏感性较低。MRI 中，大部分肠道神经内分泌肿瘤的 T_1WI 信号低于肝实质，T_2WI 信号高于肝实质。T_1WI 消脂序列可提高 NENs 的检出率，肿瘤信号多低于其周围正常实质。SRS 和 ^{68}Ga-SSA-PET/CT 多显示肿瘤生长抑素受体表达强阳性，且对转移灶更为敏感，常见转移灶为区域淋巴结、肝、骨，结肠神经内分泌肿瘤还易转移至肠系膜及腹膜。

（五）鉴别诊断

肠道 NENs 主要与各个部位的息肉及其他类型原发肿瘤相鉴别，十二指肠神经内分泌肿瘤还要与异位胰腺鉴别，内镜下表现有时难以区分，主要依靠组织病理学进行鉴别。出现非特异性消化道症状时注意区分是否为功能性胃肠病，后者病史较长，常受精神心理因素的影响，且影像学检查无器质性病变。

【治疗】

（一）手术治疗

1. 十二指肠神经内分泌肿瘤　十二指肠神经内分泌肿瘤远处转移很少见（不超过 10%），因此，大部分患者可采取根治性切除，其具体手术方式根据肿瘤大小及部位而略有不同。对于长径小于 1cm 且无淋巴结转移的非壶腹区的肿瘤，推荐内镜下切除；而壶腹区肿瘤需采取外科手术局部切除并淋巴结活检或清扫。对于长径在 1～2cm 的肿瘤，其具体治疗方式尚有争议，其中位于壶腹周围区域的肿瘤推荐采用胰十二指肠切除术。对于长径大于 2cm 或者

伴有淋巴结转移的肿瘤，外科手术切除前应行超声内镜及 CT 检查进行分期。

2. 空回肠神经内分泌肿瘤　空回肠神经内分泌肿瘤任何时候都应首先考虑根治性手术切除原发灶及区域淋巴结，即使肿瘤为多发。对于类癌心脏病的患者，当激素分泌以及肿瘤生长得到控制时，推荐行心脏瓣膜置换术。

3. 阑尾神经内分泌肿瘤　阑尾神经内分泌肿瘤早期手术治疗预后较好。对于长径在 1cm 以下的肿瘤，单纯的阑尾切除术多可以达到根治的目的。当肿瘤长径为 1～2cm、病理分级为 G2 级、肿瘤侵犯阑尾系膜大于 3mm 或位于阑尾根部时，需考虑右半结肠切除术。而对于肿瘤长径在 2cm 以上或者病理确诊为 G3 级神经内分泌癌的患者，应行右半结肠切除术。

4. 结肠神经内分泌肿瘤　局限性结肠神经内分泌肿瘤手术方式的选择与结肠腺癌的手术方式类似。极少数情况下，如果肿瘤长径小于 2cm 且浸润深度未超过固有肌层时，可采取内镜下治疗。若内镜下没有完整切除肿瘤或病理提示为 G3 级神经内分泌癌时，也应追加外科根治性手术。

5. 直肠神经内分泌肿瘤　直肠神经内分泌肿瘤治疗前可用超声内镜协助明确肿瘤大小及浸润深度。肿瘤长径小于 1cm 且未浸润至固有肌层时，可内镜下切除。浸润至固有肌层者，则需要局部手术切除。肿瘤长径大于 2cm 的患者，若术前全身影像学检查未发现远处转移，则可行外科手术切除肿瘤。肿瘤长径在 1～2cm 时，目前推荐的治疗方式为：①未发生远处转移、未浸润至固有肌层且病理分级为 G1 或 G2 级的肿瘤患者，可选用经肛门局部手术；②肿瘤浸润达到或超过固有肌层时，应选用骶前切除术或直肠全系膜切除术。对于少数病理提示为 G3 级神经内分泌癌而无远处转移的患者，无论肿瘤直径多大，均按相应部位的腺癌手术方式处理。

6. 转移性神经内分泌肿瘤　对于已有远处转移的神经内分泌肿瘤，是否采取手术治疗及采取何种手术方式主要根据肿瘤病理分级、是否存在肝外转移、肿瘤的功能状态以及肿瘤原发灶及转移灶的可切除性进行考虑。对于仅伴有肝转移的 G1 或 G2 级患者，任何时候都应该考虑根治性切除的可能性。但对于存在肝外转移或者 G3 级神经内分泌癌肝转移的患者，不推荐手术治疗。由于功能性神经内分泌肿瘤原发灶或转移灶均能分泌激素，引起相应的症状或综合征，因此，对于这类患者，应积极进行减

瘤处理。减瘤措施包括外科手术及介入治疗，介入治疗可行射频消融术（radiofrequency ablation，RFA）或肝动脉栓塞术（transarterial embolization，TAE）。此外，对于仅有肝转移的 G1 或 G2 级患者，原发灶切除后肝移植也是可供选择的方案。

（二）药物治疗

NENs 的药物治疗主要包括生物治疗、靶向治疗和化疗。

1. 生物治疗 用于肠道神经内分泌肿瘤的生物治疗药物包括 SSAs 以及干扰素 α-2b（interferon α-2b，IFN α-2b）。SSAs 主要适用于分化良好的 G1/G2 级神经内分泌瘤，推荐用于生长抑素受体阳性表达，Ki-67 指数在 10% 以下的患者。IFN α-2b 用于大剂量 SSAs 仍无法控制的激素相关症状，可单独使用或与 SSAs 联合使用。

2. 靶向治疗 目前用于肠道神经内分泌肿瘤治疗的靶向药物为依维莫司，可作为晚期肠道神经内分泌瘤的二线治疗药物，适用于 SSAs 治疗后进展的肠道神经内分泌瘤的患者。

3. 化疗 肠道神经内分泌肿瘤目前可用的化疗方案有替莫唑胺单药或联合卡培他滨以及以铂类为基础的化疗方案（如顺铂联合依托泊苷，即 EP 方案），前者主要适用于 G2 级或 SSTR 表达阴性的患者，而后者是 G3 级神经内分泌癌患者的一线化疗方案。

（三）核素治疗

目前指南推荐 PRRT 用于晚期 G1 或 G2 级肠道神经内分泌瘤的患者，可作为 SSAs 或依维莫司治疗失败的二线治疗方案。

（四）类癌综合征的治疗

对类癌综合征的治疗首先是尽可能通过手术切除导致类癌综合征的神经内分泌肿瘤本身，如果不能根治性切除，必要的减瘤手术或者具有减瘤效应的介入手术也有助于减轻类癌综合征的症状。对于无法手术治疗的患者，可通过 PRRT 或者药物治疗控制症状。类癌综合征的主要治疗药物包括生长抑素类似物和干扰素。

生长抑素类似物通过与神经内分泌肿瘤表面的生长抑素受体结合，抑制肿瘤细胞的激素分泌，可以较好控制类癌综合征的潮红、腹泻等症状。生长抑素类似物也用于类癌危象和类癌心脏病的治疗。使用生长抑素类似物治疗后可以观察到尿 5-HIAA 水平显著下降。目前可用于类癌综合征治疗的生长抑素类似物包括奥曲肽（octreotide，商品名 Sandostatin）和兰瑞肽（lanreotide，商品名 Somatuline），两者均对 SSTR2 和 SSTR5 有较强亲和力，对 SSTR1 和 SSTR4 无亲和力，对 SSTR3 亲和力较弱。奥曲肽的长效制剂称为 Sandostatin-LAR，兰瑞肽有两种长效制剂，一种称为 Somatuline-PR，另一种称为 Somatuline Autogel。上述生长抑素类似物治疗类癌综合征的剂量与用法分别如下：奥曲肽 300～1 500μg/d，皮下注射；Sandostatin-LAR 20～60mg，每 2～4 周肌注 1 次；Somatuline-PR 40mg，每 2 周肌注 1 次；Somatuline Autogel 90～120mg，每 4 周肌注 1 次。对于使用长效生长抑素类似物治疗的患者，如果治疗期间出现症状突破或者症状控制不满意，可以加用奥曲肽进行"挽救"治疗。新型生长抑素类似物帕瑞肽（Pasireotide）对 SSTR1、SSTR2、SSTR3 和 SSTR5 均有较强的亲和力，Ⅱ期临床试验结果表明帕瑞肽对复发或者标准剂量奥曲肽耐药的小肠类癌综合征患者可以有效控制其腹泻和潮红症状。干扰素可以与神经内分泌肿瘤表面的干扰素受体结合，通过一系列信号通路的激活，抑制激素的合成或者导致激素降解。干扰素对大约 40% 的类癌综合征患者有效，其对潮红症状的缓解优于腹泻。但干扰素不能用于类癌危象和类癌性心脏病的治疗。因此干扰素在临床主要用于类癌综合征的二线治疗。新型药物 Telotristat etiprate 是一种口服色氨酸羟化酶抑制剂，可抑制 5-羟色胺合成，临床试验表明对于复发或者长效奥曲肽耐药的类癌综合征患者 Telotristat etiprate 可以较好地改善其腹泻症状并使尿 5-HIAA 水平显著下降，目前已被欧美国家批准用于治疗难治性类癌综合征的腹泻。

对于类癌性心脏病，生长抑素类似物治疗可以减轻其临床症状，但是不能逆转 5-羟色胺所导致的心脏瓣膜损害，必要时需要通过外科行瓣膜置换术来改善患者的心脏功能，延长其生存期。

外科手术可因手术本身或术前麻醉导致类癌危象。围术期给予奥曲肽减少 5-羟色胺释放是手术时预防类癌危象最有效的方法。至少在术前 2 小时开始静脉奥曲肽（50～100μg/h）输注，持续到术后 48 小时。之后患者可能需要皮下注射奥曲肽，剂量取决于以前的需要量和类癌综合征的控制情况。此外避免或尽量少用促进类癌综合征介质释放的药物，如阿片类药物、神经肌肉松弛剂、多巴胺和肾上腺素类药物，以减少诱发类癌危象的风险。

【预后】

在肠道神经内分泌肿瘤中，结肠神经内分泌肿瘤预后较差，5 年生存率为 43%～50%，大部分患者发现时已出现转移，转移性结肠 NENs 的中位生存期仅为 5 个月。十二指肠、直肠和阑尾神经内分泌肿瘤预后较好。直肠神经内分泌肿瘤 5 年生存率在 75%～88%，是胃肠道神经内分泌肿瘤中预后最好的类型，局限性、局部进展、转移性肿瘤的中位生存期分别为 290 个月、90 个月和 22 个月。局限性阑尾神经内分泌肿瘤患者，当肿瘤小于 1cm、浸润深度在浆膜下，或浸润阑尾系膜 <3mm、切缘阴性时，术后 5 年生存率可达 95%～100%。小肠神经内分泌肿瘤患者 5 年生存率为 50%～60%，其预后相对于淋巴瘤、腺癌及肉瘤等小肠其他类型原发性肿瘤较好。

（陈　洁）

第四节　胰腺神经内分泌肿瘤

【流行病学】

胰腺的神经内分泌肿瘤在胰腺原发肿瘤中所占的比例低于 3%。美国 SEER 数据库显示其年发病率约为 0.8/10 万人，在消化系统神经内分泌肿瘤中居于第 3 位，但在中国则居于第一位。胰腺神经内分泌肿瘤中功能性占 30%～40%。F-pNENs 中胃泌素瘤和胰岛素瘤发病率较高，而胰高血糖素瘤、血管活性肠肽瘤、生长抑素瘤等较为少见。大部分胰腺神经内分泌肿瘤为散发的，无明确遗传背景，其发病机制尚未明确。但有小部分胰腺神经内分泌肿瘤的发生存在明显的遗传性，这些患者存在明确的基因突变，其遗传方式往往为常染色体显性遗传。具体而言，20%～30% 的胃泌素瘤及 5% 左右的胰岛素瘤、血管活性肠肽瘤、1%～20% 的胰高血糖素瘤与多发性内分泌腺瘤病 1 型（MEN-1）有关，其他可引起胰腺神经内分泌肿瘤的遗传综合征尚有 von Hippel Lindau 综合征（VHL 综合征）、神经纤维瘤病 1 型（NF1）和结节性硬化病等。

【临床表现】

（一）一般表现

胰腺神经内分泌肿瘤的临床表现主要与肿瘤是否分泌激素，分泌的激素类型以及肿瘤对周围组织的压迫及转移有关。非功能性肿瘤表现为肿瘤占位导致的非特异性症状；而功能性肿瘤患者主要表现为病理性激素过度分泌引起的相关临床症状或综合征，包括卓 - 艾综合征、Wipple 三联症、糖尿病、腹泻、胆石症、库欣综合征等。

（二）胃泌素瘤

胃泌素瘤（gastrinoma）是最常见的功能性胰腺神经内分泌肿瘤之一，以卓 - 艾综合征为特征性临床表现。胃泌素瘤分散发性和遗传性两类，后者为常染色体显性遗传疾病多发性内分泌腺瘤病 1 型（MEN-1）的一部分。70%～85% 的胃泌素瘤位于肝十二指肠韧带与胰头及十二指肠所组成的三角区域，此区域被称为胃泌素瘤三角，70% 的胃泌素瘤发生于十二指肠，仅 25% 的胃泌素瘤源于胰腺。超过 70% 的 MEN-1 相关胃泌素瘤位于十二指肠，并且几乎所有病例肿瘤均是多发的，孤立的肿瘤十分罕见。大多数胃泌素瘤病理上分化良好，表现为小梁状和假腺样结构，其分级多为 G1/G2 级，免疫组化染色多呈胃泌素染色阳性。与十二指肠胃泌素瘤相比，胰腺胃泌素瘤体积更大，平均长径达 3.8cm，并且胰腺胃泌素瘤肝转移更加常见，见于 22%～35% 的患者。

散发性胃泌素瘤平均发病年龄为 48～55 岁，男性相对常见，占 54%～56%。早期胃泌素瘤所引起的临床症状均与胃泌素高分泌状态有关，其临床表现统称为卓 - 艾综合征，包括高胃酸状态下的消化性溃疡、腹泻等症状。消化性溃疡见于 90% 的胃泌素瘤患者，多表现为上腹痛，恶心、呕吐，消化道出血亦较为常见。溃疡可多发，且常发生于十二指肠球后、远段十二指肠甚至空肠等非典型部位，极易复发，但是对质子泵抑制剂治疗敏感。腹泻可见于 30%～75% 的胃泌素瘤患者，可伴随消化性溃疡一起出现，也可是胃泌素瘤唯一的临床表现。由于胃酸高分泌，大量酸性胃液进入肠腔，超过肠腔碳酸氢盐的中和能力，使大量胰酶失活，降低小肠对脂肪的消化吸收能力，同时，大量胃酸进入肠腔也引起肠吸收上皮细胞及绒毛受损，导致小肠吸收营养物质能力进一步下降，导致吸收不良性腹泻。此外，高胃泌素水平也可抑制肠道对水、钠的吸收能力，导致分泌性腹泻。胃泌素瘤患者腹泻症状常表现出服用质子泵抑制剂后好转，停用 PPI 后再次出现的特点。高胃酸状态所引起的食管受累多表现为胃食管反流病，常见症状为烧心、反酸、吞咽困难等，常出现食管下段溃疡。此外，胃泌素瘤尚可合并分泌其他种类激素，最常见为分泌促肾上腺皮质激素（ACTH），引起异位库欣综合征。

20%～30% 的胃泌素瘤与 MEN-1 相关，MEN-1 是一种常染色显性遗传疾病，其发病与 MEN-1 基因突变有关，常累及垂体、甲状旁腺、胸腺、胰腺、十二指肠，少数可累及肾上腺。MEN-1 相关胃泌素瘤的发病年龄往往较小，平均发病年龄为 32～35 岁，几乎所有患者的胃泌素瘤均为多发性。甲状旁腺瘤是 MEN-1 最常见肿瘤，常引起甲状旁腺亢进症，典型表现为血甲状旁腺素水平升高，继而引起高钙血症、尿路结石、骨质疏松等临床表现。部分 MEN-1 相关甲状旁腺亢进亦可较轻微，临床表现不明显，高达 45% 的 MEN-1 相关胃泌素瘤患者确诊时，无明显甲状旁腺亢进症状，但甲状旁腺检查基本上均可发现肿瘤存在。

（三）胰岛素瘤

胰岛素瘤好发年龄为 40～45 岁，女性较多见，约占 60%。患者主要表现为胰岛素过度分泌引起的低血糖综合征，常以神经性低血糖为首发症状，包括头痛、复视、视物模糊、行为异常、嗜睡等，严重时还会出现惊厥、昏迷或持久性神经功能损害，这些症状在空腹状态下更易出现。部分患者可表现为典型的 Whipple 三联症，即空腹时出现低血糖症状、血糖≤2.2mmol/L（40mg/dl）、升高血糖后症状缓解。多数患者还出现继发于低血糖的儿茶酚胺分泌过多的相关综合征，可出现多汗、无力、饥饿、恶心、震颤、心悸等兴奋性增高症状。

（四）血管活性肠肽瘤

血管活性肠肽瘤又称 Verner-Morrisson 综合征、胰源性霍乱或水泻 - 低血钾 - 胃酸缺乏综合征（Watery diarrhea，hypokalemia，achlorhydia，WDHA）。VIP 瘤由 Verner 和 Morrison 于 1958 年首次报道，以胰腺非胰岛素瘤伴顽固性水样腹泻和低钾血症为特征，与肿瘤大量分泌血管活性肠肽密切相关。该病可发生于任何年龄，平均发病年龄 48～53 岁，男女发病比例大致相等。大部分 VIP 瘤为散发性，只有约 5% 病例为 MEN-1 相关。90% 的 VIP 瘤位于胰腺，以胰尾最常见。VIP 瘤长径往往较大，长径多大于 4cm，40%～70% 为恶性，转移在胰腺 VIP 瘤中相对常见，50%～60% 的胰腺 VIP 瘤确诊时已发生转移，以肝转移常见。

分泌性水样腹泻是 VIP 瘤患者最常见且最显著的临床表现，发生于 90%～100% 的患者。水样腹泻量较大，往往超过 3L/d，甚至可高达 30L/d，禁食 48 小时腹泻量没有改变或只有轻度减少，粪便中没有不消化食物，无臭，如同淡茶。47% 病例病程呈持续性，53% 病例呈间歇性，在长期病程中可有病情加剧和减轻的相互交替。由于水泻丢失大量钾离子，出现严重低钾血症，血钾多小于 2.5mmol/L。临床上可出现恶心、呕吐、肌无力、疲乏、嗜睡、心律失常等表现。严重者可出现威胁生命的低钾血症、重度肌无力、甚至周期性瘫痪、肠胀气、假性肠梗阻等。由于 VIP 亦可抑制胃酸分泌，因此可引起 VIP 瘤患者出现胃酸减少，部分患者甚至出现胃酸缺乏。水泻丢失大量水分，83% 患者出现脱水，部分患者出现高钙血症、低镁血症及手足搐搦等。50% 患者可有血糖异常升高。超过 20% 的患者可出现面部皮肤潮红，与 VIP 引起血管扩张有关。由于严重水电解质紊乱，部分患者表现为疲乏无力、心功能改变甚至猝死。

（五）胰高血糖素瘤

胰高血糖素瘤年发病率为（0.01～0.1）/10 万人，临床症状主要由胰高血糖素分泌过多引起，多表现为皮肤的坏死游走性环形红斑、糖耐量异常或糖尿病、消瘦、口腔黏膜炎及腹泻等症状，坏死游走性环形红斑为较特异性症状，主要和脂肪酸、锌及氨基酸缺乏有关，具体机制不明。另外，胰高血糖素瘤患者血栓栓塞的发生率增加，主要为深静脉血栓及肺栓塞。

（六）非功能性肿瘤

NF-NENs 占胰腺神经内分泌肿瘤的 60%～70%，无激素过度分泌相关综合征，临床上往往比较隐匿，早期多由体检时发现，进展期患者临床表现主要与肿瘤压迫、浸润或发生远处转移有关，最常见临床表现为腹痛、恶心、呕吐和消瘦，少数患者可表现为消化道出血、黄疸及腹部包块。

【诊断与鉴别诊断】

（一）临床诊断

出现 Zollinger-Ellison 综合征、神经性低血糖综合征、特征性皮损、顽固性水样泻及低钾等症状时应考虑功能性胰腺神经内分泌肿瘤。甲状旁腺功能亢进、高钙血症、尿路结石、骨质疏松等临床表现及多部位肿瘤提示 MEN-1 相关，发病早、个人史及家族史具有重要参考价值。NF-NENs 相对难发现，腹部包块并有腹痛、恶心、呕吐、黄疸和消瘦时不排除，诊断主要结合实验室检查、影像学检查，病理诊断为"金标准"。

（二）实验室检查

1. 血清 CgA 和胰多肽（PP）　除胰岛素瘤患者血清 CgA 水平往往不高外，大多数胰腺神经内分泌肿瘤患者循环 CgA 水平明显升高。而胰多肽和 CgA 联合检测，可使胰腺神经内分泌肿瘤的检出率明显增高。

2. 胃泌素 超过98%胃泌素瘤患者空腹血清胃泌素（fasting serum gastrin，FSG）水平明显增高，但是慢性萎缩性胃炎、质子泵抑制剂使用等因素可引起继发性血清胃泌素升高，因此应同时结合胃酸水平测定，若空腹血清胃泌素升高超过正常值10倍以上，且胃内pH低于2，则可初步怀疑为胃泌素瘤。若胃内pH低于2，但空腹血清胃泌素未超过正常值，则需要进行促分泌试验及基础胃酸分泌量测定。

3. 甲状旁腺激素、血钙 MEN-1相关的胃泌素瘤常有甲状腺功能亢进，血钙升高。

4. 空腹血糖及血清胰岛素 空腹血糖低于3.0mmol/L（55mg/dl），空腹血浆胰岛素高于18pmol/L（3.0μU/ml），C肽高于0.2nmol/L（0.6ng/ml），前胰岛素水平高于5.0pmol/L时支持胰岛素瘤诊断。同时空腹血糖、75g糖耐量试验有助于诊断胰高血糖素瘤。

（三）内镜表现

胰腺神经内分泌肿瘤在超声内镜检查下表现为单发或者多发富血供低回声病变。超声内镜引导下细针穿刺活检有助于肿瘤病理诊断。此外，位于胰头的肿瘤如果侵犯十二指肠壁，胃镜下可见十二指肠溃疡型病变；位于胰尾的肿瘤如果导致区域性门静脉高压，胃镜下可见胃底静脉曲张。

（四）影像学特点

胰腺神经内分泌肿瘤的影像学检查包括腹部超声、CT、MRI、SRS及PET-CT。胰腺神经内分泌肿瘤多为富血供的肿瘤，CT增强扫描动脉期，肿瘤多明显强化。NF-NENs体积通常较大，可出现囊变、出血及钙化，因此强化不均匀。在MRI平扫上，胰腺神经内分泌肿瘤表现为T_1WI信号低于正常胰腺组织，T_2WI信号高于正常胰腺组织，T_1WI消脂序列对胰腺神经内分泌肿瘤的敏感性更高。[68]Ga-SSA-PET/CT是胰腺神经内分泌肿瘤定位的重要手段，灵敏度和特异度均较SRS高，也有助于鉴别胰腺肿瘤是神经内分泌肿瘤（表达生长抑素受体）还是非神经内分泌肿瘤（不表达生长抑素受体），但是由于胰岛素瘤生长抑素受体表达率偏低，因此生长抑素受体相关显像（SRS或[68]Ga-SSA-PET/CT）对其检出率较低。

（五）鉴别诊断

胰腺神经内分泌肿瘤主要需与胰腺癌、胰腺囊腺瘤和囊腺癌、胰腺实性假乳头状瘤、胰腺导管内乳头状黏液瘤等相鉴别。主要鉴别点如下：①胰腺癌多为乏血供肿瘤，CT平扫呈低密度或混杂密度，增强扫描强化不明显，血管侵犯相对多见；②胰腺囊腺瘤和囊腺癌常见于老年女性，CT可见肿瘤以囊性成分为主，分房样改变，增强扫描多不强化；③胰腺实性-假乳头状瘤多为伴有钙化的囊实性肿块，增强扫描中等强化；④胰腺导管内乳头状黏液瘤好发于老年男性，肿块多为分叶状，可伴有胰管的均匀性扩张，增强后中度强化。SRS和[68]Ga-SSA-PET/CT可进一步协助诊断，最终需要病理确诊。

【治疗】

（一）手术治疗

手术是根治胰腺神经内分泌肿瘤的唯一方式。局限性胰腺神经内分泌肿瘤患者，首选外科手术切除。对于诊断时已发生肝转移的胰腺神经内分泌瘤患者，如果原发灶及转移灶能一并切除，仍应考虑外科手术治疗。但对于发生远处转移的胰腺神经内分泌癌患者，不推荐外科手术治疗。对于功能性胰腺神经内分泌瘤，因肿瘤分泌过量激素引起相应症状或综合征，任何时候都应积极考虑减瘤；减瘤措施包括外科手术、介入治疗，如射频消融术（radiofrequency ablation，RFA）或肝动脉栓塞术（transarterial embolization，TAE），部分转移瘤局限于肝脏的患者甚至可在切除原发灶后进行肝移植。

（二）药物治疗

超过50%的胰腺神经内分泌肿瘤患者确诊时已发生远处转移，最常见的转移部位是肝脏。对于无法根治性切除的患者，内科药物治疗是重要手段。

1. 生物治疗 目前用于胰腺神经内分泌肿瘤的生物治疗药物主要为SSAs和干扰素α-2b。对于功能性胰腺神经内分泌肿瘤，SSAs能有效抑制肿瘤病理性激素高分泌，可明显缓解由于激素高分泌所引起的一系列临床症状，因此，SSAs是功能性胰腺神经内分泌肿瘤激素相关症状控制的首选药物，并且当常规剂量无法控制激素相关症状时，可通过提高SSAs的剂量来控制症状。由于生长抑素类似物亦有抗肿瘤增殖的作用，可作为Ki-67指数不超过10%的晚期胰腺神经内分泌瘤患者的一线抗肿瘤药物。干扰素α-2b可用于SSTR表达阴性或与SSAs合用于激素分泌症状难以控制的患者。此外，特殊激素释放可用相应拮抗剂进行抑制，如二氮嗪用于抑制胰岛素瘤过度释放胰岛素，酮康唑、美替拉酮等可抑制肾上腺皮质分泌过多皮质醇，可用于胰腺异位促肾上腺皮质激素瘤（ACTH瘤）。

2. 靶向治疗 胰腺神经内分泌肿瘤靶向治疗药

物包括依维莫司及舒尼替尼。依维莫司通过靶向抑制哺乳动物雷帕霉素靶蛋白复合物中的 mTORC1 发挥抗肿瘤增殖作用；舒尼替尼是一种具有抗血管生成和抗肿瘤增殖的小分子多靶点酪氨酸激酶（tyrosine kinase inhibitor，RTK）抑制剂，其靶点包括血管内皮细胞生长因子受体 1-3（vascular endothelial growth factor receptors 1-3，VEGFR1-3）、血小板源性生长因子受体 α/β（platelet-derived growth factor receptors α/β，PDGFR α/β）、干细胞因子受体（stem cell factor receptor，c-KIT）。这些受体通过各自信号通路形成复杂网络，调节肿瘤血管内皮细胞和周皮细胞的功能，影响肿瘤细胞生长、存活及血管生成。这两种靶向药物均适用于晚期不可切除的 G1 或 G2 级胰腺神经内分泌瘤，也可用于生长抑素类似物治疗或化疗后进展的胰腺神经内分泌瘤。欧美国家推荐的依维莫司和舒尼替尼的标准剂量分别 10mg/d 和 37.5mg/d，临床上可根据患者出现的药物不良反应程度分别减量至 7.5mg/d 和 25mg/d。这两种靶向药物对于晚期 G1/G2 级胰腺神经内分泌瘤的疗效近似，临床上主要依据患者基础疾病及药物的不良反应谱进行优选，例如有高血压、蛋白尿、出血穿孔瘘风险的患者，优选依维莫司；胰岛素瘤患者优选依维莫司；而有肺部基础疾病、糖尿病或者高脂血症患者则优选舒尼替尼。

3. **化疗**　目前国内可用于胰腺神经内分泌肿瘤的化疗方案主要有两种，分别是基于替莫唑胺和铂类的化疗方案，如替莫唑胺联合卡培他滨（即 captem 方案）和依托泊苷联合顺铂（EP）方案。前者适用于 SSAs 或靶向药物治疗后进展的 G1 或 G2 级胰腺神经内分泌瘤，也可用于部分高增殖活性胰腺神经内分泌瘤（G3 pNET），而后者是 G3 级胰腺神经内分泌癌的一线治疗方案。

（三）核素治疗

PRRT 利用放射性核素标记的 SSAs，杀伤表达 SSTR 的神经内分泌肿瘤细胞。核素治疗在胰腺神经内分泌瘤中尚无前瞻性研究证据支持。一般而言，PRRT 可尝试用于一线药物治疗失败后的表达 SSTR 的晚期胰腺神经内分泌瘤患者。

【预后】

胰腺神经内分泌肿瘤的分级、分期、功能状态等是重要的预后因素。F-NENs 中胰岛素瘤预后最好，其外科治愈率可达 95%～100%。胃泌素瘤中未发生肝转移的患者，10 年生存率可达 90%～100%。MEN-1 相关的死亡主要与胃酸过度分泌导致消化道出血穿孔、甲状旁腺功能亢进引起的肾衰等有关。进展期胰腺神经内分泌肿瘤患者预后较差，5 年生存率为 29%～45%。

（陈　洁）

推　荐　阅　读

[1] YAO J C，HASSAN M，PHAN A，et al. One hundred years after "carcinoid": epidemiology of and prognostic factors for neuroendocrine tumors in 35，825 cases in the United States[J]. J Clin Oncol，2008，26（18）：3063-3072.

[2] DASARI A，SHEN C，HALPERIN D，et al. Trends in the Incidence，Prevalence，and Survival Outcomes in Patients with Neuroendocrine Tumors in the United States[J]. JAMA Oncol，2017，10（3）：1335-1342.

[3] LEUNG D，SCHWARTZ L. Imaging of Neuroendocrine Tumors[J]. Semin Oncol，2013，40（1）：109-119.

[4] TSAI H.J，WU C.C，TSAI C.R，et al. The epidemiology of neuroendocrine tumors in Taiwan：a nation-wide cancer registry-based study[J]. PLoS One，2013，8（4）：e62487.

[5] FAN J H，ZHANG Y Q，SHI S S，et al. A nation-wide retrospective epidemiological study of gastroenteropancreatic neuroendocrine neoplasms in China[J]. Oncotarget，2017. 8（42）：71699-71708.

[6] BOSMAN F T，CARNEIRO F，HRUBAN R H，et al. WHO classification of tumors of the digestive system[M]. Lyon：IARC Press，2010.

[7] 2013 年中国胃肠胰神经内分泌肿瘤病理诊断共识专家组. 中国胃肠胰神经内分泌肿瘤病理诊断共识（2013 版）[J]. 中华病理学杂志，2013，42（10）：691-694.

[8] 中华医学会消化病学分会胃肠激素学组. 胃肠胰神经内分泌肿瘤内科诊治若干建议 [J]. 中华消化杂志，2014，34（6）：361-369.

[9] 中国临床肿瘤学会神经内分泌肿瘤专家委员会. 中国胃肠胰神经内分泌肿瘤专家共识（2016 年版）[J]. 临床肿瘤学杂志，2016，21（10）：927-946.

[10] 陈洛海，陈旻湖，陈洁. 胃肠胰神经内分泌肿瘤循环生物标记物研究进展 [J]. 中华胃肠外科杂志，2017，20（3）：357-360.

[11] OBERG K，COUVELARD A，DELLE FAVE G，et al. ENETS Consensus Guidelines for standard of care in Neuroendocrine Tumours：Biochemical Markers[J]. Neuroendocrinology，2017，105（3）：201-211.

[12] RINDI G，KLOPPEL G，COUVELARD A，et al. TNM staging of midgut and hindgut（neuro）endocrine tumors：a

consensus proposal including a grading system[J]. Virchows Arch, 2007, 451 (4): 757-762.

[13] AMIN M B, GREENE F L, EDGE S B, et al. AJCC cancer staging manual[M]. 8th ed. New York: Springer, 2016.

[14] LEUNG.D, SCHWARTZ L. Imaging of Neuroendocrine Tumors[J]. Semin Oncol, 2013, 40 (1): 109-119.

[15] SINGH S, SIVAJOHANATHAN D, ASMIS T, et al. Systemic therapy in incurable gastroenteropancreatic neuroendocrine tumours: a clinical practice guideline[J]. Curr Oncol, 2017, 24 (4): 249-255.

[16] YANG Z, WANG W, LU J, et al. Gastric Neuroendocrine Tumors (G-Nets): Incidence, Prognosis and Recent Trend Toward Improved Survival[J]. Cell Physiol Biochem, 2018, 45 (1): 389-396.

[17] XU T M, WANG C S, JIA C W, et al. Clinicopathological features of primary gastric neuroendocrine neoplasms: A single-center analysis[J]. J Dig Dis, 2016, 17 (3): 162-168.

[18] DELLE FAVE G, O'TOOLE D, SUNDIN A, et al. ENETS Consensus Guidelines Update for Gastroduodenal Neuroendocrine Neoplasms[J]. Neuroendocrinology, 2016, 103 (2): 119-124.

[19] PAPE U F, PERREN A, NIEDERLE B, et al. ENETS Consensus Guidelines for the Management of Patients with Neuroendocrine Neoplasms from the Jejuno-Ileum and the Appendix Including Goblet Cell Carcinomas[J]. Neuroendocrinology, 2012, 95 (2): 135-156.

[20] NIEDERLE B, PAPE U F, COSTA F, et al. ENETS Consensus Guidelines Update for Neuroendocrine Neoplasms of the Jejunum and Ileum[J]. Neuroendocrinology, 2016, 103 (2): 125-138.

[21] PAPE U F, NIEDERLE B, COSTA F, et al. ENETS Consensus Guidelines for Neuroendocrine Neoplasms of the Appendix (Excluding Goblet Cell Carcinomas) [J]. Neuroendocrinology, 2016, 103 (2): 144-152.

[22] CAPLIN M, YAO J C. Handbook of Gastroenteropancreatic and Thoracic Neuroendocrine Tumours[M]. Bristol: BioScientifica, 2011.

[23] RAMAGE J K, DE HERDER W W, DELLE FAVE G, et al. ENETS Consensus Guidelines Update for Colorectal Neuroendocrine Neoplasms[J]. Neuroendocrinology, 2016, 103 (2): 139-143.

[24] FALCONI M, BARTSCH D K, ERIKSSON B, et al. ENETS Consensus Guidelines for the management of patients with digestive neuroendocrine neoplasms of the digestive system: well-differentiated pancreatic non-functioning tumors[J]. Neuroendocrinology, 2012, 95 (2): 120-134.

[25] JENSEN R T, CADIOT G, BRANDI M L, et al. ENETS Consensus Guidelines for the management of patients with digestive neuroendocrine neoplasms: functional pancreatic endocrine tumor syndromes[J]. Neuroendocrinology, 2012, 95 (2): 98-119.

[26] FALCONI M, ERIKSSON B, KALTSAS G, et al. ENETS Consensus Guidelines Update for the Management of Patients with Functional Pancreatic Neuroendocrine Tumors and Non-Functional Pancreatic Neuroendocrine Tumors[J]. Neuroendocrinology, 2016, 103 (2): 153-171.

第七章

消化系统营养

第一节　营养状态评估

营养不良是全球一个重大的公共卫生问题。多达 28% 的患者存在营养风险，而疾病相关营养不良的总患病率可达 26.4%。营养不良可使机体免疫功能降低，加重感染程度，增加跌倒骨折及压疮等并发症的发生率。因此，必须提高对营养风险及营养不良的重视，深入掌握有关营养状态的评估方法等。

一、营养状态及评估的相关概念

1. **营养不良**　本文特指营养不足，由于摄入不足或利用障碍引起的能量或营养素缺乏的状态，进而引起机体成分改变，生理和精神功能下降，导致不良临床结局。

2. **营养风险**　现有的或潜在的、与营养因素有关的、导致患者出现不利临床结局的风险。

3. **营养筛查**　应用量表化的工具初步判断患者营养状态的过程。内容包括营养风险筛查、营养不良风险筛查及及营养不良筛查。

4. **营养风险筛查**　欧洲肠内肠外营养学会（European Society of Parenteral and Enteral Nutrition，ESPEN）指南认为是筛查有无不利临床结局的风险。美国肠外肠内营养学会（American Society for Parenteral and Enteral Nutrition，ASPEN）指南认为是筛查有无营养不良的风险。

5. **营养不良筛查**　发现营养不良并判断严重程度的筛查。

6. **营养评定**　是对有营养风险的患者进一步了解其营养状态的过程。主要从患者的临床病史、营养摄入史、营养代谢情况及机体各类功能等方面进行全面评定。

二、评估意义

营养状态评估包括营养筛查和综合营养评定。

营养筛查是为了发现患者是否具有营养风险或发生营养不良的风险以进一步行营养不良评定，而营养评定可指导制订营养支持计划，开具营养处方。有营养风险或营养不良的患者接受营养支持后，可改善临床结局，而对无营养风险或营养不良的患者给予营养支持后，结局不一定有益甚至较差。

三、评估流程

ASPEN 明确提出营养支持疗法的流程为"营养筛查 - 营养评定 - 营养干预"。营养筛查是第一步，而营养评定是营养干预的基础和前提。

营养筛查操作简单快速，大多数人可使用（患者及家庭）。所有患者应该在入院后 24 小时内常规进行营养筛查。首选营养风险筛查 2002 工具进行筛查。

营养评定则是在营养筛查完成后针对存在营养风险的患者进行的评估，此时需要进行脏器功能检查、人体组成和复合型营养评定工具等评估。针对特殊患者群如肿瘤、老年及危重症者，即使营养筛查结果阴性，也都应常规进行营养评定以免漏诊。营养评定操作复杂耗时，主要由训练有素的卫生专业人员使用。

对营养评定阴性患者，可实施营养教育，但无需人工营养；对营养评估阳性患者，应该实施营养治疗。

四、营养状态评估方法、指标及临床评价

（一）营养筛查

理想的营养筛查工具应当操作简捷，可有效地预测临床结局，且具有较高的灵敏度和特异度。现阶段经常使用的工具有营养风险筛查 2002（nutritional risk screening 2002，NRS 2002）、营养不良通用筛查工具（malnutrition universal screening tool，MUST）、微型营养评价精法（short-mini nutrition assessment，

MNA-SF)、预后营养指数(prognostic nutritional index,PNI)等 10 余种。不同的工具由于开发目标和筛选参数的不同而各有优劣之处。单一工具无法适用于所有患者,尚无最佳工具的国际共识。不同工具的结论不同,以"临床结局是否改善"为目标的工具只有 NRS 2002,其他工具所得结论为发生营养不良的风险。另外,患者有可能因卧床、水肿及腹水等情况的存在而无法准确测量体质量、肌肉围度等,是所有营养评估工具都会面临的共性问题。

1. **NRS 2002** 该工具涵盖了 8 类疾病共 128 个 RCT 研究,除了可筛查患者的营养风险状况外,还能够对营养支持能否改善临床结局做出判断。该量表基于疾病严重程度、营养低减状态以及年龄等 3 项评分,最高 7 分,总分达 3 分以上即表明有营养风险,可进行科学营养支持。方法简便易行,且无创伤及医疗耗费。欧洲肠外肠内营养学会推荐用于成年住院患者营养风险筛查,证据评级为 A 级。有研究表明,NRS 2002≥3 分的老年患者的 30 天病死率、功能损害、住院时长和 30 天再住院率更高,生活质量明显下降。

2. **MUST** 主要包括体质指数、体重减轻的营养不良以及和疾病相关功能障碍,可预测死亡率和住院时间等,还可制订具体的营养护理计划。该法操作简捷,便于患者、研究者和医疗专业人员接受。Baek 等认为 MUST 是老年人营养不良的最有效的筛选工具。MUST 还可预测结直肠癌患者术后并发症的发生情况。

(二)营养评定

营养评定包括:患者脏器功能有关的血液生化检查、人体测量和人体组成测定、复合型营养评定工具等多个内容。

1. **膳食调查** 目的是了解食物的选择及食量是否充分等。内容包括饮食习惯、饮食结构、食物频率、膳食摄入量等;调查方法主要有 24 小时回顾法、称重法及食物频率法。

2. **人体成分分析** 目的是评价机体的发育、成熟以及老化等进程。重要指标包括实际体重,体脂量、肌肉量、体质指数、相位角及基础代谢率等。方法有双能 X 线吸收法、生物电阻抗法、电子计算机断层扫描、磁共振成像等。

3. **人体测量** 重要参数有身高、体重、围度(上臂、大腿、小腿、腰围)、皮褶厚度(三头肌、二头肌、肩胛下、腹壁和髂骨上等)等,以体重、小腿围的变化较为敏感。

4. **实验室检查** 通常检查血常规及血生化。重要指标之一如血清白蛋白,若白蛋白水平持续下降,往往表明机体近期营养状态较差,提示疾病预后欠佳。

5. **临床检查** 一般通过详细的病史和体格检查等来发现患者营养缺乏的相关症状和体征。

6. **复合型营养评定工具** 许多营养筛查工具可用于营养评定,因此争议也很大。目前国内外指南一致认为主观整体评定法(subjective global assessment,SGA)、患者自评主观整体评定法(patient-generated subjective global assessment,PG-SGA)和微型营养评定法(mini nutritional assessment,MNA)是营养评定方法。而针对危重症患者尚推荐 nutric 评分,可同时确定患者的营养状况和疾病严重程度。

(1)SGA:主要包括病史评估(体重改变、进食改变、消化道症状、活动能力改变以及疾病状态下代谢需求变化)和身体评估(皮下脂肪丢失、肌肉消耗、踝部水肿)。SGA 操作简易,不需任何生化分析,重复性强。但该工具需要实施人员经历较好的系统培训,才能够确保其准确性、特异性和敏感性。ASPEN 推荐 SGA 适用于住院患者的营养评定。SGA 评估 ICU 患者的营养不良患病率为 35%,而中度营养不良(45.5%)和严重营养不良(55.6%)组的死亡率明显高于营养良好组(10.8%,$P = 0.004$)。

(2)PG-SGA:是在 SGA 的基础上修改而成,由患者部分和医务人员部分组成,包括体重、饮食摄入量、压力评分和体格检查等指标,可定量和定性评估患者营养状况。PG-SGA 最适合用于恶性肿瘤患者的营养评价,敏感性和特异性分别为 73% 和 100%。PG-SGA 具有预测临床结局的能力,如生存率,住院时间、生活质量和住院费用等。Carvalho 等研究发现,大多数恶性肿瘤患者存在中度或严重营养不良,PG-SGA 评分≥9 分的患者存活时间较短。

(3)MNA:是根据老年人特点设计,由 18 个问题组成,可在 10 分钟内完成,可更好识别老年患者的营养状态。Söderström 等对 1767 例老年患者进行 MNA 评估发现,营养风险和不良与老年患者死亡率升高有关。O'Shea 等对 606 名老年人进行 MNA 评估发现,营养不良与住院时间延长和住院死亡率增加相关。

(4)Nutric 评分:又称重症营养风险评分,包含代谢状态、合并疾病、能量摄入减少、BMI 以及预后标志物等内容。Rahman 研究发现,ICU 患者 Nutric 评分越高,28 天及 6 个月病死率越高,评分每增加 1

分，28天病死率增加1.4%。Nutric评分与术后ICU患者发生肺炎、房颤、谵妄、肾衰竭、机械通气时间有相关性。

总之，营养筛查和营养评定是判断患者是否需要营养干预和明确营养相关结局的重要手段，临床常用工具有多种，各有其优劣之处，应按照患者的不同特点而选择合适的工具。

（崔立红）

推 荐 阅 读

[1] CASTRO-VEGA I，VESES MARTIN S，CANTERO LLORCA J，et al. Prevalence of nutritional risk and malnutrition established in outpatient，institutionalized and hospitalized populations in a health department[J]. Nutr Hosp，2017，34（4）：889-898.

[2] ROOMI M W，KALINOVSKY T，NIEDZWIECKI A，et al. Modulation of uPA，MMPs and their inhibitors by a novel nutrient mixture in human glioblastoma cell lines[J]. Int J Oncol，2014，45（2）：887-894.

[3] WILLIAMS K C，MCNEILLY R E，COPPOLINO M G. SNAP23，Syntaxin4 and vesicle-associated membrane protein 7（VAMP7）mediate trafficking of membrane type 1-matrix metalloproteinase（MT1-MMP）during invadopodium formation and tumor cell invasion[J]. Mol Biol Cell，2014，25（13）：2061-2070.

[4] 许静涌，杨剑，康维明，等. 营养风险及营养风险筛查工具营养风险筛查2002临床应用专家共识（2018版）[J]. 中华营养临床杂志，2018，26（3）：131-135.

[5] KONDRUP J，ALLISON S P，ELIA M，et al. ESPEN guidelines for nutrition screening 2002[J]. Clin Nutr，2003，22（4）：415-421.

[6] 石汉平. 恶性肿瘤病人营养诊断及实施流程 [J]. 中国实用外科杂志，2018，38（3）：257-261.

[7] WHITE J V，GUENTER P，JENSEN G，et al. Consensus statement of the Academy of Nutrition and Dietetics/American Society for Parenteral and Enteral Nutrition：characteristics recommended for the identification and documentation of adult malnutrition（undernutrition）[J]. J Acad Nutr Diet，2012，112（5）：730-738.

[8] 杨剑，张明，蒋朱明，等. 营养筛查与营养评定：理念、临床实用及误区 [J]. 中华临床营养杂志，2017，25（1）：59-64.

[9] SUN H，ZHANG L，ZHANG P，et al. A comprehensive nutritional survey of hospitalized patients：Results from nutrition Day 2016 in China[J]. PLoS One，2018，13（3）：e0194312.

[10] MUELLER C，COMPHER C，ELLEN D M. ASPEN clinical guidelines：nutrition screening assessment and intervention in adults[J]. JPEN J Parenter Enteral Nutr，2011，35（1）：16-24.

[11] CORREIA M I T D. Nutrition Screening vs Nutrition Assessment：What's the Difference？[J]. Nutr Clin Pract，2017，884533617719669.

[12] CHOURDAKIS M，HECHT C，GERASIMIDIS K，et al. Malnutrition risk in hospitalized children：use of 3 screening tools in a large European population[J]. Clin Nutr，2016，103（5）：1301-1310.

[13] VAN BOKHORST-DE VAN DER SCHUEREN M A，GUAITOLI P R，JANSMA E P，et al. Nutrition screening tools：does one size fit all？A systematic review of screening tools for the hospital setting[J]. Clin Nutr，2014，33（1）：39-58.

[14] RABITO E I，MARCADENTI A，DA SILVA FINK J，et al. Nutritional Risk Screening 2002，Short Nutritional Assessment Questionnaire，Malnutrition Screening Tool，and Malnutrition Universal Screening Tool Are Good Predictors of Nutrition Risk in an Emergency Service[J]. Nutr Clin Pract，2017，32（4）：526-532.

[15] KONDRUP J. Nutritional-risk scoring systems in the intensive care unit[J]. Curr Opin Clin Nutr Metab Care，2014，17（2）：177-182.

[16] FELDER S，LECHTENBOEHMER C，BALLY M，et al. Association of nutritional risk and adverse medical outcomes across different medical inpatient populations[J]. Nutrition，2015，31（11-12）：1385-1393.

[17] KEETARUT K，ZACHAROPOULOU-OTAPASIDOU S，BLOOM S，et al. An evaluation of the feasibility and validity of a patient-administered malnutrition universal screening tool（'MUST'）compared to healthcare professional screening in an inflammatory bowel disease（IBD）outpatient clinic[J]. J Hum Nutr Diet，2017，30（6）：737-745.

[18] BAEK M H，HEO Y R. Evaluation of the efficacy of nutritional screening tools to predict malnutrition in the elderly at a geriatric care hospital[J]. Nutr Res Pract，2015，9（6）：637-643.

[19] VAN VUGT J L，REISINGER K W，DERIKX J P，et al. Improving the outcomes in oncological colorectal surgery[J]. World J Gastroenterol，2014，35（20）：12445-12457.

[20] 石汉平. 营养治疗的疗效评价 [J]. 肿瘤代谢与营养电子杂志, 2017, 4（4）: 364-370.

[21] CEDERHOLM T, BOSAEUS I, BARAZZONI R, et al. Diagnostic criteria for malnutrition-An ESPEN Consensus Statement[J]. Clin Nutr, 2015, 34（3）: 335-340.

[22] CONG M H, WANG J J, FANG Y, et al. A multi-center survey on dietary knowledge and behavior among Chinese inpatients in oncology department[J]. Electron J Metab Nutr Cancer, 2017, 4（1）: 39-44.

[23] MCCLAVE S A, TAYLOR B E, MARTINDALE R G, et al. Guidelines for the provision and assessment of nutrition support therapy in the adult critically ill patient: Society of Critical Care Medicine（SCCM）and American Society for Parenteral and Enteral Nutrition（ASPEN）[J]. JPEN, 2016, 40（2）: 159-211.

[24] JENSEN G L, HSIAO P Y, WHEELER D. Adult nutrition assessment tutorial[J]. JPEN J Parenter Enteral Nutr, 2012, 36（3）: 267-274.

[25] DA SILVA FINK J, DANIEL DE MELLO P, DANIEL DE MELLO E, et al. Subjective global assessment of nutritional status: a systematic review of the literature[J]. Clin Nutr, 2015, 34（5）: 785-792.

[26] BECTOR S, VAGIANOS K, SUH M, et al. Does the Subjective Global Assessment Predict Outcome in Critically Ill Medical Patients? [J]. J Intensive Care Med, 2016, 31（7）: 485-489.

[27] LI J, WANG C, LIU X, et al. Severe malnutrition evaluated by patient-generated subjective global assessment results in poor outcome among adult patients with acute leukemia: A retrospective cohort study[J]. Medicine（Baltimore）, 2018, 97（3）: e9663.

[28] GABRIELSON D K, SCAFFIDI D, LEUNG E, et al. Use of an Abridged Scored Patient-Generated Subjective Global Assessment（abPGSGA）as a Nutritional Screening Tool for Cancer Patients in an Outpatient Setting[J]. Nutr Cancer, 2013, 65（2）: 234-239.

[29] JAGER-WITTENAAR H, OTTERY F D, DE BATS H, et al. Diagnostic accuracy of PG-SGA SF, MUST and SNAQ in patients with head and neck cancer[J]. Clin Nutr, 2016, 35（S1）: S103-S104.

[30] JAGER-WITTENAAR H, OTTERY F D. Assessing nutritional status in cancer: role of the Patient-Generated Subjective Global Assessment[J]. Curr Opin Clin Nutr Metab Care, 2017, 20（5）: 322-329.

[31] CARVALHO C S, SOUZA D S, LOPES J R, et al. Relationship between patient-generated subjective global assessment and survival in patients in palliative care[J]. Ann Palliat Med, 2017, 6 Suppl 1: S4-S12.

[32] LIGUORI I, CURCIO F, RUSSO G, et al. Risk of Malnutrition Evaluated by Mini Nutritional Assessment and Sarcopenia in Noninstitutionalized Elderly People[J]. Nutr Clin Pract, 2018, 33（6）: 879-886.

[33] SÖDERSTRÖM L, ROSENBLAD A, THORS ADOLFSSON E, et al. Malnutrition is associated with increased mortality in older adults regardless of the cause of death[J]. B J Nutr, 2017, 117（4）: 532-540.

[34] O'SHEA E, TRAWLEY S, MANNING E, et al. Malnutrition in Hospitalised Older Adults: A Multicentre Observational Study of Prevalence, Associations and Outcomes[J]. J Nutr Health Aging, 2017, 21（7）: 830-836.

[35] HEYLAND D K, DHALIWAL R, JIANG X, et al. Identifying critically ill patients who benefit the most from nutrition therapy: the development and initial validation of a novel risk assessment tool[J]. Crit Care, 2011, 15（6）: R268.

[36] RAHMAN A, HASAN R M, AGARWALA R, et al. Identifying critically-ill patients who will benefit most from nutritional therapy: further validation of the "modified NUTRIC" nutritional risk assessment tool[J]. Clin Nutr, 2016, 35（1）: 158-162.

[37] ÖZBILGIN Ş, HANC V, ÖMÜR D, et al. Morbidity and mortality predictively of nutritional assessment tools in the postoperative care unit[J]. Medicine（Baltimore）, 2016, 95（40）: e5038.

附: 常用营养筛查工具（注: 很多工具既是筛查工具也是评估工具）

营养风险筛查 2002（nutritional risk screening 2002, NRS 2002）

主观整体评定法（subjective global assessment, SGA）及其衍生法

患者自评主观整体营养评估量表（patient-generated subjective global assessment, PG-SGA）

改良版患者自评主观整体营养评估量表（abridged scored patient-genetated subjective global assessment, abPG-SGA）

微型营养评价法(mini nutritional assessment, MNA)及其衍生法

微型营养评价精法(short-mini nutrition assessment, MNA-SF)

营养不良通用筛查工具(malnutrition universal screening tool, MUST)

重症营养风险评分表(nutric score)

预后营养指数(prognostic nutritional index, PNI)

格拉茨营养不良筛查工具(Graz malnutrition screening, GMS)

老年营养风险指数(geriatric nutritional risk index, GNRI)

加拿大营养筛查工具(Canadian nutrition screening tool, CNST)

肿瘤患者营养不良筛查工具(malnutrition screening tool for cancer patients, MSTC)

第二节　炎症性肠病的营养问题

炎症性肠病(inflammatory bowel disease, IBD)包括溃疡性结肠炎(ulcerative colitis, UC)和克罗恩病(Crohn's disease, CD),是一种慢性复发性、非特异性炎症性疾病,主要累及消化道。发生机制与遗传因素和环境因素相互作用有关,目前认为患者对自身肠道菌群的免疫耐受异常可能在发病过程中起主要作用。营养不良、机体成分改变及微量营养素缺乏是 IBD 患者常见营养问题。研究发现 IBD 患者营养不良发生率为 40.0%~86.7%,活动期 IBD 患者营养不良发生率高于缓解期,重型患者高于轻中度患者,CD 患者高于 UC 患者。对 IBD 患者实施营养风险筛查及营养状态评估,积极进行营养支持治疗对诱导 CD 缓解或维持缓解,改善 IBD 患者营养状态,特别是对促进儿童及青少年 IBD 患者生长发育、减少相关并发症具有重要意义。

一、IBD 对机体营养和代谢的影响

(一)IBD 对营养代谢影响的主要表现

1. **营养不良**　IBD 营养不良主要以蛋白质热量型营养不良多见,表现为消瘦和体质量下降,部分患者表现为混合型营养不良,还有少部分患者表现为超重或肥胖。

2. **机体成分的变化**　如骨骼肌减少(肌少症)、脂肪堆积或脂肪减少。患者容易出现疲劳、发生骨质疏松和脂肪堆积,增加手术率及术后并发症,生活质量下降。

3. **微量营养素缺乏**

(1)贫血:较为常见,主要为铁、叶酸及维生素 B_{12} 缺乏、吸收不良或感染消耗引起,贫血导致疲劳,影响生活质量。

(2)骨质疏松、骨软化症:可能与维生素 D 缺乏、营养不足、糖皮质激素使用、小肠受累、肠段切除等有关,血清和骨骼中的维生素 K 水平降低也是发生骨质疏松的原因之一。

(3)锌缺乏及钾、钙、镁、磷等丢失,锌缺乏可影响食欲及预后。

(4)叶酸及维生素 B_{12} 缺乏:不仅导致贫血,两者与同型半胱氨酸水平呈负相关,后者水平与血栓栓塞性疾病可能有关。

4. **儿童生长发育迟缓和停滞**　约 40% 儿童期 IBD 患者发生生长迟缓,其中约 90% 的病例在确诊 IBD 已出现生长迟缓。

(二)IBD 患者营养不良的主要原因

1. 营养摄入减少。

2. 营养丢失过多。

3. 营养吸收障碍。

4. 营养消耗过多。

5. 药物影响营养吸收。

6. 日照时间、活动量减少等。

二、营养支持治疗

(一)营养支持的目的

改善 IBD 患者的营养状况,诱导及维持 CD 缓解,促进儿童和青少年患者生长发育,促进 IBD 患者肠黏膜溃疡愈合及加速手术患者康复。

(二)营养风险的筛查及营养状态的评估

IBD 患者均应当进行营养风险筛查及营养状态评估。国内共识推荐使用营养风险筛查工具 2002 (NRS-2002)进行营养风险评估,评分≥3 分则考虑有营养风险。营养状态的评定主要分为主观和客观两种方法,国内共识推荐采用患者整体营养状况评估表(PG-SGA)作为营养状况主观评价工具。客观评定则采用静态检测指标如身高、体重、BMI、机体组成、三头肌皮褶厚度、上臂肌围等,动态检测指标包括氮平衡测定及内脏蛋白如前白蛋白的检测。IBD 患者还应定期检测有无贫血、贫血类型、微量营

养素水平。根据评估结果决定是否营养支持治疗。

（三）IBD 患者能量和蛋白质供给量

缓解期和轻中度活动期的患者给予正常人的能量，极度营养不良、重症 UC 或 CD 患者的静息能量消耗（REE）高出缓解期 8%～10%；体温升高 1℃，REE 增加 10%～15%，脓毒症增加 20%，建议每位患者进行个体化及动态评估 REE。生长发育期的儿童和青少年应为正常儿童的 110%～120%。活动期蛋白质供给应达到 1.2～1.5g/（kg•d）。若存在微量营养素缺乏，建议每日口服复合维生素，针对性补充维生素 D、维生素 B_{12}、锌、铁等维生素和微量元素。

（四）IBD 患者的营养支持治疗

IBD 营养支持治疗首选肠内营养（enteral nutrition，EN），EN 不仅能够提供身体所需的营养物质，而且消化吸收途径符合生理状态，能增加门静脉血流量，维护消化道生理功能和肠黏膜屏障。如果 EN 存在禁忌或无法达到有效剂量，应予肠外营养（parenteral nutrition，PN）治疗，EN 联合 PN 优于全肠外营养（total parenteral nutrition，TPN）。

1. EN 的适应证

（1）儿童和青少年 CD 治疗首选全肠内营养（entire EN，EEN）。

（2）诱导成人 CD 缓解或术前营养支持治疗。

（3）维持 CD 缓解：可采用 EEN 或部分肠内营养（part EN，PEN）。

（4）CD 合并肠狭窄。

（5）CD 合并腹腔或腹膜后脓肿及肠外瘘。

（6）CD 合并肠内瘘。

2. TPN 的适应证

（1）CD 继发短肠综合征有严重腹泻。

（2）高流量小肠瘘（>500ml/d）且 EN 无法维持水电解质及营养平衡。

（3）肠梗阻无法实施 EN。

（4）高位肠内瘘（如胃或十二指肠-结肠内瘘）且无法实施 EN。

（5）肠瘘继发腹腔感染未得到控制。

（6）不耐受 EN 的其他情形，如重症 UC 或其他原因造成的严重腹胀或腹泻，严重的肠动力障碍。

（7）无法建立 EN 通路。

三、实施方法及注意事项

营养支持治疗应由营养支持小组执行，营养支持小组包括医师、营养师、护士及药剂师，负责营养风险筛查、评价、制订、实施营养支持治疗方案和监测治疗效果，并承担指导家庭营养支持治疗；病情相对稳定且需要长期营养支持治疗的患者可以在家庭实施，包括家庭肠内营养和家庭肠外营养；需重视对医护人员、IBD 患者及家属营养支持治疗的宣教，提高患者的依从性及治疗效果。营养支持治疗需根据病情选择营养途径、制剂类型并注意相关并发症。

（一）EN 制剂类型及 EN 途径

根据病情需要选用不同剂型的 EN 制剂（氨基酸单体配方、短肽配方及整蛋白配方）；根据 EN 摄入量和病情可采取口服或管饲的摄入途径，后者包括鼻胃管、鼻肠管、内镜下胃或空肠造口（PEG/J）以及手术胃或空肠造口等，其中鼻胃管途径最常用；鼻饲管持续放置时间不建议超过 4 周，容易引起鼻黏膜损伤及鼻窦炎等并发症，需要长程管饲患者建议采用 PEG 或 PEJ，但 CD 患者不推荐 PEJ。使用输注泵进行管饲能够提高患者的耐受性。

（二）TPN 配方、途径

TPN 应采用"全合一"方式，并根据病情调整营养配方，其中碳水化合物供能应占 50%～70%，脂肪乳剂供能为 30%～50%。建议使用 PICC（首选推荐）或中心静脉导管（推荐锁骨下静脉）输注 TPN，补充性肠外营养（SPN）可由周围静脉通路输注。

（三）营养支持治疗的并发症

EN 并发症包括胃肠道并发症（腹泻、腹胀、恶心、呕吐等）、代谢并发症（水电解质平衡异常、血糖波动等）、感染（吸入性肺炎、营养液污染等）及导管相关并发症（鼻窦炎、鼻咽部黏膜损伤、造口旁瘘、营养管堵塞或易位、营养管错误连接等）。管饲为常用的营养途径，若存在胃排空障碍或有误吸风险者，建议将导管放到狭窄以远位置进行管饲，先从低速（10～15ml/h）开始，逐渐增加至耐受量，同时需要保持营养液适当温度，防止营养液污染等，高危误吸患者应采用头高位（15°～30°）并监测胃排空。

TPN 并发症包括导管相关并发症（穿刺损伤、导管异位、导管堵塞或折断、空气栓塞、血栓形成等）、感染（导管相关感染、营养液污染等）、代谢并发症（血糖波动、水电解质紊乱、微量营养素缺乏、脂代谢异常及高氨血症等）、脏器功能损害（如 PN 相关性肝损害）等。

四、预后评价

合理营养支持治疗可以治疗和缓解 IBD，改善营养状态，预防复发。

（丁雪丽　田字彬）

推 荐 阅 读

[1] 中华医学会消化病学分会炎症性肠病学组, 中华医学会肠外与肠内营养学分会胃肠病与营养协作组. 炎症性肠病营养支持治疗专家共识 (第二版)[J]. 中华炎性肠病杂志, 2018, 3 (2): 154-172.

[2] 中华医学会消化病学分会炎症性肠病学组. 炎症性肠病诊断与治疗的共识意见 (2018 年·北京)[J]. 中华炎性肠病杂志, 2018, 3 (2): 173-190.

[3] FORBES A, ESCHER J, HÉBUTERNE X, et al. ESPEN guideline: Clinical nutrition in inflammatory bowel disease[J]. Clin Nutr, 2017, 36 (2): 321-347.

[4] RUEMMELE F M, VERES G, KOLHO K L, et al. Consensus guidelines of ECCO/ESPGHAN on the medical management of pediatric Crohn's disease[J]. J Crohns Colitis, 2014, 10 (8): 1179-1207.

[5] 许奕晗, 李毅, 王新颖. 儿童/青少年克罗恩病治疗: 肠内营养还是生物制剂 [J]. 中华炎性肠病杂志, 2018, 3 (2): 237-240.

[6] CASANOVA M J, CHAPARRO M, MOLINA B, et al. Prevalence of malnutrition and nutritional characteristics of patients with inflammatory bowel disease[J]. J Crohns Colitis, 2017, 12 (11): 1430-1439.

[7] MASSIRONI S, ROSSI R E, CAVALCOLI F A, et al. Nutritional deficiencies in inflammatory bowel disease: therapeutic approaches[J]. Clin Nutr, 2013, 32 (6): 904-910.

[8] BRYANT R V, TROTT M J, BARTHOLOMEUSZ F D, et al. Systematic review: body composition in adults with inflammatory bowel disease[J]. Aliment Pharmacol Ther, 2013, 38 (3): 213-225.

[9] BRYANT R V, OOI S, SCHULTZ C G, et al. Low muscle mass and sarcopenia: common and predictive of osteopenia in inflammatory bowel disease[J]. Aliment Pharmacol Ther, 2015, 41 (9): 895-906.

[10] ANANTHAKRISHNAN A N, KHALILI H, SONG M, et al. Zinc intake and risk of Crohn's disease and ulcerative colitis: a prospective cohort study[J]. Int J Epidemiol, 2015, 44 (6): 1995-2005..

[11] SWAMINATH A, FEATHERS A, ANANTHAKRISHNAN A N, et al. Systematic review with meta-analysis: enteral nutrition therapy for the induction of remission in paediatric Crohn's disease[J]. Aliment Pharmacol Ther, 2017, 46 (7): 645-656.

[12] WEIMANN A, BRAGA M, CARLI F, et al. ESPEN guideline: clinical nutrition in surgery[J]. Clin Nutr, 2017, 36 (3): 623-650.

[13] ASHTON J J, GAVIN J, BEATTIE R M. Exclusive enteral nutrition in Crohn's disease: Evidence and practicalities[J]. Clin Nutr, 2019, 38 (1): 80-89.

[14] HOU J K, ABRAHAM B, EL-SERAG H. Dietary intake and risk of developing inflammatory bowel disease: a systematic review of the literature[J]. Am J Gastroenterol, 2011, 106 (4): 563-573.

[15] TEW G A, JONES K, MIKOCKA-WALUS A. Physical activity habits, limitations, and predictors in people with inflammatory bowel disease: alarge cross-sectional online survey[J]. Inflamm Bowel Dis, 2016, 22 (12): 2933-2942.

第三节　肝衰竭的营养问题

肝衰竭是多种因素引起的严重肝脏损害, 导致其合成、解毒、排泄和生物转化等功能发生严重障碍或失代偿, 出现以凝血机制障碍、黄疸、肝性脑病、腹水等为主要表现的一组临床综合征。分为急性肝衰竭、亚急性肝衰竭、慢加急性 (亚急性) 肝衰竭和慢性肝衰竭四类。肝衰竭可并发于重症肝炎、肝硬化失代偿、肝癌等, 往往是肝病的终末期阶段。有研究显示, 肝衰竭患者的营养风险发生率高达 72.8%。相当一部分肝衰竭患者往往并没有死于原发病, 而是死于营养不良及其导致的相应并发症。因此, 临床工作者需重视肝衰竭的营养问题。

一、肝脏的营养代谢

肝脏在三大营养物质的代谢中发挥重要的枢纽作用: ①单糖吸收后在肝内转变为肝糖原而储存。肝糖原在调节血糖浓度稳定中发挥重要作用。②部分脂肪吸收后经肝脏转变为体脂而储存。体脂又可被肝分解为甘油和脂肪酸供能。肝内还可合成胆固醇、磷脂。③氨基酸吸收后在肝脏内进行蛋白质合成, 尤其是合成血浆蛋白有重要意义。另外, 多种维生素也在肝脏进行储存和代谢。

二、肝衰竭对营养代谢的影响

肝衰竭时, 机体往往因营养物质摄入不足、吸收障碍及代谢异常等出现营养不良, 而营养不良又会加重肝衰竭病情, 两者互为因果而恶性循环。

1. 营养物质摄入不足　通常因肝性脑病、消化系统症状、胃轻瘫, 腹水或瘦素水平增加等引起。一些检查或治疗会要求禁食或限制蛋白摄入等会导致医源性摄入不足。

2. 营养物质吸收障碍　肠道微生态发生改变会导致营养物质吸收障碍。胆汁淤积者可出现脂肪泻而影响维生素等的吸收。

3. 能量代谢改变　部分肝衰竭患者会出现高代谢状态，进一步加重营养不良，预后较差。若由高代谢转为低代谢，则有利于机体功能恢复，若持续高代谢状态则提示预后不良。

4. 营养物质代谢异常　肝衰竭时，机体糖异生增加。此时最显著的代谢特征是糖原储存减少，蛋白质合成减少，支链氨基酸/芳香族氨基酸降低，脂肪代谢紊乱。

三、肝衰竭营养评估及干预

国内外指南均明确提出营养支持疗法应遵循"营养筛查-营养评定-营养干预"的流程。

（一）营养筛查

首选以"临床结局是否改善"为目标的营养风险筛查2002。该工具包括营养状态受损、疾病严重程度和年龄3项评分内容，总分≥3分表明有营养风险。方法简便易行，且无创伤及医疗耗费。

（二）营养评定

目前暂无肝衰竭专用的营养评指定标，可从脏器功能、血液生化、人体组成、人体测量和复合型营养评定工具等方面进行评定。

1. 脏器功能评定　可利用 Child-Pugh 评分、终末期肝病模型（model for end-stage liver disease，MELD）评分等来评定。

2. 血液生化　常用指标中，基线血清白蛋白和前白蛋白水平与肝衰竭患者住院时间和预后相关，前白蛋白和转铁蛋白可作为评估营养状况恢复的早期敏感指标。

3. 人体成分分析　常用指标中，骨骼肌质量是一个评估肝病严重程度的客观指标。骨骼肌体积的减少将导致肌无力、白蛋白水平降低及肝性脑病。利用计算机断层摄影来分析第三腰椎横截面是评估肌肉损失的公认方法。

4. 人体测量　常用指标中，握力测定是比较可靠的骨骼肌能力判定方法，可作为肝硬化并发症发生的预测指标。

5. 主观全面评价法（subjective global assessment，SGA）　推荐用于评估肝病患者的营养状况，其中，准确的体重测量非常重要。SGA 能够较客观地反映体重变化，操作简易，重复性强。

（三）营养干预

1. 适当能量供给　欧洲肠外营养指南对急性肝衰竭患者推荐能量供给量为 1.2～1.3 倍静息能量代谢（rest energy expenditure，REE）。慢加急性（亚急性）肝衰竭及慢性肝衰竭患者的推荐量为 35～40kcal/（kg·d）。

2. 营养物质供给

（1）糖类：推荐葡萄糖供给量为 2～3g/（kg·d），随时监测血糖变化情况，尤其要注重防治低血糖的发生。

（2）蛋白质及氨基酸：对于急性肝衰竭和亚急性肝衰竭，氨基酸或者蛋白质可按照 0.8～1.2g/（kg·d）适当给予。对于慢加急性肝衰竭，蛋白饮食需适量，但若发生肝性脑病，则要限制道蛋白经肠道摄入，推荐 0.5～1.2g/（kg·d），并增加支链氨基酸供给。支链氨基酸的补充能够刺激白蛋白合成和骨骼肌合成，提高患者生存率，成为失代偿期肝硬化患者的首选营养补充物质。

（3）适量脂肪供给：急性肝衰竭患者的脂肪推荐量是 0.8～1.2g/（kg·d），当出现胰岛素抵抗时需谨慎使用，注意适当增加中链脂肪乳剂的比例。

（4）维生素和微量元素：建议及时补充，出现相应缺乏症状时需针对性治疗。

3. 营养干预方式　应加强肝衰竭营养知识教育，可使患者的营养态度、行为趋于正确、合理。饮食摄入不足或不全的，可给予口服营养补充或管饲肠内营养；肠内营养无法满足 60% 目标需要量时，可给予补充性肠外营养。饮食摄入推荐少量多餐，鼓励睡前加餐（以碳水化合物为主）。睡前加餐能增加葡萄糖的利用，减少脂肪和蛋白质的消耗，更有效改善营养代谢，还可减少肝性脑病的发生，提高生活质量，增加生存时间。

四、肝衰竭营养治疗转归及预后

合理的营养干预有利于肝衰竭患者的转归，可以有效纠正代谢异常和营养不良状况，减少由此导致的并发症发生率及改善患者生活质量等。预后评估指标可分为单因素指标和多因素回归模型。单因素指标主要反映肝脏合成功能、炎症坏死、代谢转化、并发症及再生能力等。实验室参数如血清总胆红素、白蛋白、凝血酶原活动度、血清钠等的变化有助于预后评估。多因素回归模型主要包括 CTP 评分、MELD 评分、KCH 标准、Clichy 模型、SOFA 评分等，各有其可取性和不足，需合理选择。

总之，肝衰竭患者普遍存在营养物质代谢紊乱，科学遵循营养支持疗法三步骤方案，可以改善肝衰竭的转归及预后，值得临床工作者重视。

（崔立红）

推 荐 阅 读

[1] 北京医学会肠外肠内营养学专业委员会，《慢性肝病患者肠外肠内营养支持与膳食干预专家共识》专家委员会. 慢性肝病患者肠外肠内营养支持与膳食干预专家共识 [J]. 临床肝胆病杂志，2017，33（7）：1236-1245.

[2] 时淑云，韩军军，闫茗，等. 慢性肝病患者的营养风险评估 [J]. 中华肝脏病杂志，2014，22（7）：536-539.

[3] VIEIRA P M，DE-SOUZA D A，OLIVEIRA L C. Nutritional assessment in hepatic cirrhosis: clinical, anthropometric, biochemical and hematological parameters[J]. Nutr Hosp，2013，28（5）：1615-1621.

[4] 王庭槐. 生理学 [M]. 9 版. 北京：人民卫生出版社，2018.

[5] SILVA M，GOMES S，PEIXOTO A，et al. Nutrition in Chronic Liver Disease[J]. GE Port J Gastroenterol，2015，22（6）：268-276.

[6] 宋芳娇，游绍莉，辛绍杰. 终末期肝病营养代谢特点 [J]. 实用肝脏病杂志，2017，20（5）：520-522.

[7] YAO J，CHANG L，YUAN L，et al. Nutrition status and small intestinal bacterial overgrowth in patients with virus - related cirrhosis[J]. Asia Pac J Clin Nutr，2016，25（2）：283-291.

[8] BÉMEUR C，BUTTERWORTH R F. Reprint of: Nutrition in the management of cirrhosis and its neurological complications[J]. J Clin Exp Hepatol，2015，5 Suppl 1: s131 - s140.

[9] 赵娟，王金环，李娟. 慢加急性肝衰竭患者的能量代谢状况 [J]. 广东医学，2015，36（2）：203-207.

[10] MANDATO C，DI NUZZI A，VAJRO P. Nutrition and Liver Disease[J]. Nutrients，2017，10（1）. pii: E9.

[11] MUELLER C，COMPHER C，ELLEN D M. ASPEN clinical guidelines: nutrition screening assessment and intervention in adults[J]. JPEN J Parenter Enteral Nutr，2011，35（1）：16-24.

[12] 许静涌，杨剑，康维明，等. 营养风险及营养风险筛查工具营养风险筛查 2002 临床应用专家共识（2018 版）[J]. 中华营养临床杂志，2018，26（3）：131-135.

[13] 高飞，张卫青，梁首勤，等. 血清白蛋白、前白蛋白和转铁蛋白在评价慢性肝衰竭患者营养支持中的应用 [J]. 实用医学杂志，2017，33（4）：603-605.

[14] MONTANO-LOZA A J，MEZA-JUNCO J，PRADO C M，et al. Muscle wasting is associated with mortality in patients with cirrhosis[J]. Clin Gastroenterol Hepatol，2012，10（2）：166-173，173.e1.

[15] MERLI M，BERZIGOTTI A，ZELBER-SAGI S，et al. EASL Clinical Practice Guidelines on nutrition in chronic liver disease[J]. J Hepatol，2018.pii: S0168-8278（18）32177-9.

[16] SILVER J K，BAIMA J. Cancer prehabilitation: an opportunity to decrease treatment-related morbidity, increase cancer treatment options, and improve physical and psychological health outcomes[J]. Am J Phys Med Rehabil，2013，92（8）：715-27.

[17] HASSE J M，DICECCO S R. Enteral Nutrition in Chronic Liver Disease: Translating Evidence Into Practice[J]. Nutr Clin Pract，2015，30（4）：474-487.

[18] PLAUTH M，CABRD E，CAMPILLO B，et al. ESPEN guidelines on parenteral nutrition: hepatology[J]. Clin Nutr，2009，28（4）：436-444.

[19] KAWAGUCHI T，TANIGUCHI E，SATA M. Effects of oral branched chain amino acids on hepatic encephalopathy and outcome in patients with liver cirrhosis[J]. Nutr Clin Pract，2013，28（5）：580.

[20] HOLECEK M. Branched-chain amino acids and ammonia metabolism in liver disease: therapeutic implications[J]. Nutrition，2013，29（10）：1186-1191.

[21] RAMOS RIGUEIRA E R，ROCHA FILHO J A，SOUTO NACIF L，et al. Nutritional support for fulminant hepatitis[J]. Nutr Hosp，2015，32（6）：2427-2432.

[22] 李翔，张卫青，高飞. 肝衰竭病人疾病营养知识、饮食态度及行为调查分析 [J]. 肠外与肠内营养，2018，25（1）：32-36.

[23] HOU W，LI J，LU J，et al. Effect of a carbohydrate- containing late- evening snack on energy metabolism and fasting substrate utilization in adults with acute- on- chronic liver failure due to hepatitis B[J]. Eur J Clin Nutr，2013，67（12）：1251-1256.

[24] CEDERHOLM T，BARAZZONI R，AUSTIN P，et al. ESPEN guidelines on definitions and terminology of clinical nutrition[J]. Clin Nutr，2017，36（1）：49-64.

[25] 吴剑华. 肝衰竭的预后评估及临床应用中的相关问题 [J]. 中西医结合肝病杂志，2017，27（4）：193-197.

[26] 孙梅花，戎君，郑欢伟，等. 慢加急性肝衰竭病因、临床特点与预后关系分析 [J]. 河北医药，2017，39（2）：214-216.

第四节 急性胰腺炎的营养问题

急性胰腺炎（acute pancreatitis，AP）患者常存在营养及代谢障碍，营养支持在急性胰腺炎尤其是重症急性胰腺炎（severe acute pancreatitis，SAP）中的治疗作用已经得到普遍肯定。营养支持常贯穿于SAP的整个病程，肠内、肠外营养可保护肠黏膜屏障功能，降低感染等并发症，可以明显改善疾病的治疗效果及患者预后。

一、AP 患者营养代谢

1. **碳水化合物、蛋白质、脂肪代谢** 急性胰腺炎患者糖代谢能量需求增加，内源性糖原异生增加是严重炎症反应的结果，葡萄糖可以部分抵消因蛋白质降解而产生的内源性糖异生，一定程度减少蛋白质分解的有害和不必要的影响。高血糖是感染和代谢性并发症发生的危险因素，SAP 患者应及时监测血糖。急性重症胰腺炎患者常存在蛋白质需要量增加和负氮平衡，急性胰腺炎患者氮的丢失可达到 20～40g/d。高脂血症在急性胰腺炎的患者中较常见，脂肪代谢改变的具体机制目前尚不完全清楚，急性发作后，血清脂肪浓度可恢复到正常水平，一些严重高脂血的患者会发生急性胰腺炎。

2. **液体紊乱** 急性早期，轻型与将向重型发展的胰腺炎之间的界线并不明显，这一时期大量液体进入组织间隙导致血容量减少，虽然临床上不一定有血压下降，但研究证明胰腺和内脏器官微循环已出现障碍，有研究显示胰腺炎起始阶段，胰腺血流就锐减 73%，产生的局部缺血可能会导致胰腺实质坏死。内脏血流灌注不足的另一个后果是肠道损伤，肠黏膜屏障功能受损可能会导致感染并发症和多器官功能衰竭发生。

二、AP 的营养评估

早期对患者进行营养评估是 AP 患者治疗的重要步骤，中国及欧洲等肠外肠内营养学会均建议在进行营养治疗之前应使用合适的筛查工具（如 NRS-2002、NUTRIC Score、MNA、PG-SGA 等）对患者进行营养筛查以指导临床营养治疗。NRS2002 是目前临床上常用的营养筛查工具，通过综合分析评估患者的营养状况、疾病严重程度以及年龄因素，可客观反映患者的营养风险。在营养治疗过程中亦需要及时进行营养评估及监测，用间接能量仪进行测定可以避免过度喂养和喂养不足，推荐能量为 25～35kcal/（kg·d），以避免过度喂养和高血糖发生。

三、营养治疗方法及注意事项

临床营养支持治疗方式包括肠内营养（enteral nutrition，EN）和肠外营养（parenteral nutrition，PN），肠内营养对 5～7 天可以恢复正常饮食的 SAP 患者是不必要的（ESPEN 指南，等级 B），存在重度营养不良和评估 5～7 天不能恢复饮食的 SAP 患者推荐进行早期肠内营养。大多数轻症胰腺炎一般于 3～7 天内症状减轻，全面评估患者病情好转后即可尽早开始经口进食。重症急性胰腺炎的营养支持疗法已经是急性胰腺炎治疗中重要的组成部分，营养支持疗法可减少 SAP 并发症及降低病死率，急性胰腺炎患者入院后即进行分期及营养风险评估，一旦明确 SAP 患者 1 周内不能经口摄食或存在较高营养风险或营养不良风险时应尽快开始营养支持治疗。

1. **EN 与肠外营养（PN）的选择** 目前共识意见多认为早期的 EN 有益于维持肠道黏膜屏障功能、减少细菌异位及内毒素吸收，降低感染、脓毒血症等的发生，只要肠道有功能就首先选择 EN 支持治疗。EN 对胃肠道的机械和化学刺激能显著改善内脏的血流供应，改善黏膜肠和黏膜下缺氧，有助于肠道黏膜细胞分泌 sIgA 等保证肠道的免疫及化学屏障作用，减少内毒素的吸收，阻断和减少内源性炎症介质的释放。PN 作为 SAP 的补充性营养治疗，可为机体提供氨基酸、脂肪、糖、维生素及矿物质等营养素。近期一项大型随机对照试验比较了 348 例 SAP 患者的肠内营养与肠外营养的作用，结果提示 EN 治疗组全身感染率低，住院时间短。

2. **EN、PN 的时机** 指南及共识意见多认为 SAP 患者 48 小时可开始 EN 支持治疗。一项对 1 200 例重症急性胰腺炎患者回顾性分析，比较了早期（<48 小时）与晚期（>48 小时）肠内营养治疗的疗效，结果显示早期营养组 SAP 患者脏器衰竭等并发症少于晚期 EN 治疗组。新近一项前瞻性随机对照试验（Python 研究）比较了重症急性胰腺炎患者 24 小时内口服喂养与 72 小时后按需肠内营养的治疗效果，结果显示 24 小时内口服喂养与 72 小时后按需肠内营养组两组 SAP 患者重大感染、病死率无显著差异。营养风险筛查 NRS-2002≤3 分或 NUTRIC Score≤5 分的低营养风险 SAP 患者，如果 1 周内 EN 未能达到 60% 目标能量及蛋白质需要量时，应启动补充性肠外营养（SPN）支持治疗。NRS-2002≥5 分或 NUTRIC

Score≥6 分的高营养风险 SAP 患者，如果 EN 在 48～72 小时内无法达到 60% 目标能量及蛋白质需要量时，推荐早期实施补充性肠外营养（SPN）。

3. EN、PN 营养支持途径的选择　有关鼻胃管（NG）和鼻空肠管（NJ）两种途径营养支持方式选择的研究较多，并无统一意见。最近一项前瞻性试验结果显示 NG 途径较 NJ 更安全、可耐受及有效。NJ 营养避免了头相、胃相和食物在十二指肠及空肠上端对胰腺的刺激，不增加胰腺的分泌，同时也被大多数 SAP 患者所应用。PN 多采用中心静脉（central parenteral nutrition，CPN）营养支持和周围静脉营养支持（peripheral parenteral nutrition，PPN）方式进行。

4. EN、PN 营养配方　营养支持疗法 EN 的配剂类型目前多分为要素型、半要素型和非要素型。有研究显示添加 ω-3 多不饱和脂肪酸的强化肠内营养配方可能有助于改善 SAP 预后，日本一项回顾性分析表明，急性胰腺炎患者给予要素型营养支持与半要素型营养支持相比并无显著益处。另一项 Meta 分析结果显示免疫调节型肠内营养与标准剂型肠内营养制剂在降低感染并发症、全身炎症反应综合征或器官损伤方面无明显差异。PN 配方应根据患者实际情况来制订，营养处方须考虑与其他药物或液体治疗、营养素之间以及营养素与疾病之间的配伍与禁忌，通常采用全营养液混合（total nutrient admixture，TNA）或称为全合一（all-in-one，AIO）的方式将各种营养素混合后输注。

四、营养支持预后评价

早期的 EN 有益于维持肠道黏膜屏障功能，减少细菌异位及内毒素吸收，降低感染、脓毒血症等的发生。而 PN 作为 SAP 的补充性营养治疗，可为机体提供营养素。急性胰腺炎中及时恰当的营养治疗可显著缩短住院时间，显著改善患者预后。

综上，急性胰腺炎尤其是 SAP 患者推荐营养支持疗法，营养支持疗法中 EN 较 PN 能减少并发症及死亡率，优于 PN。高营养风险 SAP 患者推荐早期实施补充性肠外营养治疗，对于不能耐受 EN 的患者可适时使用 SPN。EN 营养方式推荐使用 NJ 方式，虽有研究表明 SAP 患者使用 NG 是可行的，但 NG 和 NJ 以及早期（48 小时内）和晚期的 EN 哪种方式更具有良好的安全性及有效性，还需大规模的多中心研究来证实。半要素或要素型 EN 的临床研究尚不充分，谷氨酰胺、免疫增强型 EN 营养制剂、

益生菌及促动力药物作用亦需大样本、多中心、高质量 RCT 研究验证。

（荆　雪　田字彬）

推 荐 阅 读

[1] ROBERTS K M, NAHIKIAN-NELMS M, UKLEJA A, et al. Nutritional Aspects of Acute Pancreatitis[J]. Gastroenterol Clin North Am, 2018, 47（1）: 77-94.

[2] KRISHNAN K. Nutritional management of acute pancreatitis[J]. Curr Opin Gastroenterol, 2017, 33（2）: 102-106.

[3] BAKKER O J, VAN BRUNSCHOT S, VAN SANTVOORT H C, et al. Early versus On-Demand Nasoenteric Tube Feeding in Acute Pancreatitis[J]. N Engl J Med, 2014, 371（21）: 1983-1993.

[4] GARG V, SINGH T, NAIN P S, et al. Nutritional support in acute severe pancreatitis-nasojejunal vs. nasogastric feed[J]. J Evol Med Dent Sci, 2018, 7（5）: 588-591.

[5] ENDO A, SHIRAISHI A, FUSHIMI K, et al. Comparative effectiveness of elemental formula in the early enteral nutrition management of acute pancreatitis: a retrospective cohort study[J]. Ann Intensive Care, 2018, 8（1）: 69.

第五节　胃肠道肿瘤的营养问题

胃肠道的基本功能是消化、吸收、分泌及排泄代谢产物。胃肠道肿瘤患者，因肿瘤本身及肿瘤对消化道功能的影响，易发生营养不良。由于治疗前后患者的综合体质如营养状况及免疫功能与患者康复、并发症的发生率有着直接的关系，因此，对于接受手术、放化疗治疗的胃肠道恶性肿瘤患者，治疗前需要做认真的营养评估，掌握适应证，计算能量需求，使用适当的营养治疗途径及制剂与配方，正确实施，并进行营养风险筛查与评估，增加治疗效果，促进患者预后。

一、胃肠道器官功能

1. 食管　食管的主要功能是产生压力，从而保证整个消化系统功能的正常进行，同时负责少量的吸收、分泌功能。

2. 胃　胃的生理功能包括：①储存食物；②对食物进行机械和化学消化；③分泌胃液及生长抑素、胃泌素等；④通过胃酸、胃黏膜屏障、免疫物质及淋巴组织阻止病原体侵入。

3. 小肠　小肠的生理功能主要表现为其吸收营

养物质的能力，小肠具有绒毛、微绒毛结构，吸收面积大，能够吸收几乎所有的营养物质。另外小肠还能通过分泌消化液和各种参与消化功能的化学物质，如胆囊收缩素、促胰液素、抑胃肽等，促进食物的消化。

4. **结肠**　人类大肠无重要的消化功能，主要负责吸收少量水分及无机盐，并将食物残渣转变为粪便。

二、胃肠道肿瘤对患者营养的影响

胃肠道肿瘤患者因肿瘤本身及肿瘤对消化道功能的影响，易发生营养不良。主要因素包括以下方面：

1. **食欲缺乏**　胃肠道肿瘤患者出现食欲减退，首先是因为负责摄食的中枢神经及其对应的周围信号功能紊乱；其次是由于肿瘤影响胃肠道局部的消化吸收作用；另外胃肠道肿瘤体积增大时，可能会压迫胃肠道，甚至出现胃肠道梗阻，阻碍食物在消化道的正常运行和消化、吸收。

2. **物质代谢异常**　恶性肿瘤患者大体上处于高代谢状，恶性肿瘤可以影响机体对葡萄糖、蛋白质、脂肪的代谢，增加机体的能量消耗，使机体呈现负氮平衡，瘦组织群及体脂储存下降。

3. **手术治疗的创伤应激**　手术引起的创伤使机体处于应激状态，此时机体消耗能量增加，分解代谢占优势，呈负氮平衡，加重营养不良。消化道手术会造成机体消化道结构改变，还可引起局部黏膜甚至全身炎症反应，导致胃肠道黏膜水肿及萎缩，造成分解代谢增强以及免疫功能下降。

4. **放化疗不良反应**　放化疗不良引起的不良反应中，胃肠道不良反应占很大比例。其主要症状为恶心、呕吐、腹泻、食欲缺乏。放射治疗也会对正常组织器官造成损害，影响机体免疫力及耐受性。

5. **其他**　患者对消化道肿瘤的恐惧，以及癌痛的不良刺激会对患者心理造成客观影响，导致患者失眠、情绪障碍和食欲下降等，进而影响营养物质的摄取、消化和吸收。

三、胃肠道肿瘤患者的营养评估

消化道恶性肿瘤患者治疗前后的营养状况及免疫功能与患者的预后密切相关。因此需要进行认真的营养评估。营养评估的方法，必须足够敏感，以便早期识别营养不平衡。

胃肠道肿瘤患者的营养评估可分为主观营养评估和客观营养评估。主观营养评估包括主观整体评估（subjective global assessment，SGA）和患者主观整体评估（patient-generated subjective global assessment，PG-SGA）等。客观营养评估包括人体测量学：例如体重指数（body mass index，BMI）、体重减轻量、皮肤皱褶厚度和周长、内收肌厚度等；生化测试：例如检测白蛋白、前白蛋白、视黄醇结合蛋白、氮平衡、C-反应蛋白等；身体成分检测：例如生物电阻抗分析；功能测试：例如手握力等。

SGA的优点是简单、经济、无创、可床边使用和可重复使用等；缺点是受评估者的主观影响、缺乏疾病特异性。为满足肿瘤患者的需求，PG-SGA对SGA进行了改良，影响患者症状、肿瘤本身或肿瘤治疗的营养问题由患者编辑和回答。PG-SGA可以量化分数，可以对患者的营养风险进行分级评估，并能大概确定重新评估的时间。

客观评估方法可以避免评估者的主观因素对结果产生的影响，但是单一的指标缺乏全面性，很难反映肿瘤患者的全身营养状况，同样也缺乏疾病的特异性；联合几种检测指标的方法可能取得更好的效果。营养风险筛查2002（NRS2002）包含疾病严重程度评分、营养状态受损评分和年龄评分，是对有营养不良或营养不良风险住院患者的首选评估方法，并且可以筛选出从营养支持中受益的患者。微型营养评价（mini nutritional assessment，MNA）包括了人体测量、总体评估、膳食问卷和主观评估等指标，主要针对老年患者。

许多研究一致表明没有任何方法或工具足以全面准确的评估患者的营养状况，因此在方法的选择上要根据评估的目的、预后甚至对营养干预的反应综合选择。

四、胃肠道肿瘤营养治疗方法及注意事项

营养不良是肿瘤诊断的重要指标。因为机体和肿瘤的代谢、食物摄入/吸收不良、抗肿瘤治疗（手术、放疗及化疗）的不良反应，营养不良在胃肠道肿瘤患者中非常普遍并能提示患者预后不良，因此应该在早期对患者的营养状态进行评估并且给予个体化的营养治疗

1. **适应证**　对于存在营养不良或者有营养不良风险，例如：食物摄入/吸收障碍、体重下降、抗肿瘤治疗等，胃肠道肿瘤患者应该考虑给予营养治疗。

2. **能量需求**　与正常人无明显差异，胃肠道肿瘤患者的每日总能量消耗为104.6～125.52kJ/（kg•d）。

建议降低患者碳水化合物的供能占比，同时提高患者蛋白质、脂肪（富含 ω-3 多不饱和脂肪酸、EPA 和 DHA）的供能占比。

3. 营养治疗途径　肠内营养途径（口服、管饲营养途径）及肠外营养途径（静脉营养途径）是胃肠道肿瘤患者常见的营养治疗途径。对于能够进食的胃肠道肿瘤患者，口服营养补充（oral nutritional supplements，ONS）是首选的、也是最有效的营养治疗形式。如日常饮食加 ONS 不能满足患者的营养需要，则以其他途径补充不足部分。

4. 制剂与配方　所有肿瘤患者的营养治疗制剂与配方大体上没有区别。但是，对于行胃肠道肿瘤手术的患者，优先选择给予免疫营养治疗。免疫营养可以防治患者的营养缺乏，增强患者免疫力，缓解炎症反应、促进术后伤口愈合，减少感染性并发症，以及缩短营养不良患者的住院时间。最常用的免疫营养元素包括支链氨基酸、谷氨酰胺、精氨酸、核苷酸、微量元素和抗氧化剂等。

5. 实施　对有营养治疗适应证的胃肠道肿瘤患者进行营养治疗时，应按照五阶梯治疗模式从低阶梯到高阶梯依次进行：第 1 阶梯，饮食 + 营养教育；第 2 阶梯，饮食 + 口服营养补充；第 3 阶梯，完全肠内营养（口服和 / 或管饲）；第 4 阶梯，部分肠内营养 + 部分肠外营养；第 5 阶梯，完全肠外营养。当下一阶梯治疗模式不能满足患者 60% 目标能量需求 3～5 天时，应该升级为上一阶梯治疗模式。

五、胃肠道肿瘤营养支持及预后评价

目前尚没有明确的研究结果表明，营养支持治疗会促进肿瘤的生长。但当胃肠道肿瘤患者的营养状态良好，也没有营养不良风险时，营养支持不应该作为常规治疗手段。

对于已存在营养不良或有营养不良风险的胃肠道肿瘤患者，营养支持可以改善机体生理功能，增强患者对放 / 化疗的耐受度，维持放 / 化疗的疗效，减轻药物的不良反应，降低发生术后并发症及院内感染的风险，缩短住院时间，降低医疗费用、提高患者的生活质量及改善患者的预后。

（任琳琳　田字彬）

推 荐 阅 读

[1] 朱大年，王庭槐. 生理学 [M]. 8 版. 北京：人民卫生出版社，2013.

[2] CARR R M，ENRIQUEZ-HESLES E，OLSON R L，et al. Epigenetics of cancer-associated muscle catabolism[J]. Epigenomics，2017.

[3] BARACOS V E. Cancer-associated malnutrition[J]. Eur J Clin Nutr，2018，72：1255-1259.

[4] NEMER L，KRISHNA S G，SHAH Z K，et al. Predictors of Pancreatic Cancer-Associated Weight Loss and Nutritional Interventions[J]. Pancreas，2017，46：1152-1157.

[5] JIN Y，YONG C，REN K，et al. Effects of Post-Surgical Parenteral Nutrition on Patients with Gastric Cancer[J]. Cell Physiol Biochem，2018，49：1320-1328.

[6] SENESSE P，ISAMBERT A，JANISZEWSKI C，et al. Management of Cancer Cachexia and Guidelines Implementation in a Comprehensive Cancer Center：A Physician-Led Cancer Nutrition Program Adapted to the Practices of a Country[J]. J Pain Symptom Manage，2017，54：387-393. e383.

[7] WU M，LIAN X J，JIA J M，et al. The role of the Patient-Generated Subjective Global Assessment（PG-SGA）and biochemical markers in predicting anemia patients with cancer[J]. Support Care Cancer，2019，27（4）：1443-1448.

[8] MOLFINO A，AMABILE M I，MUSCARITOLI M. Nutrition support for treating cancer-associated weight loss：an update[J]. Curr Opin Support Palliat Care，2018，12：434-438.

[9] HU C L，YU M，YUAN K T，et al. Determinants and nutritional assessment value of hand grip strength in patients hospitalized with cancer[J]. Asia Pac J Clin Nutr，2018，27：777-784.

[10] CASTILLO-MARTINEZ L，CASTRO-EGUILUZ D，COPCA-MENDOZA E T，et al. Nutritional Assessment Tools for the Identification of Malnutrition and Nutritional Risk Associated with Cancer Treatment[J]. Rev Invest Clin，2018，70：121-125.

[11] ABD AZIZ N A S，TENG N I M F，ABDUL HAMID M R，et al. Assessing the nutritional status of hospitalized elderly[J]. Clin Interv Aging，2017，12：1615-1625.

[12] GARLA P，WAITZBERG D L，TESSER A. Nutritional Therapy in Gastrointestinal Cancers[J]. Gastroenterol Clin North Am，2018，47：231-242.

[13] ROSANIA R，CHIAPPONI C，MALFERTHEINER P，et al. Nutrition in Patients with Gastric Cancer：An Update[J]. Gastrointest Tumors，2016，2：178-187.

[14] 中国抗癌协会肿瘤营养与支持治疗专业委员会. 中国肿瘤营养治疗指南 [M]. 北京：人民卫生出版社，2015.

[15] 石汉平,李苏宜,王昆华,等. 胃癌患者营养治疗指南 [J]. 肿瘤代谢与营养电子杂志,2015(2):488-491.

[16] ARENDS J,BACHMANN P,BARACOS V,et al. ESPEN guidelines on nutrition in cancer patients[J]. Clin Nutr,2017,36:11-48.

[17] YU J,LIU L,ZHANG Y,et al. Effects of omega-3 fatty acids on patients undergoing surgery for gastrointestinal malignancy:a systematic review and meta-analysis[J]. BMC Cancer,2017,17:271.

[18] DIAS RODRIGUES V,BARROSO DE PINHO N,ABDELHAY E,et al. Nutrition and immune-modulatory intervention in surgical patients with gastric cancer[J]. Nutr Clin Pract,2017,32:122-129.

[19] ZHAO X F,WU N,ZHAO G Q,et al. Enteral nutrition versus parenteral nutrition after major abdominal surgery in patients with gastrointestinal cancer:a systematic review and meta-analysis[J]. J Investig Med,2016,64:1061-1074.

[20] KIM J M,SUNG M K. The Efficacy of Oral Nutritional Intervention in Malnourished Cancer Patients:a Systemic Review[J]. Clin Nutr Res,2016,5:219-236.

[21] KLEK S. Immunonutrition in cancer patients[J]. Nutrition,2011,27:144-145.

[22] KLEK S,SCISLO L,WALEWSKA E,et al. Enriched enteral nutrition may improve short-term survival in stage Ⅳ gastric cancer patients:A randomized,controlled trial[J]. Nutrition,2017,36:46-53.

[23] BRAGA M,SANDRUCCI S. Perioperative nutrition in cancer patients[J]. Eur J Surg Oncol,2016,42:751-753.

[24] MOYA P,MIRANDA E,SORIANO-IRIGARAY L,et al. Perioperative immunonutrition in normo-nourished patients undergoing laparoscopic colorectal resection[J]. Surg Endosc,2016,30:4946-4953.

第六节 肥胖患者的治疗

肥胖现已成为引起世界范围内关注的公共卫生问题。其发病率正逐年升高,据世界卫生组织报道,截至 2014 年肥胖人群已超过 6 亿人,超重人群更是达到 19 亿人。肥胖可以显著的增加冠状动脉粥样硬化性心脏病、2 型糖尿病、血脂异常、高血压病的患病风险,且是多种癌症患病的危险因素。广义的肥胖是指身体脂肪含量过多。脂肪含量的精确定量需要复杂的方法,例如磁共振成像或双能 X 射线吸收法,但是这些方法的复杂性决定了它们不能被

广泛应用。因此,体重指数(body mass index,BMI)的升高是被最为广泛接受的用来诊断肥胖的工具。WHO 的标准将成年人正常体重指数的上限定为 $25kg/m^2$,将肥胖定义为 $BMI>30kg/m^2$,两者之间的 BMI 为"超重"。中国的标准将成年人正常体重指数的上限定为 $24kg/m^2$,将肥胖定义为 $BMI\geqslant28kg/m^2$。

一、病因与发病机制

肥胖的发病包括两个相关但又互相有区别的过程,即持续的正能量平衡(能量摄入大于能量消耗)和体重"设定值"的上调。其发病机制复杂,要全面理解肥胖的发病机制需要整合分子因素、遗传因素、发育因素、行为因素和环境因素等各方面的研究。目前的研究前沿认为肥胖的发病机制及病因主要有以下几方面。

1. **遗传学因素** 母体的肥胖可能会通过母体供应的基质和内分泌的变化进入胎儿循环导致肥胖表型从母体到胎儿的垂直"传递";此外,某些特定基因的高表达会增加环境因素影响引起的肥胖风险(如正能量平衡和 / 或对脂肪量增加的生物保护效应)。

2. **发育生物学因素** 胎儿发育过程中暴露在营养不良或肥胖的环境中会增加后代对肥胖的易感性,而且暴露的时间长会加剧这种影响。

3. **内分泌干扰物质** 如全氟化物、双酚 a、有机氯化物农药等物质可能会干扰内分泌激素,刺激脂肪生成,影响胰岛素分泌、胰岛素敏感性以及肝脏的代谢,导致体内脂肪堆积和维持。

4. **胃肠道因素** 脑 - 肠轴的改变、肠道细菌的失调会影响食物摄入和体内脂肪质量的调节而导致肥胖。

5. **脂肪量增加的生物保护效应** 通过降低下丘脑关键神经元对瘦素和 / 或其他相关的体液 / 神经信号的反应能力来调节能量稳态。

6. **饮食、生活方式因素及社会经济学因素** 高糖、高脂肪、低纤维素的高加工食品的摄入、久坐及缺乏运动、睡眠剥夺、环境温度变化的减少、戒烟运动的盛行等。

二、对消化器官的影响

1. **肥胖与消化道肿瘤** 肥胖与多种消化道脏器疾病的发病相关,尤其是与消化道肿瘤的发生有密切联系。大肠癌是与肥胖关系最为密切的癌症类型,特别是在男性中,有研究发现男性肥胖者结肠癌患病风险较体重正常者增加 30%～70%。肥胖是

原发性肝癌患病的危险因素，可使其患病风险增加 2.4 倍，肥胖还能与肝炎病毒感染和饮酒等危险因素协同促进原发性肝细胞癌的发生发展。肥胖也是食管癌患病的危险因素，且食管腺癌患病的风险与 BMI 呈正相关关系。关于肥胖与胃癌的研究表明，肥胖者比体重正常者胃癌患病的风险高，尤其是胃贲门腺癌的患病风险会随 BMI 的增加而增加。肥胖促进肿瘤发生的机制主要有以下几点：①肥胖者体内脂肪因子水平发生紊乱，紊乱的脂肪因子可通过促血管生成和抗细胞凋亡等途径促进肿瘤的发生；②肥胖者一般伴有胰岛素抵抗，胰岛素抵抗可使血浆中游离的 IGF-1 增加，IGF-1 的增加会打破细胞凋亡和细胞增殖之间的平衡，导致肿瘤的发生；③肥胖被认为是"低度慢性炎症性疾病"，肥胖者常有体内内毒素（LPS）水平的轻度升高，较高水平的 LPS 会激活 NF-κB 信号通路，引起机体内及组织中 TNF-α 等炎性因子的产生增加，炎性因子的产生增加会对肿瘤的发生产生影响；④肥胖者体内瘦素增加，而瘦素的增加会刺激肥胖背景下的肿瘤血管生成，并促进肿瘤细胞的增殖和转移。

2. 肥胖与急性胰腺炎 早在 1990 年就有研究者指出，肥胖会引起急性胰腺炎的发病，且与胰腺炎的严重程度相关。之后，越来越多的研究发现，肥胖及超重是急性胰腺炎的独立危险因素，也是重症急性胰腺炎的高危因素之一，肥胖及超重胰腺炎患者发生局部及全身并发症的比例要高于正常体重者。同时，肥胖是评价急性胰腺炎严重程度的敏感指标。其机制可能有以下几点：①肥胖可以导致胰腺自身的脂肪浸润，当胰腺出现脂肪变同时合并急性胰腺炎时可增强炎症反应，对胰腺实质产生直接毒性效应；②肥胖者常伴有脂代谢异常，而高甘油三酯血症是导致胰腺炎发病的病因之一；③腹腔内脂肪堆积，尤其是胰腺周围及自身的脂肪沉积为胰腺出血坏死和皂化反应提供了原料；④脂肪分解释放出的大量游离脂肪酸可对胰腺腺泡细胞造成损伤，并会损伤胰腺的微循环；⑤更多的胰周脂肪组织坏死，可释放更多的炎性因子，这会引起或加重患者的全身炎症反应综合征。

3. 肥胖与胆囊结石 胆囊结石的形成与肥胖密切相关。胆囊结石的患病率在肥胖者中明显增加，且随 BMI 增加有增加趋势。与一般肥胖相比，腹型肥胖是胆囊结石形成的更重要的危险因素。有研究表明，BMI 每增加 $1kg/m^2$，胆囊结石患病风险增加 7%。其机制可能有以下几点：①肥胖患者胆囊收缩

功能受到影响，造成胆囊排空功能减弱，胆汁排空延迟；②肥胖者胆囊体积增大，胆汁的胆固醇过度饱和；③胆固醇合成限速酶的活化，导致胆汁胆固醇的过饱和以及分泌进胆管。

除此之外，肥胖还是胃食管反流病、非酒精性脂肪肝等慢性消化道疾病患病的危险因素。

三、治疗与评价

饮食和运动干预是肥胖治疗的基础。药物和外科手术治疗是肥胖治疗的重要辅助措施。目前研究较多的针对肥胖患者的饮食干预模式包括限制能量平衡膳食、极低热量膳食模式、低脂膳食模式、低碳水化合物膳食模式、高蛋白膳食模式、轻断食膳食模式、地中海膳食模式。对肥胖患者来说，不同的膳食模式有不同的特点。如高蛋白膳食模式有较好的减重作用且反弹率低，但患者的长期获益却不明显；极低热量膳食模式的短期减重效果显著，但长期效果一般，且反弹率高，不良反应多，需在医师指导下进行；轻断食膳食模式减重效果虽不明确，但能使患者在心血管疾病高危因素、血糖等方面获益。我国的共识推荐限制能量平衡膳食模式、高蛋白膳食模式以及轻断食膳食模式，因为它们可用于各种类型、各个生理阶段的肥胖者，并且更加安全可靠。运动干预对肥胖的治疗作用取决于运动的量、方式、强度、持续时间、运动频率。对肥胖者来说，需增加中等强度有氧运动，如快走、慢跑、爬山等，且总量至少在每周 150 分钟以上，每天 30 分钟以上。而如果要维持体重下降及防止减重后的体重反弹，则推荐更高水平的运动，每周运动时间需达到 200～300 分钟，且持续时间在 1 年以上。

治疗肥胖的药物可分为以下几种：中枢性作用减肥药（利莫那班、氯卡色林、芬特明、安非拉酮）、非中枢性作用减肥药（如奥利司他）、兼有减重作用的降糖药（二甲双胍、利拉鲁肽、达格列净）。虽然可用于肥胖治疗的药物的种类较多，但现有的药物存在着安全性不高、疗效有限、不良反应较多等缺点，这些阻碍了其临床的广泛应用。减肥手术作为治疗肥胖的一项重要辅助技术，疗效已得到肯定，近年来也受到了越来越多的关注。减肥手术的主要原理为限制摄入及限制吸收。具体术式的选择需根据肥胖患者自身的情况及有无并发症而进行不同的选择。

四、肥胖的健康指导

对肥胖者应进行详细的评估及健康指导，其具

体流程如下：①根据 BMI 对患者进行肥胖的初步评估，并根据 BMI 指数对患者进行肥胖程度分级；②评估和治疗高血压、血脂异常、糖尿病等与肥胖相关的共患疾病；③评估肥胖患者的体重变化和生活方式情况——这有助于医师发现导致患者肥胖的潜在因素及选择合适的干预方式；④评估肥胖患者改变生活方式以达到减肥的意愿，并认识到阻碍减肥成功的障碍；⑤规划减肥和健康目标，制订减肥策略；⑥确定减肥干预方式——仅通过综合生活方式干预还是需合并辅助治疗；⑦提供高强度综合生活方式干预措施；⑧必要时选择合适的减肥药物、恰当的减肥手术方式作为综合生活方式干预的辅助治疗；⑨减肥干预后评估干预效果和健康状况改善情况——如果患者达到了之前确定的减肥和健康目标，考虑使用减肥维持策略；没有达到减肥或健康目标，可以考虑强化行为治疗和 / 或重新评估肥胖症药物及手术治疗的必要性。

　　肥胖作为一种慢性疾病，在全球范围内已形成流行趋势，且其患病率高、危害性大、治疗费用高。因此，加速其病因及机制研究，规范评估和治疗方案，对肥胖的防治有重要意义。

（任琳琳　田字彬）

推 荐 阅 读

[1] YANG J Y, KWEON M N. The gut microbiota: a key regulator of metabolic diseases[J]. BMB Rep, 2016, 49（10）: 536-541.

[2] BHASKARAN K, DOUGLAS I, FORBES H, et al. Body-mass index and risk of 22 specific cancers: a population-based cohort study of 5.24 million UK adults[J]. Lancet, 2014, 384（9945）: 755-765.

[3] American College of Cardiology/American Heart Association Task Force on Practice Guidelines, Obesity Expert Panel, 2013. Expert Panel Report: Guidelines（2013）for the management of overweight and obesity in adults[J]. Obesity（Silver Spring）, 2014, 22（Suppl 2）: S41-S410.

[4] 中国超重 / 肥胖医学营养治疗专家共识编写委员会. 中国超重 / 肥胖医学营养治疗专家共识（2016 年版）[J]. 糖尿病天地·临床, 2016, 10（9）: 395-398.

[5] SCHWARTZ M W, SEELEY R J, ZELTSER L M, et al. Obesity Pathogenesis: An Endocrine Society Scientific Statement[J]. Endocr Rev, 2017, 38（4）: 267-296.

[6] SINGH R K, KUMAR P, MAHALINGAM K. Molecular genetics of human obesity: A comprehensive review[J]. C

R Biol, 2017, 340（2）: 87-108.

[7] VAISSE C, REITER J F, BERBARI N F. Cilia and obesity[J]. Cold Spring Harb Perspect Biol, 2017: a028217.

[8] SHARP G C, LAWLOR D A, RICHMOND R C, et al. Maternal pre-pregnancy BMI and gestational weight gain, offspring DNA methylation and later offspring adiposity: findings from the Avon Longitudinal Study of Parents and Children[J]. Int J Epidemiol, 2015, 44: 1288-1304.

[9] MCPHERSON N O, BELL V G, ZANDER-FOX D L, et al. When two obese parents are worse than one! Impacts on embryo and fetal development[J]. Am J Physiol Endocrinol Metab, 2015, 309: E568-E581.

[10] HUYPENS P, SASS S, WU M, et al. Epigenetic germline inheritance of diet-induced obesity and insulin resistance[J]. Nat Genet, 2016, 48: 497-499.

[11] JOHNSON P I, SUTTON P, ATCHLEY D S, et al. The Navigation Guide-evidence-based medicine meets environmental health: systematic review of human evidence for PFOA effects on fetal growth[J]. Environ Health Perspect, 2014, 122: 1028-1039.

[12] STEL J, LEGLER J. The role of epigenetics in the latent effects of early life exposure to obesogenic endocrine disrupting chemicals[J]. Endocrinology, 2015, 156: 3466-3472.

[13] GORE A C, CHAPPELL V A, FENTON S E, et al. EDC-2: the Endocrine Society's Second Scientific Statement on endocrine-disrupting chemicals[J]. Endocr Rev, 2015, 36: E1-E150.

[14] SEELEY R J, CHAMBERS A P, SANDOVAL D A. The role of gut adaptation in the potent effects of multiple bariatric surgeries on obesity and diabetes[J]. Cell Metab, 2015, 21: 369-378.

[15] SZE M A, SCHLOSS P D. Looking for a signal in the noise: revisiting obesity and the microbiome[J]. MBio, 2016, 7（4）: e01018-e01016.

[16] SCHUR E A, MELHORN S J, OH S K, et al. Radiologic evidence that hypothalamic gliosis is associated with obesity and insulin resistance in humans[J]. Obesity（Silver Spring）, 2015, 23: 2142-2148.

[17] FLEGAL K M, KRUSZON-MORAN D, CARROLL M D, et al. Trends in obesity among adults in the United States, 2005 to 2014[J]. JAMA, 2016, 315: 2284-2291.

[18] ROUHANI M H, HAGHIGHATDOOST F, SURKAN P J, et al. Associations between dietary energy density and

obesity: a systematic review and meta-analysis of observational studies[J]. Nutrition, 2016, 32（10）: 1037-1047.

[19] BUSH T, LOVEJOY J C, DEPREY M, et al. The effect of tobacco cessation on weight gain, obesity, and diabetes risk[J]. Obesity（Silver Spring）, 2016, 24: 1834-1841.

[20] BARDOU M, BARKUN A N, MARTEL M. Obesity and colon cancer[J]. Gut, 2013, 62（6）: 933-947.

[21] NAKAGAWA H. Recent advances in mouse models of obesity-and nonalcoholic steatohepatitis-associated hepatocarcinogenesis[J]. World J Hepatol, 2015, 17（7）: 2110-2118.

[22] KEY T J. Endogenous oestrogens and breast cancer risk in premenopausal and postmenopausal women[J]. Steroids, 2011, 76（8）: 812-815.

[23] PADIDAR S, FARQUHARSON A J, WILLIAMS L M, et al. Leptin upregulates pro-inflammatory cytokines in discrete cells within mouse colon[J]. J Cell Physiol, 2011, 226（8）: 2123-2130.

[24] RAHMATI-YAMEHI M, ZARGHAMI N, RABBANI M, et al. Plasma Leptin, hTERT Gene Expression, and Anthropometric Measures in Obese and Non-Obese Women with Breast Cancer[J]. Breast Cancer（Auckl）, 2011, 5（1）: 27-35.

[25] PARK E J, LEE J H, YU G Y, et al. Dietary and genetic obesity promote liver inflammation and tumorigenesis by enhancing IL-6 and TNF expression[J]. Cell, 2010, 140（2）: 197-208.

[26] SIKALIDIS A K, VARAMINI B. Roles of hormones and signaling molecules in describing the relationship between obesity and colon cancer[J]. Pathol Oncol Res, 2011, 17（4）: 785-790.

[27] YOKOTA A, FUKIYA S, ISLAM K B, et al. Is bile acid a determinant of the gut microbiota on a high-fat diet[J]. Gut Microbes, 2012, 5（3）: 455-459.

[28] SAAD M J, SANTOS A, PRADA P O. Prada. Linking Gut Microbiota and Inflammation to Obesity and Insulin Resistance[J]. Physiology, 2016, 31: 283-293.

[29] BEN-NERIAH Y, KARIN M. Inflammation meets cancer, with NF-κB as the matchmaker[J]. Nat Immunol, 2011, 12（8）: 715-723.

[30] ACHARYA C, NAVINA S, SINGH V P. Role of pancreatic fat in the outcomes of pancreatitis[J]. Pancreatology, 2014, 14: 403-408

[31] BROWN A, JAMES-STEVENSON T, DYSON T, et al. The panc 3 score: a rapid and accurate test for predicting severity on presentation in acute pancreatitis[J]. Clin Gastroenterol, 2007, 41（9）: 855-858

[32] ZHU L, AILI A, ZHANG C, et al. Prevalence of and risk factors for gallstones in Uighur and Han Chinese[J]. World J Gastroenterol, 2014, 40（20）: 14942-14949.

[33] STENDER S, NORDESTGAARD B G, TYBJAERG-HANSEN A. Elevated body mass index as a causal risk factor for symptomatic gallstone disease: A mendelian randomization study[J]. Hepatology, 2013, 58（6）: 2133-2141.

[34] JENSEN M D, RYAN D H, APOVIAN C M, et al. 2013 AHA/ACC/TOS guideline for the management of overweight and obesity in adults: A report of the American College of Cardiology /American Heart Association task force on practice guidelines and the obesity society[J]. J Am Coll Cardiol, 2014, 63（25 Part B）: 2985-3023

[35] ESPOSITO K, KASTORINI C M, PANAGIOTAKOS D B, et al. Mediterranean diet and weight loss: Meta-analysis of randomized controlled trials[J]. Metab Syndr Relat Disord, 2011, 9（1）: 1-12.

[36] SCHWINGSHACKL L, HOFFMANN G. Long-term effects of low-fat diets either low or high in protein on cardiovascular and metabolic risk factors: A systematic review and meta-analysis[J]. Nutr J, 2013, 12: 48.

[37] BHAT S P, SHARMA A. Current Drug Targets in Obesity Pharmacotherapy-A Review[J]. Curr Drug Targets, 2017, 18（8）: 983-993.

[38] LIN E, DAVIS S S, SRINIVASAN J, et al. Dual mechanism for type 2 diabetes resolution after Roux-en-Y gastric bypass[J]. Am Surg, 2009, 75（6）: 498-502.

[39] SCOPINARO N. Bariatric metabolic surgery[J]. Rozhl Chir, 2014, 93（8）: 404-415.

第七节　胃肠道外营养支持

　　营养支持最先是基于解决外科手术患者的营养需求而发展起来的，最初又称之为外科营养。目前，营养支持的概念早已不再局限于外科，当经进食不能达到营养需要时，都会通过肠外营养（parenteral nutrition, PN）及肠内营养（enteral nutrition, EN）支持来提供维持生命所需的营养物质。营养物质全部从肠外途径供给称之为全胃肠外营养（total parenteral nutrtion, TPN）。PN 始于 20 世纪 60 年代末，由美国外科医师 Dudrick 等首先倡导并逐步应用于临床。

肠外营养是基于机体对各种物质代谢的研究成果，采用与普通静脉输液不同的营养制剂，包括高渗葡萄糖、脂肪乳剂、复方氨基酸溶液、多种维生素和微量元素复合液等，经中心静脉导管（有时亦可经周围静脉）输入的综合技术，经 40 余年的实践，临床营养支持在输注技术、营养制剂类型、疾病代谢机制研究等方面取得了显著的进步。肠外营养支持可满足患者的营养需求，能有效地维持或改善机体的营养状态，PN 能使危重患者的负氮平衡明显减轻，加速康复，PN 已经是救治危重患者的重要措施之一。

一、糖类、脂肪及蛋白质能量代谢需求

营养支持需按照患者的实际能量需求提供能量物质，应避免能量物质过多及不足。肠外营养患者的能量需求可应用预测公式估计方法及间接测热法来确定。TPN 的患者每日的液体需要量为 30～35ml/kg，每日能量推荐量为 83.6～146.3kJ/kg（20～35kcal/kg），而在发热、感染等应激情况下需适当增加摄入量来满足代谢需要。碳水化合物是肠外营养主要供能物质，应占总非蛋白热量的 60%～75%。PN 患者每日葡萄糖的供给量为 3～6g/kg，输注期间应将血糖控制在 10.0mmol/L 下，必要时应用胰岛素控制血糖，以防止由于高血糖风险而加重代谢紊乱及脏器功能损害。脂肪乳剂是肠外营养理想的供能物质，可提供 25%～40% 的非蛋白热量（严重高脂血症除外），脂肪乳剂每日的适宜量为 1.0～1.5g/kg，不宜超过 2.0g/kg。对于大多数病情稳定的 PN 患者，蛋白质供给推荐量为 0.8～1.4g/（kg·d），可满足机体代谢需要。复方氨基酸溶液是 PN 配方中蛋白质的主要供给形式。

二、维生素与微量元素

维生素及微量元素是肠外营养中重要的组成成分，PN 配方中应按照正常人每日参考摄入量适当添加，必要时进行相关检测。

三、PN 支持治疗的适应证、禁忌证及并发症

（一）肠外营养的适应证及禁忌证

凡需要营养支持但又不能 / 不宜接受 EN 或通过单纯 EN 无法达到机体需要目标量的患者均为 PN 的适应证：①由于以下情况无法进食或通过消化道吸收营养物质：广泛小肠切除、小肠疾病、放射性肠炎、严重腹泻、顽固性呕吐等；②接受大剂量放、化疗的营养不良患者；③进行骨髓移植患者；④无法进行或不能耐受 EN 的重症胰腺炎患者；⑤消化道功能障碍的严重营养不良患者；⑥营养不良的获得性免疫缺陷性疾病患者或存在并发症（如顽固性腹泻、并发其他感染、接受化疗等）的获得性免疫缺陷性疾病患者；⑦严重分解代谢状态下患者（如颅脑外伤、严重创伤、严重烧伤等），在 5～7 天内无法利用其胃肠道。

虽然 PN 在某种程度上具有不可替代的意义，但某些情况下并不适宜或应慎用：①肠道功能正常，能获得足量营养的；②预计需 PN 支持少于 5 天的；③心血管功能紊乱或严重代谢紊乱尚未控制或纠正期；④预计发生 PN 并发症的风险大于其可能带来的益处的；⑤需急诊手术者，术前不宜强求 PN；⑥临终或不可逆昏迷患者。

（二）肠外营养的并发症

PN 的并发症主要分为与输注途径有关的导管相关并发症和与输液成分有关的代谢性并发症。

1. **导管相关并发症**　主要发生在中心静脉置管过程中，也有少数是长期应用、导管护理不当或拔管操作所致，包括机械性并发症、中心静脉导管相关感染、血栓栓塞并发症。中心静脉导管相关感染是 PN 最常见、最严重的并发症，在穿刺置管、导管护理时严格按照相关流程并遵守无菌原则可有效降低导管相关并发症的发生。

2. **代谢性并发症**　肠外营养中各组分供给不足或过量，可能导致代谢性紊乱，最常见的并发症是糖代谢紊乱导致的高糖血症，其他包括脂肪超载综合征、电解质紊乱相关疾病（再喂养综合征、佝偻病）、肠外营养相关肝脏疾病、胆石症和胆囊炎、肠源性感染等。因此，在临床实践中需及时进行营养监测，根据患者的代谢需求调整营养方案。

四、肠外营养制剂及肠外营养输入方式

（一）肠外营养制剂

临床上通常采用全营养液混合（total nutrient admixture，TNA）或称为全合一（all-in-one，AIO）的方式将各种营养素混合后输注，PN 配方应根据患者实际情况来制订，营养处方须考虑与其他药物或液体治疗、营养素之间以及营养素与疾病之间的配伍与禁忌。PN 的基本量建议如下：

1. 外周制剂应是低渗透压（最高不超过 900mOsm/L），以适应外周静脉的耐受性。为此，应增加脂肪乳的量，并限制电解质，以满足基本需求量。

2. 中心静脉置管的标准制剂（central PN，CPN）适用于多数患者，包括高浓度的葡萄糖、氨基酸、维生素和微量元素，使其成为高渗透压（1 300～1 800mOsm/L）制剂，需要通过中心静脉输注。

特殊疾病及特殊状态的患者应遵循个体化原则进行营养处方的调整，如肾病患者，水、电解质、微量元素和某些维生素需根据肾衰竭的程度来制订。肝性脑病患者应限制氨基酸的剂量，并给予特殊氨基酸溶液。心力衰竭患者应限制水钠的入量。呼吸功能衰竭应减少葡萄糖摄入，相应增加脂肪乳剂来满足能量需要。糖尿病患者存在脂肪代谢紊乱，需要胰岛素，对钾和磷的需求增加。严重高脂血症患者只应接受严格限量的脂肪乳剂。严重营养不良患者属于再喂养综合征高风险人群，能量的补充应循序渐进，并增加钾、镁、维生素，特别是磷的量。消化道梗阻、手术后瘘、短肠综合征、需要长期 PN 患者应根据病情进行相关调整。

（二）肠外营养的输注途径／方式

PN 输注的途径主要有两种：

1. 经中心静脉肠外营养支持（central parenteral nutrition，CPN）　CPN 不受输入营养液浓度及输液速度的限制，能在 24 小时内持续不间断的输液，从而最大限度地依据机体需要调整输液量、浓度和速度，保证机体能量和代谢的需求，同时减少反复穿刺周围静脉造成的痛苦，避免四肢浅静脉栓塞、炎症等并发症的发生，可适用包括高浓度葡萄糖、氨基酸、维生素和微量元素等高渗透压的制剂。预计肠外营养支持治疗大于等于 7 天者，尽量选择 CPN 途径。

2. 经周围静脉肠外支持（peripheral parenteral nutrition，PPN）　PPN 技术操作简单，对护理和设备要求较低，并发症少，能提供的营养物质和能量可满足大多数患者的需要，但血栓性静脉炎是影响经周围静脉肠外支持使用的主要原因，PPN 疗程一般不超过 15 天。

五、家庭肠外营养

大部分 PN 患者经治疗后可恢复到肠内营养，但少数患者，如患有严重的短肠综合征、克罗恩病、放射性肠炎等，需长期甚至终身肠外营养治疗。长期住院不仅会对患者造成较大经济压力，对其精神、心理、家庭关系、社会活动及工作、学习等方面也可能造成不良影响。因此家庭肠外营养（home parenteral nutrition，HPN）治疗是让需要长期或较长期肠外营养治疗的患者在家中实施，以维持和改善患者的营养状况，提高生活质量，增强体力活动能力，恢复家庭生活，部分患者可重新参加工作和学习，同时可明显节省开支。HPN 包括全肠外营养和部分补充性肠外营养两类。HPN 的实施应在由医师、营养师、药剂师和护师组成的营养支持护理专业组（nutrition support team，NST）指导下进行。NST 人员负责并参与 HPN 的全过程，在患者出院前需对患者和相关人员进行 HPN 技术和相关知识培训及教育，并在 HPN 全过程中对患者进行定期随访和监测，了解营养支持的疗效，及时发现或避免可能发生的并发症。

（任琳琳　田字彬）

推 荐 阅 读

[1] SKIPPER A. Dietitian's handbook of enteral and parenteral nutrition[M]. Boston: Jones and Bartlett Publishers，1998.

[2] KATSILAMBROS N. Clinical nutrition in practice[M]. Chichester，United Kingdom: Wiley-Blackwell，2010.

[3] BRAGA M，LJUNGQVIST O，SOETERS P，et al. ESPEN Guidelines on Parenteral Nutrition: surgery[J]. Clin Nutr，2009，28（4）：378-386.

[4] AYERS P，ADAMS S，BOULLATA J，et al. A.S.P.E.N. parenteral nutrition safety consensus recommendations[J]. JPEN J Parenter Enteral Nutr，2014，38（3）：296-333.

[5] 李宁，于建春. 临床肠外营养支持治疗 [M]. 北京：人民军医出版社，2011.

[6] 中华医学会肠内肠外营养学分会. 2017 年成人补充性肠外营养中国专家共识 [J]. 中华胃肠外科杂志，2017，20（1）：9-13.

[7] 中华医学会肠内肠外营养学分会. 成人家庭肠外营养中国专家共识 [J]. 中国实用外科杂志，2017，37（4）：406-411.

第八节　胃肠道内营养支持

肠内营养（enteral nutrition，EN），是经胃肠道提供代谢需要的营养物质及其他各种营养素的营养支持方式。国外在 18 世纪就开始了对 EN 的探索，Hunter 于 1790 年成功进行了经鼻胃途径喂养吞咽肌麻痹的患者。1901 年 Einhirn 设计一种远端附有金属小囊的十二指肠橡皮管，先置于胃，待进入十二指肠时即可喂养。最早的肠内营养制剂是 nutramigen，1942 年开始用于治疗儿童肠道疾病。

1957 年 Greenstein 等为宇航员研制了一种化学成分明确的 EN 或称要素 EN，其成分为不需消化即可吸收的单体物质（氨基酸、单糖、必需脂肪酸、矿物质及维生素），其后经过多位营养学家的改进制成渗透压较低、口感较好的完全蛋白为氮源的肠内营养剂。国内 20 世纪 60 年代末 PN 与 EN 相继应用于临床，取得了明显的效果，使许多需要营养支持的患者得到康复，同时在营养制剂、输注方法和代谢理论上都有着迅速的发展和进步，重新认识胃肠道的功能及 EN 的重要性。EN 的优越性除体现在营养素直接经肠吸收、利用，更符生理状态，而且使用方便、费用低廉，更有助于维持肠黏膜结构和屏障功能完整性。目前认为营养支持首选 EN，必要时 EN 与 PN 联合应用。

一、胃肠道生理及营养素的消化和吸收

从咽部到肛门的胃肠道是一个由黏膜覆盖的空腔肌性管道。胃对摄入的食物起到容器和研磨的功能，使食物有控制地进入十二指肠，胃体和胃窦存在分泌盐酸和内因子的壁细胞、产生蛋白水解酶 - 胃蛋白酶的主细胞和刺激胃酸分泌激素 - 胃泌素的 G 细胞。小肠的主要功能是吸收营养物质、水分和电解质，其吸收面积可达 200m²，具有微绒毛的柱状上皮细胞 - 内皮细胞覆盖和指样突起的绒毛形成的黏膜皱襞。结肠长约 150cm，黏膜由一层含有大量杯状细胞的单层柱状上皮组成，可有效吸收水分、处理未吸收的葡萄糖和贮存粪便。

消化以口腔唾液中的 α- 淀粉酶和食物中的淀粉相互作用开始，胃蛋白酶原被胃酸激活后水解食物中的蛋白，胃脂肪酶可以分解甘油三酯的 1～2 键。胰腺分泌在肠腔内起消化作用的酶类，胰 α- 淀粉酶以活性形式分泌到肠腔，分解淀粉的 α-1, 4 糖苷键。蛋白质的消化需要几种不同的肽酶，包括胰蛋白酶、糜蛋白酶、弹力蛋白酶和羧肽酶 A 和 B，消化以后产生约 40% 的氨基酸和 60% 的寡肽。脂类的消化较为复杂，首先经过胃窦部的研磨、乳化，在十二指肠内，胰腺分泌的胰脂肪酶等与乳化的脂肪颗粒结合，水解甘油三酯的酯键，此过程还需由肝脏分泌的结合型胆汁酸的作用。中链甘油三酯疏水性弱，水解非常快且能更完全地被吸收，分解而成的含 6～10 个碳的脂肪酸有很高的水溶性，不需要胆汁溶解，另有 30% 的中链甘油三酯不需胰酶的参与可被直接吸收。因为这些特性，目前中链甘油三酯被以很高的比重配置在肠内营养制剂中。

二、能量及营养素的代谢

能量是维持人体生命活动及内环境稳定最根本的需要，也是营养学最基本的问题。人体唯一的能量来源是食物，碳水化合物、蛋白质和脂肪在代谢过程中所伴随的能量释放、转移和利用称为能量代谢。机体每日的能量消耗包括基础能量消耗（basal energy expenditure, BEE）、食物的生热效应（diet-induced thermogenesis, DIT）、兼性生热作用（facultative thermogenesis）、运动的生热效应（thermic effect of exercise, TEE）。

在人体中，糖原、脂肪、蛋白质的生物氧化大致可分为三个阶段：第一阶段糖原、脂肪和蛋白质分解成其构成单位葡萄糖、脂肪和甘油、氨基酸，仅释出很少能量；第二阶段中葡萄糖、脂肪和甘油及多数氨基酸经过一系列反应生成乙酰 CoA 并生成 ATP；第三阶段是三羧酸循环和氧化磷酸化，是糖、脂肪和蛋白质的最后共同通路，大部分的能量由此阶段释放。环境、年龄、性别、营养状况和疾病情况均可影响或调节机体能量和营养素的代谢。

三、EN 支持治疗的适应证、禁忌证及并发症

（一）适应证

1. 经口摄食不足或禁忌

（1）不能经口摄食：如口腔、咽喉炎症或食管肿瘤术后。

（2）经口摄食不足：营养素需要量增加而摄入不足，如大面积烧伤、创伤、脓毒病、甲亢、肿瘤等，以及畏食、恶心、呕吐及蛋白质 - 能量营养不良等。

（3）经口摄食禁忌：如中枢神经系统紊乱、脑血管意外、意识丧失以及咽反射丧失者。

2. 胃肠道疾病如短肠综合征、胃肠道瘘、炎症性肠病、胰腺疾病、结肠手术、憩室炎、吸收不良综合征及顽固性腹泻等。

3. 术前或术后营养补充、肝肾衰竭及先天性氨基酸代谢缺陷病等。

（二）禁忌证

1. 年龄 <3 个月的婴儿不能耐受高张液体 EN。

2. 严重短肠综合征实施 EN 失败者。

3. 无法置胃肠营养管。

4. 高流量远段肠瘘。

5. 处于严重应激状态、麻痹性肠梗阻、上消化道出血、顽固性呕吐、腹膜炎或腹泻急性期。

6. 严重吸收不良综合征及衰弱的患者。

7. 症状明显的糖尿病和接受高剂量类固醇药物的患者。

（三）并发症

1. **机械并发症**　如吸入呼吸道，鼻、咽、食管损伤，喂养管堵塞。

2. **胃肠道并发症**　如腹泻、恶心、呕吐、倾倒综合征、便秘。

3. **代谢方面异常**　如脱水、血糖异常和电解质紊乱等。

四、肠内营养制剂

将 EN 制剂进行科学的分类，有利于对其进行疗效评价及科学管理和应用。目前认为比较合理的 EN 制剂分类包括以下三类，即氨基酸型和短肽型（elemental type，要素型）、整蛋白型（non-elemental type，非要素型）和组件型（module type）。①氨基酸型或短肽型，包括氨基酸或短肽、葡萄糖、脂肪、矿物质和维生素混合物；②整蛋白型，以整蛋白或蛋白质游离物为氮源，渗透压接近等渗，口感较好，适于口服，也可以管饲，适用于胃肠道功能比较好的患者；整蛋白型 EN 可进一步分为：a. 平衡型（balanced，standard type），按照是否含有部分特定营养素成分，分为含或不含膳食纤维型制剂、含或不含中链甘油三酯型制剂等，按照剂型不同可分为液体制剂和粉剂，b. 疾病特异型（disease specific type），包括糖尿病型肠内营养乳剂，肿瘤病型肠内营养乳剂，免疫加强型营养乳剂，肺部疾病型肠内营养乳剂，烧伤型肠内营养乳剂，c. 其他类型，包括老年人适用型（elderly type）和儿童适用型（paediatric type）等；③组件型，包括氨基酸组件、短肽组件、整蛋白组件、糖类组件、长链甘油三酯（LCT）组件、中长链甘油三酯（MCT）组件、维生素组件等。

临床上如何选择 EN 制剂，应根据 EN 制剂的组成、患者的代谢需要以及胃肠道功能有关参数来综合评价，评价参数包括主要参数和次要参数，主要参数有热量密度、蛋白质含量、蛋白质来源和投给途径，次要参数有渗透压、脂肪含量、脂肪来源、膳食纤维含量、糖类含量、电解质、矿物质及维生素含量、剂型、临床验证以及价格。

五、肠内营养输入方式

根据患者的疾病或损伤状况、是否存在胃动力障碍或误吸以及实施营养支持的风险等决定 EN 途径，常用的置管部位分为经鼻、经口、经皮途径，置管远端到达部位包括胃、十二指肠和空肠。短期 EN 患者通常选用方便、经济的鼻胃管（nasogastric，NC）或鼻肠管，后者包括鼻十二指肠管（nasoduodental，ND）和鼻空肠管（nasojejunal，NJ）。长期（4～6 周以上）EN 患者，通过开腹、腹腔镜、内镜或透视下经皮置管至胃、十二指肠或空肠，经皮内镜下胃造口（percutaneous endoscopic gastrostomy，PEG）是最普遍应用的长期 EN 途径。

EN 输入喂养方式包括：①持续的输入方式，持续 24 小时输入喂养，是住院患者开始应用 EN 首选的方式；②周期输入方式，包括每天超过 8～20 小时的特殊时段持续喂养，通常夜间输入，鼓励白天经口进食；③顿服输入方式，在特定间隔下每天 4～6 次短期输入 EN；④间断输入方式，类似顿服输入，但输入时间更长一些，有助于耐受。EN 输入方式的选择主要决定于 EN 管远端所在部位、患者的临床状况、对 EN 耐受情况以及总体方便程度。

（于亚男　田字彬）

推 荐 阅 读

[1] KONDRUP J，ALLISON S P，ELIA M，et al. ESPEN Guidelines for Nutrition Screening 2002[J]. Clin Nutr，2003，22（4）：415-421.

[2] CEDERHOLM T，BARAZZONI R，AUSTIN P，et al. ESPEN guidelines on definitions and terminology of clinical nutrition[J]. Clin Nutr，2017，36（1）：49-64.

索 引